牛津医学遗传学丛书

遗传性听力损失及其综合征

HEREDITARY HEARING LOSS AND ITS SYNDROMES

第 3 版

Third Edition

主　编　Helga V. Toriello　　Shelley D. Smith

主　译　王秋菊　杨仕明　赵立东　韩东一

副主译　关　静　王大勇　王洪阳　韩　冰

人民卫生出版社
·北　京·

图书在版编目（CIP）数据

遗传性听力损失及其综合征 /（美）海尔戈 V. 托里埃尔（Helga V. Voriello）主编；王秋菊等主译 . 一北京：人民卫生出版社，2021.4
　ISBN 978-7-117-30792-5

　Ⅰ.①遗… 　Ⅱ.①海…②王… 　Ⅲ.①遗传病 - 耳聋 - 综合征 - 诊疗 　Ⅳ.①R764.4

　中国版本图书馆 CIP 数据核字（2020）第 208888 号

人卫智网	www.ipmph.com	医学教育、学术、考试、健康，购书智慧智能综合服务平台
人卫官网	www.pmph.com	人卫官方资讯发布平台

图字：01-2017-2881 号

遗传性听力损失及其综合征
Yichuanxing Tinglisunshi Jiqi Zonghezheng

主　　译：王秋菊　杨仕明　赵立东　韩东一
出版发行：人民卫生出版社（中继线 010-59780011）
地　　址：北京市朝阳区潘家园南里 19 号
邮　　编：100021
E - mail：pmph @ pmph.com
购书热线：010-59787592　010-59787584　010-65264830
印　　刷：廊坊一二〇六印刷厂
经　　销：新华书店
开　　本：889 × 1194　1/16　印张：46
字　　数：1266 千字
版　　次：2021 年 4 月第 1 版
印　　次：2021 年 5 月第 1 次印刷
标准书号：ISBN 978-7-117-30792-5
定　　价：398.00 元

打击盗版举报电话：010-59787491　E-mail：WQ @ pmph.com
质量问题联系电话：010-59787234　E-mail：zhiliang @ pmph.com

审校专家及其单位（以姓氏笔画为序）

王秋菊　中国人民解放军总医院
巴建明　中国人民解放军总医院
冯　永　中南大学湘雅医院
田　婵　北京大学第三医院
刘玉和　北京大学第一医院
李岩峰　中国人民解放军总医院
李庆忠　复旦大学附属眼耳鼻喉科医院
陈晓巍　中国医学科学院北京协和医院
杨　华　中国医学科学院北京协和医院
杨　涛　上海交通大学医学院附属第九人民医院
杨仕明　中国人民解放军总医院
赵立东　中国人民解放军总医院
凌　捷　中南大学湘雅医院
殷善开　上海交通大学医学院附属第六人民医院
袁永一　中国人民解放军总医院
韩东一　中国人民解放军总医院
彭　江　中国人民解放军总医院

译者及其单位（以姓氏笔画为序）

于　红　吉林大学第一医院

于　澜　中国人民解放军总医院

王　刚　中国人民解放军战略支援部队特色医学中心

王　园　天津市泰达医院

王　莉　中国人民解放军总医院

王　琦　中山大学附属第三医院

王大勇　中国人民解放军总医院

王宁宇　首都医科大学附属北京朝阳医院

王利一　北京医院

王明辉　天津第四中心医院

王茜倩　中国医科大学附属第四医院

王秋菊　中国人民解放军总医院

王洪阳　中国人民解放军总医院

王晓宇　中国人民解放军总医院

王浩然　中国人民解放军总医院

王海茹　海口市人民医院

毛　竹　福建医科大学附属第一医院

尹琳微　北京华大医学检验所

龙莉莉　四川大学华西保健医院

叶胜难　福建医科大学附属第一医院

冯艳梅　上海交通大学医学院附属第六人民医院

任　巍　中国人民解放军总医院第一医学中心

任冬冬　复旦大学附属眼耳鼻喉科医院

冰　丹　华中科技大学同济医学院附属同济医院

刘　伟　中南大学湘雅二医院

刘　娅　中国人民解放军总医院

刘　涛　中国人民解放军第四五二医院

刘文婷　广州市第一人民医院

刘秀丽　大连医科大学附属第一医院

刘浩强　汕头大学医学院第二附属医院

刘绮明　广州医科大学附属第二医院

刘趁趁　郑州大学附属郑州中心医院

关　静　中国人民解放军总医院

江　文　中国人民解放军联勤保障部队第 921 医院

孙　勍　中国人民解放军总医院

苏　钰　中国人民解放军总医院

杜　莉　中国医科大学附属第四医院

李　虹　中国医科大学附属第四医院

李　亮　天津市儿童医院

李　勇　河北省人民医院

李　琳　吉林大学中日联谊医院

李　鹏　中山大学附属第三医院

李凤娇　河南理工大学第一附属医院

李庆忠　复旦大学附属眼耳鼻喉科医院

李松健　广东省中医院

李振华　湖南省浏阳市中医医院

李耀君　天津中医药大学第一附属医院

杨　东　天津医科大学总医院

杨风波　川北医学院附属医院

杨淑芝　中国人民解放军总医院第一医学中心

吴　侃　中国人民解放军空军军医大学航空航天医学系

吴　梅　新疆维吾尔自治区人民医院

何子彧　复旦大学附属眼耳鼻喉科医院

张　明　中国医科大学附属第四医院

张　滟　西安交通大学第二附属医院

张　静　天津医科大学总医院

张秋静　中国人民解放军总医院

张海利　山西医科大学第一医院

张海琴　杭州师范大学附属医院

陈　钢　首都医科大学附属北京中医医院

陈　敏　首都医科大学附属北京儿童医院

陈　晴　中国人民解放军北部战区空军医院

陈　蓓　郑州大学第一附属医院

陈希杭　福建医科大学第一医院

陈钢钢　山西医科大学第一医院

林　飞　通化市中心医院

林　颖　空军大学第一附属医院

郁文捷　山西医科大学第一医院

金　萍　美国贝泰福医疗有限公司（Betterlife Medical LLC. U.S.A.）

金玉莲　延边大学附属医院

赵立东　中国人民解放军总医院

赵锦秀　上海交通大学附属儿童医院

钟时勋　重庆医科大学附属第一医院

侯志强　山东大学附属省耳鼻喉医院

姜子刚　秦皇岛市第一医院

袁　涛　中山大学附属第三医院

索利敏　山西医科大学第二医院

贾建平　中国人民解放军北部战区空军医院

夏　炎　中国医科大学附属第四医院

高　欣　中国人民解放军总医院

高儒真　中国医学科学院北京协和医院

郭　敏　昆明医科大学第一附属医院

郭明丽　河北省人民医院

郭春飞　荆州市第一人民医院

黄水仙　重庆涪陵市中心医院

黄伟洛　全国诱发反应测听协作组

黄泽雷　河北省人民医院

韩　冰　中国人民解放军总医院

韩　琳　北京大学人民医院

舒易来　复旦大学附属眼耳鼻喉科医院

曾祥丽　中山大学附属第三医院

谢冰斌　南昌大学第二附属医院

熊文萍　山东大学附属省耳鼻喉医院

樊辉如　山西医科大学第一医院

冀　飞　中国人民解放军总医院

著者

Raye L. Alford, PhD, FACMG
Baylor College of Medicine
Houston, TX

Holly H. Ardinger, MD
Children's Mercy Hospitals and Clinics
Kansas City, MO

Robert H. Ardinger, Jr., MD
Children's Mercy Hospitals and Clinics
Kansas City, MO

Kathleen S. Arnos, PhD
Gallaudet University
Washington, D.C.

Sarah H. Elsea, PhD, FACMG
Baylor College of Medicine
Houston, TX

Bernd Fritzsch, PhD
University of Iowa
Iowa City, IA

Anne B. Skvorak Giersch, PhD
Brigham and Women's Hospital
Harvard Medical School
Boston, MA

Andrew Griffith, MD, PhD
National Institute on Deafness and Other Communication Disorders, National Institutes of Health, Department of Health and Human Services
Rockville, MD

Chad Haldeman-Englert, MD, FACMG
Wake Forest School of Medicine
Winston-Salem, NC

Michael S. Hildebrand, PhD
University of Iowa Carver College of Medicine
Iowa City, IA

William Kimberling, PhD
Boys Town National Research Hospital
Omaha, NE

Benjamin Kopecky, PhD
University of Iowa
Iowa City, IA

Claes Moller, MD
Örebro University Hospital
Örebro, Sweden

Cynthia C. Morton, PhD
Brigham and Women's Hospital
Harvard Medical School
Boston, MA

Martha A. Nance, MD
University of Minnesota
Golden Valley, MN

Kevin K. Ohlemiller, PhD
Washington University School of Medicine
Saint Louis, MO

Arti Pandya, MD
Virginia Commonwealth University
Richmond, VA

Lorraine Potocki, MD
Baylor College of Medicine
Texas Children's Hospital
Houston, TX

Judy Savige, MB, BS, FRCP, FRACP, FRCPA, PhD, M Sc
The University of Melbourne (Northern Health)
The Northern Hospital
Victoria, Australia

A. Eliot Shearer, MD, PhD
University of Iowa Carver College of Medicine
Iowa City, IA

Christina M. Sloan, PhD
Wartburg College
Waverly, IA

Richard J.H. Smith, MD, PhD
University of Iowa Carver College of Medicine
Iowa City, IA

Shelley D. Smith, PhD
University of Nebraska Medical Center
Omaha, NE

Helga V. Toriello, PhD
Spectrum Health Hospitals
Michigan State University College of Human Medicine
Grand Rapids, MI

Katherine O. Welch, MS, CGC
Gallaudet University
Washington, DC

第 3 版译者序

当我拿到 *Hereditary Hearing Loss and Its Syndromes*（第 3 版）的原著时，崇敬之心油然而生，随之更是感慨万分。追本溯源，这本书的前身始于 1976 年，距今已有 40 余年的历史，是由 Bruce Koningsmark（1928—1973）和 Bob Gorlin 编著的 *Genetic and Metabolic Deafness* 一书。时隔近 20 年，到 1995 年，在 *Genetic and Metabolic Deafness* 的基础上出版了名为 *Hereditary Hearing Loss and Its Syndromes* 一书，封面中定义为此书名版本的第 1 版，主编为 Bob Gorlin、Helga V. Toriello 和 Michael Cohen，他们特别提到从最早的 *Genetic and Metabolic Deafness* 到第 1 版 的 *Hereditary Hearing Loss and Its Syndromes* 相隔了 20 年，书名的更新说明侧重的内容和认识的定位已有所不同。20 世纪 90 年代，人类医学遗传学的研究逐渐进入了在基因水平解析和认识人类生命奥秘、破解听觉系统遗传密码的初级阶段，这一进展使 *Hereditary Hearing Loss and Its Syndromes* 一书的内容丰富起来。到了 21 世纪初的 2004 年，距第 1 版的出版仅有 9 年的时间，第 2 版 *Hereditary Hearing Loss and Its Syndromes* 发行了，主编为 Helga V. Toriello、William Reardon 和 Robert J. Gorlin。在第 1 版出版发行 9 年之后推出第 2 版，重要的原因是从 1995 年到 2004 年人类基因组计划的实施和完成产生了巨大推动力，遗传性听力损失的研究也以难以想象的飞速前进，这使得 1995 年的第 1 版几乎在发行的同时就面临着更新的需求，促发了 2004 年《遗传性听力损失及其综合征》（*Hereditary Hearing Loss and Its Syndromes*）（第 2 版）一书的诞生。《遗传性听力损失及其综合征》（*Hereditary Hearing Loss and Its Syndromes*）（第 2 版）具有无与伦比的实用性和指导性，被称为遗传性听力损失专业领域的"圣经"。第 2 版的全书内容分为 16 章：第 1 章，遗传性听力损失的历史回顾；第 2 章，综合征型遗传性听力损失的诊断；第 3 章，遗传性听力损失的流行病学、病因学和遗传咨询；第 4 章，耳胚胎学；第 5 章，非综合征型遗传性听力损失；第 6 章，伴外耳畸形的遗传性听力损失；第 7 章，伴有眼部疾病的遗传性听力损失；第 8 章，伴有肌肉骨骼异常的遗传性听力损失；第 9 章，伴有肾病症的遗传性听力损失；第 10 章，伴有神经病变和神经肌肉疾病的遗传性听力损失；第 11 章，伴有心脏缺陷疾病的遗传性听力损失；第 12 章，伴有内分泌疾病的遗传性听力损失；第 13 章，伴有代谢性疾病的遗传性听力损失；第 14 章，伴有皮肤疾病的遗传性听力损失；第 15 章，伴有口部和牙齿病症的遗传性听力损失；第 16 章，伴有染色体异常的遗传性听力下降。当我看到第 2 版书时，便爱不释手，为了尽快与国内同仁分享第 2 版书中遗传性听力损失的最新进展和最新知识，我们在最短的时间内组织一批青年才俊完成了翻译工作，并于 2006 年 8 月翻译出版了《遗传性听力损失及其综合征》（第 2 版）。然而在第 2 版的翻译期间，与听觉及听力损失相关的遗传学研究产生了快速的突破，新基因和新功能不断地被发现、揭示和阐明，第 2 版的内容不得不又面临着更新的局面。值得欣慰的是书中所涵盖的遗传性听力损失的诸多基础知识和概念，以图文并茂的形式而呈现的各种难以诊断和鉴别的综合征病例，依然给予临床遗传咨询极大的帮助，更是一本从业者经常翻阅和参考的工具书。

正如我们在第 2 版翻译时就意识到更新版本很快就会到来：《遗传性听力损失及其综合征》（*Hereditary Hearing Loss and Its Syndromes*）（第 3 版），与第 2 版相隔也是 9 年，于 2013 年正式出版。第 3 版原著保留了第 2 版的总体结构，但各专题内容有诸多更新，翻译工作难度亦有所增加。第3版共分为18章,第1章,遗传性听力损失简史;第2章,流行病学、病因学、遗传机制和遗传咨询;第3章,哺乳动物的耳胚胎学;第4章,获得性听力损失中基因和环境的相互作用;第5章,听力损失者中综合征的诊断及研究;第6章,大规模平行测序在耳聋基因检测和遗传学诊断中的应用;第7章,不伴相关畸形的遗传性听力损失;第8章,伴有外耳畸形的遗传性听力损失;第9章,伴有眼部疾病的遗传性听力损失;第10章,伴有肌肉骨骼发育异常的遗传性听力损失;第11章,伴有肾脏疾病的遗传性听力损失;第12章,伴有神经系统疾病和神经肌肉疾病的遗传性听力损失;第13章,伴有心脏异常的遗传性听力损失;第14章,伴有内分泌系统疾病的遗传性听力损失;第15章,伴有代谢性疾病的遗传性听力损失;第16章,伴有皮肤疾病的遗传性听力损失;第17章,伴有口腔疾病的遗传性听力损失;第18章,伴有染色体异常的遗传性听力损失。各个章节详细介绍了与遗传性听力损失相关的基础知识,各种综合征在全身各系统的临床表现、发病机制、实验室检查、影像学检查、病理学检查、遗传特征、分子遗传学研究、诊断、小结等,并结合了基因组学和遗传学的新技术,新进展,更具实用性和前沿性。

第3版的内容体现了2005年到2013年这个历史阶段,遗传性听力损失研究进展的历程与进步的特征。2005年是新一代测序技术的新时代开启之年,"千人基因组计划""万人基因组计划""十万人基因组计划"等系列基因组计划也相继启动,基因组测序的时间和成本大大降低,促使基因测序技术引入临床,日新月异的新技术帮助临床遗传工作者精准诊断遗传性听力损失疾病及其综合征,新的内容不断出现,新的观点熠熠发光,由此,Helga V. Toriello教授、Shelley D. Smith教授等组织了第3版的编著,希望对上一版进行修订与补充,给读者提供更多疾病认识的新进展。虽然时至今日,基因组学和遗传学技术仍在迅速发展,但该书对遗传性听力损失相关知识点的总结和介绍,对综合征型听力损失的系统呈现,是经典而精彩的,是我们临床工作必备的一本参考书范本。

第3版译者众多,那些在2006年曾参与第2版翻译工作的中青年学者及在读研究生,多数已在临床实践中成长为遗传性听力损失研究的专业骨干,他们再次加入第3版的编译和审校工作,相信他们自己在此过程中也会感慨良多,受益匪浅。另外,本次翻译通过招募的形式,聚集了众多热爱读书、希望共同翻译该书的学者、学子们,大家都在繁忙的临床工作之余,积极投入到翻译工作中,在此过程中源源不断地汲取知识,也更迫切地期望该译本尽早与大家见面,能有效地纳入日常医学实践。由于遗传性听力损失及其综合征种类繁多、部分疾病较为罕见,伴随症状多样且复杂,译者们在翻译过程中难免存在疏漏,加之英文水平参差不齐,准确度表达上亦有差异,参与翻译的人员越多,审校的难度亦越大。为此,我们邀请了与本书提及的各章节综合征相关的领域专家教授对相关章节进行反复审校,故而耗时较久。同时,译者真诚的希望大家在阅读书籍时,注意查阅原文,以便更能准确了解书中之精华。

之于卷尾,向积极参与翻译此书的专家教授,青年才俊,莘莘学子表示衷心的感谢。向人民卫生出版社表示衷心的感谢。向所有热爱遗传学研究,开展遗传咨询,进行遗传性听力损失三级防控的一线工作者们表示深深的敬意。最后,向所有支持、理解、关心、呵护我们的前辈、同行、师长、朋友们表示由衷的谢意!

王秋菊

2021年3月　北京

1. R.B. McConnell：*The genetics of gastrointestinal disorders*
2. A.C. Kopec：*The distribution of the blood groups in the United Kingdom*
3. E. Slater 和 V.A. Cowie：*The genetics of mental disorders*
4. C.O. Carter 和 T.J. Fairbank：*The genetics of locomotor disorders*
5. A. E. Mourant, A. C. Kopec 和 K. domaniewsk - sobezak：*The distribution of the human blood groups and other polymorphisms*
6. A. E. Mourant, A. C. Kopec 和 K. domaniewsk - sobezak：*Blood groups and diseases*
7. A. G. Steinbert 和 C. E. Cook：*The distribution of the human immunoglobulin allotypes*
8. D. Tills, A. C. Kopec 和 R. E. Tills：*The distribution of the human blood groups and other polymorphisms*: Supplement I
10. D. Z. Loesch：*Quantitative dermatoglyphics：classification, genetics, and pathology*
11. D. J. Bond 和 A. C. Chandley：*Aneuploidy*
12. P. E. Benson 和 A. H. Fensom：*Genetic biochemical disorders*
13. G.R. Sutherland 和 F. Hecht：*Fragile sites on human chromosomes*
14. M. d'A. Crawfurd：*The genetics of renal tract disorders*
16. C. R. Scriver 和 B. Child：*Garrod's inborn factors in disease*
18. M.Baraitser：*The genetics of neurological disorders*
19. R.G. Gorlin, M. M. Cohen, Jr. 和 L. S.Levin：*Syndromes of the head and neck*, third edition
21. D. Warburton, J. Byrne, 和 N. Canki：*Chromosome anomalies and prenatal development：an atlas*
22. J. J. Nora, K. Berg 和 A.H. Nora：*Cardiovascular disease：genetics, epidemiology, and prevention*
24. A. E. H. Emery：*Duchenne muscular dystrophy*, second edition
25. E. G. D. Tuddenham 和 D.N. Cooper：*The molecular genetics of haemostasis and its inherited disorders*
26. A. Boue：*Foetal medicine*
27. R. E. Stevenson, J. G. Hall 和 R. M. Goodman：*Human malformations*
28. R. J. Gorlin, H. V. Toriello, 和 M. M. Cohen, Jr .：*Hereditary hearing loss and its syndromes*
29. R. J. M. Gardner 和 G. R. Sutherland：*Chromosomes abnormalities and genetic counseling*, second edition
30. A. S. Teebi 和 T. I. Farag：*Genetic disorders among Arab populations*
31. M.M. Cohen, Jr.：*The child with multiple birth defects*
32. W.W. Weber：*Pharmacogenetics*
33. V.P. Sybert：*Genetic skin disorders*
34. M. Baraitser：*Genetics of neurological disorders*, third edition

35. H. Ostrer: *Non-Mendelian genetics in humans*

36. E. Traboulsi: *Genetic factors in human disease*

37. G. L. Semenza: *Transcription factors and human disease*

38. L. Pinsky, R. P. Erickson 和 R. N. Schimke: *Genetic disorders of human sexual development*

39. R. E. Stevenson, C. E. Schwartz 和 R. J. Schroer: *X-linked mental retardation*

40. M.J. Khoury, W. Burke, 和 E, & Thomson: *Genetics and public health in the twenty-first century*

41. J. Weil: *Psychosocial genetic counseling*

42. R. J. Gorlin, M. M. Cohen, Jr., R.C.M. Hennekam: *Syndromes of the head and neck*, fourth edition

43. M, M. Cohen, Jr., G. Neri, R. Weksberg: *Overgrowth syndromes*

44. R.A. King, J.I. Rotter, A.G.Motulsky: *The genetic basis of common diseases*, second edition

45. G.P. Bates, P.S.Harper, 和 L. Jones: *Huntington's disease*, third edition

46. R. J. M. Gardner 和 G. R. Sutherland: *Chromosome abnormalities and genetic counseling*, third edition

47. I.J. Holt: *Genetics of mitochondrial disease*

48. F Flinter, E. Maher 和 A. Saggar-Malik: *The genetics of renal disease*

49. C.J. Epstein, R.P. Erickson, 和 A. Wynshaw-Boris: *Inborn errors of development: the molecular basis of clinical disorders of morphogenesis*

50. H.V. Toriello, W. Reardon, 和 R.J. Grolin: *Hereditary hearing loss and its syndromes*, second edition

51. P.S. Harper: *Landmarks in medical genetics*

52. R. E. Stevenson 和 J.G.Hall: *Human malformations and related anomalies*, second edition

53. D. Kumar 和 S. D. Weatherall: *Genomics and clinical medicine*

54. C.J. Epstein, R.P. Erickson, 和 A. Wynshaw-Boris: *Inborn errors of development: the molecular basis of clinical disorders of morphogenesis*, second edition

55. W.W. Weber: *Pharmacogenetics*, second edition

56. P. L. Beales, I. S. Faroogi 和 S. O'Rahilly: *The genetics of obesity syndromes*

57. P.S. Harper: *A short history of medical genetics*

58. R.C. M. Hennekam, I.D. Krantz 和 J.E. Allanson: *Gorlin's syndromes of the head and neck*, fifth edition

59. D. Kumar 和 P. Elliot: *Principles and practices of cardiovascular genetics*

60. V.P. Sybert: *Genetic skin disorders*, second edition

61. R. J. M. Gardner, G. R. Sutherland, 和 L. C. Shaffer: *Chromosome abnormalities and genetic counseling*, fourth edition

62. D. Kmar: *Genomics and health in the developing world*

63. H.V. Toriello 和 S. Smith: *Hereditary hearing loss and its syndromes*, third edition

前版《遗传性听力损失及其综合征》的主编

第 1 版

Robert J. Gorlin   Helga V. Toriello   M. Michael Cohen, Jr

第 2 版

Helga V. Toriello   Villiam Reardon   Robert J. Gorlin

这本书是献给 Robert Gorlin 博士和
M. Michael Cohen, Jr., 杰出的老师, 导师和朋友

原著前言

这本书的前一版是 8 年前出版的。此后，很多疾病的分子机制研究出现了爆炸性增长。为了反映这一点，我们在每个疾病中都包含了一个关于分子遗传学研究的小节。我们还取消了对单个病例报告的描述，特别是那些在 20~30 年前发表的病例。我们在本书中增加了耳及听觉器官胚胎学、非综合征型听力损失的分子诊断策略、基因对非孟德尔遗传疾病（如成人发病和噪声性听力损失）影响的相关新章节。我们希望读者发现本版中这些补充信息的巨大实用价值。

全书以临床基础为序分类阐述疾病，而非以遗传分子为序。这就是有些疾病仍然有单独的条目的原因，例如，Waardenburg 综合征 1 型和鼻骨发育不全、手挛缩和感音神经性听力损失的综合征，尽管它们都是由 *PAX3* 基因突变引起的。同样的，我们并没有把 *GJB2* 基因显性或隐性突变引起的所有情况都归入一个条目，而是把它们作为单独的条目。

许多同事为这本书做出了贡献，并努力撰写他们的章节。我们感谢所有这些同事。我们还要感谢为前几版的某些章节奠定基础的作者：Kathleen Sulik 和 Douglas Cotanche——胚胎学相关章节，Judith Allanson——外耳相关章节，John Carey、Derin Westin、Maria BitnerGlindzicz、Karen Heath 和 Angel Campos-Barros——肾脏疾病相关章节，William Dobyns（神经系统疾病一章的作者），Albert Schinzel——染色体相关章节，Angela Lin——心脏畸形相关章节，Michael Netzloff 和 Rachel Fisher——代谢疾病相关章节，William Reardon——内分泌学相关章节以及关于综合征诊断和基因咨询的章节；Catherine Downs——遗传咨询相关章节；以及 Michael Cohen Jr. 关于症状描述、遗传咨询和肌肉骨骼疾病的章节。当然，不用说，Robert Gorlin 博士在以前的版本方面做了大量的工作，也是这本书的幕后助推者，鲍勃，我非常感谢你相信我可以继续你已经开始的工作。

最后，我们要感谢那些幕后的英雄们。最要感谢的是 Mary Fuller，我们医院的图书管理员，当她得知我第一批索要 150 多篇文章时，惊讶得下巴都快掉下来了。我的遗传顾问也不得不忍受我的难以接近和偶尔的暴躁，我感谢他们的耐心。当然，也应该感谢我的家庭，尽管我承认当我在写这本书的第 2 版时，我的女儿们一无所知。然而，我很高兴他们模糊地意识到我正在着手第 3 版的编写，尽管她们都已经离开家很久了（希望能一直这样）。

Shelley D. Smith 要感谢她的同事、朋友和家人，他们在她埋头写作的时候，大度地推迟了其他所有事情，也要感谢内布拉斯加州立医科大学 McGoogan 图书馆挖掘出一些晦涩但重要的参考文献。最重要的是，我们要感谢为实现本版的新愿景而创作或修订章节的作者们。

H. V. Toriello

Grand Rapids，Michigan

S. D. Smith

Omaha，Nebraska

（赵立东 译　王秋菊 校）

目录

第 1 章　遗传性听力损失简史 / 1
　　Robert J. Gorlin, Helga V. Toriello

第 2 章　流行病学、病因学、遗传机制和
　　　　遗传咨询 / 4
　　Kathleen S. Arnos, Katherine O. Welch,
　　Arti Pandya
流行病学 / 4
病因学 / 4
遗传模式 / 5
　　细胞遗传学和染色体异常 / 6
　　单基因遗传 / 7
　　多基因遗传 / 9
　　非传统遗传 / 9
遗传评估和咨询 / 10
　　基因评估过程 / 10
　　基因检测的意义 / 10
　　遗传咨询 / 11
　　与听力损失者合作 / 11

第 3 章　哺乳动物的耳胚胎学 / 13
　　　　Benjamin Kopecky, Bernd Fritzsch
引言 / 13
耳的声音感知相关解剖学 / 13
前庭的运动感知相关解剖学 / 14
耳的发育 / 14
　　外耳和中耳的发育 / 14
内耳发育概述 / 16
　　胚胎期第 1~2 周 / 16
　　胚胎期第 3~4 周 / 16
　　胚胎期第 5~6 周 / 16
　　胚胎期第 7 周到出生 / 16
畸形发生 / 16

耳发育的分子基础 / 18
　　耳基板诱导 / 18
　　听泡的形成 / 24
内耳形态学 / 25
　　轴向的形成 / 25
　　半规管和壶腹嵴的形成 / 25
　　椭圆囊和球囊的形成 / 27
　　耳蜗的发育 / 27
　　蜗管的发育和 Corti 器的定位 / 27
感觉神经细胞的结局演化和分化(内耳的
　　发生) / 41
　　毛细胞 / 41
　　感觉神经元 / 43
未来方向 / 51
致谢 / 51

第 4 章　获得性听力损失中基因和环境的相互
　　　　作用 / 57
　　　　Kevin K. Ohlemiller
引言 / 57
使用动物模型的假设 / 57
人类与动物模型的差异 / 58
　　毛细胞和神经元损伤在不同种属间的
　　　　差异 / 58
　　不同种属间血管系统的差别 / 59
细胞的损伤和保护机制 / 59
　　氧化应激 / 59
　　钙离子失调 / 59
　　炎症 / 60
　　外部应激所致的内部反应 / 60
耳蜗内细胞存活的相互依赖性 / 61
　　耳蜗外侧壁损伤与 Corti 器退化的关系 / 62
　　血管纹损伤与螺旋韧带损伤的联系 / 63

听力图类型作为诊断工具 / 63

噪声所致的耳蜗损伤 / 63

  噪声暴露的年龄 / 63

  关于噪声强度的考虑 / 63

  噪声对听力的暂时性影响 / 64

  噪声对细胞的损伤 / 64

  噪声性耳蜗损伤的危险因素 / 65

耳毒性听力损失的相关基因 / 67

  耳毒性损伤的相关基因 / 68

老年性听力损失 / 68

  老年性听力损失的危险因素 / 69

耳蜗炎症、自身免疫性听力损失、突发性感音

  神经性听力损失和梅尼埃病 / 76

环境和遗传方面 / 77

总结 / 77

第 5 章　听力损失者中综合征的诊断及

      研究 / 84

    Raye L. Alford，Lorraine Potocki

听力损失者的评估 / 85

  体格检查和病史采集 / 85

  家族病史采集 / 87

  诊断影像学 / 电生理检查 / 87

  实验室检查 / 87

结论 / 88

第 6 章　大规模平行测序在耳聋基因检测和遗

      传学诊断中的应用 / 90

    A. Eliot Shearer，Michael S. Hildebrand，

    Christina M. Sloan，Richard J.H. Smith

基因组技术 / 90

大规模平行测序优化遗传性听力损失检测

  方法 / 91

大规模平行测序用以发现新耳聋基因 / 94

  新发现非综合征型耳聋基因 / 94

  新发现综合征型听力损失致病基因 / 95

结论 / 95

第 7 章　不伴相关畸形的遗传性听力损失 / 97

    Shelley D. Smith

听力损失特征 / 99

  基因定位 / 99

  遗传 / 99

发病年龄 / 99

病情进展 / 99

听力图 / 99

听力损失程度 / 99

前庭功能 / 104

内耳成像 / 104

常染色体显性遗传非综合征型听力损失 /
104

DFNA1 / 104

DFNA2 / 110

DFNA3 / 111

DFNA4 / 114

DFNA5 / 115

DFNA6/14/38 / 116

DFNA7 / 118

DFNA8/12 / 118

DFNA9 / 120

DFNA10 / 121

DFNA11 / 122

DFNA12 / 123

DFNA13 / 123

DFNA14 / 124

DFNA15 / 124

DFNA16 / 125

DFNA17 / 126

DFNA18 / 127

DFNA19 / 127

DFNA20/26 / 127

DFNA21 / 128

DFNA22 / 128

DFNA23 / 129

DFNA24 / 130

DFNA25 / 130

DFNA26 / 131

DFNA27 / 131

DFNA28 / 131

DFNA29 / 132

DFNA30 / 132

DFNA31 / 132

DFNA32 / 133

DFNA33 / 133

DFNA34 / 133

DFNA35 / 134

DFNA36 / 134

DFNA37 / 135

DFNA39 / 135

DFNA40 / 136

DFNA41 / 137

DFNA42 / 137

DFNA43 / 137

DFNA44 / 137

DFNA45 / 138

DFNA46 / 138

DFNA47 / 138

DFNA48 / 138

DFNA49 / 139

DFNA50 / 140

DFNA51 / 140

DFNA52 / 141

DFNA53 / 141

DFNA54 / 142

DFNA55 / 142

DFNA56 / 142

DFNA57 / 142

DFNA58 / 143

DFNA59 / 143

DFNA60 / 143

DFNA61 / 144

DFNA62 / 144

DFNA63 / 144

DFNA64 / 144

DFNB36 伴常染色体显性遗传 / 144

AUNA1 / 145

常染色体隐性遗传非综合征性听力损失 /
146

DFNB1 / 146

DFNB2 / 156

DFNB3 / 158

DFNB4 / 159

DFNB5 / 160

DFNB6 / 161

DFNB7/11 / 161

DFNB8/10 / 162

DFNB9 / 163

DFNB10 / 165

DFNB11 / 165

DFNB12 / 165

DFNB13 / 166

DFNB14 / 166

DFNB15/72/95 / 167

DFNB16 / 167

DFNB17 / 168

DFNB18 / 169

DFNB19 / 170

DFNB20 / 170

DFNB21 / 170

DFNB22 / 171

DFNB23 / 172

DFNB24 / 172

DFNB25 / 173

DFNB26 / 174

DFNB27 / 174

DFNB28 / 175

DFNB29 / 175

DFNB30 / 176

DFNB31 / 177

DFNB32 / 178

DFNB33 / 178

DFNB34 / 178

DFNB35 / 178

DFNB36 / 179

DFNB37 / 180

DFNB38 / 180

DFNB39 / 180

DFNB40 / 181

DFNB41 / 181

DFNB42 / 181

DFNB43 / 182

DFNB44 / 182

DFNB45 / 182

DFNB46 / 182

DFNB47 / 183

DFNB48 / 183

DFNB49 / 184

DFNB50 / 184

DFNB51 / 184

DFNB52 / 185

DFNB53 / 185

DFNB54 / 185

DFNB55 / 185

DFNB56 / 186

DFNB57 / 186

DFNB58 / 186

DFNB59 / 186

DFNB60 / 187

DFNB61 / 187

DFNB62 / 187

DFNB63 / 188

DFNB64 / 189

DFNB65 / 189

DFNB66 / 189

DFNB67 / 189

DFNB68 / 190

DFNB69 / 191

DFNB70 / 191

DFNB71 / 191

DFNB72 / 191

DFNB73 / 191

DFNB74 / 192

DFNB75 / 192

DFNB76 / 192

DFNB77 / 192

DFNB78 / 193

DFNB79 / 193

DFNB80 / 193

DFNB81 / 194

DFNB82 / 194

DFNB83 / 195

DFNB84 / 195

DFNB85 / 196

DFNB86 / 196

DFNB87 / 196

DFNB88 / 197

DFNB89 / 197

DFNB90 / 197

DFNB91 / 197

DFNB92 / 198

DFNB93 / 198

DFNB94 / 198

DFNB95 / 198

DFNB96 / 198

性连锁遗传性听力损失 / 199

DFNX1（DFN2） / 199

DFNX2（DFN3） / 201

DFNX3（DFN4） / 202

DFNX4（DFN6） / 203

DFNX5（AUNX） / 204

DFNY1 / 204

第 8 章　伴有外耳畸形的遗传性听力损失 / 207
Chad Haldeman-Englert

Treacher Collins 综合征 / 207

Nager 肢端 - 面骨发育不全综合征 / 211

轴后性肢端 - 面骨发育不全、杯状耳和传导性
听力损失 / 215

耳 - 髁突综合征 / 217

眼 - 耳 - 脊柱谱系异常 / 217

Townes-Brocks 综合征 / 222

鳃 - 耳 - 肾综合征 / 225

泪管 - 耳 - 牙 - 指（趾）综合征 / 230

CHARGE 综合征 / 232

耳郭畸形、智力残疾伴混合性听力损失 / 238

耳郭畸形、面瘫伴镫骨异常 / 239

垂耳、小颌畸形伴传导性听力损失 / 239

耳郭畸形伴传导性听力损失 / 240

家族性半规管畸形伴外耳、中耳畸形 / 242

鳃 - 眼 - 面综合征 / 242

先天性外耳道闭锁 / 243

常染色体显性遗传外耳道闭锁、小耳畸形伴
传导性听力损失 / 245

常染色体隐性外耳道闭锁，小耳畸形伴传导性
听力损失 / 246

外耳道闭锁、垂直距骨、传导性听力损失 / 247

Cooper-Jabs 综合征 / 248

异维 A 酸胚胎畸形样综合征 / 249

HMC 综合征 /Bixler 综合征 / 250

肢端 - 耳 - 眼综合征 / 252

外耳道闭锁、小耳畸形、皮肤肥大细胞增生症、
身材矮小、传导性听力损失 / 252

Hefter-Ganz 综合征 / 253

杯状耳、小头畸形、智力障碍和感音神经性
听力损失 / 253

X 连锁遗传性上颌 - 面骨发育不全 / 254

耳 - 面 - 颈综合征 / 255

髋 - 耳综合征 / 257

厚耳垂伴砧 - 镫骨异常 / 257

肾母细胞瘤、外耳道狭窄、传导性听力损失 / 258

鳃 - 耳 - 肋综合征 / 259

Marres 综合征 / 259

Koch-Kumar 综合征 / 260

Gripp 综合征 / 260

第9章　伴有眼部疾病的遗传性听力损失 / 262
William Kimberling,Claes Moller

Usher 综合征 / 262

Alström 综合征 / 269

X 连锁视网膜色素变性伴反复感染及听力损失 / 271

Reinstein 综合征 / 272

Edwards 视网膜病变综合征 / 273

Young 综合征 / 274

视网膜色素变性、白癜风和感音神经性听力损失 / 275

Hersh 综合征 / 276

回状头皮、视网膜色素变性及感音神经性听力损失 / 277

无脉络膜和伴镫骨固定的先天性听力损失 / 278

成人 Refsum 综合征 / 279

婴儿 Refsum 综合征 / 282

多神经病、听力损失、共济失调、视网膜色素变性综合征 / 284

色素性视网膜病变伴感音神经性听力损失的各种疾病 / 284

近视和先天性感音神经性听力损失 / 285

Donnia-Barrow 综合征 / 面 - 眼 - 耳 - 肾综合征 / 286

Harboyan 综合征 / 287

带状角膜变性伴听力损失 / 289

Ehlers-Danlos 综合征 Ⅵ型 / 290

脆性角膜综合征 / 292

Ramos-Arroyo 综合征 / 292

De Hauwere 综合征 / 293

合并心脏畸形和感音神经性听力损失的 Axenfeld-Rieger 综合征 1、2、3 型 / 294

无虹膜 - 感音神经性听力损失 / 295

Jan 综合征 / 295

Hansen 综合征或视网膜肝内分泌综合征（RHE 综合征）/ 296

Beighton 综合征 / 297

IVIC 综合征 / 298

白内障和进行性感音神经性听力损失 / 298

Nucci 综合征 / 300

Schaap 综合征 / 300

白内障、感音神经性听力损失、唐氏综合征样面部表现、身材矮小和精神发育迟缓 / 301

小睑裂 - 精神发育迟缓综合征 / 301

3MC 综合征 1 型 / 303

隐眼 - 并指（趾）综合征 / 304

眼白化病伴感音神经性听力损失 / 306

Norrie 综合征 / 307

眼 - 面 - 心 - 牙综合征 / 310

伴或不伴感音神经性听力损失的视神经萎缩、眼肌麻痹、肌病、共济失调和神经病变 / 311

Berk-Tabatznik 综合征 / 314

Ozden 视神经萎缩和听力损失 / 315

第10章　伴有肌肉骨骼发育异常的遗传性听力损失 / 317
Helga V. Toriello

颅骨管状骨疾病 / 317

　颅骨干骺端发育异常 / 317

　颅骨骨干发育异常 / 319

　额骨干骺端发育异常 / 321

　进行性骨干发育不良 / 323

　骨硬化病 / 325

　常染色体显性遗传性骨硬化病 / 325

　常染色体隐性遗传性骨硬化病 / 325

　常染色体隐性遗传性骨硬化症伴肾小管酸中毒 / 327

　骨硬化不全 / 329

　硬化性骨化病 / 330

　van Buchem 病 / 332

　高磷酸酶血症 / 333

　眼 - 齿 - 指发育不良 / 335

　条纹骨病伴颅骨硬化 / 337

软骨发育不全 / 339

　软骨发育不全 / 339

　先天性指屈曲、身材高大及听力损失综合

征 / 342

弯肢综合征 / 342

先天性脊椎骨骺发育不良 / 344

Kniest 发育不良 / 345

其他软骨发育异常 / 347

Rimoin-McAlister 型干骺端软骨发育
不良 / 347

Temtamy 型软骨发育不良 / 347

Khaldi 型软骨发育不良 / 348

颅缝早闭 / 349

Apert 综合征 / 349

Crouzon 综合征 / 352

Pfeiffer 综合征 / 354

Saethre-Chotzen 综合征 / 355

Muenke 综合征 / 358

Thong 综合征 / 358

耳 - 颅 - 并指畸形 / 359

肢端 - 颅 - 面骨发育障碍 / 359

Fryns 颅缝早闭综合征 / 360

Gorlin-Chaudhry-Moss 综合征 / 360

Hersh 颅缝早闭综合征 / 360

肢端 - 口 - 面综合征 / 361

口 - 面 - 指(趾)综合征 I 型 / 361

口 - 面 - 指(趾)综合征 IV 型 / 363

口 - 面 - 指(趾)综合征 VI 型 / 364

耳 - 腭 - 指(趾)综合征 I 型 / 365

耳 - 腭 - 指(趾)综合征 II 型 / 367

EEC 综合征 / 369

分裂手 / 分裂足伴感音神经性听力损失 /
371

其他骨骼疾病 / 372

成骨不全 / 372

Paget 骨病 / 375

家族性扩张性骨质溶解 / 378

纤维发育异常进行性骨化 / 380

Stickler 综合征 / 382

Marshall 综合征 / 384

耳 - 脊柱 - 巨骨骺发育异常 / 385

Hajdu-Cheney 综合征 / 387

半侧面部 - 矮小、外耳道闭锁、听力损失、
Müllerian 畸形及肢端骨质溶解 / 390

Keutel 综合征 / 390

高磷酸酶血症 - 智力障碍综合征 / 392

近端指(趾)间关节粘连和传导性听力
损失 / 393

面部 - 听力 - 指(趾)关节粘连 / 394

Teunissen-cremers 综合征 / 396

耳 - 面 - 骨 - 性腺综合征 / 397

面 - 耳 - 桡骨发育不良 / 397

拇指发育不良、脉络膜缺损、白内障、发育
延迟和感音神经性听力损失 / 399

Okihiro 综合征 / 399

Wildervanck 综合征 / 401

各种肌肉骨骼疾病 / 403

有听力损失的罕见疾病 / 403

偶伴听力损失的常见综合征 / 426

第 11 章　伴有肾脏疾病的遗传性听力损失 / 436

Judy Savige

Alport 综合征 / 436

MYH9 相关疾病 / 441

肾炎、听力损失和胫前大疱性表皮松解症 /
443

伴听力损失的激素抵抗型肾病综合征 / 443

肾炎、运动和感觉神经病(Charcot-Marie-Tooth
综合征)和感音神经性听力损失(Lemieux-
Neemeh 综合征) / 444

冷冻蛋白相关周期性综合征 / 446

肾炎、肛门直肠畸形与感音神经性听力损失 /
449

膜性肾小球肾炎和感音神经性听力损失 /
449

伴听力损失的 IgA 肾病 / 449

肾衰竭、严重高血压、类固醇生成异常性腺发
育不良和感音神经性听力损失 / 451

远端肾小管性酸中毒伴进行性感音神经性听
力损失 / 451

伴感音神经性听力损失的 Batter 综合征 / 453

肾性佝偻病、视网膜色素变性和进行性感音
神经性听力损失 / 455

肾 - 眼缺损综合征 / 455

先天性巨结肠症先天性巨结肠、多指(趾)、
单侧肾发育不全、眼距过宽和感音神经性
听力损失 / 457

梨状腹综合征伴肺动脉瓣狭窄、认知损害和
感音神经性听力损失 / 458

Winter 综合征 / 459

肾衰竭、白内障、反复感染和传导性听力
损失 / 460

Bresheck 综合征 / 460

第 12 章　伴有神经系统疾病和神经肌肉疾病的
遗传性听力损失 / 462
Martha A. Nance, Helga V. Toriello

脑血管疾病 / 462

CADASIL / 462

痴呆 / 463

DNA 修复障碍疾病 / 463

Cockayne 综合征 / 463

N 综合征 / 466

癫痫综合征 / 468

EAST/SeAME 综合征 / 468

May-White 综合征 / 469

Latham-Munro 综合征 / 470

Megarbane 综合征 / 471

偏头痛性疾病 / 471

偏头痛和眩晕 / 471

Campbell-Clifton 综合征 / 472

神经皮肤病变 / 472

2 型神经纤维瘤病 / 472

运动障碍 / 476

Friedreich 共济失调和 Friedreich 样共济失
调综合征 / 476

Lichtenstin-Knorr 综合征 / 479

Charlevoix-Saguenay 常染色体隐性遗传性
痉挛性共济失调 / 480

脊髓小脑性共济失调伴视力和听力损失 /
480

Gemignani 综合征 / 480

脊髓小脑性共济失调 31 / 481

Strömgren 综合征,丹麦家族性痴呆 / 481

Begeer 综合征 / 482

Flynn-Aird 综合征 / 483

Schmidley 综合征 / 484

Arts 综合征 / 486

Amor 综合征 / 486

Richards-Rundle 综合征 / 487

Berman 综合征 / 488

Reardon 综合征 / 489

Pratap-Chand 综合征 / 490

小脑性共济失调、反射消失、高弓足、视神经
萎缩合并感音神经性听力损失 / 490

小脑性共济失调、听力损失合并发作性睡
病 / 491

视觉 - 耳蜗 - 齿状核变性 / 491

Hallgren 综合征 / 492

Wells-Jankovic 综合征 / 493

Opjordsmoen-Nyberg-Hansen 综合征 / 494

遗传性痉挛性截瘫、听力损失合并食管
裂孔疝 / 495

Gordon 综合征 / 495

痉挛性截瘫伴癫痫发作、智力残疾和听力
损失 / 496

舞蹈病 / 496

亨廷顿病 / 496

Schimke Horton 综合征 / 497

肌张力异常 / 498

听力损失 - 肌张力异常 - 视神经病综合征 /
498

Scribanu-Kennedy 综合征 / 499

Coppeto-Lessell 综合征 / 500

原发性震颤 / 帕金森综合征 / 501

伴有或不伴有神经变性的脑畸形和 / 或智力
障碍 / 502

合并周围性坏疽的先天性神经轴突营养
不良 / 502

脑桥被盖帽状发育不良 / 503

Athabascan 脑干发育不全综合征 / 503

Baraister-Winter 综合征 / 504

Chudley-Mccullough 综合征 / 505

小头畸形、智力障碍、痉挛性双侧瘫痪或
四肢瘫痪、永存原始玻璃体增生,小眼
畸形、腭裂与传导性听力损失(眼 - 腭 -
脑综合征) / 505

Golabi-Ito-Hall 综合征 / 506

Juberg-Marsidi 综合征 / 507

Renier 综合征 / 508

Gustavson 综合征 / 509

Martin-Probst 综合征 / 509

伴有听力损失的神经肌肉疾病 / 510

前角细胞及各种神经肌肉疾病 / 510

Brown-Vialetto-Van Laere 综合征 / 510

Nathalie 综合征 / 512

Stewart-Bergstrom 综合征 / 513

伴有运动和感觉神经病变的听力损失 / 514

 Charcot-Marie-Tooth 遗传性神经病变 / 514

 伴听力损失的常染色显性遗传进行性神经性腓骨肌萎缩症 / 514

 Boltshauser 综合征 / 516

 常染色体显性感音神经性听力损失伴肌萎缩和感觉运动神经病 / 517

 常染色体显性遗传神经病和感音神经性听力损失 / 517

 X 连锁听神经病和周围神经病 / 517

 Hagemoser 综合征 / 518

 Pauli 综合征 / 518

 Cruse 综合征 / 519

常染色体隐性遗传模式 / 520

 遗传性运动和感觉神经病（CMT4D） / 520

 Bouldin 型运动感觉神经病伴感音神经性听力损失 / 520

 遗传性运动感觉神经病伴听力损失、智力障碍及大有髓纤维缺失 / 521

 Iwashita 综合征 / 522

 Dyck 综合征 / 522

X 连锁遗传模式 / 523

 X 连锁 Charcot-Marie-Tooth 病 / 523

 Cowchock 综合征 / 523

 Rosenberg-Chutorian 综合征 / 525

感觉及自主神经病合并听力损失 / 526

 Hicks 综合征 / 526

 Robinson 综合征 / 528

 Groll-Hirschowitz 综合征 / 529

肌营养不良 / 531

 面肩肱骨肌营养不良与感音神经性听力损失 / 531

 1 型强直性肌营养不良 / 534

 眼咽型肌营养不良 / 536

明确或可疑线粒体遗传的听力损失综合征 / 537

 Kearns-Sayer 综合征 / 538

 线粒体脑肌病伴乳酸酸中毒、卒中样发作和感音神经性听力损失 / 541

 线粒体脑病、肌阵挛型癫痫、破碎红纤维和

感音神经性听力损失 / 543

 Borud 综合征 / 544

 Herrmann 综合征 / 545

 Feigenbaum 综合征 / 546

 Cutler 综合征 / 546

有线粒体参与的常染色体遗传病 / 547

 线粒体 DNA 缺失病变 / 547

 POLG 相关的疾病 / 549

 张力失常和听力损失 / 550

 线粒体 DNA 缺失障碍 7（MTDPS7） / 551

 RRM2B 相关的 MNGIE 样疾病 / 552

第 13 章 伴有心脏异常的遗传性听力损失 / 554

Holly H. Ardinger，Robert H. Ardinger，Jr

Jervell Lange-Nielsen 综合征 / 554

窦房结功能障碍和听力损失 / 556

DiGeorge 序列征 / 556

歌舞伎综合征 / 557

Noonan 综合征 / 559

Burn-Mckeown 综合征 / 560

听力损失、先天性心脏缺损和角膜后胚胎环 - JAG1 基因突变 / 561

第 14 章 伴有内分泌系统疾病的遗传性听力损失 / 562

Andrew Griffith，Helga V. Toriello

DIDMOAD 综合征、Wolfram 综合征 / 562

糖尿病、硫胺素反应性巨幼细胞贫血、感音神经性听力损失 / 565

母系遗传性糖尿病和听力损失 / 567

Pendred 综合征 / 568

Johanson-Blizzard 综合征 / 572

继发于硒蛋白缺乏的甲状腺激素异常 / 575

全身性甲状腺激素抵抗和感音神经性听力损失 / 575

先天性甲状腺功能减退和感音神经性听力损失 / 577

HDR 综合征 / 578

甲状旁腺功能亢进、肾病和感音神经性听力损失 / 579

假性甲状旁腺功能减退症和感音神经性听力损失 / 579

肢端发育不全 / 580

垂体激素缺乏症合并听力损失和颈部活动
　受限 / 580

Laron 综合征 / 581

伴有小头畸形和智力障碍的宫内及后天发育
　停滞综合征 / 581

Kallman 综合征 / 582

Perrault 综合征 / 583

性腺功能减退和先天性重度混合性听力
　损失 / 585

耳聋 - 不育综合征 / 586

性腺功能减退、小头畸形和感音神经性听力
　损失 / 586

脂肪营养不良、性腺功能减退、早老样貌和听
　力损失 / 586

面部异常、腭裂、假两性畸形、智力障碍和传导
　性听力损失 / 587

第 15 章　伴有代谢性疾病的遗传性听力损失 /
　589

Sarah H. Elsea

黏多糖贮积症 / 589

　MPS Ⅰ / 589

　MPS Ⅱ（Hunter 综合征）/ 592

　MPS Ⅲ（Sanfilippo 综合征，A、B、C、D 亚型）/
　　592

　MPS Ⅳ（Morquio 综合征）/ 593

　MPS Ⅵ（Maroteaux-Lamy 综合征）/ 593

　MPS Ⅶ（Sly 综合征）/ 593

　MPS Ⅸ（透明质酸酶缺乏症）/ 594

所有形式的黏多糖贮积症 / 594

寡糖贮积症、神经节苷脂贮积症、黏脂贮积症
　和脂肪沉积 / 596

　α- 甘露糖苷贮积症 / 596

　β- 甘露糖苷贮积症 / 598

　天冬氨酸葡糖胺尿症 / 599

　神经氨酸酶缺乏症 / 600

　Fabry 病 / 601

　N- 乙酰氨基半乳糖苷酶缺乏症 / 602

　Gaucher 病ⅢC 型 / 603

　半乳糖唾液酸贮积症 / 603

　多种硫酸酯酶缺乏症 / 604

　GM₁ 神经节苷脂贮积症 / 604

Tay-Sachs 病 / 605

Krabbe 病 / 606

C 型 Niemann-Pick 病 / 607

Ⅱ~Ⅲ型黏多糖贮积症 / 607

过氧化物酶体病 / 608

脂肪酸代谢异常 / 610

　Chanarin-Dorfman 综合征 / 610

有机酸和氨基酸病 / 611

　生物素酰胺酶缺乏症 / 611

　Canavan 病 / 612

　3- 甲基戊烯二酸酸尿症 / 613

　X 连锁低磷血症 / 614

　磷酸核糖焦磷酸合成酶活性过强症 / 615

　铜缺乏症伴白内障、肌张力低下和听力
　　损失 / 617

第 16 章　伴有皮肤疾病的遗传性听力损失 /
　619

Helga V. Toriello

Waardenburg 综合征 / 619

颅面 - 听力损失 - 手综合征 / 626

额发、枕发和感音神经性听力损失 / 626

Ziprkowskig-Margolls 综合征 / 627

Davenport 综合征 / 629

Telfer 综合征 / 629

Woolf 综合征 / 631

Tietz-Smith 综合征 / 632

常染色体隐性遗传眼皮肤白化病和先天性感
　音神经性听力损失 / 633

BADS 综合征及其相似表型 / 634

也门型色素减退、视力障碍及感音神经性听力
　损失综合征 / 635

白癜风和感音神经性听力损失综合征 / 637

色素减退、肌肉萎缩、失弛缓症和先天性感音
　神经性听力损失综合征 / 637

全身色素异常症、身材矮小症和感音神经性
　听力损失综合征 / 638

H 综合征 / 639

Levy-Chung 综合征 / 640

多发雀斑样痣（Leopard）综合征 / 640

Mulvihill-Smith 综合征 / 643

多发色素痣和感音神经性听力损失综合征 /
　645

智力障碍 - 听力损失 - 眼 - 身材矮小综合征 / 645

毛发稀疏、先天性指屈曲和感音神经性听力损失综合征 / 646

Hutchinson-Gilford 早老症 / 646

睑缘粘连 - 外胚层发育不良 - 唇 / 腭裂综合征 / 647

Tsakalakos 外胚层发育不良和感音神经性听力损失 / 647

毛发 - 牙齿 - 指甲发育不良综合征 / 648

角膜炎 - 鱼鳞病 - 耳聋(KID)综合征 / 648

泛发性棘状角皮症、普秃、先天性感音神经性听力损失综合征 / 652

豪猪状鱼鳞病 - 耳聋综合征 / 653

毛发稀少症伴听力损失 / 654

CHIME 综合征 / 654

Desmons 综合征 / 655

Vohwinkel-Nockemann 综合征 / 656

掌跖角化过度合并感音神经性听力损失 / 658

掌跖角化过度、白甲合并感音神经性听力损失 / 659

掌跖角化过度、身材矮小症、异常面容、牙齿发育不全及感音神经性听力损失 / 660

Olmsted 综合征 / 660

关节垫、白甲、混合性听力损失 / 662

掌跖角化过度纹、扭转发、少汗症、少牙畸形、感音神经性听力损失 / 663

Björnstad 综合征 / 663

Johnson-McMillin 综合征 / 665

Woodhouse-Sakati 综合征 / 666

Crandall 综合征 / 668

先天性秃发、智力障碍、感音神经性听力损失 / 669

Hill 综合征 / 669

DOOR(耳聋、甲 - 骨营养不良、发育迟缓)综合征 / 670

Goodman-Moghadam 综合征、显性耳聋 - 甲营养不良综合征 / 672

显性甲营养不良、B 型短指(趾)和缺指(趾) / 673

Robinson 综合征 / 673

特应性皮炎和感音神经性听力损失 / 674

着色性干皮病 / 675

Helweg-Larsen　Ludvigsen 综合征 / 676

圆柱瘤病 / 678

对称性脂肪瘤病伴感音神经性听力损失 / 678

皮肤发育不全 - 耳畸形 / 679

灶性皮肤发育不全 / 679

Nielsen-Sjödlund 型大疱性表皮松解症 / 680

多毛耳伴 Y 连锁感音神经性听力损失 / 680

组织细胞性皮肤关节炎 / 681

Buschke-Ollendorff 综合征 / 681

IBIDS 综合征 / 681

Fountain 综合征 / 681

发育迟缓、智力障碍、小头畸形、癫痫、皮肤病和感音神经性听力损失 / 683

Kassutto 综合征 / 683

Finucane 听力损失 - 色素减退 - 骨骼缺陷综合征 / 683

第 17 章　伴有口腔疾病的遗传性听力损失 / 685

Helga V. Toriello

耳 - 牙综合征 / 685

迷路发育不全、小耳症和小牙症 / 686

牙釉质发育不全、白甲和感音神经性听力损失 / 687

少牙畸形和感音神经性听力损失 / 688

缺牙症和钉状齿、橄榄体脑桥小脑发育不全、性腺功能减退、听力下降 / 689

Jones 综合征 / 689

唾液腺神经内分泌癌、感音神经性听力损失和牙釉质发育不全 / 690

感音神经性听力损失、视网膜色素上皮病变和变色牙 / 690

第 18 章　伴有染色体异常的遗传性听力损失 / 692

Cynthia C. Morton，Anne B. Skvorak Giersch

引言 / 692

方法学 / 692

非整倍体导致的细胞遗传学疾病 / 693

21 三体综合征 / 693

13 三体综合征 / 696

18 三体综合征 / 697

Turner 综合征 / 698

Klinefelter 综合征 / 699

Emanuel 综合征 / 700

细胞遗传学缺失 / 重复综合征和听力损失 /
701

  1p 综合征 / 701

  Wolf-Hirschhorn 综合征 / 702

  Smith-Magenis 综合征 / 703

22Q11.2 缺失综合征 / 704

其他细胞遗传学重排及听力损失 / 706

特殊病例 / 706

细胞遗传学用于定位已知综合征的致病
基因 / 707

  1 型 Waardenburg 综合征（WS1）/ 707

  鳃 - 耳 - 肾综合征（BOR 综合征）/ 708

细胞遗传学新技术 / 708

第 1 章

遗传性听力损失简史
GENETIC HEARING LOSS-A BRIEF HISTORY

Robert J. Gorlin, *Helga V. Toriello* 著

王秋菊 译

有关遗传性听力损失的文献记载可追溯到 16 世纪。本章节仅对遗传性听力损失发展简史进行介绍,更深入全面的遗传性听力损失历史曾由 Stephens[26]、Ruben[25] 和 Reardon[23] 分别进行了详尽叙述。17 世纪初期,Paulus Zacchias 指出:"为了联邦国家的利益,聋哑人间应该禁止婚配,因为有证据表明他们的孩子将会和他们一样出现聋哑……"[7]

早在 17 世纪就有关于常染色体显性遗传性听力损失的报道[32]。1814 年,Adams[1] 报道了一例四代受累的耳硬化症家系,并指出该病具有遗传特性。

常染色体隐性遗传性听力损失最早是在 16 世纪时由 Schenck 首次报道,他描述了一例父母听力正常、但多名子女都患有先天性听力损失的家系[15]。1853 年,Wilde[33] 基于一项前瞻性研究,提出了在常染色体隐性遗传性听力损失中,父母近亲婚配是一个重要因素。然而在 1875 年,George Darwin 否定了这一观点[8]。1877 年,一篇匿名论文指出马萨葡萄园岛(Martha's Vineyard)上 60% 的人口都是听力损失者,而这些听力损失者都来自同一个患有听力损失的祖先[2]。1880 年,Hartmann[17] 提出了常染色体显性遗传和常染色体隐性遗传性听力损失的证据,尽管在当时并未使用这些专业术语来描述遗传性听力损失,但再一次强调了隐性遗传性听力损失中父母近亲婚配的重要意义。

1882 年,Politzer[22] 指出,造成先天性听力损失的最常见原因是遗传,包括来自父母的直接遗传、来自祖先的间接遗传以及父母近亲婚配。直到 1930 年,人类 X 连锁遗传性听力损失的遗传模式才被 Dow 和 Poynter 首次报道[10]。

追溯历史,第一个遗传性听力损失的全面研究是 1896 年由 Uchermann 在挪威完成的[28]。他调查了挪威聋人学校所有的儿童,并通过人口普查和教会登记方式专门研究了那些家庭的血缘关系。与正常儿童的父母相比,那些听力损失儿童父母的近亲结婚的比例是正常儿童父母的 4 倍。此外,Uchermann 还注意到,挪威听力损失患病率最高的地方也是近亲婚配发生最多的。在因发明电话闻名的 Alexander Graham Bell[3] 对 2 262 名先天性听力言语障碍者做的电话随访的回顾性研究中,Bell 指出 55% 的先天性听力言语障碍者有听力损失的亲属。1883 年,Bell 在美国国家科学院发表了题为"人类耳聋群体的形成纪要(*Memoir upon the Formation of a Deaf Variety of the Human Race*)"的演讲,之后他成为了体现新达尔文主义哲学的优生运动的极力推崇者。

Bell 试图阻止听力损失者通婚(近亲婚配)情况的发生。有趣的是,Bell 的妻子和母亲都是听力损失者。他建议立法禁止那些有不止一个先天性听力损失患者的家庭之间进行婚配,提议废除独立于普通学校以外的聋人学校,让主流听力损失学生减少手语的使用,而加强他们的口语训练。1910 年,Bell 因发明电话获得 Volta 奖后,在华盛顿特区建立了 Volta 聋人语言教育机构,

他在该机构的报刊上提出倡议:美国男性应当被颁发"适合与不适合"证书,以便于女性选择丈夫[4]。贝尔还希望政府只给合适的雇佣人员提供资金。

1898 年 Volta 聋人发声教育机构资助了 Fay[12] 的一项题为"美国耳聋患者的婚姻"的前瞻性研究。该研究涉及 3 078 对夫妻一方或双方均为听力损失者的案例,Fay 试图寻找以下 4 个问题的答案:

1. 听力损失者的婚配比听力正常人之间的婚配更容易生育听力损失孩子吗?

2. 父母均为听力损失者,他们所孕育的孩子比父母双方中一方听力损失一方听力正常所生孩子出现听力损失的可能性更大吗?

3. 某些特定类型的听力损失者更容易生出患听力损失的孩子吗?

4. 夫妻双方均为听力损失者的婚姻比一方听力损失一方听力正常的婚姻要稳定吗?

Fay 发现夫妻双方均为听力损失者的家庭中 9% 的家庭下一代为听力损失者,而一方有听力损失一方听力正常的家庭生育的孩子中 13.5% 为听力损失儿童。夫妻双方均为先天性听力损失的家庭中有 25% 生出听力损失后代,而 4% 的听力损失为其他原因引起的迟发性听力损失。夫妻双方均为听力损失者的婚姻分居和离婚率较低,研究意义不言自明。

Ruben[25] 指出,纳粹德国对于避免聋哑出生的优生措施态度最为极端,自其于 1933 年通过了一项预防遗传病传给后代的法律之后,有 1 600 个听力损失者被谋杀,17 000 个听力损失者被施行了绝育手术[5]。到了 20 世纪的最后 10 年,通过分子遗传技术,Usher 综合征 Ⅱ 型[18]、Norrie 综合征[14]、Waardenburg 综合征[11] 及伴镫骨固定的 X 连锁混合性听力损失[31] 等基因被准确定位。近年来,越来越多的基因被鉴定出来,几乎每周都有更多新基因被发现。但是,何时和怎样使用这些基因信息,杂合子是否也需要被检测,或者为其他原因而进行检测,目前尚无法预知。

关于综合征型听力损失的最早报道,可追溯到 1846 至 1847 年,由 Thomson[27] 发表的下颌骨颜面发育不全的特征描述。1858 年,Von Graefe[30] 发现了视网膜色素变性和听力损失的关联性,称之为 Usher 综合征。1877 年,由 Rizzoli[24] 或者是在 1910 年由 Urbantschitsch[29] 描述了 Waardenburg 综合征的表现,直到 1948 年,Waardenburg 综合征被精准地定义出来。1896 年,Pendred[21] 描述了合并甲状腺肿和先天性听力损失综合征,1927 年 Brain[6] 发现了其隐性遗传模式。1900 年 Dent[9] 发现了成骨不全、蓝巩膜和传导性听力损失三者组成的综合征。1903—1905 年期间,Hammerschlag[16] 尝试开展综合征型听力损失的系统研究。随后在 1976 年,Fraser[13],Konigsmark 和 Gorlin[19] 将所进行的系统研究进行了系列发表,特别是在他们的《遗传与代谢性聋》(*Genetic and Metabolic Deafness*)一书中,Konigsmark 和 Gorlin 描述了 140 余种综合征型听力损失。从那以后,只有 1996 年出版的《遗传和听力损失》(*Genetics and Hearing Impairment*)一书可与之相媲美[20]。

近年来,听力损失及与之相关综合征型疾病的分子病因学知识呈指数增长,人们对遗传因素在老年性听力损失和噪声性听力损失的中的作用的意识不断增强,使本书的再版成为了必然。

参考文献

1. Adams J. *A Treatise on the Supposed Hereditary Properties of Diseases*. London: Callow; 1814.

2. Anonymous. Education of deaf-mutes. *Lancet*. 1877;1:221.

3. Bell AG. *Memoir upon the Formation of a Deaf Variety of the Human Race*. Washington, DC: National Academy of Sciences; 1884.

4. Bell AG. A census of the able-bodied. *Volta Rev*. 1910;12:403–406.

5. Biesold H, Friedlander H, Sayers W. *Crying Hands: Eugenics and Deaf People in Nazi Germany*. Washington, DC: Gallaudet U. Press; 1999.

6. Brain WR. Heredity in simple goitre. *Q J Med*. 1927;20:303–319.

7. Cranefield PF, Federn W. Paulus Zacchias on mental deficiency and on deafness. *Bull NY Acad Med*. 1970;46:3–21.

8. Darwin GH. Marriages between first cousins in England and their effects. *J Stat Soc*. 1875;38:153–184.

9. Dent CT. Case of fragilitas ossium. *Trans Med Soc Lond*. 1900;20: 339–340.

10. Dow GS, Poynter CI. The Dar family. *Eugen News*. 1930;15: 128–130.

11. Fay C et al. Assignment of the locus for Waardenburg syndrome type I to human chromosome 2q37 and possible homology to the splotch mouse. *Am J Hum Genet*. 1990;46:1017–1023.

12. Fay EA. *Marriages of the Deaf in America*. Washington, DC: Volta Bureau; 1898.

13. Fraser GR. *The Causes of Profound Deafness in Childhood: A Study of 3,535 Individuals with Severe Hearing Loss Present at Birth or of Childhood Onset*. Baltimore, MD: Johns Hopkins University Press; 1976.

14. Gal A et al. Norrie's disease: close linkage with markers from the proximal short arm of the X chromosome. *Clin Genet*. 1985;27:282–283.

15. Goldstein MA. *Problems of the Deaf*. St. Louis, MO: Laryngoscope Press; 1933.

16. Hammerschlag V. Zur Kenntnis der hereditär-degenerativen Taubstummheit. *Z Ohrenheilkd*. 1903;45:329–344; also 1904;47: 147–166; and 1905;50:87–96.

17. Hartmann A. *Taubstummheit und Taubstummenbildung, nach den vorhandenen Quellen, sowie nach eigenen Beobachtungen und Erfahrungen.* Stuttgart, Germany: F. Enke; 1880.

18. Kimberling WJ et al. Localization of Usher syndrome type II to chromosome 1q. *Genomics.* 1990;7:245–249.

19. Konigsmark BW, Gorlin RJ. *Genetic and Metabolic Deafness.* Philadelphia: W.B. Saunders; 1976.

20. Martini A et al. *Genetics and Hearing Impairment.* London: Whurr Publishers; 1996.

21. Pendred V. Deaf-mutism and goitre. *Lancet.* 1896;2:532.

22. Politzer A. *Lehrbuch der Ohrenheilkunde für praktische Ärtze und Studierende,* Vol. 2. Stuttgart, Germany: F. Enke; 1882.

23. Reardon W. Genetic deafness. *J Med Genet.* 1992;29:521–526.

24. Rizzoli F. Ciocca de capelli bianchi alla fronte congenita ed ereditaria. *Boll Soc Med Chir Bologna Ser.* 1877;5, 23:102.

25. Ruben RJ. The history of the genetics of hearing impairment. *Ann NY Acad Sci.* 1991;630:6–15.

26. Stephens SDG. Genetic hearing loss: a historical overview. *Adv Audiol.* 1985;3:3–17.

27. Thomson A. Notice of several cases of malformation of the external ear together with experiments on the study of hearing loss in such persons. *Monthly J Med Sci.* 1846/7;7:420–425, and 727–738.

28. Uchermann VK. *De dovstumme i Norge.* Christiana, Norway: Cammermeyer; 1869.

29. Urbantschitsch E. Zur Ätiologie der Taubstummheit. *Verh Deutsche Otol Ges.* 1910;19:153–159.

30. Von Graefe A. Vereinzelte Beobachtungen und Bemerkungen. *Albrecht V Graefes Arch Klin Ophthalmol.* 1858;4:250–253.

31. Wallis C et al. X-linked mixed deafness with stapes fixation in a Mauritian kindred: linkage to Xq probe of pDP34. *Genomics.* 1988;3:299–301.

32. Werner H. *Geschichte des Taubstummenproblems bis ins 17. Jahrhundert.* Jena, Germany: G. Fischer; 1932.

33. Wilde W. *Practical Observations on Aural Surgery.* Philadelphia, PA: Blanchard and Lea; 1853.

第 2 章

流行病学、病因学、遗传机制和遗传咨询
EPIDEMIOLOGY, ETIOLOGY, GENETIC MECHANISMS, AND GENETIC COUNSELING

Kathleen S. Arnos, *Katherine O. Welch*, *Arti Pandya*　著
刘浩强，赵立东　译

流行病学

听力损失（hearing loss，HL）在全球范围内普遍存在，据最新预测全球有将近 7 000 万人存在影响其交流能力的听力损失。在美国，大约 3 600 万成年人有不同程度的听力损失，其中 200 万人患有重度 - 极重度听力损失[33]。听力损失可根据发病年龄、严重程度或其他听力学特征，以及是否存在其他身体或医学特征进行分类。致聋因素包括独立起作用的遗传因素、环境因素，以及遗传易感性和环境暴露的共同作用。最近的证据表明，后者可能在年龄相关性听力损失中常见，影响了大约 50% 的 75 岁以上老年人[34]。

流行病学研究显示，听力损失的发生率随其所研究的人群、时间段和地理位置而有很大变化。在美国和许多欧洲国家中，随着新生儿听力广泛筛查（universal newborn hearing screening，UNHS）的发展，人们已经能够更准确地预测先天性听力损失的发病率。此外，人们也已经更加清晰地认识到：单侧听力损失以及语前聋通常可以在刚出生或者出生后数月至数年发现。

在美国，每 1 000 名新生儿有 1 例发生重度 - 极重度感音神经性听力损失，而每 1 000 名新生儿中有 1~2 例的听力损失虽然程度不重，但却存在明显的双侧或单侧听力损失临床表现[29,30,51]。在英国，儿童永久性听力损失被定义为 ≥30dB

HL 的双侧感音神经性听力损失，其发生率为 133/10 万[19]。在美国，尽管进行诊断测试确认的随访率不尽如人意，但单侧听力损失的发生率估计为 186/10 万（临床上显著的听力损失为 ≥35dB HL）[32]。亟需借助新生儿普遍听力筛查（UNHS）进行的全国性和世界性听力损失发病率以及遗传因素所起的作用的研究，但这一工作受到以下因素的阻碍：各洲之间诊断标准差异，不同的确认性诊断检查的随访率，并且在这些项目中缺乏对听力损失病因发掘的重视[29]。

病因学

在出生时或儿童早期存在多种导致听力损失的遗传和环境因素，迟发型听力损失也是如此[9,29,30]。在大多数发达国家，遗传性听力损失占先天性听力损失的 50% 以上。然而，某些环境因素，如先天性巨细胞病毒（cytomegalovirus，CMV）感染，一直是儿童期迟发性听力损失的主要原因[13]。95% 以上先天性听力损失儿童的父母听力正常[28]，这可能掩盖了一个事实——这些孩子中一半以上均存在遗传致聋因素。通过遗传流行病学方法（如分离分析）收集和检查家族史资料，可以估计遗传或环境因素对先天性或早发型听力损失的相对作用。美国最近对这一类型的研究是在一组学龄儿童人群中进行的，得出的结论为：高达 60% 的具有教育意义的先

天性或早发型听力损失（中度到极重度）是由遗传因素引起的[25]。听力损失可以根据是否累及其他系统而分为综合征型与非综合征型听力损失，根据发病年龄分为语前聋（先天性和儿童早期）、语后聋（在二三十岁发病）和年龄相关性听力损失（age-related hearing impairment，ARHI），根据听力损失的类型分为传导性、感音神经性和混合性。

在所有遗传性听力损失中，大约70%的遗传性听力损失本质上是非综合征型的，其中80%为常染色体隐性遗传、15%为常染色体显性遗传，1%为性连锁遗传。在西方国家，母系遗传发生率为1%，但在西班牙和一些东亚国家（如中国、蒙古、日本和韩国）其发病率稍高一些[8,22,37]。在过去几十年的研究进展中，125个基因座得以定位，其中62个基因已经被克隆，这些基因的突变与听力损失有关[47]。在鉴定综合征型听力损失的突变基因方面也取得了类似进展。这些数据表明，我们基因组中约1%的基因在我们的听觉器官的正常发育中有重要的作用。

对致聋基因的鉴定，有助于阐明听觉器官的遗传结构。一些调节性转录因子编码基因（例如POU3F4、EYA1、PAX3），维持毛细胞完整性的结构蛋白、缝隙连接蛋白、维持细胞溶质成分所必需的离子通道基因，以及那些有待揭示其功能的蛋白都已经被鉴定。很多基因都与非综合征型听力损失有关，其中一个基因比较特别——GJB2基因（编码缝隙连接蛋白connexin26），它导致了大约50%的常染色体隐性遗传性听力损失占全部听力损失患者的15%~18%[18,20,38]。听力损失不可逆但可预防，这是基因与环境相互作用的一个例子：当线粒体12S rRNA基因中存在一个点突变的患者使用了氨基糖苷类抗生素时，将导致突发性极重度听力损失[41]。

在听力损失者中，大约30%的是综合征型听力损失，其中至少有400种类型可识别，其中一些例如Pendred综合征、Usher综合征、Waardenburg综合征和鳃-耳-肾综合征，占全部听力损失人群的大约4%。

年龄相关性听力损失（age-related hearing impairment，ARHI）或称老年性听力损失，是老年人最常见的感觉神经功能障碍之一。在75岁的老年人中大约有50%受累。在美国，35%的人口当其年龄达65岁时发现患有老年性听力损失[34]。其中男性通常比女性更容易受累，65岁以上的男性中至少有50%在4 000Hz频率存在50dB以上的听力损失，这足以造成患者言语理解障碍[30]。ARHI是一种由遗传和环境共同起作用的复杂疾病[48]。目前的文献报道主要集中在环境因素上，其中主要是噪声暴露是主要致聋因素[4,7,45]。只在最近的几个连锁研究和全基因组关联研究（genome-wide association studies，GWAS）中鉴定了ARHI的易感基因，包括一些已知可以导致听力损失的基因，如KCNQ4和ACTG1，以及一些其他涉及氧化应激基因，如GRM7、GRHL2、线粒体氧化基因和N-乙酰转移酶[4,10,46,48,49]。

如前所述，先天性巨细胞病毒感染是一个重要的公共卫生问题，因为在美国无论是有症状感染还是出生时的隐匿感染，都是导致儿童永久性听力损失的最常见非遗传性原因。据估计，在美国每年出生的2万至4万名先天性巨细胞病毒感染的婴儿中，90%在出生时未见临床异常表现而未进行临床检查。在这些无症状巨细胞病毒感染的婴儿中，感音神经性听力损失的发生率为10%~15%，并且可以在儿童早期出现症状，通常表现为进行性单侧或双侧听力损失。因此，对于这些继发于先天性巨细胞病毒感染感音神经性听力损失的患儿中，体格检查以及新生儿听力筛查都有可能漏诊。导致听力损失的其他环境因素包括早产和耳毒性药物（如氨基糖苷类抗生素和环磷酰胺类药物）。风疹是20世纪60年代中期听力损失的常见原因，由于西方国家在十几岁女性中成功施行了风疹计划免疫，因此发病率比较低。同样的，在发达国家针对流感嗜血杆菌的免疫显著降低了幼儿脑膜炎导致听力损失的发生率[43]。

遗传模式

如上所述，由于先天性听力损失的一半以上是遗传性的，且遗传因素对迟发性听力损失和老年性听力损失的作用显著，本节就对不同遗传模式进行综述，包括：①细胞遗传学和染色体异常；②单基因遗传模式（孟德尔遗传）；③多基因遗传模式；④非传统的遗传模式。

细胞遗传学和染色体异常

人类染色体按照染色体大小和着丝粒的位置进行分组。按照染色体的特征条带来识别每个染色体(图 2-1)。染色体数目异常,例如存在缺失染色体或额外染色体的非整倍体(图 2-2),或有额外的染色体组的多倍体,都会影响染色体

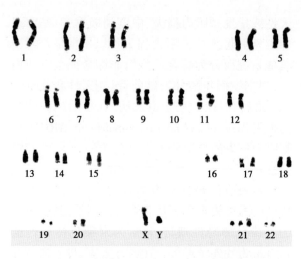

图 2-2　唐氏综合征患者的染色体核型和条带(47, XY, +21)

(引自:MM Cohen Jr, The Child with Multiple Birth Defects, 2nd ed, Oxford University Press, New York, 1997.)

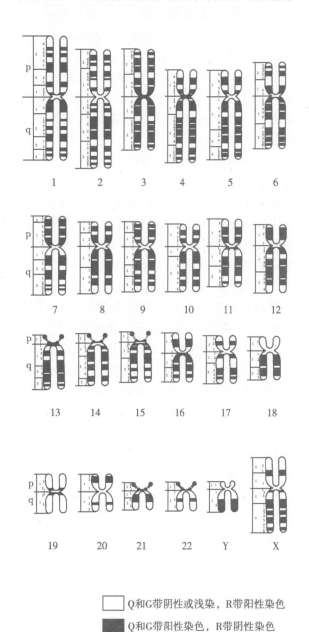

Q和G带阴性或浅染,R带阳性染色

Q和G带阳性染色,R带阴性染色

多种多样的区带

图 2-1　人类染色体组型的示意图
染色体下面的数字和字母标注染色体的编号和性染色体,每条染色体左侧的数字指的是其条带,染色体短臂用 p 表示,长臂用 q 表示

(引自:Paris Conference on Chromosome Nomenclature, 1971.)

总数。染色体的结构异常包括染色体部分缺失、重复、倒位和易位,此时染色体数量可正常,但详细的分析可以揭示其异常(详见第 18 章)。对于疑似染色体综合征的患者应该进行染色体研究以确诊。这种疑似诊断往往是基于患者有多种先天性异常的表现。家系研究可揭示染色体的结构性重排。对于有多发畸形的患者,当总体诊断未知时也应进行染色体研究。染色体畸变通常对身体的多器官产生不良影响,通常也涉及认知缺陷。大多数具有不平衡常染色体的人在产前或出生后发生发育缺陷、认知和智力障碍。因此,任何生长指标正常和精神运动发育正常的个体通常不必做染色体检查。与这两种一般情况不同的是有些性染色体异常,其可能只有很少(如果有的话)可识别异常。其他例外包括非常小的缺失或重复,用较新的分子细胞遗传学方法检测才能检查到的拷贝数变异。

人类细胞遗传学领域已迅速发展,目前依赖于传统细胞遗传学和新的分子技术的结合。1956—1960 年代末期的染色体分析检测到大多数的染色体数量异常和少数结构畸变。此期间的发现包括:13、18 和 21 三体综合征;X 非整倍体,如 Turner 综合征和 Klinefelter 综合征;染色体部分缺失,诸如猫叫综合征(cri du chat syndrome)、Wolf-Hirschhorn 综合征以及 18 号染色体长臂缺失等。在 20 世纪 70 年代,显带技术的引入导致大量的间隙和终端缺失和重复、

双重缺失、缺失重复和双重复制被发现。例如del 1p36、dup 5p、del 11q、镶嵌四体12p、del 16p、del 22q11.2综合征等。这一研究技术一直持续到现在，前中期染色结合用于鉴定基因微缺失和基因图谱的细胞遗传学和分子方法已经在20世纪80年代引入，并在接下来的20多年中得到完善——这标志着第三阶段的到来[6,42]。在20世纪80年代末和90年代引入了荧光原位杂交（fluorescent *in situ* hybridization，FISH）技术，其在鉴定基因微缺失方面很有价值，然而它一次只能检查几个位点。基于阵列的比较基因组杂交（comparative genome hybridization，CGH）是一种新技术，现在已经广泛应用于临床，并可以增加拷贝数变异检测，同时检查整个基因组中非常小的染色体重复和缺失[40]。

单基因遗传

单基因遗传或称孟德尔遗传，是指由单个基因突变引起的病症遗传。单基因遗传模式总共有4种：常染色体隐性遗传、常染色体显性遗传、X连锁遗传和Y连锁遗传。这些遗传模式的区别在于导致听力损失的等位基因突变的数量不同（1个或2个），或者其在染色体的位置不同（常染色体、X或Y染色体）。

如前所述，大多数遗传性听力损失以常染色体隐性遗传模式遗传。在这种遗传模式中，位于常染色体上的2个等位基因都必须具有1个突变，这样才会导致个体的听力损失。患有常染色体隐性遗传听力损失的个体从父母双方各继承了一个突变等位基因。父母的第二等位基因通常是野生型等位基因（即没有突变）。因此，父母是杂合子（也称为携带者），通常听力正常。携带者每次妊娠有50%的机会传递突变等位基因，50%的机会传递野生型等位基因。同一形式的常染色体隐性遗传听力损失的携带者夫妇，每次妊娠都有25%的机会同时传递突变的等位基因，并且生育极重度听力损失的孩子。也有50%的概率同时传递一个突变型和一个野生型等位基因，这样就会生育一个听力正常的并且携带突变基因的孩子，还有25%的机会父母双方都传递野生型等位基因并生育一个听力正常的孩子。

典型情况是，那个患有常染色体隐性听力损失的人是家庭中唯一的听力损失者，也可能有一个或多个听力损失的兄弟姐妹。听力损失者如果和一个或多个受影响的兄弟姐妹同时出现，但父母听力正常，几乎肯定有常染色体隐性遗传性听力损失。此外，由于常染色体隐性遗传性听力损失的通常是家庭中唯一的听力损失者，并且由于常染色体隐性遗传是早发型和先天性听力损失的常见原因，所以，即使没有听力损失家族史，当遇到一个没有明确的环境或综合症状的听力损失者时，一定着重考虑这种潜在的病因。导致常染色体隐性遗传性听力损失最常见的原因是编码connexin26蛋白的 *GJB2* 基因突变。

近亲结婚是指夫妻双方具有血缘关系（即共同拥有一个或多个共同祖先的人）。近亲结婚使一对夫妇成为相同类型常染色体隐性遗传性听力损失携带者的概率增加。他们的共同亲属关系越近，夫妇两人越有可能携带相同的突变等位基因。听力损失儿童的父母若是近亲结婚，即使没有听力损失家族史，仍然强烈地提示常染色体隐性遗传模式（图2-3）。

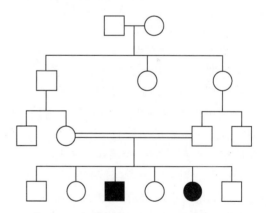

图2-3 常染色体隐性遗传，显示受累的兄妹，正常的父母、正常的外祖父和祖母

注意姥爷和奶奶是同胞兄妹，导致父代近亲结婚，并用双水平线表示

（引自：MM Cohen Jr，The Child with Multiple Birth Defects，2nd ed，Oxford University Press，New York，1997.）

常染色体显性遗传与常染色体隐性遗传相似，也涉及常染色体上的基因。然而，在常染色体显性遗传情况下，一个突变等位基因即可引起听力损失，因此杂合子即可患病。患常染色体显性遗传性听力损失的患者的第二等位基因通常是野生型等位基因。常染色体显性遗传性听力损失的患者每次妊娠时有 50% 机会把变异的等位基因传递下去并生育听力损失的孩子,有 50% 的机会把野生型等位基因传递下去并生育一个听力正常孩子。常染色体显性遗传性听力损失的家系通常在连续几代都有听力损失的患者(图 2-4)。然而,有些听力损失者是听力正常父母的精子或卵细胞中的新突变而导致的。常染色体显性遗传与 X 连锁和线粒体遗传所区别的特征是存在男 - 男遗传(将在后面讨论),这在那些其他形式的遗传是不可能的。

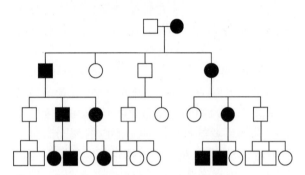

图 2-4　常染色体显性家系,显示垂直遗传和男性—男性遗传

(引自:MM Cohen Jr,The Child with Multiple Birth Defects,2nd ed,Oxford University Press,New York,1997.)

典型情况是,在常染色体显性遗传性听力损失的家系中听力损失的发病年龄、进展情况和听力损失的程度存在差异。这种现象称为可变表达,是常染色体显性遗传疾病(包括听力损失)的典型特点。可变表达与外显率不同,外显率是一些显性遗传疾病的另一个特征。外显率是一种全或无现象。当有些患者携带突变等位基因,但不显示该病的特点时,被称为外显率降低。

有时,常染色体隐性遗传可能会类似常染色体显性遗传,两个人具有相同的常染色体隐性遗传性听力损失的致病基因时就会发生。因为他们没有野生型等位基因可传递,他们的所有的孩子都会遗传两个相同的突变等位基因并且会有听力损失。这种情况在聋人社区中很常见,这里听力损失者经常与其他听力损失者结婚生子(同征择偶,或称选型婚配)。此外,对于常染色体隐性遗传性听力损失的常见形式,如 *GJB2*,存在高频率携带。因此,由该基因引起的听力损失者可能生下一个携带相同突变耳聋基因的孩子。在

这种情况下,听力损失者将一直传播突变的等位基因,而携带者(可能由于其他原因致聋)有 50% 的机会传播突变的等位基因并且生育听力损失的孩子,也有 50% 的机会传播野生型等位基因并生育听力正常的孩子。在这两种情况下,听力损失会连续几代出现在多个个体,却是隐性遗传性的。

女性有两个 X 染色体,男性有一个 X 染色体和一个 Y 染色体。因为在 Y 染色体上的基因很少在 X 染色体上存在相应的等位基因,所以性染色体上的基因具有独特的遗传模式。X 连锁遗传是指 X 染色体上基因突变的传递方式。男性如果在 X 染色体上有一个耳聋突变基因,他肯定会发病,因为它们在 Y 染色体上没有相应的野生型基因。而具有相同突变的女性通常会有正常听力或有轻度的听力损失,因为她的另一条 X 染色体上有野生型等位基因。患有 X 连锁遗传性听力损失的男性的女儿都会用继承父亲的 X 染色体,连同其突变的等位基因,但是他的儿子们都会遗传其父亲的 Y 染色体。因此,缺乏男 - 男遗传是这种遗传形式典型特征(图 2-5)。携带 X 连锁的耳聋突变基因的女性每一次妊娠都有 25% 的机会生一个听力正常儿子,25% 的机会生一个听力损失的儿子,25% 的概率生一个听力正常女儿并且不是突变基因携带者,25% 的机会生一个女儿是携带者。

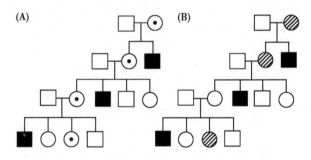

图 2-5　(A)X 连锁隐性遗传家系(黑点示女性携带者);(B)X 连锁半显性遗传(其异常被最小化定义,以便女性携带者被看作是受累患者)

(引自:MM Cohen Jr,The Child with Multiple Birth Defects,2nd ed,Oxford University Press,New York,1997.)

Y 染色体遗传是指 Y 染色体上基因突变的传递方式。男性如果在 Y 染色体上携带耳聋突变等位基因会表现出性状,因为在 X 染色体上没有相应的野生型等位基因。他们将把这个突

变的等位基因传递给其所有的儿子,同样会有听力损失。他们所有的女儿都会得到父亲的 X 染色体,并听力正常。文献中只报道了一个具有明显的 Y 连锁遗传的感音神经性听力损失的家系[50]。

多基因遗传

多基因遗传是用于描述由遗传和环境因素联合起作用所致的结果特征的术语。所产生的表型被视为是连续数量性状,在人群中常被描述为正常的钟形曲线分布,有表达易感性的阈值。多基因遗传的阈值模型决定了患者基于多种遗传和环境风险因素的共同作用所产生的表型特征。多基因性状的例子包括唇/腭裂、某些先天性心脏病,以及各种形式的与年龄相关性听力损失。过去 10 年的研究提供的证据表明,年龄相关性听力损失以及由噪声暴露引起的听力损失是由环境和遗传因素共同作用决定的[21,48]。

多基因性状有许多特点。首先,患者亲属的重复发生率比普通人群的发病频率要高。因此,一级亲属最有可能受到影响,因为平均而言,他们有 50% 的基因相同。二级、三级亲属受累的可能性比较少。其次,该性状的重复发生率随着受累家庭成员的增加而增加。如果双亲都没有异常,那么他们第二个孩子唇裂/腭裂的重复发生率约为 4%,而如果父母一方有唇裂/腭裂,那么他们第二个孩子的重复发生率大概增加至 10%。第三,患者的畸形越严重,亲属的风险越大。家庭中第一个受累的孩子患有双侧唇裂/腭裂时,第二个孩子受累的可能性与第一个孩子仅有单侧唇裂相比要更大。最后,如果在研性状在性别之间存在发生率差异,当性状发生在受影响较小的性别个体上时,其亲属受累的风险就更大。

非传统遗传

非传统遗传在遗传学中是一个比较现代的遗传概念,包括一些不能由传统孟德尔遗传模式解释的几种遗传机制。这种情况包括:由于基因组印迹和单亲二倍体造成的不寻常的遗传模式;由于不稳定重复扩增而导致的表型表达的可变性以及由线粒体基因组中的突变引起的母系遗

传的疾病。虽然母系遗传性听力损失这个疾病实体进行了已经得到很好的认识,很多国家都曾报道过这种遗传模式与线粒体 *12S rRNA* 基因和氨基糖苷类耳毒性相关,但在听力损失谱系中其他形式的非传统遗传的例子很少。

基因组印迹是指在母亲和父亲等位基因上的差异表达,其中受影响个体中的表型可能不同,这取决于等位基因突变来自哪个亲本。这种现象的第一个例子是染色体 15q11.2 区域携带缺失的一些人,父系缺失导致 Prader Willi 综合征的表型,如果这个缺失来自母亲的等位基因,虽然具有相同缺失,但表型会非常不同,表现为 Angelman 综合征[5]。

单亲二倍体是指所遗传的两条染色体,或者部分染色体是从一个父亲或母亲传递而来的,另一方没有贡献。单亲异二体指的是每个染色体都不同(即他们是从同一个父或母遗传而来,但来自不同的祖父母)。单亲同二体表明染色体是相同的。单亲二倍体可能发生在三体治疗(三体中去掉一条染色体)、单体治疗(单体受孕中一条染色体的复制)或配子完成(当有两套染色体的配子与另一个正好没有该体的染色体的配子受精时)。如果该区域含有印迹基因(那些优先在父母一方中关闭的基因,如 Prader Willi/Angelman 区),或者有一个隐性遗传的致病的单亲二倍体。尽管这种现象在听力损失者中并不常见,但是也曾有研究报道了一些 13q 区域的单亲二倍体导致 *GJB2* 基因的纯合子 35delG 突变[1,56]。

由于不稳定的三核苷酸重复引起的疾病被认为是一个全新的类别,其特征在于由受影响的基因内的包涵 2、3、4 个或更多个碱基对片段的串联扩增。串联重复通常是三或四核苷酸重复,例如 CAG 或 CCTG,其中野生型等位基因的串联重复数量小,在正常人群中可以作为多态性存在。由于该基因连续传代,重复序列数量可以增加(扩增),以至于其大小超出多态性范围,从而导致基因表达和功能的改变。这种机制为一种临床现象提供了解释,即当疾病传播到下一代时,病情变得更加严重,这种现象被称为遗传早现。已知有 15 种以上的疾病是这种发生机制,其中大部分表现为成年后神经变性,例如脆性 X 综合征和亨廷顿病。迄今为止,还没有一种听力损失是由于这种突变机制所致,但这是完全有可

能的,因为有些家系具有明显的遗传早现特点。

由于线粒体由独特的生物学和功能,线粒体 DNA 突变引起的疾病表现出几个不寻常的特征。线粒体在有丝分裂和减数分裂期间缺乏严格控制的分离,所以存在异质性和同质性的现象(即突变和非突变的线粒体基因混合存在或所有线粒体的都具有突变的基因)和唯一的母体遗传的特质。遗传和获得性的许多不同的线粒体突变与综合征型和非综合征型听力损失相关。这些系统性神经肌肉疾病包括 Kearns-Sayre 综合征、线粒体癫痫合并乳酸性酸中毒和中风样发作(mitochondrial epilepsy with lactic acidosis and stroke-like episodes,MELAS),以及伴有破碎红纤维的肌阵挛性癫痫(myoclonic epilepsy with ragged red fibers,MERRF),这些疾病的特点在患者同时有听力下降和其他症状。有趣的是,与 MELAS 相关的 A3243G 点突变也与成年时期发病的糖尿病相关听力损失有关,并没有其他神经方面的异常[23,31]。

第一个被发现导致听力损失的线粒体突变是 12SrRNA 基因中的 A1555G 同质突变。在一个阿拉伯 - 以色列家系中查到该突变与极重度听力损失有关,凡携带该突变的人均发生听力损失,通常在婴儿期发病[41]。随后,在很多人群中,该基因中的这个突变和其他突变被报道与氨基糖苷类抗生素的一针致聋有关[14]。其他线粒体突变也被报道与非综合征型听力损失有关,这些突变主要在核糖体或 tRNA 基因上,导致 RNA 加工异常或减低翻译效率[39]。

遗传评估和咨询

临床遗传评估和遗传咨询可以帮助有听力损失者及其亲属(通常是父母)了解听力损失的原因,以及家庭其他成员发生听力损失的概率。无论听力损失在多大年龄发病,都可以做遗传评估和咨询,也应提供给那些从未经过听力损失病因诊断的人,以及听力损失的儿童(包括婴儿)。遗传评估应作为耳聋诊断本身的重要组成部分,特别是经新生儿听力筛查被鉴定的婴儿[32]。现在,美国的早期听力检测和干预计划(early hearing detection and intervention programs,EHDI)的特点是通过无创性生理测试进行筛查,基于托

儿所的筛查率不低于所有婴儿的 95%,转诊做听力学诊断检测的小于 6%(假阳性率低),以此实现每个婴儿检查花费的合理化[35,52]。那些新生儿听力筛查未通过的孩子,需要进行追踪,并进行听力诊断测试;目标是为这些婴儿在 6 月龄的时候提供适当的治疗和教育干预[15]。由于这些儿童的耳聋确诊的年龄较早,对耳聋的病因学诊断包括遗传评估、听力测试和咨询诊断的结合,对家庭来说可能是非常有益的。

基因评估过程

遗传评估包括酌情收集家族史和病史信息、体格检查、耳聋基因检测、其他医学检查和转诊给专家、遗传咨询和讨论。一个家系应包括任何听力言语障碍或患有听力损失的亲属,以及任何可能与综合征型听力损失有关的医学问题或体征的家族史(如:虹膜异色、甲状腺肿、耳前瘘管等)。垂直传递的病症意味着显性遗传,而听力损失孩子父母的近亲结婚,或者另有听力损失的同胞亲属存在几乎总是常染色体隐性遗传模式。如果听力损失沿着母系亲属传递,但受累男性患者明显没有向后代传递,则肯定有线粒体遗传的可能性。然而,缺乏阳性家族史的听力损失者,也不能排除遗传病因,也应该对患者和他们的家庭成员进行遗传评估。家庭种族的信息通常很有用;例如,Usher 综合征在路易斯安那州的阿卡迪亚人中常见[16];线粒体相关听力损失在西班牙和东亚发生率高[38];而 Jervell-Lange-Nielsen 综合征(Jervell and Lange-Nielsen syndrome,JLN syndrome)在芬兰发病率高[17]。

病史应包括听力检测和母亲妊娠史的回顾,以及有关听力损失者任何医疗问题的讨论。体格检查应由临床遗传学家来做,包括对身体特征的检查,这些特征通常很微妙,以及可能作为综合征部分表型的与听力损失相关的医学问题(例如视网膜色素变性、眼间距、皮肤和头发色素减退等证据)。

基因检测的意义

在对具有听力损失的个体或儿童进行遗传评估时,提供耳聋基因测试已成为护理标准。在

所有被认定为非综合征型听力损失的人中,进行 GJB2/GJB6 突变的分子检测(基于 DNA)是标准做法。还建议对那些没有 GJB2/GJB6 突变的听力损失儿童进行颞骨影像学检查(CT 或 MRI)来确定是否存在定内耳异常,如 Mondini 畸形或前庭水管扩大(enlarged vestibular aqueduct, EVA)。合并听力损失的 EVA 提示可以诊断为 Pendred 综合征,应该马上评估甲状腺功能并分析 SLC26A4 基因突变情况[24]。

随着听力损失诊断年龄的降低,在听力损失婴儿中仅仅依靠晕厥或昏厥病史来评估 JLN 综合征是很难的。对于经新生儿听力筛查鉴定的听力损失婴儿,心电图(EKG 研究)应该作为起始检查,来评估其心脏的生理功能,以便筛查 JLN 综合征。如果遗传学家怀疑是综合征型听力损失,通常需要进行额外的测试和病情检查。有行走发育迟缓病史的学步期幼儿应评估是否存在前庭异常。在这些情况下,遗传学家可以考虑视网膜电图检查,来评估作为 Usher 综合征体征之一的视网膜色素变性。虽然已经鉴定了几种综合征型听力损失的基因,但这些基因通常很大,每个家庭的突变位点又很独特,使得分子诊断测试更具挑战性。然而,技术进步现在允许诊断实验室在使用基于芯片和下一代测序方法同时评估多个致聋基因的突变。

遗传咨询

遗传顾问是提供遗传服务的专业团队的重要成员,准确和灵敏的遗传咨询是理解复杂的遗传评估和测试信息的关键要素。遗传咨询对于帮助患者和整个家庭接受这些信息也是重要的,并且增强了他们对治疗和生殖做出明智决定的能力。虽然遗传信息已经使用了几个世纪,但遗传咨询是最近才被认定为独立的专业。遗传咨询的定义如下:

帮助人们理解遗传因素对疾病的医学、心理和家庭产生影响的过程。该过程阐释了:综合家族史和医疗史以评估疾病发生或复发的机会;关于遗传、检验、治疗、预防、资源和研究的教育;进行咨询以促进知情选择和风险或状况适应[11]。

自从遗传咨询作为一门专业出现以来,非指导性原则一直是基本信念。非指导性意味着

遗传咨询者应提供准确和完整的信息,但保持中立,不会影响客户的决定。

遗传咨询过程的挑战之一是当某个家系的听力损失原因通过遗传评估和测试不能准确的确定时,还能给予适当地咨询。一般情况下,患者及其家庭容易错误的理解常见的耳聋遗传检测的阴性结果,认为听力损失不可能是遗传的。重要的是,咨询师要强调很多耳聋基因还没有鉴定,但仍然有可能是遗传性的[12]。在这些情况下,遗传咨询师依靠经验风险数据向家庭提供更准确的信息[3,36]。这些经验概率评估要考虑到父母的听力状况、发生听力损失的后代数量以及是否有其他发生听力损失的家族史。例如,一对听力正常夫妇生育了一个有听力损失但原因不明的孩子,那其生育第二个孩子发生听力损失的概率大约为 10%。

与听力损失者合作

许多成人听力损失者也可以从遗传评估、检测和咨询中受益,尽管有些听力损失者由于文化或语言问题而回避了遗传咨询。近几十年来,遗传服务提供者对于给不同生育意愿和文化差异的患者提供服务,已经变得非常敏感(许多"文化上的聋哑"个人与另一个听力言语障碍者婚配,并愿意生出听力损失的孩子)[2]。近期,有关不同程度听力损失者、听力损失儿童父母的研究表明,他们对于遗传学技术,包括诊断性遗传检测和产前检查的看法不一[26,27,44,53-55]。虽然许多听力损失者支持在成人和儿童中使用诊断性基因检测,但许多人反对在产前诊断中使用基因检测来终止妊娠[27,44]。这些调查指出,需要在整个遗传咨询过程中对语言和文化需求要有极大的灵敏度,并指出未来研究的方式,以确定不同的现有和新兴遗传技术的利用模式。医护人员和消费者也有必要进一步讨论如何正确使用这些技术。

参考文献

1. Alvarez A et al. Uniparental disomy of chromosome 13q causing homozygosity for the *35delG* mutation in the gene encoding connexin 26 (*GJB2*) results in prelingual hearing impairment in two unrelated Spanish patients. *J Med Genet*. 2003;40:636–639.

2. Arnos KS et al. Innovative approach to genetic counseling services for the deaf population. *Am J Med Genet.* 1992;44:345–351.

3. Bieber F, Nance W. Hereditary hearing loss. In Jackson C, Schimke N, eds. *Clinical Genetics: A Course Book for Clinicians.* New York: John Wiley; 1979:443–461.

4. Carlsson PI et al. The influence of genetic variation in oxidative stress genes on human noise susceptibility. *Hear Res.* 2002;202:87–96.

5. Christian SL et al. Molecular characterization of two proximal deletion breakpoint regions in both Prader-Willi and Angelman syndrome patients. *Am J Hum Genet.* 1995;57:40–48.

6. Cohen MM, Jr. Syndromology: an updated conceptual overview. *Int J Oral Maxillofac Surg.* 1989;18:333–338, 339–346; and 1990;19: 26–32.

7. Davis RR et al. Genetic influences in individual susceptibility to noise: a review. *Noise & Health.* 2003;5:19–28.

8. Estivill X et al. Connexin-26 mutations in sporadic and inherited sensorineural deafness. *Lancet.* 1998;351:394–398.

9. Fischel-Ghodsian N, Falk RE. Hereditary hearing impairment. In Rimoin DL, Connor JM, Pyeritz RE, Korf BR, eds. *Emery and Rimoin's Principles and Practice of Medical Genetics.* 4th ed. New York: Elsevier; 2006:3637–3673.

10. Friedman RA et al. *GRM7* variants confer susceptibility to age-related hearing impairment. *Hum Mol Genet.* 2009;18:785–796.

11. National Society of Genetic Counselors. Genetic counseling. Available at http://www.nsgc.org/About/FAQsDefinitions/tabid/97/Default.aspx. 2010.

12. Genetic evaluation of congenital hearing loss expert panel genetics evaluation guidelines for the etiologic diagnosis of congenital hearing loss. American College of Medical Genetics statement. *Genet Med.* 2002;4:162–171.

13. Grosse SD et al. Congenital cytomegalovirus (CMV) infection as a cause of permanent bilateral hearing loss: a quantitative assessment. *J Clin Virol.* 2008;41:57–62.

14. Guan MX. Mitochondrial *12S rRNA* mutations associated with aminoglycoside ototoxicity. *Mitochondrion.* 2011;11:237–245.

15. Joint Committee on Infant Hearing. Year 2007 position statement: principles and guidelines for early hearing detection and intervention programs. *Pediatr.* 2007;120:898–921.

16. Keats BJ, Savas S. Genetic heterogeneity in Usher syndrome. *Am J Med Genet.* 2004;130A:13–16.

17. Keats B et al. Epidemiology of genetic hearing loss. *Sem Hearing.* 2006;27:136–147.

18. Kelsell DP et al. Connexin 26 mutations in hereditary non-syndromic sensorineural deafness. *Nature.* 1997;387:80–83.

19. Kennedy C, McCann D. Universal neonatal hearing screening moving from evidence to practice. *Arch Dis Child Fetal Neonatal Ed.* 2004;89:F378–F383.

20. Kenneson A et al. *GJB2* (connexin 26) variants and nonsyndromic sensorineural hearing loss: a HuGE review. *Genet Med.* 2002;4: 258–274.

21. Konings A et al. Association between variations in CAT and noise-induced hearing loss in two independent noise-exposed populations. *Hum Mol Genet.* 2007;16:1872–1883.

22. Li Z et al. Mutational analysis of the mitochondrial *12S rRNA* gene in Chinese pediatric subjects with aminoglycoside-induced and non-syndromic hearing loss. *Hum Genet.* 2005;117:9–15.

23. Maassen JA et al. The molecular basis and clinical characteristics of maternally inherited diabetes and deafness (MIDD), a recently recognized diabetic subtype. *Exp Clin Endocrinol Diabetes.* 1996;104: 205–211.

24. Madeo AC et al. Pendred syndrome. *Seminars in Hearing.* 2006;27: 160–170.

25. Marazita ML et al. Genetic epidemiological studies of early-onset deafness in the U.S. school-age population. *Am J Med Genet.* 1993; 46:486–491.

26. Middleton A et al. Prenatal diagnosis for inherited deafness—what is the potential demand? *J Genet Couns.* 2001;10:121–131.

27. Middleton A et al. Attitudes of deaf adults toward genetic testing for hereditary deafness. *Am J Hum Genet.* 1998;63:1175–1180.

28. Mitchell RE, Karchmer MA. Chasing the mythical ten percent: parental hearing status of deaf and hard-of-hearing students in the United States. *Sign Language Studies.* 2004;4:138–163.

29. Morton C, Nance WE. Newborn hearing screening—a silent revolution. *N Engl J Med.* 2006;354:2151–2164.

30. Morton NE. Genetic epidemiology of hearing impairment. *Ann NY Acad Sci.* 1991;630:16–21.

31. Murphy R et al. Clinical features, diagnosis and management of maternally inherited diabetes and deafness (MIDD) associated with the *3243A>G* mitochondrial point mutation. *Diabet Med.* 2008;25:383–399.

32. Nance WE et al. Importance of congenital cytomegalovirus infections as a cause for pre-lingual hearing loss. *J Clin Virol.* 2006;35(2): 221–225.

33. National Institute on Deafness and Other Communication Disorders. NIDCD hearing health statistics. Available at www.nidcd.nih.gov/health/statistics/quick.html, 2010.

34. National Institute on Deafness and Other Communication Disorders. NIDCD presbycusis health statistics. Available at http://www.nidcd.nih.gov/health/hearing/presbycusis.html, 2010.

35. National Center for Hearing Assessment and Management. Universal newborn hearing screening: summary statistics of UNHS in the United States. Available at http://www.infanthearing.org/status/index.html, 2010.

36. Newton VE. Genetic counseling for isolated hearing loss. *J Laryngol Otol.* 1989;103:12–15.

37. Pandya A et al. Mutation in the mitochondrial *12S rRNA* gene in two families from Mongolia with matrilineal aminoglycoside ototoxicity. *J Med Genet.* 1997;34:169–172.

38. Pandya A et al. Frequency and distribution of *GJB2* (connexin 26) and *GJB6* (connexin 30) mutations in a large North American repository of deaf probands. *Genet Med.* 2003;5:295–303.

39. Pandya A. Nonsyndromic hearing loss and deafness, mitochondrial. *Gene Reviews.* Available at http://www.ncbi.nlm.nih.gov/books/NBK1422/. 2010.

40. Poot M, Hochstenbach R. A three-step workflow procedure for the interpretation of array-based comparative genome hybridization results in patients with idiopathic mental retardation and congenital anomalies. *Genet Med.* 2010;12:478–485.

41. Prezant TR et al. Mitochondrial ribosomal RNA mutation associated with both antibiotic-induced and non-syndromic deafness. *Nat Genet.* 1993;4:289–294.

42. Schinzel A. Microdeletion syndromes, balanced translocations, and gene mapping. *J Med Genet.* 1988;25:454–462.

43. Stein LK, Boyer KM. Progress in the prevention of hearing loss in infants. *Ear Hear.* 1994;15:116–125.

44. Stern SJ et al. Attitudes of deaf and hard-of-hearing subjects towards genetic testing and prenatal diagnosis of hearing loss. *J Med Genet.* 2002;39:449–453.

45. Tak S et al. Exposure to hazardous workplace noise and use of hearing protection devices among U.S. workers—NHANES, 1999–2004. *Am J Ind Med.* 2009;52:358–371.

46. Unal M et al. N-acetyltransferase 2 gene polymorphism and presbycusis. *Laryngoscope.* 2005;115:2238–2241.

47. Van Camp G, Smith RJ. Hereditary hearing loss home page. Available at http://hereditaryhearingloss.org. 2010.

48. Van Eyken E et al. The complexity of age-related hearing impairment: contributing environmental and genetic factors. *Audiol Neurootol.* 2007;12:345–358.

49. Van Laer L et al. The grainyhead-like 2 gene (*GRHL2*), alias *TFCP2L3*, is associated with age-related hearing impairment. *Hum Mol Genet.* 2008;17:159–169.

50. Wang QJ et al. Y-linked inheritance of non-syndromic hearing impairment in a large Chinese family. *J Med Genet.* 2004;41:e80.

51. White KR. The current status of EHDI programs in the United States. *Ment Retard Dev Disabil Res Rev.* 2003;9:79–88.

52. White KR et al. The evolution of early hearing detection and intervention programs in the United States. *Semin Perinatol.* 2010;34:170–179.

53. Withrow KA et al. A. Consumer motivations for pursuing genetic testing and their preferences for the provision of genetic services for hearing loss. *J Genet Couns.* 2008;17:252–260.

54. Withrow KA et al. A. Impact of genetic advances and testing for hearing loss: results from a national consumer survey. *Am J Med Genet.* 2009;149A:1159–1168.

55. Withrow KA et al. Provision of genetic services for hearing loss: results from a national survey and comparison to insights obtained from previous focus group discussions. *J Genet Couns.* 2009;18:618–621.

56. Yan D et al. Paternal uniparental disomy of chromosome 13 causing homozygous *35delG* mutation of the *GJB2* gene and hearing loss. *Am J Med Genet.* 2007;143:385–386.

（王秋菊　校）

第 3 章

哺乳动物的耳胚胎学
EMBRYOLOGY OF MAMMALIAN EAR

Benjamin Kopecky，*Bernd Fritzsch*　著
王洪阳，孙勍，杨淑芝，韩琳　译

引言

　　如今的临床医师比以往任何时候都更需要了解遗传病和传染病易感性分子基础知识。转化医学研究聚焦于研究模式生物以理解临床病例的分子基础，并将之转化为对患者个体化的诊疗。这产生了庞大而复杂的数据集，大多数临床医师很难保持随时更新这个数据集。然而，这些数据集却很必要，它们不仅为患者提供特异性治疗（个性化医疗）并改善了患者的预后，还可为最先进的治疗开辟新的途径，包括在患者尚未发病之前做出早期分子诊断，并随之采取预防措施。例如，亨廷顿病现在可以通过基因检测做出早期诊断，一旦确诊，可在发病之前采取预防措施[216]。而更复杂的问题的解决，如先天性听力损失和年龄相关性听力损失（老年性听力损失），可能依赖于对许多基因之间的关系有更深入的了解和对听力损失的各个方面进行多层次的研究。

　　在内耳这一领域，我们对内耳发育基因的深刻理解将可以很快为患者提供更多有效的治疗选择。近年来，耳发育的分子机制研究不断取得新进展。这些研究成果明显有助于治疗方案的制定[83,183,184,191]，这是很重要的，因为成人听力损失的发病率达到 1/500[223]。对耳发育的分子机制的理解不断深入导致新知识大量涌现。但迄今为止，这些数据很少被汇编成一个全面的综述提供给医生们，为未来的进展绘制蓝图。我们

的目标是以一种易于理解的形式提供对这一信息最基本的描述，以便对耳的发育的分子机制有必要的理解。本章，我们聚焦在外耳、中耳和内耳的发育，包括听基板诱导、听泡定义、形态发生和组织发生。我们将概述耳的发育过程，简单的二维结构的上皮如何转化为一个高度复杂、功能多样、拥有感知声音和运动知觉能力的器官，以及对这些步骤发挥至关重要作用的基因。在后半部分，我们将概述部分基因如何参与这一发育过程。

耳的声音感知相关解剖学

　　环境中的声音以声波方式经耳郭及外耳道收集到达鼓膜。声波引起鼓膜的振动，带动中耳腔内的三块听小骨振动，产生镫骨足板端振幅小、力量大的振动，从而克服空气与充满液体的内耳间的阻抗失配。最后一块听小骨——镫骨与前庭窗紧密相连，而前庭窗是内耳前庭阶的延续。镫骨的紧密连接对声压的传播至关重要（但也为耳硬化或镫骨与前庭窗部分融合病变奠定了基础）。在正常情况下，镫骨足板的运动造成疏密力量变化作用于膜蜗管周围外淋巴液。耳蜗包括前庭阶、中阶、鼓阶三个管腔，其中前庭阶和鼓阶内充满外淋巴液，前庭阶开口于前庭窗，鼓阶开口于蜗窗，并与前庭阶在蜗尖相通。中阶位于前庭阶和鼓阶之间，内含内淋巴液。Corti 器位于耳蜗中阶基底膜上，由毛细胞和周围的支持细胞组成，包括一排内毛细胞和三排外毛细胞。

最终,声音的振动能量通过镫骨足板传至外淋巴液,造成 Corti 器及柔韧的基底膜与覆盖于毛细胞表面的盖膜之间的相对位移。这种运动由直接和间接的流体介导,剪切力作用于 Corti 器内外毛细胞的静纤毛,导致其顶端联系受牵拉,最终使较短静纤毛顶端的机械门控离子通道开放或关闭(取决于运动方向)。

毛细胞的静纤毛浸浴在内淋巴液中,而内淋巴液富含钾离子,一旦离子通道开放,钾离子内流并引起毛细胞静息电位改变,最终释放神经递质谷氨酸,毛细胞静息电位的变化就这样传至与传入神经末梢构成的突触。传入神经去极化,形成动作电位,传至耳蜗核,从而感受由 Corti 器传来的自特定位置特定频率的声音信号。基本上,Corti 器将声音频率(人类 16~20 000Hz,小鼠 7 000~61 000Hz)转化为拓扑信息,在整个听觉通路中作为拓扑映射保留[173]。

前庭的运动感知相关解剖学

除感知声音的耳蜗以外,内耳还有 5 个前庭感觉上皮区域可感受空间运动:包括 3 个半规管(感受角加速度)、椭圆囊和球囊(感受直线加速度)。3 个半规管壶腹嵴感受 3 个互相垂直平面的角加减速度,包括 2 个垂直平面和 1 个水平面。3 个壶腹嵴的感觉毛细胞由壶腹帽覆盖,随着相应半规管的内淋巴液流动,壶腹帽发生弯曲。外半规管起自外半规管壶腹(内含相应的壶腹嵴),止于椭圆囊隐窝。前半规管和后半规管起自相应的壶腹,在近中线处融合形成总脚,止于椭圆囊隐窝。半规管壶腹嵴所有的感觉毛细胞均朝同一个方向极化,对前半规管和后半规管壶腹嵴来说为远离椭圆囊,而对外半规管壶腹嵴则为接近椭圆囊。半规管及其壶腹嵴组成了耳的背侧(上部或前庭)部分。

椭圆囊和球囊是前庭末梢感受器。椭圆囊和球囊的方向相互垂直,由椭圆囊-球囊孔分离。椭圆囊和球囊都依赖于耳石(密度高于内淋巴液的碳酸钙结晶)刺激毛细胞来对重力和其他线性加速度产生反应。毛细胞静纤毛特点决定其有特定的极性:所有椭圆囊毛细胞的极性都朝向沟纹,所有球囊毛细胞的极性都背离沟纹。此外,沿着椭圆囊和球囊规律出现的极性变化使得每

个末梢感受器都能 360° 感知刺激。与耳蜗毛细胞相同,前庭毛细胞静纤毛弯曲时,离子通道开放,从而改变毛细胞的静息电位,最终导致传入神经纤维的电活动,使大脑感受到线性加速度和角加速度。

以上结构和功能概述表明,简单的平面结构最终可发育为复杂的结构,从听基板最终发育为可感知听觉、重力和角速度的三维迷路结构。

耳的发育

外耳和中耳的发育

耳包含外耳、中耳和内耳三个部分,每部分都有不同的功能和独特的胚胎发育起源。人类从胚胎期第 22 天时形成 5 对咽弓,其表面为外胚层,内部为内胚层,核心夹层为间充质。咽弓自头端向尾端编号,外侧由咽沟分隔,内侧由咽囊分隔。每个咽弓、咽沟、咽囊都将发育成不同的结构。2 对咽弓、咽沟、咽囊和神经嵴细胞共同参与外耳和中耳的形成。

外耳是由第 1、2 咽弓和最初沿外胚层衍生的外耳道栓形成的。神经嵴迁移形成 6 对间充质突起,又称耳丘,它们融合形成最终的外耳。在第 5 周,这些耳丘出现在咽沟上;到了第 7 周,它们就会增大融合[223]。从腹侧到背侧,第 1 咽弓的 3 个突起形成耳屏、耳轮和耳甲艇,第 2 咽弓分别形成对耳屏、对耳轮和外耳。外耳道形成开始于胚胎第 6 周第 1 咽沟内陷,结束于第 26 周外耳道栓再通[223]。鼓膜(耳膜)是外耳和中耳的分界,在外胚层的外耳道栓和内胚层来源的鼓室黏膜交界处形成,因此包含外胚层上皮、来源于中胚层的纤维层和内胚层的黏膜三层胚层结构[136,223]。

中耳由咽鼓管鼓室隐窝形成,第一咽囊的内胚层的远侧部分形成了鼓室(中耳),而其近端扩展形成咽鼓管(听管/咽-鼓管)并延伸到咽[136,223]。3 块听小骨独立于咽鼓管鼓室隐窝形成,源自第 1 和第 2 咽弓。锤骨和砧骨(第 1 咽弓)与镫骨(第 2 咽弓)嵌入鼓室附近的间质中,通过软骨预成型。在人类胚胎期第 8 个月,鼓室内组织包绕住 3 块听小骨[136]。直到出生后第 2 个月,听小骨才能自由地对声音做出响应[223]。

每个咽弓的神经支配是由神经嵴细胞发育而成的,各咽弓由特定的神经支配:第1咽弓由第Ⅴ对脑神经支配,第2咽弓由第Ⅶ对脑神经支配,第3咽弓由第Ⅸ对脑神经支配,第4咽弓由第Ⅹ对脑神经支配。在第2、3咽弓之间的耳基板由第Ⅷ对脑神经支配。第1咽弓发育而成的鼓膜张肌由第Ⅴ对脑神经支配,第2咽弓发育而成的镫骨肌由第Ⅶ对脑神经支配(均为第9周形成),通过听觉反射保护敏感的内耳不受强声损害(Schoenwolf,2009)。在发育过程中,咽弓充当主动脉弓动脉的通道。来自第2咽弓的镫骨动脉为耳提供血供,并作为环形镫骨的标志(图3-1)。

中耳和外耳只是咽弓、咽沟、咽囊发育形成

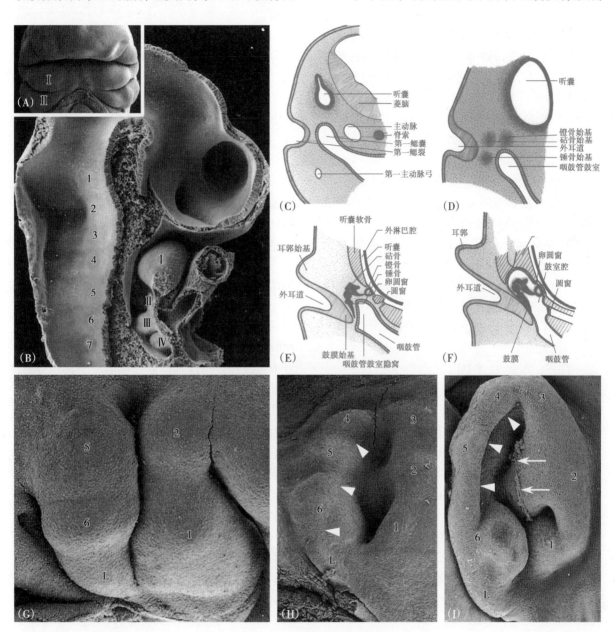

图 3-1　中耳和外耳的发育

第5周的人胚胎,显示第1咽弓(Ⅰ)和第2咽弓(Ⅱ)的关系(A)。小鼠胚胎的中矢状切面显示了咽沟与咽囊的位置与关系。咽弓的背侧为编号的菱脑(1~7)(B)。图C~F显示中耳腔的发育,注意第1咽沟和咽囊的关系(C)。介于中间的部位将形成鼓膜(F)。也要注意包绕在间充质中的中耳听小骨的形成,中耳听小骨源自第1、2咽弓。最后还要注意,发育中的咽鼓管鼓室隐窝和听小骨的最终发育(F)。G~I显示外耳的发育。在第5周,从第1咽沟(1~3)和第2咽沟(4~6)发育的耳丘。到第6周(H)和第8周(I),当耳丘融合后,外耳变得更容易辨认
(图片由 Toriello 等修改[239])

的众多结构中的两个部分。因此，许多伴有耳畸形的综合征患者常同时伴有面部缺陷。

内耳发育概述

胚胎期第 1~2 周

在胚胎发育早期形成了 3 个胚层：外胚层、中胚层和内胚层。轴旁中胚层（中线外侧的颅中胚层组织）从头侧到尾侧由前脑到耳基板分为 7 个体节原基[239]。大脑及其隔室：前脑、中脑和后脑（后者将进一步分为脑桥和延髓，二者都在内耳形成和内耳感觉输入处理中起重要作用）形成了中间体。

后脑外侧的外胚层变薄，形成表面外胚层，而神经外胚层会变厚形成耳基板。随着神经褶抬高，神经嵴细胞离开外胚层变为间充质，神经嵴细胞的命运取决于在神经褶的哪个部位出现[239]。增厚的耳基板和内陷是平行的，同时边缘有神经嵴细胞移行。值得注意的是，这些迁移的神经嵴细胞最终参与外耳（鼓膜）、中耳（听小骨）和内耳（听泡和感觉神经元）的形成[239]。

胚胎期第 3~4 周

在胚胎期第 3~4 周，耳基板内陷形成耳杯（耳凹），最终形成耳泡或听泡。在第 4 周末，耳杯完全从外胚层离断，并被间充质包围。新形成的听泡整体生长，但长度比宽度增长快，并形成两个分隔，背侧为前庭袋，腹侧为耳蜗袋。两个分隔连接的部分最终发育为椭圆囊和球囊，背侧的囊袋最终发育为半规管，腹侧的囊袋最终发育为耳蜗。背内侧区域将延长形成内淋巴附属物（Larsen，2001）。在这一阶段，平衡听觉神经节 / 前庭蜗神经节从腹侧听泡分离出来[223,239]。

胚胎期第 5~6 周

在胚胎期第 5 周，背侧的分隔形状类似于三棱锥形，基底的每一个角在第 7 周将发育为一个特定的半规管。三棱锥的面将形成管，内含发自前庭蜗神经节的神经纤维贯穿听泡。球囊的腹侧

尖端延长并盘绕形成耳蜗管[136,223]。近耳蜗底部的非感觉细胞收缩并开始形成连合管[136]。

在胚胎期第 6 周，椭圆囊球囊孔永久地分离，半规管仍然保持和椭圆囊相连，球囊通过耳蜗管界定腹侧听泡[239]。平衡听觉神经节已经成熟，前庭上神经节支配前、外半规管的壶腹和椭圆囊，而前庭下神经则支配球囊和后半规管壶腹。

胚胎期第 7 周到出生

在胚胎期第 7~8 周，耳蜗退出细胞周期，感觉上皮开始发育[136]。背侧囊袋的三个板将发育成三个半规管及其壶腹嵴[136]。

到胚胎期第 9 周，包绕着内耳膜迷路的间充质形成耳软骨囊[223]。耳软骨囊对内耳恰当的形态发生及储存外淋巴液必不可少。到 23 周，耳软骨囊将最终成为颞骨的岩部，也将被称为骨迷路[136]。

畸形发生

耳的胚胎发生与身体其他器官系统的发育在时空和分子机制上高度结合。因此，耳畸形的发生可以孤立出现不伴有其他系统受累（非综合征型：涉及超过 150 个不同位点），也可以伴随全身其他缺陷共同出现（综合征型听力损失占全部听力损失的 10%~15%，超过 300 种综合征）[223]。第七章中描述了非综合征型听力损失中涉及的基因，以及它们是如何被发现和如何起作用的。如同遗传性听力损失网站一样，这本书还提供了许多综合征型听力损失的信息[231]。为了理解这些不同类型的缺陷，我们不仅要了解发育过程中发生的大体变化，也必须尝试理解涉及耳发育的各个基因所起的角色和作用。候选基因敲除研究揭示了这些基因的功能，但还没有能够得到全面了解。尽管如此，我们将在以上关于耳发育步骤浅显介绍的基础上汇编一个全面的基因概要，介绍它们的功能和在耳发育过程中的相互作用。只有理解了耳发育的分子基础，我们才可望找到最终治愈的途径，以及发现单个基因的突变如何影响多个系统。在这里我们将继续逐步沿着内耳发育途径，描述已知和假设的分子相互作用。

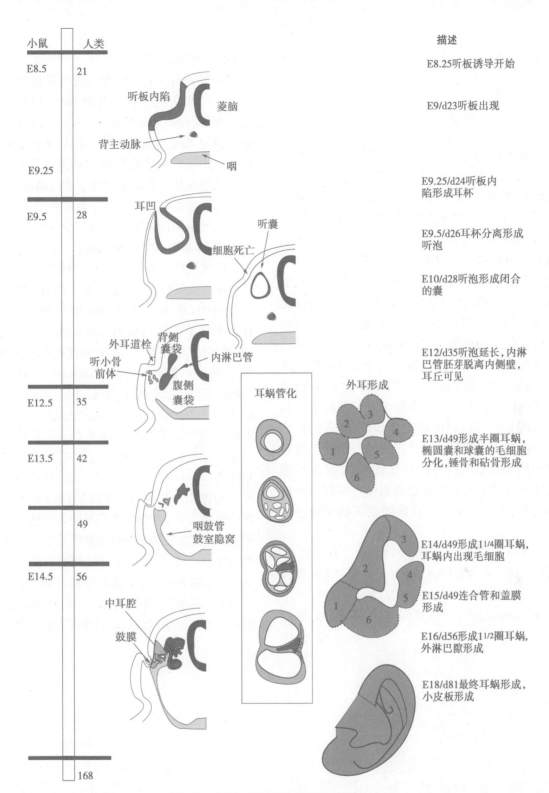

图 3-2 小鼠和人耳发育的大致时间轴

左边是耳发育的重要步骤阶段的鼠时间轴和所对应的人类时间轴。内耳由外胚层的一层细胞开始发育,然后在小鼠E8.25 和人 22~23 天时增厚形成耳基板(E8.25/d22~23);随后在 24 天内陷为耳杯,然后掐断形成听泡(E9.5/d26)。在 E10/d28 时,外侧壁的细胞凋亡使听泡永久的从表面上皮分离下来。听泡开始发生形态变化并分成三个轴,E12/d35 背腹侧轴形成耳的前庭和耳蜗区域。在第 5 周左右,耳蜗开始它的管化过程并形成三个阶,同时耳蜗管伸长到成人的长度并形成完整的圈数。胚胎第 7 周,半规管形成。E14.5/d56 时耳发育几近成熟。伴随着内耳的发育,中耳和外耳的发育同时发生。神经嵴细胞从第 1 和第 2 咽弓迁移到耳郭,融合形成外耳。内耳外侧的间充质中是中耳听小骨的前体,之后形成锤骨、砧骨(第 1 咽弓)和镫骨(第 2 咽弓)。最后,咽鼓管鼓室隐窝(第 1 咽囊)将包绕中耳听小骨形成内胚层内衬的中耳腔(引自:Larsen,2001;Toriello,1995)

耳发育的分子基础

耳基板诱导

耳诱导的时间范围是从小鼠胚胎期 E8.25 天和人类胚胎期 d22~23 天时邻近后脑的外胚层增厚开始，到 E9.5/d26 时听泡的完全内陷为止[136]。最初，这些毗邻后脑的表面外胚层细胞是可塑和多能的，但是随着发育进行，这些细胞的分化方向将受到限制。这些细胞在发育阶段响应分子诱导并形成耳基板的能力称为分化能力。随着发育，细胞发育逐渐变得定向，分化能力逐渐降低。因此，在一个有限的时间范围内，这些外胚层的细胞才可以响应分子信号并形成耳基板[89]。其中许多基因要么涉及开始诱导阶段（*Fgf3/8/10* 和 *Wnt1/3a*），要么是在耳基板诱导和内陷中已知的重要下游交互作用物质。其他一些基因可以帮助确定耳基板，但它们在诱导和内陷中的相对重要性仍未知。敲除了这些基因的小鼠显示诱导机制被破坏，耳基板不能被诱导或诱导后的发育迅速迟滞。尽管已知这些知识，但关于诱导和内陷的真正机制描述还有限。

如图 3-3 所示，来自轴旁中胚层[123]和后脑[260]的扩散因子在耳基板诱导中通过获能和失能发挥作用。在诱导中，来自后脑的 *Fgf3*[90,144,155,243] 和 *Wnt1/3a/8a*[28,43,211]，协同来自周围间充质的 *Fgf8* 和 *Fgf10*[11,39,180,193,201,277,282] 被认为引起了基板的诱导。*Fgf19* 参与人类耳诱导并协同 *Wnt8c*[98] 共同诱导可分化的耳外胚层。*Fgf15* 是小鼠 *Fgf19* 的同源基因，然而并没有显示造成任何耳基板的异常[261]。最近，*Wnt* 家族成员 *Wnt8a* 显示被 *Fgf* 家族调控来诱导耳基板[243]，但这需要在基因敲除突变体中进行确认。

耳诱导的特点在于分子水平的变化，将正在形成的大脑周围的前基板转变为基板[234]。早期基板基因如 *Foxi2*[181] 和 *Pax8*[32] 在将形成耳基板的区域里广泛分布。在耳基板诱导分化为听泡后，*Foxi2* 受限形成非基板组织。很有可能在诱导中，*Wnt1/3a* 和 *Jagged1/Notch1* 抑制 *Foxi2*，这一过程逐渐将 *Pax2/8* 局限到耳基板，将 *Foxi2* 局限到周围的外胚层。诱导后的信号级联放大机制还没有完全阐明，但已知有数个基因可以上调耳基板内陷标记物，包括 *Dlx5*、*Dlx6*、*Eya1*、*Foxg1*、*Foxi1*、*Gata3*、*Gbx2*、*Hes2*、*Hmx2*、*Hmx3*、*Pax2*、*Six1*、*Sox9* 和 *Spry1*。其中许多基因发生突变后会导致听泡期后的发育失败，这不仅表明它们在听泡形成中的重要性，在后续形态发生的下游信号通路中也有潜在的作用。其他一些基因如 *Pax8* 的突变不会影响整体发育，表明其功能可能与其他家庭成员重叠，提示单个基因的表达并不足以保证单一功能的实现。来源于后脑（*Fgf3*）和来源于周围间充质（*Fgf8/10*）的 *Fgf* 家族与 *Wnt*（*Wnt1/3a/8a*）家族合作，共同诱导耳基板、上调耳基板标记物和平衡器形成的必要基因以及其他的下游调节。

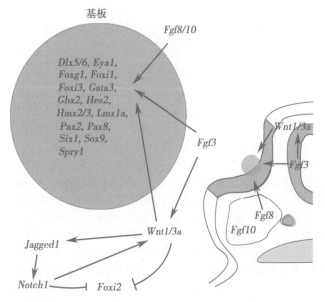

基板

Fgf8/10

Dlx5/6, Eya1,
Foxg1, Foxi1,
Foxi3, Gata3,
Gbx2, Hes2,
Hmx2/3, Lmx1a,
Pax2, Pax8,
Six1, Sox9,
Spry1

Wnt1/3a

Fgf3

Fgf3

Fgf8

Fgf10

Wnt1/3a

Jagged1

Notch1 ⊣ Foxi2

图 3-3　耳基板诱导

来自后脑的 *Fgf3* 和 *Wnt1/3a* 以及来自周围间充质的 *Fgf8* 和 *Fgf10* 被认为是足以诱导耳基板的基因。随后的机制尚未完全阐明，但很有可能包含 *Jagged1* 和 *Notch1* 抑制 *Foxi2*。*Dlx5/6*、*Eya1*、*Foxg1*、*Foxi1*、*Foxi3*、*Gata3*、*Gbx2*、*Hes2*、*Hmx2/3*、*Lmx1a*、*Pax2/8*、*Six1*、*Sox9*、*Spry1* 等基因的上调标记耳基板，对之后听泡的形态发生至关重要

表 3-1 耳基板诱导的分子基础

基因	耳基板	听泡	发育中的耳	缺陷	备注	参考文献
Fgf3	E8*: 邻近耳部区域的后脑	E9.5*:AV OV 和 前庭 - 耳蜗神经节 E10.5*:AVL OV		耳蜗圈数不全 内淋巴管缩短 膜迷路扩张	Fgf3 表达存在于 Six1 敲除鼠 和 Eya1 敲除鼠中,但在 Pax2 敲除鼠中不受影响 Fgf3 敲除鼠中,背侧基因表达变异,腹侧基因 dorsal gene expression was 表达不受影响	[90,144,155,243]
Fgf8	E8***:准基板 E9.0***:腹侧耳基板			Pax2 表达减少 异常的耳基板形态发生		[92,132]
Fgf10	E9*: 耳基板和面听神经节复合体	E11.5**:耳蜗管的神经侧 (标记未来的 LER) E11.5~E12.5:感觉上皮和 前庭 - 耳蜗神经节		后半规管 / 壶腹嵴发育不全,前半规管和外半规管 / 壶腹嵴发育畸形,感觉上皮改变	Six1 敲除鼠和 Eya1 敲除鼠中 Fgf10 表达减少;Pax2 敲除鼠中 Fgf10 表达无变化	[11,39,180,193,201,277,282]
Fgf3/ Fgf10 和 Fgf3/Fgf8				听泡期后不发育	Fgf3 和 Fgf10 敲除会减少 Pax2、Dlx5/6 和 Otx12 的表达 Foxi2 表达区域扩大	[11,262]
Wnt1	E8.5***:耳基板 E9.5~E10.5***: DM OV E9.5*:OV 的背 侧边缘 E10.5*: DM 上皮				在设立 DV 轴中很重要;在背侧区域活跃,调节 Dlx5/6 和 Gbx2;起源于背侧后脑;受 Shh 影响	[28,43,211]
Wnt3a	E8.5*:听泡背侧 DL OV			前庭不发育	Wnt3a 起源于后脑并调节 Gbx2 和 Dlx5/6	[211]
Wnt8a	ES.0-E8.5***: 菱脑节 4				Fgf3 足以诱导 Wnt8a 比 Wnt3a 的作用更重要	[182,276]

基因	耳基板	听泡	发育中的耳	缺陷	备注	参考文献
β-Catenin	ES.5***:耳基板 ES.75***:除 PL 外所有耳杯 E9.25***:DM 耳杯	E9.25~E10***: AD OV		听泡严重缩小	在 β-Catenin CKO 中 Pax2、Pax8 和 Dlx5 表达下调；胚胎中 Foxi2 域扩大；在 AD OV 中 β-Catenin 和 Tbx1 重叠；负责激活 Wnt 靶基因，在 Shh 敲除鼠中表达增加	[182,211]
Notch1	E8.5:耳基板	E9.5~E10.5:OV 腹侧	E12:耳中广泛存在 E14:感觉/非感觉细胞 E17-18:所有感觉上皮	鼠在听泡期死亡；听泡体积缩小	参与细胞命运决定，增殖、模式化及边界形成；从 E9~E13.5 时起 Notch 通路指定前体区域	[88,104,134,150,1236,258]
Jagged1		E9.5*:听泡腹侧	E11.5**:耳蜗管增厚区域 E12.5*:所有感觉细胞和耳蜗管；推测的感觉上皮 E14*:所有感觉细胞 E17.5*:所有感觉细胞和支持细胞、内沟细胞	异常的耳蜗生长晕	涉及决定感觉和非感觉上皮，感觉祖细胞状态；Notch 配体；错误表达可诱导感觉形成	[1,4,34,20,170,180,188]
Foxi2	E6.5-E10.5*:中脑和后脑边界的外胚层				Pax2 和 Foxi2 域互相重叠，直到 Foxi2 受到耳基板限制	[181]
Dlx5/6	E8.25*:推测的耳基板 E8.5*:耳基板 E9*:耳凹	E9.5~10.5*:听泡背侧(外侧)和内淋巴管	E11.5***:局限于前庭系统的半规管和内淋巴管 E14.5***:半规管和内淋巴管 E18.5***:半规管、壶腹和内淋巴管(球囊、椭圆囊和耳蜗不表达)	敲除双基因的小鼠在听泡发育后出现严重的形态发育畸形；早在 E10.5 即可见缺陷；前庭缺陷比耳蜗缺陷严重；半规管发育出现缺陷；部分管(前庭系统)畸形和发育不全；前、后半规管内淋巴管不形成；中耳听小骨有附加缺陷	Dlx5 和 Dlx6 突变导致模式化缺陷；Dlx 对形成半规管是必要的；Dlx 与背侧 β-Catenin 共定位表达很重要；表达的 Dlx5 Dlx6 在 Shh 敲除鼠中前侧表达增多；在人类，Dlx 基因突变导致分裂手/分裂足	[3,43,56,44,163,211,213,214]

基因	耳基板	听泡	发育中的耳	缺陷	备注	参考文献
Eya1	E8.5*:耳基板 E8.75*:耳杯(背侧端较弱) E8.5~10.5*:面-听神经节,耳周间充质	E9.5~E 11.5*: VM OV (除背侧区域) 平衡听觉神经节	E12.5~E14.5*:耳蜗管基底膜和螺旋神经节;前庭系统和前庭神经节的感觉区域 E13.5*:包绕第一咽沟的间充质(中耳和外耳发育) E15.5~E17.5*:LER的螺旋缘到侧缘;螺旋神经节,所有壶腹嵴和听斑的细胞;螺旋缘,内沟细胞,内外毛成人*:螺旋神经节,螺旋细胞,内指细胞,内外柱细胞,克劳迪乌斯细胞,前庭毛细胞Hensen细胞	听泡后不发育;突变导致BOR综合征 Eya1-/-在大约E9时出现异常的细胞凋亡;无内淋巴管(常常出现在E10.5~E11.5)	Eya1是Six1的上游基因;是维持神经发生所需的;对耳基板发育至关重要;功能不受Pax2支配;调节细胞增殖	[109,256,268,269,277,280,281]
Foxg1	E8.75:耳基板	E10.5*:整个听泡 E11.5*:推测的耳蜗,前庭终末器官,感觉神经元	E13.5*:耳蜗,球囊,椭圆囊,管壶腹,感觉神经元 E18.5*:GER、IHC、OHC,内指细胞、Claudius 细胞,Hensen 细胞、Deiter 细胞	缺陷包括耳蜗缩短,毛细胞和支持细胞排数增多;外半规管壶腹嵴缺失	表型附加在 Fgf10 杂合子中	[34,100,192]
Foxi1		E10.5*:内淋巴管侧面		膜迷路异常扩张;内淋巴管缺陷		[97,181]
Foxi3	E6.5*:邻近神经板的表面外胚层				前基板标记物;表达区域与 Dlx5 相同	[181]
Gata3	E8.5*:耳基板 E9***:耳杯	E10.5*:除球囊外的所有感觉上皮	E12.5 至成人*:所有的感觉上皮,毛细胞和支持细胞 E15.5*:全耳蜗基底膜	听泡后不发育;保持为囊性	在 Six1 敲除鼠或 Eya1 敲除鼠中Gata3 表达转移到前侧;Gata3 不受Pax2 缺失影响	[43,112,144,282]
Gbx2	E8.5*:背侧耳基板	E9.5*:耳上皮的背侧缘 E10.5*:DM OV 和内淋巴管	E15.5:内淋巴管	半规管发育障碍	表型和 Kreisler 鼠相同;Gbx2 受Wnt1 和 Wnt3a 调节	[39,43,145,211]

基因	耳基板	听泡	发育中的耳	缺陷	备注	参考文献
Hmx2	E9***:耳杯	E9.5***:AD OV	E13.5****:半规管/壶腹嵴的感觉和非感觉细胞,椭圆囊,球囊 E14.5***:血管纹	半规管发育不全;椭圆囊-球囊上皮融合	减少耳上皮细胞和耳周间充质的增殖;有助前庭器官的正确分化	[87,252,253,255]
Nkx5.1/Hmx3	E8.5*:耳基板	E9.5*:DL OV E10.5*:DL OV;之后延展至整个背侧听泡		椭圆囊-球囊上皮融合;后和前半规管缩短或缺失;外半规管缺失	对半规管非感觉部分很重要;在Six1敲除鼠或Eya1敲除鼠Gata3表达转移到前侧;不受Pax2缺失影响	[39,87,254,255,282]
Pax2	E8.5*:耳基板 E8.75*:VL区域不存在 E9*:耳杯,中间区域强,DM尖端弱	E9.5*:听泡中部表达强,背侧和腹侧壁弱,侧面无表达 E10.5***:内侧与Lfng区域重叠 E11.5***:前后半规管壶腹,与椭圆囊斑Lfng重合,耳蜗后部	E15.5***:耳蜗中间的感觉和非感觉部分,血管纹 P1***:血管纹,毛细胞,外半规管壶腹嵴和椭圆囊斑的毛细胞	听泡体积缩小,形态缺陷包括球囊和蜗管膨胀,半规管缩短,没有椭圆囊-球囊-蜗管孔,导致椭圆囊,球囊和耳蜗融合在一起;蜗神经节形成前并支配下神经节的小附属物延迟到E15.5,耳蜗发育异常	与Pax5/8功能冗余;Pax2定前耳区域,鳃基板和颅顶表皮被Fgf信号诱导;椭圆囊中最早表达;依赖于Shh	[32,36,104,211,240,282]
Pax8	E8*/E8.5*:耳基板 E8.75*:背侧比腹侧表达更强 E9*:耳杯,局限在背侧区(Eya1的补充)	E9.5*:背侧强表达		耳无形态学缺陷(存在甲状腺缺陷)	Pax2可完全补偿;Pax8受Fgf信号诱导;耳基板中最早表达的一个基因,和Pax2共表达	[32,282]
Pax2/Pax8				E9.5耳基板内陷出现缺陷;Pax2和Pax8双基因敲除,听泡后无发育	有限的感觉和神经元发育;Eya1、Dll、Jag1和Notch1不影响	[32]
RBP-J	E8.75				抑制Notch/RBPJ诱导毛细胞形成	[271]

基因	耳基板	听泡	发育中的耳	缺陷	备注	参考文献
Six1	E8.5*:耳基板 E8.75***:耳凹腹侧	E9.5***:OV 腹侧和中部(背侧区域不表达);前庭-耳蜗神经节 E10.5*:OV 腹侧	E11.5*:逐渐局限于耳蜗 E12.5***:所有的神经上皮 E15.5***:局限于毛细胞,未来的 LER 和 GER;支持细胞中可检测到微弱的表达	听泡后无发育;突变引起 BOR 综合征,外耳畸形,耳前瘘管,鼓膜,中耳锤砧骨融合	Six1 是 Eya1 的下游基因;Six1 调节细胞增殖;对 Otx1、Otx2、Lfng、Fgf3、Fgf10、Bmp4、Gata3、Dlx5、Dach1 和 Hmx3 的正常表达是必需的,对 Eya1、Pax2、Pax8 或 Shh 不是必需的;对耳的腹侧模式化很重要	[144,186,277,281]
Sox9	E8.5~E9.5**:耳基板	E9.5~E10.5**:耳周间充质和耳上皮细胞(内侧)	E12.5**:耳周间充质和耳上皮细胞;外和后半规管壶腹嵴,前庭神经节;椭圆囊斑的支持细胞 E14.5~E18.5**:局限于囊斑和壶腹嵴的支持细胞;在耳蜗逐渐局限于支持细胞(柱细胞、指细胞和 Deiter 细胞)E18.5**:支持细胞、血管纹、Reissner 膜、齿间细胞、螺旋缘、螺旋膜、盖膜旋隆凸	耳周间充质 Sox9 的失活导致耳上皮细胞缩小,前庭阶和鼓室缩小或缺失,耳蜗缩短	E9.5 时在 VM 部分 Sox9 与 Sox2 重叠;Sox9 在间叶细胞信号和听泡形成中很重要	[23,154,241]

注:*ISH,**IHC,***GFP/B-Gal

听泡的形成

耳基板诱导分化后形成听杯。听杯是外胚层内陷,在上皮层和发育中的后脑之间形成的球样结构。当听杯进一步内陷,最终从叠压层的表面分离出来形成听泡,此时,位于听泡侧面的听柄(内陷的听杯和表面连接的遗迹)发生大量细胞凋亡并且迅速消失(图3-4)。听泡最后经过复杂的轴向的建立和形态学变化,产生6种独立的感觉上皮。耳基板诱导分化过程中听泡发育的分子基础尚不明确。听泡的形成可能直接依赖于耳基板形成的下游通路,因为影响耳基板诱导分化的基因(如 *Fgfs*、*Wnts*、*Notch1*、*Six1*)缺陷会导致听泡发育中断。

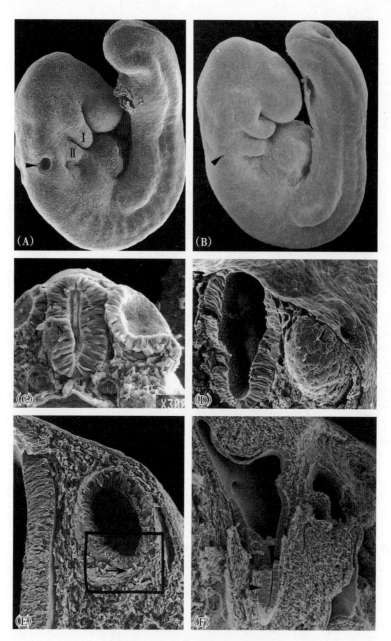

图3-4　从听器诱导至早期形态发生

胚胎的侧面观。(A)听杯内陷;(B)听杯闭锁;(C)胚胎剖面显示听杯和神经管;(D)听杯几乎完全离断后形成听泡;(E)听柄的细胞死亡后听杯形成听泡;(F)早期形态学变化包括背侧和腹侧的内淋巴管和内淋巴囊凹(从背内侧显示)

(引自:Toriello,1995)

内耳形态学

轴向的形成

胚胎第 4 周末,听泡封闭并被间充质完全包围起来,启动复杂但高度有序的膜迷路发育过程。这个发育过程是形态学变化和组织学变化并驾齐驱的过程,也就是听觉上皮塑形和细胞分化同时发生,基于相互隔离的上皮内陷形成独特凹陷的基础上,感觉区和非感觉区将分化出功能独特的细胞类型。这样,形态学变化和组织学变化几乎总是关联在一起的。尽管如此,我们仍要分别讨论一下形态学和组织学变化。

听泡从外胚层的表面分离来时更像一个类球状结构,内耳的不对称性需要轴向描述:前后(antero-posterior,AP)轴、背腹(dorso-ventral,DV)轴和内外(medial-lateral,ML)轴。听器诱导分化时,多个基因表达上调,有助于听泡在耳基板内陷过程中轴的形成。实际上,ML 和 AP 轴的形成可能先于听泡形成。

AP 轴可能是最先形成的轴,在耳基板的内陷过程中即已完成。AP 轴的标记性基因包括 *Fgf10*、*Lfng*、*Delta1*、*ND1* 和 *Nlgn1*[10,28]。发育中的菱脑被分成为不同的菱脑节,每个菱脑节都有一整套基因。耳基板内陷时,听杯与第 5、6 菱脑节相邻,提示菱脑在听泡的轴的建立过程中发挥重要作用[30,33]。菱脑 - 耳分化理论已被证实,然而迄今为止只有一小部分分子被鉴定出来[13,27]。*Tbx1* 基因是一种调控 AP 轴的基因。*Tbx1* 缺失的小鼠后轴 *Otx1*、*Otx2* 和 *Goosecoid* 基因的表达消失,而允许前轴 *Fgf3*、*Lfng*、*ND1* 和 *Ngn1* 基因的表达,促进后轴的形成[28,206,248]。

关于 ML 轴的形成知之甚少,什么基因参与 ML 轴的形成初始过程以及何时 ML 轴形成均是未解之谜[28]。内耳在形态上最终还是分化出内外极向,内淋巴管总是位于内侧,而外半规管和壶腹总是位于外侧。由于 *Gbx2* 和 *Pax2* 基因与内耳的中间区域相关,并且这些基因在早期耳基板即有表达,故推测 ML 轴的形成可能与 AP 轴的形成同步,且先于 DV 轴的形成[84,263]。此外,第 5、6 菱脑节缺陷的 *Kreisler*、*Hox1* 和 *Fgf3* 基因突变体(邻近耳杯的前极)均缺乏内侧结构,而

Otx2 基因表达区域向内侧扩张[43,155,158]。*Gbx2* 缺失的小鼠也有类似的表型,内侧标记基因 *Dlx5* 表达缺失,而外侧标记基因 *Otx2* 表达向内侧扩张[145]。总之,受来自菱脑信号的调控,ML 轴可能较早形成。涉及耳器诱导分化的 *Fgfs* 和 *Wnts* 基因调节 *Pax2* 和 *Gbx2* 基因,这两种基因均可以使 ML 与听杯保持同一性[28]。

DV 轴是最后形成的,也是唯一晚于听泡形成的轴。而 *Shh* 和 *Wnt* 基因可能是影响 DV 轴形成的两个最重要的基因。*Shh* 基因由脊索和基板产生的,是 DV 轴形成所必需的。*Shh* 信号缺失时,无法建立适宜的 *Shh* 梯度,耳蜗和螺旋神经节等腹侧的耳结构缺失。*Shh* 基因缺失的小鼠,*Otx1*、*Otx2*、*Lfng*、*Fgf3*、*ND1* 和 *Ngn1* 基因在腹侧表达区减少[210]。*Wnts* 是重要的背侧标记基因。*Wnt1/Wnt3a* 双基因缺失小鼠的 *Gbx2*、*Dlx5* 和 *Dlx6*[211] 基因在背侧表达缺失,前庭结构亦缺失。*Shh* 基因缺失时,背侧的标记基因更多地在腹侧表达。而 *Wnt* 基因缺失,腹侧标记基因不向背侧扩张表达,表明 *Shh* 基因调控听泡腹侧区域的形成,而 *Wnt* 基因和其他因子是背侧听泡形成所必需的[210,211]。除了 *Wnts* 基因,*Bmps* 基因也如在其他组织中所展现的那样,可能抑制听泡中的 *Shh* 基因的表达[138,143,190]。总之,*Shh* 通过 *Gli1* 和 *Gli3* 上调腹侧标记基因 *Pax2*、*Ngn1*、*Otx1*、*Otx2*、*Six1*、*Eya1*、*Fgf3* 和 *Lfng*[101]。*Shh* 抑制背侧标记基因,而 *Wnt* 通过激活 β 连环蛋白(β-catenin)上调 *Dlx5*、*Dlx6*、*Gbx2* 和 *Bmp4* 等背侧标记基因。

半规管和壶腹嵴的形成

与外胚层表面完全分离后,听泡完成极化,随后不对称地扩大,其长度比宽度的增长要快,因此形成两个凹陷,位于背侧、较大的三角形前庭凹和位于腹侧、扁平的耳蜗凹,二者由中庭分隔。轴形成后,背侧表达基因间的相互作用,使得听泡背侧凹发育成 3 个半规管和各自的壶腹嵴。

前庭的背侧相关基因的调控,形成 3 个具有管嵴的半规管。背侧凹标记基因受 *Wnt1* 和 *Wnt3a* 基因的调控,例如 *Gbx2*、*Dlx5* 和 *Dlx6* 基因突变会导致半规管发育异常[145,163,211,213]。*Wnt*

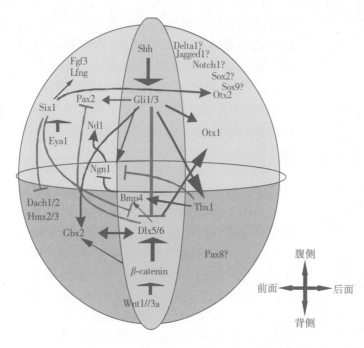

补充图 3-1　耳基板发育过程中的轴的建立

虽然内外轴和前后轴的形成机制尚未完全阐述清楚，但许多基因在这些区域中特异性表达。此外，背腹侧区域可能是腹侧的 *Shh* 基因与背侧的 *Wnt* 和 *Bmp* 基因对立的结果。*Shh* 基因，通过 *Gli1* 和 *Gli3* 基因抑制背侧 *Dlx5* 和 *Dlx6* 基因的表达，同时直接上调腹侧标记基因 *Ngn1*、*Otx1* 和 *Pax2* 的表达，依次产生级联效应，控制其他腹侧和背侧的下游基因。*Wnt1/3a* 通过 *β-catenin* 通路上调了许多背侧标记基因，例如 *Glbx2*、*Dlx5* 和 *Dlx6*。箭头表示上调；带竖线的红条表示抑制。有些基因在腹侧（*Delta1*、*Jagged1*、*Notch1*、*Sox2* 和 *Sox9*）和背侧（*Pax8*）表达，但它们的调节机制尚不清楚

表 3-2　听泡轴向分化的基因表达分布

背轴（前庭分化结局）				腹轴（耳蜗 / 神经感觉分化结局）			
前		后		前		后	
内侧	外侧	内侧	外侧	内侧	外侧	内侧	外侧
Gbx2	*Hmx2/3*	*Gbx2*	*Hmx2/3*	*Pax2*		*Pax2*	*Otx2*
Wnt1/2a/3a		*Wnt1/2a/3a*		*Six1*		*Six1*	
		Gsc		*Eya1*		*Eya1*	
		Tbx1		*Fgf3*			
Dlx5/6				*Fgf10*			
Bmp4				*ND1*			
Dach1/2				*Ngn1*		*Otx1*	
Pax8				*Gli1/3*			
				Sox2			
				Lfng			
				Shh			
				Sox9			
				Delta1			
				Notch1			
				Jagged1			

依赖型 *Hmx* 基因异常也会导致半规管发育异常，提示半规管的形成受 *Wnt* 依赖型和 *Wnt* 非依赖型基因的双重调控[28,211,253]。背侧凹的垂直板发育成总脚，管内相对应区域的上皮融合并吸收，形成半规管[28]。这个吸收的过程中 *Netrin* 和 *Fgf9* 基因发挥重要作用，但具体的调节的机制目前仍不清楚[202,220]。半规管管腔的直径受 *EphB2* 基因在内的多个基因调控[46]。

Bmp4 基因在半规管及其壶腹嵴的形成过程中发挥重要的作用[38,80]。*Bmp4* 基因是所有壶腹嵴的标记基因，在 *Dlx5/6*、*Hmx2/3* 基因缺失的小鼠中表达异常，提示 *Dlx5/6* 和 *Hmx2/3* 基因在壶腹嵴不表达时，可通过 *Bmp4* 基因来调节壶腹嵴的形成[163,213,253]。但 *Bmp4* 基因并不是唯一调节半规管发育的基因，*Sox2*、*Jagged1*、*Lmxla* 和 *Fgf10* 基因也参与调控半规管的形成[34,121,178,193]。

椭圆囊和球囊的形成

中庭发育为椭圆囊和球囊。但如何分化出特殊的感觉斑知之甚少。椭圆囊、球囊和前庭神经节可能有相同的起源[71,221]。*Neurog1* 基因缺失的突变体表现为前庭神经节缺失，椭圆囊较小，几乎没有球囊[160]。*Notch* 基因配体 *Delta1* 基因突变的研究进一步支持共同起源的假说。*Delta1* 基因缺失的小鼠表现为前庭神经节增大、椭圆囊和球囊变小[34,65,114]。

Bmp4 和 *Fgf10* 基因是壶腹嵴假定的标记基因，*Lfng* 基因则是椭圆囊和球囊神经感觉区域假定的标记基因。胚胎第 12 周出现明显的椭圆囊结构，胚胎第 13 周出现明显的球囊结构[171]。*Hmx2*、*Hmx3*、*Lmx1a*、*Otx1* 和 *Otx2* 基因突变导致椭圆囊和球囊上皮的融合[76,178,254]。发育过程中，椭圆囊和球囊之间非感觉上皮 - 椭圆囊 - 球囊孔形成。有趣的是，前面提到的蛋白 *Hmx2*、*Hmx3*、*Lmx1a*、*Otx1* 和 *Otx2*，均在椭圆囊和球囊之间的非感觉上皮区域表达。除此之外，*Eya1*、*Six1* 和 *Shh* 突变小鼠的椭圆囊和球囊均发育异常[144,186,211]。迄今为止，尚未发现特异性影响椭圆囊的基因突变，但是可能存在特异性影响球囊的基因突变；提示椭圆囊的形成可能有助于调控球囊的形成[28,36,172]。*Gata3* 是唯一仅在椭圆囊表达而不在球囊表达的基因[112]。

耳蜗的发育

Corti 器最先随蜗管的生长而发育，首先 Corti 器位于基底膜的特定区域；其二，其始于内、外毛细胞的增殖和分化；其三，其与支持细胞的区域化生长一起完成[74]。因此，Corti 器的发育需要对这些相互关联的进程进行精准的分子调控，

任何失调都有可能并常常导致听力缺陷[61,93]。我们将分三部分对蜗管的发育、Corti 器在蜗管上的定位和 Corti 器的神经感觉发育（涉及神经元发育）进行讨论。

蜗管的发育和 Corti 器的定位

蜗管自听泡的后外侧向腹内侧卷曲。许多基因参与调控蜗管的发育。*Sox2*[121]、*Jagged1*[34]、*Gata3*[112,144,165]、*Lmx1a*[178] 和 *Foxg1*[19] 基因缺失的小鼠耳蜗发育异常。这些基因是蜗管形成和 Corti 器模式发育[74]所必需的，提示蜗管形成和 Corti 器模式发育是相关联的[28]。至此，后表达的基因如 *Sprouty2* 似乎不影响蜗管的整体发育。蜗管发育的终止可能部分是由于蜗管的汇聚延伸机制[42,74,99,270]导致 Corti 器生长减少。蜗管发育同时依赖于 Corti 器前体的增殖，整体增殖的终止使蜗管的纵向延伸减少[60,74,210]。细胞极性基因，*Celsr1*、*Dishevelled* 和 *Vangl2* 可能是蜗管延伸和毛细胞定植的重要调控基因[107,252]。然而这种假说最近受到了质疑，几乎完全缺失 Corti 器也可以见到正常蜗管的延伸[74,187]。感觉上皮细胞完全未分化的 *Sox2* 基因缺失小鼠[122]和条件 *Dicer1* 基因敲除小鼠也可见到蜗管的生长发育[116]。

如前所述，蜗管生长不仅需要来自管内的信号，也同时需要来自 Corti 器外部和蜗管外部的混合信号。非感觉组织中的 *Otx1*、*Otx2* 和 *Pax2* 基因虽然不在 Corti 器中表达，但这些基因缺陷会导致耳蜗发育异常[28,36,74,280]。耳周间充质组织在耳蜗形成中也起重要的作用。*Pou3f4* 基因在耳周间充质组织中表达，该基因缺失的小鼠耳蜗较短[199]。蜗管发育依赖于恰当的间充质 - 上皮组织间的相互作用。耳部上皮组织中 *Tbx1* 基因正常表达又是间充质组织中 *Pou3f4* 基因表达所必需的[13,210]。此外，蜗管中 *Fgf9* 基因的表达是前庭阶形成所必需的[202]。耳蜗的发育过程非常复杂，既受不在耳蜗中表达的基因的调控（如 *Gbx2* 基因），也受影响神经节形成的基因的调控，而这些基因可能不在 Corti 器中表达或表达甚晚（如 *Neurog1* 和 *NeuroD1* 基因）[103,124,152,160]。总之，耳蜗的发育过程非常复杂，并受内部和外在信号的级联调控[28,74]。

表 3-3 早期形态发生的分子基础

基因	耳基板	听泡	耳的发育	缺陷	备注	参考文献
轴形成						
腹侧表达的基因						
Delta1		E9~E10*: 腹侧 OV, 仅限于 AV 和 OV 的神经母细胞的分化	E12.5: 半规管壶腹嵴; E14.5~E15.5: 仅限毛细胞; E17.5: 仅限毛细胞和内淋巴管			[1,4,22,104,170]
Eya1	E8.5*: 耳基板; E8.75*: 听杯(背侧弱); E8.5~10.5*: 面听神经节, 耳周间充质	E9.5~E11.5*: VM OV (背侧除外) 和平衡听觉神经节	E12.5~E14.5*: 蜗管底和螺旋神经节; 前庭感觉上皮和前庭神经节; E13.5: 第一咽沟周围的间充质 (中耳和外耳的发育); E15.5~17.5*: LER 侧缘的螺旋缘; 螺旋神经节, 螺旋缘, 囊斑的所有细胞; 成年*: 螺旋神经节, 螺旋缘, 内沟, 内外毛细胞, 内指细胞, 内外柱状细胞, Claudius 细胞, Hensen 细胞, 前庭毛细胞	听泡发育停止; 突变可导致 BOR 综合征; Eya1⁻/⁻ 在大约 E9 时开始异常凋亡; 内淋巴管缺失(通常始于 E10.5~E11.5)	Eya1 的上游基因 Six1 是维持神经发生, 耳基板发育所必需; 功能独立于 Pax2 基因, 调节增殖	[109,256,268,269,277,280,281]
Fgf3	E8*: 临近耳的菱脑	E9.5*: AV, OV 和前庭 - 耳蜗神经节; E10.5*: AVL 和 OV		耳蜗卷曲不完整; 内淋巴管管变短; 膜迷路扩张	Six1 基因缺失小鼠和 Eya1 基因缺失小鼠 Fgf3 表达消失, 但 Pax2 基因缺失小鼠其表达不受影响; Fgf3 基因缺失小鼠背侧基因表达改变, 而腹侧基因表达不受影响	[90,144,155,243]
Fgf10	E9*: 耳基板和面听神经节复合体	E9.5: AV, OV 和前庭耳蜗神经节	E11.5*: 蜗管的神经侧(标记以后的 LER); E11.5~E12.5: 感觉上皮和前庭耳蜗神经节	后半规管/壶腹嵴发育不良, 前半规管和外半规管/壶腹嵴畸形, 感觉上皮改变	Six1 基因缺失小鼠和 Eya1 基因缺失小鼠 Fgf10 表达消失, Pax2 基因缺失小鼠不受影响	[11,39,180,193,201,277,282]
Gli3		E10.5*: 听泡和耳周间充质		水平凹不发育	远端耳蜗所必需	[29,186]

基因	耳基板	听泡	耳的发育	缺陷	备注	参考文献
Jagged1		E9.5*:耳囊腹侧	E11.5**:蜗管增厚区域；E12.5*:所有的感觉细胞和蜗管；假定感觉前体的边界；E14*:所有的感觉上皮；E17.5*:所有的感觉细胞和支持细胞、内沟细胞	耳蜗发育异常	涉及决定感觉与非感觉上皮；维持感觉与非感觉上皮的配体；Notch 基因错误表达可诱导感觉形成	[1,4,34,120,170,180,188]
Lfng		E9.5~E10.5*:腹侧	E11.5*:蜗管神经侧；E12.5*:椭圆囊和蜗管；E14*:所有的感觉细胞；E15.5*:耳蜗毛细胞区域的支持细胞；E16*:所有的感觉细胞和支持细胞		限制前原神经域，*Six1* 基因缺失小鼠中表达缺失	[1,43,171,180,186]
Neuro D1 (ND1)		E9.5*:听泡和迁徙的细胞；E10.5~E11.5***:前庭耳蜗神经节		Corti 器变短，杂乱无序；*Fgf8* 错误表达	*NeuroD1* 在神经分化中发挥作用，调控毛细胞形成所需的基因	[102,124,281]
Neurog 1 (Ngn1)	E8.5:耳基板	E10.5:AV 区神经母细胞分层		第Ⅷ对脑神经节缺失；神经节失神经支配；毛细胞减少	对细胞结局和神经结局都非常重要；受 *Shh* 基因的调整	[152,153,160,205,211,281]
Notch		E9.5~E10.5:腹侧 OV	E12:耳内广泛分布；E14:感觉/非感觉细胞；E17~18:所有的感觉上皮	听泡阶段小鼠死亡；听泡变小	涉及细胞的分化结局——增生，模式化和边界形成；E9-E13.5 开始，*Notch* 通路将前感觉区域特定化	[88,104,134,150,236,258]
Otx1		E9.5~E10.5*:腹侧 OV；E10.25:PVL 和蜗轴头；E11.5*:表达延伸至耳蜗原基顶	E12.5~E14*:仍在 VL 表达，水平管板的背侧的边界和假定的外半规管壶腹，接近椭圆囊斑。*Otx1* 表达在耳蜗侧壁附近但未覆盖 *Lfng* 表达区域；E14 后 *Otx1* 表达消失	外半规管缺失，壶腹嵴异常，椭圆囊和球囊融合，行为学表现为打转	使半规管凹的特征明显；*Six1* 基因缺陷小鼠其表达消失；在区域特征化和正确形态学发生过程中发挥重要作用（*Otx2* 作用亦是）	[2,39,65,76,172,186]

基因	耳基板	听泡	耳的发育	缺陷	备注	参考文献
Otx2		E9.5~E10.5*:腹侧 OV E10.25:PVL 和腹轴尖	E12.5*:Otx2 和 Otx1 在 VL、OV 共表达于背侧椭圆囊原基附近,并向腹侧延伸至蜗尖 E13~P5*:定位于椭圆囊斑、球囊和耳蜗侧壁 P5*:球囊侧壁和 Reissner 膜	球囊和椭圆囊不完全分隔;蜗管发育异常	Six1 基因缺陷小鼠表达消失;依赖 Shh 信号	[172,186]
Pax2	E8.5*:耳基板 E8.75*:LV 区域缺失 E9*:听杯内侧表达强,DM 尖表达弱	E9.5*:听泡内侧表达强、背侧和腹侧表达弱、外侧壁不表达 E10.5***:内侧与 Lfng 基因表达区域重叠 E11.5***:前后半规管壶腹嵴、椭圆囊斑上与 Lfng 基因表达区域重叠,部分耳蜗后部表达	E15.5***:耳蜗内侧感觉和非感觉上皮、血管纹 P1***:血管纹、毛细胞、水平壶腹嵴和椭圆囊斑起细胞	听泡变小,形态异常包括球囊和蜗管扁平伴有半规管变短,椭圆囊-球囊孔缺失,圆囊、球囊融合;蜗神经和附属于前庭神经节支配耳蜗;耳蜗生长发育延迟至 E15.5,致使耳蜗发育异常	Pax5/8 功能冗余;Pax2 定义耳前、鳃上基板和顶骨表皮;Fgf 信号调控;椭圆囊相对不受影响;依赖 Shh	[32,36,104,211,240,282]
Shh		E10.5*:腹侧 OV		腹侧耳器结构发育停止;外半规管不发育,无蜗管	DV 轴起始过程中发挥重要作用;不受 Six1 调控;脊索分泌、形成腹侧听结构,抑制背侧形;Gli3 活化所必需	[29,211]
Six1	E8.5*:耳基板 E8.75***:腹侧听凹	E9.5***:中耳和腹侧 OV(背侧缺失);前庭蜗神经节 E10.5*:腹侧 OV	E11.5*:逐渐限于耳蜗 E12.5**:所有的神经上皮 E15.5***:仅限于毛细胞、未来的 LER GER 和支持细胞弱表达	听泡不发育;突变导致 BOR 综合征;外耳、耳前凹和鼓膜畸形;中耳锤砧骨融合	Six1 是 Eya1 的下游基因;它调节分化;是 Otx1、Otx1、Lfng、Fgf3、Fgf10、Bmp4、Gata3、Dlx5、Dach1 和 Hmx3 基因正常表达所必需的基因;但 Eya1、Pax2、Pax8 或 Shh 表达不需要;耳的腹侧图式发育中发挥重要作用	[144,186,277,281]

基因	耳基板	听泡	耳的发育	缺陷	备注	参考文献
Sox2		E9.5***: 腹侧听觉原基平衡听觉神经节萌发处	E12.5***: 壶腹嵴、囊斑和蜗管的感觉原基; 所有感觉上皮 E14.5~E18.5**: 囊斑和壶腹嵴的毛细胞和支持细胞; 耳蜗的毛细胞和支持细胞	Sox2 的突变体形成异常的原基, 其感觉上皮异常常有毛细胞紊乱	原基形成期与 Eya1 基因协同作用; Sox2 抑制 Atoh1, 但正向调节 Prox1	[50, 121, 154]
Sox9	E8.5~E9.5**: 耳基板	E9.5~E10.5**: 耳周间充质和听上皮(内侧)	E12.5**: 耳周间充质和听上皮; 外半规管和后半规管嵴、前庭神经节的支持细胞 E14.5~18.5**: 仅限于囊斑和壶腹嵴的支持细胞(在耳蜗则仅限于支持细胞(柱状细胞、指状细胞和 Deiter 细胞) E18.5**: 支持细胞、血管纹、Reissner 膜、齿间细胞、螺旋缘和螺旋隆凸	耳周间充质 Sox9 失活导致听上皮变小, 前庭阶和鼓室变小或消失, 耳蜗变短	E9.5 时 Sox9 和 Sox2 在 VM 表达时重叠; Sox9 在间充质信号和听泡形成过程中发挥重要作用	[23, 154, 241]
β-Catenin	E8.5***: 耳基板 E8.75****: 除了 PL 的全部耳杯 E9.25***: DM 听杯	E9.25~E10***: AD 和 OV		听泡严重变小	β-Catenin CKO 中 Pax2、Pax8 和 Dlx5 表达下调; 胚胎 Foxi2 表达区域扩大; AD 和 OV 上 β-Catenin 和 Tbx1 表达重叠; Shh 基因缺陷小鼠中负责激活 Wnt 靶基因	[182, 211]
Bmp4	E10.5: 仅限于壶腹嵴感觉原基, 仅限于壶腹嵴感觉原基背侧 E11.5*: 包绕前、外半规管壶腹嵴的侧斑纹 E10.5: DL 区; 假定的感觉组织	E11.5*: 邻近假定的 Hensen 细胞和 Claudius 细胞的感觉区域前体区域		前庭形态异常, 耳蜗变短	Six1 和 Eya1 基因缺失小鼠中该基因表达消失; Bmp4 抑制 LER, 促进 GER; 壶腹嵴和半规管形成过程中发挥作用; Otx1 表达的前界与 Bmp4 表达水平成的后界壶腹嵴匹配, 此处形成界腹嵴	[144, 179, 180, 264, 277, 282]

续表

基因	耳基板	听泡	耳的发育	缺陷	备注	参考文献
Dach		E9.5~E10.5*: 听泡背侧缘			Six1 基因缺陷小鼠其表达沿着内侧缘和外侧缘向腹侧扩展	[186]
Dlx5/6	E8.25*: 假定的耳基板; E8.5*: 耳基板; E9*: 听凹	E9.5~10.5*: 听泡背侧(外侧)和内淋巴管	E11.5***: 仅限于前庭系统,包括半规管和内淋巴管; E18.5***: 半规管,壶腹和内淋巴管(椭圆囊,球囊和内耳蜗不表达)	双基因缺失小鼠表现为严重的听泡背侧发育畸形,在E10.5时即可出现发育缺陷;前庭畸形重;前庭系统微管畸形和发育不全;前,后半规管不发育;中耳听小骨畸形	Dlx5 和 Dlx6 基因突变表现图案化缺陷;半规管发育需要 Dlx 基因;与 β-Catenin 有显著地共定位特征;表达 Dlx5, Dlx6 向腹侧鼠背侧表达 Dlx5, Dlx6 向腹侧扩展表达;人类 Dlx 基因突变导致分裂手和分裂足	[3,43,56,144,163,211,213,214]
Gbx2	E8.5*: 背侧耳基板	E9.5*: 听上皮背侧缘; E10.5*: DM, OV 和内淋巴管	E15.5: 内淋巴管	半规管发育缺陷	表型与 Kreister 小鼠一致;Gbx2 基因受 Wnt 和 Wnt3a 调控	[39,43,145,211]
Pax8	E8*/E8.5*: 耳基板; E8.75*: 一半以上的背侧和腹侧均表达,但背侧表达远高于腹侧; E9*: 听杯,仅限于背侧区域(与 Eya1 互补)	E9.5*: 在背侧侧强烈表达		没有耳部形态学的变化(甲状腺异常)	Pax2 完全代偿;Fgf 信号可诱导 Pax8;耳基板最早表达的基因之一,与 Pax2 基因共表达	[32,282]
Tbx1	E9.25***: 听杯的 PL 壁; E10***: PD 和 OV; E10.5*: PL 壁; E10.5: 侧壁和耳周间充质	听上皮和耳周间充质		基因缺陷鼠听泡不发育,但内淋巴管正常;尽管感觉器官发育不全,但神经发生继续;蜗管畸形	DiGeorge 综合征 /Velo-cardio-facial 综合征 /22q11 缺失综合征;Tbx1 通过 Bmp4 和 Otx1 正向调节或者 Ngn1 和 ND1 负向调节听原神经的延伸;限制神经发生;β-Catenin LOF 高度表达;Eya1 和 Six1 的下游基因;ND1 和 Lfng 向后扩展表达;Shh-Tbx1-Pou3f4 对正常的图案化发育至关重要	[13,28,39,68,105,248]

基因	耳基板	听泡	耳的发育	缺陷	备注	参考文献
Wnt1	E8.5***:耳基板	E9.5~E10.5***:DM 和 OV; E9.5*:OV 背侧缘; E10.5*:DM 上皮			启动 DV 轴至关重要;在背侧区域被激活,调控 Dlx5/6 和 Gbx2;从菱脑背侧发出;被 Shh 影响	[28,43,211]
Wnt3a	E8.5*:背侧听泡	DL 和 OV		前庭不发育	Wnt3a 从菱脑产生,调控 Gbx2 和 Dlx5/6	[211]

注:*=ISH,**=IHC,***=GFP/B-Gal

表 3-4 半规管发育的分子基础

基因	耳基板	听泡	耳的发育	缺陷	备注	参考文献
Bmp4	E8.25*:假定的耳基板; E8.5*:耳基板; E9*:听凹	E10.5:仅限于壶腹感觉原基,仅限于背侧; E11.5*:包绕前、外半规管壶腹嵴的侧斑纹; E10.5:DL 区;假定的感觉组织	E11.5*:邻近假定的 Hensen 细胞和 Claudius 细胞的感觉前体区	前庭形态异常、耳蜗变短	Six1 和 Eya1 基因缺失小鼠中该基因表达消失;Bmp4 抑制 LER,促进 GER;壶腹嵴和半规管形成过程中发挥作用;Otx1 表达的前界与 Bmp4 表达的后界相匹配,此处形成水平壶腹嵴	[144,179,180,264,277,282]
Dlx5/6	E9~10.5*:听泡背侧(外侧)和内淋巴管		E11.5***:仅限于前庭系统,包括半规管和内淋巴管; E18.5***:半规管、壶腹和内淋巴管(椭圆囊、球囊和耳蜗不表达)	双基因缺失小鼠表现为严重的听泡发育畸形,E10.5 时即可出现发育缺陷;前庭畸形较耳蜗畸形重,半规管发育畸形;前庭发育不全;前、后半规管和内淋巴管不发育;中耳听小骨畸形	Dlx5 和 Dlx6 基因突变表现模式发育异常;半规管发育需要 Dlx 基因;与 β-Catenin 有显著的共定位特征;表达;Shh 基因缺陷小鼠背侧表达 Dlx5、Dlx6 表达向腹侧扩展;人类 Dlx 基因突变导致分裂手和分裂足	[3,43,56,144,163,211,213,214]
Fgf9			Reissner 膜	前庭阶缺陷	重点强调上皮-间充质的重要性;吸收过程需要;总脚形成	[202]

基因	耳基板	听泡	耳的发育	缺陷	备注	参考文献
Fgf10	E9*:耳基板和面听神经节复合体	E9.5:AV、OV 和前庭耳蜗神经节	E11.5*:蜗管的神经侧(标记以后的LER) E11.5~E12.5:感觉上皮和前庭耳蜗神经节	后半规管发育不良,前半规管和外半规管/壶腹畸形,感觉上皮改变	Six1基因缺失小鼠和Eya1基因缺失小鼠Fgf10表达消失;Pax2基因缺失小鼠Fgf10表达不受影响	[11,39,180,193,201,277,282]
Foxg1	E8.75:耳基板	E10.5*:全部的听泡 E11.5*:假定的耳蜗、前庭感觉神经元	E13.5*:耳蜗、球囊、椭圆囊、壶腹嵴、感觉神经元 E18.5*:GER、IHC、OHC、内柱细胞、Claudius细胞、Hensen细胞和Deiter细胞	耳蜗变短,多排毛细胞和支持细胞,外半规管壶腹嵴缺失	在Fgf10杂合子所表现的表型上添加	[34,100,192]
Gbx2	E8.5*:背侧耳基板	E9.5*:听上皮背侧缘 E10.5*:DM、OV和内淋巴管	E15.5:内淋巴管	半规管发育缺陷	表型与Kreister小鼠一致;Gbx2基因受Wnt1和Wnt3a调控	[39,43,145,211]
Gli3		E10.5*:听泡和耳周间充质		水平凹不发育	为远端耳蜗所需	[29,186]
Hmx2		E9***:听杯	E13.5***:半规管/壶腹嵴,椭圆囊和球囊的感觉和非感觉细胞 E14.5***:血管纹	半规管发育不全;椭圆囊和球囊上皮融合	减少听觉上皮和耳间间充质的增殖;前庭区细胞所需	[87,253,254,255]
Nkx5.1/Hmx3	E8.5*:耳基板	E9.5*:DL 和 OV E10.5*:DL 和 OV,逐渐向整个背侧听泡扩展		椭圆囊和球囊上皮融合;后半规管和前半规管变小或缺失;外半规管缺失	对半规管的非感觉成分非常重要;Six1基因缺陷小鼠或Eya1基因缺陷小鼠其表达向腹侧转换;不影响其在Pax2基因缺陷小鼠的表达	[39,87,254,255,282]
Jagged1		E9.5*:耳囊腹侧	E11.5**:蜗管增厚区域 E12.5*:所有的感觉细胞和蜗管;假定支持的感觉上皮 E14*:所有的感觉上皮 E17.5*:所有的感觉细胞,内沟细胞和支持细胞	耳蜗发育异常	涉及决定感觉与非感觉上皮;维持感觉上皮的前体;Notch基因的配体;错误表达可诱发感觉形成	[1,4,34,120,170,180,188]

基因	耳基板	听泡	耳的发育	缺陷	备注	参考文献
Netrin	基板			不发生管融合	吸收和总脚参与成形过程需要；与 Lrig3 一起参与决定融合的位置；通过 RTK 通路抑制 Lrig3，引发神经生长因子转录，使得基板崩解融合；WT 凹在 E12.5 时融合	[2,220]
Otx1		E9.5~E10.5*：腹侧 OV E10.25：PVL 和腹轴尖 E11.5*：表达延伸至耳蜗原基顶	E12.5~E14*：仍在 VL 表达，水平管板的背侧的边界处和假定的外半规管亚腹嵴接近椭圆囊斑。Otx1 表达在耳蜗侧壁附近但未覆盖 Lfng 表达区域；E14 后 Otx1 表达消失	外半规管缺失，壶腹嵴异常，椭圆囊和球囊融合，行为学表现为打转	使半规管凹陷的特征明显；Six1 基因缺陷小鼠其表达消失；在区域特征化和正确的形态学发生过程中发挥重要作用	[2,39,65,76,172,186]
Patched1		E10.5*：听泡和耳周间充质				[186]
Sox2		E9.5***：腹侧促神经平衡听觉神经节萌发处	E12.5**：壶腹嵴囊斑和耳蜗管的感觉原基；所有椭圆囊斑的感觉上皮 E14.5~E18.5**：囊斑和壶腹嵴的毛细胞和支持细胞的毛细胞和支持细胞	Sox2 的突变体形成异常的原基，其感觉上皮异常伴有毛细胞紊乱	原基形成期与 Eya1 基因协同作用；Sox2 抑制 Atoh1，但正向调节 Prox1	[50,121,154]
Wnt1	E8.5***：耳基板	E9.5~E10.5****：DM 和 OV E9.5*：OV 背侧缘 E10.5*：DM 上皮			启动 DV 轴至关重要；在背侧区域被激活，调控 Dlx5/6 和 Gbx2；被 Shh 影响	[28,43,211]
Wnt3a	E8.5*：背侧听泡	DL 和 OV		前庭不发育	Wnt3a 从菱脑发出，调控 Gbx2 和 Dlx5/6	[211]

*ISH，**IHC；***GFP/B-Gal

表 3-5 椭圆囊和球囊形成的分子基础

基因	耳基板	听泡平衡器	耳的发育	缺陷	备注	参考文献
Eya1	E8.5*:耳基板 E8.75*:耳杯(背尖处较弱) E8.5~10.5*:面-听神经节,耳周间充质	E9.5~E11.5*:VM OV(背侧除外)和平衡听觉神经节	E12.5~E14.5*:蜗管底和螺旋神经节;前庭感觉上皮和前庭神经节 E13.5*:第一咽沟周围的间质(中耳和外耳发育) E15.5~E17.5*,LER 侧的螺旋缘;螺旋神经节,壶腹嵴和囊斑的所有细胞 成人*:螺旋神经节,螺旋缘,内沟细胞,内外毛细胞,内指细胞,内外柱细胞,Claudius 细胞,Hensen 细胞,前庭毛细胞	听泡发育停止;突变可导致 BOR 综合征;Eya1⁻致 BOR 综合征;Eya1⁻/⁻在大约 E9 时开始异常凋亡;内淋巴管缺失(通常始于 E10.5~E11.5)	Eya1 的上游基因 Six1 是维持神经发生的必要条件,耳基板发育的关键;功能独立于 Pax2;调节细胞增殖	[109,256,268,269,272,280,281]
Gata3	E8.5*:耳基板 E9***:耳杯	E10.5*:除球囊以外的所有前体感觉上皮	E12.5-成人*/***:所有的感觉上皮,毛细胞和支持细胞 E15.5*:全耳蜗基底膜	听泡后不发育;保留囊性	在 Six1 基因敲除小鼠或 Gata3 基因敲除小鼠中,Gata3 的表达转移至腹侧;Gata3 未受到 Pax2 基因敲除的影响	[43,112,144,282]
Hmx2	E9***:耳杯	E9.5***:AD OV	E13.5***:半规管/壶腹嵴的感觉和非感觉细胞,椭圆囊和球囊 E14.5****:血管纹	半规管发育不全;椭圆囊-球囊上皮融合	耳上皮及耳间间质细胞增殖减少;前庭区的正确分化	[87,253-255]
Nkx5.1/ Hmx3	E8.5*:耳基板	E9.5*:DL OV E10.5*:DL OV;后延伸至整个背侧听泡		椭圆囊-球囊上皮融合;后半规管和前半规管缩短或缺失;外半规管缺失	对半规管的非感觉成分起重要作用;在 Six1 或 Eya1 基因敲除小鼠中,表达转移至腹侧;未受到 Pax2 基因敲除的影响	[39,87,254,255,282]
Otx1		E9.5~E10.5*:腹侧 OV E10.25*:PVL 和腹侧尖 E11.5*:腹侧表达延伸至耳蜗原基顶	E12.5~E14*:仍在 VL 中表达,水平管板的背侧边界和假定的外半规管壶腹嵴接近椭圆囊斑;Otx1 表达在任何耳蜗侧壁附近,但未覆盖盖;Lfng 表达区域;E14 后 Otx1 表达消失	外半规管缺失,壶腹嵴异常,椭圆囊和球囊融合,行为学表现为快速打转	使半规管凹的特征明显;Six1 基因敲除的小鼠其表达消失;在区域中发挥重要和适当的形态学发生过程中发挥重要作用(同样适用于 Otx2)	[2,39,65,76,172,186]

基因	耳基板	听泡平衡器	耳的发育	缺陷	备注	参考文献
Otx2		E9.5~E10.5*:腹侧 OV；E10.25:PVL 和腹侧蜗侧尖	E12.5*:Otx2 和 Otx1 在 VL,OV 共表达于背侧蜗原基附近,并向腹侧延伸至耳蜗尖。E13~P5*:定位至椭圆囊斑、球囊和耳蜗侧壁 P5*:球囊侧壁和 Reissner 膜	球囊和椭圆囊不完全分离,蜗管发育异常	Six1 基因敲除小鼠中未表达；依赖于 Shh 信号传导	[172,186]
Pax2	E8.5*:耳基板,E8.75*:VL 区无 E9*:耳杯,内侧区较强,DM 头端较弱	E9.5*:内侧听泡较强,背侧和腹侧壁较弱 无侧部表达 E10.5***:与 Lfng 域的内侧重叠 E11.5***:前部到后部的耳道嵴,与 Lfng 域重叠的椭圆囊斑,耳蜗后部	E15.5***:耳道内侧感觉和非感觉部分,血管纹 P1***:血管纹,毛细胞,水平耳道的毛细胞和椭圆囊斑	听泡变小,形态异常包括球囊和蜗管扩张,半规管缩短,椭圆囊-球囊孔缺失,导致球囊和耳蜗融合和耳蜗附属于前庭下神经节支配耳蜗;耳蜗发育延迟至 E15.5,致使耳蜗发育异常	Pax5/8 功能冗余;Pax2 定义耳前和蜗上基板及颅骨表皮;由 Fgf 信号传导调控;椭圆囊相对不受影响;依赖于 Shh	[32,36,104,211, 240,282]
Shh		E10.5*:腹侧 OV		腹侧耳器结构停止发育;外半规管不发育;耳蜗管不发育;椭圆囊和球囊发育缺陷	对建立 DV 轴十分重要;独立于 Six1 基因;分泌自脊索,并形成腹侧耳部结构;抑制背侧 Wnt;Gli3 活化所需条件	[29,211]
Six1	E8.5*:耳基板 E8.75***:腹侧听凹	E9.5***:中部和腹侧 OV(背侧缺失);前庭蜗神经节 E10.5***:腹侧 OV	E11.5*:逐渐限于耳蜗 E12.5***:所有的神经上皮 E15.5***:限于毛细胞,未来的 LER 和 GER 中微量表达	听泡不发育;突变导致 BOR 综合征;外耳、耳前瘘管和鼓膜畸形;中耳锤砧骨融合;椭圆圆囊和球囊发育缺陷	Six1 是 Eya1 的下游基因;Six1 调节耳增殖,是 Otx1、Otx2、Lfng、Fgt3、Fgf10、Bmp4、Gata3、Dlx5、Daclt 和 Hmx3 等基因正常表达所需的基因,但对 Eya1、Pax2、Pax8 或 Shh 并非必需;对耳的腹侧模式发育较为重要	[144,186,277,282]

注:*ISH,**IHC,***GFP/B-Gal

表 3-6 耳蜗发育的分子基础

基因	耳基板	听泡	耳的发育	缺陷	备注	参考文献
极性						
celsr1				毛细胞极性缺陷		[49]
Dishevelled2				毛细胞极性缺陷		[252]
Vangl2				毛细胞极性缺陷		[169]
伸长/盘绕						
Gli3		E10.5*：听泡和耳周间充质		水平凹发育	为远端耳蜗区域所需	[29,186]
Fgt9			Reissner 膜	前庭阶缺陷	重点强调上皮-间充质的重要性；吸收过程需要；半规管总胸形成	[202]
Foxg1	E8.75：耳基板	E10.5*：整个听泡 E11.5*：假定的耳蜗、前庭终器，感觉神经元	E13.5*：耳蜗、球囊、椭圆囊、壶腹嵴，感觉神经元 E18.5*：GER、IHC、OHC、内柱细胞、Claudius 细胞、Hensen 细胞、Deiter 细胞	缺陷包括耳蜗变短，多排毛细胞和支持细胞，外半规管壶腹嵴缺失	在 Fgt10 杂合子的表型上添加	[34,100,192]
Jagged1		E9.5*：腹侧听泡	E11.5**：耳蜗管增厚区域 E12.5*：所有感觉细胞和耳蜗管；假定的感觉上皮 E14*：所有感觉细胞 E17.5*：所有感觉细胞和支持细胞，内沟细胞	异常的耳蜗生长晕	涉及决定感觉和非感觉上皮；感觉祖细胞状态的维持；Notch 配体；错误表达可诱导感觉形成	[1,4,34,120,170,180,188]
NeuroD1 (ND1)		E9.5*：听泡和迁徙细胞 E10.5~E11.5***：前庭耳蜗神经元		Corti 器变短，杂乱无序；Fgf8 错误表达	NeuroD1 是神经元分化的必要条件，调整毛细胞形成所需的基因	[102,124,281]
Neurog1 (Ngn1)		E10.5：AV 区神经母细胞分层		第Ⅷ脑神经神经节缺失；感觉神经节失神经支配；毛细胞减少	对细胞结局和神经形成十分关键；受 Shh 调控	[152,153,160,205,211,281]

基因	耳基板	听泡	耳的发育	缺陷	备注	参考文献
Otx2		E9.5~E10.5*: 腹侧 OV E10.25: PVL 和腹侧尖	E12.5*: Otx2 在 VL 中与 Otx1 共同表达, OV 的背侧边界接近椭圆叶原基, 并向腹侧延伸至蜗尖。E13~P5*: 定位于椭圆囊和耳蜗的侧壁以及球囊和耳蜗的侧壁 P5*: 球囊和前庭膜侧壁	球囊和椭圆囊分离不完全; 耳蜗管发育异常	在 Six1 基因敲除小鼠中未表达; 依赖于 Shh 信号传导	[172,186]
Pax2	E8.5*: 耳基板 E8.75*: VL 区域缺失 E9*: 听杯, 内侧区表达较强, DM 尖表达弱	E9.5*: 听泡内侧表达较强, 背侧和腹侧表达较弱, 外侧区无表达 E10.5***: 内侧与 Lfng 表达区域重叠 E11.5***: 前后半规管壶腹嵴, 椭圆囊斑与 Lfng 基因表达区域重叠, 耳蜗后部	E15.5***: 耳蜗内侧感觉和非感觉上皮, 血管纹 P1***: 血管纹, 毛细胞, 水平壶腹嵴和椭圆囊斑的毛细胞	听泡缩小; 形态学缺陷包括球囊和蜗管扩张, 半规管缩短; 椭圆囊球囊孔缺失, 椭圆囊和耳蜗融合; 蜗神经节附属于前庭神经节支配耳前庭; 耳蜗发育延迟至 E15.5, 致使耳蜗发育异常	Pax5/8 功能冗余; Pax2 定义了耳前、鳃上基板及顶骨表皮; Fgf 信号调控; 椭圆囊相对不受影响; 依赖 Shh	[32,36,104, 211,240,282]
Pou3f4			耳上皮细胞周围的间充质组织	形态发生异常; 耳蜗转数减少	强调上皮 - 间充质的重要性	[199]
Shh		E10.5*: 腹侧 OV		腹侧的耳部结构发育停止; 外半规管发育不全, 无听蜗管	在设置 DV 轴方面较为重要; 不受 Six1 调控; 自脊索分泌, 形成腹侧耳部结构; 限制背侧 Wnt; Gli3 活化的必要条件	[29,211]
Tbx1	E9.25***: 听杯的 PL 壁 E10***: PD OV E10.5***: PL 壁 E10.5: 侧壁和耳周间充质	耳上皮组织和耳周间充质		基因缺陷小鼠听泡不发育, 但内淋巴管正常; 尽管感觉器官发育不全, 但神经发生仍继续; 蜗壁发生畸形	DiGeorge 综合征 /Velocardiofacial 综合征 /22q11 缺失综合征的一部分; Tbx1 通过 Bmp4 和 Otx1 正向调节以及 Ngn1 和 ND1 负向调节听泡原神经域的延伸; 限制原神经发生; 在 β-链蛋白 LOF 中高度表达; Eyal 和 Six1 的下游; ND1 和 Lfng 向后扩展表达; Shh-Tbx1-Pou3f4 对于正常模式发育至关重要	[13,28,39,68, 105,206,248]

注：*ISH，**IHC，***GFP/B-Gal

蜗管中 Corti 器在基底膜上精确的定位是声音识别机制的基础,需要了解更多的分子机制。然而,就像耳部诱导需要感应性一样,感觉前体区域的感应性对于毛细胞的分化也是必要的[74]。*Eyal*、*Pax2*、*Jaggedl*、*Sox2* 和 *Gata3* 基因突变的小鼠感应性异常,不能完全分化出 Corti 器[74]。总之,众多基因共同负责耳蜗管的延伸以及 Corti 器的正常形成,部分机制尚未完全阐明。

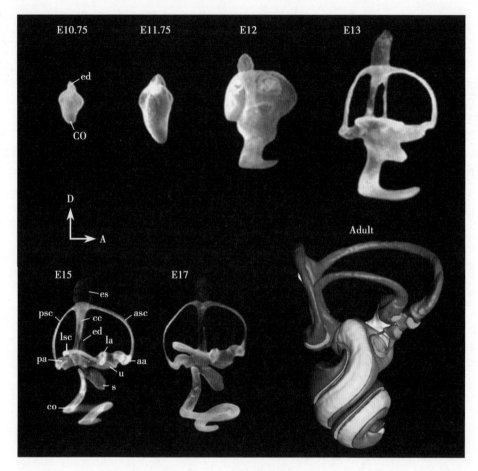

图 3-5 耳的胚胎发育

E10.75 前可形成内耳的腹侧和背侧部分。E13.5 前半规管已开始形成,耳蜗管已延伸。到成年期时,所有的感觉和非感觉上皮均已形成

(引自:Bok J et al. Patterning and morphogenesis of the vertebrate inner ear. Int J Dev Biol. 2007a;51:521-533,并且做了修改[28])

表 3-7 内耳基因表达谱

基因	耳蜗	球囊	椭圆囊	水平嵴	前嵴	后嵴	内淋巴管	非感觉上皮
Bmp4	小上皮嵴							
Bmp7	×							
Deltal	×			×	×	×		
Dlx5/6				×	×	×	×	
Eya1								
Fgf9	RM							
Fgf10	GER			×		×		
Gata3	×		×	×	×	×		

基因	耳蜗	球囊	椭圆囊	水平嵴	前嵴	后嵴	内淋巴管	非感觉上皮
Gbx2							×	
Hmx2		×	×	×	×	×		×
Hmx3		×	×					×
Jagged1	×	×	×	×	×	×		
Lmxla								×
Lfng	×	×	×	×	×	×		
Notch	×	×	×	×	×	×		
Otx1								×
Otx2	RM							×
Pax2	SV							×
Six1	×							
Sox2	×	×	×	×	×	×		
Sox9	×	×	×	×	×	×		

注:LER. 小上皮嵴;RM. 前庭膜;GER. 大上皮嵴;SV. 血管纹

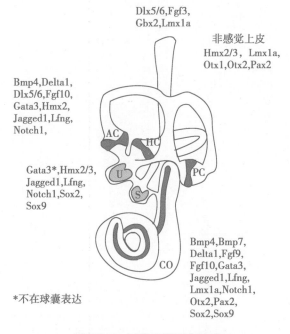

附图 3-2 耳发育基因表达谱

AC、HC、PC 显示的基因在 3 个半规管壶腹嵴中表达。*Otxl* 仅在外半规管壶腹嵴中表达。U 和 S 显示的基因在椭圆囊斑和球囊斑中表达。注意 *Gata3* 仅在椭圆囊中表达,是已知在椭圆囊中表达而不在球囊中表达的唯一基因。CO 显示的基因在耳蜗中表达。*Dlx5/6*、*Fgf3*、*Gbx2* 和 *Lmx1a* 均在内淋巴管中表达,而 *Hmx2/3*、*Lmx1a*、*Otx1/2* 和 *Pax2* 在非感觉组织中表达

图中标注:
Dlx5/6,Fgf3,Gbx2,Lmx1a
非感觉上皮 Hmx2/3,Lmx1a,Otx1,Otx2,Pax2
Bmp4,Delta1,Dlx5/6,Fgf10,Gata3,Hmx2,Jagged1,Lfng,Notch1,
Gata3*,Hmx2/3,Jagged1,Lfng,Notch1,Sox2,Sox9
Bmp4,Bmp7,Delta1,Fgf9,Fgf10,Gata3,Jagged1,Lfng,Lmx1a,Notch1,Otx2,Pax2,Sox2,Sox9
*不在球囊表达
AC、HC、PC、U、S、CO

感觉神经细胞的结局演化和分化(内耳的发生)

内耳包括 4 种主要类型的细胞:感觉神经元、毛细胞、支持细胞和非感觉细胞。从临床角度看,毛细胞和感觉神经元是内耳最重要的两种细胞,它们的缺失会导致感音神经性听力损失和前庭功能障碍。

毛细胞

毛细胞的发育需要一系列基因共同调控,来促进遍布所有感觉上皮毛细胞的定位、定向和维系。以 *Lfng* 和 *Ntf3* 表达来标记假定的耳蜗感觉上皮、椭圆囊和球囊,*Bmp4*、*Bdnf* 和 *Fgf10* 标记半规管壶腹嵴[63,172,193]。*Fgf10* 在感觉前体区域中表达,而 *FgfR2* 受体仅存在于非感觉上皮[201]。尽管表达区域不同,但两者之中任一基因的突变[193,201]均可能导致感觉和非感觉上皮的发育缺陷,表明在正常的形态发生期间二者存在相互作用[28]。

毛细胞发育的三个关键步骤(前体细胞的增殖、有丝分裂后的细胞分化和已分化毛细胞的维持)中的每一步都是通过蛋白质短暂调控下表达所完成的。毛细胞前体细胞通过视网膜母细

表 3-8 耳蜗内的基因表达

基因	内毛细胞	外毛细胞	前庭膜	盖膜	基底膜	齿间细胞	内沟细胞	外沟细胞	内柱细胞	外柱细胞	Deiter细胞	Hensen细胞	Claudius细胞	骨螺旋板	螺旋神经节	血管纹
Atoh1	×	×														
Barhl1	×	×							(×)							
Bmp4												×	×			
Fgf8	×															
Fgf10						×	×									
Gata3	×	×				×	×	×	×	×	×	×	×	×	×	
Gfi1	×	×														
Jagged1									×	×	×	×	×			
Lmx1a			×					×								
ND1	×	×													×	
Pax2	×	×														
Pou4f3	×	×							×	×						
Prox1	(×)	(×)								×	×				×	
Sox2	(×)	(×)					×		×	×	×					

注:(×)= 瞬时的和(或)弱的；× = 目前

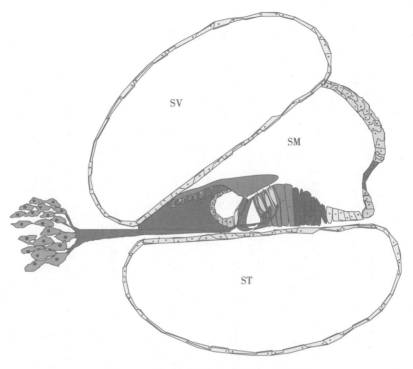

图 3-6　耳蜗颜色编码图与表 3-8 相对应

与表 3-8 相对应的耳蜗的颜色编码图,显示了耳感觉神经发育过程中的关键基因如下。*Atoh1*、*Barhl1*、*Fgf8*、*Gata3*、*Gfi1*、*ND1*、*Pax2*、*Pou4f3* 及 *Sox2* 的瞬时表达均在内毛细胞表达。*Atoh1*、*Barhl1*、*Fgf8*、*Gata3*、*Gfi1*、*ND1*、*Pax2*、*Pou4f3* 及 *Prox1* 与 *Sox2* 的瞬时表达均在外毛细胞表达。*Lmx1a* 在前庭膜上表达。*Fgf10* 及 *Gata3* 在耳蜗的齿间细胞表达。*Fgf10*、*Gata3* 与 *Sox2* 在内沟细胞表达。*Gata3* 及 *Lmx1* 在外沟细胞表达。*Gata3*、*Jagged1*、Prox1、*Sox2* 及 *Atoh1* 在内柱细胞表达。*Gata3*、*Jagged1*、Prox1、*Sox2* 在外柱细胞表达。*Gata3*、*Jagged1*、Prox1、*Sox2* 在 Deiter 细胞表达。*Bmp4*、*Gata3*、*Jagged1* 在 Hensen 细胞表达。*Bmp4*、*Gata3*、*Jagged1* 在 Claudius 细胞表达。*Gata3*、*ND1* 及 *Prox1* 在螺旋神经节表达

胞瘤(Rp)基因的调节来进行增殖[156],并最终退出细胞周期。从胚胎第 12.5 天开始到 14.5 天,耳蜗内的毛细胞前体细胞从顶圈到底圈逐步退出细胞周期。*Atoh1*(*Math1*)基因的上调像波一样在这些有丝分裂后的前体细胞群中调控其分化[21,75,160],如果 *Atoh1* 基因没有上调[187],这些细胞不能分化成毛细胞,就会死亡殆尽[41]。毛细胞的分化从静纤毛、动纤毛及突触的分化形成开始。一旦形成,毛细胞就能对机械剪切力产生应答,感觉上皮也会形成相应的功能。*Atoh1* 调控 *Pou4f3*、*Gfi1*、*Barhl1* 等基因,而这些基因对于毛细胞的发育、修复起着非常重要的作用[62,74,141,250,267],这些基因的改变将会导致毛细胞的逐渐死亡[40,91,141,191,250]。通过 *Delta/Notch* 系统的侧向抑制会导致相邻细胞变为支持细胞[58,74,180,279]。

不同原因导致的毛细胞损伤将会引起一定比例的感觉缺陷,这类缺陷需要进行耳蜗或前庭植入治疗。最好的助听器是重建耳蜗,但毛细胞形成的细节仍未完全了解,我们无法进行新疗法的尝试对照。

感觉神经元

感觉神经元的发育有赖于基因,基因决定感觉神经的结构区域,实现细胞命运定型,维持其总体数量。*Eya1* 及 *Six1* 缺失的突变体表现为神经结构缺失,而 *Gata3* 及 *Shh* 缺失的突变体表现为神经结构减少[112,210,277]。尽管如此,感觉神经元的形成依赖 *Neurog1*[152,153]。*NeuroD1* 缺陷(*Neurog1* 的下游基因)可导致感觉神经元减少[146]。另外,*NeuroD1* 对于神经的分化、存

表 3-9 感觉上皮细胞的分子基础

基因	耳基板	耳囊泡	耳的发育	缺失	注释	参考文献
Atoh1 (Math1)			E13.5~E1.5*:椭圆囊毛细胞; E15~E18.5*:内、外毛细胞; 出生*:内、外毛细胞	成熟毛细胞缺失;Corti器变扁平上皮,大部分传入及传出神经消失	毛细胞分化所必需;Ngn1 和 Atoh1 相互拮抗	[20,126,135,187]
Barhl1			E13.5 至成人***:内、外毛细胞,囊斑、囊腹嵴毛细胞		Atoh1 下游;毛细胞长期修复所必需	[40]
Gfi1			E13.5 到出生:椭圆囊毛细胞; E15.5 到出生:耳蜗毛细胞自底转到顶转,内外毛细胞	毛细胞发育但排列紊乱;外毛细胞失支配;出生前所有毛细胞消失	Gfi1 是 Atoh1 的下游,是毛细胞分化最早的标记基因之一	[126,250]
NeuroD1 (ND1)	E9.5*:耳泡和移行细胞; E10.5~E11.5***:前庭蜗神经节			Corti器缩短、排列紊乱;Fgf8 错误表达	NeuroD1 对干神经元分化是必需的,可调控毛细胞形成所需的基因	[102,104,281]
Neurog1 (Ngn1)	E10.5:AV 区域成神经细胞分层			第Ⅷ脑神经节缺失;感觉神经节失支配;毛细胞数量减少	对干神经细胞命运定型很重要;由 Shh 调控	[152,153,160,205,211,281]
Pou4f3 (Brn3c)		耳蜗及前庭毛细胞		小鼠听力损失,毛细胞缺失	Pou4f3 对干细胞特化不必需,但对毛细胞的生存至重要	[91,191,267]
Prox1			E13.5 到出生:椭圆囊支持细胞; E15 到出生:外毛细胞,柱状细胞,底转和顶转的 Deiter 细胞; 出生:Deiter 细胞及柱状细胞	外毛细胞中 Prox1 下调,以至 P7 前检测不到 Prox1;通过 Gfi1 启动子抑制 Gfi1。也抑制 Atoh1;然而,Prox1 敲除小鼠发育出正常毛细胞		[73,126]
Sprouty2				从 Deiter 细胞变为柱状细胞		[228]

注:*ISH, **IHC, ***GFP/B-Gal

附表 3-1 已知致病基因

分类	基因	突变	定位	注释	鼠模型	参考文献
肌球蛋白						
Myo7a	DFNB3/DFNA11	– G1797A 错义突变 – 框架内 3 个氨基酸缺失	Myo VIIa: 在耳蜗和前庭上皮中表达; 胞体及小皮板; 静纤毛 – 听泡和平衡听神经节 (E13.5) – 听泡 (E9) – 耳蜗及前庭毛细胞 (E15.5) * – 内、外毛细胞	静息张力缺失导致缺乏刺激情况下通道开放; Myo VIIa 对于毛细胞束的发育及与钙黏蛋白 23 和 Harmonin 蛋白的相互作用非常重要; 静纤毛形成团簇; 对静纤毛的分化很重要且决定静纤毛长度	Shaker; headbanger	[25,26,81,89,204,209,219,237,265]
Myo6	DFNB37/DFNA22	无义突变, 错义突变	Myo VIa: 小皮板感觉毛细胞, 表皮周边环胞体 – 内、外毛细胞 *	静纤毛束紊乱及融合	Snell's Waltzer	[14,78,89,95,227]
Myo3a	DFNB30		MyoⅢa: 内、外毛细胞 (E16); 位于静纤毛顶端	在第 2 或第 3 个 10 年表型才会出现; 可能参与静纤毛的稳定、顶部连接复合体运输和集合, MET 适应	无	[222,251]
Myh9	DFNA17	– R750H, G-A 转位; 多种临床表现的 27 种突变	肌球蛋白重链 9: 听泡 (E10.5); 感觉细胞 (E16.5): 毛细胞、支持细胞、螺旋韧带、螺旋缘 (出生后)	在原力共振及 ATP 水解起作用; 可能在基底膜 - 螺旋韧带复合体固定细胞或调节张力	MYH	[133,164,194]
Myo15a	DFNB3	28 种不同突变	Myo15a: 感觉毛细胞, 内、外毛细胞 (E13.4); 位于肌动蛋白丝顶端	短静纤毛; 在肌动蛋白细胞骨架结构起作用	Shaker 2	[12,17,142,203]
转录因子						
Pou3f4	DFN3 (X 染色体)	在 Xq21 附近的 900kb 缺失; 错义突变	耳囊 (E14.5): 间充质组织 (E10.5): 骨螺旋板、螺旋韧带、前庭膜	半规管狭小, 外耳道宽, 颞骨薄, 镫骨畸形, 耳蜗缩短, 耳蜗转数减少, 感音神经性听力损失, 传导性听力损失, 镫骨固定, 精神发育迟缓; 可能与 Tbx1 相互作用	靶向 Brn-4-/-	[51,52,166,197-199]
Pou4f3	DFNA15	5q31; 第 2 个编码外显子的 8bp 缺失导致提前终止密码子	听泡 (E12.5): 至成年人毛细胞, 内、外毛细胞	毛细胞缺失, 模式被打乱, Gfi1 水平下降	Dreidel; 靶向 Brn-3c-/-	[62,191,244,250,256]

分类	基因	定位	突变	注释	鼠模型	参考文献
Eya4	DFNA10	听泡(E9.5);未来血管纹和前庭膜(E14.5);GER/LER、螺旋缘、Corti器、螺旋隆凸(E18.5)	提前终止密码子;部分鳃-耳-肾综合征		靶向 Eya$^{-/-}$	[31,256]
Tfcp2L3	DFNA28	Grhl2(Grhl2基因单核苷酸多态性可能与NIHL易感性有关);听泡(E11.5)-前庭膜、血管纹、螺旋隆凸、Hensen细胞、Claudius细胞、内外柱状细胞、Deiter细胞、内沟细胞、齿间细胞*	移码突变导致8q22附近提前终止密码子	上皮细胞修复		[195]
缝隙连接						
GJB2	DFNB1	缝隙连接蛋白26:GER(E14.5)螺旋缘、支持细胞(P3)	发现的首个隐性耳聋基因位点,由过度突变引起	突变体不形成缝隙连接;离子平衡改变;许多与之相关的综合征	Cx26^{R75w} 和 Cx26^{0tgfCre}	[35,44,55,115,137]
GJB6	DFNB1	缝隙连接蛋白30:血管纹(E14.5);螺旋缘、齿间细胞、内、外柱状细胞、Hensen细胞、Claudius细胞*	342kb缺失(GJB6-D13S1830)	内淋巴电位缺失;耳蜗感觉上皮细胞退化	Cx30$^{-/-}$	[35,54,137,140]
CDH23	DFNB12	钙黏着蛋白23:毛细胞束和前庭膜(P0和P5);静纤毛顶部(P45)	错义突变或整码突变	与Usher综合征1D型相关;与肌球蛋白1c组成复合体来调控机械门控离子通道;组成顶端链接	Waltzer	[15,229,233,259]
PCDH15	DFNB23	原钙黏蛋白15:静纤毛、毛细胞的小皮板(E16);Hensen细胞、Claudius细胞、外沟细胞、螺旋神经节*	位于10q11.2-q21的终止密码子和剪接突变;亚效等位基因	与Usher综合征1F型相关;重度听力损失;前庭反射消失及球囊发育缺陷;静纤毛排列紊乱;原钙黏蛋白可能参与调节平面极性	Ames, Waltzer	[6-9,235]
WFS1	DFNA6/A4/A38	跨膜蛋白Wolframin:所有毛细胞,螺旋神经节、外内沟、Deiter细胞、Hensen细胞、Claudius细胞、前庭膜、螺旋韧带、螺旋神经节、螺旋隆凸*(出生后)	终止密码子、移码、缺失、错义突变	Wolfram综合征;可能参与维持离子稳态		[47,48,118]
TMC1	DFNB7/B11/A36	跨膜离子通道样蛋白1:颞骨(E14-P0);内外毛细胞	在氨基酸572可能有突变"热点"	未知,但可能调控离子通道或细胞内运输	贝多芬小鼠	[127,131,157,249]

分类	基因	定位	突变	注释	鼠模型	参考文献
显性位点						
DIAPH1	DFNA1	Diaphenous1:局限性未知		涉及肌动蛋白聚合作用		[151]
GJB3	DFNA2	缝隙连接蛋白 31;螺旋缘、螺旋韧带、听神经*		与皮肤病相关		[149,265]
KCNO4	DFNA2	电压门控钾通道 KQT 样亚家族:内外毛细胞和螺旋神经节	错义突变导致显性失活	可能有助于基底侧向钾流动	Kcnq4^th	[16,111,119,130]
Coch	DFNA9	耳蜗:螺旋缘和螺旋韧带;基底膜	比利时和荷兰三患者频繁发生 P51S 突变	对于膜结构和功能很重要;也与前庭功能障碍有关	Coch^-/-	[69,127,212]
COL11A2	DFNA13	胶原 XI 型,α2,盖膜的组成部分	可作为 Stickler 综合征的一部分	维持 II 型胶原蛋白的纤维间距及纤维直径,导致中频听力下降	Col1a2^-/-	[162]
ACTG1	DFNA20/A26	γ-肌动蛋白:小皮板,黏着连接,内、外毛细胞的静纤毛		突变干扰肌动蛋白聚合,降低静纤毛稳定性		[117,278]
隐性位点						
SLC26A4	DFNB4	溶质载体转运蛋白家族 26 成员 4;Pendrin 蛋白:外沟顶部、螺旋隆凸、螺旋神经节、Claudious 细胞、Deiter 细胞	部分 Pendred 综合征(家族性呆小聋哑症)	内淋巴管扩大和酸化增加血管纹压力;作为多功能阴离子交换体	Pds^-/-	[24,124,230,273,275]
TMIE	DFNB6	内耳跨膜蛋白:未知位点		在感觉细胞和静纤毛成熟期间很重要	Spinner and circling mouse	[167,175]
TMPRSS3	DFNB8/B10	跨膜丝氨酸蛋白酶 3:螺旋神经节细胞、血管纹、内外柱状细胞、Deiter 细胞、Hensen 细胞*				[18,85,86]
OTOF	DFNB9	耳畸蛋白:内毛细胞内高表达,外毛细胞低表达		参与囊泡融合;对细胞外分泌和神经经递质释放有重要作用	Otof^-/-	[215,217,274]
STRC	DFNB16	Stereoclin 蛋白(静纤毛蛋白):位于感觉上皮细胞顶端表面和无细胞介质的交界面;内、外毛细胞之间部位		介导介质与感觉上皮细胞的附着,连接介质和盖膜;齿间细胞和盖膜之间部位		[108,247,283]

分类	基因	定位	突变	注释	鼠模型	参考文献
USH1C	DFNB18	Harmonin 蛋白:分化顶转静纤毛,小皮板的毛细胞及内外毛细胞突触	选择性拼接外显子错义突变	Harmonin B 对静纤毛发育和 MET 必不可少;参与 Usher 复合体	Deaf Circler;Deaf Circler2;靶向 Ush1c216A	[25,106,185,208,246]
TECTA	DFNB21	α-盖膜蛋白:盖膜和囊斑耳石		非软骨成分与胶原相互作用	Tecta^Y1807c	[82,139,174]
OTOA	DFNB22	Otoancorin 蛋白:位于感觉上皮细胞顶端表面和无细胞凝胶的交界面;齿间细胞和盖膜之同部位		介导凝胶与感觉上皮细胞的附着,连接凝胶到非感觉细胞		[283]
CLDN14	DFNB29	密封蛋白 14:内外毛细胞,内沟细胞,内外柱状细胞,Deiter 细胞及网状板*;部分前庭系统		网状板紧密连接所需;缺乏会导致毛细胞的退化	靶基因 Cldn14^−/−	[257]
WHRN	DFNB31	Whirlin 蛋白:内外毛细胞的静纤毛顶端瞬态表达	部分 USH2D	USH 复合体支架;组成复合体底部连接;静纤毛长度缩短	Whirler	[96,161,204]
ESPN	DFNB36	Espin 蛋白:耳蜗和前庭毛细胞;内,外毛细胞		静纤毛伸长及组织缺陷;可能参与平行肌动蛋白束的集结形成	Jerker	[59,176,226]
PRES	DFNB37	Prestin 蛋白:外毛细胞		胞体电能在运动中起作用		[147,189]
TMHS	DFNB67	脂肪瘤 HMGIC 融合片段-5:内,外毛细胞及静纤毛的顶端膜		静纤毛形态形成起作用;可能是 Usher 复合体的一部分	hurry-scurry	[110,148]
SANS	USH1G	Sans 蛋白:静纤毛下方;毛细胞突触区域	部分 USH1G	支架蛋白:可能控制囊泡运输;突触形成	Jackson Shaker	[5]

注:表格修改于 Hilgert 等[94],Smith 和 Van camp[231]

附表 3-2　综合征型听力损失

综合征	遗传	基因	注释	耳功能缺陷	其他器官	参考文献
USHER 综合征	AR（常染色体隐性遗传）	Myo7a（第 1 个被克隆的基因）、Harm、Cdh23、Pcdh15、SANS、Whirlin、Clarin-1	根据听力损失严重程度、有无前庭功能障碍、出现视网膜变性的发病年龄分为 3 型： 1）7 个不同位点；语前聋、前庭缺陷、青春期前出现视网膜缺陷；前庭功能失调 2）3 个位点：中度听力损失但高频听力多为重度 3）1 个位点：进行性听力损失	听力损失（严重程度、有无前庭功能障碍、出现视网膜变性不同）；前庭功能障碍	视网膜色素变性	[232,272]
Pendred 综合征	AR	Slc26A4（超过 150 种不同突变）	基因同源性疾病；Pendrin 蛋白在内耳、肾脏中高表达且必不可少，对甲状腺中的碘及阴离子运输也起重要作用	极重度听力损失且语前聋；内淋巴腔扩大；Mondini 耳蜗畸形	甲状腺 / 甲状腺肿，碘离子有机化障碍，肾脏	[24,79]
Waardenburg 综合征	AD（常染色体显性遗传）	Pax3、MITF、Sox10、EDN3、EDNRB、SNAI2	由神经嵴发育缺陷导致；WS 四种亚型听力损失为主要特征；1 型、2 型通常以额前白发为特征	感音神经性听力损失	色素沉着异常，内眦异位，巨结肠，肌肉骨骼（异常）	[66,200]
Jervell-Lange-Nielsen 综合征	AR	KCNQ1、KCNE1	突变可能是基因（异质）或同质的；尽管来源人群不同，患者结局没有显著差异，杂合子有 Romano-Ward 综合征（无听力损失表现）	先天性听力损失	QT 间期延长，儿童期心源性猝死	[177,224,242]
HDR		Gata3（至少 5 个突变）；Gata3 单倍体不足	可能存在基因型 - 表现型相关，取决于 Gata3 突变类型	感音神经性听力损失	甲状旁腺功能减退，肾发育不良	[53,245]
鳃 - 耳 - 肾综合征	AD	Eya1（超过 115 个突变），Six1（3 种不同突变）	遗传外显率高但是表现型不一；由主要畸形（病变）（包括听力损失）和次要畸形（病变）（比如腭畸形）分类	听力损失、耳前瘘管、耳郭畸形、外耳道狭窄	肾脏异常、支气管瘘、短腭、颅内肿瘤、腭裂、髋发育不良、甲状腺功能正常的甲状腺肿，面神经异常、无消化道转位	[37,128,218]

综合征	遗传	基因	注释	耳功能缺陷	其他器官	参考文献
Treacher-Collins 综合征	AD	*Tcof1*	*Tcof1* 单倍剂量不足导致面部缺陷神经嵴细胞;*Tcof1* 参与核糖体合成	外耳畸形,外耳道闭锁,听小骨融合,感音神经性听力损失	下颌骨,颧骨发育不全,腭裂,双侧对称	[57,196]
Stickler 综合征		*COL2A1*、*ColIIA1/A2*、*COL9A1*	干扰胶原形成	不同程度的感音神经性听力损失	近视,玻璃体变性,关节退化,面部发育不良,腭裂	[HHL*]
Alport 综合征		*COL4A5*、*COL4A3*、*COL4A4*	这些胶原组成基底膜,螺旋韧带,血管纹;可见于肾小球	胶原蛋白完整性表失,导致感音神经性听力损失	肾小球基底膜分层	[49,159,168,HHL*]
Norrie 综合征		*NDP*	Norrin 蛋白调节耳蜗和视网膜的血管形成	进行性感音神经性听力损失	视网膜增生,视网膜发育不良,白内障,智力障碍	[19,207,HHL*]

注:参考文献来自 Smith 和 Camp[231]

活及迁移具有很重要的作用[69,102,103,124]；此外，*NeuroD1* 抑制 *Atoh1* 在神经元的表达上调，可以在 *NeuroD1* 缺陷型小鼠中转化为毛细胞[102,103]。感觉神经元也依赖于正确的介导，主要包括两种神经营养因子 *Bdnf* 和 *Ntf3*[77] 及其受体和一些其他的特征因子[64]。例如，神经营养因子的表达紊乱或替换，可引起神经元投射解体[238]。双基因敲除小鼠缺乏两种神经营养因子或受体，可引起感觉神经元完全缺失[77]。另外，神经营养因子受体可影响感觉上皮中特定行进路线的选择[225]，可能是与其他基因如 *Prox1*[72] 及 *Slitrk6*[113] 的交互作用有关。

未来方向

全世界有超过数百万人存在听力损失，可表现为单一或伴随症状（非综合征型之于综合征型）。迄今为止，很少有方法能恢复听力，可行的方法的也不足以完全恢复正常听力，因为这些方法缺乏对耳发育分子机制的全面了解。人工耳蜗及助听器可促进听力的改善，但是永久治愈还需恢复 Corti 器功能。

本章我们已经讨论了耳的胚胎学及分子间交互作用在外耳、中耳、内耳发育中的必要性。通过对耳发育的探索，希望我们上述提及的这些内容能够对本书剩余部分的理解奠定基础。我们也希望通过理解耳发育的详细过程，能够清晰认识到如何才能使听力损失完全治愈。内耳起源于多能外胚层，通过复杂的内部运动使其分化为高度复杂、有组织的三维结构，将压力信号转化为电信号并将其传送到大脑。这些转化的过程中就隐藏着治愈听力损失的钥匙。如果能够用耳发育的知识重启这一发育过程，我们就能永久且稳定地恢复缺失的毛细胞，从而恢复正常听力。这就需要对不同起始因子的作用深入了解，比如神经性 *bHLH* 转录因子（*Atoh1*、*NeuroD1*）通过限制早期耳转录因子如 *Eya1*、*Jag1*、*Gata3*、*Sox2* 的上调，能够将原始耳上皮细胞转化为感觉神经前体细胞[70,280]。从 *Gata3* 在 Corti 器细胞的长久表达及已知的其在剂量依赖型小鼠和人的作用来看，*Gata3* 可能成为唯一符合条件的因子[187]。

致谢

本项目基金资助来源于 Bernd Fritzsch 承担的美国国立卫生研究院（NIH）和国立耳聋与其他交流障碍性疾病研究院（NIDCD）RO1 基金，编号 DC055095590。感谢主管研究的副校长办公室和爱荷华大学卡弗医学院和医学科学家培训计划的支持。

参考文献

1. Abello G et al. Early regionalization of the otic placode and its regulation by the Notch signaling pathway. *Mech Dev.* 2007;124:631–645.
2. Abraira VE et al. Cross-repressive interactions between Lrig3 and netrin 1 shape the architecture of the inner ear. *Development.* 2008;135:4091–4099.
3. Acampora D et al. Craniofacial, vestibular and bone defects in mice lacking the Distal-less-related gene Dlx5. *Development.* 1999;126:3795–3809.
4. Adam J et al. Cell fate choices and the expression of Notch, Delta and Serrate homologues in the chick inner ear: parallels with *Drosophila* sense-organ development. *Development.* 1998;125:4645–4654.
5. Adato A et al. Usherin, the defective protein in Usher syndrome type IIA, is likely to be a component of interstereocilia ankle links in the inner ear sensory cells. *Hum Mol Genet.* 2005;14:3921–3932.
6. Ahmed ZM et al. Mutations of the protocadherin gene PCDH15 cause Usher syndrome type 1F. *Am J Hum Genet.* 2001;69:25–34.
7. Alagramam KN et al. A new mouse insertional mutation that causes sensorineural deafness and vestibular defects. *Genetics.* 1999;152:1691–1699.
8. Alagramam KN et al. The mouse Ames waltzer hearing-loss mutant is caused by mutation of Pcdh15, a novel protocadherin gene. *Nat Genet.* 2001a;27:99–102.
9. Alagramam KN et al. Mutations in the novel protocadherin PCDH15 cause Usher syndrome type 1F. *Hum Mol Genet.* 2001b;10: 1709–1718.
10. Alsina B et al. FGF signaling is required for determination of otic neuroblasts in the chick embryo. *Dev Biol.* 2004;267:119–134.
11. Alvarez Y et al. Requirements for FGF3 and FGF10 during inner ear formation. *Development.* 2003;130:6329–6338.
12. Anderson DW et al. The motor and tail regions of myosin XV are critical for normal structure and function of auditory and vestibular hair cells. *Hum Mol Genet.* 2000;9:1729–1738.
13. Arnold JS et al. Tissue-specific roles of Tbx1 in the development of the outer, middle and inner ear, defective in 22q11DS patients. *Hum Mol Genet.* 2006;15:1629–1639.
14. Avraham KB et al. The mouse Snell's waltzer deafness gene encodes an unconventional myosin required for structural integrity of inner ear hair cells. *Nat Genet.* 1995;11:369–375.
15. Becirovic E et al. Usher syndrome type 1 due to missense mutations on both CDH23 alleles: investigation of mRNA splicing. *Hum Mutat* 29:452, 2008.
16. Beisel KW et al. Differential expression of KCNQ4 in inner hair cells and sensory neurons is the basis of progressive high-frequency hearing loss. *J Neurosci.* 2005;25:9285–9293.
17. Belyantseva IA et al. XVa localizes to the tips of inner ear sensory cell stereocilia and is essential for staircase formation of the hair bundle. *Proc Natl Acad Sci USA.* 2003;100:13958–13963.
18. Ben-Yosef T et al. Novel mutations of TMPRSS3 in four DFNB8/B10 families segregating congenital autosomal recessive deafness. *J Med Genet.* 2001;38:396–400.
19. Berger W et al. Isolation of a candidate gene for Norrie disease by positional cloning. *Nat Genet.* 1992;2:84.
20. Bermingham NA et al. Math1 and atonal: Functionally conserved genes essential for balance, hearing and proprioception. *Am J Hum Genet.* 1999a;65:A18–A19.

21. Bermingham NA et al. Math1: an essential gene for the generation of inner ear hair cells. *Science*. 1999b;284:1837–1841.

22. Bettenhausen B et al. Transient and restricted expression during mouse embryogenesis of Dll1, a murine gene closely related to *Drosophila delta*. *Development*. 1995;121:2407–2418.

23. Bi W et al. Sox9 is required for cartilage formation. *Nat Genet*. 1999;22:85–89.

24. Bizhanova A, Kopp P: Genetics and phenomics of Pendred syndrome. *Mol Cell Endocrinol*. 2010;322:83–90.

25. Boeda B et al. Myosin VIIa, harmonin and cadherin 23, three Usher I gene products that cooperate to shape the sensory hair cell bundle. *EMBO J*. 2002;21:6689–6699.

26. Boeda B et al. A specific promoter of the sensory cells of the inner ear defined by transgenesis. *Hum Mol Genet*. 2001;10:1581–1589.

27. Bok J et al. Role of the hindbrain in dorsoventral but not anteroposterior axial specification of the inner ear. *Development*. 2005;132:2115–2124.

28. Bok J et al. Patterning and morphogenesis of the vertebrate inner ear. *Int J Dev Biol*. 2007a;51:521–533.

29. Bok J et al. Opposing gradients of Gli repressor and activators mediate Shh signaling along the dorsoventral axis of the inner ear. *Development*. 2007b;134:1713–1722.

30. Bok J et al. Role of hindbrain in inner ear morphogenesis: analysis of Noggin knockout mice. *Dev Biol*. 2007; 311:69–78.

31. Borsani G et al. EYA4, a novel vertebrate gene related to Drosophila eyes absent. *Hum Mol Genet*. 1999;8:11–23.

32. Bouchard M et al. Pax2 and Pax8 cooperate in mouse inner ear morphogenesis and innervation. *BMC Dev Biol*. 2010;10:89.

33. Brigande JV et al. A fate map of chick otic cup closure reveals lineage boundaries in the dorsal otocyst. *Dev Biol*. 2000;227:256–270.

34. Brooker R et al. Notch ligands with contrasting functions: Jagged1 and Delta1 in the mouse inner ear. *Development*. 2006;133:1277–1286.

35. Buniello A et al. An expression atlas of connexin genes in the mouse. *Genomics*. 2004;83:812–820.

36. Burton Q et al. The role of Pax2 in mouse inner ear development. *Dev Biol*. 2004;272:161–175.

37. Chang EH et al. Branchio-oto-renal syndrome: the mutation spectrum in EYA1 and its phenotypic consequences. *Hum Mutat*. 2004;23:582–589.

38. Chang W et al. Ectopic noggin blocks sensory and nonsensory organ morphogenesis in the chicken inner ear. *Dev Biol*. 1999;216:369–381.

39. Chatterjee S et al. A symphony of inner ear developmental control genes. *BMC Genet*. 2010;11:68.

40. Chellappa R et al. Barhl1 regulatory sequences required for cell-specific gene expression and autoregulation in the inner ear and central nervous system. *Mol Cell Biol*. 2008;28:1905–1914.

41. Chen P et al. The role of Math1 in inner ear development: Uncoupling the establishment of the sensory primordium from hair cell fate determination. *Development*. 2002;129:2495–2505.

42. Chen Z et al. Jxc1/Sobp, encoding a nuclear zinc finger protein, is critical for cochlear growth, cell fate, and patterning of the organ of Corti. *J Neurosci*. 2008;28:6633–6641.

43. Choo D et al. Molecular mechanisms underlying inner ear patterning defects in Kreisler mutants. *Dev Biol*. 2006;289:308–317.

44. Cohen-Salmon M et al. Targeted ablation of connexin26 in the inner ear epithelial gap junction network causes hearing impairment and cell death. *Curr Biol*. 2002;12:1106–1111.

45. Cosgrove D et al. Ultrastructural, physiological, and molecular defects in the inner ear of a gene-knockout mouse model for autosomal Alport syndrome. *Hear Res*. 1998;121:84–98.

46. Cowan CA et al. EphB2 guides axons at the midline and is necessary for normal vestibular function. *Neuron*. 2000;26:417–430.

47. Cryns K et al. Mutational spectrum of the WFS1 gene in Wolfram syndrome, non-syndromic hearing impairment, diabetes mellitus, and psychiatric disease. *Hum Mutat*. 2003a;22:275–287.

48. Cryns K et al. The WFS1 gene, responsible for low frequency sensorineural hearing loss and Wolfram syndrome, is expressed in a variety of inner ear cells. *Histochem Cell Biol*. 2003b;119:247–256.

49. Curtin JA et al. Mutation of Celsr1 disrupts planar polarity of inner ear hair cells and causes severe neural tube defects in the mouse. *Curr Biol*. 2003;13:1129–1133.

50. Dabdoub A et al. Sox2 signaling in prosensory domain specification and subsequent hair cell differentiation in the developing cochlea. *Proc Natl Acad Sci USA*. 2008;105:18396–18401.

51. de Kok YJ et al. Association between X-linked mixed deafness and mutations in the POU domain gene POU3F4. *Science*. 1995;267:685–688.

52. de Kok YJ et al. Identification of a hot spot for microdeletions in patients with X-linked deafness type 3 (DFN3) 900 kb proximal to the DFN3 gene POU3F4. *Hum Mol Genet*. 1996;5:1229–1235.

53. Debacker C et al. Embryonic expression of the human GATA-3 gene. *Mech Dev*. 1999;85:183–187.

54. del Castillo I et al. A deletion involving the connexin 30 gene in nonsyndromic hearing impairment. *N Engl J Med*. 2002;346:243–249.

55. Denoyelle F et al. Prelingual deafness: high prevalence of a 30delG mutation in the connexin 26 gene. *Hum Mol Genet*. 1997;6:2173–2177.

56. Depew MJ et al. Dlx5 regulates regional development of the branchial arches and sensory capsules. *Development*. 1999;126:3831–3846.

57. Dixon J et al. Treacher Collins syndrome. *Orthod Craniofac Res*. 2007;10:88–95.

58. Doetzlhofer A et al. Hey2 regulation by FGF provides a Notch-independent mechanism for maintaining pillar cell fate in the organ of Corti. *Dev Cell*. 2009;16:58–69.

59. Donaudy F et al. Espin gene (ESPN) mutations associated with autosomal dominant hearing loss cause defects in microvillar elongation or organisation. *J Med Genet*. 2006;43:157–161.

60. Driver EC et al. Hedgehog signaling regulates sensory cell formation and auditory function in mice and humans. *J Neurosci*. 2008;28:7350–7358.

61. Dror AA, Avraham KB: Hearing loss: mechanisms revealed by genetics and cell biology. *Annu Rev Genet*. 2009;43:411–437.

62. Erkman L et al. Role of transcription factors Brn-3.1 and Brn-3.2 in auditory and visual system development. *Nature*. 1996;381:603–606.

63. Farinas I et al. Spatial shaping of cochlear innervation by temporally regulated neurotrophin expression. *J Neurosci*. 2001;21:6170–6180.

64. Fekete DM et al. *Axon Guidance in the Inner Ear*. Bilbao, Spain: University of the Basque Country Press; 2007:8.

65. Fekete DM, Wu DK: Revisiting cell fate specification in the inner ear. *Curr Opin Neurobiol*. 2002;12:35–42.

66. Foy C et al. Assignment of the locus for Waardenburg syndrome type I to human chromosome 2q37 and possible homology to the Splotch mouse. *Am J Hum Genet*. 1990;46:1017–1023.

67. Fransen E et al. A common ancestor for COCH related cochleovestibular (DFNA9) patients in Belgium and the Netherlands bearing the P51S mutation. *J Med Genet*. 2001;38:61–65.

68. Freyer L, Morrow BE: Canonical Wnt signaling modulates Tbx1, Eya1, and Six1 expression, restricting neurogenesis in the otic vesicle. *Dev Dyn*. 2010;239:1708–1722.

69. Fritzsch B, Beisel KW: Molecular conservation and novelties in vertebrate ear development. *Curr Top Dev Biol*. 2003;57:1–44.

70. Fritzsch B et al. The molecular basis of neurosensory cell formation in ear development: a blueprint for hair cell and sensory neuron regeneration? *Bioessays*. 2006;28:1181–1193.

71. Fritzsch B et al. Development and evolution of inner ear sensory epithelia and their innervation. *J Neurobiol*. 2002;53:143–156.

72. Fritzsch B et al. Canal cristae growth and fiber extension to the outer hair cells require Prox1 activity. *PLoS One*. 2010a;5:1–12.

73. Fritzsch B et al. Canal cristae growth and fiber extension to the outer hair cells of the mouse ear require Prox1 activity. *PLoS One*. 2010b;5:e9377.

74. Fritzsch B et al. Dissecting the molecular basis of organ of Corti development: Where are we now? *Hear Res*. 2011;276:16–26.

75. Fritzsch B et al. Atoh1 null mice show directed afferent fiber growth to undifferentiated ear sensory epithelia followed by incomplete fiber retention. *Dev Dyn*. 2005;233:570–583.

76. Fritzsch B et al. Otx1 null mutant mice show partial segregation of sensory epithelia comparable to lamprey ears. *Dev Genes Evol*. 2001;211:388–396.

77. Fritzsch B et al. Neurotrophins in the ear: their roles in sensory neuron survival and fiber guidance. *Prog Brain Res*. 2004;146:265–278.

78. Frolenkov GI et al. Genetic insights into the morphogenesis of inner ear hair cells. *Nat Rev Genet*. 2004;5:489–498.

79. Fugazzola L et al. Molecular analysis of the Pendred's syndrome gene and magnetic resonance imaging studies of the inner ear are essential for the diagnosis of true Pendred's syndrome. *J Clin Endocrinol Metab*. 2000;85:2469–2475.

80. Gerlach LM et al. Addition of the BMP4 antagonist, noggin, disrupts avian inner ear development. *Development*. 2000;127:45–54.

81. Gibson F et al. A type VII myosin encoded by the mouse deafness gene shaker-1. *Nature.* 1995;374:62–64.

82. Goodyear RJ, Richardson GP: Extracellular matrices associated with the apical surfaces of sensory epithelia in the inner ear: molecular and structural diversity. *J Neurobiol.* 2002;53:212–227.

83. Groves AK: The challenge of hair cell regeneration. *Exp Biol Med (Maywood).* 2010;235:434–446.

84. Groves AK, Bronner-Fraser M: Competence, specification and commitment in otic placode induction. *Development.* 2000;127: 3489–3499.

85. Guipponi M et al. TMPRSS3, a type II transmembrane serine protease mutated in non-syndromic autosomal recessive deafness. *Front Biosci.* 2008;13:1557–1567.

86. Guipponi M et al. The transmembrane serine protease (TMPRSS3) mutated in deafness DFNB8/10 activates the epithelial sodium channel (ENaC) in vitro. *Hum Mol Genet.* 2002;11:2829–2836.

87. Hadrys T et al. Nkx5-1 controls semicircular canal formation in the mouse inner ear. *Development.* 1998;125:33–39.

88. Hartman BH et al. Notch signaling specifies prosensory domains via lateral induction in the developing mammalian inner ear. *Proc Natl Acad Sci USA.* 2010;107:15792–15797.

89. Hasson T et al. Effects of shaker-1 mutations on myosin-VIIa protein and mRNA expression. *Cell Motil Cytoskeleton.* 1997;37: 127–138.

90. Hatch EP et al. Fgf3 is required for dorsal patterning and morphogenesis of the inner ear epithelium. *Development.* 2007;134: 3615–3625.

91. Hertzano R et al. Transcription profiling of inner ears from Pou4f3(ddl/ddl) identifies Gfi1 as a target of the Pou4f3 deafness gene. *Hum Mol Genet.* 2004;13:2143–2153.

92. Hertzano R et al. CD44 is a marker for the outer pillar cells in the early postnatal mouse inner ear. *J Assoc Res Otolaryngol.* 2010;11:407–418.

93. Hilgert N et al. Forty-six genes causing nonsyndromic hearing impairment: which ones should be analyzed in DNA diagnostics? *Mutat Res.* 2009a;681:189–196.

94. Hilgert N et al. Function and expression pattern of nonsyndromic deafness genes. *Curr Mol Med.* 2009b;9:546–564.

95. Hilgert N et al. A splice-site mutation and overexpression of MYO6 cause a similar phenotype in two families with autosomal dominant hearing loss. *Eur J Hum Genet.* 2008;16:593–602.

96. Holme RH et al. Elongation of hair cell stereocilia is defective in the mouse mutant whirler. *J Comp Neurol.* 2002;450:94–102.

97. Hulander M et al. Lack of pendrin expression leads to deafness and expansion of the endolymphatic compartment in inner ears of Foxi1 null mutant mice. *Development.* 2003;130:2013–2025.

98. Hume CR, Dodd J. Cwnt-8C: a novel Wnt gene with a potential role in primitive streak formation and hindbrain organization. *Development.* 1993;119:1147–1160.

99. Hwang CH et al. Role of bone morphogenetic proteins on cochlear hair cell formation: analyses of Noggin and Bmp2 mutant mice. *Dev Dyn.* 2010;239:505–513.

100. Hwang CH et al. Foxg1 is required for proper separation and formation of sensory cristae during inner ear development. *Dev Dyn.* 2009;238:2725–2734.

101. Ingham PW, McMahon AP: Hedgehog signaling in animal development: paradigms and principles. *Genes Dev.* 2001;15:3059–3087.

102. Jahan I et al. Neurod1 regulates survival and formation of connections in mouse ear and brain. *Cell Tissue Res.* 2010a;341:95–110.

103. Jahan I et al. Neurod1 suppresses hair cell differentiation in ear ganglia and regulates hair cell subtype development in the cochlea. *PLoS One.* 2010b;5:e11661.

104. Jayasena CS et al. Notch signaling augments the canonical Wnt pathway to specify the size of the otic placode. *Development.* 2008;135:2251–2261.

105. Jerome LA, Papaioannou VE: DiGeorge syndrome phenotype in mice mutant for the T-box gene, Tbx1. *Nat Genet.* 2001;27: 286–291.

106. Johnson KR et al. Mouse models of USH1C and DFNB18: phenotypic and molecular analyses of two new spontaneous mutations of the Ush1c gene. *Hum Mol Genet.* 2003;12:3075–3086.

107. Jones C, Chen P: Planar cell polarity signaling in vertebrates. *Bioessays.* 2007;29:120–132.

108. Jovine L et al. Sequence similarity between stereocilin and otoancorin points to a unified mechanism for mechanotransduction in the mammalian inner ear. *BMC Cell Biol.* 2002;3:28.

109. Kalatzis V et al. Eya1 expression in the developing ear and kidney: towards the understanding of the pathogenesis of Branchio-Oto-Renal (BOR) syndrome. *Dev Dyn.* 1998;213:486–499.

110. Kalay E et al. Mutations in the lipoma HMGIC fusion partner-like 5 (LHFPL5) gene cause autosomal recessive nonsyndromic hearing loss. *Hum Mutat.* 2006;27:633–639.

111. Kamada F et al. A novel KCNQ4 one-base deletion in a large pedigree with hearing loss: implication for the genotype-phenotype correlation. *J Hum Genet.* 2006;51:455–460.

112. Karis A et al. Transcription factor GATA-3 alters pathway selection of olivocochlear neurons and affects morphogenesis of the ear. *J Comp Neurol.* 2001;429:615–630.

113. Katayama K et al. Disorganized innervation and neuronal loss in the inner ear of Slitrk6-deficient mice. *PLoS One.* 2009;4:e7786.

114. Kelley MW: Regulation of cell fate in the sensory epithelia of the inner ear. *Nat Rev Neurosci.* 2006;7:837–849.

115. Kelley PM et al. Novel mutations in the connexin 26 gene (GJB2) that cause autosomal recessive (DFNB1) hearing loss. *Am J Hum Genet.* 1998;62:792–799.

116. Kersigo J et al. The role of sensory organs and the forebrain for the development of the craniofacial shape as revealed by Foxg1-cre mediated microRNA loss. *Genesis.* 2011;49:326–341.

117. Khaitlina SY: Functional specificity of actin isoforms. *Int Rev Cytol.* 2001;202:35–98.

118. Khanim F et al. WFS1/wolframin mutations, Wolfram syndrome, and associated diseases. *Hum Mutat.* 2001;17:357–367.

119. Kharkovets T et al. KCNQ4, a K+ channel mutated in a form of dominant deafness, is expressed in the inner ear and the central auditory pathway. *Proc Natl Acad Sci USA.* 2000;97:4333–4338.

120. Kiernan AE et al. The Notch ligand Jagged1 is required for inner ear sensory development. *Proc Natl Acad Sci USA.* 2001;98:3873–3878.

121. Kiernan AE et al. Sox2 is required for sensory organ development in the mammalian inner ear. *Nature.* 2005;434:1031–1035.

122. Kiernan AE et al. The Notch ligand JAG1 is required for sensory progenitor development in the mammalian inner ear. *PLoS Genet* 2:e4, 2006.

123. Kil SH et al. Distinct roles for hindbrain and paraxial mesoderm in the induction and patterning of the inner ear revealed by a study of vitamin-A–deficient quail. *Dev Biol.* 2005;285:252–271.

124. Kim WY et al. NeuroD-null mice are deaf due to a severe loss of the inner ear sensory neurons during development. *Development.* 2001;128:417–426.

125. King KA et al. SLC26A4 genotype, but not cochlear radiologic structure, is correlated with hearing loss in ears with an enlarged vestibular aqueduct. *Laryngoscope.* 2010;120:384–389.

126. Kirjavainen A et al. Prox1 interacts with Atoh1 and Gfi1, and regulates cellular differentiation in the inner ear sensory epithelia. *Dev Biol.* 2008;322:33–45.

127. Kitajiri S et al. A novel mutation at the DFNA36 hearing loss locus reveals a critical function and potential genotype-phenotype correlation for amino acid-572 of TMC1. *Clin Genet.* 2007;71: 148–152.

128. Kochhar A et al. Branchio-oto-renal syndrome. *Am J Med Genet Part A.* 2007;143A:1671–1678.

129. Kommareddi PK et al. Cochlin isoforms and their interaction with CTL2 (SLC44A2) in the inner ear. *J Assoc Res Otolaryngol.* 2007;8:435–446.

130. Kubisch C et al. KCNQ4, a novel potassium channel expressed in sensory outer hair cells, is mutated in dominant deafness. *Cell.* 1999;96:437–446.

131. Kurima K et al. Dominant and recessive deafness caused by mutations of a novel gene, TMC1, required for cochlear hair-cell function. *Nat Genet.* 2002;30:277–284.

132. Ladher RK et al. FGF8 initiates inner ear induction in chick and mouse. *Genes Dev.* 2005;19:603–613.

133. Lalwani AK et al. A new locus for nonsyndromic hereditary hearing impairment, DFNA17, maps to chromosome 22 and represents a gene for cochleosaccular degeneration. *Am J Hum Genet.* 1999;64:318–323.

134. Lanford PJ et al. Notch signalling pathway mediates hair cell development in mammalian cochlea. *Nat Genet.* 1999;21:289–292.

135. Lanford PJ et al. Expression of Math1 and HES5 in the cochleae of wildtype and Jag2 mutant mice. *J Assoc Res Otolaryngol.*

2000;1:161–171.

136. Larsen W, ed. *Human Embryology*. Philadelphia, PA: Churchill Livingstone; 2001:548.

137. Lautermann J et al. Expression of the gap-junction connexins 26 and 30 in the rat cochlea. *Cell Tissue Res.* 1998;294:415–420.

138. Lee KJ, Jessell TM: The specification of dorsal cell fates in the vertebrate central nervous system. *Annu Rev Neurosci.* 1999;22:261–294.

139. Legan PK et al. The mouse tectorins. Modular matrix proteins of the inner ear homologous to components of the sperm-egg adhesion system. *J Biol Chem* 272:8791–8801,1997.

140. Lerer I et al. A deletion mutation in GJB6 cooperating with a GJB2 mutation in trans in non-syndromic deafness: A novel founder mutation in Ashkenazi Jews. *Hum Mutat.* 2001;18:460.

141. Li S et al. Hearing loss caused by progressive degeneration of cochlear hair cells in mice deficient for the Barhl1 homeobox gene. *Development.* 2002;129:3523–3532.

142. Liburd N et al. Novel mutations of MYO15A associated with profound deafness in consanguineous families and moderately severe hearing loss in a patient with Smith-Magenis syndrome. *Hum Genet.* 2001;109:535–541.

143. Liem KF, Jr. et al. Dorsal differentiation of neural plate cells induced by BMP-mediated signals from epidermal ectoderm. *Cell.* 1995;82:969–979.

144. Lillevali K et al. Gata3 is required for early morphogenesis and Fgf10 expression during otic development. *Mech Dev.* 2006;123:415–429.

145. Lin Z et al. Gbx2 is required for the morphogenesis of the mouse inner ear: a downstream candidate of hindbrain signaling. *Development.* 2005;132:2309–2318.

146. Liu M et al. Essential role of BETA2/NeuroD1 in development of the vestibular and auditory systems. *Genes Dev.* 2000;14:2839–2854.

147. Liu XZ et al. Prestin, a cochlear motor protein, is defective in non-syndromic hearing loss. *Hum Mol Genet.* 2003;12:1155–1162.

148. Longo-Guess CM et al. Targeted knockout and lacZ reporter expression of the mouse Tmhs deafness gene and characterization of the hscy-2J mutation. *Mamm Genome.* 2007;18:646–656.

149. Lopez-Bigas N et al. Connexin 31 (GJB3) is expressed in the peripheral and auditory nerves and causes neuropathy and hearing impairment. *Hum Mol Genet.* 2001;10:947–952.

150. Louvi A, Artavanis-Tsakonas S: Notch signalling in vertebrate neural development. *Nat Rev Neurosci.* 2006;7:93–102.

151. Lynch ED et al. Nonsyndromic deafness DFNA1 associated with mutation of a human homolog of the *Drosophila* gene diaphanous. *Science.* 1997;278:1315–1318.

152. Ma Q et al. Neurogenin 1 null mutant ears develop fewer, morphologically normal hair cells in smaller sensory epithelia devoid of innervation. *J Assoc Res Otolaryngol.* 2000;1:129–143.

153. Ma Q et al. Neurogenin1 is essential for the determination of neuronal precursors for proximal cranial sensory ganglia. *Neuron.* 1998;20:469–482.

154. Mak AC et al. Differential and overlapping expression pattern of SOX2 and SOX9 in inner ear development. *Gene Expr Patterns.* 2009;9:444–453.

155. Mansour SL et al. Mice homozygous for a targeted disruption of the proto-oncogene int-2 have developmental defects in the tail and inner ear. *Development.* 1993;117:13–28.

156. Mantela J et al. The retinoblastoma gene pathway regulates the post-mitotic state of hair cells of the mouse inner ear. *Development.* 2005;132:2377–2388.

157. Marcotti W et al. Tmc1 is necessary for normal functional maturation and survival of inner and outer hair cells in the mouse cochlea. *J Physiol.* 2006;574:677–698.

158. Mark M et al. Two rhombomeres are altered in Hoxa-1 mutant mice. *Development.* 1993;119:319–338.

159. Martin P et al. High mutation detection rate in the COL4A5 collagen gene in suspected Alport syndrome using PCR and direct DNA sequencing. *J Am Soc Nephrol.* 1998;9:2291–2301.

160. Matei V et al. Smaller inner ear sensory epithelia in Neurog 1 null mice are related to earlier hair cell cycle exit. *Dev Dyn.* 2005;234:633–650.

161. Mburu P et al. Defects in whirlin, a PDZ domain molecule involved in stereocilia elongation, cause deafness in the whirler mouse and families with DFNB31. *Nat Genet.* 2003;34:421–428.

162. McGuirt WT et al. Mutations in COL11A2 cause non-syndromic hearing loss (DFNA13). *Nat Genet.* 1999;23:413–419.

163. Merlo GR et al. The Dlx5 homeobox gene is essential for vestibular morphogenesis in the mouse embryo through a BMP4-mediated pathway. *Dev Biol.* 2002;248:157–169.

164. Mhatre AN et al. Cloning and developmental expression of non-muscle myosin IIA (Myh9) in the mammalian inner ear. *J Neurosci Res.* 2004;76:296–305.

165. Milo M et al. Genomic analysis of the function of the transcription factor gata3 during development of the mammalian inner ear. *PLoS One.* 2009;4:e7144,.

166. Minowa O et al. Altered cochlear fibrocytes in a mouse model of DFN3 nonsyndromic deafness. *Science.* 1999;285:1408–1411.

167. Mitchem KL et al. Mutation of the novel gene Tmie results in sensory cell defects in the inner ear of spinner, a mouse model of human hearing loss DFNB6. *Hum Mol Genet.* 2002;11:1887–1898.

168. Mochizuki T et al. Identification of mutations in the alpha 3(IV) and alpha 4(IV) collagen genes in autosomal recessive Alport syndrome. *Nat Genet.* 1994;8:77–81.

169. Montcouquiol M et al. Detection of planar polarity proteins in mammalian cochlea. *Methods Mol Biol.* 2008;468:207–219.

170. Morrison A et al. Expression of Delta1 and Serrate1 (Jagged1) in the mouse inner ear. *Mech Dev.* 1999;84:169–172.

171. Morsli H et al. Development of the mouse inner ear and origin of its sensory organs. *J Neurosci.* 1998;18:3327–3335.

172. Morsli H et al. Otx1 and Otx2 activities are required for the normal development of the mouse inner ear. *Development.* 1999;126:2335–2343.

173. Muller M et al. A physiological place-frequency map of the cochlea in the CBA/J mouse. *Hear Res.* 2005;202:63–73.

174. Mustapha M et al. An alpha-tectorin gene defect causes a newly identified autosomal recessive form of sensorineural pre-lingual non-syndromic deafness, DFNB21. *Hum Mol Genet.* 1999;8:409–412.

175. Naz S et al. Mutations in a novel gene, TMIE, are associated with hearing loss linked to the DFNB6 locus. *Am J Hum Genet.* 2002;71:632–636.

176. Naz S et al. Mutations of ESPN cause autosomal recessive deafness and vestibular dysfunction. *J Med Genet.* 2004;41:591–595.

177. Neyroud N et al. A novel mutation in the potassium channel gene KVLQT1 causes the Jervell and Lange-Nielsen cardioauditory syndrome. *Nat Genet.* 1997;15:186–189.

178. Nichols DH et al. Lmx1a is required for segregation of sensory epithelia and normal ear histogenesis and morphogenesis. *Cell Tissue Res.* 2008;334:339–358.

179. Oh SH et al. Differential expression of bone morphogenetic proteins in the developing vestibular and auditory sensory organs. *J Neurosci.* 1996;16:6463–6475.

180. Ohyama T et al. BMP signaling is necessary for patterning the sensory and nonsensory regions of the developing mammalian cochlea. *J Neurosci.* 2010;30:15044–15051.

181. Ohyama T, Groves AK: Expression of mouse Foxi class genes in early craniofacial development. *Dev Dyn.* 2004;231:640–646.

182. Ohyama T et al. Wnt signals mediate a fate decision between otic placode and epidermis. *Development.* 2006;133:865–875.

183. Oshima K et al. Mechanosensitive hair cell-like cells from embryonic and induced pluripotent stem cells. *Cell.* 2010a;141:704–716.

184. Oshima K et al. Curing hearing loss: Patient expectations, health care practitioners, and basic science. *J Commun Disord.* 2010b;43:311–318.

185. Ouyang XM et al. Mutations in the alternatively spliced exons of USH1C cause non-syndromic recessive deafness. *Hum Genet.* 2002;111:26–30.

186. Ozaki H et al. Six1 controls patterning of the mouse otic vesicle. *Development.* 2004;131:551–562.

187. Pan N et al. Conditional deletion of Atoh1 using Pax2-Cre results in viable mice without differentiated cochlear hair cells that have lost most of the organ of Corti. *Hear Res.* 2011;275:16–26.

188. Pan W et al. Notch signaling is required for the generation of hair cells and supporting cells in the mammalian inner ear. *Proc Natl Acad Sci USA.* 2010;107:15798–15803.

189. Pasqualetto E et al. Expression, purification and characterisation of the C-terminal STAS domain of the SLC26 anion transporter prestin. *Protein Expr Purif.* 2008;58:249–256.

190. Patten I, Placzek M: Opponent activities of Shh and BMP signaling during floor plate induction in vivo. *Curr Biol.* 2002;12:47–52.

191. Pauley S et al. Stem cells and molecular strategies to restore hear-

ing. *Panminerva Med.* 2008;50:41–53.

192. Pauley S et al. Foxg1 is required for morphogenesis and histogenesis of the mammalian inner ear. *Dev Dyn.* 2006;235:2470–2482.

193. Pauley S et al. Expression and function of FGF10 in mammalian inner ear development. *Dev Dyn.* 2003;227:203–215.

194. Pecci A et al. Position of non-muscle myosin heavy chain IIA (NMMHC-IIA) mutations predicts the natural history of MYH9-related disease. *Hum Mutat.* 2008;29:409–417.

195. Peters LM et al. Mutation of a transcription factor, TFCP2L3, causes progressive autosomal dominant hearing loss, DFNA28. *Hum Mol Genet.* 2002;11:2877–2885.

196. Phelps PD et al. The ear deformities in mandibulofacial dysostosis (Treacher Collins syndrome). *Clin Otolaryngol Allied Sci.* 1981;6:15–28.

197. Phippard D et al. The sex-linked fidget mutation abolishes Brn4/Pou3f4 gene expression in the embryonic inner ear. *Hum Mol Genet.* 2000;9:79–85.

198. Phippard D et al. Changes in the subcellular localization of the Brn4 gene product precede mesenchymal remodeling of the otic capsule. *Hear Res.* 1998;120:77–85.

199. Phippard D et al. Targeted mutagenesis of the POU-domain gene Brn4/Pou3f4 causes developmental defects in the inner ear. *J Neurosci.* 1999;19:5980–5989.

200. Pingault V et al. Review and update of mutations causing Waardenburg syndrome. *Hum Mutat.* 2010;31:391–406.

201. Pirvola U et al. FGF/FGFR-2(IIIb) signaling is essential for inner ear morphogenesis. *J Neurosci.* 2000;20:6125–6134.

202. Pirvola U et al. Fgf9 signaling regulates inner ear morphogenesis through epithelial-mesenchymal interactions. *Dev Biol.* 2004;273:350–360.

203. Probst FJ et al. Correction of deafness in shaker-2 mice by an unconventional myosin in a BAC transgene. *Science.* 1998;280:1444–1447.

204. Prosser HM et al. Mosaic complementation demonstrates a regulatory role for myosin VIIa in actin dynamics of stereocilia. *Mol Cell Biol.* 2008;28:1702–1712.

205. Raft S et al. Cross-regulation of Ngn1 and Math1 coordinates the production of neurons and sensory hair cells during inner ear development. *Development.* 2007;134:4405–4415.

206. Raft S et al. Suppression of neural fate and control of inner ear morphogenesis by Tbx1. *Development.* 2004;131:1801–1812.

207. Rehm HL et al. Vascular defects and sensorineural deafness in a mouse model of Norrie disease. *J Neurosci.* 2002;22:4286–4292.

208. Reiners J et al. Scaffold protein harmonin (USH1C) provides molecular links between Usher syndrome type 1 and type 2. *Hum Mol Genet.* 2005;14:3933–3943.

209. Rhodes CR et al. A Myo7a mutation cosegregates with stereocilia defects and low-frequency hearing impairment. *Mamm Genome.* 2004;15:686–697.

210. Riccomagno MM et al. Specification of the mammalian cochlea is dependent on Sonic hedgehog. *Genes Dev.* 2002;16:2365–2378.

211. Riccomagno MM et al. Wnt-dependent regulation of inner ear morphogenesis is balanced by the opposing and supporting roles of Shh. *Genes Dev.* 2005;19:1612–1623.

212. Robertson CM et al. High prevalence of sensorineural hearing loss among survivors of neonatal congenital diaphragmatic hernia. Western Canadian ECMO Follow-up Group. *Am J Otol.* 1998;19:730–736.

213. Robledo RF, Lufkin T: Dlx5 and Dlx6 homeobox genes are required for specification of the mammalian vestibular apparatus. *Genesis.* 2006;44:425–437.

214. Robledo RF et al. The Dlx5 and Dlx6 homeobox genes are essential for craniofacial, axial, and appendicular skeletal development. *Genes Dev.* 2002;16:1089–1101.

215. Rodriguez-Ballesteros M et al. Auditory neuropathy in patients carrying mutations in the otoferlin gene (OTOF). *Hum Mutat.* 2003;22:451–456.

216. Ross CA, Tabrizi SJ: Huntington's disease: from molecular pathogenesis to clinical treatment. *Lancet Neurol.* 2011;10:83–98.

217. Roux I et al. Otoferlin, defective in a human deafness form, is essential for exocytosis at the auditory ribbon synapse. *Cell.* 2006;127:277–289.

218. Ruf RG et al. A gene locus for branchio-otic syndrome maps to chromosome 14q21.3-q24.3. *J Med Genet.* 2003;40:515–519.

219. Rzadzinska AK et al. An actin molecular treadmill and myosins maintain stereocilia functional architecture and self-renewal. *J Cell Biol.* 2004;164:887–897.

220. Salminen M et al. Netrin 1 is required for semicircular canal formation in the mouse inner ear. *Development.* 2000;127:13–22.

221. Satoh T, Fekete DM: Clonal analysis of the relationships between mechanosensory cells and the neurons that innervate them in the chicken ear. *Development.* 2005;132:1687–1697.

222. Schneider ME et al. A new compartment at stereocilia tips defined by spatial and temporal patterns of myosin IIIa expression. *J Neurosci.* 2006;26:10243–10252.

223. Schoenwolf GC, et al. *Larsen's Human Embryology.* Philadelphia, PA: Churchill Livingstone Elsevier; 2009:687.

224. Schulze-Bahr E et al. Autosomal recessive long-QT syndrome (Jervell Lange-Nielsen syndrome) is genetically heterogeneous. *Hum Genet.* 1997;100:573–576.

225. Sciarretta C et al. PLCgamma-activated signalling is essential for TrkB mediated sensory neuron structural plasticity. *BMC Dev Biol.* 2010;10:103.

226. Sekerkova G et al. Espins and the actin cytoskeleton of hair cell stereocilia and sensory cell microvilli. *Cell Mol Life Sci.* 2006;63:2329–2341.

227. Self T et al. Role of myosin VI in the differentiation of cochlear hair cells. *Dev Biol.* 1999;214:331–341.

228. Shim K et al. Sprouty2, a mouse deafness gene, regulates cell fate decisions in the auditory sensory epithelium by antagonizing FGF signaling. *Dev Cell.* 2005;8:553–564.

229. Siemens J et al. Cadherin 23 is a component of the tip link in hair-cell stereocilia. *Nature.* 2004;428:950–955.

230. Singh R, Wangemann P: Free radical stress-mediated loss of Kcnj10 protein expression in stria vascularis contributes to deafness in Pendred syndrome mouse model. *Am J Physiol Renal Physiol.* 2008;294:F139–F148.

231. Smith R, Van Camp G. Hereditary Hearing Loss homepage, accessible at http://hereditaryhearingloss.org. 2011.

232. Smith RJ et al. Clinical diagnosis of the Usher syndromes. Usher Syndrome Consortium. *Am J Med Genet.* 1994;50:32–38.

233. Sollner C et al. Mutations in cadherin 23 affect tip links in zebrafish sensory hair cells. *Nature.* 2004;428:955–959.

234. Streit A: The preplacodal region: an ectodermal domain with multipotential progenitors that contribute to sense organs and cranial sensory ganglia. *Int J Dev Biol.* 2007;51:447–461.

235. Suzuki ST: Recent progress in protocadherin research. *Exp Cell Res.* 2000;261:13–18.

236. Swiatek PJ et al. Notch1 is essential for post-implantation development in mice. *Genes Dev.* 1994;8:707–719.

237. Tamagawa Y et al. Clinical presentation of DFNA11 (MYO7A). *Adv Otorhinolaryngol.* 2002;61:79–84.

238. Tessarollo L et al. NT-3 replacement with brain-derived neurotrophic factor redirects vestibular nerve fibers to the cochlea. *J Neurosci.* 2004;24:2575–2584.

239. Toriello HV et al., eds. *Hereditary Hearing Loss and Its Syndromes.* New York: Oxford University Press; 2004:502.

240. Torres M et al. Pax2 contributes to inner ear patterning and optic nerve trajectory. *Development.* 1996;122:3381–3391.

241. Trowe MO et al. Loss of Sox9 in the periotic mesenchyme affects mesenchymal expansion and differentiation, and epithelial morphogenesis during cochlea development in the mouse. *Dev Biol.* 2010;342:51–62.

242. Tyson J et al. IsK and KvLQT1: mutation in either of the two subunits of the slow component of the delayed rectifier potassium channel can cause Jervell and Lange-Nielsen syndrome. *Hum Mol Genet.* 1997;6:2179–2185.

243. Urness LD et al. FGF signaling regulates otic placode induction and refinement by controlling both ectodermal target genes and hindbrain Wnt8a. *Dev Biol.* 2010;340:595–604.

244. Vahava O et al. Mutation in transcription factor POU4F3 associated with inherited progressive hearing loss in humans. *Science.* 1998;279:1950–1954.

245. Van Esch H et al. GATA3 haplo-insufficiency causes human HDR syndrome. *Nature.* 2000;406:419–422.

246. Verpy E et al. A defect in harmonin, a PDZ domain-containing protein expressed in the inner ear sensory hair cells, underlies Usher syndrome type 1C. *Nat Genet.* 2000;26:51–55.

247. Verpy E et al. Mutations in a new gene encoding a protein of the hair bundle cause non-syndromic deafness at the DFNB16 locus.

Nat Genet. 2001;29:345–349.

248. Vitelli F et al. TBX1 is required for inner ear morphogenesis. *Hum Mol Genet.* 2003;12:2041–2048.

249. Vreugde S et al. Beethoven, a mouse model for dominant, progressive hearing loss DFNA36. *Nat Genet.* 2002;30:257–258.

250. Wallis D et al. The zinc finger transcription factor Gfi1, implicated in lymphomagenesis, is required for inner ear hair cell differentiation and survival. *Development.* 2003;130:221–232.

251. Walsh T et al. From flies' eyes to our ears: mutations in a human class III myosin cause progressive nonsyndromic hearing loss DFNB30. *Proc Natl Acad Sci USA.* 2002;99:7518–7523.

252. Wang J et al. Regulation of polarized extension and planar cell polarity in the cochlea by the vertebrate PCP pathway. *Nat Genet.* 2005;37:980–985.

253. Wang W et al. Hmx2 homeobox gene control of murine vestibular morphogenesis. *Development.* 2001;128:5017–5029.

254. Wang W et al. Hmx2 and Hmx3 homeobox genes direct development of the murine inner ear and hypothalamus and can be functionally replaced by Drosophila Hmx. *Dev Cell.* 2004;7:439–453.

255. Wang W, Lufkin T. Hmx homeobox gene function in inner ear and nervous system cell-type specification and development. *Exp Cell Res.* 2005;306:373–379.

256. Wayne S et al. Mutations in the transcriptional activator EYA4 cause late-onset deafness at the DFNA10 locus. *Hum Mol Genet.* 2001;10:195–200.

257. Wilcox ER et al. Mutations in the gene encoding tight junction claudin-14 cause autosomal recessive deafness DFNB29. *Cell.* 2001;104:165–172.

258. Williams CK et al. Up-regulation of the Notch ligand Delta-like 4 inhibits VEGF-induced endothelial cell function. *Blood.* 2006;107:931–939.

259. Wilson SM et al. Mutations in Cdh23 cause nonsyndromic hearing loss in waltzer mice. *Genomics.* 2001;74:228–233.

260. Woo K, Fraser SE: Specification of the hindbrain fate in the zebrafish. *Dev Biol.* 1998;197:283–296.

261. Wright TJ et al. Mouse FGF15 is the ortholog of human and chick FGF19, but is not uniquely required for otic induction. *Dev Biol.* 2004;269:264–275.

262. Wright TJ, Mansour SL: Fgf3 and Fgf10 are required for mouse otic placode induction. *Development.* 2003;130:3379–3390.

263. Wu DK et al. Axial specification for sensory organs versus non-sensory structures of the chicken inner ear. *Development.* 1998;125:11–20.

264. Wu DK, Oh SH: Sensory organ generation in the chick inner ear. *J Neurosci.* 1996;16:6454–6462.

265. Xia JH et al. Mutations in the gene encoding gap junction protein beta-3 associated with autosomal dominant hearing impairment. *Nat Genet.* 1998;20:370–373.

266. Xiang M et al. Requirement for Brn-3c in maturation and survival, but not in fate determination of inner ear hair cells. *Development.*

1998;125:3935–3946.

267. Xiang M et al. Brn3c null mutant mice show long-term, incomplete retention of some afferent inner ear innervation. *BMC Neurosci.* 2003;4:2.

268. Xu PX et al. Eya1-deficient mice lack ears and kidneys and show abnormal apoptosis of organ primordia. *Nat Genet.* 1998;23: 113–117.

269. Xu PX et al. Mouse Eya homologues of the *Drosophila* eyes absent gene require Pax6 for expression in lens and nasal placode. *Development.* 1997;124:219–231.

270. Yamamoto N et al. Myosin II regulates extension, growth and patterning in the mammalian cochlear duct. *Development.* 2009;136: 1977–1986.

271. Yamamoto N et al. Inhibition of Notch/RBP-J signaling induces hair cell formation in neonate mouse cochleas. *J Mol Med.* 2006;84:37–45.

272. Yan D, Liu XZ: Genetics and pathological mechanisms of Usher syndrome. *J Hum Genet.* 2010;55:327–335.

273. Yang T et al. Transcriptional control of SLC26A4 is involved in Pendred syndrome and nonsyndromic enlargement of vestibular aqueduct (DFNB4). *Am J Hum Genet.* 2007;80:1055–1063.

274. Yasunaga S et al. A mutation in OTOF, encoding otoferlin, a FER-1-like protein, causes DFNB9, a nonsyndromic form of deafness. *Nat Genet.* 1999;21:363–369.

275. Yoshino T et al. Distribution of pendrin in the organ of Corti of mice observed by electron immunomicroscopy. *Eur Arch Otorhinolaryngol.* 2006;263:699–704.

276. Zhao X, Duester G. Effect of retinoic acid signaling on Wnt/beta-catenin and FGF signaling during body axis extension. *Gene Expr Patterns.* 2009;9:430–435.

277. Zheng W et al. The role of Six1 in mammalian auditory system development. *Development.* 2003;130:3989–4000.

278. Zhu M et al. Mutations in the gamma-actin gene (ACTG1) are associated with dominant progressive deafness (DFNA20/26). *Am J Hum Genet.* 2003;73:1082–1091.

279. Zine A et al. Hes1 and Hes5 activities are required for the normal development of the hair cells in the mammalian inner ear. *J Neurosci.* 2001;21:4712–4720.

280. Zou D et al. Eya1 gene dosage critically affects the development of sensory epithelia in the mammalian inner ear. *Hum Mol Genet.* 2008;17:3340–3356.

281. Zou D et al. Eya1 and Six1 are essential for early steps of sensory neurogenesis in mammalian cranial placodes. *Development.* 2004;131:5561–5572.

282. Zou D et al. Eya1 regulates the growth of otic epithelium and interacts with Pax2 during the development of all sensory areas in the inner ear. *Dev Biol.* 2006;298:430–441.

283. Zwaenepoel I et al. Otoancorin, an inner ear protein restricted to the interface between the apical surface of sensory epithelia and their overlying acellular gels, is defective in autosomal recessive deafness DFNB22. *Proc Natl Acad Sci USA.* 2002;99:6240–6245.

（杨华　校）

第 4 章

获得性听力损失中基因和环境的相互作用
GENE/ENVIRONMENT INTERACTIONS IN ACQUIRED HEARING LOSS

Kevin K. Ohlemiller　著
王琦,张秋静,赵立东,袁涛,高儒真,曾祥丽　译

引言

在更新本卷内容时,我们第一次将可能导致获得性听力损失的基因或等位基因的问题提出来讨论正是时机。在过去 10 年里,有大量的研究探寻遗传因素与噪声、耳毒性物质、衰老、突发性感音神经性听力损失及其相互作用导致的耳蜗损伤的关系。这些研究大多集中在与动物研究相关的基因和等位基因上,还有一些研究揭示了与动物研究中预测到的基因种类的关联。动物研究形成了假说和预测,并且丰富了对颞骨的认识,如内耳细胞之间的相互依赖关系对功能和生存的影响;而人类的基因学研究是在动物研究的基础上发展起来的。因此,我们在这一章比其他章节展示了更多的动物实验结果也就不足为奇了。

使用动物模型的假设

使用动物模型的基本假设是:其内耳功能及其障碍与人类非常相似,可以推断出一般原理。动物研究已经揭示了哪些病理及机制可以导致获得性听力损失。例如,在某些动物模型中,毛细胞的缺失可以合理地解释噪声引起的永久性阈移(permanent threshold shifs,PTS)。然而,在其他动物模型中,非致死性的毛细胞损伤(特别是静纤毛束的损伤)可以最好的解释永久性阈移(permanent threshold shifs,PTS)。人类和动物的

毛细胞(特别是外毛细胞)都容易受到损伤——这正好可以解释大多数噪声性听力损失和药物性听力损失。然而,也会有一些个体或危险因素的暴露主要导致神经元和/或耳蜗外侧壁结构的损伤而加重听力损失。为了明确这种听力损失发生的时间及机制,我们需要应用动物模型。更重要的是,我们需要对人类和动物的内耳进行更多详细的检查,以全面了解人耳蜗损伤的潜在范围,以及哪种动物模型能最好地再现哪种损伤。这幅图的复杂程度可能来自对小鼠的研究,其中不同的近交系表现出广泛的变异,不仅在噪声和年龄相关的听力损失方面,而且在其细胞分布方面[183,185,190]。因此,任何的物种,动物或是人类,都不存在单一的原型。动物模型揭示了哪些相关性是可能的;而人类的颞骨研究揭示了哪些是与人类最为相关的。

使用动物模型研究人类听力是基于动物和人类在听力和听力损失方面的基因有广泛的重叠的假设。实际上,应用小鼠已经可以成功地预测和鉴定与人类听力损失相关的基因,取得了令人惊叹的成果[239]。我们会看到,小鼠也将被成功的用于分离与人类获得性听力损失相关的基因[78]。这些努力得到了回报,因为人类和其他哺乳动物在基因工作方式上有着高度同源性。这种同源性往往延伸到功能"瓶颈"的位置,也就是在进化过程没有提供"备份"的关键功能。然而,我们现在通过少量人类基因变异所能解释的听力损失,与全部可能与遗传因素相关的听力

损失之间仍然存在着差距。通过对近交系小鼠和大鼠基因库进行更深层次的"探测"，可以鉴定更多微效应的基因座位。由此可以推测，导致人类和动物听力损失的常见基因变异仍有大量重叠未被开发。这一探索将产生什么样的结果尚未可知。但令人惊讶的是，几乎很少近交品系和基因变异进行了非常细致的研究和探索。

人类与动物模型的差异

不同哺乳动物在内耳结构上存在显著差异，例如整体长度、转数、其基底膜在不同位置的大小等[174]。这些差异所影响的主要功能涉及频率范围、频率图密度（octaves/mm）、单位长度的功耗。对于像小鼠这样可聆听和发出超声波的物种，其宏观和微观听觉机制是否与人类耳蜗足够接近使其能够成为一个很好的动物模型，已经成为人们关注的问题。除了某些蝙蝠耳蜗特有的声凹外，几乎没有证据表明聆听超声波的耳蜗不适合作为研究人类耳蜗的模型，也没有证据表明音频刺激和超声波刺激的声处理方式不同。一个显著的差异可能是在刺激期通过动作电位的"锁相"功能对接近其自身最佳频率的刺激做出反应的耳蜗初级神经元所占比例的不同。大量动物实验发现，1~2kHz以上频率的锁相特性呈递减趋势[195]。因此，在具有良好中-低频听力的人类和动物中，大部分频率可以通过锁相特性和神经元放电速率来编码。而小鼠或其他啮齿类动物对低于5kHz的频率有反应的神经元较少[267]，因此其锁相机制并不能代表一个显著的声音编码方案。值得注意的是，与其他种属相比，在通过锁相特征对一系列频率进行反应时，小鼠耳蜗神经元会调节至更低的临界频率。因此，小鼠在接受低频刺激时无需使用锁相机制，但这不表示其耳蜗已丧失此功能。

哺乳动物的耳蜗基底转和顶转之间有细微的差异。这种差异体现在空间分布上的渐进变化和突然变化。沿着耳蜗螺旋轴发生的渐进变化包括，细胞大小（尤其是外毛细胞和柱细胞），Corti器和螺旋韧带内不同细胞类型的比例，以及Corti器、盖膜和侧壁的大小[251,253,257]。人们逐渐认识到螺旋神经节细胞中离子通道类型也存在空间渐变，并与其最佳频率有时间上的匹配[38]。

间断的变化包括，Henson条纹（基底部盖膜的特有结构）的出现和Corti器中Boettcher细胞的出现。因此特定动物模型的耳蜗具体部位与人类耳蜗相应结构的对比变得非常重要。小鼠耳蜗的底部与人类耳蜗的底部是否相似？还是人类的整个耳蜗更类似于小鼠耳蜗的顶转呢？一个不变的现象似乎是：小鼠和其他动物的耳蜗基底部高度脆弱，人类耳蜗基底转存在同样问题。

由于代谢率和解毒机制活性的不同，耳毒性物质和治疗药物在不同种属间的效果有很大差异。显著的例子是卡铂仅在南美洲栗鼠中选择性的损伤耳蜗内毛细胞（inner hair cells，IHCs）[273]，而在小鼠中，要彻底地摧毁耳蜗毛细胞则需要几乎致死剂量的氨基糖苷类药物或铂化合物[205,310]。

毛细胞和神经元损伤在不同种属间的差异

虽然外毛细胞（outer hair cells，OHCs）普遍比内毛细胞（IHCs）更易受到噪声或耳毒性物质的损伤，外毛细胞的损伤和永久性阈移（permanent threshold shift，PTS）之间对应关系却依赖于其在耳蜗上的位置和物种。例如，把CBA/CaJ小鼠（标准"正常听力"品系）暴露于亚临界值的噪声（不损伤网状板），该小鼠的毛细胞损伤部位主要位于耳蜗最基底的20%，很大程度上与噪声频带无关[297]。但是如果将小鼠暴露于高于临界水平的噪声，毛细胞的缺失和其他方面的损伤会发生显著的再分布，其损伤部位与噪声频带更加匹配。而大鼠和猫的毛细胞缺失更倾向于在基底部的50%[29,143]。豚鼠、南美栗鼠，也可能是人类——似乎更容易出现毛细胞缺失，而毛细胞缺失与应用的噪声频带的位置相对应[5,89]。对于那些PTS和外毛细胞损伤不能很好匹配的动物或情况，受累区域的畸变产物耳声发射却显示主动机械反应减弱，这很可能是静纤毛永久损伤的结果[297]。因此这些生物学差异似乎决定了受损的、功能异常的外毛细胞继续存活还是死亡。

在内毛细胞损伤以后，可以观察到放射状初级传入神经元的继发性损伤，其损伤的发生速率在很大程度上决定了如何挽救它们。事实上人类耳蜗神经元很独特，在骨性蜗螺旋管（Rosenthal's canal，罗森塔尔氏管）内的细胞体几乎完全没有髓鞘包绕，但这一点并没有得到足够的重视[194]。与其他动物相似，这些神经元的中枢和外周端都有髓鞘，人类的一些神经元经常形成簇，由一个胶质细胞包绕。细胞间和轴突与细胞体间的连接与此密切相关。前者表明神经元是电耦合的，而后者可能划分出一个在其他物种中不存在的传出反馈状态。人类神经元的分布与一系列的功能有关[76,146,286]。首先，这也许能解释人类神经元在毛细胞死亡的情况下仍能存活的惊人能力，因为失去了支配目标的神经元可以从相邻的神经元得到营养支持，甚至接受相邻神经元的电驱动。这些由电连接起来的神经元簇可构成"功能单元"，对信号载波或调制器的周期性做出同步响应。然而此种功能单元可能会表现出频率调节轻微衰减。有趣的是，缺乏CD45白细胞抗原的Ly5.1小鼠模型意外地复制了人类耳蜗神经元的许多独特解剖特征[116]，并可能为研究提供一个合适的动物模型。

不同种属间血管系统的差别

在不同物种之间，并没有报道显示耳蜗血管系统的主要特征存在差别。然而，种属之间一个重要的区别可能就是耳蜗基底膜在鼓阶面的一根血管，该血管被称为基底膜血管（vessel of the basilar membrane，VBM）。并不是所有成年哺乳动物都有VBM，甚至也不是所有灵长类动物都有VBM[7]。在人类，该血管可满足应激环境下Corti器代谢需求的重要意义可能在于，以低级哺乳动物耳蜗外侧壁为中心的血流研究对于解释人类的机制作用有限。螺旋韧带的血管极可能主要向Corti器提供代谢所需的物质。

细胞的损伤和保护机制

在这一章中，我们将讨论哪些基因有可能会导致获得性听力损失，而哪些基因实际上是已经被证实的。讨论的关键点是要考虑受环境影响的细胞以及影响的过程。外周性听力损失，先天性听力损失或是获得性听力损失，主要是细胞损伤过程。尽管对病理学家而言要确定一个人听力损失的原因很容易，但功能异常的细胞死亡的原因往往尚未明确。其中一个线索是，我们寻求的基因驱动过程主要是那些影响细胞内环境稳态和决定细胞死亡的过程。细胞必须控制一系列的变量，包括ATP、Ca^{2+}、K^+、Na^+、Cl^-等离子，还有pH、氧化还原电位（用以平衡电子供体和受体）。代谢性应激或是机械应力均可使这些可变因素超出其正常范围，其中氧化还原电位和细胞内Ca^{2+}水平可能是最为关键的。

氧化应激

有氧代谢的不断进化和真核细胞对线粒体的"进口"，让细胞能量消耗增加、机体体积增大、组织构造复杂化成为可能。氧的有用在于其可以打开碳-碳键和碳-氢键，这两种键可形成生物分子。但是这种能力也带来一个问题：在生物合成和能量产生过程中，需氧细胞使用氧自由基来切断碳-碳键和碳-氢键，但同时必须避免氧化细胞内DNA、蛋白、脂类。细胞已经进化出利用大量抗氧化机制来抵抗氧化攻击的能力，这些抗氧化剂要么通过催化反应来清除活性氧类（reactive oxygen species，ROS），要么充当诱饵。不可避免的是携带活性氧的分子（也被认为是ROS）"逃脱"预期反应或界限，使细胞总是处于某种程度的氧化攻击之下。而这种攻击会随着环境应激压力的增大不断升级。因此外源性的抗氧化剂在动物模型中可以拮抗噪声和耳毒性药物[137]，在小鼠中编码抗氧化剂蛋白的基因突变或消失将加剧耳蜗的损伤[181]。也就是说，抗氧化剂治疗往往仅有部分保护的功能，而抗氧化基因的失活将导致令人困惑和矛盾的结果[32]。这种情况可能是由于没有任何一个抗氧化剂可以针对所有的ROS，或到达所有必要的细胞结构。这也反映了氧化应激仅仅是杀死细胞进程的一部分，而且ROS也有有利的方面。因此，恢复一种自由基或者某个细胞器内平衡的治疗药物，可能在其他地方打破平衡。

钙离子失调

钙离子是细胞功能的关键调节因子。正常

情况下,Ca²⁺ 在细胞质、细胞外液中浓度非常低,所以其浓度微小的变化即可调节特殊功能,例如静纤毛传导,神经递质释放[24,120],以及基本功能例如细胞生长、分裂和死亡[130,148]。细胞质内可缓冲或结合钙离子的蛋白主要有钙调蛋白、钙结合蛋白、小清蛋白以及钙网膜蛋白[148,236]。钙离子失调可以导致细胞损伤和衰老相关的病理变化[33,258]。细胞内 Ca²⁺ 的来源之一是通过一系列 L 型或 T 型通道从细胞外获取[136]。两种通道蛋白在耳蜗毛细胞均有表达,通过使用两种钙离子通道的外源性阻断剂可以保护外毛细胞减轻噪声所致的永久性阈移(noise-induced permanent threshold shift,NIPTS)[240,289]。可以预测,那些编码钙依赖的细胞活动的基因可能是与听力损失有关的高风险基因,尽管尚无相关研究证实此假想。小鼠 Cdh23 基因位点能够修饰与钙相关的其他位点,如细胞膜 Ca²⁺-ATP 酶 2(Pmca2)[39],因此与小鼠 Cdh23ahl 等位基因相关的感觉性老年性病理[111]可能部分反映了钙失调。

炎症

如果要修复和部分恢复噪声损伤的耳蜗 Corti 器功能,需要重建耳蜗内的解剖边界并移除死亡细胞。驻留和非驻留巨噬细胞均有可能参与这一过程[1,61]。特别是 Deiters 细胞可能会吸收死亡过程中 OHC 的碎片。近期的研究[102,277]已经揭示单核巨噬细胞大规模内流,并且在一次破坏性暴露后约 7 天左右达到高峰。巨噬细胞可能在细胞因子例如 CCL2(MCP-1)、IL-6、IL-1β 和 TNFα 的引导下向螺旋韧带聚集[65,106,314],这些因子均在成纤维细胞表达。在耳蜗内部,可以引起这些细胞反应的刺激包括局部低氧/缺血、渗透压应激以及它们所附着的胶原支架所产生的张力的变化[84]。血管纹和韧带中的血管内皮细胞也可分泌趋化因子[242]。释放的趋化因子可通过自分泌或旁分泌的发生来促进细胞因子的释放[106,314],所起的作用也不仅仅是简单的募集吞噬细胞。侵袭性吞噬细胞主要进行死亡细胞残骸的移除,吞噬细胞最大程度的内流出现在螺旋韧带区域,这里也是噪声相关细胞死亡最为明显的区域[102,185,297]。但是,它们也可以执行其他修复功能,或通过旁观者效应造成伤害。可移动

的造血衍生细胞也可以作为祖细胞来代替损失的成纤维细胞[134],尽管还不清楚这种替代在功能上是否有意义。急性细胞因子释放和耳蜗巨噬细胞侵袭的敌我性质仍有待阐明。

外部应激所致的内部反应

应激可同时激活保护/修复机制和细胞死亡级联。保护和修复机制存在于系统水平(耳蜗传出)、细胞间水平(耳蜗细胞之间的旁分泌信号),以及亚细胞水平。一些胞内和胞间的分子级联反应似乎以明显不适应的方式竞争。这种竞争是否代表了进化学上的"微调",还是一种内在的混乱? 在这种混乱中,每个反应都被一个相反的反应平衡,从而使稳定最大化? 随着证据的积累,假定的因果链变得更像蜘蛛网,因此干预的最佳分子靶点变成了一个反复试验的问题。无论如何,先天性应激反应——以及调节这些反应的基因——可能在增加个体发生获得性听力损失风险方面发挥着重要作用。

来自热量限制的线索

一种被广泛研究的抗衰老方案是热量限制(caloric restriction,CR):也就是说,将正常的热量摄入量逐渐减少 10%~20%[244]。在不同物种,从苍蝇、蠕虫到人类,CR 可以延长寿命并减少衰老所致疾病,并且已经明确在动物中可以减缓年龄相关性听力损失的进展[196,248,266]。CR 带来益处的机制包括以下几点:新陈代谢减慢、免疫反应增强、ROS 生成减少、ROS 防御增强、整体抗应激能力增强、循环胰岛素水平降低、呼吸增加(伴有糖酵解减少)和循环甲状腺激素减少。在 CR 可以显著改变有活性的 350 多个小鼠基因中,至少有 29 个基因在长生存期的矮小品系 Snell 小鼠中被上调[166]。但是,这 29 个基因与长寿人群中上调的基因几乎没有重叠[118]。而且,不同的长寿小鼠品系中显示了上述特点的不同子集[93]。热量限制和长寿生物共同的最常见的基因谱和特征支持了这样的假说:增强抗应激能力是避免损伤和延缓衰老的关键。如果将基因决定的抗应激能力延伸至器官和组织,那么我们就可以预测,来自"抗应激"个体的多种细胞在受到有毒物质的刺激后,会表现出更高的存活率。Miller

等人[167]研究了皮肤成纤维细胞在过氧化氢或紫外线照射下的存活情况，以及随着时间的推移，在由四种不同基因品系杂交而成的小鼠中保持听力阈值的情况。一个显著的趋势是，随着年龄的增长保持最佳听力的小鼠具有最好的抗压力能力的成纤维细胞。这一规律似乎不太适用于与耳蜗特异性基因和进程相关的缺陷，但无论如何，它都为一种全新的实验方法奠定了基础，以确定"抗性基因"。

预处理现象

使用药物阻止 PTS 仅取得一定程度上的成功。这可能反映了外源性药物使复杂的内源性反馈回路失去平衡的趋势。另一种变通的方法可能来自预处理的发现，那就是使用轻度的应激刺激来激活内源性保护反应，从而对抗将来严重的应激。预处理可通过一种高度协调的方式激活多种内源性机制，从而获得明显的净效益。动物实验显示，耳蜗的预处理保护机制可通过以下方式激活：短暂体温升高（热应激）[315]、暴露中等强度的非损伤性噪声[21,177,316]、身体约束（可能涉及广泛的应激反应）[298]、轻度缺氧[67]，以及低剂量应用耳毒性制剂[55]。Canlon 等[22,270-272]认为糖皮质激素可以介导来自声音和身体约束所导致的保护作用，尽管实验数据绝大多数来源于暂时性阈移（temporary threshold shift，TTS）时的神经元损伤。当然低氧、热应激、大声等都不能立即转化为临床治疗方法，也未曾在人体上进行试验。尽管如此，其基本原理仍很有可能适用于人体。通过药理学上启动上游事件来模拟预处理刺激可能最终显示出相对于其他药物的临床优势。

细胞间与细胞内的信号级联反应

在细胞内存在许多与应激相关的分子信号级联。噪声损伤的直接副产物，主要包括 ROS（超氧化物，过氧化物 和羟基自由基）、活性氮（过氧亚硝酸盐），以及细胞内的 Ca^{2+} 浓度升高，均可以立即激活这些分子信号级联。级联的下游末端是可以促进保护因子合成的转录因子，包括：抗氧化物、热休克蛋白、和营养因子。

那些减少 ROS（几乎都是应激的）产生的因子主要在细胞内发挥作用。其他因子则主要释放至细胞外液，对其他细胞发挥作用。一个分子信号级联可同时激活促进生存和促进死亡的机制，而不同的分子信号级联之间常常会互相拮抗。一些因子往往依其产生的量和位置的不同而产生保护或伤害作用。例如，和噪声相关的 NF-κB 的激活可以上调可诱导型一氧化氮合成酶（inducible nitric oxide synthase，iNOS）。最终一氧化氮（NO）的产生可以帮助耳蜗保持侧壁血流，但也可能在侧壁和 Corti 器促进过氧亚硝酸盐的产生[241]。相反，放射状传入神经树突中 NF-κB 的激活可协助 Ca^{2+} 浓度调节并减少兴奋性毒性所致损伤[270]。而在侧壁，噪声相关的 NF-κB 激活则能促进血管舒张，这样一来很显然可能促进炎症反应进而加剧损伤[242]。

一个重要的反馈环路家族包括嘌呤介导的细胞间信号传导。噪声刺激可促进腺苷及 ATP 向内淋巴的释放[56,173]。这些因子通过旁分泌的方式作用于沿着内淋巴间隙分布的细胞，既通过离子电流的直接门控，也通过 G- 蛋白耦联的分子信号级联。腺苷受体广泛分布于在 Corti 器、螺旋神经节以及耳蜗外侧壁[296]并且在受到噪声刺激后上调。由噪声诱发的 ATP 主要来源于血管纹的边缘细胞，向内淋巴释放[173,303]。和腺苷受体一样，ATP 受体广泛分布在内淋巴隙的腔面[138,170,171]。Ca^{2+} 流通过缝隙连接在 Corti 器（可能包括侧壁）传播，并促进 ATP 的快速移动[68,202]。耳蜗内的 ATP 在一定程度上可直接减少耳蜗的放大功能[18]。另外一种减少耳蜗反应从而起到听力保护作用的方法是减少驱动毛细胞受体电位的离子流。ATP 另外的保护效应被认为是激活 K^+ 分流电导，从而降低中阶的输入电阻及耳蜗内电位（endocochlear potential，EP)[276]。

耳蜗内细胞存活的相互依赖性

耳蜗内有多种细胞类型，每种细胞都通过激活一套独特的基因行使其独特功能。每一种细胞类型的功能都不可替代吗，还是存在一些功能上的冗余？当耳蜗内每种细胞类型特定的蛋白/mRNA 指纹图谱被揭示时，这个问题就肯定可以通过基因敲除的模型来解答。至少，我们可以发现每种类型细胞之间在出现有临床意义的细胞缺失的"阈值"水平上存在巨大差异。就损伤百分比而言,耳蜗 OHC 的损伤最容易出现症状,其次是 IHC/ 神经损伤[89,197]。血管纹细胞及构成螺旋韧带的细胞大量的过剩[198,309],尽管专注于细胞计数有可能忽视一些关键功能的缺失。除内毛细胞外,Corti 器中间部位的支持细胞的存活数量与神经的存活有显著关系[263]。毛细胞的存活主要依赖于 Corti 器中其他类型细胞正常的数目和结构。这些细胞并未被量化,这些细胞通常不是定量的,而且它们的外观是如此的不同,以至于很难进行病理诊断。

耳蜗外侧壁损伤与 Corti 器退化的关系

尽管血管纹功能异常一定会引发 EP 下降而导致听力损失,但目前把血管纹变性与毛细胞损失之间关联起来的证据还不多。相反,编码缝隙连接和侧壁纤维细胞等其他组成蛋白的基因变异可引起毛细胞变性[42,168]。耳蜗解剖提示在螺旋韧带和 Corti 器之间存在两种关键的物质交换。一种是在 Corti 器和脉管系统之间代谢产物的交换。既往文献一致地表明在血管纹和螺旋韧带内减轻血管收缩的化合物可以减轻 PTS[137]。如果没有 VBM(基底膜血管)的重要作用,Corti 器对营养物质的需求只能由韧带内血管满足。这些血管运送的营养物质可通过外淋巴或连接 Corti 器与螺旋韧带之间的缝隙连接的网络系统到达耳蜗 Corti 器。血管纹的毛细血管看似距 Corti 器太远,不能像螺旋韧带毛细血管那样发挥重要作用。然而,血管纹基底和中间细胞与螺旋韧带通过缝隙连接交换物质,因此代谢产物比人们预测的更为高效地由血管纹内转移至 Corti 器,[28]。另一种是通过缝隙连接将毛细胞周围过多的 K^+ 运输到血管纹进行循环(见下)。就目前所知,缝隙连接的导管作用已经超越 K^+ 的交换,包括重要信号分子例如 Ca^{2+}、ATP、肌醇三磷酸(IP3),所有这些均参与应激反应[68,202]。螺旋韧带包含多种细胞类型[250,252](图 4-1)。但

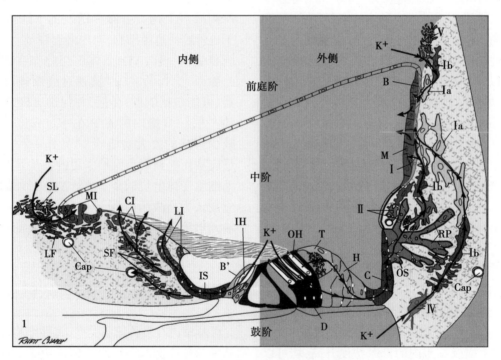

图 4-1　Corti 器和邻近侧壁的截面示意图

箭头表示在听觉传递过程中,假定的 K^+ 在内、外毛细胞(IH、OH)转运的细胞间途径。B. 血管纹基底细胞;B'. 边缘细胞;Cap. 毛细血管;C. Claudius 细胞;CI. 中央齿间细胞;D. Deiters 细胞;H. Hensen 细胞;I. 血管纹中间细胞;IS. 内沟细胞;M. 血管纹边缘细胞;MI. 内侧齿间细胞;LF. 轻型纤维细胞;LI. 外侧齿间细胞;OS. 外沟细胞;PR. 外沟细胞底部突出;SF. 星形纤维细胞;SL. 缘上成纤维细胞;T. 盖顶细胞;Ⅰa,Ⅰb,Ⅱ,Ⅳ,Ⅵ型螺旋韧带纤维细胞

(引自:Spicer 和 Schulte,1998。经过 Elsevier 出版社授权)

哪一种细胞对 Corti 器的健康状态更为重要尚未明确。绝大多数纤维细胞类型(包括螺旋组织边缘的细胞)随着衰老和噪声刺激均会出现损伤[185,255],尽管这些还不能被认为可以直接导致听力损失。位于韧带下极基底膜附近的纤维细胞Ⅳ型(图 4-1),并未能与其他类型细胞形成缝隙连接,被认为是给 Corti 器提供营养支持[2,99]。总之,一般概念认为有功能的侧壁成纤维细胞及其缝隙连接是毛细胞或 Corti 器生存所必需的。

血管纹损伤与螺旋韧带损伤的联系

目前尚无明确证据表明导致螺旋韧带衰退的情况一定会导致血管纹的功能退化,尽管没有足够的 K⁺ 抵达血管纹时 EP 会下降。相反,有学者认为血管纹退化可以引起邻近螺旋韧带的成纤维细胞退化[255,256]。这也许反映了渗透压(由螺旋韧带细胞外隙离子构成)或血管纹毛细血管的代谢支持的丧失。

听力图类型作为诊断工具

要探寻人类遗传与特定形式听力损失的关联,就必须在病人还活着的时候准确地诊断患者听力损失的类型。临床医生手里的工具很有限,在确定患者是否患有噪声或老年性听力损失时总是产生新的问题。许多关于噪声性听力损失的研究将噪声接触史(病人主诉或回想)以及听力图类型紧密结合。诊断噪声性损伤的必要条件是在听力图的 4 000~6 000Hz 存在一个切迹,而在更高频率则明显恢复[155]。使用这个切迹进行诊断性往往遭到质疑[179,193],尽管增加更高的测试频率可能使切迹更容易识别和更有意义[160]。

至于老年性听力损失,其听力图多表现为平坦型和高频下降型曲线[234]。这两个特征似乎都与遗传相关[44],并被认为代表不同的病程。一般来说,平坦型听力图的遗传性更强,也提示微血管的病理改变,并且导致血管纹功能异常以及 EP 降低[62]。相反,高频下降型听力图更直接反映了损伤和环境因素的影响。平坦型听力图更易见于女性,高频下降型听力图更易发生于男性[43]。目前而言,把低频听力损失与心血管状态联系起来的证据比把血管纹功能障碍作为主要原因的证据有力的多。血管纹的功能状态真正需要的是测量 EP,此前的研究很少涉及,而是替代性的研究血管纹的厚度、体积,以及大体观。可能还有其他病理状态可导致平坦型或低频听力下降型听力损失[176]。

噪声所致的耳蜗损伤

我们对耳蜗噪声性损伤的关注点往往是PTS,然而应该关注的是 PTS 与噪声性暂时性阈移(temporary threshold shifts,TTS)之间的关系。首先,这个话题的讨论越来越多的犯了将 PTS 急性期与 TTS 混为一谈的错误。急性期是为得到一个基本稳定的 PTS 阶段。早期经典的文献[165]认识到 PTS 的急性期与 TTS 在恢复时间与空间分布上是不同的,反映出它们可能部分代表非重叠现象。因此,目前还不清楚通过 TTS 的易感性(表现在 ABR 或 DPOAE)如何预测 PTS 的风险,且它们之间的联系尚未证实有临床意义。

噪声暴露的年龄

对噪声和耳毒性药物的易感性明显依赖于年龄,因此青春期和年轻的成年动物受到的影响要大得多。所有的哺乳动物对耳蜗应激可能都有敏感期,其机制不明[97,207]。小鼠的耳蜗动力学的研究已经很详细了,其对耳毒性物质的敏感期似乎在耳蜗对声音产生类似成年小鼠的反应以及性成熟时结束。对于噪声,此敏感期还要延长数月。两个"窗口期"起始时间相同,约为小鼠 2 周龄时期,此时传感器通道开始工作,其听阈开始骤然下降。这符合氨基糖苷类药物通过静纤毛进入毛细胞的理论,而当耳蜗对声音刺激最为敏感时噪声的损害最大。两种压力源似乎都在外毛细胞受到限制,它们在敏感期更容易死亡。基于小鼠的研究成果,与敏感期相关的易感表型的严重程度可以进行遗传修饰,而与生命后期易感性无关[192]。

关于噪声强度的考虑

中等水平的噪声,对感觉结构的损伤有效

地整合了噪声的能量,因此存在时间与强度之间的权衡[301,302]。也就是说,噪声强度增高 3dB 与噪声持续时间加倍最终可以导致大致相同的结果。但是,任何种属和噪声类型都存在一个噪声临界点,在这个临界点之上的强度,会导致损伤(特别是毛细胞缺失)突然加剧。跨越了这个临界点,能量等效性就不成立了。这个关键点代表了一种噪声强度,在这个强度下,生物化学损伤让位于直接机械损伤。关键点以上的损伤的主要是网状板断裂。在极端的个例,Reissner 膜也可能破裂,或者 Corti 器从基底膜撕脱。中阶边界的破坏本质上改变了毛细胞和支持细胞所面临的内环境压力。我们以后将更详细的讨论,毛细胞和支持细胞也暴露于有毒的高 K^+ 的内淋巴液[3]。结果是,噪声暴露后毛细胞损伤、听阈的恢复在数小时后还在继续[88],这可能是网状板破裂的瞬时标志。

噪声对听力的暂时性影响

噪声的危害性质取决于它是如何随时间分布的。Hamernik 及其同事用"断续的、间歇的、时变性的"(Interrupted,intermittent,time varying,IITV)来描述噪声[91,208],捕捉到了大多数真实世界中噪声的不同时间特性。断续和间歇分别是指嵌入长时间或短时间静音期的噪声。时变是指噪声水平随时间的变化,但没有完全安静的时期。即使总能量保持不变,在暴露计划中引入安静期也会减少观察到的 PTS 的数量。反复噪声暴露可导致每次连续噪声暴露的效果逐步降低[31]。第一天结束时,可导致 30~40dB 阈移的噪声暴露几天之后,从基线上所引出的急性阈移小于 5dB。这种"增韧"现象可能是基于耳蜗的保护或修复机制的激活[245]。"增韧"包含一定程度的永久性损伤,但减轻了随后的损伤。另一种不需要初始损伤的相关现象是"噪声习服",即持续适度但无损伤的噪声可以防止随后的破坏性噪声暴露[177]。另一种噪声保护的表现形式是"声学增强",在这种情况下,持续的低水平暴露可以减缓遗传易感性小鼠的进行性听力损失过程[305]。这些处理治疗过程可能与其他的预处理过程有重叠之处。

职业性噪声是典型的非高斯噪声,而是包括因冲击动作而产生的声音,比如敲锤产生的"梆梆"声(撞击),或高压下突然释放气体(脉冲)等。而这些声音往往事先无法预知。从分析上看,区分高斯噪声与间歇冲击噪声和脉冲噪声的特征遵循高阶噪声分布度量,即峰度。在一系列论文中,Hamernik 和他的同事[87,90,91,209]在栗鼠上测试从高斯噪声到随机的间歇性机械/气体动力噪声造成的潜在噪声损伤。在总能量不变的情况下,后者产生更严重的永久性阈移。据推测,由于迅速发动和瞬间产生的极高峰值,间歇性机械/气体动力噪声更容易突破内耳的自然弹性极限,更有可能造成声损伤。通过模仿现实中各种职业噪声暴露证明峰度和能量指标作为评估变量可以有效地预测永久性阈移和毛细胞损失。

噪声对细胞的损伤

Corti 器的损伤一般是预测 PTS 的最佳指标,损伤通常波及传入神经、外侧壁、螺旋缘及耳蜗管前庭膜[142,144,223,297,300]。如果有足够严重的噪声暴露,几乎所有的细胞或结构都会受到影响。

毛细胞和神经元

我们认为,毛细胞丢失和永久性毛细胞损伤的相对贡献似乎随着噪声水平、耳蜗位置和物种的不同而不同。豚鼠、栗鼠、人类的毛细胞的损伤都与噪声的频带有关[5,89]。详细的研究表明,栗鼠内耳与噪声频率匹配的毛细胞缺失位置与外毛细胞在网状板留下的孔的位置恰巧重合[3]。虽然网状板破坏的现象普遍存在于高频噪声损伤中,但不同物种的损伤存在具体差别。噪声超过临界值时,可能导致网状板产生大的撕裂,从而导致大量内淋巴液流入。然而,并不需要这种大的撕裂就可以导致内淋巴进入耳蜗 Corti 器并且造成永久性阈移。在南美栗鼠,临界水平的噪声可以使坏死的外毛细胞脱落,导致网状板形成裂口,内淋巴液渗入。这些破裂孔可能由邻近的 Deiter 细胞,或者在 Deiter 细胞和柱状细胞协同形成愈合痕迹,而这些痕迹,可能需要数天的时间才能分解消失[3]。相反的,豚鼠却以清除凋亡的外毛细胞来保证网状板的完整性和连续性[5,211]。目前,尚不清楚栗鼠的 Corti 器是不是格外脆弱,或者栗鼠毛细胞缺失与恢复痕迹形成过程是否和其他动物模型不一样。而在人类，毛细胞的缺失是否与网状板的破裂相关，具体是何种形式的破裂(孔或撕裂)尚未可知。栗鼠中导致网状板破裂的噪声临界值显著低于一般哺乳动物[301]，而寻求和人类更接近的动物模型就成为重中之重。

当内毛细胞凋亡以后，它们的突触后神经元也会随之凋亡。这种凋亡可以反映内毛细胞及相关传入树突末梢突触的兴奋传递和营养作用缺失。动物和人类颞骨病变的数据表明，神经元甚至内毛细胞的中度损伤可能对 ABR 的阈值影响不大[48]，也不一定表现为永久性阈移。然而，最近一个令人震惊的是：来自小鼠的研究证据表明，噪声相关的传入神经缺失并不一定与永久性阈移，或内毛细胞凋亡密切相关[131]，这种缺失的临床表现可能符合年龄相关的神经退行性病变(见下文)。

螺旋韧带、血管纹、螺旋缘

螺旋韧带主要由软骨组成，这些软骨由几种不同类型的成纤维细胞生成和维持(Ⅰ~Ⅴ型，及一些亚型)(图 4-1)。噪声暴露可导致大多数类型的成纤维细胞部分损失[185,297]，特别是对Ⅳ型纤维细胞的影响不均衡。有人推断，Ⅳ型纤维细胞停止释放营养和保护性因子，从而导致了毛细胞的丢失和永久性阈移[2]。

很多文献都报道了噪声对血管纹的影响，但是耳蜗内电位是否受到影响尚是争论的关键问题。截至目前，鲜有研究涉及噪声在何时引起耳蜗内电位降低，以及电位降低具体的持续时长。网状板裂孔或撕裂[3]与暂时性耳蜗内电位降低明显相关。然而，在没有明显破坏蜗管的情况下也会发生耳蜗内电位的下降。在 CBA 株小鼠的研究[185,297]中揭示了可逆的耳蜗内电位下降诱发了血管纹和螺旋韧带的永久性损伤。从亚临界暴露到永久损伤的急性期表现可能包括纤维细胞的空泡化或收缩以及血管纹基底细胞空泡化。超临界暴露损伤可以额外波及耳蜗血管纹边缘细胞。超临界暴露损伤约 12~24 小时后，血管纹的外观会剧烈改变，肿胀超过正常厚度的 2 倍多。血管纹的肿胀随后逆转，最终变得非常薄，仅包含少量毛细血管和组成细胞。所有主要韧带细胞类型在数量上均明显减少。至少在小

鼠身上这些变化显示出很强的遗传控制，但似乎与 PTS 的总体遗传易感性无关[185]。给予小鼠特定类型的暴露因素，不同品系小鼠中耳蜗内电位下降可能是永久性的或暂时性的，且侧壁细胞损伤的分布规律在不同近交系小鼠之间有很大不同[190]。很明显，我们对噪声损伤后耳蜗侧壁的表型的可能范围及其潜在遗传因素的认识还处于刚刚起步阶段。

构成螺旋缘的纤维细胞对噪声高度敏感[143,297]。在某些模型中，即使适度的噪声暴露，螺旋缘也基本变得无细胞化(上皮表面除外)，这并不少见。螺旋缘的功能尚未全部了解。它可能介导离子和代谢产物从鼓阶到前庭阶，把 K^+ 从耳蜗排出，并可能参与盖膜的稳态维持[250]。至于其中央纤维细胞为何这么容易死亡，以及这是否影响永久性阈移的程度，现在还不清楚。

噪声性耳蜗损伤的危险因素

产前因素和表观遗传因素

母亲妊娠期间的外界环境应激对后代的发育和应激反应存在负面影响[13,14]。应激引起的宫内糖皮质激素缓慢升高会促进一些组织和系统的发育，但其代价是消损其他的组织和系统。在这种情况下，被牺牲的可能包括内耳组织，表现为内耳相关血管和祖细胞减少[15,16]。Barrenas 等认为妊娠期应激会导致出生时低体重和成年后的低身高，还会对噪声更为敏感，易发生听阈升高。这一结论来源于对妊娠期小鼠在不同应激源下的研究[117]。母体糖皮质激素水平的升高可能永久破坏先天的保护机制，如抗氧化防御系统。Canlon 等[22]给出的证据表明，这个机制会导致以后的生活中对噪声损伤更敏感。

产前环境因素在某些程度通过对 DNA 的表观修饰发挥作用。在子宫内和新生儿早期通过 DNA 甲基化来调控基因表达，从而抑制转录，或者转录后的去甲基化和 microRNA 的激活[54,69]。这一过程调控着发育过程中组织分化。但直到近期，才发现其影响超出了发育过程中的基因调控。基于多种环境因素(宫内和产后)和随机机制，任何人都有可能发生杂合突变或多个位点缺失。细胞的表观遗传发生在有丝分裂过程中，但也可

以遗传给后代。更令人惊讶的是，表观遗传的规则不符合孟德尔遗传定律（如印记和隔代遗传）。毫无疑问，表观遗传会使人类或动物的获得性听力损失的遗传机制更为复杂。

环境和自身系统因素

由于氧化应激和局部缺氧/缺血参与了永久性阈移的发生过程，因此那些影响血流循环或加重耳蜗氧化应激的环境因素，都可能加重噪声损伤。已有证据支持的暴露因素包括不稳定的化合物甲苯、乙苯和吸烟[53,287,304]，以及全身状况如高脂血症、高同型半胱氨酸血症[26,77]。后者可能增加血液黏度来发挥作用。叶酸可以从血中清除同型半胱氨酸，叶酸的浓度降低也可增加永久性阈移风险。颈动脉或视网膜小动脉的粥样硬化，也与长期的职业噪声暴露所引起的永久性阈移密切相关[317]。反过来，视网膜小动脉狭窄又与高血压和卒中关系密切。综上所述，我们可以预期，影响心血管和外周血管灌注的基因可以作为"噪声性永久阈移"易感基因的候选者。

保护性反射

基于动物的研究证据表明，内侧橄榄耳蜗核（medial olivocochlear，MOC）传出反射的强度可以解释一些个体间噪声敏感性的差异[151]。为了支持这一观点，通过遗传工程增加小鼠关键膜受体的密度来增强内侧橄榄核耳蜗反射似乎可以对抗 TTS 和 PTS，保护耳蜗[152]。其他研究[37]也支持外侧橄榄耳蜗束（olivocochlear，LOC）系统可以抵抗暂时性阈移。这表明外侧橄榄耳蜗束系统的激活可降低对传入神经树突的兴奋性毒性损伤。调节中耳声反射强度的基因也可能影响噪声永久性阈移风险[206]。有人怀疑，对噪声性损伤的抵抗体现了中耳声反射或耳蜗传出神经系统在进化过程中的显著的选择压力[123]。任何系统对抗噪声的保护机制都可能只是噪声背景下声音识别能力不断优化的选择压力的副产物。

可能影响暂时性阈移的基因

基于动物实验，暂时性阈移和永久性阈移涉及多个不重叠的机制。因此，可以推测一些基因仅参与调节暂时性阈移的风险，而另一些基因可同时影响暂时性阈移和永久性阈移。主要或仅与暂时性阈移相关的遗传模型包括活化 NF-κB 的基因敲除小鼠[135]，激活雌激素受体 β（ER-β）和芳香酶[161]，谷氨酸转运体 GLAST[30,86]，孤儿谷氨酸受体亚单位 δ1（GluR δ1）[70]。NF-κB 的缺乏似乎促进神经性老年性听力损失的退化过程[135]。所有这些缺陷均有可能加重兴奋性毒性对传入树突的损伤[270]，这也印证了与暂时性阈移相关的主要解剖异常是可逆的神经元或突触损伤。一项研究表明，同时敲除谷胱甘肽 s- 转移酶 GSTM1 基因、GSTT1 基因和 GSTP1 基因 Ile^{105}/Ile^{105} 双等位基因位点的动物比只携带其中一种基因突变的动物在噪声后暂时性阈移的偏移更大[145]。谷胱甘肽 s- 转移酶（GSTs）是一种可以促使抗氧化剂谷胱甘肽（antioxidant glutathione，GSH）与外源性毒素和活性中间体结合的酶，从而被认为是细胞抗氧化保护机制的一部分。

可能影响噪声性永久性阈移的基因

常见变异与罕见变异模式动物研究均已应用于噪声诱发的永久性阈移的风险研究，因为针对已知耳聋基因和可疑易感基因研究已经取得成功。由于巨大的噪声严重的影响内耳稳态，研究者们开始研究 ROS 和蛋白质稳定性的保护基因。基于几种动物模型的药理学[137,182]研究和基因敲除小鼠的研究，有理由推测那些介导耳蜗保护的基因可以调控耳蜗永久性阈移的风险（见参考文献[52,187,188,262]）。这一结论显然也适用于人类。热休克蛋白 -70 基因家族包括 HSP70-1、HSP70-2 及 HSP70-hom。中国大陆和台湾地区[25,312]、以及瑞典和波兰的队列研究[127]已报道了永久性阈移与所有 3 个基因单倍体相关。瑞典的研究提示 3 个基因的点突变（rs1043618 G>C；rs1061581 A>G；rs2227956 C>T，thr>meth）与永久性阈移有关。可影响永久性阈移的抗氧化剂及其基因包括对氧磷酶 2（PON2）、铜锌超氧化物歧化酶（SOD1，两个单独的和四个组合的内含子 SNP 单倍型）[147]、锰超氧化物歧化酶（SOD2）（rs2855116 T>G；）[27,58]、过氧化氢酶（CAT）[128]和谷胱甘肽 S 转移酶（GSTM1）的一个无效等位基因[210]。

离子调控，特别是对 K$^+$ 的调控，对耳蜗的功能非常关键，如果 K$^+$ 无法从毛细胞周围空间移除并返回至血管纹，会导致听力下降，反映了 K+ 的耳毒性。因此,检测这些编码 K+ 泵和通道的耳聋基因的多态性是否与噪声性听力损失易感相关是合理的。耳蜗基底回外毛细胞表达 Ca2+ 激活 K+ 通道(又称为 BK 通道),相应基因缺陷的小鼠可表现为永久性听阈提高[49]。人类的 KCNE1 基因(长 QT 综合征相关)编码一个 K+ 通道的调节亚基,其非同义多态性(rs1805127 G>A,ser>gly 氨酸和 rs1805128 G>A,asp>asn)可能加重永久性阈移[199,293]。KCNE1 编码的通道的其他主要构成部分是由 KCNQ1 编码,该基因的 rs163171 C>T 突变也与此相关[293]。完整 KCNEI/KCNQI 通道的耳蜗功能为调控 K+ 从血管纹边缘细胞进入内淋巴间隙,这可能也是 ATP 和 Ca2+ 参与的保护性反馈机制的重要部分[104,139]。Van Laer 和他的同事发现 KCNE1 rs1805128 asp>asn 突变个体,耳蜗中阶 K+ 浓度有所增加,从而改变了 KCNQ/KCNE1 通道的电导。由此可能增加了毛细胞内 K+ 运输,也提高了毛细胞周围的 K+ 浓度。KCNQ4(DFNA2)编码外毛细胞侧膜的通道促进 K+ 流出,该基因的 Q455H 突变有可能加重永久性阈移(p.H455Q d-gG>T,his>gln)[199,293]。目前考虑此突变可造成细胞内 K+ 超负荷。

如果噪声损伤可划分为代谢性和机械损伤性,那么可推测部分基因可以通过减弱毛细胞或 Corti 器的机械阻力导致永久性阈移。连接外毛细胞上相邻静纤毛的机械换能传感器通过盖膜接受到机械震动,它被认为是接触到强噪声时暴露最多的元件之一。钙黏蛋白 Cadherin23 构成静纤毛顶连接的一部分,是一个已知的耳聋基因(USH1D、DFNB12),其在小鼠中的同源基因 Cdh23 小鼠是研究噪声和衰老相关听力损失的最好的模型。形成顶连接的其他结构也极可能发挥类似作用[111,113]。原钙黏附蛋白 15 与钙黏蛋白 23 相互作用,其相关的 PCDH15 基因(USH1F、DFNB23)在一项研究中显示与永久性阈移有关(SNPrs7095441)[129]。该研究也报道了编码肌凝蛋白重链 14 的基因(MYH14、DFNA4)突变 rs588035 与永久性阈移相关,此蛋白在耳蜗中的功能还未明确。细胞与细胞间的连接可以把整个器官拢在一起,其减弱也可能增加额外风险。从小鼠的 Corti 器中去除 vezatin 蛋白会加剧永久性阈移,并可能会在噪声暴露后随着时间的延长而加剧[9]。在某些创伤性暴露下,同样发现有损伤随时间加重的现象。

存在于耳蜗血管纹和蜗轴的黑色素通过与金属结合和抗氧化起到保护作用[162]。黑色素表现形式多样,部分取决于其在刺豚鼠(A)位点的等位基因。真黑素(黑色素)可能有一定的保护作用,但褐黑素(红黑色素)被认为可通过提高氧化活性导致损伤[17]。刺鼠蛋白可以抑制 αMSH(假定的保护因子),正常情况下它直接作用于毛细胞[308]。长期以来,耳蜗黑色素在保护听力方面的作用一直令人感兴趣,部分原因是有微弱的证据表明,耳蜗黑色素总量随肤色而变化[307],更有力的证据表明,非洲裔美国人比高加索人随着年龄和噪声的暴露而保持更好的听力[109]。虽然大多数人认为黑色素集中于血管纹中,但在其他部位如蜗轴也有存在。根据眼睛的不同颜色分层进行对噪声暴露的工人的回顾性研究,结果喜忧参半[6,35]。一项对金属加工工人的大样本研究发现,在中度的职业暴露史中"黑眼睛"组与"浅色眼睛"组存在 9dB 灵敏度的差异[36]。动物试验没有任何证据表明黑色素对永久性阈移有保护作用。在强噪声暴露后,比较有色的 B6 小鼠和白化变异的 C57BL/6-Tyr c-2J 小鼠耳蜗内电位的改变[185],发现只有白化变异的小鼠 EP 有所降低(约 10mV)。很多基因对动物或人类耳蜗黑色素的数量与分布产生影响,其中部分被证实可能影响肤色。鉴于黑色素主要位于血管纹和蜗轴,而噪声损伤的典型位置是 Corti 器,目前尚不清楚黑色素是如何介导保护作用的。

耳毒性听力损失的相关基因

目前主要的耳毒性药物包括氨基糖苷类抗生素、铂类抗肿瘤药物(顺铂、卡铂)。尽管它们的耳毒性众所周知,其实际临床使用却不可避免,多重耐药菌的出现,使氨基糖苷类抗生素再次被广泛使用[57,101,200]。主要的氨基糖苷类抗生素(卡那霉素、链霉素、新霉素、妥布霉素、庆大霉素、阿米卡星)均有肾毒性和耳毒性,尽管他们对耳蜗和前庭损伤有所不同,但主要目标都是毛细胞。耳蜗基底转更易受累,外毛细胞比内毛细胞更易受损。可以观察到血管纹变薄,反映边缘细胞的损失。除了剂量和用药持续时间之外,加重内耳病理损伤的危险因素还包括低龄、营养不足,其他同时存在的应激因素以及袢利尿剂(呋塞米、利尿酸)。已有研究报道动物实验显示噪声暴露与氨基糖苷类抗生素存在相互作用[141]。

顺铂主要用于治疗各种组织的实体瘤,但治疗剂量的顺铂具有耳毒性、肾毒性和神经毒性[220]。其抗癌活性的主要机制是形成破坏细胞分裂的 DNA 加合物。然而,同样机制也给几乎所有细胞带来了麻烦。顺铂导致的典型听力损失为双侧且不可逆的。增加耳毒性风险的因素包括低龄、剂量累积、合并噪声暴露、合并辐射、营养不足和低蛋白血症。听力改变通常以高频永久性阈移为主,伴有耳鸣。顺铂通过铜转运蛋白进入细胞,因此用竞争性抑制干扰铜转运是治疗策略之一。顺铂更容易进入耳蜗毛细胞、神经元和血管纹边缘细胞,这些细胞成了顺铂主要的靶细胞。细胞毒性机制包括活性氧的产生和内源性抗氧化剂的消耗。活性氧的主要生产物质是 NADPH 氧化酶 3(NOX3),其激活过程被认为是有转录因子 STAT1 参与。顺铂可激活螺旋韧带的成纤维细胞的大电导率的 K$^+$ 通道(BK),使胞外离子过载,这会导致渗透压应激和纤维细胞死亡。凋亡的下游调控因子可能包括 NF-κB 和细胞因子,如肿瘤坏死因子 α、白细胞介素 -1β 及白细胞介素 -6。

耳毒性损伤的相关基因

氨基糖苷类抗生素

氨基糖苷类抗生素的主要抗菌作用是利用其对 16S 核糖体 RNA(rRNA)的亲和力,而这部分恰巧构成细菌核糖体 30S 亚基的重要部分[85]。这个结构是密码子 - 反密码子和 tRNA 选择和结合的关键,也是蛋白质翻译的关键。多个 12S rRNA 的基因突变与氨基糖苷类抗生素相关的听力下降有关。世界范围内最流行和最具特征的突变是 A1555G(A>G),此突变可使其与氨基糖苷类抗生素结合,这种结合有效地再现了氨基糖苷类抗生素与细菌 16S rRNA 的结合形式。氨基糖苷类抗生素可导致携带 A1555G 突变的个体的线粒体功能障碍,从而严重削弱细胞代谢促进细胞凋亡。这种情况是母系遗传的。其他可引起相同结果的 12S rRNA 基因(MTRNR1)突变

包括 C1494T、T1291C、A1116G 和 T1095C。细胞核 MTO1 基因的某些突变可以使 12S rRNA 突变的携带者在未使用氨基糖苷类抗生素的情况下依然出现听力损失。其他的可以影响氨基糖苷类抗生素与 A1555G 相互作用的核基因包括 MTTS1、TFBM1 和 GTPBP3。这 3 个基因在翻译过程中都影响 rRNA 和 tRNA 的结合。

顺铂

对顺铂耳毒性的内源性细胞保护包括抗氧化剂,以及将顺铂从细胞中移除的转运蛋白。转运过程包括通过谷胱甘肽转移酶(GSTs)使谷胱甘肽与顺铂结合,GSTs 参与从细胞内移除多种污染物与毒素。GSTP1 基因 c.G315A(Val105Ile)的纯合突变和杂合突变携带者,以及 GSTM1 或 GSTT1 基因的无效等位基因携带者,更易受顺铂耳毒性的影响[172,220]。DNA 修复酶的某些多肽,包括着色性干皮病互补 C 基因(XPC)的纯合突变 Lys939Gin 也可增加顺铂的易感性。携带编码巨蛋白(Megalin)基因的非同义多态 rs2075252(c.G12384A,谷氨酸 > 赖氨酸)的 A 等位基因的人以及表达在小鼠耳蜗血管纹边缘,螺旋突上皮细胞和前庭暗细胞的编码激素(特别是雌激素)和维生素转运蛋白的突变基因的人,也容易有更大的听力障碍。[126,169] Megalin 蛋白被认为介导顺铂的摄取。另外两种令人惊讶的酶的遗传变异:硫嘌呤甲基转移酶(TMPT,SNP rs12201199,A>T)和儿茶酚 O- 甲基转移酶(COMT,SNPrs9332377,A>G)也被证实这 2 个基因位点通过改变敏感的等位基因数量的相关方式调控顺铂易感性。这些酶对顺铂代谢有关的机制尚不清楚。

老年性听力损失

听觉系统作为声音世界和大脑之间的桥梁,在一生中不可避免地会受到"单纯"的衰老过程之外的损伤,因此,老年损伤性听力损失是研究热点。Harman 首次提出的"衰老的自由基理论"认为大多数细胞损伤是由氧化引起的[92],认为衰老的基础为是渐进性氧化过程。自由基理论有很多证据支持,并且仍然提供了衰老研究的主要框架[140,259]。对细胞成分的氧化修饰可检测到

定位和半定量的生化标志物,研究表明这些标志在许多组织中随年龄增长而增加。因此,动物从食物中摄入抗氧化物可以减缓衰老和延长寿命。此外,延长寿命疗养方式还有限制热量摄入,也能增加抗氧化力,减少组织氧化损伤。

动物试验证明自由基理论适用于老年性听力损失。众所周知,噪声和耳毒性药物引起的耳蜗损伤均涉及氧化应激作用。随着年龄增长,DNA、蛋白质和耳蜗感觉细胞中的脂质的氧化修饰也明显增加[110]。编码抗氧化酶1(SOD1)和谷胱甘肽过氧化物酶(GPx1)基因失活会加剧年龄相关的耳蜗病变,如毛细胞和神经元损失,以及血管纹变薄[122,156-158,187,188]。虽然这些关键、广泛表达的抗氧化酶损伤会导致过度老化,并降低寿命,但SOD1和GPx1的缺少似乎并没有缩短寿命。观察到的局限性效应证明感觉上皮细胞对氧化损伤更为敏感。

老年性耳聋的基本遗传性已被反复证明,估计遗传因素的贡献率为发病率的25%~75%[72,159]。有趣的是,母女传播似乎比父子传播更强。可能的解释包括线粒体遗传,男性可能同时面临未报道的噪声暴露,或是男性叙述家族史欠准确等。目前主要使用的依据Schuknecht 40多年来写的一系列文章,以及他的经典著作《耳的病理学》来对老年性听力损失进行组织病理分类(Pathology of the Ear)[231-234]。Schuknecht 发现多个相对独立的Corti器、传入神经和血管纹变性的病例,基于这些发现他提出老年性听力损失不同类型的分类依据。与这些相对应的分别是感音性老年性听力损失(听力损失主要由于Corti器损伤)、神经性老年性听力损失(主要反映神经元的损失,尽管也有内毛细胞的)、血管纹性老年性听力损失(听力损失主要由于血管纹变性及耳蜗内电位降低)。这些独立的病理性改变,Corti器、传入神经及血管纹的病变都有相对应的环境与遗传高危因素。然而,任何完全孤立的耳蜗结构病变是较为罕见的。因此,Schuknecht 在每一个病例均辨析其导致老年性听力损失的独特的退行性改变。

感音性老年性听力损失很难区分是噪声还是耳毒性引起,因为这些影响的主要部位均为耳蜗底转。因此,噪声性或耳毒性这两种原因所致损伤极为相近,从机械过程和解剖部位均很难区分。

纯音测听接近正常,噪声背景下的言语接受和识别能力受损,可诊断为神经性老年性听力损失,这种阈上的损伤被认为是由50%及以上的神经纤维缺失导致的[197]。人类在每个耳蜗中通常拥有的大约30 000个传入神经元,这不仅仅是为应对简单接受信号而存在的。我们可能只用总数的5%到10%就足够了。更多的神经元是用于噪声背景下准确辨识声音。

在人类和动物模型中,血管纹性老年性听力损失被认为是一系列的血管纹甚至是螺旋韧带病变所致。但Schuknecht 并没把螺旋韧带作为血管纹性老年性听力损失的标记。此外,耳蜗内电位对血管纹的退行性改变表现出惊人的耐受性。在听力图和耳蜗内电位出现改变之前,可有高达30%~40%的这种结构沿耳蜗螺旋出现退化[198]。Schuknecht 指出血管纹性老年性听力损失发生时间更早,且表现出更强的家族聚集性,这一理论已获得遗传学研究的支持。Jerger 的研究[108]注意到,血管纹性老年性听力损失存在低频的平坦型听力损失并且有性别差异,可能的解释是血管纹性老年性听力损失不成比例的影响女性并且反映微血管病变的性别差异[73,95,115]。然而Schuknecht 更倾向于没有血管纹的因素也能导致边缘细胞功能障碍的理论。

老年性听力损失的危险因素

噪声暴露

基于组织学特征和具有因果关系的生化事件的交叠,我们判断噪声暴露可产生类似感音性老年性听力损失的临床表现。正如之前所述,动物实验中即使引起"暂时性阈移"的噪声暴露也会产生延迟性的,与神经性老年性听力损失类似的进行性神经元损失[131,132](图4-2)。人类神经性老年性听力损失的诊断标准涉及超阈值感知测试,但在动物模型中,目前缺乏相应测试。目前,最可信的电生理测试是ABR中Ⅰ波的振幅和复合动作电位(compound action potential,CAP)N波的幅度。这些检测在人类和动物均简单易行,但不属于临床常规应用项目,如何使其标准化尚不清楚。最后,噪声和耳毒性药物可引起血

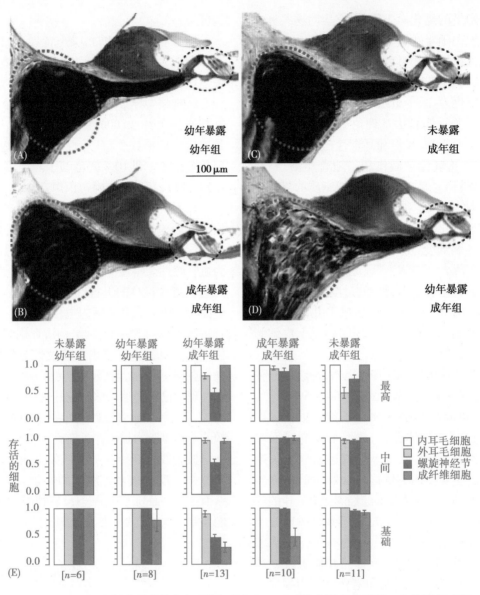

图 4-2　CBA/CaJ 小鼠分别在幼年（4 周）和成年（96~98 周）在噪声中暴露一次的耳蜗病理切片

小鼠幼年时暴露，然后成年组（D）显示比幼年组（A）时，损失更多的神经元，或者成年暴露，在成年时检查（B）。（比较 A、B、C 中的大圆圈部分）。C 代表成年、未暴露组。Corti 器（小圆圈部分）都是正常的。（E）定量显示 A~D 的趋势。Ⅳ型成纤维细胞在任何年龄暴露后数量减少，螺旋神经节细胞显著减少发生于幼年暴露、成年组，而内毛细胞存活。

（经授权，摘自：Kujawa，Liberman，2006）

管纹损伤（例如参考文献 71、103），但它们很少导致耳蜗内电位的永久性降低，也不会产生类似于老年性血管纹病理改变。

性别和更年期

男性表现出比女性更高的年化听力损失（Jerger 等，1993）。这种现象可部分归因于男性更多的接触职业噪声，但即使控制此变量统一，性别差异的趋势依然存在。然而，绝经后女性的听力损失加速，最终会赶上男性[96]。内在机制主要涉及雌激素可调节耳蜗传出活性[96]以及雌激素具备某些保护性作用[23]。心血管疾病和自身免疫病的性别差异也许也参与其中。动物试验可为性别差异的原因和引起的影响提供有力证据，CBA/J 和 CBA/CaJ 近亲杂交小鼠似乎可以模拟女性绝经前后不同的听力损失趋势[183]，但仅有 CBA/CaJ 小鼠倾向于耳蜗内电位下降和神经元丢失，这在雌性中更为显著。这两种小鼠在低频均表现出相似的阈值变化，此变化与血管纹退变的严重程度无关。

生活方式、饮食和血管病变

耳蜗的正常功能，特别是其侧壁，是能量密集型的，很容易受到血供改变的影响。因此长期以来，血管功能损伤一直是老年性听力损失研究的重要方向[74,75,175]。肥胖及其可能导致血管功能损伤的病症（高脂血症、高胆固醇血症、高血压、高同型半胱氨酸血症、高脂蛋白血症和心血管疾病）都与老年性听力损失有关[8,46,60,204,213,221,226,243,249,265,268]。不良的健康习惯比如缺少运动、吸烟和不良饮食，均可能是危险因素，因为它们会影响血管健康和组织氧化作用[34,214,278,287]。可以保护听力的主要饮食成分包括ω-3脂肪酸，如二十二碳六烯酸（DHA）[79]和抗氧化剂，包括维生素 C[119]和维生素 E。相较于男性，女性心血管疾病发病与听力损失之间相互联系更为紧密[278]，这一发现可能与女性平坦型听力损失患病率更高有关。在人类和动物模型中，2 型糖尿病也可能增加年龄相关性听力损失的发病风险[64,295]。糖尿病相关基因突变和生活方式可能会扩大心血管疾病对听力的影响。虽然有人提出血管病理学和糖尿病最直接的耳蜗靶点可能是血管纹，但有限的观察发现病人和动物耳蜗有广泛退化，并且与血管纹性老年性听力损失无特别关联。

早期暴露于应激

前文已提及：产前压力可以通过表观遗传学的方式"编程"部分个体，使他们更容易受到噪声或耳毒性引起的耳蜗损伤，也可能导致一些人发生加速老化的病理改变，或增加老年性听力损失的其他危险因素如糖尿病、高血压、心血管疾病[15]等的发生。成年矮小症，特别是与已知的围产期应激因素相结合，可明显增加老年性听力损失的风险[16]。

盐皮质激素水平

衰老常常伴随着激素水平的下降。醛固酮是由肾上腺皮质分泌的一种盐皮质激素，其水平的下降可以通过对 Na^+-K^+-ATP 酶和 K^+-Na^+-Cl^- 协同转运蛋白的作用而影响内耳离子平衡。这些酶在耳蜗侧壁高度表达并且对耳蜗离子调节至关重要，因此醛固酮可以通过直接作用于血管纹来调节耳蜗内电位，也可以通过纠正高血压或减轻炎症反应的方式全身性地调节耳蜗内电位。血清醛固酮水平受遗传和环境因素的综合影响。高的血清醛固酮水平被认为与老年人保持较好听力相对应[269]，因此参与该过程的基因在老年性听力损失风险中的潜在作用值得研究。

线粒体状态

线粒体是年龄相关的氧化损伤的关键目标，也是细胞衰老的关键介质[133,225]。线粒体是一种独特的细胞器，拥有自己的 DNA，可以独自转录、翻译。在进化的过程中，大多数线粒体基因（–60）转移到了细胞核。细菌样线粒体环状染色体保留的 37 个基因主要编码细胞氧化代谢和维持线粒体功能的基本组成部分，并且不像核基因那样受到很好的保护或容易修复。基本上所有的线粒体都来源于卵细胞的细胞质，所以反映线粒体基因突变性状的遗传模式可为常染色体遗传或母系遗传。线粒体 DNA 的突变具有遗传性，也可以新发于任何发育阶段。每个线粒体含有多条染色体，而每个细胞内含有多个克隆产生的线粒体。因此，每个线粒体可能含有不同的突变，在胚胎生长期间由有丝分裂产生的细胞也将含有不同突变和突变频率（异质性）的线粒体。因此，基本上所有的成年人都是嵌合的，不同的组织和部位随机地包含具有不同线粒体突变和突变频率的细胞。在整个生命周期中，线粒体 DNA 突变倾向于积累，使得细胞能量产生减少，细胞功能受损，最终细胞凋亡。线粒体应激作为细胞凋亡"开关"，其决定性事件是释放细胞色素 C 进入细胞质。随着年龄的增长，包括耳蜗在内的所有组织中都有线粒体 DNA 突变累积[10,203,238]。一些突变比其他的出现更频繁，老年性听力损失更容易被发现。文献中最常提到的是"常见缺失"（mtDNA4977，指碱基对缺失的数量），它与编码细胞色素 C 氧化酶亚基 3（COX 3）的基因功能缺失相关，COX3 是氧化磷酸化的关键酶[154]。对任何个人来说，线粒体 DNA 缺失的增加还可能加剧其他损伤因素如耳毒性药物所致的听力损失[125]。许多线粒体相关基因突变都与获得性听力损失有关，尽管经常作为某种综合征的部分症状[247]。动物实验表明，长期服用抗氧化剂和限制摄入热量可以减少获得性的线粒体突变[237]。先天性或早期获得性线粒体突变促进老年性听力损失的报道较少。在 A/J 小鼠[318]发现的 *ahl4* 基因座编码一种线粒体相关的核基因产物与钙黏蛋白 23 相互作用。因此，在某些背景下，携带 *ahl4* 的小鼠的听力损失表型只出现在 *Cdh23*^ahl 纯合子小鼠身上。同时，促进氨基糖苷类药物毒性的 1555A>G 突变位点，甚至在缺乏耳毒性药物暴露的情况下也可以加重听力损失而表现为老年性听力损失[149]。这种听力损失可能在 *GJB2*(缝隙连接蛋白 26)突变杂合体可能被放大。

遗传风险因素

如果年龄相关听力损失的各种类型中，导致 Corti 器、传入神经细胞和血管纹等器官的病理改变的原因在很大程度上是相对独立的，那么我们预计不同的基因可能对不同类型的老年性听力损失产生的影响。在动物模型上独立的治疗方案证实了上述猜想。不幸的是在人类老年性听力损失的遗传因素被确定时，其病理类型往往不确定。因此将在不同章节来介绍这些基因。

动物模型中可能引起感音性老年性听力损失的基因

至今几乎所有最接近感音性老年性听力损失的动物模型的研究中都用毛细胞损失率作为主要检测指标。最为理想的小鼠老年性听力损失模型，包括 C57BL/6(B6)、BALB/c(BALB)、CD-1、129S6/SvEv 和 SAMP-1，存在耳蜗 Corti 器的退化，不同程度传入神经、血管纹、螺旋韧带的退行性变[98,99,164,180,184,222,306,310]。到听力损失明显出现的年龄，这些小鼠模型的 EP 值都正常，而 Corti 器的异常可以解释大部分的听力损失。一个迅速扩大的基因集合，统称为 Ah1 基因(如引文[114,178])，已被证实与一些种系实验小鼠的听力损失相关。如前所述，*Cdh23*^ahl 等位基因也促进了噪声性永久性听力减退[40,51]，提示噪声损伤与这种类型的老年性听力损失存在关联。至少有 6 个基因座与感音性老年性听力损失相关，在小鼠中相似的病理改变可诱发噪声性永久性

阈移[181]。除了 *CDH23*，还包括 *PMCA2*、*SOD1*、*GPxl*、*TRPV4* 和铜蓝蛋白(Cp)。铜蓝蛋白可以结合铁，因此可以减少铁在氧化应激过程中贡献的作用。

动物模型中可能引起神经性老年性听力损失的基因

虽然在动物模型中经常可以观察到传入神经元损失，但这种改变是否可以模拟神经性老年性听力损失尚无定论。至少有 5 个不同的基因敲除模型可加速神经元缺失，造成此种后果的特定基因及通路已发现。第一个相关的基因是编码一种重要的抗氧化酶——铜/锌超氧化物歧化酶的基因(*SOD1*)[122]。这表明，氧化应激和基因环境相互作用对神经元存活均存在影响，尽管这种情况可能导致混合了感音/神经性的听力损失。第二个动物模型为遗传性维生素 C 代谢异常[119]。维生素 C 是重要的抗氧化剂，虽然在动物模型实验中，尚不清楚神经元缺失是否是听阈升高的直接原因，该模型依然表明抗氧化机制的遗传损害可以促进神经元发生病理改变。第三个模型为烟碱型乙酰胆碱受体 β2 亚单位[11]，可对侧向传出神经元(即与传入树突形成突触的神经元)的营养和发育产生影响。在第四个模型中，NF-κB 通过 p50 亚基的缺失而失活[134]。NF-κB 是由细胞内 Ca^{2+} 应激性增加而激活，可防止传入神经树突兴奋性毒性损伤。相对于野生型对照，NF-κB 敲除小鼠表现出随着年龄增长的神经元树突和核周质的减少，同时伴发兴奋毒性损伤的增加。如前所述，它们可能更易发生噪声诱导的暂时性阈移。第五个模型为三叶因子家族成员 3(*Tff3*)基因敲除模型[150]。在耳蜗中，这种蛋白主要表达在螺旋神经节神经元，但尚未揭示其具体功能。随着年龄的增长，基因敲除小鼠并未发生退行性改变，但 ABR 阈值升高。这些基因参与的过程可能与早期噪声暴露引起的老年神经性听力损失病理改变有重叠[131,132]。

血管纹性老年性听力损失

维持内淋巴电位的条件

正常的血管纹功能和内淋巴电位维持需要血管纹和螺旋韧带正常表达的大量离子通道蛋白、转运蛋白和离子泵蛋白发挥功能[100,299]。由

于 K+ 是内淋巴液的主要阳离子,是转导的主要电流载体,首先需保证 K+ 足量存在。不断的进化已经部分解决了这个问题,通过细胞网络携带 K+ 穿过 Corti 器外侧、穿过螺旋韧带的纤维细胞进入血管纹间隙部,最终"回收"至血管纹。通常在这个循环中,离开 Corti 器后 K+ 唯一存在于细胞外是在到达螺旋韧带之后,在这里被指状的根细胞释放并由 II 型纤维细胞摄取。所有其他的离子在细胞间流动都通过缝隙连接蛋白完成,主要是 connexin26 和 connexin31。在血管纹内产生 EPD 的主要来源是(a)中间细胞表达的 Kir4.1 K+ 通道和(b)边缘细胞表达的 Na+-K+-ATP 酶,*NKCC* 共转运通道和 *KCNQ1/KCNE1* K+ 通道。较高的 EP 维持也需要鼓阶、血管纹间隙、血管纹毛细血管周围存在特异性边界。通常情况下,claudin 蛋白的紧密连接封闭细胞间隙,保证大多数 K+ 通过血管纹中间细胞、边缘细胞,然后回到鼓阶。

在衰老过程中,有多种因素影响 EP,但只有几种方式看起来是相关的。毛细血管缺失是常见现象,但人们并不认为这是电位降低的原因。离子边界的破坏似乎并不常见。血管纹[256]、血管纹毛细血管壁[189,275]、Reissner 膜[41] 均呈现年龄相关的细胞损伤似乎都是以维持这些边界的方式发生的。即使整个耳蜗 Corti 器的细胞变性,通常也会保留 Corti 器表面完整紧密的离子屏障。螺旋韧带变性不一定导致血管纹变性[181],但它可以通过切断血管纹的 K+ 供应降低内淋巴电位。血管纹上皮数量相对于整体和细胞密度是冗余的,无论是中间细胞或边缘细胞的缺失都会改变化学计量关系,导致关键的离子通道、质子泵、离子交换器不再平衡[45]。当然,同样的结果也可以在无细胞丢失的情况下出现,因为功能失调的细胞可以不再表达所需的足量蛋白。已在沙鼠中证实存在与年龄相关的 Na+-K+-ATP 酶的损失,此改变并与内淋巴电位下降有关[235]。

从动物模型中得到的遗传规律

最初,很多基础科学结果来自对沙鼠的研究[80-83,228,229,235,254,255]。在对沙鼠的研究中,血管纹功能障碍是大部分与年龄相关的听力损失的原因,这些血管纹变化被理性的推断为单纯的血管纹性老年性听力损失。内淋巴电位随年龄而改变的特点,并不适用于所有动物模型,这表明

沙鼠的易感基因和 EP 下降之间的联系不起决定作用,而是反映了遗传、环境和纯粹随机因素之间的相互作用。很多早期沙鼠研究集中在微血管的变化,人们注意到 EP 下降可能与血管纹毛细血管损伤相关[77-80],并且出现在毛细血管的成分改变之后[275]。然而,最近在沙鼠超微结构研究[256]佐证了 Schuknecht 的关于边缘细胞来源的观点,导致了在人和沙鼠内耳可能相似的病理生理甚至遗传过程。

近交系小鼠在典型的寿命内 EP 有的下降,有的不降,大大延伸了人类颞骨和沙鼠的发现。图 4-3 所示的 3 个品系小鼠,C57BL/6J 小鼠[图 4-3(B)]、B6.CAST-*Cdh23*CAST 小鼠[图 4-3(C)]和 CBA/J [图 4-3(G)],在一个典型的生命周期中没有显著的 EP 降低。最直接的结论就是 EP 下降并不是必然发生的,而主要取决于遗传因素。另一个结论也逐渐明朗,在老年 *C57BL/6J*(B6)小鼠,毛细胞少量残存,螺旋韧带明显变性[99,105],血管纹中度变性[163],然而 EP 却无下降。消除等位基因影响的 B6.CAST-*Cdh23*CAST 同类系小鼠,毛细胞无减少[121],但对 EP 和年龄关系曲线无明确影响。

图 4-3 显示了随年龄增长而 EP 下降的 5 个小鼠模型。携带至少一个 *Tyrp1*B-lt 基因拷贝的小鼠最初 EP 是正常的,2~3 个月后 EP 降低差异很大[图 4-3(A)][20]。这个模型重要方面就是发现了可显著加剧 EP 下降的基因缺陷。*Tyrp1* 基因编码的酪氨酸酶相关蛋白 1,是一种黑色素细胞内的蛋白,在酪氨酸酶下游参与黑色素合成[224]。*Tyrp1* 和酪氨酸酶有相似的蛋白质结构和始祖基因。现在仅明确部分 *Tyrp1* 功能,它可能稳定酪氨酸酶构象和黑色素小体结构。携带 *Tyrp1*B-lt 的小鼠随着毛囊黑色素细胞的逐渐消失,皮毛色素逐渐消失。因此,这些小鼠模型中,黑素细胞功能障碍和 EP 下降存在相关性。中间细胞、血管纹的黑素细胞对于血管纹功能至关重要,而在耳蜗 - 球囊突变的情况下[260,261],早期这些细胞的损失,破坏了血管纹功能并促进其快速退化。一个干扰黑色素合成的突变会影响黑色素细胞的存活,也可从多种路径影响 EP。Tyrp1B-lt 小鼠毛囊黑色素细胞死亡可能是由于异常蛋白所产生的毒性中间产物所致。这种突变的显性特征可能反映其获得了有害功能。

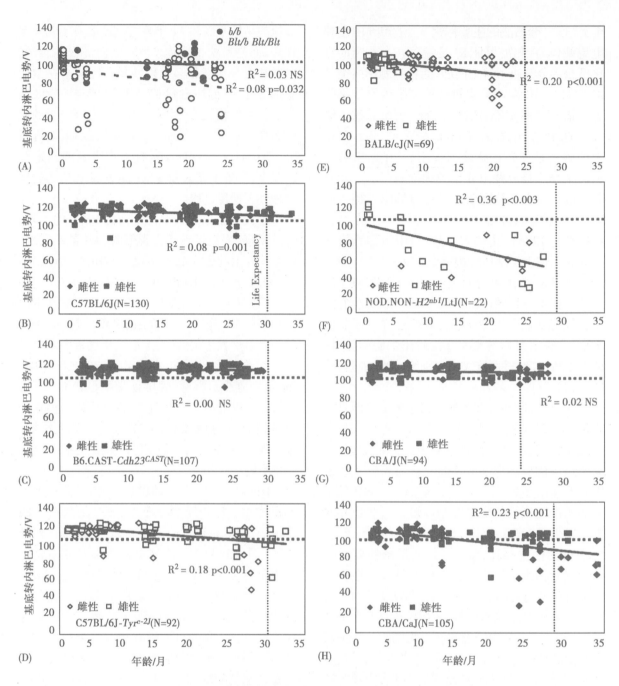

图 4-3　8 种不同小鼠模型中年龄与内淋巴电势关系的散点图

每个图中的水平虚线是 100mV 的参考线。垂直虚线表示每个种系预期的雄性和雌性的平均寿命(已知)[59]。性别(已知)也表示出来。图 A 中 $Tyrp1^{B-lt}$ 是混合背景的并与同窝出生的 $tyrpl^b/tyrpl^b$ 小鼠相比较。A. 根据[20]重新绘制;B. 根据[189]重新绘制;D. 根据[189]重新绘制;E. 根据[186]重新绘制;F. 根据[191]重新绘制

　　BALB/CJ(BALB)小鼠也表现出其 EP 随年龄增长而下降(图 4-3E)。首先,需指出的是这些 BALB 小鼠出生早期"正常"的 EP 也略低于(~10mV)B6 或 CBA/J 小鼠(比较图 4-3B、E、G)。有两个耳蜗外侧壁的解剖上与 EP 相关的特点可将 BALB 小鼠与 B6 和 CBA/J 小鼠区分开来[186]。首先是 BALB 小鼠血管纹边缘细胞密度较低,并

随年龄增长而进一步减少。二是 BALB 小鼠螺旋韧带较薄并随年龄增长变更薄。在血管纹、螺旋韧带和毛细血管特征中,除边缘细胞密度和韧带厚度外,没有其他指标可以预测 EP。

　　由于黑色素对皮肤和眼睛中有保护作用,可以对抗损伤和一些明显的衰老效应[212,230,279],人们早就认为它对防止耳蜗血管纹老化也很重

要。这个问题已经通过对比老化的 B6 小鼠和 C57BL/6-Tyr^{c-2J} 白化小鼠进行探索[189]。这些小鼠携带一个自然发生的使酪氨酸酶失活的突变(TYR),突变位于 7 号染色体上。由于突变来源于 B6 小鼠,与 B6 小鼠是同基因的,因此这些小鼠无法产生黑色素,但在所有组织中都保留着正常的黑色素细胞。B6 和 B6 白化小鼠的听力损失的进展在 2 年内基本一致[图 4-3(B)、(D)]。此后,两个品系的 EP 出现显著差异。在 BALB 小鼠中发现,耳蜗基底转上的边缘的细胞密度可预测 EP。从这个模型可以看出,血管纹黑色素的主要作用是保护边缘细胞。因此,基因调节黑色素的类型、密度及分布可能对人类边缘细胞存活率有影响。值得注意的是,BALB 小鼠患有白化病,白化病也可以解释其部分表型。在血管纹细胞,边缘细胞广泛表达有离子通道、转运蛋白、消耗 ATP 的离子泵。这可能提示边缘细胞在血管纹整体功能中有更重要作用,在氧化应激中风险增加[256]。白化模型似乎确定了在血管纹功能中,血管纹边缘细胞限制其脆弱性。黑色素的缺乏可能只是影响边缘细胞损失净速率的诸多因素之一。因此,有 30 多种候选基因可影响黑色素类型、密度、分布[50]。

NOD.NON-H2^{nb1}/LtJ(NOD.NON) 小鼠至少携带 2 个等位基因,Cdh23^{Ahl} 和 Ahl2[112],故早期即发生快速进展性听力损失。与原始的 NOD/ShiLtj 近交系小鼠不同,NOD.NON 小鼠缺少促进自身免疫性疾病(包括 I 型糖尿病和干燥综合征)的 H2^{g7} 组织相容性等位基因。尽管这些小鼠在其他位点有促进免疫的等位基因病变(见后文),但并没有明显的自身免疫性疾病。NOD.NON 小鼠在出生 6 个月后出现持续严重的 EP 下降[191][图 4-3(F)]。与 EP 下降相关的解剖上的变化是继发于微血管退化的血管纹萎缩,该病变由耳蜗底转到顶转,逐步向上一层发展。早期微血管病变仅在光镜下可见。NOD.NONs 保留 NOD/ShiLtJ 亲本品系得到的致糖尿病的等位基因。这些基因可能促进免疫功能异常和血管纹病理改变。自身免疫性疾病经常伴发血管纹变薄和由 EP 下降导致的听力损失[217,218,281,285]。然而,在小鼠自身免疫性疾病模型并未发现不可逆的血管纹变性。除了 H2 以外,人们认为 NODs 携带疾病促进等位基因包括 Idd10、Idd17、

Idd18、Idd3(IL-2 和 IL-21 是候选基因)和 Idd16(TNFα 是候选)[107]。这些可能是血管纹变性和微血管起源的血管纹性老年性听力损失的候选基因。像 BALB 和 C57BL/6-Try^{c-2J} 小鼠,NOD.NONs 是白化体,所以缺乏黑色素也可能影响疾病的进展。

图 4-3 中所示的两种具有类似名称的近交系小鼠,CBA/J、CBA/CaJ,经常被用作"听力好"和"老化好"模型。然而,CBA/CaJ(不是 CBA/J)在大约 1 岁龄的时候出现 EP 的显著下降,雌性中比雄性更为明显[183][比较图 4-3(G)、(H)]。类似于 BALB 小鼠和 B6 白化同基因系小鼠,解剖上与 EP 下降明确相关的是血管纹边缘细胞损失。

以上小鼠模型显示的关键特征与人类血管纹老年性听力损失相关。首先要注意的是它们与人类不一样的地方,也就是说 EP 不一定下降。因此,至少在动物身上,EP 的下降不一定是耳蜗老化必须存在的变化。相反,遗传因素在其中起到强大作用,人类亦是如此。在图 4-3 所示的不同品系小鼠 EP 下降程度呈现明显差异,某些动物甚至无 EP 变化。因此,EP 下降似乎受其他因素(如环境因素或随机因素)调控。这些小鼠模型可能有助于识别"促血管纹性老年性听力损失的基因"和一些调节因子。

人类的遗传因素

就像噪声损伤一样,动物研究帮助我们预测哪些基因可能会影响耳蜗老化。但与动物研究不一样的是,不能总是把这些基因与特定类型的老年性听力损失绑在一起(感音性、神经性或血管纹性)。

保护基因

由于衰老最常见的特征是"累积损伤",所以保护基因所起作用总是位居榜首。N-乙酰基转移酶 1 和 2(NAT1 和 NAT2)是解除外源性底物毒性的酶,因此可影响细胞的氧化还原状态。在 NAT2*6A(G590A)这种 NAT2 基因的突变体中,上述酶的总量明显降低,此突变分别在土耳其人和欧洲人队列研究中被证实与老年性听力损失相关[290,291]。我们在噪声性永久性阈移相关章节提到的谷胱甘肽转移酶(GSTs),也与老年性听力损失的发生密切相关。在芬兰的一项队列研究

中[291]，携带 GSTT1 纯合子缺失等位基因的妇女的听力明显较差，而携带 GSTM1 纯合子缺失等位基因的妇女的听力反而更好(参见引文[12])。

我们尚未阐述的一类重要基因为编码线粒体解偶联蛋白(UCPs)的基因。这类蛋白质，包括 5 个已知的亚型(UCP1~UCP5)[47]，可促进质子从细胞质进入线粒体的反向流动，从而降低氧化磷酸化所需的质子梯度。由此产生的两个后果是热量的产生(主要由脂肪组织的 UCP1 起作用)和线粒体 ROS 的产生减少，而后者正是细胞内 ROS 的主要来源。特别是 UCP2 和 UCP3 主要通过减少 ROS 产生起到一定的保护作用。在日本的一项队列研究中，UCP2 基因的非同义 SNP 变异(Ala55Val)被认为可提高老年性听力损失的风险[264]。在动物中，解偶联蛋白在螺旋神经节细胞高表达，并在某些应激情况下表达水平上调[124]。

参与离子调节的基因

KCNQ4 作为噪声诱导的 PTS 和老年性听力损失发生的候选基因，编码外侧膜的 K+ 通道。在两组欧洲人的队列研究中发现 SNP rs4660468 C>T(g.11257005C>T)增加了保护性，SNP rs2149034 A>T(g.11249550A>T)增加听力损失风险，而 SNP rs727146 的 T 碱基的出现可增加女性听力损失风险[292]。该研究的作者们指出，那些增加风险的变异主要集中在该基因的一段 13 kb 的区域，此区域可能调控耳蜗内离子通道的表达位置和表达年龄。

其他基因

有些与老年性听力损失相关的基因功能尚不明确。内皮素 -1(endothelin-1)是表达在耳蜗蜗轴和侧壁微血管的一种可扩散因子，几乎表达于所有类型的侧壁细胞和螺旋神经节细胞[311]。其主要的受体呈现共同分布。虽然内皮素 -1 最初被认为与血管张力有关，但它还有很多其他功能。EDN1 的一个非同义多态性改变(rs5370 G>T,Lys>Asn)与老年性听力损失相关[288]。欧洲的一些队列研究发现，GRH(grainyhead-like)2 基因(GRHL2、TCFP2L3、DFNA28)的 SNP 变异：rs10955255(A>G)和 rs212703 也与老年性听力损失相关[294]。这种含有 625 个氨基酸的蛋白是一种在发育过程中广泛表达的转录因子[201]。在内耳主要表达在上皮细胞，其功能目前尚未明

确。GRM7 基因编码代谢型谷氨酸受体 7，在芬兰和非芬兰欧洲的多个队列研究中证明其有多个 SNP 位点，与老年性听力损失的发生相关[63]。该受体表达在耳蜗神经元、毛细胞、支持细胞和螺旋韧带成纤维细胞。尽管 Corti 器需要具备谷氨酸敏感性，但这并不能揭示此受体的分布规律。GRM7 有可能有助于减少兴奋性毒性损伤，从而可能特异性的防止神经性听力损失中的神经元损失。

耳蜗炎症、自身免疫性听力损失、突发性感音神经性听力损失和梅尼埃病

在本节中，我们将同时阐述多个疾病，它们具有部分相同的临床表现，在发病原因也有所重叠。近年来有关免疫反应和听力损失的文献快速增长，因为越来越多的情况被识别出来，它们在哪里调节 - 或介导 - 耳蜗损伤。现有证据表明死于噪声性或耳毒性药物的感觉细胞，是被附近的支持细胞(作为 Corti 器官的原位巨噬细胞)所吞噬[1]。然而，噪声和耳毒性物质都会增加单核细胞或募集在骨螺旋板和螺旋韧带的巨噬细胞[102,227]。虽然这些细胞可能主要是清除废弃物，尽管它们的数量可能与听力损失和外部毛细胞损失有关，但很明显，Corti 器中并无上述细胞存在[227]。单核细胞和巨噬细胞通过螺旋韧带前缘的毛细血管进入耳蜗螺旋，尽管根据某些说法，它们也可能是通过收集与鼓阶外淋巴接触的小静脉进入的[94]。

炎性细胞在全身注射耳蜗蛋白如 cochlin 或 β- 盖膜蛋白的情况下也可出现于耳蜗[246]，毫无疑问，免疫系统会把这些蛋白视为外源物质。在这些处理之后，血清中既可以发现针对耳蜗蛋白的抗体，也可以发现激活的 T 细胞。在外科手术、爆震性噪声、头部外伤或者某些不明情况造成耳蜗流体边界破坏时，也可诱发耳蜗蛋白的自身免疫性反应，但具体机制尚未完全揭示[19,313]。让人迷惑的是在 Corti 器仍然没有发现典型的炎症细胞，毛细胞损伤也不一定是自身免疫性相关的听力损失的特征之一。多系统自身免疫性疾病的小鼠模型是解答问题的线索来源[215]。这些模型表现出听力损失但几乎没有毛细胞损伤，而在

血管纹毛细管内及周围可确定的发现 IgG 的富集[215,216,280,281]。因此,这些模型中的听力损失是源于潜在的可逆的主要由毛细血管通透性增加造成的血管纹功能异常,而血管通透性某种程度上与 IgG 积聚相关[282]。EP 取决于血钾浓度的严格控制,这些异常的通透性使得 EP 下降。因此,这种情况下可以通过全身使用类固醇提高听力[219,283,284],同时,类固醇治疗有效是自身免疫性听力损失的一个诊断标准[215]。然而,这可能具有误导性,因为类固醇还直接调节内耳液体稳态[282]。

如上所述,类固醇治疗有效的发病迅速或波动性的听力损失(如特发性、突发性、感觉神经性听力损失)的发病机制中可能有自身免疫成分[19,313]。此类听力损失的机制可能是可逆的血管功能障碍而非毛细胞缺失。这其中包括自身免疫成分参与发病的梅尼埃病[9,313],虽然梅尼埃病伴随的水肿可反映耳蜗流体调节的其他问题。引起可逆性或波动性听力损失的另一个可能原因是血栓形成或其他暂时性减少耳蜗血流量的情况。其中一些可能是遗传因素所致。

环境和遗传方面

本部分讨论的获得性听力损失类型中的环境因素主要包括促炎和促血栓形成的影响。如前所述,头部外伤、颞骨手术、内耳感染可能使内耳蛋白暴露于免疫反应,自身免疫可诱发突然或快速进展性听力下降。这些可能开始于损伤或感染的一侧,然后通过内耳抗体循环和自身反应性 T 细胞累及对侧内耳。饮食和促进微血管疾病(如高血压、高脂血症、糖尿病)或血栓形成的整个机体因素也可促进突然或波动性听力损失。一些循环抗体,尤其是抗磷脂抗体,促进血液高凝状态,可同时通过炎症反应和血栓形成促使疾病发生[313]。

基因多态性可能促进突发性听力损失,如亚甲基四氢叶酸还原酶的 C677T 碱基置换,可影响同型半胱氨酸正常转化为甲硫氨酸[66]。这个位点纯合突变可显著增加血清同型半胱氨酸水平并表现出听力下降倾向。可能相关性也被发现的凝血因子 V 的 G1691A 碱基置换和凝血酶原的 G2021A 碱基置换,可影响到血液凝固。某些

主要组织相容性复合体(major histocompatibility complex,MHC)单倍体似乎与梅尼埃病的出现密切相关[19]。对于内收蛋白亚单位 1(adducin subunit 1,ADD1)的 Gly460Trp 突变有助于调节 Na^+-K^+-ATP 酶的活性,已有报道阐明此突变与梅尼埃病相关[274]。此外,调节水进入上皮细胞的水通道蛋白 2 和水通道蛋白 4(AQP2、AQP4)的基因非编码区的多态性可能增加梅尼埃病的发生风险[153]。

总结

目前,很多基因与获得型听力损失有关。许多是通过关联研究发现的,因为动物实验指向特定的基因和基因类型(保护性基因、离子调节基因),这有助于维持细胞稳态和抵御损伤。动物研究发现噪声、耳毒性物质、老化的关键靶细胞和某些分子(如 K^+、Ca^{2+}、谷氨酸、ROS)可能在应激状态下失去调控。在动物中尚未明确识别的基因不仅影响损伤的程度,而且影响其在细胞内的分布。这些研究结果表明,人类的损伤表型的可能范围(特别是关于噪声)还需进一步深入研究和明确识别。很可能相关研究将揭示大量的风险基因。这些基因的突变往往只增加了百分之几的风险,并且可能以复杂的方式相互影响。表观遗传学带来的新变化是一场即将来临的风暴——几乎感觉不到,但具有变革的潜力。如何将这些信息转化为预防或治疗手段仍需拭目以待。

参考文献

1. Abrashkin K et al. The fate of outer hair cells after acoustic or oto-toxic insults. *Hearing Res.* 2006;218:20–29.
2. Adams JC. Immunocytochemical traits of type IV fibrocytes and their possible relations to cochlear function and pathology. *J Assoc Res Otolaryngol.* 2009;10:369–382.
3. Ahmad, M et al. An in vivo tracer study of noise-induced damage to the reticular lamina. *Hearing Res.* 2003;175:82–100.
4. Allen PD, Eddins DA. Presbycusis phenotypes form a heterogeneous continuum when ordered by degree and configuration of hearing loss. *Hearing Res.* 2010;264:10–20.
5. Altschuler RA et al. Acoustic stimulation and overstimulation in the cochlea: a comparison between basal and apical turns of the cochlea. In AL Dancer, D Henderson, RJ Salvi, RP Hamernik, eds. *Noise-Induced Hearing Loss.* St. Louis, MO: Mosby Year Book; 1992:60–73.
6. Attias J, Pratt H. Auditory-evoked potential correlates of susceptibility to noise-induced hearing loss. *Audiology.* 1985;24:149–156.
7. Axelsson A. Comparative anatomy of cochlear blood vessels. *Am J Otolaryngol.* 1988;9:278–290.
8. Axelsson A, Lindgren F. Is there a relationship between hypercholesterolemia and noise-induced hearing loss? *Acta Otolaryngol.*

1985;100:379–386.

9. Bahloul A et al. Vezatin, an integral membrane protein of adherens junctions, is required for the sound resilience of cochlear cells. *EMBO Mol Med.* 2009;1:125–138.

10. Bai U et al. Mitochondrial DNA deletions associated with aging and possibly presbycusis: a human archival temporal bone study. *Am J Otol.* 1997;18:449–453.

11. Bao J et al. Requirement of nicotinic acetylcholine receptor subunit β2 in the maintenance of spiral ganglion neurons during aging. *J Neurosci.* 2005;25:3041–3045.

12. Bared A et al. Antioxidant enzymes, presbycusis, and ethnic variability. *Otolaryngol Head Neck Surg.* 2010;143:263–268.

13. Barker DJ. The fetal and infant origins of disease. *Eur J Clin Invest.* 1995;25:457–463.

14. Barker DJP. In utero programming of chronic disease. *Clin Sciences.* 1998;95:115–128.

15. Barrenäs ML et al. The thrifty phenotype hypothesis and hearing problems. *Br Med J.* 2003;327:1199–1200.

16. Barrenäs ML et al. The association between short stature and sensorineural hearing loss. *Hearing Res.* 2005;205:123–130.

17. Barrenäs ML, Holgers KM. Ototoxic interaction between noise and pheomelanin: distortion product otoacoustic emissions after acoustical trauma in chloroquine-treated red, black, and albino guinea pigs. *Audiol.* 2000;39:238–246.

18. Bobbin RP, Salt AN. ATP-γ-S shifts the operating point of outer hair cell transduction towards scala tympani. *Hearing Res.* 2005;205:35–43.

19. Bovo R et al. Immune-mediated inner ear disease. *Acta Otolaryngol.* 2006;126:1012–1021.

20. Cable J et al. Light (Blt), a mutation that causes melanocyte death, affects stria vascularis function in the mouse inner ear. *Pigment Cell Res.* 1993;6:215–225.

21. Canlon B. Protection against noise trauma by sound conditioning. *ENT J.* 1997;76:248–255.

22. Canlon B et al. Alterations in intrauterine environment by glucocorticoids modifies the developmental programme of the auditory system. *Eur J Neurosci.* 2003;17:2035–2041.

23. Canlon B et al. Glucocorticoid receptors modulate auditory sensitivity to acoustic trauma. *Hearing Res.* 2007;226:61–69.

24. Chan DK, Hudspeth AJ. Ca2+ current-driven nonlinear amplification by the mammalian cochlea in vitro. *Nature Neurosci.* 2005;8:149–155.

25. Chang NC et al. Association of polymorphisms of heat shock protein 70 with susceptibility to noise-induced hearing loss in the Taiwanese population. *Audiol Neurotol.* 2011;16:168–174.

26. Chang NC et al. Hyperlipidemia in noise-induced hearing loss. *Otolaryngol Head Neck Surg.* 2007;137:603–606.

27. Chang NC et al. Effect of manganese-superoxide dismutase genetic polymorphisms IVS3-23T/G on noise susceptibility in Taiwan. *Am J Otolaryngol Head Neck Med Surg.* 2009;30:396–400.

28. Chang Q et al. Gap junction mediated intercellular metabolite transfer in the cochlea is compromised in connexin 30 null mice. *PloS One* 3:e4088, 2008.

29. Chen GD, Fechter LD. The relationship between noise-induced hearing loss and hair cell loss in rats. *Hearing Res.* 2003;177:81–90.

30. Chen Z et al. Functional roles of high-affinity glutamate transporters in cochlear afferent synaptic transmission in the mouse. *J Neurophysiol.* 2010;103:2581–2586.

31. Clark WW et al. Effect of periodic rest on hearing loss and cochlear damage following exposure to noise. *J Acoust Soc Am.* 1987;82:1253–1263.

32. Coling DE et al. Effect of SOD1 overexpression on age- and noise-related hearing loss. *Free Radical Biol Med.* 2003;34:873–880.

33. Crompton M. Mitochondria and aging: a role for the permeability transition? *Aging Cell.* 2004;3:3–6.

34. Cruickshanks KJ et al. Cigarette smoking and hearing loss. *JAMA.* 1998;279:1715–1719.

35. Cunningham DR, Norris ML. Eye color and noise-induced hearing loss: a population study. *Ear Hear.* 1982;3:211–214.

36. Da Costa DA et al. Iris pigmentation and susceptibility to noise-induced hearing loss. *Int J Audiol.* 2008;47:115–118.

37. Darrow KN et al. Selective removal of lateral olivocochlear efferents increases vulnerability to acute acoustic injury. *J Neurophysiol.* 2007;97:1775–1785.

38. Davis RL. Gradients of neurotrophins, ion channels, and tuning in

the cochlea. *The Scientist.* 2003;9:311–316.

39. Davis RR et al. Genetic influences in individual susceptibility to noise: a review. *Noise & Health.* 2003;5:19–28.

40. Davis RR et al. Genetic basis for susceptibility to noise-induced hearing loss in mice. *Hearing Res.* 2001;155:82–90.

41. De Fraissonette A et al. Human Reissner's membrane in patients with age-related normal hearing and with sensorineural hearing loss. *Otorhinolaryngol.* 1993;55:68–72.

42. Delprat B et al. Deafness and cochlear fibrocyte alterations in mice deficient for the inner ear protein otospiralin. *Mol Cell Biol.* 2005;25:847–853.

43. Demeester K et al. Audiometric shape and presbycusis. *Int J Audiol.* 2009;48:222–232.

44. Demeester K et al. Heritability of audrometric shape and familial aggregation of presbycusis in an elderly Flemish population. *Hearing Res.* 2010;265:1–10.

45. Diaz RC et al. Conservation of hearing by simultaneous mutation of Na,K-ATPase and NKCCl. *J Assoc Res Otolaryngol.* 2007;8:422–434.

46. Drettner B et al. Cardiovascular risk factors and hearing loss. *Acta Otolaryngol.* 1975;79:366–371.

47. Echtay KS. Mitochondrial uncoupling proteins—what is their physiological role? *Free Radical Biol Med.* 2007;43:1351–1371.

48. El-Badry MM, McFadden SL. Evaluation of inner hair cell and nerve fiber loss as sufficient pathologies underlying auditory neuropathy. *Hearing Res.* 2009;255:84–90.

49. Engel J et al. Two classes of outer hair cells along the tonotopic axis of the cochlea. *Neurosci.* 2006;143:837–849.

50. Eppig JT et al. The Mouse Genome Database (MGD): new features facilitating a model system. *Nucleic Acids Res* 2007;35 (Database issue):D630–D637, 2007.

51. Erway LC, Willott JF. Genetic susceptibility to noise-induced hearing loss. In A Axelsson, ed., *Scientific Basis of Noise-Induced Hearing Loss.* New York: Thieme; 1996:56–64.

52. Fairfield DA et al. Heat shock factor 1-deficient mice exhibit decreased recovery of hearing following noise overstimulation. *J Neurosci Res.* 2005;81:589–596.

53. Fechter LD et al. Promotion of noise-induced cochlear injury by toluene and ethylbenzene in the rat. *Toxicol Sci.* 2007;98:542–551.

54. Feil R. Environmental and nutritional effects on the epigenetic regulation of genes. *Mutat Res.* 2006;600:46–57.

55. Fernandez EA et al. Protection against noise-induced hearing loss in young CBA/J mice by low-dose kanamycin. *J Assoc Res Otolaryngol.* 2010;11:235–244.

56. Ford MS et al. Expression and function of adenosine receptors in the chinchilla cochlea. *Hearing Res.* 1997;105:130–140.

57. Forge A, Schacht J. Aminoglycoside antibiotics. *Audiol Neuro-Otol.* 2000;5:3–22.

58. Fortunato G et al. Paraoxonase and superoxide dismutase gene polymorphisms and noise-induced hearing loss. *Clin Chem.* 2004;50:2012–2018.

59. Fox RR et al., eds. *Handbook of Genetically Standardized JAX Mice,* 5th ed. Bar Harbor, ME: The Jackson Laboratory; 1997.

60. Fransen, E et al. Age-related hearing impairment (ARHI): environmental risk factors and genetic prospects. *Exper Gerontol.* 2003;38:353–359.

61. Fredelius L, Rask-Andersen H. The role of macrophages in the disposal of degeneration products within the organ of Corti after acoustic overstimulation. *Acta Otolaryngol.* 1990;109:76–82.

62. Friedland DR. Audiometric pattern as a predictor of cardiovascular status: development of a model for assessment of risk. *Laryngoscope.* 2009;119:473–486.

63. Friedman RA et al. GRM7 variants confer susceptibility to age-related hearing impairment. *Hum Molec Genet.* 2009;18:785–796.

64. Frisina ST et al. Characterization of hearing loss in aged type II diabetics. *Hearing Res.* 2006;211:103–113.

65. Fujioka M et al. Proinflammatory cytokines expression in noise-induced damaged cochlea. *J Neurosci Res.* 2006;83:575–583.

66. Fusconi M et al. Role of genetic and acquired prothrombotic risk factors in genesis of sudden sensorineural hearing loss. *Audiol Neurotol.* 2011;16:185–190.

67. Gagnon PM et al. Temporal and genetic influences on protection against noise-induced hearing loss by hypoxic preconditioning in mice. *Hearing Res.* 2007;226:79–91.

68. Gale JE et al. A mechanism for sensing noise damage in the inner

ear. *Curr Biol.* 2004;14:526–529.

69. Gallou-Kabani C et al. Nutri-epigenomics. Lifelong remodeling of our epigenomes by nutritional and metabolic factors and beyond. *Clin Chem Lab Med.* 2007;45:321–327.

70. Gao J et al. Orphan glutamate receptor δ1 subunit required for high-frequency hearing. *Mol Cell Biol.* 2007;27:4500–4512.

71. Garetz SL, Schacht J. Ototoxicity: of mice and men. In TR Van De Water, AN Popper, RR Fay, eds. *Clinical Aspects of Hearing.* New York: Springer-Verlag; 1996:116–154.

72. Gates GA et al. Genetic associations in age-related hearing thresholds. *Arch Otolaryngol Head Neck Surg.* 1999;125:654–659.

73. Gates GA, Mills JH. Presbycusis. *Lancet.* 2005;366:1111–1120.

74. Gilad O, Glorig A. Presbycusis: the aging ear. Part II. *J Am Aud Soc.* 1979;4:207–217.

75. Gilad O, Glorig A. Presbycusis: the aging inner ear. Part I. *J Am Aud Soc.* 1979;4:195–206.

76. Glueckert R et al. The human spiral ganglion: new insights into ultrastructure, survival rate, and implications for cochlear implants. *Audiol Neurotol.* 2005;10:258–273.

77. Gok U et al. Comparative analysis of serum homocysteine, folic acid, and vitamin B12 levels in patients with noise-induced hearing loss. *Auris Nasus Larynx.* 2004;31:19–22.

78. Gong TW, Lomax MI. Genes that influence susceptibility to noise-induced hearing loss. In CG Le Prell, D Henderson, RR Fay, AN Popper, eds. *Springer Handbook of Auditory Research. Noise-Induced Hearing Loss: Scientific Advances,* Vol. 40. New York: Springer; 2012:179–203.

79. Gopinath B et al. Consumption of omega-3 fatty acids and fish and risk of age-related hearing loss. *Am J Clin Nutr.* 2010;92:416–421.

80. Gratton MA et al. Age-related decreases in endocochlear potential are associated with vascular abnormalities in the stria vascularis. *Hearing Res.* 1996;102:181–190.

81. Gratton MA, Schulte BA. Alterations in microvasculature are associated with atrophy of the stria vascularis in quiet-aged gerbils. *Hearing Res.* 1995;82:44–52.

82. Gratton MA et al. Quantification of the stria vascularis and strial capillary areas in quiet-reared young and aged gerbils. *Hearing Res.* 1997;114:1–9.

83. Gratton MA et al. Decline in the endocochlear potential corresponds to decreased Na,K-ATPase activity in the lateral wall of quiet-aged gerbils. *Hearing Res.* 1997;108:9–16.

84. Grinnell F. Fibroblast-collagen-matrix contraction:. growth-factor signaling and mechanical loading. *Trends Cell Biol.* 2000;10: 362–365.

85. Guan MX. Mitochondrial 12S rRNA mutations associated with aminoglycoside ototoxicity. *Mitochondrion.* 2011;11:237–245.

86. Hakuba N et al. Exacerbation of noise-induced hearing loss in mice lacking the glutamate transporter GLAST. *J Neurosci.* 2000;20:8750–8753.

87. Hamann I et al. Age-dependent changes of gap detection in the Mongolian gerbil (*Meriones unguiculatus*). *J Assoc Res Otolaryngol.* 2004;5:49–57.

88. Hamernik RP, Ahroon WA. Threshold recovery functions following impulse noise trauma. *J Acoust Soc Am.* 1988;84:941–950.

89. Hamernik RP et al. The quantitative relation between sensory cell loss and hearing thresholds. *Hearing Res.* 1989;38:199–212.

90. Hamernik RP et al. Cochlear toughening, protection, and potentiation of noise-induced hearing loss by non-Gaussian noise. *J Acoustic Soc Am.* 2003;113:969–976.

91. Hamernik RP et al. Hearing loss from interrupted, intermittent, and time- varying non-Gaussian noise exposure: the applicability of the equal energy hypothesis. *J Acoustic Soc Am.* 2007;122:2245–2254.

92. Harman D. Aging: a theory based on free radical and radiation chemistry. *J Gerontol.* 1956;11:98–300.

93. Harper JM et al. Hyperglycemia, impaired glucose tolerance and elevated glycated hemoglobin in a long-lived mouse stock. *Exp Gerontol.* 2005;40:303–314.

94. Harris JP et al. Spiral modiolar vein: its importance in inner ear inflammation. *Acta Otolaryngol.* 1990;110:357–365.

95. Hawkins JE et al. Cochlear microvasculature in normal and damaged ears. *Laryngoscope.* 1972;82:1091–1104.

96. Hederstierna C et al. The menopause triggers hearing decline in healthy women. *Hearing Res.* 2010;259:31–35.

97. Henley CM, Rybak LP. Ototoxicity in developing animals. *Brain Res Rev.* 1995;20:68–90.

98. Henry KR, Chole RA. Genotypic differences in behavioral, physiological and anatomical expressions of age-related hearing loss in the laboratory mouse. *Audiol.* 1980;19:369–383.

99. Hequembourg S, Liberman MC. Spiral ligament pathology: a major aspect of age-related cochlear degeneration in C57BL/6 mice. *J Assoc Res Otolaryngol.* 2001;2:118–129.

100. Hibino H, Kurachi Y. Molecular and physiological bases of the K⁺ circulation in the mammalian inner ear. *Physiol.* 2006;21:336–344.

101. Hilgert N et al. Function and expression pattern of nonsyndromic deafness genes. *Curr Mol Med.* 2009;9:546–564.

102. Hirose K et al. Mononuclear phagocytes migrate into the murine cochlea after acoustic trauma. *J Comp Neurol.* 2005;489:180–194.

103. Hirose K, Liberman MC. Lateral wall histopathology and endocochlear potential in the noise-damaged mouse cochlea. *J Assoc Res Otolaryngol.* 2003;4:339–352.

104. Housley GD et al. Purinergic regulation of sound transduction and auditory neurotransmission. *Audiol Neuro-Otol.* 2002;7:55–61.

105. Ichimiya I et al. Age-related changes in the murine cochlear lateral wall. *Hearing Res.* 2000;139:116–122.

106. Ichimiya I et al. Significance of spiral ligament fibrocytes with cochlear inflammation. *Int J Pediatr Otorhinolaryngol.* 2000;56: 45–51.

107. Ikegami H et al. Congenic mapping and candidate sequencing of susceptibility genes for type 1 diabetes in the NOD mouse. *Ann NY Acad Sci.* 2003;1005:196–204.

108. Jerger J et al. Gender affects audiometric shape in presbycusis. *J Am Acad Audiol.* 1993;4:42–49.

109. Jerger J et al. Race differences in susceptibility to noise-induced hearing loss. *Am J Otolaryngol.* 1986;7:425–429.

110. Jiang H et al. Oxidative imbalance in the aging inner ear. *Neurobiol Aging.* 2007;28:1605–1612.

111. Johnson KR et al. A major gene affecting age-related hearing loss in C57BL/6J mice. *Hearing Res.* 1997;114:83–92.

112. Johnson KR, Zheng QY. Ahl2, a second locus affecting age-related hearing loss in mice. *Genomics.* 2002;80:461–464.

113. Johnson KR et al. A major gene affecting age-related hearing loss is common to at least 10 inbred strains of mice. *Genomics.* 2000;70:171–180.

114. Johnson KR et al. Strain background effects and genetic modifiers of hearing in mice. *Brain Res.* 2006;1091:79–88.

115. Johnsson LG, Hawkins JE. Vascular changes in the human ear associated with aging. *Ann Otol.* 1972;81:364–376.

116. Jyothi V et al. Unmyelinated auditory type I spiral ganglion neurons in congenic Ly5.1 mice. *J Comp Neurol.* 2010;518:3254–3271.

117. Kadner A et al. Low-frequency hearing loss in prenatally stressed rats. *NeuroReport.* 2006;17:635–638.

118. Karasik D et al. Disentangling the genetic determinants of human aging: biological age as an alternative to the use of survival measures. *J Gerontol: Bio Sci* 60A:574–587, 2005.

119. Kashio A et al. Effect of vitamin C depletion on age-related hearing loss in SMP30/GNL knockout mice. *Biochem Biophys Res Comm.* 2009;390:394–398.

120. Keen EC, Hudspeth AJ. Transfer characteristics of the hair cell's afferent synapse *PNAS.* 2006;103:5537–5542.

121. Keithley EM et al. Age-related hearing loss and the *ahl* locus in mice. *Hearing Res.* 2004;188:21–28.

122. Keithley EM et al. Cu/Zn superoxide dismutase and age-related hearing loss. *Hearing Res.* 2005;209:76–85.

123. Kirk EC, Smith DW. Protection from acoustic trauma is not a primary function of the medial olivocochlear system. *J Assoc Res Otolaryngol.* 2003;4:445–465.

124. Kitahara T et al. Regulation of mitochondrial uncoupling proteins in mouse inner ear ganglion cells in response to systemic kanamycin challenge. *Neurosci.* 2005;135:639–653.

125. Kong WJ et al. The effect of the mtDNA4834 deletion on hearing. *Biochem Biophys Res Comm.* 2006;344:425–430.

126. Konig O et al. Estrogen and the inner ear: megalin knockout mice suffer progressive hearing loss. *FASEB J.* 2008;22:410–417.

127. Konings A et al. Variations in HSP70 genes associated with noise-induced hearing loss in two independent populations. *Eur J Hum Genet.* 2009;17:329–335.

128. Konings, A., Van Laer, L., & Van Camp, G. (2009b). Genetic studies on noise-induced hearing loss: a review. *Ear and Hearing,* 30, 151–159.

129. Konings A et al. Candidate gene association study for noise-induced hearing loss in two independent noise-exposed populations. *Ann Hum Genet.* 2009;73:215–224.

130. Krebs J. The role of calcium in apoptosis. *Biometals.* 1998;11:375–382.

131. Kujawa SG, Liberman MC. Acceleration of age-related hearing loss by early noise: evidence of a misspent youth. *J Neurosci.* 2006;26:2115–2123.

132. Kujawa SG, Liberman MC. Adding insult to injury: cochlear nerve degeneration after "temporary" noise-induced hearing loss. *J Neurosci.* 2009;29:14077–14085.

133. Kujoth GC et al. Mitochondrial DNA mutations, oxidative stress, and apoptosis in mammalian aging. *Science.* 2005;309:481–484.

134. Lang H et al. Contribution of bone marrow hematopoietic stem cells to adult mouse inner ear: mesenchymal cells and fibrocytes. *J Comp Neurol.* 2006;496:187–201.

135. Lang H et al. Nuclear factor "kB deficiency is associated with auditory nerve degeneration and increased noise-induced hearing loss. *J Neurosci.* 2006;26:3541–3550.

136. Le Prell CG, Bao J. Prevention of noise-induced hearing loss: potential therapeutic agents. In CG Le Prell, D Henderson, RR Fay, AN Popper, eds. *Springer Handbook of Auditory Research. Noise-Induced Hearing Loss: Scientific Advances,* Vol. 40. New York: Springer; 2012:285–338.

137. Le Prell CG et al. Mechanisms of noise-induced hearing loss indicate multiple methods of prevention. *Hearing Res.* 2007;226:22–43.

138. Lee JH et al. P2X2 receptor mediates stimulation of parasensory cation absorption by cochlear outer sulcus cells and vestibular transitional cells. *J Neurosci.* 2001;21:9168–9174.

139. Lee JH, Marcus DC. Purinergic signaling in the inner ear. *Hearing Res.* 2008;235:1–7.

140. Leutner S et al. ROS generation, lipid peroxidation and antioxidant enzyme activities in the aging brain. *J Neural Trans.* 2001;108:955–967.

141. Li H, Steyger PS. Synergistic ototoxicity due to noise exposure and aminoglycoside antibiotics. *Noise Health.* 2009;11:26–32.

142. Liberman MC, Beil DG. Hair cell condition and auditory nerve response in normal and noise-damaged cochleas. *Acta Otolaryngol.* 1979;88:161–176.

143. Liberman MC, & Kiang NYS. Acoustic trauma in cats: cochlear pathology and auditory nerve activity. *Acta Otolaryngol (Suppl.).* 1978;358:1–63.

144. Liberman MC, Mulroy MJ. Acute and chronic effects of acoustic trauma: cochlear pathology and auditory nerve pathophysiology. In RP Hamernik, D Henderson, R Salvi, eds. *New Perspectives on Noise-induced Hearing Loss.* New York: Raven Press; 1982:105–135.

145. Lin CY et al. Glutathione S-transferase M1, T1, and P1 polymorphisms as susceptibility factors for noise-induced temporary threshold shift. *Hearing Res.* 2009;257:8–15.

146. Liu W et al. Expression of myelin basic protein in the human auditory nerve—an immunohistochemical and comparative study. *Auris Nasus Larynx* 39:18–24, 2012

147. Liu YM et al. Association between polymorphisms in SOD1 and noise-induced hearing loss in Chinese workers. *Acta Otolaryngol.* 2010;130:477–486.

148. Lu KP, Means AR. Regulation of the cell cycle by calcium and calmodulin. *Endocrine Rev.* 1993;14:40–58.

149. Lu SY et al. Factors that affect hearing level in individuals with the mitochondrial 1555A>G mutation. *Clin Genet.* 2009;75:480–484.

150. Lubka M et al. Lack of Tff3 peptide results in hearing impairment and accelerated presbyacusis. *Cell Physiol Biochem.* 2008;21:437–444.

151. Maison SF, Liberman MC. Predicting vulnerability to acoustic trauma with a noninvasive assay of olivocochlear reflex strength. *J Neurosci.* 2000;20:4701–4707.

152. Maison SF et al. Efferent protection from acoustic injury is mediated via alpha9 nicotinic acetylcholine receptors on outer hair cells. *J Neurosci.* 2002;22:10838–10846.

153. Mallur PS et al. Aquaporin-2 and -4: single nucleotide polymorphisms in Meniere's disease patients. *Audiol Med.* 2010;8:18–23.

154. Markaryan A et al. Major arc mitochondrial DNA mutations in cytochrome C oxidase-deficient human cochlear spiral ganglion cells. *Acta Otolaryngol.* 2010;130:780–787.

155. McBride DJ, Williams S. Audiometric notch as a sign of noise-induced hearing loss. *Occ Envir Med.* 2001;58:46–51.

156. McFadden SL et al. The role of superoxide dismutase in age-related and noise-induced hearing loss: clues from SOD1 knockout mice. In JF Willott, ed. *Handbook of Mouse Auditory Research: From Behavior to Molecular Biology.* New York: CRC Press; 2001:489–504.

157. McFadden SL et al. Cu/Zn SOD deficiency potentiates hearing loss and cochlear pathology in aged 129,CD-1 mice. *J Comp Neurol.* 1999;413:101–112.

158. McFadden SL et al. Age-related cochlear hair cell loss is enhanced in mice lacking copper/zinc superoxide dismutase. *Neurobiol Aging.* 1999;20:1–8.

159. McMahon CM et al. The contribution of family history to hearing loss in an older population. *Ear Hearing.* 2008;29:578–584.

160. Mehrparvar AH et al. High-frequency audioletry: a means for early diagnosis of noise-induced hearing loss. *Ear Hearing.* 2011;13:402–406.

161. Meltser I et al. Estrogen receptor B protects against acoustic trauma in mice. *J Clin Invest.* 2008;118:1563–1570.

162. Meyer zum Gottesberge AM. Physiology and pathophysiology of inner ear melanin. *Pigment Cell Res.* 1988;1:238–249.

163. Mikaelian DO. The development and degeneration of hearing in the C57/bl6 mouse: relation of the electrophysiological responses from the round window to cochlear anatomy and behavioral responses. *Laryngoscope.* 1979;89:1–15.

164. Mikaelian DO et al. Genetic progressive hearing loss in the C57b16 mouse. *Acta Otolaryngol.* 1974;77:327–334.

165. Miller JD. Deafening effects of noise on the cat. *Acta Oto-Laryngol Suppl.* 1963;176:1–91.

166. Miller RA et al. Gene expression patterns in calorically restricted mice: partial overlap with long-lived mutant mice. *Mol Endocrin.* 2002;16:2657–2666.

167. Miller RA et al. Resistance of skin fibroblasts to peroxide and UV damage predicts hearing loss in aging mice. *Aging Cell.* 2011;10:362–363.

168. Minowa O et al. Altered cochlear fibrocytes in a mouse model of DFN3 nonsyndromic deafness. *Science.* 1999;285:1408–1411.

169. Mizuta K et al. Ultrastructural localization of megalin in the rat cochlear duct. *Hearing Res.* 1999;129:83–91.

170. Mockett BG et al. Autoradiographic labeling of P2 purinoceptors in the guinea-pig cochlea. *Hearing Res.* 1995;84:177–193.

171. Mockett BG et al. Fluorescence imaging of extracellular purinergic sites and putative ecto-ATPase sites on isolated cochlear hair cells. *J Neurosci.* 1994;14:1692–1707.

172. Mukherjea D, Rybak LP. The pharmacogenomics of cisplatin-induced ototoxicity. *Pharmacogenomics.* 2011;12:1039–1050.

173. Munoz DJB et al. Vesicular storage of adenosine triphosphate in the guinea-pig cochlear lateral wall and concentration of ATP in the endolymph during sound exposure and hypoxia. *Acta Otolaryngol.* 2001;121:10–15.

174. Nadol JB. Comparative anatomy of the cochlea and auditory nerve in mammals. *Hearing Res.* 1988;34:253–266.

175. Nakashima T et al. Disorders of cochlear blood flow. *Brain Res Rev.* 2003;43:17–28.

176. Nelson EG, Hinojosa R. Presbycusis: a human temporal bone study of individuals with flat audiometric patterns of hearing loss using a new method to quantify stria vascularis volume. *Laryngoscope.* 2003;113:1672–1686.

177. Niu X, Canlon B. Protective mechanisms of sound conditioning. *Adv Otorhinolaryngol.* 2002;59:96–105.

178. Noben-Trauth K, Johnson KR. Inheritance patterns of progressive hearing loss in laboratory strains of mice. *Brain Res.* 2009;1277:42–53.

179. Nondahl DM et al. Notched audiograms and noise exposure history in older adults. *Ear Hearing.* 2009;30:696–703.

180. Ohlemiller KK. Reduction in sharpness of frequency tuning but not endocochlear potential in aging and noise-exposed BALB/cJ mice. *J Assoc Res Otolaryngol.* 2002;3:444–456.

181. Ohlemiller KK. Contributions of mouse models to understanding of age- and noise-related hearing loss. *Brain Res.* 2006;1091:89–102.

182. Ohlemiller KK. Recent findings and emerging questions in cochlear noise injury. *Hearing Res.* 2008;245:5–17.

183. Ohlemiller KK et al. Divergent aging characteristics in CBA/J and CBA/CaJ mouse cochleae. *J Assoc Res Otolaryngol.* 2010;11:605–623.

184. Ohlemiller KK, Gagnon PM:. Cellular correlates of progressive hearing loss in 129S6/SvEv mice. *J Comp Neurol.* 2004;469:377–390.

185. Ohlemiller KK, Gagnon PM. Genetic dependence of cochlear cells and structures injured by noise. *Hearing Res.* 2007;224:34–50.

186. Ohlemiller KK et al. Cellular correlates of age-related endocochlear potential reduction in a mouse model. *Hearing Res.* 2006;220:10–26.

187. Ohlemiller KK et al. Targeted mutation of the gene for cellular glutathione peroxidase (*Gpx1*) increases noise-induced hearing loss in mice. *J Assoc Res Otolaryngol.* 2000;1:243–254.

188. Ohlemiller KK et al. Targeted deletion of the cytosolic Cu/Zn-superoxide dismutase gene (SOD1) increases susceptibility to noise-induced hearing loss. *Audiology Neuro-Otol.* 1999;4:237–246.

189. Ohlemiller KK et al. Absence of strial melanin coincides with age-associated marginal cell loss and endocochlear potential decline. *Hearing Res.* 2009;249:1–14.

190. Ohlemiller KK et al. Different cellular and genetic basis of noise-related endocochlear potential reduction in CBA/J and BALB/cJ mice. *J Assoc Res Otolaryngol.* 2011;12:45–58.

191. Ohlemiller KK et al. Strial microvascular pathology and age-associated endocochlear potential decline in NOD congenic mice. *Hearing Res.* 2008;244:85–97.

192. Ohlemiller KK et al. Divergence of noise vulnerability in cochleae of young CBA/J and CBA/CaJ mice. *Hearing Res.* 2011;272:13–20.

193. Osei-Lah V, Yeoh LH. High frequency audiometric notch: an outpatient clinic survey. *Int J Audiol.* 2010;49:95–98.

194. Ota CY, Kimura RS. Ultrastructural study of the human spiral ganglion. *Acta Oto-Laryngol.* 1980;89:53–62.

195. Palmer AR, Russell IJ. Phase-locking of the cochlear nerve of the guinea-pig and its relation to the receptor potential of inner hair-cells. *Hearing Res.* 1986;24:1–15.

196. Park JC et al. Dietary restriction slows the abnormally rapid loss of spiral ganglion neurons in C57BL/6 mice. *Hearing Res.* 1990;48:275–280.

197. Pauler M et al. Correlative studies of cochlear neuronal loss with speech discrimination and pure-tone thresholds. *Arch Otolaryngol.* 1986;243:200–206.

198. Pauler M et al. Atrophy of the stria vascularis as a cause of sensorineural hearing loss. *Laryngoscope.* 1988;98:754–759.

199. Pawelczyk M et al. Analysis of gene polymorphisms associated with K+ ion circulation in the inner ear of patients susceptible and resistant to noise-induced hearing loss. *Ann Hum Genet.* 2009;73:411–421.

200. Perletti G et al. Prevention and modulation of aminoglycoside ototoxicity (review). *Mol Med Rep.* 2008;1:3–13.

201. Peters LM et al. Mutation of a transcription factor, TFCP2L3, causes progressive autosomal dominant hearing loss, DFNA28. *Hum Mol Genet.* 2002;11:2877–2885.

202. Piazza V et al. Purinergic signaling and intercellular Ca++ wave propagation in the organ of Corti. *Cell Calcium.* 2007;41:77–86.

203. Pickles JO. Mutation in mitochondrial DNA as a cause of presbyacusis. *Audiol Neuro-Otol.* 2004;9:23–33.

204. Pillsbury HC. Hypertension, hyperlipoproteinemia, chronic noise exposure: is there synergism in cochlear pathology? *Laryngoscope.* 1986;96:1112–1138.

205. Poirrier AL et al. Ototoxic drugs: difference in sensitivity between mice and guinea pigs. *Toxicol Letters.* 2010;193:41–49.

206. Price GR. Validation of the auditory hazard assessment algorithm for the human with impulse noise data. *J Acoust Soc Am.* 2007;122:2786–2802.

207. Pujol R. Sensitive developmental period and acoustic trauma: facts and hypotheses. In AL Dancer, ed. *Noise-Induced Hearing Loss.* St. Louis, MO.: Mosby; 1992:196–203.

208. Qiu W et al. Hearing loss from interrupted, intermittent, and time-varying Gaussian noise exposures: the applicability of the equal energy hypothesis. *J Acoust Soc Am.* 2007;121:1613–1620.

209. Qiu W et al. The kurtosis metric as an adjunct to energy in the prediction of trauma from continuous, non-Gaussian noise exposure. *J Acoust Soc Am* Suppl. 2006;120:3901–3906.

210. Rabinowitz PM et al. Antioxidant status and hearing function in noise-exposed workers. *Hearing Res.* 2002;173:164–171.

211. Raphael Y et al. Reticular lamina structure and repair after noise injury. *Rev Laryngol Otol Rhinol.* 1993;114:171–175.

212. Riley PA. Molecules in focus: melanin. *Int J Biochem Cell Biol.* 1997;11:1235–1239.

213. Rosen S et al. Dietary prevention of hearing loss. *Acta Otolaryngol.* 1970;70:242–247.

214. Rosenhall U et al. Correlations between presbycusis and extrinsic noxious factors. *Audiol.* 1993;32:234–243.

215. Ruckenstein MJ. Autoimmune inner ear disease. *Curr Opin Otolaryngol Head Neck Surg.* 2004;12:426–430.

216. Ruckenstein MJ, Hu L. Antibody deposition in the stria vascularis of the MRL-Faslpr mouse. *Hearing Res.* 1999;127:137–142.

217. Ruckenstein MJ et al. Ultrastructural pathology in the stria vascularis of the MRL-Faslpr mouse. *Hearing Res.* 1999;131:22–28.

218. Ruckenstein MJ et al. Strial dysfunction in the MRL-Faslpr mouse. *Otolaryngol Head Neck Surg.* 1999;121:452–456.

219. Ruckenstein MJ et al. Effects of immunosuppression on the development of cochlear disease in the MRL-Faslpr mouse. *Laryngoscope.* 1999;109:626–630.

220. Rybak LP et al. Cisplatin ototoxicity and protection: clinical and experimental studies. *Tohoku J Exp Med.* 2009;219:177–186.

221. Saito T et al. An experimental study of auditory dysfunction associated with hyperlipoproteinemia. *Arch Otorhinolaryngol.* 1986;243:242–245.

222. Saitoh Y et al. Age-related cochlear degeneration in senescence-accelerated mouse. *Neurobiol Aging.* 1995;16:129–136.

223. Salvi R et al. Relationships between cochlear pathologies and auditory nerve and behavioral responses following acoustic trauma. In RP Hamernik, D Henderson, R Salvi, eds. *New Perspectives in Noise-Induced Hearing Loss.* New York: Raven Press; 1982:165–188.

224. Sarangarajan R, Boissy RE. *Tyrp1* and oculocutaneous albinism Type 3. *Pigment Cell Res.* 2001;14:437–444.

225. Sastre J et al. Mitochondria, oxidative stress and aging. *Free Radical Res.* 2000;32:189–198.

226. Satar B et al. Ultrastructural effects of hypercholesterolemia on the cochlea. *Otol Neurotol.* 2001;22:786–789.

227. Sato E et al. Expression of fractalkine receptor CX3CR1 on cochlear macrophages influences survival of hair cells following ototoxic injury. *J Assoc Res Otolaryngol.* 2010;11:223–234.

228. Schmiedt RA. Cochlear potentials in quiet-aged gerbils: does the aging cochlea need a jump start? In RT Verrillo, ed. *Sensory Research: Multimodal Perspectives.* Hillsdale, NJ:. Lawrence Erlbaum Assoc.; 1993:91–103.

229. Schmiedt RA et al. Effects of furosemide applied chronically to the round window: a model of metabolic presbycusis. *J Neurosci.* 2002;22:9643–9650.

230. Schraermeyer U, Heimann K. Current understanding on the role of retinal pigment epithelium and its pigmentation. *Pigment Cell Res.* 1999;12:219–236.

231. Schuknecht HF. Lesions of the organ of Corti. *Trans Am Acad Ophthalmol Otolaryngol.* 1953;57:366–383.

232. Schuknecht HF. Further observations on the pathology of presbycusis. *Arch Otolaryngol.* 1964;80:369–382.

233. Schuknecht HF. *Pathology of the Ear,* 2nd ed. Philadelphia, PA: Lea and Febiger; 1993.

234. Schuknecht HF, Gacek MR. Cochlear pathology in presbycusis. *Ann Otol Rhinol Laryngol.* 1993;102:1–16.

235. Schulte BA, Schmiedt RA. Lateral wall Na,K-ATPase and endodochlear potentials decline with age in quiet-reared gerbils. *Hearing Res.* 1992;61:35–46.

236. Schwaller B et al. "New" functions for "old" proteins: the role of the calcium-binding proteins calbindin D-28K, calretinin and parvalbumin, in cerebellar physiology. Studies with knockout mice. *The Cerebellum.* 2002;1:241–258.

237. Seidman MD. Effects of dietary restriction and antioxidants on presbyacusis. *Laryngoscope.* 2000;110:727–738.

238. Seidman MD et al. Molecular mechanisms of age-related hearing loss. *Ageing Res Rev.* 2002;1:331–343.

239. Shallit E, Avraham KB. Chapter 2: Genetics of hearing loss. In J Schacht, AN Popper, RR Fay, eds. *Auditory Trauma, Protection, and Repair,* Vol. 31. New York: Springer; 2008:9–47.

240. Shen H et al. Prophylactic and therapeutic functions of T-type calcium blockers on noise-induced hearing loss. *Hearing Res.* 2007;226:52–60.

241. Shi X et al. Nitric oxide and mitochondrial status in noise-induced hearing loss. *Free Radical Res.* 2007;41:1313–1325.

242. Shi X, Nuttall AL. Expression of adhesion molecular proteins

in the cochlear lateral wall of normal and PARP-1 mutant mice. *Hearing Res.* 2007;224:1–14.

243. Sikora MA et al. Diet-induced hyperlipidemia and auditory dysfunction. *Acta Otolaryngol.* 1986;102:372–381.

244. Sinclair DA. Toward a unified theory of caloric restriction and longevity regulation. *Mech Ageing Devel.* 2005;126:987–1002.

245. Sinex DG et al. Effects of periodic rest on physiological measures of auditory sensitivity following exposure to noise. *J Acoust Soc Am.* 1987;82:1265–1273.

246. Solares CA et al. Murine autoimmune hearing loss mediated by CD4+ T cells specific for inner ear peptides. *J Clin Invest.* 2004;113:1210–1217.

247. Someya S Prolla T. Mitochondrial oxidative damage and apoptosis in age-related hearing loss. *Mech Ageing Devel.* 2010;131:480–486.

248. Someya S et al. Caloric restriction suppresses apoptotic cell death in the mammalian cochlea and leads to prevention of presbycusis. *Neurobiol Aging* 16;13–22, 2007.

249. Spencer JT. Hyperlipoproteinemia in the etiology of inner ear disease. *Laryngoscope.* 1973;83:639–678.

250. Spicer SS et al. Ablation of inner hair cells by carboplatin alters cells in the medial K+ route and disrupts tectorial membrane. *Hearing Res.* 1999;136:139–150.

251. Spicer SS et al. The fine structure of spiral ligament cells relates to ion return to the stria and varies with place-frequency. *Hearing Res.* 1996;100:80–100.

252. Spicer SS, Schulte BA. Differentiation of inner ear fibrocytes according to their ion transport related activities. *Hearing Res.* 1991;56:53–64.

253. Spicer SS, Schulte BA. Differences along the place-frequency map in the structure of supporting cells in the gerbil cochlea. *Hearing Res.* 1994;79:161–177.

254. Spicer SS, Schulte BA. Evidence for a medial K+ recycling pathway from inner hair cells. *Hearing Res.* 1998;118:1–12.

255. Spicer, S. S., & Schulte, B. A. (2002). Spiral ligament pathology in quiet-aged gerbils. *Hearing Research*, 172, 172–185.

256. Spicer SS, Schulte BA. Pathological changes of presbycusis begin in secondary processes and spread to primary processes of strial marginal cells. *Hearing Res.* 2005;205:225–240.

257. Spicer SS et al. Ultrastructure indicative of ion transport in tectal, Deiters, and Tunnel cells: difference between gerbil and chinchilla basal and apical cochlea. *Anat Rec* Part A 271A:342–359, 2003.

258. Squier TC. Oxidative stress and protein aggregation during biological aging. *Exp Gerontol.* 2001;36:1539–1550.

259. Squier TC, Bigelow DJ. Protein oxidation and age-dependant alterations in calcium homeostasis. *Frontiers Biosci* 5:d504–526, 2000.

260. Steel KP. Inherited hearing defects in mice. *Ann Rev Genet.* 1995;29:675–701.

261. Steel KP, Barkway C. Another role for melanocytes: their importance for normal stria vascularis development in the mammalian inner ear. *Development.* 1989;107:453–463.

262. Sugahara K et al. Heat shock transcription factor HSF1 is required for survival of sensory hair cells against acoustic overexposure. *Hearing Res.* 2003;182:88–96.

263. Sugawara M et al. Influence of supporting cells on neuronal degeneration after hair cell loss. *J Assoc Res Otolaryngol.* 2005;6:136–147.

264. Sugiura S et al. The association between gene polymorphisms in uncoupling proteins and hearing impairment in Japanese elderly. *Acta Otolaryngol.* 2010;130:487–492.

265. Suzuki K et al. Influence of serum lipids on auditory function. *Laryngoscope.* 2000;110:1736–1738.

266. Sweet RJ et al. Dietary restriction and presbyacusis: periods of restriction and auditory threshold losses in the CBA/J mouse. *Audiol.* 1988;27:305–312.

267. Taberner AM, Liberman MC. Response properties of single auditory nerve fibers in the mouse. *J Neurophysiol.* 2005;93:557–569.

268. Tachibana M et al. The site of involvement of hypertension within the cochlea. *Acta Otolaryngol.* 1984;97:257–265.

269. Tadros SF et al. Higher serum aldosterone correlates with lower hearing thresholds: a possible protective hormone against presbycusis. *Hearing Res.* 2005;209:10–18.

270. Tahera Y et al. NF-kB mediated glucocorticoid response in the inner ear after acoustic trauma. *J Neurosci Res.* 2006;83:1066–1076.

271. Tahera Y et al. Glucocorticoid receptor and nuclear factor-kB interactions in restraint stress-mediated protection against acoustic trauma. *Endocrinol.* 2006;147:4430–4437.

272. Tahera Y et al. Sound conditioning protects hearing by activating the hypothalamic-pituitary-adrenal axis. *Neurobiol Dis.* 2007;25:189–197.

273. Takeno S et al. Cochlear function after selective inner hair cell degeneration induced by carboplatin *Hearing Res.* 1994;75:93–102.

274. Teggi R et al. Gly460Trp α-adducin mutation as a possible mechanism leading to endolymphatic hydrops in Meniere's syndrome. *Otol Neurotol.* 2008;29:824–828.

275. Thomopoulos GN et al. Age-related thickening of basement membrane in stria vascularis capillaries. *Hearing Res.* 1997;111:31–41.

276. Thorne PR et al. Puinergic modulation of cochlear partition resistance and its effect on the endocochlear potential in the guinea pig. *J Assoc Res Otolaryngol.* 2004;5:58–65.

277. Tornabene SV et al. Immune cell recruitment following acoustic trauma. *Hearing Res.* 2006;222:115–124.

278. Torre P et al. The association between cardiovascular disease and cochlear function in older adults. *J Speech Lang Hear Res.* 2005;48:473–481.

279. Trachimowicz RA et al. Preservation of retinal structure in aged pigmented mice. *Neurobiol Aging.* 1981;2:133–141.

280. Trune DR. Cochlear immunoglobulin in the C3H/lpr mouse model for autoimmune hearing loss. *Otolaryngol Head Neck Surg.* 1997;117:504–508.

281. Trune DR. Mouse models for immunological diseases of the auditory system. In JF Willott, ed. *Handbook of Mouse Auditory Research: From Behavior to Molecular Biology.* New York: CRC Press; 2002:505–531.

282. Trune DR. Ion homeostasis in the inner ear: mechanisms, maladies, and management. *Curr Opin Otolaryngol Head Neck Surg.* 2010;18:413–419.

283. Trune DR, Kempton JB. Aldosterone and prednisolone control of cochlear function in MRL/MPJ -Faslpr autoimmune mice. *Hearing Res.* 2001;155:9–20.

284. Trune DR et al. Aldosterone (mineralocorticoid) equivalent to prednisone (glucocorticoid) in reversing hearing loss in MRL/MpJ-*Faslpr* autoimmune mice. *Laryngoscope.* 2000;110:1902–1906.

285. Trune DR et al. Inner ear pathology in the Palmerston North autoimmune strain mouse. *Am J Otolaryngol.* 1991;12:259–266.

286. Tylstedt S, Rask-Andersen H. A 3-D model of membrane specializations between human auditory spiral ganglion cells *J Neurocytol.* 2001;30:465–473.

287. Uchida Y et al. Is there a relevant effect of noise and smoking on hearing? A population-based aging study. *Int J Audiol.* 2005;44:86–91.

288. Uchida Y et al. Endothelin-1 gene polymorphism and hearing impairment in elderly Japanese. *Laryngoscope.* 2009;119:938–943.

289. Uemaetomari I et al. L-type voltage-gated calcium channel in involved in the pathogenesis of acoustic injury in the cochlea. *Tohoku J Exp Med.* 2009;218:41–47.

290. Unal M et al. N-acetyltransferase 2 gene polymorphism and presbycusis. *Laryngoscope.* 2005;115:2238–2241.

291. Van Eyken E et al. Contribution of the N-acetyltransferase 2 polymorphism Nat2*6A to age-related hearing impairment. *J Med Genet.* 2007;44:570–578.

292. Van Eyken E et al. KCQN4: a gene for age-related hearing impairment? *Hum Mutat.* 2006;27:1007–1016.

293. Van Laer L et al. The contribution of genes involved in potassium-recycling in the inner ear to noise-induced hearing loss. *Hum Mutat.* 2006;27:786–795.

294. Van Laer L et al. The grainyhead like 2 gene (GRHL2), alias TFCP2L3, is associated with age-related hearing impairment. *Hum Mol Genet.* 2008;17:159–169.

295. Vasilyeva ON et al. Interactions of hearing loss and diabetes mellitus in the middle age CBA/CaJ mouse model of presbycusis. *Hearing Res.* 2009;249:44–53.

296. Vlajkovic SM et al. Differential distribution of adenosine receptors in rat cochlea. *Cell Tissue Res.* 2007;328:461–471.

297. Wang Y et al. Dynamics of noise-induced cellular injury and repair in the mouse cochlea. *J Assoc Res Otolaryngol.* 2002;3:248–268.

298. Wang Y et al. Restraint stress and protection from acoustic injury in mice. *Hearing Res.* 2002;165:96–102.

299. Wangemann P. Supporting sensory transduction: cochlear fluid homeostasis and the endocochlear potential. *J Physiol*. 2006;576:11–21.

300. Ward WD, Duvall AJ. Behavioral and ultrastructural correlates of acoustic trauma. *Ann Otol*. 1971;80:881–896.

301. Ward WD et al. Total energy and critical intensity concepts in noise damage. *Ann Otol*. 1981;90:584–590.

302. Ward WD, Turner CW. The total energy concept as a unifying approach to the prediction of noise trauma and its application to exposure criteria. In RP Hamernik, D Henderson, R Salvi, eds. *New Perspectives on Noise-Induced Hearing Loss*. New York: Raven Press; 1982:423–435.

303. White PN et al. Quinacrine staining of marginal cells in the stria vascularis of the guinea-pig cochlea: a possible source of extracellular ATP? *Hearing Res*. 1995;90:97–105.

304. Wild DC et al. Noise-induced hearing loss is exacerbated by long-term smoking. *Clin Otolaryngol*. 2005;30:517–520.

305. Willott JF, Turner JG. Prolonged exposure to an augmented acoustic environment ameliorates age-related auditory changes in C57BL/6J and DBA/2J mice. *Hearing Res*. 1999;135:78–88.

306. Willott JF et al. The BALB/c mouse as an animal model for progressive sensorineural hearing loss. *Hearing Res*. 1998;115:162–174.

307. Wolff D. Melanin in the inner ear. *Arch Otolaryngol*. 1931;14:195–211.

308. Wolters FLC et al. Systemic co-treatment with α-melanocyte stimulating hormone delays hearing loss caused by local cisplatin administration in guinea pigs. *Hearing Res*. 2003;179:53–61.

309. Wright CG, Schuknecht HF. Atrophy of the spiral ligament. *Arch Otolaryngol*. 1972;96:16–21.

310. Wu WJ et al. Aminoglycoside ototoxicity in adult CBA, C57BL, and BALB mice and the Sprague-Dawley rat. *Hearing Res*. 2001;158:165–178.

311. Xu DY et al. Immunohistochemical localization of endothelin receptor subtypes in the cochlear lateral wall. *J Laryngol Otol*. 2010;124:1073–1077.

312. Yang M et al. Association of hsp70 polymorphisms with risk of noise-induced hearing loss in Chinese automobile workers. *Cell Stress Chaperones*. 2006;11:233–239.

313. Yehudai D et al. The autoimmune characteristics of progressive or sudden sensorineural hearing loss. *Autoimmunity*. 2006;39:153–158.

314. Yoshida K et al. Effect of proinflammatory cytokines on cultured spiral ligament fibrocytes. *Hearing Res*. 1999;137:155–159.

315. Yoshida N et al. Heat stress and protection from permanent acoustic injury in mice. *J Neurosci*. 1999;19:10116–10124.

316. Yoshida N et al. Sound conditioning reduces noise-induced permanent threshold shift in mice. *Hearing Res*. 2000;148:213–219.

317. Yoshioka M et al. The impact of arterial sclerosis on hearing with and without occupational noise exposure: a population-based aging study in males. *Auris Nasus Larynx*. 2010;37:558–564.

318. Zheng QY et al. A locus on distal chromosome 10 (ahl4) affecting age-related hearing loss in A/J mice. *Neurobiol Aging*. 2009;30:1693–1705.

（王秋菊　校）

第 5 章

听力损失者中综合征的诊断及研究
SYNDROME DIANOSIS AND INVESTIGATION IN THE HEARING LOSS

Raye L. Alford，*Lorraine Potocki*　著

王洪阳，熊文萍　译

综合征型听力损失的病因学复杂性和表型的异质性，对于听力损失患者及家庭的疾病诊断、治疗和遗传咨询上都是一个重大挑战。数百个综合征的表型均含有听力损失这个特征，但症状重叠，变异性高，有的差别细微，有的与年龄有关，有的听力表型不完全外显，使得病因的鉴别诊断更加复杂[2,3,5-8]。听力损失的准确病因诊断是重要的，因为它为评估相关的医疗问题、为患者和亲属提供精确的遗传咨询和遗传风险评估以及参加教育、职业和社会服务提供了机会，这些服务将影响患者及其家人现在和未来的健康和福祉。建立患者听力损失的病因学诊断，亦可为患者及家人解释听力损失的确切病因并且提供相关预后的信息[3,9]。

儿童的遗传性听力损失中 70% 为非综合征型，这意味着听力损失是他们唯一的临床表型。剩下 30% 为综合征型遗传性听力损失[6,7,9]。正如本书中所描述的，综合征型遗传性听力损失临床表型和听力复杂，可能累及许多器官系统，且严重程度不一。此外，听力损失的类型（感音神经性、传导性或混合性）取决于特定的综合征，如前庭系统的介入、听力损失的对称性，以及语前聋或语后聋。综合征型遗传性听力损失的遗传因素复杂，包括许多染色体异常和数百个基因。综合征型遗传性听力损失遗传模式可分为常染色体显性遗传、常染色体隐性遗传、X 连锁遗传，或者母系（线粒体）遗传模式；但它也可能在家族中偶尔发生，这是由于生殖细胞新生突变或体细

胞突变所致。这种极端的遗传异质性使遗传咨询和遗传风险评估变得更加复杂，尤其是在未找到明确的病因时[2,3,5-7,9]。

在没有其他症状的婴儿或儿童中，听力损失通常是通过常规的新生儿或学校听力筛查来识别的。然而，成年人常常因听觉困难为主诉就诊。医生（通常是耳鼻咽喉科医生）面临的挑战是在任何听力筛查异常或听力减退的病人中区分非综合征型和综合征型听力损失。某些综合征型听力损失的特点在体格检查时是明显的；例如，鳃-耳-肾综合征患者的鳃弓异常；然而，其他综合征型遗传性听力损失需要更专科化的体格检查或实验室分析-例如，在 Usher 综合征患者中眼科检查中发现的色素上皮的异常，Alport 综合征患者的血尿和蛋白尿。重要的是，虽然有些症状和体征在新生儿中可能是明显的，但其他的症状和体征可能要在童年或成年后期才会出现。还有其他一些特征可能根本不会被认为是异常的（至少对病人来说是这样），比如在 Waardenburg 综合征患者出现亮蓝色的虹膜或额白发体征。显然，耳鼻咽喉科医生可能是第一个来评估听力损失者的专家，但在给综合征型听力损失患者及其家系建立病因诊断和治疗时，多学科的医疗专业团队是很重要的。这样的团队最好包括耳鼻咽喉科专家，听力学专家，言语专家、语言和教育专家，医学遗传学家，发育心理学家，眼科专家，内分泌专家，心脏病专家，代谢疾病专家，神经病学家，内科专家，发育儿科专

家,其他专科医生的需求则取决于临床结果或疑似诊断[3,9]。

正如本章将阐述的,各种医学检测有助于发现或排除与综合征型听力损失相关的临床特征。此外,近年来已经有数百个与遗传性听力损失相关的基因被发现,为基因测试提供了越来越多的选择。对于某些综合征,病因诊断可能与评估患者的体征并将临床检查发现与公认的临床诊断标准进行比较一样直接。然而,对于临床体征不直观的综合征,或者是变异的,不完全外显的,或年龄相关的,以及可能是由许多不同的基因引起的综合征,要建立病因学诊断就是一个更大的挑战。在这种情况下,可能需要特定的临床和基因检测来明确诊断。例如,没有特定的临床或基因检测(包括家系分析),诸如 Usher 综合征、Pendred 综合征,或 Jervell-Lange-Nielsen 综合征(长 QT 综合征)等综合征可能被误认为是非综合征型听力损失,尤其是在儿童早期。全面的基因评估对于评估患者家庭成员的再发风险也至关重要[2,3,5-7,9]。

听力损失者的评估

听力损失患者主要的检查包括:体格检查——包括眼科检查、患者和家族病史、影像学/电生理学检查、实验室检查。这里所说的检测方法并非对每个病人都是必须的;每个病人的诊断方法应该基于临床表现以及是否疑似综合征型听力损失,以及是哪种综合征(图 5-1)。

体格检查和病史采集

体格检查和病史采集的主要目标是区分综合征和非综合征型遗传性听力损失。敏锐的临床医生可能仅凭检查和病史就能诊断特定的综合征型听力损失。表 5-1 列出关键的器官系统,并列出来与特定综合征相关的异常临床表现的清单。

体格检查主要包括以下内容:
• 生长参数评估,包括身高、体重和头围的评估(fronto-occipital Circumference,FOC),注意

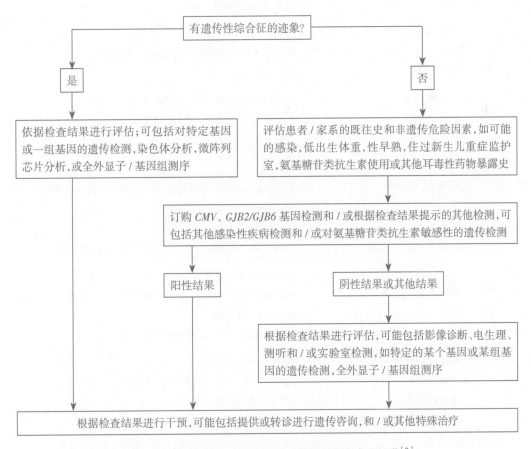

图 5-1 听力损失患者病因学研究的重要考虑事项概览[2]

表 5-1　听力损失患者的综合征研究

器官 / 系统	体格检查特征	考虑诊断的疾病 *
中枢神经系统 / 内耳	小头畸形 前庭水管扩大、Mondini 畸形 半规管、第Ⅷ脑神经发育不良 前庭神经鞘瘤	染色体异常 Pendred 综合征 CHARGE 综合征 2 型神经纤维瘤病
颅及面部	颅面畸形 颅缝早闭 外耳发育异常 口腔 / 牙齿发育异常	染色体异常，单基因 MCA 综合征 Pfieffer 综合征、Saethre Chotzen 综合征、Apert 综合征 Treacher Collins 综合征、Nagar 综合征 口 - 面 - 指 / 趾综合征、腭 - 心 - 面（velocardiofacial）综合征
眼	虹膜异色症、内眦移位 眼部缺损 近视、视网膜脱离 视网膜色素变性	Waardengburg 综合征 CHARGE 综合征 Stickler 综合征 Usher 综合征
心脏	结构缺陷 心肌病 长 QT 间隙	染色体异常、单基因 MCA 综合征 线粒体功能障碍 Jervell-Lange-Nielsen 综合征
肾	结构异常 肾小球肾病 氨基酸尿症	鳃 - 耳 - 肾综合征 Alport 综合征 线粒体功能障碍
骨骼	多发性骨折 脊柱发育异常 短指 / 趾	成骨不全 眼 - 耳 - 脊柱综合征（Goldenhar 综合征） Sorsby 综合征
神经肌肉	异常神经传导 肌肉萎缩症 肌强直 肌病、乳酸中毒	遗传性感觉和运动神经元病（CMT） 面肩肱型肌营养不良和听力减退 强直性肌营养不良 线粒体功能障碍
内分泌	尿崩症、糖尿病 脂肪营养不良型糖尿病 甲状腺肿 甲状旁腺功能减退	Wolfram 综合征、母系遗传性听力损失 - 糖尿病综合征 Seip-Berardinelli 综合征 Pendred 综合征 甲状旁腺功能减退、感音神经性听力损失和肾病
胃肠	分泌性腹泻和锌缺乏 吸收不良 肝脾大	Levy-Chung 综合征 肌肉神经胃肠脑综合征（myoneurogastrointestinal encephalopathy syndrome，MNGIE） Niemann-Pick 病（黏多糖贮积症）
皮肤	眼皮肤白化病 光敏、早衰 多发性雀斑 毛细血管扩张症、血管瘤	Tietz-Smith 综合征 Cockayne 综合征、早老症（progeria） LEOPARD 综合征 Fabry 综合征

注：* 上面列出的综合征，通常涉及多个器官系统，列出的体征可在多个综合征出现，具体内容可在相应章节查找

是否有加速生长或者生长延迟，以及不对称生长。许多多发性先天性畸形（multiple congenital anomalies，MCA）综合征，如：Cornelia de Lange 综合征、染色体异常、代谢和线粒体异常（metabolic and mitochondrial abnormalities，MELAS），以及 DNA 修复缺陷（Cockayne 综合征）的特征是小头畸形、身材矮小或生长缺陷，和 / 或发育停滞。

- 对特定的颅面特征或外耳畸形的评估，可能发现 Waardenburg 综合征（Waardenburg syndrome，WS）的特征（Ⅰ型 WS 的内眦异位）、Treacher Collins 综合征（颧弓发育不全）、鳃 - 耳 - 肾综合征（BOR，鳃凹）、CHARGE 综合征（眼部缺损、后鼻孔闭锁）、Goldenhar 综合征（眼球囊肿）、DiGeorge综合征/腭 - 心 - 面综合征（velocardiofacial syndrome）（22q11.2 缺失、悬雍垂裂、腭咽闭合不全）或任何与颅骨缝闭合相关症状。

- 评估肌肉骨骼功能可发现成骨不全症的特征（多发性骨折）、Stickler 综合征（关节过度活动、骨关节炎）、骨骼发育不良（身材矮小、骨生长异常）或者可以帮助区分不同的颅缝早闭综合征（拇指和足趾粗是 Pfeiffer 综合征的特征）。

- 评估神经功能可能揭示发现神经纤维瘤病 2 型的特征（前庭功能障碍、平衡障碍）、各种共济失调症状、遗传性运动和感觉神经病或线粒体疾病。

- 评估皮肤和头发也许会发现 Waardenburg 综合征诊断的体征（局部白化病、额部白发）、斑驳病、角膜炎 - 鱼鳞病 - 耳聋（keratitis-ichthyosis-deafness，KID）综合征或着色性干皮病或 Cockayne 综合征（日光敏感）。

- 其他的体格检查包括眼科检查，可能会显示出早产儿视网膜病变、眼白化病、Usher 综合征（视网膜色素变性）、Stickler 综合征（严重和进行性近视）、Alport 综合征（圆锥形晶状体、先天性白内障）或 Norrie 病（异常增殖的神经层视网膜，其他发现的增生变化）。

家族病史采集

完整的三到四代的家系可以提供有关患者和亲属的相关信息，可以初步判断听力损失遗传模式和特定的诊断。家系病史采集通常包括对各种医学问题的特别关注，如流产、发展迟缓、智力残疾、精神疾病、心脏病、癌症（特别是早发性癌症）、糖尿病、高胆固醇血症、听力损失、视力问题、突然不明原因死亡或心源性猝死、甲状腺疾病和肾脏疾病。家庭病史的另一个重要方面涉及生育计划；也就是说患者（若患者是儿童）的评估或其父母未来生育计划的评估。最后，评估家系的近亲婚史是很重要的，特别是怀疑常染色体隐性遗传性听力损失时。因为某些类型的遗传性听力损失在某些种族群体中更为常见，其种族情况也十分重要。

诊断影像学 / 电生理检查

颅脑 MRI 检查来观察软组织，CT 显示颞骨和其他颅骨形态结构。这些结果可提示宫内病毒感染或特殊的综合征如 Pendred（前庭水管扩大和 / 或 Mondini 发育畸形）或 CHARGE 综合征（听神经和 / 或半规管的发育不全）。肾脏的 B 超检查可能显示肾脏结构异常，提示鳃 - 耳 - 肾综合征。如怀疑心脏畸形建议行超声心动图检测，长 QT 间期可能是 Jervell-Lange-Nielsen 综合征除听力损失外的唯一发现，在疑似诊断非综合征型听力损失时，超声心动图甚至是常规检查。在怀疑周围神经病变可行神经传导速度（nerve conduction velocitiy，NCV）检查，而在怀疑肌肉病变时建议查肌电图（electromyelogram，EMG）。

实验室检查

各种各样的实验室检测可以帮助阐明听力损害的潜在病因。对感染性疾病和免疫的评估可能揭示出一段关于听力损失的常见传染性原因的历史。代谢测试可能以生理指标为指导，包括尿液和血清分析，用于检测与诸如生物素酰胺酶缺乏症、黏多糖贮积症、Alport 综合征、Pendred 综合征、过氧化物代谢异常、糖尿病和其他与听力损失有关的疾病。

此外，病人体格检查及既往病史和 / 或家族史指导特定的 DNA 的检测，可以为患者的听力损失确定分子病因。在怀疑综合征性听力损失是由于染色体非整倍体、结构重组，或缺失或重复所致时，细胞遗传学或分子细胞遗传学检测，如核型、荧光原位杂交（fluorescent in situ hybridization，FISH）或染色体微阵列（chromosomal microarray，CMA）分析可以提供诊断信息。根据临床诊断倾向，对特定的单个基因检测（如导致Waardenburg综合征Ⅰ型和Ⅲ型的 *PAX3* 基因），或与特定临床表现相关的基因组合（如与颅缝早闭相关的 *FGFR* 基因组合）进行检查可能比较合适。在基因检测技术方面最新的进展是：可以在单次检测中对很多基因进行组合检测。这些多基因组合的检测在很大程度上局限于非综合征性遗传性听力损失，因为这些患者可以提供的缩小鉴别诊断的范围线索以及候选基因很少，然而，有些组合检测也可能会为某些综合征型听力损失者提供诊断，如 Usher 综合征或 Jervell-Lange-Nielsen 综合征，这些综合征型耳聋容易被误认为是非综合征型听力损失，或者对某些遗传异质性形式的综合征型听力损失进行分子诊断，例如 Usher 综合征可由几个不同的基因突变而致。目前，在某些实验室全基因组测序结果已经可以用于临床诊断，有理由期待全基因组测序很快就会得到推广。这些广泛的遗传分析类型可以应用于：①已经排除 *GJB2/GJB6*（最常见的病因）突变的非综合征型遗传性听力损失者；②疑似综合征型遗传性听力损失的病因，但其染色体微阵列分析结果正常，或者在临床上特异的综合征症状不典型。由于通过全外显子组或全基因组分析，很可能会出现以下情况：所得基因改变与听力损失无关，但与临床没有怀疑的疾病或没有出现症状的一些情况有关，因此重要的是在开展此项检查之前应与患者讨论出现这种情况的潜在可能性，对于这些检查可能会收到意外的或不想得到的结果做到充分知情，以便他们决定是否要用这些方法做检查以及他们希望得到什么样的信息。在订购、解释和报告这些高度复杂基因测试及其结果中，遗传学家的参与同样重要。

上面及表 5-1 中给出的例子，只列出部分与综合征型听力损失的相关的异常。在随后的章节中，所有的综合征都由有更详细的描述。值得注意的是，大多数综合征都有累及多器官系统的生理特征。如：先天性缺指（趾）-外胚层发育不良 - 唇腭裂综合征（ectrodactyly-ectodermal dysplasia-clefting syndrome，EEC）综合征、CHARGE 综合征（眼缺失、心脏缺陷、后鼻孔闭锁、发育迟缓、泌尿生殖系统异常、耳部异常）、鳃 - 耳 - 肾综合征、泪 - 耳 - 牙 - 指（趾）（lacrimo-auriculo-dento-digital，LADD）综合征等。

结论

为综合征型听力损失者建立病因学诊断可以让医生为患者提供最适当的医疗干预、最准确的预后评估和其亲属再发的风险最精确的估计。而且，对患者和家属同样重要的是，建立一个病因诊断使家庭能够倡导改善教育、沟通和社会支持，并为他们提供一个接近与其他患者、家庭和专注此特殊诊断或者患者的专业人士的网络的机会。

然而，在一些患者，即使经过严格的评估，其病因学诊断仍然是不清楚。在这些患者的治疗中，最重要的是医学遗传学家的定期重新评估，这可以为患者及其家庭提供用于建立分子诊断的快速进展的知识和技术。特别是与听力损失有关的基因正在快速地被发现：今天还不能检测的基因明天也许就可以被成功检测了。此外，随着越来越多的患者得到诊断和长期治疗，与综合征相关的表型也不断地被阐明。当人们对特定的遗传改变相关的各种临床表型有了更多地了解时，对基因测试结果的临床意义和解释也会随着时间的推移而改变[1,3,4,10]。

对于遗传性疾病患者及其家庭的医疗护理来说，医学遗传学家是一个专家资源。临床遗传学家、遗传咨询师、遗传学诊所和遗传学实验室都可以通过下列网站找到：美国医学遗传学学院（www.acmg.net）、遗传学诊所（Gene Clinics）/ 基因检测（GeneTests，www.genetests.org）和国家遗传咨询师协会（www.nsgc.org）。医学遗传学快速的发展需要频繁更新资源，可以通过 GeneReviews（www.genetests.org）、基因检测注册中心（http://www.ncbi.nlm.nih.gov/gtr）、遗传之家参考网站（http://ghr.nlm.nih.gov/），以及在线孟德尔遗传数据库（www.ncbi.nlm.nih.gov/omim）查看最新进展。

参考文献

1. Collins FS et al. Avoiding casualties in the genetic revolution: the urgent need to educate physicians about genetics. *Acad Med.* 1999;74:48–49.
2. Friedman TB et al. Recent advances in the understanding of syndromic forms of hearing loss. *Ear Hear.* 2003;24:289–302,.
3. Genetic Evaluation of Congenital Hearing Loss Expert Panel. Genetics evaluation guidelines for the etiologic diagnosis of congenital hearing loss. *Genet Med.* 2004;4:162–171.

4. Guttmacher AE et al. Genomic medicine—a primer. *N Engl J Med.* 2002;347:1512–1520.
5. Keats BJ et al. Genomics and hearing impairment. *Genome Res.* 1999;9:7–16.
6. Keats BJ. Genes and syndromic hearing loss. *J Commun Disord.* 2002;35:355–366.
7. Petit C et al. Molecular genetics of hearing loss. *Annu Rev Genet.* 2001;35:589–646.
8. Roizen NJ. Nongenetic causes of hearing loss. *Ment Retard Dev Disabil Res Rev.* 2003;9:120–127.
9. Smith RJH et al. Deafness and hereditary hearing loss overview. GeneTests: Medical Genetics Information Resource (database online), University of Washington, Seattle. Accessed March 18, 2010, from http://www.genetests.org.
10. Varmus H. Getting ready for gene-based medicine. *N Engl J Med.* 2002;347:1526–1527.

（赵立东　校）

第 6 章

大规模平行测序在耳聋基因检测和遗传学诊断中的应用

GENETIC DIAGNOSIS AND GENE DISCOVERY FOR HEARING LOSS USING MASSIVELY PARALLEL SEQUENCING

A. Eliot Shearer,*Michael S. Hildebrand*,*Christina M. Sloan*,*Richard J.H. Smith* 著

王莉,关静 译

听力损失具有高度遗传异质性,全面遗传学检测难以实现。当有 57 个候选基因,而多数基因又具有难以区分的临床表型时[8],分子诊断中常规逐个基因筛查的方法变得并不适用。然而,得益于人类基因组计划和新的测序技术的发展,目前可以在单次检测中筛查所有耳聋基因。这些技术还可以用来发现新的耳聋基因。在本章中,我们将回顾这些基因组技术在听力损失诊断方面取得的进展,重点介绍如何开发一个准确而全面的临床诊断平台,改善对听力损失患者的评估。此外,新的耳聋基因的发掘也在加深我们对听功能和听力损失的分子生理学的理解。总之,多方面的进步奠定了未来十年个性化基因组医学和听力损失相关疾病靶向分子治疗的基础。

基因组技术

1977 年首次报道的链终止法,即 Sanger 测序,是基因测序的金标准[19]。人类基因组计划是在毛细管自动 Sanger 测序仪上完成,但该技术一次仅能对 1 000 个碱基对进行测序。随后大规模平行测序(massively parallel sequencingMPS)和其他基因组技术逐渐被开发出来,以满足对人类基因组高通量测序的需求。

MPS 平台可同时测序数百万或数十亿个碱基对,但其成本仅为 Sanger 测序的一小部分。目前已有数个 MPS 平台,每个平台各有优劣;但他们的共同特点为:高输出量、高错误率和短测序长度(通常 <300 个碱基对)。通过重复测序模板链以获得足够的"覆盖度"或"读取深度"为每个碱基提供置信度,从而克服了高错误率。基因组技术的详尽回顾已超出本章范围,感兴趣的读者可以参考其他文献[14]。三种最常用的平台是 454(Roche Inc,参考文献[13]),Illumina GA Ⅱ或 HiSeq(Illumina Inc,参考文献[10])和 SOLID(Life Technologies)。这些平台分别通过焦磷酸淬灭、循环可逆终止法和连接测序进行测序。

其中一些设备可以在 24 小时内检测 300 亿个 DNA 碱基对,相当于测序深度为 1× 的 10 个人的全基因组数据量。尽管价格昂贵,随着技术不断改进,全基因组测序(whole genome sequencing,WGS)正变得渐为日常。与此同时,测序技术的进步,使数据采集不再是遗传学的瓶颈,而是对测序数据的解释。很显然在不久的将来,全基因组测序将在常规临床实践中发挥重要作用,但其应用还受一些因素限制:数据生成和分析过于昂贵而无法普及,数据分析以及基因变异解读困难且耗时。由于这些原因,除极个别案例外,WGS 目前不适用于临床。但另一方面,使 WGS 成为可能的测序技术正在被重点用于遗传检测和基因的发现。

例如,靶向基因组富集(targeted genomic

enrichment，TGE）测序技术是介于传统测序技术与 WGS 之间，是对 MPS 的补充，它能以更低的成本提供更容易解释的结果。不同于 MPS，TGE 仅离析基因组中感兴趣的基因外显子，可以是已知的致病基因、候选致病基因或是人类基因组中全部基因外显子区域。TGE 可用于取代 PCR 扩增：TGE 靶向富集数千或数百万个基因组区域，而不是仅分离单个基因组区域。根据实验设计和靶向目标区域[2,7]，目前有基于固态目标富集（solid-phase targeted enrichment，SPTE）平台和基于溶态的目标富集（solution-based targeted enrichment，SBTE）平台，这些平台提供类似的结果。因为对设备无特殊要求，通常更广泛使用 SBTE。

TGE 可以针对基因组的任何区域进行分析，但更多应用于靶向基因外显子。目前已有两个团队利用 TGE 技术将所有已知人类耳聋基因检测用于非综合征型听力损失（non-syndromic hearing loss，NSHL）的临床诊断。外显子组测序是一个目标更为广泛的方法，它是对每个基因的每个外显子都使用 TGE 进行富集并测序。因此，外显子组测序用于检测基因组重要区域既高效又经济，而检测成本远低于 WGS。目前，主要有 3 个外显子组富集检测平台：安捷伦（Agilent）SureSelect 人全外显子 50Mb 序列试剂盒、罗氏（Roche）Nimblegen' 外显子序列捕获试剂盒 v2.0 和 Illumina 公司 TruSeq 外显子富集平台。这些检测平台之间的差别包括：①每个试剂盒基于的基因模型；②捕获探针如何平铺在外显子上；③用于捕获的寡聚体长度；④是否使用 DNA 或 RNA 寡核苷酸捕获诱饵。关于这些测序平台是如何识别致病突变，将在本章后面进行介绍。

大规模平行测序优化遗传性听力损失检测方法

对听力损失患者进行的基因检测，一个理想的流程应该是首先通过对患者进行病史采集，体格检查和听力检查，完成临床评估后选择一个全面而且性价比高的，敏感度、特异度和准确性都比较高的基因检测方法再进行遗传学分析。在完成人类基因组计划之后，MPS 出现之前，有两种方法在 NSHL 基因筛查方面效果较好，这些方法廉价，人工操作耗时相对较少。但是，对于耳聋的遗传检测来说，这些方法可筛查的基因数目有限，总体敏感性略差。一种方法是斯坦福大学开发的遗传性听力损失阵列引物扩展微阵列（hereditary hearing loss array primer extension microarray，HHL APEX），它通过将 DNA 与特定的引物杂交，然后在突变位点进行单核苷酸延伸来检测突变[6,18]。该方法针对的是特定突变位点，而不是基因直接测序，因此是一种"突变检测"分析方法。重测序阵列代表了另一种方法，它依赖于杂交基础上的测序，哈佛大学开发的 OtoChip™ 平台正是使用此种方法[12]。在 OtoChip™ 上，每个要测序的碱基先被不同的寡核苷酸匹配，只有当正确配对时才发出荧光，但因为仅包括 13 个耳聋基因，所以检测灵敏度有限。以上两种方法的优势是价格低廉。

最近开发的 OtoSCOPE® 平台，是利用 SBTE 和 MPS 同时测序所有已知的耳聋基因和 Usher 综合征基因[21]。由于 OtoSCOPE® 仅检测与听力损失相关的已知基因外显子，其靶向的区域仅是全外显子组的 1% 或全基因组的 0.02%，所以它为耳聋基因的检测提供的是一种虽不全面但经济的检测方法。

OtoSCOPE® 初步试验研究（既往使用版本 1，目前使用版本 4，表 6-1 和图 6-1）显示，能检测到 54 个耳聋基因 97.7% 的外显子区域，平均每个碱基覆盖度为 903 测序读数[21]。对 9 名听力损失者的 DNA 样本进行检测，其中 3 例已知致病突变的阳性对照者和 6 例未知致病突变者中的 5 例，通过检测明确了致病突变，一例阴性对照样本中没有检测出致病突变。根据尚未明确致病基因的耳聋基因座位数量（仅有 52% 耳聋基因座位确定了致病基因），对于这个致病基因不明确的听力损失者有可能会鉴定出新的耳聋致病基因。将应用 OtoSCOPE® 进行临床基因检测纳入耳聋患者的管理，这使基因检测成为听力损失诊治早期重要组成部分，也转变了我们的思维模式，从而可以避免进行其他更昂贵的侵入性检测。

最近，另一组采用了类似的方法对 11 个以色列 / 巴勒斯坦人进行耳聋基因检测[3]。用 SBTE 和 MPS 技术捕获了 58 个非综合征性听力损失致病基因，25 个综合征性听力损失致病基

表 6-1 在 OTOSCOPE® 平台第 4 版中包括的基因。包含 66 个独立的基因和 microRNA。自第一版开始添加的基因如下：GIPC3、GPSM2、GRXCR1、HGF、LOXHD1、LRTOMT、PTPRQ、TPRN、SLC17A3、TJP2、PRPS1

常染色体隐性 NSHL 基因		
基因	基因座	全称
CDH23^	DFNB12	钙黏蛋白相关基因 23
CLDN14	DFNB29	紧密连接蛋白（claudin）14
COL11A2*	DFNB53	胶原分型 XI-α2
ESPN	DFMB36	Espin 蛋白
ESSRB	DFNB35	雌激素相关的受体 β
GIPC3	DFNB15/DFNB95	GAIP C- 末端互作蛋白 3
GJB2*	DFNB1	缝隙连接蛋白 β2
GJB3*	DFNA2	缝隙连接蛋白 β3
GJB6*	DFNB1	缝隙连接蛋白 β6
GPSM2	DFNB82	G- 蛋白信号调控分子 2
GRXCR1	DFNB25	谷胱甘肽半胱氨酸 - 丰富 1
HGF	DFNB39	肝细胞生长因子
ILDR1	DFNB42	Ig 样功能域（包含受体 1）
LHFPL5	DFNB66/67	脂肪瘤 HMGIC 融合伴侣样 5
LOXHD1	DFNB77	脂氧合酶同源域 - 包含 1
LRTOMT	DFNB63	亮氨酸 - 丰富；跨膜 OMT
MARVELD2	DF1MB49	MARVEL 域包含 2
MYO3A	DFNB30	肌球蛋白 ⅢA
MYO6*	DFNB37	肌球蛋白 Ⅵ
MYO7A*^	DFNB2	肌球蛋白 ⅦA
MYO15A	DFNB3	肌球蛋白 XVA
OTOA	DFMB22	otoancorin
OTOF	DFNB9	otoferlin
PCDH15^	DFNB23	钙黏蛋白前体相关的 15
PJVK	DFNB59	pejvakin
PTPRQ	DFMB84	蛋白质酪氨酸磷酸酶受体
RDX	DFNB24	根蛋白（radixin）
SLC26A4	DFNB4	溶质载体家族 26，成员 4
SLC26A5	DFNB61	溶质载体家族 26，成员 5
STRC	DFNB16	硬纤毛蛋白
TECTA*	DFNB21	覆膜蛋白 α
TMC1*	DFNB7/DFNB11	跨膜蛋白；通道样蛋白 1
TMIE	DFNB6	跨膜内耳蛋白
TMPRSS3	DFNB8/DFNB10	跨膜蛋白酶，丝氨酸 3
TPRN	DFNB79	taperin
TRIOBP	DFNB28	TRIO 和 F 肌动蛋白结合蛋白
USHIC^	DFNB18	Usher 综合征 1C 同系物
WHRN^A	DFNB31	whirlin
合计	38	

常染色体显性 NSHL 基因		
基因	基因座	全称
ACTGl	DFNA20/26	肌动蛋白 -γ1
CCDC50	DFNA44	卷曲螺旋域包含 50
COCH	DFNA9	凝血因子 C 同系物，cochlin
COL11A2*	DFNA13	胶原分型 XI-α2
CRYM	—	晶体蛋白（crystallin）-μ
DFNA5	DFNA5	耳聋常染色体显性 5
DIAPH1	DFNA1	diaphanous 同系物 1
DSPP	DFNA39	牙本质涎磷蛋白
EYA4	DFNA10	缺眼同系物 4
GJB2*	DFNA3	缝隙连接蛋白 β2
GJB3*	DFNA2	缝隙连接蛋白 β3
GJB6*	DFNA3	缝隙连接蛋白 β6
GRHL2	DFNA28	grainhead 蛋白 -2
KCNQ4	DFNA2	钾电压门控通道
MYH14	DFNA4	肌球蛋白非肌性重链 14
MYH9	DFNA17	肌球蛋白非肌性重链 9

92 第 6 章 大规模平行测序在耳聋基因检测和遗传学诊断中的应用

常染色体显性 NSHL 基因		
基因	基因座	全称
MYOIA	DFNA48	肌球蛋白ⅠA
*MY06**	DFNA22	肌球蛋白Ⅵ
*MY07A***	DFNA11	肌球蛋白ⅦA
POU4F3	DFNA15	POU 级 4 同源框基因 3
SLC17A3	DFNA25	溶质载体家族 17,成员 3
*TECTA**	DFNA8/DFNA12	覆膜蛋白 α
*TMC1**	DFNA36	跨膜通道样 1
TJP2	DFNA51	紧密连接蛋白 2
WFS1	DFNA6/DFNA14	Wolfram 综合征 1（wolframin）
合计		25

微小 RNAS 和线粒体 NSHL 基因		
基因	基因座	全称
miR-96	—	micro-RNA 96
miR-182	—	micro-RNA 182
miR-183	—	micro-RNA 183
MT-RNR1	—	线粒体编码的 *12S RNA*
MT-TS1	—	线粒体编码的 *tRNA ser 1*
合计		5

X 连锁遗传相关基因		
基因	基因座	全称
POU3F4	DFN3	pou 域级 3 转录因子 4
PRPS1	DFN2	焦磷酸合成酶 1
合计		2

USHER 综合征基因		
基因	基因座	全称
CDH23^A^	USH1D	钙黏蛋白相关蛋白 23
CLRN1	USH3	clarin 1
GPR98	USH2C	G 偶联的受体 98
MY07A^A^	USH1B	肌球蛋白ⅦA
PCDH15^A^	USH1F	原钙黏蛋白相关蛋白 15
USH1C^	USH1C	Usher 综合征 1C 同系物
USH1G	USH1G	SANS
USH2A	USH2A	usherin 2A
WHRN^A^	USH2D	whirlin
合计		9

注:* 该基因的突变导致常染色体显性(DFNA)或隐性(DFNB)听力损失

^ 该基因的突变导致非综合征型听力损失(NSHL)或 Usher 综合征

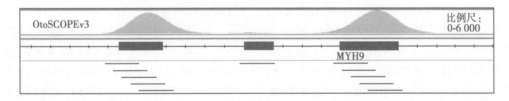

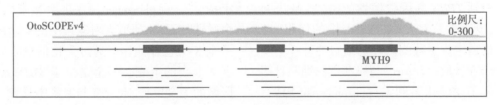

图 6-1　重新平衡的 SBTE 捕获对 TGE 性能的影响

粗线是 *MYH9* 基因的 3 个外显子,其互补的寡核苷酸捕获诱饵设计为跨越外显子(细线)。灰色直方图显示读取覆盖深度。注意 OtoSCOPEv3 在中间外显子覆盖率不高,而对于两侧的两个外显子区域不要求较高的覆盖率(覆盖率高达 6 000 倍)。OtoSCOPEv4 利用重新平衡的诱饵设计,包括在覆盖不佳的中间外显子上铺设多余的诱饵,使整个外显子上覆盖度更均匀

因,以及 161 个小鼠耳聋相关基因(尽管与人类耳聋基因不直接同源)。在 11 个耳聋先证者中明确了 6 个人的致病突变。正如下一节将要解释的,SBTE 和 MPS 已成为目前基因检测的常用方法。

大规模平行测序用以发现新耳聋基因

传统上使用连锁分析和基于 Sanger 测序的定位克隆进行疾病相关基因的发现和鉴定。自 1997 年以来,使用这种策略,共克隆了 39 个隐性耳聋基因(DFNB),23 个显性耳聋基因(DFNA)和 2 个 X 连锁(DFN)耳聋基因(http://hereditaryhearingloss.org)。这些数字令人印象深刻,它反映了近 20 年来数十个实验室的巨大努力。相比之下,在过去 2 年中,TGE 和 MPS 已发现了 2 种(DFNB)、1 种显性(DFNA)和 1 种 X 连锁遗传基因,以及 4 种新的综合征型耳聋致病基因。

新发现非综合征型耳聋基因

首个使用基因组技术鉴定出的耳聋基因是 TPRN(编码 taperin 蛋白),其突变导致 DFNB79 型听力损失[17]。这个基因首次发现并被定位是源于一个近亲结婚的巴基斯坦遗传性听力损失家系,基因定位在染色体 9q34.3 上 2.9Mb 区域内,包含有 108 个蛋白质编码基因。研究者们利用外显子组测序,快速地在这个连锁区域内发现一个 TPRN 基因的无义突变与家系听力下降症状共分离,并且在家族的正常成员中未发现此突变。随后在另外 3 个 DFNB79 巴基斯坦家庭中检测到 TPRN 基因致病性的插入 / 缺失突变,进一步证实了 TPRN 在 NSHL 中的作用[13]。Taperin 蛋白定位于耳蜗内外毛细胞的静纤毛基底处 "锥形" 区域。Taperin 与肌动蛋白细胞骨架的调节因子磷酸化亲和素(phosphotensin)具有同源性,因此可能在维持静纤毛细胞锥形区域的结构中起作用。由于 TPRN 基因无义突变导致锥形区域削弱可能是导致 DFNB79 型听力损失的基础[17]。

利用连锁分析联合外显子组测序方法很快

又鉴定了第二个 NSHL 基因,确定了 DFNB82 型听力损失是由 GPSM2 基因突变所导致。在一个近亲结婚的巴勒斯坦家系中,连锁定位 DFNB82 基因座于染色体 lp13.3 区域,外显子组测序显示该区域有 80 个高质量的纯合变异位点[23],有 7 个新变异,但只有 2 个变异可导致氨基酸序列改变。通过筛查对照样本,其中 1 个变异被证明是多态,而另一个 GPSM2 基因无义突变在对照样本中没有测出,与家系中的耳聋表型共分离。GPSM2 基因编码 G 蛋白信号调节因子,它在鸟嘌呤核苷酸交换中起作用,对维持细胞极性必不可少。这个蛋白在发育中的小鼠耳蜗、椭圆囊、球囊、前庭嵴中的毛细胞和支持细胞中表达,也在成熟耳蜗中的柱状细胞中表达[23]。

在应用基因组技术发现第三个耳聋基因的过程中,使用外显子组测序确定了一个定位在 DFNA4 区域内的耳聋家系[4]致病基因。在此家系中,已经排除了 MYH14 基因突变,在候选基因 CEACAM16 中发现一个可能的致病突变[24]。该突变与此家系的耳聋表型共分离。但为了排除其他可能的致病突变,进行了全外显子组测序和 MPS。在 DFNA4 区间内,捕获 98.2% 目标区域,并且 70.2% 的蛋白质编码区域被至少 10 个高质量测序读数所覆盖。除了 CEACAM16 基因突变,还检测到 30 种其他变异,但它们均为多态、假阳性或与家系耳聋表型不能共分离。CEACAM16 基因编码一种黏附分子,表达于外毛细胞静纤毛顶端,并可能通过与 α- 酪蛋白的相互作用参与盖膜连接[24]。

最新的利用基因组技术鉴定的非综合征型耳聋基因是位于 DFNX4 基因座的致病基因 SMPX。此基因座定位于一个荷兰的表现为进行性听力下降的 X 连锁遗传非综合征性耳聋家系[20]。通过 Sanger 测序排除 X 染色体上的 3 个候选基因后,研究者对家系中的一个成员完成了全 X 染色体测序。通过生物信息学分析发现了 2 个新的突变。一个是位于 SMPX 基因主要区域的无义突变,此突变与家系中耳聋表型共分离,且在对照者中没有检测到此突变。通过对另外 26 个 X 连锁遗传耳聋家系的先证者进行筛查,在一个家系中确定了 SMPX 基因的一个单碱基缺失突变,证实 SMPX 基因的突变是 DFNX4 耳聋的致病原因。SMPX 基因编码富含脯氨酸的蛋白质,可能是肌动蛋白相关复合体的一部分,受 *IGF-1* 基因调控并与细胞组织形成相关。由于 *SMPX* 蛋白在包括感觉毛细胞、根细胞、柱细胞和内齿细胞的各种类型耳蜗细胞的发育过程中表达,其突变可能会随时间进展逐步破坏这些细胞的发育和/或维护,以及破坏这些细胞间的关联通路[9,20]。

新发现综合征型听力损失致病基因

基因组技术还发现 4 个导致综合征型耳聋的致病基因。已经发现 2 个基因的突变可引起 Perrault 综合征(卵巢发育不全)和 SNHL 伴或不伴共济失调[15]。针对一个因家系成员太少而无法利用连锁分析来进行定位的美国耳聋家系,选择 1 名家系患者进行了外显子组测序,发现了 207 个罕见的无义、错义、移码或剪接突变。其中只有 *HSD17B4* 基因是存在两种变异形式(一种无义和一种错义),Sanger 测序证实家系中听力损失者均是这两种突变的复合杂合体。该基因编码 17B-羟基类固醇脱氢酶 4 型(HSD17B4),是一种过氧化物酶,涉及脂肪酸 B 氧化和类固醇代谢,也与 D-双功能蛋白(DBP)缺陷有关。

另一个患有 Perrault 综合征的美国患者家系较大,全基因组连锁分析将其重点定位于 5q31[16]。最后鉴定致病基因是 *HARS2*,此基因突变同耳聋表型共分离且没有在对照者中测出。研究方法与发现 *CEACAM16* 基因的过程类似,是使用排除法将该定位区域内的所有其他突变排除。整个连锁区域被捕获富集,97% 的目标碱基获得足够深的覆盖率。与预期一致,*HARS2* 再次是唯一确定的基因,有两个影响功能的突变。*HARS2* 基因编码组氨酰 tRNA 合成酶,催化组氨酸与其同源 tRNA 的连接,有研究显示其在线粒体中发挥作用[16]。

MASP1 基因是通过靶向基因组捕获和 MPS 技术发现的第三个综合征型耳聋致病基因。在 2 个小家系中,其成员有特征性的面部、脐部、尾骨和听力损失表现,具有 Carnevale 综合征、Malpuech 综合征、阻塞性睡眠呼吸暂停和 Michels 综合征的特点。通过纯合性定位技术将其定位于染色体 3q27[22]。对其中一个家系的先证者进行全外显子组测序,覆盖此定位区域的测序深度中位数为 50X。在该定位区域内确定 4 种罕见突变,其中只有一个 *MASP1* 基因错义突变与家系中的综合征临床表型共分离,且在对照者中不存在此突变。对另一个家系进行 *MASP1* 基因 Sanger 测序,发现了一个致病性无义突变,证实 *MASP1* 是致病基因。*MASP1* 编码一种甘露聚糖结合凝集素丝氨酸蛋白酶,该酶通过结合凝集素激活补体途径,以上两种突变将影响该酶的催化活性[22]。

利用外显子组测序技术,近期还发现了一个综合征型听力损失(听力损失伴感觉神经病和痴呆)的遗传病因[11]。有 4 个分别来自美国、日本和澳大利亚的家系,其临床表型为感音神经性听力损失、早发型痴呆和感觉丧失。对其中最大的家系进行连锁分析,将致病基因定位于 19p13.2。对该区域进行靶向捕获和 MPS,筛选数据和生物信息学分析后揭示,*DNMT1* 基因的一个新的非同义杂合错义突变与临床表型共分离。在其他 3 个家系中,对 *DNMT1* 基因的 41 个外显子进行 Sanger 测序,鉴定了另外 3 个与表型共分离的杂合错义突变。这些基因突变降低 *DNMT1* 蛋白的稳定性,导致降解、甲基转移酶活性降低,细胞周期 S 期后异染色质结合受损,全局低甲基化和局部超甲基化[22]。另一个甲基转移酶 LRTOMT 与非综合征型听力损失 DFNB63 相关,这也提示甲基化的调节在听觉系统中非常重要[1,5,11]。

最后,有一项创新性研究,对 11 名耳聋患者使用 TGE 和 MPS 技术进行所有已知耳聋基因以及导致小鼠听力损失的人类同源基因进行测序[3]。虽然没有报道阳性结果,但对候选基因进行 TGE 检测技术可能在未来的耳聋基因发现中发挥重要作用。其他可能的方法包括基于基因表达或其他数据来确定候选基因,随后对大量个体进行这些基因突变的筛查(Smith,未发表的数据)。

结论

基因组技术对耳聋患者临床研究具有重大影响。现在,已经可以对耳聋患者进行全面的遗传学检测,这将改变我们对耳聋患者的管理模式。精确指出耳聋患者的遗传病因,使得为患者提供个性化的医疗服务成为可能,随着新的治疗方法的开发,可以对听力损失进行预防或治疗。同样,这些技术以前所未有的速度加快了新的耳聋基因的发现,也促进了我们对听觉及听力下降的分子病理生理机制的理解。

参考文献

1. Ahmed ZM et al. Mutations of *LRTOMT*, a fusion gene with alternative reading frames, cause nonsyndromic deafness in humans. *Nat Genet*. 2008;40:1335–1340.
2. Albert TJ et al. Direct selection of human genomic loci by microarray hybridization. *Nat Methods*. 2007;4:903–905.
3. Brownstein Z et al. Targeted genomic capture and massively parallel sequencing to identify genes for hereditary hearing loss in Middle Eastern families. *Genome Biol*. 2011;12: R89.
4. Chen AH et al. Linkage of a gene for dominant non-syndromic deafness to chromosome 19. *Hum Mol Genet*. 1995;4:1073–1076.
5. Du X et al. A catechol-O-methyltransferase that is essential for auditory function in mice and humans. *Proc Natl Acad Sci USA*. 2008;105:14609–14614.
6. Gardner P et al. Simultaneous multigene mutation detection in patients with sensorineural hearing loss through a novel diagnostic microarray: A new approach for newborn screening follow-up. *Pediatrics*. 2006;118:985–994.
7. Gnirke A et al. Solution hybrid selection with ultra-long oligonucleotides for massively parallel targeted sequencing. *Nat Biotechnol*. 2009;27:182–189.
8. Hilgert N et al.: Forty-six genes causing nonsyndromic hearing impairment: Which ones should be analyzed in DNA diagnostics? *Mutat Res*. 2009;681:189–196.
9. Huebner AK et al. Nonsense mutations in SMPX, encoding a protein responsive to physical force, result in X-chromosomal hearing loss. *Am J Hum Genet*. 2011;1–7.
10. Ju J et al. Four-color DNA sequencing by synthesis using cleavable fluorescent nucleotide reversible terminators. *Proc Natl Acad Sci USA*. 2006;103:19635–19640.
11. Klein CJ et al. Mutations in *DNMT1* cause hereditary sensory neuropathy with dementia and hearing loss. *Nat Genet*. 2011;1–8.
12. Kothiyal P et al. High-throughput detection of mutations responsible for childhood hearing loss using resequencing microarrays. *BMC Biotechnology*. 2010;10:10.
13. Margulies M et al. Genome sequencing in microfabricated high-density picolitre reactors. *Nature*. 2005;437:376–380.
14. Metzker ML. Sequencing technologies—the next generation. *Nature Reviews Genetics*. 2010;11:31–46.
15. Pierce SB et al. Mutations in the DBP-deficiency protein HSD17B4 cause ovarian dysgenesis, hearing loss, and ataxia of Perrault syndrome. *Am J Hum Genet*. 2010;87:282–288.
16. Pierce SB et al. Mutations in mitochondrial histidyl tRNA synthetase *HARS2* cause ovarian dysgenesis and sensorineural hearing loss of Perrault syndrome. *Proc Natl Acad Sci USA*. 2011;108:6543–6548.
17. Rehman AU et al. Targeted capture and next-generation sequencing identifies *C9orf75*, encoding taperin, as the mutated gene in nonsyndromic deafness *DFNB79*. *Am J Hum Genet*. 2010;1–11.
18. Rodriguez-Paris J et al. Genotyping with a 198 mutation arrayed primer extension array for hereditary hearing loss: Assessment of its diagnostic value for medical practice. *PLoS ONE*. 2010;5: e11804.
19. Sanger F et al. DNA sequencing with chain-terminating inhibitors. *Proc Natl Acad Sci USA*. 1977;74:5463–5467.
20. Schraders M et al. Next-generation sequencing identifies mutations of *SMPX*, which encodes the small muscle protein, X-linked, as a cause of progressive hearing impairment. *Am J Hum Genet*. 2011;88:628–634.
21. Shearer AE et al. Comprehensive genetic testing for hereditary hearing loss using massively parallel sequencing. *Proc Natl Acad Sci USA*. 2010;107:21104–21109.
22. Sirmaci A et al. *MASP1* mutations in patients with facial, umbilical, coccygeal, and auditory findings of Carnevale, Malpuech, OSA, and Michels syndromes. *Am J Hum Genet*. 2010;87:679–686.
23. Walsh T et al. Whole exome sequencing and homozygosity mapping identify mutation in the cell polarity protein GPSM2 as the cause of nonsyndromic hearing loss DFNB82. *Am J Hum Genet*. 2010;1–5.
24. Zheng J et al. Carcinoembryonic antigen-related cell adhesion molecule 16 interacts with alpha-tectorin and is mutated in autosomal dominant hearing loss (DFNA4). *Proc Natl Acad Sci USA*. 2011;108:4218–4223.

（王秋菊　校）

第 7 章

不伴相关畸形的遗传性听力损失
GENETIC HEARING LOSS WITH NO ASSOCIATED ABNORMALITIES

Shelley D. Smith 著

于澜,任冬冬,任巍,关静,苏钰,李鹏,杨东,何子彧,
张滟,陈晴,林颖,金萍 赵立东,侯志强,舒易来 译

至少有一半以上的儿童中度到极重度听力损失者存在遗传性因素。这些患者中约 30% 是综合征型听力损失,非综合征型听力损失者中约 15%~24% 是常染色体显性遗传,75%~85% 是常染色体隐性遗传,1%~2% 是 X 连锁遗传或其他形式遗传(主要是线粒体遗传)[3]。如果把迟发性及轻微听力损失也计算在内,遗传因素所致听力下降的比例将会更高,特别是显性遗传的比例。

根据已知的 X 连锁遗传性听力损失致病基因数量,Morton[2] 计算出大约有 120 种不同的基因会导致非综合征型听力损失——包括 60 种语前聋和 60 种语后聋。目前的基因鉴定及定位结果也证实了他的计算很准确。目前已发现至少72 种语前聋的隐性基因位点及 56 种语后聋显性基因位点,其中有 7 种相互重叠,所以共 127个常染色体基因座。此外,还有一些被基因命名委员会(HUGO Gene Nomenclature Committee)指定为"预留耳聋基因座",表明随后将会报道更多的基因座。性染色体上目前有 6 个 X 连锁遗传基因座及 1 个 Y 连锁遗传基因座。经鉴定的致病基因 68 种(表 7-1)。遗传性听力损失网站主页(http://hereditaryhearingloss.org)由 Guy Vlan Camp 博士及 Richard J. H. Smith 博士维护,并提供已报道的新基因座及基因的更新。

除遗传异质性以外,一些非综合征型听力损失的致聋基因的临床表型有相当大的差异,既

表 7-1　非综合征型听力损失的基因

基因	非综合征型听力损失基因座	伴听力损失的综合征
ACTG	DFNA20/26	
BSND	DFNB73	Barrter 综合征 4A
CCDC50	DFNA44	
CDH23	DFNB12	Usher 综合征 1D 型
CEACAM16	DFNA4	
CLDN14	DFNB29	
COCH	DFNA9	
COL11A2	DFNA13、DFNB53	Stickler 综合征、Kneist 综合征 脊椎骨骺发育不良; Marshall 综合征,耳 - 脊椎 - 骨骺发育不良 (otospondylomegaepiphyseal dysplasia,OSMED)
CRYM	DFNA40	
DFNA5	DFNA5	
DIABLO	DFNA64	
DIAPH1	DFNA1	
DIAPH3	AUNA1	
DSPP	DFNA39	
ESPN	DFNB36	
ESRRB	DFNB35	
EYA4	DFNA10	扩张型心肌病
GIPC3	DFNB15/72/95	

基因	非综合征型听力损失基因座	伴听力损失的综合征
GJB2	DFNA3、DFNB1	
GJB3	DFNA3	
GJB6	DFNA3、DFNB1	
GPSM2	DFNB82	
GRHL2	DFNA28	
GRXCR1	DFNB25	
HGF	DFNB39	
ILDR1	DFNB42	
KCNQ4	DFNA2	
LHFPL5	DFNB67	
LOXHD1	DFNB77	
LRTOMT	DFNB63	
MARVELD2	DFNB49	
MIR60	DFNA50	
MSRB3	DFNB74	
MYH14	DFNA4	周围神经病、肌肉病变、声音嘶哑
MYH9	DFNA17	MYH-9 相关疾病
MYO15A	DFNB3	在 Smith-Maginis 综合征中表现为基因缺失
MYO1A	DFNA48	
MYO3A	DFNB30	
MYO6	DFNA22、DFNB37	
MYO7A	DFNA11、DFNB2	Usher 综合征 Ⅰ B
OTOA	DFNB22	
OTOF	DFNB9	
PCDH15	DFNB23	Usher 综合征 Ⅰ F
PJVK	DFNB59	
POU3F4	DFNX2（DFN3）	在葡萄膜、听力损失和智力障碍中表现为缺失
POU4F3	DFNA15	
PRPS1	DFNX1（DFN2）	Charcot-Marie-Tooth 病5 型；Arts 综合征
PTPRQ	DFNB84	

基因	非综合征型听力损失基因座	伴听力损失的综合征
RDX	DFNB24	
SERPINB6	DFNB91	
SIX1	DFNA23	鳃 - 耳综合征 3 型
SLC17A8	DFNA25	
SLC26A4（PDS）	DFNB4	Pendred 综合征
SLC26A5？	DFNB61	
SMPX	DFNX4（DFN6）	
STRC	DFNB16	
TECTA	DFNA8/12、DFNB21	
TJP2 dup	DFNA51	
TMC1	DFNA36、DFNB7/11	
TMIE	DFNB6	
TMPRSS3	DFNB8/l0	
TPRN	DFNB79	
TRIOBP	DFNB28	
USH1C	DFNB18	Usher 综合征 Ⅰ C 型
WFS1	DFNA6/14/38	Wolfram 综合征 1 型
WHRN	DFNB31	Usher 综合征 Ⅱ D 型

可以是显性，也可以是隐性，甚至有些表现为综合征。这些差异通常被归因于基因突变的位置和突变类型。然而，基因相互作用也与表型差异有关，如：DFNA2 和 TECTA 突变双基因相互作用组、GJB2 突变和 GJB6 基因缺失之间，以及 DFNB26 和 DFNM1 之间的基因修饰。

目前有多种方法用于鉴定耳聋基因座，包括：在大型显性家系采用定位克隆技术，在近亲隐性家系采用纯合子定位技术，小鼠模型辨别及寻找人同源基因。候选基因的鉴定可以通过人或其他物种的耳蜗组织的 cDNA 库、其他已知基因的同源基因或者通过候选基因参与耳聋机制的方式。目前，采用大规模平行测序技术对全基因组外显子（外显子组）测序及候选基因调控区域测序来促进基因的识别。

基因的鉴别在遗传性听力损失的诊断中非常重要。确定儿童非综合征型听力下降及未知家族史的患者听力损失的原因是个巨大的挑战。在第 5 章对以上群体的遗传诊断的描述中，对已知基因序列分析，可以提供一个对儿童及其家庭耳聋进行诊断、预后、治疗的实用方案。

对非综合征型听力损失的致聋基因的鉴别能够帮助从分子水平分析内耳各种功能及结构：分子转移、能动性、膜及细胞外基质结构、线粒体能量生成和基因调节。自然突变及诱发突变（表 7-2）的动物模型在研究听力损失机制方面极有价值。对听觉的发育及基因参与听力的维持机制的理解，能够让我们制订出更有效的治疗方案。

听力损失特征

非综合征型听力损失能够通过遗传方式、发病年龄、病情有无进展、听力损失所在频率及听力图的类型、听力损失程度、前庭功能是否受损、内耳结构及组织学的病变来分类。听神经病 / 耳蜗神经同步化不良也是一个重要的分型，但是，必要的针对外毛细胞功能的评价，如耳声发射检查经常不完善。GENDEAF 工作组制定了完整的非综合征型听力损失基因座遗传报道指南[1]。

基因定位

对非综合征型听力损失类型的最初定义主要依据基因位点的不同。本章表格中，染色体定位反映了 HUGO 基因命名委员会对基因座的分布，而核苷酸距离（从每条染色体顶端编号）取自 *GRCH37*（内部版本 39），在 Ensembl 数据库（http://wwwensembl.org）表现。小样本量的研究不能作为基因组数据库的依据。根据加利福尼亚大学圣克鲁斯基因组站点（http://genome.ucsc.edu）估计及在线人类孟德尔遗传列表（OMIM:http://omim.org）提供的细胞遗传的定位给出大体的位置。

遗传

本章将重点介绍孟德尔基因。根据遗传类型命名非综合征型听力损失基因座（DFNA：显性；DFNB：隐性；DFNX:X 连锁遗传；DFNY:Y 连锁遗传）。根据在 HUGO 国际人类全基因组基因命名委员会的申请顺序，在每个遗传类型内进行编号。

发病年龄

在许多病例中，特别是对婴幼儿没有可靠的检测方法可用的时候，很难确认新生儿的听力损失是否是先天性的，识别早期听力损失的唯一指标是语言未发展即语前发病。一些病例中，语前聋患者几乎可以肯定是先天性听力损失，但有一些病例不能确定为先天性发病，也就经常使用更保守的术语——语前聋。在进行性听力损失中，判定发病年龄经常是根据记录到的最初听力损失的年龄。在一些研究中，特别是对隐性疾病，研究是在不容易获得听力学服务的地区开展的，因此，预估的发病年龄可能比真实发病年龄更晚。

病情进展

进行性听力下降的标准一般是在 10 年内下降大于 15dB[1]。然而，在偏远地区进行的研究中，不容易做到对患者听力的连续追踪，其听力损失进展的依据主要是根据患者的病史。

听力图

测听频率被分为：低频 250~500Hz；中频 500~2 000Hz；高频 2 000Hz 以上[1]。随着频率的增加，听力损失随之加重的听力曲线被称为下降型曲线。在中频存在明显的听力损失被称为 U 形或谷形听力曲线。

听力损失程度

GENDEAF[1]标准被普遍用于描述听力损失严重程度：轻度听力损失为 20~40dB；中度听力损失为 41~70dB；重度听力损失为 71~95dB；极重度听力损失 >95dB。

表 7-2 小鼠体内已知人非综合征型听力损失的致病基因

类型	基因（人）	位点	突变	注释	小鼠模型	参考文献
肌球蛋白						
MYO7A	DFN83/DFNA11	- E9:听泡及平衡听觉神经节 - E13.5:听泡 - E15.5:耳蜗及前庭毛细胞 - 出生后:内、外毛细胞体，小皮板，静纤毛	- G1797A 错义突变 - 框架内 3 个氨基酸缺失	静息张力缺失，导致在刺激的情况下通道开放；对于毛细胞束的发育及与钙黏素 23 和调和素（harmonin）相互作用很重要；静纤毛分组，对静纤毛的分化很重要并决定其长度	Shaker；Headbanger	13,14,28,32,75,77,89,100
MYO6	DFN837/DFNA22	- 出生后:表皮板内的内毛细胞和外毛细胞，皮板周围环和细胞体	- 无义及错义突变	静纤毛素紊乱，融合	Snell's Waltzer	7,27,32,33,84
MYO3A	DFNB30	- E16:内、外毛细胞位于静纤毛顶部	- 27 个突变，不同的临床表现	至 20-30 岁出现表现型：参与静纤毛稳定性，转运及顶部连接复合体的组成，机械电转导（mechano-electrical Transduction, MET）适应性	无	82,95
MYH9	DFNA17	- E10.5:听泡 - E16.5:感觉毛细胞 - 出生后:毛细胞，支持细胞，螺旋韧带，螺旋缘	- G/A 转位, R705H	可能在张力的产生和 ATP 水解起作用；可能是锚细胞或基底膜 - 螺旋韧带复合体调节拉力	靶向基因 Myh$^{-/-}$	48,60,69
MYO15A	DFNB3	- E13.5:内外感觉毛细胞；肌动蛋白丝的顶端	- 28 个突变	短静纤毛；参与肌动蛋白细胞骨架	Shaker 2	6,10,52,74,81
转录因子						
POU3F4	DFNX2	- E10.5:间叶组织 - E14.5:听泡、骨螺旋板、螺旋韧带、前庭膜（Reissner 膜）	- 在 Xq21 上有 900kB 缺失 - 错义突变	缩小的半规管；耳道扩大；颞骨变薄；镫骨畸形；耳蜗缩短、转数减少；感音神经性听力损失、传导性听力损失，镫骨固定，智力发育迟缓；可能与 TBX1 相互作用	靶向基因 Brn4$^{-/-}$	20,21,61,71,72,73
POU4F3	DFNA15	- E12.5:听泡 - 出生后:内、外毛细胞	- 5q31;第 2 个外显子 8bp 缺失，终止密码子提前	毛细胞缺失；排列破坏；GFI1 水平下降	Dreidel；靶向基因 Brn3c$^{-/-}$	25,68,90,94

类型	基因(人)	位点	突变	注释	小鼠模型	参考文献
EYA4	DFNA10	– E9.5:听泡 – E14.5:未生成的血管纹和前庭膜(Reissner 膜) – E18.5:GER/LER、螺旋缘、螺旋器、螺旋隆凸	– 终止密码子提前	– 部分鳃-耳-肾综合征	靶向基因 Eya$^{-/-}$	15,96
TFCP2L3	DFNA28	– E11.5:听泡 – 出生后:前庭膜(Reissner 膜)、血管纹、螺旋隆凸、Hensen 细胞、Claudius 细胞、内柱细胞、外柱细胞、Deiter 细胞、内沟细胞、外沟细胞、内齿细胞*	– 移码突变,8q22 附近 – 终止密码子提前	上皮细胞的修护		70
缝隙连接						
GJB2	DFNB1	– E14.5:GER – P3:螺旋缘、支持细胞	– 第 1 个隐性遗传性听力损失被发现的位点	– 突变不形成缝隙连接;离子平衡改变;许多相关综合征	靶向基因 Cx26^{R75W} 和 Cx26^{OtogCre}	16,17,23,39,49
GJ86	DFN8I	– E14.5:血管纹 – 出生后:螺旋缘、齿间细胞、内、外沟细胞、内、外柱细胞、Hensen 细胞、Claudius 细胞*	– 342kb 缺失(D13S1830)	耳蜗电位缺失;耳蜗感觉上皮细胞退化	靶向基因 Cx30$^{-/-}$	16,22,49,51
CDH23	DFNB12	– P0 和 P5:毛细胞束和前庭膜(Reissner 膜) – P45:静纤毛顶端	错义或框内移码突变	与 Usher 综合征 1D 型相关;与 MYOIC 组成复合体机械调节门控离子通道;组成顶部连接	Waltzer	8,85,87,98
PCDHI5	DFNB23	– E16:静纤毛、毛细胞小皮板 – 出生后:Hensen 细胞、Claudius 细胞、外沟细胞、螺旋神经节*	– 在 10q11.2-q21 上出现终止密码子及拼接突变 – 亚等位基因	与 Usher 综合征 1F 型相关;极重度听力损失,前庭反射消失;耳蜗及球囊缺陷;静纤毛紊乱;钙黏蛋白参与平面极性的调节	Ames waltzer	2,3,4,5,88
WFS1	DFNA6/A4/A38	– 出生后:所有毛细胞、螺旋神经节、外/内沟细胞、Deiter 细胞、Hensen 细胞、Claudius 细胞、前庭膜(Reissner 膜)、螺旋韧带、螺旋神经节、齿间细胞、螺旋隆凸*	– 停止、转移、删除、错义突变	Wolfram 综合征;可能有离子平衡中发挥作用		18,19,41
TMC1.	DFN87/B11/A36	– E14:颞骨 – P0:内、外毛细胞	– 氨基酸 572 可能有"热点"突变	未知但可能调节离子通道或细胞内转运	Deafness 和 Beethoven	44,47,57,93

类型	基因(人)	位点	突变	注释	小鼠模型	参考文献
显性位点						
DIAPH1	*DFNA1*	－ 未知		参与肌动蛋白聚合		56
GJB3	*DFNA2*	－ 螺旋缘、螺旋韧带、听神经*		与皮肤病相关		55,99
KCNQ4	*DFNA2*	－ 内、外毛细胞及螺旋神经节	－ 错义突变产生显性负效应	可能有助于基底外侧的钾电导	Kcnq4−/− 和 Kcnq4dn	9,38,42,46
COCH	*DFNA9*	－ 螺旋缘、螺旋韧带、基底膜	－ P51S突变在比利时和荷兰患者中常见	对于膜结构和功能有重要作用，导致前庭功能障碍	靶向基因 Coch−/−	26,45,78
COL11A2	*DFNA13*	－ 覆膜组成部分		保持纤维间距及Ⅱ型胶原纤维的纤维直径，导致中频听力损失 Stickler综合征的一部分	靶向基因 Col1a2−/−	59
ACTG1	*DFNA20/A26*	－ 小皮板、黏着连接、内、外毛细胞静纤毛		突变干扰肌动蛋白聚合，降低静纤毛稳定性		40,104
隐性位点						
SLC26A4	*DFN84*	－ 外沟的顶端部分、螺旋隆凸、螺旋神经节、Claudius细胞、Deiter细胞		Pendred综合征一部分；内淋巴管扩大，酸化增加血管压力；作为多功能阴离子交换器	靶向基因 Pds−/−	12,43,86,101,103
TMIE	*DFN86*	－ 定位未知		对成熟感觉细胞和静纤毛有重要作用	Spinner 和 circling mouse	62,64
TMPRSS3	*DFNB8/B10*	－ 螺旋神经节、血管纹、内柱细胞、Deiter细胞、Hensen细胞*		未知		11,30,31
OTOF	*DFNB9*	－ 内毛细胞高表达，外毛细胞低表达		参与囊泡融合，对胞吐作用及神经递质的释放有重要作用	靶向基因 Otof−/−	79,80,102
STRC	*DFNB16*	－ 感觉上皮细胞表面与细胞基质间的界面，内毛细胞和外毛细胞；齿间细胞与盖膜*之间的区域		调节凝胶黏附在感觉上皮，将凝胶与感觉细胞连接		36,92,105
USHIC	*DFNB18*	－ 分化的毛细胞顶端、静纤毛、小皮板	－ 在编码外显子错义突变	Harmonin B 对于静纤毛的发育及MET通道很重要；组成Usher复合体	耳聋转圈模型(Deaf Circler)；耳聋转圈模型2(Deaf Circler 2)；靶向基因 Ush1c216A	13,35,66,76,91，也见于1

类型	基因(人)	位点	突变	注释	小鼠模型	参考文献
TECTA	DFNB21	盖膜及耳石斑		非软骨成分与胶原相互作用	Tecta^{Y1807C}	29,50,63
OTOA	DFNB22	感觉上皮细胞表面与细胞外凝胶间的界面，齿间细胞与盖膜之间的区域		调节凝胶黏附在感觉上皮，将凝胶与非感觉细胞连接		105
CLDN14	DFNB29	内、外毛细胞，内沟细胞，内柱细胞和外柱细胞，Deiter细胞，网板*；前庭系统的组成部分		在网板的紧密连接必要；缺乏导致毛细胞变性	靶向基因 Cldn14$^{-/-}$	97
WHRN	DFNB31	短暂表达于内、外毛细胞的静纤毛		USH复合体支架蛋白；组成底部连接复合体；降低静纤毛长度；Usher综合征 2D 型的一部分	Whirler	34,58,75
ESPN	DFNB36	耳蜗及前庭毛细胞		静纤毛长度及组织缺陷，可能参与形成平行肌动蛋白束的肌动蛋白丝	Jerker	24,65,83
PRES	DFNB37	外毛细胞		参与体细胞电活动		53,67
TMHS	DFNB67	内、外毛细胞顶膜及静纤毛		可能参与静纤毛形态形成，可能是 Usher 复合体的一部分	Hurry-scurry	37,54

注：表格修改自 Hilgert，Smith，Van Camp，2009. * 摘自 Hereditary Hearing Loss，由 Benjamin Kopecky 提供

前庭功能

对于前庭功能的评估可分为平衡问题的问卷数据或眩晕相关的步态及平衡检测方法,以及全面的前庭功能检查,如前庭冷热试验或眼震电图检查,然而这些检查在许多研究中并未采用。

内耳成像

尽管近年影像学检查已广泛用于人工耳蜗植入术前评估,但内耳成像技术(如CT、MRI检查等)的使用仍然受到限制,原因在于其普及性、费用及对不必要的辐射的顾虑。通过影像学检查可以发现一些以内耳畸形为特点的疾病,如DFNB4(前庭水管扩大),DFNX2伴有内耳和内耳道畸形(IP-Ⅲ)。

参考文献

1. Mazzoli et al. Recommendations for the description of genetic and audiological data for families with non-syndromic hereditary hearing impairment. *Audiol Med.* 2003;1(2):148–150.
2. Morton NE. Genetic epidemiology of hearing impairment. *Ann NY Acad Sci.* 1991;630:16–31.
3. Smith RJH et al. Deafness and hereditary hearing loss overview. *GeneReviews™ [Internet]*. Pagon RA, Bird TD, Dolan CR, et al. eds. Seattle: University of Washington; 1993.

常染色体显性遗传非综合征型听力损失

常染色体显性遗传非综合征型听力损失的相关突变基因座分布可详见表7-3。该类型的听力损失人群在发病年龄、听力损失的发展速度和损失程度上都表现为很大的差异。

当诊断明确后,通常需要密切关注听力损失的进展情况,在表7-4中标注的为显性基因座及听力进展情况。

DFNA1

MIM:124900(DFNA1);602121(*DIAPH1*)

定位:细胞遗传学定位:5q31;物理定位:5:140894583-140998622

基因:*DIAPH1*(diaphanous;也称为HDIA1;人类与果蝇同源)

目前发现*DIAPH1*基因突变是导致哥斯达黎加一个大型家族听力损失的原因之一。自公元1713年出生在哥斯达黎加的祖先开始,该病被称为"Kindred M"(蒙日家族病)或者Monge(蒙日)聋[5,6,9]。至此文撰写为止(2012),没有关于*DIAPH1*的其他突变导致非综合征性听力下降的报道。

听力学表现:即便在同一家系内,该类型人群出现听力损失的时间也会有很大的差异,有的可在出生后5年,有的可以在20年后出现听力损失[7],发病首先表现为轻度低频听力损失,并可能伴有耳鸣,听力损失逐渐向中频和高频区进展,最终发展成全频重度或极重度的听力损失。尽管每个个体在发病年龄和听力损失的进展速度上有很大不同,但是所有受累者到30岁时都出现低频区50dB的听力损失。一个低频听力损失的患儿,高频区耳声发射可引出,低频区未引出,听性脑干反应良好,耳蜗电图提示内淋巴囊积水,这可能与低频听力损失有关[4]。

前庭功能:两名成人患者在包括临床评估、眼震电图和冷热试验在内的评估中表现正常。一名8岁儿童患者在冷热试验中有单侧前庭功能下降表现。

影像学/组织学:一个成年患者的颞骨CT扫描是正常的。

分子生物学研究:*DIAPH1*是Diaphanous成蛋白同源基因家族中的一员,通过结合活化的Rho GTP激酶参与F-肌动蛋白的装配过程[1,2,10]。在这个肌动蛋白的聚合过程中,此蛋白也是其动力来源[3]。Northern杂交表明*DIAPH1*在人体多种组织中均有表达[9],且通过耳蜗组织mRNA的RT-PCR,发现此基因在耳蜗中也有表达,但是其在内耳中的功能尚不明确。

研究发现78位来自M家族的患病成员的*DIAPH1*基因在倒数第二个外显子的供剪接位点上都存在杂合的G>T对换(IVS17DS,G-T,+1)。这种突变使得在一个隐蔽剪接位点上发生一个移码插入,就会导致21个错义密码子以及1个过早终止密码子的出现,从而截短了最后的32个氨基酸。此突变与家族中听力损失表型共分离,且不受同样的种族背景控制。目前有假说认

表 7-3 非综合征型听力损失定位：常染色体显性遗传

基因座	基因	细胞遗传学定位	物理定位(GRCh37)	发病年龄	是否进展	频率	最终听力损失程度	前庭系统	影像学/组织学
DFNA1	DIAPH1	5q31	5:14084583-140998622	5~20岁	是	低频，继而全频	极重度	1个孩子，单侧冷热试验异常	正常CT
DFNA2	KCNQ4	1p34	1:41249684-41306124	<10岁	是	高频，继而全频	极重度	无症状的反射亢进	正常CT
	GJB3	1p34	1:35246790-35251970	40岁	是	高频	中度	?	?
	?	1p34		>10岁	是	高频	重度至极重度	?	?
DFNA3	GJB2	13q12	13:20161609-20767037	先天性	否	下降型	中度至极重度	正常	正常CT
				>10岁	是	高频，继而全频	中度至极重度	?	?
	GJB6	13q12	13:20796110-20806534	先天性	是	下降型	轻度至极重度	?	?
DFNA4	MYH14	19q13.33	19:50706885-50813802	<10~20岁	是，波动性	全频，轻度下降型	中度至极重度	正常	?
DFNA4	CEACAM16	19q13.33	19:45202492-45213986	10~20岁	是，波动性	全频，轻度下降型	中度至极重度	正常	?
DFNA5	DFNA5	7p15.3	7:24737972-24809244	5~15岁	是	高频，继而全频	重度	正常	?
DFNA6/14/38	WFS1	4p16.1	4:6271576-6304992	语前聋	是	低频，继而中频	中重度	无症状的反射亢进	CT及MRI正常
DFNA7	?	1q21-23	1:163636907-182303800	>4岁	是，初为不对称性	高频	中度	热试验正常	?
DFNA8/12	TECTA	1q23.3	11:120971882-121062202	语前聋	否	全频，轻度U形	中度至重度	正常	CT正常
				9~19岁	是	高频，继而全频	轻度或极重度	2个孩子，2岁开始走路	?
DFNA9	COCH	14q12	14:31343720-31364271	20岁或36~62岁	是；波动性，部分为不对称性	高频，继而全频	极重度	伴随听力损失开始有症状，某些还有梅尼埃病的症状	耳蜗结构退化伴嗜酸性物质沉积

基因座	基因	细胞遗传学定位	物理定位（GRCh37）	发病年龄	是否进展	频率	最终听力损失程度	前庭系统	影像学/组织学
DFNA10	EYA4	6q23.2	6:133561736-133853258	<10岁至30岁	是	中频,继而全频	中度至极重度	3个患者有偶发眩晕	MRI正常
DFNA11	MYO7A	11q13.5	11:76839307-76926281	<10岁或20~30岁	是	高频或低频或先低频后高频,继而发展到全频	中度至极重度	正常,或无症状但检测异常,或有症状	正常CT
DFNA13	COL11A2	6p21.3	6:33130458-33160276	语前聋	部分会进展	中频,继而全频	中重度	无症状但出现功能障碍,1/3患者反射消失	?
DFNA15	POU4F3	5q32	5:145718587-145720083	13~40岁	是	低频、中频、或平坦型	重度至极重度	有症状,或无症状的功能异常包括反射消失	?
DFNA16	?	2q23-q24.3	2:163815518-172566696	~10岁	是,突然发生	高频	极重度	偶发眩晕	正常CT
DFNA17	MYH9	22q11.2	22:36677323-36784063	<10岁至30岁	是	高频,继而全频	重度至极重度	正常	耳蜗-球囊发育异常
DFNA18	?	3q22	3:125943936-140726687	<10岁	是	高频继而全频	重度	正常	?
DFNA19	?	10号臂间倒位	?	先天性	否	全频	轻度至中度	?	?
DFNA20/26	ACTG	17q25.3	17:79476997-79490873	10~30岁	是	高频继而全频	重度至极重度	测试正常	?
DFNA21	?	6p21.3	6:11497946-23924775	<10岁至45岁	是	中频继而全频	中重度	测试正常	?
DFNA22	MYO6A	6q13	6:76458909-76629254	6~8岁	是	高频继而全频	极重度	测试正常	?
DFNA23	SIX1	14q23.1	14:61110132-61124977	语前聋	否	全频;坡降型	中度至极重度	?	?

基因座	基因	细胞遗传学定位	物理定位（GRCh37）	发病年龄	是否进展	频率	最终听力损失程度	前庭系统	影像学/组织学
DFNA24	?	4q35-QTER	4:185151089-190440336	语前聋	否	全频,陡降型	重度至极重度	?	?
DFNA25	SLC17A8	12q21-24	12:100750857-100815808	6岁	是	高频	?	试验正常	正常CT
DFNA27	?	4q12-q13.1	4:57581811-66,647,718	7~30岁	是	全频	极重度	?	?
DFNA28	GRHL2	8q22.3	8:102504660-102681954	7岁	是	高频或中频	中重度	?	?
DFNA30	?	15q25-26	15:87597151-94711461	10~40岁	是	高频	?	?	?
DFNA31	?	6p21.3	6:23924545-34055632	6个月-30岁	是	中频继而全频	重度至极重度	测试正常	?
DFNA32	?	11p15	11:1566810	?	是	?	?	?	?
DFNA33	?	13q34-QTER	13:110300000-115169878	13~25岁	是	高频继而全频	?	正常	?
DFNA34	?	1q44	1:244166450-249148820	20~40岁	是	?	?	?	?
DFNA36	TMC1	9q21.13	9:75136717-75455695	5~10岁	是	高频继而全频	极重度	测试正常	?
DFNA37	?	1p21	1:97093689-110199268	5岁	是	低频和高频	中度	测试正常	正常CT
DFNA39	DSPP	4q21	4:88529681-88538062	20~30岁	是	高频	重度至极重度	?	?
DFNA40	CRYM	16p12	16:21250195-21314404	LY~2岁	某些进展	高频	重度	测试正常	●正常CT
DFNA41	?	12q24-QTER	12:130611790-12130604736	20~30岁	是	全频	重度至极重度	正常	?
DFNA43	?	2p12	2:75830381-85488426	10~30岁	是	高频下降型	极重度	?	?

基因座	基因	细胞遗传学定位	物理定位（GRCh37）	发病年龄	是否进展	频率	最终听力损失程度	前庭系统	影像学/组织学
DFNA44	CCDC50	3q28	3:191046866-191116459	6~10岁	是	低频和中频，继而全频	极重度	正常	正常CT
DFNA47	?	9p21-p22	9:13056225-21990675	20~25岁	是	高频继而全频	中重度	测试正常	?
DFNA48	MYO1A	12q13.3	12:57422301-57444982	<10~30岁	是	全频？	中重度	?	?
DFNA49	?	1q21-q23	1:142600000-165500000	<10岁	是	低频和中频，继而发展为U型	重度	正常	?
DFNA50	MIR60	7q32.2	7:129414532-129414609	>12岁	是	平坦型	极重度	正常	?
DFNA51	TJP2 DUP	9q21.13	9:71736224-71870124	>30	是	高频缓降型	重度至极重度	测试正常	?
DFNA52	?	5q31.1-q32	5:133037128-145960351	20~40岁	是	高频	极重度	测试正常	正常CT
DFNA53	?	14q11.2-q12	14:24298509-31272416	>10岁	是	高频，缓降型继而全频	极重度	测试正常	?
DFNA54	?	5q31	5:142342680-152775157	5~40岁	是	低频	极重度	2个患者有单次偶发眩晕	?
DFNA55	?	9p13.3-p.3.2	?	?	?	?	?	?	?
DFNA57	?	19p13.2	19:0-18379088	<10岁	是	低频，继而全频	中重度	1个患者有短暂的前庭症状	?
DFNA58	?	2p12-p21	2:42996641-75830535	10~45岁	是	全频	重度至极重度	正常	?
DFNA59	?	11p14.2-q12.3	11:25852052-63067283	先天性	否	高频缓降型	重度至极重度	?	?
DFNA60	?	2q21.3-q24.1	2:137259366-159559082	15~30岁	是	?	?	?	?
DFNA64	DIABLO	12q24.31	12:122692210-122712081	12~30岁	是	全频	重度	?	正常CT
DFNB36显性	ESPN	1p36.31	1:6484848-6521430	10~20岁	部分进展	高频或全频	轻度至中重度	测试正常	?
AUNA1	DIAPH3	13q21.2	13:60239717-60738119	18岁	是	全频	极重度	?	?

表 7-4 与显性遗传性听力损失(包括进行性听力损失)相关的位点

基因位点	基因	细胞遗传学定位
DFNA1	DIAPH1	5q31
DFNA2	KCNQ4	1p34
	GJB3	
	?	
DFNA3	GJB6	13q12
DFNA4	MYH14	19q13.33
	CEACAM16	
DFNA5	DFNA5	7p15.3
DFNA6/14/38	WFS1	4p16.1
DFNA7	?	1q21-23
DFNA8/12	TECTA	1q23.3
DFNA9	COCH	14q12
DFNA10	EYA4	6q23.2
DFNAU	MYO7A	11q13.5
DFNA13	COL11A2	6p21.3
DFNA15	POU4F3	5q32
DFNA16	?	2q23-q24.3
DFNA17	MYH9	22q11.2
DFNA18	?	3q22
DFNA20/26	ACTG	17q25.3
DFNA20/26	ACTG	17q25.3
DFNA21	?	6p21.3
DFNA22	MYO6	6q13
DFNA25	SLC17A8	12q21-24
DFNA27	?	4q12-q13.1
DFNA28	GRHL2	8q22.3
DFNA30	?	15q25-26
DFNA31	?	6p21.3
DFNA32	?	11pL5
DFNA33	?	13q34-QTER
DFNA34	?	1q44
DFNA36	TMC1	9q21.13
DFNA37	?	1P21
DFNA39	DSPP	4q21
DFNA40	CRYM	16p12
DFNA41	?	12q24-QTER
DFNA43	?	2p12
DFNA44	CCDC50	3q28
DFNA47	?	9p21-p22
DFNA48	MYO1A	12q13.3

为该突变与毛细胞的肌动蛋白聚合有关,能够影响外毛细胞对声音的放大或声音的立体性。diaphanous 蛋白的缺失可能降低毛细胞避免噪声伤害的能力[9]。此外,内淋巴积水的电生理学表现表明此蛋白可能参与了细胞间蛋白转运及内淋巴环境稳态的维持[4]。如果修复机制的缺陷确实参与了听力损失过程,那么避免接触噪声能够帮助这些患者更长久的保持听力[8]。

另一个相关基因 DIAPH3 的突变也与一种常染色体显性遗传的听神经病 AUNA1 有关[11]。

遗传:遗传模式为 30 岁时表现为常染色体显性遗传完全外显型。

小结:由 DIAPH1 基因的杂合突变导致的听力损失主要累及低频区,与 WFS1 基因突变引起的低频听力损失不同,后者听力损失进展快、程度重。低频听力损失的位点没有高频听力损失的位点常见。表 7-5 总结了低频听力损失有关的位点。

表 7-5 低频听力损失相关基因位点

基因位点	基因	细胞遗传学定位
DFNA1	DIAPH1	5q31
DFNA6/14/38	WFS1	4p16.1
DFNAU	MYO7A	11q13.5
DFNA15	POU4F3	5q32
DFNA22	MYO6	6q13
DFNA37	?	1p21
DFNA44	CCDC50	3q28
DFNA49	?	1q21-q23
DFNA54	?	5q31
DFNA57	?	19p13.2
DFNX1(DFN2)	PRPS1	Xq22.3

参考文献

1. Afshar K et al. Functional analysis of the Drosophila Diaphanous FH protein in early embryonic development. *Development.* 2000;127:1887–1897.
2. Geneste O et al. LIM kinase and Diaphanous cooperate to regulate serum response factor and actin dynamics. *J Cell Biol.* 2002;157(5): 831–838.
3. Higashida C et al. Actin polymerization-driven molecular movement of mDia1 in living cells. *Science.* 2004;303(5666):2007–2010.
4. Lalwani AK et al. Further characterization of the DFNA1 audio-vestibular phenotype. *Arch Otolaryngol Head Neck Surg.* 1998;124: 699–702.
5. León PE et al. Low frequency hereditary deafness in man with childhood onset. *Am J Hum Genet.* 1981;33:209–214.

6. León PE et al. The gene for an inherited form of deafness maps to chromosome 5q31. *Proc Natl Acad Sci USA*. 1992;89:5181–5184.
7. León PE, Lalwani AK: Auditory phenotype of DFNA1. *Adv Otorhinolaryngol*. 2002;61:34–40.
8. Lynch ED, León PE: Non-syndromic dominant DFNA1. *Adv Otorhinolaryngol*. 2000;56:60–67.
9. Lynch ED et al. Non-syndromic deafness DFNA1 associated with mutation of the human homolog of the Drosophila gene diaphanous. *Science*. 1997;278:1315–1318.
10. Rose R et al. Structural and mechanistic insights into the interaction between Rho and mammalian Dia. *Nature*. 2005;435(7041): 513–518.
11. Schoen CJ et al. Increased activity of Diaphanous homolog 3 (DIAPH3)/diaphanous causes hearing defects in humans with auditory neuropathy and in Drosophila. *Proc Natl Acad Sci USA*. 2010;107(30):13396–13401.

DFNA2

MIM: 600101（DFNA2）、603537（KCNQ4）、603324（GJB3）

位点: 细胞遗传学定位: 1p34; 物理定位: KCNQ4: 1: 41249684-41306124; GJB3: 1: 35246790-35251970

基因: KCNQ4（DFNA2A; 电压门控钾离子通道, KQT 样亚家族成员 4) 或 GJB3（DFNA2B; 缝隙连接蛋白 31), 可能还有一个未定义基因 DFNA2C。

DFNA2 区域已经鉴定了两个常染色体显性遗传性听力损失基因——KCNQ4 和 GJB3。在美国、欧洲和亚洲都有过 KCNQ4 基因突变的报道[5,12,19,20], KCNQ4 基因突变是很常见的显性遗传进行性听力损失的致病原因。有报道在两个中国家系中发现了 GJB3 基因突变(间隙连接蛋白 31: DFNA2B)[25]。另外, 在印度尼西亚、美国和中国听力损失家系中都发现了与 DFNA2 区域有连锁关系, 但在 KCNQ4 和 GJB3 基因的编码区都未能找到致病突变[7,10,19,24], 提示在这个区域内可能存在另外一个基因(或几个基因), 或可能有非编码区的突变对 KCNQ4 或 GJB3 基因造成了影响。

听力学表现: KCNQ4（DFNA2A）突变个体通常会在 10 岁之前出现高频感音神经性听力损失, 进而进展为中度的中、低频听力损失, 在 50~60 岁左右会发展为全频重度-极重度感音神经性听力损失。然而, 在同一家系内部或不同家系之间发病率和病情的进展速度存在差异。一些家系中存在耳鸣[20]。

GJB3 基因（DFNA2B）显性突变的家系发病年龄较晚, 患者通常会在 40 岁左右发现有高频感音神经性听力损失, 且多以耳鸣为首发症状。听力会发展为中度-重度下降型听力曲线。

第一例与 DFNA2C 基因座相关的印度尼西亚家系, 其听力损失程度在上述两个基因所致的听力损失之间, 一般 10 岁以后发病, 伴随耳鸣。听力损失从高频发展至所有频率, 到了 40 岁听力损失发展到中重度至极重度[4]。连锁分析和突变分析都排除了 KCNQ4 和 GJB3 基因在该家系中的突变。与之相似, 上述与 DFNA2 区域相关的美国家系, 患者会在 10~20 岁逐渐出现重度至极重度下降型听力曲线, 无 KCNQ4 和 GJB3 基因突变[7]。发病较晚和进展较慢的听力损失可能与年龄相关(老年性听力损失)[19]。

前庭表现: 通常前庭功能障碍与任何 DNFA2 基因无关。然而, 在一个家系的部分成员中发现前庭-眼反射亢进(后来发现有 KCNQ4 突变), 表明其前庭高反应性[16]。

影像学/病理学: 相关报道较少, 颞骨 CT 扫描显示正常。

分子生物学研究: 动物研究显示 KCNQ4（电压门控钾离子通道）基因在内毛细胞、外毛细胞、耳蜗螺旋神经节细胞、Ⅰ型前庭毛细胞、Ⅱ型前庭毛细胞及部分脑干耳蜗核中表达[9,11]。至少已找到 17 个突变, 其中大多数突变发生在分子的空隙区域[8,21,23]。听力损失的机制为显性失活机制致电压门控通道功能丧失, 细胞内钙离子积聚, 导致细胞死亡[9]。在前庭毛细胞内, 显性失活干扰 KCNQ4 通道, 会干扰Ⅰ型前庭细胞而不是Ⅱ型前庭细胞功能, 这可以解释 KCNQ4 显性突变个体缺乏前庭症状但前庭-眼反射亢进的原因是, 前庭-眼反射受Ⅰ型前庭细胞支配[6,9,16]。

在一项与年龄相关的听力损失的研究中, 通常认为遗传是多因素的, 关联分析发现与 KCNQ4 第一内含子内的 SNPs 有显著关联, 表明该基因的失调也导致听力损失[22]。KCNQ4 中的错义单核苷酸多态性与噪音引起的听力损失的易感性增加也有初步联系[17]。

GJB3: GJB3 基因翻译产生缝隙连接蛋白 connexin 31, 与其他连接蛋白分子结合(包括 GJB2)结成六聚体复合物或连接子, 联系相邻细胞并允许离子和小分子通过(参见下文 DFNB1

部分,对连接蛋白与听力损失有更完整的讨论)。*GJB3* 基因在螺旋器的支持细胞和大鼠耳蜗螺旋神经节的成纤维细胞中表达。有报道表明,两个中国家庭由于 *GJB3* 基因突变导致显性遗传性听力损失。上述每个家庭都发现一名女性 *GJB3* 突变者的发病率降低,其中一名女性已经 40 多岁仍未发病,而大多数的家庭成员在这个年龄已经开始出现听力损失[25]。这些突变影响蛋白质的第 2 个胞外结构域或第 4 跨膜结构域。与此相反,位于 *GJB3* 其他区域的错义突变可引起显性和隐性的变异性红斑角化病[14,18],也有杂合突变导致听力损失和神经病变的报道[15]。

对中国听力损失儿童的研究发现,*GJB3* 基因纯合突变可导致隐性遗传性非综合征型中度或重度听力损失[2,13]。此外,在 3 名中国患者中发现,*GJB3* 和 *GJB2* 双基因突变引起极重度听力损失[14]。总的来说,*GJB3* 基因突变是中国听力损失中罕见的原因[2],相较而言,欧洲人该基因突变出现频繁更高[1,3]。

遗传:在 *KCNQ4* 基因突变家系和两个未知突变家系中,遗传方式表现为常染色体显性遗传,完全外显。在显性遗传 *GJB3* 基因家族表现为不完全外显。*GJB3* 纯合突变也是导致隐性遗传早期听力损失的原因,*GJB3* 和 *GJB2* 基因双杂合突变也可引发隐性遗传的极重度听力损失[14]。

小结:*DFNA2* 区域至少有 2 个基因,*KCNQ4* 和 *GJB3*,可导致显性遗传、非综合征型、高频进展性感音神经性听力损失,其中 *KCNQ4* 突变最为常见。这些基因突变导致的临床表型在发病年龄、严重程度等方面都不尽相同,除携带 *KCNQ4* 基因突变所致的前庭 - 眼反射异常患者,前庭功能基本正常。

参考文献

1. Alexandrino F et al. Screening for mutations in the *GJB3* gene in Brazilian patients with non-syndromic deafness. *J Appl Genet.* 2004;45(2):249–254.
2. Chen Y et al. Genetic mutations in non-syndromic deafness patients of Uyghur and Han Chinese ethnicities in Xinjiang, China: a comparative study. *J Transl Med.* 2011;9:154.
3. Chinetti V et al. Mutational analysis for *GJB2*, *GJB6*, and *GJB3* genes in Campania within a universal neonatal hearing screening programme. *Int J Audiol.* 2011;50(12):866–870.
4. Coucke P et al. Linkage of autosomal dominant hearing loss to the short arm of chromosome 1 in two families. *N Engl J Med.* 1994;331: 425–431.
5. Coucke PJ et al. Mutations in the *KCNQ4* gene are responsible for autosomal-dominant deafness in four *DFNA2* families. *Hum Mol Genet.* 1999;8:1321–1328.
6. De Leenheer EM et al. *DFNA2/KCNQ4* and its manifestations. *Adv Otorhinolaryngol.* 2002;61:41–46.
7. Goldstein JA, Lalwani AK: Further evidence for a third deafness gene within the *DFNA2* locus. *Am J Med Genet.* 2002;108:304–309.
8. Hildebrand MS et al. Audioprofile-directed screening identifies novel mutations in *KCNQ4* causing hearing loss at the *DFNA2* locus. *Genet Med.* 2008;10(11):797–804.
9. Holt JR et al. Dominant-negative inhibition of M-like potassium conductances in hair cells of the mouse inner ear. *J Neurosci.* 2007;27(33):8940–8951.
10. Jiang L et al. Gene localization in a Chinese family with autosomal dominant non-syndromic deafness. *Acta Otolaryngol.* 2011;131(10): 1061–1068.
11. Kharkovets T et al. *KCNQ4*, a K1 channel mutated in a form of dominant deafness, is expressed in the inner ear and the central auditory pathway. *Proc Natl Acad Sci USA.* 2000;97:4333–4338.
12. Kubisch C et al. *KCNQ4*, a novel potassium channel expressed in sensory outer hair cells, is mutated in dominant deafness. *Cell.* 1999;96:437–446.
13. Liu XZ, Xia XJ et al. Mutations in connexin31 underlie recessive as well as dominant non-syndromic hearing loss. *Hum Mol Genet.* 2000;9(1):63–67.
14. Liu XZ et al. Digenic inheritance of non-syndromic deafness caused by mutations at the gap junction proteins Cx26 and Cx31. *Hum Genet.* 2009;125(1):53–62.
15. Lopez-Bigas N et al. Connexin 31 (*GJB3*) is expressed in the peripheral and auditory nerves and causes neuropathy and hearing impairment. *Hum Mol Genet.* 2001;10(9):947–952.
16. Marres H et al. Inherited non-syndromic hearing loss. An audiovestibular study in a large family with autosomal-dominant progressive hearing loss related to *DFNA2*. *Arch Otolaryngol Head Neck Surg.* 1997;123:573–577.
17. Pawelczyk M et al. Analysis of gene polymorphisms associated with K ion circulation in the inner ear of patients susceptible and resistant to noise-induced hearing loss. *Ann Hum Genet.* 2009;73(Pt 4): 411–421.
18. Richard G et al. The spectrum of mutations in erythrokeratodermias—novel and de novo mutations in *GJB3*. *Hum Genet.* 2000;106:321–329.
19. Stern RE, Lalwan AK: Audiological evidence for further genetic heterogeneity at *DFNA2*. *Acta Otolaryngol.* 2002;122:730–735.
20. Talebizadeh Z et al. A novel mutation in the *KCNQ4* gene in a large kindred with dominant progressive hearing loss. *Hum Mutat.* 1999;14:493–501.
21. Van Camp G et al. A mutational hot spot in the *KCNQ4* gene responsible for autosomal dominant hearing impairment. *Hum Mutat.* 2002;20:15–19.
22. Van Eyken E et al. *KCNQ4*: a gene for age-related hearing impairment? *Hum Mutat.* 2006;27(10):1007–1016.
23. Van Hauwe P et al. Mutations in the *KCNQ4* K1 channel gene, responsible for autosomal dominant hearing loss, cluster in the channel pore region. *Am J Med Genet.* 2000;93:184–187.
24. Van Hauwe P et al. Deafness linked to DFNA2: one locus but how many genes? *Nat Genet.* 1999;21(3):263.
25. Xia JH et al. Mutations in the gene encoding gap junction protein beta-3 associated with autosomal dominant hearing impairment. *Nat Genet.* 1998;20:370–373.

DFNA3

MIM:601544(DFNA3)、121011(*GJB2*)、604418(*GJB6*)

位点:细胞遗传学定位:13q12;物理定位:*GJB2*:13:20761609-20767037;*GJB6*:13:20796110-20806534

基因:*GJB2*(间隙连接蛋白 26:connexin26)

或 *GJB6*（间隙连接蛋白 30：connexin30）

GJB2（connexin26）突变是最常见的隐性遗传非综合征型耳聋（DFNB1）的原因，*GJB2* 基因相关的听力损失机制将在 DFNB1 部分详述。数个家系被报道由 *GJB2* 基因突变导致了显性进行性非综合征型语后聋，*GJB2* 基因的其他突变可导致显性先天性非进行性听力损失。

另有报道发现，在一个意大利的小家系中，与 *GJB2* 紧密连锁的 *GJB6* 基因突变导致显性遗传性听力损失，有时表现为进行性听力损失[8]。另有报道，一个来自中国台湾地区的患者其听力损失也可能与此有关[26]。包含 *GJB6* 基因的纯合大片段缺失或同时合并 *GJB2* 基因突变的复合杂合个体，也可引起隐性遗传性听力损失[3]（见 DFNB1）。

听力学表现：在一存在 *GJB2* 基因突变的显性遗传进行性听力损失的法国大家系中，患者童年后期（10~20 岁之间）出现高频听力损失，到了 50 岁逐渐出现中频听力损失[19]。听力损失的进展程度在不同家庭成员之间差异很大，严重程度从中度到极重度不等。一个美国的家系[23]和几个伊朗家系[1]表现为早期进行性听力损失。相比之下，一个韩国家系虽也表现为进行性听力损失，但发病年龄为 10~50 岁不等[2]。

在一个存在 *GJB2* 基因突变的显性遗传非进行性听力损失的法国大家系中，听力损失出现在 3 岁前，表现为全频听力下降，严重程度从中度到极重度不等。耳声发射不能引出[5]。一个 *GJB2* 杂合突变致一名加纳患者出现极重度听力损失[10]，而一对葡萄牙父母和其子女听力损失却较轻，程度从轻度到中度不等，主要集中在高频[18]。虽然不能排除疾病的继续进展，但葡萄牙父母和孩子之间的听力差异非常轻微。两个伊朗家庭的患者，存在不同的突变但导致的氨基酸改变相同，表现出迟发性进行性听力损失[7]，而一个具有西欧背景的患者则表现为极重度听力损失[4]。

在一个 *GJB6* 突变的意大利家系，3 名患者（家长和两个子女）也显示出较大的表型差异。两名成员（家长和一个孩子）表现为中、高频听力下降，其中一人存在进行性听力损失，另一名患者表现为重度 - 极重度听力损失[8]。

前庭表现：报道显示前庭功能正常[25]。

影像学 / 组织学：一项研究报告内耳 CT 扫描结果正常[14]。

分子生物学研究：连接蛋白分子形成六聚体跨膜结构——连接子，结合相邻细胞相应的连接子形成缝隙连接的离子通道（参见 DFNB1，对连接蛋白结构和功能有更完整的讨论）。在一个进行性听力损失的法国家系中，所有患者均为 *GJB2* 基因杂合突变产生缝隙连接蛋白 26 的 p.C202F 替代，影响蛋白质的第四个跨膜结构域，干扰连接子的形成[19]。一个进行性重度 - 极重度听力损失的奥地利家庭的突变产生第三跨膜结构域的 p.R143Q 变化[15]。来自美国的一个早发性进行性听力损失的家系，突变产生缝隙连接蛋白 26 的第一胞外环 p.W44C 改变[23]，几个伊朗家庭产生的 p.D43E 变化表现出相似的进行性听力损失。一个进行性听力下降的韩国家系有一个相邻的 p.D43E 突变，转染 HEK 293 细胞表明突变体蛋白可以在细胞膜上形成缝隙连接，但不能转运钙离子[2]。

在表现为非进行性听力损失的两个法国家系中，患者为杂合 p.W44C 替换，在美国一个进行性听力损失家系中也发现了相同的突变。当在连接子上结合正常的蛋白质，推测将出现显性负性效应[6]。一个极重度听力损失的奥地利患者杂合突变产生 p.R75W 改变[12]，功能学研究显示其缝隙连接功能受损[17]。有报道位于第二胞外环的三个突变；一个表现为轻、中度高频听力损失的葡萄牙家系被发现有 p.M163L 改变[18]，一个重度 - 极重度高频听力损失意大利家系有 p.D179N 突变[20]，加纳的一个极重度听力损失者有一个 p.R184Q 突变[10]。体外 p.M163L 突变功能学研究表明，突变体蛋白定位于细胞膜，但受损的离子转运与细胞死亡增加相关[18]。

在一个 *GJB6* 突变意大利家系中，p.T5M 突变导致蛋白失去了一个亲水残基，使得这一区域形成螺旋结构的可能性增加。通过对非洲爪蟾卵母细胞研究表明显性抑制作用影响到了该蛋白的功能[8]。另一个在中国台湾地区患者身上发现的显性遗传连接蛋白 30 基因突变 p.A40V[26]，功能研究表明，突变干扰了连接蛋白 30 和连接蛋白 26 在细胞膜的相互作用[24]。表 7-6 总结了连接蛋白 26 上突变位置和听力的

表 7-6　DFNA3:显性遗传 *GJB2* 突变

突变（氨基酸）	结构域	起源	表型	参考文献
p.D43E	第一细胞外结构域	韩国	进行性听力损失	2
p.W44C	第一细胞外结构域	美国	进行性听力损失	23
		法国	非进行性语前聋	6
p.D46N	第一细胞外结构域	伊朗	进行性重度 - 极重度听力损失	1
p.R75W	第二跨膜结构域	奥地利、荷兰	极重度听力损失	12,25
p.R143Q	第三跨膜结构域	奥地利	进行性重度 - 极重度听力损失	15
p.M163L	第二细胞外结构域	葡萄牙	非进行性? 轻 - 中度听力损失	18
p.M163V	第二细胞外结构域	西欧、伊朗	进行性中度 - 极重度听力损失	4,7
p.D179N	第二细胞外结构域	意大利	非进行性高频重度 - 极重度听力损失	20
p.R184Q	第二细胞外结构域	加纳、荷兰	非进行性极重度听力损失	10,25
p.C202F	第四跨膜结构域	法国	多变的非进行性高频听力损失	19

关系。

　　另一 *GJB2* 基因突变 p.M34T,有报道称其与显性遗传听力损失相关[13],但随后证实听力正常的人群也存在该突变,所以它在显性遗传性听力损失方面的作用还不清楚。

　　由 *GJB2* 基因 p.Q59A 突变造成的显性遗传进行性听力损失,与掌跖角化病有关[11],并发现杂合 p.D66H 突变会造成伴发于毁损性掌跖角化病(Vohwinkel 综合征)的显性遗传进行性听力损失[16]。*GJB2* 基因杂合突变造成 KID 综合征(角膜炎 - 鱼鳞病 - 耳聋综合征) 和 Bart-Pumphrey 综合征(主要表现包括皮肤疾病和先天性听力损失)[21,22]。有趣的是,引起隐性遗传性听力损失的 *GJB2* 基因杂合突变的携带者被发现有上皮增厚的现象[9]。

　　遗传:遗传方式是常染色体显性遗传,在所有存在 *GJB2*、*GJB6* 基因突变的家庭中完全外显。

　　小结:在 *GJB2*、*GJB6* 突变所致的进行性听力损失的家系中,听力下降的发病率和严重程度存在差异。对于 *GJB2* 基因突变早期发病的家系,听力损失出现较早,存在非常轻微的进行性听力损失或是非进展性听力损失。与导致隐性遗传性非综合征型听力损失相反,*GJB2* 基因突变罕见导致显性遗传性听力损失。*GJB2* 突变也可引起显性遗传性皮肤病,如角化病或鱼鳞病等,伴有先天或进行性听力损失。

参考文献

1. Bazazzadegan N et al. Two Iranian families with a novel mutation in *GJB2* causing autosomal-dominant non-syndromic hearing loss. *Am J Med Genet. A* 2011;155A(5):1202–1211.
2. Choi SY et al. Different functional consequences of two missense mutations in the *GJB2* gene associated with non-syndromic hearing loss. *Hum Mutat.* 2009;30(7):E716–E727.
3. del Castillo I et al. A deletion involving the connexin 30 gene in non-syndromic hearing impairment. *N Engl J Med.* 2002;346:243–249.
4. Dalamon V et al. Prevalence of *GJB2* mutations and the del (GJB6-D13S1830) in Argentinean non-syndromic deaf patients. *Hear Res.* 2005;207(1–2):43–49.
5. Denoyelle F et al. Connexin 26 gene linked to a dominant deafness. *Nature.* 1998;393:319–320.
6. Denoyelle F et al. DFNA3. *Adv Otorhinolaryngol.* 2000;56:78–83.
7. Falah M et al. The anticipation and inheritance pattern of c.487A>G mutation in the *GJB2* gene. *Arch Iran Med.* 2012;15(1):49–51.
8. Grifa A et al. Mutations in *GJB6* cause non-syndromic autosomal-dominant deafness at *DFNA3* locus. *Nat Genet.* 1999;23:16–18.
9. Guastalla P et al. Detection of epidermal thickening in *GJB2* carriers with epidermal US. *Radiology.* 2009;251(1):280–286.
10. Hamelmann C et al. Pattern of connexin 26 (*GJB2*) mutations causing sensorineural hearing impairment in Ghana. *Hum Mutat.* 2001;18(1):84–85.
11. Heathcote K et al. A connexin 26 mutation causes a syndrome of sensorineural hearing loss and palmoplantar hyperkeratosis (MIM 148350). *J Med Genet.* 2000;37:50–51.
12. Janecke AR et al. De novo mutation of the connexin 26 gene associated with dominant non-syndromic sensorineural hearing loss. *Hum Genet.* 2001;108(3):269–270.
13. Kelsell DP et al. Connexin 26 mutations in hereditary non-syndromic sensorineural deafness. *Nature.* 1997;387(6628):80–83.
14. Lee KH et al. Audiological and temporal bone imaging findings in patients with sensorineural hearing loss and *GJB2* mutations. *Laryngoscope.* 2009;119(3):554–558.
15. Loffler J et al. Sensorineural hearing loss and the incidence of Cx26 mutations in Austria. *Eur J Hum Genet.* 2001;9(3):226–230.
16. Maestrini E et al. A missense mutation in connexin26, D66H, causes mutilating keratoderma with sensorineural deafness (Vohwinkel's syndrome) in three unrelated families. *Hum Mol Genet.* 1999;8:1237–1243.
17. Mani RS et al. Functional consequences of novel connexin 26 mutations associated with hereditary hearing loss. *Eur J Hum Genet.*

2009;17(4):502–509.

18. Matos TD et al. A novel M163L mutation in connexin 26 causing cell death and associated with autosomal-dominant hearing loss. *Hear Res.* 2008;240(1–2):87–92.

19. Morlé L et al. A novel *C202F* mutation in the connexin26 gene (*GJB2*) associated with autosomal-dominant isolated hearing loss. *J Med Genet.* 2000;37:368–370.

20. Primignani P et al. A novel dominant missense mutation—*D179N*—in the *GJB2* gene (Connexin 26) associated with non-syndromic hearing loss. *Clin Genet.* 2003;63(6):516–521.

21. Richard G et al. Missense mutations in *GJB2* encoding connexin-26 cause the ectodermal dysplasia keratitis-ichthyosis-deafness syndrome. *Am J Hum Genet.* 2002;70:1341–1348.

22. Richard G et al. Expanding the phenotypic spectrum of Cx26 disorders: Bart-Pumphrey syndrome is caused by a novel missense mutation in *GJB2*. *J Invest Dermatol.* 2004;123(5):856–863.

23. Tekin M et al. W44C mutation in the connexin 26 gene associated with dominant non-syndromic deafness. *Clin Genet.* 2001;59:269–273.

24. Wang WH et al. A novel missense mutation in the connexin30 causes non-syndromic hearing loss. *PLoS One.* 2011;6(6):e21473.

25. Weegerink NJ et al. Phenotypes of two Dutch *DFNA3* families with mutations in *GJB2*. *Ann Otol Rhinol Laryngol.* 2011;120(3):191–197.

26. Yang JJ et al. Identification of mutations in members of the connexin gene family as a cause of non-syndromic deafness in Taiwan. *Audiol Neurootol.* 2007;12(3):198–208.

DFNA4

MIM：600652（DFNA4）、608568（*MYH14*）；614591（*CEACAM16*）

定位：细胞遗传学定位：19q13.32；物理定位：*MYH14*：19：50706885-50813802；*CEACAM16*：19：45202492-45213986

基因：*MYH14*（肌球蛋白重链 14）、*CEACAM16*（癌胚抗原相关细胞黏附分子 16）

连锁分析显示一个美国家系[1]和两个德国家系[5,6]与 DFNA4 的 19q13.3 区域连锁，在德国、意大利、比利时和中国的患者中发现 *MYH14* 致病突变[3,7]。在美国家庭中发现 *CEACAM16* 突变[9]。有报道中国一个大家系与 DFNA4 连锁，但是没有在 *MYH14* 或 *CEACAM16* 基因上找到致病突变，有学者推测在此区域存在尚未确定的致病基因[10]。

听力学表现：*MYH14* 突变的家系，听力损失开始于 10~20 岁，呈进行性下降，到 40 岁左右会进展至中度至极重度听力损失，累及所有频率。由于所有频率都下降，故听力曲线仅呈平缓型[1]。在 *CEACAM16* 突变的美国家系为青春期发病，听力进行性下降至中度听力损失，而且听力下降存在波动现象[1,9]。

前庭表现：两型 DFNA4 的前庭功能均正常[3,9]。

影像学/组织学：尚无相关报道。

分子生物学研究：*MYH14* 基因在 3 个连锁分析研究所定位的候选区域内[1,5,6]，对其中一个德国家系和来自意大利、德国及比利时的 300 名听力损失者进行了测序。在这个德国家系中发现 p.S7X 突变。在一个比利时的大家系中发现 p.R726S 突变，发现一个中度听力损失的 9 岁意大利男孩 p.G376C 新生突变，在一个意大利小家系里发现了 p.L976F 突变[3]。连锁分析涉及的第二大的德国家系，有一个 p.S120L 突变[8]，在一个中国家系中也看到了相同的突变[7]，但是在美国家庭中没有发现 *MYH14* 突变，并且 SNP 连锁研究排除了该基因，这为 DFNA4 区域存在第二个基因提供了证据[8]。随后对该家系进行 *CAECAM16* 测序，发现了 p.T140P 突变[9]，定义为 DFNA4B。

MYH14 基因也被认为与噪声敏感性听力损失相关[4]，p.R941L 突变与一个韩国大家系所患的进行性周围神经病、肌病、声嘶及听力损失综合征有关[2]。*MYH14* 是肌球蛋白超家族的成员，其中有几个基因考虑与听力损失相关（如 *MYH9*、*MYO1A*、*MYO3A*、*MYO6*、*MYO7A*、*MYO15A*）。在小鼠中，该蛋白质被定位于血管纹、螺旋器和蜗管。与 *MYH9* 相比，*MYH14* 蛋白质不表达在 Reissner 膜（前庭膜）[3]。*CEACAM16* 蛋白与外毛细胞顶部盖膜上的 α 盖膜蛋白相互作用[9]。

遗传：完全外显的常染色体显性遗传。

小结：在 DFNA4 区域发现 *MYH14* 和 *CEACAM16* 两个基因，在这个区域内可能还有未被发现的第三个致聋基因存在。已发现的两个基因所致的听力损失会累及所有的频率，高频损失更明显。听力损失开始于 10~20 岁，呈进行性下降，到 40~50 岁左右会进展至中度及极重度听力损失。与其他显性遗传进行性听力下降不同，*CEACAM16* 基因突变所致的听力损失存在波动性[9]。

参考文献

1. Chen AH et al. Linkage of a gene for dominant non-syndromic deafness to chromosome 19. *Hum Mol Genet.* 1995;4:1073–1076.

2. Choi BO et al. A complex phenotype of peripheral neuropathy, myopathy, hoarseness, and hearing loss is linked to an autosomal-dominant mutation in *MYH14*. *Hum Mutat.* 2011;32(6):669–677.

3. Donaudy F et al. Nonmuscle myosin heavy-chain gene *MYH14* is expressed in cochlea and mutated in patients affected by autosomal-dominant hearing impairment (*DFNA4*). *Am J Hum Genet.* 2004;74:770–776.

4. Konings A et al. Candidate gene association study for noise-induced hearing loss in two independent noise-exposed populations. *Ann Hum Genet.* 2009;73(2):215–224.
5. Mirghomizadeh F et al. Second family with hearing impairment linked to 19q13 and refined *DFNA4* localisation. *Eur J Hum Genet.* 2002;10:95–99.
6. Pusch CM et al. Refinement of the *DFNA4* locus to a 1.44 Mb region in 19q13.33. *J Mol Med (Berl).* 2004;82(6):398–402.
7. Yang R et al. [c.359T>C mutation of the *MYH14* gene in two autosomal-dominant non-syndromic hearing impairment families with common ancestor]. *Zhonghua Yi Xue Yi Chuan Xue Za Zhi.* 2010;27(3):259–262.
8. Yang T et al. Genetic heterogeneity of deafness phenotypes linked to *DFNA4. Am J Med Genet A.* 2005;139(1):9–12.
9. Zheng J et al. Carcinoembryonic antigen-related cell adhesion molecule 16 interacts with alpha-tectorin and is mutated in auto-somal-dominant hearing loss (*DFNA4*). *Proc Natl Acad Sci USA.* 2011;108(10):4218–4223.
10. Zong L et al. Clue to a new deafness gene: a large Chinese non-syndromic hearing loss family linked to DFNA4. *J Genet Genomics.* 2012;39:653–657.

DFNA5

MIM：600994（DFNA5 位点）；608798（*DFNA5* 基因）

定位：细胞遗传学定位：7p15.3；物理定位：7：24737972-24809244

基因：*DFNA5*（a.k.a. *ICERE1*）

这个基因座是在一个荷兰大家系中发现的，这是报道的第一个显性遗传进行性听力下降家系[3,8]。在一个功能不明的基因上发现了一个缺失突变，该基因座被命名为 *DFNA5*[9]。

听力学表现：在 5~15 岁开始出现高频听力损失，在 40~50 岁左右累及到其余频率，最终进展到重度听力损失（图 7-1）。

前庭表现：前庭功能均正常，尚无耳鸣报道。

影像学/组织学：没有相关报道。

分子生物学研究：对此荷兰家系的连锁和突变分析鉴定了一种在耳蜗中表达的新基因。该基因内含子的插入和缺失，导致第八个外显子跳读和过早终止[9]。在一个中国家系[2,11]和另一个荷兰家系中，不同的突变也产生了第八外显子跳读的现象[1]。在两个韩国家系中也发现了同中国家系同样的突变，提示存在奠基者效应[7]。因此，所有报道的 *DFNA5* 听力损失病例在蛋白质水平有着相同的效果，跳过第八外显子并提前终止[10]。

基因序列的同源性研究发现，该基因与以前报道的"反向关联雌激素受体的表达"（*ICERE1*）基因相同。*ICERE1* 基因是在比较乳腺癌细胞雌激素受体阳性与阴性表达的差异性分析中发现的。然而，由于该基因与乳腺癌的关系尚未建立，它与雌激素受体的关系可能只是一个次级效应，因而将该基因重命名为 *DFNA5*。随后的研究证实细胞凋亡通路会产生致癌效应[4,6]，这使我们提出一个假说：DFNA5 蛋白也会导致毛细胞的凋亡[5]。

遗传：完全外显的常染色体显性遗传。

小结：已在一个非常大的荷兰家系中鉴定出 DFNA5 基因座，该家系表现出显性遗传进

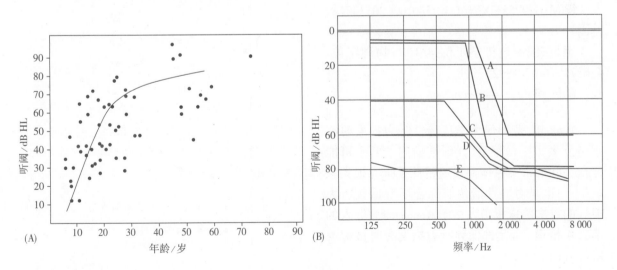

图 7-1　DFNA5

（A）平均听力损失随着年龄增长的变化，提示前 3 年听力损失较重。（B）从幼年（曲线 A）至 45 岁以上（曲线 E）进行性听力损失的典型听力图

［引自：EH Huizing et al. Acta Otolaryngol 61：35，1966.］

行性感音神经性听力损失,听力下降始于高频。DFNA5 致病基因与影响致癌过程中细胞凋亡途径的 *ICERE1* 基因相同,因此听力损失可能是由于毛细胞凋亡增加所致。

参考文献

1. Bischoff AM et al. A novel mutation identified in the *DFNA5* gene in a Dutch family: a clinical and genetic evaluation. *Audiol Neurootol*, 2004;9(1):34–46.
2. Cheng J et al. A novel *DFNA5* mutation, IVS8+4 A>G, in the splice donor site of intron 8 causes late-onset non-syndromic hearing loss in a Chinese family. *Clin Genet*. 2007;72(5):471–477.
3. Huizing EH et al. Studies on progressive hereditary perceptive deafness in a family of 335 members. I. Genetical and general audiological results. *Acta Otolaryngol*. 1966;61:35–41.
4. Lage H et al. *DFNA5* (*ICERE-1*) contributes to acquired etoposide resistance in melanoma cells. *FEBS Lett*. 2001;494:54–59.
5. Op de Beeck K et al. Apoptosis in acquired and genetic hearing impairment: the programmed death of the hair cell. *Hear Res*. 2011;281(1–2):18–27.
6. Op de Beeck K et al. The *DFNA5* gene, responsible for hearing loss and involved in cancer, encodes a novel apoptosis-inducing protein. *Eur J Hum Genet*. 2011;19(9):965–973.
7. Park HJ et al. Evidence for a founder mutation causing *DFNA5* hearing loss in East Asians. *J Hum Genet*. 2010;55(1):59–62.
8. Van Camp G et al. Localization of a gene for non-syndromic hearing loss (*DFNA5*) to chromosome 7p15. *Hum Mol Genet*. 1995;4: 2159–2163.
9. Van Laer L et al. Non-syndromic hearing impairment is associated with a mutation in *DFNA5*. *Nat Genet*. 1998;20:194–197.
10. Van Laer L et al. A novel *DFNA5* mutation does not cause hearing loss in an Iranian family. *J Hum Genet*. 2007;52(6):549–552.
11. Yu C et al. A 3-nucleotide deletion in the polypyrimidine tract of intron 7 of the *DFNA5* gene causes non-syndromic hearing impairment in a Chinese family. *Genomics*. 2003;82(5):575–579.

DFNA6/14/38

MIM:600965(DFNA6/14/38)、606201(*WFS1* 基因)

定位:细胞遗传学定位:4p16.1;物理定位:4:6271576-6304992

基因:*WFS1*(wolframin)

1968 年,范德堡大学遗传性听力损失研究小组发表了一份报道,详细地描述了两个可能存在关联的常染色体显性遗传低频听力损失家系[17]。这是对显性遗传非综合征型低频听力损失的首次临床报道。由于 Konigsmark 等人的第二份报道[10],此种低频听力损失有时被称为 Konigsmark 型。

听力学表现:低频听力损失出现在儿童早期(可能是先天性),也可能缓慢进展。在成年后期可能出现高频听力损失,继发于老年性听力损失。在一些家系中,中频听力被保留下来。

据范德堡研究小组报道,一些家系[17]早在 4 岁就出现中度低频听力损失,1 000Hz 以上频率听力正常或轻度听力损失(图 7-2)。除了老年患者在高频上有听力损失损失外(可能为老年性听力损失叠加),没有发现进行性听力损失。随后,Konigsmark 等[10]描述了 3 个家系。这些家系的患者表现出非常相似的低频听力损失,听力损失的诊断年龄跨度很大。然而,根据在一些患者身上观察到的听力损失进展规律,推测听力损失普遍存在于儿童,并逐步进展,直到出现明显临床症状。许多患者也经历了随着年龄的增长高频听力损失进行性加重,最后累及中频听力的过程。一个分子基础相同的荷兰家系、范德比尔特家族也呈现提示性的证据,患者均为先天性听力损失或童年期出现的进行性低频听力损失,接下来出现一个稳定期,随后出现老年性听力损失引发的高频听力损失。几乎一半患者伴有耳鸣[11,16]。Bille 等[4]描述了一个患有"Konigsmark 聋"的挪威家系,认为听力损失可能是先天的。其中年龄在 13~21 岁之间患者接受了连续的听力测试,记录到一个 13~17dB 低频进行性听力损失。听力损失可以在从加拿大纽芬兰的家系中的学龄前儿童中可以检测到,表现为

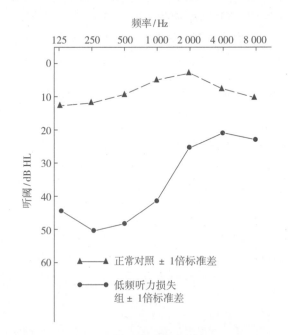

图 7-2　DFNA6/14/38

遗传性低频听力下降患者和他们家族中正常人的纯音听力图比较

[引自:Vanderbilt Group, Arch Otolaryngol 88:242,1965.]

低频区听力损失,进展比较缓慢。这个家系中的患者在 20 岁后的中频区听力也受损,而在其他家系中频区听力通常是正常的,即使在老年性听力损失的发病后中频区听力也是正常[18]。

前庭表现:来自荷兰家系的 17 名患者的前庭功能检查发现约 1/3 表现出前庭反应亢进。然而,没有一个家庭成员有前庭功能障碍的症状[11]。

影像学/组织学:颞骨 CT[4,17]和磁共振成像(MRI)研究[11]显示患者具有正常中耳和内耳结构。

分子生物学研究:范德比尔特家系患者的连锁研究显示致病基因定位于 4 p16.3[12],命名为 DFNA6。最初,分析荷兰家系显示这一型的听力损失有两个不同的基因座,第二个基因座命名为 DFNA14。然而,精确的表型对比显示两个家系中的听力损失表现具有相似之处,研究者认为这两个家系的听力损失可能是由于相同的基因导致,但基因检测有一些相反的证据[16]。由于在 DFNA6 家族的亲属发现了产生基因重组事件的证据,排除前面已经确定的区域,这一结论得到证实。表明所谓的单个 DFNA14 患者基因变异实际上是一个拟表型的改变。该地区 DFNA6 和 DFNA14 患者基因变异是重叠的。导致 Wolfram 综合征 I 型的基因成为该型听力损失的可能致病基因[3]。同时,从纽芬兰一个听力损失家庭中发现致病基因定位于 4p16,发现在 WFS1 基因有突变,这一型遗传性听力损失致病基因座命名为 DFNA38[18]。

Wolfram 综合征(也称为 DIDMOAD)是一种常染色体隐性遗传病,表现为尿崩症、糖尿病、视神经萎缩、听力下降。由于遗传异质性,它具有两种基因型,其中第二型——WFS2 是由于 4q24 的 CISD2 基因突变导致的[1,7],一些家庭 Wolfram 综合征由于 WFS1 基因突变似乎倾向于多个线粒体基因缺失[2]。这种遗传变异导致表型变异,包括智力障碍、肾功能障碍、共济失调、周围性神经病变以及脑干萎缩。而且患者具有精神疾病高发倾向,包括抑郁症和精神错乱。纯合的 Wolfram 综合征突变患者容易出现听力损失和糖尿病[13]。有趣的是,Wolfram 综合征患者听力损失多出现在高频区。WFS 蛋白(wolframin)具有 9 个跨膜区并且位于内质网[15],似通过泛素信号通路参与内质网应激,但 C- 末端区域也与钠/钾

ATP 泵(ATP1B1)相互作用[14,19]。由第 8 号外显子编码的区域——氨基酸 652-890 的突变可导致非综合征性听力损失。已发现 Wolframin 基因定位于毛细胞和内耳结构[3,6],在小鼠的发育早期就有表达,目前推测基因突变影响离子浓度稳态[14]。

对原范德比尔特家族中受影响成员的 WFS1 基因序列分析表明,存在 p.L829P 替换的杂合性。一个荷兰家庭有 p.T699M 突变,而另一个荷兰家庭和一个爱尔兰家庭都有 p.A716T 突变。它们在不同的单倍型背景下,因此可能是独立的事件。两个另外的低频听力损失的小家系有一个 G831D 突变和 V778M 突变[3]。纽芬兰的家系有 A716T 的突变[18]。206 名日本听力损失者筛查发现了 3 个家系中 WFS1 基因的 2 个突变。这两个突变在欧洲的研究中也有发现,并都与低频听力损失[8]有关。10 个 WFS1 基因突变导致低频听力损失的分析中发现,没有一个突变引起蛋白质合成中止或失活,而 64% 的 Wolfram 综合征突变引起的蛋白质失活[5]。总的来说,在这个区域突变导致低频听力损失的患者没有其他异常表现;然而,一个纯合 A716T 突变儿童患者 3 岁时出现了胰岛素依赖型糖尿病[18],由于杂合的 WFS1 基因 R859Q 突变导致一个家系出现显性遗传性低频听力下降,其中两个患者伴有自身免疫性疾病:Graves 病和 Crohn 病[9]。有学者认为,WFS1 基因的单核苷酸多态性与糖尿病等多种因素的易感性有关,推测该基因有自身免疫的作用。

遗传:常染色体显性遗传,完全的外显率。

小结:WFS1 基因杂合突变(非无义突变)是导致常染色体显性遗传低频非综合征性听力下降。患者除了听力损失以外似乎没有任何 Wolfram 综合征的其他症状。

参考文献

1. Amr S et al. A homozygous mutation in a novel zinc-finger protein, ERIS, is responsible for Wolfram syndrome 2. Am J Hum Genet. 2007;81(4):673-683.
2. Barrientos A et al. A nuclear defect in the 4p16 region predisposes to multiple mitochondrial DNA deletions in families with Wolfram syndrome. J Clin Invest 1996;97:1570-1576.
3. Bespalova IN et al. Mutations in the Wolfram syndrome 1 gene (WFS1) are a common cause of low frequency sensorineural hearing loss. Hum Mol Genet. 2001;10:2501-2508.
4. Bille M et al. Two families with phenotypically different hereditary low frequency hearing impairment: longitudinal data and linkage analysis. Scand Audiol. 2001;30:246-254.

5. Cryns K et al. Mutations in the *WFS1* gene that cause low-frequency sensorineural hearing loss are small non-inactivating mutations. *Hum Genet*. 2002;110:389–394.
6. Cryns K et al. The *WFS1* gene, responsible for low frequency sensorineural hearing loss and Wolfram syndrome, is expressed in a variety of inner ear cells. *Histochem Cell Biol*. 2003;119(3):247–256.
7. El-Shanti H et al. Homozygosity mapping identifies an additional locus for Wolfram syndrome on chromosome 4q. *Am J Hum Genet*. 2000;66:1229–1236.
8. Fukuoka H et al Mutations in the *WFS1* gene are a frequent cause of autosomal-dominant non-syndromic low-frequency hearing loss in Japanese. *J Hum Genet*. 2007;52(6):510–515.
9. Hildebrand MS et al. Autoimmune disease in a *DFNA6/14/38* family carrying a novel missense mutation in *WFS1*. *Am J Med Genet A*. 2008;146A(17):2258–2265.
10. Konigsmark BW et al. Familial low frequency hearing loss. *Laryngoscope* 1971;81:759–771.
11. Kunst H et al. Autosomal-dominant non-syndromal low-frequency sensorineural hearing impairment linked to chromosome 4p16 (*DFNA14*): statistical analysis of hearing threshold in relation to age and evaluation of vestibulo-ocular functions. *Audiology*. 1999;38:165–173.
12. Lesperance MM et al. A gene for autosomal-dominant non-syndromic hereditary hearing impairment maps to 4p16.3. *Hum Mol Genet*. 1995;4:1967–1972.
13. Ohata T et al. Evidence of an increased risk of hearing loss in heterozygous carriers in a Wolfram syndrome family. *Hum Genet*. 1998;103:470–474.
14. Rigoli L et al. Wolfram syndrome and *WFS1* gene. *Clin Genet*. 2011;79(2):103–117.
15. Takeda K et al. *WFS1* (Wolfram syndrome 1) gene product: predominant subcellular localization to endoplasmic reticulum in cultured cells and neuronal expression in rat brain. *Hum Mol Genet*. 2001;10:477–484.
16. Van Camp G et al. A gene for autosomal-dominant hearing impairment (*DFNA14*) maps to a region on chromosome 4p16.3 that does not overlap the *DFNA6* locus. *J Med Genet*. 1999;36:532–536.
17. Vanderbilt University Hereditary Deafness Study Group: Dominantly inherited low-frequency hearing loss. *Arch Otolaryngol*. 1968;88:242–250.
18. Young T-L et al. Non-syndromic progressive hearing loss *DFNA38* is caused by heterozygous missense mutation in the Wolfram syndrome gene *WFS1*. *Hum Mol Genet*. 2001;10:2509–2514.
19. Zatyka M et al. Sodium-potassium ATPase 1 subunit is a molecular partner of Wolframin, an endoplasmic reticulum protein involved in ER stress. *Hum Mol Genet*. 2008;17(2):190–200.

DFNA7

MIM：601412

定位：细胞遗传学定位：1q21-q23；物理定位：1：163636907-182303800

基因：未知，该基因首次发现于一挪威家系[1,4]。

听力学表现：发病时间不一，但4~5岁前未见发病，儿童期听力明显下降；部分为非对称性听力损失发展到双侧中度对称性听力损失。听力图为高频下降型，中低频保留很好，大部分患者言语识别率不受影响，未见耳鸣报道。

前庭表现：冷热试验在5个受累的家庭成员之间未见异常。

影像学和组织学：未见研究报道。

分子生物学研究：连锁分析在 D1S104 和 D1S466 之间有一个 22cM 的区域，标记 D1S196 在 θ=0.00[4] 处的优势对数最大对数为 7.65。对关键区的基因 GJA5、GJA8、POU2F1 和 MPZ 进行了测序，但没有发现突变（Fagerheim 未发表，引用于[2]）。调节隐性 DFNB26 表达的基因 DFNM1 也在该临界区内，PMX1（成对的中胚层同源盒 1）被认为是该基因的候选基因，也可能是 DFNA7 的候选基因[3]。

感染巨细胞病毒（cytomegalovirus，CMV）的人成纤维细胞培养研究显示染色体易损，并在 1q23.3 处断裂，位于 DFNA49 和 DFNA7 之间。这些基因位点调控改变可能导致先天感染的婴儿进行性听力损失[2]。

遗传：常染色体显性遗传，完全外显。

小结：此类高频进行性听力损失多在快速下降阶段被察觉，中低频通常不受影响。但无法预估下降起始时间、下降快慢及下降程度，因此有必要进行严密听力学随访。听力损失到老年仍以高频为主。该疾病可能与 DFNM1 为等位基因，DFNM1 与 DFNB26 基因所致听力损失相关。

参考文献

1. Fagerheim T et al. Identification of a new locus for autosomal dominant non-syndromic hearing impairment (*DFNA7*) in a large Norwegian family. *Hum Mol Genet*. 1996;5:1187–1191.
2. Nystad M et al. Human cytomegalovirus (HCMV) and hearing impairment: infection of fibroblast cells with HCMV induces chromosome breaks at 1q23.3, between loci *DFNA7* and *DFNA49*—both involved in dominantly inherited, sensorineural, hearing impairment. *Mutat Res*. 2008;637(1–2):56–65.
3. Riazuddin S et al. Dominant modifier *DFNM1* suppresses recessive deafness *DFNB26*. *Nat Genet*. 2000;26:431–434.
4. Tranebjaerg L et al. *DFNA7*. *Adv Otorhinolaryngol*. 2000;56:97–100.

DFNA8/12

MIM：601543（DFNA8），601842（DFNA12），602574（TECTA）

定位：细胞遗传学定位：1q23.3；物理定位：11：120971882-121062202

基因：TECTA（α- 盖膜蛋白）

据报道，由于 TECTA 基因突变所致的听力损失为显性遗传，但听力损失程度不一，部分为语前、非进行性中频听力损失，部分则表现为进行性高频听力损失。人群筛查提示 TETCTA 突变导致显性遗传性听力损失[3]。

这个区域被认为包含两个基因，它们具有不同的非进行表型，DFNA8[4] 和 DFNA12[8]。TECTA 基因突变的发现证明它们是等位基因[9]。还报道了一种常染色体隐性遗传表型，DFNB21[6]。

听力学表现：在早发性听力损失的家庭中，听力损失被认为是语前的，也可能是先天性的，并且从横断面研究和系列听力图中没有观察到进展。例如，对一个孩子进行的脑干反应测试显示，听力损失的证据从三个月大起到五年内没有变化。听力损失从中度到重度，对中频的影响略大[4,7,8]。

Alloisio 等[1]报道了 1 个法国家系，表现为语前开始的缓慢进展的双侧听力下降，最终导致轻到中度高频感音神经性听力损失。Balciuniene 等[2]报道了 1 个瑞典家系，分为两种不同表型，一个为 9 岁左右开始的，并进展为极重度高频听力损失，另一个为 19 岁左右开始的轻度高频听力损失。

前庭表现：奥地利和荷兰家系表现为早期发病的非进行性听力损失，其前庭功能正常[4,7]。在法国进行性听力损失家庭中的几个受影响的个体中，怀疑前庭功能障碍，他们直到两岁才行走，但是没有报告进一步的测试[1]。

影像学和组织学：奥地利家系颞骨 CT 未见异常[4]，其余未见报道。

分子生物学研究：鼠 TECTA 基因与 11 号染色体 DFNA8/12 同源。对奥地利及比利时家系中早期发病进行性听力损失者进行测序，奥地利家系为 p.Y1870C 突变，比利时家系为 p.L1820F 和 p.G1824D，这两个突变中的一个或两个都可能是致病的。以上三个突变均位于该蛋白高保守结构域——透明层结构域，可在这些家系中导致更严重的表型[9]。此后，不断有相似家系报道，即早期发病的非进行性中频听力损伤伴有透明层结构域 TECTA 基因突变[7]。少数突变发生在 entactin 和其他区域[3]。在少数情况下，患有中频听力损失的家庭发生了 zonadherin 结构域的突变[3]。

相反，高频进行性听力损失家系 TECTA 基因突变位点多位于 zonahesin 结构域。听力损失可为早发也可为迟发，可为进行性下降，尤其是出现半胱氨酸位点突变时[7]。在最早报道的法国家系 TECTA 基因错义突变，造成 p.C1619S 改变[1]。在瑞典家系中，所有早发重度听力损失者及部分轻度听力损失者均携带 p.C1057S 改变[2]。瑞典家系中的这种表型变异要么归因于突变的可变表达，在未携带突变的受影响个体中由其他因素引起的听力损失，要么归因于 DFNA2 区基因的遗传效应。所有重度表型患者均携带 DFNA2 区域的同一单倍型，表型较轻者携带 TECTA 基因突变或 DFNA2 样单倍型。KCNQ4 或 GJB3 基因未见突变，因此需要确定 DFNA2 区是否存在第三个基因，以便确定该家系是否存在基因分离效应[2]。

盖膜为覆盖于外毛细胞静纤毛上的细胞外基质，α- 盖膜蛋白是盖膜非胶原成分的主要蛋白。毛细胞是基底膜的一部分，声波导致基底膜振动，带动毛细胞振动，纤毛产生剪切作用，进而将机械信号转换为电信号并传入听神经。TECTA 基因编码不同蛋白的三个相似结构域：巢蛋白 G1 基底膜结构域、von Willebrand 因子 D 重复的 zonahesin 结构域和透明层结构域[5]。以上结构域通过二硫键相互连接形成多肽，并与 b- 盖膜蛋白相连接[9]。

综上所述，Hildebrand[3]在综述中阐明 TECTA 基因突变是常染色体显性遗传非综合征性听力损失的常见病因之一，占已知病因的 4% 左右。似乎没有常见的突变；更确切地说，它们是每个家族特有的突变。

遗传：遗传是具有完全外显率的常染色体显性遗传，发病年龄、形态和听力损失的严重程度取决于突变的性质。

小结：TECTA 基因的显性突变导致多种表型，这些表型在遗传方式（显性或隐性）、发病年龄（语言前、第一个十年或第二个十年）以及进展的存在与否方面有所不同。透明带黏附素结构域的突变与进行性高频听力损失特别相关，并且可能与未识别的 DFNA2 基因相互作用，导致更严重的早期听力损失。透明带区和蛋白质其他区域的突变主要与听力损失有关，其中中频比高频和低频更严重（咬饼干结构）。DFNB21 是由 TECTA 中的隐性突变引起的。

参考文献

1. Alloisio N et al. Mutation in the zonadhesin-like domain of alpha-tectorin associated with autosomal-dominant non-syndromic hearing loss. *Eur J Hum Genet.* 1999;7:255–258.

2. Balciuniene J et al. Alpha-tectorin involvement in hearing disabilities: one gene—two phenotypes. *Hum Genet.* 1999;105:211–216.

3. Hildebrand MS et al. *DFNA8/12* caused by *TECTA* mutations is the most identified subtype of non-syndromic autosomal-dominant hearing loss. *Hum Mutat.* 2011;32(7):825–834.

4. Kirschhofer K et al. Autosomal-dominant, prelingual, nonprogressive sensorineural hearing loss: localization of the gene (*DFNA8*) to chromosome 11q by linkage in an Austrian family. *Cytogenet Cell Genet.* 1998;82:126–130.

5. Legan PK et al. The mouse tectorins. Modular matrix proteins of the inner ear homologous to components of the sperm–egg adhesion system. *J Biol Chem.* 1997;272:8791–9801.

6. Mustapha M et al. An alpha-tectorin gene defect causes a newly identified autosomal-recessive form of sensorineural prelingual non-syndromic deafness, *DFNB21. Hum Mol Genet.* 1999;8:409–412.

7. Plantinga RF et al. A novel *TECTA* mutation in a Dutch *DFNA8/12* family confirms genotype-phenotype correlation. *J Assoc Res Otolaryngol.* 2006;7(2):173–181.

8. Verhoeven K et al. A gene for autosomal-dominant non-syndromic hearing loss (*DFNA12*) maps to chromosome 11q22–24. *Am J Hum Genet.* 1997;60:1168–1173.

9. Verhoeven K et al. Mutations in the human a-tectorin gene cause autosomal-dominant non-syndromic hearing impairment. *Nat Genet.* 1998;19:60–62.

DFNA9

MIM：601369（*DFNA9*），603196（*COCH*）

定位：细胞遗传学定位：14q12；物理定位：14:31343720-31364271

基因：*COCH*（凝集因子 C 异构体；cochlin 蛋白）

COCH 基因突变所致的听力损失在美国、欧洲及澳大利亚多个家系中都有报道。其为常染色体显性遗传非综合征性听力损失第三大病因[4]。

听力学表现：高频听力最先下降，后逐渐波及全频。不同家庭的发病年龄和听力下降速率不一，部分 20 岁发病，至 40 岁时所有频率进展为极重度听力损失[5,8,13]；另一些家庭的发病年龄较晚，约 36~62 岁发病，快速下降至极重度听力损失；在这些家系部分受影响的个体中出现非对称性和波动性听力损失[2,14]。言语识别能力随年龄下降，超过了听力损失程度的预期[1]，但不清楚这是否是一个额外的重要表现。人工耳蜗植入已经在重度听力损失的个体中获得成功[8]。

前庭表现：听力损伤发生的同时即伴随前庭症状，如行走不稳和运动性振动幻视[2]；已经观察到严重的渐进性前庭缺陷，包括完全无反射。前庭症状主要包括位置性眩晕、黑暗中行走不稳、头晕目眩或"醉酒"感觉及梅尼埃病的特征性表型（听力损失、耳闷、耳鸣和眩晕），尽管听力损失在发作期间没有明显恶化，而且多为高频听力损失，而不是通常与梅尼埃病有关的低频[3,15]。在一比利时大家系中，患者均携带 p.P51S 突变，60 名患者中有 9 名诊断为梅尼埃病，所有患者的发病年龄均大于 35 岁[15]。

影像学和组织学：颞骨病理学及组织学具有特异性表现（图 7-3）。不同区域，包括耳蜗、前庭系统支持结构均可见嗜酸性粒细胞沉积伴细胞结构消失和变性。耳蜗基底膜可见沉积物，伴有内、外毛细胞缺失；血管纹部分萎缩；螺旋神经节和 Scarpa 神经节胞体、周围突消失，前庭系统毛细胞丢失，间质减少，耳石减少；耳蜗和前庭神经树突缺失[6,8,9,10]。螺旋韧带、螺旋缘可见细

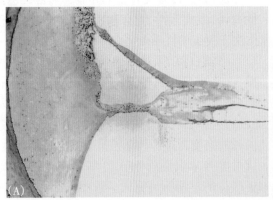
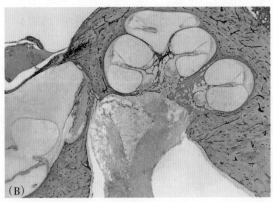

图 7-3 DFNA9

（A）耳蜗中轴的切片显示在耳蜗各转的螺旋韧带、螺旋缘及螺旋板嗜酸性沉积。树突严重变性。（B）膜性及骨性螺旋板、螺旋缘及螺旋韧带充满了嗜酸性物质沉积，螺旋缘及其细胞结构严重减少

［引自：U Khetarpal et al. *Arch Otolaryngol Head Neck Surg* 117:1032,1991.］

胞沉积物及细胞变性，这些沉积物已被确认含有Cochlin[12]。部分患者可见内淋巴积水。这是梅尼埃病的特征[6,9]。

分子生物学研究：*COCH* 基因最初发现于胎儿耳蜗文库，并定位于 14q11.2-q13[10]，成为 *DFNA9* 候选基因[8]。通过对多个家系的突变进行富集分析，该基因突变与氨基酸末端半胱氨酸改变有关，包括 p.V66G、p.G88E、p.W117R、p.I109N[5,10]。p.P51S 突变发现于荷兰及比利时家系，单倍型分析提示其具有奠基者效应[2]。

COCH 基因的序列包含一个 LCCL 结构域，与多形鲎的脂多糖结合凝血因子或鲎因子 C 具有同源性，并且大多数已知突变已在该区域发现。因子 C 蛋白通常参与凝血，并由脂多糖结合激活。还有两个血管性血友病因子 A 型（vWFA）结构域，它们通常存在于分泌蛋白中，可以结合原纤维胶原，并参与补体系统，在第二个 vWFA 区也发现了突变[4,10,13]。蛋白产物 cochlin 的功能尚不清楚，但它在结构上类似于眼玻璃体内的 *VITl* 蛋白，可能用于结合和稳定细胞外基质中的胶原纤维[16]。基因突变会干扰蛋白质的折叠或结合，产生对纤维细胞有细胞毒性的稳定 cochlin 聚集体，免疫功能的作用也可能使个体对复发性内耳感染更加敏感[7,10,11]。

遗传：常染色体显性遗传，完全显性，可能伴有前庭功能障碍。p.P51S 纯合突变患者较家系杂合突变患者发病早（24 岁），听力损失重[14]。

小结：*COCH* 基因杂合突变所致听力损失具有两个明显特点：①该疾病为少数几个伴有前庭功能障碍（包括梅尼埃病）的非综合征性听力损失的疾病之一，组织学可见嗜酸性沉积；②听力损失进行性加重，可导致全频听力损失（见 DFNA53）。

参考文献

1. Bom SJH et al. Speech recognition scores related to age and degree of hearing impairment in *DFNA2/KCNQ4* and *DFNA9/COCH*. *Arch Otolaryngol Head Neck Surg.* 2001;127:1045–1048.
2. de Kok YJ et al. A Pro51Ser mutation in the *COCH* gene is associated with late-onset autosomal-dominant progressive sensorineural hearing loss with vestibular defects. *Hum Mol Genet.* 1999;8:361–366.
3. Fransen E et al. High prevalence of symptoms of Ménière's disease in three families with a mutation in the *COCH* gene. *Hum Mol Genet.* 1999;8:1425–1429.
4. Hildebrand MS et al. A novel mutation in *COCH*-implications for genotype–phenotype correlations in *DFNA9* hearing loss.

Laryngoscope. 2010;120(12):2489–2493.
5. Kamarinos M et al. Identification of a novel *COCH* mutation, *I109N*, highlights the similar clinical features observed in *DFNA9* families. *Hum Mutat.* 17:351, 2001.
6. Khetarpal U: Autosomal-dominant sensorineural hearing loss. Further temporal bone findings. *Arch Otolaryngol Head Neck Surg.* 1993;119:106–108.
7. Liepinsh E et al. NMR structure of the LCCL domain and implications for *DFNA9* deafness disorder. *EMBO J.* 2001;20:5347–5353.
8. Manolis EN et al. A gene for non-syndromic autosomal-dominant progressive postlingual sensorineural hearing loss maps to chromosome 14q12–13. *Hum Mol Genet.* 1996;5:1047–1050.
9. Merchant SN et al. Histopathology of the inner ear in *DFNA9*. *Adv Otorhinolaryngol.* 2000;56:212–217.
10. Robertson NG et al. Mutations in a novel cochlear gene cause *DFNA9*, a human non-syndromic deafness with vestibular dysfunction. *Nat Genet.* 1998;20:299–303.
11. Robertson NG et al. Inner ear localization of mRNA and protein products of *COCH* mutated in the sensorineural deafness and vestibular disorder, *DFNA9*. *Hum Mol Genet.* 2001;10:2493–2500.
12. Robertson NG et al. Cochlin immunostaining of inner ear pathologic deposits and proteomic analysis in *DFNA9* deafness and vestibular dysfunction. *Hum Mol Genet.* 2006;15(7):1071–1085.
13. Robertson NG et al. A targeted *COCH* missense mutation: a knock-in mouse model for *DFNA9* late-onset hearing loss and vestibular dysfunction. *Hum Mol Genet.* 2008;17(21):3426–3434.
14. Verhagen WI et al. Familial progressive vestibulocochlear dysfunction caused by a *COCH* mutation (*DFNA9*). *Arch Neurol* 2000;57:1045–1047.
15. Verstreken M et al. Hereditary otovestibular dysfunction and Ménière's disease in a large Belgian family is caused by a missense mutation in the *COCH* gene. *Otol Neurotol* 2001;22:874–881.
16. Yao J et al. Role of protein misfolding in *DFNA9* hearing loss. *J Biol Chem.* 2010;285(20):14909–14919.

DFNA10

MIM：601316（*DFNA10*）；603550（*EYA4*）

定位：细胞遗传学定位：6q23.2；物理定位：6：133561736-133853258

基因：*EYA4*

EYA4 基因突变主要导致进行性语后聋，通常起始于中频。

听力学表现：听力损失发病于 40 岁以前，至 50 多岁发展至重 - 极重度听力损失，听力图呈下降型听力曲线。1 个比利时家系，年龄最小的发病者为 6 岁，携带该单倍型最年长的未发病者为 36 岁。听力损失虽然起始于中频，但最终累及全频[1,2,3,4,7,8]。据报道，1 个比利时家系中 35% 的患者出现耳鸣[8]。

前庭表现：数个研究中报道的 48 名患者，其中 3 名伴有阵发性眩晕，2 名伴有单侧前庭功能下降，1 名伴有良性阵发性位置性眩晕[1,3,8]。

影像学和组织学：4 例患者的颞骨 MRI 未见异常[3]。

分子生物学研究：对 3 个家系进行基因连锁分析，将关键区域定位在 *EYA4* 基因，因为 *EYA1*

基因能够导致综合征型听力损失,即鳃-耳-肾(branchio-oto-renal,BOR)综合征。其他家系的基因分析结果与其一致,即EYA同源区—eyaHR-截短突变或C末端缺失,进而影响蛋白结合功能[2,3,4,9]。BOR综合征患者也携带EYA1该区域突变,但DFNA10家系中未见鳃或肾改变。

相反,导致氨基酸末端改变的突变导致伴扩张型心肌病和进行性听力损失的综合征[6]。此时,听力损失起病于学龄期,多数为中-重度听力损失,极少数为极重度听力损失。听力阈值在中到重度听力损失的患者中,中频听力下降者稍多一些[5]。在仅表现听力损失的小鼠模型中,突变的eyaHR可与EYA4基因形成二聚体,并与SIX1、SIX2结合,从而保留部分功能。而在伴有心脏缺陷的小鼠模型中,eyaHR无法与野生型EYA4基因或SIX转录因子结合[6]。

EYA4基因是与果蝇"无眼"基因同源的转录激活因子,与SIX家族转录因子结合,主要表达于胚胎期。人胚胎耳蜗DNA数据库中,采用RT-PCR技术,证明EYA4基因的大量表达。大鼠耳蜗切片原位杂交技术提示,胚胎期EYA4表达于神经上皮,首先表达于前庭膜、血管纹,后陆续表达于螺旋缘、螺旋器和螺旋隆凸中。出生后2周,耳蜗囊骨化过程中可见EYA4表达。其后续作用尚未知[9]。

遗传:常染色体显性遗传,完全外显。

小结:EYA4杂合突变导致进行性听力损失,中频首先受损,后下降至全频重度至极重度听力损失,家系内起病时间不一。老年患者多表现为下降型听力曲线,可能为继发于老年性听力损失所致。扩张型心肌病和听力损失综合征为等位基因突变所致。

参考文献

1. De Leenheer EMR et al. The DFNA10 phenotype. Ann Otol Rhinol Laryngol. 2001;110:861–866.
2. Hildebrand MS et al. A novel splice site mutation in EYA4 causes DFNA10 hearing loss. Am J Med Genet A, 2007;143A(14):1599–1604.
3. Makishima T et al. Non-syndromic hearing loss DFNA10 and a novel mutation of EYA4: evidence for correlation of normal cardiac phenotype with truncating mutations of the Eya domain. Am J Med Genet A, 2007;143A(14):1592–1598.
4. Pfister M et al. A 4-bp insertion in the eya-homologous region (eyaHR) of EYA4 causes hearing impairment in a Hungarian family linked to DFNA10. Mol Med. 2002;8(10):607–611.
5. Schönberger J et al. Dilated cardiomyopathy and sensorineural hear-
ing loss: a heritable syndrome that maps to 6q23–24. Circulation 2000;101:1812–1818.
6. Schönberger J et al. Mutation in the transcriptional coactivator EYA4 causes dilated cardiomyopathy and sensorineural hearing loss. Nat Genet. 2005;37(4):418–422.
7. Verhoeven K et al. Refined localization and two additional linked families for the DFNA10 locus for non-syndromic hearing impairment. Hum Genet. 2000;107:7–11.
8. Verstreken M et al. Audiometric analysis of a Belgian family linked to the DFNA10 locus. Am J Otol 2000;21:675–681.
9. Wayne S et al. Mutations in the transcriptional activator EYA4 cause late-onset deafness at the DFNA10 locus. Hum Mol Genet. 2001;10:195–200.

DFNA11

MIM:601317(DFNA11),276903(MYO7A)

定位:细胞遗传学定位:11q13.5;物理定位:11:76839307-76926281

基因:MYO7A(肌球蛋白ⅦA)

在亚洲、欧洲和美国的家系报道中,MYO7A突变是导致显性遗传非综合征型听力损失的一个原因。这个基因的隐性突变可以导致DFNB2或Usher综合征ⅠB型,另外,MYO7A的隐性突变还可导致小鼠的shaker-1表型:听力损失和前庭功能障碍。

听力学表现:听力损失为感音神经性听力损失,但发病年龄和听力曲线类型各异。一些家系的听力损失发生在出生至10岁,而另外一些家系则出现在20~40岁。在一些家系中,听力损失开始时低频较重[5,8,9],但另外一些家系却表现为初始高频听力损失[8],还有一些患者可以同时出现低频和高频听力损失,而中频无明显听力下降[7]。一个家族内的这种个体变异现象强烈的提示可能存在一个遗传修饰因子,但是目前还没有被确认[7]。听力损失呈逐渐加重趋势,呈现出轻微的下降型或平坦型听力曲线,听力损失程度为中度到极重度。声反射阈值和短增量敏感指数试验结果与耳蜗损伤程度一致,耳声发射引不出反应[4]。

前庭表现:有报道称少量患者存在轻度的前庭功能异常症状[1,5],同时一些无症状的患者也表现出前庭功能检查(如冷热试验和眼震电图)的异常。另外的患者前庭功能无异常,即使在检查后仍表现正常[1,5,7,8,9]。

视觉表现:目前还没有关于视觉异常的报道。在特别描述了视觉评估的研究中,眼底检查[7]、视网膜电图[1,9]都是正常的。但确有一项研究发现了视网膜电图和眼电图的轻微异常[3]。

影像学/组织学:CT 扫描显示中耳和内耳的结构是正常的[8,9]。

同源突变小鼠 headbanger 是 DFNA11 的一种动物模型。杂合小鼠存在低频听力损失和前庭功能异常。耳蜗和椭圆囊的毛细胞静纤毛发育异常,存在长束状结构[6]。

分子生物学研究:导致的显性非综合征型进展性听力损失的突变大多发生在蛋白的头端[2,5,7,8],有一例在颈部[1],一例在螺旋缠绕区域[4]。有假说认为头端突变是以显性负效应作用方式来干扰突变蛋白的同源二聚体和异源二聚体的运动能力,而盘绕区域的突变可能影响二聚作用本身[9]。颈部区域的突变则可能破坏钙调蛋白结合[1]。

肌球蛋白ⅦA 是非传统(非肌肉)肌球蛋白的一种。它有头端、颈部和尾端,头部区域的分子高度保守,通过 ATP 水解沿着肌动蛋白纤维运动。尾部包含一个卷曲螺旋区域和一个膜结合基序,整个分子形成一个同源二聚体。Usher 综合征ⅠB 的患者存在极重度听力损失、前庭反射消失和视网膜色素变性,提示 MYO7A 在听觉、前庭和视觉系统是必不可少的。

遗传:常染色体显性遗传伴有完全外显。

小结:由 MYO7A 突变引发的显性遗传性听力损失呈进行性加重,最终导致中度到重度下降型或平坦型听力曲线,但起始的听力曲线可表现为高频或低频听力损失。电生理研究可能提示亚临床的前庭和视觉异常。

参考文献

1. Bolz H et al. Impaired calmodulin binding of myosin-7A causes autosomal-dominant hearing loss (*DFNA11*). *Hum Mutat.* 2004; 24(3):274–275.
2. Di Leva F et al. Identification of a novel mutation in the myosin VIIA motor domain in a family with autosomal-dominant hearing loss (*DFNA11*). *Audiol Neurootol.* 2006;11(3):157–164.
3. Liu X et al. Mutant myosin VIIa causes defective melanosome distribution in the RPE of shaker-1 mice [letter]. *Nat Genet.* 1998;19: 117–118.
4. Liu, X-Z et al. Autosomal dominant non-syndromic deafness caused by a mutation in the myosin VIIA gene. *Nat Genet.* 1997;17: 268–269.
5. Luijendijk MW et al. Identification and molecular modelling of a mutation in the motor head domain of myosin VIIA in a family with autosomal-dominant hearing impairment (*DFNA11*). *Hum Genet.* 2004;115(2):149–156.
6. Rhodes CR et al. A Myo7a mutation cosegregates with stereocilia defects and low-frequency hearing impairment. *Mamm Genome.* 2004;15(9):686–697.
7. Street VA et al. Modifier controls severity of a novel dominant low-

frequency MyosinVIIA (*MYO7A*) auditory mutation. *J Med Genet.* 41(5):e62, 2004.
8. Sun Y et al. Novel missense mutations in *MYO7A* underlying postlingual high- or low-frequency non-syndromic hearing impairment in two large families from China. *J Hum Genet.* 2011;56(1):64–70.
9. Tamagawa Y et al. Phenotype of *DFNA11*: a non-syndromic hearing loss caused by a myosin VIIA mutation. *Laryngoscope* 2002;112: 292–297.

DFNA12

见 DFNA8/12

DFNA13

MIM:601868(*DFNA13*)、120290(*COL11A2*)

定位:细胞遗传学定位:6p21.3;物理定位:6:33130458-33160276

基因:*COL11A2*(胶原蛋白Ⅺ,α2)

有两个显性遗传非综合征型听力损失家系存在 *COL11A2* 基因突变,一个来自美国,另一个来自荷兰[6]。一个荷兰家系最开始被报道为其发病与 *DFNA13* 相关[4],其后发现并非如此,而与另外一个相邻位点 *DFNA31* 相关[7]。另外一个美国家系也被发现与 *DFNA13* 相关,但未检测到 *COL11A2* 基因的突变[8]。那个家系的相关区域与 *DFNA31* 有重叠。*COL11A2* 基因突变也会导致 *DFNB53*。

听力学表现:在两个存在 *COL11A2* 基因突变的家系中的患者主要表现为中度至重度的中频听力损失。发病开始时被认为是语前性,很可能为先天性。在荷兰家系中,存在 *COL11A2* 基因突变的家庭成员表现为一定程度的高频听力进展性损失,但美国家系并没有表现出明显的高频听力损失,除了其后老年性听力损失导致的高频听力损失[6]。在荷兰家系中,大约有 1/3 的家庭成员存在耳鸣症状[5]。

前庭表现:无症状的前庭功能异常,包括在荷兰家系中约有一半成员的冷热试验反射消失[5]。

影像学/组织学:目前尚无关于人类内耳方面的相关研究。两个患者的 X 线头影测量分析显示头面部特征未见异常[6]。

在小鼠耳蜗切片中,针对 *COL11A2* 基因的反转录探针的原位杂交试验显示在胚胎耳囊,以及出生 5 天小鼠的螺旋缘和耳蜗外侧壁中有此基因的表达。纯合敲除 COL11A2 基因的小鼠表现出轻度的盖膜结构异常，胶原纤维结构异常及听力损失，但杂合小鼠听力正常[6]。如果单倍剂量不足不会致病的话，其听力正常是可以期待的。

分子生物学研究：针对 4 个家系的连锁分析结果将致病位点定位在 6p21.3，在其中 3 个家系的关键区域内可见 COL11A2 基因突变[1,5,8]。XI 型胶原是一种纤维性胶原，由 XIa-1 型、XIa-2 型和 XIa-3 型形成的异三聚体构成，实际上由 COL2A1 基因转录而来。这些分子相互结合形成一个绳索状三螺旋结构，并与 II 型胶原相互作用。XI 和 II 型胶原的突变都可导致综合征表现，包括以下一系列的异常表现：骨软骨发育不良伴听觉、颅面部、视觉症状 [Stickler 综合征、Kniest 综合征、脊椎 - 骨骺发育不良（spondyloepiphyseal dysplasia，SED）、Marshall 综合征和耳 - 脊柱骨骺发育不良（otospondylomegaepiphyseal dysplasia，OSMED）]。除了 OSMED 的一些隐性遗传亚型，所有的这些综合征都是显性遗传且包括一定程度的进展性听力损失。

美国家系最初描述的是杂合错义突变 p.R549C[6]。在胶原蛋白的螺旋区域存在半胱氨酸的显著缺失，半胱氨酸的替代可能会破坏分子结构，实际上，其他纤维性胶原的其他半胱氨酸替代都是致病的。在荷兰家系中，患病个体存在杂合突变替代 p.G323E[6]。甘氨酸在三螺旋结构的形成过程中至关重要，其替代常常是致病的。这些突变都会以显性失活模式发挥作用。因为病理效应主要作用于盖膜，而不是感觉细胞自身，这曾被定义为"传导性耳蜗性"听力损失[3]。有学者认为位于 5' 末端的基因突变比 3' 末端的基因突变引起致病表型更轻一些，因为转录后修饰是从 3' 到 5' 进行的；与此相一致的是，一个 p.G955E 突变会导致与 OSMED 表型相似的严重的显性表型[6]。有报道称有一个家系的隐性遗传性极重度听力损失是由 COL11A2 基因突变导致的（DFNB53）。与以上的预测一致，突变距离基因的 3' 末端更近[2]。

遗传：常染色体显性遗传。

小结：听力损失早期发病，主要累及中频（"饼咬状"），随年龄增长也可累及高频。XI 型突变和相关的 II 型胶原分子通常与显性综合征相关，其表现各异，其中最轻的 Stickler 综合征在一些情况下可能会很难诊断。这些文献中报道的家系表明这些表型可能会很轻微，只有听力方面症状能被察觉到。

参考文献

1. Brown MR et al. A novel locus for autosomal-dominant non-syndromic hearing loss, DFNA13, maps to chromosome 6p. Am J Hum Genet. 1997;61:924–927.
2. De Leenheer EMR et al. Autosomal dominant inherited hearing impairment caused by a missense mutation in COL11A2 (DFNA13). Arch Otolaryngol Head Neck Surg. 2001;127:13–17.
3. De Leenheer EM et al. Audiological characteristics of some affected members of a Dutch DFNA13/COL11A2 family. Ann Otol Rhinol Laryngol. 2004;113(11):922–929.
4. Ensink RJH et al. A Dutch family with progressive autosomal-dominant non-syndromic sensorineural hearing impairment linked to DFNA13. Clin Otolaryngol 2001;26:310–316.
5. Kunst H et al. The phenotype of DFNA13/COL11A2: nonsydromic autosomal-dominant mid-frequency and high-frequency sensorineural hearing impairment. Am J Otol. 2000;21:181–187.
6. McGuirt WT et al. Mutations in COL11A2 cause non-syndromic hearing loss (DFNA13). Nat Genet. 1999;23:413–419.
7. Snoeckx RL et al. A novel locus for autosomal-dominant non-syndromic hearing loss, DFNA31, maps to chromosome 6p21.3. J Med Genet. 2004;41(1):11–13.
8. Talebizadeh Z et al. Mutation analysis of alpha 1 chain in type XI collagen (COL11A1) in a kindred with dominant progressive hearing loss linked to chromosome 1p21. Presented to the 23rd Annual Midwinter Meeting of the Association for Research in Otolaryngology, St. Petersburg, FL, February 20, 2000.

DFNA14

见 DFNA6/14/38

DFNA15

MIM：602459（DFNA15）、602460（POU4F3）

定位：细胞遗传学定位：5q32；物理定位：5：145718587-145720083

基因：POU4F3（POU 域 4 型，转录因子 3；BRN3C）

转录因子 POU4F3 的突变最早是在一个以色列 - 犹太人家系中发现的，这个家系表现为进行性听力损失。该家系起源于意大利，但曾移民过利比亚、突尼斯和埃及，现在在比利时和美国都有其后代[6]。之后，两个不同的 POU4F3 突变在 3 个荷兰家系中被发现[2,7]。

听力学表现：这些家系的听力损失表现各异，发病年龄、听力曲线类型和听力损失程度都不相同。进行性感音神经性听力损失的发病年齢在 13~40 岁之间,可以表现为低频、中频、高频或累及各个频率的平坦型听力曲线,通常表现为重度听力损失。听力损失进展的程度各异,但大都在中频到高频,可达极重度听力损失[1-5]。言语识别能力相对较好[5]。

前庭表现:前庭功能异常包括一部分患者存在前庭反射异常,但不是所有患者都有此表现,该表现与年龄和听力损失程度无关,有时通过询问病史可发现此症状[3,5,7]。

影像学 / 组织学:没有相关研究报道。

分子生物学研究:在这个以色列家系中,POU4F3 基因的第二外显子处发现了 8 个核苷酸缺失(884del8),导致移码突变,产生终止密码子,在氨基酸的 299 位截短[6]。这种作用很可能是通过显性抑制作用的模式干扰 DNA 的结合和基因调控来完成的[1,2,7]。荷兰家系被发现存在点突变,p.L289F 和 p.L233P 的 DNA 结合研究表明两种突变参与干扰结合:p.L289F 比 p.L233P 参与的程度更广,这可能表现在有时更轻的听力损失[2,3]。

POU4F3 是转录因子 POU 域家族中的一员,参与早期的生长发育。特别是 POU4F3 参与耳蜗的发育,这一点已经通过检测胎儿的耳蜗 cDNA 得到确认。而在人体的其他组织中并没有发现它的表达。由于听力损失表现为进展性,因此 POU4F3 在毛细胞的功能维持方面可能是必要的。位于 X 染色体上的 POU4F3 是同一家族中的另一个基因,也可以引起听力损失,这与镫骨功能异常和外淋巴井喷有关。在线虫和小鼠中发现有 POU4F3 的同源基因,将小鼠的这个基因敲除可引起极重度听力损失和前庭功能异常[2,6]。

遗传:常染色体显性遗传,到 40 岁时完全外显。

小结:POU4F3 基因突变可导致听力损失,伴或不伴前庭功能异常。由于家系内患者表型不一,所以对听力损失发生年龄和程度做出预测比较困难,但在 40 岁可以发现一定程度的听力损失。听力曲线多为平坦型或高频下降型,尽管发病开始时听力损失可能是低频或中频较差。随着年龄的增大,听力损失会进展为重度到极重度,特别是在高频区域(见 DFNA54,它可能是此区域内第二个导致低频听力损失的潜在致病基因)。

参考文献

1. Avraham KB: DFNA15. Adv Otorhinolaryngol. 2000;56:107–115.
2. Collin RW et al. Missense mutations in POU4F3 cause autosomal-dominant hearing impairment DFNA15 and affect subcellular localization and DNA binding. Hum Mutat. 2008;29(4):545–554.
3. de Heer AM et al. Mild and variable audiometric and vestibular features in a third DFNA15 family with a novel mutation in POU4F3. Ann Otol Rhinol Laryngol. 2009;118(4):313–320.
4. Frydman M et al. Clinical characterization of genetic hearing loss caused by a mutation in the POU4F3 transcription factor. Arch Otolaryngol Head Neck Surg. 2000;126:633–637.
5. Pauw RJ et al. Audiometric characteristics of a Dutch family linked to DFNA15 with a novel mutation (p.L289F) in POU4F3. Arch Otolaryngol Head Neck Surg. 2008;134(3):294–300.
6. Vahava O et al. Mutation in transcription factor POU4F3 associated with inherited progressive hearing loss in humans. Science. 1998;279(5358):1950–1954.
7. van Drunen FJ et al. Vestibular impairment in a Dutch DFNA15 family with an L289F mutation in POU4F3. Audiol Neurootol. 2009;14(5):303–307.

DFNA16

MIM:603964

定位:细胞遗传学定位:2q23-q24.3;物理定位:2:163815518-172566696

基因:未知

这个基因座是在一个四代的日本家系中确定的[1]。

听力学表现:这个听力损失的形式非常特殊,其特殊性表现在发病突然、病情波动,伴或不伴有耳鸣。尽管高频听力损失偶尔会在 10 岁以前就存在,但这种病情的波动性可能是出现在 10 岁左右。在听力损失期间,高频听力损失更加明显,可达极重度。在劳累、生病或妊娠时恶化。听力损失通过激素治疗可以改善,提示其原因包括自身免疫性因素。68kDa 的抗体在有波动性听力损失的梅尼埃病样症状病例中可见,但对这个家系成员检测这个抗体,结果为阴性。在这个家系中没有其他自身免疫性疾病的证据,所以激素治疗有效可能是一种巧合[1]。

前庭表现:家系中 2 例患者有眩晕发作,但与听力损失无关。

影像学 / 组织学:2 例波动性听力损失的患者进行颞骨 CT 扫描结果正常,没有前庭水管扩大的证据,前庭水管扩大有时与波动性听力损失有关。

分子生物学研究:通过连锁分析确定了一个判别区域,是在 D2S354 和 STSSHGC-82894 之间 3.5cM 长的区段,θ=0.00 时,在 D2S345 的多点

LOD 值为 4.08(这些标记物尚未在 *HGCh37* 上被定位,因此这个位置物理距离的计算是以区间标记为基础的而不是精细定位)。在这个家系中对在这个区域内的 2 个电压门控钠离子通道基因——*SCN2A* 和 *SCN3A* 进行突变筛查,结果没有发现突变[2]。这个区域与 *DFNB27* 的判别区域有部分重叠,*DFNB27* 是一种隐性遗传的语前聋。*DFNB27* 的致病基因目前尚未被确认。

遗传:常染色体显性遗传。

小结:这是一种特殊形式的高频听力损失,特征为发病突然、病情波动,没有内耳畸形,没有自身免疫性疾病的证据。大约在 10 岁以后家系中的所有患者都有波动性听力损失。*DFNB27* 的基因也在同一区域内。

参考文献

1. Fukushima K et al. A gene for fluctuating, progressive autosomal-dominant non-syndromic hearing loss, *DFNA16*, maps to chromosome 2q23–24.3. *Am J Hum Genet*. 1999;65:141–150.
2. Kasai N et al. Genomic structures of *SCN2A* and *SCN3A*—candidate genes for deafness at the *DFNA16* locus. *Gene* 2001;264: 113–122.

DFNA17

MIM:603622(*DFNA17*),160775(*MYH9*)

定位:细胞遗传学定位:22q11.2;物理定位:22:36,677,323-36,784,063

基因:*MYH9*(非肌肌球蛋白重链ⅡA)。

MYH9 基因突变在一个美国和一个澳大利亚家系中分别被发现[2,4]。这个基因突变还可以导致一系列疾病,而这些疾病现在已知属于一种疾病谱的一部分。这些疾病包括:May-Hegglin 畸形、Sebastian 综合征、Fechtner 综合征、Epstein 综合征和伴有巨血小板减少症的类 Alport 综合征。这些疾病特点是有巨血小板、血小板减少,以及白细胞包涵体。Fechtner 综合征、Epstein 综合征和 Alport 样综合征还包括肾炎、白内障和感音神经性听力损失[1]。

听力学表现:在患者的 0~30 岁之间首先表现为高频听力损失,然后在 20~30 岁逐渐进展为中度到重度性听力损失,听力曲线为平坦型,之后再由重度进展为极重度[2,4]。有文献报道有一例病人表现为突发性听力下降[2]。在美国家系中的一名患者行人工耳蜗植入后效果不佳[4],但是澳大利亚家系中的数名患者人工耳蜗植入术后效果很好。有学者推测可能这些患者的植入年龄较早,此时耳蜗神经元还没有明显变性[2]。

前庭表现:没有明显前庭症状发作的报道。

影像学/组织学:先证者颞骨组织学显示 Scheibe 型球囊发育不全,包括螺旋器、囊上皮和血管纹变性。在下橄榄核还发现神经胶质增生。小鼠耳蜗切片免疫组化研究显示 *MYH9* 在外毛细胞、螺旋韧带亚中心区、前庭膜中表达,但在血管纹和前庭组织中没有表达。据推测血管纹异常可能是导致蜗球囊变性的原因,但这些患者的血管纹中没有发现 *MHY9* 的表达[4]。

分子生物学研究:在美国和澳大利亚家系中的患者中发现了一个 *MYH9* 突变(2114G>A)的杂合现象,这导致了 p.R705H 错义突变。这两个家系之间未发现明显的关联[2,4]。突变位点位于高度保守的区域内,在肌球蛋白头部的两个螺旋区 SH1 和 SH2 之间的连接区。功能研究表明此突变会降低肌球蛋白的弹性,增加热聚合[3]。尽管 *MYH9* 在耳蜗内的功能还不清楚,但据推测可能与前庭膜的细胞结构有关,导致前庭膜变性,并破坏耳蜗离子内环境稳定,和/或破坏基底膜张力的维持。有趣的是,邻近的 p.R702H 突变与 p.R702C 突变都已经在 Fechtner 综合征、Epstein 综合征和 Alport 样综合征中有报道,所有这些突变的病例都患有听力损失[1]。

遗传:常染色体显性遗传,完全外显。

小结:*MYH9* 的一个突变被发现会导致高频感音神经性听力损失,在 20~30 岁时会进展为极重度平坦型听力损失,这与 Sheibe 蜗球囊变性有关。致病基因 *MYH9* 的另外一些突变会导致巨血小板减少症、听力损失、肾炎综合征。

参考文献

1. Heath KE et al. Nonmuscle myosin heavy chain IIA mutations define a spectrum of autosomal-dominant macrothrombocytopenias: May-Hegglin anomaly and Fechtner, Sebastian, Epstein, and Alport-like syndromes. *Am J Hum Genet*. 2001;69:1033–1045.
2. Hildebrand MS et al. Cochlear implants for *DFNA17* deafness. *Laryngoscope*. 2006;116(12):2211–2215.
3. Iwai S et al. A point mutation in the SH1 helix alters elasticity and thermal stability of myosin II. *J Biol Chem*. 2006;281(41):30736–30744.
4. Lalwani AK et al. Human non-syndromic hereditary deafness *DFNA17* is due to a mutation in nonmuscle myosin *MYH9*. *Am J Hum Genet*. 2000;67:1121–1128.

DFNA18

MIM：606012

定位：细胞遗传定位：3q22；物理定位：3：125943936-140726687

基因：未知

这个基因座是在一个显性遗传进行性听力损失的德国大家系中发现的[1]。

听力学表现：在 10 岁以内出现听力下降，并逐渐累及中频和低频，最终导致在 80dB 左右的平坦型听力损失。没有耳鸣。耳声发射异常。

前庭表现：没有前庭症状报道。

影像学 / 组织学：没有相关研究报道。

分子生物学研究：以 D3S1292 为标记，测得最大 LOD 值为 3.77，判别区域跨越长度为 10cM，两侧是 D3S1589 和 D3S1309。这个区域排除了 DFNB15 和 Usher 综合征 III 型，但它包含了强直性肌营养不良和近端强直性肌病的位点（DM2/PROMM）[1]。DM2 是由于致锌指蛋白基因（ZNF9）突变而被确定的，但在这些家系中没有发现听力损失。通过神经系统检查在 DFNA18 家系成员中没有发现任何肌肉病变的证据，在 ZNF9 中也没有发现相关突变[2]。

针对自我报告为年龄相关听力损失的研究对象（平均年龄为 58 岁）的同胞连锁分析研究发现这个位点在 DFNA18 区域内[3]。

遗传：常染色体显性遗传，完全外显。

小结：感音神经性听力损失开始于儿童阶段，累及所有频率，且逐渐进展为重度至极重度。这个区域的突变也会影响年龄相关听力损失的易感性。

参考文献

1. Bonsch D et al. A novel locus for autosomal-dominant, non-syndromic hearing impairment (DFNA18) maps to chromosome 3q22 immediately adjacent to the DM2 locus. *Eur J Hum Genet.* 2001;9:165–170.
2. Bonsch D et al. PROMM and deafness: exclusion of ZNF9 as the disease gene in DFNA18 suggests a polygenic origin of the PROMM/DM2 phenotype. *Clin Genet.* 2003;63(1):73–75.
3. Garringer HJ et al. Hearing impairment susceptibility in elderly men and the DFNA18 locus. *Arch Otolaryngol Head Neck Surg.* 2006;132(5):506–510.

DFNA19

MIM：未指定

定位：10 号着丝粒

基因：未知

这个基因座是在对一个来自欧洲的五代家系进行全基因组扫描时发现的[1]。它曾被临时命名为 DFNA18，但其后正式的官方名称被确定为 DFNA19。

听力学表现：表现为轻度至中度的先天性感音神经性听力损失，言语频率的平均听阈为 40dB。

前庭表现：无前庭评估报道。

影像学 / 组织学：无相关研究报道。

分子生物学研究：细节尚未发表。

遗传：研究发现其为与 10 号染色体相关的常染色体显性遗传，外显率减低。

小结：这是一个表现为稳定的轻度至中度听力损失的个案报道。

参考文献

1. Green G et al. Identification of a new locus—DFNA18—for dominant hearing impairment. Presented at the Molecular Biology of Hearing and Deafness, Bethesda, MD, October 8, 1998, Abstract 107.

DFNA20/26

MIM：604717（DFNA20），102560（ACTG1）

定位：细胞遗传定位：17q25.3；物理定位：17：79,476,997-79,490,873

基因：ACTG1（肌动蛋白 γ）

这个基因座在 2 个来自美国的家系中被确认[1,3,5]。另外还有 2 个家系与此位置有关，但具体定位可能距离较远，被标记为 DFNA26[9]。所有这 4 个家系都被确认存在 ACTG1 基因突变，这进一步证实了 DFNA20 与 DFNA26 是同一个位点。

听力学表现：高频听力损失的发病年龄在不同家系中表现不同，但是基本上出现在 10~20 岁，在 20~30 岁的患者中全部存在听力损失。听力损失累及所有频率，但听力曲线表现为下降型,听力损失程度为重度到极重度。

前庭表现:在 65 岁时行神经检查未发现异常。

影像学/组织学:无相关研究报道。

分子生物学研究:大量针对 DFNA20/26 区域的基因序列分析提示在这 4 个最初发现 DFNA20 和 DFNA26 的家系中存在 ACTG1 基因的错义突变[10]。与此同时,在一个荷兰家系[8]及其 4 个亚家系[4,6,7]中也发现一个 ACTG1 基因突变。突变可能存在于第一和第三个亚单位,这两个亚单位组成了可以促进蛋白结合的倒钩型末端结构[2,6]。γ-肌动蛋白是毛细胞和静纤毛的细胞骨架肌动蛋白的一种,这些突变可以降低肌动蛋白的结合稳定性,从而使毛细胞对噪声或衰老的损伤更敏感[2,6,10]。

遗传:常染色体显性遗传。

小结:ACTG1 基因突变可导致表现为下降型听力曲线的感音神经性听力损失,发病年龄为出生到 20 岁,最终听力损失会进展为重度至极重度。

参考文献

1. DeWan AT et al. A second kindred linked to DFNA20 (17q25.3) reduces the genetic interval. Clin Genet. 2003;63:39–45.
2. Bryan KE et al. Effects of human deafness gamma-actin mutations (DFNA20/26) on actin function. J Biol Chem. 2006;281(29):20129–20139.
3. Elfelbein JL et al. Audiological aspects of the search for DFNA20: a gene causing late-onset, progressive sensorineural hearing loss. Ear Hear. 2001;22:279–288.
4. Liu P et al. Novel ACTG1 mutation causing autosomal-dominant non-syndromic hearing impairment in a Chinese family. J Genet Genomics. 2008;35(9):553–558.
5. Morell RJ et al. A new locus for late-onset, progressive, hereditary hearing loss DFNA20 maps to 17q25. Genomics 2000;63:1–6.
6. Morín M et al. In vivo and in vitro effects of two novel gamma-actin (ACTG1) mutations that cause DFNA20/26 hearing impairment. Hum Mol Genet. 2009;18(16):3075–3089.
7. Rendtorff ND et al. A novel missense mutation in ACTG1 causes dominant deafness in a Norwegian DFNA20/26 family, but ACTG1 mutations are not frequent among families with hereditary hearing impairment. Eur J Hum Genet. 2006;14(10):1097–1105.
8. van Wijk E et al. A mutation in the gamma actin 1 (ACTG1) gene causes autosomal-dominant hearing loss (DFNA20/26). J Med Genet. 2003;40(12):879–884.
9. Yang T, Smith R: A novel locus DFNA26 maps to chromosome 17q25 in two unrelated families with progressive autosomal-dominant hearing loss [abstract]. Am J Hum Genet. 2000;67:300.
10. Zhu M et al. Mutations in the gamma-actin gene (ACTG1) are associated with dominant progressive deafness (DFNA20/26). Am J Hum Genet. 2003;73(5):1082–1091.

DFNA21

MIM:607017

定位:细胞遗传学定位:6p24.1-p22.3;物理定位:6:11497946-23924775

基因:未知

这种形式的进展性感音神经性听力损失是在一个荷兰大家系中被确认的[2]。

听力学表现:在家系内患者的发病年龄表现不一,从刚出生到 10 岁开始,最晚可至 45 岁。听力损失累及各个频率,呈进行性下降型曲线,在中频区有一个轻微的谷形下降。

前庭表现:前庭-眼反射正常。

影像学/组织学:未见报道。

分子生物学研究:连锁分析结果提示在 D6S1721 处出现一个 LOD 分数高峰,数值为 3.51,θ=0.066,这个区域的两侧分别为 BV097155 和 D6S1691[1]。DFNA21 的定位趋向于 DFNA31 和 DFNA13(COL11A2)。候选基因 SOX4、MYLIP、CAP2 和 RPEL1 的测序结果未发现致病突变。

遗传:常染色体显性遗传。现有的标记物数据不能排除外显减低情况。

小结:DFNA21 基因座与缓慢进展性感音神经性听力损失有关,表现为下降型听力曲线,发病年龄变异较大。致病基因还未确定。

参考文献

1. de Brouwer AP et al. Fine mapping of autosomal-dominant non-syndromic hearing impairment DFNA21 to chromosome 6p24.1–22.3. Am J Med Genet A. 2005;137(1):41–46.
2. Kunst H et al. Non-syndromic autosomal-dominant progressive non-specific mid-frequency sensorineural hearing impairment with childhood to late adolescence onset (DFNA21). Clin Otolaryngol Allied Sci. 2000;25(1):45–54.

DFNA22

MIM:606346(DFNA22),600970(MYO6)

定位:细胞遗传学定位:6q13;物理定位:6:76458909-76629254

基因:MYO6(肌球蛋白VI)

在一个意大利家系中通过全基因组扫描发现了这个基因座。由于 Snell's waltzer 小鼠的 MYO6 发生突变以后出现听力损失和前庭功能障碍,所以把 MYO6 作为本病的一个候选基因[2]。有报道称其中一个家系的临床症状包括听力损失和肥厚型心肌病[3]。常染色体隐性遗

传的 *DFNB37* 也被报道参与其中。

听力学表现:在6~8岁即可检测到有听力损失的发生,50岁之前听力损失逐渐进展为极重度。在一些患者中,听力损失开始时累及低频和中频,逐渐进展为重度到极重度,听力曲线呈平坦型或下降型。

前庭表现:前庭功能检查正常[6]。

影像学/组织学:没有基因突变携带者的相关研究报道。研究发现Snell's waltzer小鼠在出生时静纤毛都正常,但随后在出生后1天时出现进行性融合,开始于基底部,最终形成一个巨大的静纤毛,在出生后20天时发现毛细胞变性[5]。

分子生物学研究:肌球蛋白Ⅵ是一种非常规肌球蛋白,它有一个运动区结合肌动蛋白和水解ATP,更利于活动。像在小鼠中一样,*MYO6*在人类的内毛细胞和外毛细胞静纤毛基底表达,并可能参与了在信号转导时毛细胞的形态变化。与其他肌球蛋白不一样的地方就是它可能是沿着肌动蛋白丝相反的方向移动[7]。

已在4个家系中发现了*MYO6*突变。有2个家系发现编码突变,p.C442Y替代[2]和p.R848X截短[4]。另外2个家系表现为非编码突变:一个家系为剪接位点IVS23+2321T>G,另外一个为*MYO6*过表达,但未检测到蛋白改变,提示这是一个可控突变[1]。

有几个家系被确诊为肥厚型心肌病和*DFNA22*区域相关的进展性听力损失,其中一个家系被发现存在p. H246R突变[3]。听力损失发生在出生至10岁,开始时表现为低频至中频听力下降,心脏疾病在成年时可表现为正常或有症状;然而,在儿童时期也可检查出EKG异常。心脏表型为不完全渗透型。

隐性遗传基因座*DFNB37*也是由*MYO6*基因的无义突变导致的。因为隐性遗传突变的杂合携带者表现为听力正常,*MYO6*基因参与显性遗传听力损失的发生机制很可能是显性失活效应而不是单倍型不足(突变过表达除外)[1]。

遗传:常染色体显性遗传。如果存在心肌病,则外显率可能降低。

小结:*MYO6*突变导致进行性感音神经性听力损失,开始时可表现为低中频听力损失,发展成重度、极重度高频下降型听力损失。在一个报道中提出肥厚型心肌病与之有关。

参考文献

1. Hilgert N et al. A splice-site mutation and overexpression of *MYO6* cause a similar phenotype in two families with autosomal-dominant hearing loss. *Eur J Hum Genet.* 2008;16(5):593–602.
2. Melchionda S et al. *MYO6*, the human homologue of the gene responsible for deafness in Snell's Waltzer mice, is mutated in autosomal-dominant non-syndromic hearing loss. *Am J Hum Genet.* 2001; 69:635–640.
3. Mohiddin et al. Novel association of hypertrophic cardiomyopathy, sensorineural deafness, and a mutation in unconventional myosin VI (*MYO6*). *J Med Genet.* 2004;41(4):309–314.
4. Sanggaard KM et al. A novel nonsense mutation in *MYO6* is associated with progressive non-syndromic hearing loss in a Danish *DFNA22* family. *Am J Med Genet A*, 2008;146A(8):1017–1025.
5. Self T et al. Role of myosin VI in the differentiation of cochlear hair cells. *Dev Biol.* 1999;214:331–341.
6. Topsakal V et al. Genotype-phenotype correlation for *DFNA22*: characterization of non-syndromic, autosomal-dominant, progressive sensorineural hearing loss due to *MYO6* mutations. *Audiol Neurootol.* 2010;15(4):211–220.
7. Wells AL et al. Myosin VI is an actin-based motor that moves backwards. *Nature.* 1999;401:505–508.

DFNA23

MIM:605192(*DFNA23*);113650(*SIX1*);608389(BOS3)

定位:细胞遗传学定位:14q23.1;物理定位:14:61110132-61124977

基因:*SIX1*(果蝇正弦眼同源盒的同源基因1)

这个基因座是在一个三代的瑞士裔德国家系中被发现的[3]。这个家系中的一个成员之后被发现患有孤立性肾发育不良,基因测序的结果显示其*SIX1*基因存在一个突变,提示这个家系实际上患有鳃-耳综合征3型(BOS3)[2]。

听力学表现:这个家系的听力损失表现为语前聋,也很可能是先天性。听力曲线类型为下降型,低频部分呈正常至轻度听力损失,高频部分呈中度至极重度听力损失。对患者进行长达32年的听力检查随访发现其听力损失很少会逐渐加重。在10例患者中有5例在低频部分同时存在传导性听力损失成分,但文献中未提及声导抗检查结果,因此这是否为中耳病变导致的尚不能明确[3]。

前庭表现:未见前庭评估的相关报道。

影像学/组织学:未见相关报道。

分子生物学研究:原始家系的一个第三代成员接受了*SIX1*基因测序。结果发现此人存在一侧肾缺如,另一侧肾发育不良,还有*SIX1*基因一个编码缺失,导致delE133。小鼠动物模型的功能研究发现突变蛋白与 DNA 和 Eya1 的结合能力下降[2]。因为此人与家系中的其他患者一样都携带同一个单体型，很可能他们都有相同的突变。这提示鳃器和肾的发育异常如果不进行专门的检查就很难发现，或者其外显率较低。另外一个存在 p.E125K 突变的家系只是表现为听力下降和耳部凹陷[1]。这个突变与小鼠的猫鼬突变（BOR 模型）同源[3]。

遗传：听力损失的遗传方式为常染色体显性遗传，表现为完全外显。鳃和肾的障碍可能外显率较低。

小结：致病基因很可能是 SIX1，也被认为是鳃 - 耳综合征 3 型的致病基因。听力损失的发病时间较早，呈下降型听力曲线，很少进展或不进展，可能存在传导性听力损失。此病可能存在耳部凹陷、鳃裂瘘管，肾脏症状可以同时或单独存在。

参考文献

1. Mosrati MA et al. A novel dominant mutation in SIX1, affecting a highly conserved residue, result in only auditory defects in humans. Eur J Med Genet. 2011;54(5):e484–e488.
2. Ruf RG et al. SIX1 mutations cause branchio-oto-renal syndrome by disruption of EYA1-SIX1-DNA complexes. Proc Natl Acad Sci USA. 2004;101(21):8090–8095.
3. Salam AA et al. A novel locus (DFNA23) for prelingual autosomal-dominant non-syndromic hearing loss maps to 14q21–q22 in a Swiss German kindred. Am J Hum Genet. 2000;66:1984–1988.

DFNA24

MIM：606282

定位：细胞遗传学定位：4q35-qter；物理定位：4：185151089-190440336

基因：未知

这个基因座是通过对一个瑞士裔德国大家族进行全基因组测序发现的[1]。

听力学表现：患者表现为语前聋或先天性双侧对称性的感音神经性听力损失。起始的高频听力损失很可能为中度，逐渐进展为陡峭的下降型听力曲线，低频呈中度听力损失，高频呈重度至极重度听力损失[3]。

前庭表现：根据病史无前庭症状[3]。

影像学 / 组织学：未见相关报道。

分子生物学研究：在标记物 D4S1652 附近发现了一个为 11.6 的最高 LOD 分值。其关键区域的跨度大约为 7.8cM，处于 D4S408 和 D4S1523 标记物之间。面肩肱型肌营养不良包括由 DFNA24 区的 DUX4 基因突变导致的早期出现的高频进展性听力损失。尽管这个家系中没有出现肌肉萎缩的临床症状，但这仍然是个候选基因。另外一个候选基因 ArgBP2（SORBS2）与肌动蛋白细胞骨架有关。Caspase-3（CASP3）基因也在这个区域内，研究发现这个基因的突变可导致小鼠出现进展性听力损失，因此也被作为一个候选基因[2]。

遗传：常染色体显性遗传，完全外显。

小结：语前发生的感音神经性听力损失，起始时累及高频区。其后逐渐累及全频，但高频听力更差，结果形成了重度至极重度的陡峭下降型听力曲线。

参考文献

1. Häfner FM et al. A novel locus (DFNA24) for prelingual nonprogressive autosomal-dominant non-syndromic hearing loss maps to 4q35–qter in a large Swiss German kindred. Am J Hum Genet. 2000;66:1437–1442.
2. Morishita H et al. Deafness due to degeneration of cochlear neurons in caspase-3–deficient mice. Biochem Biophys Res Commun. 2001;284:142–149.
3. Santos RL et al. Phenotypic characterization of DFNA24: prelingual progressive sensorineural hearing impairment. Audiol Neurootol. 2006;11(5):269–275.

DFNA25

MIM：605583（DFNA25）；607557（SLC17A8）

定位：细胞遗传学定位：12q23.1；物理定位：12：100750857-100815808

基因：SLC17A8（也被称为 VGLUT3）

这个基因座是通过在一个捷克裔美国人大家系中进行全基因组扫描后发现的[1]。

听力学表现：进行性感音神经性听力损失的发病年龄最早可为 6 岁，主要发生在高频区，中频和低频较少累及。家系分析提示在家系的某些分支中修饰基因可能影响外显率和听力损失的发病年龄，母系遗传则听力损失更重[3]。

前庭表现：前庭检查正常[3]。

影像学 / 组织学表现：颞骨 CT 扫描正常[3]。

分子生物学研究：在原始的捷克家系和另

外一个独立的德国家系中的患者都存在同一个基因突变:SLC17A8,p.A211V 改变。邻近的标记物检测并不支持两个家系的关联性,但是也不能排除这种可能性。Slc7a3 基因敲除小鼠会出现极重度听力损失[2],这证实了此基因参与听力过程。我们针对 4 种线粒体突变进行了筛查以确定它们是否对听力损失的程度产生影响,但是在此家系中未检测到关联性,听力损失调节位点 DFNM1 的单倍体与听力损失并不相关[3]。

遗传:常染色体显性遗传。

小结:缓慢进行性感音神经性听力损失最早可出现于 6 岁,且主要累及高频听力。现已有两个家系被报道,且都存在 SLC17A8 基因的相同突变点。

参考文献

1. Greene CC et al. DFNA25, a novel locus for dominant non-syndromic hereditary hearing impairment, maps to 12q21–24. Am J Hum Genet. 2001;68:254–260.
2. Ruel J et al. Impairment of SLC17A8 encoding vesicular glutamate transporter-3, VGLUT3, underlies non-syndromic deafness DFNA25 and inner hair cell dysfunction in null mice. Am J Hum Genet. 2008;83(2):278–292.
3. Thirlwall AS et al. Phenotypic characterization of hereditary hearing impairment linked to DFNA25. Arch Otolaryngol Head Neck Surg. 2003;129(8):830–835.

DFNA26

见 DFNA20/26

DFNA27

MIM:612431

定位:细胞遗传学定位:4q12-q13.1;物理定位(UCSC):4:57581811-66647718

基因:未知

该基因座是在一个北美洲的三代亲属中发现的。

听力学表现:听力损失从 7~29 岁左右开始发生。40 岁前表现为累及全频的中到重度听力损失,之后进展为极重度听力损失[1,2]。

前庭表现:无前庭功能评估报道。

影像学 / 组织学:无研究报道。

分子生物学研究:在 D4Sl592 与 D4Sl541 区间最大 LOD 值为 4.67~4.69,峰值在 D4S398 或者 GDB:11525126。这确定了在 8.85Mb 区域之间的 8 个基因。但进行基因测序之后未发现突变[2]。这个区域与隐性遗传非综合征基因座 DFNB55 重叠。该基因亦未被确定,故这些可能为相同基因的等位基因形式。

遗传:常染色体显性遗传。

小结:不同年龄发生感音神经性听力损失,至 40 岁后进展为极重度。突变基因相关区域与基因座 DFNB55 重叠。

参考文献

1. Fridell RA et al. DFNA27, a new locus for autosomal-dominant hearing impairment on chromosome 4 [abstract]. Am J Hum Genet. 1999;66:A249.
2. Peters LM et al. A locus for autosomal-dominant progressive non-syndromic hearing loss, DFNA27, is on chromosome 4q12–13.1. Clin Genet. 2008;73(4):367–372.

DFNA28

MIM:608641(DFNA28);608576(GRH1L2)

定位:细胞遗传学定位:8q22.3;物理定位:8:102504660-102681954

基因:GRHL2(粒状头样 2),a.k.a. TFCP2L3(转录因子细胞启动子 2- 样 3)

此基因座在一个美国大家系中得到确认并定位[1,2]。

听力学表现:听力损失可以早在 7 岁左右开始发生,到 40 多岁可以逐渐加重为中到重度听力下降。听力损失类型多样,高频或者中频都可出现最大程度的听力损失。言语识别率正常提示为耳蜗性损害[1]。

前庭表现:无研究报道。

影像学 / 组织学:无研究报道。

分子生物学研究:GRHL2 是转录因子家族的一员,它与一种果蝇粒状头家族同源。它在上皮组织中广泛表达,但是它在内耳的靶基因还不明确。小鼠同源基因,Tfcp2l3,在胚胎阶段鼓阶上皮组织中表达。此基因与后期出现的进行性听力损失相关,提示它对于功能的维持有很重要的作用。

在受累的家庭成员杂合子中一个 C 插入(1609-1610insC),正好发生在 13 号外显子剪切位点之前。翻译之后，会在 14 号外显子产生一个终止密码子，删除了部分二聚区域[2]。

在一项年龄相关听力损失的多中心研究中发现了 GRHL2 的 SNP，提示基因改变或者调控改变可能与老年性听力损失易感性有关[3]。

遗传：常染色体显性遗传。

小结：在一个家系中发现了由于 GRHL2 基因杂合突变而引起的进行性的感音神经性听力损失，主要发生在中频或者高频。另外，GRHL2 还可能与老年性听力损失相关。

参考文献

1. Anderson DW et al. A new locus for autosomal-dominant hearing loss DFNA28 mapped to chromosome 8q22 [abstract]. Am J Hum Genet. 1999;66:A241.
2. Peters LM et al. Mutation of a transcription factor, TFCP2L3, causes progressive autosomal-dominant hearing loss, DFNA28. Hum Mol Genet. 2002;11:2877–2885.
3. Van Laer L et al. The grainyhead like 2 gene (GRHL2), alias TFCP2L3, is associated with age-related hearing impairment. Hum Mol Genet. 2008;17(2):159–169.

DFNA29

HUGO 基因命名委员会保留对此位点的解释权。

DFNA30

MIM：606451

定位：细胞遗传学定位：15q25-q26；物理定位：15：87597151-94711461

基因：不明确

该基因座是通过一个四代意大利家系发现[1]。

听力学表现：发病年龄广泛，从 10~40 岁均可见发病人群，高频听力最先受累，之后发展到中频。

前庭表现：尚无评估报道。

影像学/组织学：无研究报道。

分子生物学研究：分子标记 D15S1004 的 θ=0.0. 时最大 LOD 值为 4.12。单模标本分析将关键位点定位于 D15S151 至 D15S130 之间区域。多位点分析在此区域内获得的最大 LOD 值为 4.34。以上将关键位点定义在 18cM，它也是 DFNB16 基因的端粒，STRC[2]。当有一个单倍

体个体未发生听力损失，则提示有外显率降低的现象。在此区域的候选基因包括 AGC1（蛋白聚糖）和 PTD014，两者都在耳蜗表达。对这些基因的直接测序分析未发现任何有关联的突变。关键区域也包含有耳硬化（OTS）基因。

遗传：常染色体显性遗传，伴有不同年龄发病及外显率降低的现象。

小结：进行性发病，最初累及高频听力，逐渐波及中频，使得听力曲线逐渐呈现斜坡下降特征。发病年龄分布广泛及外显率缺失或降低现象提示可能有修饰基因存在。有学者推测可能存在与耳硬化基因相关的等位基因。

参考文献

1. Mangino M et al. Mapping of a new autosomal-dominant non-syndromic hearing loss locus (DFNA30) to chromosome 15q25–26. Eur J Hum Genet. 2001;9:667–671.
2. Verpy E et al. Mutations in a new gene encoding a protein of the hair bundle cause non-syndromic deafness at the DFNB16 locus. Nat Genet. 2001;29:345–349.

DFNA31

MIM：608645

定位：细胞遗传学定位：6p21.3；物理定位：6：23924545-34055632（基于 D6S276-D6S1568）

基因：未知

此基因座的描述最早来源于一个荷兰大家系的研究中，并被定位于 DFNA13[1]。但是进一步的研究排除了此位点，并发现了一个新的位点，DFNA31[2]。第二次发现此位点的研究来源于一个美国家系[3]。

听力学表现：在荷兰家族中，除 2 例患者 10 岁开始出现听力损失外，其余比较常见的是 30 岁之后出现进行性听力损失。中频听力（1 000~2 000Hz）最先受累，之后至 60 岁时逐渐出现较平直的听力曲线[1]。与之相比，美国家系中出现听力损失者最小只有 6 个月，其最早出现较平直的中重度听力损失，至 30 岁左右时逐渐进展为高频重度至极重度听力损失。

前庭表现：前庭功能无异常发现。

影像学/组织学：无研究报道。

分子生物学研究：由荷兰家系来源的连锁分析将关键区域定于 D6S276 与 D6S273 之间。

在 D6Sl624 的 θ=0 时最大 LOD 值为 5.99[2]。在美国家系研究中，将关键区域定于 D6S1691 与 D6S1568 之间，它们之间的最大 LOD 值为 3.198[3]。但两者都排除了 DFNA21 基因座，即 D6S1691 的端粒。

遗传：常染色体显性遗传。

小结：两个家系的研究都发现了与 DFNA31 区域的连锁关系，但是他们的听力损失表现不同。荷兰家系表现为迟发性进行性听力损失，但美国家系显现出倾向于先天性的听力损失。

参考文献

1. Ensink RJ et al. A Dutch family with progressive autosomal-dominant non-syndromic sensorineural hearing impairment linked to DFNA13. Clin Otolaryngol Allied Sci. 2001;26(4):310–316.
2. Snoeckx RL et al. A novel locus for autosomal-dominant non-syndromic hearing loss, DFNA31, maps to chromosome 6p21.3. J Med Genet. 2004;41(1):11–13.
3. Talebizadeh Z et al. Mutation analysis of alpha 1 chain in type XI collagen (COL11A1) in a kindred with dominant progressive hearing loss linked to chromosome 1p21. Presented to the 23rd Annual Midwinter Meeting of the Association for Research in Otolaryngology, St. Petersburg, FL, February 20, 2000.

DFNA32

MIM：未指定

定位：细胞遗传学位点：11p15；物理定位：~11：1566810

基因：未知

该基因座的报道来自一个美国家系，以摘要形式报道[1]。

听力学表现：听力损失表现为进行性。

前庭表现：无研究报道。

影像学／组织学：无研究报道。

分子生物学研究：分子标记 D11S1984 处的最大 LOD 值为 4.1，该区域位于 DFNB18 及 USH1C（Usher 综合征 I c 型）的远端。

遗传：常染色体显性遗传。

小结：此突变引起听力损失的表型还需进一步的完整文献报道。

参考文献

1. Li X et al. A new gene for autosomal-dominant non-syndromic sensorineural hearing loss (DFNA32) maps to 11p15 [abstract]. Am J Hum Genet. 2000;67:312.

DFNA33

MIM：614211

定位：分子遗传学位点：13q34-qter；物理定位定位：(UCSC/OMIM)：13：110300000-115169878

基因：未知

此基因座来源与一个四代德国人家系[1]。

听力学表现：少年至青年人出现明显的高频听力损失，之后逐渐加重累及至低频，形成一个平坦型的听力曲线。4 例患者出现了耳鸣现象。

前庭表现：患者未诉前庭症状。

影像学／组织学：无研究报道。

分子生物学研究：在 D13S285 处出现了最大 LOD 值。SLITRK6 基因位于此区域。基因敲除小鼠模型表现出听力损失及前庭功能障碍，有学者推测其为 DFNA33 的候选基因[2]。

遗传：常染色体显性遗传。

小结：此为 13q34-qter 相关的高频进行性听力损失的个案报道。

参考文献

1. Bonsch D et al. Ein neuer Genort fur eine autosomal-dominante, nichtsyndromale Schwerhorigkeit (DFNA33) liegt auf Chromosom 13q34-qter [A new gene locus for an autosomal-dominant non-syndromic hearing impairment (DFNA33) is situated on chromosome 13q34-qter]. HNO. 2009:57: 371–376.
2. Matsumoto Y et al. Impaired auditory-vestibular functions and behavioral abnormalities of SLITRK6-deficient mice. PLoS ONE. 2011;6(1): e16497.

DFNA34

MIM：未指定

定位：细胞遗传学定位：1q44；物理定位定位：1：244166450-249148820

基因：未知

此基因座在一项美国家系的基因筛查中确定，仅被作为摘要报道[4]。

听力学表现：家系中的听力损失个体发病年龄在 20~30 岁左右，逐渐加重。

前庭表现：无评估研究报道。

影像学／组织学：无研究报道。

分子生物学研究:在分子标记物 D1S2836 θ=0.00 的最大 LOD 值为 3.33,侧翼标记为 D1S102 及 D1S3739。引起 Muckle-Wells 综合征(荨麻疹 - 耳聋 - 淀粉样变)以及慢性婴儿期神经性皮炎及关节炎(chronic infantile neurological cutaneous and articular,CINCA)综合征的 NLRP3 基因恰在此区域内。进行性的感音神经性听力损失可同时见于如上所述的两种综合征,可能因为慢性炎症导致[3]。因为 NLRP3 基因可以引起不同疾病,可能由于存在影响基因表达的修饰基因[2]。因此,NLRP3 基因可能是 DFNA34 的候选基因。隐性遗传基因座 DFNB45 也同样位于此区域[1]。

遗传:常染色体显性遗传。

小结:该表型为迟发性的,与 DFNA4 及 DFNA15(POU4F3)相似。DFNB45 在此区域。

参考文献

1. Bhatti A et al. Mapping of a new autosomal-recessive non-syndromic hearing impairment locus (DFNB45) to chromosome 1q43-q44. (Letter) Clin Genet. 2008;73:395–398.
2. Dode C et al. New mutations of CIAS1 that are responsible for Muckle-Wells syndrome and familial cold urticaria: a novel mutation underlies both syndromes. Am J Hum Genet. 2002;70:1498–1506.
3. Hoffman HM et al. Mutation of a new gene encoding a putative pyrin-like protein causes familial cold autoinflammatory syndrome and Muckle-Wells syndrome. Nat Genet. 2001;29:301–305.
4. Kurima K et al. Genetic map localization of DFNA34 and DFNA36, two autosomal-dominant non-syndromic deafness loci [abstract]. Am J Hum Genet. 67:300, 2000.

DFNA35:位点被保留

DFNA36

MIM:606705(DFNA36)、606706(TMC1)

定位:分子遗传学定位;9q21.13;物理定位:9:75136717-75455695

基因:TMC1(跨膜耳蜗表达基因 1)

DFNA36 基因座通过一个五代的美国大家系发现[5],致病突变 TMC1 由此家系以及 DFNB7 和 DFNB11[6]而确定。另外两个美国家族[3,4]以及一个伊朗家庭[9]也被确定。小鼠的 Tmc1 突变引起 Beethoven(Bth)及隐性遗传性听力损失(dn)的显性表型。

听力学表现:在两个毫无关联而具有同样的基因突变的美国家族,以及在一个伊朗家族中,高频听力损失发生于 5~10 岁的儿童时期,并在之后的 10~15 年里很快进展为全频极重度听力损失[3,5,9]。在如上的第三个家庭中,听力损失进展得不快,为 10~20 岁开始出现高频听力下降,至 30~50 岁时逐渐出现全频极重度听力损失[4]。

前庭表现:在病史或检查中未发现前庭功能障碍[4,5]。

影像学/组织学:暂无家族成员的研究报道。但是 TMC1 反义探针小鼠表现出与耳蜗内毛细胞、外毛细胞及前庭系统感觉上皮的特异性的杂交现象。在 Beethoven 显性突变小鼠中,出生后 30 天起出现进行性的毛细胞缺失,在出生后 35 天时,甚至出现了耳蜗毛细胞的完全退行性变[8]。

分子生物学研究:连锁分析将 DFNA36 定位于与 DFNB7/11 基因座共同的区域。DFNB7/11 家族的连锁分析确定了一个在 DFNA36 关键区域内的 3Mb 区域,因此,该缩小的区域则被用来寻找候选基因,此前未知的 TMC1 基因被确认。TMC1 基因的功能尚不知晓。有 6 个跨膜区域,且氨基端及羧基末端均位于胞浆内,提示可能存在跨膜通道[6]。

在小鼠中,用 TMC1 反义探针进行的组织学研究定位表达于耳蜗毛细胞及前庭感觉上皮。用定量聚合酶链反应(qPCR)进行的 mRNA 表达水平显示出在胚胎第二周时表达活跃,在出生 3 周内呈上升水平[6]。

研究发现 TMC1 突变可导致 Beethoven 显性小鼠,伴有进行性的听力损失。隐性突变则导致先天性极重度听力损失(dn)表型。早期耳蜗的显微镜下研究发现胚胎时期毛细胞发育正常,但是之后逐渐出现退行性变,这提示突变可能产生了生理性而非结构性影响[1,7]。因此,Kurima 等[6]认为 TMC1 同跨膜区域一起,影响离子通道的功能。

研究发现第一个 DFNA36 家系的受累个体为一个错义突变,1714G>A 的杂合子,导致跨膜区域胞质环的一个天冬酰胺替代了一个保守天冬氨酸(p.D572N)[6]。第二个具有相同突变的美国家庭之前已描述过,单倍型分析发现两个家族无明显相关[3]。第三个美国家庭有一个相同核苷酸的不同突变,1714G>C,导致了一个组氨酸替代,而非天冬酰胺替代(p.D572N),此家庭显示出较缓慢进展的听力损失。目前还不知道为什么不同的氨基酸替代或者修饰基因会导致不同的听力损失严重程度。有趣的是,用 *DFNA36/DFNB7/11* 区域连锁分析发现了其他显性或隐性遗传家系,但是没有发现 *TMC1* 突变,提示可能有其他位于此区域的基因对听力产生了影响[2]。伊朗家系具有不同的基因突变位点 p.G417R,但是具有快速进展的听力损失表型[9]。贝多芬显性遗传表型的突变毗邻于突变小鼠(p.M412K),并且在一个细胞外环中[8]。相比较而言,隐性遗传性听力损失突变为跨膜区域的截短突变或为错义突变[6]。由于家系中具有 *TMC1* 隐性突变的杂合子个体成员具有正常的听力,推测显性突变具有显性 - 负效应或者增益效果。

遗传:为具有完全外显的常染色体显性遗传。

小结:此类听力损失具有发病早及进展快的特点,感音神经性听力损失在 5-10 岁时发生,之后迅速进展至极重度听力损失。*TMC1* 突变可以导致人类及小鼠隐性及显性听力损失。其类似于通道蛋白的功能还不明确,但很可能与离子转运有关。

参考文献

1. Bock GR, Steel KP: Inner ear pathology in the deafness mutant mouse. *Acta Otolaryngol.* 1983;96:39–47.
2. Hilgert N et al. Mutation analysis of *TMC1* identifies four new mutations and suggests an additional deafness gene at loci *DFNA36* and *DFNB7/11. Clin Genet.* 2008;74(3):223–232.
3. Hilgert N et al. Amino acid 572 in *TMC1*: hot spot or critical functional residue for dominant mutations causing hearing impairment. *J Hum Genet.* 2009;54(3):188–190.
4. Kitajiri S et al. A novel mutation at the *DFNA36* hearing loss locus reveals a critical function and potential genotype-phenotype correlation for amino acid-572 of *TMC1. Clin Genet.* 2007;71(2):148–152.
5. Kurima K et al. Genetic map localization of *DFNA34* and *DFNA36*, two autosomal-dominant non-syndromic deafness loci [abstract]. *Am J Hum Genet.* 2000;67:300.
6. Kurima K et al. Dominant and recessive deafness caused by mutations of a novel gene, *TMC1*, required for cochlear hair-cell function. *Nat Genet.* 2002;30:277–284.
7. Pujol R et al. Early degeneration of sensory and ganglion cells in the inner ear of mice with uncomplicated genetic deafness (*dn*): preliminary observations. *Hear Res.* 1983;12:57–63.
8. Vreugde S et al. Beethoven, a mouse model for dominant, progressive hearing loss DFNA36. *Nat Genet.* 2002;30(3):257–258.
9. Yang T et al. A novel mutation adjacent to the Bth mouse mutation in the *TMC1* gene makes this mouse an excellent model of human deafness at the *DFNA36* locus. *Clin Genet.* 2010;77(4): 395–398.

DFNA37

MIM:未明确

定位:分子遗传学定位:1p21;物理定位:1:97093689-110199268

基因:未知

此基因座位通过一个四代的美国家系获得[1]。

听力学表现:在 5 岁左右开始出现低频或中频的听力损失,逐渐进展累及高频。在某些病例中,会出现低频及高频损失较中频损失明显的"拱桥型"听力损失的图形。总体呈中度听力损失。

前庭表现:家族中一个近亲分支的前庭功能检查正常。

影像学 / 组织学:颞骨 CT 扫描结果正常。

分子生物学研究:在分子标记 D1S495 处,θ=0.00 的最大 LOD 值为 8.29,间距为 D1S2793 及 D1S265l 关键区域内范围的 13cM。家族中有两名与其他成员表型不同者被编码为"表型未知"者,研究发现他们携带了致病单体型。突变分析已排除 *COL11A1* 及 *KCNC4* 为候选基因。区域中包含 *DFNB32* 的基因似与 *DFNA37* 者相重合[1]。

遗传:常染色体显性遗传,伴有降低的外显率。

小结:在此家系的很多个体中,*DFNA37* 在表型上与 *DFNA6/14* 相似,可能代表了导致进展性低频听力损失的第三个位点。*DFNA37* 可能等位于 *DFNB32*。

参考文献

1. Talebizadeh Z et al. A new locus for dominant progressive hearing loss, DFNA37, mapped to chromosome 1p21 [abstract]. *Am J Hum Genet.* 2000;67:314.DFNA38: See DFNA6/14/38

DFNA39

MIM:605594(*DNFA39*)、125485(*DSPP*)

定位:分子遗传学:4q21;物理定位:4:88529681-88538062

基因:*DSPP*(牙本质唾液磷蛋白)

在 3 个中国家庭中有 2 个患有高频进行性听力损失并伴有牙本质发生不全的共分离现

象[2]。但他们没有其他的成骨不全现象，比如蓝巩膜综合征、骨折或身材矮小症等。

听力学表现：听力损失发生在高频。抽样听力检查发现低频及中频听力仍保留，但高频听力损失可达重度至极重度。

前庭表现：无研究报道。

影像学/组织学：无研究报道。

分子生物学研究：DSPP 编码两种蛋白，一种是表达于成牙本质细胞及成釉质细胞的牙本质唾液蛋白，可能对牙本质发生具有重要作用。另一种为牙本质磷蛋白，可能对于牙基质矿化作用有关。虽然之前的免疫组化研究未发现小鼠组织中的 DSPP 证据[1]，但是通过在小鼠内耳的总RNA 中发现了 DSPP 的转录物，证明其在内耳中活跃。在某些成骨不全个体中同时出现听力损失及牙本质发生不全说明一种或两种蛋白质与Ⅰ型胶原具有相互作用。2 个具有听力损失及牙本质发生不全的家系，以及第三个仅有牙本质发生不全的家系，具有牙本质唾液蛋白部分基因突变。在一个具有听力损失降的家系中有一个49C>A 突变，产生了一个 p.P17T 缺失，另一个家系有一个 52G>T 突变，导致一个 p.V18F 替代。这些相邻氨基酸都具有高度保守性，并且存在于跨膜区域。在仅有牙本质发生不全的家系中，在捐献者血液中发现外显子 3 剪切位置发现了一个 G>A 的突变，推测导致了牙本质唾液蛋白的外显子 3 跳跃。

遗传：具有完全外显率的常染色体显性遗传。

小结：牙本质发生不全导致了乳牙及恒牙的变色。听力损失为高频并逐渐进展。由于非听觉系统亦受累，故可认定为听力损失的一种综合征形式。两种表型都很轻微，所以这种听力损失与牙本质发生不全的共分离现象可能在有些谱系研究中被忽视了，研究可能仅关注了听力或牙本质存在的异常问题[1]。

参考文献

1. Patel PI: Soundbites. *Nat Genet*. 2001;27:129–130.
2. Xiao S et al. Dentinogenesis imperfecta 1 with or without progressive hearing loss is associated with distinct mutations in *DSPP. Nat Genet*. 2001;27:201–204.

DFNA40

MIM：123740（*CRYM*）

定位：分子遗传学定位：16p12；物理定位定位：16:21250195-21314404

基因：*CRYM*（μ-结晶）

CRYM 是通过微阵列分析发现在耳蜗中有表达的。在对日本 192 例非综合征型听力损失者中有 2 人发现了此杂合突变[1]。

听力学表现：在 1~2 岁时即出现了进行性的感音神经性听力损失。在 X315Y 突变个体中出现了早期中度听力损失，至 13 岁逐渐进展为重度听力损失，听力曲线显示为下降型。在 K314T 突变个体及患病家系成员听力特点为非进行性的重度听力损失。

前庭表现：未发现前庭功能障碍。

影像学/组织学：颞骨 CT 正常。对正常及突变个体 COS-1 细胞的 CYRM 蛋白进行原位杂交发现，两突变蛋白都含有具有一个细胞质内空泡样变性的非正常位点，定位于 K314T 蛋白的细胞外区域。

分子生物学研究：从患有肿瘤而行迷路切除但不伴有听力损失者中获取耳蜗及前庭组织，微阵列分析检测到大量的 *CRYM* 表达。对 192 名患者进行 DNA 样品筛查，发现 2 名杂合突变个体有 C 末端氨基酸位置一个错义 K314T 突变及一个 X315Y 突变，删除了终止密码子而添加了 5 个氨基酸。K314T 突变遗传于一个听力受损的母亲，但是 X315Y 突变为新生突变[1]。

CRYM 是一个 NADP 调节甲状腺激素关联蛋白，它可以关联 T3 及 T4，K314T 突变抑制了T3 关联[2]。在成年小鼠耳蜗，*CRYM* 定位于螺旋韧带及螺旋缘的纤维细胞，提示它在钾离子的动态平衡中起作用[1,2]。

遗传：常染色体显性遗传。

小结：*CRYM* 的 C 末端突变偶然导致进行性的中度感音神经性听力下降，在 1~2 岁时发病。患者前庭功能及 CT 扫描下的耳蜗结构正常。*CRYM* 蛋白关联甲状腺素，表达与定位于螺旋韧带及螺旋缘的纤维细胞，提示它在钾离子的动态平衡中起作用。

参考文献

1. Abe S et al. Identification of *CRYM* as a candidate responsible for non-syndromic deafness, through cDNA microarray analysis of human cochlear and vestibular tissues. *Am J Hum Genet.* 2003;72(1):73–82.
2. Oshima A et al. *CRYM* mutations cause deafness through thyroid hormone binding properties in the fibrocytes of the cochlea. *J Med Genet.* 2006;43(6):e25.

DFNA41

MIM：608224

定位：分子遗传学定位：12q24.33；物理定位定位：12：130611790-12：130604736

基因：未知

此基因在一个大型中国家族研究中发现[1]。

听力学表现：在 20~30 岁左右出现听力损失，逐渐下降为重度至极重度水平。所有频率均受累。

前庭表现：受累个体无明显的前庭功能障碍表现。

影像学 / 组织学：无研究报道。

分子生物学研究：在分子标志物 D12S343，θ=0.0 处的 LOD 值为 6.56，关键区域跨度为 D12S1609 至 12 号染色体长臂端粒之间的 15cM。这将位点定位于 *DFNA25* 远端[1]。随后的 SNP 单倍体分析将此区域范围缩窄为 rs1566667 及 rs1027560 侧方。耳蜗内有基因表达的基因编码区域已测序（*ZFOC1*、*Q8N3T6*、*AK056047*、*FZD10*、*KIAA0318*、*EPIM*、*Q86SM4*、*KIAA0692*）但没有发现突变[2]。

遗传：常染色体显性遗传。

小结：此显性遗传成年发生的进行性听力损失与 *DFNA15* 在发病年龄及最终的严重程度方面相似。此关键区域与 *DFNA25* 不重合。

参考文献

1. Blanton SH et al. A novel locus for autosomal-dominant non-syndromic deafness (*DFNA41*) maps to chromosome 12q24–qter. *J Med Genet.* 2002;39:567–570.
2. Yan D et al. Refinement of the *DFNA41* locus and candidate genes analysis. *J Hum Genet.* 2005;50(10):516–522.

DFNA42

见 DFNA52

DFNA43

MIM：608394

定位：分子遗传学定位：2p12；物理定位定位：2：75830381-85488426

基因：未知

这个基因座是从一个患有进行性听力损失的三代意大利家系获得[1]。

听力学表现：从十几至二十几岁左右开始出现高频感音神经性听力损失，逐渐进展为重度至极重度听力损失，听力曲线为陡降型。早期 4 000Hz 处有切迹，与噪声性听力损失曲线相似。某些受累个体合并有耳鸣症状。

前庭表现：无报道。

影像学 / 组织学：无报道。

分子生物学研究：连锁分析在 D2S139，θ=0.0 最大 LOD 值为 4.21，定义区域毗邻于 D2S2114 及 D2S2333 之间。候选基因 *CTNNA2* 的编码区域已被测序，但是致病突变仍未被确定。

遗传：常染色体显性遗传。

小结：此位点定义了一个成年发生的高频进行性感音神经性听力损失。

参考文献

1. Flex E et al. Mapping of a new autosomal-dominant non-syndromic hearing loss locus (*DFNA43*) to chromosome 2p12. *J Med Genet.* 2003;40(4):278–281.

DFNA44

MIM：607453（*DFNA44*）；611051（*CCDC50*）

定位：分子遗传学定位：3q28；物理定位：3：191046866-191116459

基因：*CCDC50*（包含蛋白 50 的卷曲螺旋结构域）

此基因座从一个五代西班牙家系获得[1]，确定了一个 *CCDC50* 基因突变[2]。此基因编码 Ymer 蛋白，此蛋白抑制上皮生长因子（*EGFR*）的下调[3]。

听力学表现：在 6~10 岁出现低中频的感音神经性听力损失，至 50~60 岁左右出现全频极重度听力损失。

前庭表现：无异常。

影像学/组织学：CT 扫描显示为正常内耳结构。

分子生物学研究：连锁分析定义了一个毗邻于 D3S1314 及 D3S2418 之间的区域。对于候选基因 CLDN16、FGF12 及 IL1RAP 进行测序未发现突变，但是 CCDC50 包含的一个 8 个核苷酸重复（c.1394_1401dupCACG GCAT）导致了在野生型蛋白由 36 个新的氨基酸替代了最后的 15 个氨基酸。免疫组化研究发现小鼠内耳的 Ymer 蛋白定位于血管纹的柱细胞及 Deiter 细胞的细胞骨架微管蛋白中。这些细胞逐渐出现的不稳定型可以产生进行性听力损失。相反，在这个家系中出现的突变并没有像预期那样与 EGFR 相互干扰[2]。

遗传：常染色体显性遗传。

小结：与 CCDC50 突变相关的非综合征型感音神经性听力损失，在 10 岁前首先出现低频及中频听力损失，至 50~60 岁时逐渐加重为极重度听力损失。

参考文献

1. Modamio-Høybjør S et al. A novel locus for autosomal-dominant non-syndromic hearing loss (DFNA44) maps to chromosome 3q28–29. *Hum Genet.* 2003;112(1):24–28.
2. Modamio- Høybjør S et al. A mutation in CCDC50, a gene encoding an effector of epidermal growth factor-mediated cell signaling, causes progressive hearing loss. *Am J Hum Genet.* 2007;80(6): 1076–1089.
3. Tashiro K et al. Suppression of the ligand-mediated down-regulation of epidermal growth factor receptor by Ymer, a novel tyrosine-phosphorylated and ubiquitinated protein. *J Biol Chem.* 2006; 281(34):24612–24622.

DFNA45

已被保留

DFNA46

已被保留

DFNA47

MIM：608652

定位：分子遗传学位点；9p21-p221；物理定位：9:13056225-21990675

基因：未知

此基因座定义于一个多代的意大利家系[1]。

听力学表现：高频感音神经性听力损失最早自 20~25 岁开始出现，之后逐渐累及中频及低频，50 岁前进展为中度到重度听力损失。

前庭表现：体格检查显示受累个体前庭功能正常。

影像学/组织学：无报道。

分子生物学研究：连锁分析定义区域毗邻于 D9S268 及 D9S942 间，在 D9S162，θ=0.0 处最大 LOD 值为 3.67，多点 LOD 值为 4.26。

遗传：常染色体显性遗传。

小结：此位点定义了成年出现的高频听力损失，逐渐进展为全频的听力损失。此区域与 DFNB83 重叠。

参考文献

1. D'Adamo P et al. A new locus (DFNA47) for autosomal dominant non-syndromic inherited hearing loss maps to 9p21–22 in a large Italian family. *Eur J Hum Genet.* 2003;11(2):121–124.

DFNA48

MIM：607841（DFNA48）；601478（MYO1A）

定位：分子遗传学定位；12q13.3；物理定位：12:57422301-57444982

基因：MYO1A（肌球蛋白ⅠA）

此基因座确定于一个进行性感音神经性听力损失的多代撒丁岛人家系[1]。MYO1A 基因在候选基因内，在本家系 230 个非综合征型听力损失个体测序获得。所有的受累个体均筛查 GJB2 基因突变，但都为阴性。MYO1A 基因突变在 8 个个体中被确定，但均非有血缘关系的家庭成员[2]。

听力学表现：被确定位点的家族成员具有进行性感音神经性听力损失，发生于 10~30 岁左右，听力损失程度为中至重度。大部分患者的信息都不完整，但是有些病例显示出了外显率降低的特点。听力损失程度不一，但能观察到年龄相关的进展性听力损失[2]。

前庭表现:无报道。

影像学/组织学:无报道。

分子生物学研究:在意大利大家系中的连锁分析确定了一个位于 D12S347 和 D12S1703 标记之间的区域,这一区域包括 *MYO1A* 基因。在 D12S83 处获得最大 LOD 值 3.31(重组率 θ=0)[1]。在家系成员和 230 例无血缘关系的听力损失患者人群中对 *MYO1A* 基因编码区进行测序。在听力障碍人群样本中发现了 8 种会影响到蛋白质头部和尾部的突变。在大家系中未检测到 *MYO1A* 基因的突变,这提示有突变因位于 *MYO1A* 的非编码区而未被检测到或是 *DFNA48* 位点存在另一个致病基因[2]。表 7-7 示不同突变的听力学表现。

表 7-7 *DFNA48*:显性 *MYO1A* 突变

突变 (氨基酸)	结构域	表型
P.R93X	动力头部	中度到重度听力损失,可能外显率下降
P.S116-insS-Y117	动力头部;α- 螺旋	中度到重度听力损失,外显率下降
P-V306M	动力头部	重度高频听力损失
P.E385D	动力头部;ATP 结合位点	早期发病,右侧中度到重度听力损失,左侧轻度听力损失(10 岁)
P.G662E	动力头部	轻度听力损失(5 岁)
P.G674D	动力头部;β- 发夹	中度到重度听力损失(13 岁)
P.S797F	尾部	早期发病中度听力损失(6 岁)
P.S910P	尾部	重度听力损失

遗传:在一些 *MYO1A* 突变家系中常染色体显性,外显性降低,但在没有已知 *MYO1A* 突变的家系中完全外显性。

小结:*DFNA48* 家系具有进行性的感音神经性听力损失,发病年龄各异,完全外显。而 *MYO1A* 基因突变是在无血缘关系的听力损失患者样本中找到的。在这些样本中听力损失的家族史和临床特征不能很好地确定,但一些样本出现了外显率降低。

参考文献

1. D'Adamo P et al. A novel autosomal-dominant non-syndromic deafness locus (*DFNA48*) maps to 12q13-q14 in a large Italian family. *Hum Genet.* 2003;112(3):319–320.
2. Donaudy F et al. Multiple mutations of *MYO1A*, a cochlear-expressed gene, in sensorineural hearing loss. *Am J Hum Genet.* 2003;72(6):1571–1577.

DFNA49

MIM:608372

定位:染色体定位:1q21-q23;物理定位(*UCSC/OMIM*):1:142600000-165500000

基因:未知

这个基因座定位于一个遗传四代的西班牙家系[1]。

听力学表现:进展性的感音神经性听力损失往往在 10 岁前起病,低、中频听力损失重于高频。30~40 岁时,低频与高频的听力损失为中度,而中频的听力损失为重度。所有患者均无耳鸣。

前庭表现:患病个体未报道前庭症状。

影像学/组织学:无报道。

分子生物学研究:连锁分析确定了一个位于 GDB:190880 和 D1S3786 标记之间的区域,在 D1S3784 和 D1S3785 处获得最大 LOD 值 6.02(重组率 θ=0)。这个区域似乎不与 *DFNA7* 重叠,并且听力曲线不同。与 *DFNM1* 基因区域的连锁也被排除。对候选基因 *ATP1A2*、*CASQ1*、*KCNJ10* 和 *KCNJ9* 的编码区进行测序,但没有发现突变(由于引用的标记不在当前 NCBI 数据库中,所以这个位点的物理距离是基于候选基因的)。

对巨细胞病毒(CMV)感染的人成纤维细胞培养物进行研究,显示在 *DFNA49* 和 *DFNA7* 之间的 1q23.3 处存在染色体脆性位点和断裂。这些区域的基因调控被破坏,可能与先天性感染婴儿的进行性听力损失的发病风险相关[2]。

遗传:常染色体显性遗传。

小结:这种进行性感音神经性听力损失的听力曲线少见,从低频和中频开始发病,逐渐进展为 U 形的听力曲线。

参考文献

1. Moreno-Pelayo MA et al. *DFNA49*, a novel locus for auto-somal dominant non-syndromic hearing loss, maps proximal to *DFNA7/DFNM1* region on chromosome 1q21-q23. *J Med Genet.* 2003;40(11):832–836.
2. Nystad M et al. Human cytomegalovirus (HCMV) and hearing impairment: infection of fibroblast cells with HCMV induces chromosome breaks at 1q23.3, between loci *DFNA7* and *DFNA49*—both involved in dominantly inherited, sensorineural, hearing impairment. *Mutat Res.* 2008;637(1–2):56–65.

DFNA50

MIM:613074(*DFNA50*);600606(*MIR96*)

定位:染色体定位:7q32.2;物理定位:7:129414532-129414609

基因:*MIR96*(microRNAs-96)

DFNA50 基因座首次被确定是在一个五代遗传的西班牙家系中[3]。在该家系和另一个西班牙家系中都发现了 *MIR96* 基因突变[2]。小鼠中 *MIR96* 同源基因的突变可构建 Diminuendo 听力损失小鼠模型[1]。

听力学表现:家系成员最早 12 岁出现平坦型的轻度感音神经性听力损失,到 70 岁前发展为重度的全频听力损失。1 位患者主诉有耳鸣[3]。

前庭表现:受累的家族成员无前庭功能异常的表现[3]。*MIRN96* 杂合突变的 Diminuendo 小鼠模型前庭功能正常,但是纯合突变鼠显示前庭功能受损[1]。

影像学/组织学:无报道。杂合的 diminuendo 小鼠模型,出生时螺旋器正常,但是 4~6 周龄出现中间转和底转的外毛细胞变性,内毛细胞间距较正常小鼠宽。纯合突变鼠也有类似的正常发育过程,但出生后的毛细胞缺失更为迅速[1]。

分子生物学研究:连锁分析确定了一个位于染色体 7q32 上的位点[3]。多达 14 个候选基因被测序,在 miRNA 基因 *MIR96* 中发现了 13G>A 的突变。对 536 例无血缘关系听力障碍患者样本进行 *MIR96* 基因的突变筛查,在另一个伴有明显进行性听力损失家系中发现了 14C>A 的突变。这些突变都破坏了 miRNA 负责目标识别的种子区域[2]。在同时发表的一份报道中,发现了 diminuendo 听力损失小鼠模型在 *MIR96* 同源基因种子区域有一个 A>T 的突变。杂合小鼠具有

进行性听力损失,而纯合小鼠在出生时完全丧失听力。这个 miRNA 已知调控内耳的许多基因[1],但确切的发病机制尚不清楚。这是 miRNA 突变导致单基因遗传病的第一次报道。

遗传:常染色体显性遗传。

小结:在人和 diminuendo 小鼠模型中 microRNA-96 的目标识别位点发生杂合突变会导致进行性听力损失。

参考文献

1. Lewis MA et al. An ENU-induced mutation of *miR-96* associated with progressive hearing loss in mice. *Nat Genet.* 2009;41(5):614–618.
2. Mencia A et al. Mutations in the seed region of human *miR-96* are responsible for non-syndromic progressive hearing loss. *Nat Genet.* 2009;41(5):609–613.
3. Modamio-Hoybjor S et al. A novel locus for autosomal-dominant non-syndromic hearing loss, *DFNA50*, maps to chromosome 7q32 between the *DFNB17* and *DFNB13* deafness loci. *J Med Genet.* 2004;41(2):e14.

DFNA51

MIM:613558(*DFNA51*);607709(*TJP2*);607710(.*FAM189A2*)

定位:染色体定位:9q21;物理定位:9:71736224-71870124

基因:*TJP2*(紧密连接蛋白 2)和 *FAM189A2*(序列相似的家族 189,2 号成员)

在一个突尼斯犹太血统大家系中鉴定了这个基因座,致病突变被认为是一个包括基因 *TJP2* 和 *FAM189A2* 的倒位串联重复[2]。

听力学表现:高频的听力损失发病年龄在 30~40 岁之间,逐渐在 50~60 岁之间进展为重度至极重度的斜坡下降型听力损失。

前庭表现:受累的家族成员并没有报道前庭症状,前庭检查正常。

影像学/组织学:无报道。

分子生物学研究:连锁分析确定了一个位于染色体 9q 上的区域,其中包含 21 个已知基因,但对所有基因的编码区进行测序没有发现任何致病突变。由于已知该区域含有重复片段,因此进行比较基因组杂交。发现了一个串联倒位重复,这个重复包含 *TJP2* 基因并且打断了 *FAM189A2* 基因的第二个内含子。被破坏的

FAM189A2 等位基因似乎没有被转录,并且在听力损失个体的淋巴母细胞中其表达没有改变。相反,*TJP2* 基因的信息和蛋白被过度表达,这与丝氨酸/苏氨酸激酶 GSK-3β 的磷酸化水平降低和线粒体介导的细胞凋亡相应增加相关联。

在小鼠内耳中,*TJP2* 基因在连接毛细胞与 Deiter 支持细胞的细胞膜以及毛细胞的细胞质和核膜中均有表达。紧密连接在细胞间转运离子,也促进细胞内转录因子和蛋白质的转移[2]。

遗传:常染色体显性遗传。

小结:进行性高频听力损失始于 30~40 岁,导致重度至极重度的斜坡下降型听力损失。其假定参与的细胞凋亡途径与 *DFNA5* 和 *MSRB3* (*DFNB74*)基因参与的类似,可能是一个与年龄相关的听力损失模型[1]。

参考文献

1. Op de Beeck K et al. Apoptosis in acquired and genetic hearing impairment: the programmed death of the hair cell. *Hear Res.* 2011;281(1–2):18–27.
2. Walsh T et al. Genomic duplication and overexpression of *TJP2/ZO-2* leads to altered expression of apoptosis genes in progressive non-syndromic hearing loss *DFNA51*. *Am J Hum Genet.* 2010;87(1):101–109.

DFNA52

MIM:607683

定位:染色体定位:5q31.1-q32;物理定位:5:133037128-145960351

基因:未知

DFNA52 基因座在一个中国的大家系检出[2]。这个位点在最初的报道中被命名为 *DFNA42*,但随后更名为 *DFNA52*,因为位点名 *DFNA42* 已预留给位于染色体 4q28 的一个推定的基因座了。虽然 *DFNA42* 的 MIM 记录仍然列出了 4q28 位点,但 Xia 等报道和参考文献中描述 *DFNA42* 和 *DFNA52* 都是连锁至 5q[2]。

听力学表现:高频听力损失发病年龄介于 20~40 岁之间,进展为全频的极重度听力损失。

前庭表现:前庭功能评估结果正常。

影像学/组织学:颞骨的 CT 扫描结果正常。

分子生物学研究:连锁分析确定了一个位于 D5S2117 和 D5S2033 标记之间的区域,在 D5S2017 处获得最大 LOD 值 6.89(重组率 θ=0)。这个区域与 *DFNA1* 和 *DFNA15* 重叠,但在这些位点的致病基因 *DIAPE* 和 *POU4F3* 中没有发现编码突变[2]。随后对这个区域的其余十几个基因进行序列分析,结果也是阴性[1]。

遗传:常染色体显性遗传

小结:*DFNA52*(*DFNA42*)基因座代表成年发病的高频听力损失并进展到更大范围。

参考文献

1. Bu FX et al. [Mutation screening of 20 candidate genes located in chromo-some 5q31–5q32 for *DFNA52* locus]. *Yi Chuan.* 2009;31(1):43–49.
2. Xia J et al. A novel locus for autosomal-dominant non-syndromic hearing loss identified at 5q31.1–32 in a Chinese pedigree. *J Hum Genet.* 2002;47(12):635–640.

DFNA53

MIM:609965

定位:染色体定位:14q11.2-q12;物理定位:14:24298509-31272416

基因:未知

这个基因座的确定来自一个中国北方遗传了六代的家系[1]。

听力学表现:最早发病在 20 岁后,为高频听力损失,在 30~50 岁时逐渐进展为平坦或者斜坡型的重度听力损失。

前庭表现:前庭功能检查(包括冷热试验)正常。

影像学/组织学:暂无报道。

分子生物学研究:连锁分析确定了一个位于 D14S581 和 D14S1021 标记之间的区域,在 D14S608 处获得最大单点 LOD 值 3.8(重组率 θ=0),同时在 D14S1280 处获得最大多点 LOD 值 5.4。这个位点包含 *COCH* 基因(*DFNA9*),但对其编码区进行测序没有找到致病突变。*BOCT*、*SLC22A17*、*EFS* 和 *HSPC156*(*STXB6*)基因突变筛查结果也是阴性。

遗传:常染色体显性遗传。

小结:这种形式的早发高频进行性感音神经性听力损失与 *DFNA9* 基因座重叠,但在这个家系中的个体没有前庭功能障碍也没有 *COCH* 基因的突变,表明这个区域存在着另一个致病基因。

参考文献

1. Yan D et al. A novel locus for autosomal-dominant non-syndromic deafness, DFNA53, maps to chromosome 14q11.2-q12. *J Med Genet.* 2006;43(2):170–174.

DFNA54

MIM:未指定 / 未分配

定位:染色体定位:5q31;物理定位:5:142342680-152775157

基因:未知

这个位点来自一个遗传多代的瑞士家系[1]。

听力学表现:低频感音神经性听力损失逐渐发展至重度。最初发病的年龄差异很大,为5~40岁。体现了该病的缓慢进程。

前庭表现:有两位家庭成员报道了在17岁和21岁时出现的单次眩晕发作,但是没有前庭功能检查结果。

影像学 / 组织学:没有报道。

分子生物学研究:连锁分析确定了一个位于D5S1972和D5S410标记之间的区域,在D5S436处获得最大LOD值6.32(重组率θ=0)。这个区域与DFNA15重叠,但对已知致病基因POU4F3的突变和缺失分析结果为阴性。

遗传:常染色体显性遗传。

小结:确定DFNA54基因座的家系内患者一致表现为低频听力损失,这是相当罕见的。这个基因座与DFNA15(POU4F3)和DFNA52区域重叠。携带有POU4F3突变的家系具有不同的听力损失表型,包括一些低频听力损失的个体,但POU4F3基因突变和缺失分析结果是阴性的,提示这个区域中存在另一个基因或者所使用的方法检测不到致病突变。这个家系的低频听力损失表型不同于DFNA52家系的高频损失。

参考文献

1. Gurtler N et al. DFNA54, a third locus for low-frequency hearing loss. *J Mol Med (Berl).* 2004;82(11):775–780.

DFNA55

MIM:未指定 / 未分配

定位:染色体定位:9p13.3-p13.2

基因:未知

这个基因座确定自一个来自中国的显性非综合征型听力损失家系。对候选基因AQP3进行测序,确定这个基因不是造成这个家系听力损失的原因。这篇报道仅见于中文期刊[1],并且这个基因座未在MIM或遗传性听力损失主页中列出。目前,文章在PubMed中的标题被错译,是另一篇关于AUNX1基因座的出版物。

参考文献

1. Liu Q et al. [Article in Chinese, mistranslated as "Analyzing GRIA3 gene mutations located in AUNX1 locus in a Chinese pedigree with auditory neuropathy"] *Xi Bao Yu Fen Zi Mian Yi Xue Za Zhi.* 2010;26(4):376–378.

DFNA56

已被保留

DFNA57

MIM:未指定 / 未分配

定位:染色体定位:19p13.2;物理定位:19:0-18379088

基因:未知

DFNA57基因座确定自一个遗传三代的德国家系[1]。

听力学表现:10岁之内发病的累及全频的感音神经性听力损失,最初低频听力损失更重。30-40岁中高频受累程度相同,40-60岁时听力图表现为中、重度听力损失。

前庭表现:曾报道一患者60岁时出现一过性前庭症状,没有其他患者出现前庭症状。

影像学 / 组织学:没有报道。

分子生物学研究:连锁分析在标记D19S586处产生最大LOD值3.8,并确定了一个位于标记D19S221和D19S564之间的区域。然而,在同一个体中观察到两次重组事件,使得定位有些不明确。如果排除这个个体,该区域将扩展至从19号染色体短臂末端到D19S212/D19S460。这个区域与DFNB15重叠,但关于GIPC3的突变分析尚无报道[1]。

遗传：常染色体显性遗传。

小结：这个基因座对应的听力损失出现在10岁以前，最初是低频，到40~60岁时发展为中度至重度的平坦型听力损失。

参考文献

1. Bönsch D et al. [A new locus for an autosomal-dominant, non-syndromic hearing impairment (*DFNA57*) located on chromosome 19p13.2 and overlapping with *DFNB15*]. *HNO*. 2008;56(2):177–182.

DFNA58

MIM：未指定 / 未分配

定位：染色体定位：2p12-p21；物理定位：2：42996641-75830535

基因：未知

这个基因座确定自一个巴西的非综合征型进行性感音神经性听力损失家系[1]。

听力学表现：该家系内多人出现感音神经性听力损失，发病年龄在18~45岁，进展为重度至极重度平坦型听力损失，在45岁时完全外显。几位家系成员都在听力损发病时有耳鸣。

前庭表现：受累的家系成员没有报道前庭症状。

影像学 / 组织学：没有报道。

分子生物学研究：连锁分析确定了一个位于 D2S2259 和 D2S2114 标记之间的区域，在 D2S391 处获得最大 LOD 值 3.47（重组率 θ=0），最大多点 LOD 值 4.14。对候选基因 *ATP6V1B1*、*ATP6V1E2*、*OTX1*、*NRXN1*、*KCNK12*、*SPTBN1*、*CHAC2*、*PIGF* 和 *GPR75* 的编码区进行测序，但没有检测到致病突变。

遗传：常染色体显性遗传，45岁时完全外显。

小结：*DPNA58* 形式的感音神经性高频进行性听力损失的特征在于发病年龄范围广且一些家系成员伴有耳鸣。

参考文献

1. Lezirovitz K et al. A novel autosomal-dominant deafness locus (*DFNA58*) maps to 2p12-p21. *Clin Genet*. 2009;75(5):490–493.

DFNA59

MIM：612642

定位：染色体定位：11p14.2-q12.3；物理定位：11：25852052-63067283

基因：未知

这个基因座确定自一个三代遗传的印度家系[1]。

听力学表现：先天性、非进展性的重度 - 极重度的下降型感音神经性听力损失。

前庭表现：尚无报道。

影像学 / 组织学：尚无报道。

分子生物学研究：连锁分析确定了一个位于 D11S929 和 D11S480 标记之间的关键区域，在 D11S4102 和 D11S905 处获得最大多点 LOD 值 6.02。对 9 个候选基因 *BBOX1*、*LGR4*、*KCNA4*、*RCN1*、*GPIAP1*、*NAT10*、*SLC1A2*、*TRAF6* 和 *SYT13* 的编码区进行测序，但未能确定致病突变[1]。

遗传：常染色体显性遗传。

小结：由位于 *DFNA59* 基因座的突变所导致的感音神经性听力损失是先天性和非进行性的，低频听力更好。这个关键区域与非综合征型隐性基因座 *DFNB51* 重叠，其特征是严重的语前性听力损失但没有前庭功能障碍。

参考文献

1. Chatterjee A et al. A novel locus *DFNA59* for autosomal-dominant non-syndromic hearing loss maps at chromosome 11p14.2-q12.3. *Hum Genet*. 2009;124:669–675.

DFNA60

MIM：未指定 / 未分配

定位：染色体定位：2q21.3-q24.1；物理定位：2：137259366-159559082

基因：未知

这个基因座确定自一个四代遗传的波兰犹太家系[1]。

听力学表现：感音神经性听力损失为进展性，发病年龄在15~30岁。

前庭表现：没有报道。

影像学 / 组织学:没有报道。

分子生物学研究:连锁分析确定了一个位于 D2S442 和 D2S1353 标记之间的区域,在 D2S2275 处获得最大多点 LOD 值 2.4。这个基因座与 DFNA16 和 DFNB27 无重叠。对 4 个候选基因 NMI、RND3、TNFAIP6 和 R1F1 进行突变筛查,但没有检测到致病突变。这个区域的其他基因是 ACVR2A、MBD5、STAM2 和 GALNT13[1]。

遗传:常染色体显性遗传。

小结:DFNA60 基因座的感音神经性听力损失是进展性的,在 10~30 岁之间发病。这个时期可获得的信息仅为文摘。

参考文献

1. Ouyang XM et al. A novel locus for autosomal-dominant non-syndromic hearing loss maps to chromosome 2q21.3-q24.1 Abstract 383, Poster presentation at the Association for Research in Otolaryngology, Denver, CO, 2007.

DFNA61

已被保留

DFNA62

已被保留

DFNA63

MIM:未指定 / 未分配
定位:3q25.1-q25.2
基因:未知

这个基因座由 HUGO 命名委员会指定,但没有已出版的资料。

DFNA64

MIM:614152(DFNA64);605219(DIABLO)
定位:染色体定位:12q24.31;物理定位:12:122692210-122712081
基因:DIABLO(低等电点的 IAP 直接结合蛋白);也称为 SMAC(第 2 个线粒体衍生的半胱天冬蛋白酶激活剂)

在一个遗传六代的中国听力损失家系中发现了 DIABLO 基因的突变。

听力学表现:已报道的听力损失发病年龄在 12-30 岁之间(平均 22 岁)。听力损失发病时为轻、中度,进展至重度,听力曲线相对平坦。在多数的家系成员中,听力损失发病时伴有高频耳鸣。

前庭表现:暂无报道。

影像学 / 组织学:先证者 CT 扫描结果正常。

分子生物学研究:连锁分析确定了位于 12 号染色体上的一个区域,包括在耳蜗中表达的 6 个基因。对这些基因进行突变分析,在 DIABLO 基因确定了一个导致 p.S126L 改变的突变。DIABLO 蛋白在人胚胎内耳基因库和胚胎小鼠耳蜗中均有表达,且在 E18.5 至 P_0 期的小鼠毛细胞中表达水平最高。HeLa 细胞的转染研究表明 DIABLO 的细胞凋亡功能不受影响,但是突变型 DIABLO 可以与野生型蛋白二聚化,导致形成的蛋白质降解和相应的线粒体应激。有学者提出假说,既然线粒体功能障碍可以通过活性氧(reactive oxygen species,ROS)的积聚导致毛细胞的逐渐损失,那么保护线粒体功能的干预措施也应可能保留听力[1]。

遗传:常染色体显性遗传伴完全外显。

小结:DIABLO 基因的突变会导致进行性感音神经性听力损失,10~40 岁之间发病。其致病机制并不是通过细胞凋亡途径,而似乎是通过影响线粒体功能和导致 ROS 积聚,这使得治疗成为可能。

参考文献

1. Cheng J. Functional mutation of SMAC/DIABLO, encoding a mito-chondrial proapoptotic protein, causes human progressive hearing loss DFNA64. Am J Hum Genet. 2011;89(1):56–66.

DFNB36 伴常染色体显性遗传

MIM:609006(DFNB36);606351(ESPN)
定位:染色体定位:1p36.31;物理定位:1:6484848-6521430
基因:ESPN(espin 蛋白)

已在 4 个具有显性遗传性听力损失和正常

前庭功能的家系中发现 ESPN 基因上有突变[2]。这个基因座最初是在隐性遗传性家系中被发现[1,3]，并命名为 DFNB36。未分配 DFNA 编号。

听力学表现：已报道 ESPN 突变两位患者表现为感音神经性听力损失，在 10~20 岁发病，30~40 岁时进展为高频为主的轻、中度听力损失。另外两位成员表现为非进展性的重度全频听力损失。

前庭表现：前庭功能检查提示功能正常。

影像学/组织学：没有报道。

分子生物学研究：在具有不同形式听力损失的 450 例先证者的 DNA 样本中进行 ESPN 基因突变筛查。在显性遗传模式的听力损失个体中发现了 4 个突变。2 例轻至中度进行性听力损失的个体中发现了两个不同的杂合错义突变，S719R 和 R774Q。1 例重度听力损失的个体中发现了错义突变 D744N，另一例则被发现缺失了 3 个碱基对 delK848。对携带 S719R 突变的个体的 2 例正常的家系亲属进行检测，没有发现突变。没有其他患者家系成员样本。100 例对照样本中未发现突变[2]。

将野生型 ESPN 转染到培养的上皮细胞中可产生伸长的微绒毛，其中 espin 定位于 F-肌动蛋白束。delK848 突变体显示无法定位到微绒毛，也不能使其伸长。S719R 和 D744N 突变可产生延长的静纤毛，但纤毛集结成束且排列混乱。R774Q 突变型与野生型相比没有差异，可能为一个多态性[2]。

遗传：常染色体显性遗传。

小结：在 3、4 个病例中，显性遗传性听力损失似乎是由于 ESPN 基因中的突变所引起的。这 3 种突变被观察到对微绒毛的发育有异常影响，但家系研究的缺乏以及有限数量的对照，增加了这些突变是多态性的可能性。

参考文献

1. Boulouiz R, et al. A novel mutation in the Espin gene causes autosomal-recessive non-syndromic hearing loss but no apparent vestibular dysfunction in a Moroccan family. *Am J Med Genet A.* 2008;146A(23):3086-3089.
2. Donaudy F et al. Espin gene (*ESPN*) mutations associated with autosomal-dominant hearing loss cause defects in microvillar elongation or organisation. *J Med Genet.* 2006;43(2):157-161.
3. Naz S et al. Mutations of *ESPN* cause autosomal-recessive deafness and vestibular dysfunction. *J Med Genet.* 2004;41(8):591-595.

AUNA1

MIM：609129（*AUNA1*）；614567（*DIAPH3*）

定位：染色体定位：13q21.2；物理定位：13：60239717-60738119

基因：*DIAPH3*（diaphanous 蛋白 3）

这种形式的听神经病/同步不良的确定来自一个美国的欧洲后裔的近亲婚配大家系[1]。

听力学表现：感音神经性听力损失发病年龄在 18 岁左右，之后快速进展为极重度。受累的年轻家庭成员中，耳声发射尚能记录到，但是听力损失进展到极重度后则记录不到。

前庭表现：没有报道。

影像学/组织学：尚无报道。

分子生物学研究：连锁分析确定了一个位于染色体 13q 上的区域[3]，候选基因序列分析揭示了一个位于 *DIAPH3* 基因 5'-非翻译区的突变 c.172G>A。这个基因是 *DIAPH1* 基因的同源基因，*DIAPH1* 基因的突变会引起 DFNA1 听力损失。研究发现 *DIAPH3* 基因调控区域的突变导致其 mRNA 和蛋白在受累家系成员的淋巴母细胞中过表达。由于家系内的近亲婚配，几个纯合子个体被鉴定，除了可能稍早的发病年龄，他们没有显示出与杂合子的临床差异[3]。

在黑腹果蝇的听觉区域条件过表达透明蛋白（diaphanous）可导致声诱发电位下降。透明蛋白（diaphanous）家族是一类调节肌动蛋白聚合的 formins 蛋白。对听力的影响可能是通过毛细胞的细胞骨架或突触运输。如果内毛细胞先于外毛细胞受损，或者受损的是突触，则可能导致听神经病表型[3]。

DIAPH 基因的功能缺失与肿瘤相关[3]。此外，一个患有自闭症的孩子被发现是 *DIAPH* 基因缺失和错义突变的复合杂合子[4]。

有学者认为，"AUN"基因座，*AUNA1* 和 *AUNX1*，实际上应该给予 DFN 基因编号[2]

遗传：似乎是真正的显性遗传，因为纯合子个体的临床表现不容易区别于杂合子的家系成员。

小结：这是目前确定的仅有的 4 个非综合征型听神经病位点之一；DFNB9（*OTOF*）、DFNB59（*PJVK*）和 AUNX。由 *DIAPH3* 基因突变引起的这种形式,是目前唯一的常染色体显性遗传形式。

参考文献

1. Kim TB et al. A gene responsible for autosomal-dominant auditory neuropathy (AUNA1) maps to 13q14–21. *J. Med. Genet.* 2004;41: 872–876.
2. Petersen MB et al. Sex-linked deafness. *Clin Genet.* 2008;73(1): 14–23.
3. Schoen CJ. Increased activity of Diaphanous homolog 3 (*DIAPH3*)/ diaphanous causes hearing defects in humans with auditory neuropathy and in Drosophila. *Proc. Nat. Acad. Sci.* 2010;107: 13396–13401.
4. Vorstman JA, A double hit implicates *DIAPH3* as an autism risk gene. *Mol Psychiatry.* 2011;16(4):442–451. Epub March 23, 2010.

常染色体隐性遗传非综合征性听力损失

几乎所有隐性基因座都与语前性(可能是先天性)重度至极重度的听力损失相关。然而,隐性遗传听力损失的大多数研究目标为极重度听力损失,很多案例中仅有一个典型个案被描述,所以各种不同表型的表达形式就不得而知。另外,很多基因座突变对应的听力损失患者没有接受全面的诊断性检查,所以听力进展的过程细节、前庭功能或者其他的临床资料数据都无从知晓。听力损失的发病年龄可能和听力损失临床就诊的年龄混为一谈。因此,一些还有残余听力的患者诊断可能延迟了,这可以解释一些患者的发病年龄似乎是在出生后,但是进展情况并未记录。听力损失的发展过程很难记录下来,因为通常做不到连续听力监测。前庭功能通常只是通过体检来评估,眼震电图或者冷热试验,或者更微妙的前庭功能的影响可能被遗漏。

表 7-8 总结了隐性遗传的基因座,表 7-9 列举了和进展性听力损失相关的基因座。

DFNB1

MIM:220290(*DFNB1*),121011(*GJB2*), 604418(*GJB6*)

定位:染色体定位:13q12;物理定位:*GJB2*: 13:20761609-20767037;*GJB6*:13:20796110-20806534

基因:*GJB2*(缝隙连接蛋白 26)或 *GJB6*(缝隙连接蛋白 30)

DFNB1 最初在一个突尼斯家系中被发现[19]。发现致病基因是 *GJB2*(缝隙连接蛋白 26)[28],在几个民族中这个基因的突变是隐性遗传性听力损失的最常见原因。

听力学表现:尽管最初研究的家族有重度到极重度的听力损失,后期对于隐性非综合征型听力损失家系的基因筛查研究显示听力损失可以从轻度到极重度,包括了平坦型和下降型听力曲线[3,5,6,12,39]。逐渐进展的听力损失从 12%[36]到 24%[3]、56%[29]。有 1 例快速听力下降的报道[29]。至少 3%~4% 的病例,听力损失并不是先天性的[37,43]。单侧听力损失非常罕见,但是有报道存在于 2% 的 *GJB2* 突变患者中[43]。

前庭表现:尽管前庭功能最初报道为正常,一次针对 *GJB2* 或 *GJB6* 突变的 235 例患者问卷调查显示,54% 的患者出现过眩晕发作。因为其他原因出现听力损失的 121 例患者中,这个比例则占到 41%。前庭疾病和截短突变部分相关。伴有 *DFNB1* 听力损失的患者中出现体位相关眩晕的患者比例则更高[14]。*DFNB1* 的患者常出现耳鸣。该调查问卷反映的前庭问题可能是由被调查者偏差导致数值偏高。因此建议对大量未经选择的 GJB2 或 GJB6 突变个体进行临床测试,包括对良性阵发性位置性眩晕的评估。

影像学/组织学:颞骨的 CT 检查最初报道是正常[6],但是一项重度以上听力损失儿童的薄层的 CT 研究显示 72% 患者内淋巴囊扩大和蜗轴发育不全[46]。这些结果没有得到后续研究的证实,这些研究显示不足 10% 的 *GJB2* 突变患者有耳蜗畸形,发生率与严重程度没有相关性[2,14,30,31,36]。

分子生物学研究:在突尼斯家系中的连锁分析确定了一个位于 13 号染色体上的区域[19],并且通过对 3 个摩洛哥隐性遗传性听力损失家系中的候选基因进行分析,鉴定出了 *GJB2* 基因的纯合截短突变[28]。从那时起,至少有 200 种不同的截短(失活)和错义(非截短或非失活)突变被确定[23]。

GJB2 和 *GJB6* 等位基因:*GJB2* 基因突变对听力损失总发病率的贡献随所研究的人群和听力损失的严重程度而变化。在欧洲和美国人群中,通常约 20% 的非综合征型听力损失归因于 *GJB2* 基因突变,其中至少一半与点突变有关,35delG(有时称为 30delG,因为存在 5 个连续的

表 7-8 非综合征型听力损失基因座总结：常染色体隐性遗传

基因座	基因	细胞遗传学定位	物理定位	发病年龄	进展性	受累频率	最终严重程度	前庭系统	影像学/组织学
DFNB1	GJB2	13q12	13:20761609-20767037	95%为先天性	有些是的	全部频率	中度到极重度	眩晕可能会加重	90%正常
	GJB6		13:20796110-20806534	语前	?	全部频率	极重度?	?	?
DFNB2	MYO7A	11q13.5	11:76839307-76926281	先天到16岁	有些是的	全部频率	重度到极重度	部分患者前庭功能障碍	?
DFNB3	MYO15A	17p11.2	17:18012020-18083116	先天性	否	全部频率	重度到极重度	正常	?
DFNB4	SLC26A4(PDS)	7q22.3	7:107301080-107358254	先天性	是	多种多样	重度到极重度	功能障碍	大前庭水管或Mondini畸形
DFNB5	?	14q12	14:34459194-44102045	先天性	否	全部频率	重度到极重度	?	?
DFNB6	TMIE	9q21.31	3:46742823-46752376	先天性	否	全部频率	重度到极重度	一个家系显示行走延迟	?
DFNB7/11	TMC1	9q13-q21	9:75136717-75455695	先天性	1位患者是进展性的	全部频率	极重度;中度与修饰基因?	检测正常	?
DFNB8/10	TMPRSS3	21q22.3	21:38437942-43816955	先天性 语前到20岁	否 是	全部频率 陡降型曲线	重度 极重度	正常 有些是	? CT结果正常
DFNB9	OTOF	2p23.3	2:26680071-26781566	先天性	否	全部频率;听神经病	重度到极重度	正常	?
DFNB12	CDH23	10q22.1	10:73156691-73575702	先天性	有些是的	高频或全部频率	中度到极重度	正常	?
DFNB13	?	7q34-q36	7:138200000-159138663	?	是	全部频率	重度到极重度	?	?

基因座	基因	细胞遗传学定位	物理定位	发病年龄	进展性	受累频率	最终严重程度	前庭系统	影像学/组织学
DFNB14	?	7q31	7:95615112-95615394	语前	否	全部频率	极重度	?	?
DFNB15/72/95	GIPC3	19p13.3	19:3585551-3593539	语前	有些是的	全部频率	中度到重度或极重度	检查正常	?
DFNB16	STRC	15q15	15:43891596-44020948	3~5 岁	否	下降型曲线	重度到极重度	?	?
DFNB17	?	7q31	7:105657921-105658113	语前	否	全部频率	极重度	检查正常	?
DFNB18	USH1C	11p15.1	11:17515442-17565963	语前	否	全部频率	重度到极重度	检查正常	?
DFNB19	?	18p11	18:5826520-7472548	先天性	否	全部频率	极重度	?	?
DFNB20	?	11q25-qter	11:133234852-qter	3 个月至 1 岁	否	全部频率	中度或极重度	?	?
DFNB21	TECTA	11q23.3	11:120971882-121062202	语前	否	全部频率，浅 U 形曲线	中度到重度	?	?
DFNB22	OTOA	16p12.2	16:21689835-21772050	语前	否	全部频率	中度到重度	?	?
DFNB23	PCDH15	10p21.1	10:55562531-57387702	语前	否	全部频率	重度到极重度	检查正常	?
DFNB24	RDX	11q22.3	11:110045605-110167447	语前	否	全部频率	重度到极重度	检查正常	?
DFNB25	GRXCR1	4p13	4:42895284-43032675	语前	有些是的	全部频率	中度到极重度	前庭功能障碍	?
DFNB26	?	4q31	4:142197754-145566360	先天性	否	全部频率	重度到极重度	?	?
DFNB27	?	2q23-q31	2:165827211-173097051	语前	否	全部频率	重度到极重度	?	?

续表

基因座	基因	细胞遗传学定位	物理定位	发病年龄	进展性	受累频率	最终严重程度	前庭系统	影像学/组织学
DFNB28	TRIOBP	22q13.1	22:38093011-38172563	语前	否	全部频率	重度到极重度	?	?
DFNB29	CLDN14	21q22	21:37832919-37948867	先天性	否	高频下降型	重度到极重度	检查正常	?
DFNB30	MYO3A	10p11.1	10:26223196-26501456	10~20岁	是	全部频率，下降型曲线	重度	检查正常	?
DFNB31	WHRN	9q32	9:117164360-117267730	语前	否	全部频率	极重度	检查正常	?
DFNB32	?	1p13.3-p22.1	1:93335593-109129131	语前	否	全部频率	极重度	?	?
DFNB33	?	9q34.3	10:30573369-54999385	青年早期	否	全部频率	重度	?	?
DFNB35	ESRRB	14q24.3	14:76776957-76968178	语前	否	全部频率	极重度	正常	?
DFNB36	ESPN	1p36.31	1:6484848-6521430	语前	否	全部频率	重度到极重度	在一个家系中反射消失	?
DFNB37	MYO6	6q13	6:76458909-76629254	语前	否	全部频率	重度到极重度	功能障碍	?
DFNB38	?	6q26-q27	6:162656776-166069883	语前	否	全部频率	极重度	正常	?
DFNB39	HGF	7q21.11	7:81328322-81399754	语前	否	全部频率；下降型	重度到极重度	检查正常	?
DFNB40	?	22q11.21-12.1	22:18591376-18591477	语前	否	全部频率	极重度	?	?
DFNB42	ILDR1	3q13.33	3:121706170-121741051	语前	否	全部频率或下降型曲线	极重度	?	?
DFNB44	?	7p14.1-q11.22	7:37559868-69065479	语前	否	全部频率	极重度	检查正常	?

基因座	基因	细胞遗传学定位	物理定位	发病年龄	进展性	受累频率	最终严重程度	前庭系统	影像学/组织学
DFNB45	?	1q43-q44	1:241755937-246870383	语前	否	全部频率	极重度	检查正常	?
DFNB46	?	18p11.32-p11.31	18:2123098-5829746	语前	否	全部频率	极重度	检查正常	?
DFNB47	?	2p25.1-24.3	2:8078038-13367823	语前	否	全部频率	极重度	检查正常	?
DFNB48	?	15q23-q25.1	15:70003782-81665297	语前	否	全部频率	极重度	检查正常	?
DFNB49	MARVELD2	5q13.2	5:68710939-68740157	语前	否	全部频率	中度到极重度	检查正常	?
DFNB51	?	11p13-p12	11:34852544-36777513	语前	否	全部频率	极重度	检查正常	?
DFNB53	COL11A2	6p21.31	6:33130458-33160276	语前	否	全部频率	极重度	检查正常	?
DFNB55	?	4q12-q13.2	4:52700000-7,500000	语前	否	全部频率	极重度	检查正常	?
DFNB59	PJVK	2q31.2	2:179316163-179326117	语前	否	全部频率;有些合并听神经病	重度或极重度	有些人功能障碍	?
DFNB61	SLC26A5?	7q22.1	7:102993177-103086624	语前	否	全部频率	重度到极重度	检查正常	?
DFNB62	?	12p13.2-p11.23	12:12639365-27647496	语前	否	全部频率	极重度	?	?
DFNB63	LRTOMT	11q13.4	11:71791382-71821828	语前	否	全部频率;部分为下降型曲线	极重度	检查正常	CT和MRI正常
DFNB65	?	20q13.2-q13.32	20:49800000-63025520	语前	否	全部频率	极重度	检查正常	?
DFNB66	?	6p21.1-22.3	6:37432595-20988514	语前	否	全部频率	极重度	检查正常	?

基因座	基因	细胞遗传学定位	物理定位	发病年龄	进展性	受累频率	最终严重程度	前庭系统	影像学/组织学
DFNB67	LHFPL5	6p21.31	6:35773070-35801651	先天性	否	全部频率	极重度	检查正常	?
DFNB68	?	19p13.2	19:9804797-11202947	语前	否	全部频率	极重度	检查正常	?
DFNB71	?	8p22-p21.3	8:12835952-22433606	语前	否	全部频率	极重度	检查正常	?
DFNB73	BSND	1p32.3	1:55464606-55476556	语前	否	全部频率	重度	检查正常	?
DFNB74	MSRB3	12q14.3	12:65672423-65882024	语前	否	全部频率	极重度	检查正常	?
DFNB77	LOXHD1	18q21.1	18:44056935-44236996	7岁	是	高频然后后累及全部频率	中度到重度	检查正常	?
				语前	否	全部频率伴轻度下降型曲线	极重度	检查正常	?
DFNB79	TPRN	9q34.3	9:140086069-140098645	先天性或5岁时始发	是	全部频率	重度到极重度	检查正常	?
DFNB81	?	9p13	19:4949376-9118095	可能语前	否	全部频率	重度到极重度	检查正常	?
DFNB82	GPSM2	1p13.3	1:109417972-109473044	语前	否	全部频率	重度到极重度	检查正常	CT检查正常
DFNB83	?	9p23-p21.2	9:9969023-26440090	语前	否	全部频率	重度到极重度	检查正常	?
	或	9p13.3-q21.1	9:34411026-78715080						
DFNB84	PTPRQ	12q21.2	12:80799774-81074013	语前	是	全部频率	重度到极重度	检测显示功能障碍；有些无症状	?

续表

基因座	基因	细胞遗传学定位	物理定位	发病年龄	进展性	受累频率	最终严重程度	前庭系统	影像学/组织学
DFNB85	?	17p12-q11.2	17:15272073-17:29466722	语前	否	全部频率	重度到极重度	检查正常	?
DFNB86	?	16p13.3	16pter-2001823	语前	否	全部频率	极重度	检查正常	?
DFNB89	?	16q21-q23.2	16:59511091-16:80452240	语前	否	全部频率	中度到重度	检查正常	?
DFNB90	?	7p22.1-p15.3	7:4900095-20371758	语前	否	全部频率	重度到极重度	检查正常	?
DFNB91	SERPINB6	6p25.2	6:2948393-2972399	?	是	全部频率;高频进展型	中度到重度	检查正常	CT 检查正常
DFNB93	?	11q12.3-q13.3	11:60778544-70976016	语前	否	全部频率;浅 U 形曲线	中度到重度	?	?
DFNB96	?	1p36.31-p36.13	1:6501032-8219827	语前	否	全部频率	重度到极重度	检查正常	?

表 7-9 隐性遗传进展性听力损失的基因座

基因座	基因	染色体定位
DFNB1	*GJB2*	13q12
DFNB2	*MYO7A*	11q13.5
DFNB4	*SLC26A4*(*PDS*)	7q22.3
DFNB7/11	*TMC1*	9q13-q21
DFNB8/10	*TMPRSS3*	21q22.3
DFNB12	*CDH23*	10q22.1
DFNB13	?	7q34-q36
DFNB15/72/95	*GIPC3*	19p13.3
DFNB25	*GRXCR1*	4p13
DFNB30	*MYO3A*	10p11.1
DFNB77	*LOXHD1*	18q21.1
DFNB79	*TPRN*	9q34.3
DFNB84	*PTPRQ*	12q21.2
DFNB91	*SERPINB6*	6p25.2

表 7-10 *DFNB1*:常见隐性遗传 *GJB2* 突变

突变[53]	蛋白结构域[42]	效应[42]
35delG	跨膜结构域	截短
M34T	跨膜结构域	运输和门控功能受损
167delT	细胞外环	截短
V37I	跨膜结构域	通道失活
L90P	跨膜结构域	通道失活
310del14	细胞内结构域	截短
del(*GJB6*)-D13S1830	截短	GJB6 截短;Cx26 减少
W24X	跨膜结构域	截短
E47X	细胞外结构域	截短
IVS1+1G>A	截短	截短
delE120	细胞内结构域	未知
R184P	细胞外结构域	组装 / 对接异常
235delC	细胞内结构域	截短
W77R	细胞外结构域	组装 / 对接异常
R143W	跨膜结构域	通道失活
N206S	细胞外结构域	电偶联和门控功能减退
V27I	跨膜结构域	未知
E147K	跨膜结构域	未知
Q57X	细胞外结构域	截短
269insT	细胞内结构域	截短
W77X	细胞外结构域	截短

G 核苷酸,指定哪一个缺失是任意的)。在欧洲人群特别是在地中海人群中,35delG 突变的携带者频率估计为 1/30~1/35[17]。人群研究通常偏重于重度至极重度的听力损失,而那些涵盖更广范围听力损失的研究中的发病率受 *GJB2* 基因突变的影响可能相对较小。在美国 840 例患有轻至极重度非综合征型感音神经性听力损失儿童中,76 例(9.1%)有双等位基因 *GJB2* 突变:其中 53.9% 为 35delG、12.9%M34T、7.9%V37I、5.3%L90P 和 3.3%167delT[36]。

不同 *GJB2* 突变的相对频率由于奠基者效应导致其随着种族差异而变化[55]。尽管在欧洲人中是最普遍的是 35delG 突变,但是在北欧犹太教徒中 167delT 突变是较多的[40]。在一些印度人中是最普遍的是 W24X 突变[26,45]。在日裔亚洲人中 235delC 突变更加普遍[33,44]。在中国台湾地区和大陆地区人群中 *V37I* 突变更加普遍[25,37]。R143W 最常在加纳人中被发现[20]。表 7-10 总结了在多中心人口中最常见的致病等位基因以及其在连接蛋白 26 分子中的作用[42,53]。

人群研究和临床研究中常发现在有表型的隐性遗传性听力损失病例中 *GJB2* 突变的杂合子明显增多。*GJB6* 在 *GJB2* 的转录上游。研究发现邻近的 *GJB6*(连接蛋白 30)包绕部分的大片缺失可以部分解释这一差异。当这个不包括

GJB2 的缺失和 *GJB2* 突变相反时,这个缺失会成为第二个有害的等位基因。这个缺失的断裂点在 GJB6 内,并且延续到上游的 D13S1830 微卫星标记[10]。一个较小的缺失——del GJB6-D13S1 也已经被发现了[11]。这两个突变都干扰到 GJB6。因为这两个连接蛋白可形成异聚体,所以它们最初被认为是代表双基因遗传的。最近研究表明带有两种缺失[50,51]的 *GJB2* 的转录也会下降,这可能是由两个基因上游调控区域的缺失而导致的。一个包括 *GJA3*、*GJB2* 和 *GJB6* 的大片缺失也被发现了[15]。这些大片缺失不能由常规的测序方法检测出来。在有 *GJB2* 突变和 *GJB6* 缺失[53]的人群中,听力损失大多为重度到极重度的。同时也发现了几例没有 *GJB2* 突变的纯合 GJB6 缺失。他们同样也有听力损失[10]。

基因型 - 表型的关系:由于大量个体的基因型被确定,基因型和表型的关系就浮现出来。由

于除了 35delG 之外许多突变都是相对少见的，所以基因型是按照它们对蛋白质的作用来分类的；截短突变比如缺失和移码，或无意义替换，或非截短无意义突变。在一项针对 1 531 位有双等位基因 GJB2 突变群体的大型多中心研究中，把 47 个等位基因归类为非截短突变（NT 突变），36 个等位基因归类为截短突变（T 突变）。因此产生了 T/T、T/NT 和 NT/NT 基因型。在每个基因型中，这些研究对象按照听力损失的程度进行分类。每个基因型包括一系列不同听力损失严重度的个体，但是组成是不一样的：对于 T/T 基因型的群体来说，64% 为极重度听力损失，然而只有 1% 是中度听力损失。对于 T/NT 基因型的群体来说，25% 为极重度听力损失，36% 为中度听力损失。对于 NT/NT 基因型的群体来说，13% 为极重度听力损失，53% 为中度听力损失。包括 35delG 等位基因的基因型的作用可以被检测出来。即使是在对基因型进行分类时，由第二等位基因决定的基因型的作用也非常宽泛。例如，82% 的 35delG/delGJB2-D13S1830T/T 基因型个体有极重度听力损失，但是只有 19% 的 35delG/IVS1+1G>A 的个体有极重度听力损失。T/NT 基因型 35delG/R143W 也和更严重的听力损失相关。但是 T/NT 基因型 35delG/M34T 和 35delG/V37I 的个体从来都没有极重度听力损失，并且超过半数有这种基因型的个体有中度听力损失。M34T、V37I 和 L90P 等位基因一直与相对轻微的听力损失相关。在不考虑严重度的情况下，对于几乎所有的基因型来说，听力图都呈现一个轻微下斜的曲线图形[53]。后续的研究中也有一些相似的结果。一个研究提示杂合突变可能和听力损失进展相关[36]，虽然上述结果没有后续研究的支持[29]。两项关于中国人群（V37I 等位基因更常见）的研究发现，尤其是在 GJB2 不作为第二等位基因时[37]，V37I 与出生后听力损失发病[3]关联。但这些样本量太小以至于无法确定有 V37I 等位基因的婴儿在通过新生儿筛查后发生听力损失的风险。

听力损失严重度的修饰作用：除了基因型中严重度的差异，我们也发现了家系内部差异和相互之间的差异。这提示了基因或环境修饰因子的存在。在一项超过 500 000 个单核苷酸多态性（SNPs）的全基因组相关性研究中，针对 35delG 等位基因纯合子的听力损失群体，将有轻度 / 中度听力损失个体的 SNP 等位基因与有极重度听力损失个体的基因进行比较。有 9 个单核苷酸多态性的研究得到了有意义的结果。但是所有结果的相关性都没有统计学意义[24]。这似乎排除了一个有非常强修饰作用的单一位点。但是这项研究缺乏检测中度听力损失的能力。有几项研究寻找了 GJB2 等位基因对线粒体型听力损失严重度的修饰作用，得到了阴性的结果[32]。

连接蛋白 26（Cx26）和连接蛋白 30（Cx30）的功能：连接蛋白间的缝隙连接有助于邻近细胞间的许多小分子的胞间运输[41]。6 个连接蛋白亚单位结合起来形成一个跨膜的通道蛋白称为连接子。它可以由一个特定细胞类型中表达的相同或不同种类的连接蛋白构成。个体的连接子可以是同型的（全是同样的连接蛋白）或异型的（不同的连接蛋白亚单位）。当邻近细胞的对应六聚体连接子对接时，这两个相互对接的连接子可以是一样的（同型通道）或者是不一样的（异型通道）[34,47]。人类有 21 种不同的连接蛋白。其中有 5 种在耳蜗中表达：Cx26、Cx29、Cx30、Cx31 和 Cx43[1,16]。每个连接蛋白都有不同的离子转运特异性。

敲除 Cx26 基因对于小鼠来说是致死性的。因此要在体内研究该基因表达，需要一个定向的有组织特异性的连接蛋白 26 在内耳感觉上皮特异性敲除的小鼠[4]。测试和组织学检测中没有发现前庭功能的异常，但是 3 周龄小鼠中的听力损失可以被听觉脑干诱发电位检测出来。到出生后 2 周之内，这些小鼠的内耳都是正常的。过了这个时间点，螺旋器开始塌陷，伴有外毛细胞、毛细胞周围的支持细胞和螺旋缘的内指细胞的丢失。内毛细胞表现正常，但它们突触的异常提示其不成熟性。在出生后第 14 天内，耳蜗内电位都是正常的。此时，Cx26 缝隙连接明显地变得重要了。耳蜗内电位降低，同时内淋巴的 K+ 浓度下降。由于耳蜗的损伤直到第 14 天听力的开始才可被发现，因此在假说中，内耳对声音的正常应答使外淋巴 K+ 浓度升高。但是连接蛋白 26 缝隙连接的缺失阻止了 K+ 的循环。因而这会影响到谷氨酸的转运，从而导致谷胱甘肽的抑制。谷胱甘肽是一种抗氧化剂，并且自由基的聚集被认为是噪声对内耳损伤的原因。因此，Cx26

的缺失会使得内耳对刺激格外的敏感。

　　除了转运离子，缝隙连接通道也可以转运内源性信号分子，比如：肌醇三磷酸、环腺苷酸。它们也可以被连接子结构的不同所影响[22,27,42]。因此，在体外的等位基因功能试验中，只检测离子的传导性，可能没有考虑异型通道或其他孔隙功能的细微改变。这就可以解释为什么有些病理性 Cx26 突变的研究中可见到正常电导[3,9]。

　　Cx26 突变主要是和非综合征型听力损失相关，其他致聋的连接蛋白和皮肤异常或神经系统异常相关[7,13,21,35,38,48,49]。此外，缺失突变可以导致显性的遗传性非综合征型感音神经性听力损失；见 DFNA3。这些突变大多位于胞外结构域内或靠近跨膜结构域的边缘。对于 Cx26 相关性听力损失，总体来说，大多数语前聋的病例都是由 Cx26 的缺失导致的。成年起病的听力损失和皮肤异常主要是由缺失的 Cx26 突变导致的。这些突变对于连接子的装配和门控极性来说是决定性的。在正常连接蛋白通道内，主导负性作用的错义突变被认为由缝隙连接的对接或装配的干扰而产生。

　　治疗：人工耳蜗植入术已经被证实在 GJB2/GJB6 相关听力损失个体中是有效的[18,46,54,56]。另外一个途径可能是正常基因的病毒转录体。近期的研究提示这是可行的；近期的研究证明牛的腺病毒相关载体（BAAV）能够将 GJB2/GJB6 突变听力损失小鼠的耳蜗器官培养内的连接蛋白26的功能进行挽救[8]。并且当 BAAV 载体被注入胚胎期小鼠时，它也能成功地将一个功能基因（绿色荧光蛋白）转染入耳蜗中[52]。通过这种方式来介导一个将 GJB6 引入 DFNB1 相关听力损失的小鼠的治疗方式。

　　遗传：遗传方式是常染色体隐性遗传。

　　小结：虽然突变的类型随着种族的不同而变化，但是 GJB2 的突变是非综合征型听力损失的最常见原因。有超过200种突变已被发现。但是在有表型的隐性遗传听力损失中，杂合 GJB2 突变的增多提示可能会有另外的不能被目前诊断手段检测出来的突变。个体基因型与家系内和家系之间的严重性很大程度上相关。但是总的来说，截短突变比非截短突变造成的听力损失更严重。GJB2 杂合错义突变在 DFNA3 听力损失和伴听力损失的综合征型皮肤病中起到关键

作用。除了缺失围绕大部分 GJB6 基因和上游区域以外，GJB6 不是很普遍。GJB6 可以和 GJB2 突变共同造成听力损失。

参考文献

1. Ahmad S et al. Connexins 26 and 30 are co-assembled to form gap junctions in the cochlea of mice. *Biochem Biophys Res Commun.* 2003;307(2):362–368.
2. Azaiez H, Smith RJ. In reference to temporal bone imaging in *GJB2* deafness. *Laryngoscope*, 117(6):1127, 2007; author reply 1127–1129.
3. Chan DK et al. Connexin-26-associated deafness: phenotypic variability and progression of hearing loss. *Genet Med.* 2010;12(3):174–181.
4. Cohen-Salmon M et al. Targeted ablation of connexin26 in the inner ear epithelial gap junction network causes hearing impairment and cell death. *Curr Biol* 2002;12:1006–1111.
5. Cohn ES, Kelley PM. Clinical phenotype and mutations in connexin 26 (*DFNB1/GJB2*), the most common cause of childhood hearing loss. *Am J Med Genet.* 1999;89:130–136.
6. Cohn ES et al. Clinical studies of families with hearing loss attributable to mutations in the connexin 26 gene (*GJB2/DFNB1*). *Pediatrics* 1999;103:546–550.
7. Common JE et a. Functional studies of human skin disease- and deafness-associated connexin 30 mutations. *Biochem Biophys Res Commun* 2002;298:651–656.
8. Crispino G et al. BAAV mediated *GJB2* gene transfer restores gap junction coupling in cochlear organotypic cultures from deaf Cx26Sox10Cre mice. *PLoS One.* 6(8):e23279, 2011.
9. Cryns K et al. A genotype-phenotype correlation for *GJB2* (connexin 26) deafness. *J Med Genet.* 2004;41(3):147–154.
10. del Castillo I et al. A deletion involving the connexin 30 gene in non-syndromic hearing impairment. *N Engl J Med.* 2002;346:243–249.
11. del Castillo FJ et al. A novel deletion involving the connexin-30 gene, del(GJB6-d13s1854), found in trans with mutations in the *GJB2* gene (connexin-26) in subjects with *DFNB1* non-syndromic hearing impairment. *J Med Genet.* 2005;42(7):588–594.
12. Denoyelle F et al. Clinical features of the prevalent form of childhood deafness, *DFNB1*, due to a connexin-26 gene defect: implications for genetic counselling. *Lancet* 1999;353:1298–1303.
13. Di WL et al. Defective trafficking and cell death is characteristic of skin disease–associated connexin 31 mutations. *Hum Mol Genet.* 2002;11:2005–2014.
14. Dodson KM et al. Vestibular dysfunction in *DFNB1* deafness. *Am J Med Genet A.* 2011;155A(5):993–1000.
15. Feldmann D et al. A new large deletion in the *DFNB1* locus causes non-syndromic hearing loss. *Eur J Med Genet.* 2009;52(4):195–200.
16. Forge A et al. Gap junctions in the inner ear: comparison of distribution patterns in different vertebrates and assessment of connexin composition in mammals. *J Comp Neurol.* 2003;467(2):207–231.
17. Gasparini P et al. High carrier frequency of the 35delG deafness mutation in European populations. Genetic Analysis Consortium of *GJB2* 35delG. *Eur J Hum Genet.* 2000;8:19–23.
18. Green GE et al. Performance of cochlear implant recipients with *GJB2*-related deafness. *Am J Med Genet.* 2002;109(3):167–170.
19. Guilford P et al. A non-syndromic form of neurosensory, recessive deafness maps to the pericentromeric region of chromosome 13q. *Nat Genet.* 1994;6:24–28.
20. Hamelmann C et al. Pattern of connexin 26 (*GJB2*) mutations causing sensorineural hearing impairment in Ghana. *Hum Mutat.* 2001;18(1):84–85.
21. Heathcote K et al. A connexin 26 mutation causes a syndrome of sensorineural hearing loss and palmoplantar hyperkeratosis (MIM 148350). *J Med Genet.* 2000;37:50–51.
22. Hernandez VH et al. Unitary permeability of gap junction channels to second messengers measured by FRET microscopy. *Nat Methods.* 2007;4(4):353–358.
23. Hilgert N et al. Forty-six genes causing non-syndromic hearing impairment: which ones should be analyzed in DNA diagnostics? *Mutat Res.* 2009;681(2–3):189–196.

24. Hilgert N et al. Phenotypic variability of patients homozygous for the *GJB2* mutation 35delG cannot be explained by the influence of one major modifier gene. *Eur J Hum Genet.* 2009;17(4):517–524.

25. Hwa HL et al. Mutation spectrum of the connexin 26 (*GJB2*) gene in Taiwanese patients with prelingual deafness. *Genet Med.* 2003;5(3):161–165.

26. Joseph AY, Rasool TJ: High-frequency of connexin26 (*GJB2*) mutations associated with non-syndromic hearing loss in the population of Kerala, India. *Int J Pediatr Otorhinolaryngol.* 2009;73(3):437–443.

27. Kanaporis G et al. Gap junction channels exhibit connexin-specific permeability to cyclic nucleotides. *J Gen Physiol.* 2008;131(4):293–305.

28. Kelsell DP et al. Connexin 26 mutations in hereditary non-syndromic sensorineural deafness. *Nature.* 1997;387:80–83.

29. Kenna MA et al. Audiological phenotype and progression in *GJB2* (Connexin 26) hearing loss. *Arch Otolaryngol Head Neck Surg.* 2010;136(1):81–87.

30. Kenna MA et al. Temporal bone abnormalities in children with *GJB2* mutations. *Laryngoscope.* 2011;121(3):630–635.

31. Kochhar A et al. Imaging correlation of children with *DFNB1* vs. non-*DFNB1* hearing loss. *Otolaryngol Head Neck Surg.* 2009;140(5):665–669.

32. Kokotas H et al. Are *GJB2* mutations an aggravating factor in the phenotypic expression of mitochondrial non-syndromic deafness? *J Hum Genet.* 2010;55(5):265–269.

33. Kudo T et al. Novel mutations in the connexin 26 gene (*GJB2*) responsible for childhood deafness in the Japanese population. *Am J Med Genet.* 2000;90:141–145.

34. Kumar NM. Molecular biology of the interactions between connexins. *Novartis Found Symp.* 1999;219:6–16.

35. Lamartine J et al. Mutations in *GJB6* cause hidrotic ectodermal dysplasia. *Nat Genet.* 2000;26:142–144.

36. Lee KH et al. Audiological and temporal bone imaging findings in patients with sensorineural hearing loss and *GJB2* mutations. *Laryngoscope.* 2009;119(3):554–558.

37. Li L et al. The p.V37I exclusive genotype of *GJB2*: a genetic risk-indicator of postnatal permanent childhood hearing impairment. *PLoS One.* 2012;7(5):e36621.

38. Maestrini E et al. A missense mutation in connexin 26, D66H, causes mutilating keratoderma with sensorineural deafness (Vohwinkel's syndrome) in three unrelated families. *Hum Mol Genet.* 1999;8:1237–1243.

39. Marlin S et al. Connexin 26 gene mutations in congenitally deaf children: pitfalls for genetic counseling. *Arch Otolaryngol Head Neck Surg.* 2001;127:927–933.

40. Morell RJ et al. Mutations in the connexin 26 gene (*GJB2*) among Ashkenazi Jews with non-syndromic recessive deafness. *N Engl J Med.* 1998;339:1500–1505.

41. Nicholson SM, Bruzzone R. Gap junctions: getting the message through. *Curr Biol.* 1997;7:R340–R344.

42. Nickel R, Forge A. Gap junctions and connexins in the inner ear: their roles in homeostasis and deafness. *Curr Opin Otolaryngol Head Neck Surg.* 2008;16(5):452–457.

43. Norris VW et al. Does universal newborn hearing screening identify all children with *GJB2* (Connexin 26) deafness? Penetrance of *GJB2* deafness. *Ear Hear.* 2006;27(6):732–741.

44. Ohtsuka A et al. *GJB2* deafness gene shows a specific spectrum of mutations in Japan, including a frequent founder mutation. *Hum Genet.* 2003;112(4):329–333.

45. Padma G et al. *GJB2* and *GJB6* gene mutations found in Indian probands with congenital hearing impairment. *J Genet.* 2009;88(3):267–272.

46. Propst EJ et al. Temporal bone imaging in *GJB2* deafness. *Laryngoscope.* 2006;116(12):2178–2186.

47. Rabionet R et al. Molecular genetics of hearing impairment due to mutations in gap junction genes encoding beta connexins. *Hum Mutat.* 2000;16:190–202.

48. Rabionet R et al. Connexin mutations in hearing loss, dermatological and neurological disorders. *Trends Mol Med.* 2002;8:205–212.

49. Richard G et al. Missense mutations in *GJB2* encoding connexin-26 cause the ectodermal dysplasia keratitis-ichthyosis-deafness syndrome. *Am J Hum Genet.* 2002;70:1341–1348.

50. Rodriguez-Paris J, Schrijver I. The digenic hypothesis unraveled: the *GJB6* del(GJB6-D13S1830) mutation causes allele-specific

51. Rodriguez-Paris J et al. Allele-specific impairment of *GJB2* expression by *GJB6* deletion del(GJB6-D13S1854). *PLoS One.* 2011;6(6):e21665.

52. Sheffield AM et al. Viral vector tropism for supporting cells in the developing murine cochlea. *Hear Res.* 2011;277(1–2):28–36.

53. Snoeckx RL et al. *GJB2* mutations and degree of hearing loss: a multicenter study. *Am J Hum Genet.* 2005;77(6):945–957.

54. Taitelbaum-Swead R et al. Connexin-associated deafness and speech perception outcome of cochlear implantation. *Arch Otolaryngol Head Neck Surg.* 2006;132(5):495–500.

55. Van Laer L et al. A common founder for the 35delG *GJB2* gene mutation in connexin 26 hearing impairment. *J Med Genet.* 2001;38:515–518.

56. Wu CC et al. Genetic characteristics in children with cochlear implants and the corresponding auditory performance. *Laryngoscope.* 2011; 121(6):1287–1293.

loss of *GJB2* expression in cis. *Biochem Biophys Res Commun.* 2009;389(2):354–359.

DFNB2

MIM：600060（DFNB2），276903（MYO7A）

定位：细胞遗传学定位：11q13.5；物理定位：11：76839307-76926281

基因：*MYO7A*（肌球蛋白ⅦA）

由于 *MYO7A* 突变引起的非综合征性的隐性遗传听力损失，目前仅在 5 个家系中发现，一个家系在突尼斯[3]，2 个家系在中国[5]，一个家系在巴基斯坦[6]，还有一个家系在伊朗[4]。*MYO7A* 的突变还会引起 *DFNA11* 和 1B 型 Usher 综合征。

听力学表现：经报道，在这个突尼斯近亲大家系中，听力损伤开始的时间为从刚出生到 16 岁不等，尽管通过听力测试结果发现，几乎所有的个体均有重度到极重度的全频听力损失[3]。其他家系均有极重度听力损失，虽然患病的巴基斯坦和伊朗家庭成员中还有残余低频听力，有一名伊朗的家庭成员只有中度的听力损失。在中国的家系中，多个杂合的个体有非常轻微的听力损失，提示该基因表达可能为半显性。

前庭表现：经前庭检查表明，患病的中国家庭成员存在平衡方面的问题[5]。经过再次检查发现，一些患病的突尼斯家庭成员中也存在前庭功能缺失[2]。巴基斯坦和伊朗的家庭成员中不存在前庭问题[4,6]。

影像学/组织学：没有研究报道。

在突变 shaker-1 的同源隐性遗传小鼠的实验中可以发现，肌球蛋白ⅦA 位于毛细胞纤毛之间的交联上，并可见纤毛束的紊乱。在耳蜗细胞中可以发现有缺陷的内吞作用，以及在视网膜上皮细胞中,细胞器和黑色素体的缺陷转运,提示其参与细胞内转运[3,6]。

分子生物学研究:在突尼斯家系与中国家系[3,5]的关联研究中发现 DFNB2 位于 11q13 上,这个区域与 1B 型 Usher 综合征的区域有重叠。在小鼠中,这个同源性的区域包含 shaker-1 的基因座,它是一种有前庭病变以及听力损失的表型突变,但是没有明显的视网膜病变。当我们发现肌球蛋白ⅦA 的突变是 shaker-1 病变的原因时,我们立即对 1B 型 Usher 综合征的个体进行测试。随后,我们对突尼斯群体进行研究,在外显子 15 的最后一个核苷酸上发现纯合 1797G>A 突变,造成一个 p.M599I 的替换。这一突变位于分子的动力区域上,因此可能影响运动效能或拼接效能[8]。在 2 例中国家系的研究中发现,一例是 731G>C 的纯合突变,导致了 p.R244P 改变,同样这个突变也是在动力区域上;一个突变是复合杂合突变,位于尾部区域核苷酸位置 3596 插入了一个 T,导致了一个氨基酸的异常,一个移码导致了 28 个下游氨基酸的切断,另外一个是基因内区 3 受体拼接位置的突变[5]。Astuto 等[1] 发现引起 Usher 综合征的突变和非综合性的突变之间并没有显著性的差异,同时也质疑了是否 DFNB2 的病例是否真的是非综合性的。突尼斯家系的随访观察表明部分人有轻度的视网膜病变以及视网膜色素沉着,一定程度上支持了这个观点[2]。然而,中国家系成员的视网膜电图是正常的,这就表明如果 DFNB2 的家系中有视网膜病变,有可能该病变是相对延迟的。随后,其他非综合性的家系也被报道。有血缘的巴基斯坦家系中有 5 人是极重度听力损失,被

发现在 MYO7A 尾部区域均有一个纯合的氨基酸(p.E1716del)的缺失。通过对受影响的家庭成员进行全面的前庭及眼科检查,包括视网膜电图,发现除了一个 41 岁的女性家庭成员的视网膜电图结果不够理想外,其他人都正常,但这结果仅提示为轻度的异常。功能学研究表明突变蛋白的残余活性,可以用来解释一些不太严重的表型[6]。伊朗家系的表型与巴基斯坦家系非常相似,均为 MYO7A 动力区域的一个 p.R395H 的突变[4]。表 7-11 总结了所有的突变以及它们的表型。

遗传:该基因是一个常染色体隐性的遗传,表现为完全外显率,一些杂合个体可能表现出轻微的听力损失。

小结:由 MYOⅦA 突变引起的非综合征性听力损失通常是极重度的,同时可能伴随着前庭功能的异常。在儿童时期,这种听力损失可能是进行性的,但是目前没有清楚地阐明总结。如果存在视网膜的病变,很有可能没有临床症状,或开始发病的时间比较晚。肌球蛋白在内耳功能中占据非常重要的作用,这一作用被 MYO7A(DFNA11、DFNB2、USH1A)的突变会引起三种听力损失表型所证明。同样的,MYO3(DFNB30)、MYO6(DFNA22)以及 MYO15(DFNB3)的突变也会引起听力损失。

参考文献

1. Astuto LM et al. Searching for evidence of DFNB2. Am J Med Genet. 2002;109:291–297.
2. Ben Zina Z et al. From DFNB2 to Usher syndrome: variable expressivity of the same disease. Am J Med Genet. 2001;101:181–183.
3. Guilford P et al. A human gene responsible for neurosensory, non-

表 7-11　DFNB2:隐性 MYO7A 突变

突变	起源	功能域	听力损失	前庭功能	视网膜功能	参考文献
p.R244P	中国	运动	极重度,可能在杂合子中是轻度	缺失	正常	5
IVS3-2G>A*	中国	运动	极重度	缺失	正常	5
p.R395H	伊朗	运动	极重度,残余低频听力	正常	正常	4
p.M599I	突尼斯	运动	极重度	部分患者缺失	部分人异常	3
V1199insT*	中国	尾端	极重度	缺失	正常	5
p.E1716del	巴基斯坦	尾端	极重度,残余低频听力	正常	在一个人中可能是异常的	6

注:* 复合杂合子

syndromic recessive deafness is a candidate homologue of the mouse sh-1 gene. *Hum Mol Genet.* 1994;3:989–993.

4. Hildebrand MS et al. Variable hearing impairment in a *DFNB2* family with a novel *MYO7A* missense mutation. *Clin Genet.* 2010;77(6):563–571.
5. Liu XZ et al. Mutations in the myosin VIIA gene cause non-syndromic recessive deafness. *Nat Genet.* 1997;16:188–190.
6. Riazuddin S et al. Mutation spectrum of *MYO7A* and evaluation of a novel non-syndromic deafness DFNB2 allele with residual function. *Hum Mutat.* 2008;29(4):502–511.
7. Weil D et al. Defective myosin VIIA gene responsible for Usher syndrome type 1B. *Nature.* 1995;374:60–61.
8. Weil D et al. The autosomal-recessive isolated deafness, *DFNB2*, and the Usher 1B syndrome are allelic defects of the myosin-VIIA gene. *Nat Genet.* 1997;16:191–193.

DFNB3

MIM:600316(*DFNB3*),602666(*MYO15A*)

定位:细胞遗传学定位:17p11.2;物理定位:17:18012020-18083116

基因:*MYO15A*(肌球蛋白XVA)

DFNB3 在印度尼西亚的巴厘岛本卡拉有报道过。在这些人群中,2% 的人有听力损失,可能与常染色体隐性遗传有关[3]。自从这些人报道过后,有超过 30 个家系被报道,首先是来自中东的有血缘关系的人群[1,2,4,5,7,8,9,11,12,13]。据估计,5%~10% 的有先天性极重度听力损失的巴基斯坦家系中有 *DFNB3* 的突变[4,8,13]。

听力学表现:听力损失是先天性的,为重度到极重度[2,9]。

前庭表现:前庭功能正常。

影像学/组织学:目前在人类中未有相关报道。小鼠同源基因的突变,*Myo15* 会引起 shaker-2(sh2)的表型,即在纯合体中出现前庭功能缺陷以及听力损失。在这种突变中,耳蜗毛细胞的纤毛均较短,它们的肌动蛋白核排列紊乱。在 *Myo15* 的动力区域,发现了 A C>A 点突变,这将导致半胱氨酸和酪氨酸的替换[10]。在耳蜗、前庭感觉上皮中发现了 *Myo15*,同时在纤毛基底部的表皮板上以及纤毛上均有免疫荧光表达。因此,*Myo15* 在肌动蛋白结构中发挥作用,同时连接到纤毛。因为脑垂体组织中也发现有表达,学者提出,可能与 *DFNB3* 相关的垂体功能异常有关,虽然临床上仍未有发现[6]。

分子生物学研究:与肌球蛋白ⅦA 类似,肌球蛋白XV(非肌性)也是一个非传统的肌球蛋白。肌球蛋白XVA 的区域包含一个 N-尾端延伸,一个动力区域,IQ 区域的颈段位置以及一个尾部区域,尾部区域包含两个 MyTH4 区域,由一个 FERM 区域和一个 SH3 区域,一个二级 FERM 区域和尾部 PDZ 区域分隔开来[7]。

在 Bengkala 人群中发现,在蛋白的尾部区域中 MyTH4 的位置中有一个 p.I892F 的替换[13]。从那以后,除了颈段,蛋白的所有位置中均被发现有突变,在动力区域的突变最多[11]。有残余听力的两个家系中,在 N-尾部区域有突变[2,9]。突变包括无义突变、错义突变、移码突变以及拼接位点改变。临近的基因缺失会引起 Smith-Maginis 综合征,同时在一些人群中也是产生听力损失的原因[8]。

至少有 19 个其他家系有 *DFNB2* 连锁遗传,在这些家系中并没有发现 *MYO15A* 有出现突变,意味着目前的检测方法(对外显子和剪接部位进行测序)可能难以检测到 *MYO15A* 的突变,或者在这些位点上存在第二基因[1,9]。

遗传:该基因符合常染色体隐性遗传,完全外显。

小结:肌球蛋白XV 是非传统肌球蛋白组中的一种,这种非传统的肌球蛋白要求有毛细胞、纤毛结构及其功能,它与 shaker-2 小鼠中的肌球蛋白相同。在大部分患者中,*MYO15A* 的突变与重度及极重度听力损失有关。通过连续缺失,这个基因也可解释 Smith-Maginis 综合征群体中出现的听力损失。

参考文献

1. Belguith H et al. Screening of the *DFNB3* locus: identification of three novel mutations of *MYO15A* associated with hearing loss and further suggestion for two distinctive genes on this locus. *Genet Test Mol Biomarkers.* 2009;13(1):147–151.
2. Cengiz FB et al. Recurrent and private *MYO15A* mutations are associated with deafness in the Turkish population. *Genet Test Mol Biomarkers.* 2010;14(4):543–550.
3. Friedman TB et al. A gene for congenital, recessive deafness *DFNB3* maps to the pericentromeric region of chromosome 17. *Nat Genet.* 1995;9:86–91.
4. Kalay E et al. *MYO15A* (*DFNB3*) mutations in Turkish hearing loss families and functional modeling of a novel motor domain mutation. *Am J Med Genet A.* 2007;143A(20):2382–2389.
5. Lezirovitz K et al. Unexpected genetic heterogeneity in a large consanguineous Brazilian pedigree presenting deafness. *Eur J Hum Genet.* 2008;16(1):89–96.
6. Liang Y et al. Genetic mapping refines *DFNB3* to 17p11.2, suggests multiple alleles of *DFNB3*, and supports homology to the mouse model shaker-2. *Am J Hum Genet.* 1998;62:904–915.
7. Liang Y et al. Characterization of the human and mouse unconventional myosin XV genes responsible for hereditary deafness *DFNB3* and Shaker 2. *Genomics.* 1999;61:243–258.

8. Liburd N et al. Novel mutations of *MYO15A* associated with profound deafness in consanguineous families and moderately severe hearing loss in a patient with Smith-Magenis syndrome. *Hum Genet.* 2001;109:535–541.
9. Nal N et al. Mutational spectrum of *MYO15A*: the large N-terminal extension of myosin XVA is required for hearing. *Hum Mutat.* 2007;28(10):1014–1019.
10. Probst FJ et al. Correction of deafness in shaker 2 mice by an unconventional myosin in a BAC transgene. *Science.* 1998;280: 1444–1447.
11. Shearer AE et al. Mutations in the first MyTH4 domain of *MYO15A* are a common cause of *DFNB3* hearing loss. *Laryngoscope.* 2009; 119(4):727–733.
12. Su MC et al. Identification of novel variants in the Myosin VIIA gene of patients with non-syndromic hearing loss from Taiwan. *Int J Pediatr Otorhinolaryngol.* 2009;73(6):811–815.
13. Wang A et al. Association of unconventional myosin *MYO15* mutations with human non-syndromic deafness *DFNB3*. *Science.* 1998;280:1447–1451.

DFNB4

MIM：600791（*DFNB4*；大前庭水管综合征），605646（*SLC26A4*）

定位：细胞遗传学定位：7q22.3；物理定位：7:107301080-107358254

基因：*SLC26A4*，也称 *PDS*（pendrin）

DFNB4 首先报道于中东的一个很大的 Druze 家系[3]。随后被证实该基因与 Pendred 综合征(听力损失和甲状腺功能障碍)以及大前庭水管综合征的基因是等位基因。Druze 家系的随访表明有部分家庭成员有甲状腺肿[9]。高加索人群中，*SLC26A4* 基因突变能够解释至少 4% 的非综合性听力损失的原因[1]，同时可能是内耳畸形、非综合性和 Pendred 综合征最常见的原因。Pendred 综合征很可能诊断不足，除非使用合适的碘转运试验，因为甲状腺的大小以及激素水平可能都是正常的[11,12]。

听力学表现：在最初的 Druze 家系中，所有受影响的家庭成员均有先天性重度到极重度的包括所有频率的感音神经性听力损失[3]。因为表型已经扩展到包括有 *SLC26A4* 的突变、前庭水管扩大以及 Mondini 畸形的家系，所以对应的听力损失表现出很大的变化。一般来说，听力损失都是先天性的、感音神经性的，最初出现高频听力损失，但是经常呈现波动性的、进行性的听力损失[16]。由于内耳异常的听力传导，可能出现一些传导性的听力损失的成分[10]。听力损失可能也是单侧性的，但是存在另一侧听力进行性损伤的风险。

前庭表现：存在前庭功能异常，特别是与前庭水管扩大、Mondini 畸形一同报道的眩晕发作，可与听力下降伴随。

影像学/组织学：耳蜗的 Mondini 畸形(耳蜗顶转发育不全)和/或前庭水管扩大很常见。前庭水管扩大可能是 *SLC26A4* 突变最准确的信号[13]；然而，并不是所有前庭水管扩大的病人均有 *SLC26A4* 突变[2,11,15]。

分子生物学研究：*SLC26A4* 是一个跨膜蛋白，是跨膜转运氯化物和碘的转运载体家族中的成员[14]。该基因的突变被认为是 Pendred 综合征的原因(因此该基因原来的名字是 *PDS*)[15]。小鼠同源基因 *Pds* 的研究表明它表达的区域与内淋巴液稳态有关，包括耳蜗外沟、内淋巴管和内淋巴囊，以及前庭系统中的椭圆囊和球囊[6]。为了了解 pendrin 完全缺失造成的影响，建立了相应的基因敲除小鼠，揭示了在结构发育的过程中阴离子转运机制的动态过程。在妊娠的前 2 周内耳发育是正常的，但是在胚胎期 15 天的时候，出现内淋巴管和内淋巴囊扩大的迹象，接着出现耳蜗扩大，有的时候出现的是半规管扩大。因此，提示阴离子平衡的改变导致压力变化，最终损伤了发育中的内耳结构。这些不平衡，伴随着内耳结构发育异常，有可能是人类中听力波动性、进行性下降的原因。出生 45 天的基因敲除小鼠的耳蜗及前庭结构表现为持续性的恶化。基因敲除小鼠的内耳损伤差异很大，同样亲缘关系的人类也是如此。因为 *Pds* 敲除小鼠所造成的影响与内淋巴积水相似，有学者怀疑这种情况是否和梅尼埃病一样，可能与 *PDS* 基因的缺陷有关[7]。

在 *SLC26A4* 中，有超过 200 种不同的突变报道，并努力将该基因型与甲状腺缺陷、Mondini 畸形以及前庭水管扩大等不同的表型联系起来[4]。然而，不同家系之间以及家系内表型的差异意味着其他基因与环境因素也能够影响表型。功能性研究表明大部分导致 Pendred 综合征的常见的突变会引起氯化物以及碘转运功能的缺失，尽管导致前庭水管扩大，但不存在甲状腺缺陷的突变保留了一些转运的功能。这就意味着，突变完全阻止了阴离子转运，最终导致甲状腺功能异常以及 Pendred 综合征。然而基因突变仍保留一些足够维持甲状腺功能的转运的能力，表现为伴随内耳畸形的非综合性听力损失[13]。值得注意的是，很多关于 SLC26A4 基因突变的研究中，很多个体仅存在一个可以检测到的突变。推测另外的突变存在于调控区域，特别是存在于明确的隐性遗传的家系中，与 7q22.3 的遗传有一致性。在其他家庭中，双基因遗传也有可能存在，提示性的证据是 FOXI1[17] 和 KCNJ10[18] 基因的存在。有些个体存在 SLC26A4 两个位点的突变，通常表现为更严重的听力损失[1,8] 以及 Mondini 畸形的高风险，虽然与特定的 SLC26A4 突变不相关[2]。在双等位基因突变的个体中，可见的耳蜗畸形存在与缺失与听力损失的程度并没有相关性[8]。这表明影响听力最主要的原因是由于该基因对离子转运产生影响而不是耳蜗结构异常。最后，并不是所有的前庭水管扩大的畸形都与可检测到的 SLC26A4 突变有关，这也意味着其他基因对该疾病也产生影响[2,11,15]。

遗传：该基因是一个常染色体隐性的遗传，表达多变。

小结：SLC26A4 突变影响了内耳的结构，在有些病例中还影响甲状腺功能。通过甲状腺肿或者高氯酸盐释放测试，如果甲状腺功能在临床上可检测，就可以诊断为 Pendred 综合征。由于突变变化性较大，在人群水平这种基因的检测变得非常复杂，但是它是综合征和非综合征型听力损失常见的原因。CT 或者 MRI 检查能够发现内耳畸形。

参考文献

1. Albert S et al. SLC26A4 gene is frequently involved in non-syndromic hearing impairment with enlarged vestibular aqueduct in Caucasian populations. Eur J Hum Genet. 2006;14(6):773–779.
2. Azaiez H et al. Genotype–phenotype correlations for SLC26A4-related deafness. Hum Genet. 2007;122(5):451–457.
3. Baldwin CT et al. Linkage of congenital, recessive deafness (DFNB4) to chromosome 7q31 and evidence for genetic heterogeneity in the Middle Eastern Druze population. Hum Mol Genet. 1995;4:1637–1642.
4. Dror AA et al. Integration of human and mouse genetics reveals pendrin function in hearing and deafness. Cell Physiol Biochem. 2011;28(3):535–544.
5. Everett LA et al. Pendred syndrome is caused by mutations in a putative sulphate transporter gene (PDS). Nat Genet. 1997;17:411–422.
6. Everett LA et al. Expression pattern of the mouse ortholog of the Pendred syndrome gene (Pds) suggests a key role for pendrin in the inner ear. Proc Natl Acad Sci USA. 1999;96:9727–9732.
7. Everett LA et al. Targeted disruption of mouse Pds provides insight about the inner-ear defects encountered in Pendred syndrome. Hum Mol Genet. 2001;10(2):153–161.
8. King KA et al. SLC26A4 genotype, but not cochlear radiological structure, is correlated with hearing loss in ears with an enlarged

vestibular aqueduct. Laryngoscope. 2010;120(2):384–389.
9. Li XC et al. A mutation in PDS causes non-syndromic recessive deafness (letter). Nat Genet. 1998;18:215–217.
10. Merchant SN et al. Clinical investigation and mechanism of air-bone gaps in large vestibular aqueduct syndrome. Ann Otol Rhinol Laryngol. 2007;116(7):532–541.
11. Pryor SP et al. SLC26A4/PDS genotype-phenotype correlation in hearing loss with enlargement of the vestibular aqueduct (EVA): evidence that Pendred syndrome and non-syndromic EVA are distinct clinical and genetic entities. J Med Genet. 2005;42(2):159–165.
12. Reardon W et al. Pendred syndrome—100 years of under-ascertainment? Q J Med. 1997;90:443–447.
13. Reardon W et al. Enlarged vestibular aqueduct: a radiological marker of Pendred syndrome, and mutation of the PDS gene. Q J Med. 2000;93:99–104.
14. Scott DA et al. The Pendred syndrome gene encodes a chloride-iodide transport protein. Nat Genet. 1999;21:440–443.
15. Scott DA et al. Functional differences of the PDS gene product are associated with phenotypic variation in patients with Pendred syndrome and non-syndromic hearing loss (DFNB4). Hum Mol Genet. 2000;9:1709–1715.
16. Usami S-I et al. Non-syndromic hearing loss associated with enlarged vestibular aqueduct is caused by PDS mutations. Hum Genet. 1999;104:188–192.
17. Yang T et al. Transcriptional control of SLC26A4 is involved in Pendred syndrome and non-syndromic enlargement of vestibular aqueduct (DFNB4). Am J Hum Genet. 2007;80(6):1055–1063.
18. Yang T et al. Mutations of KCNJ10 together with mutations of SLC26A4 cause digenic non-syndromic hearing loss associated with enlarged vestibular aqueduct syndrome. Am J Hum Genet. 2009;84(5):651–657.

DFNB5

MIM：600792

定位：细胞遗传学定位：14q12；物理定位：14：34459194-44102045

基因：未知

通过使用纯合子定位法，14q12 连锁的听力损失是在印度一个有血缘关系的家系中发现[1]。据文中报道，这个基因座指的是 DFNB4，而后正式名为 DFNB5。

听力学表现：在这个家系中，患病的 3 名儿童均有重度及极重度先天性听力损失。

前庭表现：没有评估报道。

影像学 / 组织学：没有研究报道。

分子生物学研究：连锁分析和单体型映射确定了在 D14S70 和 D14S288 之间包含 DFNB5 基因的区域。

遗传：常染色体隐性遗传，表现为完全外显率。

小结：这是造成非综合征型听力损失中众多隐性基因中的一种，在表型上难以分辨。用于发现这一基因的技术，开拓了其在许多血缘关系的家系中鉴定基因的价值。

参考文献

1. Fukushima K et al. Consanguineous nuclear families used to identify a new locus for recessive non-syndromic hearing loss on 14q. *Hum Mol Genet*. 1995;4:1643–1648.

DFNB6

MIM：600971（*DFNB6*）；607237（*TMIE*）

定位：细胞遗传学定位：3p21.31；物理定位：3：46742823-46752376

基因：*TMIE*（跨膜内耳 - 表达的基因）

通过纯合性定位的方法，DFNB6 在有亲缘性的印度家系中首次被定位[1]。另外 16 个有亲缘性的家系明确了有 *TMIE* 突变[4,5,6]。

听力学表现：所有个体均有先天性重度及极重度听力损失。

前庭表现：在一个家系中，患病个体学会走路较晚，这表示前庭功能的异常。其他家系未有前庭系统异常的病史，但是临床检查未能提供。

影像学 / 组织学：没有研究报道。

分子生物学研究：spinner 和 circling 两种突变小鼠是 *Tmie* 突变导致的。二者均有听力损失和前庭功能异常。组织学研究表明耳蜗毛细胞纤毛发育成熟出现异常。Spinner 的致病基因是 *Tmie*，这种新基因与目前已知基因没有相似的序列。两个可能的跨膜区域，目前发现其中一个与可能的信号肽有重叠。组织学研究表明纤毛和毛细胞在生后 10~15 和 21~40 天之间发生变性，在 circling 小鼠模型中，变性得更快[2,3]。

利用 *TMIE* 的序列分析，我们已经发现了印度、巴基斯坦、约旦和土耳其家系中一些不同的突变，最常见的是 R84W，这似乎是由于一位共同的创始人。另外两种错义的突变也包含在外显子 3 中的精氨酸：R81C 和 R92W。他们应该分布于分子的胞质区。其他错义和无义突变也被发现[4,5,6]。

遗传：常染色体隐性遗传。

小结：由 *TMIE* 基因突变引起的听力损失表现为重度到极重度。小鼠模型的 spinner 和 circling 是同系的，表现出纤毛和毛细胞的早期病变。

参考文献

1. Fukushima K et al. An autosomal recessive non-syndromic form of sensorineural hearing loss maps to 3p-DFNB6. *Genome Res*. 1995;5:305–308.
2. Chung WH et al. Cochlear pathology of the circling mouse: a new mouse model of DFNB6. *Acta Otolaryngol*. 2007;127(3):244–251.
3. Mitchem KL et al. Mutation of the novel gene *Tmie* results in sensory cell defects in the inner ear of spinner, a mouse model of human hearing loss DFNB6. *Hum Mol Genet*. 2002;11:1887–1898.
4. Naz S et al. Mutations in a novel gene, *TMIE*, are associated with hearing loss linked to the DFNB6 locus. *Am J Hum Genet*. 2002;71:632–636.
5. Santos RL et al. Novel sequence variants in the *TMIE* gene in families with autosomal recessive non-syndromic hearing impairment. *J Mol Med (Berl)*. 2006;84(3):226–231.
6. Sirmaci A et al. A founder *TMIE* mutation is a frequent cause of hearing loss in southeastern Anatolia. *Clin Genet*. 2009;75(6):562–567.

DFNB7/11

MIM：600974（*DFNB7* 和 *DFNB11*），606707（*TMC1*）

定位：细胞遗传学定位：9q21.31；物理定位：9：75136717-75455695

基因：*TMC1*（跨膜耳蜗 - 表达的基因 1）

DFNB7 发现于印度的两个有亲缘关系的家系中[4]，*DFNB11* 发现于两个以色列贝多因家系中[6]。两者重要的区域是相邻的，明确为 *TMC1* 基因，现在发现这两个基因座是相同的[5]。之后，超过 50 个具有隐性遗传性听力损失的家系被鉴定有 *TMC1* 突变，成为隐性遗传非综合征型听力损失最常见的原因之一[1,3,7]。这个基因的突变同样也会引起常染色体显性 *DFNA36* 的表型。

听力学表现：几乎所有受影响的个体均有先天性重度到极重度听力损失，尽管有一个家庭成员仅有中度听力损失，其由一个未知修饰因子导致的[2]。有一个家系有进行性高频听力损失，与 *DFNA36* 相似[1]，听力损失在第一、二个十年开始，之后迅速地进展到极重度听力损失。

前庭表现：一项研究检测了前庭功能，且前庭功能正常[1]。

影像学 / 组织学：目前没有研究报道。

分子生物学研究：(请参阅 *DFNA36* 中关于 *TMC1* 结构和表达的叙述)。*TMC1* 和小鼠中的 *Tmc1* 同源，此基因的突变造成显性的 Beethoven（Bth）和隐性遗传性听力损失（dn）的表型，以及人类显性 *DFNA36*。该基因的功能目前未明，但是 6 个跨膜环目前已被识别[5]。印度和巴基斯坦 11 个有亲缘关系的 *DFNB7/11* 家系中发现了 *TMC1* 突变。5 个巴基斯坦家系有 100C>T 突变，将精氨酸替换了一个终止密码子，单倍型分析表明这很有可能来自一个相同的起始密码子。其他突变包括无义突变、缺失以及拼接部位的突变，即是删除突变。第 10 个家系有一个 p.M654V 替换。在 *TMC2* 和 *TMC1* 中蛋氨酸被保留在一个跨膜区域内。假如它干扰了蛋白质结构的表达，也是一个无功能性的表达。总的来说，突变发生于一些隐性遗传家系中，在杂合子中，跟预期一样，无意义的等位基因产生正常的表型，但在纯合子中，有着重大的影响，如果突变对结构影响较小，将会造成显性负效应影响[5]。有一个例外，对于有进行性听力损失的家系中有一个是杂合子，其中的一个拼接突变被认为是删除突变，尽管表达研究表明可能通过使用替代拼接位点，大蛋白也能够产生。该蛋白的功能可能只是减少而不是完全没有[1]。与 *DFNB7/11* 相关的隐性遗传听力损失的其他家系并没有在 *TMC1* 中检测到突变，意味着在这个位置其他基因的存在。

遗传：为常染色体隐性遗传。

小结：在 *TMC1* 基因的隐性突变与先天性极重度听力损失相关，尽管至少有一个家系发现有进行性听力损失。有证据表明在 *TMC1* 或者在 *DFNB7/11* 的第二区域中有无法检测到的突变。

参考文献

1. de Heer AM et al. Progressive sensorineural hearing loss and normal vestibular function in a Dutch *DFNB7/11* family with a novel mutation in *TMC1*. *Audiol Neurootol.* 2011;16(2):93–105.
2. Hildebrand MS et al. Mutations in *TMC1* are a common cause of *DFNB7/11* hearing loss in the Iranian population. *Ann Otol Rhinol Laryngol.* 2010;119(12):830–835.
3. Hilgert N et al. Mutation analysis of TMC1 identifies four new mutations and suggests an additional deafness gene at loci DFNA36 and DFNB7/11. *Clin Genet.* 2008;74(3):223–232.
4. Jain PK et al. A human recessive neurosensory non-syndromic hearing impairment locus is a potential homologue of the murine deafness (dn) locus. *Hum Mol Genet.* 1995;4:2391–2394.
5. Kurima K et al. Dominant and recessive deafness caused by mutations of a novel gene, TMC1, required for cochlear hair-cell function. *Nat Genet.* 2002;30:277–284.
6. Scott DA et al. An autosomal recessive non-syndromic-hearing-loss locus identified by DNA pooling using two inbred Bedouin kindreds. *Am J Hum Genet.* 1996;59:385–391.
7. Yang T et al. A novel mutation adjacent to the Bth mouse mutation in the TMC1 gene makes this mouse an excellent model of human deafness at the DFNA36 locus. *Clin Genet.* 2010, 77(4):395–398.

DFNB8/10

MIM：601072（*DFNB8*），605316（*DFNB10*），605511（*TMPRSS3*）

定位：细胞遗传学定位：21q22.3；物理定位：21：38437942-43816955

基因：*TMPRSS3*（也称为 *ECHOS1*）（跨膜蛋白酶，丝氨酸 3）

DFNB8 在巴基斯坦一个较大的近亲家族中被发现[5]，*DFNA10* 则在一个巴勒斯坦家族中被发现[1]。因为这两个家族之间存在表型差异，所以最初并不确定两者重要的区域是否有重叠，但是通过 *TMPRSS3* 基因的鉴别表明他们是等位的。据报道，至少有 30 个家系中的一部分成员表现为进展性的 *DFNB8* 表型，而另一部分则为稳定的先天性的 *DFNB10* 表型[8]。

听力学表现：在以 *DFNB8* 为特征的巴基斯坦家族中发现，听力损失发生于 10~12 岁，在之后的 4~5 年间迅速进展为极重度听力损失[5]。在 8 个荷兰家系中，听力损失可以从语前到 20 岁之间发生，从最初的陡降型高频听力损失进展到全频听力损失[8]。在巴勒斯坦（*DFNB10*）家族中，则表现为先天性的（在出生 1 周检测确认）、重度、非进行性听力损失[1]。

前庭表现：在非进行型的 *DFNB10* 家族中没有出现前庭症状[1]，但在进行性听力损失的荷兰家系中有 2 个成员表现出前庭反射减退[8]。

影像学/组织学：有进行性听力损失的 7 个荷兰家系成员的 CT 扫描是正常的[8]。

分子生物学研究：在 *DFNA8/10* 的致病基因研究中发现 *TMPRSS3*。*TMPRSS3* 被发现在胚胎期的耳蜗表达，同时序列分析表明其表达为一个跨膜低密度脂蛋白受体区域，一个富半胱氨酸的清道夫受体区域（均能结合细胞表面及细胞外分子），和一个细胞外丝氨酸蛋白酶区域。它在内耳细胞的功能目前仍未知，但有迹象表示它可能参与了内淋巴液蛋白糖基化的翻转[4]。此后有研究发现听力损失是由于 *TMPRSS3* 功能的损失不能够激活内耳钠通道（ENaC）的表达所致，但是由于 ENaC 突变导致的假性醛固酮减少症的患者拥有正常听力，所以对于这一说法尚存在争议。在有极重度听力损失和前庭缺陷的纯合小鼠模型中发现在其出生后的第 12~14 天之间,毛细胞发生快速变性,随后神经节细胞和球囊毛细胞缺失,但是血管纹仍表现正常[2]。

突变分析提示在儿童时期就出现听力损失的 *DFNB8* 家系中存在致病性突变 IVS4-6A>G,该突变会导致另外的拼接受体位点。在体外进行该突变的研究发现,4 个碱基对的插入就会导致这样的结果,这样的插入被认为会导致一个无用的等位基因的产生。然而,一些拼接受体突变也会产生一定程度的正常拼接,这也一定程度上解释了在这个有亲缘关系的家系中较晚出现听力损失的原因。相比而言,*DFNB10* 家系中则展现了一个 8 个碱基对的缺失和 18 个 68bp 的碱基对 β- 卫星 DNA 的重复的插入。荧光原位杂交研究表明 β- 卫星重复序列与端着丝粒染色体短臂上的序列具有同源性。这也是首次对活性基因插入的描述[4]。与 *DFNB8* 突变不同,这被认为会完全影响基因的功能。两种不同的纯合的错义突变 W251C 和 P404L 被发现于两个有先天性极重度听力损失的突尼斯家系中。这两个位置的突变被认为是改变了丝氨酸蛋白酶的活性区域[3]。一般来说,至少一个突变的存在与进行性听力下降的 *DFNB8* 的表型相关,这种突变对蛋白功能的影响较小,然而更具破坏性的纯合突变会导致先天性的 *DFNB10* 表型[8]。当然,也有例外存在,P404L 发现于一个土耳其家系中,该家系表现为从儿童时期开始出现听力损失[7]。

为了确认 *TMPRSS3* 突变在高加索人群中所起的作用,对 448 个有重度到极重度语前聋,并且已经排除了 *GJB2* 35delG 突变的患者进行突变分析。发现一个西班牙患者存在一个纯合的碱基对的缺失 (207delC),从而使得靠近一个外显子边缘的移码和终止。由于拼接位点的作用,导致了蛋白截短。一个希腊患者同时拥有 207delC 突变和 D103G 的无义突变,预测将会导致一个拼接位点的改变。通过这些在样本内发现的可能性致病突变,得出了 *TMPRSS3* 突变是导致高加索人群先天性极重度听力损失的一个非常罕见的原因[6]。

遗传:常染色体隐性遗传。

小结:完全性的 *TMPRSS3* 功能的缺失多数表现为先天性重度到极重度听力损失的隐性遗

传突变。部分表现为较晚出现的陡降型的高频听力损失,但之后将迅速进展成为极重度听力损失。

参考文献

1. Bonné-Tamir B et al. Linkage of congenital recessive deafness (gene *DFNB10*) to chromosome 21q22.3. *Am J Hum Genet*. 1996;58: 1254–1259.
2. Fasquelle L et al. *Tmprss3*, a transmembrane serine protease deficient in human *DFNB8/10* deafness, is critical for cochlear hair cell survival at the onset of hearing. *J Biol Chem*. 2011;286(19):17383–17397.
3. Masmoudi S et al. Novel missense mutations of *TMPRSS3* in two consanguineous Tunisian families with non-syndromic autosomal recessive deafness. *Hum Mutat*. 2001;18:101–108.
4. Scott HS et al. Insertion of beta-satellite repeats identifies a transmembrane protease causing both congenital and childhood onset autosomal-recessive deafness. *Nat Genet*. 2001;27:59–63.
5. Veske A et al. Autosomal recessive non-syndromic deafness locus (*DFNB8*) maps on chromosome 21q22 in a large consanguineous kindred from Pakistan. *Hum Mol Genet*. 1996;5:165–168.
6. Wattenhofer M et al. Mutations in the *TMPRSS3* gene are a rare cause of childhood non-syndromic deafness in Caucasian patients. *J Mol Med* 2002;80:124–131.
7. Wattenhofer M et al. A novel *TMPRSS3* missense mutation in a *DFNB8/10* family prevents proteolytic activation of the protein. *Hum Genet*. 2005;117(6):528–535.
8. Weegerink NJ et al. Genotype-phenotype correlation in *DFNB8/10* families with *TMPRSS3* mutations. *J Assoc Res Otolaryngol*. 2011;12(6):753–766.

DFNB9

MIM:601071 (*DFNB9*),603681 (*OTOF*)

定位:细胞遗传学定位:2p23.3;物理定位:2:26680071-26781566

基因:*OTOF* (otoferlin)

DFNB9 最初在黎巴嫩的一个家系中发现[2]。虽然此在出版物中定义为 *DFNB6*,但是后来以 *DFNB9* 正式命名,目前已有至少 50 个与该突变相关的报道[5]。

听力学表现:基因突变个体患有重度至极重度听力损失的先天性听神经病 / 听同步不良[2,4,6],在有足够的残余听力的情况下,可以检测到耳声发射。但这种残余听力可能随年龄增长而消失[5,9,11,12]。

前庭表现:无前庭症状[2]。

影像学 / 组织学:无研究报道。

分子生物学研究:otoferlin 蛋白(*OTOF*)由一个位于细胞质的氨基末端,一个跨膜结构域和一个疏水 C 末端组成,同时它还另外具有 3 或 6 个长短不一的同种型 C_2 结构域(Yasung 2000)。C_2

区形成 β 片段并与磷脂和蛋白质在膜运输和融合中相互作用,*OTOF* 上的最后 4 个 C₂ 区域能够结合 Ca²⁺,则表明它在神经递质释放中可能发挥作用。从 E19.5 到 P20 小鼠的原位杂交表明 *Otof* 主要在内毛细胞和椭圆囊、球囊和半规管的神经上皮中表达,这与内毛细胞带状突触小泡运输和融合中的作用一致[14]。*OTOF* 可以促进内毛细胞突触前小泡的融合和补充[8],同时它也可能是几种 Ca²⁺ 传感器之一,例如突触蛋白激酶,其可刺激听觉神经同步信号所需的快速反应小泡胞吐的作用[1,3,7]。听神经病 / 听同步不良表型的发生与该机制一致。

在对 4 个黎巴嫩家族(原始亲属加上 3 个新家庭)的基因突变分析中,检测到在第 2 个 C₂ 结构域中产生 2416T>A 突变的纯合子,这一突变可在第 2 个 C₂ 结构域中形成终止密码子(Y730X)[14]。这种突变对长型和短型的 Ca²⁺ 结合都有影响。在一个印度家系中发现有一个会影响受体剪接位点的内含子突变,这一突变将导致外显子 9 的跳跃和提前终止,这会影响长的同种型而不是短的同工型[15]。另外,在一个大的土耳其家族中也同样发现有两个仅影响长同工型的错义突变[4]。这些突变 P490Q 和 I515T 都通过提前插入两个螺旋来破坏 C₂ 结构,去除部分 β 片段的结构并产生新的神经酰化位点。

随后研究发现,具有 *OTOF* 突变的个体患有听神经病或听同步不良[11]。听神经病通常定义为具有异常听觉脑干反应的听力损失,但具有正常的外毛细胞功能(通过耳声发射检测或耳蜗微音电位检测明确),这表明其听力损失是外周性的而不是发生于耳蜗。在具有残留听力的个体中,这可能造成比听力损失程度预期更差的言语识别率,并且常规助听器对这类患者可能无明显效果。然而,某些患者的人工耳蜗植入效果良好。最初的 *DFNB9* 家系没有进行耳声发射测试,因此听神经病可能被遗漏;此外,一些人随着时间的推移会失去正常的耳声发射结果,所以在成年时可能无法检测到[10]。在一项大型多中心研究中,有 27 例患者发现 *OTOF* 突变,其中 14 例伴有听神经病。对 20 例无亲缘关系的听神经病患者进行筛查发现 11 例具有 *OTOF* 基因突变[9]。在少数情况下,听力损失是温度依赖性的,受影响的个体在发热时表现为更为显著的听力损失,无发热时听力则正常或接近正常[5,12,13]。

遗传:常染色体隐性遗传。

小结:尽管有些突变产生重度至极重度的先天性听力损失,听神经病 / 听同步不良表现为有残余听力特征——虽然耳声发射能够引出的检测结果随着时间推移可能逐渐消失。研究已经发现一些具有温度依赖性的个体在发热时听力损失会加重。*OTOF* 基因突变是迄今证实的听神经病的最常见遗传原因;其他已知的基因座列于表 7-12 中。

表 7-12　听神经病基因座

基因座	基因	细胞遗传学定位
DFNA2	*GJB3*	1p34
AUNA1	*DIAPH3*	13q21.2
DFNB9	*OTOF*	2p23.3
DFNB59	*PJVK*	2q31.2
DFNX5(AUNX)	?	Xq23-q27.3

参考文献

1. Beurg M et al. Control of exocytosis by synaptotagmins and otoferlin in auditory hair cells. *J Neurosci*. 2010, 30(40):13281–13290.
2. Chaib H et al. A gene responsible for a sensorineural non-syndromic recessive deafness maps to chromosome 2p22–23. *Hum Mol Genet*. 1996;5:155–158.
3. Gregory FD, Quinones PM: Deciphering the roles of C(2)-domain-containing proteins (synaptotagmins and otoferlin) in the inner ear. *J Neurosci*. 2011;31(13):4765–4767.
4. Leal SM et al. A second Middle Eastern kindred with autosomal-recessive non-syndromic hearing loss segregates *DFNB9*. *Eur J Hum Genet*. 1998;6:341–344.
5. Marlin S et al. Temperature-sensitive auditory neuropathy associated with an otoferlin mutation: Deafening fever! *Biochem Biophys Res Commun*. 2010;394(3):737–742.
6. Mirghomizadeh F et al. Substitutions in the conserved C2C domain of otoferlin cause *DFNB9*, a form of non-syndromic autosomal-recessive deafness. *Neurobiol Dis*. 2002;10:157–164.
7. Parsons TD: Neurobiology: auditory fidelity. *Nature*. 2006;444(7122): 1013–1014.
8. Reisinger E et al. Probing the functional equivalence of otoferlin and synaptotagmin 1 in exocytosis. *J Neurosci*. 2011;31(13):4886–4895.
9. Rodriguez-Ballesteros M et al. A multicenter study on the prevalence and spectrum of mutations in the otoferlin gene (*OTOF*) in subjects with non-syndromic hearing impairment and auditory neuropathy. *Hum Mutat*. 2008;29(6):823–831.
10. Starr A et al. The varieties of auditory neuropathy. *J Basic Clin Physiol Pharmacol*. 2000;11:215–230.
11. Varga R et al. Non-syndromic recessive auditory neuropathy is the result of mutations in the otoferlin (*OTOF*) gene. *J Med Genet*. 2003;40:45–50.
12. Varga R et al. *OTOF* mutations revealed by genetic analysis of hearing loss families including a potential temperature sensitive auditory neuropathy allele. *J Med Genet*. 2006;43(7):576–581.
13. Wang DY et al. Screening mutations of *OTOF* gene in Chinese patients with auditory neuropathy, including a familial case of temperature-sensitive auditory neuropathy. *BMC Med Genet*, 11:79, 2010.
14. Yasunaga S et al. A mutation in *OTOF*, encoding otoferlin, a

FER-1-like protein, causes *DFNB9*, a non-syndromic form of deafness. *Nat Genet*. 1999;21:363–369.

15. Yasunaga S et al. *OTOF* encodes multiple long and short isoforms: genetic evidence that the long ones underlie recessive deafness *DFNB9*. *Am J Hum Genet*. 2000;67:591–600.

DFNB10

参见 DFNB8/10

DFNB11

参见 DFNB7/11

DFNB12

MIM：601386（DFNB12），605516（CDH23）

定位：细胞遗传学定位：10q22.1；物理定位：10:73156691-73575702

基因：*CDH23*（钙黏蛋白 23）

DFNB12 基因座首先在叙利亚一个家族中发现[4]。此外，在另外 5 个家系中也发现此基因座，并在 *CDH23* 中发现突变，这种突变可引起 1D 型的 Usher 综合征[3]。

听力学表现：在先前报道的家系中，表现为先天性极重度听力损失[3,4]。随后的报道中显示，在其他家系中出现了波及频率范围更广的中度至重度听力损失，某些家系首先表现为高频听力下降。进行性听力损失也有报道[1,11,16]。

前庭表现：前庭功能正常。

影像学/组织学：尚无人类的研究报道。包括 salsa[14] 和 jera[9] 在内的数种 *Cdh23* 突变的小鼠模型显示，由于失去了静纤毛细胞末梢连接，表现为无前庭功能障碍、非综合征性的听力损失。*Cdh23* 的剪接位点突变可导致一些小鼠（如 C57Bl/6J）的年龄相关听力损失的易感性表明修饰基因，并且也观察到对噪声的易感性[7,11]以及对噪声的敏感性[6]。

分子生物学研究：钙黏蛋白可促进作用于细胞连接的细胞粘附蛋白与细胞外基质的相互作用。*Cdh23* 具有可以重复结合 Ca21 的信号肽和 27 细胞外钙黏蛋白，它连接了螺旋跨膜结构域，其羧基末端位于细胞内[2]。在内耳中，它与原钙黏蛋白 15 在静毛细胞之间形成末梢连接[8,15]。

Usher 综合征ⅠD 的表现包括多样的听力损失和视网膜色素变性，这些是由 *CHD23* 的纯合突变引起的，与 waltzer 小鼠模型同源[5]。

在小鼠中，早期出现的听力损失源自于 *Cdh23* 等位基因与 *Apt2b* 上的 *mdfw* 基因的同时突变[11]，在人类中也发现了同样的效应。在具有 *DFNB12* 相关的听力损失的 5 名同胞中，其中 2 人保留了低频听力，其余 3 人在所有频率上都具有重度至极重度的下降，并发现有一个杂合的 *ATP2B* 基因突变[12]。

与非综合征性听力损失相关的 *CHD23* 基因突变倾向于错义突变，而引起 UsherⅠD 的基因突变是无义突变[1,3,10,13,16]。具有一个无义突变和一个错义突变的杂合子具有非综合征型听力损失[13]。然而，在听觉和视觉表型中 *DFNB12* 和 UsherⅠD 都存在较大的差异，在具有ⅠD 型 Usher 综合征的一些个体中观察到轻度表型，并且一些非综合征个体在进行检眼镜检查或视网膜电图上并无明确表现[1]。总而言之，突变的差异性和修饰的影响因素导致了表型严重程度的连续性[10]。

遗传：常染色体隐性遗传。

小结：听力损失的严重程度差异较大，并且听力损失可能是进行性的。一般而言，错义突变产生非综合征性听力损失，而同源无义突变则产生ⅠD 型 Usher 综合征，诸如 *ATP2B* 之类的修饰基因也可能是影响因素。小鼠模型表明 *Cdh23* 基因突变是老年性听力损失和对噪声易敏的原因。由于症状的变异性很大，所以典型的非综合征个体需进行前庭功能和视网膜检查。

参考文献

1. Astuto LM et al. *CDH23* mutation and phenotype heterogeneity: a profile of 107 diverse families with Usher diverse and non-syndromic deafness. *Am J Hum Genet*. 2002;71:262–275.

2. Bolz H et al. Mutation of *CDH23*, encoding a new member of the cadherin gene family, causes Usher syndrome type 1D. *Nat Genet*. 2001;27:108–112.

3. Bork JM et al. Usher syndrome 1D and non-syndromic autosomal-recessive deafness *DFNB12* are caused by allelic mutations of the novel cadherin-like gene *CDH23*. *Am J Hum Genet*. 2001;68:26–37.

4. Chaib H et al. Mapping of *DFNB12*, a gene for a non-syndromal autosomal-recessive deafness, to chromosome 10q21–22. *Hum Mol Genet*. 1996;5:1061–1064.

5. Di Palma F et al. Mutations in *Cdh23*, encoding a new type of cadherin, cause stereocilia disorganization in waltzer, the mouse model for Usher syndrome type 1D. *Nat Genet*. 2001;27:103–107.

6. Holme RH, Steel KP: Progressive hearing loss and increased susceptibility to noise-induced hearing loss in mice carrying a *Cdh23* but not a *Myo7a* mutation. *J Assoc Res Otolaryngol*. 2004;5(1):66–79.

7. Kane KL et al. Genetic background effects on age-related hearing loss associated with *Cdh23* variants in mice. *Hear Res.* 2012;283(1–2): 80–88.
8. Kazmierczak P et al. Cadherin 23 and protocadherin 15 interact to form tip-link filaments in sensory hair cells. *Nature.* 2007;449(7158): 87–91.
9. Manji SS et al. An ENU-induced mutation of *Cdh23* causes congenital hearing loss, but no vestibular dysfunction, in mice. *Am J Pathol.* 2011;179(2):903–914.
10. McHugh RK, Friedman RA: Genetics of hearing loss: Allelism and modifier genes produce a phenotypic continuum. *Anat Rec A Discov Mol Cell Evol Biol.* 2006;288(4):370–381.
11. Noben-Trauth K et al. Association of cadherin 23 with polygenic inheritance and genetic modification of sensorineural hearing loss. *Nat Genet.* 2003;35(1):21–23.
12. Schultz JM et al. Modification of human hearing loss by plasma-membrane calcium pump PMCA2. *N Engl J Med.* 2005;352(15): 1557–1564.
13. Schultz JM et al. Allelic hierarchy of *CDH23* mutations causing non-syndromic deafness *DFNB12* or Usher syndrome USH1D in compound heterozygotes. *J Med Genet.* 2011;48(11):767–775.
14. Schwander M et al. A mouse model for non-syndromic deafness (*DFNB12*) links hearing loss to defects in tip links of mechanosensory hair cells. *Proc Natl Acad Sci USA.* 2009;106(13):5252–5257.
15. Siemens J et al. Cadherin 23 is a component of the tip link in hair-cell stereocilia. *Nature.* 2004;428(6986):950–955.
16. Wagatsuma M et al. Distribution and frequencies of *CDH23* mutations in Japanese patients with non-syndromic hearing loss. *Clin Genet.* 2007;72(4):339–344.

DFNB13

MIM:603098

定位:细胞遗传学定位:7q34-q36;物理定位:(UCSC/OMIM):7:138200000-159138663

基因:未知

在黎巴嫩的一个大的血缘关系中发现这一定位[3],并在来自突尼斯的两个家庭中重复[2]。

听力学表现:对年龄从 8~26 岁的 5 个兄弟姐妹进行了听力学测试。年龄较小的孩子有重度听力损失,而年长的兄弟姐妹则有极重度的听力损失;这表明这种损失是进行性的。由于这是对所有受试者进行的第一次正式测试,因此无法获得发病年龄和进展速度[3]。对于突尼斯家庭,没有一个患者的听力在 70dB 以上[2]。

前庭表现:无前庭评估的报道。

放射学/组织学:无研究报道。

分子生物学研究:基因组搜索的连锁分析结果显示,第 7 号染色体上的标记的 LOD 得分为 4.5[3],并且精细标测缩小了 D7S5377 和 D7S2473 之间的区域[2]。在黎巴嫩的家系中,候选基因 ASIC3 未发现突变[1]。

遗传:常染色体隐性遗传。

小结:听力损失从重度到极重度,并且是进行性的。

参考文献

1. Hildebrand MS et al. Characterisation of *DRASIC* in the mouse inner ear. *Hear Res.* 2004;190(1–2):149–160.
2. Masmoudi S et al. Refined mapping of the autosomal recessive non-syndromic deafness locus *DFNB13* using eight novel microsatellite markers. *Clin Genet.* 2004;66(4):358–364.
3. Mustapha M et al. A sensorineural progressive autosomal recessive form of isolated deafness, *DFNB13*, maps to chromosome 7q34–q36. *Eur J Hum Genet.* 1998;6:245–250.

DFNB14

MIM:603678

定位:细胞遗传学定位:7q31;物理定位:7:95615112-95615394

基因:未知

该基因座在黎巴嫩的一个近亲家族中被发现[1]。

听力学表现:所有的受试者均在 1 岁的时候通过 ABR 检测出极重度语前聋,并且很可能是先天性听力损失。

前庭表现:无前庭评估的报道。

放射学/组织学:无研究报道。

分子生物学研究:连锁分析最开始是通过与已知的遗传性听力损失候选位点进行比对,发现 DFNB4/PDS 区域有阳性结果。精细定位显示关键区域位于 D7S527-D7S3074。由于其与 DFNB4/PDS 基因座接近,所以对 3 位受试者进行甲状腺的检查,包括高氯酸盐释放试验,并对 PDS(现在称之为 SLC26A4)基因进行突变筛选。其检测结果均为正常的,说明其为独立于 DFNB4/PDS 基因座的位点。

遗传:常染色体隐性遗传。

小结:听力损失为极重度感音神经性,并且可能为先天性的。DFNB14 和 DFNB17 有重叠,并且二者表型相似。这两个区域均包含 SLC26A4(DFNB4),但是并未发现突变。

参考文献

1. Mustapha M et al. Identification of a locus on chromosome 7q31, *DFNB14*, responsible for prelingual sensorineural non-syndromic deafness. *Eur J Hum Genet.* 1998;6:548–551.

DFNB15/72/95

MIM:601869

定位:细胞遗传学定位:19q13.3;物理定位:
19:358555103593539

基因:*GIPC3*(GIPC PDZ 功能域包含家族,
成员 3)

对一个印度家系进行连锁分析,在 3q 和
19p 得到最高的 LOD 值——2.78[3],这两个基因座均与 *DFNB15* 相关。在 3 个巴基斯坦家族中的染色体 19 中发现有相同的区域,该区域与 *DFNB72* 相关。在一个有听力损失的荷兰家系中也发现染色体 19p 与 *DFNB95* 相关的基因位点有异常[2]。后续的测序研究证实,除了一个家系,*GIPC3* 突变发生在其他所有的家系中。

听力学表现:*DFNB15* 受损的家系中的所有受累个体均出现极重度的语前聋[3],同样的情况也出现在 6 个巴基斯坦的家族中[1,4]。2 个巴基斯坦的近亲家族有中到重度的听力损失,其中一个家族的听力损失似乎与年龄无关[1,4]。荷兰家系显示出中到重度的语前聋,并且在 10 岁以内会加重[2]。

前庭表现:未发现任何前庭症状。

影像学/组织学:无研究报道。小鼠模型显示,自出生后的第 3 天起,毛细胞和纤毛出现进行性变性[3]。

分子生物学研究:小鼠基因研究发现,年龄相关的致聋基因 *Ahl5* 和短暂听性癫痫相关的致聋基因 *Jam1* 会导致 *Gipc3* 基因突变。这个基因位于人类 19 号染色体,因此对与该区域连锁的家系中的受影响个体进行了测序。在印度 *DFNB15* 家系中发现有 L262R 的错义突变,而在荷兰 *DFNB95* 家系中有 W310X 的截短突变[3]。8 个来自巴基斯坦的家族(包括有 *DFNB72* 异常的 3 个在内)中的 7 个发现有序列和纯合突变,其中包括有 1 个家族发生移码突变和 6 个家族发生错义突变。第 8 个家系的突变位点与其他家系不同,它位于一个独立的基因座,即 *DFNB81*[4]。

GIPC3 有两个低复杂性域(GH1 和 GH2)以及一个 PDZ 域。大部分突变发生在 GH 域[4]。在小鼠突变个体中,在出生后第三天耳蜗毛细胞和纤毛就发生从底部到顶部的变性,以及机械传导和钾通道活性的改变,这一改变在癫痫发作易感性期间达到峰值。这会导致 ABR 中 I 波振幅的短暂上升。*Gipc3* 位于内、外毛细胞和螺旋神经节细胞以及前庭毛细胞和前庭神经节细胞的囊泡区域。这些结果与信号转导过程中囊泡转运功能相符[3]。

遗传:常染色体隐性遗传。

小结:听力损失为语前性或早发性的,严重程度不一,在一些突变位点位于 *GIPC3* 的家系中呈现进行性加重。有证据表明存在名为 *DFNB81* 的第二突变基因座,它与 *GIPC3* 突变位点非常的接近。

参考文献

1. Ain Q et al. The autosomal-recessive non-syndromic deafness locus *DFNB72* is located on chromosome 19p13.3. *Hum Genet.* 2007;122(5):445–450.
2. Charizopoulou N et al. *Gipc3* mutations associated with audiogenic seizures and sensorineural hearing loss in mouse and human. *Nat Commun.* 2011;2:201,.
3. Chen A et al. New gene for autosomal-recessive non-syndromic hearing loss maps to either chromosome 3q or 19p. *Am J Med Genet.* 1997;71:467–471.
4. Rehman AU et al. Mutations of *GIPC3* cause non-syndromic hearing loss *DFNB72* but not *DFNB81* that also maps to chromosome 19p. *Hum Genet.* 2011;130(6):759–765.

DFNB16

MIM:603720(*DFNB16*),606440(*STRC*)

定位:细胞遗传学定位:15q15;物理定位:
15:43891596-44020948

基因:*STRC*(硬纤毛蛋白)及一个未知基因

在巴基斯坦、巴勒斯坦、叙利亚和法国[1,7]的 3 个有听力损失的近亲家族中检测到 *STRC* 基因的突变。

听力学表现:在巴基斯坦和法国家系中,听力损失发生在 3~5 岁的儿童时期。听力曲线呈斜线型,中高频的听力损失更加严重,但听力损失不表现为进行性[1,7]。虽然没有给出更多的详细资料,不过另外两个家系的听力变化据推测也将呈现类似的趋势,并表现为重到极重度的听力损失。对有听力损失的儿童进行筛查后发现,大部分者有轻到中度的听力损失[2]。

前庭表现:没有前庭评估的报道。

影像学/组织学:尚未有人类研究报道。在

小鼠中,毛细胞似乎发育正常,但是从出生后 10 天起,由于和盖膜间交联和连接的缺失,外毛细胞簇逐渐变性[6]。

分子生物学研究:对巴基斯坦、巴勒斯坦和叙利亚[1]等 3 个家系以及 1 个法国家系进行连锁分析[7],定位于染色体 15q15 上的 *DFNB16* 区域。使用敲除小鼠内耳 cDNA 文库后,在这个区域发现一个名为 *STRC* 的新基因。4 个 *DFNB16* 家系中,在巴基斯坦和法国的两个家系中发生了突变。巴基斯坦家系中具有听力损失的个体有一个纯合子嵌入的胞嘧啶(3157insC),导致外显子 13 中产生 19 个异常的氨基酸和终止信号。在法国家系中发现 4 个碱基对的纯合删除突变(2171-2174delTTTG),导致了外显子 5 中产生 5 个异常氨基酸和终止密码子。另外两个家系没有发现 *STRC* 的突变,提示 *DFNB16* 的第二位点位于 D15S161 和 D15S126 之间的 15q21.1[4]。与杂合的基因拷贝数变异(copy number variant, CNV)和 *STRC* 突变一样,包括 *STRC* 基因在内的纯合 CNV 与进行性中度听力损失也有相关性[3]。这一区域似乎是 CNV 的热点。总的来说,*STRC* 突变在轻中度 *GJB2* 隐性遗传听力损失儿童中占 6%[2]。

STRC(硬纤毛蛋白)和已知的蛋白均没有同源性。序列分析预测其为一个信号肽,其后有几个疏水区域,但仍不清楚它是膜蛋白还是分泌蛋白。小鼠内耳的免疫组化显示其表达在耳蜗和前庭的毛细胞的内耳,特别是在纤毛中表达。在出生后的 6~20 天,其在耳蜗内毛细胞内的表达先于外毛细胞的表达。*STRC* 基因可以表达复制子,两份复制子的大小均约 100kb。两份复制子除了一些内含子变异或沉默子替换之外,其余部分几乎完全相同。其中一个复制子包含终止密码子,说明其可能是假基因。这些可能在 *STRC* 功能副本中被发现,并产生不活跃的产物[4]。

在小鼠内耳,硬纤毛蛋白位于外毛细胞纤毛簇之间的连接体内,它是盖膜中嵌入动纤毛机制的一部分[5,6]。在硬纤毛蛋白缺陷的小鼠中,出生后的 10 天内,小鼠耳蜗发育基本正常,之后逐渐出现外毛细胞簇的排列异常和盖膜的剥离。出生后 15 天开始出现进行性听力损失[6]。

遗传:常染色体隐性遗传。

小结:*STRC* 突变可以导致重度 - 极重度语前聋,但可能主要还是导致儿童轻 - 中度听力损失的常见原因。

参考文献

1. Campbell DA et al. A new locus for non-syndromal, autosomal-recessive, sensorineural hearing loss (DFNB16) maps to human chromosome 15q21-q22. *J Med Genet*. 1997;34:1015–1017.
2. Francey LJ et al. Genome-wide SNP genotyping identifies the Stereocilin (STRC) gene as a major contributor to pediatric bilateral sensorineural hearing impairment. *Am J Med Genet A*. 2012; 158A(2):298–308.
3. Knijnenburg J et al. A homozygous deletion of a normal variation locus in a patient with hearing loss from non-consanguineous parents. *J Med Genet*. 2009;46:412–417.
4. Verpy E et al. Mutations in a new gene encoding a protein of the hair bundle cause non-syndromic deafness at the DFNB16 locus. *Nat Genet*. 2001;29:345–349.
5. Verpy E et al. Stereocilin-deficient mice reveal the origin of cochlear waveform distortions. *Nature*. 2008;456(7219):255–258.
6. Verpy E et al. Stereocilin connects outer hair cell stereocilia to one another and to the tectorial membrane. *J Comp Neurol*. 2011;519(2): 194–210.
7. Villamar M et al. Deafness locus DFNB16 is located on chromosome 15q13–q21 within a 5-cM interval flanked by markers D15S994 and D15S132 (Letter). *Am J Hum Genet*. 1999;64:1238–1241.

DFNB17

MIM:603010

定位:细胞遗传学定位:7q31;物理定位:7: 105657921-105658113

基因:未知

在印度的两个家系中发现该基因座[1,2]。

听力学表现:所有的听力受累者均发现有极重度语前聋。

前庭表现:检查未发现任何前庭症状。

影像学 / 组织学:尚无没有研究报道。

分子生物学研究:通过连锁分析,*DFNB17* 定位在 D7S2453 和 D7S525[1,2]之间。此区域包括 *SLC26A4*(*DFNB4*),但未发现任何突变[1]。

遗传:常染色体隐性遗传。

小结:和在 *DFNB14* 章节中讨论的一样,*DFNB14* 和 *DFNB17* 的表型一样,它们的区域有重叠,均包含 *SLC26A4*。*DFNB14* 和 *DFNB17* 家系未发现突变,所以它可能是与 *DFNB4* 重叠但是与 *SLC26A4* 突变无关的最少见的非综合征型听力损失的基因座。

参考文献

1. Guo Y et al. Refining the *DFNB17* interval in consanguineous Indian families. *Mol Biol Rep*. 2004;31(2):97–105.
2. Greinwald JH et al. Localization of a novel gene for non-syndromic hearing loss (*DFNB17*) to chromosome region 7q31. *Am J Med Genet*. 1998;78:107–113.

DFNB18

MIM:602092(*DFNB18*),605242(*USH1C*)

定位:细胞遗传学定位:11p15.1;物理定位:11:17515442-17565963

基因:*USH1C*(harmonin)

DFNB18 基因座最初发现于一个印度近亲家系中[2],在随后报道的一个中国家系中,发现存在 harmonin 基因纯合突变。

听力学表现:所有受累家系成员均呈现极重度语前聋。

前庭表现:在印度的耳聋家系中尚未发现包括冷热试验在内的前庭功能临床评估的异常表现[2]。在中国家系中未进行前庭功能测试,不过其中一位听力受累者有眩晕的主诉[4]。

影像学/组织学:未见研究报道。

分子生物学研究:最初的连锁分析将 DFNB18 定位在 Usher 综合征 1C 的区域,所以对 2 名年龄分别为 18 岁和 19 岁的来自听力损失家系成员进行了视网膜电图检测。其测试结果显示正常,前庭测试结果为阴性,因此在印度家系中排除了 Usher 综合征的可能[2]。对于导致 Usher 综合征 1C 型的基因 harmonin[6]的发现,使得这项检测在非综合征家系中得以展开。

在小鼠内耳中,*Ush1c* 基因至少有 8 个同型基因,在眼睛中除了 2 个较长的同型基因之外其余基因均有表达。于是,这引发了一种推测,即"选择性地影响这些同型基因可以导致没有视网膜异常的非综合征性听力损失"。这些同型基因均具有 PDZ 域,其后伴有一个螺旋域。较长的同型基因有一个额外的 PDZ 域,并且最长的同型基因仅表达在耳部,并且包含额外的螺旋域和脯氨酸 - 丝氨酸 - 苏氨酸富含(PST)域,以及随后的另一个 PDZ 域。PDZ 域在"支架蛋白"中被发现,并且参与组成大分子复合体,使蛋白信号和相互作用得到协调。它们和特殊的细胞骨架蛋白结合。据推测,harmonin 可能在声音刺激振动后,允许一系列肌球蛋白沿着纤毛的肌动蛋白的细胞骨架滑动,在纤毛之间释放顶端连接的张力[3]。harmonin 还被发现与 *CDH23* 组成复合体。因为 *CDH23* 缺陷导致纤毛排列分散,说明其也参与纤毛连接的结构排列[5]。

DFNB18 印度家系的 Harmonin 基因突变分析显示,一个内含子纯合突变导致了外显子 12 的跳跃,从而导致外显子 13 产生了终止密码子。这将破坏视网膜和耳朵内的异构体。然而,研究表明,正常的剪接蛋白也会被产生,这说明这是一个"渗漏"突变。很可能是因为足够的产物可以维持眼睛的功能,但是无法维持耳的功能[1]。相反的,中国家系的突变支持"同型基因突变只在耳部表达会导致非综合征性听力损失"这一假设。外显子 D 中发现了一种因错义突变导致 R608P 改变的纯合子,这种突变仅出现在长同型基因中。有趣的是,非综合征性听力损失受试者的突变筛查在不同种族背景下具有多样性,在 3 例美国先证者中发现了杂合突变。其中 2 例在外显子 D,一个位于另一个选择性剪接的外显子,即外显子 B。目前尚不清楚这些突变是否具有临床意义,或者第二个突变可能位于调节区或另一个基因[4]。

遗传:常染色体隐性遗传。

小结:*USH1C* 突变会导致不伴有前庭功能或视网膜异常的先天性重度及极重度感音神经性听力损失。

参考文献

1. Ahmed ZM et al. Non-syndromic recessive deafness *DFNB18* and Usher syndrome type 1C are allelic mutations of *USHIC*. *Hum Genet*. 2002;110:527–531.
2. Jain PK et al. A gene for recessive non-syndromic sensorineural deafness (*DFNB18*) maps to the chromosomal region 11p14–p15.1 containing the Usher syndrome type 1C gene. *Genomics*. 1998;50:290–292.
3. Montell C: A PDZ protein ushers in new links. *Nat Genet*. 2000;26:6–7.
4. Ouyang XM et al. Mutations in the alternatively spliced exons of *USH1C* cause non-syndromic recessive deafness. *Hum Genet*. 2002;111:26–30.
5. Siemens J et al. The Usher syndrome proteins cadherin 23 and harmonin form a complex by means of PDZ-domain interactions. *Proc Natl Acad Sci USA*. 2002;99:14946–14951.
6. Verpy E et al. A defect in harmonin, a PDZ domain–containing protein expressed in the inner ear sensory hair cells, underlies Usher syndrome type 1C. *Nat Genet*. 2000;26:51–55.

DFNB19

MIM：未分配

定位：细胞遗传学定位：18p11；物理定位：18：5826520-7472548

基因：未知

这个基因座发现于一个有 4 个听力损失儿童的近亲家系中[1]。

听力学表现：所有的受累儿童均有极重度先天性听力损失。

前庭表现：没有前庭评估的描述。

影像学 / 组织学：没有研究报道。

分子生物学研究：连锁分析显示与 D18S842 的标记物的 LOD 分数为 3.0，在 D18S62 和 D18S1163 之间有关键区域。

遗传：常染色体隐性遗传。

小结：极重度先天性感音神经性听力损失。这些仅仅是以摘要形式被报道。

参考文献

1. Green GE et al. Identification of a novel locus (*DFNB19*) for non-syndromic autosomal-recessive hearing loss in a consanguineous family. Presented at the Molecular Biology of Hearing and Deafness Meeting, Bethesda, MD, October 8, 1998, Abstract 108.

DFNB20

MIM：604060

定位：细胞遗传学定位：11q25-qter；物理定位：11：133234852-qter

基因：未知

这个基因座在一个巴基斯坦的近亲结婚的家系中被发现。对几个隐性听力损失的家系的 11 号染色体进行了着重检测，这几个家系具有关节挛缩和听力损失为特征的组织细胞增多综合征（MIN 602782）[2]，后来这个综合征的定位被修正为 10 号染色体。

听力学表现：家系中 3 个月到 1 岁的成员均被发现有听力损失，但是听力损失的程度各异。在 4 例听力损失的患儿中，2 例表现为中度听力损失，另外 2 例表现为极重度听力损失。没有证据证实听力损失和年龄相关，但是患儿的系谱顺序可以说明两者无关；也没有证据表明听力损失为进行性。

前庭表现：没有评估报道。

影像学 / 组织学：没有研究报道。

分子生物学研究：连锁分析发现，11 号染色体长臂从 D11S969 到端粒的多点 LOD 评分为 3.3。这个区域包括组织细胞增多症、关节痉挛和听力损失的基因，说明这些可能是等位基因。在这种情况下，听力损失从儿童时期出现，并逐渐进展至极重度听力损失。序列检测排除了含有 *TECTA* 基因的区域[2]。*DFNB20* 基因座似与导致 Jacobsen 缺失综合征型听力损失[1]。

遗传：常染色体隐性遗传。

小结：从中度到极重度的先天性或语前性听力损失，这个基因座引起的听力损失程度差异显著。它可能是导致组织细胞增多症、关节挛缩、听力损失等基因的等位基因。

参考文献

1. Basinko A et al. Subtelomeric monosomy 11q and trisomy 16q in siblings and an unrelated child: molecular characterization of two der(11)t(11;16). *Am J Med Genet A*. 2011;155A(9):2281–2287.
2. Moynihan L et al. *DFNB20*: a novel locus for autosomal-recessive, non-syndromal sensorineural hearing loss maps to chromosome 11q25–qter. *Eur J Hum Genet*. 1999;7:243–246.

DFNB21

MIM：603629（*DFNB21*），602574（*TECTA*）

定位：细胞遗传学定位：11q23.3；物理定位：11：120971882-121062202

基因：*TECTA*（α- 覆膜蛋白）

对一个黎巴嫩近亲家族进行连锁分析后发现，其包含 *TECTA* 基因区域有突变。目前发现至少 7 个家系由于 *TECTA* 基因突变导致隐性非综合征性听力损失[1,2,5,6]。该基因的突变也会导致显性的 *DFNA8/12*。

听力学表现：在黎巴嫩家族中所有成员均有严重的语前聋[4]。随后发现，*DFNB21* 相关的典型的听力损失为，非进行性语前性中 - 重度全频听力损失，但是在中频最为明显[1,5]。

前庭表现：没有评估报道。

影像学 / 组织学：没有研究报道。

分子生物学研究：*DFNA8/12* 负责 α 覆膜蛋白的简单翻译，其功能异常会导致常染色体显性进行性听力损失。

人类基因突变中几乎所有的隐性突变都是不被激活的，包括无义突变[2]、移码突变[1,2,4,5]、因外显子跳跃而失活[6]。然而，至少有一个错义突变已经在一个患有典型的轻度中频听力损失的人中被描述，他也有一个失活的跳过外显子突变[6]，并且纯合的该错义突变已经被证明在伴随着盖膜脱落的小鼠中导致隐性中度听力损失[3]。相反地，*TECTA* 基因的显性突变并不是失活突变，而是以显性负效应的方式干扰正常蛋白的异源二聚体或同源异构体组装[4]。此外，这种显性表型是变化不定的，而这主要取决于突变位点；但是隐性遗传表型似乎比较稳定[2]。

遗传：常染色体隐性遗传。

小结：尽管已经有错义突变的报道，*TECTA* 的隐性突变通常是非激活的。听力图为特征性的中到重度的全频听力损失，呈现浅"U"形曲线。

参考文献

1. Alasti F et al. A novel *TECTA* mutation confirms the recognizable phenotype among autosomal-recessive hearing impairment families. *Int J Pediatr Otorhinolaryngol.* 2008;72(2):249–255.
2. Meyer NC et al. Identification of three novel *TECTA* mutations in Iranian families with autosomal-recessive non-syndromic hearing impairment at the *DFNB21* locus. *Am J Med Genet A.* 2007;143A(14):1623–1629.
3. Moreno-Pelayo MA, et al. Characterization of a spontaneous, recessive, missense mutation arising in the *Tecta* gene. *J Assoc Res Otolaryngol.* 2008;9(2):202–214.
4. Mustapha M et al. An alpha-tectorin gene defect causes a newly identified autosomal-recessive form of sensorineural prelingual non-syndromic deafness, DFNB21. *Hum Mol Genet.* 1999;8:409–412.
5. Naz S et al. Distinctive audiometric profile associated with *DFNB21* alleles of *TECTA*. *J Med Genet.* 2003;40(5):360–363.
6. Sagong B et al. Identification and functional characterization of novel compound heterozygotic mutations in the *TECTA* gene. *Gene.* 2012;492(1):239–243.

DFNB22

MIM：607039（*DFNB22*），607038（*OTOA*）

定位：细胞遗传学定位：16p12.2；物理定位：16:21689835-21772050

基因：*OTOA*（otoancorin）

通过对内耳库的分析，*OTOA* 基因定位于16p12.2。在一个表现为隐性遗传性听力损失的巴勒斯坦家系中发现有该基因的突变[3]，而在另一个巴勒斯坦家系中则发现该基因的缺失[2]。

听力学表现：在最初的报道中，所有的家系成员均有中到重度的语前性听力损失[3]。第二个家系是通过聋哑学校鉴定具有语前性听力损失，但是听力损失程度没有报道[2]。

前庭表现：在第一个家系中，前庭功能是正常的[2]。

影像学/组织学：没有研究报道。

分子生物学研究：*OTOA* 只表达在内耳中，因此它是听力损失的候选基因。通过蛋白测序，*otoancorin* 在氨基末端有一个信号肽，其后是 11 个假定 N-糖基化位点和一个疏水羧基末端，这说明它与细胞膜连接。免疫荧光检测发现它表达在耳蜗内、外毛细胞前体，接着表达在前庭毛细胞和内毛细胞的细胞连接和内侧的表面。*Tecta* 基因突变的小鼠耳蜗发现盖膜无 *otoancorin* 的表达。由此推断，*otoancorin* 形成感觉上皮细胞（但并非静纤毛）与盖膜或者前庭系统内类似的细胞结构的连接[3]。该序列与硬纤毛蛋白相似，而硬纤毛蛋白涉及动纤毛与盖膜的附着。这一事实也证实了上述推断[1]。

OTOA 定位于染色体 16p12.2，在 200 个有隐性遗传性听力损失的家系中进行连锁分析，在一个巴勒斯坦家系中识别出在外显子 12 和内含子交界处具有一纯合突变，该突变对供体剪接位点产生影响。这会导致外显子 12 的跳过或使用另一个隐秘的剪接位点[3]。另一个家系中发现有包含有整个 *OTOA* 基因在内的 500kb 的纯合删除突变[2]。在 288 位来自巴勒斯坦的对照人群中，有 3 位发现该突变的杂合子。

遗传：常染色体隐性遗传。

小结：由 *OTOA* 突变导致的听力损失主要表现为中到重度的感音神经性语前性听力损失。

参考文献

1. Jovine L, Park J, Wassarman PM: Sequence similarity between stereocilin and otoancorin points to a unified mechanism for mechanotransduction in the mammalian inner ear. *BMC Cell Biol.* 2002;3:28,.
2. Shahin H et al. Five novel loci for inherited hearing loss mapped by SNP-based homozygosity profiles in Palestinian families. *Eur J Hum Genet.* 2010;18(4):407–413.
3. Zwaenepoel I et al. Otoancorin, an inner ear protein restricted to the interface between the apical surface of sensory epithelia and their overlying acellular gels, is defective in autosomal-recessive deafness DFNB22. *Proc Natl Acad Sci USA.* 2002;99:6240–6245.

DFNB23

MIM：609533（DFNB23），605514（PCDH15）

定位：细胞遗传学定位：10p21.1；物理定位：10：55562531-57387702

基因：PCDH15（原钙黏蛋白 15）

PCDH15 突变导致 Usher 综合征 I F 型。两个巴基斯坦近亲家系[1]和一个纽芬兰近期家系[4]发现有该基因突变，表现为重到极重度语前性听力损失，但并未表现出前庭和视网膜的缺陷。随后，多个土耳其家系也被发现有该突变[5]。

听力学表现：在其中一个家系中的个体检测到重到极重度语前性听力损失[1]，在另外两个家系中检测结果为极重度听力损失[1,4]。

前庭表现：检测结果显示，前庭功能是正常的[1,4]。

影像学 / 组织学：人类尚未有相关报道。在小鼠 Pcdh15 突变模型中，毛细胞在出生后 10 天开始出现异常，表现为进行性纤毛结构紊乱和神经上皮变性[3]。

分子生物学研究：原钙黏蛋白是一类非典型的钙黏蛋白。Pcdh15 突变小鼠模型（aw）表现出与 Usher 综合征相似的听力损失和前庭功能异常。耳蜗和前庭的毛细胞表现出纤毛结构紊乱和神经上皮的变性，但在正常情况下视网膜无异常表型[3]。在人类视网膜进行 PCDH15 的免疫组化检测发现，其表达定位在外光感受器部分，在视锥细胞表达强度高于视杆细胞。在小鼠内耳中，Pcdh15 表达在耳蜗和前庭毛细胞的纤毛和表皮，在细胞质中散在分布[1]。PCDH15 和其他钙黏蛋白结合形成纤毛连接[2]，和 CDH23 结合形成静纤毛的顶端连接[6]。

在受试的巴基斯坦和纽芬兰家系中检测前庭功能、视觉和视网膜电图，结果均是正常的[1,4]，说明是非综合征型听力损失。巴基斯坦家系中是 R134G 和 G262D 的错义纯合突变[1]，纽芬兰家族中是 V528D 的错义突变[4]。与此相反的是，患有 Usher 综合征 I F 的个体中，检测到的是非活化的突变。

遗传：常染色体隐性遗传。

小结：PCDH15 非失活（亚效等位）的突变导致重到极重度语前性听力损失，不伴有前庭或视觉异常。这一表现和其他 Usher 综合征基因类似，如 MYO7A、CDH23、USH1C 等，即非活化的突变导致的综合征，而非失活的突变导致非综合征。

参考文献

1. Ahmed ZM et al. PCDH15 is expressed in the neurosensory epithelium of the eye and ear and mutant alleles are responsible for both USH1F and DFNB23. Hum Mol Genet. 2003;12(24):3215–3223.
2. Ahmed ZM et al. The tip-link antigen, a protein associated with the transduction complex of sensory hair cells, is protocadherin-15. J Neurosci. 2006;26(26):7022–7034.
3. Alagramam KN et al. The mouse Ames waltzer hearing-loss mutant is caused by mutation of Pcdh15, a novel protocadherin gene. Nat Genet. 2001;27(1):99–102.
4. Doucette L et al. Profound, prelingual non-syndromic deafness maps to chromosome 10q21 and is caused by a novel missense mutation in the Usher syndrome type IF gene PCDH15. Eur J Hum Genet. 2009;17(5):554–564.
5. Duman D et al. Screening of 38 genes identifies mutations in 62% of families with non-syndromic deafness in Turkey. Genet Test Mol Biomarkers. 2011;15(1–2):29–33,.
6. Kazmierczak P et al. Cadherin 23 and protocadherin 15 interact to form tip-link filaments in sensory hair cells. Nature. 2007; 449(7158):87–91.

DFNB24

MIM：611022（DFNB24），179410（RDX）

定位：细胞遗传学定位：11q22.3；物理定位：11：110045605-110167447

基因：RDX（根蛋白，radixin）

在 5 个近亲家系（3 个巴基斯坦、1 个印度、1 个伊朗）中检测到由于 RDX 突变导致的非综合征性听力损失[1,4,6]。

听力学表现：均表现为语前感音神经性听力损失。在巴基斯坦和印度家系中为极重度[1,6]，在伊朗家系中为重到极重度[6]。

前庭表现：前庭功能正常[1,6]。

影像学 / 组织学：人类尚无相关报道。在 Rdx 缺陷的小鼠模型中发现出生后 14 天开始出现耳蜗毛细胞的静纤毛束变性，但是在前庭毛细胞中没有此表现，可能是由于 ezrin 在前庭系统中的补偿作用[3]。

分子生物学研究：根蛋白 Radixin 是 ezrin/根蛋白（radixin）/ 膜突蛋白（moesin，ERM）蛋白家族的成员之一，包括 ezirin 和膜突蛋白（moesin），共同形成细胞膜蛋白和肌动蛋白细胞骨架的连接。ERM 蛋白是由一个 4.1/ezrin/ 根蛋白（radixin）/

膜突蛋白（moesin，ERM）结构域，一个 α- 螺旋结构域和一个羧基末端 ERM 结合域所组成的[6]。免疫组化检测发现，根蛋白（radixin）表达于耳蜗毛细胞和前庭壶腹毛细胞的静纤毛[1,5]。Rdx 缺陷小鼠表现出耳蜗毛细胞的静纤毛变性，但前庭系统没有此异常[3]；同时，由于与 MRP2 结合异常，也表现出高胆红素血症。在人类，MRP2 同源蛋白突变会导致 Dubin Johnson 综合征[2]。

通过连锁分析，具有极重度听力损失的 2 个巴基斯坦家系中检测到 RDX 突变，一个检测到 p.D578N 的错义突变，另一个为外显子 13，p.A469fsX487 的插入突变。这两种突变均可能通过破坏肌动蛋白的结合发挥作用。肝肾功能及血糖和血脂水平均正常[1]。印度家系中检测到与膜蛋白连接体有关的 FERM 结构域有 Q155X[1]，伊朗家系中发现有内含子 7 的剪切位点突变，其导致在 FERM 结构域出现终止密码子，而 FERM 具有膜蛋白结合功能。在这个家族中肝功能检测结果也是正常的[6]。在第三个巴基斯坦家族中有一个 4 碱基的缺失，该碱基的缺失会导致在 α- 螺旋结构域过早的终止（p.Ile359Lysfs*6），该结构域的作用是通过调节与 FERM 结构域结合发挥作用[4]。

遗传：常染色体隐性遗传。

小结：RDX 基因突变导致语前重到极重度感音神经性听力损失。根蛋白表达在前庭和耳蜗的静纤毛和连接细胞质膜蛋白的肌动蛋白。缺陷小鼠模型表现出耳蜗变性和高胆红素血症。虽然部分人类听力受累个体表现出肝功能异常，不过尚无证据证实会导致肝脏疾病。

参考文献

1. Khan SY et al. Mutations of the *RDX* gene cause non-syndromic hearing loss at the *DFNB24* locus. *Hum Mutat*. 2007;28(5):417–423.
2. Kikuchi S et al. Radixin deficiency causes conjugated hyperbilirubinemia with loss of Mrp2 from bile canalicular membranes. *Nat Genet*. 2002;31(3):320–325.
3. Kitajiri S et al. Radixin deficiency causes deafness associated with progressive degeneration of cochlear stereocilia. *J Cell Biol*. 2004;166(4):559–570.
4. Lee K et al. Autosomal-recessive non-syndromic hearing impairment due to a novel deletion in the *RDX* gene. *Genet Res Int*. 2011;294675, 2011.
5. Pataky F et al. Radixin is a constituent of stereocilia in hair cells. *Proc Natl Acad Sci USA*. 2004;101(8):2601–2606.
6. Shearer AE et al. A novel splice site mutation in the *RDX* gene causes *DFNB24* hearing loss in an Iranian family. *Am J Med Genet A*. 2009;149A(3):555–558.

DFNB25

MIM：613285（*DFNB25*），613283（*GRXCR1*）

定位：细胞遗传学定位：4p13；物理定位：4：42895284-43032675

基因：*GRXCR1*（谷氧还蛋白 Glutaredoxin，富含半胱氨酸，1）

在 2 个巴基斯坦近亲家系、2 个荷兰家系和 2 个伊朗家系中检测到由于 *GRXCR1* 突变导致的非综合征性听力损失[1,2]。

听力学表现：听力损失表现为中到极重度，在其中一个家系中表现为进展性下降。据推测，听力损失出现在语前期，已经在至少 1 个病例中发现听力损失为先天性，但是 1 个家系的部分有进行性听力损失的患者的言语功能良好[1]。

前庭表现：一些听力受累者表现出前庭功能障碍。他们学会了正常走路，所以，前庭功能障碍可能在儿童期发作[1]。

影像学 / 组织学：人类尚无相关报道。由于 *Grxcr1* 基因突变造成的 Pirouette 小鼠模型表现为听力损失和前庭功能异常。静纤毛变短变细。免疫组化显示 *Grxcr1* 定位于耳蜗和前庭的静纤毛[1,2]，转染 GFP 标记的 *Grxcr1* 到体外培养的成纤维细胞和耳蜗中显示在细胞膜中有与肌动蛋白丝之间的连接[1]。

分子生物学研究：连锁分析检测到 *GRXCR1* 基因区域与 pirouette 突变小鼠的突变位点有同源性，并检测出 4 个纯合突变。2 种是内含子剪接位点突变，导致交替拼接位点和过早的蛋白终止，其中一种在淋巴细胞的 cDNA 表达。另外一种是 p.Q77X 的无义突变，还有一种是 R138C 的错义突变，并且通过生物信息学方法预测该突变是致病的[2]。在 2 个伊朗家系中也发现了错义突变，但是这些家系太小，无法确定听力损失的分离[1]。在另一个 DFNB25 家族中没有发现突变，表明基因座中有第二个基因。

GRXCR1 参与如肌动蛋白等蛋白的 S- 糖基化、调节其活性或定位的功能。*GRXCR1* 在胎儿耳蜗 cDNA 呈高表达，并且免疫组化显示其在小鼠耳蜗中定位在耳蜗和前庭毛细胞的静纤毛的全长[1,2]。在 pirouette 小鼠中发现的细而短的静纤毛可能是由于肌动蛋白核生长缺陷导致[1]。

遗传:常染色体隐性遗传。

小结:GRXCR1 突变导致先天性或早发的听力损失,这种听力损失可能是进行性的,也可能导致前庭功能异常。Pirouette(pi)小鼠是这种听力损失的模型。有证据表明基因座中有第二个基因。

参考文献

1. Schraders M et al. Homozygosity mapping reveals mutations of *GRXCR1* as a cause of autosomal-recessive non-syndromic hearing impairment. *Am J Hum Genet.* 2010;86(2):138–147.
2. Odeh H et al. Mutations in *Grxcr1* are the basis for inner ear dysfunction in the pirouette mouse. *Am J Hum Genet.* 2010;86(2):148–160.

DFNB26

MIM:605428

定位:细胞遗传学定位:4q31;物理定位:4:142197754-145566360

基因:未知

修饰基因:*DFNM1*

MIM:605429

定位:细胞遗传学定位:1q24;物理定位:1:168254478-173024356

基因:未知

在一个大的巴基斯坦近亲家系中发现该基因座,不过只有听力有异常的个体才被作为受试对象纳入连锁分析。而听力无异常的具有相同纯合单倍体的个体发现有修饰基因座 *DFNM1*,该基因座抑制听力损失的表达。

听力学表现:这个家庭的受影响成员有严重的先天性听力损失。具有受影响的单倍型但具有修饰基因的个体,其听力水平与未受影响的家庭成员没有区别,并可引出正常的耳声发射[1]。

前庭表现:没有评估报道。

影像学/组织学:没有研究报道。

分子生物学研究:连锁分析将该家族的听力损失基因被定位于染色体 4q,但是单倍型分析显示:8 个听力受累个体和 7 个非听力受累个体具有相同的纯合单倍体类型。若只检测受累个体,在 D4S424 和 D4S2998 之间的一个 1.5cM 的重要区域,D4S1610 的 LOD 分数为 8.10

(θ=0.0)。而在 7 个非受累的纯合单倍体携带者的非外显性状中,其与常染色体显性遗传特征的染色体 1q24 的 LOD 分数为 4.31(θ=0.0),处于在 D1S2658 和 D1S2790 之间的一个 5.6cM 的重要区域。其中包括 *DFNA7* 区域。通过序列分析,排除了常见线粒体位点的可能[1]。

遗传:常染色体隐性遗传。在常染色体显性修饰基因存在时,外显率降低。

小结:除有修饰基因存在的情况,其听力损失程度表现为重到极重度。这是第一个通过单独的修饰基因完全隔离遗传性听力损失的报道。这在大的近亲家族中可以被检测到,在较小的系谱中可能被忽略。

参考文献

1. Riazuddin S et al. Dominant modifier *DFNM1* suppresses recessive deafness DFNB26. *Nat Genet.* 2000;26:431–434.

DFNB27

MIM:605818

定位:细胞遗传学定位:2q23-q31;物理定位:2:165827211-173097051

基因:未知

此基因座发现于一个阿拉伯联合酋长国的近亲大家族中[1]。

听力学表现:所有的受累个体表现为语前聋,大致为重到极重度,尽管没有说明这一点。

前庭表现:没有评估报道。

影像学/组织学:没有研究报道。

分子生物学研究:D2S225 连锁分析的 LOD 分数为 5.18(θ=0.0),单倍型分析将其定位在 D2S2157-D2S326 的 17cM 的重要位点。这与 *DFNA16* 基因座的区域有重叠。然而,一个和该家系结婚的个体被认为是听力受累单倍体中非相关载体部分;如果这个单倍体实际上与听力受累单倍体家系相同,那么重组事件与 DFNA16 无关。

遗传:常染色体隐性遗传。

小结:虽然听力损失程度尚不明确,但是使用词语"语前聋"说明听力损失的程度为重到极重度,而这与大多数隐性基因座是一样的。其可

能是 *DFNA16* 的等位基因，尽管来自这个家系的信息可能会排除这一基因座。

参考文献

1. Pulleyn LJ et al. A new locus for autosomal-recessive non-syndromal sensorineural hearing impairment (*DFNB27*) on chromosome 2q23–q31. *Eur J Hum Genet.* 2000;8:991–993.

DFNB28

MIM：609823（*DFNB28*）；609761（*TRFOBP*）

定位：细胞遗传学定位：22q13.1；物理定位：22：38093011-38172563

基因：*TRIOBP*（Trio 和 F- 肌动蛋白结合蛋白）

该基因座在一东正教巴勒斯坦近亲家系中被发现[4]。在此家系和其他 8 个巴勒斯坦家系里发现了 *TRIOBP* 突变，其中的 3 个巴勒斯坦家系来自同一东正教社区[3]。在 5 个印度家系和 2 个巴基斯坦家系中也发现了该基因突变[2]。

听力学表现：表现为语前性，重度到极重度听力损失[2,3,4]。

前庭表现：没有评估报道。

影像学 / 组织学：没有对人类评估的报道。在一个携带有无效突变 *TRIOBP* 小鼠听力损失模型中，发现在出生后第 7 天有正常形态静纤毛但是无根丝，在出生后第 16 天，这些纤毛由于无根丝易于受到破坏，融合和变性[1]。

分子生物学研究：所有这 4 个东正教巴勒斯坦家系都是 *TRIOBP* 长型的 p.R347X 纯合突变，提示为同一个祖先。3 个巴勒斯坦穆斯林家系在同一外显子出现 p.Q581X 纯合突变。第 8 个家系出现含有这两个突变的复合杂合突变[3]，还有一个家系为 p.R347X 和 p.G1019R 突变。印度和巴基斯坦家系出现无义突变或框移突变；其中两个印度家系具有同一纯合插入突变，但是这些突变都不同于巴勒斯坦家系[2]。所有突变均位于基因的外显子 6[1]。在另外 5 个家系里出现基因连锁 *DFNB28*，但没有 *TRIOBP* 突变，说明在这个基因座上还存在其他基因[2]。

TRIOBP 蛋白有短型和长型两种形式，长型仅表达于脑、视网膜和耳蜗组织中。*TRIOBP* 分布于静纤毛根丝部及结合 F- 肌动蛋白丝束，使纤毛核心锚接于细胞上。缺陷小鼠的静纤毛显示脆性增加，韧度降低[1]。

遗传：常染色体隐性遗传。

小结：突变基因 *TRIOBP* 将导致重度到极重度语前性听力损失。也有证据表明存在第二个位点。

参考文献

1. Kitajiri S et al. Actin-bundling protein *TRIOBP* forms resilient rootlets of hair cell stereocilia essential for hearing. *Cell.* 2010;141(5):786–798.
2. Riazuddin S et al. Mutations in *TRIOBP*, which encodes a putative cytoskeletal-organizing protein, are associated with non-syndromic recessive deafness. *Am J Hum Genet.* 2006;78(1):137–143.
3. Shahin H, et al. Mutations in a novel isoform of *TRIOBP* that encodes a filamentous-actin binding protein are responsible for DFNB28 recessive non-syndromic hearing loss. *Am J Hum Genet.* 2006;78(1):144–152.
4. Walsh TD et al. *DFNB28*, a novel locus for prelingual non-syndromic autosomal-recessive hearing loss, maps to 22q13 in a large consanguineous Palestinian kindred [abstract]. *Am J Hum Genet.* 2000;67(Suppl 2):368,.

DFNB29

MIM：614035（*DFNB29*）；605608（*CLDN14*）

定位：细胞遗传学定位：21q22.13；物理定位：21：37832919-37948867

基因：*CLDN14*（封闭蛋白，claudin14）

在 8 个巴基斯坦家系里发现 *CLDN14* 基因突变引起听力损失[1,3,4]。

听力学表现：家系患者表现为先天性重度到极重度听力损失，且高频听力损失最严重[1,3,4]。

前庭表现：受累家系成员没有前庭功能障碍症状[1,3]。

影像学 / 组织学：没有对人类研究的报道。在小鼠内耳，*Cldn14* 表达于内、外毛细胞和支持细胞的顶部边界的紧密连接处（Wilcox，Ben）。也分布于毛细胞、Deiter 细胞及柱状细胞的胞质。*Cldn14* 缺陷小鼠表现重度听力损失但前庭功能正常，在出生后第 7 天内、外毛细胞表现正常，到第 10~13 天时外毛细胞消失或排列紊乱。第 18 天时，只残存少量外毛细胞，内毛细胞消失或出现异常静纤毛[2]。

分子生物学研究：封闭蛋白（*claudins*）与其他蛋白相互作用，在细胞周围形成紧密连接或封口,以调节细胞的通透性。分离细胞外离子浓度不同的隔室所必需的,比如耳蜗内腔维持细胞极性。封闭蛋白(claudins)有4个跨膜结构区,其羧基末端能够结合支架蛋白的PDZ结构区。小鼠耳蜗原位杂交和免疫荧光法显示封闭蛋白(claudins)-14在出生后表达,集中表达于螺旋器的支持细胞和前庭感觉神经上皮细胞,表达的时间对应于耳蜗内电位的发育[4]。电生理实验说明封闭蛋白(claudins)-14作用为维持内淋巴液和螺旋器组织之间的电化学梯度[2]。

目前已经在2个与21q22连锁的近亲家系中发现CLDN14有2个不同突变。其中一个家系,由于一个胸腺嘧啶T缺失(398delT)导致框移,继而在第三跨膜区产生终止密码子之前出现了23个异常的氨基酸。在另外一个家系,一个错义突变产生了一个p.V85D替换。缬氨酸是疏水中性氨基酸,而天冬氨酸是疏水带负电氨基酸,推断突变破坏了细胞跨膜结构域[4]。在其他3个巴基斯坦家系发现同样的V85D突变[1,3]。其中2个家系只有重度听力损失[1]。另外3个巴基斯坦家系鉴定出2个不同的错义突变[3]。

虽然CLDN14也在前庭、肾和肝组织中表达,但在确定有突变的这些组织中似乎未发现功能障碍[4],缺陷小鼠也没有表现肾或肝功能异常,说明有其他蛋白质在这些组织中发挥补偿作用[2]。由于该突变位于Down综合征的临界区域,这也有可能是唐氏综合征患者出现早发性老年性听力损失的原因之一[4]。

遗传:常染色体隐性遗传。

小结:CLDN14突变导致先天性极重度听力损失。听觉系统需要封闭蛋白(claudins)-14参与是离子浓度梯度在耳蜗功能中起重要作用的另一个例子。CLDN14过度表达可能与Down综合征患者早期老年性听力损失的高发生率有关。

参考文献

1. Bashir R et al. Mutations in *CLDN14* are associated with different hearing thresholds. *J Hum Genet*. 2010;55(11):767-770.
2. Ben-Yosef T et al. Claudin 14 knockout mice, a model for autosomal-recessive deafness DFNB29, are deaf due to cochlear hair cell degeneration. *Hum Mol Genet*. 2003;12(16):2049-2061.
3. Lee K et al. Novel *CLDN14* mutations in Pakistani families with autosomal-recessive non-syndromic hearing loss. *Am J Med Genet A*. 2012;158A(2):315-321.
4. Wilcox ER et al. Mutations in the gene encoding tight junction claudin-14 cause recessive deafness DFNB29. *Cell*. 2001;104:165-172.

DFNB30

MIM:607101(*DFNB30*);606808(*MYO3A*)

定位:细胞遗传学定位:10p11.1;物理定位:10:26223196-26501456

基因:*MYO3A*(肌球蛋白ⅢA)

该基因突变导致一个犹太大家系的进行性听力损失,该家系曾从一个古伊拉克社区迁居到以色列[2]。

听力学表现:虽然同胞中发病年龄有所不同,但一般在10~20岁左右发病。到50岁时发展到低频中度听力损失和而中、高频重度听力损失的斜坡型听力曲线[2]。

前庭表现:患者临床前庭功能评估正常[2]。

影像学/组织学:没有对人类研究的报道。*Myo3A*在小鼠的静纤毛顶端表达。在纯合突变小鼠模型中(携带最有害的人类突变),则表现为进行性听力损失伴进行性外毛细胞变性[2]。

分子生物学研究:肌球蛋白ⅢA与果蝇的*NINAC*基因同源。*NINAC*与肌动蛋白丝和*INAD*(一种含PDZ的鹰架蛋白,在眼中产生一种光传导信号复合物)相互作用。Ⅲ型肌球蛋白有一个N-端激酶区,与其相连的是一个常见的肌球蛋白头/颈/尾结构。尾部是Ⅲ型肌球蛋白的特有区域,其功能尚不清楚,可以想象它与PDZ区结合,在哺乳动物的耳内形成一种类似的信号复合物。小鼠耳蜗中*Myo3a*反义探针原位杂交显示只在耳蜗内、外毛细胞表达。有趣的是,小鼠*INAD*同源性基因*InaD*也在耳蜗表达[1]。

肌球蛋白ⅢA的3种不同突变在该家系中是分离的,患者具有纯合突变或复合杂合突变。所有杂合体成员听力正常,支持常染色体隐性遗传模式。其中一个突变是无义突变,其他两个为影响剪接受体点的内含子突变,无义突变在第1 043位氨基酸产生一种终止密码子,在头区以后将蛋白质截短。一个外显子17剪接受体点的内含子突变使外显子18丢失,接着是导致框移,在头区的668密码子处截短。另外一种突变在内含子8,由于通过RT-PCR检测转化淋巴细胞未发现表达产物,所以这种突变显然是产生了一种不稳定物质[1]。患者和小鼠模型的前庭功都为正常[1,2]。

基因型与表型的相关性在听力损失的发病年龄和最初的进展程度上得以显现，纯合无义突变的患者比其他基因型患者在25~50岁听力损失更加严重。但是这些基因型的最终严重程度没有差异[1]。

遗传：此家系最适合的遗传模式为常染色体隐性遗传，其外显率具有年龄相关性，但也不能完全排除为显性遗传。分子生物学的发现支持常染色体隐性遗传的假设。

小结：在10~20岁开始出现进行性听力损失，到50岁时表现为中频及高频重度听力损失。虽然MYO3A也在视网膜表达，但未出现视网膜病变，由于在该区域内也没有Usher综合征的位点，目前还不能认为该基因突变是Usher综合征的一致病原因。这种进行性隐性遗传听力损失与DFNB13的区别在于其发病年龄较晚，发病程度较轻。

参考文献

1. Walsh T et al. From flies' eyes to our ears: mutations in a human class III myosin cause progressive non-syndromic hearing loss DFNB30. *Proc Nat Acad Sci USA*. 2002;99:7518–7523.
2. Walsh VL et al. A mouse model for human hearing loss DFNB30 due to loss of function of myosin IIIA. *Mamm Genome*. 2011;22(3–4):170–177.

DFNB31

MIM：607084（DFNB31）；607982（WHRN）

定位：细胞遗传学定位：9q32；物理定位：9：117164360-117267730

基因：*WHRN*（whirlin）

DFNB31基因座是在一个生活在约旦的巴勒斯坦家近亲家系[4]和一个突尼斯家系[5]中确定。

听力学表现：所有患者都表现为极重度语前聋[4,5]。

前庭表现：没有发现前庭功能异常[5]。

影像学/组织学：没有对人类研究的报道。在whirler小鼠，大段缺失影响静纤毛中whrnl蛋白的短、长亚型，在胚胎发育第18.5天观察到内毛细胞静纤毛变短，出生后第15天，外毛细胞静纤毛也变短，这些纤毛排列为U形而非W形或V形。随后，内、外毛细胞退化[2]。

分子生物学研究：连锁分析确定DFNB31位于染色体9q上的小鼠突变基因whirler（wi）同源区，特征性表现为听力损失和前庭功能障碍[4]。小鼠Whrl基因的确定促使人同源基因的发现，对DFNB31家系基因突变分析揭示WHRN基因中存在p.R778X纯合突变。150例英国或中国隐性听力损失患者的突变筛查为阴性[3]。在另一项研究发现1个突尼斯家系患者携有1个纯合核苷酸缺失导致（翻译）过早终止（p.G808DfsX11）[5]。

对胚胎和出生后小鼠耳蜗进行原位杂交发现Whrl蛋白表达于耳蜗内、外毛细胞。该蛋白具有短、长两种形式，有相同的C基末端，但短型缺乏长型的N基末端。免疫组织化学研究发现两种形式蛋白都分布于耳蜗静纤毛，但是在前庭静纤毛只发现了长型[3]。同样在视网膜也只发现了长型的异构体[6]。推测p.R778X突变破坏两种形式的C基末端，而p.G808DfsX11会保留有部分残留的N末端功能蛋白。

WHRN突变也引起Usher综合征ⅡD型，其特点是听力损失、视网膜色素变性[1]。导致Usher综合征的基因突变影响长、短两种形式蛋白的功能。Whirlin与Usher蛋白2（即Usherin）及VLGR1形成一个复合物，该复合物定位于静纤毛根部接区域[6]。

遗传：常染色体隐性遗传。

小结：WHRN基因突变导致非综合征型语前性极重度听力损失，该突变保留了蛋白N基末端一功能区。而突变完整破坏该蛋白也可引起Usher综合征ⅡD型。

参考文献

1. Ebermann I et al. A novel gene for Usher syndrome type 2: mutations in the long isoform of whirlin are associated with retinitis pigmentosa and sensorineural hearing loss. *Hum Genet*. 2007;121(2):203–211.
2. Holme RH et al. Elongation of hair cell stereocilia is defective in the mouse mutant whirler. *J Comp Neurol*. 12, 2002;450(1):94–102.
3. Mburu P et al. Defects in whirlin, a PDZ domain molecule involved in stereocilia elongation, cause deafness in the whirler mouse and families with DFNB31. *Nat Genet*. 2003;34(4):421–428.
4. Mustapha M et al. DFNB31, a recessive form of sensorineural hearing loss, maps to chromosome 9q32–34. *Eur J Hum Genet*. 2002;10:210–212.
5. Tlili A et al. Dentification of a novel frameshift mutation in the DFNB31/WHRN gene in a Tunisian consanguineous family with hereditary non-syndromic recessive hearing loss. *Hum Mutat*. 2005;25(5):503.
6. Yang J et al. Ablation of whirlin long isoform disrupts the USH2 protein complex and causes vision and hearing loss. *PLoS Genet*. 2010;6(5):e1000955.

DFNB32

MIM:608653

定位:细胞遗传学定位:1p13.3-p22.1;物理定位:1:93335593-109129131

基因:未知

DFNB32 基因座在一个隐性遗传性听力损失的突尼斯近亲大家系中确定[1]。

听力学表现:家系患者表现为极重度语前性听力损失[1]。

前庭表现:没有研究报道。

影像学/组织学:没有报道。

分子生物学研究:对该突尼斯家系行连锁分析,定位于 DIS2868 至 afmb014zb9 位点间的判别区域,在 DIS21401 位点 θ=0.0 时得到最大 LOD 值为 4.96。该区域包含候选基因 *COL11A1*,但未检测到突变[1]。

遗传:常染色体隐性遗传。

小结:非综合征型极重度语前聋基因定位于染色体 1p13.3-p22.1。

参考文献

1. Masmoudi S et al. Mapping of a new autosomal recessive non-syndromic hearing loss locus (*DFNB32*) to chromosome 1p13.3–22.1. *Eur J Hum Genet*. 2003;11(2):185–188.

DFNB33

MIM:607239

定位:细胞遗传学定位:10p11.23-q21.1;物理定位:10:30573369-54999385

基因:未知

该基因座是在一个呈隐性遗传性听力损失的约旦近亲家系中确定[2]。起初该基因座定位于染色体 9q34.3,后来重新定于第 10 号染色体[1]。另一个基因座 *DFNB79*,现已确定位于染色体 9q。

听力学表现:患者在儿童早期出现重度听力损失[1]。

前庭表现:没有评估报道。

影像学/组织学:没有研究报道。

分子生物学研究:全基因组扫描连锁分析在标记 D9S905 处 θ=0.0 时得出 LOD 值为 3.38。纯合性研究确定了两侧的标记为 D9S1826 至 D9S1838 间、长度为 6.3cM 的判别区域[1]。对该区域所有候选基因测序未得出因果关联的突变,所以重新检测了连锁结果,在 D10S199 和 D10S220 位点 θ=0.0 时得到最大 LOD 值为 3.99,位于 D10S193 至 D10S1784 位点区。对候选基因 *CX40.1* 及 *FXYD4* 测序未发现致病突变。

遗传:常染色体隐性遗传。

预后:儿童期发病的重度听力损失[1]。

小结:这种形式的听力损失比其他形式隐性听力损失的程度轻。由于儿童时期不易检测,可能造成其发病年龄明显较晚。

参考文献

1. Belguith H et al. Re-assigning the *DFNB33* locus to chromosome 10p11.23-q21.1. *Eur J Hum Genet*. 2009;17(1):122–124.
2. Medlej-Hashim M et al. Non-syndromic recessive deafness in Jordan: mapping of a new locus to chromosome 9q34.3 and prevalence of *DFNB1* mutations. *Eur J Hum Genet*. 2002;10:391–394.

DFNB34

MIM:未定

定位:3p22.1

基因:未知

该位点没有相关报道,但基因命名委员会 HUGO 已经登记在册。

DFNB35

MIM:608565(*DFNB35*);602167(*ESRRB*)

定位:细胞遗传学定位:14q24.3;物理定位:14:76776957-76968178

基因:*ESRRB*(雌激素相关受体蛋白 β)

该基因座是在一个呈隐性遗传性听力损失的巴基斯坦大近亲家系中确定[1],随后在其他土耳其、巴基斯坦、突尼斯家系中也鉴定出[2,3,4]。

听力学表现:家系患者出现重度到极重度语前感音神经性听力损失[1,2,3,4]。

前庭表现:前庭功能正常[1,2,3,4]。

影像学/组织学:没有对人类研究的报道。

分子生物学研究:巴基斯坦家系的连锁分析,确定了定位于染色体14q[1]。在一土耳其近亲家系中确定该基因座,对候选基因ESRRB的突变分析发现外显子8出现纯合型7个碱基对重复,导致(翻译)提前终止。ESRRB中的1个p.V342L错义突变发现自那个原始巴基斯坦家系,在另外4个巴基斯坦家系和1个突尼斯家系中,发现4个其他错义突变和1个氨基酸缺失,这个家系的隐性遗传性听力损失与DFNB35相关[2,3,4]。

雌激素相关受体蛋白β含1个锌指DNA结合域和1个配体结合域。报道有5个突变集中在配体结合域(p.Y305H、p.L320P、p.Glu340del、p.V342GfsX44和p.L347P),第6个突变位于DNA结合域(p.A110V)。在胚胎小鼠内耳的血管纹和前庭椭圆囊的非感觉上皮细胞有基因表达。大鼠出生后第4天,该蛋白表达于螺旋器的支持细胞、血管纹、螺旋韧带、神经元及螺旋神经节细胞。甚至结合定位于神经丝重链。在感觉细胞未见该蛋白表达[4]。ESRRB在耳部的功能还未知。

遗传:常染色体隐性遗传。

小结:ESRRB突变导致语前重度到极重度的感音神经性听力损失,其蛋白结合于DNA和一些未知配体,但其在内耳的功能还未知。

参考文献

1. Ansar M et al. A novel autosomal-recessive non-syndromic deafness locus (DFNB35) maps to 14q24.1–14q24.3 in large consanguineous kindred from Pakistan. Eur J Hum Genet. 2003;11(1):77–80.
2. Ben Said M et al. A novel missense mutation in the ESRRB gene causes DFNB35 hearing loss in a Tunisian family. Eur J Med Genet. 2011;54(6):e535–541.
3. Collin RW et al. Mutations of ESRRB encoding estrogen-related receptor beta cause autosomal-recessive non-syndromic hearing impairment DFNB35. Am J Hum Genet. 2008;82(1):125–138.
4. Lee K et al. A novel ESRRB deletion is a rare cause of autosomal-recessive non-syndromic hearing impairment among Pakistani families. Genet Res Int. 2011:368915.

DFNB36

MIM:609006(DFNB36);606351(ESPN)

定位:细胞遗传学定位:1p36.31;物理定位:1:6484848-6521430

基因:ESPN(espin)

DFNB36定位于呈隐性遗传性听力损失伴前庭功能障碍的2个巴基斯坦家系,确定了突变基因为ESPN[3]。1个摩洛哥家系被确定为ESPN相关隐性遗传性听力损失但前庭功能正常[1]。也有报道听力损失为显性遗传,但未给出DFNA基因座号[2];详见本章常染色体显性遗传部分最后的条目。

听力学表现:家系患者表现为语前重度-极重度感音神经性听力损失。

前庭表现:在巴基斯坦家系,前庭测试显示无反射,患儿到18月龄才开始走路[3]。对摩洛哥家系测试前庭功能正常。

影像学/组织学:没有对人类研究的报道。jerker小鼠模型中,小鼠听力损失伴前庭功能障碍,静纤毛在生后第10天变短、韧度降低。3个月内所有感觉细胞退化[5]。

分子生物学研究:前庭功能障碍和极重度听力损失是Usher综合征的特征表现,在对该家系2个青年成员进行检查及检测视网膜电图可排除视网膜病变[3]。连锁分析得出其位于染色体1p36,ESPN基因发生突变,为一种候选基因,因为jerker小鼠模型的听力损失伴前庭功能障碍由同源性Espn基因突变引起。在这2个家系中发现了2种不同的4个碱基对纯合型缺失[3]。摩洛哥家系中患者出现了1个碱基对纯合型插入[1]。

Espin含有3个肌动蛋白结合位点,能结合肌动蛋白纤维。框移突变会导致巴基斯坦和摩洛哥家系中一到两个位点丢失[1,3]。Espin沿小鼠耳蜗毛细胞静纤毛延长,与whirlin结合定位于纤毛的根部,说明它可能是whirlin-usherin-VRDL1复合物的一部分(参考文献[6];见DFNB31),但Usher综合征还未发现涉及ESPN基因。

遗传:常染色体隐性遗传,也可能为常染色体显性遗传。

小结:ESPN的突变导致重度到极重度听力损失,伴或不伴前庭功能障碍。虽然espin蛋白与Usher综合征Ⅱ型蛋白相互作用,Usher综合征里还未发现ESPN突变。

参考文献

1. Boulouiz R, et al. A novel mutation in the Espin gene causes autosomal-recessive non-syndromic hearing loss but no apparent vestibular dysfunction in a Moroccan family. Am J Med Genet A.

2008;146A(23):3086–3089.

2. Donaudy F et al. Espin gene (*ESPN*) mutations associated with autosomal-dominant hearing loss cause defects in microvillar elongation or organisation. *J Med Genet*. 2006;43(2):157–161.

3. Naz S et al. Mutations of ESPN cause autosomal-recessive deafness and vestibular dysfunction. *J Med Genet*. 2004;41(8):591–595.

4. Sekerková G et al. Roles of the espin actin-bundling proteins in the morphogenesis and stabilization of hair cell stereocilia revealed in CBA/CaJ congenic jerker mice. *PLoS Genet*. 2011;7(3):e1002032,.

5. Sjöström B. Cochlear synaptic development and morphology in a genetically induced type of progressive hair cell degeneration. *ORL J Otorhinolaryngol Relat Spec*. 1994;56(3):119–124.

6. Wang L et al. Whirlin interacts with espin and modulates its actin-regulatory function: an insight into the mechanism of Usher syndrome type II. *Hum Mol Genet*. 2012;21(3):692–710.

DFNB37

MIM：607821（*DFNB37*）；600970（*MYO6*）

定位：细胞遗传学定位：6q13；物理定位：6：76458909-76629254

基因：*MYO6*（肌球蛋白Ⅵ）

在3个隐性遗传极重度感音神经性听力损失巴基斯坦近亲家系中,将该基因座定位于染色体6q13,突变基因为*MYO6*[1]。此基因的杂合突变导致显性遗传性非综合征型听力损失*DFNA22*。

听力学表现：听力损失为语前性,重度-极重度[1]。

前庭表现：最大家系中的两位成员出现前庭功能检测异常。

影像学/组织学：没有对人类研究的报道。小鼠内耳*Myo6*蛋白仅分布于感觉细胞。携有*Myo6*突变的Snell-Waltzer小鼠模型中,在生后6周内其毛细胞完全变性[2]。

分子生物学研究：对一个巴基斯坦大家系的连锁分析发现引起极重度听力损失的位点位于6q13,同时在*MYO6*基因发现一纯合插入突变。另外两个家系确定存在这个基因突变。其中一个家系患者发现有1个纯合无义突变R1166X,另一家系为E216V突变。

1例患有极重度听力损失的家系成员,携有纯合插入突变,具有伴视网膜色素上皮异常的先天性夜盲的病史,其眼震电图异常而视网膜电图正常。同时,他表现为扁平足,伴有距骨突出、肌肉萎缩,6岁之前不能走路。一个受累的同胞兄弟姐妹也表现为视网膜色素变性和步态异常。另一个受累的同胞和堂表亲表现为相似的足部异常但无肌肉萎缩,前庭功能和视网膜检查正常。目前还不清楚这些异常是否与*MYO6*突变外显率降低有关,抑或是在家系中分离的单独疾病[1]。

遗传：常染色体隐性遗传。

小结：重度到极重度的语前感音神经性听力损失与纯合*MYO6*突变有关。一个家族中的几个家族成员有额外的前庭、视网膜和肌肉异常,但这些并不与听力损失一起遗传。

参考文献

1. Ahmed ZM et al. Mutations of *MYO6* are associated with recessive deafness, *DFNB37. Am J Hum Genet*. May 2003;72(5):1315–1322.

2. Avraham KB et al. The mouse Snell's waltzer deafness gene encodes an unconventional myosin required for structural integrity of inner ear hair cells. *Nat Genet*. 1995;11(4):369–375.

DFNB38

MIM：608219

定位：细胞遗传学定位：6q26-q27；物理定位：6：162656776-166069883

基因：未知

DFNB38 基因座是在对一个隐性遗传非综合征型听力损失巴基斯坦近亲家系的连锁分析中发现的[1]。

听力学表现：极重度语前聋。

前庭表现：家系患者未出现前庭功能异常症状。

影像学/组织学：没有报道。

分子生物学研究：对D6S980至D6S1719标记位点行连锁分析,在D6S1599处 θ=0.0 时得到最大LOD值为3.62。

遗传：常染色体隐性遗传。

小结：这个非综合征型语前极重度感音神经性听力损失基因座位于6q26-q27。

参考文献

1. Ansar M. Localization of a novel autosomal-recessive non-syndromic hearing impairment locus (*DFNB38*) to 6q26-q27 in a consanguineous kindred from Pakistan. *Hum Hered*. 2003;55(1): 71–74.

DFNB39

MIM：608265（*DFNB39*）；142409（*HGF*）

定位:细胞遗传学定位:7q21.11;物理定位:7:81328322-81399754

基因:*HGF*(肝细胞生长因子)

DFNB39 是在一个呈隐性遗传性非综合征型听力损失巴基斯坦近亲家系中定位[2]。40 多个巴基斯坦和印度家系通过连锁分析定位,在其中 39 个家系中发现 *HGF* 基因突变[1]。

听力学表现:重度 - 极重度语前聋。高频听力损失最严重[1,2]。

前庭表现:家系患者未出现前庭功能异常症状[1,2]。

影像学 / 组织学:没有报道。在一个 *Hgf* 条件性敲除小鼠模型中,发现外毛细胞退化,盖膜杂乱无章,同时 Reissner 膜(前庭膜)塌陷,血管纹及螺旋神经节发育不良。转基因小鼠过度表达 *Hgf*,出现外毛细胞进行性退化及进行性听力损失[1]。

分子生物学研究:在与 *DFNB39* 区域的连锁确定之后[1],对另外 40 个家系进行连锁测序。候选基因编码区的测序没有揭示有因果关联的突变,但对 36 个巴基斯坦和 2 个印度家系的非编码区测序发现内含子 4 有 3 个碱基对缺失。这个内含子包含 *HGF* 的一种短异构体的 3' 非翻译区。单核苷酸多态性分析表明,在所有 38 个家系中,该缺失为一普通单倍型。一个家系确定出外显子 5 出现了影响剪切的沉默突变。推断这些突变使 *HGF* 表达下降[1]。

影像学 / 组织学:研究显示,*Hgf* 异常表达的小鼠模型出现听力损失。

遗传:常染色体隐性遗传。

小结:此型重度 - 极重度语前性隐性遗传性听力损失,由 *HGF* 基因调控突变引起。

参考文献

1. Schultz JM et al. Noncoding mutations of *HGF* are associated with non-syndromic hearing loss, DFNB39. *Am J Hum Genet.* 2009;85(1):25–39.
2. Wajid M et al. DFNB39, a recessive form of sensorineural hearing impairment, maps to chromosome 7q11.22-q21.12. *Eur J Hum Genet.* 2003;11(10):812–815.

DFNB40

MIM:608264

定位:细胞遗传学定位:22q11.21-12.1;物理定位:22:18591376-18591477

基因:未知

DFNB40 基因座是在一个伊朗近亲家系中确定[1]。

听力学表现:极重度语前聋。

前庭表现:没有报道。

影像学 / 组织学:没有报道。

分子生物学研究:连锁研究确定了一个两侧为 D22S427 和 D22S1144 的区域,在 D22S1174 处 $\theta=0.0$ 时 LOD 最大值为 3.09。该区域也包含腭 - 心 - 面综合征(Shprintzen 综合征)中 *TBX1* 基因、*DGCR6*(DiGeorge 综合征)及 *CRYBB1*,但是这些基因的测序没有揭示因果关联的突变。小鼠中的同源区域包含听力损失和前庭功能障碍的 Bronx waltzer 表型。

遗传:常染色体隐性遗传。

小结:此型极重度语前聋基因座定位于染色体 22q11.21-q12.1,这包括 22qll 缺失区,它与听力问题以及颅面、胸腺和心脏缺陷有关。

参考文献

1. Delmaghani S et al. DFNB40, a recessive form of sensorineural hearing loss, maps to chromosome 22q11.21-q12.1. *Eur J Hum Genet.* 2003;11(10):816–818.

DFNB41

该基因座名称还未指定。

DFNB42

MIM:609646(*DFNB42*);609739(*ILDR1*)

定位:细胞遗传学定位:3q13.33;物理定位:3:121706170-121741051

基因:*ILDR1*(免疫球蛋白样结构域受体 1)

该基因座是在 1 个呈隐性遗传性听力损失的巴基斯坦近亲大家系中确定[1]。基因确定为 *ILDR1*,在另外 10 多个巴基斯坦和伊朗家系中也发现该突变[2]。

听力学表现:患者出现中度 - 极重度斜坡型或平坦型非进行性语前聋[1,2]。

前庭表现:没有报道。

影像学/组织学:没有报道。

分子生物学研究:对一个巴基斯坦家系进行连锁分系得出 DFNB42 基因座[1]。另一巴基斯坦家系表现与该区连锁,确定为 ILDR1 基因的 1 个纯合无义突变。在前述 DFNB42 家系中发现一起始密码子突变,在另外 9 个家系中还发现无义突变、错义突变、移码突变及剪切位点突变,所有这些突变都有功能缺失效应[2]。

ILDR1 蛋白在内耳功能还未知,可能是一种跨膜受体。Ildr1 表达于小鼠耳蜗螺旋器,尤其集中在支持细胞,在毛细胞分布相对较少[2]。

遗传:常染色体隐性遗传。

小结:ILDR1 突变导致非进行性语前性感音神经性听力损失,可表现为重度-极重度下斜型或全频听力同等受损的听力图。

参考文献

1. Aslam M et al. A novel autosomal recessive non-syndromic hearing impairment locus (DFNB42) maps to chromosome 3q13.31-q22.3. Am J Med Genet. 2005;133A:18–22.
2. Borck G et al. Loss-of-function mutations of ILDR1 cause autosomal recessive hearing impairment DFNB42. Am J Hum Genet. 2011;88:127–137.

DFNB43

MIM:未指定
定位:15q24.1-q25.2
基因:未知

基因命名委员会 HUGO 将该基因座定位于第 15 号染色体上,但目前还未有记载报道。

DFNB44

MIM:610154
定位:细胞遗传学定位:7p14.1-q11.22;物理定位:7:37559868-69065479
基因:未知

该基因座是在 1 个呈隐性遗传性听力损失的巴基斯坦近亲大家系中发现的[1]。

听力学表现:家系患者表现为语前聋[1]。

前庭表现:没有明显前庭症状[1]。

影像学/组织学:没有报道。

分子生物学研究:确定了一个在 D7S2209 和 D7S2435 之间的区域,标记 D7S3046 在 θ=0.0 时两点 LOD 最大值为 4.5,D7S1818 的多点 LOD 最大值为 5.0。对候选基因 GUSB(β-葡萄糖苷酸酶)行突变测序,未得出结果[1]。

遗传:常染色体隐性遗传。

小结:极重度语前聋定位于 7 号染色体的大段区域。

参考文献

1. Ansar M et al. DFNB44, a novel autosomal-recessive non-syndromic hearing impairment locus, maps to chromosome 7p14.1-q11.22. Hum. Hered. 2004;57:195–199.

DFNB45

MIM:612433
定位:细胞遗传学定位:1q43-q44;物理定位:1:241755937-246870383
基因:未知

该基因座是在 1 个呈隐性遗传性听力损失的巴基斯坦近亲大家系中确定的[1]。

听力学表现:家系患病成员表现为语前聋[1]。

前庭表现:没有明显前庭症状[1]。

影像学/组织学:没有报道。

分子生物学研究:连锁分析确定了一个在 D1S547 和 D1S2836 之间的区域,D1S547 在 θ=0.0 时 LOD 最大值为 3.46。标记 D1S404 的多点 LOD 最大值为 5.2。候选基因 CHML、OPN3 和 MAP1LC3C 编码区的序列分析没有揭示因果关联的突变[1]。

遗传:常染色体隐性遗传。

小结:极重度语前聋定位于染色体 1q43-q44。

参考文献

1. Bhatti A et al. Mapping of a new autosomal recessive non-syndromic hearing impairment locus (DFNB45) to chromosome 1q43-q44. (Letter) Clin Genet. 2008;73:395–398.

DFNB46

MIM:609647

定位：细胞遗传学定位：18p11.32-p11.31；物理定位：18：2123098-5829746

基因：未知

该基因座是在一个呈隐性遗传性听力损失的巴基斯坦近亲大家系中确定的[1]。

听力学表现：家系患者表现为语前性极重度听力损失[1]。

前庭表现：没有明显前庭症状[1]。

影像学 / 组织学：没有报道。

分子生物学研究：多点连锁分析在标记D18S481 和 D18S1370 处得到最大 LOD 值为 3.8-3.9（根据假定等位基因频数），区域两侧为标记GATA178F11 和 D18S452。对候选基因 ZFP161、MRLC2、MRLC3 和 MYOM1 的编码区进行测序，但是没有发现因果关联的突变[1]。

遗传：常染色体隐性遗传。

小结：极重度语前聋，致病基因定位于染色体 18p 的 DFNB46 区。

参考文献

1. Mir A et al. Mapping of a novel autosomal-recessive non-syndromic deafness locus (DFNB46) to chromosome 18p11.32-p11.31. *Am J Med Genet.* 2005;133A:23–26.

DFNB47

MIM：609946

定位：细胞遗传学定位：2p25.1-24.3；物理定位：2：8078038-13367823

基因：未知

该基因座是在表现为隐性遗传听力损失的2 个巴基斯坦远亲血缘关系家系中确定的[1]。

听力学表现：家系患者表现为极重度语前聋[1]。

前庭表现：没有明显前庭症状[1]。

影像学 / 组织学：没有报道。

分子生物学研究：连锁分析确定了一个在标记 D2S2952 和 D2S131 两侧的区域，标记D2S2952 在 θ=0.0 时两点 LOD 最大值为 3.0，标记 D2S1400 和 D2S262 的多点 LOD 最大值为 4.7。对候选基因 KCNF1、ID2 和 ATP6V1C2 的编码区

进行测序，但是没有确定因果关联的突变[1]。

遗传：常染色体隐性遗传。

小结：通过 1 个语前性极重度听力损失家系的连锁分析，确定了 DFNB47 位于染色体 2p24.3-p25.1 区。

参考文献

1. Hassan MJ et al. A novel autosomal-recessive non-syndromic hearing impairment locus (DFNB47) maps to chromosome 2p25.1-p24.3. *Hum Genet.* 2006;118:605–610.

DFNB48

MIM：609439

定位：细胞遗传学定位：15q23-q25.1；物理定位：15：70003782-81665297

基因：未知

该基因座是在一个表现为隐性遗传性听力损失的巴基斯坦近亲大家系中确定的[1]。

听力学表现：家系患者表现为语前性极重度听力损失[1]。

前庭表现：没有明显前庭症状[1]。

影像学 / 组织学：没有报道。

分子生物学研究：连锁分析确定了一个在标记 D15S216 和 D15S1041 之间区域，在 D15S1005处 θ=0.0 时 LOD 最大值为 8.6[1]。在另外两个巴基斯坦家系中确定出 Usher 综合征 I H 型连锁区，可能与 DFNB48 区重叠。可能在重叠区域的基因 TLE3，对其编码区测序，但是没有发现因果关联的突变[2]。一种疾病与 Usher 综合征 III 型但包括先天性白内障的疾病也定位于该区[3]。

遗传：常染色体隐性遗传。

小结：非综合征极重度听力损失定位于染色体 15q，可能与 Usher 综合征 I H 型及伴有先天性白内障的 Usher 样综合征存在重叠区。

参考文献

1. Ahmad J et al. *DFNB48*, a new non-syndromic recessive deafness locus, maps to chromosome 15q23-q25.1. *Hum Genet.* 2005;116: 407–412.
2. Ahmed ZM et al. *USH1H*, a novel locus for type I Usher syndrome, maps to chromosome 15q22–23. *Clin Genet.* 2009;75:86–91.
3. Dad S et al. Identification of a novel locus for a *USH3* like syndrome combined with congenital cataract. *Clin Genet.* 2010;78(4): 388–397.

DFNB49

MIM:610153（*DFNB49*）；610572（*MARVELD2*）

定位：细胞遗传学定位：5q13.2；物理定位：5：68710939-68740157

基因：*MARVELD2*（*Marvel* 结构域蛋白 2），即 *TRIC*（三叶素，*tricellulin*）

该基因座是在 2 个巴基斯坦家系行连锁分析中确定的[2]。对另外 6 个连锁家系进行连锁分析，确定突变位于 *MARVELD2* 基因[3]。除上述以外还有这 6 个家系被报道[1,4]。

听力学表现：患病成员表现为语前性中度 - 重度或极重度听力损失[1,2,3]。

前庭表现：没有明显前庭症状[2]。

影像学 / 组织学：没有报道。

分子生物学研究：最初连锁分析确定于 *DFNB49* 区域[2]，通过对另外 6 个与该区域连锁的家系的分析，重新确定了 DFNB49 区域（2）。候选基因的序列分析显示了基因 tric 的突变，现在被称为 MARVELD2[3]。其中的 4 个家系为位于外显子 4 剪切供体点的纯合转换突变。另外 2 个家系在同样位点出现 4 个核苷酸缺失，还有 1 个家系外显子 4 剪切受体点发生突变。第八个家系为 1 个无义突变 *R500X*[3]。确定出另外 3 个巴基斯坦家系，其中 2 个为位于外显子 4 剪切供体点的相同的转换突变，另一个为该核苷酸相邻区的不同的点突变[1]。如同上述 6 个巴基斯坦家系，在 3 个捷克罗马家系中也确定出位于外显子 4 剪切供体点的相同突变[4]。

MARVELD2 蛋白是紧密连接的一个组成部分，该蛋白的定位在耳蜗和前庭上皮细胞、血管纹边缘细胞和网状层的紧密连接处。所有突变等位基因都被预测会破坏该蛋白与支架蛋白 Z0-1 的结合，并可能破坏与其他支架蛋白 Z0-2 和 Z0-3 的结合[2]。

遗传：常染色体隐性遗传。

小结：*DFNB49* 基因座上的听力损失是中度到极重度，由 *MARVELD2* 基因突变造成。与封闭蛋白，*claudin-14*（*CLDN14*、*DFNB29*）功能一样，其蛋白产物也参与构成紧密连接。

参考文献

1. Chishti MS et al. Splice-site mutations in the *TRIC* gene underlie autosomal-recessive non-syndromic hearing impairment in Pakistani families. *J Hum Genet*. 2008;53:101–105.
2. Ramzan K et al. A new locus for non-syndromic deafness *DFNB49* maps to chromosome 5q12.3-q14.1. *Hum Genet*. 2005;116:17–22.
3. Riazuddin S et al. Tricellulin is a tight-junction protein necessary for hearing. *Am J Hum Genet*. 2006;79:1040–1051.
4. Safka Brožková D et al. *DFNB49* is an important cause of non-syndromic deafness in Czech Roma patients but not in the general Czech population. *Clin Genet*. 2012;82:579–582.

DFNB50

MIM:未指定

定位：2q23-qter

基因：未知

该基因座由 HUGO 基因命名委员会指定为 *DFNB50*，但未见相关文献出版。

DFNB51

MIM:609941

定位：细胞遗传学定位：11p13-p12；物理定位：11：34852544-36777513

该基因座在 2 个有隐性遗传听力损失巴基斯坦近亲结婚的大家系发现[2]。

听力学表现：受影响的家族成员均为语前极重度听力损失[2]。

前庭表现：无明显症状[2]。

影像学 / 组织学：没有报道。

分子生物学研究：对于其中一个家族，连锁分析定义了标记 D11S4200 和 D11S1279 之间的区域，在 D11S4102 处的最大多点 LOD 评分为 3.8。在另一个家族中，侧翼标记是 D11S904 和 D11S4102，D11S935 的最大多点 LOD 分数为 2.6。这两个家族的单倍型是不同的，这表明如果突变在同一基因中，它们可能不会共享相同的等位基因。如果这些家庭是等位基因，因果基因将在 D11S4200 和 D11S4102 之间。对候选基因 SLC1A2、RAMP 和 TRAF6 的编码区进行了测序，但未发现突变[2]。该区域的另一个基因 CD44 在内耳中表达，并在两个 DFNB51 家族中测序，但未发现突变[1]。

遗传：常染色体隐性遗传。

小结：*DFNB51* 基因座与语前极重度听力损失有相关性。

参考文献

1. Hertzano R et al. *CD44 is a marker for the outer pillar cells in the early postnatal mouse inner ear. J Assoc Res Otolaryngol.* 2010;11(3): 407–418.
2. Shaikh RS et al. A new locus for non-syndromic deafness *DFNB51* maps to chromosome 11p13-p12. (Letter). *Am J Med Genet.* 2005; 138A:392–395.

DFNB52

该基因座未指定。

DFNB53

MIM：609706（*DFNB53*）；120290（*COL11A2*）

定位：细胞遗传学定位：6p21.31；物理定位：6：33130458-33160276

基因：*COL11A2*（胶原XI-α2）

该基因座在一个伊朗裔家系中得以鉴定，且突变存在于 *COL11A2* 基因[1]。受影响的家族成员均存在眼部疾病、面中部发育不良、腭裂，经过骨组织检查排除了两位家庭成员存在与 *COL11A2* 基因导致的综合征相关的骨、关节问题。1 个受影响的个体有非常轻微的颌后缩。除了显性和隐性的听力损失综合征外，*COL11A2* 的显性突变也会导致 DFNA13 的非综合征型突变。

听力学表现：语前极重度听力损失。

前庭表现：检查中未见前庭问题。

影像学 / 组织学：没有报道。

分子生物学研究：由伊朗家系证实的基因突变经基因连锁分析后发现该基因定位于 6 号常染色体短臂，其中 p.P621T 突变被发现与听力损失无关。这个突变被认为会影响胶原分子的降解和折叠。另一种显性非综合征型和隐性表型突变与典型甘氨酸结构域 Gly-X-Y 有关，这有助于胶原分子的缠绕折叠以形成纤维[1]。这种突变类型和位点的基因分子的氨基端可能对非综合征型表型有关（有关 *COL11A2* 的更完整讨论，请参见 DFNA13）。

遗传：常染色体隐性遗传。

小结：*COL11A2* 基因的突变与隐性极重度听力损失（*DFNB53*）、显性进行性听力损失（*DFNA13*），以及隐性或显性综合征型听力损失相关。

参考文献

1. Chen W et al. Mutation of *COL11A2* causes autosomal recessive non-syndromic hearing loss at the *DFNB53* locus. *J. Med. Genet.* 2005;42:e61.

DFNB54

MIM：未指定

定位：1p34.2-p32.1。

基因：未知

该基因座由 HUGO 基因命名委员会指定，但目前无文献报道。

DFNB55

MIM：609952

定位：细胞遗传学定位：4q12-q13.2；物理定位（UCSC/OMIM）：4：52700000-70500000

基因：未知

该基因座是在 2 个隐性遗传性听力损失的巴基斯坦近亲家系中确定的[1]。

听力学表现：受影响的家族成员均为语前极重度听力损失[1]。

前庭表现：无明显前庭症状[1]。

影像学 / 组织学：无报道。

分子生物学研究：基因连锁分析后发现该基因定位于 D4S2978 和 D4S2367 区域中。定位于 D4S2638 的最大多点 LOD 值为 3.5。这一区域与 *DFNA27* 重叠，这一基因座的基因还未鉴定。对候选基因 *EPHA5* 和 *REST* 的编码区域进行测序，但未发现因果突变[1]。

遗传：常染色体隐性遗传。

小结：定位于 4 号常染色体长臂的基因与极重度语前聋有关，且与显性非综合征基因座 *DFNA27* 重叠。

参考文献

1. Irshad S et al. Localization of a novel autosomal recessive non-syndromic hearing impairment locus *DFNB55* to chromosome 4q12-q13.2. *Clin Genet.* 2005;68:262–267.

DFNB56

该基因座名由 HUGO 基因命名委员会保留。

DFNB57

MIM:未指定
定位:10q23.1-q26.11
基因:未知

该基因座由 HUGO 基因命名委员会指定,目前未见已出版文献。

DFNB58

MIM:未指定
定位:2q14.2-q14.3
基因:未知

该基因座由 HUGO 基因命名委员会指定。目前未见已出版文献。

DFNB59

MIM:610220(*DFNB59*);610219(*PJVK*)
定位:细胞遗传学定位:2q31.2;物理定位:第 2 号染色体 179316163-179326117
基因:*PJVK*(pejvakin 基因)

该基因座是在 4 个隐性遗传性听力损失的伊朗家系中被鉴定,并发现了 *PJVK* 基因的突变[3]。另有来自摩洛哥[4]、伊朗[6]、巴基斯坦[5]、土耳其和荷兰[2]的家系的报道。

听力学表现:一个伊朗家系有极重度听力损伤,而另一个伊朗家系的患者为重度平坦型听力损失。听觉脑干反应异常,2 个家系 12 名患者中 11 名可引出高振幅同步自发性耳声发射(SSOAEs),提示为听神经病。一些个体镫骨肌反射正常[3]。

相比之下,其他一些研究并没有发现听神经病特征。另外 3 个家系中受累个体都有重度和极重度听力损失,以及异常 ABR、缺失的 TEOAE

和镫骨肌反射[4,6]。来自伊朗的 5 个家系的患者听力损失从轻度至极重度不等,但是未记录到听力损失的进展[1]。一个巴基斯坦家系患者有进行性重度至极重度听力损失,但是未评估 OAE[5]。

前庭表现:来自摩洛哥家系的患者前庭功能异常[4]。

影像学/组织学:无人类研究报道。但 *PJKV* 突变的敲入小鼠未见耳蜗结构异常[3]。正常和突变型 pejvakin 均定位于神经元胞体和螺旋神经节,并集中在耳蜗核、上橄榄和下丘。小鼠 Sirtaki 模型包括了 *pjvk* 的无义突变,也未显示出现耳蜗毛细胞的结构异常[4]。

分子生物学研究:连锁分析将伊朗家系的听力损失定位于染色体 2q 上的一个区域。发现并鉴定了一个新基因,命名为 *PJVK*,即蛋白质产物 pejvakin(波斯文译为"回声")。在上述 3 个家系中发现了 *PJVK* 中一个错义突变 p.R183W 的纯合化,且第四个家系发现了 p.T541 纯合突变。因为 *DFNB27* 基因座与这个区域重叠,对 *DFNB27* 家系也进行了 *PJVK* 基因筛查,但没有鉴定致病突变。通过敲入 p.R183W 建立了一个小鼠模型,其前庭功能正常,ABR 提示有高频听力损失,在这些频率记录到正常 DPOAE,其听力损失不是进行性的[3]。

相反,在摩洛哥家系中未发现听神经病的证据。在 *PJVK* 中发现了纯合插入突变,该突变与听力损失分离(但非独立的视网膜色素变性,发现它与基因 *MERTK* 中的突变分离)。*PJVK* 突变会导致蛋白编码的提前终止[4]。有趣的是,有进行性听力损失和前庭功能紊乱但不伴听神经病的 sirtaki 小鼠模型发现有 *PJVK* 的无义突变。这些作者鉴定出第二个家族具有进行性听力损失、前庭功能障碍和耳声发射缺失,与其相关的核苷酸缺失会导致蛋白质的提前终止[6]。其他家系有终止突变,但并没有听神经病,但是[1,2]一个没有听神经病的家系鉴定出与听神经病家系相同的 R183W 突变。这提示了其他修饰基因可能会影响听神经病的表型,另外一种复杂情况是 OAE 反应随着时间而消失。

遗传:常染色体隐性遗传。

小结:*PJVK* 基因的突变会导致一系列严重程度的听力损失,可以合并也可能不合并听神病。这种多样性的来源不明,因为在听神经病和非听神经病患者身上可以发现相同的突变。

参考文献

1. Chaleshtori MH et al. Novel mutations in the pejvakin gene are associated with autosomal-recessive non-syndromic hearing loss in Iranian families. (Letter) *Clin Genet.* 2007;72:261–263.
2. Collin RW et al. Involvement of *DFNB59* mutations in autosomal-recessive non-syndromic hearing impairment. *Hum. Mutat.* 2007;28:718–723.
3. Delmaghani S et al. Mutations in the gene encoding pejvakin, a newly identified protein of the afferent auditory pathway, cause *DFNB59* auditory neuropathy. *Nature Genet.* 2006;38:770–778.
4. Ebermann I et al. Truncating mutation of the DFNB59 gene causes cochlear hearing impairment and central vestibular dysfunction. *Hum. Mutat.* 2007;28:571–577.
5. Mujtaba G et al. A p.C343S missense mutation in *PJVK* causes progressive hearing loss. *Gene.* 2012; 504:98–101.
6. Schwander M. A forward genetics screen in mice identifies recessive deafness traits and reveals that pejvakin is essential for outer hair cell function. *J Neurosci.* 2007;27:2163–2175.

DFNB60

MIM:未指定
定位:5q22-q31
基因:未知

该基因座由 HUGO 基因命名委员会命名为 *DFNB60*,但目前未见出版物报道。

DFNB61

MIM:613865(*DFNB61*);604943(*SLC26A5*)
定位:细胞遗传学定位:7q22.1;物理定位:7:102993177-103086624
基因:*SLC26A5*(马达蛋白,prestin)

该基因座在 2 个高加索裔隐性遗传听力损失家系被证实存在 *SLC26A5* 纯合突变[1]。

听力学表现:听力损失程度为重度 - 极重度,无进行性表现。

前庭表现:前庭评估均正常。

影像学 / 组织学:未报道。

分子生物学研究:因为一些转运蛋白与听力损失相关,马达蛋白在内耳中表达,220 名轻度至极重度听力损失高加索先证者筛查了 *SLC26A5* 突变。两个明显无血缘关系的患者发现了一个内含子 2 剪接位点 IVS2-2A>G 位点突变,这预示不正常的剪切。7 个先证者有这一杂合突变,听力损失从轻度到极重度不等。400 例听力正常的对照组个体中,有 1 例发现有杂合突变。由于对照组中未测试听力,所以轻度听力损失可能会被遗漏[1]。

一些研究质疑突变的致病性。在 74 例高加索和西班牙受试者中,4 例是杂合突变,在 150 例对照组中有 4 例杂合突变,两组间不具有统计学上显著差异[2]。爱沙尼亚先证者和家系的突变研究也未支持杂合子的致病性,也未发现纯合突变的患者[3]。患有轻度至中度听力损失的匈牙利先证者发现有 p.R150Q 突变,但是其听力正常的父亲也发现了该突变[4]。

遗传:半显性的常染色体隐性遗传,虽然突变的致病性仍具有争议。

小结:马达蛋白是耳蜗毛细胞中重要的电能动性蛋白,但是 IVS2-2A>G 突变的致病性仍具有争议性。

参考文献

1. Liu XZ et al. Prestin, a cochlear motor protein, is defective in non-syndromic hearing loss. *Hum. Molec. Genet.* 2003;12:1155–1162.
2. Tang HY et al. High frequency of the IVS2–2A>G DNA sequence variation in *SLC26A5*, encoding the cochlear motor protein prestin, precludes its involvement in hereditary hearing loss. *BMC Med Genet.* Aug 8 2005;6:30.
3. Teek R et al. Splice variant IVS2–2A>G in the *SLC26A5* (Prestin) gene in five Estonian families with hearing loss. *Int J Pediatr Otorhinolaryngol.* 2009;73(1):103–107.
4. Toth T et al. A new mutation in the human pres gene and its effect on prestin function. *Int J Mol Med.* 2007;20(4):545–550.

DFNB62

MIM:610143
定位:细胞遗传学定位:12p13.2-p11.23;物理定位:12:12639365-27647496
基因:未知

该基因座在一个巴基斯坦近亲大家系中被发现[1]。

听力学表现:语前性非进行性极重度听力损失。

前庭表现:未报道。

影像学 / 组织学:未报道。

分子生物学研究:连锁分析定义了在 D12S358 和 D12S1042 位点的两点区间内,标记位点 AAC40 在重组率为 0 时最大两点 LOD 值为 4.0；标记位点 D12S320 在重组率为 0 时最大多点 LOD 值为 5.3。对候选基因 *MPG* 和 *EMP1* 的编码区域进行了测序，但未发现其他突变。同样在 12 号染色体上的基因 *MYO1A*（DFNB48）似乎位于连接区域之外，但被测序没有发现突变[1]。

遗传：常染色体隐性遗传。

小结：伴随极重度语前聋的致聋基因定位在 12 号常染色体短臂的 *DFNB62* 区域。

参考文献

1. Ali G et al. The mapping of *DFNB62*, a new locus for autosomal recessive non-syndromic hearing impairment, to chromosome 12p13.2-p11.23. *Clin Genet.* 2006;69:429–433.

DFNB63

MIM：611451（*DFNB63*）；612414

定位：细胞遗传学定位：11q13.4；物理定位：11：71791382-71821828

基因：*LRTOMT*（富含亮氨酸的跨膜 0- 甲基转移酶），也被称为 *COMT2*）

该基因座在有隐性遗传听力损失的突尼斯大家系[5]、一个土耳其家系[3]及 4 个巴基斯坦家系[4]中鉴定的。

听力学表现：患者均为语前极重度听力损失，部分个体出现下降型重度 - 极重度听力损失，无证据表明听力损失为进行性[4,5]。

前庭表现：无前庭功能紊乱症状[4,5]。

影像学 / 组织学：部分患者的颞骨 CT 和 MRI 影像结构是正常的[1]。一个 *LRTOMT* 突变的小鼠模型显示了正常的耳蜗结构但是出生后 5 天时静纤毛的结构异常，伴随毛细胞变性[2]。

分子生物学研究：连锁分析显示突尼斯家系[5]和土耳其家系[3]该基因位点位于 11 号染色体区域，而 4 个巴基斯坦家系则位于相邻区域[4]。5 个 *DFNB63* 家系的基因序列研究中有 4 个家系均存在 *LRTOMT* 基因的纯合突变，3 个无义突变，一个插入突变[1]。在伊朗家系中发现了一个核苷酸的删减，这导致了嵌入蛋白的产生[6]。2 个伊朗家系中仅筛选了基因的 *LRTOMIT2* 部分（在后续内容中描述），发现了 1 个截短突变和 1 个错义突变[2]。

LRTOMT 基因在两个独立蛋白 *LRTOMT1* 和 *LRTOMT2* 蛋白中通过随机剪切位点和不同的阅读框架参与编码。*LRTOMT1* 包括了两个富含亮氨酸的重复区域，*LRTOMT2* 包括了儿茶酚 -O- 甲基转移酶域。另一个随机剪切位点产生 *LRTOMT2*，含有推测的跨膜螺旋。这似乎呈现的是：2 个啮齿基因 *Lrrc51* 和 *Tomt* 的融合，小鼠 *Lrrc51* 与人类 *LRRC51* 蛋白有 85% 的一致性；小鼠 *TOMT* 与 *LRTOMT2* 亚型的一致性为 91%。小鼠 *LRRC51* 蛋白位于耳蜗内、外毛细胞，前庭毛细胞，支持细胞以及外毛细胞基底侧的细胞质内，*TOMT* 在耳蜗毛细胞的细胞质和耳蜗及前庭系统的支持细胞中表达，并在外毛细胞的角质层中聚集[1]。

基于儿茶酚 -O- 甲基转移酶的活性，对小鼠体内的一种新的 *COMT* 蛋白进行分离鉴定，并命名为 *Comt2*（Du）。*Comt2* 突变的小鼠模型 add 具有听力损失和前庭功能紊乱，表现出多动行为和攻击性。*COMT2* 的表达也可以在内、外毛细胞中观察到。在新生 5 天小鼠的耳蜗中可以观察到是正常的，但是静纤毛的排列是紊乱的，并且在 8 周龄时出现了螺旋器的退化。*Comt2* 基因突变在 192 名有听力损失的伊朗先证者中筛选出来，而且 2 个突变均被发现，分别是在转移酶区域前缩短蛋白长度的无义突变，以及致病性不明的错义突变[2]。

所描述的七种突变似乎对 *LRTOMT2* 的甲基转移酶结构域的影响大于对 *LRTOMT1* 蛋白的影响[6]；因此，虽然同样受到突变的影响，*LRTOMT2* 基因的甲基转移酶功能对听力有更显著的作用。

遗传：常染色体隐性遗传。

小结：*LRTOMT* 基因突变导致了极重度听力损失，该基因可能提供了两个蛋白 *LRTOMT1* 和 *LRTOMT2*（也称作 *COMT2*）的随机排序。*COMT2* 基因的功能影响了听力损失。

参考文献

1. Ahmed ZM et al. Mutations of *LRTOMT*, a fusion gene with alternative reading frames, cause non-syndromic deafness in humans. *Nature Genet.* 2008;40:1335–1340.
2. Du X et al. A catechol-O-methyltransferase that is essential for auditory function in mice and humans. *Proc. Nat. Acad. Sci.*

2008;105:14609–14614.

3. Kalay et al. A novel locus for autosomal-recessive non-syndromic hearing impairment, *DFNB63*, maps to chromosome 11q13.2-q13.4. *J Mol Med (Berl)*. 2007;85(4):397–404.
4. Khan SY et al. Autosomal-recessive non-syndromic deafness locus *DFNB63* at chromosome 11q13.2-q13.3. *Hum Genet*. 2007;120:789–793.
5. Tlili A et al. Localization of a novel autosomal-recessive non-syndromic hearing impairment locus *DFNB63* to chromosome 11q13.3-q13.4. *Ann. Hum Genet*. 2006;71:271–275.
6. Vanwesemael M et al. A 1 bp deletion in the dual reading frame deafness gene *LRTOMT* causes a frameshift from the first into the second reading frame. *Am J Med Genet A*. 2011;155A(8):2021–2023.

DFNB64

未指定。

DFNB65

MIM:610248

定位:细胞遗传学定位:0q13.2-q13.32;物理定位:(UCSC/OMIM):20:49800000-63025520。

基因:未知

该基因座在一个隐性遗传性听力损失的巴基斯坦近亲大家系中发现[1]。

听力学表现:语前全频极重度听力损失。

前庭表现:无前庭症状。

影像学 / 组织学:无报道。

分子生物学研究:基因连锁分析确定了在D20S480 和 D20S430 位点的两点区间内的一个区域。5 个标记位点(D20S840、D20S1085、D20S832、D20S100、D20S102)在重组率为 0 时最大两点 LOD 值为 2.4,标记位点 D20S840 在重组率为 0 时最大多点 LOD 得分为 3.3。对候选基因 *BMP7* 编码区域进行了测序,未发现突变。

遗传:常染色体隐性遗传。

小结:*DFNB65* 位于常染色体 20 号长臂,与极重度听力损失有关。

参考文献

1. Tariq A et al. Localization of the novel autosomal recessive non-syndromic hearing impairment locus *DFNB65* to chromosome 20q13.2-q13.32. *J. Molec. Med*. 2006;85:484–490.

DFNB66

MIM:610212(*DFNB66*)

定位:细胞遗传学定位:6p21.1-22.3;物理定位:6:37432595-20988514

基因:未知

该基因座在一个突尼斯隐性遗传听力损失近亲大家系中报道[4]。在 2 个巴基斯坦家系中定义了重叠基因座,并命名为 *DFNB67*[3]。在巴基斯坦家系[3]及另外 3 个土耳其家系[2]中发现了 *LHFPL5* 基因的突变,但在突尼斯家系中并未发现该基因的突变[1],表明该区域有两个基因。

听力学表现:先天性极重度听力损失[4]。

前庭表现:测试表明前庭功能正常[4]。

影像学 / 组织学:无报道。

分子生物学研究:连锁研究确定了 6 号染色体上标记 D6S1602 和 D6S1665 之间的区域,对于标记 IR2/IR4,在重组率为 0 时最大 LOD 得分为 5.36。对候选基因 *COLIA2*、*BAK1* 和 *TMHS*(后称为 *LHFPL5*)的编码区进行测序,但并未检测到突变[4]。随后在 *DFNB67* 家族的 *LHFPL5* 中发现突变,但是对 *DFNB66* 家族基因的重复分析中在编码、非翻译或预测的启动子区域内未发现突变[1]。

遗传:常染色体隐性遗传。

小结:*DFNB66* 和 *DFNB67* 基因座存在表型和基因位点上的重叠。*DFNB67* 家族已被证实在 *LHFPL5* 基因的重叠区域中存在突变,但在 *DFNB66* 家族中没有发现影响该基因的突变,表明在 *DFNB66-DFNB67* 区有两个基因。

参考文献

1. Bensaïd M et al. DFNB66 and DFNB67 loci are non allelic and rarely contribute to autosomal recessive non-syndromic hearing loss. *Eur J Med Genet*. 2011;54(6):e565–e569.
2. Kalay E et al. Mutations in the lipoma HMGIC fusion partner-like 5 (*LHFPL5*) gene cause autosomal recessive non-syndromic hearing loss. *Hum Mutat*. 2006;27(7):633–639.
3. Shabbir MI et al.et al. Mutations of human *TMHS* cause recessively inherited non-syndromic hearing loss. *J Med Genet*. 2006;43:634–640.
4. Tlili A et al., et al. A novel autosomal recessive non-syndromic deafness locus, *DFNB66*, maps to chromosome 6p21.2–22.3 in a large Tunisian consanguineous family. *Hum Hered*. 2005;60:123–128.

DFNB67

MIM:610625(*DFNB67*);609427(*LHFPL5*)

定位:细胞遗传学定位:6p21.31;物理定位:6:35773070-35801651

基因:*LHFPL5*(LHFP 样蛋白 5,亦称为 *THMS* 或毛细胞静纤毛四跨膜蛋白)

该基因座在 2 个巴基斯坦阴性遗传性听力损失的家系中被发现,并鉴定出突变基因为 *THMS*(后来称为 *LHFPL5*)[5]。

听力学表现:先天性极重度听力损失[5]。

前庭表现:检查表明前庭功能正常[5]。

影像学 / 组织学:在人类中没有报道研究。在 *Thms*(与 *LHFPL5* 同源)中具有错义突变 C161F 的仓鼠模型存在极重度听力损失损伤及前庭功能障碍的行为证据。对耳蜗切片的检查显示,在第 8 天时,内毛细胞和外毛细胞静纤毛杂乱。到第 50 天,内毛细胞纤毛散开,而许多外毛细胞缺失。到 4 月龄时,螺旋器严重退化,螺旋神经节减少[3]。

分子生物学研究:在巴基斯坦家系中的连锁分析确定了与 *DFNB66* 重叠的 6p 染色体上的区域。该区域的 *THMS* 基因(后称为 *LHFPL5*)被认为是候选基因,因为具有同源 *Thms* 基因突变的仓鼠模型(hscy)存在听力损失和前庭功能障碍。在 *DFNB67* 家族中发现了基因纯合突变,一个单核苷酸缺失产生提前终止(c.246delC)和错义突变(Y127C)[5]。另外 3 个土耳其家系发现有 *LHFPL5* 突变,2 个移码突变(c.649delG)和个错义突变(T165M)[2]。一个突尼斯家系也被确定为具有移码突变,但是定义 *DFNB66* 的原始突尼斯家系在编码区或启动子区没有显示突变[1,6]。该蛋白质被预测有 4 个类似于间隙连接和紧密连接蛋白的跨膜螺旋[3]。结构和功能与 *cadherin-23*(*DFNB12*)的相似性表明这两种蛋白可能在由 Usher 综合征蛋白形成的复合物中具有相互作用[4]。

遗传:常染色体隐性遗传。

小结:先天性极重度听力丧失是由 *LHFPL5*(*THMS*)基因突变引起的。

参考文献

1. Bensaïd M et al. *DFNB66* and *DFNB67* loci are non allelic and rarely contribute to autosomal recessive non-syndromic hearing loss. *Eur J Med Genet*. 2011;54(6):e565–569.
2. Kalay E et al. Mutations in the lipoma HMGIC fusion partner-like 5 (*LHFPL5*) gene cause autosomal-recessive non-syndromic hearing loss. *Hum Mutat*. 2006;27(7):633–639.
3. Longo-Guess CM et al. A missense mutation in the previously undescribed gene *Tmhs* underlies deafness in hurry-scurry (hscy) mice. *Proc Nat Acad Sci*. 2005;102:7894–7899.
4. Longo-Guess CM et al. Targeted knockout and lacZ reporter expression of the mouse *Tmhs* deafness gene and characterization of the hscy-2J mutation. *Mamm Genome*. 2007;18(9):646–656.
5. Shabbir MI et al. Mutations of human *TMHS* cause recessively inherited non-syndromic hearing loss. *J Med Genet*. 2006;43:634–640.
6. Tlili A et al. A novel autosomal-recessive non-syndromic deafness locus, *DFNB66*, maps to chromosome 6p21.2–22.3 in a large Tunisian consanguineous family. *Hum Hered*. 2005;60:123–128.

DFNB68

MIM:610419

定位:细胞遗传学定位:19p13.2;物理定位:19:9804797-11202947

基因:未知

该基因座是在 2 个巴基斯坦常染色体隐性听力损失的近亲家系中发现的[1]。

听力学表现:受影响的个体具有极重度语前性听力损失。

前庭表现:无明显的前庭功能障碍症状。

影像学 / 组织学:无报道。

分子生物学研究:两个家系的连锁分析显示在一个家系中 D19S583 和 D19S558 之间的几个标记的 LOD 值为 2.3,在另一个家系中的 D19S586(远离 D19S583 约 600kb)的 LOD 值为 3.3。第一个家系的多点映射产生两个峰值,一个高峰在 D19S581 处的最大 LOD 值为 4.8,而另一个高峰在 D19S558 处的最大 LOD 值为 4.7。第二个家系的多点分析显示从 D19S423 到 D19S252 的最大 LOD 值为 4.6。假设听力损失是由于在两个家系中相同基因的突变,它们的重叠区域的纯合性将关键区域置于 D19S586 和 D19S584 之间。对候选基因 *KEAP1*、*CTL2* 和 *CDKN2D* 的编码区进行测序,未检测出致病突变。

最初认为该基因座可能与 *DFNB15* 重叠,但该基因座中的负责基因已显示为 *GIPC3*。基于 *GRCh37* 中的物理位置,该基因将在 *DFNB68* 的关键区域之外。

遗传:常染色体隐性遗传。

小结:该基因座与极重度先天性听力损失有关,其似乎与 19 号染色体上的 *DFNB15/72/95* 分离。

参考文献

1. Santos RLP et al. *DFNB68, a novel autosomal recessive non-syndromic hearing impairment locus at chromosomal region 19p13.2. Hum Genet.* 2006;120:85–92.

DFNB69

该基因座位点名称由 HUGO 基因命名委员会保留。

DFNB70

该基因座位点名称由 HUGO 基因命名委员会保留。

DFNB71

MIM：612789

定位：细胞遗传学定位：8p22-p21.3；物理定位：8：12835952-22433606

基因：未知

该基因座是在 1 个常染色体隐性遗传性听力损失的巴基斯坦近亲家系中发现的[1]。

听力学表现：语前极重度听力损失。

前庭表现：未见明显前庭异常症状。

影像学 / 组织学：未见报道。

分子生物学研究：基因连锁分析将其定位在 D8S1106 与 D8S1786 标记物两侧，D8S640 两点 LOD 最大值为 3.4（θ=0.0）。D8S261 多点 LOD 最大值为 4.2。候选基因 TUSC3、PGDFRL、HR 的编码区域未见致病性突变报道。

遗传：常染色体隐性遗传。

小结：DFNB71 基因座位于 8 号染色体长臂（8p），与语前极重度听力损失相关。

参考文献

1. Chishti MS et al. Novel autosomal recessive non-syndromic hearing impairment locus (*DFNB71*) maps to chromosome 8p22–21.3. *Hum Genet.* 2009;54:141–144.

DFNB72

见 DFNB15/72/95

DFNB73

MIM：602577（*DFNB73* 及 *BSND*）

定位：细胞遗传学定位：1p3.3；物理定位：1：55464606-55476556

基因：*BSND*（*barrtin*）；Barrter 综合征 4A 型，又称儿童 Barrter 综合征，合并感音神经性听力损失。

该基因座发现于 4 个隐性遗传性听力损失的巴基斯坦的近亲家族中，突变位点位于 *BSND* 基因[3]。

听力学表现：重度语前聋。

前庭表现：未见明显前庭异常症状。

影像学 / 组织学：未见报道。

分子生物学研究：连锁分析定位区域包含 *BSND* 候选基因。在已报道的 3 个家系中，患者均为纯合错义突变 p.I12T；在第四个家系中，大部分患者亦为该纯合错义突变，但在其 1 个家系分支中，受累同胞为 p.I12T 错义突变和 p.E4X 终止突变的复合杂合突变[3]。据报道，还有一名巴基斯坦家系的人也携带 p.I12T 突变[1]。

BSND 基因表达 *barrtin* 蛋白，其为氯离子通道 CIC-Ka 与 CIC-Kb 的复合物，主要在肾和内耳表达。该基因突变同时还导致儿童 Barrter 综合征，表现为出生前羊水过多、早熟、严重盐流失、肾钙盐沉着症。通常在出生后第 1 个月即发现感音神经性听力损失。该疾病表现严重程度不一，重者可导致新生儿致死，轻者表现为顽固性多尿、烦渴[2]。所有受影响的家庭成员均无羊水过多或出生时失盐的病史，也没有多尿或多饮的病史。肾功能代谢筛查及肾超声提示，I12T 纯合突变患者均无肾钙盐沉着症，但表现为肾素上升、低尿钙[1,3]。携带截短突变的复合杂合突变者表现为亚临床肾钙盐沉着症、肾素上升、电解质紊乱。I12T 纯合突变可能损伤 CIC-K 氯离子通道停滞细胞膜功能，降低了有效滤过性。这种损伤并不像其他突变所造成的破坏那么严重，该功能下降对内耳功能影响大于肾[3]。

遗传：常染色体隐性遗传。

小结：*BSND* 基因突变可导致严重的低钙血症和听力损失；但许多突变致病性小，仅导致听力损失。若肾脏缺陷仅表现为亚临床症状并且仅通过代谢测试发现时,我们通常认为其为听力损失是非综合征型的。

参考文献

1. Iqbal H et al. Identification of missense mutation (I12T) in the *BSND* gene and bioinformatics analysis. *J Biomed Biotechnol.* 2011;2011:304612.
2. Miyamura N et al. Atypical Barrter syndrome with sensorineural deafness with G47R mutation of the beta-subunit for ClC-Ka and ClC-Kb chloride channels, Barttin. *J Clin Endocr Metab.* 2003;88:781–786.
3. Riazuddin S. et al. Molecular basis of *DFNB73*: mutations of *BSND* can cause non-syndromic deafness or Bartter syndrome. *Am J Hum Genet.* 2009;85:273–280.

DFNB74

MIM:613718(*DFNB4*);613719(*MSRB3*)

定位:细胞遗传学定位:12q14.3;物理定位:12:65672423-65882024

基因:*MSRB3*(甲硫氨酸亚砜还原酶)

这个基因座是在 3 个有隐性听力损失的巴基斯坦近亲家系中鉴定的[2]。另外的 5 个家系也被确认有相关区域突变,最终鉴定突变位点为 *MSRB3* 基因。

听力学结果:所有患者均为极重度语前性听力损失[1,2]。

前庭检查结果:体格检查显示没有前庭症状。

影像学/组织学:没有报道。

分子生物学研究:所有 8 个家系的连锁分析确定了一个包含 *MSRB3* 基因的染色体区域。在6 个家系中的序列分析检测到 p.C89G 纯合突变,在另外两个家系中检测到 p.R19X 突变。p.C89G 突变破坏了该蛋白质结合锌的能力,而另一个突变在一个影响蛋白质线粒体定位区域造成提前终止,因此,这两个突变都是功能丧失的等位基因[1]。

甲硫氨酸亚砜还原酶是修复甲硫氨酸亚砜所必需的,后者是活性氧族的产物。这种氧化蛋白质的堆积会导致细胞损伤,激发细胞凋亡。定位到内质网或线粒体的甲硫氨酸亚砜有 4 个异构体。在这些家族中的突变分析显示定位到线粒体的亚型对于维持听力是听力必需的[1]。

遗传:常染色体隐性遗传。

小结:甲硫氨酸亚砜还原酶的作用是修复氧化甲硫氨酸,这种物质是活性氧的产物。*MSRB3* 突变导致线粒体功能的异常引起极重度语前聋。

参考文献

1. Ahmed ZM et al. Functional null mutations of *MSRB3* encoding methionine sulfoxide reductase are associated with human deafness *DFNB74*. *Am J Hum Genet.* 2011;88:19–29.
2. Waryah AM et al. *DFNB74*, a novel autosomal-recessive non-syndromic hearing impairment locus on chromosome 12q14.2-q15. *Clin Genet.* 2009;76:270–275.

DFNB75

该基因座名称被人类基因组组织(HUGO)基因命名委员会指定保留。

DFNB76

该基因座名称被人类基因组组织(HUGO)基因命名委员会指定保留。

DFNB77

MIM:613079(*DFNB77*);613072(*LOXHD1*)

定位:细胞遗传学定位:18q21.1;物理定位:18:44056935-44236996

基因:*LOXHD1*(脂氧合酶同源结构域 1)

在患有听力损失和前庭功能障碍的 samba 小鼠突变系鉴别出其致病的 *Loxhd1* 基因突变后,*LOXHD1* 基因就成为常染色体隐性遗传性听力损失的候选基因。在一个患有隐性遗传性听力损失的伊朗近亲家系中检测到 *LOXHD1* 基因突变[2]。从德系犹太人群的两个家系中,发现了另外一个不同的突变[1]。

听力学表现:在伊朗家系中的患者都有进行性的轻度到中度的高频下降型听力曲线,发病年龄大概在 7 岁左右,并逐渐进展为中高频中 - 重度听力损失。最终低频听力完全丧失,使听力图变成平坦型曲线[2]。

德系犹太裔患者的听力损失表现为重度 - 极重度语前聋,低频听力下降较中高频稍轻[1]。

前庭表现:患者均没有前庭功能异常的表现。

影像学／组织学:目前尚无以人类为研究对象的相关报道。小鼠的 Loxhd1 基因在出生后 10 天主要表达在静纤毛质膜上。在该基因突变的 Samba 突变小鼠中,耳蜗柯蒂器外观正常,且 Loxhd1 基因位置正常,但到出生后 21 天,其耳蜗底回有些纤毛变性,到出生后 90 天,毛细胞变性已很显著,而且螺旋神经节神经元的数量也有所减少[2]。

分子生物学研究:通过 ENU 诱变产生一株小鼠,使之具有 samba 小鼠的前庭功能异常和听力损失的表型,这是由于 loxhd1 基因 p.I1342N 的错义突变引起的。连锁分析方法被用于筛查人类同源基因 LOXHD1。一个伊朗的近亲家系中发现纯合的 R670X 突变并且与听力损失共分离[2]。在表现更严重的 2 个德系犹太裔家系中,确定了 R1572X 突变[1]。

loxhd1 蛋白有 15 个 PLAT 域,促进蛋白质—蛋白质和蛋白质—脂质相互作用,也可能与蛋白质和细胞膜间的靶向定位功能相关[1,2]。两种基因型间不同的蛋白质功能及造成不同基因表型的机制仍不清楚,推测该蛋白与静纤毛的维持相关。

遗传:常染色体隐性遗传。

小结:LOXDH1 基因突变产生进行性高频听力损失或重度 - 极重度语前聋。

参考文献

1. Edvardson S et al. A deleterious mutation in the *LOXHD1* gene causes autosomal recessive hearing loss in Ashkenazi Jews. *Am J Med Genet*. 2011;155A:1170–1172.
2. Grillet N et al. Mutations in *LOXHD1*, an evolutionarily conserved stereociliary protein, disrupt hair cell function in mice and cause progressive hearing loss in humans. *Am J Hum Genet*. 2009;85: 328–337.

DFNB78

该基因座名称被人类基因组组织(HUGO)基因命名委员会指定保留。

DFNB79

MIM:613307(DFNB79);613354(TPRN)
定位:细胞遗传学定位:9q34.3;物理定位:9:140086096-140098645
基因:TPRN(taperin)

这一基因座是通过一个巴基斯坦的近亲家系和一个摩洛哥隐性遗传性听力损失的家系鉴定出来的[1,2],在一个荷兰家系中检测到了 TPRN 基因突变[2]。

听力学表现:巴基斯坦家系的患者表现为重度到极重度的语前感音神经性听力损失[1]。摩洛哥家系的患者表现为先天性重度听力损失并进展到极重度[2]。在荷兰家系,患者在出生前几年内出现重度听力损失,到 25 岁左右进展为极重度听力损失[2]。

前庭表现:听力损失患者没有明显的前庭功能障碍症状[1,2]。

影像学／组织学:没有报道。

分子生物学研究:连锁分析在巴基斯坦[1]和摩洛哥[2]家系成员的 9 号染色体长臂上定位了一个区域。在摩洛哥家系候选基因的基因测序鉴定出 C9or75 基因的第 11 号碱基对的纯合子缺失,该基因被命名为 TPRN。在一个荷兰家系中也发现了一个碱基对缺失[2]。对 4 个巴基斯坦家系中的测序中,发现一个家系中的患者携带无义突变(R352X)和一个额外的移码突变:一个第 11 号碱基对的重复,且与摩洛哥家系发现的缺失第 11 号碱基对一样的一个单碱基对缺失。Taperin 蛋白的功能还无从知晓,但其在小鼠中的同源蛋白定位于纤毛的根部[3]。

遗传:常染色体隐性遗传。

小结:TPRN 基因的失活突变可导致重度 - 极重度听力下降,在一些家系中可呈进行性听力损失。

参考文献

1. Khan SY et al. *DFNB79*: reincarnation of a non-syndromic deafness locus on chromosome 9q34.3. *Europ J Hum Genet*. 2010;18: 125–129.
2. Li Y et al. Mutations in *TPRN* cause a progressive form of autosomal-recessive non-syndromic hearing loss. *Am J Hum Genet*. 2010;86:479–484.
3. Rehman AU et al. Targeted capture and next-generation sequencing identifies *C9orf75*, encoding taperin, as the mutated gene in non-syndromic deafness *DFNB79*. *Am J Hum Genet*. 2010;86: 378–388.

DFNB80

该基因座名称被人类基因组组织(HUGO)基因命名委员会指定保留。但是,最近 Ali Mosrati 等[1]定位到 1 个新的基因座(他们称之为

DFNB80）到染色体 2p16.1-p21。没有被确定的特定的致病基因。

参考文献

1. Ali Mosrati M et al. Genome-wide analysis reveals a novel autosomal-recessive hearing loss locus DFNB80 on chromosome 2p16.1-p21. *J Hum Genet*. 2013;58:98–101.

DFNB81

MIM：614129

定位：细胞遗传学定位：9p13；物理定位：19：4949376

基因：未知

此位点起初在三个隐性听力损失的巴基斯坦裔家系中发现，并定位于染色体 9p13.3。并被指定为 DFNB72[1]。在 DFNB72 位点上，有 2 个家系的致病突变为 GIPC3，而第三个家系的致病基因被命名为 DFNB81[2]。

听力学表现：受累家系中的 3 例患者表现为重度到极重度的混合性听力损失，第 4 例患者为极重度听力损失。

前庭表现：患病个体无前庭障碍表现。

影像学／组织学：没有报道。

分子生物学：对这个家系和另外 2 个家系的连锁分析，最初把听力损失表型定位到 19 号染色体短臂，后者被命名为 DFNB72[1]。其他一些家系的连锁区域也定位到这里，并且发现了候选基因 GIPC3，但不在这个家系中（列为 PKDF219）。GIPC3 基因被排除，进一步的基因单倍型分析限定了纯合子区域，DFNB81 的关键区域的两边是 D19S216 和 D19S916，与 DFNB68 的重叠也被排除[2]。

遗传：常染色体隐性遗传。

小结：DFNB81 基因座非常靠近 DFNB15/72/95 基因座，但是在 GIPC3 基因中缺乏可识别的突变，提示这个有重度至极重度听力损失家系中还有另外一个基因导致其听力损失。3 个家庭成员存在混合性听力损失，但不能明确其由于短暂的中耳问题还是 DFNB81 表型的一部分。

参考文献

1. Ain Q et al. The autosomal-recessive non-syndromic deafness locus DFNB72 is located on chromosome 19p13.3. *Hum Genet*. 2007; 122:445–450.
2. Rehman AU et al. Mutations of GIPC3 cause non-syndromic hearing loss DFNB72 but not DFNB81 that also maps to chromosome 19p. *Hum Genet*. 2011;130:759–765.

DFNB82

MIM.613557（DFNB82）；609245（GPSM2）

定位：细胞遗传学定位：1p13.3 物理定位：1：109417972-109473044

基因：GPSM2

此位点发现于一个携带隐性遗传性听力损失的巴勒斯坦裔家系[1]，从而发现了 GPSM2 的致病突变[2]。另一个携带此突变的土耳其裔家系亦已被报道[3]。

听力学表现：患病个体表现为重度到极重度语前性感音神经性听力损失[1,3]。

前庭表现：没有前庭障碍表现。

影像学／组织学：其中 1 人的颞骨 CT 未见异常[3]。

分子生物学研究：在一个大的巴勒斯坦家系中，有 250 000 个单核苷酸多态性阵列纯合子定位是用来识别 1 号染色体的候选区域[1]。在 gpsm2 基因中发现了无义突变，p.r127x[2]。在 1 个土耳其家系中发现了 1 个不同的截短突变 p.q562x[3]。

GPSM2 蛋白质产物包括 7 种 TRP 域和 4 种 Go-Loco 域。TRP 域参与蛋白质与蛋白质互相作用，Go-Loco 与 G 蛋白质的 Gα 二级单元相互作用。特别的是，Go-Loco 蛋白质促进纺锤丝定向和细胞循环，在分化过程中保持细胞极性。由于两种突变均可影响 Go-Loco 域，这个功能对听力的发展也许是重要的[3]。在小鼠内耳 Gpsm2 表达在胚胎发育时期是最高的，并且在成年小鼠中减少。它的初始定位在耳蜗和前庭系统的毛细胞和支持细胞顶面（胚胎的 16.5 天），但在出生后 15 天就主要表达在支持细胞[2]。

遗传：常染色体隐性遗传。

小结：发生于 G- 蛋白信号调制器的突变，导致重度至极重度听力损失。

参考文献

1. Shahin H et al. Five novel loci for inherited hearing loss mapped by SNP-based homozygosity profiles in Palestinian families. *Europ J Hum Genet.* 2010;18:407–413.
2. Walsh T et al. Whole exome sequencing and homozygosity mapping identify mutation in the cell polarity protein GPSM2 as the cause of non-syndromic hearing loss DFNB82. *Am J Hum Genet.* 2010;87:90–94.
3. Yariz KO et al. A truncating mutation in GPSM2 is associated with recessive non-syndromic hearing loss. *Clin Genet.* 2012;81:289–293.

DFNB83

MIM：613685

定位：染色体定位：9p23-p21.2；物理定位：9969023-26440090；或者细胞遗传学定位：9p13.3-q21.13；物理定位：34411026-78715080

基因：未知

这个基因座发现于一个隐性遗传性听力损失的巴基斯坦近亲家系中[1]。

听力学表现：患病个体有重度至极重度语前性感音神经性听力损失[1]。

前庭表现：没有前庭障碍表现。

影像学 / 组织学：没有报道。

分子生物学研究：用 25 000 个单核苷酸多态性阵列的纯合子基因图谱确定了 9 号染色体短臂上的两个候选区间：一个在 9p23，其两侧的单核苷酸多态性（SNPs）为 rs4742645 和 rs1571364，另一个在 9p13.3，两侧的 rs10738927 和 rs12001902。这两个位点的 LOD 得分为 3.07。9p23-p21.2 区域包含候选基因 *MTAP*，9p13.3-q21.13 区域包含基因 *TMC1*（*DFNB36* 和 *DFNB7/11*）。对该基因的编码区测序未发现突变。*DFNB47* 与染色体 9P 远端区域重叠[1]。

遗传：常染色体隐性遗传。

小结：这个基因座与极重度语前聋相关，实际上包括染色体 9p 上的 2 个区域，其远端区域与 *DFNB47* 及着丝粒周围区域重叠。

参考文献

1. Shahin H et al. Five novel loci for inherited hearing loss mapped by SNP-based homozygosity profiles in Palestinian families. *Europ J Hum Genet.* 2010;18:407–413.

DFNB84

MIM：613391（*DFNB84*）；603317（*PTPRQ*）

定位：细胞遗传学定位：12q21.2；物理定位：12：80799774-881074013

基因：*PTPRQ*（蛋白酪氨酸 - 磷酸酶受体 Q 型）

该基因座是从携带隐性遗传性听力损失的两个巴勒斯坦裔家系[3]和一个丹麦 - 摩洛哥家系[2]中识别的。

听力学表现：巴勒斯坦家系的患者有重度到极重度语前感音神经性听力损失[3]。荷兰和摩洛哥家系的患者有中度先天性听力损失，在 45 岁时发展为重度听力损失[2]。

前庭表现：荷兰家系和摩洛哥家系的前庭检查证实有前庭功能障碍，尽管有些个体没有表现出临床症状[2]。

影像学 / 组织学：在人体研究中没有报道。*Ptprq* 缺失的小鼠，从出生 1 天起耳蜗毛细胞束开始进行性无序化，随后出现首发于基底部的静纤毛消失，毛细胞变性。3 个月时，大多数耳蜗毛细胞消失，螺旋器已完全退化，小鼠的 Preyer 反射消失。*PTPRQ* 蛋白质定位于静纤毛轴链接器，在突变小鼠中已经丢失，对于耳蜗静纤毛的维持是必需的。尽管轴连接器缺失，但其对前庭毛细胞束的影响较耳蜗毛细胞束轻。小鼠无前庭受损的体征，如转圈或头部摇摆[1]。

分子生物学研究：用 25 000 个单核苷酸多态性阵列的纯合子基因图谱确定了 12 号染色体长臂上的确定区间，两侧的 SNPs rs10879987 和 rs2471512，LOD 得分为 3.45[3]。在荷兰家系和摩洛哥家系纯合子分析发现染色体 12q 的区域产生重叠，值得注意的是，这与 *DFNB84* 基因座重叠。在这个区域的 *PTPRQ* 基因在 4 个家系中均存在，并且由于 *Ptprq* 突变小鼠具有听力损失表型，使其成为耳聋候选基因。基因测序发现荷兰家系中一个纯合 P.Y497X 无义突变和摩洛哥家系中一个纯合 P.R457G 突变[2]。巴勒斯坦家系检查发现了纯合 P.Q429X 突变[4]，进一步回顾他们的家族史，确定了听力损失与此突变的相关性。

PTRPQ 除了维持静纤毛和毛细胞的功能外,还有磷脂酰肌醇磷酸酶功能,可与肌凝蛋白 Ⅵ 相互作用,在机械传导中发挥作用[2]。

遗传:常染色体隐性遗传。

小结:PTPRQ 突变与先天性听力损失有关,在一些家系中听力损失呈进行性加重。行前庭测试的个人显示轻度前庭功能障碍,但仍有部分无症状的亚临床患者。

参考文献

1. Goodyear RJ et al. A receptor-like inositol lipid phosphatase is required for the maturation of developing cochlear hair bundles. *J Neurosci.* 2003;23:9208–9219.
2. Schraders M et al. Mutations in *PTPRQ* are a cause of autosomal-recessive non-syndromic hearing impairment DFNB84 and associated with vestibular dysfunction. *Am J Hum Genet.* 2010;86:604–610.
3. Shahin H et al. Five novel loci for inherited hearing loss mapped by SNP-based homozygosity profiles in Palestinian families. *Europ J Hum Genet.* 2010;18:407–413.
4. Shahin H et al. Nonsense mutation of the stereociliar membrane protein gene *PTPRQ* in human hearing loss DFNB84. *J Med Genet.* 2010;47:643–645.

DFNB85

MIM:613392

定位:染色体定位:17p12-q11.2;物理定位:17:15272073-:29466722

基因:未知

这个基因座是在一个隐性遗传性听力损失的巴勒斯坦家系中发现的[1]。

听力学表现:患病的个体有重度到极重度的语前感音神经性听力损失。

前庭表现:患病的家系成员没有前庭障碍表现。

影像学 / 组织学:没有报道。

分子生物学研究:用 25 000 个单核苷酸多态性阵列的纯合子基因图谱确定了 17 号染色体上的区间,其两侧 SNPs 分别为 rs230884 和 rs12603885,LOD 得分为 7.25。候选基因 *MYO15A* 的编码区已测序,但并未发现致病突变[1]。

遗传:常染色体隐性遗传。

小结:重度 - 极重度语前聋致病基因定位于 17 号染色体的着丝粒周围区域。

参考文献

1. Shahin H et al. Five novel loci for inherited hearing loss mapped by SNP-based homozygosity profiles in Palestinian families. *Europ J Hum Genet.* 2010;18:407–413.

DFNB86

MIM:614617

位点:细胞遗传学定位:16p13.3;物理定位:16pter-2001823

基因:未知

该基因座是在一个隐性遗传性听力损失的巴基斯坦大家系中发现的[1]。

听力学表现:患病的个体有极重度感音神经性听力损失。

前庭表现:没有前庭功能障碍症状。

影像学 / 组织学:没有报道。

分子生物学研究:以 D16S3024 标记物 θ= 0.0 的情况下连锁分析表明 LOD=8.54。单倍型分析似乎表明,在相同的血统家庭的所有分支等位基因可能不是相同的。如果不是,此区域从 16pter 扩展到 D16S3395。如果这一区域在不同家系中是特征性的,则这个区域将更小,在 D16s3024 和 D16s3070 之间。编码区和内含子 - 外显子边界进行候选基因 *MSRB1*、*SYNGR3*、*NTN3*、*GFER*、*CLDN6* 和 *CLDN9* 测序,但没有发现因果突变。

遗传:常染色体隐性遗传。

小结:位于染色体 16p 的 *DFNB86* 基因座导致极重度感音神经性听力损失,其临界区域范围不明确。

参考文献

1. Ali RA et al. DFNB86, a novel autosomal-recessive non-syndromic deafness locus on chromosome 16p13.3. (Letter). *Clin Genet.* 2012;81:498–500.

DFNB87

该基因座名称被人类基因组组织(HUGO)基因命名委员会指定保留。

DFNB88

该基因座名称被人类基因组组织（HUGO）基因命名委员会指定保留。

DFNB89

MIM：613916

定位：细胞遗传学定位：16q21-q23.2；物理定位：59511091-80452240

基因：未知

该基因座是从 2 个巴基斯坦近亲家系中发现的[1]。

听力学表现：听力损失为语前性，中度到重度。

前庭表现：没有前庭障碍表现。

影像学 / 组织学：没有报道。

分子生物学研究：在其中的一个家系中，在 SNP rs1018910 θ=0.0 时，最大的 2 点 LOD 得分为 4.5，多点 LOD 得分为 6.0。单倍型分析表明这个区域范围为 rs717293 到 rs728929。对于另一家系，在 rs235987 θ=0.0 时，最大 2 点 LOD 得分为 2.8。多点 LOD 得分为 3.7，单倍型分析表明此区域范围为 rs1482258 到 rs1125733。这些家系有不同的单倍型，故从遗传角度来看其突变是不同的，但也可能是次区域的等位基因或分离基因致病。候选基因 CALB2、CDH1、CDH3、CDH11、HAS3、NBO1、PLEKHG4 和 SMPD3 的编码区域已测序，但并未发现致病突变[1]。

遗传：常染色体隐性遗传。

小结：位于 DFNB89 基因座的 1 个或多个基因突变可导致语前性、中度至重度听力损失。

参考文献

1. Basit S et al. *DFNB89*, a novel autosomal-recessive non-syndromic hearing impairment locus on chromosome 16q21-q23.2. *Hum Genet.* 2011;129:379–285.

DFNB90

MIM：未指定

定位：细胞遗传学定位：7p22.1-p15.3；物理定位：7:4900095-20371758

基因：未知

该基因座是从一个隐性遗传性听力损失的巴基斯坦近亲家系中发现的[1]。

听力学表现：听力损失是重度至极重度语前性感音神经性，且听力图为平坦型。

前庭表现：没有前庭功能障碍表现。

影像学 / 组织学：没有报道。

分子生物学研究：连锁分析确定了多点 LOD 值为 4.0，纯合子定位于以 SNR rs206198 和 rs1553960 为边界的区域。对候选基因 ACTB、BZW、OCM、MACC1、NXPH1、PRPS1L1、RAC1 和 RPA3 的编码区域和内含子 - 外显子范围进行了测序，但未发现因果突变[1]。

遗传：常染色体隐性遗传。

小结：引起重度到极重度语前感音神经性听力损失的基因座被定位在 7 号染色体短臂。

参考文献

1. Ali G et al. Novel autosomal recessive non-syndromic hearing impairment locus DFNB90 maps to 7p22.1-p15.3. *Hum Hered.* 2011;71(2):106–112.

DFNB91

MIM：613453（DFNB91）；173321（SERPINB6）

定位：细胞遗传学定位：6p25.2；物理定位：2948393-2972399

基因：SERPINB6（SERPIN 胃蛋白酶抑制剂，进化支 B，成员 6）

该基因座是从一个隐性遗传性听力损失的土耳其近亲家系中发现的[1]。

听力表现：患病家系成员的听力损失为中度到重度，在高频区显著进展。

前庭表现：有听力损失的家系成员没有前庭功能障碍表现。

影像学 / 组织学：2 个患病家系成员颞骨 CT 扫描是正常的。

分子生物学研究：连锁分析及纯合子基因图谱确定了以 SNPs rs7762811 到 rs13205752 为边界的区域，其最大多点 LOD 值为 5.0。在这个区域,24 个候选基因已被测序,在 *SERPINB6* 基因的纯合 p.E245X 突变被发现。人们预测此突变与截断蛋白质,包括其活性位点相关。白细胞中 mRNA 的减少证实了无义介导 RNA 衰退,而并未检测到被截断的蛋白质。

SERPINB6 是与细胞增殖和分化相关的细胞内蛋白质。它还可在细胞应激期间释放以灭活蛋白酶,从而实现保护细胞的功能。体外转染 HeLa 细胞的研究证实,突变蛋白缺乏这种功能并与溶酶体的损伤有关。在小鼠内耳,这种蛋白质表达,定位于耳蜗和椭圆囊的毛细胞的细胞质。因而有纯合 *SERPINB6* 可保护毛细胞免于应激损伤导致进行性听力损失的假说[1]。

遗传:常染色体隐性遗传。

小结:进行性听力损失显然是由于 SERPINB6 蛋白的细胞保护功能丧失所致。

参考文献

1. Sirmaci A. et al. A truncating mutation in *SERPINB6* is associated with autosomal-recessive non-syndromic sensorineural hearing loss. *Am J Hum Genet.* 2010;86:797–804.

DFNB92

该基因座名称被人类基因组组织(HUGO)基因命名委员会指定保留。

DFNB93

MIM:未标记

定位:细胞遗传学定位:11q12.3-q13.3;物理定位:60778544-70976016

基因:未知

DFNB93 基因座是在一个隐性遗传性听力损失的伊朗近亲家系中发现的[1]。

听力学表现:无明显进展的中度到重度语前感音神经性听力损失。在一些个体中,中频听力损失稍严重,从而形成浅 U 形听力曲线。

前庭表现:没有报道。

影像学 / 组织学:没有报道。

分子生物学研究:连锁分析发现了 11 号染色体长臂上从标记物 D11S765 到 D11S1975 的区域,其多点 LOD 得分为 3.0。在染色体 11q 这个区域与其他听力损失基因座不重叠。基因 *CFL1*、*KCNK4*、*RELA* 和 *LRTOMT* 的编码区已被测序,但未发现因果突变[1]。

遗传:常染色体隐性遗传。

小结:其为一个中 - 重度语前感音神经性听力损失致病基因定位在 11 号染色体长臂。

参考文献

1. Tabatabaiefar MA et al. *DFNB93*, a novel locus for autosomal recessive moderate-to-severe hearing impairment. *Clin Genet.* 2011;79(6):594–598.

DFNB94

该基因座名称被人类基因组组织(HUGO)基因命名委员会指定保留。

DFNB95

见 DFNB15/72/95

DFNB96

MIM:614414

定位:细胞遗传学定位:1p36.31-p36.13;物理定位:1:6501032-8219827

基因:未知

该基因座是从一个隐性遗传性听力损失的巴基斯坦近亲家系中发现的[1]。

听力学表现:患病家系成员的听力表现为重度至极重度语前全频感音神经性听力损失。

前庭表现:评估没有发现前庭障碍症状。

影像学 / 组织学:没有报道。

分子生物学研究:连锁分析发现了从 SNPs 的 rs3817914 到 rs477558 的区域,其多点 LOD 得分为 3.8。候选基因 *ESPN*、*CLCNKA* 和 *CLCNKB* 的编码区已被测序,但未发现因果突变[1]。

遗传:常染色体隐性遗传。

小结:与 *DFNB96* 基因座相关的听力损失是平坦型重度 - 极重度语前聋。

参考文献

1. Ansar M et a. A new autosomal recessive non-syndromic hearing impairment locus *DFNB96* on chromosome 1p36.31-p36.13. *J Hum Genet.* 2011;56:866–868.

性连锁遗传性听力损失

X 连锁基因座最初由基因座符号 DFN 指定,但已改名为 DFNX。此外,第一个被描述的听力损失基因座 DFN1 后来根据家系的复查发现属于综合征型听力损失。这种进行性神经系统疾病被命名为 Mohr-Tranebjaerg 综合征,或由于 TMM8a(MIM 300356)基因突变造成的肌张力障碍 - 听力损失 - 视神经萎缩(MIM 304700)。这强调了在可能的情况下持续密切随访的重要性,以确保听力损失不仅仅是一个更复杂疾病的最初表现。

表 7-13 总结了性连锁基因座。

DFNX1(DFN2)

MIM:304500(*DFNX1*);311850(*PRPS1*)

定位:细胞遗传学定位:Xq22.3;物理定位:106871737-106894256

基因:*PRPS1*(磷酸核糖焦磷酸合成酶 I)

DFN2 的名字起初是为 X 连锁非综合征型先天性极重度听力损失的家系命名的。它作为一种异源性分类被发现且改名为 *DFNX1*,该基因座定位于 Xq22,这个位点在一个大型英籍美国家系中被发现的[5]。在一个中国家系中发现了 *PRPS1* 基因突变,并且在其他报道的 *DFNX1* 家系中是可重复的[3]。

听力学表现:在这个英籍美国家系中,患病的男性个体表现为先天性极重度听力损失。女性携带者有轻度到中度高频听力损失;然而至少两名女性有患病风险,她们的听力正常,但是耳声发射降低。患病女性一般没有意识到她们有听力损失[5],亦有报道在中国一个小家系中有类似先天表型的男性[1]。据报道,一个美国家系中男性患者表现为进行性语后聋,而女性听力损失相对较轻。在一个大的中国家系中,男性有语后进行性听力损失,女性听力损

失表现为轻到中度,不对称性或仅为单侧。一名 71 岁的女性有极重度听力损失,另一例在 52 岁时听力正常。男性和部分女性患者表现为 DPOAE 下降,一些男性在出现听力损失的同时出现耳鸣[5]。

前庭表现:男性患者没有前庭症状。

影像学 / 组织学:男性患者颞骨 CT 扫描正常[3,4,5]。

分子生物学研究:在一个大型中国家系中连锁分析识别了染色体 X 长臂的一个区域,患病男性候选基因 *PRPS1* 测序显示 p.D65N 突变。检查发现较小的中国家系有 pI290T 突变,美国家系有 G306 突变,英籍美国家系患病个体存在 p.A87T 突变。这些突变证明 *PRPS1* 酶活性降低。在小鼠内耳,*Prps1* 表达在耳蜗和前庭毛细胞及螺旋神经节[3]。

PRPS1 催化嘌呤、嘧啶和吡啶核苷酸的合成,并与嘌呤碱基相互作用。*PRPS1* 基因更多的破坏性突变导致 X 连锁 5 型 Charcot-Marie-Tooth 病(Rosenburg-Charcot 综 合 征;CMTX5;MIM311070)和 Arts 综合征(MIM301835)。Arts 综合征患者除了有听力损失之外,还有中枢和外周神经病变、视神经萎缩、反复感染和生长发育迟缓,CMTX5 患者有周围神经病变、视神经病变和听力损失。突变导致疾病影响 ATP 结合位点,但是突变导致非综合征型听力损失的突变影响蛋白质的稳定性或者三聚化[2]。

遗传:X 连锁显性遗传,女性轻度表达。

小结:*PRPS1* 突变所致 X 连锁听力损失在男性表现为极重度先天性听力损失,也可能是进行性语后聋。女性表达是多样的,可为非对称性或单侧听力损失。

参考文献

1. Cui B et al. Refinement of the locus for non-syndromic sensorineural deafness (DFN2) *J Genet.* 2004;83:35–38.
2. de Brouwer APM et al. *PRPS1* mutations: four distinct syndromes and potential treatment. *Am J Hum Genet.* 2010;86:506–518.
3. Liu X et al. Loss-of-function mutations in the *PRPS1* gene cause a type of non-syndromic X-linked sensorineural deafness, DFN2. *Am J Hum Genet.* 2010;86:65–71.
4. Manolis EN et al. Hereditary postlingual sensorineural hearing loss mapping to chromosome Xq21. *Am J Otol.* 1999;20:621–626.
5. Tyson J et al. Mapping of DFN2 to Xq22. *Hum Mol Genet.* 1996;5:2055–2060.

表 7-13 非综合征基因座总结：X 连锁遗传

基因座	基因	细胞遗传学定位	物理定位（GRCh 37）	性别	发病年龄	进展	频率	最终严重程度	前庭症状	放射学/组织学结果
DFNX1 (DFN2)	PRPS1	Xq22.3	X：106871737-106894256	男性：	先天性或语前聋	部分人进展	全频，低频更严重	极重度	正常	CT 正常
				女性：	多种多样	部分人进展	高频	轻到中度	正常	
DFNX2 (DFN3)	POU3F4	Xq21.1	X：82763269-82764775	男性：	先天性	是	全频	中度到极重度	功能障碍	异常；内耳道扩大、前庭增大；外淋巴喷涌风险
				女性：	先天性或语前聋	是	全频	轻度到中度	正常	轻度内耳道扩大
DFNX3 (DFN4)	?	Xq21.2	X：30750317-38908368	男性：	先天性	否	全频	极重度	检测正常	CT 正常
				女性：	多种多样	部分人进展	高频	中度	推测正常	推测正常
DFNX4 (DFN6)	SMPX	Xq22.12	X：21724090-21776281	男性：	5~7 岁	是	高频至全频	极重度	部分人测试显示功能减退	CT 或 MRI 正常
				女性：	30-40 岁	是	高频	中度	?	推测正常
DFNX5 (AUNX)	?	Xq23-q27.3	X：122486738-142773412	男性：	13 岁	是	全频	轻度到重度	?	推测正常
				女性：	?	?	?	?	?	?
DFNY1	?	Y	Y：??	男性：	5~27 岁	是	全频、平坦型、U 型或高频下降型	重度	检测正常	CT 正常

DFNX2（DFN3）

MIM：304400（*DFNX2*），300039（*POU3F4*）

定位：细胞遗传学定位：Xq21.1；物理定位：X：82763269-82764775

基因：*POU3F4*（POU 结构域 3 类，转录因子 4；Brn4）

这种情况最初表现为传导性或混合性（感音神经性和传导性）听力损失，镫骨固定和外淋巴"井喷"[9]。由于从内耳突然泄漏外淋巴液或脑脊液的风险较高，所以强调在尝试手术松解明显固定的镫骨足板之前，识别这种状况的重要性[5]。这也可能是人工耳蜗手术的并发症，并且可能会影响人工耳蜗植入的获益[14]。感音神经性成分可能更重要，甚至掩盖传导性成分，或听力损失可能是单纯感音神经性的[3]。该基因还与无脉络膜、听力损失和智力残疾邻接基因缺失综合征有关[10]。

听力学表现：男性患者的听力损伤是中度到极重度的感音神经性或混合性的，感音神经性听力损失进行性加重。女性携带者可能表现为轻度感音神经性或混合性听力损失，听力损失也可能进行性加重[5]。

前庭表现：男性患者[11]的前庭功能受损，女性携带者不受影响[4]。

影像学/组织学：影像学研究显示，耳蜗基底转和内耳道（IAC）之间的骨壁变薄，内耳道外侧端扩张并和迷路之间通过扩大的前庭相沟通（图 7-4A，B）。这种异常的沟通导致外淋巴压力波动，极度的耳蜗内压会导致神经上皮的损伤。

女性携带者可能有更轻度的内耳道扩张

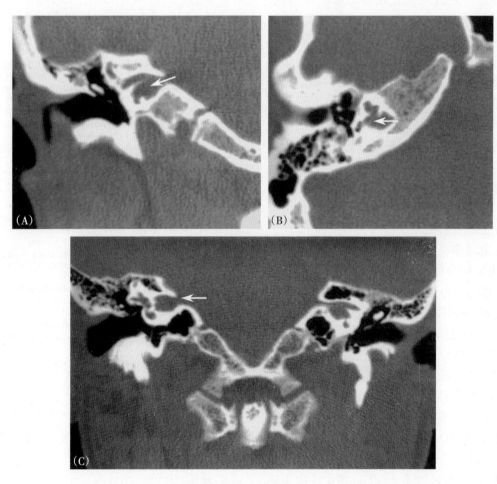

图 7-4　DFN3

男性患者。冠状位和轴位 CT 显示球状内耳道，以及与耳蜗螺旋分离不良或不完全骨性分离（箭头）

[引自：PD Phelps，Neuroradiology 33：326，1991.]

（图 7-4C）[11]。虽然有时怀疑镫骨固定，Cremers[4]指出镫骨可能并不固定，但畸形可能使耳蜗内压力增加，导致蜗窗膨胀，导致镫骨足板运动减弱。虽然最初认为其他内耳畸形是 X 连锁基因的分离，Mondini 型发育异常也被认为是由于 POU3F4 突变所致[1,13]。

分子生物学研究：POU3F4 突变导致 X 连锁听力损失伴镫骨固定和外淋巴井喷[6]。POU3F4 是 POU 家族的转录因子，与 DFNA15 的致病基因 POU4F3 相关。家族成员具有两个结构域，60 个氨基酸的 POU 同源结构域和约 75 个结合特异性氨基酸的 POU 特异结构域。在缺失 Pou3f4 基因的雄性小鼠中，内耳畸形与人类相似，耳蜗发育不全，特别是在基底回处，以及圈数减少。毛细胞本身看起来正常，但螺旋缘和螺旋韧带的成纤维细胞比正常小，提示有耳蜗积水的证据。镫骨足板比正常更扁更薄，但活动度不受影响。在前庭系统中，前半规管收缩。颞骨显示内耳道扩张，耳蜗和前庭结构周围的骨质变薄。畸形的性质暗示了对间充质细胞的影响。雌性携带者小鼠内耳正常[12]。螺旋韧带的纤维细胞被认为参与 K1 离子通过血管纹向内淋巴的循环，因此发现突变小鼠耳蜗内电位是降低的[8]。这也可以解释观察到的积水，听力损失可能是由离子不平衡和液压变化相结合造成的。雌性携带者小鼠 1 年的测试记录了 1 年内有 1/3 的小鼠有进行性听力损失，这也是由于离子传输的改变所致[15]。

鉴定脉络膜炎、听力损失和智力障碍的连续性基因缺失综合征的基因，定位了 DFN3[2,10]。POU3F4 被鉴定为被缺失基因，并且在非综合征性混合性听力损失的男性中发现 POU3F4 基因内的突变。突变位于同源结构域或 POU 特异性结构域（构成 POU3F4 编码区的 35%）并导致基因产物截短[6]。随后发现，大约一半的 DFN3 病例与 POU3F4 近端区域的缺失相关，但不包括基因本身。其中一些位于距基因 800kb[7]处。这些表明删除 POU3F4 的调控区域或存在第二个基因具有无法区分的表型效应。

遗传：X 连锁显性遗传，在一些女性中表达较温和，与 X 染色体失活一致。

小结：进行性感音神经性或混合性听力损失导致男性极重度听力损失，进行性感音神经性听力损失在一些女性携带者中发生。POU3F4 突变占 X 连锁遗传性听力损失的约 50%。影像学发现有助于临床诊断，特别是当存在传导性听力损失成分并且考虑手术干预时。

参考文献

1. Arellano B et al. Sensorineural hearing loss and Mondini dysplasia caused by a deletion at locus DFN3. *Arch Otolaryngol Head Neck Surg.* 2000;126:1065–1069.
2. Bach I et al. Microdeletions in patients with gusher-associated, X-linked mixed deafness (DFN3). *Am J Hum Genet.* 1992;50:38–44.
3. Bitner-Glindzicz M et al. Further mutations in brain 4 (POU3F4) clarify the phenotype in the X-linked deafness, DFN3. *Hum Mol Genet.* 1995;4:1467–1469.
4. Cremers CWRJ.: The X-linked recessive progressive mixed hearing loss syndrome with perilymphatic gusher during stapes surgery (DFN3). In: Martini A, Read A, Stephens D, eds., *Genetics and Hearing Impairment.* San Diego: Singular Publishing; 1996: 236–243.
5. Cremers CWRJ et al. Clinical features of female heterozygotes in the X-linked mixed deafness syndrome (with perilymphatic gusher during stapes surgery). *Int J Pediatr Otorhinolaryngol.* 1983;6: 179–185.
6. de Kok YJM et al. Association between X-linked mixed deafness and mutations in the POU domain gene POU3F4. *Science.* 1995;267: 685–688.
7. de Kok YJM et al. Identification of a hot spot for microdeletions in patients with X-linked deafness type 3 (DFN3) 900 kb proximal to the DFN3 gene POU3F4. *Hum Mol Genet.* 1996;5:1229–1235.
8. Minowa O et al. Altered cochlear fibrocytes in a mouse model of DFN3 non-syndromic deafness. *Science.* 1999;285:1408–1411.
9. Nance WE et al. X-linked mixed deafness with congenital fixation of the stapedial footplate and perilymphatic gusher. *Birth Defects VII.* 1971;(4):64–69.
10. Nussbaum RL et al. Isolation of anonymous DNA sequences from within a submicroscopic X chromosomal deletion in a patient with choroideremia, deafness, and mental retardation. *Proc Natl Acad Sci USA.* 1987;84:6521–6525.
11. Phelps PD et al. X-linked deafness, stapes gushers, and a distinctive defect of the inner ear. *Neuroradiology* 1991;33:326–330.
12. Phippard D et al. Targeted mutagenesis of the POU-domain gene BRN4/POU3F4 causes developmental defects in the inner ear. *J Neurosci.* 1999;19:5980–5989.
13. Piussan C et al. X-linked progressive mixed deafness; a new microdeletion that involves a more proximal region in Xq21. *Am J Hum Genet.* 1995;56:224–230.
14. Stankovic KM et al. Cochlear implantation in children with congenital X-linked deafness due to novel mutations in POU3F4 gene. *Ann Otol Rhinol Laryngol.* 2010;119(12):815–822,
15. Xia A-P et al. Late-onset hearing loss in a mouse model of DFN3 non-syndromic deafness: morphological and immunohistochemical analyses. *Hear Res.* 2001;166:150–158.

DFNX3（DFN4）

MIM：30030

定位：细胞遗传学定位：Xp21.2；物理定位：X：30750317-38908368

基因：未知

对一个四代家系进行连锁分析，确定了一个没有内耳结构异常的 X 连锁听力损失[2]。来自土耳其的第二个家系缩小了含有该基因的关键区域[5]。

听力学表现:男性患者患有先天性极重度听力损失。第一个家系一些女性携带者表现为迟发性轻度至中度高频进行性听力损失[2]。在土耳其家系中女性患者有稳定的高频中度听力损失[5]。

前庭表现:土耳其家系中男性患者的前庭功能检查正常[5]。

影像学 / 组织学:CT检查未见明显异常[2,5]。

分子生物学研究:DXS997连锁分析将DFNX3定位到进行性假肥大性肌营养不良(DMD)基因区域。用额外的标记进行精细定位排除了DFNX2区域,并且重组分析将基因定位在DXS992和DXS1068之间。这包括DMD区域5'的一部分,延伸到内含子50[2]。来自土耳其家系的资料显示,该区域位于DMD基因座DXS992与内含子44之间。没有家系成员有任何肌营养不良的临床特征,对一名男性成员检测显示肌钙蛋白(CPK)水平正常。对DMD基因病理性缺失和复制进行筛查,结果也是正常的[5]。

肌营养不良蛋白异构体在耳蜗内、外毛细胞的角质层、细胞骨架和突触区表达[3]。DMD基因同源突变的mdx小鼠特别容易受到噪声的影响[1],并且在土耳其家系的受累个体中观察到类似于进行性假肥大性肌营养不良患者的视网膜电图异常[6]。因此,尽管DFN4可能是由于嵌入在DMD基因座内的分离基因造成的,但也可能在DFN4中使DMD的耳蜗特异性亚型或内含子调节因子发生突变。对这些数据的回顾指出,一些关键的DMD内基因座的重组事件是发生在没有表型的女性中,所以DFNX3基因座可能不与DMD重叠[4]。

遗传:X连锁显性遗传,伴低外显率和女性更轻的表型。

小结:男性表现为先天性极重度听力损失;一些女性表现为轻度至中度进行性听力损失。无论男性还是女性,DFN4听力损失与DFN2听力损失非常相似。影响进行性假肥大性肌营养不良基因的结构或调控的突变是可能的。

参考文献

1. Chen TJ et al. Increased vulnerability of auditory system to noise exposure in *mdx* mice. *Laryngoscope.* 2002;112:520–525.
2. Lalwani AK et al. A new non-syndromic X-linked sensorineural hearing impairment linked to Xp21.2. *Am J Hum Genet.* 1994;55:685–694.
3. Michalak M, Opas M: Functions of dystrophin and dystrophin associated proteins. *Curr Opin Neurol.* 1997;10:436–442.
4. Petersen MB, Wang Q, Willems PJ. Sex-linked deafness. *Clin Genet.* 2008;73(1):14–23.
5. Pfister MHF et al. A second family with non-syndromic sensorineural hearing loss linked to Xp21.2: refinement of the DFN4 locus within *DMD. Genomics.* 1998;53:377–382.
6. Pfister MH et al. Clinical evidence for dystrophin dysfunction as a cause of hearing loss in locus DFN4. *Laryngoscope.* 1999;109:730–755.

DFNX4(DFN6)

MIM:300066

定位:细胞遗传学定位:;物理定位:X:21724090-21776281

基因:SMPX(小肌肉蛋白,X连锁)

这个基因座被确定在一个五代西班牙家系中[1]。一个德国家系和两个荷兰家系也被确定[2,3]。

听力学表现:在所有确定的家系中,男性患者在儿童早期发病,介于2~7岁之间,从高频率开始,在成年后进展到极重度听力损失。女性为30~40岁之间发病,表现为中度高频损失,一些女性表现出不对称的听力损失[1,2,3,4]。

前庭表现:虽然前庭-眼反射测试和冷热试验确定有少数病例功能降低[4],但大多数人没有前庭症状[1,2]。

影像学 / 组织学:颞骨的CT、MRI和数字体层摄影是正常的[2]。

分子生物学研究:西班牙家系中,听力损失表型连锁分析确定在DXS8036区域,LOD值在θ=0.0是5.30。德国家系的连锁分析确定为相同区域,序列分析的候选基因SMPX发现了一个p.E37X突变。西班牙家系中SMPX基因的测序检测到p.G59X突变[2]。一个大的荷兰家系被确定为一个p.E72X突变,第二个荷兰家系有一个碱基对缺失,c.l30ddG,导致提前终止密码子[3]。

SMPX最初在肌肉中分离,形成动态结构,将肌肉与肌膜和细胞外基质连接,起到吸收肌肉收缩力,保护肌膜的作用。在小鼠内耳中,Smpx与几种细胞类型(包括Böottcher细胞、根细胞、柱细胞)中的细胞骨架相关,并且在毛细胞中较少程度地与Smpx相关,但与纤毛无相关。SMPX可能有助于保护耳蜗细胞免受运动损伤[2]。

Costomeres 的另一个组成部分 *ACTG1*,其突变导致 *DFNA20* 听力损失[3]。

遗传:X 连锁显性遗传。女性有低外显率和更轻的表型。

小结:男性儿童期高频听力损失发展为极重度听力损失。在女性中,听力损失成年起病,中度高频受累。这个基因座发病较晚、呈进行性,在 X 连锁遗传中是独特的。

参考文献

1. del Castillo I et al. A novel locus for non-syndromic sensorineural deafness (DFN6) maps to chromosome Xp22. *Hum Mol Genet.* 1996;5:1383–1387.
2. Huebner AK et al. Nonsense mutations in *SMPX*, encoding a protein responsive to physical force, result in X-chromosomal hearing loss. *Am J Hum Genet.* 2011;88:621–627.
3. Schraders M et al. Next-generation sequencing identifies mutations of *SMPX*, which encodes the small muscle protein, X-linked, as a cause of progressive hearing impairment. *Am J Hum Genet.* 2011;88:628–634.
4. Weegerink NJ et al. Variable degrees of hearing impairment in a Dutch *DFNX4* (DFN6) family. *Hear Res.* 2011;282:167–177.

DFNX5(AUNX)

MIM:300614

定位:细胞遗传学定位:Xq23-q27.3;物理定位:X:122486738-142773412

基因:未知

这种听神经病 / 失同步性听力损失在一个大的中国家系中被确定[1]。受累个体在发生听力损失后还出现具有肢体麻木的外周弥漫性轴索感觉神经病[1]。

听力学表现:男性听力损失发生在青春期,典型的在 13 岁左右,从轻度到重度不等。听觉脑干反应引不出,但耳声发射减弱。

前庭表现:没有报道。

影像学 / 组织学:没有报道。

分子生物学研究:连锁和单倍型分析确定了在 DXS 1212 和 DXS8084 之间的区域,最大多点 LOD 值为 2.41。候选基因 *SLC6A14* 的序列分析没有显示任何因果突变[1]。

遗传:X 连锁隐性遗传。

小结:这种 X 连锁听力损失呈现为听神经病 / 失同步性疾病,但是男性患者随后也同样发生周围性轴索神经病。

参考文献

1. Wang QJ et al. AUNX1, a novel locus responsible for X-linked recessive auditory and peripheral neuropathy, maps to Xq23–27.3. (Letter). *J Med Genet.* 2006;43:e33.

DFNY1

MIM:400043

定位:细胞遗传学定位:Y 染色体

基因:未知

一个至少有九代的中国大家系显示了父系遗传,没有男性对女性遗传。共分离分析与孟德尔常染色体遗传不一致[1,2]。

听力学表现:听力损失发病年龄在 5~27 岁(平均 11.4 岁)。表现为进行性听力损失,听力曲线为平坦型、下降型或 U 型,通常伴有耳鸣。最终听力损失在重度的范围内[1,2]。

前庭表现:前庭功能测试正常。

影像学 / 组织学:7 名受累家系成员的颞骨 CT 正常。

分子生物学研究:针对常染色体和 X 连锁标记进行连锁分析发现没有连锁的迹象,支持基因座位于 Y 染色体上的假设。核型分析排除了可检测的染色体易位[1]。最近,Wang 等[3]发现听力损失患者在 Yp 的近中心区域插入了来源 1 号染色体的 160kb 序列。源自 1 号染色体的序列含有 *DFNA49* 基因座,表明该基因座的 3 个拷贝可能足以在这些个体中产生表型。

遗传:Y 连锁有 87% 的外显率。

小结:这是一个独特的父系遗传性听力损失。

参考文献

1. Wang QJ et al. Y-linked inheritance of non-syndromic hearing impairment in a large Chinese family. *J Med Genet.* 2004;41:e80.
2. Wang QJ et al. The large Chinese family with Y-linked hearing loss revisited: clinical investigation. *Acta Otolaryngol.* 2009;129(6): 638–643.
3. Wang Q et al. Genetic basis of y-linked hearing impairment. *Am J Hum Genet.* 2013;92:301–306.

表格的参考文献

1. Adato A et al. Usherin, the defective protein in Usher syndrome type IIA, is likely to be a component of interstereocilia ankle links in the inner ear sensory cells. *Hum Mol Genet.* 2005;14(24): 3921–3932.

2. Ahmed ZM et al. Mutations of the protocadherin gene *PCDH15* cause Usher syndrome type 1F. *Am J Hum Genet.* 2001;69(1):25–34.

3. Alagramam KN et al. A new mouse insertional mutation that causes sensorineural deafness and vestibular defects. *Genetics.* 1999;152(4):1691–1699.

4. Alagramam KN et al. The mouse Ames waltzer hearing-loss mutant is caused by mutation of *Pcdh15*, a novel protocadherin gene. *Nat Genet.* 2001;27(1):99–102.

5. Alagramam KN et al. Mutations in the novel protocadherin *PCDH15* cause Usher syndrome type 1F. *Hum Mol Genet.* 2001;10(16):1709–1718.

6. Anderson DW et al. The motor and tail regions of myosin XV are critical for normal structure and function of auditory and vestibular hair cells. *Hum Mol Genet.* 2000;9(12):1729–1738.

7. Avraham KB et al. The mouse Snell's waltzer deafness gene encodes an unconventional myosin required for structural integrity of inner ear hair cells. *Nat Genet.* 1995;11(4):369–375.

8. Becirovic E et al. Usher syndrome type 1 due to missense mutations on both *CDH23* alleles: investigation of mRNA splicing. *Hum Mutat.* 2008;29(3):452.

9. Beisel KW et al. Differential expression of *KCNQ4* in inner hair cells and sensory neurons is the basis of progressive high-frequency hearing loss. *J Neurosci.* 2005;25(40):9285–9293.

10. Belyantseva I A. Boger ET, Friedman TB. Myosin XVa localizes to the tips of inner ear sensory cell stereocilia and is essential for staircase formation of the hair bundle. *Proc Natl Acad Sci USA.* 2003;100(24):13958–13963.

11. Ben-Yosef T et al. Novel mutations of *TMPRSS3* in four *DFNB8/B10* families segregating congenital autosomal-recessive deafness. *J Med Genet.* 2001;38(6):396–400.

12. Bizhanova A, Kopp P. Genetics and phenomics of Pendred syndrome. *Mol Cell Endocrinol*, 2010;322(1–2):83–90.

13. Boeda B et al. Myosin VIIa, harmonin and cadherin 23, three Usher I gene products that cooperate to shape the sensory hair cell bundle. *EMBO J.* 2002;21(24):6689–6699.

14. Boeda B. Weil D, Petit C. A specific promoter of the sensory cells of the inner ear defined by transgenesis. *Hum Mol Genet.* 2001;10(15):1581–1589.

15. Borsani G et al. *EYA4*, a novel vertebrate gene related to Drosophila eyes absent. *Hum Mol Genet.* 1999;8(1):11–23.

16. Buniello A et al. An expression atlas of connexin genes in the mouse. *Genomics.* 2004;83(5):812–820.

17. Cohen-Salmon M et al. Targeted ablation of connexin26 in the inner ear epithelial gap junction network causes hearing impairment and cell death. *Curr Biol.* 2002;12(13):1106–1111.

18. Cryns K et al. Mutational spectrum of the *WFS1* gene in Wolfram syndrome, non-syndromic hearing impairment, diabetes mellitus, and psychiatric disease. *Hum Mutat.* 2003;22(4):275–287.

19. Cryns K et al. The *WFS1* gene, responsible for low-frequency sensorineural hearing loss and Wolfram syndrome, is expressed in a variety of inner ear cells. *Histochem Cell Biol.* 2003;119(3):247–256.

20. de Kok YJ et al. Association between X-linked mixed deafness and mutations in the POU domain gene *POU3F4*. *Science.* 1995;267(5198):685–688.

21. de Kok YJ et al. Identification of a hot spot for microdeletions in patients with X-linked deafness type 3 (DFN3) 900 kb proximal to the DFN3 gene *POU3F4*. *Hum Mol Genet.* 1996;5(9):1229–1235.

22. del Castillo I et al. A deletion involving the connexin 30 gene in non-syndromic hearing impairment. *N Engl J Med.* 2002;346(4):243–249.

23. Denoyelle F et al. Prelingual deafness: high prevalence of a 30delG mutation in the connexin 26 gene. *Hum Mol Genet.* 1997;6(12):2173–2177.

24. Donaudy F et al. Espin gene (*ESPN*) mutations associated with autosomal-dominant hearing loss cause defects in microvillar elongation or organisation. *J Med Genet.* 2006;43(2):157–161.

25. Erkman L et al. Role of transcription factors *Brn-3.1* and *Brn-3.2* in auditory and visual system development. *Nature.* 1996;381(6583):603–606.

26. Fransen E et al. A common ancestor for *COCH* related cochleovestibular (*DFNA9*) patients in Belgium and the Netherlands bearing the P51S mutation. *J Med Genet.* 2001;38(1):61–65.

27. Frolenkov GI et al. Genetic insights into the morphogenesis of inner ear hair cells. *Nat Rev Genet.* 2004;5(7):489–498.

28. Gibson F et al. A type VII myosin encoded by the mouse deafness gene shaker-1. *Nature.* 1995;374(6517):62–64.

29. Goodyear RJ, Richardson GP. Extracellular matrices associated with the apical surfaces of sensory epithelia in the inner ear: molecular and structural diversity. *J Neurobiol.* 2002;53(2):212–227.

30. Guipponi M, Antonarakis SE, Scott HS. *TMPRSS3*, a type II transmembrane serine protease mutated in non-syndromic autosomal-recessive deafness. *Front Biosci,* 2008;13:1557–1567.

31. Guipponi M et al. The transmembrane serine protease (*TMPRSS3*) mutated in deafness *DFNB8/10* activates the epithelial sodium channel (ENaC) *in vitro*. *Hum Mol Genet.* 2002;11(23):2829–2836.

32. Hasson T et al. Effects of shaker-1 mutations on myosin-VIIa protein and mRNA expression. *Cell Motil Cytoskeleton.* 1997;37(2):127–138.

33. Hilgert N et al. A splice-site mutation and overexpression of *MYO6* cause a similar phenotype in two families with autosomal-dominant hearing loss. *Eur J Hum Genet.* 2008;16(5):593–602.

34. Holme RH et al. Elongation of hair cell stereocilia is defective in the mouse mutant whirler. *J Comp Neurol.* 2002;450(1):94–102.

35. Johnson KR et al. Mouse models of *USH1C* and *DFNB18*: phenotypic and molecular analyses of two new spontaneous mutations of the Ush1c gene. *Hum Mol Genet.* 2003;12(23):3075–3086.

36. Jovine L, Park J, Wassarman PM. Sequence similarity between stereocilin and otoancorin points to a unified mechanism for mechanotransduction in the mammalian inner ear. *BMC Cell Biol.* 2002;3:28.

37. Kalay E et al. Mutations in the lipoma HMGIC fusion partner-like 5 (*LHFPL5*) gene cause autosomal-recessive non-syndromic hearing loss. *Hum Mutat.* 2006;27(7):633–639.

38. Kamada F et al. A novel *KCNQ4* one-base deletion in a large pedigree with hearing loss: implication for the genotype-phenotype correlation. *J Hum Genet.* 2006;51(5):455–460.

39. Kelley PM et al. Novel mutations in the connexin 26 gene (*GJB2*) that cause autosomal-recessive (*DFNB1*) hearing loss. *Am J Hum Genet.* 1998;62(4):792–799.

40. Khaitlina SY. Functional specificity of actin isoforms. *Int Rev Cytol.* 2001;202:35–98.

41. Khanim F et al. *WFS1*/wolframin mutations, Wolfram syndrome, and associated diseases. *Hum Mutat.* 2001;17(5):357–367.

42. Kharkovets T et al. *KCNQ4*, a K+ channel mutated in a form of dominant deafness, is expressed in the inner ear and the central auditory pathway. *Proc Natl Acad Sci USA.* 2000;97(8):4333–4338.

43. King KA et al. *SLC26A4* genotype, but not cochlear radiologic structure, is correlated with hearing loss in ears with an enlarged vestibular aqueduct. *Laryngoscope.* 2010;120(2):384–389.

44. Kitajiri S et al. A novel mutation at the *DFNA36* hearing loss locus reveals a critical function and potential genotype-phenotype correlation for amino acid-572 of *TMC1*. *Clin Genet.* 2007;71(2):148–152.

45. Kommareddi PK et al. Cochlin isoforms and their interaction with *CTL2* (*SLC44A2*) in the inner ear. *J Assoc Res Otolaryngol.* 2007;8(4):435–446.

46. Kubisch C et al. *KCNQ4*, a novel potassium channel expressed in sensory outer hair cells, is mutated in dominant deafness. *Cell.* 1999;96(3):437–446.

47. Kurima K et al. Dominant and recessive deafness caused by mutations of a novel gene, *TMC1*, required for cochlear hair-cell function. *Nat Genet.* 2002;30(3):277–284.

48. Lalwani AK et al. A new locus for non-syndromic hereditary hearing impairment, *DFNA17*, maps to chromosome 22 and represents a gene for cochleosaccular degeneration. *Am J Hum Genet.* 1999;64(1):318–323.

49. Lautermann J et al. Expression of the gap-junction connexins 26 and 30 in the rat cochlea. *Cell Tissue Res.* 1998;294(3):415–420.

50. Legan PK et al. The mouse tectorins. Modular matrix proteins of the inner ear homologous to components of the sperm-egg adhesion system. *J Biol Chem.* 1997;272(13):8791–8801.

51. Lerer I et al. A deletion mutation in *GJB6* cooperating with a *GJB2* mutation in trans in non-syndromic deafness: A novel founder mutation in Ashkenazi Jews. *Hum Mutat,* 2001;18(5):460.

52. Liburd N et al. Novel mutations of *MYO15A* associated with profound deafness in consanguineous families and moderately severe hearing loss in a patient with Smith-Magenis syndrome. *Hum Genet.* 2001;109(5):535–541.

53. Liu XZ et al. Prestin, a cochlear motor protein, is defective in non-syndromic hearing loss. *Hum Mol Genet.* 2003;12(10):1155–1162.

54. Longo-Guess CM et al. Targeted knockout and lacZ reporter expression of the mouse Tmhs deafness gene and characterization

of the hscy-2J mutation. *Mamm Genome.* 2007;18(9):646–656.

55. Lopez-Bigas N et al. Connexin 31 (*GJB3*) is expressed in the peripheral and auditory nerves and causes neuropathy and hearing impairment. *Hum Mol Genet.* 2001;10(9):947–952.

56. Lynch ED et al. Non-syndromic deafness *DFNA1* associated with mutation of a human homolog of the Drosophila gene diaphanous. *Science.* 1997;278(5341):1315–1318.

57. Marcotti W et al. *Tmc1* is necessary for normal functional maturation and survival of inner and outer hair cells in the mouse cochlea. *J Physiol*, 2006;574(Pt 3):677–698.

58. Mburu P et al. Defects in whirlin, a PDZ domain molecule involved in stereocilia elongation, cause deafness in the whirler mouse and families with *DFNB31*. *Nat Genet.* 2003;34(4):421–428.

59. McGuirt WT et al. Mutations in *COL11A2* cause non-syndromic hearing loss (*DFNA13*). *Nat Genet.* 1999;23(4):413–419.

60. Mhatre AN et al. Cloning and developmental expression of non-muscle myosin IIA (*Myh9*) in the mammalian inner ear. *J Neurosci Res.* 2004;76(3):296–305.

61. Minowa O et al. Altered cochlear fibrocytes in a mouse model of *DFN3* non-syndromic deafness. *Science.* 1999;285(5432):1408–1411.

62. Mitchem KL et al. Mutation of the novel gene *Tmie* results in sensory cell defects in the inner ear of spinner, a mouse model of human hearing loss DFNB6. *Hum Mol Genet.* 2002;11(16):1887–1898.

63. Mustapha M et al. An alpha-tectorin gene defect causes a newly identified autosomal-recessive form of sensorineural prelingual non-syndromic deafness, *DFNB21*. *Hum Mol Genet.* 1999;8(3):409–412.

64. Naz S et al. Mutations in a novel gene, *TMIE*, are associated with hearing loss linked to the *DFNB6* locus. *Am J Hum Genet.* 2002;71(3):632–636.

65. Naz S et al. Mutations of *ESPN* cause autosomal-recessive deafness and vestibular dysfunction. *J Med Genet.* 2004;41(8):591–595.

66. Ouyang XM et al. Mutations in the alternatively spliced exons of *USH1C* cause non-syndromic recessive deafness. *Hum Genet.* 2002;111(1):26–30.

67. Pasqualetto E et al. Expression, purification and characterisation of the C-terminal STAS domain of the SLC26 anion transporter prestin. *Protein Expr Purif.* 2008;58(2):249–256.

68. Pauley S et al. Stem cells and molecular strategies to restore hearing. *Panminerva Med.* 2008;50(1):41–53.

69. Pecci A et al. Position of non-muscle myosin heavy chain IIA (NMMHC-IIA) mutations predicts the natural history of *MYH9*-related disease. *Hum Mutat.* 2008;29(3):409–417.

70. Peters LM et al. Mutation of a transcription factor, *TFCP2L3*, causes progressive autosomal-dominant hearing loss, *DFNA28*. *Hum Mol Genet.* 2002;11(23):2877–2885.

71. Phippard D et al. The sex-linked fidget mutation abolishes *BRN4/POU3F4* gene expression in the embryonic inner ear. *Hum Mol Genet.* 2000;9(1):79–85.

72. Phippard D et al. Changes in the subcellular localization of the *BRN4* gene product precede mesenchymal remodeling of the otic capsule. *Hear Res.* 1998;120(1–2):77–85.

73. Phippard D et al. Targeted mutagenesis of the POU-domain gene *BRN4/POU3F4* causes developmental defects in the inner ear. *J Neurosci.* 1999;19(14):5980–5989.

74. Probst FJ et al. Correction of deafness in shaker-2 mice by an unconventional myosin in a BAC transgene. *Science.* 1998;280(5368):1444–1447.

75. Prosser HM et al. Mosaic complementation demonstrates a regulatory role for myosin VIIa in actin dynamics of stereocilia. *Mol Cell Biol.* 2008;28(5):1702–1712.

76. Reiners J et al. Scaffold protein harmonin (USH1C) provides molecular links between Usher syndrome type 1 and type 2. *Hum Mol Genet.* 2005;14(24):3933–3943.

77. Rhodes CR et al. A *MYO7A* mutation cosegregates with stereocilia defects and low-frequency hearing impairment. *Mamm Genome.* 2004;15(9):686–697.

78. Robertson CM et al. High prevalence of sensorineural hearing loss among survivors of neonatal congenital diaphragmatic hernia. Western Canadian ECMO Follow-up Group. *Am J Otol.* 1998;19(6):730–736.

79. Rodriguez-Ballesteros M. et al. Auditory neuropathy in patients carrying mutations in the otoferlin gene (*OTOF*). *Hum Mutat.* 2003;22(6):451–456.

80. Roux I et al. Otoferlin, defective in a human deafness form, is essential for exocytosis at the auditory ribbon synapse. *Cell.* 2006;127(2):277–289.

81. Rzadzinska AK et al. An actin molecular treadmill and myosins maintain stereocilia functional architecture and self-renewal. *J Cell Biol.* 2004;164(6):887–897.

82. Schneider ME et al. A new compartment at stereocilia tips defined by spatial and temporal patterns of myosin IIIa expression. *J Neurosci.* 2006;26(40):10243–10252.

83. Sekerkova G et al. Espins and the actin cytoskeleton of hair cell stereocilia and sensory cell microvilli. *Cell Mol Life Sci,* 2006;63(19–20):2329–2341.

84. Self T et al. Role of myosin VI in the differentiation of cochlear hair cells. *Dev Biol.* 1999;214(2):331–341.

85. Siemens J et al. Cadherin 23 is a component of the tip link in hair-cell stereocilia. *Nature.* 2004;428(6986):950–955.

86. Singh R, Wangemann P. Free radical stress-mediated loss of Kcnj10 protein expression in stria vascularis contributes to deafness in Pendred syndrome mouse model. *Am J Physiol Renal Physiol.* 2008;294(1):F139–F148.

87. Sollner C et al. Mutations in cadherin 23 affect tip links in zebrafish sensory hair cells. *Nature.* 2004;428(6986):955–959.

88. Suzuki ST. Recent progress in protocadherin research. *Exp Cell Res.* 2000;261(1):13–18.

89. Tamagawa Y et al. Clinical presentation of *DFNA11* (*MYO7A*). *Adv Otorhinolaryngol.* 2002;61:79–84.

90. Vahava O et al. Mutation in transcription factor *POU4F3* associated with inherited progressive hearing loss in humans. *Science.* 1998;279(5358):1950–1954.

91. Verpy E et al. A defect in harmonin, a PDZ domain-containing protein expressed in the inner ear sensory hair cells, underlies Usher syndrome type 1C. *Nat Genet.* 2000;26(1):51–55.

92. Verpy E et al. Mutations in a new gene encoding a protein of the hair bundle cause non-syndromic deafness at the *DFNB16* locus. *Nat Genet.* 2001;29(3):345–349.

93. Vreugde S et al. Beethoven, a mouse model for dominant, progressive hearing loss *DFNA36*. *Nat Genet.* 2002;30(3):257–258.

94. Wallis D et al. The zinc finger transcription factor *Gfi1*, implicated in lymphomagenesis, is required for inner ear hair cell differentiation and survival. *Development.* 2003;130(1):221–232.

95. Walsh T et al. From flies' eyes to our ears: mutations in a human class III myosin cause progressive non-syndromic hearing loss *DFNB30*. *Proc Natl Acad Sci USA.* 2002;99(11):7518–7523.

96. Wayne S et al. Mutations in the transcriptional activator *EYA4* cause late-onset deafness at the *DFNA10* locus. *Hum Mol Genet.* 2001;10(3):195–200.

97. Wilcox ER et al. Mutations in the gene encoding tight junction claudin-14 cause autosomal-recessive deafness DFNB29. *Cell.* 2001; 104(1):165–172.

98. Wilson SM et al. Mutations in *Cdh23* cause non-syndromic hearing loss in waltzer mice. *Genomics.* 2001;74(2):228–233.

99. Xia JH et al. Mutations in the gene encoding gap junction protein beta-3 associated with autosomal-dominant hearing impairment. *Nat Genet.* 1998;20(4):370–373.

100. Xiang M et al. Requirement for *Brn-3c* in maturation and survival, but not in fate determination of inner ear hair cells. *Development.* 1998;125(20):3935–3946.

101. Yang T et al. Transcriptional control of *SLC26A4* is involved in Pendred syndrome and non-syndromic enlargement of vestibular aqueduct (*DFNB4*). *Am J Hum Genet.* 2007;80(6):1055–1063.

102. Yasunaga S et al. A mutation in *OTOF*, encoding otoferlin, a FER-1-like protein, causes *DFNB9*, a non-syndromic form of deafness. *Nat Genet.* 1999;21(4):363–369.

103. Yoshino T et al. Distribution of pendrin in the organ of Corti of mice observed by electron immunomicroscopy. *Eur Arch Otorhinolaryngol.* 2006;263(8):699–704.

104. Zhu M et al. Mutations in the gamma-actin gene (*ACTG1*) are associated with dominant progressive deafness (*DFNA20/26*). *Am J Hum Genet.* 2003;73(5):1082–1091.

105. Zwaenepoel I et al. Otoancorin, an inner ear protein restricted to the interface between the apical surface of sensory epithelia and their overlying acellular gels, is defective in autosomal-recessive deafness DFNB22. *Proc Natl Acad Sci USA.* 2002;99(9):6240–6245.

（刘玉和　校）

第 8 章

伴有外耳畸形的遗传性听力损失

GENETIC HEARING LOSS ASSOCIATED WITH EXTERNAL EAR ABNORMALITIES

Chad Haldeman-Englert 　著

王大勇,冰丹,刘趁趁,江文,李勇,陈钢,陈露静,
赵锦秀,郭明丽,郭敏,黄泽雷,韩冰,冀飞　译

本书第 1 版描述了 10 种与外耳畸形相关的遗传性听力损失综合征,其中一种综合征的特点是耳畸形、颈部瘘管或结节伴混合性听力损失,另外一种综合征的特点是耳前凹(瘘管)、鳃裂瘘管伴感音神经性听力损失,这两种综合征统称为鳃 - 耳 - 肾综合征。在第 2 版中,介绍了 30 种与外耳畸形相关的代表性遗传性听力损失综合征。外耳畸形严重程度不等,可表现为严重的无耳畸形,亦可表现为轻度的耳郭形态结构畸形,如大耳畸形、杯状耳、小耳畸形等。

另外有一些伴有听力损失和外耳异常的综合征没有在本章提及,因为这些综合征所涉及的其他表现包含了其他章节的内容——包括第 2 版中涵盖进本章的两种疾病。第 3 版描述了一些新的情况,耳郭的测量、比例、结构和位置现在已经可以精准确定[2-5],对耳郭的孤立异常也进行了很好的回顾[1,6]。

参考文献

1. Davis J. Surgical embryology. In: Davis J, ed. *Aesthetic and Reconstructive Otoplasty*. Berlin: Springer-Verlag; 1987;93–125.
2. Farkas LG. *Anthropometry of the Head and Face in Medicine*. New York: Elsevier; 1981.
3. Farkas LG. Otoplastic architecture. In: Davis J, ed. *Aesthetic and Reconstructive Otoplasty*. Berlin: Springer-Verlag; 1987:13–52.
4. Hall JG et al. *Handbook of Physical Measurements*. 2nd ed. New York: Oxford University Press; 2007.
5. Hunter A et al. Elements of morphology: standard terminology for the ear. *Am J Med Genet*. 2009;149A:40–60.
6. Jaffe BF. Pinna anomalies associated with congenital conductive hearing loss. *Pediatrics*. 1976;57:332–341.

Treacher Collins 综合征

下颌面骨发育不全

mandibulofacial dysostosis (Treacher Collins syndrome)

Thomson[58] 和 Toynbee[59] 于 1846—1847 年首次描述了下颌面骨发育不全,但是通常将发现该疾病的荣誉归功于 Berry[4] 或 Treacher Collins[61](以其命名的综合征经常错误地加上了连字符),他们介绍了该综合征的主要表征。Franceschetti 及其同事[13,14]全面地综述了该疾病,定义了术语"下颌面骨发育不全"。目前已报道超过 500 例的病例,有研究发现该病在新生儿中的发病率为 1/50 000[49]。

颅面表现:患者通常表现为双侧对称的面部畸形[64]。鼻部看起来宽大,这种外貌实际上是眶上缘发育不良和颧突发育不良造成的[24]。面部狭窄,特征表现是睑裂下斜、颧骨凹陷、耳郭畸形、颏回缩和嘴唇大且下倾(图 8-1A~F)。Teber 等[57]分析了 36 名患者的临床特征,其中 97% 的患者表现为最常见的面部特征——睑裂下斜、颧骨发育不全,约 25% 的患者出现延伸到脸颊的舌形发迹[48](图 8-1G)。

患者睑裂短、外侧向下倾斜,通常(75%)在下眼睑外 1/3 处有缺损(图 8-1H),大约一半的患者在缺损处内侧有睫毛的缺失。部分患者出现虹膜缺损,下泪点、睑板腺和缘间带缺失等[15,32]。

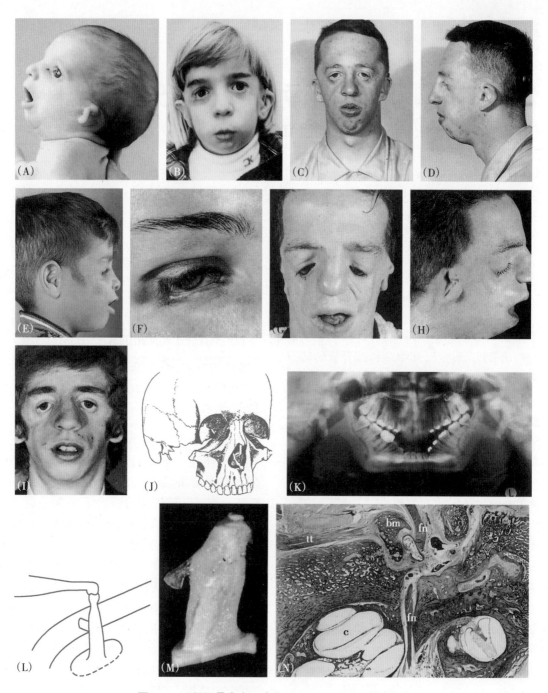

图 8-1　下颌面骨发育不全（Treacher Collins 综合征）

(A~F)不同年龄个体中的不同表型。特别是向下倾斜的睑裂、小颌畸形和不同程度的小耳畸形。(G)延伸到脸颊的"舌型"发迹。(H)下睑的缺损伴有缺损内侧的睫毛缺失。(I,J)颧骨发育不全。(K)曲面断层 X 线片显示突出的前角切迹和开殆。(L)小镫骨畸形的示意图。镫骨呈柱状，其足板固定在前庭窗处。(M)镫骨显示其镫骨脚之上到颈部融合成单板结构，颈部有镫骨肌腱插入。(N)在中鼓室，右侧鼓膜张肌(tt)附着在骨性听骨团块(bm)处。该结构一侧仅由软组织覆盖，而不是骨组织。在内耳道，面神经(fn)几乎直接从该位置一侧发出，在其出颞骨之前，在中耳腔内绕过骨性听骨团块(bm)。在耳蜗(c)和鼓膜张肌(tt)之间的骨组织明显增厚

[(E,F)引自:(E,F) VA McKusick,Baltimore,Maryland 惠赠;(G)引自:BO Rogers,Br J Plast Surg. 1964;17:109;(I,J) P Tessier,Paris,France 惠赠;(L)引自:G Keerl,Ophthalmology 1962;143:5;(M)引自:WG Edwards,J Laryngol Otol 1964;78:152;(N)引自:I Sands et al.,Trans Am Acad Ophthalmol Otolaryngol 1968;72:913.]

患者鼻额角通常不明显且鼻梁抬高。由于颧骨和眉弓发育不良使鼻显得大[24]。鼻孔狭窄和鼻翼软骨发育不全，阻塞性睡眠呼吸暂停并不罕见[22]，文献报道可有后鼻孔闭锁[30,37,51]。

耳郭畸形较为常见，可表现为向前皱缩或者相对下颌角错位。在Stovin等[53]调查研究中，63名患者中有51名表现为耳郭异常。Kolar等[24]发现60%的患者有小耳畸形。在耳屏和口角之间的任何区域都可以出现副耳和耳前瘘管。有一个病例其盲端瘘管出现在耳垂后方[17]。

大约35%的患者存在腭裂[13,38,41,54]。30%~40%的患者存在先天性腭咽功能不全（软腭发育不全、软腭前缩、黏膜下腭裂、软腭固定）[39]。唇腭裂较少见。约15%患者可能出现单侧或者双侧大口畸形。少数患者表现为上唇提肌发育不全[19]，腮腺缺失或者发育不全[19,33,36]。咽腔发育不全常见，也许是致新生儿死亡的原因[52]。

影像学表现：颅骨基本正常，但是影像学研究揭示眶上嵴发育不全[35,38,54]。颧骨体可完全缺如，但是许多情况下颧骨体有明显的、对称性的发育不全，伴颧弓不融合。额骨的颧突和翼突外侧板及翼外肌均发育不全（图8-1I、J）。乳突发育为硬化型。鼻窦经常很小，甚至完全缺如。眶距增宽[24]。眶下缘可能有缺陷，眶下孔经常缺如。颅底逐渐后凸变形[40]。读者可以参考一些文章了解颅面具体的测量方法[1,12,25]。

下颌骨髁突发育严重不良。颈部短，髁突变形。下颌骨体的下方通常出现明显的向内凹陷。下颌角较正常钝，下颌支发育不全。冠突和髁突发育不全。无关节隆突，关节面反常地向内侧凹陷[16,17,37,48]（图8-1K）。

中枢神经系统：智力一般正常，然而，Stovin等[54]回顾性研究了63名患者，发现有4名患者伴智力障碍。其他的研究者也报道过轻度智力障碍的患者[17]。

听觉系统：患者可出现听小骨、耳蜗和前庭器官缺如或严重畸形[20,27,31,32,36,42,46]。影像结果和手术显示有乳突气化不全、外耳道缺如、中耳腔狭窄或者发育不全、锤骨和/或砧骨发育不全或者畸形、单足镫骨、镫骨和前庭窗缺如、前庭窗处的镫骨固定、镫骨上结构畸形及中耳和上鼓室空间完全缺如（图8-1L~N）。这些缺如的空间可能由结缔组织填充[20,27,32,36]。内耳一般正常[31]。至少55%的患者伴有双侧听力损失[43]。在CT的研究中，Pron等[46]发现外耳道正常、狭窄和闭锁相关的听力损失分别为44dB、54dB和62dB。无听骨链的患者听力多表现为平坦的传导性听力损失，而伴有听骨链固定或者发育不全可表现为平坦型（60%）或者倾斜型（40%）听力图。

发病机制：目前已有一些优秀的解剖和胚胎学的研究[2,3,6,19,28,36,45]。动物拟表型的组织学研究显示，在妊娠期间，给予能引起畸形剂量的维生素A和异维A酸后可以出现神经嵴畸形[27,55,63]。

遗传：该综合征通常为程度不一的常染色体显性遗传[32,50,54,62]，其中大约60%的病例为新突变，并且多数来源于父亲[23,52]。一小部分病例为常染色体隐性遗传[7]。

分子生物学研究：相关的基因座定位于5q31.3-q33.3区域[10,11,21]。1996年，由Dixon[60]领导的团队分离出TCOF1基因并称其表达的蛋白为treacle。随后的家系研究发现了遍布于整个基因的（超过100个）导致功能缺失（单倍体功能不足）的突变[53][9]。几乎所有的突变都会导致截短型蛋白的产生：大部分是缺失，也有插入突变、剪接位点突变和无义突变的报道[53]，没有发现基因型-表型的相关性[53,57]。一项研究报道了突变检出率为93%；表型的遗传异质性可用来解释两个家系中未检出突变的原因[51]。treacle蛋白是核仁的磷蛋白质，参与微管动力学、核糖体生物合成、rRNA转录、细胞核与细胞质之间的蛋白和核糖体亚单位转运[65]。适当剂量的treacle蛋白对脑神经嵴细胞的生存必不可少[8]，增加了拟表型畸形学研究的可信度。Dauwerse等[7]近期描述了在具有Treacher Collins综合征表型个体中，发现了其他两个基因上的突变，POLR1D和POL1C，两个基因分别编码RNA聚合酶I和RNA聚合酶III的亚单位，并参与核糖体RNA的转录。POL1C变异的个体都是复合杂合，为常染色隐性遗传。

诊断：眼-耳-脊柱谱系障碍容易鉴别。Nager综合征和下颌面骨发育不全综合征临床表现比较相似：拇指发育不全或者缺如，桡骨和尺骨可能融合，桡骨和/或多个掌骨出现缺如或者发育不全。显性遗传或者X连锁遗传的颌面骨发育不全包括双侧颧骨发育不全、向下倾斜的睑裂、眼组织缺损、上颌发育不全、开𬌗和相对的下颌前突畸形。相似的面部表型在哈特教派信徒的常染色体隐性遗传病[29]、常染色体显性骨性硬化障碍[26]和父子缺指畸形中被发现。与Stovin等一样[54]，Richieri-Costa等[47]报道一例常染色体隐性下颌面骨发育不全。Hedera等[18]描述了一个家系，该家系常染色体显性下颌面骨发育不全伴有上睑下垂，排除与TCOF1之间的联系。

产前诊断：妊娠中期的超声检查[2,3,5,56]和胎儿镜检查[39]可以完成诊断。

预后：该疾病导致的听力损失不会进一步进展。最近骨锚助听器的发明可以有效地补偿患者的听力损失[34]。该疾病的阻塞性睡眠呼吸暂停发生率非常高，Plomp等的研究发现在，35名患者中有46%的患者伴有阻塞性睡眠呼吸暂停[44]。

小结：该综合征的特点包括：①表型不一的常染色体显性遗传；②颧骨发育不全伴睑裂下斜、下睑缺损和缺损内侧的睫毛缺失；③下颌骨发育不良；④耳郭、外耳道及中耳结构畸形；⑤传导性听力损失。

参考文献

1. Arvystas M, Shprintzen RJ. Craniofacial morphology in Treacher Collins syndrome. *Cleft Palate Craniofac J*. 1991;28:226–231.
2. Behrents RG et al. Prenatal mandibulofacial dysostosis (Treacher Collins in man). *Arch Oral Biol*. 1975;20:265–282.
3. Behrents RG et al. Prenatal mandibulofacial dysostosis (Treacher Collins syndrome). *Cleft Palate J*. 1977;14:13–34.
4. Berry GA. Note on a congenital defect (coloboma?) of the lower lid. *R Lond Ophthalmol Hosp Rep*. 1889;12:255–257.
5. Crane JP, Beaver HA. Mid-trimester sonographic diagnosis of mandibular dysostosis. *Am J Med Genet*. 1986;25:251–255.
6. Dahl E et al. A morphologic description of a dry skull with mandibulofacial dysostosis. *Scand J Dent Res*. 1975;83:257–266.
7. Dauwerse JG et al. Mutations in genes encoding subunits of RNA polymerases I and III cause Treacher Collins syndrome. *Nat Genet*. 2011;43:20–22.
8. Dixon J et al. Increased levels of apoptosis in the prefusion neural folds underlie the craniofacial disorder, Treacher Collins syndrome. *Hum Mol Genet*. 2000;9:1473–1480.
9. Dixon J et al. Identification of mutations in TCOF1: use of molecular analysis in the pre- and postnatal diagnosis of Treacher Collins syndrome *Am J Med Genet*. 2004;127:244–248.
10. Dixon MJ et al. The gene for Treacher Collins syndrome maps to the long arm of chromosome 5. *Am J Hum Genet*. 1991;48:274–280.
11. Dixon MJ et al. Genetic and physical mapping of the Treacher Collins syndrome locus: refinement of the localization to chromosome 5q32–33.2. *Hum Mol Genet*. 1992;1:249–253.
12. Figueroa AA et al. Neurocranial morphology in mandibulofacial dysostosis (Treacher Collins syndrome). *Cleft Palate Craniofac J*. 1993;30:369–375.
13. Franceschetti A, Klein D. Mandibulo-facial dysostosis: new heredi-
14. Franceschetti A et al. Dysostose mandibulo-facial unilatérale avec déformations multiples du squelette (Processus paramastöide, synostose des vertebres, sacralisation, etc.) et torticollis clonique. *Ophthalmologica*. 1949;118:796–814.
15. Franceschetti A et al. La dysostose mandibulo-faciale dans le cadre des syndrome du premier arc branchial. [Mandibulofacial dysostosis in the framework of the first branchial arch syndrome.] *Schweiz Med Wochenschr*. 1959;89:478–483.
16. Garner LD. Cephalometric analysis of Berry-Treacher Collins syndrome. *Oral Surg*. 1967;23:320–327.
17. Grönvall H, Olsson Y. Dysostosis mandibulofacialis. *Acta Ophthalmol (Kbh)*. 1953;31:245–252.
18. Hedera P et al. Novel autosomal-dominant mandibulofacial dysostosis with ptosis: clinical description and exclusion of TCOF1. *J Med Genet*. 2002;39:484–488.
19. Herring SE et al. Anatomical abnormalities in mandibulofacial dysostosis. *Am J Med Genet*. 1979;3:225–259.
20. Hutchinson JC Jr et al. The otologic manifestations of mandibulofacial dysostosis. *Trans Am Acad Ophthalmol*. 1977;84:520–528.
21. Jabs EW et al. Mapping the Treacher Collins syndrome locus to 5q31.3–5q33.3. *Genomics*. 1991;11:193–198.
22. Johnston C et al. Obstructive sleep apnea in Treacher Collins syndrome. *Cleft Palate J*. 1981;18:39–44.
23. Jones KL et al. Older paternal age and fresh gene mutation: data on additional disorders. *J Pediatr*. 1975;86:84–88.
24. Kolar JC et al. Surface morphology in Treacher Collins syndrome: an anthropometric study. *Cleft Palate J*. 1985;22:266–274.
25. Kreiborg S, Dahl E. Cranial base and face in mandibulofacial dysostosis. *Am J Med Genet*. 1993;47:753–760.
26. Lehman RAW. Familial osteosclerosis with abnormalities of the nervous system and meninges. *J Pediatr*. 1977;90:49–54.
27. Lloyd GAS, Phelps PD. Radiology of the ear in mandibulofacial dysostosis—Treacher Collins syndrome. *Acta Radiol Diagn*. 1979;20:233–240.
28. Lockhart RD. Variants coincident with congenital absence of zygoma (zygomatic process of temporal bone). *J Anat*. 1928–1929;63:233–236.
29. Lowry RB et al. Mandibulofacial dysostosis in Hutterite sibs: a possible recessive trait. *Am J Med Genet*. 1985;22:501–512.
30. Lübke F von. Über die Beobachtung einer Dysostosis mandibulofacialis. *Z Geburtsch Gynäkol*. 1961;156:235–246.
31. Mafee MF et al. Radiographic features of the ear-related developmental anomalies in patients with mandibulofacial dysostosis. *Int J Pediatr Otolaryngol*. 1984;7:229–238.
32. Mann I, Kilner TP. Deficiency of the malar bones with defect of the lower lids. *Br J Ophthalmol*. 1943;27:13–20.
33. Markitzin A et al. Major salivary glands in branchial arch syndromes. *Oral Surg*. 1984;58:672–677.
34. Marsella P et al. Bone-anchored hearing aids (BAHA) in patients with Treacher Collins syndrome: tips and pitfalls. *Int J Pediatr Otorhinolaryngol*. 2011;75:1308–1312.
35. Marsh JL et al. The skeletal anatomy of mandibulofacial dysostosis (Treacher Collins syndrome). *Plast Reconstr Surg*. 1986;78:460–468.
36. McKenzie J, Craig J. Mandibulo-facial dysostosis (Treacher Collins syndrome). *Arch Dis Child*. 1955;30:391–395.
37. McNeill KA, Wynter-Wedderbum L. Choanal atresia: a manifestation of the Treacher Collins syndrome. *J Laryngol Otol*. 1953;67:365–369.
38. Nager FR, deReynier JP. Das Gehörorgan bei den angeborenen Kopfmissbildungen. *Pract Otorhinolaryngol (Basel) Suppl 2*. 1948;10:1–128.
39. Nicolaides KH et al. Prenatal diagnosis of mandibulofacial dysostosis. *Prenat Diagn*. 1984;4:201–205.
40. Peterson-Falzone S, Figueroa AA. Longitudinal changes in cranial base angulation in mandibulofacial dysostosis. *Cleft Palate J*. 1989;26:31–35.
41. Peterson-Falzone S, Pruzansky S. Cleft palate and congenital palato-pharyngeal incompetency in mandibulofacial dysostosis: frequency and problems in treatment. *Cleft Palate J*. 1976;13:354–360.
42. Phelps PD et al. The ear deformities in mandibulofacial dysostosis. *Clin Otolaryngol*. 1981;6:15–28.
43. Pinsky L. Penetrance and variability of major malformation syndromes associated with deafness. *Birth Defects*. 1979;15(5B):207–226.
44. Plomp RG et al. Obstructive sleep apnoea in Treacher Collins syn-

tary syndrome. *Acta Ophthalmol (Kbh)*. 1949;27:143–224.

drome: prevalence, severity, and cause. *Int J Oral Maxillofac Surg.* 2012;41:696–701.

45. Poswillo D. The pathogenesis of the Treacher Collins syndrome (mandibulofacial dysostosis). *Br J Oral Surg.* 1975;13:1–26.

46. Pron G et al. Ear malformations and hearing loss in patients with Treacher Collins syndrome. *Cleft Palate Craniofac J.* 1993;30: 97–103.

47. Richieri-Costa A et al. Mandibulofacial dysostosis: report on two Brazilian families suggesting autosomal-recessive inheritance. *Am J Med Genet.* 1993;46:659–664.

48. Roberts FG et al. An X-radiocephalometric study of mandibulofacial dysostosis in man. *Arch Oral Biol.* 1975;20:265–282.

49. Rogers BO. Berry-Treacher Collins syndrome: a review of 200 cases. *Br J Plast Surg.* 1964;17:109–137.

50. Rovin S et al. Mandibulofacial dysostosis: a familial study of five generations. *J Pediatr.* 1964;65:215–221.

51. Sahawi E. Beitrag zur Dysostosis mandibulofacialis. [Contribution to dysostosis mandibulofacialis.] *Z Kinderheilkd.* 1965;94:1195–1201.

52. Shprintzen RJ et al. Pharyngeal hypoplasia in Treacher Collins syndrome. *Arch Otolaryngol.* 1979;105:127–131.

53. Splendore A et al. High mutation rate in *TCOF1* among Treacher Collins syndrome patients reveals clustering of mutations and 16 novel pathogenic changes. *Hum Mutat.* 2000;16:315–322.

54. Stovin JJ et al. Mandibulofacial dysostosis. *Radiology.* 1960; 74:225–231.

55. Sulik K et al. Mandibulofacial dysostosis (Treacher Collins syndrome): a new proposal for its pathogenesis. *Am J Med Genet.* 1987; 37: 359–372.

56. Tanaka Y et al. Antenatal three-dimensional sonographic features of Treacher Collins syndrome. *Ultrasound Obstet Gynecol.* 2002;19:415–415.

57. Teber, OA et al. Genotyping in 46 patients with tentative diagnosis of Treacher Collins syndrome revealed unexpected phenotypic variation. *Eur J Hum Genet.* 2004;12:879–890.

58. Thomson A. Notice of several cases of malformation of the external ear, together with experiments on the state of hearing in such persons. *Monthly J Med Sci.* 1846–1847;7:420.

59. Toynbee J. Description of a congenital malformation in the ears of a child. *Monthly J Med Sci.* 1847;1:738–739.

60. Treacher Collins Collaborative Group: Positional cloning of a gene involved in the pathogenesis of Treacher Collins syndrome. *Nat Genet.* 1996;12:130–136.

61. Treacher Collins E. Cases with symmetrical congenital notches in the outer part of each lid and defective development of the malar bones. *Trans Ophthalmol Soc UK.* 1900;20:190–192.

62. Wildervanck LS. Dysostosis mandibulo-facialis (Franceschetti-Zwahlin) in four generations. *Acta Genet Med Gemellol (Roma).* 1960;9:447–451.

63. Wiley MJ et al. Effects of retinoic acid on the development of the facial skeleton in hamsters: early changes involving cranial neural crest cells. *Acta Anat.* 1983;116:180–192.

64. Wilkinson WB, Poswillo DE. Asymmetry in mandibulofacial dysostosis. *J Craniofac Genet Dev Biol.* 1991;11:41–47.

65. Winokur ST, Shiang R. The Treacher Collins syndrome (*TCOF1*) gene product, treacle, is targeted to the nucleolus by signals in its C-terminus. *Hum Mol Genet.* 1998;7:1947–1952.

Nager 肢端 - 面骨发育不全综合征
轴前性肢端 - 面骨发育不全
Nager acrofaical dysostosis syndrome (preaxial acrofacial dysostosis)

Nager 肢端 - 面骨发育不全综合征是指伴有桡骨缺损的下颌面骨发育不全。自从 1948 年 Nager 和 DeReynier[37]首次描述该综合征以来，超过 70 例病例被报道[1-11,13-24,27-31,33-38,42,43,48,50,54,58]。McDonald 和 Gorski[33]进行了详尽的文献综述。

体格检查:偶然发现少数患者伴有生长发育迟缓[6,7,15,58]。

颅面表现:25% 的患者存在颅骨发育异常[13,15,20]。颧骨、上颌骨和下颌骨的发育不全是普遍特征。睑裂是向下倾斜的。大约 30% 的患者的下睑睫毛内侧 1/3 会出现缺失[4,11,19,24,25,27,31,35,38,57,58]，其中大约 20% 的患者伴有下睑的缺损[15,19,25,57,58]。高鼻梁伴有向上翘的鼻尖比较常见。偶尔可见发迹呈舌型垂至面颊[19,24,25]。大约 25% 的患者出现继发于颞下颌关节功能性关节强直的下颌运动受限[5,15,24,28,35,38,50]。超过 20% 的患者有大口畸形[16,24,25,28,43,50]，偶尔和侧面裂相关[16,25]。腭部畸形很常见，包括超过 30% 的腭裂、软腭发育不全或部分发育不全[10,23]、短腭[5,8,31]、腭弓高拱[11,25]、腭隐裂[19]和悬雍垂裂[19,57]（图 8-2A~D）。两侧腭侧瘘管[31]、宽的腭嵴[1]和会厌发育不全既往均有报道[8,29]。口腔发育异常包括牙釉质发育不全和少牙[31]。面部不对称较为少见[35]。Groeper 等[18]讨论了 Nager 综合征中与颅面临床表现相关的麻醉药物的应用。

肌肉骨骼系统:桡侧畸形是 Nager 综合征的常见特征[13,20]。75% 的病例中均可见有不同程度的拇指发育不全或者不发育（图 8-2E~H）。其他的拇指畸形包括掌指关节僵硬[19]、三指节畸形[7]、指关节粘连[42]、双拇指[14]、拇指与示指的并指伴有相关的拇指发育不全[5,21]。40% 的患者中有桡骨发育不全或者不发育，其中 25% 的患者有桡骨 - 尺骨融合。这些畸形经常导致肘部伸展能力下降。前臂短小较为少见[53]，如果出现则经常与肱骨和尺骨发育不全有关[6,21,43]。前臂完全缺失的情况很少有报道[16,20,25]。其他一些上肢的畸形包括腕骨融合[5,6,19]、鱼际发育不全[5,19,43]、先天性指屈曲[25,29,35,53]和先天性指侧弯[8,25,35,42]。下肢轻度畸形包括畸形足[15,19,20,7]、近节跗趾趾骨重复、跗趾发育不全[20]、足趾缺如[19]和远节趾间皮纹缺失[35]。既往报道了一些患者有更为显著的下肢畸形，包括胫骨和腓骨的缺失[16]和短肢畸形伴骨盆发育不全[25]。脊柱侧弯[19,57]、斜方肌紧张导致引起颈部假性翼状胬肉和高位肩胛[19]、髋关节脱位[15,29,35]、高弓足[19]、胸肌发育不全[20]和漏斗胸[15]都是少见的特征。

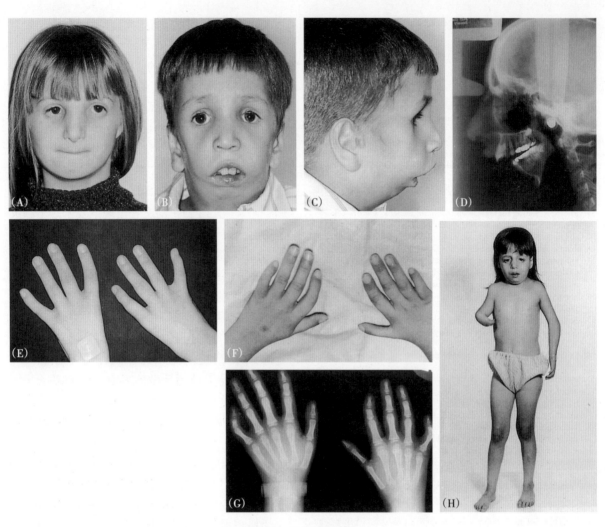

图 8-2　Nager 综合征

(A)颧骨发育不全、睫毛缺失、向下倾斜的睑裂。(B,C)重度小颌畸形。(D)X 线片显示重度小颌畸形。(E)拇指缺失。
(F,G)拇指和相关的掌骨发育不全以及小指的多个指骨发育不全。(H)整个桡骨发育不全
[引自:FA Walker,Birth Defects 1974;10(8):135.]

泌尿生殖系统:曾经在一名患者中报道有膀胱-输尿管反流[19]、单侧肾发育不全[43]、输尿管重复[25]和双角子宫[25]。

心血管系统:法洛四联症[16,53]、室间隔缺损[25]和卵圆孔未闭[50]比较罕见。

中枢神经系统:患者智力一般正常,但也有智力障碍或者发育滞后的报道[3,7,41]。很多患者或死产,或在新生儿期即死亡。

外耳:80% 病例存在耳郭发育不全。文献描述有对耳轮[19]、耳屏[5,19]、对耳屏[19]和耳轮[13,31]的发育不全。少数患儿耳郭短小[15,20]并伴有副耳[20,25,31,58],经常有低位耳和耳向后方成角[7,21,29,35]。大约 50% 的患者存在外耳道狭窄或者闭锁。

听觉系统:至少 50% 的患者存在中度传导性听力损失[20],通常为先天性的[19]。Burton 和 Nadler 曾经描述过单侧混合性听力损失[6]。

病理:在尸检中确定有听骨链缺损或畸形[5],听小骨融合成团块伴砧骨缺失[31]。镫骨足板固定于前庭窗[29],听小骨缺失伴有发育不全的半规管[16]。尸检显示有喉、会厌发育不全[29]和肺部异常的分隔[25,29]。因此,致病基因可能在程序性细胞凋亡中起到了一定的作用[52]。

遗传:多数 Nager 肢端-面骨发育不全综合征病例是散发性的。曾有报道轻度、中度受累的同胞患者其父母表型正常[8,21,38,57],提示该病为常染色体隐性遗传。有近亲结婚父母的个例报

道支持此观点[6,25,43]。该病从亲代到子代的传递也被报道过[3,20,27,58]。有报道一个家系四代中存在 6 名患者[58]。父系中年长的散发病例报道支持常染色体显性遗传[5,31,33]。Aylsworth 等报道在轻至中度患病的父子中,一个家系中临床表现可能明显一致。与此相反,Hall 描述了极端的家系内表型变化性:一个轻中度患病的母亲,她的儿子在出生后数分钟后死亡,其表现出重度短肢 Nager 肢端 - 面部发育不全。Bonthron 等[4]报道了双亲中的微小改变。

遗传异质性显然给该病的诊断和咨询带来了挑战。明显的隐性遗传表现为不外显或者生殖细胞嵌合。或者,常染色体显性和隐性遗传的形式都存在。但不能确定轻中度的病例更倾向于隐性遗传而重度的病例为显性遗传。生育了一名患儿的母亲在其随后的妊娠过程中应该进行高分辨率超声检查。

分子生物学研究:患者应进行染色体分析;曾经报道过 1q12q21.3 的缺失和(X;9)(P22.1;q32)染色体易位[55,61]。1 例患者在 3p14 的常见脆性位点有表达,但是致病的意义还不清楚[49]。近来确定 SF3B4 为致病基因,该基因是前体mRNA 剪接体复合物的组成部分[3],基因定位于1q21.2。但不是所有的临床诊断为 Nager 综合征的患者都发现有致病突变,因此基因异质性的可能性依然存在。

诊断:Nager 肢端 - 面骨发育不全的鉴别诊断应该考虑一些疾病。在 Miller 综合征中,面部发育不全与轴后性肢体缺陷有关,经常包括上、下肢在内[36,39]。与众不同的特征包括杯状耳、唇裂和 / 或腭裂、副乳。尽管轴后性肢体缺陷非常普遍,但是轴前缺陷在较小的程度上也可以看到。文献中已经描述有畸形拇指、桡骨和尺骨短小伴有或者不伴有桡尺骨融合。Reynold 等[45]报道了同时有轴前和轴后性缺陷的常染色体显性面部发育不全综合征。该病例有轻度先天性混合性听力损失。Fontaine 综合征[12]的患者存在畸形耳、后缩的小颌畸形、腭裂和有正常上肢的足裂畸形。他们不表现向下倾斜的睑裂、眼睑缺损或者听力损失。

远端 2q 复制综合征和 Nager 肢端 - 面骨发育不全有一些相同的特征,例如向下倾斜的睑裂、发育不全的外耳和小颌畸形[56,60],

但是该疾病没有颧骨发育不全和外耳道的缺损,在 Nager 肢端 - 面骨发育不全中没有的眼距过宽和眼震在该疾病中经常出现。在远端 2q 复制综合征中的肢端畸形经常只限于小指先天性指侧弯和先天性指屈曲,拇指没有缺损。

眼 - 耳 - 脊柱谱系偶尔包括有桡骨缺损,但是经常可以通过单侧耳、眼、面部和下颌骨受累,及眼球上的皮样囊肿和脊椎异常来进行区分。Sugiura[51]描述了一名 6 岁男孩,其出现半侧面部肢体发育不良,左侧桡骨、拇指缺失和室间隔缺损,并伴有交叉异位肾。Gorlin 等[17]描述了一名女性新生儿,其存在眼 - 耳 - 脊柱谱系的表型,缺少左侧第一掌骨并伴有相应的拇指发育不全。1971 年,Mandelcorn 等[32]报道了一例男性患儿存在半侧面部肢体发育不良和肢端畸形,包括左侧短的尺骨、4 个掌骨和左手 4 指,右侧肱骨发育不全、尺骨短小、3 个掌骨和右手两指。

Nager 肢端 - 面骨发育不全和孤立的下颌骨发育不全(Treacher Collins 综合征)的面部特征比较相似。出现轴前肢体缺陷可以将两者进行区别。外耳缺陷和腭裂在 Nager 综合征中比较普遍,然而下睑缺损在下颌骨发育不全中更为常见。

1977 年,Kelly 等[26]描述了 3 名患有轴前肢体畸形和轻度下颌面骨发育不全的男性患者,其中两人是兄弟。此外,他们还表现出宫内生长发育迟缓及随后的身材矮小、智力残疾和泌尿生殖系统畸形。他们均有感音神经性听力损失。可能为常染色体隐性或者 X 连锁隐性遗传。Richieri-Costa 等[46]描述了肢端 - 面骨发育不全 - 拇指三指节畸形综合征,其与 Nager 肢端 - 面骨不全区别在于后者罕有唇裂和拇指三指节畸形。1983 年,Poissonnier 等[44]描述了一名男性患者,其面部特征和下颌骨面骨发育不良一致,另外还有发育不全的肩胛骨和右侧肱骨、发育不全或者缺失的尺骨和腓骨、第五掌骨缺失及左侧半膈发育不全和房间隔、室间隔缺损。

1990 年,Rodriguez 等[47]描述了出现在 3 个同胞中疑似一种新的常染色体隐性遗传的综合征,该疾病有肢端面部发育不全,显著轴前肢体缺陷，罕见的轴后肢体畸形和心脏、中枢神经系统畸形。第三名同胞显示出与 Nager 综合征的明显相似之处[47]。Opitz 等[40]和 Arens 等[41]等描述了其他形式的肢端面部发育不全。读者可以参考由 Opitz 等撰写的对该类疾病全面综述[40]。

Zhang 等[59]报道了一位下颌骨面部发育不全、小耳畸形、肢体畸形的患者，很可能是一种新型的肢端面部发育不全。通过微阵列芯片发现该患者在 1p36.33 和 1q21.3-q22 两处位置存在重复，关联两个可能的候选基因。

预后：如果早期给予合适的助听器，Nager 肢端 - 面骨发育不全的患者听力可在正常范围内[5,13,28,31,35,57]。由于喂养困难、听力损失及进行手术纠正耳部和腭部畸形的原因，导致大部分患者在 2 岁前存在发育迟缓。该综合征的早产和围产儿死亡率相对高，这种趋势在散发病例中更为明显。在新生儿期的死亡[7,8,20,21,24,25,29,50,53]和死产者[33]都有记录。

小结：该综合征的特征包括①多为散发，偶有常染色显性和隐性遗传；②外耳畸形；③桡侧畸形，特别是拇指发育不全或者桡骨发育不全；④面部表现特征有睑裂下斜、颧骨发育不全、腭裂和向后的小颌畸形；⑤传导性听力损失。

参考文献

1. Arens R et al. A new form of postaxial acrofacial dysostosis? *Am J Med Genet.* 1991;41:438–443.
2. Aylsworth AS et al. Nager acrofacial dysostosis: Male-to-male transmission in two families. *Am J Med Genet.* 1991;41:83–88.
3. Bernier FP et al. Haploinsufficency of *SF3B4*, a component of the pre-mRNA spliceosomal complex, causes Nager syndrome. *Am J Hum Genet.* 2012;90:925–933.
4. Bonthron DT et al. Nager acrofacial dysostosis—minor manifestations support dominant inheritance. *Clin Genet.* 1993;43:127–131.
5. Bowen P, Harley F. Mandibulofacial dysostosis with limb malformations (Nager's acrofacial dysostosis). *Birth Defects.* 1974;10(5):109–115.
6. Burton BK, Nadler HL. Nager acrofacial dysostosis. *J Pediatr.* 1977;91:84–86.
7. Byrd LK et al. Nager acrofacial dysostosis in four patients, including monozygous twins. *Proc Greenwood Genet Ctr.* 1988;7:30–35.
8. Chemke J et al. Autosomal recessive inheritance of Nager acrofacial dysostosis. *J Med Genet.* 1988;25:230–232.
9. Chou YC. Mandibulofacial dysostosis. *Chin Med J.* 1960;80:373–375.
10. El Faki HMA. Unilateral hypoplasia of the soft palate. *Eur J Plast Surg.* 1990;13:176–177.
11. Fernandez AD, Ronis ML. The Treacher Collins syndrome. *Arch Otolaryngol.* 1964;80:505–520.
12. Fontaine G et al. Une observation familiale du syndrome ectodactylie et dysostose mandibulofaciale. [Familial case of the syndrome of ectrodactyly and mandibulo-facial dysostosis.] *J Genet Hum.* 1974;22:289–307.
13. Gellis SS et al. Nager's syndrome (Nager's acrofacial dysostosis). *Am J Dis Child.* 1978;132:519–520.
14. Gingliani R, Pereira CH. Nager's acrofacial dysostosis with thumb duplication. *Clin Genet.* 1984;26:228–230.
15. Golabi et al. Nager syndrome: report of seven new cases and a follow up report of two previously reported cases. *Proc Greenwood Genet Ctr.* 1985;4:127–128.
16. Goldstein DJ, Mirkin LD. Nager acrofacial dysostosis: evidence for apparent heterogeneity. *Am J Med Genet.* 1988;30:741–746.
17. Gorlin RJ et al. Oculo-auriculo-vertebral dysplasia. *J Pediatr.* 1963;63:991–999.
18. Groeper K et al. Anaesthetic implications of Nager syndrome. *Paediatr Anaesth.* 2002;12:365–368.
19. Halal F et al. Differential diagnosis of Nager acrofacial dysostosis syndrome: report of 4 patients with Nager syndrome and discussion of other related syndromes. *Am J Med Genet.* 1983;14:209–224.
20. Hall BD. Nager acrofacial dysostosis: autosomal-dominant inheritance in mild to moderately affected mother and lethally affected phocomelic son. *Am J Med Genet.* 1989;33:394–397.
21. Hecht JT et al. The Nager syndrome. *Am J Med Genet.* 1987;27:965–969.
22. Herrmann J et al. Acrofacial dysostosis type Nager. *Birth Defects.* 1975;11(5):341.
23. Jackson IT et al. A significant feature of Nager's syndrome: palatal agenesis. *Plast Reconstr Surg.* 1989;84:219–226.
24. Jones RG. Mandibulofacial dysostosis. *Cent Afr J Med.* 1968;14:193–200.
25. Kawira EL et al. Acrofacial dysostosis with severe facial clefting and limb reduction. *Am J Med Genet.* 1984;17:641–647.
26. Kelly TE et al. Acrofacial dysostosis with growth and mental retardation in three males, one with simultaneous Hermansky-Pudlak syndrome. *Birth Defects.* 1977;13(3B):45–52.
27. Kim HJ et al. Nager syndrome with autosomal dominant inheritance [abstract]. Presented at March of Dimes Clinical Genetics Conference, 1987.
28. Klein D et al. Sur une forme extensive de dysostose mandibulofaciale (Franceschetti) accompagnée de malformations des extremites et d'autres anomalies congénitales chez une fille dont le frere né présente qu'une forme fruste du syndrome (fistula auris congenita retrotragica). [An extensive form of mandibulo-facial dysostosis (Franceschetti) with malformations of the extremities and other congenital anomalies in a girl whose brother presents only an incomplete form of the syndrome (fistula auris congenital retrotragica).] *Rev Otoneuroophtalmol.* 1970;42:432–440.
29. Krauss CM et al. Anomalies in an infant with Nager acrofacial dysostosis. *Am J Med Genet.* 1985;21:761–764.
30. Le Merrer M et al. Acrofacial dysostosis. *Am J Med Genet.* 1989;33:318–322.
31. Lowry RB. Nager syndrome (acrofacial dysostosis): evidence for autosomal-dominant inheritance. *Birth Defects.* 1977;13(3C):195–220.
32. Mandelcorn MS et al. Goldenhar's syndrome and phocomelia. *Am J Ophthalmol.* 1971;72:618–621.
33. Marden PM et al. Congenital anomalies in the newborn infant, including minor variations. *J Pediatr.* 1964;64:357–371.
34. McDonald MT, Gorski JL. Syndrome of the month: Nager acrofacial dysostosis. *J Med Genet.* 1993;30:779–782.
35. Meyerson MD et al. Nager acrofacial dysostosis: early intervention and long-term planning. *Cleft Palate J.* 1977;14:35–40.
36. Miller M et al. Postaxial acrofacial dysostosis syndrome. *J Pediatr.* 1979;95:970.
37. Nager FR, DeReynier JP. Das Gehörorgan bei den angeborenen Kopfmissbildungen. *Pract Oto-Rhino-Laryng (Basel) (Suppl 2).* 1948;10:1–128.
38. O'Connor CB, Conway ME. Treacher Collins syndrome (dysostosis mandibulofacialis). *Plast Reconstr Surg.* 1950;5:419–425 (case 1).
39. Opitz JM. Nager "syndrome" versus "anomaly" and its nosology with the postaxial acrofacial dysostosis syndrome of Genée and Wiedemann. *Am J Med Genet.* 1987;27:959–963.
40. Opitz JM et al. Acrofacial dysostoses: review and report of a previously undescribed condition: the autosomal or X-linked dominant Catania form of acrofacial dysostosis. *Am J Med Genet.* 1993;47:660–678.
41. Palomeque A et al. Nager anomaly with severe facial involvement, microcephaly and mental retardation. *Am J Med Genet.*

1990;36:356–357.

42. Pavone L et al. Acrofacial dysostosis of Nager and ocular abnormalities. *Ophthalmol Paediatr Genet.* 1986;3:115–119.

43. Pfeiffer RA, Stoess H. Acrofacial dysostosis (Nager syndrome): synopsis and report of a new case. *Am J Med Genet.* 1983; 15:255–260.

44. Poissonnier M et al. Dysostose mandibulofaciale et ulno-fibulaire lethale. *Ann Pediatr.* [Lethal mandibulofacial and ulnofibular dysostosis.] 1983;30:713–717.

45. Reynolds JF et al. A new autosomal dominant acrofacial dysostosis syndrome. *Am J Med Genet (Suppl).* 1986;2:143–150.

46. Richieri-Costa A, Silveira Pereira SC. Short stature, Robin sequence, cleft mandible, pre/postaxial hand anomalies and clubfoot: a new autosomal-recessive syndrome. *Am J Med Genet.* 1992;42: 681–687.

47. Rodriguez JI et al. New acrofacial dysostosis syndrome in 3 sibs. *Am J Med Genet.* 1990;35:484–489.

48. Ruedi L. The surgical treatment of the atresia auris congenita: a clinical and histological report. *Laryngoscope.* 1954;64:666–684.

49. Scapoli L et al. Spontaneous expression of *FRA3P* in a patient with Nager syndrome. *Am J Med Genet.* 2003;118A:293–295.

50. Schönenberg H. Die differential Diagnose der radialen Defektbildungen. *Paediatr Prax.* [The differential diagnosis of radial defects.] 1968;7:455–467.

51. Sugiura Y. Congenital absence of the radius with hemifacial microsomia, ventricular septal defect and crossed renal ectopia. *Birth Defects.* 1971;7(7):109–116.

52. Sulik KK et al. Pathogenesis of cleft palate in Treacher Collins, Nager and Miller syndromes. *Cleft Palate J.* 1989;26:209–216.

53. Thompson E et al. The Nager acrofacial syndrome and the tetralogy of Fallot. *J Med Genet.* 1985;22:408–410.

54. van Goethem H et al. Nager's acrofacial dysostosis. *Acta Paediatr Belg.* 1981;34:253–256.

55. Waggoner DJ et al. Deletion of 1q in a patient with acrofacial dysostosis. *Am J Med Genet.* 1999;82:301–304.

56. Wagner SF, Cole J. Nager syndrome with partial duplication of the long arm of chromosome 2. *Am J Hum Genet.* 1979;31:116A.

57. Walker FA. Apparent autosomal recessive inheritance of the Treacher Collins syndrome. *Birth Defects.* 1974;10(8):135–139.

58. Weinbaum M et al. Autosomal dominant transmission of Nager acro-facial dysostosis. *Am J Hum Genet.* 1981;33:93A.

59. Zhang Y et al. Mandibulofacial dysostosis, microtia, and limb anomalies in a newborn: a new form of acrofacial dysostosis syndrome? *Clin Genet.* 2010;78:570–574.

60. Zankl M et al. Distal 2q duplication: report of two familial cases and an attempt to define a syndrome. *Am J Med Genet.* 1979;4:5–16.

61. Zori RT et al. Preaxial acrofacial dysostosis (Nager syndrome) associated with an inherited and apparently balanced X;9 translocation. *Am J Med Genet.* 1993;46:379–383.

轴后性肢端 - 面骨发育不全、杯状耳和传导性听力损失

Miller 综合征，Genée-Wiedemann 综合征

postaxial acrofacial dysostosis, cupped ears, and conductive hearing loss (Miller syndrome, Genée-Wiedemann syndrome)

1969 年，Genée[10] 报道了 1 例表现有轴后性肢端缺陷、杯状耳和颧骨发育不全的婴儿。Wiedemann[28] 和 Wildervanck[29] 分别在 1973 年和 1975 年报道了类似的病例。1979 年，Miller 等[14] 详细报道了 3 例无亲缘关系的相似表型患者，其中 1 例为 Smith 等[26] 于 1975 年报道过的。Fineman[8] 简略报道过 Miller 等[14] 描述过的 1 例患者的一个患病同胞。到目前为止至少有 30 例患者已被报道[2-6,8-24,26,29]。

体格检查：患者的颧骨发育不良和下唇外翻很常见，下唇外翻随着年龄变大越来越明显，偶尔出现眼睑缺损和睫毛异常。小颌畸形必然出现（图 8-3A、B）。部分病例可以出现唇裂和/或腭裂[24]。另一部分病例表现出人中过长。近59% 的病例可见多乳头[6,13,18]。

肌肉骨骼系统：几乎所有的患者均表现为双侧小指缺失包括第五掌骨缺失。有时可以出现不同程度的拇指发育不全和并指畸形。前臂畸形也非常常见，其中最具特征的是尺骨发育不

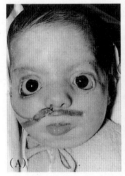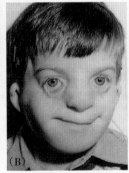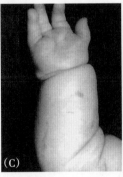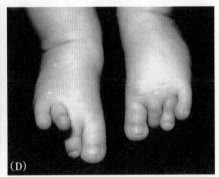

(A)   (B)   (C)   (D)

图 8-3　Genée-Wiedemann 综合征

（A，B）比较二者的面部，注意广泛的下唇外翻和轻度的颧骨发育不全。（C，D）手和足的轴后性发育不良

[来源：(A，C，D) E. Genée，*J Genet Hum* 1969；17：42；(B) MM Cohen Jr，Halifax，Nova Scotia，Canada 供图]

全(图 8-3C)。桡骨和尺骨融合也有报道[17]。也有部分病例可能没有肢端的畸形[20]。外侧足趾常有缺失，没有缺失的病例非常罕见[4,21]（图8-3D）。病变常常累及小趾，有时会出现第三或第 4 足趾的发育不全或缺失。有些非常罕见的病例可以看到严重的四肢畸形，包括腓骨缺失、短肢畸形、肩带发育不良。还有些病例出现多余的椎骨、椎骨和胸骨分节异常、颈肋和漏斗胸。Sulik 等[27]认为是由于累及了肢芽尖端的外胚层顶嵴。

其他系统：Ogilvy-Stuart 和 Parsons[17]描述过中肠扭转、胃扭转以及肾束畸形（反流，肾盂积水）。

外耳：耳部的异常在已报道的病例中非常相似，其特点是耳郭小、薄和杯状耳。有 2 例病例中出现过外耳道狭窄。

听觉系统：部分病例会出现听力损失[8,17,24]。有些病例还有中耳发育不全。

实验室检查：影像学检查可以证实上述的骨骼畸形。

分子生物学研究：对来自 3 个家庭的 4 例该综合征患者进行外显子测序，发现导致疾病的候选基因为 DHODH 基因[16]。该基因编码了嘧啶从头合成途径中的一个关键酶。在 6 个家系中发现了 DHODH 的 11 个突变，大部分是错义突变，除了 1 个 1bp 缺失导致的移码突变[16]。所有患者的父母都是杂合突变携带者，证实了该综合征是常染色体隐性遗传[16]。

遗传：有报道过来自正常父母的同胞子女患有该综合征[8,11,14-18]。一个散发病例的父母是五代表亲关系[22]，这提示该综合征是以常染色隐性遗传模式遗传。

诊断：肢端 - 面骨发育不全综合征需要与其他一些疾病相鉴别。本综合征的面部表现与 Treacher Collins 综合征很相似，但是 Treacher Collins 综合征是常染色体显性遗传，没有远端肢体畸形。Nager 肢端 - 面骨发育不全综合征包括轴前性手缺损、正常足，及 Treacher Collins 综合征样的面部[3,25]。Nager 综合征的远端肢体畸形最常见的是拇指和 / 或桡骨发育不全或缺失，这与本综合征的轴后性肢体畸形刚好相反。De Lange 综合征、Weyers 综合征、股骨 - 腓骨 - 尺骨综合征，以及 Schinzel 综合征尺侧缺陷，但是面部特征和其他临床特征与本综合征不同。Allanson 和 McGillivray[1]以及 Falace 和 Hall[7]曾报道过一种常染色体显性遗传的综合征，表现为睑外翻、面裂、牙齿畸形。Ruedi[25]报道一名患者有四指及下颌面骨发育不全。Danziger 等[5]报道过一名儿童有 Miller 综合征和 Nager 综合征二者的特征。

Opitz 等[19]对不同的肢端 - 面骨发育不全进行过详细的综述。

小结：该综合征的特点包括：①可能常染色体隐性遗传；②颅面部发育不全，包括颧骨发育不全伴睑外翻、人中过长、小颌畸形以及腭裂；③轴后性肢体畸形累及四肢；④杯状耳；⑤偶有传导性听力损失。

参考文献

1. Allanson JE, McGillivray BC. Familial clefting syndrome with ectropion and dental anomaly with limb anomalies. *Clin Genet.* 1985;27:426–429.
2. Barbuti D et al. Postaxial acrofacial dysostosis or Miller syndrome. *Eur J Pediatr.* 1989;148:445–446.
3. Bowen P, Harley F. Mandibular dysostosis with limb malformations (Nager's acrofacial dysostosis). *Birth Defects.* 1974;10(5):109.
4. Chrzanowska KH et al. Phenotype variability in the Miller acrofacial dysostosis syndrome: report of two further patients. *Clin Genet.* 1989;35:157–160.
5. Danziger I et al. Nager's acrofacial dysostosis. Case report and review of the literature. *Int J Pediatr Otorhinolaryngol.* 1990;20:225–240.
6. Donnai D et al. Postaxial acrofacial dysostosis (Miller) syndrome. *J Med Genet.* 1987;24:422–425.
7. Falace PB, Hall BD. Congenital euryblepharon with ectropion and dental anomaly: an autosomal-dominant clefting disorder with marked variability of expression. *Proc Greenwood Genet Ctr.* 1989;8:208.
8. Fineman RM. Recurrence of the postaxial acrofacial dysostosis syndrome in a sibship: implications for genetic counseling. *J Pediatr.* 1981;98:87–88.
9. Fryns JP, Van den Berghe H. Brief clinical report. Acrofacial dysostosis with postaxial limb deficiency. *Am J Med Genet.* 1988;29:2005–2008.
10. Genée E. Une forme extensive de dysostose mandibulofaciale. [An extensive form of mandulo-facial dysostosis.] *J Genet Hum.* 1969;17:42–52.
11. Grannotti A et al. Familial postaxial acrofacial dysostosis syndrome. *J Med Genet.* 1992;29:752,.
12. Lenz W. Genetische Syndrome mit Aplasie ulnare und/oder fibularer Randstrahlen. Klinische Genetik in der Pädiatrie. 2nd Symposium, Mainz, Germany, 1979.
13. Meinecke P, Wiedemann H-R. Letter to the editor. Robin sequence and oligodactyly in mother and son. Probably a further example of the postaxial acrofacial dysostosis syndrome. *Am J Med Genet.* 1987;27:953–956.
14. Miller M et al. Postaxial acrofacial dysostosis syndrome. *J Pediatr.* 1979;95:970–975.
15. Neumann et al. A new observation of two cases of acrofacial dysostosis type Genee-Wiedemann in a family—remarks on mode of inheritance: report on two sibs. *Am J Med Genet.* 1996;64:556–562.
16. Ng SB et al. Exome sequencing identifies the cause of a Mendelian disorder. *Nature Genet.* 2010;42:30–35.
17. Ogilvy-Stuart AL, Parsons AC. Miller syndrome (postaxial acrofacial dysostosis): further evidence for autosomal-recessive inheritance and expansion of the phenotype. *J Med Genet.* 1991;28:695–700.

18. Opitz JM, Stickler GB. The Genée-Wiedemann syndrome, an acrofacial dysostosis—further observation. *Am J Med Genet.* 1987;27:971–975.
19. Opitz JM et al. Acrofacial dysostoses: review and report of a previously undescribed condition: the autosomal or X-linked dominant Catania form of acrofacial dysostosis. *Am J Med Genet.* 1993;47:660–678.
20. Pashayan H, Finegold M. Case report 28. *Synd Ident.* 1975;3:7–8.
21. Piper HG. Augenärztliche Befunde bei frühkindlicher Entwicklungsstörungen. *Monatschr Kinderheilkd.* 1957;105:170–176.
22. Richards M. Miller's syndrome: anaesthetic management of post-axial acrofacial dysostosis. *Anaesthesia.* 1987;42:871–874.
23. Richieri-Costa A, Guion-Almeida ML. Postaxial acrofacial dysostosis: report of a Brazilian patient. *Am J Med Genet.* 1989;33:447–449.
24. Robinow M, Chen H. Genée-Wiedemann syndrome in a family. *Am J Med Genet.* 1990;37:393.
25. Ruedi L. The surgical treatment of the atresia auris congenita. *Laryngoscope.* 1954;64:666–670.
26. Smith DW et al. Case report 28. *Synd Ident.* 1975;3:7–13.
27. Sulik KK et al. Pathogenesis of cleft palate in Treacher Collins, Nager and Miller syndrome. *Cleft Palate J.* 1989;26:209–216.
28. Wiedemann H-R: Milsbildungs-Retardierungs-Syndrom mit Fehlen des 5. Strahls an Händen und Füssen, Gaumenspalte, dysplastischen Ohren und Augenlidern und radioulnarer Synostose. [Malformation-retardation syndrome with bilateral absence of the 5th rays in both hands and feets, cleft palate, malformed ears and eyelids, radioulnar synostosis.] *Klin Padiatr.* 1973;185:181–186.
29. Wildervanck LS. Case report 28. *Synd Ident.* 1975;3:11–13.

耳-髁突综合征

auriculo-condylar syndrome

Uuspää 等首次报道了外耳畸形合并严重的小颌畸形[15]。此后,陆续有一些病例、包括一些家系被报道[1-14]。

体格检查:虽然一些病例有其他的表现,但是最基本的表现是外耳畸形合并下颌畸形。

颅面部表现:耳-髁突综合征患者的小颌畸形因人而异,严重程度由轻度至重度不等。颞下颌关节强直、小口畸形、腭裂和小舌畸形也是常见的表现。面颊常被描述为"饱满"或者"突出",这与小颌畸形的程度有关。

外耳:耳的表现具有标志性,常表现为耳轮和耳垂间的裂隙[14]。有些病例出现耳垂发育不良和发育不全,这些特征表现并不明显。

其他系统:偶有病例出现轻度的发育延迟或肌力减退,但是大部分患者没有这样的表现。

听觉系统:约20%的病例存在听力损失[14],其中以传导性听力损失多见。

遗传:该综合征在数代多个家系成员中出现提示遗传方式为常染色体显性遗传,可与外显率降低有关。因此,如果没有诊断的分子证实(或缺乏诊断),对家庭的咨询可能不会一帆风顺。

分子生物学研究:耳-髁突综合征是由 *PLCB4* 或 *GNA13* 两个基因中的任一基因突变造成,这两个基因均编码内皮素通路信号蛋白[12]。

诊断:特殊的外耳表现加下颌发育不全可以提示诊断,但是有可能被误诊为 Goldenhar 综合征、Treacher Collins 综合征或者其他的鳃弓相关综合征。

小结:该综合征的特点是:①外耳畸形,为特征性表现;②小颌畸形伴有颞下颌关节强直;③常染色体显性遗传。

参考文献

1. Erlich MS et al. Transmission of the dysgnathia complex from mother to daughter. *Am J Med Genet.* 2000;95:269–274.
2. Gerkes EH et al. Question mark ears and post-auricular tags. *Eur J Med Genet.* 2008;51:264–267.
3. Guion-Almeida ML et al. Auriculo-condylar syndrome: further evidence for a new disorder. *Am J Med Genet.* 1999;86:130–133.
4. Guion-Almeida ML et al. Auriculo-condylar syndrome: additional patients. *Am J Med Genet.* 2002;112:209–214.
5. Jampol M et al. New syndrome? Prominent, constricted ears with malformed condyle of the mandible. *Am J Med Genet* 75:449–452.
6. Kokitsu-Nakata NM et al. Auriculo-condylar syndrome. Confronting a diagnostic challenge. *Am J Med Genet.* 2012;158A:59–65.
7. Masotti C et al. Auriculo-condylar syndrome: mapping of a first locus and evidence for genetic heterogeneity. *Eur J Hum Genet.* 2008;16:145–152.
8. McGowan R et al. Novel features in auriculo-condylar syndrome. *Clin Dysmorphol.* 2011;20:1–10.
9. Ozturk S et al. The correction of auricular and mandibular deformities in auriculo-condylar syndrome. *J Craniofac Surg.* 2005; 16:489–492.
10. Papagrigorakis MJ et al. Auriculo-condylar syndrome. *Angle Orthod.* 2012;82:556–564.
11. Priolo M et al. Question mark ears, temporo-mandibular joint malformation and hypotonia: auriculo-condylar syndrome or a distinct entity? *Clin Dysmorphol.* 2000;9:277–280.
12. Rieder MJ et al. A human homeotic transformation resulting from mutations in *PLCB4* and *GNAI3* causes auriculocondylar syndrome. *Am J Hum Genet.* 2012;90:907–914.
13. Shkalim V et al. Autosomal-dominant isolated question mark ear. *Am J Med Genet.* 2008;146A:2280–2283.
14. Storm AL et al. Auriculo-condylar syndrome is associated with highly variable ear and mandibular defects in multiple kindreds. *Am J Med Genet.* 2005;138A:141–145.
15. Uuspää V. Combined bilateral external ear deformity and hypoplastic mandible. Case report. *Scand J Plast Reconstr Surg.* 1978; 12:165–167.

眼-耳-脊柱谱系异常

半面短小,Goldenhar 综合征

oculo-auriculo-vertebral spectrum
(hemifacial microsomia, Goldenhar syndrome)

该综合征主要表现为单侧颅面部畸形,源于第1和第2鳃弓。有许多术语用于描述这种综合征,说明这种被不同作者描述和强调的综合征是一类广泛存在的疾病谱。该综合征曾被称为半面短小、眼-耳-脊柱发育不全(oculo-auriculo-vertebral dysplasia,OAV)、Goldenhar 综合征、Goldenhar-Gorlin 综合征、第 1 鳃弓综合征、第 1 第 2 鳃弓综合征以及侧面发育不全。眼 - 耳 - 脊柱谱系异常这一术语包含的意义最为全面。最早的病例是 1861 年由 Carton[15] 报道和 1881 年 von Arlt[3] 报道。最近有很多重要的综述发表[2,6,8,14,17,18,21,24-26,28,30,38,46,48,54,64,65,67,70,76,79,84]。

颅面部表现:约 20% 的患者表现出典型的面部不对称,约 65% 的患者具有一定程度的面部不对称。随着年龄增大,这种不对称越来越明显。在较为严重的一侧,上颌骨、颞骨、颧骨会逐渐变小并且变的平坦(图 8-4A、C)。约 10%~30% 的患者病变累及双侧面部[14,30,67]。即便这样,病变总是一侧较重,而且通常右侧较重。

下颌支和髁突的发育不全会伴发大口畸形或假性大口畸形,通常病变较轻[36]。右侧更常被累及(3:2)。7%~15% 的患者有单侧或双侧的唇裂和 / 或腭裂[6,67]。偶尔有患者可出现腮腺发育不全。错𬌗畸形比较常见(图 8-4D)。

视觉系统:患者眼的畸形较为常见,35% 的患者有眼球外层皮样囊肿[6,28,30](图 8-4B)。约

10% 的患者有上睑下垂或睑裂过小。有几例患者出现无眼畸形或小眼畸形,这可能与智力障碍相关[1,6,16,49,74,87]。约 20% 的患者有单侧上睑缺失,约 3% 的患者有双侧上睑缺失[6]。

中枢神经系统:神经系统的缺陷范围相当广泛。10%~20% 的患者出现面神经下支活动减弱,这可能与面神经管区域的骨质受累有关[5,30]。几乎所有的脑神经都可能受累[2]。颅骨畸形可以包括颅裂、小头畸形、长头畸形和斜头畸形[1,13,36]。在一些被称为广义的 OAV 谱系畸形的病例中可以看到脑畸形。颅内的畸形可以包括脑膨出、脑积水、脂肪瘤、皮样囊肿、畸胎瘤、Arnold-Chiari 畸形、无脑回畸形、蛛网膜囊肿、前脑无裂畸形、单侧无嗅脑畸形和胼胝体发育不全[2]。智力障碍的发生率可能为 5%~15%[38,76]。出现肌张力异常、双侧受累和颈椎畸形的婴幼儿发病风险显著升高[19]。

心血管系统:已报道的心脏畸形多种多样[27,31,36,60,67,76,84,87],其发生率为 5%~58%。室间隔缺损和法洛四联症约占一半,尽管没有单一的心脏病变是特征性的。

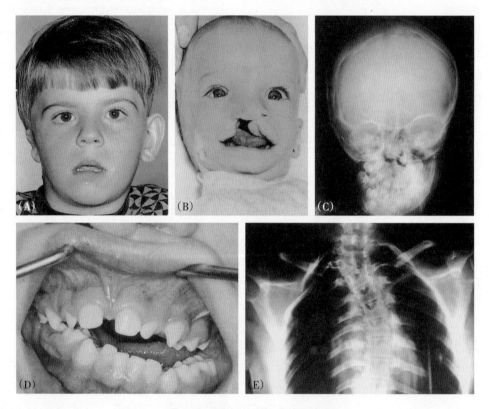

图 8-4 眼 - 耳 - 脊柱谱系异常

(A)面部不对称,注意右侧耳郭发育不全。(B)Golderhar 变异。注意唇 / 腭裂、面部不对称、耳郭发育不全、副耳、大口畸形和眼球外皮样囊肿。(C)单侧下颌骨发育不全。(D)咬合不正。(E)半脊椎畸形和代偿性脊柱侧弯畸形

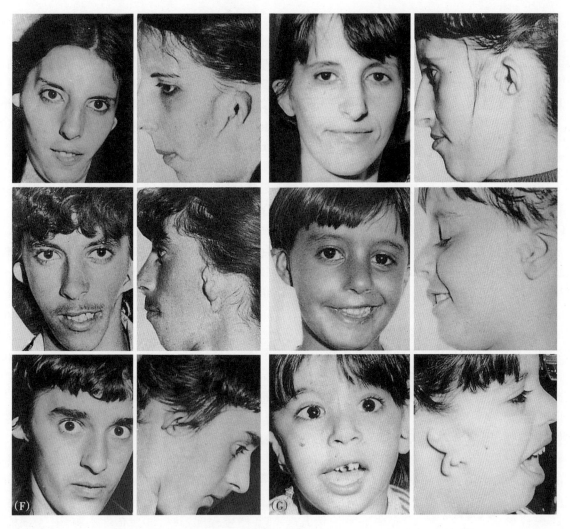

图 8-4（续）

（F、G）一些家庭成员表现为罕见的常染色体显性遗传形式的眼 - 耳 - 脊柱谱系异常。注意不同程度的面部发育不全、耳郭发育不全、大口畸形和眼球外皮样囊肿

[引自:（B）BGA ter Haar, Nijmegen. The Netherlands 供图;（F、G）引自:L Regenbogen et al., Clin Genet 1982;21:161]

肌肉骨骼系统:颈椎和颅底的畸形越来越多。颅骨缺损也曾被报道[17,33,50,55]，其预后不良[86]。20%~35% 的病例出现颈椎融合，30% 的病例可以出现扁颅底畸形和寰椎枕骨融合。30% 的病例可以出现脊柱裂、半脊柱、翼状脊柱、脊柱融合和发育不全、Klippel-Feil 畸形、脊柱侧弯和肋骨畸形[4,35]［图 8-4（E）］。20% 的病例出现马蹄内翻足[36]。10% 的病例出现桡侧肢体畸形[70]。这些可能表现为桡骨和 / 或拇指发育不全及指状拇指。

呼吸系统:肺的异常可以包括肺分叶不全、发育不良或不发育，可为单侧，也可为双侧[11,36,47,56,61]。有病例出现气管食管瘘[11]。

泌尿系统:泌尿系统的畸形包括肾不发育、双输尿管、交叉异位肾、肾血管畸形、肾盂积水、输尿管积水[12,66,76]。

消化系统:可以出现伴或不伴直肠阴道瘘的肛门闭锁[12]。

外耳:外耳畸形表现多种多样，可以从无耳到组织呈病变样肿块，即从耳前到耳后出现轮廓不清的组织。耳畸形可以是双侧但不对称。耳前赘生的皮肤和软骨非常普遍，可以单侧也可以双侧发病。副耳可以出现在耳屏到口角的任何位置。这种情况更多见于大口畸形、腮腺发育不全和眼球外皮样囊肿的患者。有患者出现耳前瘘管。轻度的病例出现外耳道狭窄。严重的病例可出现外耳道闭锁。同时，也有病例出现结构正常的小耳郭。部分学者认为单独的小耳畸形是 OAV 谱系畸形的一种轻微表现形式[7]。

听觉系统：传导性听力损失和感音神经性听力损失（较少）均在 50% 以上的患者中被报道[6,13,21,52,86,87]。听力损失的原因比较多，包括中耳和外耳的畸形、听骨链发育不良、面神经发育不良、咽鼓管开放以及颅底畸形。

分子生物学研究：部分染色体异常与之有关，包括 del(5p)、del(6q)、7 三体嵌合、del(8q)、9 三体嵌合、18 三体、重组 18 号染色体、del(18q)、环状 21 染色体、del(22q)、(49,XXXXY) 和 (47,XXY)。对 86 例该病患者进行微阵列比较基因组杂交分析，在 11 例患者中发现 12 个拷贝数的改变[68]。这些患者遗传自没有发病的父母，但是家系其他成员可能会表现为外显率降低或变化。一个新的缺失累及 12q13.33[68]。在一个典型的 Goldenhar 综合征的患者发现有 SALL1 基因的突变[42]。这提示 OAV 谱系病的多基因特征。

遗传：OAV 谱系畸形发生率约 1/5 600[30]。男女比例为 3∶2[36,67,78,87]。多数病例是散发的，但是也可能出现家系聚集。家系内的表现是多样的。例如，有报道显示 2 例一级亲属出现耳和下颌骨的异常，另一个报道显示 1 例耳和下颌骨异常患者的一级亲属出现独立的小颌畸形和副耳[65]。这些报道提示一些家系中小颌畸形和副耳是最轻的表现形式[30,36,49,65,67,84]。有些家系连续几代都出现受累的个体[17,30,37,53,58,62,63,65,75,81,82,85]。有的患者父母是正常的[30,41,43,73]，这提示可能存在遗传异质性。总的来说，其再发概率为 2%~3%，然而在一些家系中再发的概率为 1%~2%，倾向于常染色体显性遗传[37,62,81]（图 8-4F、G）。因此，对一级亲属进行评估非常重要，以便发现轻度的面部特征和多样的颅外畸形。再发的遗传风险咨询应该建立在个人 - 家庭这一基础上。

常有单卵双生双胞胎表现不一样的病例报道[9,10,14,20,22,23,29,30,57,59,65,75,80]。罕见有单卵双生双胞胎畸形表现一致的报道[65,71,83]。这种罕见的情况提示该综合征在大多数家庭是散发的。有兴趣的读者推荐阅读 Burck 和 Kaye 等的分离分析[40]。

曾有研究报道了 11 例有阳性家族史的患者，其中 5 例患者有一级亲属存在 OAV 谱系异常，其他 6 例患者有二级、三级、四级亲属存在副耳[68]。

诊断：该综合征发病机制复杂，涉及不同机制如基因遗传、表观遗传、致畸原因引起的异常神经嵴细胞迁移[68,72]。在妊娠时服用沙利度胺[45,51,69]、扑米酮[34]和视黄酸[44]的孕妇所生的孩子中可观察到第 1、第 2 鳃弓异常合并面瘫。也有研究报道过糖尿病母亲所生的孩子具有 OAV 表型[32,39]。

虽然绝大多数病例是非综合征型的，但是排除有交叉症状的其他综合征也很重要，如 Townes-Brocks 综合征、鳃 - 耳 - 肾综合征[66]、下颌面骨发育不全、上颌骨颜面发育不全、Nager 综合征、Miller 轴后性肢端 - 面骨发育不全。脊柱、肛门、心脏、气管食管、肾和肢体畸形（vertebral, anal, cardiac, tracheo-esophageal, renal and limb anomalies, VACTERL）综合征，CHARGE 综合征，Müllerian 管发育不全、肾发育不全、颈胸节段发育不全（Müllerian duct aplasia, renal aplasia, and cervicothoracic somite dysplasia, MURCS）综合征的特征与 OAV 谱系异常有重叠之处。

预后：预后与表型的严重程度以及患者的智力水平有关。

小结：该综合征的特征是：①通常为散发病例，罕有常染色体显性遗传（1%~2% 的病例）；②耳、口、下颌骨发育异常，通常是单侧，偶有双侧，严重程度不一；③遗传性心脏病；④颈椎异常；⑤5%~15% 的患者有智力障碍；⑥传导性或少数感音神经性听力损失。

参考文献

1. Aleksic S et al. Unilateral arrhinencephaly in Goldenhar-Gorlin syndrome. *Dev Med Child Neurol*. 1975;17:498–504.
2. Aleksic S et al. Intracranial lipomas, hydrocephalus and other CNS anomalies in oculo-auriculo-vertebral dysplasia (Goldenhar-Gorlin syndrome). *Childs Brain*. 1984;11:285–297.
3. Arlt F von: *Klinische Darstellung der Krankheiten des Auges*. Vienna: W. Braunmüller; 1881.
4. Avon SW, Shively JL. Orthopedic manifestations of Goldenhar syndrome. *J Pediatr Orthop*. 1988;8:683–686.
5. Bassila MK, Goldberg R. The association of facial palsy and/or sensorineural hearing loss in patients with hemifacial microsomia. *Am J Med Genet*. 1989;26:289–291.
6. Baum JL, Feingold M. Ocular aspects of Goldenhar's syndrome. *Am J Ophthalmol*. 1973;75:250–257.
7. Bennum RD et al. Microtia: a microform of hemifacial microsomia. *Plast Reconstr Surg*. 1985;76:859–863.
8. Berkman MD, Feingold M. Oculo-auriculo-vertebral dysplasia (Goldenhar's syndrome). *Oral Surg*. 1968;25:408–417.
9. Bock RH. Ein Fall von epibulbarem Dermolipome mit Missbildungen einer Gesichtshälfte. Diskordantes Vorkommen bei einem eineiigen Zwillingspaar. [Case of epibulbar dermolipoma with unilateral facial malformation in an uniovular twin.] *Ophthalmologica*.

1951;122:86–90.

10. Boles DJ et al. Goldenhar complex in discordant twins: a case report and review of the literature. *Am J Med Genet.* 1987;28:103–109.

11. Bowen AD, Parry WH. Bronchopulmonary foregut malformation in the Goldenhar anomalad. *AJR Am J Roentgenol.* 1980;134:186–188.

12. Bowen DI et al. Clinical aspects of oculo-auriculo-vertebral dysplasia. *Br J Ophthalmol.* 1971;55:145–154.

13. Budden SS, Robinson GC. Oculoauricular vertebral dysplasia. *Am J Dis Child.* 1973;125:431–433.

14. Burck U. Genetic aspects of hemifacial microsomia. *Hum Genet.* 1983;64:291–296.

15. Canton E. Arrest of development of the left perpendicular ramus of the lower jaw, combined with malformation of the external ear. *Trans Pathol Soc Lond.* 1861;12:237–238.

16. Coccaro PJ et al. Clinical and radiographic variations in hemifacial microsomia. *Birth Defects.* 1975;11(2):314–324.

17. Cohen MM Jr: Variability versus "incidental findings" in the first and second branchial arch syndrome: unilateral variants with anophthalmia. *Birth Defects.* 1971;7(7):103–108.

18. Cohen MM Jr et al. Oculo-auriculo-vertebral spectrum: an updated critique. *Cleft Palate J.* 1989;26:276–286.

19. Cohen MS et al. Neurodevelopmental profile of infants and toddlers with oculo-auriculo-vertebral spectrum and the correlation of prognosis with physical findings. *Am J Med Genet.* 1995; 60:535–540.

20. Connor JM, Fernandez C. Genetic aspects of hemifacial microsomia. *Hum Genet.* 1984;68:349.

21. Converse JM et al. On hemifacial microsomia. The first and second branchial arch syndrome. *Plast Reconstr Surg.* 1973;51:268–279.

22. Cordier J et al. Syndrome de Franceschetti-Goldenhar discordant chez deux jumelles monozygotes. *Arch Ophtalmol (Paris).* 1970;30:321–328.

23. Ebbesen F, Petersen W. Goldenhar's syndrome: discordance in monozygotic twins and unusual anomalies. *Acta Paediatr Scand.* 1982;71:685–687.

24. Figueroa AA, Pruzansky S. The external ear, mandible and other components of hemifacial microsomia. *J Maxillofac Surg.* 1982;10:200–211.

25. Feingold M, Baum J. Goldenhar's syndrome. *Am J Dis Child.* 1978; 132:136–138.

26. François M, Baum J. Goldenhar's syndrome. *Ann Ocul.* 1954; 187:340–368.

27. Friedman S, Saraclar M. The high frequency of congenital heart disease in oculo-auriculo-vertebral dysplasia (Goldenhar's syndrome). *J Pediatr.* 1974;85:873–874.

28. Goldenhar M. Associations malformatives de l'oeil et de l'oreille, en particulier le syndrome dermoide epibulbaire-appendices auriculaires-fistula auris congenita et ses relations avec la dysostose mandibulo-faciale. *J Genet Hum.* 1952;1:243–282.

29. Gomez Garcia A et al. Sindrome de Goldenhar. Discordancia en gemelos monocigotos. *An Esp Pediatr.* 1984;20:400–402.

30. Grabb WC. The first and second branchial arch syndrome. *Plast Reconstr Surg.* 1965;36:485–508.

31. Greenwood RD et al. Cardiovascular malformations in oculo-auriculo-vertebral dysplasia. *J Pediatr.* 1974;85:816–818.

32. Grix A Jr: Malformations in infants of diabetic mothers. *Am J Med Genet.* 1982;13:131–137.

33. Gupta JS et al. Oculo-auriculo-cranial dysplasia. *Br J Ophthalmol.* 1968;52:346–347.

34. Gustavson EE, Chen H. Goldenhar syndrome, anterior encephalocele and aqueductal stenosis following fetal primidone exposure. *Teratology.* 1985;32:13–17.

35. Helmi C, Pruzansky S. Craniofacial and extracranial malformations in the Klippel-Feil syndrome. *Cleft Palate J.* 1980;17:65–88.

36. Hennekam RCM, Krantz ID, Allanson JE, eds. *Gorlin's Syndromes of the Head and Neck,* 5th ed. New York: Oxford University Press; 2010:879–887.

37. Herrmann J, Opitz JM. A dominantly inherited first arch syndrome. *Birth Defects.* 1969;5(2):110–112.

38. Hollwich F, Verbeck B. Zur Dysplasia oculoauricularis (Franceschetti-Goldenhar). *Klin Monatsbl Augenheilkd.* 1969;154: 430–443.

39. Ide CH et al. Familial facial dysplasia. *Arch Ophthalmol.* 1970;84: 427–433.

40. Kaye CI et al. Oculo-auriculo-vertebral anomaly: segregation analy-

41. Kirke DK. Goldenhar's syndrome: two cases of oculo-auriculo-vertebral dysplasia occurring in full-blood Australian aboriginal sisters. *Aust Paediatr J.* 1970;6:213–214.

42. Kosaki R et al. Wide phenotypic variations within a family with *SALL1* mutations: Isolated external ear abnormalities to Goldenhar syndrome. *Am J Med Genet.* 2007;143A:1087–1090.

43. Krause VH. The syndrome of Goldenhar affecting two siblings. *Acta Ophthalmol (Kbh).* 1970;48:494–499.

44. Lammer ES et al. Retinoic acid embryopathy. *N Engl J Med.* 1985;313:837–841.

45. Livingston G. Congenital ear abnormalities due to thalidomide. *Proc R Soc Med.* 1965;58:493–497.

46. Mansour AM et al. Ocular findings in the facio-auriculo-vertebral sequence (Goldenhar-Gorlin syndrome). *Am J Ophthalmol.* 1985;100:555–559.

47. Margolis ES et al. Retinal and optic nerve findings in Goldenhar-Gorlin syndrome. *Ophthalmology.* 1984;91:1327–1333.

48. Melnick M. The etiology of external ear malformations and its relation to abnormalities of the middle ear, inner ear and other organ systems. *Birth Defects.* 1980;16(4):303–331.

49. Melnick M, Myrianthopoulos NC. External ear malformations: epidemiology, genetics and natural history. *Birth Defects.* 1979;15(9):27–29.

50. Michaud C, Sheridan S. Goldenhar's syndrome associated with cranial and neurological malformations. *Can J Ophthalmol.* 1974;9:347–350.

51. Miehlke A, Partsch CJ. Ohrmissbildung, Facialis- und Abducenslähmung als Syndrom der Thalidomidschädigung. [Ear abnormality, facial and abducent nerve paralysis as a syndrome of thalidomide injury.] *Arch Ohrenheilkd.* 1963;181:154–174.

52. Miyamoto RT et al. Goldenhar syndrome associated with submandibular gland hyperplasia and hemihypoplasia of the mobile tongue. *Arch Otolaryngol.* 1976;102:313–314.

53. Moeschler J, Clarren SK. Familial occurrence of hemifacial microsomia with radial limb defects. *Am J Med Genet.* 1982;12: 371–375.

54. Mounoud RL et al. A propos d'un cas de syndrome de Goldenhar. [A case of Goldenhar syndrome.] *J Genet Hum.* 1975;23: 135–154.

55. Murphy MJ et al. Intracranial dermoid cyst in Goldenhar's syndrome. *J Neurosurg.* 1980;53:408–411.

56. Opitz JM, Faith GC. Visceral anomalies in an infant with the Goldenhar syndrome. *Clin Genet.* 1969;5:104–105.

57. Papp Z et al. Probably monozygotic twins with discordance for Goldenhar syndrome. *Clin Genet.* 1974;5:86–90.

58. Par MM et al. A propos d'une observation familiale de syndrome de Franceschetti-Goldenhar. *Bull Soc Ophtalmol Fr.* 1963;63: 705–707.

59. Perez Alvarez F et al. Sindrome otocraneofacial asimetrico (microsomia hemifacial) en gemelos monocigoticos discordantes. Aspectos otologicos. [Asymmetrical otocraniofacial syndrome (hemifacial microsomy) in discordant monozygotic twins. Otological aspects.] *An Esp Pediatr.* 1984;21:769–773.

60. Pieroni D. Goldenhar's syndrome associated with bilateral Duane's retraction syndrome. *J Pediatr Ophthalmol.* 1969;6:16–18.

61. Pierpont MEM et al. Congenital cardiac, pulmonary and vascular malformations in oculo-auriculo-vertebral dysplasia. *Pediatr Cardiol.* 1982;2:297–302.

62. Regenbogen L et al. Further evidence for an autosomal-dominant form of oculo-auriculo-vertebral dysplasia. *Clin Genet.* 1982;21:161–167.

63. Robinow M et al. Hemifacial microsomia, ipsilateral facial palsy, and malformed auricle in two families: an autosomal-dominant malformation. *Am J Med Genet (Suppl).* 1986;2:129–133.

64. Rollnick BR. Oculo-auriculo-vertebral anomaly: variability and causal heterogeneity. *Am J Med Genet (Suppl).* 1988;4:41–53.

65. Rollnick BR, Kaye CI. Hemifacial microsomia and variants: pedigree data. *Am J Med Genet.* 1983;15:233–253.

66. Rollnick BR, Kaye CI. Hemifacial microsomia and the branchio-oto-renal syndrome. *J Craniofac Genet Dev Biol (Suppl).* 1985;1:287–295.

67. Rollnick BR et al. Oculo-auriculo-vertebral dysplasia and variants: phenotypic characteristics of 294 patients. *Am J Med Genet.* 1987;26:361–375.

68. Rooryck C et al. Array-CGH analysis of a cohort of 86 patients with oculo-auriculo-vertebral spectrum. *Am J Med Genet.*

2010;152A:1984–1989.

69. Rosenal TH. Aplasia-hypoplasia of the otic labyrinth after thalidomide. *Acta Radiol.* 1965;3:225–236.

70. Ross RB. Lateral facial dysplasia (first and second branchial arch syndrome, hemifacial microsomia). *Birth Defects.* 1975;11:51–59.

71. Ryan CA et al. Discordance of signs in monozygotic twins concordant for the Goldenhar anomaly. *Am J Med Genet.* 1988;29:755–761.

72. Sadler TW, Rasmussen SA. Examining the evidence for vascular pathogenesis of selected birth defects. *Am J Med Genet.* 2010;152A:2426–2436.

73. Sando I, Ikeda M. Temporal bone histopathology findings in oculo-auriculo-vertebral dysplasia. Goldenhar's syndrome. *Ann Otol Rhinol Laryngol.* 1986;95:396–400.

74. Saraux MH, Besnainou L. Les syndrome maxillooculaires. *Ann Ocul.* 1965;198:953–964.

75. Setzer ES et al. Etiologic heterogeneity in the oculo-auriculo-vertebral syndrome. *J Pediatr.* 1981;98:88–91.

76. Shokeir MHK. The Goldenhar syndrome: a natural history. *Birth Defects.* 1977;13(3C):67–83.

77. Smakel Z. Craniofacial changes in hemifacial microsomia. *J Craniofac Genet Dev Biol.* 1986;6:151–170.

78. Smith DW. Facio-auriculo-vertebral spectrum. In: *Recognizable Patterns of Human Malformation*, 3rd ed. Philadelphia: W.B. Saunders; 1982:497–500.

79. Stark RB, Saunders DE. The first branchial syndrome: the oral-mandibular-auricular syndrome. *Plast Reconstr Surg.* 1967;29:229–239.

80. Stoll C. Discordance for skeletal and cardiac defect in monozygotic twins. *Acta Genet Med Gemellol.* 1984;33:501–504.

81. Summitt R. Familial Goldenhar syndrome. *Birth Defects.* 1969;5(2):106–109.

82. Taysi K et al. Familial hemifacial microsomia. *Cleft Palate J.* 1983;2:47–53.

83. Ter Haar B. Oculo-auriculo-vertebral dysplasia (Goldenhar's syndrome). Concordant in identical twins. *Acta Med Genet Gemellol (Roma).* 1972;21:116–124.

84. Tenconi R, Hall BD. Hemifacial microsomia: phenotypic classification, clinical implications and genetic aspects. In: Harvold EP, ed. *Treatment of Hemifacial Microsomia.* New York: Alan R. Liss; 1983:39–49.

85. Thomas P. Goldenhar syndrome and hemifacial microsomia: observations in three patients. *Eur J Pediatr.* 1980;133:287–292.

86. Wells MD et al. Oculo-auriculo-vertebral dysplasia. *J Laryngol Otol.* 1983;97:689–696.

87. Wilson GN. Cranial defects in Goldenhar's syndrome. *Am J Med Genet.* 1983;14:435–443.

88. Zeitzer LD, Lindeman RC. Multiple branchial arch anomalies. *Arch Otolaryngol.* 1971;93:562–567.

Townes-Brocks 综合征

垂耳、肛门闭锁、拇指三指节畸形和感音神经性听力损失

Townes-Brocks syndrome (lop ears, imperorate anus, triphalangeal thumbs, and sensorineural hearing loss)

1972年,Townes 和 Brocks[35]描述了一个家系,该家系中父亲和7名孩子中的5名表现为 Satyr 耳/猿耳(Satyr 为希腊神话中的羊人)、肛门闭锁、拇指三指节畸形和感音神经性听力损失。随后,一些类似的家系或个体也被报道[2,3,6-8,10,11,17,19,20,28,30,38],并且畸形谱扩展到了肾和心脏。目前至少有60例报道。Powell 和 Michaelis 做了非常详细的综述[26]。

消化系统:肛门直肠畸形是这一综合征的最主要的特征。44例患者中21例出现肛门闭锁(通常是高位)。65%的病例出现肛门直肠瘘或直肠阴道瘘[25],会阴中缝自肛门口延伸到阴囊[6,28]。肛门畸形还包括肛门前移位(7名女性)和肛门狭窄(15%)[25],或无功能异常的肛周皮赘(6名男性患者)[25]。

肌肉骨骼系统:骨骼异常表现多样,但是超过50%的病例放射线检查显示异常,包括拇指三指节畸形、分叉拇指、宽拇指、拇指发育不全、多重拇指和拇指骨远端向尺侧偏斜(图8-5E~G)。第2~4指并指畸形也可见到[6,7]。约25%的患者出现第3趾缺失,第3、4趾并趾畸形,第2~4趾重叠,先天性小趾侧弯畸形、扁平足。

泌尿生殖系统:虽然肾畸形并不是病例最先描述的一部分,但是有7例患者发现有广泛的病变,包括肾积水、单侧肾不发育、后尿道瓣膜、输尿管膀胱反流、尿道口狭窄、阴茎头型尿道下裂[6,11,21]等(图8-5D)

心血管系统:在极少数的情况下,患者出现先天性心脏病,包括法洛四联症、房间隔缺损、动脉干缺损、室间隔缺损[2,7,11,23]。

外耳:表现为具有猿耳特征的垂耳,耳轮上部折叠见于35%的患者[20](图8-5A~C)。其他的耳畸形包括副耳(30%)、耳前凹陷(5%),及小耳畸形[2,21,25]。

中枢神经系统:少部分患者存在智力障碍[3,37]。

听觉系统:在44例耳郭畸形的患者中,有13例(30%)存在单侧或双侧感音神经性听力损失,听力损失在40~60dB 水平[25]。少见的病例可以出现极重度听力损失。也有的患者听骨链异常[7]。

影像学检查:影像学检查提示第2掌骨假性骨骺形成、三角骨和/或舟状骨缺如,三角骨和钩骨融合及短小或融合的跖骨[6,7,11,35,38]。

分子生物学研究:在一个 Townes-Brocks 综合征垂直传递的家系中和一个散发的病例中,发现了位于16q12.1处 SALL1 基因的突变。SALL1 基因编码一种同果蝇发育调控子同源的蛋白,为一种锌指转录因子。该突变导致产生一个早熟截短的蛋白,该蛋白缺乏所有假定的 DNA 结合区域[16],以及无义突变介导的突变 mRNA 的衰减[9]。另外,截短蛋白的过表达导致小鼠肢体畸

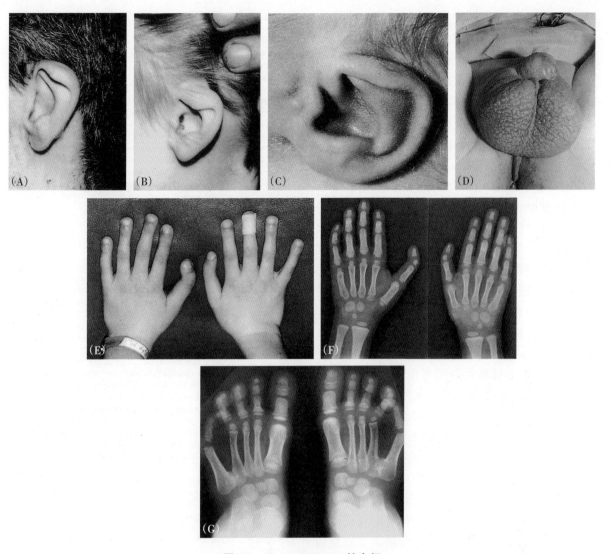

图 8-5　Towers-Brocks 综合征

(A)侧面观示有猿耳特征的垂耳畸形。(B)另一侧相似的耳畸形。(C)小尖耳轮及耳前凸起。(D)肛门闭锁、会阴缝突出、阴囊裂、龟头下裂。(E)拇指骨质远侧偏斜。(F)拇指三指节畸形。多拇指可进行外科手术矫正。注意副腕骨和三角骨缺如。(G)足部放射线检查。注意第 4、5 跖骨远端位移和并趾。还可看到第 1 跖骨远端和第 2、3 足趾的近端趾骨形成锥形骨骺

[(A,B,E~G)引自:PL Townes and ER Brocks,J Pediatr 1972;81:321;(C,D)引自:MACS de Vries-Van der Weerd et al.,Clin Genet 1988;34:195]

形,同时从 Townes-Brocks 综合征患者体内得到的细胞系也表达该突变蛋白。这提示在一些患者体内还有显性失活机制[15]。*SALL1* 突变可导致多种外耳病变,包括从 Townes-Brocks 综合征到 OAV 谱系疾病[18]。体细胞镶嵌导致的轻度表型[5]以及更经典的表型[36]也曾报道过。

遗传:该综合征为常染色体显性遗传,有多种表现。曾有家系被发现在 7 代人中都有临床特征加剧的表现[32]。

诊断:该病肛门 / 直肠畸形的新生儿发病率

在 1/1 500~1/5 000。大多数畸形都是散发的,但在罕见的病例中,常染色体显性、常染色体隐性和 X 连锁遗传都有报道[4,14,31,37,40]。在约 50%的患者中,一些相关的先天性畸形也被发现[7]。肛门闭锁可能是 VATER 或 VACTERL 综合征的一部分,该综合征是一种复杂的疾病,包括脊柱发育缺陷、心脏发育缺陷、气管食管瘘伴食管狭窄以及桡骨和肾发育缺陷[22,24]。在最早报道的19 例患者中有 3 例存在耳畸形。肛门畸形(55%)、肾发育不全(45%)、先天性心脏病(75%)、耳畸形

（40%）和拇指畸形（30%）的相关性提示和Townes-Brocks综合征有部分交叉[39]。Quan和Smith[27]提出妊娠35天以内的中胚层分化不良可能是VATER和VACTEARL综合征的病因。同样的机制可能也是Townes-Brocks综合征的临床基础。

拇指三指节畸形和/或分叉拇指可以作为单独的显性特征而遗传[33]，或者在Holt-Oram综合征[12]和Blachfan-Diamond综合征[22]中和心血管畸形同时出现。Aase和Smith[1]描述了一个先天性贫血合并拇指三指节畸形的常染色体隐性遗传综合征。同时会存在拇指三指节畸形和听力损失。当眼-耳-脊柱谱系异常合并有肛门闭锁时就被认为是Townes-Brocks综合征[13]。Lowe等[21]报道了一个3代家系中，好几位成员都患有肛门直肠畸形伴有终末期肾病以及感音神经性听力损失，但是这种情况很偶然。最后，Townes-Brocks综合征有许多特征，包括副耳、肛门闭锁，以及心脏和肾的畸形也可以见于22号染色体部分重复（猫眼综合征），所以需要仔细的染色体检测，特别是当存在眼部畸形的时候[29]。

预后：听力损失在早期就会出现，大多数病例是先天性的。至少有1例病例报道到6岁才出现听力损失。没有证据显示听力损失为进行性的。

小结：该综合征的特征为：①常染色体显性遗传，表现多种多样；②猿耳，常伴有副耳或偶发耳前凹（瘘管）；③肛门闭锁伴直肠阴道瘘或直肠会阴瘘，或偶发肛门前移或肛门狭窄；④拇指三指节畸形和多种骨骼畸形；⑤肾畸形；⑥先天性心脏缺陷；⑦感音神经性听力损失。

参考文献

1. Aase J, Smith DW. Congenital anemia and triphalangeal thumbs. *J Pediatr*. 1961;74:471–474.
2. Barakat AY et al. Townes-Brocks syndrome: report of three additional patients with previously undescribed renal and cardiac abnormalities. *Dysmorph Clin Genet*. 1988;2:104–108.
3. Cameron TH et al. Townes-Brocks syndrome in two mentally retarded youngsters. *Am J Med Genet*. 1991;41:1–4.
4. Cozzi F, Wilkinson AW. Familial incidence of congenital anorectal anomalies. *Surgery*. 1968;64:669–671.
5. Devriendt K et al. Somatic mosaicism and variable expression of Townes-Brocks syndrome. *Am J Med Genet*. 2002;111:230–231.
6. De Vries-Van der Weerd MACS et al. A new family with Townes-Brocks syndrome. *Clin Genet*. 1988;34:195–200.
7. Ferraz FG et al. Townes-Brocks syndrome. Report of a case and review of the literature. *Ann Genet*. 1989;32:120–123.
8. Friedman PA et al. Six patients with the Townes-Brocks syndrome including five familial cases and an association with a pericentric inversion of chromosome 16. *Am J Hum Genet*. 1987;41(Suppl):A60.
9. Furniss D et al. Nonsense-mediated decay and the molecular pathogenesis of mutations in SALL1 and GLI3. *Am J Med Genet*. 2007;143A:3150–3160.
10. Hasse W. Associated malformations with anal and rectal atresiae. *Prog Pediatr Surg*. 1976;9:99–103.
11. Hersh JH et al. Townes syndrome: a distinct multiple malformation syndrome resembling VACTERL association. *Clin Pediatr*. 1986;25:100–102.
12. Holmes LB. Congenital heart disease and upper-extremity deformities. *N Engl J Med*. 1965;272:437–444.
13. Johnson JP, Sherman S. Townes-Brocks syndrome: three generations with variable expression. *Proc Greenwood Genet Ctr*. 1989;8:200.
14. Kaijser K, Malmstrom-Groth A. Ano-rectal abnormalities as a congenital familial incidence. *Acta Paediatr Scand*. 1957;46:199–200.
15. Kiefer SM et al. SALL1 truncated protein expression in Townes-Brocks syndrome leads to ectopic expression of downstream genes. *Hum Mutat*. 2008;29:1133–1140.
16. Kohlhase J et al. Mutations in the SALL1 putative transcription factor gene cause Townes-Brocks syndrome. *Nat Genet*. 1998;18:81–83.
17. König R et al. Townes-Brocks syndrome. *Eur J Pediatr*. 1990;150:100–103.
18. Kosaki R et al. Wide phenotypic variations within a family with SALL1 mutations: Isolated external ear abnormalities to Goldenhar syndrome. *Am J Med Genet*. 2007;143A:1087–1090.
19. Kotzot D et al. Townes-Brocks-Syndrom. *Monatschr Kinderheilkd*. 1992;140:343–345.
20. Kurnit DM et al. Autosomal dominant transmission of a syndrome of anal, ear, renal and radial congenital malformations. *J Pediatr*. 1978;93:270–273.
21. Lowe J et al. Dominant ano-rectal malformation, nephritis and nerve deafness: a possible new entity? *Clin Genet*. 1983;24:191–193.
22. Minagi H, Steinbach HL. Roentgen appearance of anomalies associated with hypoplastic anemias of childhood: Fanconi's anemia and congenital hypoplastic anemia. *AJR Am J Roentgenol*. 1966;97:100–109.
23. Monteiro de Pina-Neto J. Phenotypic variability in Townes-Brocks syndrome. *Am J Med Genet*. 1984;18:147–152.
24. Nora AH, Nora JJ. A syndrome of multiple congenital anomalies associated with teratogenic exposure. *Arch Environ Health*. 1975;30:17–21.
25. O'Callaghan M, Young ID. The Townes-Brocks syndrome. *J Med Genet*. 1990;27:457–461.
26. Powell CM, Michaelis RC. Townes-Brocks syndrome. *J Med Genet*. 1999;36: 89–93.
27. Quan L, Smith DW. The VATER association. *J Pediatr*. 1973;82:104–107.
28. Reid IS, Turner G. Familial anal abnormality. *J Pediatr*. 1976;88:992–994.
29. Schinzel A et al. The "cat eye" syndrome. *Hum Genet*. 1981;57:148–158.
30. Silver W et al. The Holt-Oram syndrome with previously undescribed associated anomalies. *Am J Dis Child*. 1972;124:911–914.
31. Suckling PV. Familial incidence of congenital abnormalities of the anus and rectum. *Arch Dis Child*. 1949;24:75–76.
32. Sudo Y et al. Phenotypic variability in a family with Townes-Brocks syndrome. *J Hum Genet*. 2010;55:550–551.
33. Swanson AB, Brown KS. Hereditary triphalangeal thumb. *J Hered*. 1962;53:259–265.
34. Teixiera OHP et al. Cardiovascular anomalies with imperforate anus. *Arch Dis Child*. 1983;58:747–749.
35. Townes PL, Brocks ER. Hereditary syndrome of imperforate anus with hand, foot and ear anomalies. *J Pediatr*. 1972;81:321–326.
36. van den Akker PC et al. Somatic mosaicism for the SALL1 mutation p.Ser371X in full-blown Townes-Brocks syndrome with Duane anomaly. *Am J Med Genet*, 2009;149A:812–815.
37. Van Gelder DW, Kloepfer HW. Familial anorectal anomalies. *Pediatrics*. 1961;27:334–336.
38. Walpole IR, Hockey AH. Syndrome of imperforate anus, abnormality of hands and feet, satyr ears, and sensorineural deafness. *J Pediatr*. 1982;100:250–252.
39. Weaver DD et al. The VATER association. Analysis of 46 patients. *Am J Dis Child*. 1986;140:225–229.
40. Weinstein ED. Sex-linked imperforate anus. *Pediatrics*. 1965;35:715–718.

鳃 - 耳 - 肾综合征

鳃 - 耳综合征,耳前凹(瘘管)- 听力损失综合征

branchio-oto-renal(BOR)syndrome (branchio-oto syndrome,ear-pit hearing loss syndrome)

1975 年,Melnick 等[59]首次用鳃 - 耳 - 肾综合征(BOR)这个术语来定义有鳃裂瘘管或囊肿;耳异常,包括耳郭畸形、耳前凹(瘘管)或窦道及听力损失;以及各种类型的肾畸形的患者。此后又发现了许多其他临床特征。其发病率约为 1/40 000,其中 2% 临床表现严重[24]。Fraser[23]等、Cremers 和 Fikkers-van Noord[15]对本疾病做了非常好地综述。首个疾病的概述在 19 世纪发表[3,35,71,72]。

由于最初没有肾畸形和听力损失的类型,鳃 - 耳综合征(branchio-oto syndrome,BO)被认为不同于鳃 - 耳 - 肾综合征(branchio-oto-renal syndrome,BOR)[60,61]。耳前凹陷 - 听力损失综合征也被认为是另一种病变[54]。主要是由于早期报道中没有对患者肾和 / 或鳃进行完整的评估[20,22,55,57,79,97]。一旦家系中某个成员被诊断为 BO 或 BOR,并且伴有传导性、感音神经性或混合性听力损失,BO 或 BOR 被认为是一种有不同表现形式的独立疾病[15,23,34,89]。肾盂肾盏畸形和感音神经性听力损失的症状和 BOR 一致[63]。

颅面部表现:脸型通常长而窄伴有腭短小和深覆𬌗[13,23,59,60]。不到 10% 的患者有面神经麻痹[15,34,77]。泪道狭窄或发育不全约占 10%[15,23,61]。罕见的临床特征提示泪管狭窄实际上是由面神经走行异常导致味觉性流泪[73]。有的面部或下颌骨不对称[34,65,77]。文献报道不到 5% 的患者面神经异常[10,29]。Rollnick 和 Kaye[77,78]报道了一个家系及额外两例先证者同时患有 BOR 和眼 - 耳 - 脊柱谱系异常(oculo-auriculo-vertebral spectrum,OAVS),他们猜测半侧面部肢体发育不良(hemifacial microsomia,HFM)表型可能是某些 BOR 家系中的严重形式。Heimler 和 Lieber[34]报道了一个大型 BOR 家系中的 1 名患者同时患有 BOR 和 HMF,该发现支持上述假说。

鳃裂囊肿 / 瘘管:据报道约有 60% 的患者有鳃裂囊肿或瘘管[10,15,23]。鳃裂囊肿、瘘管或窦道通常是双侧的,可能出现在颈侧胸锁乳突肌前缘中下 1/3 交界处。瘘管很少发生在扁桃体窝内;它们可能会有分泌物或感染。病理切片中也发现有乳头状软骨(图 8-6B~D、G、H)。

泌尿生殖系统:早期文献报道 12%~20% 的患者被诊断为肾结构异常[23]。有研究报道,静脉肾盂造影显示 19 例患者中有 75% 肾结构异常,33% 肾功能异常[15]。另一项研究发现在 16 例患者中,肾结构或功能异常发生率为 100%[99]。最近一项研究报告报道约 80% 的患者发生肾畸形[10]。

有些肾畸形无症状[15];大多数是未成年人。如果在婴儿期未出现肾发育不全或严重发育不良,那么肾畸形不会进行性发展[96]。据报道只有 6% 的患者有严重的肾畸形[24,75]。

严重的肾畸形包括双侧肾发育不全[8,20,21,30,61]、多囊肾[15,60]、肾扩大[94]。肾结构异常的范围从轻度到重度,包括肾发育不良[11,20,58,96]、膀胱输尿管反流[13,34]、交叉性肾异位[8]、双肾盂[34]、输尿管肾盂交汇处梗阻[34]、肾外型肾盂[34]、胚胎期分叶状肾[34]、肾旋转异常[96],肾盏憩室或肾盏畸形[23,60,96]。

轻度的结构异常包括肾盏轻微钝化,肾盂前突变钝但无肾盂肾炎或肾乳头坏死,上极节段性发育不全,肾实质体积缩小[15]以及位于肾脏内侧边界的肾盂外翻[15,60](图 8-6E、F)。

肾功能方面,少数患者出现尿浓缩功能下降、蛋白尿、肌酐清除率和肾小球滤过率降低[15,96]。组织学研究显示肾小球病变显著[17,96],肾小管上皮细胞肿胀并且形状不规则[94]。可以观察到节段性和局灶性玻璃样变伴致密的免疫球蛋白 IgG、IgM、IgA 及 C3 沿基底膜及在血管系膜内沉积[17]。

家族中成员是否存在肾脏缺陷或其严重性表现不一[8,20,21,30]。Fraser 等[25]报道了 1 个有集合系统重复的家系,并将其称为鳃 - 耳 - 输尿管综合征(BOU)。而这几乎可以确定为 BOR 综合征的异质性表达,由于 Heimler 和 Lieber[34]在一个家系中多个 BOR 综合征患者中发现有双集合系统,同时其他家系患者有其他肾异常。Konig[44]等报道了一个家系中有 BOR、BOU 或 BO 症状的患者。

外耳:30%~60%的患者发生外耳畸形([23]，Allanson 未发表数据，1989)。外耳畸形程度从重度小耳畸形到耳郭轻微畸形，如杯状耳、片状耳、垂耳、扁平状耳及发育不全耳(图 8-6A)。外耳道可能狭窄、"畸形"或向上倾斜。耳轮或耳前凹陷的发生率为 70%~80%([23]，Allanson 未发表数据，1989)。耳前凹陷小而浅，针头大小，位于耳轮脚或耳轮脚前方的皮肤[15,34,60]，瘘管穿过鼓室者较少见[14]。

听觉系统:据报道，大约 75% 的患者有听力损失([15,23]，Allanson 未发表数据，1989)。传导性听力损失占 30%，感音神经性损失占 20%，混合性听力损失占 50%[15,16,27]。Cremers 等[16]指出，患者的镫骨肌反射消失以及鼓膜活动度降低。发病年龄范围从儿童早期到成人初期不等。听力损失可能为进行性或非进行性[10,26]。这三种

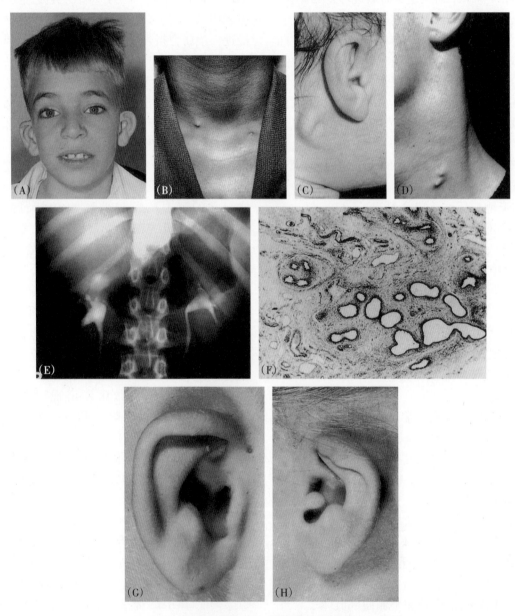

图 8-6　鳃 - 耳 - 肾综合征(BOR)

(A)突出的畸形耳郭。(B~D)鳃裂囊肿 / 瘘管，通常双侧，常包含软骨。(E)拉长的肾盏，右侧肾盏憩室。(F)多囊性肾发育不良，注意小囊肿被原始的松散排列的间质包围，间质中存在增生性肾小球;(G)耳前凹陷。(H)耳郭附属物，整体畸形的耳郭，耳前凹(瘘管)

[(B) L Sperling,U.S. Army 供图;(C,D) U Froster,Lübeck,Germany 供图;(E,F) 引自:J Widdershoven et al.,Helv Paediatr Acta 1983;38:513.]

类型的听力损失在同一 BOR 家系不同表型特征的患者中均有发现,并且包括仅有鳃裂和耳部症状的患者。在部分患者中存在双耳听力损失类型不同的情况[21,96]。上述发现表明 BO 和 BOR 综合征听力损失类型没有区别[15,23,24]。

前庭系统:前庭系统很少检查。然而,Cremers 和 Fikkers-van Noord 报道[15],一个患病家系中 11 名成员无前庭障碍主诉,其中 7 人存在冷热反应降低或消失。1 例患者存在先天性眼球震颤(上跳型)。

实验室检查:颞骨断层扫描通常能识别异常[10,15]。最常见外耳畸形是外耳道狭窄与外耳道闭锁。中耳畸形包括:听小骨畸形、错位、脱位或固定,中耳腔减小或畸形[10]。在内耳,耳蜗发育不全最为常见,与正常人的两圈半耳蜗相比,患者表现为一圈半或两圈耳蜗[10,70]。外半规管发育不良、前庭水管扩大、球状内耳道、深颅后窝、锐角鼓岬等表现也普遍存在[10,70]。

病理学:已发现多种中耳畸形,听小骨畸形(如镫骨与砧骨不连或融合[15,16,34])、颞骨畸形[20]、乳突气房减少所致的小乳突均有报道[23]。亦有患先天性胆脂瘤的母女患者[48]。另外 2 例病例证实了先天性胆脂瘤与该综合征之间有联系[29,100]。内耳畸形包括单侧或双侧耳蜗畸形[15,21,23,60,67,85]。常见耳蜗发育不全表现为耳蜗基底转呈锐角及耳蜗转数减少[41,67,85,99]。该表现类似 Mondini 畸形,但无 Mondini 畸形特征表现。内耳的 Mondini 畸形也曾在该病中被报道[21,27,60]。详情请见 Fitch 等发表的耳蜗病理报告[21]。

分子生物学研究:BOR 存在遗传异质性,而且基因型与表型之间没有联系[45,69]。1992 年已明确其致病基因定位于染色体 8ql3.3 处[46,87]。最初的证据来自一个三代的家系报道,该家系中 8q 染色体重排同时与毛发-鼻-指(趾)综合征和 BOR 综合征共分离[32]。在该家系的 8 例患者中,其中 7 例出现耳前凹(瘘管),5 例有鳃裂残余,7 例出现听力损失,无病例出现肾畸形。另一个 8q 染色体缺失的儿童患有单侧耳前凹(瘘管)和鳃裂瘘管[5]。1997 年 Abdelhak 等通过定位克隆的方法发现了一个与果蝇缺眼基因(EYA1)同源的基因[1]。约 40% 的 BOR/BO 患者与 EYA1(BOR1)突变有关[9]。其中 30% 是由于点突变或

缺失,10% 由于基因重排[92]。目前已有超过 80 个突变和缺失被报道,导致 BOR 和 BO 家系中患者的单倍剂量不足[1,45,93,101]。EYA1 组织表达模式提示该基因在鳃、耳和肾发育中的起到直接作用[1]。有些发育基因其正常活性与出现临床缺陷的阈值水平相近,EYA1 就是其中之一。这样的阈值剂量效应可以解释同一家庭中的表性差异和不完全外显。

一项研究表明,约 2.5% 的 BOR 患者存在位于 19q13.3 处 SIX5(BOR2)基因上的突变[38],但在其他研究中没有发现[45]。由于部分患者发现有肾功能异常,独立的 BOS2 基因座已被撤销[88]。

大约 2% 的 BOR/BO 患者与位于 14q23.1 处的 SIX1(BOR3/BOS3)基因突变有关[43,80]。EYA1 和 SIX1 显示,内耳和肾发育过程中起到协同作用[80]。SIX1 基因突变除了会导致 BOR,也在仅存在耳凹陷和听力损失(感音神经性或混合性)表型表现的个体中被发现过[64]。

遗传:该综合征为常染色体显性遗传,表型多变[21,39,41,60,65]。外显率高[15,23,2,66],但不完全[34]。

发病机制:外耳和中耳畸形是由于第 1、第 2 鳃弓生长和分化异常导致的。这样的异常会导致先天性小耳畸形或耳前瘘管,这似乎源于中胚层的鳃弓未完全融合[51]。听骨链组成部分不发育、发育不良或融合,均可由第一鳃弓的分化缺陷导致。人们普遍认为,镫骨足板畸形和固定是耳囊分化改变或镫骨板与耳囊分离失败导致的[51]。颈侧窦道、瘘管和囊肿说明第 1 和第 2 鳃弓、鳃裂分化异常[58]。同时伴有面神经麻痹证明面神经是第 2 鳃弓的神经。但感音神经性听力损失不能单纯地解释为鳃弓畸形,因为内耳源于听泡而不是鳃弓系统[26]。然而,鸟类和大鼠胚胎的实验表明,鳃弓组织和几个脑神经节起源于神经嵴。Johnston 和 Listgarten 证明神经嵴起到了重要作用[40]。BOR 的遗传缺陷可能会干扰神经嵴的正常发育,不仅影响内耳中的鳃系发育,也中断黑素细胞向内耳血管纹中的迁移,这可以解释感音神经性听力损失的发生[36]。

有研究很早就发现耳畸形和肾畸形之间的关联性[37,74]。肾畸形在 BOR 中可以解释为输尿管芽和生后肾间质之间的异常诱导交互作用[28]。出现这种情况,是因为一种结构细胞缺

乏和／或这些细胞迁徙太晚。细胞相互作用在胚胎干细胞选择新的发育途径中起着至关重要的作用，基因编程的细胞表面成分在调节细胞间的相互作用中起着重要作用[61]。BOR综合征中潜在的胚胎学事件可能代表着细胞移动方向和／或空间排列的失败。这可能与细胞识别表面蛋白特征的改变有关。在鳃弓和生后肾源性间充质组织中所产生的异常细胞数目和／或排列，可能会改变分化区域之间相互作用的时间顺序，从而引发次级模式的形成。这种关系似乎在内耳血管纹和肾小球之间显得尤为紧密[2]（见 Alport 综合征）。Saito 等[81]发现1例 Potter 综合征的新生儿出现肾发育不全以及耳蜗基底转血管纹缺失。Fitch 和 Srolovitz[20]在1例 BOR 患儿的颞骨组织病理学检查中发现了血管纹萎缩以及发育不良。Johnston 和 Listgarten[40]充分证明了外胚间充质神经嵴绕过头部迁移。神经嵴的衍生物是面部的主要组成部分。第1和第2鳃弓的外胚间充质不足会导致外耳及听小骨畸形，而颈部这一组织缺乏会导致鳃裂瘘管。外胚间充质不足可能会导致疏松的双层鳃膜分离或中断其协同诱导作用。这些结果可能与外胚层间质不足或晚发育有关，而不是组织的正常发育。异常的相互作用可能与肾畸形中的假设相似。

诊断：轻度的耳畸形在一般人群中发生率相对较高。例如，新生儿中副耳发病率为0.2%，耳前凹（瘘管）或窦道为0.8%。非综合征型耳前凹陷或耳前瘘管的发病率黑种人比白种人高[56,58]。约1/200的耳前凹陷患儿伴有极重度听力损失[22,50]。耳前凹陷是常染色体显性遗传[12,42,53,95]。在患病家系中外显率约为85%[31]。在一个家系中发现耳前凹陷和肾畸形，但没有其他鳃弓异常的证据和其他的 BOR 临床表现[47]。有些患者只有耳前凹（瘘管），有些只有肾畸形，有些患者两者都有。

鳃裂瘘管是较常见的先天性畸形，可能为常染色体显性遗传[6,18,31,33,48,49,68,83,86,91,94]。据报道有些家系中会出现耳前凹（瘘管）伴有鳃裂瘘管，为显性遗传，但没有提及听力损失[7,52,62,65,82]，但是这并不能排除听力问题。文献报道了常染色体显性遗传的耳前凹（瘘管）和感音神经性听力损失[22]，常染色体显性遗传的耳郭畸形、副耳

或耳前凹（瘘管）和中度传导性听力损失[84,97]，以及鳃裂瘘管、耳郭畸形和听力损失[55]。这些可能是 BOR 的不同表现形式，而不是不同的疾病。

BOU 综合征[25]可能是 BOR 综合征的一种表型，特别是因为 Heimler 和 Lieber[34]描述的一个家庭中一些受影响的个体表现为双集合系统，其他人在肾功能异常上与 BOR 综合征相关。虽然 Fraser 等人[25]提出这是一个独立的遗传缺陷，但本质上两者是相同的。仅通过分子层面的分析就可将鳃-耳-肋综合征与 BOR 区别开来。

BOR 和耳-面-颈综合征有明显的相同点[19]，将在本章后面进行讨论。后者没有副耳和泪管狭窄，除了 BOR 的特点，还有特殊的斜肩、身材矮小和面部特征性改变。近期发现耳-面-颈综合征是 EYA1 邻近基因缺失综合征[76]。

Stratakis 等[90]报道了一个类似 BOR 的家系，但耳畸形很明显，面部不对称也相对常见。没有发现带有 EYA1 的基因突变。有些综合征患者有耳和肾畸形，包括常染色体显性遗传的耳郭畸形-多囊肾综合征[37]、常染色体显性遗传的耳郭畸形-尿道下裂-肾发育不良综合征[37]和常染色体隐性遗传的耳-肾-生殖器综合征[98]。1994年 Marres 等[50]发现的综合征和 BOR 表现上有很大的重叠，但可以通过存在口角小窝、8q13 和 1q 连锁缺失（见本章末的 Marres 综合征）对它们进行区分。

产前诊断：通过实时超声检查可以发现高危妊娠的孕妇胎儿肾受累更重[30]。非实时超声检查存在误诊[8]。有报道妊娠期妇女血清甲胎蛋白检查作为胎儿肾发育不全的指标[4]，但可能不是一个适合所有病例的可靠的产前诊断方法[8]。在已知突变的家族性病例中，分子诊断将为产前诊断提供理想的方法。

预后：听力损失可能是进行性的[10,24]。据报道约6%的患者有严重肾受累[24]和／或肾衰竭[8,20,21,61]。

小结：该综合征的特征包括①具有不同表现度的常染色体显性遗传；②单侧或双侧耳前凹（瘘管）；③单侧或双侧鳃裂瘘管；④感音神经性、传导性或混合性听力损失；⑤外耳畸形；⑥不同程度的肾异常。

参考文献

1. Abdelhak S et al. A human homologue of the Drosophila eyes absent gene underlies branchio-oto-renal (BOR) syndrome and identifies a novel gene family. *Nat Genet.* 1997;15:157–164.
2. Arnold W. Inner ear and renal disease. *Ann Otol Rhinol Laryngol.* 1984;93:119–123.
3. Ascherson FM. De fistulis colli congenitis adjecta fissuraeum branchialium in mammalibus avibusque historia succincta. *CH Jonas, Berolini* 1832;22–30.
4. Balfour RP, Laurence KM. Raised serum AFP levels and fetal renal agenesis. *Lancet.* 1980;1:317.
5. Beighle C et al. Small structural changes of chromosome 8. Two cases with evidence for deletion. *Hum Genet.* 1977;38:113–121.
6. Bhalla V et al. Familial transmission of preauricular fistula in a seven generation Indian pedigree. *Hum Genet.* 1979;48:339–341.
7. Binns PM, Lord OC. Five cases of bilateral branchial fistulae in three generations of a family. *J Laryngol Otol.* 1965;79:455–456.
8. Carmi R et al. The branchio-oto-renal (BOR syndrome): report of bilateral renal agenesis in three sibs. *Am J Med Genet.* 1983;14:625–627.
9. Chang EH et al. Branchio-oto-renal syndrome: the mutation spectrum in *EYA1* and its phenotypic consequences. *Hum Mutat.* 2004;23:582–589.
10. Chen A et al. Phenotypic manifestations of branchiootorenal syndrome. *Am J Med Genet.* 1995;58:365–370.
11. Chitayat D et al. Branchio-oto-renal syndrome: further delineation of an underdiagnosed syndrome. *Am J Med Genet.* 1992;43:970–975.
12. Connon FE. Inheritance of ear pits in six generations of a family. *J Hered.* 1941;32:413–414.
13. Coté A, O'Regan S. The branchio-oto-renal syndrome. *Am J Nephrol.* 1982;2:144–146.
14. Cremers CWRJ. Congenital pre-auricular fistula communicating with the tympanic cavity. *J Laryngol Otol.* 1983;97:749–753.
15. Cremers CWRJ, Fikkers-van Noord M. The earpits-deafness syndrome. Clinical and genetic aspects. *Int J Pediatr Otorhinolaryngol.* 1980;2:309–322.
16. Cremers CWRJ et al. Otological aspects of the earpit-deafness syndrome. *ORL J Otolaryngol Relat Spec.* 1981;43:223–239.
17. Dumas R et al. Glomerular lesions in the branchio-oto-renal (BOR) syndrome. *Int J Pediatr Nephrol.* 1982;3:67–70.
18. Ewing MR. Congenital sinuses of the external ear. *J Laryngol Otol.* 1946;61:18–23.
19. Fara M et al. Dismorphia otofaciocervicalis familiaris. [Familial oto-facio-cervical dysmorphia.] *Acta Chir Plast (Praha).* 1967;9:255–268.
20. Fitch N, Srolovitz H. Severe renal dysgenesis produced by a dominant gene. *Am J Dis Child.* 1976;130:1356–1357.
21. Fitch N et al. The temporal bone in the preauricular pit, cervical fistula, hearing loss syndrome. *Ann Otol Rhinol Laryngol.* 1976;85:268–275.
22. Fourman P, Fourman J. Hereditary deafness in family with earpits (fistula auris congenita). *BMJ.* 1955;2:1354–1356.
23. Fraser FC et al. Genetic aspects of the BOR syndrome-branchial fistulas, ear pits, hearing loss and renal anomalies. *Am J Med Genet.* 1978;2:241–252.
24. Fraser FC et al. Frequency of the branchio-oto-renal (BOR) syndrome in children with profound hearing loss. *Am J Med Genet.* 1980;7:341–349.
25. Fraser FC et al. Autosomal dominant duplication of the renal collecting system, hearing loss, and external ear anomalies: a new syndrome? *Am J Med Genet.* 1983;14:473–478.
26. Gimsing S. The BOR syndrome as a possible neurocristopathy. *Ear Nose Throat J.* 1987;66:154–158.
27. Gimsing S, Dyrmose J. Branchio-oto-renal dysplasia in 3 families. *Ann Otol Rhinol Laryngol.* 1986;95:421–426.
28. Glueksohn-Waelsch S. Genetic control of mammalian differentiation. In: *Genetics Today, Vol. 2, Proceedings of the XIth International Congress of Genetics.* The Hague: Pergamon Press; 1963:209–219.
29. Graham GE, Allanson JE. Congenital cholesteatoma and malformations of the facial nerve: rare manifestations of the BOR syndrome. *Am J Med Genet.* 1999;86:20–26.
30. Greenberg CR et al. The BOR syndrome and renal agenesis—prenatal diagnosis and further clinical delineation. *Prenat Diagn.* 1988;8:103–108.

31. Gualandri V. Ricerche genetiche sulla fistula auris congenita. [Genetical research on congenital aural fistula.] *Acta Genet Med Gemell.* 1969;18:51–68.
32. Haan EA et al. Tricho-rhino-phalangeal and branchio-oto-renal syndromes in a family with an inherited rearrangement of chromosome 8q. *Am J Med Genet.* 1989;32:490–494.
33. Hall JG, Zimmer J. Congenital preauricular communicating fistulas: diagnosis, complications and treatment. *Acta Otolaryngol.* 1958;49:213–220.
34. Heimler A, Lieber E. The branchio-oto-renal-syndrome: reduced penetrance and variable expressivity in four generations of a large kindred. *Am J Med Genet.* 1986;25:15–27.
35. Heusinger CF. Hals-Kiemen-Fisteln von noch nicht beobachteter Form. *Virchows Arch Path Anat Physiol.* 1864;29:358–380.
36. Hilding DA, Ginsberg RD. Pigmentation of the stria vascularis. *Acta Otolaryngol.* 1977;84:24–37.
37. Hilson D. Malformation of ears as sign of malformation of genito-urinary tract. *BMJ.* 1957;2:785–789.
38. Hoskins BE et al. Transcription factor SIX5 is mutated in patients with branchio-oto-renal syndrome. *Am J Hum Genet.* 2007;80:800–804.
39. Hunter AGW: Inheritance of branchial sinuses and preauricular fistulae. *Teratology.* 1974;9:225–228.
40. Johnston MC, Listgarten MA. Observations on the migration, interaction and early differentiation of orofacial structures. In: Slavkin HC, Bavetta LA, eds. *Developmental Aspects of Oral Biology.* New York: Academic Press; 1972:53–80.
41. Karmody CS, Feingold M. Autosomal dominant first and second branchial arch syndrome. *Birth Defects.* 1974;10(7):31–40.
42. Kindred JE. Inheritance of a pit in the skin of the left ear. *J Hered.* 1921;12:366–367.
43. Kochhar A et al. SIX1 mutation screening in 247 branchio-oto-renal syndrome families: a recurrent missense mutation associated with BOR. *Hum Mut.* 2008:29:565.
44. Konig R et al. Branchio-oto-renal (BOR) syndrome: variable expression in a five-generation pedigree. *Eur J Pediatr.* 1994;153:446–450.
45. Krug P et al. Mutation screening of the EYA1, SIX1 and SIX5 genes in a large cohort of patients harboring branchio-oto-renal syndrome calls into question the pathogenic role of SIX5 mutations. *Hum Mutat.* 2011;32:183–190.
46. Kumar S et al. Autosomal dominant branchio-oto-renal syndrome—localization of a disease gene to chromosome 8q by linkage in a Dutch family. *Hum Mol Genet.* 1992;1:491–495.
47. Lachiewicz AM et al. Hereditary renal disease and preauricular pits: report of a kindred. *J Pediatr.* 1985;106:948–950.
48. Lipkin DF et al. Hereditary congenital cholesteatoma. *Arch Otolaryngol Head Neck Surg.* 1986;112:1097–1100.
49. Lyall D, Stahl W Jr: Latent cervical cysts, sinuses and fistulas of congenital origin. *Surg Gynecol Obstet.* 1956;102:417–434.
50. Marres HAM et al. The deafness, pre-auricular sinus, external ear anomalies and commissural lip pits syndrome-otological, vestibular and radiological findings. *J Laryngol Otol.* 1994;108:13–18.
51. Martini A et al. Branchio-oto-renal dysplasia and branchio-oto-dysplasia: report of eight new cases. *Am J Otol.* 1987;8:116–122.
52. Martins AG. Lateral cervical and preauricular sinuses: their transmission as dominant characters. *BMJ.* 1961;1:255–256.
53. McDonough ES. On the inheritance of ear pit. *J Hered.* 1941;32:169–171.
54. McKusick VA. *Mendelian Inheritance in Man,* 9th ed. Baltimore, MD: Johns Hopkins University Press; 1990.
55. McLaurin JW et al. Hereditary branchial anomalies and associated hearing impairment. *Laryngoscope.* 1966;76:1277–1278.
56. Meggyessy V, Méhes K. Preauricular pits in Hungary: epidemiologic and clinical observations. *J Craniofac Genet Dev Biol.* 1982;2:215–218.
57. Melnick M. Hereditary hearing loss and ear dysplasia—renal adysplasia syndromes: syndrome delineation and possible pathogenesis. *Birth Defects.* 1980;16(7):59–72.
58. Melnick M, Myrianthopoulos NC. External ear malformations: epidemiology, genetics, and natural history. *Birth Defects.* 1979;15(9):22–23.
59. Melnick M et al. Autosomal dominant branchio-oto-renal dysplasia. *Birth Defects.* 1975;11(5):121–128.
60. Melnick M et al. Familial branchio-oto-renal dysplasia: a new addition to the branchial arch syndromes. *Clin Genet.* 1976;9:25–34.

61. Melnick M et al. Branchio-oto-renal dysplasia and branchio-oto-dysplasia: two distinct autosomal-dominant disorders. *Clin Genet*. 1978;13:425–442.
62. Miller JB. Branchial cleft cysts, fistulae and appendages. *Laryngoscope*. 1957;67:1123–1193.
63. Morse MJ et al. The association of renal pelviocaliceal dysmorphism and sensorineural deafness: a new syndrome. *J Urol*. 1981;125: 625–627.
64. Mosrati MA et al. A novel dominant mutation in *SIX1*, affecting a highly conserved residue, result in only auditory defects in humans. *Eur J Med Genet*. 2011;54:e484–e488.
65. Muckle TJ. Hereditary branchial defects in a Hampshire family. *BMJ*. 1961;1:1297–1299.
66. Nevin NC. Hereditary deafness associated with branchial fistulae and external ear malformations. *J Laryngol Otol*. 1977;91: 709–716.
67. Ng YY et al. Computed tomography of earpits-deafness syndrome. *Br J Radiol*. 1989;62:947–949.
68. Onodi L. Über kongenital Ohrfisteln. *Arch Ohr Nase Kehlk Heilkd*. 1918;102:128–136.
69. Orten DJ et al. Branchio-oto-renal syndrome (BOR): novel mutations in the *EYA1* gene, and a review of the mutational genetics of BOR. *Hum Mutat*. 2008;29(4):537–544.
70. Ostri B et al. Temporal bone findings in a family with branchio-oto-renal syndrome (BOR). *Clin Otolaryngol*. 1991;16:163–167.
71. Paget J. Cases of branchial fistulae on the external ears. *Lancet*. 1877;ii:804.
72. Paget J. Cases of branchial fistulae in the external ears. *Med Chir Trans*. 1878;61:41–50.
73. Preisch JW et al. Gustatory lacrimation in association with the branchio-oto-renal syndrome. *Clin Genet*. 1985;27:506–509.
74. Quick CA et al. The relationship between cochlea and kidney. *Laryngoscope*. 1973;83:1469–1482.
75. Raspino M et al. The branchio-oto-renal syndrome. *J Laryngol Otol*. 1988;102:138–141.
76. Rickard S et al. Oto-facio-cervical syndrome is a contiguous gene syndrome involving *EYA1*: molecular analysis confirms allelism with BOR syndrome and further narrows the Duane syndrome critical region to 1 cM. *Hum Genet*. 2001;108:398–403.
77. Rollnick BR, Kaye CI. Hemifacial microsomia and the branchio-oto-renal syndrome. *J Craniofac Genet Dev Biol (Suppl)*. 1985;1: 287–295.
78. Rollnick BR, Kaye CI. Letter to the editor. *Am J Med Genet*. 1987;27:233.
79. Rowley PT. Familial hearing loss associated with branchial fistulas. *Pediatrics*. 1969;44:978–985.
80. Ruf RG et al. SIX1 mutations cause branchio-oto-renal syndrome by disruption of EYA1-SIX1-DNA complexes. *Proc Natl Acad Sci USA*. 2004;101:8090–8095.
81. Saito R et al. Anomalies of the auditory organ in Potter's syndrome. Histopathological findings in the temporal bone. *Acta Otolaryngol*. 1982;108:484–488.
82. Schull WJ, Furuta M. Persistent gill slits—a dominant trait? *Jpn J Hum Genet*. 1957;2:33–34.
83. Sedgwick CE, Walsh JF. Branchial cysts and fistulas—a study of seventy-five cases relative to clinical aspects and treatment. *Am J Surg*. 1952;83:3–8.
84. Shenoi PM. Wildervanck's syndrome: hereditary malformations of the ear in three generations. *J Laryngol Otol*. 1972;86: 1121–1135.
85. Slack RWT, Phelps PD. Familial mixed deafness with branchial arch defects (earpit-deafness syndrome). *Clin Otolaryngol*. 1985;10:271–277.
86. Smith PG et al. Clinical aspects of the branchio-oto-renal syndrome. *Otolaryngol Head Neck Surg*. 1984;92:468–475.
87. Smith RJH et al. Localization of the gene for branchiootorenal syndrome to chromosome 8q. *Genomics*. 1992;14:841–844.
88. Smith RJH. Branchiootorenal spectrum disorders. March 19, 1999 [updated August 27, 2009]. In: Pagon RA, Bird TC, Dolan CR, Stephens K, eds. *GeneReviews* [Internet]. Seattle, WA: University of Washington; 1993–. Available from http://www.ncbi.nlm.nih.gov/bookshelf/br.fcgi?book=gene&part=bor. Last accessed Januray 5, 2012.
89. Stoll C et al. La dysplasie branchio-oto-renale. *Arch Fr Pediatr*. 1983;40:763–766.
90. Stratakis CA et al. Description of a large kindred with autosomal-dominant inheritance of branchial arch anomalies, hearing loss, and ear pits, and exclusion of the branchio-oto-renal (BOR) syndrome gene locus (chromosome 8q13.3). *Am J Med Genet*. 1998;79:209–214.
91. Swenson O. Malformation of the head and neck. In: *Pediatric Surgery*, 3rd ed, Swenson D (ed), Appleton-Century-Crofts, New York, 1969, p. 313.
92. Vervort VS et al. Genomic rearrangements of *EYA1* account for a large fraction of families with BOR syndrome. *Eur J Hum Genet*. 2002;10:757–766.
93. Vincent C et al. BOR and BO syndromes are allelic defects of *EYA1*. *Eur J Hum Genet*. 1997;5:242–247.
94. Wheeler CE et al. Branchial anomalies in three generations of one family. *Arch Dermatol*. 1958;77:715–719.
95. Whitney DD. Three generations of ear pits. *J Hered*. 1939;30: 323–324.
96. Widdershoven J et al. Renal disorders in the branchio-oto-renal syndrome. *Helv Paediatr Acta*. 1983;38:513–522.
97. Wildervanck LS. Hereditary malformations of the ear in three generations. *Acta Otolaryngol*. 1962;54:533–560.
98. Winter JSD et al. A familial syndrome of renal, genital and middle ear anomalies. *J Pediatr*. 1968;72:88–93.
99. Won KH et al. Genetic hearing loss with preauricular sinus and branchiogenic fistula. *Acta Otolaryngol*. 1977;103:676–680.
100. Worley GA et al. Bilateral congenital cholesteatoma in branchio-oto-renal syndrome. *J Laryngol Otol*. 1999;113:841–843.
101. Yashima T et al. Mutation of the *EYA1* gene in patients with branchio-oto syndrome. *Acta Otolaryngol*. 2003;123: 279–282.

泪管 - 耳 - 牙 - 指（趾）综合征

杯状耳、泪管和牙齿畸形以及混合性听力损失，Levy-Hollister 综合征

lacrimo-auriculo-dentodigital (LADD) syndrome (cupshaped ears, anomalies of the lacrimal ducts and teeth, and mixed hearing loss) (Levy-Hollister syndrome)

　　1973 年，Hollister 等[1]首次报道了泪管 - 耳 - 牙 - 指（趾）（LADD）综合征，该报道中墨西哥一位父亲及其 8 个孩子中有 5 人患有此病。LADD 综合征的特征包括鼻泪管阻塞伴慢性泪囊炎、无泪点、杯状耳、钉状牙伴牙釉质发育不全、各种轴前性指（趾）异常、先天性指（趾）侧弯以及听力损失。Levy[13]发现的一个患者具有相同的症状，因此被命名为"Levy-Hollister 综合征"。更早的案例可能是 Faber[5]发现的。目前已有超过 80 例病例被报道[1,2,5,7-13,15-22,24]。

　　体格检查：几乎所有患者都会出现鼻泪管异常，包括鼻泪管不发育或发育不全、鼻泪管阻塞、无泪点伴有慢性溢泪、泪囊炎、复发性结膜炎和角膜结膜炎。Kreutz 和 Hoyme[10]还发现有鼻泪管瘘。在 4 例患者中 40% 的人泪点缺失或减少[17,21]。Shiang 和 Holmes[19]报道 2 例患者中的 1 例有腮腺和腮腺导管缺失。在其他患者身

上发现不同的唾液腺异常[13,21,24]。Faber[5]报道1例患者患有双侧腮腺和拇指先天性发育不全，这很可能是这种综合征的早期症状。在1例患者中发现有唇腭裂[16]。

肌肉骨骼系统：手指畸形包括拇指末端指骨重复、食指样拇指、拇指三指节畸形、鱼际肌发育不全、轴前性多指、第2和3指之间的指间裂缝过大、示指和中指并指畸形、小指先天性指侧弯（图8-7B~D）。掌指剖面显示远端指骨短小。其他肢体畸形包括：桡骨和尺骨短小、桡尺骨融合，以及在1个家系中的桡骨缺如[10]。Temtamy和McKusick[20]认为LARD综合征可能是一个更好的缩写命名。在一个家系中发现了先天性指屈曲和拇指末节指关节融合[16]。很少有下肢畸形，但Roodhooft等[18]报道1例患者有多余的距骨以及可能第五趾骨重复。Bamforth和Kaurah[1]报道了踇趾宽和前两个足趾的趾甲畸形。

牙科表现：牙齿畸形包括牙缺失、钉状切牙，以及乳牙和恒牙釉质发育异常。牙齿变色、牙釉质变薄、过度磨损，和在青春期或成年期早期由于早衰导致全口无牙。Hollister等[8]认为，牙齿畸形可能是由轻度牙釉质发生不全样缺陷导致，也可能为钙化不全型，但这还未被病理学研究证实。

泌尿生殖系统：Hollister等[8]报道了1例单侧肾不发育的家系成员。Shiang和Holmes[19]发现1例单侧小瘢痕肾和轻度尿道下裂的患者。Roodhooft等[18]记录了1例肾盏圆钝、扩大的患者。Bamforth和Kaurah[1]报道了2例死于肾不发育的患者。Ramirez报道了一个大家系中有膀胱输尿管反流、反复泌尿系感染、双角子宫以及肾盂积水[16]。

外耳：在报道的20例患者中有17例具有如下典型的特征：杯状耳伴小耳轮和对耳轮发育不全。杯状耳可能是单侧、双侧或不对称的。Hollister等[8]报道了单侧杯状耳，听力损失为同侧（图8-7A）。Thompson等[21]报道一例单侧杯状耳但双侧听力损失患者。

听力检查：经常报道一个家庭中超过50%的成员有混合性听力损失，为单侧或双侧[17]，程度从轻微到严重。听力损失可能主要是感音神经性。若为通过声导抗确定为传导性听力损失，可能为耳硬化症或听骨链畸形。Ensink等[3]报道了镫骨固定。

实验室检查：手部X线片显示骨畸形变化很大，断层扫描不明显。

分子生物学研究：发现*FGF10*基因突变引起常染色体显性遗传泪腺和唾液腺发育不全（ALSG）[4]之后，Rohmann研究了5个LADD综合征大家系，并发现了*FGFR2*、*FGFR3*和*FGF10*基因突变[17]。Milunsky在2个LADD综合征家系中发现了*FGF10*基因突变，认为ALSG和LADD综合征可能是*FGF710*基因突变导致的谱系障碍中不同的表现[14]。突变通常是错义突变，但也可能发生无义突变。这些基因的突变会导致功能缺失，但也有显性负效应的假设[17]。*FGFR2*和*FGFR3*基因突变发生在影响酪氨酸激酶活性的区域[17]。

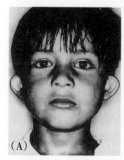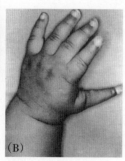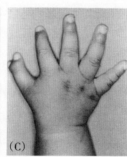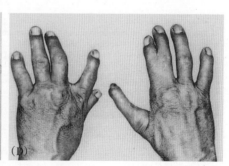

(A) (B) (C) (D)

图8-7 泪管-耳-牙-指（趾）（LADD）综合征

(A)杯状耳从头部呈直角凸出。眼睛常有泪水。右侧外眦溢泪。(B,C)拇指指尖细长，指甲较大，分叉的拇指上指甲异位，双侧示指、中指指尖逐渐变尖。(D)右手拇指较长，尖细，指甲异位，有并指现象。左手残余的拇指融合到示指，示指和中指有很大的缝隙并向尺侧偏斜

[引自：DW Hollister et al.，J Pediatr 1973；83：438.]

遗传:该综合征为常染色体显性遗传。

诊断:每个 LADD 综合征患者的特征可能会作为一个独立的常染色体显性性状,但他们的组合是唯一的。常染色体显性遗传的 BOR 综合征[6]有相似的听力损失、耳郭畸形、泪管狭窄及肾畸形。它与 LADD 综合征的区别在于耳部凹陷、鳃裂瘘管或囊肿、缺牙以及手指畸形。Townes-Brocks 综合征[23]的特征包括:耳郭畸形、感音神经性听力损失、轴前多指畸形、肛门闭锁,可以根据存在肛门和足异常以及缺乏泪管和牙齿异常来与 LADD 综合征鉴别。在先天性缺指(趾)-外胚层发育不良-唇腭裂(ectrodactyly-ectodermal dysplasia-clefting,EEC)综合征[15]中,腮腺缺失和泪器畸形有关。很少有 LADD 综合征的患者有手裂畸形。然而,EEC 综合征通常可以通过外胚层缺陷、肾异常和口裂来区分。Hernnekam[7] 和 Lacombe 等[11] 提出 LADD 综合征和 EEC 综合征是否为不同的实体,但可能并非如此。

预后:鼻泪管异常会导致慢性溢泪、泪囊炎、复发性结膜炎或角膜结膜炎。

小结:该综合征的特征为:①常染色体显性遗传;②普遍存在杯状耳;③鼻泪管阻塞和泪点发育不全,有时不能流泪;④多种轴前性畸形,轴前性径线异常;⑤钉状牙或缺牙伴轻度牙釉质发生不全;⑥混合性听力损失,感音神经性为主。

参考文献

1. Bamforth JS, Kaurah P. Lacrimo-auriculo-dento-digital syndrome: evidence for lower limb involvement and severe congenital renal abnormalities. *Am J Med Genet*. 1992;43:932–937.
2. Calabro A et al. Lacrimo-auriculo-dento-digital (LADD) syndrome. *Eur J Pediatr*. 1987;146:536–537.
3. Ensink RJH, Cremers CWRJ, Brunner HG. Congenital conductive hearing loss in the lacrimoauriculodentodigital syndrome. *Arch Otol Head Neck Surg*. 1997;123:97–99.
4. Entesarian M et al. Mutations in the gene encoding fibroblast growth factor 10 are associated with aplasia of lacrimal and salivary glands. *Nat Genet*. 2005;37:125–127.
5. Faber M. A case of congenital xerostomia. *Acta Paediatr Scand*. 1942;30:148–151.
6. Fraser FC et al. Frequency of the branchio-oto-renal (BOR) syndrome in children with profound loss. *Am J Med Genet*. 1980;7:341–349.
7. Hennekam RCM: LADD syndrome: a distinct entity? *Eur J Pediatr*. 1987;146:94–95.
8. Hollister DW et al. The lacrimo-auriculo-dento-digital syndrome. *J Pediatr*. 1973;83:438–444.
9. Hollister DW et al. Lacrimo-auriculo-dento-digital syndrome. *Birth Defects*. 1974;10(5):153–166.
10. Kreutz JM, Hoyme HE. Levy-Hollister syndrome. *Pediatrics*. 1988;82:96–99.
11. Lacombe D et al. Split hand/split foot deformity and LADD syndrome in a family: overlap between EEC and LADD syndromes. *J Med Genet*. 1993;30:700–703.
12. Lehatoy M et al. Lacrimo-auriculo-dento-digital syndrome. Case report, review of the literature, and clinical spectrum. *J Orofac Orthop*. 2004;65:425–432.
13. Levy WJ. Mesoectodermal dysplasia. *Am J Ophthalmol*. 1967;63:978–982.
14. Milunsky J et al. LADD syndrome is caused by *FGF10* mutations. *Clin Genet*. 2006;69:349–354.
15. Preus M, Fraser FC. The lobster-claw defect with ectodermal defects, cleft lip-palate, tear duct anomaly and renal anomalies. *Clin Genet*. 1973;4:369.
16. Ramirez D, Lammer EJ. Lacrimoauriculodentodigital syndrome with cleft lip/palate and renal manifestations. *Cleft Palate Craniofac J*. 2004;41:501–506.
17. Rohmann E et al. Mutations in different components of FGF signaling in LADD syndrome. *Nat Genet*. 2006;38:414–417.
18. Roodhooft AM et al. Lacrimo-auriculo-dento-digital (LADD) syndrome with renal and foot anomalies. *Clin Genet*. 1990;38:228–232.
19. Shiang EL, Holmes LB. The lacrimo-auriculo-dento-digital syndrome. *Pediatrics*. 1977;59:927–930.
20. Temtamy S, McKusick V. The genetics of hand formation. *Birth Defects*. 1978;14(3):98–101.
21. Thompson E et al. Phenotypic variations in LADD syndrome. *J Med Genet*. 1985;22:382–385.
22. Toumba KJ, Gutteridge DL. Lacrimo-auriculo-dento-digital syndrome: A literature review and case reports. *Quintessence Int*. 1995;26:829–839.
23. Townes PL, Brocks ER. Hereditary syndrome of imperforate anus with hand, foot and ear anomalies. *J Pediatr*. 1972;81:321.
24. Wiedemann H-R, Drescher J. LADD syndrome: report of new cases and review of the clinical spectrum. *Eur J Pediatr*. 1986;144:579–582.

CHARGE 综合征
CHARGE syndrome

CHARGE 综合征是由 Hall[41] 于 1979 年首次描述的一种多器官畸形疾病。直到 1981 年 Pagon 等[63] 报道了另外的 21 个病例后才被明确定义为 CHARGE 综合征[眼部缺损、先天性心脏病、后鼻孔闭锁、生长发育迟滞和/或中枢神经系统异常、生殖器发育不全以及耳部畸形和/或听力损失]。目前已报道的病例超过 500 例[1,7-13,15-18,20,26-32,37,38,41,44,45,47,49-57,61-67,69,71,77,80,81,83,86]。尽管这个疾病最明显特征的英文首字母组成了 CHARGE 这个词,但是偶尔也会出现一些额外的异常表型,如面瘫、肾异常、唇腭裂、气管食管瘘。Tellier 等[80] 和 Bergman 等[16] 报道了一大批患者。目前主要的诊断标准已调整为眼部缺损、后鼻孔闭锁或狭窄、脑神经功能障碍及特征性耳异常[81]。推荐读者阅读 2 篇强调处理的综述[19,63]。

颅面部表现:45% 的 CHARGE 综合征患者存在后鼻孔闭锁[20,28,31,37,41,42,51,55,60,63,64,70,73,76,79],

经常为后鼻孔骨性阻塞[20,64]。双侧后鼻孔闭锁经常在出生后导致急性上呼吸道阻塞,需要紧急手术[64]。而单侧闭锁会导致长期的流涕[63]。双侧后鼻孔闭锁常与羊水过多有关[41,64,73,80]。特征性的面部(如图 8-8A~D)表现为颧骨发育不全导致的平坦的四方脸、球形鼻尖伴鼻孔狭窄、人中长、偶发性的上睑下垂或假性上睑下垂和短颈[13,28,37,41,51,64]。即使没有面瘫,也存在面部不对称。15% 的 CHARGE 综合征患者出现唇腭裂[11,13,28,51,61,65,80]或软腭裂[8,80]。1 例患者有多个下唇系带。

视觉系统:CHARGE 综合征第二个最常出现的特征是眼部病变,存在于 75% 的患者中。眼部病变可能是单侧也可能是双侧的,涉及的范围包括虹膜、视网膜和 / 或视乳头。视力下降的程度取决于眼部病变的大小和位置。一个"典型的"眼部病变是由于脉络丛裂隙融合的继发性失败引起的[8,28,65](如图 8-8D)。眼部病变经常并发小眼畸形[13,26,37,44,55,61,64,80]。白内障偶尔在成年期[28]或新生儿期[45,55,62]出现。Mitchell 等[62]报道了一个家族里发现 3 名成员视网膜脱离现象[62]。

心血管系统:CHARGE 综合征的先天性心脏病的发病率是 60%~70%。虽然先天性心脏病的模式最初是不定的[65],但冠状动脉畸形和主动脉弓畸形占多数[27,38,56]。大约 40% 具有心脏锥干部畸形[56],36% 有主动脉弓异常[56]。孤立的房室间隔缺损并不常见。17% 的患者先天性心脏缺陷的表现形式与孤立的后鼻孔闭锁患者不同,其存在心室间隔缺损或动脉导管未闭或两者都存在[39]。DiGeorge 序列[25,34,58,73]中记录了与 CHARGE 综合征相似的心脏缺陷类型。CHARGE 综合征和 DiGeorge 序列之间的其他相似之处包括耳部异常、心理运动障碍、中枢神经系统畸形和牙槽嵴裂、唇裂或腭裂[25,41]。在 CHARGE 综合征[30,50,56,65,71,80]的报道中可以看到具有 DiGeorge 序列的某些特征的患者,例如低钙血症、T 细胞功能障碍和胸腺和 / 或甲状旁腺的缺乏。这两种疾病在神经嵴的胚胎发育中可能存在共同的错误。

中枢神经系统:大多数患者有不同程度的发育迟缓[28,41,42,48,65]。Hall[41]介绍了 17 例 IQ 评分 30~78 的患者。Pagon 等[64]报道了类似的智

力范围。其中包括一些患有严重智力障碍的患者和 3 位 IQ 为 70~80 的成年男子,这些人在特殊教育课程中表现良好。2 名患者具有正常的智力[42]。一些其他必备的技能也可以帮助他们正常生活[37]。在诊断智力障碍时要注意患者是否有听觉或视觉障碍。听力损失会导致语言发展迟缓。视力障碍会导致平衡运动功能异常。视力听力都有问题会导致类似自闭症的症状。在部分患者中,减少感官缺陷带来的问题可以提高其各项能力[28]。另外智力障碍中约有 15% 的患者有小头畸形表现[8,27,31,40,44,63,70,79]。在一些患者中,小头畸形与智力障碍相关[63],而在其他患者中,小头畸形与认知障碍或发育迟缓无关[27]。各种结构性脑异常包括小脑发育不全[43,46]、脑膨出[63]、透明隔缺如[74]、巨脑室[27,56]和脑积水[50]。脑电图异常[27]包括高度节律失常[25]。嗅觉系统的各种异常,包括嗅束缺如[41,56]、嗅觉丧失[27]、无嗅脑[73,76]和 Kallmann 综合征[49,64]。患者还可能存在反射亢进[50,61]和躯干张力过低[50,61]。Davenport 等[27]指出,老年患者倾向于表现出具有减少手臂摆动的舒适步态。

内分泌系统:尽管婴幼儿出生体重和出生身长正常[27,63,64],但 60% 的患者在婴儿后期出现生长迟缓[8-11,19,25,27,31,36,40,44,50,52-55,60-64,70]。一些学者注意到在童年中期患者的身高会自发得到改善,或者婴儿期[41,63]过后生长速度正常[63],骨龄阻滞现象也较为常见[8,27,63]。但是对于生长激素的研究很少,尽管 2 名患者[63]的研究结果正常,但也报道 2 名患者[10,27]的生长激素缺乏。

40% 的患者生殖器发育不良。表现为隐睾、小阴茎和尿道下裂[27,36,40,55,63,64](图 8-8E),因此男性比女性更易于识别。女性患者可能存在阴唇和 / 或阴蒂发育不全[27,74,79],青春期延迟或无青春期[10,27,36]。在几名患者中,促性腺激素水平降低[10,27,36],这可能是继发于下丘脑功能障碍的垂体功能减退。August 等[63]描述了促甲状腺素释放激素(thyrotropin-releasing factor,TRF)使促甲状腺激素(thyroid-stimulating hormone,TSH)释放的峰值时间延迟,而 Oley[63]描述了促黄体素释放素(luteinizing hormone-releasing hormone,LHRH)和人绒毛膜促性腺激素(human chorionic gonadotropin,HCG)释放有所衰减。从文献中可以注意到隐睾、尿道下裂和微囊泡与子宫内垂体

功能减退有关[5]。

泌尿生殖系统：15% 的患者存在各种肾异常，包括肾不发育[50]、小肾[27,36]、肾倒转[27,50,63]、双集合系统[50,63]、交叉异位肾[63]、肾盂异位[44,63]、肾积水[8,44]、后尿道瓣膜[27]、尿道闭锁[27] 和输尿管反流[27,36,63]。

肌肉骨骼系统：20% 具有轻微的骨骼异常，包括发育不全，不对称或脊椎裂[43,50,79]、肋骨数减少[43,42,63]、胸骨骨化中心数减少[71]、短锁骨[36]、先天性髋关节脱位[63]、复拇指[30]、第五手小指无远端指骨[27]、先天性指侧弯[61]、畸形足[31]、肩胛骨、臂和前臂的肌肉萎缩或缺如[36]。严重的骨骼缺陷（如四肢不全畸形者）是非常罕见的[79]。

呼吸系统和消化系统：尽管只有少数患者存在气管食管瘘与食管闭锁[19,27,63]，但是气管食管问题在 CHARGE 综合征中还是很常见的。许多患者吞咽和进食困难，需要胃造瘘术。其原因可能是多种多样的，包括腭咽闭合不全[27,63]、原发性喉裂[62]、近端食管壁内囊肿[73] 和食管神经肌肉不协调[19,30,40,41,43,64]。声带麻痹[54,73]、肛门闭锁[27]、肛门向后移位[17] 和副脾[76] 少见。

外耳：耳郭畸形伴或不伴有听力损失是一个主要特征。90% 的患者有不同程度的解剖学异常表型。大多数 CHARGE 综合征患者的耳郭小而宽（图 8-8F）[28,30,63,73]，还有一些是杯状的[59,63,64]，从而缺失对耳轮、对耳屏、耳甲，甚至耳轮折叠的细节部分。突出的对耳轮伴对耳轮和对耳屏之间不连续及三角状耳甲可能是最典型的特征[28,30,73]。对耳轮偶尔可能会呈水平位[13]。在某些极端情况的案例中，对耳轮向前弯曲，与上部耳轮折叠形成平滑的曲线。耳轮折叠的部分有时会缺失[28]，如同被剪掉。

大多数患者耳垂小或无耳垂[28,30,31,43,63,72]，但副耳[43,61]、小耳畸形和外耳道闭锁[36,43] 非常罕见。实验研究发现啮齿动物早期去除支配耳郭肌的面神经后，动物会形成一个缺少耳甲褶皱的异常耳[74]。所以 1/3 的 CHARGE 综合征患者出现面瘫现象并不奇怪[10,11,16,25,27,36,40,41,43,53-55,63,64,68,73]。异常耳通常在面瘫侧出现。

听觉系统：迄今为止最详细的研究[80] 显示约 85% 的患者出现听力损失。在这项研究中，损失范围从轻度到极重度。80% 的患者在较好的耳朵中有一定程度听力损失或情况更差；由于听小骨异常和 / 或中耳积液，混合性听力损失也较为常见。反复发作性中耳炎可能是继发于后鼻孔闭锁、唇腭裂、单侧面神经麻痹、颞骨突出的咽鼓管功能障碍引起的。听力损失中的感音神经部分可以是轻度、重度或极重度。大多数患者为纯音听力图呈上升型的感音神经性听力损失，其高频较好。几乎每一个患者的感音神经性听力损失都被怀疑是先天性的。许多患者的听力损失是进行性的。虽然有些患者是混合性听力损失[30,36,63]，但很多学者发现主要或完全是感音神经性听力损失[19,30,36,60,63,64,86]。单纯的传导性听力损失是很少见的[63]。Thelin 等[80] 描述了继发于中耳疾病和感音神经性听力损失的独特"楔形"听力图。他们认为这样的 CHARGE 综合征是特别的。

前庭系统：X 线断层扫描颞骨岩部显示半规管发育不良[4,83]；Amiel 等[7] 提示颞骨异常是 CHARGE 综合征的主要诊断标准之一。相关的前庭反射消失可能导致发育延迟并需要特殊的教育干预[1,4,83]。

影像学表现：射线影像确定了上述骨骼异常和骨龄的延迟。

病理学：通过手术直接观察获得了先天性听小骨异常的证据[68,83]。Wright 等[88] 详细描述了 CHARGE 综合征中的颞骨异常，可观察到锤骨、镫骨足板、镫骨肌 / 肌腱和前庭窗缺失，短而粗大的砧骨伴砧骨长脚粗、豆状突缺如和面神经移位。1 例患者内耳异常，蜗管短、神经节细胞减少。许多患者的尸体解剖证实了上述神经系统、心血管和肾异常。

分子生物学研究：CHARGE 综合征的病因很可能是多方面的。2 名具有 CHARGE 综合征表型的患者通过比较基因组杂交发现 8q12 的重叠缺失[82]。在其他 CHARGE 综合征患者中相同位置的基因序列发现 10/17 的患者有 CHD7 突变基因[82]。重复研究发现 CHARGE 综合征患者中 32%~71% 的患者有 CHD7 基因的变异[9,12,51,85]。最常见的突变是无义突变和移码突变，但也可能发生错义突变。各种突变造成 CHD7 的单倍剂量不足，从而导致疾病发生。一般来说，具有错义突变的表型比具有截短突变的表型更轻一些[16]。

CHD7 基因主要编码染色质结构修饰结构

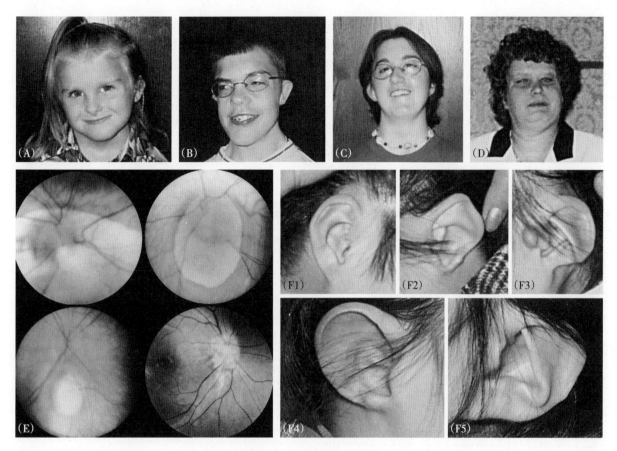

图 8-8 CHARGE 综合征

(A)CHARGE 综合征儿童,5 岁。(B)CHARGE 综合征少年,15 岁。(C)CHARGE 综合征的 18 岁女孩。(D)CHARGE 综合征的 47 岁女性。以上 4 例患者轻微面部不对称,四方脸。(E)视神经、脉络膜、视网膜缺损,位于下方的图典型的。(F)不同患者的耳部,显示了不同程度的外耳畸形

[引自:(A~D),(F)Meg Hefner,Columbia,MO 供图;(E)引自:HM Hittner et al.,J Pediatr Ophthalmol Strabismus 1979;16:122.]

域解旋酶 DNA 结合蛋白,该结合蛋白是参与染色质结构修饰的蛋白家族的一部分[87]。CHD7 蛋白质主要与特异性基因靶向转录起始位点的 DNA 结合,增强正转录或反转录功能[71]。迄今为止,大多数研究表明基因型 - 表型相关性不存在[90]。

目前还有 1 例临床诊断为 CHARGE 综合征的儿童患者。该患者在导向蛋白 3E(SEMA3E)中有突变[51]。但没有其他与这个 CHARGE 患儿相同突变的报道。

遗传:CHARGE 综合征为显性遗传,大多数病例是散发的。高龄孕妇导致新生显性突变的高发生率是散发病例的发生的原因[78]。

Mitchell 等[61]描述了一个家系的三代人中 6 人受到影响。Ho 等[45]报道了 1 名女性有眼部缺损、白内障和儿时心脏杂音史。她的两个同母异父的女儿,患有眼部缺损、先天性白内障和

先天性心脏病。其中一个女儿生长发育迟滞。Hittner 等[43]报道了 1 名母亲和女儿存在缺损性小眼畸形、心脏病、外耳异常和听力损失。Pagon 等[64]报道了一名 30 岁的女性患有缺损性小眼畸形、动脉导管未闭、感音神经性听力损失和面部不对称。其女儿患有眼部缺损、动脉干、单侧唇腭裂以及生长迟缓。Metlay 等[60]报道了 1 名男性患有视神经缺损、先天性心脏病、后鼻孔闭锁、生长迟缓、耳部异常及唇腭裂。其母亲有眼部缺损、身材矮小和听力障碍。Collum[23]描述了一个家系的三代人,其中 8 名患者具有眼部缺损、智力障碍、唇腭裂、面部不对称和心脏杂音等一个或几个表型。

发病机制:神经嵴细胞的发育、迁移或相互作用的异常可能导致 CHARGE 综合征和其他相关疾病(如 DiGeorge 序列[73])的发生。神经嵴细胞是外胚层细胞在神经管融合时从神经褶迁

移而来,有助于形成广泛和多样的组织。神经嵴细胞正常迁移至颅面区域[45]可能偏离鼻突和腭突,进入口鼻膜区域导致后鼻孔闭锁[42]。鳃弓部分起源自神经嵴,因此可以解释CHARGE综合征中胸腺、甲状旁腺和外耳、中耳的异常[24,80,86]。间质组织或神经嵴细胞在鳃弓中的无序迁移也可能产生包括法洛四联症、大血管和总动脉干的异位[22]、垂体功能减退和下丘脑异常,导致生长发育迟滞和生殖腺功能减退[10]。

诊断:后鼻孔闭锁已经被证明与其他先天性畸形特别是先天性心脏病[59,89]和眼部病变[33]有关。在22q11.2缺失综合征患者中发现具有先天性心脏病、感音神经性听力损失、轻度外耳异常、腭咽闭合不全、腭黏膜下裂。最近在这类患者中还发现眼部病变[15]。眼部病变和/或其他CHARGE综合征患者存在多样的染色体异常,包括猫眼综合征[39],22三体型[20],三倍体[6],9[32]、11[32]和13[84]号染色体长臂缺失,以及4[21]和14[2]号染色体的部分重复。Dev等[29]报道了同时有CHARGE综合征相关特征和1q重复的DiGeorge序列特征的男性婴儿。Saniaville等[69]使用比较基因组杂交(CGH)技术,在27名CHARGE综合征儿童中发现2名存在部分染色体重排。目前已发现了几个具有CHARGE综合征表型的X连锁家系[3,35,46,58]。一些患者的临床表现为VATER/VACTERL组合[67](气管食管瘘、先天性心脏病和肾畸形)与CHARGE综合征的表型有重叠。产前接触沙利度胺的儿童临床表现也会有这些表型[75]。

预后:大约30%~35%的患儿出生3个月内死亡[17,40,65]。其中大多数患者同时具有双侧后鼻孔闭锁和先天性心脏病。男性、中枢神经系统和/或食管畸形[78]是预后不良附加标准。幸存的患者中,智力障碍较为常见,但是感觉障碍的早期发现和适当的干预可能会使患者获得生活自理的能力[27,36]。听力损失是进行性的,尽管下降速度慢。Bauer等[14]对CHARGE综合征儿童耳蜗植入进行回顾性分析,结果发现不同患者之间存在差异,一部分原因是颞骨发育不全,另一部分原因是一些患者有面神经走行异常。总体预后取决于患者畸形的程度。

小结:本综合征的特征有如下几点:①偶发性常染色体显性遗传,常染色体隐性遗传罕见,大多数病例是散发的;②外耳各种异常;③缺损性小眼畸形;④先天性心脏病,通常为心脏圆锥干畸形;⑤后鼻孔闭锁;⑥生长发育迟滞;⑦生殖器发育不良,可能是下丘脑起源;⑧感音神经听力损失或较罕见的混合性听力损失。

参考文献

1. Abadie V et al. Vestibular anomalies in CHARGE syndrome: investigations on and consequences for postural development. *Eur J Pediatr.* 2000;159:569–574.
2. Abeliovich D et al. 3:1 meiotic disjunction in a mother with a balanced translocation, 46,XX,t(5;14)(p15;q13) resulting in a tertiary trisomy and tertiary monosomy offspring. *Am J Med Genet.* 1982;12:83–89.
3. Abruzzo MA, Erickson RP. Re-evaluation of new X-linked syndrome for evidence of CHARGE syndrome or association. *Am J Med Genet.* 1989;34:397–400.
4. Admiraal RJC, Huygen PLM: Vestibular areflexia as a cause of delayed motor skill development in children with the CHARGE association. *Int J Pediatr Otorhinolaryngol.* 1997;39:205–222.
5. Allen TD, Griffin JE. Endocrine studies in patients with advanced hypospadias. *J Urol.* 1984;131:310–314.
6. Al Saadi A et al. Triploidy syndrome: a report on two live-born (69,XXY) and one stillborn (69,XXX) infants. *Clin Genet.* 1976;9:43–50.
7. Amiel J et al. Temporal bone anomaly proposed as a major criteria for diagnosis of CHARGE syndrome. *Am J Med Genet.* 2001;99:124–127.
8. Angelman H. Syndrome of coloboma with multiple congenital abnormalities in infancy. *BMJ.* 1961;1:1212–1214.
9. Aramaki M et al. Phenotypic spectrum of CHARGE syndrome with *CHD7* mutations. *J Pediatr.* 2006;148:410–414.
10. August GP et al. Hypopituitarism and the CHARGE association. *J Pediatr.* 1983;103:424–425.
11. Awrich PD et al. CHARGE association anomalies in siblings. *Am J Hum Genet.* 1982;34:80A.
12. Bartels CF et al. Mutations in the *CHD7* gene: the experience of a commercial laboratory. *Genet Test Mol Biomarkers.* 2010;14:881–891.
13. Bartoshesky LE et al. Severe cardiac and ophthalmologic malformations in an infant exposed to diphenylhydantoin in utero. *Pediatrics.* 1982;69:202–203.
14. Bauer PW et al. Cochlear implantation in children with CHARGE association. *Arch Otolaryngol Head Neck Surg.* 2002;128:1013–1017.
15. Beemer FA et al. Letter to the editor: Additional eye findings in a girl with the velo-cardio-facial syndrome. *Am J Med Genet.* 1986;24:541–542.
16. Bergman JEH et al. *CHD7* mutations and CHARGE syndrome: the clinical implications of an expanding phenotype. *J Med Genet.* 2011;48:334–342.
17. Bergstrom L, Baker BB. Syndromes associated with congenital facial paralysis. *Otolaryngol Head Neck Surg.* 1981;89:336–342.
18. Blake KD et al. Who's in CHARGE? Multidisciplinary management of patients with CHARGE association. *Arch Dis Child.* 1990;65:217–223.
19. Blake KD et al. CHARGE association: an update and review for the primary pediatrician. *Clin Pediatr.* 1998;37:159–174.
20. Brama I, Engelhard D. Congenital choanal atresia and nerve deafness. *J Laryngol Otol.* 1979;3:1223–1228.
21. Cervenka J et al. Trisomy 22 with "cat eye" anomaly. *J Med Genet.* 1977;14:288–290.
22. Clark CE et al. Brief clinical report: dup(4p15–4pter) in a 19-year-old woman resulting from a maternal 4;14 translocation. *Am J Med Genet.* 1982;11:37–42.
23. Clark EB. Cardiac embryology: its relevance to congenital heart disease. *Am J Dis Child.* 1986;140:41–44.
24. Collum LMT: Uveal colobomata and other anomalies in three generations of one family. *Br J Ophthalmol.* 1971;55:458.
25. Conley ME et al. The spectrum of the DiGeorge syndrome. *J Pediatr.* 1979;94:883–890.

26. Curatolo P et al. Infantile spasms and the CHARGE association. *Dev Med Child Neurol*. 1983;25:367–373.

27. Cyran SE et al. Spectrum of congenital heart disease in CHARGE association. *J Pediatr*. 1987;110:576–578.

28. Davenport SLH et al. The spectrum of clinical features in CHARGE syndrome. *Clin Genet*. 1986;29:298–310.

29. Davenport SLH et al. CHARGE syndrome: part I, External ear anomalies. *Int J Pediatr Otorhinolaryngol*. 1986;12:137–143.

30. Dev VG et al. 1q duplication due to unequal crossover in a patient with CHARGE association and DiGeorge sequence. *Am J Hum Genet*. 1985;37:90A.

31. Dobrowski JM et al. Otorhinolaryngic manifestations of CHARGE association. *Otolaryngol Head Neck Surg*. 1985;93:798–803.

32. Edwards JH et al. Coloboma with multiple congenital anomalies. *BMJ*. 1961;2:586–587.

33. Ferry AP et al. Ocular abnormalities in deletion of the long arm of chromosome 11. *Ann Ophthalmol*. 1981;13:1373–1377.

34. Flake CG, Ferguson CF. Congenital choanal atresia in infants and children. *Ann Otol*. 1964;73:458.

35. Freedom RM et al. Congenital cardiovascular disease and anomalies of the third and fourth pharyngeal pouch. *Circulation*. 1972; 46:165–171.

36. Goldberg MF, McKusick VA. X-linked colobomatous microphthalmos and other congenital anomalies. *Am J Ophthalmol*. 1971; 71:1128–1133.

37. Goldson E et al. The CHARGE association. How well do they do? *Am J Dis Child*. 1986;140:918–921.

38. Graham HM Jr et al. Cardiac features of the "CHARGE" association: support for involvement of the neural crest. *Proc Greenwood Genet Ctr*. 1985;4:81,.

39. Greenwood RD, Deddistt RB. Cardiovascular malformations associated with choanal atresia. *South Med J*. 1977;70:195,.

40. Guanti G. The aetiology of cat-eye syndrome reconsidered. *J Med Genet*. 1981;18:108–118.

41. Hall BD. Choanal atresia and associated multiple anomalies. *J Pediatr*. 1979;95:395–398.

42. Harvey AS et al. CHARGE association: clinical features and developmental outcome. *Proc Greenwood Genet Ctr*. 1990;9:91.

43. Hengerer AS, Strome M. Choanal atresia: a new embryologic theory and its influence on surgical management. *Laryngoscope*. 1982;92:913–921.

44. Hittner HM et al. Colobomatous microphthalmia, heart disease, hearing loss, and mental retardation—a syndrome. *J Pediatr Ophthalmol Strabismus*. 1979;16:122–128.

45. Ho CK et al. Ocular colobomata, cardiac defect, and other anomalies: a study of seven cases including two sibs. *J Med Genet*. 1975;12:289–293.

46. Johnston MC, Listgarten MA. Observations on the migration, interaction and early differentiation of orofacial tissues. In: Slavkin HS, Bavetta LA, eds. *Developmental Aspects of Oral Biology*. New York: Academic Press; 1972:53–80.

47. Juberg RC, Marsidi I. A new form of X-linked mental retardation with growth retardation, deafness, and microgenitalism. *Am J Hum Genet*. 1980;32:714–722.

48. Kaplan LC. Choanal atresia and its associated anomalies: further support for the CHARGE association. *Int J Pediatr Otorhinolaryngol*. 1985;8:237.

49. Kaplan LC, Finkelhor B. Psychomotor retardation in CHARGE association. *Proc Greenwood Genet Ctr*. 1989;8:202,.

50. Klein VR et al. Choanal atresia and associated anomalies. *Proc Greenwood Genet Ctr*. 1988;7:213,.

51. Koletzko B, Majewski F. Congenital anomalies in patients with choanal atresia: CHARGE—association. *Eur J Pediatr*. 1984;142:271–275.

52. Lalani SR et al. *SEMA3E* mutation in a patient with CHARGE syndrome. *J Med Genet*. 2004;41:e94.

53. Lalani SR et al. Spectrum of *CHD7* mutations in 110 individuals with CHARGE syndrome and genotype-phenotype correlation. *Am J Hum Genet*. 2006;78:303–314.

54. Levin DL et al. Concordant aortic arch anomalies in monozygotic twins. *J Pediatr*. 1973;83:459–461.

55. Lillquist K et al. Colobomata of the iris, ciliary body and choroid in an infant with oesophago-tracheal fistula and congenital heart defects. An unknown malformation complex. *Acta Paediatr Scand*. 1980;69:427–430.

56. Lin AE et al. The pattern of cardiovascular malformation in the CHARGE association. *Am J Dis Child*. 1987;141:1010–1013.

57. Lin AE et al. Central nervous system malformations in the CHARGE association. *Am J Med Genet*. 1990;37:304–310.

58. Marmon LM et al. Congenital cardiac anomalies associated with the DiGeorge syndrome: a neonatal experience. *Ann Thor Surg*. 1984;38:146–150.

59. Mattei JP et al. X-linked mental retardation, growth retardation, deafness and microgenitalism. A second familial report. *Clin Genet*. 1983;23:70–74.

60. McGovern FH. The association of congenital choanal atresia and congenital heart disease. *Ann Otol Rhinol Laryngol*. 1953;62:394.

61. Metlay LA et al. Familial CHARGE syndrome: clinical report with autopsy findings. *Am J Med Genet*. 1987;26:577–581.

62. Mitchell JA et al. Dominant CHARGE association. *Ophthalm Paediatr Genet*. 1985;6:31–36.

63. Oley CA. CHARGE association. In: Cassidy SB, Allanson JE, eds. *Management of Genetic Syndromes*, 4th ed. New York: Wiley-Liss; 2010:157–168.

64. Oley CA et al. A reappraisal of the CHARGE association. *J Med Genet*. 1988;25:147–156.

65. Pagon RA et al. Coloboma, congenital heart disease, and choanal atresia with multiple anomalies: CHARGE association. *J Pediatr*. 1981;99:223–227.

66. Pergament E et al. Microphthalmia, coloboma, cleft palate, ear malformations, ptosis and congenital heart disease: a new malformation syndrome. In: *March of Dimes Birth Defects Conference Abstracts*, 1982:233.

67. Primack W, Feingold M. Picture of the month: CHARGE association. *Am J Dis Child*. 1983;137:1117–1118.

68. Quan L, Smith DW. The VATER association: vertebral defects, anal atresia, fistula with esophageal atresia, radial and renal dysplasia: a spectrum of associated defects. *J Pediatr*. 1973;82:104–107.

69. Rapin I, Ruben RJ. Patterns of anomalies in children with malformed ears. *Laryngoscope*. 1976;86:1469–1502.

70. Saniaville D et al. A CGH study of 27 patients with CHARGE association. *Clin Genet*. 2002;61:135–138.

71. Say Betal. The Stickler syndrome (hereditary arthro-ophthalmopathy). *Clin Genet*. 1977;12:179.

72. Schnetz MP et al. *CHD7* targets active gene enhancer elements to modulate ES cell-specific gene expression. *PLoS Genet*. 2010;6:e1001023,.

73. Shprintzen RJ et al. The velocardiofacial syndrome: a clinical and genetic analysis. *Pediatrics*. 1981;67:167–172.

74. Siebert JR et al. Pathologic features of the CHARGE association: support for involvement of the neural crest. *Teratology*. 1985;31:331–336.

75. Smith DW. *Recognizable Patterns of Human Deformation*. Philadelphia: W.B. Saunders; 1981:137–138.

76. Smithells RW. Defects and disabilities of thalidomide children. *BMJ*. 1973;1:269–272.

77. Stool SE, Kemper BI. Choanal atresia and/or cardiac disease. *Pediatrics*. 1968;42:525–528.

78. Superneau D, Wertelecki W. Choanal atresia, CHARGE association, and limb reduction defects. *Proc Greenwood Genet Ctr*. 1991;10:100–101.

79. Tellier A-L et al. Increased paternal age in CHARGE association. *Clin Genet*. 1996;50:548–550.

80. Tellier A-L et al. CHARGE syndrome: report of 47 cases and review. *Am J Med Genet*. 1998;76:402–409.

81. Thelin JW et al. CHARGE syndrome. Part II, hearing loss. *Int J Pediatr Otorhinolaryngol*. 1986;12:145–163.

82. Verloes A. Updated diagnostic criteria for CHARGE syndrome: a proposal. *Am J Med Genet*. 2005;133A:306–308.

83. Vissers LE et al. Mutations in a new member of the chromodomain gene family cause CHARGE syndrome. *Nat Genet*. 2004;36:955–957.

84. Wiener-Vacher SR et al. Vestibular function in children with the CHARGE association. *Arch Otolaryngol Head Neck Surg*. 1999;125:342–347.

85. Wilson L et al. Cytogenetic analysis of a case of "13q-syndrome" (46,XX,del 13) using banding techniques. *J Pediatr Ophthalmol Strabismus*. 1980;17:63–67.

86. Wincent J et al. *CHD7* mutation spectrum in 28 Swedish patients diagnosed with CHARGE syndrome. *Clin Genet*. 2008;74:31–38.

87. Wisniewski L et al. An interstitial deletion of chromosome 9 in a girl

with multiple congenital anomalies. *J Med Genet*. 1977;14:455–459.
88. Woodage T et al. Characterization of the CHD family of proteins. *Proc Natl Acad Sci USA*. 1997;94:11472–11477.
89. Wright CG et al. Auditory and temporal bone abnormalities in CHARGE association. *Ann Otol Rhinol Laryngol*. 1986;95:480–486.
90. Zagnoer M et al. Choanal atresia and congenital heart disease. *S Afr Med J*. 1981;60:815,.
91. Zentner GE et al. Molecular and phenotypic aspects of *CHD7* mutation in CHARGE syndrome. *Am J Med Genet*. 2010;152A:674–686.

耳郭畸形、智力残疾伴混合性听力损失

dysmorphic pinnae, intellectual disability, and mixed hearing loss

1978年，Cantú等[1]对具有典型症状的三兄妹进行描述，他们都表现为智力障碍、低位耳畸形以及混合性听力损失。

中枢神经系统：其中男孩的智商为63，女孩中年龄较大者智商为71，年龄较小女孩的智力正常。

听觉系统：三兄妹中年龄最大的患者为男性，外耳畸形程度最严重，他的右耳是低位耳伴发育不全的耳轮脚和深的耳甲，左耳表现为3度小耳畸形。双耳的耳前区平耳屏水平各有一个直径为0.5cm的小结节。右侧外耳道发育不良（图8-9）。左侧外耳道狭窄导致无法观察到鼓膜。左侧耳后区域出现化脓性瘘。年龄分别为9岁和4岁的两个年轻的女性同胞，有着相似的双侧对称性耳郭低位、杯状小耳。男孩是双耳混合性听力损失，损失程度为60~80dB。年龄较大的女孩是单纯的传导性听力损失，损失程度为30dB。年龄较小的女孩听力正常。

实验室检查：CT扫描显示男孩双侧乳突气化差。左侧锤骨和砧骨出现融合。耳蜗比正常厚，耳囊密度增加。CT扫描年龄较大的女孩显示其乳突气化正常。两侧镫骨足板增厚，其中一侧更加显著，耳蜗骨质密度增加。虽然年龄较小的女孩听力正常，但CT扫描发现其双侧镫骨足板增厚。因为9岁的这个女孩是在6岁时出现传导性听力损失，所以目前很难排除最小的这个女孩未来不出现听力损失的可能。

遗传：三兄妹父母都表现正常，但是其具有墨西哥血统的三代旁系堂表亲表现异常，故怀疑是常染色体隐性遗传。

诊断：Mengel等[3]描述了该疾病在门诺派同胞中的特征，这三名同胞具有众多表型，包括耳郭畸形和传导性听力损失。然而在其亲属中，

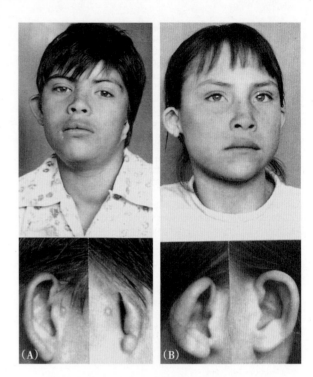

图8-9　耳郭畸形、智力障碍、混合性听力损失
（A，B）两兄妹展示了不同程度的小耳畸形。注意副耳
［引自：JM Cantú et al.，Hum Genet 1978；40：231.］

只诊断出了传导性听力损失。所有4名男性生殖器官均不成熟，其中3人具有性腺功能减退。Megarbane等[2]描述了黎巴嫩家庭的2名女孩，她们有轻度的发育迟缓、身材矮小、先天性小头畸形、前额突出、轻度的眶上嵴增生、鼻根宽、小且发育不良的低位耳、硬腭高拱、短颈和听力损失。这些特征和既往的报道相似[1,3]，但是考虑可能是一种新的常染色体隐性遗传。

预后：这个综合征的听力损失可能不是先天性的，比如这三兄妹中的第2个孩子。听力损失似乎是进行性的。

小结：本综合征的特征有如下几点：①常染色体隐性遗传；②不同严重程度的双侧耳部畸形；③不同程度的智力障碍；④进行性的双侧的传导性或混合性听力损失，严重程度可从轻度到重度。

参考文献

1. Cantú JM et al. Autosomal recessive sensorineural-conductive deafness, mental retardation, and pinna anomalies. *Hum Genet*. 1978;40:231–234.
2. Megarbane et al. A new autosomal recessive oto-facial syndrome with midline malformations. *Am J Med Genet*. 2005;132:398–401.
3. Mengel MC et al. Conductive hearing loss and malformed lowset ears, as a possible recessive syndrome. *J Med Genet*. 1969;6:14–21.

耳郭畸形、面瘫伴镫骨异常

dysmorphic pinnae, facial palsy, and stapedial anomalies

1983 年，Sellars 和 Beighton[5]描述了印度的一位母亲和她的 3 个孩子（图 8-10），表型表现为耳郭、耳道、镫骨异常及面瘫。

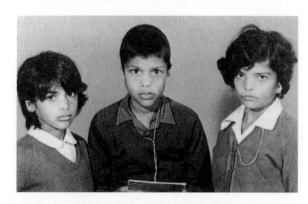

图 8-10　耳郭畸形、面瘫和镫骨异常

三位同胞都存在传导性听力损失和镫骨异常，外耳畸形及程度不一的面瘫

[引自：S Sellars and P Beighton, Clin Genet 1979；23：376.]

体格检查：第 2 个女孩和母亲表现为双侧面瘫。最小的女孩是单侧面瘫。最大的男孩无面瘫的迹象。

听觉系统：男孩患有双侧耳前窦道、双侧耳郭上半部缺如、左耳垂发育不全及右外耳道狭窄。第 2 个孩子双侧耳郭上半部缺如且外耳道狭窄，双侧耳前窦道。最小的孩子有双侧耳前窦道，右侧上半部分耳轮缺如且外耳道狭窄。根据病史，其母亲有双侧外耳畸形。

所有同胞都有双侧重度到极重度的先天性听力损失。男孩右耳听力图显示 30~40dB 的平坦型传导性听力损失，左耳为 50dB 的凹槽型传导性听力损失。另外 2 名同胞有双侧 60dB 的传导性听力损失。其母亲有极重度听力损失。

病理学：鼓室探查术显示男孩的镫骨上结构缺失，镫骨足板增厚且固定。第 2 个孩子的砧骨长脚逐渐变细，没有镫骨及镫骨足板。最小的孩子镫骨固定，砧骨豆状突缺失。

遗传：本疾病是表型多样的常染色体显性遗传。

诊断：外耳畸形较为常见，通常为散发、非综合征型及单纯性的[1]。但是，大约 6% 的耳郭异常伴中耳缺陷[4]。小耳畸形和外耳道闭锁可能是常染色体隐性[3]或是常染色体显性遗传[6]；外耳异常也是很多广泛累及骨骼或多系统的综合征的一个表现。Anderson 等[2]描述了显性遗传的先天性皮肤发育不全、耳畸形、面瘫和真皮窦，但未记录各成员的听力损失程度。

预后：极重度听力损失。

小结：本综合征的特征有如下几点：①常染色体显性遗传；②耳郭异常，外耳上半部分缺如；③外耳道狭窄；④耳前或耳后窦道；⑤单侧或双侧面瘫；⑥镫骨异常导致重度甚至极重度传导性听力损失。

参考文献

1. Aase JM, Tegtemeier RE. Microtia in New Mexico: evidence for multifactorial causation. *Birth Defects*. 1977;13(3A):113–116.
2. Anderson CE et al. Autosomally dominantly inherited aplasia cutis congenita, ear malformations, right sided facial paresis and dermal sinuses. *Birth Defects*. 1979;15(5B):265–270.
3. Ellwood LC et al. Familial microtia with meatal atresia in two sibships. *J Med Genet*. 1968;5:289–291.
4. Melnick M, Myrianthopoulos NC. External ear malformation: epidemiology, genetics and natural history. *Birth Defects*. 1979;15(9):27–29.
5. Sellars S, Beighton P. Autosomal dominant inheritance of conductive deafness due to stapedial anomalies, external ear malformations and congenital facial palsy. *Clin Genet*. 1983;23:376–379.
6. Zankl M, Zang KD. Inheritance of microtia and aural atresia in a family with 5 affected members. *Clin Genet*. 1979;16:331–334.

垂耳、小颌畸形伴传导性听力损失

lop ears, micrognathia, and conductive hearing loss

1976 年，Konigsmark 和 Gorlin[3]描述了一位母亲及其子女患有垂耳、小颌畸形和以传导性听力损失为主的混合性听力损失。1984 年，Schweitzer 等[5]报道了一个家系的三代成员，表现为畸形增厚的垂耳、小颌畸形，以及继发性听小骨异常导致的传导性听力损失。

体格检查：所有患者小颌畸形表现为Ⅱ类错𬌗畸形。

听觉系统：增厚的垂耳表现为耳垂和耳郭肥厚。没有副耳或耳前瘘管。在一个家系[5]中，先证者的父亲、祖父、2 个叔伯和 1 个姑姑也有类似的耳部表现。Konigsmark 和 Gorlin[3]描述的家系的成员外耳道明显狭窄。

在 Schweitzer 等[5]的报道中先证者右侧的言语接受阈在 10dB 时为 100%，左侧传导性听力损失最差时，言语接受阈在 60dB 时为 100%。右侧鼓室导抗图为 C 型（负压），左侧鼓室导抗图表现为高顺值。Konigsmark 和 Gorlin[3]指出该疾病听力损失范围在 30~60dB，表现为以传导性听力损失为主的混合性听力损失。

影像学检查：通过 X 射线影像或眼震电图描记法没有发现乳突或内耳道的异常。

病理学：Schweitzer 等[5]在鼓室探查时发现 1 例病例伴有听骨链畸形。锤骨和砧骨发育不全、未连接。镫骨肌及肌腱缺如，且发育不全的镫骨通过纤维带使正常活动的镫骨足板与鼓膜之间软连接。面神经鼓室段有裂开；下鼓室和蜗窗是正常的。Konigsmark 和 Gorlin[3]发现患者镫骨足板固定。镫骨后脚只有正常长度的 65% 且与足板无连接。同时发现镫骨肌和肌腱发育不全。

遗传：该综合征为常染色体显性遗传。

诊断：该疾病与 Escher 和 Hirt[2]描述的常染色体显性遗传的耳垂增厚、砧镫骨畸形综合征及 Mengel 等[4]描述的常染色体隐性遗传的耳郭畸形、传导性听力损失综合征有部分表现重叠。Cantú 等[1]报道了 1 例典型的综合征，表现为耳郭畸形、智力障碍和混合性听力损失，具有常染色体隐性遗传特征。在此综合征中，多层面断层扫描证实锤砧骨固定、镫骨足板增厚以及耳囊硬化。

小结：该综合征典型特征包括：①常染色体显性遗传；②畸形且增厚的垂耳；③小颌畸形；④继发于听骨链畸形的传导性听力损失。

参考文献

1. Cantú JM et al. Autosomal-recessive sensorineural-conductive deafness, mental retardation and pinnae anomalies. *Hum Genet*. 1978;40:231-234.
2. Escher F, Hirt H. Dominant hereditary conductive deafness through lack of incus–stapes junction. *Acta Otolaryngol (Stockh)*. 1968;65:25-32.
3. Konigsmark BW, Gorlin RJ. *Genetic and Metabolic Deafness*. Philadelphia: W.B. Saunders; 1976:73.
4. Mengel MC et al. Conductive hearing loss and malformed low-set ears as a possible recessive syndrome. *J Med Genet*. 1969;6:14-21.
5. Schweitzer VG et al. Conductive hearing loss, middle ear ossicular anomalies, malformed thickened lop auricles, and micrognathia: a rare autosomal-dominant congenital syndrome. *Am J Otol*. 1984;5:387-391.

耳郭畸形伴传导性听力损失
dysmorphic pinnae and conductive hearing loss

1969 年，Mengel 等[4]报道了一种综合征，特征为单侧或双侧畸形的低位耳和轻度到重度的传导性听力损失。该综合征见于宾夕法尼亚的 1 个门诺派教徒家族的 2 个同胞群中。

体格检查：患儿体格较正常同胞矮小。

中枢神经系统：对 6 例患病儿童中的 4 例进行智力测试，显示 3 例患儿有重度智力障碍，1 例正常。

心血管系统：6 例患者中 5 例在心尖处可闻及收缩期中度吹风样杂音。正常同胞无心脏杂音。心电图未见异常。

泌尿生殖系统：4 例男性患者中 3 例出现性腺功能减退，其中 2 例患儿有隐睾。

听觉系统：6 例患儿均有小耳畸形，且常常出现耳轮向前卷曲（图 8-11）。1 例患儿耳郭表现为外耳道周围仅存少许软骨组织包绕。6 例患儿中有 4 例一侧耳郭位置较另一侧低 4cm。与较正常的耳郭相比，错位耳畸形程度通常更重。所有的病例外耳道均有畸形，外耳道口位置也随之改变，但无外耳道闭锁症状。

虽然听力检查结果个体差异性很大，但 6 例患儿均至少有一侧听力损失达 70~80dB。部分患儿一侧听力损失较另一侧重。听力检测显示为传导性听力损失。短增量敏感指数试验（short-increment sensitivity index，SISI）、重振试验、音衰变试验结果均为阴性。言语接受阈值证实了纯音测听结果。

前庭系统：前庭冷热试验结果正常。

影像学检查：2 例患者颅骨 X 线结果无异常。先证者颞骨 CT 扫描结果提示听骨链畸形。

病理学：1 例患者鼓室探查发现听骨链异常。锤骨轻度畸形且后移，砧骨、镫骨缺如。锤骨头与前庭窗之间有一条细小的纤维带相连。

遗传：两组同胞中的 4 例患者为一名 1720 年去世的瑞士男性的后代。因此该综合征可能是常染色体隐性遗传。

诊断：该综合征的耳郭畸形与 Potter[6]、Romei[7] 和 Kessler[2] 描述的一个家系的部分成员表现类似。显然听力损失和低位耳与该种耳

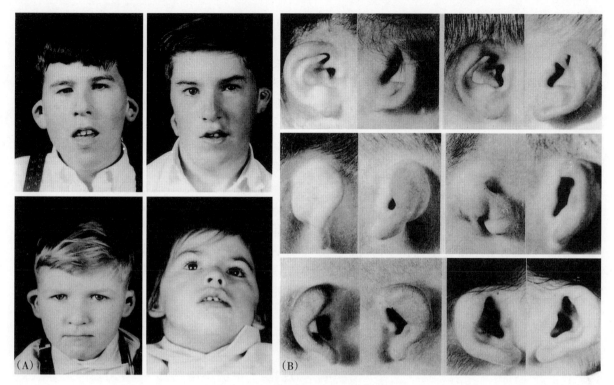

图 8-11　耳郭畸形和传导性听力损失

(A)4 名同胞患者的面部图像。(B)组合照片显示 6 名患儿的耳郭畸形。注意畸形的多种变化

[引自:MC Mengel et al.,J Med Genet 1969;6:14.]

畸形无关。鳃 - 耳 - 肾综合征有时表现为相似的耳郭畸形。但 Wildervanck[8]描述的家系中的患者既没有低位耳也不伴有智力障碍。

Cantú 等[1]描述的耳郭畸形、智力障碍和混合性听力损失与该综合征部分表型类似。患者父母为三级堂表亲。该家系与该综合征不同之处在于听力损失为混合性,且同胞群中的一例男性无生殖器发育不成熟或性腺功能减退等症状。

该综合征在心血管疾病、生长和发育延迟、性腺功能减退、耳畸形和听力损失上与 CHARGE 综合征有诸多类似。但是它缺乏 CHARGE 综合征的基本特征:眼组织缺损和后鼻孔闭锁[5]。

Megarbane 等[3]详细描述了一个黎巴嫩家系中的两姐妹的症状表型,包括轻度发育延迟、身材矮小、先天性小头畸形、额隆起、眶上骨嵴轻度增生、宽鼻根、小而发育不良的低位耳、硬腭高拱、短颈和听力障碍。这些特征与以前的研究类似[1,4],但是被认为是一种新的常染色体隐性综合征。

预后:先天性缺损无进行性发展迹象。

小结:该综合征特征包括:①常染色体隐性遗传;②单侧或双侧低位耳;③单侧或双侧耳郭畸形;④ 50% 患者伴有智力障碍;⑤心脏杂音;⑥男性性腺功能减退;⑦轻到重度传导性听力损失。

参考文献

1. Cantú JM et al. Autosomal recessive sensorineural-conductive deafness, mental retardation, and pinna anomalies. *Hum Genet.* 1978;40:231–234.
2. Kessler L. Beobachtung einer über 6 Generationen einfach-dominant vererbten Mikrotie 1. Grades. [Observation of an over 6 generations simple dominant inheritance of microtia of the 1st degree.] *HNO.* 1967;15:113–116.
3. Megarbane et al. A new autosomal recessive oto-facial syndrome with midline malformations. *Am J Med Genet.* 2005;132: 398–401.
4. Mengel MC et al. Conductive hearing loss and malformed low-set ears as a possible recessive syndrome. *J Med Genet.* 1969;6: 14–21.
5. Pagon RA et al. Coloboma, congenital heart disease, and choanal atresia with multiple anomalies: CHARGE association. *J Pediatr.* 1981;99:223–227.
6. Potter EL. A hereditary ear malformation transmitted through five generations. *J Hered.* 1937;28:255,.
7. Romei L. Una famiglia con conformazione del padiglione auricolare del tipo de Potter (cup-shaped ear). [A family with the Potter type

formation of the ear (cup-shaped ear).] *Acta Genet Med (Roma)*. 1959;8:483–486.

8. Wildervanck LS. Hereditary malformations of the ear in three generations. *Acta Otolaryngol (Stockh)*. 1962;54:553.

家族性半规管畸形伴外耳、中耳畸形
familial semicircular canal malformations with external and middle ear abnormalities

Matsunaga 和 Hirota[2]报道了一个家系(母亲及 2 个孩子)患有外半规管畸形同时伴有不同程度的外耳、中耳畸形。

听觉检查:女儿可见右侧副耳、外耳道狭窄和传导性听力损失。其兄弟可见右侧小耳畸形伴外耳道闭锁和混合性听力损失。母亲仅有右侧轻度听力损失,但 CT 检查提示有左侧外半规管畸形。

前庭系统:2 个孩子前庭无异常;母亲左侧对冷热试验无反应。

影像学检查:CT 检查显示均有单侧外半规管畸形。

遗传:可能是具有可变表现度的常染色体显性特征。

诊断:需要排除鳃 - 耳 - 肾综合征和 Cantú 等[1]和 Mengel 等[3]描述的病症。

参考文献

1. Cantú JM et al. Autosomal recessive sensorineural-conductive deafness, mental retardation, and pinna anomalies. *Hum Genet*. 1978;40:231–234.
2. Matsunaga T, Hirota E. Familial lateral semicircular canal malformation with external and middle ear abnormalities. *Am J Med Genet*. 2003;116A:360–367.
3. Mengel MC et al. Conductive hearing loss and malformed low-set ears as a possible recessive syndrome. *J Med Genet*. 1969;6:14–21.

鳃 - 眼 - 面综合征
上唇假性裂、唇 - 腭裂、颈部胸腺和传导性听力损失
branchio-oculo-facial (BOF) syndrome (pseudocleft of the upper lip, cleft lip-palate, cervical thymus, and conductive hearing loss

许多作者都报道过这种综合征,特征为先天性颈部皮肤发育不全、颈部胸腺、上唇假性裂或唇 - 腭裂、先天性鼻泪管阻塞和传导性听力损失[1-21]。1987 年 Fujimoto 等将其命名为鳃 - 眼 - 面综合征(branchio-oculo-facial,BOF)。事实上,较为认可的特征是颈部 / 耳下的皮肤缺损。肾畸形比较常见,而心脏和中枢神经系统缺陷则少见。尽管心理运动能力一般正常,但往往伴有发育延迟、肌张力减退和言语障碍。读者可参阅对本综合征更全面的综述[11]。

颅面部检查:患者通常在青春期出现头发稀疏、变灰白表现[1,5,9],且可能存在头皮下囊肿[5]。头部长而窄且伴有高前额。鼻部可因宽鼻梁和锯齿状或扁平状鼻尖伴鼻小柱短小而致宽大畸形。人中狭窄突出,且伴有增厚的纤维垂直嵴从而形成假性唇裂。其他的患者伴有唇裂和 / 或腭裂[1,2,4,10-19,21]。偶见旁正中位置的上唇出现凹陷,对应于鼻中部和上颌突融合的位置(图 8-12A)[1,5]。

视觉系统:各种各样的眼畸形包括眼距过宽[5],单侧小眼畸形[1,5,7],无眼畸形[4,14],近视[5],白内障[5,9],斜视[9],虹膜、脉络膜、视网膜和视神经缺损[5,7],睑裂上斜[1,5],眼眶皮样囊肿和虹膜色素上皮样囊肿[3]。所有病例几乎都有的特征是由泪囊炎造成的鼻泪管阻塞,最终引起下睑增厚[1,2,5,9]。

颈部:常见的特征为先天性双侧颈部皮肤发育不全、表皮菲薄和沿胸锁乳突肌走行的颈部异位胸腺[1-21](图 8-12B、C)。这些病损可能伴有血管瘤样成分或引流窦道和瘘管[11]。耳郭上部缺损,伴或不伴有引流窦道,这些伴有颈部皮肤缺损或作为独立病症出现。最初这些表现被认为是非典型的症状,但目前认为是该综合征表型的一部分[8,11,17,21]。显微镜下可见第三咽囊的咽部上皮表现为纤毛上皮,位于胸腺和皮肤之间[1,10,19,21](图 8-12D)。

听觉系统:耳郭向后成角畸形伴耳轮细、对耳轮突出和向上翻转的耳垂[4,5,7,8,9]。耳郭前后均可见凹陷[5]。有报道称亦伴有轻到中度的传导性听力损失[5,7,8,9,11]。颞骨 CT 示不全分隔 II 型,大前庭和大前庭水管[20]。

分子生物学研究:5 例鳃 - 眼 - 面综合征患者进行了 *EYA1* 基因测试,未发现突变。在一对患病母子的基因上发现染色体 6p24.3 上有 3.2Mb 缺失[14]。其他符合临床诊断的患者中发现 4 例患者在该区域候选基因的测序中 *TFAP2A* 基因

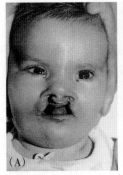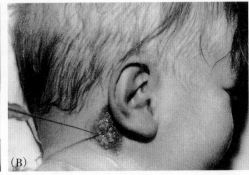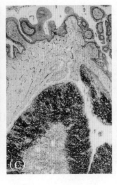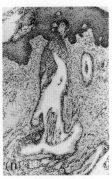

图 8-12　鳃 - 眼 - 面综合征（BOF）

（A）双侧唇腭裂、鼻泪管阻塞、杏仁状上斜睑裂。（B）颈侧胸腺。儿童的另一侧也有类似的病变。耳轮稍发育不全。
（C）颈部病理切片显示胸腺（D）颈部切片显示产生黏液的上皮位于原第三咽囊
［引自：W Schweckendiek et al., Laryngol Rhinol Otol 1977；56；795.］

有突变。大部分发生在 4 号和 5 号外显子上的错义突变[15,16]，但是也发现有小段缺失和剪接突变[6,20]。TFAP2A 在晶状体、神经视网膜、鼻突和口腔上皮内膜以及人类与小鼠胚胎阶段的腭突表达[6]。在斑马鱼基因敲除研究中发现编码直系同源 bmp4 和 tcf7l1a 蛋白的基因突变可影响视觉表型的外显率和表达性[6]。

遗传：很多报道证实该综合征为常染色体显性遗传[1,5,9,11]。在这些报道的家系中可见明显的家系内部表型的多样性[15]。

诊断：BOF 综合征具有特异性，但与其他的综合征（特别是 BOR 综合征）表面上有一定的相似之处。然而各个病症已证实有不同的基因表达。显微镜下的鉴别诊断应包括胸腺囊肿、异位错构瘤性胸腺瘤和皮肤良性淋巴上皮肿瘤[1,4]。

小结：该综合征的特征包括：①常染色体显性遗传；②唇裂和 / 或腭裂或上唇假性裂；③鼻泪管阻塞；④过早的灰白发；⑤颈部胸腺；⑥耳郭畸形；⑦传导性听力损失。

参考文献

1. Barr RJ et al. Dermal thymus. *Arch Dermatol.* 1989;125:1681–1684.
2. Çivi I et al. Bilateral thymus found in association with unilateral cleft lip and palate. *Plast Reconstr Surg.* 1989;83:143–147.
3. Demirci H et al. New ophthalmic manifestations of branchio-oculo-facial syndrome. *Am J Ophthal.* 2005;139:362–364.
4. Farmer AW, Maxmen MD. Congenital absence of skin. *Plast Reconstr Surg.* 1960;25:291–297 (case 3).
5. Fujimoto A et al. New autosomal-dominant branchio-oculo-facial syndrome. *Am J Med Genet.* 1987;27:943–951.
6. Gestri G et al. Reduced *TFAP2A* function causes variable optic fissure closure and retinal defects and sensitizes eye development to mutations in other morphogenetic regulators. *Hum Genet.* 2009; 126:791–803.
7. Hall BD et al. A new syndrome of hemangiomatous branchial clefts, lip pseudoclefts, and abnormal facial appearance. *Am J Med Genet.* 1983;14:135–138.
8. Harrison MS. The Treacher Collins-Franceschetti syndrome. *J Laryngol Otol.* 1957;71:597–603 (case R.C.).
9. Lee WK et al. Bilateral branchial cleft sinuses associated with intra-uterine and postnatal growth retardation, premature aging and unusual facial appearance: a new syndrome with dominant transmission. *Am J Med Genet.* 1982;11:345–352.
10. Lin AE et al. The branchio-oculo-facial syndrome. *Cleft Palate Craniofac J.* 1991;28:96–102.
11. Lin AE et al. Further delineation of the branchio-oculo-facial syndrome. *Am J Med Genet.* 1995;56:42–59.
12. Lin AE et al. Exclusion of the branchio-oto-renal syndrome locus (*EYA1*) from patients with branchio-oto-facial syndrome. *Am J Med Genet.* 2000;91:387–390.
13. McCool M, Weaver DD. Branchio-oculo-facial syndrome: broadening the spectrum. *Am J Med Genet.* 1994;49:414–421.
14. Milunsky JM et al. *TFAP2A* mutations result in branchio-oculo-facial syndrome. *Am J Hum Genet.* 2008;82:1171–1177.
15. Milunsky JM et al. Genotype-phenotype analysis of the branchio-oculo-facial syndrome. *Am J Med Genet.* 2011;155:22–32.
16. Reiber J et al. Additional clinical and molecular analyses of *TFAP2A* in patients with the branchio-oculo-facial syndrome. *Am J Med Genet.* 2010;152:994–999.
17. Rosenbaum KN et al. Accessory ectopic cervical thymus with lip pseudoclefts—further confirmation of a new syndrome. In: *Proceedings of the 8th International Congress on Human Genetics,* Abstract 834, October 6–11, 1991, Washington, DC.
18. Schmerler S et al. Long-term evaluation of a child with the branchio-oculo-facial syndrome. *Am J Med Genet.* 1992;44:177–178.
19. Schweckendiek W et al. Doppelseitige retro- und subauriculäre Fisteln mit Ektropium des Fistelgangepithels. [Bilateral retro- and subauricular fistulae with eversion of the epithelial lining.] *Laryngol Rhinol Otol.* 1977;56:795–800.
20. Tekin M et al. A complex TFAP2A allele is associated with branchio-oculo-facial syndrome and inner ear malformation in a deaf child. *Am J Med Genet.* 2009;149:427–430.
21. Tom DWK et al. Inflammatory linear epidermal nevus caused by branchial cleft sinuses in a woman with numerous congenital anomalies. *Pediatr Dermatol.* 1985;2:318–321.

先天性外耳道闭锁
congenital aural atresia

先天性小耳 / 无耳畸形出生率为 1~5/10 000[1,3,9-12,14,15]。仅大约 5% 患者的外耳道闭锁但不伴有小耳畸形[11]。然而各种各样的综合征均可能伴有外耳道闭锁(表 8-1),但在大部分病例中外耳道闭锁均独立存在,在这些病例中,男性患者更为常见(男:女 =2:1),且多见于右侧(65%)。种族发病率各不相同:白种人(1:15 000),西班牙裔美国人(1:9 000),美洲土著人(1:2 000)[1,2]。

为方便起见,先天性外耳道闭锁根据严重程度分为三型。

Ⅰ型:耳郭基本正常,伴有外耳道外侧骨部或软骨部闭锁,外耳道内侧和中耳正常。

Ⅱ型:耳郭畸形,外耳道部分或全部发育不良。中耳腔外侧壁有闭锁板。锤骨和砧骨常畸形或固定。

Ⅲ型:重度小耳畸形,外耳道完全骨化闭锁,鼓室狭小或严重发育不全,听小骨缺如或严重畸形,乳突未气化。

其中Ⅱ型外耳道闭锁最常见,Ⅲ型常见于下颌面骨发育不全[5,13]。

分子生物学研究:尽管染色体 18q 片段缺失综合征可表现为外耳道闭锁,但有研究发现决定先天性外耳道闭锁的基因区域距离 18q 染色体有一定距离[15]。根据微阵列芯片精准的缺失定位将基因区域缩小到 18q22.3-18q23 区间的

表 8-1　先天性外耳道闭锁综合征

疾病	别名/同义名	遗传方式
下颌面骨发育不全	Treacher Collins 综合征	AD
Crouzon 综合征	颅面骨发育不全	AD
眼-耳-脊柱谱系异常	Goldenhar 综合征,半侧面部肢体发育不良	罕见散发 AD
颅骨锁骨发育不良	—	AD
隐眼综合征	Fraser 综合征	AR
颅骨干骺端发育不良	—	AD, AR
鳃-耳-肾综合征	BOR 综合征,BO 综合征,BOU 综合征	AD
髋耳综合征	—	AD
肾和生殖器发育不良和传导性听力损失	Winter 综合征	AR
外耳道闭锁和传导性听力损失	Hefter-Ganz 综合征	AD
外耳道闭锁、小耳畸形、眼距过宽、面裂和传导性听力损失	HMC 综合征,Bixler 综合征	AR
外耳道闭锁、小耳畸形和传导性听力损失	—	AD, AR
外耳道闭锁、垂直距骨和传导性听力损失		AD
外耳道闭锁、智力障碍、多发畸形和传导性听力损失	Cooper-Jabs 综合征	AR
外耳道闭锁、小耳畸形、主动脉弓畸形和传导性听力损失	Kawashima 综合征	AR 或 XR
外耳道闭锁、小耳畸形、异常面容、假性视乳头水肿和混合性听力损失	Paes-Alves 综合征	AR
外耳道闭锁、小耳畸形、皮肤肥大细胞增多症、身材短小和传导性听力损失	Wolach 综合征	AR?
18 号染色体长臂缺失综合征	del(18q)综合征	
反应停胚胎病		
芳香维 A 酸胚胎病	—	
范科尼全血细胞减少综合征	—	AR
FG 综合征	Opitz-Kaveggia 综合征	XL

注:AD 为常染色体显性遗传;AR 为常染色体隐性遗传;XL 为 X 连锁遗传;XR 为 X 连锁隐性遗传

2.3Mb[4,6,7]。该区域的候选基因包括 *ZNF516*、*ZNF236*、*ZADH2* 和 *TSHZ1*[4]。Feenstra 等[8]证实 *TSHZ1* 为致病基因。

参考文献

1. Aase J. Microtia—clinical observations. *Birth Defects*. 1980;16(4): 289–297.
2. Aase JM, Tegtmeier RE. Microtia in New Mexico. Evidence for multifactorial causation. *Birth Defects*. 1977;13(3A):113–116.
3. Alasti F, Van Camp G. Genetics of microtia and associated syndromes. *J Med Genet*. 2009;46:361–369.
4. Cody JD et al. Narrowing critical regions and determining penetrance for selected 18q- phenotypes. *Am J Med Genet*. 2009;149A:1421–1430.
5. Cremers CWRJ et al. Congenital aural atresia. A new subclassification and surgical management. *Clin Otolaryngol*. 1984;9: 119–127.
6. Dostal A et al. Identification of 2.3-Mb gene locus for congenital aural atresia in 18q22.3 deletion: a case report analyzed by comparative genomic hybridization. *Otol Neurotol*. 2006;27:427–432.
7. Feenstra I et al. Genotype-phenotype mapping of chromosome 18q deletions by high-resolution array CGH: an update of the phenotypic map. *Am J Med Genet*. 2007;143A:1858–1867.
8. Feenstra I et al. Disruption of Teashirt Zinc Finger homeobox 1 is associated with congenital aural atresia in humans. *Am J Hum Genet*. 2011;89:813–819.
9. Gill NW. Congenital atresia of the ear. A review of the surgical findings in 83 cases. *J Laryngol Otol*. 1960;83:551–587.
10. Grundfast CM, Camilon F. External auditory canal stenosis and partial atresia without associated anomalies. *Ann Otol Rhinol Laryngol*. 1986;95:505–508.
11. Jafek BW et al. Congenital aural atresia: an analysis of 311 cases. *Trans Am Acad Ophthalmol Otolaryngol*. 1975;80:588–596.
12. Marres EHMA, Cremers CWRJ. Surgical treatment of congenital aural atresia. *Am J Otol*. 1985;6:247–249.
13. Melnick M et al. External ear malformations: epidemiology, genetics and natural history. *Birth Defects*. 1979;15(9):1–140.
14. Sullivan JA et al. Surgical management of congenital atresia of the ear. *J Laryngol Otol*. 1959;73:201–222.
15. Veltman et al. Definition of a critical region on chromosome 18 for congenital aural atresia by arrayCGH. *Am J Hum Genet*. 2003;72:1578–1584.

常染色体显性遗传外耳道闭锁、小耳畸形伴传导性听力损失
autosomal dominant aural atresia, microtia, and conduc-tive hearing loss

许多学者曾描述过家族性单侧或双侧的小耳畸形、外耳道闭锁以及传导性听力损失[3-6,8]。此外,还有一些散发的外耳道闭锁、小耳畸形以及听力损失。目前我们无法预知这些患者的疾病遗传模式为常染色体显性遗传还是常染色体隐性遗传。

听觉系统:Cremers[1]描述了 5 个具有先天性外耳道闭锁的家系。在一些患者是单侧耳郭异常;另外一些患者为双侧耳郭均异常。Orstavik[5]等报道了单侧副耳的多种表型,以致

不能排除患者为眼 - 耳 - 脊柱谱系异常。

J. Garza 以及 M. Miller 注意到小耳畸形和外耳道闭锁是双侧且对称的(图 8-13)。中度传导性听力损失。在手术中发现,双侧鼓膜缺如,双侧仅有一半的砧骨、锤骨和镫骨。Pfeiffer[7]报道了一位母亲和儿子具有小耳畸形,主要是单侧。总之,传导性听力损失的表型是非常多变的。

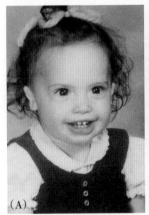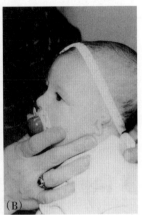

图 8-13　常染色体显性外耳道闭锁、小耳畸形和传导性听力损失

(A)母亲 2 岁时。(B)2 个月大的女儿

[引自:J Garza,M Miller.]

遗传:这种综合征在几代人之间以男 - 男传递的现象明显表明是常染色体显性遗传。表型是非常多变的[1,2],并且在一些家系中外显率也相对较低[2]。

诊断:常染色体隐性外耳道闭锁、小耳畸形和传导性听力损失需排除。有一些散发的个案报道以及"家族性"先天性外耳道闭锁和小耳畸形[7]。当然或许这些患者也具有此综合征。有一些家系具有小耳畸形、外耳道闭锁和传导性听力损失等表型,但是这些患者还有第 1 和第 2 鳃弓其他异常,如面部不对称、副耳以及单侧大口畸形。这些患者或许可以代表眼 - 耳 - 脊柱谱系异常的常染色体显性遗传形式[3,4,9]。

预后:听力损失是先天性且非进行性的。

小结:这种综合征的主要特征包括①常染色体显性遗传;②单侧或双侧小耳畸形;③单侧或双侧外耳道闭锁;④先天性中度到重度传导性听力损失。

参考文献

1. Cremers CWRJ. Meatal atresia and hearing loss. Autosomal-dominant and autosomal recessive inheritance. *Int J Pediatr Otorhinolaryngol.* 1985;8:211–213.
2. Gupta A, Patton MA. Familial microtia with meatal atresia and conductive deafness in five generations. *Am J Med Genet.* 1995;59:238–241.
3. Guizar-Väzquez J et al. Microtia and meatal atresia in mother and son. *Clin Genet.* 1978;14:80–82.
4. Oliveira CA et al. External and middle ear malformations: autosomal-dominant genetic transmission. *Ann Otol Rhinol Laryngol.* 1989;98:772–776.
5. Orstavik KH et al. Right-sided microtia and conductive hearing loss with variable expressivity in three generations. *Clin Genet.* 1990;38:117–120.
6. Patterson JS, Byrne E. Recurrence of microtia in a family: a possible dominant gene? Presented at the 5th Manchester (U.K.) Birth Defects Conference, October 13–16, 1992.
7. Pfeiffer RA. Essai d'une nosologie génétique de l'atresia auris congenita. [Genetic nosology and atresia auris congenita.] *J Genet Hum.* 1982;30:165–180.
8. Sanchez-Corona J et al. A distinct dominant form of microtia and conductive hearing loss. *Birth Defects.* 1982;18(3B):211–216.
9. Zankl M, Zang KD. Inheritance of microtia and aural atresia in a family with five affected members. *Clin Genet.* 1979;16:331–334.

常染色体隐性外耳道闭锁，小耳畸形伴传导性听力损失

autosomal recessive aural atresia, microtia, and conductive hearing loss

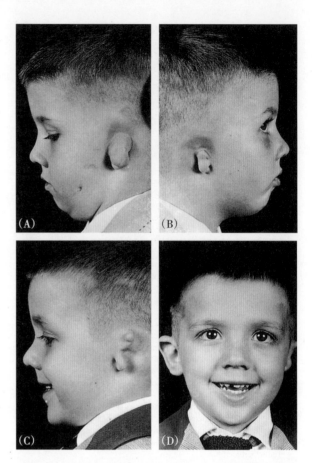

图 8-14　常染色体隐性外耳道闭锁、小耳畸形和传导性听力损失

（A，B）侧位图显示双侧小耳畸形和外耳道口缺如。
（C，D）右耳正常，左侧小耳伴上部软骨不发育和下部小耳垂。外耳道缺如

［引自：B Konigsmark et al., Arch Otolaryngol 1972;96:105.］

在 1968 年，Ellwood 等[3]报道了在多个同胞群中单侧或双侧小耳畸形、外耳道闭锁以及传导性听力损失。Konigsmark 等[7]、Dar 和 Winter[2]、Schmid[9]等同样也描述了一些其他的例子。

外耳：在 Ellwood 等[3]报道到的首例家系中，3 名同胞中有 2 名存在相似的异常外耳。其耳郭缺如，仅在皮肤下面有轻微突起的软组织团块，外耳道仅呈现一个小的浅凹。Dar 和 Winter[2]描述的第一个家系中的另一个患者存在双侧无耳畸形及双侧外耳道闭锁。由 Ellwood 等[3]报道的第二个家系中，有 2 位具有严重的左侧小耳畸形，主要表现是在皮肤下面仅有很小的软骨嵴，就像外耳向前折叠。在这 2 位患者中，右侧耳郭大致正常，仅在耳轮上部有轻度的向下卷曲，单侧外耳道闭锁已被证明。Konigsmark 等[7]描述了 2 例男性患者，年龄较大者存在严重的双侧小耳畸形及外耳道闭锁，年龄较小者单侧小耳畸形及外耳道闭锁（图 8-14）。Schmid 等[9]同样描述了一家系中 3 位同胞患者，均具有单侧小耳畸形及外耳道闭锁。

听觉系统：Ellwood 等[3]报道的第一个家系中，在对研究对象进行听力测试时，研究者发现（其中）一位患者在 1 周龄时仅对 80dB 以上声音起反应，其他患者在 4 月龄时对最强声音刺激无反应。在第二家系中，一位患者气导听力损失 70dB，骨导听力损失 30~50dB，而另外一位患者具有正常的听力[3]。Konigsmark 等[7]描述了一位具有双侧中度传导性听力损失的患者，而他的同胞则有一侧严重的感音神经性听力损失，另一侧听力表现正常。Schmid 等[9]描述的 3 位患者为高度的传导性听力损失。总之，小耳畸形的程度与先天性听力障碍的程度有一定的相关性[5,6]。

一位患儿的影像学检查显示听小骨和中耳的异常[7]。

遗传：Ellwood 等[3]和 Schmid 等[9]均报道

了这些受累同胞具有同源的阿拉伯籍双亲。父亲的姐姐与母亲的弟弟结婚后生下一位患者[2]。Schmid 等[9]报道的 3 位患者生于四级堂表亲。Konigsmark 等[7]也描述了这样的患者。Cremers[1]记录了双侧不完全骨性外耳道闭锁的患者，在这些患者中耳郭并未明显受到影响。因此，这些是该综合征常染色体隐性遗传的例子。

诊断：需排除常染色体显性外耳道闭锁、小耳畸形和传导性听力损失。个案报道的散发的先天性外耳道闭锁和小耳畸形并不少见[11]。在这些患者中可能有部分具有显性或隐性的综合征。一些家系[4,8,10,12]除了具有小耳畸形、外耳道闭锁及传导性听力损失，还有其他第一和第二鳃弓异常发育的相关特征，例如面部不对称、副耳以及口角的横向扩展。这些患者中可能有代表眼 - 耳 - 脊柱谱系异常的。这些家系涉及常染色体显性遗传的不同表达方式（单侧和双侧受累）[4,8]以及偶然的非外显率[12]和常染色体隐性遗传[10]。这些家系在相同的环境中具有额外的面部特征的可能性小，但是，偶然会有家系成员仅有小耳畸形、外耳道闭锁及传导性听力损失表型，这两种情况的区别尚不明确。

预后：虽然由 Ellwood 等[3]报道的 2 名儿童均在婴儿时期死亡，但是其死因似乎与耳部缺陷无明显相关性。这些患者的听力损失是先天性的，而非进行性的。

小结：这种综合征的主要特征包括：①常染色体隐性遗传；②单侧或双侧无耳畸形或小耳畸形；③单侧或双侧外耳道闭锁；④先天性中度到重度的传导性听力损失。

参考文献

1. Cremers CWRJ. Meatal atresia and hearing loss. Autosomal-dominant and autosomal-recessive inheritance. *Int J Pediatr Otorhinolaryngol.* 1985;8:211–213.
2. Dar H, Winter ST. Letter to the editor. *J Med Genet.* 1973;10:305–306.
3. Ellwood LC et al. Familial microtia with meatal atresia in two sibships. *J Med Genet.* 1968;5:289–291.
4. Guizar-Vazquez J et al. Microtia and meatal atresia in mother and son. *Clin Genet.* 1978;14:80–82.
5. Jaffe BF. Pinna anomalies associated with congenital conduction hearing loss. *Pediatrics.* 1976;57:332–341.
6. Jahrsdoerfer RA. Congenital atresia of the ear. *Laryngoscope.* 1978;88(Suppl 13):1–48.
7. Konigsmark B et al. Recessive microtia, meatal atresia, and hearing loss. *Arch Otolaryngol.* 1972;96:105–109.
8. Oliveira CA et al. External and middle ear malformations: autosomal-dominant genetic transmission. *Ann Otol Rhinol Laryngol.* 1989;98:772–776.
9. Schmid M et al. Familial microtia, meatal atresia, and conductive deafness in three siblings. *Am J Med Genet.* 1985;22:327–332.
10. Strisciuglio P et al. Microtia with meatal atresia and conductive deafness: mild and severe manifestations within the same sibship. *J Med Genet.* 1986;23:459–460.
11. Whetnall E, Fry DB. *The Deaf Child.* Springfield, IL: Charles C. Thomas; 1964:96.
12. Zankl M, Zang KD. Inheritance of microtia and aural atresia in a family with five affected members. *Clin Genet.* 1979;16:331–334.

外耳道闭锁、垂直距骨、传导性听力损失
aural atresia, vertical talus, and conductive hearing loss

1979 年，Rasmussen 等[5]报道了 1 个三代家系，其中 6 位成员表现为先天性外耳道闭锁、垂直距骨和眼距过宽综合征。Julia 等[3]报道了 1 例散发病例。需要注意的是，在本书第二版中，我们将这一疾病称为"Rasmussen 综合征"。但由于该名称也同样用于描述一种获得性进行性炎性脑病[4]，故此处不再使用"Rasmussen 综合征"一词。

颅面部检查：面容除眼距轻度增宽外其他基本正常（图 8-15A）。

肌肉骨骼系统：6 例患病家系成员中 4 例存在双侧畸形足，2 例有垂直距骨。散发病例表现为垂直距骨和髋关节脱位（图 8-15D、E）。

听觉系统：所有 7 例患者均可见双侧外耳道先天性对称性不完全闭锁，耳郭正常。中耳基本正常，只有 1 例锤骨活动度下降（图 8-15B、C），传导性听力损失约为 45~55dB。

遗传：可能是常染色体显性遗传伴可变表现度。因为 1 例男性患者的女儿正常，故可排除 X 连锁显性遗传方式。鉴于 18 号染色体长臂的小片段缺失也可以出现外耳道闭锁和垂直距骨，提示该综合征可能是一种邻近基因缺失综合征[1]。

诊断：应与 Hefter 和 Ganz[2]及 Robinow 和 Jahrsdoerfer[6]报道的外耳道闭锁和传导性听力损失相区别。

预后：手术矫正可改善听力。认知功能发育正常。

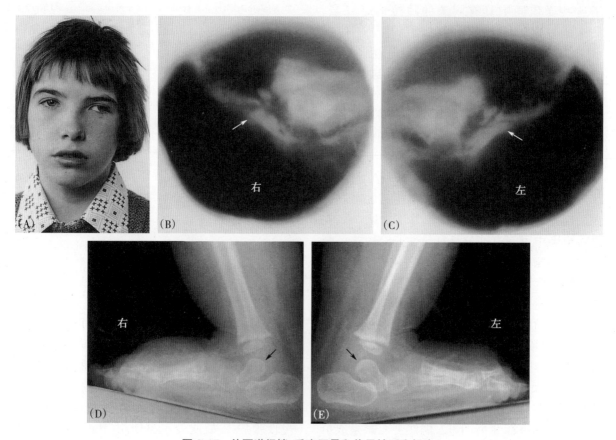

图 8-15　外耳道闭锁、垂直距骨和传导性听力损失
(A)轻度眼距过宽。该患者表现出外斜视,但在其他病例中未见。(B,C)箭头所指为骨性闭锁板。(D,E)垂直距骨

[引自:N Rasmussen et al. Acta Otolaryngol,1979;88:296]

小结:该综合征的主要特征包括:①常染色体显性遗传;②双侧畸形足和垂直距骨;③外耳道外侧闭锁,耳郭正常;④传导性听力损失。

参考文献

1. Feenstra I et al. Disruption of Teashirt Zinc Finger Homeobox 1 is associated with congenital aural atresia in humans. *Am J Hum Genet*. 2011;89:813–819.
2. Hefter E, Ganz H. Bericht über vererbte Gehörgansmissbildungen. [Hereditary auditory pathways abnormalities.] *HNO*. 1969;17:76–78.
3. Julia S et al. Association of external auditory canal atresia, vertical talus, and hypertelorism: confirmation of Rasmussen syndrome. *Am J Med Genet*. 2002;110:179–181.
4. Mastrangelo M et al. Eponym: Rasmussen syndrome. *Eur J Pediatr*. 2010;169:919–924.
5. Rasmussen N et al. Inherited congenital bilateral atresia of the external auditory canal, congenital bilateral vertical talus and increased interocular distance. *Acta Otolaryngol*. 1979;88:296–302.
6. Robinow M, Jahrsdoerfer RA. Autosomal dominant atresia of the auditory canal and conductive deafness. *Am J Med Genet*. 1979;4:89–94.

Cooper-Jabs 综合征

外耳道闭锁-智力障碍-多发先天畸形-传导性听力损失

aural atresia, intellectual disability, multiple congenital anomalies, and conductive hearing loss (Cooper-Jabs syndrome)

1987 年,Cooper 和 Jabs[1]报道 2 名同胞有双侧低位耳,向后下成角,伴耳轮上部明显重叠及外耳道闭锁,混合性听力损失,并伴有心血管、关节和肛门畸形。

体格检查:两姊妹表现为前额突触的短头畸形,枕骨部扁平,面中部发育不全(图 8-16)。姐姐还有静止性脑积水。身高位于第 3 百分位数。两患者均有室间隔缺损、肛门前移、小指过长、近位拇指、运动和认知功能发育迟缓及肌张力低下。姐姐还表现有指间关节先天性指屈曲、左侧

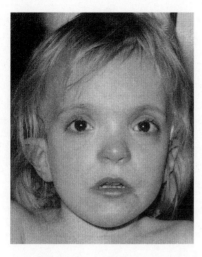

图 8-16 外耳道闭锁、智力障碍、多发先天畸形、传导性听力损失

两姐妹之一表现有轻度前额突出、眼距过宽、面中部发育不全

[引自:LF Cooper,EW Jabs. Baltimore,Maryland. 供图]

髋关节脱位、仰趾外翻足和肋骨畸形。妹妹则有手、腕关节过伸伴马蹄内翻足。

听觉系统:两姊妹均存在低位耳郭向后扭转,伴明显的耳轮上部折叠,外耳道闭锁。

姐姐的听力测试显示对言语声的最佳反应在 55~60dB,对 3 000Hz 窄带噪声的最佳反应在 70dB。听觉诱发电位符合中度传导性听力损失且可能存在轻度感音神经性听力损失。对言语声的骨导阈值在 35~40dB。妹妹的听力曲线和听觉诱发电位显示双耳既有传导性亦有感音神经性听力损失,阈值在 70~80dB。

姐姐颞骨岩部多层面扫描显示外耳道闭锁、鼓膜缺如,但中耳腔正常。乳突窦周围三角区硬化。

遗传:该综合征符合常染色体隐性遗传。

诊断:外耳道闭锁伴或不伴耳郭畸形。估计在存活的新生儿中患病率为 1~5/20 000[5]。存在外耳道闭锁的多数家系病例也同时出现与第 1、第 2 鳃弓衍生物有关的畸形[2-4,7,8,10]。目前已报道数个与外耳道闭锁合并多器官受累的综合征(包括 Saethre-Chotzen 综合征、鳃 - 耳 - 肾综合征、颅骨锁骨发育不良、眼 - 牙 - 骨综合征、耳 - 腭 - 指(趾)综合征 Ⅰ 型、Townes-Brocks 综合征、Nager 肢端 - 面骨发育不全综合征、Miller 综合征、腭 - 心 - 面综合征和 Johanson-Blizzard 综合征)。外耳道闭锁伴智力障碍和其他畸形也可以是源于染色体异常,包括 13 三体、18 三体、21 三体(唐氏综合征)及 18 号染色体长臂缺失综合征。Cooper-Jabs 综合征与 Townes-Brocks 综合征及 18 号染色体长臂缺失综合征极为相似[9],但并没有后两种疾病的典型特征。Jahrsdoerfer[6]对先天性外耳道闭锁进行了出色的综述。

小结:该综合征的特征包括:①常染色体隐性遗传;②双侧耳郭畸形;③身材矮小、发育延迟、室间隔缺损和肛门前移;④外耳道闭锁;⑤混合性听力损失。

参考文献

1. Cooper LF, Jabs EW. Aural atresia associated with multiple congenital anomalies and mental retardation: a new syndrome. *J Pediatr*. 1987;110:747–750.
2. Dar H, Winter ST. Correspondence. *J Med Genet*. 1973;10:305,.
3. Ellwood LC et al. Familial microtia with meatal atresia in two sibships. *J Med Genet*. 1968;5:289,.
4. Guizar-Vasques J et al. Microtia and meatal atresia in mother and son. *Clin Genet*. 1978;14:80–82.
5. Jafek BW et al. Congenital meatal atresia. *Trans Am Acad Ophthalmol Otolaryngol*. 1975;8:588–596.
6. Jahrsdoerfer RA. Congenital atresia of the ear. *Laryngoscope*. 1978; 88(Suppl 13):1–48.
7. Pfeiffer RA. Essai d'une nosologie genetique de l'atresia auris congenita. [Genetic nosology and atresia auris congenita.] *J Genet Hum*. 1982;30:165–180.
8. Schmid M et al. Familial microtia, meatal atresia and conductive deafness in three siblings. *Am J Med Genet*. 1985;22:327–332.
9. Townes PL, Brocks ER. Hereditary syndrome of imperforate anus, hand, foot and ear anomalies. *J Pediatr*. 1972;81:321–326.
10. Zankl M, Zang KD. Inheritance of microtia and aural atresia in a family with five affected members. *Clin Genet*. 1979;16:331–334.

异维 A 酸胚胎畸形样综合征

外耳道闭锁 - 小耳畸形 - 主动脉弓畸形 - 传导性听力损失

Aural atresia, microtia, aortic arch anomalies, and conductive hearing loss (isotretinoin embryopathy-like syndrome)

1987 年,Kawashima 等[5]报道 3 例男性同一家系患者患有小耳畸形、外耳道闭锁、主动脉弓畸形和传导性听力损失的综合征。Guion-Almeida 等[4] 及 Guion-Almeida 和 Kokitsu-Nakata[3]报道了另外 2 例患者,均为男性。

心血管系统:所有患者均有复杂心脏缺陷,包括间隔缺损、动脉导管未闭、主动脉弓阻断和其他畸形,可以表现为上述各种畸形的不同组合。

其他表现:小颌畸形、眼距过宽是很常见的表型。在其他 1~2 例患病男孩中发现有高前额、短鼻、腭裂和腹股沟疝。1 名男孩出现左侧面瘫（图 8-17A）。

听觉系统：单侧或双侧外耳畸形（图 8-17B）。偶见副耳。耳郭畸形时，外耳道通常狭窄或闭锁。外耳道闭锁。其中 1 名男孩听性脑干反应左耳听阈升高至 60dB，右耳听阈升高至 70dB。

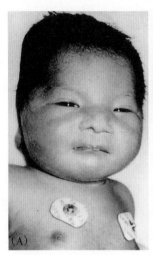
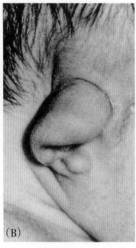

图 8-17　外耳道闭锁、小耳畸形、主动脉弓异常和传导性听力损失

（A）高前额，眼距过宽，短、宽鼻。（B）低位的小型杯状耳
［引自：H Kawashima et al., J Pediatr, 1987;111:738］

遗传：所有患者均为男性，其中 3 例为同胞。这提示该综合征为 X 连锁隐性遗传，但是不能除外常染色体隐性遗传。

诊断：其母亲妊娠期使用维 A 酸类药物可引起后代先天性畸形，这已达成广泛共识。其导致的胚胎异常是以头面部畸形，特别是小耳畸形、耳郭缺如伴小颌畸形和腭裂为特征。动脉干缺陷和主动脉弓异常、胸腺发育不全及中枢神经系统畸形亦很常见[7]。尽管 3 例同胞患者的表型与异维 A 酸胚胎病相吻合，但其母亲并没有产前异维 A 酸暴露史。DiGeorge 序列[1,5]也有外耳畸形和主动脉中断，但 3 例同胞患者中的一位淋巴细胞分类正常、血清钙浓度正常。眼 - 耳 - 脊柱谱系异常也可见小耳畸形、副耳和心脏畸形。Derbent 等[2]报道了 1 例患者发育正常、右侧小耳畸形、外耳道闭锁、生长迟缓、复杂心血管畸形（永存左上腔静脉、主动脉瓣狭窄、二叶主动脉瓣、主动脉瓣下膜）、脊柱 C_2~C_3 和 C_5~C_6 完全融合、腰椎侧弯和叶外型肺隔离症。作者认为该患者的特点和其他此前报道的病例表现[3,4,6]均是眼 - 耳 - 脊柱谱系异常的表现。

预后：3 位同胞患者的前两位在新生儿期即由于先天性心脏畸形夭折。第 3 例患者听力损失进展情况和程度未见报道。

小结：该综合征的特征包括：①常染色体或 X 连锁隐性遗传；②耳郭畸形；③主动脉弓畸形；④听力损失，可能为传导性。

参考文献

1. Conley ME et al. The spectrum of the DiGeorge syndrome. *J Pediatr*. 1979;94:883–890.
2. Derbent M et al. A new syndrome within the oculo-auriculo-vertebral spectrum: microtia, atresia of the external auditory canal, vertebral anomaly, and complex cardiac defects. *Clin Dysmorph*. 2005;14:27–30.
3. Guion-Almeida ML, Kokitsu-Nakata NM. Aural atresia, microtia, complex heart defect, and hearing loss syndrome: additional case [letter]. *Am J Med Genet*. 2003;117A:83–84.
4. Guion-Almeida ML et al. A Brazilian boy with aural atresia, microtia, complex heart defect, and hearing loss. *Braz J Dysmorph Speech Hear Disord*. 2000;3:21–24.
5. Hennekam RCM, Krantz ID, Allanson JE, eds. *Gorlin's Syndromes of the Head and Neck*, 5th ed. New York: Oxford University Press; 2010:910–913.
6. Kawashima H et al. Syndrome of microtia and aortic arch anomalies resembling isotretinoin embryopathy. *J Pediatr*. 1987;111:738–740.
7. Lammer EJ. Retinoic acid embryopathy. *N Engl J Med*. 1985;313:837–841.

HMC 综合征 /Bixler 综合征
外耳道闭锁、小耳畸形、眼距过宽、面裂和传导性听力损失
aural atresia, microtia, hypertelorism, facial clefting, and conductive hearing loss（HMC syndrome, Bixler syndrome）

1969 年 Bixler 等[3,4]报道了 2 位同胞患者患有眼距过宽、小耳畸形、唇腭裂（HMC 综合征）。1976 年，Schweckendiek 等[10]报道了 2 例同卵双生患者出现前述相同的疾病症状，同时还有数例散发病例[1,2,5,11]，其中 1 例患者是近亲婚配的夫妻所生[10]。半数病例存在智力障碍[3,4,10]。有 2 例患者来自非近亲的父母连续自然妊娠时，在胎儿期就已有报道[6]。这种所谓的 Bixler 综合征变异型实际上明显是眼 - 耳 - 脊柱谱系异常[8]。

体格检查：大多数患者生长迟缓，但在胎儿时期发育正常[6]。常见表现为鼻根增宽伴鼻尖

宽大,严重者为二裂鼻[2-4](图8-18)。几乎所有患者均有眼距过宽。9例患者中有8例出现单侧或双侧唇腭裂,唯一的例外是Schweckendiek等[10]报道的孪生子中的年长者。其他面部畸形包括面部不对称、小口畸形和下颌弓发育不全。在家系病例中发现有轻度肢体畸形,包括双侧鱼际发育不全、小指短缩[3,4]。

心血管系统:两姐妹[3,4]患有先天性心脏病,姐姐房间隔缺损,妹妹心内膜垫缺损。其他6位母系近亲也患有先天性心脏病,这提示该病为独立的遗传缺陷,因为先天性心脏病未见于其他病例。Ghoumid等[6]发现的胎儿病例中有1例存在右心室双出口、左心室发育不全和室间隔缺损。

泌尿生殖系统:部分患者出现肾畸形,包括左侧盆腔肾[3,4]、交叉异位肾[3,4]、单侧双重肾盂和输尿管狭窄[10]。

听觉系统:最初报道的两姐妹外耳均有明显畸形,且双侧耳屏和耳轮前上部缺如(图8-18)。

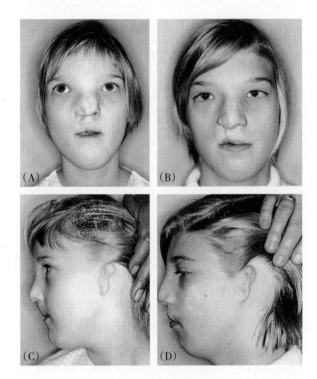

图8-18 HMC综合征
妹妹(A)和姐姐(B)的正面观。明显的眼距过宽、鼻根宽大和已修复的唇裂。(C,D)HMC综合征姐妹的侧面观,显示妹妹(C)和姐姐(D)小耳畸形。两姐妹左侧外耳道均缺如
[引自:D Bixler et al.,Am J Dis Child,1969;118:495]

妹妹一侧耳受累程度较轻。两姐妹一侧外耳道缺如,另一侧闭锁。男性孪生子中的两兄弟均表现为右侧小耳畸形。其中1人表现同侧外耳道闭锁,2人左耳无耳轮皱褶。Baraitser[1]描述了1例男孩双侧耳郭畸形伴外耳道狭窄。Fontaine等[4]报道的患者有双侧外耳发育不全伴外耳道宽大。Amiel等报道的第2例患者表现为双侧无耳畸形。

最初报道的两姐妹[3,4]患有双侧传导性听力损失,其中一个则表现为单侧传导性听力损失[10]。2例散发病例因年龄太小未行听力评估[2,6]。1例女孩CT显示双侧外耳道闭锁,左侧砧、镫骨和右侧锤、镫骨发育不全。另一女孩存在左侧听骨链融合表型[3,4]。

影像学检查:颅骨X线片显示下颌角变锐,下颌支短,上面部长度缩短,鼻底下陷和颅骨曲度变小[2,3]。

遗传:有若干文献报道[6,11],父母正常的4个孩子中有2例患者,强烈提示为常染色体隐性遗传。1例患者的染色体及基因芯片检测结果显示正常[6]。

诊断:在额鼻畸形中,患者可表现出多种畸形,包括明显的眼距过宽、二裂鼻、隐性颅裂和偶见的唇和/或腭裂[5]。相似的特征也见于耳-腭-指(趾)综合征Ⅰ型(OPDⅠ),包括传导性听力损失、腭裂和生长迟缓[7]。但在OPD综合征中所表现的面部及骨骼症状未见于HMC综合征。眼-耳-脊柱谱系异常的表型常见耳郭畸形,但唇裂和腭裂相对少见(7%),且严重的眼距过宽也非其特征性表现。Motohashi等报道[9]1例患儿染色体异常[46,XY,t(1;7)(1q31;7p15)],其特征与该疾病相似,包括眼距过宽、小耳畸形和腭裂。虽然该患儿没有唇裂,宽/二裂鼻,但伴有其他特征,如双行睫、眼睑发育不全和泪道缺如。

预后:听力损失明显是非进行性的。1名患者在新生儿期死于呼吸系统并发症,可能与本病无关[4]。

小结:该综合征的特征包括:①常染色体隐性遗传;②小耳畸形和外耳道闭锁;③眼距过宽;④唇裂和腭裂;⑤肾畸形;⑥生长迟缓;⑦传导性听力损失。

参考文献

1. Amiel J et al. Hypertelorism-microtia-clefting syndrome (Bixler syndrome): report of two unrelated cases. *Clin Dysmorph*. 2001;10: 15–18.
2. Baraitser M. The hypertelorism microtia clefting syndrome. *J Med Genet*. 1982;19:387–389.
3. Bixler D et al. Hypertelorism, microtia and facial clefting: a newly described inherited syndrome. *Am J Dis Child*. 1969;118:495–500.
4. Bixler D et al. Hypertelorism, microtia and facial clefting: a new inherited syndrome. *Birth Defects*. 1969;5(2):77–81.
5. Fontaine G et al. Le syndrome de Bixler ou syndrome HMC (à propos d'une nouvelle observation). *LARC Med*. 1982;2:774–776.
6. Ghoumid J et al. Hypertelorism-microtia-clefting syndrome (HMC syndrome): prenatal diagnosis in two siblings. *Prenat Diagn*. 2009; 29:1064–1065.
7. Hennekam RCM, Krantz ID, Allanson JE, eds. *Gorlin's Syndromes of the Head and Neck*, 5th ed. New York: Oxford University Press; 2010:936–939.
8. Ionasescu V, Roberts RJ. Variant of Bixler syndrome. *J Genet Hum*. 1974;22:133–138.
9. Motohashi N et al. Hypertelorism, microtia, cleft palate with a de novo balanced chromosome translocation. *Cong Anom*. 1985;25: 181–190.
10. Schweckendiek W et al. HMC syndrome in identical twins. *Hum Genet*. 1976;33:315–318.
11. Verloes A. Hypertelorism-microtia-clefting (HMC) syndrome. *Genet Couns*. 1994;5:283–287.

肢端 - 耳 - 眼综合征

外耳道闭锁、小耳畸形、独特面容、假性视乳头水肿伴混合性听力损失

aural atresia, microtia, unusual facies, pseudopapilledema, and mixed hearing loss (acro-oto-ocular syndrome)

1992 年，Paes-Alves[2]报道在 1 个大家系中的两个同胞群中有 3 例患者患有一种新的畸形综合征。Bertola 等[1]也描述了 1 例年轻成人患者。

临床表现：患者出生时均体重过轻（体重位于第 10 百分位数）。上述 4 例患者中有 3 例在出生后 1 年内出现窒息。头围小，面部比例失调伴小颌畸形，牙萌出延迟且不完全，错牙合，硬腭高拱、狭窄。

视觉系统：眼距过窄、睑裂狭小、睑裂下斜、内眦赘皮和假性视乳头水肿较为常见。所有 3 例巴西患者均出现上睑睑沟缺如，但美国患者无此症状[1]。

皮肤系统：4 例患者中 2 例出现多发性色素痣和咖啡牛奶色斑。

肌肉骨骼：包括短指和轻度蹼状指，鱼际、小鱼际、指间区发育不全，奇特掌纹，2、3 和 / 或 5 指上的单屈褶线，手掌角化症。足小且畸形。第 1、2 趾间增宽，3、4 趾短小及跟骨突出。

听觉系统：耳郭小且畸形，位置常偏低。多数患者有外耳道闭锁。双侧混合性中度先天性听力损失。多数患者存在言语障碍。

遗传：常染色体隐性遗传。3 例患者来自巴西巴伊亚。美国患者的双亲为近亲婚配。

诊断：该综合征诊断确切，不易混淆。

小结：该综合征的特征包括：①常染色体隐性遗传；②小头畸形，牙齿错位萌出；③特殊面容；④多发性色素痣和咖啡牛奶色斑；⑤各种肢端畸形；⑥小耳畸形、外耳道闭锁和混合性听力损失。

参考文献

1. Bertola DR et al. Acro-oto-ocular syndrome: further evidence for a new autosomal-recessive disorder. *Am J Med Genet*. 1997;73: 442–446.
2. Paes-Alves AF et al. Autosomal-recessive malformation in syndrome with minor manifestation in the heterozygotes: a preliminary report of a possible new syndrome. *Am J Med Genet*. 1991;41:141–152.

外耳道闭锁、小耳畸形、皮肤肥大细胞增生症、身材矮小、传导性听力损失

aural atresia, microtia, skin mastocytosis, short stature, and conductive hearing loss

Wolach 等[2]描述了 1 例患儿，其父母为近亲婚配，表现为小头畸形但智力正常、睑裂上斜、肌张力低下、喂养困难、身材矮小、皮肤肥大细胞增生、脊柱侧弯、躯干和四肢皮肤色素沉着、小指发育不全、小耳畸形伴外耳道闭锁及传导性听力损失。Hennekam 和 Beemer[1]描述 1 例类似的患儿，但有严重的智力障碍（图 8-19）。听力损失为混合性。

第一例患儿的双亲是一级堂表亲，所以该病的遗传方式可能是常染色体隐性遗传[2]。

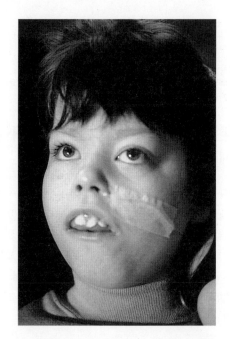

图 8-19　外耳道闭锁、小耳畸形、皮肤肥大细胞增生症、身材矮小和传导性听力损失

［引自：RCM Hennekam，FA Beemer，Clin Dysmorphol，1992；1:86］

参考文献

1. Hennekam RCM, Beemer FA. Skin mastocytosis, hearing loss with mental retardation. *Clin Dysmorphol*. 1992;1:85–88.
2. Wolach B et al. Skin mastocytosis with short stature, conductive hearing loss and microtia: a new syndrome. *Clin Genet*. 1990;37:64–68.

Hefter-Ganz 综合征

外耳道闭锁和传导性听力损失
aural atresia and conductive hearing loss (Hefter-Ganz syndrome)

Hefter 和 Ganz[1]简要描述一位母亲及其 4 名子女中的 3 个患有外耳道闭锁和传导性听力损失。Robinow 和 Jahrsdoerfer[2]也报道了相同表型的一个家系。

听觉系统: 外耳道明显骨性狭窄，难以窥见鼓膜。各个家庭成员的传导性听力损失从 10~60dB 不等。部分患者为混合性听力损失。

影像学检查: 多数患者的乳突尖部气化不良。

病理学: 手术探查发现锤骨和砧骨被侵蚀，镫骨、鼓膜缺如。中耳内侧壁被覆化生上皮，底壁融合成块。另一家系成员的中耳腔完全缺如。

遗传: 可能是常染色体显性遗传[1,2]

预后: 外耳道骨性闭锁越严重，手术效果越差。

小结: 该综合征的特征包括：①常染色体显性遗传；②外耳道闭锁；③听力损失，主要是传导性听力损失。

参考文献

1. Hefter E, Ganz H. Bericht über vererbte Gehörgangsmissbildungen. *HNO*. 1969;17:76–78.
2. Robinow M, Jahrsdoerfer RA. Autosomal dominant atresia of the auditory canal and conductive deafness. *Am J Med Genet*. 1979;4:89–94.

杯状耳、小头畸形、智力障碍和感音神经性听力损失
cupped pinnae, microcephaly, intellectual disability, and sensorineural hearing loss

1987 年，Kawashima 和 Tsuji[4]描述了一对母子患有小头畸形、轻度智力障碍、杯状耳和感音神经性听力损失。这可能与 Toriello 等报道的 X 连锁的上颌骨 - 面骨发育不全是同一疾病[10]。

颅面部表现: 先证者患有先天性小头畸形。面部不对称，左侧睑裂较右侧狭窄。眉间和下唇突出，小颌畸形。其母头围在正常范围(21.7SD)，小颌畸形，但儿童期照片显示小头畸形(图 8-20)。

中枢神经系统: 21 个月龄时，男孩精神运动发育接近正常(DQ 5 85)，轻度言语发育迟缓。其母 26 岁时智商为 69。

听觉系统: 先证者表现低位杯状耳。其母表现为下垂、突出的杯状耳伴双侧副耳及耳垂粘连。男孩右侧感音神经性听力损失，而其母右耳感音神经性听力损失，左耳混合性听力损失。

实验室检查: 这对母子的核型分析、EEG 和 CT 扫描均显示正常。颅骨 X 线检查显示颅顶较小及下颌骨不对称。

遗传: 虽然该综合征可能是常染色体显性遗传。但母亲的表型显示也可能是 X 连锁隐性遗传的杂合子。

诊断: 小头畸形可以是遗传性或后天获得性[1]，但大多数病例为散发。遗传性小头畸形在人群中的患病率为 1/50 000~1/25 000[1]该病以隐性遗传模式更为常见(已经明确 5 个基因，其

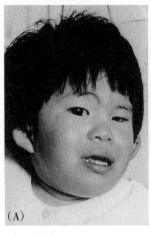
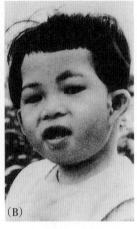

图 8-20　杯状耳、小头畸形、智力障碍和感音神经性听力损失

（A）先证者 21 个月龄时。（B）母亲 3 岁时。两者均有杯状耳

［引自：H Kawashima and N Tsuji, Clin Genet, 1987；31：303］

中最常见的是 *ASPM* [6]）。尽管有数例常染色体显性遗传小头畸形的报道，但更多是常染色体隐性遗传。在常染色体显性遗传病例中，小头畸形可能以孤立表型存在[7]，或伴有智力障碍、异常面容[3,8]、身材矮小[2]、脉络膜发育不全[9]和先天性淋巴水肿[5]。上述所有症状均不符合现有病例表型。有可能与 X 连锁的上颌骨 - 面骨发育不全是一种疾病。

预后：非进行性听力损失。

小结：该综合征的特征包括：①常染色体显性遗传；②杯状耳伴耳垂粘连和 / 或副耳；③小头畸形，成年时可改善；④轻度智力障碍；⑤非进行性感音神经性听力损失。

参考文献

1. Böök JA et al. A clinical and genetic study of microcephaly. *Am J Ment Defic.* 1953;57:637–660.
2. Burton BK. Dominant inheritance of microcephaly with short stature. *Clin Genet.* 1981;20:25–27.
3. Haslam RHA, Smith DW. Autosomal-dominant microcephaly. *J Pediatr.* 1979;95:701–705.
4. Kawashima H, Tsuji N. Syndrome of microcephaly, deafness/malformed ears, mental retardation, and peculiar facies in a mother and son. *Clin Genet.* 1987;31:303–307.
5. Leung AKC. Dominantly inherited syndrome of microcephaly and congenital lymphedema. *Clin Genet.* 1985;26:611–612.
6. Passemard S et al. Primary autosomal-recessive microcephaly. September 1, 2009. In: Pagon RA, Bird TC, Dolan CR, Stephens K, eds. *GeneReviews* [Internet]. Seattle, WA: University of Washington; 1993–. Available from http://www.ncbi.nlm.nih.gov/bookshelf/br.fcgi?book=gene&part=microcephaly. Last accessed January 12, 2012.
7. Ramirez ML et al. Silent microcephaly: a distinct autosomal-dominant

trait. *Clin Genet.* 1983;23:281–286.
8. Rossi LN, Battilana MP. Autosomal-dominant microcephaly. *J Pediatr.* 1982;101:481–482.
9. Tenconi R et al. Autosomal-dominant microcephaly. *J Pediatr.* 1983;102:644,.
10. Toriello HV et al. X-linked syndrome of branchial arch and other defects. *Am J Med Genet.* 1985;21:137–142.

X 连锁遗传性上颌 - 面骨发育不全
maxillofacial dysostosis, X-linked

Teriello 等[7]曾报道 2 个兄弟和他们一级堂表亲均有轻度的身材矮小、小头畸形、轻度智力障碍、颧骨发育不全导致的睑裂下斜、外侧眉毛稀疏、招风耳、轻度小颌畸形、轻度颈蹼以及隐睾症（图 8-21）。3 人均合并混合性听力下降，需要配戴助听器，其中一个合并外耳道狭窄。X 连锁遗传的可能性较大。

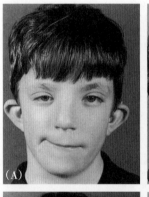
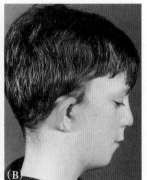
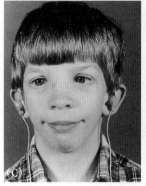
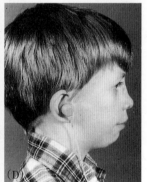

图 8-21　X 连锁上颌骨面骨发育不全

（A~D）表兄弟患有小头畸形、睑裂下斜、外侧眉毛稀疏、招风耳、听力损失、轻度小颌畸形和轻度蹼颈

［引自：HV Toriello et al., Am J Med Genet 1985；21：137.］

Zelante 等[8]也报道过一例男性个案。Ensink 等[2]报道过两兄弟有相似特征的临床表型。另外还有其他一些病例报道[1,6]。Kawashima 和 Tsuji[3]报道的一对母子可能合并 X 连锁的上颌骨面骨发育不全。Opitz 等[5]报道的一个家庭有

相似的症状,并且还有中度短指畸形、单一掌纹,以及轻微指蹼表型,但是没有提及听力下降。因为母亲的病理特征和她的 4 个儿子一样严重,研究者更倾向于该疾病为常染色体显性遗传。因为该疾病和常染色体显性遗传性上颌骨 - 面骨发育不全的表型有些相似[4]。

参考文献

1. Brunner HG et al. Molecular genetics of X-linked hearing impairment. *Ann NY Acad Sci.* 1991;630:179–190.
2. Ensink RJH, Brunner HG, Cremers CWRJ. A new type of maxillofacial dystosis, inherited as an X-linked or autosomal-recessive trait. *Genet Couns.* 1997;8:285–290.
3. Kawashima H, Tsuji N. Syndrome of microcephaly, deafness/malformed ears, mental retardation and peculiar facies in a mother and son. *Clin Genet.* 1987;31:303–307.
4. Melnick M, Eastman JR. Autosomal dominant maxillofacial dysostosis. *Birth Defects.* 1977;13(3B):39–44.
5. Opitz JM et al. Acro-facial dysostoses: review and report of a previously undescribed condition: the autosomal or X-linked dominant Catania form of acrofacial dysostosis. *Am J Med Genet.* 1993;47:660–678.
6. Puri RD, Phadke SR. Further delineation of mandibulofacial dysostosis: Toriello type. *Clin Dysmorphol.* 2002;11:91–93.
7. Toriello HV et al. X-linked syndrome of branchial arch and other defects. *Am J Med Genet.* 1985;21:137–142.
8. Zelante L et al. Confirmation of the mandibulofacial dysostosis, Toriello type. *Am J Med Genet.* 1993;45:534–535.

耳 - 面 - 颈综合征
otofaciocervical syndrome

Fára 等[3]在 1967 年报道过 1 个家系,该家系中患者有外耳道、面部及颈部异常。父亲及其 7 个孩子中的 4 个受累。Dallapiccola 和 Mingarelli[1]在 1995 年报道了一个散发病例。Rajput 等[6]最近报道了 1 例鳃 - 耳 - 肾综合征患者,合并有耳 - 面 - 颈综合征异常表现,包括短颈、斜肩伴肩胛骨外移和肩外展受限。

颅面部表现:面部较长,呈倒三角形,相对前额宽大、下颌狭窄(图 8-22A~D)。在报道的家系中[3],具有一侧或双侧颈侧瘘管。在未发表的散发病例中发现了泪道狭窄。腭部高拱。

肌肉骨骼系统:颈部较长,颈部肌力较弱,肩和锁骨明显下斜。肩胛骨较正常人靠外侧,稍微呈翼状(图 8-22A~C)。在未发表的散发病例中还观察到了一例右侧肩胛高位(Sprengel shoulder)。大多数患者身材矮小。

心血管系统:异常表现包括法洛四联症[1]、先天性主动脉弓中断,以及室间隔缺损[5]。

泌尿生殖系统:单侧肾不发育[3]、小肾畸形[5]。散发病例中静脉肾盂造影显示正常。

中枢神经系统:轻度至中度反射减弱,上肢比下肢重。家系患者中存在轻度智力障碍,但在散发病例中未发现。

外耳:招风耳,深耳甲,耳轮前可见耳前瘘管(图 8-22E、F)。在未发表的 1 例散发病例中发现有右侧耳前瘘管及左侧副耳。

听觉系统:耳部检查发现鼓膜有一定程度的萎缩,不规则变薄。家系中的 4 名成员行听力检查,结果为双侧低频和高频存在 60~70dB 的传导性听力损失,中频听力损失为 40~50dB。

影像学检查:家系患者影像学检查结果相似。头颅检查示面中部 1/3 变窄,蝶鞍较深,斜坡较大。眶顶和筛板平面差异明显(图 8-22G)。颞骨岩部不对称,乳突气化较差。锁骨向下倾斜(图 8-22H)。腕骨放射检查显示家系中 3 名儿童骨龄呈现中度发育迟缓。

在 1 例散发病例中,还观察到第 5 腰椎和第 1 骶椎存在隐性脊柱裂。另外报道[1]描述了脊椎异常和髋外翻。

分子生物学研究:Rickard 在一病例中证实了染色体 8q13.3 以及附近区域上的 *EYA1* 基因存在新发突变,认为这和鳃 - 耳 - 肾综合征一样是同一等位基因突变导致[7]。在 2 例耳 - 面 - 颈综合征患者中确有研究表明存在 *EYA1* 基因点突变[2,5]。一个为错义突变[5],另一个为剪切变异[2]。

遗传:父亲及其 7 个子女中 4 人患病,这与常染色体显性遗传相符。

诊断:结合特征性面部表型、明显的斜肩、耳郭异常以及听力损失可以确诊。但与鳃 - 耳 - 肾综合征的表现有重叠的地方[5]。后者无肩部异常及身材矮小,而肾异常更为常见。文献报道大多数耳 - 面 - 颈综合征[1,3]的患者没有副耳或泪管狭窄,但未发表的散发性病例有副耳和泪道狭窄。Rickard 等[7]的分子数据解释了这种表型的重叠(见本章之前讨论的鳃 - 耳 - 肾综合征及参考文献[4])。

预后:该综合征患者在儿童时期即有听力损失。尚不清楚听力损失是先天性的还是随年龄增长呈进行性。

小结:该综合征包括:①常染色体显性遗传;②招风耳伴深耳甲;③副耳;④单侧颈侧瘘;⑤颈

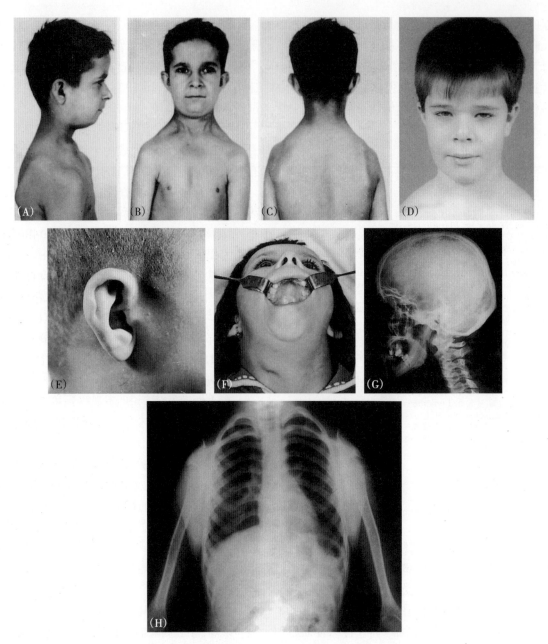

图 8-22 耳 - 面 - 颈综合征

(A~C)三张图展示了斜肩和锁骨及肩胛骨的位置异常。(D)J Allanson 和 M Fara 等报道的患者对比。(A~C)。(E)招风耳、达尔文结节，以及耳轮前瘘管。(F)高腭穹、右颈部瘘管，左颈部瘘管已经手术切除。(G)其父亲的头颅侧位片显示头部竖长、深蝶鞍、陡斜坡、蝶骨低位、乳突气化不良。(H)放射片显示低位肩。锁骨位于第 3 肋骨水平，外端向下倾斜。肩胛骨位于腋窝水平

[引自：(A~C)(E~G)：M Fára et al., Acta Chir Plast(Praha)1967；9：255；(D)，来自加拿大安大略省渥太华市的 J Allanson 供图]

部肌肉组织的发育不全、肌力弱，肩部运动异常；⑥特征性的放射影像学异常；⑦中 - 重度传导性听力损失。

参考文献

1. Dallapicolla B, Mingarelli R. Otofaciocervical syndrome: a sporadic patient supports splitting from the branchio-oto-renal syndrome. *J Med Genet*. 1995;32: 816–818.

2. Estefania E et al. Point mutation of an *EYA1*-gene splice site in a patient with oto-facio-cervical syndrome. *Ann Hum Genet*. 2006;70:140–144.

3. Fára M et al. Dismorphia oto-facio-cervicalis familiaris. *Acta Chir Plast*. 1967;9:255–268.

4. Fraser FC et al. Genetic aspects of the BOR syndrome—branchial fistulas, ear pits, hearing loss and renal anomalies. *Am J Med Genet*. 1978;2:241–252.

5. Mercer C et al. Patient with an *EYA1*; mutation with features of branchio-oto-renal and oto-facio-cervical syndrome. *Clin*

Dysmorphol. 2006;15:211–212.

6. Rajput K et al. Congenital middle ear cholesteatoma in branchio-oto-renal syndrome. *J Audiol Med.* 1999;8:30–37.
7. Rickard et al. Oto-facio-cervical (OFC) syndrome is a contiguous gene deletion syndrome involving *EYA1*: molecular analysis confirms allelism with BOR syndrome and further narrows the Duane syndrome critical region to 1 cM. *Hum Genet.* 2001;108:398–403.

髋 - 耳综合征

身材矮小，髋关节脱位，耳畸形和传导性听力损失

short stature, hip dislocation, ear malformation and conductive hearing loss (coxoaular syndrome)

1981 年，Duca 等[2]描述了一位母亲及 3 个女儿有身材矮小、小椎体、骨盆畸形、髋关节脱位和听力损失。他们将这种情况定义为髋 - 耳综合征。其中有 2 个女儿合并耳郭异常及听力障碍。

肌肉骨骼系统：这 4 位女性均有下半身部分缩短的身材矮小症。另外，身材矮小的原因也包括单侧或双侧先天性髋关节脱位，这一点在母亲身上没有发现，小女儿为单侧，两个大女儿则为双侧。还有显著的脊柱前凸。由于 X 染色体缺失（Turner 综合征），身材矮小的大女儿还合并颈部短、宽，盾状胸伴乳头间距增宽及肘外翻。

听觉系统：母亲右耳为严重的小耳畸形，外耳道缺如。其中一个女儿右侧小耳畸形，耳屏、对耳轮、耳垂、耳屏、对耳屏发育不全，耳屏被一较小的耳屏前突起所替代，外耳道狭窄，左侧为严重小耳畸形。另一女儿的右耳为轻微的耳轮卷曲，对耳轮、耳屏、对耳屏发育不全及外耳道狭窄。

母亲小耳侧为传导性听力损失。一个女儿为双侧听力损失；另一个女儿为左侧听力损失，右侧耳郭异常。

对第二个女儿行左侧鼓室探查，发现中耳畸形，听小骨及前庭窗缺如。右侧镫骨基本正常，锤骨缺如。砧骨长脚与镫骨连接中断。

影像学检查：脊椎影像学检查显示，4 名女性均具有胸椎关节 Scheuermann 样强直，表现为背侧不同程度的骨质脱钙，前方 Schmorl 结节增生和身高降低。骨盆片证实了 3 个女儿的髋关节脱位，骨盆以及股骨头、颈的畸形，耻骨和坐骨的明显发育不全，以及与髂嵴未融合的突起类似

的髂骨翼上缘骨赘形成。

遗传：这一综合征似乎为常染色体显性传递。然而，由于研究对象只有女性，杂合子致病的 X 连锁显性遗传也不能排除[2,3]。

诊断学：Beals 描述[1]了 2 个耳 - 骨 - 发育异常家系。29 名患者表现出轻度至中度身材矮小、耳异常，主要是耳垂过长及粘连，以及肘部异常，包括桡骨头发育不全和 / 或脱位。1/3 的女性患者合并髋关节脱位。根据几乎不可逆的肘关节受损以及非常轻微的耳部病变，可以确诊为 Beals 综合征。

预后：听力损失表现为非进行性。

小结：这一综合征特征为：①可能为常染色体显性遗传；②身材矮小；③髋关节脱位伴轻微椎体异常；④不同程度小耳畸形；⑤单侧或双侧传导性听力损失。

参考文献

1. Beals RK. Auriculo-osteodysplasia: a syndrome of multiple osseous dysplasia, ear anomaly, and short stature. *J Bone Joint Surg.* 1967; 49A:1541,.
2. Duca D et al. A previously unreported, dominantly inherited syndrome of shortness of stature, ear malformations, and hip dislocation: The coxoauricular syndrome—autosomal or X-linked male lethal. *Am J Med Genet.* 1981;8:173–180.
3. Wettke-Schafer R, Kantner G. X-linked dominant inherited diseases with lethality in hemizygous males. *Hum Genet.* 1983;64:1–23.

厚耳垂伴砧 - 镫骨异常

thickened ear lobes and incudostapedial abnormalities

1968 年，Escher 和 Hirt 描述[1]了一种综合征，包括耳垂增厚、先天性砧镫关节异常以及传导性听力损失。Wilmot 报道[5]了一位母亲和 2 个患者的儿子。Kotzot 和同事[3]报道了第 3 个家系，一位母亲和 2 个女儿。美国明尼阿波利斯市的 R. Engel 在 1986 年报道了一对父子合并有耳垂增厚、拇指末端内侧偏斜以及重度的感音神经性听力损失。

外耳：第一个家系的 14 例患者中，13 例具有增生的厚耳垂表型（图 8-23A），其余的耳郭在大小和形状上均正常[1]。在第二个家系中，耳郭的变化不太明显[5]。第三个家系外耳位置偏低，由于耳郭上半部分尺寸减小而外观偏小，这与第一家系的形态非常相似。

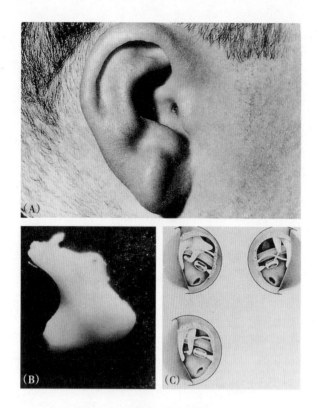

图 8-23　耳垂肥厚和砧镫骨畸形
(A) 耳垂肥厚。(B) 砧骨远端呈钩状。(C) 手术治疗的三只耳图示砧镫骨间连接缺失
[引自:F Escher and H Hirt. Acta Otolaryngol,1968;65:25.]

听觉系统:Escher 和 Hirt 报道[1]的 14 名患者中,12 人表现为传导性听力损失。听力损失在他们年龄较小时便被发现,并且可能是先天性的,但并没有描述听力损失的严重程度,也没有描述其他的听力测试。Wilmot[5]记录了 1 例40~60dB 非进行性传导性听力损失的患者。

Escher 和 Hirt[1]分别对 2 例患者实施了双侧及单侧鼓室探查术,观察到 3 例患者的听小骨变化非常相似。锤骨正常,砧骨长脚弯曲成钩状,镫骨头缺如(图 8-23B、C)。每一例的听小骨之间均由纤维连接。在 Wilmot 报道的家系[5]中,对母亲行鼓室探查术,发现砧骨长脚变短,镫骨可以移动,但是镫骨头缺如,镫骨发生了旋转,两脚嵌进了鼓岬。儿子与母亲的表型类似。其中有一个儿子的镫骨足板固定。第 3 个家系也有类似的发现[3]。

前庭系统:没有异常发现。

遗传:为常染色体显性遗传。

发病机制:有趣的是,虽然砧骨的主要部分起源于第 1 鳃弓,砧骨长脚起源于第 2 鳃弓[2],

在胚胎期第 6~7 周,砧骨和镫骨之间的关节是分离的,直到胚胎期第 23 周时重新连接。因此,导致这种异常的显性基因与胚胎发生期间该关节的正常发育有关。Wilmot[5]认为发育异常在胚胎期第 6 周之前发生。有报道称听力损失与砧骨长脚缺如有关[4]。

诊断:与本节描述的其他综合征中所见的中度和重度耳畸形相比,这一综合征中的外耳异常较为轻微。该综合征的一些患者可能没有外耳异常。其中,中重度传导性听力损失与耳硬化症不同,这一综合征是先天性的并且是非进行性的。精确的诊断需要行中耳结构检查。

预后:预后较好。对外观的影响较小,并且可以改善听力。其中 1 例患者死于先天性心脏病引起的并发症[3]。但合并有这种病症的病例较少,况且这种并发症与该综合征无关。

小结:该综合征的特点:①完全外显的常染色体显性遗传;②大多数病例耳垂增厚;③先天性传导性听力损失是由砧镫关节畸形引起的。

参考文献

1. Escher F, Hirt H. Dominant hereditary conductive deafness through lack of incus-stapes junction. *Acta Otolaryngol (Stockh)*. 1968;65:25–32.
2. Hanson JR et al. Branchial sources of the auditory ossicles in man. *Arch Otolaryngol*. 1962;75:200,.
3. Kotzot D et al. Escher-Hirt syndrome. *Clin Dysmorphol*. 1997; 6:315–321.
4. White JW. Conductive deafness due to congenital absence of the long process of the incus. *Clin Proc Wash DC Child Hosp*. 1964; 20:283–288.
5. Wilmot TJ. Hereditary conductive deafness due to incus-stapes abnormalities and associated with pinna deformity. *J Laryngol Otol*. 1970;84:469–479.

肾母细胞瘤、外耳道狭窄、传导性听力损失
Wilms' tumor, auditory canal stenosis, and conductive hearing loss

Schimmenti 等[1]报道了一个家系,是明显的常染色体显性遗传性肾母细胞瘤,合并鳃裂畸形。家系中的一个母亲和 2 个女儿均患有此病。母亲在 9 个月的时候做了两侧的肾母细胞瘤切除术,双侧外耳道狭窄,右侧听力损失,面部狭长,嘴宽,高腭穹。该文献报道,这位母亲有 2

个孩子(图 8-24)。年龄较大者为学龄期女孩在 1 岁时行双侧肾母细胞瘤切除术,其同时合并外耳道狭窄、面部狭长、宽嘴、左侧白内障、近视和斜视。年龄较小的女儿近期行双侧肾母细胞瘤切除术,合并双侧外耳道狭窄、气导听力下降、的低位耳畸形、双侧睑裂狭小及上睑下垂、小眼畸形、左侧鼻骨下方缺如、左侧上泪小点缺如。母亲和 2 个孩子均发育正常,父母非近亲结婚。家系所有个体染色体均正常。

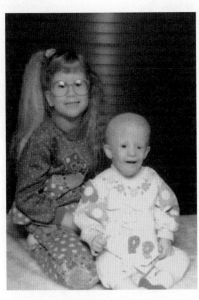

图 8-24 肾母细胞瘤、外耳道狭窄、传导性听力损失。患有鳃裂畸形和双侧肾母细胞瘤的两姐妹
[引自:Schimmenti LA et al., Am J Hum Genet (Suppl) 1993; 53:503.]

参考文献

1. Schimmenti LA et al. Autosomal dominant inheritance of Wilms' tumor and branchial cleft anomalies. A new syndrome. *Am J Hum Genet (Suppl)*. 1993;53:503.

鳃 - 耳 - 肋综合征
branchio-oto-costal syndrome

Clementi 等[1]报道了 3 名同胞,合并有不相同类型的传导性听力损失、双侧耳前凹(瘘管)和口角小窝、单侧鳃裂窦道以及肋骨异常。后者包括上位肋骨后侧部未骨化等肋骨发育不全。对

其中 1 名女孩施行耳部手术探查发现听小骨异常。1 名男孩有感音神经性听力损失。1 名男孩上腭高而窄,使牙列拥挤伴有软腭裂。3 名同胞中有 2 名出现语言发育迟缓。有两名同胞排除了肾异常,第三个没有做评估。由于父母近亲结婚的基础上研究,缺少临床多样性,从男女均受累来看,可能为常染色体隐性遗传。

参考文献

1. Clementi M et al. Family with branchial arch anomalies, hearing loss, ear and commissural lip pits, and rib anomalies. A new autosomal recessive condition: branchio-oto-costal syndrome. *Am J Med Genet*. 1997;68:91–93.

Marres 综合征
Marres syndrome

Marres 和 Cremers[3]报道了一个与鳃 - 耳 - 肾综合征表型相似的常染色体显性遗传的大家系,其特征包括耳前窦道伴或不伴有囊肿、口角小窝、耳郭异常,以及传导性或者混合性听力损失,主要是影响中频和低频。耳郭出现耳轮过度折叠和增厚,三角窝变浅。

Marres 等[4]利用鼓室图、镫骨肌反射检查和手术详细报道并记录了听小骨异常。他认为这种与鳃 - 耳 - 肾综合征的特征不同是因为缺乏颈瘘和肾异常,存在口角小窝。通过整个大家庭成员的遗传连锁分析证实该疾病与染色体 8q13[1]上的等位基因 *EYA1* 无关,而是与染色体 1q31[2]相关。

参考文献

1. Kumar S et al. Autosomal dominant branchio-otic syndrome (BO) is not allelic to the branchio-oto-renal (BOR) gene at 8q13. *Am J Med Genet*. 1998;76:395–401.
2. Kumar S et al. Genome-wide search and genetic localization of a second gene associated with autosomal-dominant branchio-oto-renal syndrome: clinical and genetic implications. *Am J Hum Genet*. 2000;66:1715–1720.
3. Marres HAM, Cremers CWRJ. Congenital conductive or mixed deafness, preauricular sinus, external ear anomaly, and commissural lip pits: an autosomal-dominant inherited syndrome. *Ann Otol Rhinol Laryngol*. 1991;100:928–932.
4. Marres HAM et al. The deafness, preauricular sinus, external ear anomaly and commissural lip pits syndrome—otological, vestibular and radiological findings. *J Laryngol Otol*. 1994;108:13–18.

Koch-Kumar 综合征
Koch-Kumar syndrome

Koch 等[1]描述了一个三代的家系中出现了耳郭畸形、先天性传导性听力损失和口角小窝。其耳郭呈杯状且小。口角小窝并不是在所有患者中出现，但具有该表型的患者有的是单侧，有的是双侧。大约有50%的患者出现听力损失，听力损失程度介于25~60dB之间，1名患者同时有高频感音神经性听力损失。基因连锁分析表明与染色体1q上的Marres综合征，染色体8q上的BOR综合征无关，从而表明这是一种独特的、不同的综合征。该综合征为常染色体的显性遗传。

参考文献

1. Koch SMP et al. A family with autosomal dominant inherited dysmorphic small auricles, lip pits, and congenital conductive hearing impairment. *Arch Otolaryngol Head Neck Surg*. 2000;126:639–644.

Gripp 综合征
Gripp syndrome

Gripp 及其同事们[1]报道了2名一级堂表兄弟患者，具有小耳畸形、外耳道闭锁、传导性听力损失、小颌畸形、腭裂、睑裂下斜、睫毛稀疏和Diamond-Blackfan贫血（DBA）（图8-25）。第一个患者的中耳结构异常，但内耳是正常的。相似的情况在第2个患者没有发现。第二个患者的妹妹血液学检查与DBA结果一致，但没有贫血的证据。这些男孩的母亲们是姐妹，未显示这些疾病特征。她们的丈夫体健，与妻子相互之间没有血缘关系。这些疾病的鉴别诊断包括Treacher Collins综合征，*TCOF1*基因突变分析在第一个患者中是阴性的，Diamond-Blackfan贫血（DBA）中有25%的患者是*RPS19*基因突变，但在这两个男孩中均未发现。

有文献报道在一个单独的患者中具有这些表型。该患者在出生具有双侧小耳畸形、轻度睑裂下斜、下睑稀疏的睫毛（无下睑缺损）、腭裂和

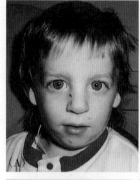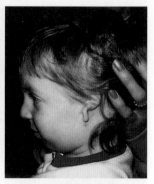
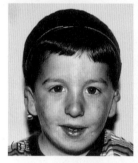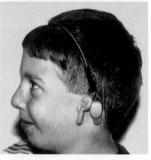

图 8-25　Gripp 综合征

(A)19个月的男性患儿，无下睑缺损的睑裂下斜、小耳畸形。(B)3岁的母系堂表亲，表型相似

[引自：KW Gripp et al.,Am J Med Genet 2001;101:169,经Wiley-Liss,Inc.,a subsidiary of John Wiley & Sons,Inc. 许可重印]

小颌畸形，在她3个月时出现DBA[2]。*TCOF1*基因分析未发现突变。

该综合征的遗传模式尚未清楚。因为第二个患者的妹妹显示血液发现符合DBA，但没有贫血的其他特征，而且两个母亲都是正常人，可能会有不完全外显的常染色体显性遗传基因。X连锁遗传似乎不太可能，两个男孩和第二个男孩的妹妹缺乏X染色体的共同区域，这也不能解释其他女性病例的报道，需要更多案例来加深对这一遗传性疾病的认识。

参考文献

1. Gripp KW et al. Bilateral microtia and cleft palate in cousins with Diamond-Blackfan anemia. *Am J Med Genet*. 2001;101:268–274.
2. Hasan R, Inouye S. Diamond-Blackfan anemia associated with Treacher Collins syndrome. *Pediatr Hematol Oncol*. 1993;10: 261–265.

附　录

其他合并外耳畸形的疾病

疾病	外耳表现	在本书中的章节
问号耳畸形	"问号形"耳	第十章（肌肉骨骼）
尖头畸形 - 肢体异常 - 身材矮小 - 耳畸形伴耳前凹（瘘管）- 混合性听力损失	耳前凹（瘘管）	第十章（肌肉骨骼）
面 - 耳 - 桡骨发育不良、半侧面部肢体发育不良、外耳道闭锁、听力损失，Mullerian 畸形，以及肢端骨质溶解	耳郭发育不良，外耳道闭锁	第十章（肌肉骨骼） 第十章（肌肉骨骼）
多趾畸形 - 胫骨缺如 - 耳郭畸形 - 听力损失	耳郭畸形伴耳前凹（瘘管）和 / 或副耳	第十章（肌肉骨骼）
BRESHECK	大耳畸形	第十一章（肾）
Johnson-McMillin 病	耳郭畸形	第十六章（体表）
皮肤发育不全 - 耳畸形	垂耳	第十六章（体表）
LAMM 综合征	小耳畸形	第十七章（口腔）

（陈晓巍　校）

第 9 章

伴有眼部疾病的遗传性听力损失
GENETIC HEARING LOSS ASSOCIATED WITH EYE DISORDERS

William Kimberling, Claes Moller　著
于红,王利一,冯艳梅,刘秀丽,李振华,张海利　译

Usher 综合征
视网膜色素变性、感音神经性听力损失、前庭反射消失
Usher syndrome：retinitis pigmentosa, sensorineural sensorineural hearing loss, and vestibular areflexia

Usher 综合征以视网膜色素变性和感音神经性听力损失为特征。根据遗传和临床特点可分为 3 种类型[58,59,61,62,95]：

Ⅰ型的特点是先天性重度 - 极重度听力损失,10 岁左右出现视网膜色素变性,前庭反应消失。

Ⅱ型常有稳定的先天性听力损失,低频段为中度听力损失,高频段为重度或极重度听力损失,并在青春期至 20 岁出现视网膜色素变性,前庭反应正常。

Ⅲ型患者为进行性听力损失,并逐渐累及前庭系统,不同程度的视网膜色素变性。

本病与 13 种基因有关,现已确定了 9 种[44,84,115]。一般来说,特定基因的突变似乎与 3 种特定表型中的一种相关。然而,现在学者们越来越清楚地发现这些变异基因中的某些基因能够产生有重叠表现的表型。

1858 年,检眼镜投入使用不久,Albrecht von Graefe 描述了该综合征[103]。他把他的发现归功于他的堂表亲,一位眼科医生——Alfred von Graefe。1861 年,Liebreich[69]在研究柏林的听力损失人群后,报道了几例患该综合征的同胞病例和其父母近亲婚配的情况。1914 年 Usher[100]证实了这种疾病并确认该病为常染色体隐性遗传。

视网膜色素变性在先天性极重度听力损失儿童患者中的患病率估计为 3%~6%[104],在听力及视力损失人群中可能达 50%。如果假定极重度听力损失儿童患者的患病率为 1/1 000,视网膜色素变性的患病率与丹麦[70]、瑞典[48,90]、挪威[47]、芬兰[81]、哥伦比亚[97]和美国[27]的人群患病率 2.5~4.5/100 000 基本一致。相反,在美国约有 18% 的视网膜色素变性患者同时患有 Usher 综合征[71]。Grøndahl 和 Mjøen[46]发现 50% 的患者属Ⅰ型、35% 属Ⅱ型、15% 属Ⅲ型;Tamayo 等[97]发现 70% 的患者属Ⅰ型、25% 属Ⅱ型、5% 属Ⅲ型。其他作者报道了 Usher 综合征患者中重度先天性听力损失占大多数[48,75]。但 Fishman 等[42]指出Ⅱ型患者并不少见,并且最新的经验表明Ⅱ型 Usher 综合征可能比Ⅰ型表型更常见。最近一项基于 DNA 筛选的研究估计,致病突变和所有 Usher 基因的组合频率可高达 1/6 500[63]。Usher 综合征的某些遗传类型在瑞典北部(Usher 综合征ⅠD 型)、美国路易斯安那的阿卡迪亚人(Usher 综合征ⅠC 型)、芬兰(Usher 综合征ⅢA 型)和 Ashkenazi 犹太人(Usher 综合征ⅠF 型)中更常见。

视觉系统：最初的眼部症状——夜盲可能出现在学龄前。10 多岁前就可以出现周围视力受限并常常在 20 岁左右显著加重。由于视野缩小,

患者在丧失阅读能力之前早已成为法律意义上的盲人,并依靠手语进行交流。在 30 岁之前,3 种类型患者的中心视力尚可,但会缓慢恶化。所有类型患者中,约 40% 在 40 多岁失明,60% 在 50 多岁失明,75% 在 60 多岁失明[42,46,84]。白内障和黄斑水肿是本病的常见并发症,若不治疗将会导致视力损害。视力损害在患病家族间具有相当的变异性,这种变异性可能由背景基因、致病基因差异和 / 或致病突变本身的不同所致。在生命早期,眼底可能很少出现色素沉着,表现为无色素性视网膜色素变性。随着患者年龄增加,检眼镜检查可见典型的缓慢进行性视网膜色素变性,这种视网膜炎首先出现色素颗粒丛状积聚,逐渐出现由眼底中外缘向外缘扩展的骨细胞样沉着(图

9-1A、B),视盘苍白和小动脉狭窄。视野缓慢受限,有时伴有视敏度下降。视杆细胞退行性变导致失明。20% 的 I 型患者可有轻度自发性眼震[76]。

一般认为,Usher 综合征 II 型患者的视网膜色素变性轻于 I 型患者[42,43],但两种类型患者的症状有很多重叠,视网膜色素变性的严重程度常常不足以区分不同的临床类型。已有报道称某些 Usher 综合征相关基因的突变不会引起视网膜色素变性。据报道,2 例来自中国[71]和 1 例来自突尼斯[111]的非综合征听力损失患者发生了 MYO7A 突变,但没有视网膜色素变性;但突尼斯家系的某些家庭成员后来患上了视网膜色素变性[118]。美国一项非综合征隐性遗传听力损失家系的系列研究并未发现 MYO7A 基因突变与听力

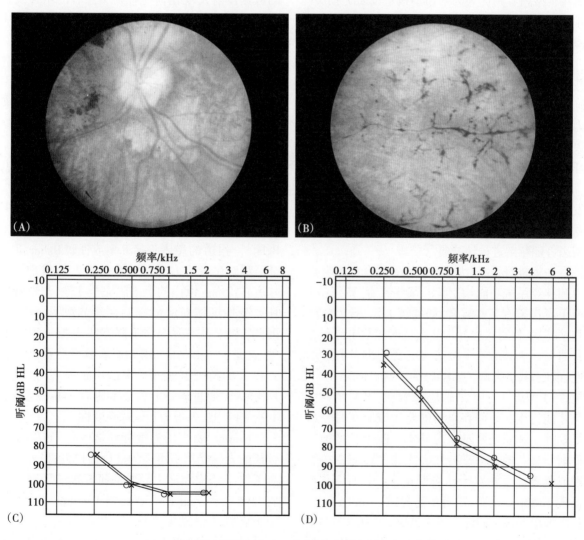

图 9-1　视网膜色素变性和感音神经性听力损失(Usher 综合征)

(A,B)眼底图显示色素颗粒丛状积聚,可见由眼底中外缘向外缘扩展的骨细胞样沉着,视盘苍白和小动脉狭窄。(C) I 型。(D) II 型

损失有关,表明大部分 MYO7A 突变与视网膜色素变性有关[13]。而 CDH23 突变可能与非综合征性听力损失有关[12,24-26]。

听觉系统:3 种类型患者具有不同的听力学特点,大多数 I 型患者为极重度听力损失。I 型患者的听力图为平坦型,仅极低频率勉强有反应(图 9-1C),即所谓的边角型听力图。II 型患者通常表现为下降型听力损失,在高频听力损失最为严重,言语频率听力损失仅为中度[66,95](图 9-1D)。III 型患者的听力损失为进行性,3~5 岁开始出现听力损失,青年时听力继续下降,表现为中重度下降型听力损失,到 40~50 岁时进展为全频率受累的极重度听力损失[57,83]。因此,III 型年轻者的听力图和 II 型患者相似,但年龄较大的成年 III 型患者则进展为平坦型极重度听力损失。II 型患者的听力损失也可以进行性加重,但很少像 III 型患者那样出现陡降型听力损失[101]。

分子亚型之间以及同一分子亚型内存在某些听力图的差异。尽管有报道称两对同胞患者确定有 MYO7A 病理性突变,并表现为进行性听力损失,但 MYO7A 突变常常导致极重度听力损失[72]。Usher 综合征 I、II 和 III 型的听力损失特征在 CDH23 突变中均可见到[14]。

前庭系统:I 型患者冷热试验或旋转试验诱发的前庭反应以及姿势描记反应消失或明显减弱[48,66,76,104],II 型患者上述反应正常[60,75,76],III 型患者随年龄进行性减弱[62,46]。

中枢神经系统:大多数 Usher 综合征患者智力和神经系统功能均正常。某些患者、特别是 I 型患者报道有某些异常,如共济失调、智力障碍和精神病,但对这些异常的发生率和范围尚无充分研究。大多数有 I 型基因突变的患者有外周性(前庭)共济失调。据 Hallgren[48] 和 Möller 等[76] 报道,I 型患儿行走发育迟缓,直到 18 月龄或更晚才能行走。他们在以后的跑步或骑车时会显得笨拙。儿童期常见步态异常并随年龄增加而逐渐明显。因视力进行性丧失而使步态变得缓慢或蹒跚。手和躯干的协调正常。II 型患儿在正常年龄学会走路,没有步态异常。Hallgren[48] 首次提出共济失调的病因在迷路,越来越多的平衡/前庭研究以及小脑的磁共振成像(MRI)评价等表明中枢神经系统中没有导致共济失调的相应病变[76]。但近年来研究报道了中枢起源的影像学研究结果。这些异常包括 CT 或 MRI 扫描发现小脑萎缩、MRI 扫描发现中脑有高信号的异常表现[23,65,91,98]。

Hallgren[48] 在一个瑞典大家系的 172 例患者中观察到了 41 例患者有精神发育迟缓,但其中仅 4 例有严重精神发育迟缓。Hallgren 的研究于 1955 年结束,在此之前对听力和视力损害人群的智力评估较为普遍,该数字可能存在高估。在智力评估中,112 例被评估者中就有 26 例被诊断为精神病。随后,在一个较小规模的研究中,Vernon[104] 报道了相似的精神发育迟缓和精神病发生率。由于很多患者有听力和视力障碍,存在交流困难,测试很难进行,可能导致结果不可靠。最近收集的一系列 Usher 综合征患者的数据没有发现任何一种类型患者的精神发育迟缓或严重精神病发生率增加(见作者的未发表数据)。

实验室检查:血、尿常规分析和颅骨 X 线片正常。有时可见脑电图异常[1,81](见下文"视网膜色素变性、眼球震颤、偏瘫性偏头痛、感音神经性听力损失")。Bazan 等[16] 报道血浆磷脂中 DHA(docosahexaenoate)和花生四烯酸水平降低。

病理学:在已发表的为数不多的研究中,均报道骨性耳蜗正常。I、II、III 型患者的组织学检查结果表明有螺旋器毛细胞和螺旋神经节细胞变性,并伴有血管纹萎缩[17,30,78,92,94,108]。Belal[17] 报道的患者患有 II 型或 III 型 Usher 综合征。尽管患者听力未完全损失,但尸检发现耳蜗基底转 15mm 以内的毛细胞完全变性,与螺旋器坏死变性区域对应的螺旋神经节数明显减少。因此,内耳病理改变与下降型听力损失程度有关,这是 Usher 综合征 II 型患者具有严重高频听力损失的特征性表现。Wagenaar 等[108] 报道的 1 例患者,通过连锁分析证实患有 Usher 综合征 ID 或 IF 型,表现为耳蜗球囊变性。

Hunter 等[52] 认为微管异常可解释 Usher 综合征的光感受器不可逆的进行性损失;另外 2 个有关精子结构和活力异常的研究报道了互相矛盾的结果。Conner[29] 观察到了 Usher 综合征 II 型患者精子活动度降低,但 van Aarem 等[102] 在一系列分子确诊的 Usher 综合征 IIA 型患者中未发现精子活动度异常。

遗传:大部分同胞患者的父母正常,而且通

常是近亲结婚,表明三种类型的 Usher 综合征遗传类型均为常染色体隐性遗传。据估计患病基因携带率为 1/70~1/150,取决于是其所属亚型。虽然有文献报道杂合子可有轻度听力损失或轻度视网膜病变[34,64,75,96],但也有文献并不支持上述发现[45,94,107]。一个家系被确定为 X 连锁隐性遗传,后来发现有 USH2A 基因突变[33]。

分子生物学研究:Ⅱ型 Usher 综合征基因定位在 1 号染色体长臂的最远端 lq32[60,68,114]。现已鉴定出了这种基因,它编码基底膜相关的蛋白 usherin[40]。USH2A 基因的几种突变已有报道[3,8,10,15,18,32,35-40,54,67,73,79,113]。并非所有的家系均定位与此区域[85],所以可能有遗传异质性;除了可能存在第四种连锁群[85]外,现已有连锁至 3p[50]和 5q[86]的报道。据报道 3p 连锁是被两个堂表亲的异常巧合所误导,他们每个人都有不同的视网膜色素变性和听力损失的原因。当发现这种错误后就排除了 3p 连锁[51]。

Usher 综合征Ⅰ型也有遗传异质性;现已观察到 8 个连锁群(染色体)并鉴定了 5 种基因:MYO7A(11q)、CDH23(10q)、PCDH15(11q)、SANS(17q24-25)[112]和 USHIC(11p)。现已观察到有数种突变,分别发生在 MYO7A[2,21,31,53-55,79,82,88,89,110]、CDH23[11,12,14,24,25,89,106,117]、USH1C[22,105,119]和 PCDH15[5-7]。与染色体 21q[28]、15q[6]连锁的 Usher 综合征Ⅰ型致病基因尚待鉴定。最近已鉴定出了 Usher 综合征Ⅲ型相关基因并观察到数种病理性突变[41,56]。在欧洲起源的Ⅰ型表型中 MYO7A(11q)是最常见的分子型。CDH23 可能是 Usher 综合征Ⅰ型中的第二常见突变基因。虽然 USH1C(11p)突变在阿卡迪亚人中更为常见,但其他基因突变在欧洲后裔的其他人群中却不常见。USH2A 突变是轻度 Usher 综合征Ⅱ型的最常见类型,c.2299delG 单位点突变约占欧洲后裔全部突变等位基因的 15%。USH3 基因的一种特殊突变常见于芬兰[56],然而在除上述人群之外可以发现 Usher 综合征Ⅲ型,且其中有一种突变对北欧犹太教徒来说是其特有的[4,41,80]。

诊断:大多数患有前庭反射消失、视网膜病变和听力损失的患者可能患有Ⅰ、Ⅱ或Ⅲ型 Usher 综合征。少数患者可能较晚出现上述症状,也有部分患者是独立的综合征(见第 12 章的共济失调、色素性视网膜病变和感音神经性听力损失)[99]。有些患有包括 Kearns-Sayre 综合征在内的线粒体脑肌病的患者也可同时有上述表现,患有运动感觉神经病、色素性视网膜病变和感音神经听力损失的患者有临床表现和脑磁图(magnetoencephalogram,MEG)异常,这都表明有外周神经病变,而 Usher 综合征Ⅰ型或Ⅱ型患者却无上述表现。

早期诊断对患儿早期进入康复治疗和家庭遗传咨询极其重要。进行广泛的新生儿听力筛查才能真正提高早期诊断的可能性。任何有极重度听力损失,且 18 月龄后才能行走的儿童都是 Usher 综合征Ⅰ型的可疑患者。可采用 DNA 检测进行早期诊断,对所有可疑为 Usher 综合征Ⅰ型的患儿建议进行 MYO7A 检测。

除采用检眼镜检查进行诊断外,视网膜色素变性也可用视网膜电图、眼电图、视野检查和暗适应记录进行诊断[1,76,95]。对每个极重度听力损失的儿童都应进行前庭功能检查。

仅用 DNA 检测就能对分子亚型进行可靠诊断。目前还不能对蛋白质产物进行直接检测。

视网膜色素变性作为一种独立的疾病可表现为常染色体隐性遗传、常染色体显性或伴 X 染色体的性连锁遗传[109],约 20% 的患者可见某种程度的感音神经性听力损失[74]。有几种综合征可见视网膜色素变性与听力损失同时存在(参见表 9-1)。患 Alström 综合征的患者肥胖并可能有糖尿病。Refsum 综合征患者有认知减退、进行性周围神经病和植烷酸水平升高。Bardet-Biedl 综合征患者有智力障碍、肥胖、性腺功能减退和多指(趾)畸形。Laurence-Moon 综合征患者有智力障碍、生殖器发育不全及痉挛性截瘫。Cockayne 综合征患者因身材矮小、严重的智力障碍和所谓的"鸟样脸"而容易被识别。

有进行性眼外肌麻痹、视网膜色素变性、心脏传导缺陷和混合性听力损失的 Kearns-Sayre 综合征患者有视网膜色素变性。在进行性视杆-视锥细胞营养失调、肾功能不全和感音神经性听力损失中可见轻度视网膜改变。

治疗:维生素 A 补充疗法的临床试验表明摄取 15 000U 的维生素 A 棕榈酸酯可以减缓视网膜色素变性的进展[19,20]。Ⅰ型患者可植入人工耳蜗,但通常只有早期干预才能成功[49,93,116]。鉴于这些患者最终视力损失的可能性,可进行早

表 9-1 色素性视网膜病变的综合征

疾病或系统	Usher综合征	Alström综合征	Edwards综合征	Laurence-Moon综合征	Bardet-Biedl综合征	Leber先天性黑蒙综合征	Gordon综合征	Hersh综合征	Young综合征	Refsum综合征	Coppeto-Lessell综合征
色素性视网膜病变	有	有	有	有	有	有	有	有	有	有	有
性发育	正常	小睾丸	小睾丸、男子乳腺发育	生殖器发育不全	生殖器发育不全	正常	正常	男性外生殖器发育不全	正常	正常	正常
精神发育	25%患者有精神发育迟缓和/或精神病	正常	精神发育迟缓	精神发育迟缓	精神发育迟缓	可变	精神发育迟缓	精神发育迟缓	正常	正常	可变
听觉功能	SND	SND	SND	95%正常	95%正常	可变	SND	SND	SND	SND	SND
手异常	无	无	无	无	多指(趾)	无	无	无	无	无	无
神经系统异常	无	无	锥体束轻微改变	痉挛性截瘫	无	可变	进行性四肢轻瘫	肌张力低下	偏头痛	运动和感觉缺失	张力失常
葡萄糖代谢	正常	糖尿病	糖尿病	正常	常见葡萄糖不耐受	正常	正常	正常	正常	正常	正常
肥胖	无	有	无	无	有	无	无	无	无	无	无
肾疾病	无	慢性肾病	无	无	90%肾异常	无	无	无	无	无	无
皮肤	正常	黑棘皮病	黑棘皮病	正常	正常	不存在	正常	正常	正常	鱼鳞病	正常

注：SND:感音神经性听力损失 (JA Edwards et al.,Am J Med 1976;60 23 和 RH Millay et al.,Am J Ophtha/mo/ 1986;102:482)

期检测和植入。据 Pietola 等[87]最近报道，对Ⅲ型患者进行人工耳蜗植入治疗后取得了良好的效果。对已有极重度听力损失的Ⅱ型患者，人工耳蜗植入治疗的有效性尚无报道。

预后：很多患者因为视力进行性减退而在 30~40 岁时被迫离开工作岗位。

小结：该综合征的特点是：①常染色体隐性遗传；②Ⅰ型为视网膜色素变性伴儿童期视力丧失，Ⅱ型为视网膜色素变性伴青春期后视力丧失，Ⅲ型为视网膜色素变性伴各种可能的视力丧失；③Ⅰ型有先天性重度感音神经性听力损失，Ⅱ型通常有中重度的高频听力损失，Ⅲ型有不同程度的听力损失；④Ⅰ型无前庭反应，伴有儿童期运动发育延迟。

参考文献

1. Abraham FA et al. Usher's syndrome: electrophysiological tests of the visual and auditory systems. *Doc Ophthalmol*. 1977;44:435–444.
2. Adato A et al. Mutation profile of all 49 exons of the human myosin VIIA gene, and haplotype analysis, in Usher 1B families from diverse origins. *Am J Hum Genet*. 1997;61:813–821.
3. Adato A et al. Three novel mutations and twelve polymorphisms identified in the *USH2A* gene in Israeli *USH2* families. *Hum Mutat*. 2000;15:388.
4. Adato A et al. *USH3A* transcripts encode clarin-1, a four-transmembrane-domain protein with a possible role in sensory synapses. *Eur J Hum Genet*. 2002;10:339–350.
5. Ahmed ZM et al. Mutations of the protocadherin gene PCDH15 cause Usher syndrome type 1F. *Am J Hum Genet*. 2001;69:25–34.
6. Ahmed ZM et al. *USH1H*, a novel locus for type I Usher syndrome, maps to chromosome 15q22–23. *Clin Genet*. 2009;75:86–91.
7. Alagramam KN et al. Mutations in the novel protocadherin PCDH15 cause Usher syndrome type 1F. *Hum Mol Genet*. 2001; 10:1709–1718.
8. Aller E et al. Genetic analysis of 2299delG and C759F mutations (*USH2A*) in patients with visual and/or auditory impairments. *Eur J Hum Genet*. 2004;12:407–410.
9. Aller E et al. Identification of 14 novel mutations in the long isoform of *USH2A* in Spanish patients with Usher syndrome type II. *J Med Genet*. 2006;43:e55.
10. Aller E et al. The *USH2A* c.2299delG mutation: dating its common origin in a Southern European population. *Eur J Hum Genet*, 2010;18:788–793.
11. Ammar-Khodja F et al. Molecular screening of deafness in Algeria: high genetic heterogeneity involving *DFNB1* and the Usher loci, *DFNB2/USH1B, DFNB12/USH1D and DFNB23/USH1F. Eur J Med Genet*. 2009;52:174–179.
12. Astuto LM et al. Genetic heterogeneity of Usher syndrome: analysis of 151 families with Usher type I. *Am J Hum Genet*. 2000;67: 1569–1574.
13. Astuto LM et al. Searching for evidence of DFNB2. *Am J Med Genet*. 2002;109:291–297.
14. Astuto LM et al. *CDH23* mutation and phenotype heterogeneity: a profile of 107 diverse families with Usher syndrome and non-syndromic deafness. *Am J Hum Genet*. 2002;71:262–275.
15. Baux D et al. Molecular and in silico analyses of the full-length isoform of usherin identify new pathogenic alleles in Usher type II patients. *Hum Mutat*. 2007;28:781–789.
16. Bazan NG et al. Decreased content of docosahexaenoate and arachidonate in plasma. *Biochem Biophys Res Commun*. 1995; 141:600–604.
17. Belal A. Usher's syndrome. (Retinitis pigmentosa and deafness): A temporal bone report. *J Laryngol Otol*. 1975;89:175–181.
18. Belal A. Usher's syndrome. (Retinitis pigmentosa and deafness): A temporal bone report. *J Laryngol Otol*. 1975;89:175–181.
19. Berson EL et al. Vitamin A supplementation for retinitis pigmentosa. *Arch Ophthalmol*. 1993;111:1456–1459.
20. Berson EL. Nutrition and retinal degenerations. *Int Ophthalmol Clin*. 2000;40:93–111.
21. Bharadwaj AK et al. Evaluation of the myosin VIIA gene and visual function in patients with Usher syndrome type I. *Exp Eye Res*. 2000; 71:173–181.
22. Bitner-Glindzicz M et al. A recessive contiguous gene deletion causing infantile hyperinsulinism, enteropathy and deafness identifies the Usher type 1C gene. *Nat Genet*. 2000;26:56–60.
23. Bloom TD et al. Usher's syndrome: CNS defects determined by computed tomography. *Retina*. 1983;3:108–113.
24. Bloom TD et al. Usher's syndrome: CNS defects determined by computed tomography. *Retina*. 1983;3:108–113.
25. Bork JM et al. Usher syndrome 1D and non-syndromic autosomal-recessive deafness *DFNB12* are caused by allelic mutations of the novel cadherin-like gene *CDH23. Am J Hum Genet*. 2001;68: 26–37.
26. Bork JM et al. Clinical presentation of *DFNB12* and Usher syndrome type 1D. *Adv Otorhinolaryngol*. 2002;61:145–152.
27. Boughman JA et al. Usher syndrome: definition and estimate of prevalence from two high risk populations. *J Chron Dis*. 1983;36:595–603.
28. Chaib H et al. A newly identified locus for Usher syndrome type I, *USH1E*, maps to chromosome 21q21. *Hum Mol Genet*. 1997; 6:27–31.
29. Conner RCR: Complicated migraine: A study of permanent neurological and visual defects caused by migraine. *Lancet*. 1962;2: 1072–1075.
30. Cowan CL et al. Retinitis pigmentosa associated with hearing loss, thyroid disease, vitiligo, and alopecia areata: retinitis pigmentosa and vitiligo. *Retina*. 1982;2:84–88.
31. Cuevas JM et al. Identification of three novel mutations in the *MYO7A* gene. *Hum Mutat*. 1999;14:181.
32. Dai H et al. Identification of five novel mutations in the long isoform of the *USH2A* gene in Chinese families with Usher syndrome type II. *Mol Vis*. 2008;14:2067–2075.
33. Davenport SLH et al. Usher syndrome in four hard of hearing siblings. *Pediatrics*. 1978;62:578–583.
34. De Haas EBH et al. Usher's syndrome with special reference to heterozygous manifestations. *Doc Ophthalmol*. 1970;28:166–190.
35. Dreyer B et al. Identification of novel *USH2A* mutations: implications for the structure of *USH2A* protein. *Eur J Hum Genet*. 2000;8: 500–506.
36. Dreyer B et al. A common ancestral origin of the frequent and widespread 2299delG *USH2A* mutation. *Am J Hum Genet*. 2001;69: 228–234.
37. Dreyer B et al. Spectrum of *USH2A* mutations in Scandinavian patients with Usher syndrome type II. *Hum Mutat*. 2008;29:451.
38. Ebermann I et al. A novel gene for Usher syndrome type 2: mutations in the long isoform of whirlin are associated with retinitis pigmentosa and sensorineural hearing loss. *Hum Genet*. 2007;121: 203–211.
39. Ebermann I et al. An *USH2A* founder mutation is the major cause of Usher syndrome type 2 in Canadians of French origin and confirms common roots of Quebecois and Acadians. *Eur J Hum Genet*. 2009;17:80–84.
40. Eudy JD et al. Mutation of a gene encoding a protein with extracellular matrix motifs in Usher syndrome type IIa. *Science*. 1998;280: 1753–1757.
41. Fields RR et al. Usher syndrome type III: revised genomic structure of the *USH3* gene and identification of novel mutations. *Am J Hum Genet*. 2002;71:607–617.
42. Fishman GA. Usher's Syndrome: Visual loss and variations in clinical expressivity. *Perspect Ophthalmol*. 1979;3:97–103.
43. Fishman GA et al. Prevalence of foveal lesions in type 1 and type 2 Usher's syndrome. *Arch Ophthalmol*. 1995;113:770–773.
44. Friedman TB et al. Usher syndrome: hearing loss with vision loss. *Adv Otorhinolaryngol*. 2011;70:56–65.
45. Grondahl J. Tapeto-retinal degeneration in four Norwegian counties. I. Diagnostic evaluation of 89 probands. *Clin Genet*. 1986;29:1–16.
46. Grondahl J, Mjoen S. Usher syndrome in four Norwegian counties. *Clin Genet*. 1986;30:14–28.

47. Grondahl J. Estimation of prognosis and prevalence of retinitis pigmentosa and Usher syndrome in Norway. *Clin Genet*. 1987; 31:255–264.

48. Hallgren B. Retinitis Pigmentosa combined with congenital deafness; with vestibulo-cerebellar ataxia and neural abnormality in a proportion of cases. *Acta Psychiat Scand*. 1959;138 (suppl):1–101.

49. Hinderlink JB et al. Results from four cochlear implant patients with Usher's syndrome. *Ann Otol Rhinol Laryngol*. 1994;103:285–293.

50. Hmani M et al. A novel locus for Usher syndrome type II, *USH2B*, maps to chromosome 3 at p23–24.2. *Eur J Hum Genet*. 1999; 7:363–367.

51. Hmani-Aifa M et al. Identification of two new mutations in the *GPR98* and the *PDE6B* genes segregating in a Tunisian family. *Eur J Hum Genet*. 2009;17:474–482.

52. Hunter DG et al. Abnormal sperm and photoreceptor axonemes in Usher's syndrome. *Arch Ophthalmol*. 1986;104:385–389.

53. Jaijo T et al. *MYO7A* mutation screening in Usher syndrome type I patients from diverse origins. *J Med Genet*. 2007;44:e71.

54. Jaijo T et al. Microarray-based mutation analysis of 183 Spanish families with Usher syndrome. *Invest Ophthalmol Vis Sci*. 2010;51:1311–1317.

55. Janecke AR et al. Twelve novel myosin VIIA mutations in 34 patients with Usher syndrome type I: confirmation of genetic heterogeneity. *Hum Mutat*. 1999;13:133–140.

56. Joensuu T et al. Mutations in a novel gene with transmembrane domains underlie Usher syndrome type 3. *Am J Hum Genet*. 2001; 69:673–684.

57. Karjalainen S et al. Progressive hearing loss in Usher's syndrome. *Ann Otol Rhinol Laryngol*. 1989;98:863–866.

58. Keats BJ, Corey DP. The Usher syndromes. *Am J Med Genet*. 1999;89:158–166.

59. Keats BJ, Savas S. Genetic heterogeneity in Usher syndrome. *Am J Med Genet*. 2004;130A:13–16.

60. Kimberling WJ et al. Localization of Usher syndrome type II to chromosome 1q. *Genomics*. 1990;7:245–249.

61. Kimberling WJ, Moller C. Clinical and molecular genetics of Usher syndrome. *J Am Acad Audiol*. 1995;6:63–72.

62. Kimberling WJ et al. Genetic heterogeneity of Usher syndrome. *Adv Otorhinolaryngol*. 2000;56:11–18.

63. Kimberling WJ et al. Frequency of Usher syndrome in two pediatric populations: Implications for genetic screening of deaf and hard of hearing children. *Genet Med*. 2010;12:512–516.

64. Kloepfer HW et al. The hereditary syndrome of congenital deafness and retinitis pigmentosa (Usher's syndrome). *Laryngoscope*. 1966;76:850–862.

65. Koizumi J et al. CNS changes in Usher's syndrome with mental disorder: CT, MRI and PET findings. *J Neurol Neurosurg Psychiatry*. 1988;51:987–990.

66. Kumar A et al. Vestibular and auditory function in Usher's syndrome. *Ann Otol Rhinol Laryngol*. 1984;93:600–608.

67. Leroy BP et al. Spectrum of mutations in *USU2A* in British patients with Usher syndrome type II. *Exp Eye Res*. 2001;72:503–509.

68. Lewis RA et al. Mapping recessive ophthalmic diseases: linkage of the locus for Usher syndrome type II to a DNA marker on chromosome 1q. *Genomics*. 1990;7:250–256.

69. Liebreich R. Abkunft aus Ehen unter Blulsverwandten als grund von Retinitis Pigmentosa. *Dtsch Klin*. 1861;13:53–55.

70. Lindenov H. The etiology of deaf-mutism with special reference to heredity. *Op Ex Domo Biol Hered Hum Univ Hafnienses*. 1945;8:1–268.

71. Liu XZ et al. Mutations in the myosin VIIA gene cause non-syndromic recessive deafness. *Nat Genet*. 1997;16:188–190.

72. Liu XZ et al. Mutations in the myosin VIIA gene cause a wide phenotypic spectrum, including atypical Usher syndrome. *Am J Hum Genet*. 1998;63:909–912.

73. Liu XZ et al. A mutation (2314delG) in the Usher syndrome type IIA gene: high prevalence and phenotypic variation. *Am J Hum Genet*. 1999;64:1221–1225.

74. McDonald JM et al. Sensorineural hearing loss in patients with typical retinitis pigmentosa. *Am J Ophthalmol*. 1988;105:125–131.

75. McLeod AC et al. Clinical variation in Usher's syndrome. *Arch Otorhinolaryngol*. 1971;94:321–334.

76. Moller CG et al. Usher syndrome: an otoneurologic study. *Laryngoscope*. 1989;99:73–79.

77. Mustapha M et al. A novel locus for Usher syndrome type I, *USH1G*, maps to chromosome 17q24–25. *Hum Genet*. 2002;110:348–350.

78. Nager FR. Zur Histologie der Taubstummheit bei Retinitis pigmen-tosa. *Beitr Pathol*. 1927;77:288–303.

79. Najera C et al. Mutations in myosin VIIA (*MYO7A*) and usherin (*USH2A*) in Spanish patients with Usher syndrome types I and II, respectively. *Hum Mutat*. 2002;20:76–77.

80. Ness SL et al. Genetic homogeneity and phenotypic variability among Ashkenazi Jews with Usher syndrome type III. *J Med Genet*. 2003;40:767–772.

81. Nuutila A. Dystrophia retinae pigmentosa-dysacusis syndrome (DRD): A study of the Usher or Hallgren syndrome. *J Genet Hum*. 1970;18:57–58.

82. Ouyang XM et al. Characterization of Usher syndrome type I gene mutations in an Usher syndrome patient population. *Hum Genet*. 2005;116:292–299.

83. Pakarinen L et al. Usher's syndrome type 3 in Finland. *Laryngoscope*. 1995;105:613–617.

84. Petit C. Usher syndrome: from genetics to pathogenesis. *Annu Rev Genomics Hum Genet*. 2001;2:271–297.

85. Pieke-Dahl SA et al. Genetic heterogeneity of Usher syndrome type II. *J Med Genet*. 1993;30:843–848.

86. Pieke-Dahl SA et al. Genetic heterogeneity of Usher syndrome type II: localisation to chromosome 5q. *J Med Genet*. 2000;37: 256–262.

87. Pietola L et al. Speech recognition and communication outcomes with cochlear implantation in Usher syndrome type 3. *Otol Neurotol*. 2012;33:38–41.

88. Riazuddin S et al. Mutation spectrum of *MYO7A* and evaluation of a novel non-syndromic deafness *DFNB2* allele with residual function. *Hum Mutat*. 2008;29:502–511.

89. Roux AF et al. Survey of the frequency of *USH1* gene mutations in a cohort of Usher patients shows the importance of cadherin 23 and protocadherin 15 genes and establishes a detection rate of above 90%. *J Med Genet*. 2006;43:763–768.

90. Sadeghi M et al. The prevalence of Usher syndrome in Sweden: a nationwide epidemiologic and clinical survey. *Audiological Medicine*. 2004;2:220–228.

91. Schaefer GB et al. Volumetric neuroimaging in Usher syndrome: evidence of global involvement. *Am J Med Genet*. 1998;79:1–4.

92. Shinkawa H, Nadol J. Histopathology of the inner ear in Usher's syndrome as observed by light and electron microscopy. *Ann Otol Rhinol Laryngol*. 1986;95:313–318.

93. Shiomi Y et al. Cortical activity of a patient with Usher's syndrome using a cochlear implant. *Am J Otolaryngol*. 1997;18:412–414.

94. Siebenmann F, Bing R. Uber den labyrinth und hirnbefund bei einem an retinitis pigmentosa erblindeten angeboren-taubstummen. *Z Ohrenheilkunde*. 1907;54:265–280.

95. Smith RJ et al. Clinical diagnosis of the Usher syndromes. Usher Syndrome Consortium. *Am J Med Genet*. 1994;50:32–38.

96. Sondheimer S et al. Dark adaptation testing in heterozygotes of Usher's syndrome. *Br J Ophthal*. 1979;63:547–550.

97. Tamayo ML et al. Usher syndrome: results of a screening program in Colombia. *Clin Genet*. 1991;40:304–311.

98. Tamayo ML et al. Neuroradiology and clinical aspects of Usher syndrome. *Clin Genet*. 1996;50:126–132.

99. Tuck RR, McLeod JG. Retinitis pigmentosa, ataxia, and peripheral neuropathy. *J Neurol Neurosurg Psychiatry*. 1983;46:206–213.

100. Usher CH. On the inheritance of retinitis pigmentosa with notes of cases. *Roy Lond Ophthalmol Hosp Rev*. 1914;19:130–236.

101. van Aarem A et al. Stable and progressive hearing loss in type 2A Usher's syndrome. *Ann Otol Rhinol Laryngol*. 1996;105:962–967.

102. van Aarem A et al. Semen Analysis in the Usher Syndrome Type 2A. *ORL J Otorhinolaryngol Relat Spec*. 1999;61:126–130.

103. Von Graefe A. Vereinzelte Beobachtungen und Bemerkungen. Exceptionelles Verhalten des Gesichtsfeldes bei Pigmentenartung der Netzhaut. *Arch Klin Ophthalmol*. 1858;4:250–253.

104. Vernon M. Usher's syndrome: Deafness and progressive blindness. Clinical cases, prevention, theory and literature survey. *J Chronic Dis*. 1969;22:133–151.

105. Verpy E et al. A defect in harmonin, a PDZ domain-containing protein expressed in the inner ear sensory hair cells, underlies Usher syndrome type 1C. *Nat Genet*. 2000;26:51–55.

106. von Brederlow B et al. Identification and in vitro expression of novel *CDH23* mutations of patients with Usher syndrome type 1D. *Hum Mutat*. 2002;19:268–273.

107. Wagenaar M et al. Clinical findings in obligate carriers of type I Usher syndrome. *Am J Med Genet*. 1995;59:375–379.

108. Wagenaar M et al. Histopathologic features of the temporal bone in usher syndrome type I. *Arch Otolaryngol Head Neck Surg.* 2000;126:1018–1023.

109. Wang Q et al. Update on the molecular genetics of retinitis pigmentosa. *Ophthalmic Genet.* 2001;22:133–154.

110. Weil D et al. Defective myosin VIIa gene responsible for Usher syndrome type 1B. *Nature.* 1995;374:60–61.

111. Weil D et al. The autosomal-recessive isolated deafness, *DFNB2*, and the Usher 1B syndrome are allelic defects of the myosin-VIIA gene. *Nat Genet.* 1997;16:191–193.

112. Weil D et al. Usher syndrome type 1G (*USH1G*) is caused by mutations in the gene encoding *SANS*, a protein that associates with the *USH1C* protein, harmonin. *Hum Mol Genet.* 2003;12:463–471.

113. Weston MD et al. Genomic structure and identification of novel mutations in usherin, the gene responsible for Usher syndrome type IIa. *Am J Hum Genet.* 2000;66:1199–1210.

114. Weston MD et al. A progress report on the localization of Usher syndrome type II to chromosome 1q. *Ann NY Acad Sci.* 1991;630:284–287.

115. Yan D, Liu X:. Genetics and pathological mechanisms of Usher syndrome. *J Hum Genet.* 2010;55:327–335.

116. Young NM et al. Cochlear implants in young children with Usher's syndrome. *Ann Otol Rhinol Laryngol.* 1995;104:342–345.

117. Zeng LH et al. A study of Usher's syndrome (cases from Belgium and China). *Bull Soc Belge Ophthalmol.* 1985;216:69–75.

118. Zina ZB et al. From *DFNB2* to Usher syndrome: variable expressivity of the same disease. *Am J Med Genet.* 2001;101:181–183.

119. Zwaenepoel I et al. Identification of three novel mutations in the *USH1C* gene and detection of thirty-one polymorphisms used for haplotype analysis. *Hum Mutat.* 2001;17:34–41.

Alström 综合征

色素性视网膜病变、糖尿病、肥胖和感音神经性听力损失

Alström syndrome:pigmentary retinopathy diabetes mellitus, obesity, and sensorineural hearing loss

1959 年,Alström 等[1]描述了一种以伴中心视力缺失的非典型视网膜变性、成人糖尿病、短暂的早期肥胖、智力正常和进行性感音神经性听力损失为特征的综合征。Boenheim[5]在 1929 年报道的一对同胞可能是最早的病例。Marshall 等[24]对此综合征进行了总结。

体格检查:轻至中度躯干性肥胖是 2~10 岁儿童的固定特征,但此种躯干性肥胖随年龄的增加而减轻[26]。男性和女性成年患者的最大身高分别为 165cm(65 英寸)和 160cm(63 英寸)[34]。Alter 和 Moshang[2]认为,至少部分患者的身材矮小是由生长激素缺乏导致,而骨龄提前和早期正常生长速度与高胰岛素血症有关。

视觉系统:严重畏光和眼球震颤通常是首发症状,而且常常发生在婴儿期[31]。视力障碍呈进行性加重:最初表现为夜盲症,随后出现视野丧失。早期视网膜改变包括视神经萎缩、血管壁明显变薄以及黑白相间的色素上皮异常。后期出现弥漫性的脉络膜和视网膜萎缩、大块色素聚集同时伴有中心视力丧失,无视网膜色素变性的骨细胞样色素沉着[26]。其特点是 10 岁内出现严重视力丧失,在十几岁时出现轻中度的后囊白内障;也可能出现晶状体脱位和青光眼[1,16,20,26,34,37]。5~15 岁时出现瞳孔对光无反应,视网膜电图(electroretinogram,ERG)显示视杆细胞和视锥细胞功能严重异常[1,34,35]。视锥细胞功能不良可早至 6 月龄就出现 ERG 异常,而视杆细胞功能障碍在 5 岁时才表现为 ERG 异常[34,35]。

皮肤系统:约 50% 的男性患者可出现早秃,50% 的女性患者出现少发或瘢痕性脱发[16,26]。60% 的病例可有相对较轻黑棘皮病,主要累及腋窝,平均发病年龄在 5.5 岁[7,13,18,26,27]。这似乎与胰岛素抵抗有关[28]。

中枢神经系统:除了视觉和听力损失之外,神经系统的检查是正常的。尽管语言和精细运动技能延迟发育比一般人群更常见,但大多数患者的智力在正常范围内[24]。此外,8% 的患者可有自闭症行为[24]。

内分泌系统:75%~80% 的患者有 2 型糖尿病,而且通常在十几岁发病[27],但也可能发病更早[24]。男性患者的睾丸小而软,阴茎偏小或正常。女性患者有异常月经史(月经过少、月经过多、痛经、子宫出血)、腋毛和阴毛稀疏,但无性腺功能减退。男性和女性患者均不能生育下一代。有 1 例患者已证实有生长激素缺乏[2]和甲状腺功能减退[8]。

泌尿生殖系统:80% 的患者有肾功能不全,而且肾功能不全是该综合征中变异最大的临床表现[26]。轻度到重度肾病均有,轻者仅肾小球和肾小管功能受损,表现为蛋白尿、氨基酸尿和尿液浓缩功能障碍;重者可导致死亡[16,26,32]。肾疾病可早在十几岁发病[1,16,26]。

肌肉骨骼系统:40% 的患者有脊柱侧弯[16,20,21,26];也可见额骨内板增生症[15,19,22]。

心血管系统:任何年龄的患者都可能有扩张型心肌病,这是死亡的重要原因[14,25,31,36,38]。心脏病的早期征象可由 EKG 检测到,如非特异性 T 波异常[36]。新生儿扩张型心肌病可能是诊断某些患者的征象(W Reardon,通信作者)。

胃肠系统:几乎所有患者都有肝功能障碍,部分患者可能有肝硬化或脂肪肝[3,4,13,24,29]。

听觉系统:常表现为感音神经性听力损失,通常 5 岁左右出现,随后逐渐进展,在十几岁或二十几岁逐渐变为中重度感音神经性听力损失[12,38]。Békésy 试验、音衰变试验和短增量敏感指数试验均反映出耳蜗受累[16];然而对诊断该病极其重要的耳声发射(OAE)和脑干反应试验(ABR)却未见报道。

前庭系统:没有前庭研究的相关报道。

实验室检查:75%~80% 的患者有糖尿病[26],碳水化合物不耐受通常在患者十多岁时出现[19,27,37]。血尿素氮升高、蛋白尿、肾源性或加压素抵抗型糖尿病和血清尿酸水平升高均提示肾损伤。已发现数例患者患有高甘油三酯血症[26,32,37]。高胆固醇血症也有报道。男性患者有 17- 酮类固醇水平下降、促性腺激素水平升高。血浆睾酮水平低下。胰岛素抵抗存在,但胰岛素受体结合率在正常范围,胰岛素刺激的葡萄糖摄取和 RNA 合成正常[30]。

病理学:睾丸活检显示有小的透明小管,偶有睾丸间质细胞、支持细胞和固有层增厚[37](图 9-2)。1 例不明原因死亡的 16 岁女孩的卵巢活检未见异常。肾组织切片可见肾小球和肾小管膜增厚等慢性肾病表现。很多肾小球透明样化改变[1,26,34]。

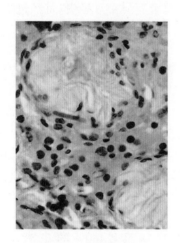

图 9-2　Alström 综合征

睾丸标本显微照片显示苍白的透明小管。也能见到 Reinke 类晶体
[引自:RL Weinstein et al, N Engl J Med 1969;281:969]

遗传:所有患儿的父母都是正常的。该综合征在同胞中男女均出现,以及近亲中的高发生率符合常染色体隐性遗传。

分子生物学研究:该基因已定位于 2p 12-13[10,11,14,23,39],随后被鉴定为一个较大的基因 ALMS1[12,17]。尚无关于 Alström 综合征遗传异质性的连锁证据[14]。

诊断:Laurence-Moon 综合征的主要特征是视网膜色素变性、视网膜病变、精神发育迟缓、生殖腺发育不全及痉挛性截瘫。Bardet-Biedl 综合征表现为肥胖、视网膜色素变性伴有多指(趾)畸形、性腺功能减退和精神发育迟缓。Alström 综合征的患者无精神发育迟缓或多指(趾)畸形。在 Laurence-Moon 或 Bardet-Biedl 综合征的患者中,只有不超过 5% 的患者出现听力损失和糖尿病[6,15,33]。此外,Alström 综合征患者多在 20 多岁前出现全盲,而 Laurence-Moon 和 Bardet-Biedl 综合征则在 40 多岁时出现全盲,其眼部病变也有差异。Edwards 视网膜病变综合征的患者表现为色素性视网膜病变、性腺功能减退、感音神经性听力损失和葡萄糖不耐受,但是他们有精神发育迟缓。Burn[6]广泛地回顾了 1950 年之前的文献。发现了数例同时有 Edwards 综合征和 Laurence-Moon 综合征的病例(表 9-1)。Codaccione[9]报道了患有婴儿型糖尿病、视神经萎缩、性腺功能减退和感音神经性听力损失的 2 个兄弟,由于没有视网膜色素变性的证据,所以这可能是另外一种综合征,但肯定与 DIDMOAD 综合征有重叠。

治疗:有 2 例患者进行了生长激素替代治疗,治疗后生长速度增加,脂蛋白代谢恢复正常[39]。

预后:由于视力和听力进行性减退,几乎无治愈希望。然而,他们的智力仍然正常。肾功能障碍可能会缩短其寿命。

小结:该综合征的特征包括①常染色体隐性遗传;②婴儿期出现的伴中心视力损失的非典型视网膜变性;③儿童期出现糖尿病;④短暂性肥胖;⑤10~20 岁出现的后皮质性白内障;⑥在 20~30 岁出现肾病;⑦黑棘皮病;⑧儿童晚期出现进行性感音神经性听力损失。

参考文献

1. Alstrom CH. Retinal degeneration combined with obesity, diabetes mellitus and neurogenous deafness. *Acta Psychiatr Neurol Scand.* 1959;34(Suppl 129):1–35.
2. Alter CA, Moshang T. Growth hormone deficiency in two siblings with Alstrom syndrome. *Am J Dis Child.* 1993;147:97–99.
3. Awazu M et al. A 27-year-old woman with Alstrom syndrome who had liver cirrhosis. *Keio J Med.* 1995;44:67–73.
4. Awazu M et al. Hepatic dysfunction in two sibs with Alstrom syn-

drome: case report and review of the literature. *Am J Med Genet.* 1997;69:13–16.

5. Boenheim F. Zur Kenntnis der Laurence-Biedlschen Krankheit (Cases 3,4). *Endokrinologie.* 1929;4:263–273.

6. Burn RA. Deafness and the Laurence-Moon-Biedl syndrome. *Br J Ophthalmol.* 1950;34:65–88.

7. Chang KW et al. Alstrom syndrome with hepatic dysfunction: report of one case. *Acta Paediatr Taiwan.* 2000;41:270–272.

8. Charles SJ et al. Alstrom's syndrome: further evidence of autosomal recessive inheritance and endocrinological dysfunction. *J Med Genet.* 1990;27:590–592.

9. Codaccioni JL et al. Hypotrophie testiculaire primitive chez deux frères atteints de diabete infantile, atrophie optique familial et surditè neurogogène póur l'un. [Initial testicular hypotrophy in 2 brothers with juvenile diabetes, familial optic atrophy and neurogenic deafness in 1 of them: 46 XY karyotype, double satellite on a chromosome of the D group]. *Ann Endocrin.* 1969;30:669–676.

10. Collin GB et al. Homozygosity mapping at Alstrom syndrome to chromosome 2p. *Hum Mol Genet.* 1997;6:213–219.

11. Collin GB et al. Alstrom syndrome: further evidence for linkage to human chromosome 2p13. *Hum Genet.* 1999;105:474–479.

12. Collin GB et al. Mutations in *ALMS1* cause obesity, type 2 diabetes and neurosensory degeneration in Alstrom syndrome. *Nat Genet.* 2002;31:74–78.

13. Connolly MB et al. Hepatic dysfunction in Alstrom disease. *Am J Med Genet.* 1991;40:421–424.

14. Deeble VJ et al. The continuing failure to recognise Alstrom syndrome and further evidence of genetic homogeneity. *J Med Genet.* 2000;37:219.

15. Garstecki DC et al. Speech, language, and hearing problems in the Laurence-Moon-Biedl syndrome. *J Speech Hear Disord.* 1972;37:407–413.

16. Goldstein JL, Fialkow PJ. The Alstrom syndrome. Report of three cases with further delineation of the clinical, pathophysiological, and genetic aspects of the disorder. *Medicine (Baltimore).* 1973;52:53–71.

17. Hearn T et al. Mutation of *ALMS1*, a large gene with a tandem repeat encoding 47 amino acids, causes Alstrom syndrome. *Nat Genet.* 2002;31:79–83.

18. Hung YJ et al. Alstrom syndrome in two siblings. *J Formos Med Assoc.* 2001;100:45–49.

19. Johnson J. Diabetes, neurogenous deafness and retinal degeneration. *Br Med J.* 1961;2:646.

20. Klein D, Ammann F. The syndrome of Laurence-Moon-Bardet-Biedl and allied diseases in Switzerland. Clinical, genetic and epidemiological studies. *J Neurol Sci.* 1969;9:479–513.

21. Kopecky A et al. [Alstrom's syndrome in two sisters (author's transl)]. *Cas Lek Cesk.* 1978;117:921–923.

22. Lista GA et al. [Alstrom's syndrome]. *Prensa Med Argent.* 1972;59:253–254.

23. Macari F et al. Refinement of genetic localization of the Alstrom syndrome on chromosome 2p12–13 by linkage analysis in a North African family. *Hum Genet.* 1998;103:658–661.

24. Marshall JD et al. New Alstrom syndrome phenotypes based on evaluation of 182 cases. *Arch Intern Med.* 2005;165:675–683.

25. Michaud JL et al. Natural history of Alstrom syndrome in early childhood: onset with dilated cardiomyopathy. *J Pediatr.* 1996;128:225–229.

26. Millay RH et al. Ophthalmologic and systemic manifestations of Alstrom's disease. *Am J Ophthalmol.* 1986;102:482–490.

27. Mokashi A, Cummings EA. Presentation and course of diabetes in children and adolescents with Alstrom syndrome. *Pediatr Diabetes.* 2011;12:270–275.

28. Pfeiffer RA, Pusch R. Das Syndrom von Alström. *Klinische Genetik in der Paediatrie.* Stuttgart, Germany: Theime; 1979:49–47.

29. Quiros-Tejeira RE et al. Early-onset liver disease complicated with acute liver failure in Alstrom syndrome. *Am J Med Genet.* 2001;101:9–11.

30. Rudiger HW et al. Impaired insulin-induced RNA synthesis secondary to a genetically defective insulin receptor. *Hum Genet.* 1985;69:76–78.

31. Russell-Eggitt IM et al. Alstrom syndrome. Report of 22 cases and literature review. *Ophthalmology.* 1998;105:1274–1280.

32. Satman I et al. Evaluation of insulin resistant diabetes mellitus in Alstrom syndrome: a long-term prospective follow-up of three siblings. *Diabetes Res Clin Pract.* 2002;56:189–196.

33. Schachat AP, Maumenee IH. Bardet-Biedl syndrome and related disorders. *Arch Ophthalmol.* 1982;100:285–288.

34. Sebag J et al. The Alstrom syndrome: ophthalmic histopathology

35. Tremblay F et al. Longitudinal study of the early electroretinographic changes in Alstrom's syndrome. *Am J Ophthalmol.* 1993;115:657–665.

36. Warren SE et al. Late onset dilated cardiomyopathy in a unique familial syndrome of hypogonadism and metabolic abnormalities. *Am Heart J.* 1987;114:1522–1524.

37. Weinstein RL et al. Familial syndrome of primary testicular insufficiency with normal virilization, blindness, deafness and metabolic abnormalities. *N Engl J Med.* 1969;281:969–977.

38. Worthley MI, Zeitz CJ. Case of Alstrom syndrome with late presentation dilated cardiomyopathy. *Intern Med J.* 2001;31:569–570.

39. Zumsteg U et al. Alstrom syndrome: confirmation of linkage to chromosome 2p12–13 and phenotypic heterogeneity in three affected sibs. *J Med Genet.* 2000;37:E8.

and retinal ultrastructure. *Br J Ophthalmol.* 1984;68:494–501.

X 连锁视网膜色素变性伴反复感染及听力损失

X-linked retinitis pigmentosa with recurrent infections and hearing loss

Van Dorp 等[4]于 1992 年报道了 1 个视网膜色素变性伴复发性感染和听力损失的家系,且该综合征为 X 连锁遗传。此后又有 3 个患病家系被报道[1,2,6]。

体格检查:患者生长和认知发育均正常。

视觉系统:男性患者和大多女性携带者患有视网膜色素变性。男性患者在幼儿期发病,20 岁左右视力几乎完全丧失[1,6]。女性携带者直到成年中晚期才出现稀疏的视网膜色素沉着[6]。

其他表现:复发性感染很常见,以呼吸道感染、鼻窦炎、中耳炎最多见。1 例患者出现严重性肺不张,最后不得不行肺部分切除术[2]。

听觉系统:大多数男性患者和许多女性携带者生后出现感音神经性听力损失,一般为高频听力的轻度损失。由于患者中有些患有中耳炎,因此推测可能合并传导性听力损失[6]。

实验室检查:电镜检查发现纤毛不活动且结构异常,包括内动力蛋白臂缺失、定向障碍、微管不完整等[2,4]。

遗传:该综合征的遗传特性为 X 连锁隐性遗传,女性携带者可有临床表现。

分子生物学研究:视网膜色素变性 GTP 酶调节基因(*RPGR*)是致病基因。这 4 个家系的基因突变发生在第 6、8、10 外显子上。然而,这些外显子的突变也会引起无症状的 X 连锁遗传的视网膜色素变性[3,5],因此,基因型和表型之间并不存在相关性。

诊断:本综合征的临床表现与 Usher 综合征十分相似,但本病的遗传特性及复发性感染的临床表现可以用于区分两者。

小结:本综合征的特点有:①视网膜色素变性;②感音神经性听力损失;③复发性鼻窦-肺部感染;④X连锁遗传。

参考文献

1. Iannaccone A et al. Clinical and immunohistochemical evidence for an X-linked retinitis pigmentosa syndrome with recurrent infections and hearing loss in association with an *RPGR* mutation. *J Med Genet.* 2003;40:118e.
2. Moore A et al. RPGR is mutated in patients with a complex X-linked phenotype combining primary ciliary dyskinesia and retinitis pigmentosa. *J Med Genet.* 2006;43:326-333.
3. Shu X et al. RPGR mutation analysis and disease: an update. *Hum Mutat.* 2007;28:322-328.
4. van Dorp DB et al. A family with RP3 type of X-linked retinitis pigmentosa: an association with ciliary abnormalities. *Hum Genet.* 1992;88:331-334.
5. Vervoort R, Wright AF. Mutations of *RPGR* in X-linked retinitis pigmentosa (RP3). *Hum Mutat.* 2002;19:486-500.
6. Zito I et al. RPGR mutation associated with retinitis pigmentosa, impaired hearing, and sinorespiratory infections. *J Med Genet.* 2003;40:609-615.

Reinstein 综合征

反相视网膜色素变性、性腺功能减退和感音神经性听力损失

Reinstein syndrome:inverse retinitis pigmentosa,hypogonadism,and sensorineural hearing loss

1971 年 Reinstein 和 Chalfin[2] 报道了 1 例男性和 2 例女性同胞患有一种综合征:反相视网膜色素变性、性腺功能减退和感音神经性听力损失。而在 1992 年,Contestabile 等[1] 报道了 1 例患有反相视网膜色素变性和感音神经性听力损失的男性患者可能也属于这一综合征。

视觉系统:患者多在 20~30 岁首次出现中心视力模糊(图 9-3A),接下来的 5~10 年间,视力损失缓慢进展至稳定终点。这类患者无暗视力和色觉损伤。眼底改变有局限,在眼球后极(如黄斑和视盘周围)骨细胞样色素沉着积聚或呈不连续的圆环状,常伴有视网膜血管变薄和视盘苍白,也可出现次级的脉络膜硬化。3 例同胞均可见小的斑块状黄斑病灶、暗适应阈值上升,视网膜电图振幅明显降低,视野中有密度增高的中心暗点并伴周边视觉下降(图 9-3B)。

泌尿生殖系统:1971 年所报道的那名男性患者[2]14 岁时出现第二性征,60 岁时睾丸小而软。患者否认有阳萎。另一例报道的男性患者[1]性腺功能减退。2 例女性患者均没有自发的月经初潮,仅在激素治疗后才有月经、乳房发育和阴毛生长。

听觉系统:男性同胞从 11 岁开始出现缓慢进展的听力损失。到 60 岁后出现中到重度的感音神经性听力损失。还有 1 例女性同胞患者 35 岁出现听力损失,随后缓慢进展为 2 000Hz 频率以上的重度感音神经性听力损失。另一例女性患者 40 岁时才首次出现听力损失,8 年后发展为以高频听力损失为主的中度感音神经性听力损失。其他病例虽无确切的听力损失发病年龄,但这类患者听力损失都是以高频听力为主[1]。

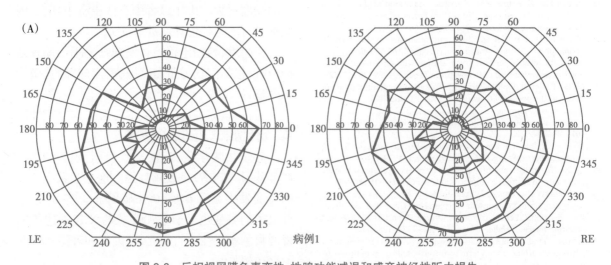

图 9-3 反相视网膜色素变性、性腺功能减退和感音神经性听力损失
(A)视野检查示中心视力缺失的视野;(B)显示压低的感光曲线和暗适应曲线的视网膜电图
[引自:NM REINSTEIN AND AI CHAFIN, AM J OPHTHALMOL 1971;72:332.]

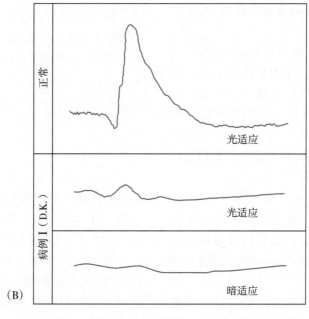

图 9-3(续)

实验室检查:无显著异常。

遗传:1971 年报道的 3 例同胞均为近亲婚配的后代。其父母和外祖父母均为北欧犹太教徒血统的一级堂表亲。遗传学特征为常染色体隐性遗传。

诊断:与典型的周围型视网膜色素变性可单独发病或与其他症状共发的特点不同,反相视网膜色素变性的特点为无夜盲,早期出现中心视力损失,并且多偏爱暗环境。Stargardt 病(眼底黄色斑点症)是一种常导致中心性色素性视网膜病变,但不伴有性腺功能减退或者听力损失的常染色体隐性遗传病。Best 病(卵黄状黄斑变性)和视锥 - 视杆细胞营养失调也会引起中心性色素性视网膜病变,但上述疾病为显性遗传。

预后:视力损失常常出现在 20 多岁时,之后进行性恶化,在之后 10 年左右发展为严重损失。

小结:本综合征的特征有:①常染色体隐性遗传;②无夜盲的反相视网膜色素变性,早期出现中心视力减退以及偏爱暗环境;③性腺功能减退;④感音神经性听力损失。

参考文献

1. Contestabile MT et al. Atypical retinitis pigmentosa: a report of three cases. *Ann Ophthalmol*. 1992;24:325–334.
2. Reinstein NM, Chalfin AI. Inverse retinitis pigmentosa, deafness,

and hypogenitalism. *Am J Ophthalmol*. 1971;72:332–341.

Edwards 视网膜病变综合征
色素性视网膜病变、糖尿病、性腺功能减退、智力障碍和感音神经性听力损失
Edwards retinopathy syndrome:pigmentary retinopathy,diabetes mellitus,hypogonadism,intellectural disability,and sensorineural hearing loss

Edwards 等[2]首次报道了患有色素性视网膜病变、肥胖、糖尿病、性腺功能减退及感音神经性听力损失的 4 位同胞患者,3 名男性、1 名女性。这一功能紊乱综合征与 Alström 综合征很相似,不同的是它存在智力障碍。随后,一系列男女同胞病例陆续被报道[1]。

体格检查:所有病例均有面部皮肤中度粗糙、身材矮小。有轻到中度肥胖。1 名患者发现有脊柱侧弯。

视觉系统:如 Alström 综合征的患者在 1 岁内就会出现视力损伤,以眼震和畏光为前兆,并且患儿大多在 5 岁前失明。无夜盲。此外,在报道的病例中,有 2 位同胞患者出现囊下性白内障[1]。

中枢神经系统:所有患者均有轻到中度的智力障碍(IQ 40~65),可见外周反射改变。

皮肤系统:所有患者均患有黑棘皮病,轻度脱发也有报道。

内分泌系统:女性患者月经初潮时间正常,后期出现经量过少。男性患者会出现男性乳腺发育、小睾丸、轻度男性第二性征发育不良。儿童期开始有轻到中度肥胖也是本病的特征之一。此外,半数患者伴有糖尿病。第一个家族中的1名同胞患者确诊为糖尿病,另1名患有糖耐量异常,2名患有高胰岛素血症[2]。

听觉系统:一个家系中[2]的患者可有8~10年感音神经性听力损失病史,并逐渐进展至60~75dB的听力损失。而在之后的报道中也有一个家系中的2名患者患有轻到中度感音神经性听力损失[1]。

实验室检查:男性患者的血浆黄体生成素(LH)和促卵泡激素(FSH)均升高[1,2]。

病理学:发现1例女性患者有多囊卵巢[1]。

遗传:遗传特性为常染色体隐性遗传。如今仅有2个家系被报道过,他们一个来自摩洛哥,另一个为非裔美国人的后代。目前的研究还没有发现任何基因与该疾病相关,后续也没有关于分子基因学方面的研究发现。

诊断:Edwards综合征与Alström综合征(色素性视网膜病变、糖尿病、肥胖、感音神经性听力损失)很相似,两者的差别在于前者还会伴随相关精神运动迟缓、肾病以及脱发(见表9-1)。

预后:糖尿病和肥胖会缩短生存期。

小结:本综合征的特点有:①常染色体隐性遗传;②幼儿时期出现眼球震颤、畏光和进行性视力减退;③发育迟缓、轻到中度智力障碍;④儿童期发作的肥胖;⑤有些患者出现黑棘皮病、糖尿病、男性性腺功能减退症;⑥童年晚期出现的感音神经性听力损失。

参考文献

1. Boor R et al. Familial insulin resistant diabetes associated with acanthosis nigricans, polycystic ovaries, hypogonadism, pigmentary retinopathy, labyrinthine deafness, and mental retardation. *Am J Med Genet.* 1993;45:649–653.
2. Edwards JA et al. A new familial syndrome characterized by pigmentary retinopathy, hypogonadism, mental retardation, nerve deafness and glucose intolerance. *Am J Med.* 1976;60:23–32.

Young 综合征
家族性偏瘫性偏头痛伴视网膜色素变性、眼球震颤和感音神经性听力损失
Young syndrome:familial hemiplegic migraine with retinitis pigmentosa, nystagmus,and sensorineural hearing loss

Young等[10]在1970年报道了发生在一个家庭中4位成员的一种综合征,患者均有偏瘫性偏头痛和眼球震颤。其中2人同时还患有感音神经性听力损失和视网膜色素变性。

视觉系统:在偏头痛发作之前会出现包括光线旋转、视力模糊和视野黑斑的视觉改变,随后出现轻偏瘫对侧的头痛。所有患者中均有持续出现的跳动性眼球震颤。在2位男性同胞患者中,都出现夜盲、视网膜血管减少及视野缩小(即视网膜色素变性),同时,这二人也均有偏瘫性偏头痛,但只有一人伴有眼震。两位有类似Usher综合征症状的亲缘患者中有一位存在双侧后囊下白内障。

中枢神经系统:出现一种搏动性、血管性的偏瘫性偏头痛,在头痛发作前会出现感觉和运动方面的症状,并持续到发作时以及发作后的一段时间内。4名患者中有3名患者在4~5岁时出现头痛并且每年发作3次或3次以上,另外1例病例10岁时才首次出现头痛。偏头痛发作之前,还会同时或快速相继出现眩晕、轻度头痛及一侧肢体感觉紧张,这些症状持续15~90分钟。另外,患者还会感到从一只手或脚开始,扩散到一侧肢体的麻木感,随后同侧身体极度虚弱。头痛停止时这些症状也会停止,整个发作持续时间从12小时到5天不等。此外,在这4名患者中,3名患者为双侧头痛,1名为单侧头痛。头痛发作时,4名患者均出现感觉运动性轻偏瘫,其中3名患者表现有恶心、呕吐,只有1名患者出现共济失调和偏瘫,且他是持续性的轻度步态共济失调。

听觉系统:4~6岁可首次出现听力损失。已被证实,双耳在750~4 000Hz频率范围出现70~80dB感音神经性听力损失。双耳言语识别能力良好,无音衰变,并呈Ⅱ型Békésy听力图。

前庭系统:无相关前庭研究报道。

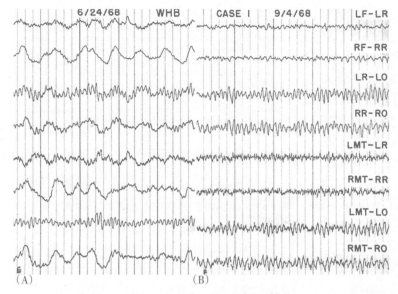

图 9-4 Young 综合征(视网膜色素变性、眼球震颤、偏瘫性偏头痛和感音神经性听力损失)

(A)偏头痛伴短暂左侧偏瘫发作 2 天后记录的脑电图:发现右侧大脑半球慢波异常;(B)偏瘫性偏头痛发作 10 周后的脑电图:基本正常

[引自:GF Young et al., Arch Neurol 1970;23:201.]

实验室检查:血常规、尿常规、脑脊液检查均正常。偏头痛发作 72 小时内的脑电图显示慢波异常并随后消失(图 9-4)。

遗传:Young 等[10]的报道也许表明在这个家系中可同时患有 2 种或 2 种以上疾病,比如眼震不是 Usher 综合征的特征性症状,但确实是家族性偏头痛症状的一部分[6]。Usher 综合征(可能为Ⅲ型)可独立出现在同时含有显性遗传基因 FMH1 或 FMH2 的家系中。如果是单一的综合征,那么可能是可变表现度的常染色体显性遗传。

诊断:视网膜色素变性可单独发生或与许多症状相伴发生。可同时发生听力损失和视网膜色素变性的综合征(见表 9-1)。视网膜色素变性伴偏头痛的病例也有报道[2,4]。Connor[2]、Bradshaw 和 Parsons[1]综述了大量关于复杂性偏头痛的文献,但并未发现伴有听力损失。Ohta 等[6]虽报道了偏瘫性偏头痛的患者存在眼球震颤和小脑表现,也没发现其与听力损失的关系。

据报道,钙离子通道基因(CACNA1A)的变异会导致显性遗传的家族性偏瘫性偏头痛[3,7-9]和发作性小脑共济失调[5]。ATP1A2 基因的变异会导致 2 型家族性偏瘫性偏头痛[8]。如果这是一种单基因综合征,那么这些基因中的某一个发生了某种突变,就可能导致耳蜗和 / 或视网膜受损,并伴有偏头痛及共济失调。

预后:生存期无明显缩短。有进行性的视力和听力损失。

小结:本综合征的特点有:①可能为伴有可变表现度的常染色体显性遗传;②视网膜色素变性;③偏瘫性偏头痛,继发或伴发感觉和运动症状;④跳动性眼球震颤;⑤重度感音神经性听力损失。

参考文献

1. Bradshaw P, Parsons M. Hemiplegic migraine, a clinical study. *Q J Med*. 1965;34:65–85.
2. Conner RCR. Complicated migraine: a study of permanent neurological and visual defects caused by migraine. *Lancet*. 1962;2:1072–1075.
3. Ducros A et al. Recurrence of the T666M calcium channel *CACNA1A* gene mutation in familial hemiplegic migraine with progressive cerebellar ataxia. *Am J Hum Genet*. 1999;64:89–98.
4. Friedman MW. Occlusion of central retinal vein in migraine. *Arch Ophthalmol*. 1951;45:678–682.
5. Jodice C et al. Episodic ataxia type 2 (EA2) and spinocerebellar ataxia type 6 (SCA6) due to CAG repeat expansion in the *CACNA1A* gene on chromosome 19p. *Hum Mol Genet*. 1997;6:1973–1978.
6. Ohta M, et al. Familial occurrence of migraine with hemiplegic syndrome and cerebellar manifestations. *Neurology (Minneap)*. 1967;17:813–817.
7. Ophoff RA et al. Familial hemiplegic migraine and episodic ataxia type-2 are caused by mutations in the Ca2+ channel gene *CACNL1A4*. *Cell*. 1996;87:543–552.
8. Riant F et al. De novo mutations in *ATP1A2* and *CACNA1A* are frequent in early-onset sporadic hemiplegic migraine. *Neurology*. 2010;75:967–972.
9. Terwindt G et al. Mutation analysis of the *CACNA1A* calcium channel subunit gene in 27 patients with sporadic hemiplegic migraine. *Arch Neurol*. 2002;59:1016–1018.
10. Young GF et al. Familial hemiplegic migraine, retinal degeneration, deafness, and nystagmus. *Arch Neurol*. 1970;23:201–209.

视网膜色素变性、白癜风和感音神经性听力损失
retinitis pigmentosa, vitiligo, and sensorineural hearing loss

Dereymaeker 等[5]在 1989 年报道了 2 例无亲属关系的,患视网膜色素变性、白癜风及感音

神经性听力损失的病例。其中第1例患者出现了严重的早发感音神经性听力损失，并在十多岁时出现了白癜风和视网膜色素变性。此外，这例患者还有肌张力低下，这常与前庭反射消失有关。第2例患者出现进行性但明显不同于第1例患者的双耳高频感音神经性听力损失，并在二十多岁时出现视网膜色素变性、白癜风和下肢轴突的多神经病。一例较年幼的同胞患儿却仅有视网膜色素变性及感音神经性听力损失，在他身上没有更多的发现，其听力曲线符合Usher综合征Ⅱ型的特征，提示该患儿可能是伴有白癜风和多神经病改变的Usher综合征Ⅱ型。

Gorden[6]报道了毯层视网膜变性、白癜风伴感音神经性听力损失的病例。Alezzandrini[2]则报道了2例无亲缘关系的患者：一位女性患者，在其30岁后出现视网膜色素变性伴白癜风，白发症和感音神经性听力损失；另一名患者为男性，他20岁以后出现双耳30dB听力损失。Cowan等[4]报道了1例女性患者从2岁开始出现双耳重度感音神经性听力损失，十五六岁出现视网膜色素变性，20余年时患甲状腺功能减退症，50岁后患有白癜风和脱发。此外，她的3个姐妹也出现了视网膜色素变性和感音神经性听力损失。这一发现再次提示可能是合并自身免疫性疾病的Usher综合征。Cernea和Damien[3]报道了1例伴有视网膜色素变性的白癜风和听力损失的病例。

听力损失严重程度的差异性提示这些患者患的是伴有偶发自身免疫性疾病（如：白癜风、甲状腺功能减退症和脱发）的不同Usher综合征亚型。上述的某些病例可能与Vogt-Harada-Koyanagi（VKH）综合征有关。有趣的是，编码葡萄膜自身抗原的基因 UACA 位于15q23，靠近预测的 USH1H 基因位点15q22-23[1]，在VKH综合征和其他疾病中高表达[7]。

参考文献

1. Ahmed ZM et al. USH1H, a novel locus for type I Usher syndrome, maps to chromosome 15q22–23. Clin Genet. 2009;75:86–91.
2. Alezzandrini AA. Manifestation unilatérale de dégénérescence tapéto-rétinienne, de vitiligo, de poliose, de cheveux blancs et d'hypoacousie. [Unilateral manifestations of tapeto-retinal degeneration, vitiligo, poliosis, grey hair and hypoacousia]. Ophthalmologica. 1964;147:409–419.
3. Cernea P, Damien C. Retinitis pigmentosa, vitiligo and deaf-mut-
ism. Apropos of a case. J Fr Ophtalmol. 1994;17:501–503.
4. Cowan CL et al. Retinitis pigmentosa associated with hearing loss, thyroid disease, vitiligo, and alopecia areata: retinitis pigmentosa and vitiligo. Retina. 1982;2:84–88.
5. Dereymaeker AM et al. Retinitis pigmentosa, hearing loss and vitiligo: report of two patients. Clin Genet. 1989;35:387–389.
6. Gordon DM. Retinitis pigmentosa "sine pigmento" associated with vitiligo of skin. Arch Ophthalmol. 1953;50:372–375.
7. Yamada K et al. Humoral immune response directed against LEDGF in patients with VKH. Immunol Lett. 2001;78:161–168.

Hersh综合征
色素性视网膜病变、罕见的面容表型、智力障碍和感音神经性听力损失
Hersh syndrome：pigmentary retinopathy，unusual facial phenotype，intellectual disability，and sensorineural hearing loss

Hersh等[1]在1989年报道了患有智力障碍、色素视网膜病变、异常面部表型及感音神经性听力损失的男女同胞病例。

体格检查：这对男女同胞的体重及身高均位于第5百分位数，但头围基本正常。两个孩子双足都异常小。

颅面部表现：2例患者均有额部隆起伴前囟未闭。睑裂向下倾斜，男性尤为明显。此外，男女均有面中部发育不全、鼻梁扁平、小鼻以及双耳低位（图9-5）。

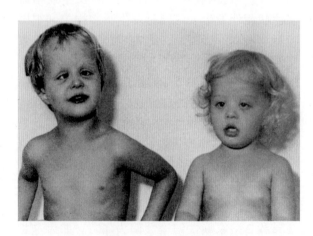

图9-5　Hersh综合征
患者额部隆起、睑裂下斜、面中部发育不全、鼻梁扁平、小鼻以及双耳低位
［引自：JH Hersh et al.，Birth Defects 1982；18（3B）：175.］

视觉系统：除眼睑下斜以外，男性还会伴随双侧内斜视和眼球震颤。检眼镜检查中男性患者异常更为明显，但男、女均有视网膜"胡椒盐

征"，黄斑部呈颗粒状并伴轻度血管狭窄，但视盘无异常。

生殖系统表现：男性外生殖器有不同程度发育不全；阴茎长度平均为 3.75cm，睾丸未下降。

神经肌肉表现：这两名患者都有全身性肌张力低下。4 岁的男性患儿智力水平仅相当于 12 月龄婴儿。同样，2 岁的女性患儿也仅有 9 月龄的智力水平。

听觉检查：通过脑干诱发电位检测，发现男性患儿及其妹妹分别有 90dB 处和 60~70dB 的感音神经性听力损失。

前庭检查：尽管目前没有相关研究的报道，但从 2 位患儿都有行走年龄延迟来看，前庭系统极可能也受到了影响。

遗传：很可能为常染色体隐性遗传。

实验室检查：基本无特殊。

诊断：需排除其他引起色素性视网膜病变的疾病（见表 9-1）。

小结：本综合征的特征有：①常染色体隐性遗传；②智力障碍；③特殊面容；④色素性视网膜病变；⑤轻度性腺功能减退；⑥肌张力低下；⑦明显的感音神经性听力损失。

参考文献

1. Hersh JH et al. Pigmentary retinopathy, hearing loss, mental retardation, and dysmorphism in sibs: A new syndrome? *Birth Defects.* 1982;18:175–182.

回状头皮、视网膜色素变性及感音神经性听力损失

cutis verticis gyrata, retinitis pigmentosa, and sensorineural hearing loss

Megarbane 等[1]报道了患有上述病症的俩兄弟。并且在随后对其家族的研究中发现该家族的 Cohen 综合征相关基因 VPS13B 存在致病性突变[2]。

视觉系统：10 岁以后视觉损伤日益明显，20 岁以后出现夜盲。眼科学评价可鉴定明确皮质性或中央型和后囊下白内障。视网膜电图完全变平。

中枢神经系统：兄弟二人均有智力障碍、小头畸形。在 40 岁左右可出现回状头皮（头皮皱褶和沟槽）（图 9-6）。

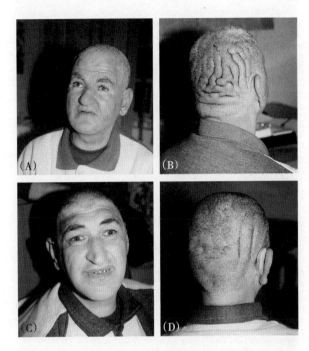

图 9-6　回状头皮、视网膜色素变性以及感音神经性听力损失

(A)面容；(B)头皮出现前后、横向的褶皱和沟回，右侧为重；(C)前额倾斜、眼距过宽以及外斜视

[引自：A Megarbane et al., Am J Med Genet 2001；98：245. 经 John Wiley & Sons, Inc. 子公司 Wiley-Liss, Inc., 许可转载]

听觉系统：在 20 岁以后出现中到重度的感音神经性听力损失，且双耳听力损失程度不同。

遗传：父母近亲婚配的两兄弟发生此病提示该综合征为常染色体隐性遗传。导致 Cohen 综合征的致病基因——VPS13B（即 COH1）基因的纯合剪切突变证实了这一遗传方式[3]。Cohen 综合征的临床表现包括小头畸形和智力障碍，但不伴有视网膜色素变性或是听力损失。

诊断：尽管小头畸形和智力障碍可将本病与 Usher 综合征鉴别开来，但这一疾病的临床表现与 Usher 综合征很相似。

预后：听力和视力呈进行性损失。智力障碍常较为严重。

小结：该病的特征有：①20 岁后出现视网膜色素变性；②20 岁后出现感音神经性听力损失；③小头畸形伴成年发生的头皮回状纹；④常染色体隐性遗传。

参考文献

1. Megarbane A et al. Microcephaly, cutis verticis gyrata of the scalp, retinitis pigmentosa, cataracts, sensorineural deafness, and mental retardation in two brothers. *Am J Med Genet*. 2001;98:244–249.
2. Megarbane A et al. A novel *VPS13B* mutation in two brothers with Cohen syndrome, cutis verticis gyrata and sensorineural deafness. *Eur J Hum Genet*. 2009;17:1076–1079.
3. Parri V et al. High frequency of *COH1* intragenic deletions and duplications detected by MLPA in patients with Cohen syndrome. *Eur J Hum Genet*. 2010;18:1133–1140.

无脉络膜和伴镫骨固定的先天性听力损失

choroideremia and congenital hearing loss with stapes fixation

McCulloch[8]报道了几例无脉络膜的病例，这些病例的发生与听力损失有关。自此以后，又相继报道了一些类似的病例[1,6,7,10,12,15]。我们发现性连锁无脉络膜基因（CHM）、镫骨固定的混合性听力损失基因及外淋巴喷涌的相关基因（DFN3或POU3F4）位点相邻，这一发现证实了视网膜与耳蜗症状的同时出现是由于他们相应的基因在Xq21染色体上是相邻的[9]。

视觉系统：所有患者均表现为自幼即出现暗视觉不佳，且均可见脉络膜视网膜萎缩和无针状构型的视网膜内色素团块。受累部位缺乏脉络膜毛细血管层。女性杂合子有程度较轻但具特异性的眼部变化[1]。

听觉系统：患者患有先天性、双耳、混合性（传导性及感音神经性）听力损失[1,6,9]。受累的POU3F4基因与导致外淋巴喷涌的基因是相同的，因此在许多POU3F4基因缺陷的病例中可观察到外淋巴喷涌[3,4,14]。据报道有些女性杂合子出现轻度听力损失[2,14]。Reardon等[13]对2位有Xq21缺失和听力损失的男性儿童进行了高分辨率CT检查，他们发现了球状内耳道与耳蜗基底部骨螺旋未完全分离，同时发现了膨胀的面神经管。这与数个家族中存在影像学畸形，但无X连锁遗传，听力下降是相同的，都要定位到Xq21基因[12]。Reardon等认为外淋巴喷涌的现象可能会发生在除了X连锁遗传性听力损失以外还有更多临床表现的患者，并可发生在任何有Xq21基因缺失的患者。

代谢检查所见：Ayazi[1]报道本病伴有肥胖，但无任何糖尿病迹象；后来发现这一家系存在Xq21基因缺失[5]。

神经检查所见：同一家系中的2例男性患者存在智力障碍，脑电图检查（EEG）显示有非特异性慢波，但无癫痫样放电。其他病例均与之类似，并有和Merry[10]报道的病例有相当的缺陷[7,11,15]。此外，伴随的智力障碍可能和与DFN3[7]相距较远的另一个相邻位点的基因缺失有关。

遗传：其遗传特征为X连锁遗传。疾病表现为相邻基因缺失综合征，包括无脉络膜基因和伴外淋巴喷涌的混合性听力损失基因的缺失。一名Xq21基因与4号染色体发生易位的女性患者出现了听觉和视觉的症状，这可能是正常X染色体被优先灭活的征象[3]。

诊断：这是一种相邻基因缺失综合征，其中包括伴外淋巴喷涌的X连锁遗传的感音神经性听力损失基因。诊断需要通过细胞遗传学或荧光原位杂交FISH来检测相关基因的缺失。

小结：该病的特征有：①呈X连锁遗传，且女性杂合子较轻表达；②无脉络膜；③先天性感音神经性听力损失或混合性听力损失。

参考文献

1. Ayazi S. Choroideremia, obesity, and congenital deafness. *Am J Ophthalmol*. 1981;92:63–69.
2. Cremers CW, Huygen PL. Clinical features of female heterozygotes in the X-linked mixed deafness syndrome (with perilymphatic gusher during stapes surgery). *Int J Pediatr Otorhinolaryngol*. 1983;6:179–185.
3. Cremers CW. Audiologic features of the X-linked progressive mixed deafness syndrome with perilymphatic gusher during stapes gusher. *Am J Otol*. 1985;6:243–246.
4. Cremers CW et al. X-linked progressive mixed deafness with perilymphatic gusher during stapes surgery. *Arch Otolaryngol*. 1985;111:249–254.
5. Cremers FP et al. Physical fine mapping of the choroideremia locus using Xq21 deletions associated with complex syndromes. *Genomics*. 1989;4:41–46.
6. Lorda-Sanchez IJ et al. Choroideremia, sensorineural deafness, and primary ovarian failure in a woman with a balanced X-4 translocation. *Ophthalmic Genet*. 2000;21:185–189.
7. May M et al. Molecular analysis of four males with mental retardation and deletions of Xq21 places the putative MR region in Xq21.1 between DXS233 and CHM. *Hum Mol Genet*. 1995;4:1465–1466.
8. McCulloch C. Choroideremia: a clinical and pathologic review. *Trans Am Ophthalmol Soc*. 1969;67:142–195.
9. Merry DE et al. Choroideremia and deafness with stapes fixation: a contiguous gene deletion syndrome in Xq21. *Am J Hum Genet*. 1989;45:530–540.
10. Merry DE et al. DXS165 detects a translocation breakpoint in a woman with choroideremia and a de novo X; 13 translocation. *Genomics*. 1990;6:609–615.

11. Nussbaum RL et al. Isolation of anonymous DNA sequences from within a submicroscopic X chromosomal deletion in a patient with choroideremia, deafness, and mental retardation. *Proc Natl Acad Sci USA*. 1987;84:6521–6525.
12. Phelps PD et al. X-linked deafness, stapes gushers and a distinctive defect of the inner ear. *Neuroradiology*. 1991;33:326–330.
13. Reardon W et al. Phenotypic evidence for a common pathogenesis in X-linked deafness pedigrees and in Xq13-q21 deletion related deafness. *Am J Med Genet*. 1992;44:513–517.
14. Reardon W et al. Neuro-otological function in X-linked hearing loss: a multipedigree assessment and correlation with other clinical parameters. *Acta Otolaryngol (Stockh)*. 1993;113:706–714.
15. Rosenberg T et al. Choroideremia, congenital deafness and mental retardation in a family with an X chromosomal deletion. *Ophthalmic Paediatr Genet*. 1987;8:139–143.

成人 Refsum 综合征
多神经炎型遗传性共济失调
adult Refsum syndrome（ARD,
heredopathia atactica polyneuritiformis）

1946 年，Refusm[34]首次详细描述了一种以视网膜色素变性，伴运动和感觉缺失的肥大性周围神经病变为特征的综合征，有时还伴有感音神经性听力损失和 / 或鱼鳞病。1963 年 Klenk 和 Kahlke[22]首先证实了植烷酸蓄积是由于植烷酸 α- 氧化能力有缺陷而造成的。近期也有一些出色的相关报道[42,43]。此外，虽然婴儿型 Refsum 综合征（Infantile Refsum syndrome，IRD）与 ARD 有些相似之处，但二者还是有表型和遗传上的不同。

体格检查：大多数患者 10 岁前基本正常，后期才出现明显的夜视力下降以及步态不稳。疾病进展缓慢但持续，以至于在疾病晚期，会出现全身消瘦，严重的麻痹和轻度鱼鳞病（图 9-7A）。未确诊和治疗的患者有可能死于心脏并发症，主要是死于心脏传导阻滞所导致的心律失常。另外，妊娠可能会加重病情[13]。

视觉系统：视觉缺失是该综合征的首要症状之一。十几岁时首次出现夜盲，并且缓慢进展。视野逐步受限并伴有瞳孔缩小和昼盲。Skjeldal 等[38]报道的 17 名患者中，有一些固定不变的特征。眼底检查显示视盘苍白、"胡椒盐征"轻度增多、骨细胞样沉着常常减少，在黄斑区和周边视网膜区域最为明显的视网膜色素变性[16]。视网膜血管狭窄。约 70% 的患者伴有后囊白内障[21,36]。

中枢神经系统：在儿童期或成年早期可出现嗅觉丧失和虚弱无力。虚弱无力主要影响双下肢，但最终上肢也出现同样症状，并且随着疾病进展最终导致肌肉萎缩和瘫痪（图 9-7B）。在儿童期，远端肢体对针刺和触摸可能会出现麻木感。腱反射减弱甚至消失。Richterich 等[36]对 37 名患者进行回顾研究，发现了以下呈降序排列的症状：嗅觉丧失、感觉异常、疼痛和浅反射消失。Skjeldal 等[38]和 Gibberd 等[14]注意到几乎所有的患者均有多神经病（萎缩、感觉障碍、深反射受损），60% 的患者出现嗅觉丧失，仅 30% 的患者出现共济失调。

心血管系统：两组 Refsum 综合征的患者有 25%~80% 患有心脏病[36,38]，包括心动过速、奔马律、心脏扩大和心力衰竭。心电图异常包括 P-Q 间期延长、节性和房性期前收缩、QRS 波群改变。

肌肉骨骼系统：50%~75% 的患者有骨骼改变，包括脊椎炎、脊柱后凸侧弯、锤状趾和偶有掌跖骨短缩的高弓足[23,28,36,38,41]（图 9-7C、D）。

皮肤系统：约 50% 患者有鱼鳞病，临床上表现为类似寻常性鱼鳞病引起的皮肤皱纹。其鳞屑较轻，且大的屈曲区、手掌和足底很少累及（图 9-7E）。掌纹可能比较明显。但 Davies 等[8]和 Puissant 等[32]分别描述和记录了皮肤严重受累出现播散性黄瘤皮内细胞痣的病例。

听觉系统：约 80% 的患者[4,11]有一定程度的感音神经性听力损失，且最初出现听力损失时常两耳不对称。进行性加重的听力损失开始于十几岁或二十几岁，直到三十多岁才变得严重[9]，通常为高频听力损失。

前庭系统：冷热试验结果正常[4]。

病理学：组织学改变包括间质性多神经炎和脊髓后柱脱髓鞘改变[10]。脑脊膜脂质明显堆积。大脑皮层中的血管被大量充满脂质的巨噬细胞所包围。中枢神经系统中较大的神经元因细胞质中的脂质颗粒而稍扩大。所有的周围神经均呈弥漫性扩大。组织学切片显示，由于施万细胞[7,10]的增殖（图 9-7F），每个有明显的洋葱样变神经都会出现神经原纤维数量减少。

颞骨研究显示耳蜗管前庭膜（Reissner 膜）塌陷，耳蜗血管纹退化，螺旋器萎缩和螺旋神经节细胞缺失[15,33]。此外，肝、肾、心和视网膜脂肪蓄积已被证实[1,7]。

鱼鳞病患处的皮肤活检通常不典型，仅有颗

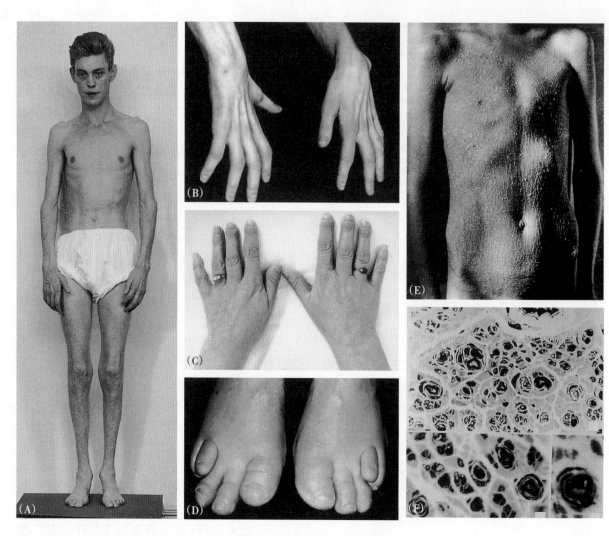

图 9-7 成人 Refusm 综合征

（A）患者小腿肌肉萎缩。（B）手部肌肉萎缩。（C）手指短，末端指骨极短，指甲宽而短。注意：示指稍长于中指。（D）第 4 跖骨短。（E）皮肤鱼鳞病。（F）神经横切面显示有髓神经纤维数量减少，神经鞘增生

［（A、B、E）S.Refsum，Oslo，Norway 供图；（C）引自：A Lundberg et al.，Eur J Neurol 1972；8：309；（F）引自：M Farteau and WK Engel，J Neuropathol Ex Neurol 1969；28：278.］

粒层变薄和轻度角化过度（症）。然而，诸如苏丹红（Sudan red）染色可见基底细胞和基底上细胞含有大量脂滴。皮肤痣细胞痣也有空泡化，并优先储存了植烷酸。

　　发病机制：Refusm 综合征是一种过氧化物酶体功能紊乱和植烷酸的分解代谢异常的疾病。成纤维细胞中的过氧化物酶体在成人型 Refusm 综合征中数量没有减少[2]，这表明该疾病并没有过氧化物酶体的缺乏和异常，而是一种或多种酶的缺陷所致。由于植烷酸分解代谢的异常，导致植烷酸和甲基化脂肪酸（3,7,11,15- 四甲基软脂酸）在体内多种组织中积聚。由于人类不能合成植烷酸或其自由植醇，所以这些物质只能来源于

食物。另外，因为植烷酸不能经受常规的 β- 氧化[5]，所以这些外源性物质是通过 α- 氧化而进行分解代谢的。Steinberg[39] 证明由于植烷酸氧化酶缺乏导致植烷酸不能降解成羟化植烷酸。

　　遗传：遗传特性为常染色体隐性遗传。大多数患者是斯堪的那维亚人血统，其中 50% 患者的双亲为近亲。由于该病的发作往往较晚，所以产前诊断可能不够实际，但仍应该检查。如果发现有 PAHX 或 PEX7 突变，那么杂合子很容易通过生物化学方法[36] 或突变分析确诊。

　　分子生物学研究：目前研究显示许多病例但不是全部病例是由于编码过氧化物酶体加氧酶 2- 羟化酶[19,25] 的基因 PAHX（PHYH）突变引起

的。该酶在植烷酸降解过程中催化初始的 α- 氧化[19,20,24]。最近，有病例已被证实是位于 6q22-24 上的 PEX7（过氧化氢 7 受体）基因突变导致，而不是由于 PAHX 基因突变致病。而 PEX7 突变也可导致根状点状软骨发育不全，这种严重的并发症将导致婴儿期或儿童早期的死亡[6]。相比 PEX7，PAHX 异常突变导致的 ARD 表型似乎不明显[17]。此外，不管是不同患病家系之间，还是在有亲缘关系的患者之间[1]，疾病的严重程度均存在显著差异。

诊断：多神经病 - 听力损失 - 共济失调 - 视网膜色素变性 - 白内障（polyneuropathy, hearing loss, ataxia, retinitis pigmentosa and cataract, PHARC）综合征与成人 Refusm 综合征有相似的临床表现，但两者可以通过正常植烷酸水平和正常过氧化物酶体功能来区分[12]。在 Usher 综合征中，视网膜色素变性和听力损失与肥大性周围神经病无关。Dejerine-Sottas 综合征的特点是缓慢进展的多神经病和肥大性神经病变，但没有视觉和听觉损失[27]。另外，Kearns-Sayre 综合征不出现夜盲、瞳孔异常、周围神经炎和周围神经末梢改变，可予以鉴别。

婴儿 Refusm 综合征为过氧化物酶体异常，与皮肤异常无关。其他以过氧化氢酶包含颗粒（过氧化物酶体）缺乏为特征的过氧化物酶体紊乱的疾病是 Zellweger 综合征、根状点状软骨发育不全，以及婴儿肾上腺脑白质营养不良。由于所有伴有成人或典型 Refusm 综合征的过氧化物酶体异常均存在植烷酸 α- 氧化能力缺陷，所以都有植烷酸蓄积，这在皮肤成纤维细胞培养中可以得到证实[3,30,31,37]。

60%Refusm 综合征患者的脑脊液蛋白质水平升高（高达 500mg/dl），但脑脊液中细胞不增多。血清植烷酸水平升高（正常值约为 0.2mg/dl）对该疾病有诊断意义，但低脂饮食的患者可能并不升高[38]。在皮肤成纤维细胞培养中可以证实植烷酸氧化酶的活性，其正常值的平均范围是 79（49~130）pmol/（hr·mg）细胞蛋白[38]，而患者的该值为 2~7。然而，由于酶活性低，需要大量成纤维细胞才能进行检测分析，所以目前这种技术很少使用。Poulos[29]采用放射性植烷酸作为底物进行检测，取得了成功。若 PAHX 或 PEX7 基因受累时，采用分子方法进行诊断可能更为经济

有效。

预后：因情况而异。如果不调整饮食和 / 或进行血浆置换，那么神经缺失将会缓慢进展，最终完全缺失[14,18,26,35]。在未经治疗的病例中，20% 的患者不到 10 岁死亡，30% 的患者 20~30 岁死亡，20% 的患者 30~40 岁死亡，10% 的患者 40~50 岁死亡。但是，目前通过调整饮食和血浆置换可以大大改善患者的预期寿命。

小结：本综合征的特征有：①常染色体隐性遗传；②进行性非典型视网膜色素变性，伴有视野受限和夜盲；③轻度小脑性共济失调和眼震；④血浆植烷酸升高；⑤一半的患者有进行性感音神经性听力损失。

参考文献

1. Allen IV et al. Clinicopathological study of Refsum's disease with particular reference to fatal complications. *J Neurol Neurosurg Psychiatry*. 1978;41:323–332.
2. Beard ME et al. Peroxisomes in fibroblasts from skin of Refsum's disease patients. *J Histochem Cytochem*. 1985;33:480–484.
3. Beard ME et al. Peroxisomes in infantile phytanic acid storage disease: a cytochemical study of skin fibroblasts. *J Inherit Metab Dis*. 1986;9:321–334.
4. Bergsmark J, Djupesland G. Heredopathia atactica polyneuritiformis (Refsum's disease). An audiological examination of two patients. *Eur Neurol*. 1986;1:122–130.
5. Billimoria JD et al. Metabolism of phytanic acid in Refsum's disease. *Lancet*. 1982;1:194–196.
6. Braverman N et al. Mutation analysis of PEX7 in 60 probands with rhizomelic chondrodysplasia punctata and functional correlations of genotype with phenotype. *Hum Mutat*. 2002;20:284–297.
7. Cammermeyer J. Refsum's disease, neuropathological aspects. In: Vinken PJ, Gruyn GW, editors. *Handbook of Clinical Neurology*. Amsterdam: North Holland Pub Co; 1975:232–261.
8. Davies MG, et al. Epidermal abnormalities in Refsum's disease. *Br J Ophthalmol*. 1977;97:401–406.
9. Djupesland G et al. Phytanic acid storage disease: hearing maintained after 15 years of dietary treatment. *Neurology*. 1983;33:237–240.
10. Fardeau M, Engel WK. Ultrastructural study of a peripheral nerve biopsy in Refsum's disease. *J Neuropathol Exp Neurol*. 1969;28:278–294.
11. Feldmann H. Refsum syndrome, heredopathia atactica polyneuritiformis in the view of the otolaryngologist [in German]. *Laryngol Rhinol Otol (Stuttg)*. 1981;60:235–240.
12. Fiskerstrand T et al. A novel Refsum-like disorder that maps to chromosome 20. *Neurol*. 2009;72:20–27.
13. Fryer DG, et al. Refsum's disease. *Neurology (Minneap)*. 1971;21:162–167.
14. Gibberd FB et al. Heredopathia atactica polyneuritiformis (Refsum's disease) treated by diet and plasma-exchange. *Lancet*. 1979;1:575–578.
15. Hallpike CS. Observations on the structural basis of two rare varieties of hereditary deafness. In: de Reuch AVS, Knight J, editors. *Myotatic, Kinesthetic and Vestibular Mechanisms*. CIBA Foundation Symposium ed. Boston: Little and Brown; 1967. 285–294.
16. Hansen E et al. Refsum's disease. Eye manifestations in a patient treated with low phytol low phytanic acid diet. *Acta Ophthalmol (Copenh)*. 1979;57:899–913.
17. Horn MA et al. Phenotype of adult Refsum disease due to a defect in peroxin 7. *Neurology*. 2007;68:698–700.
18. Hungerbuhler JP et al. Refsum's disease: management by diet and plasmapheresis. *Eur Neurol*. 1985;24:153–159.

19. Jansen GA et al. Refsum disease is caused by mutations in the phytanoyl-CoA hydroxylase gene. *Nat Genet.* 1997;17:190–193.

20. Jansen GA et al. Phytanoyl-coenzyme A hydroxylase deficiency—the enzyme defect in Refsum's disease. *N Engl J Med.* 1997;337:133–134.

21. Jansen GA et al. Human phytanoyl-CoA hydroxylase: resolution of the gene structure and the molecular basis of Refsum's disease. *Hum Mol Genet.* 2000;9:1195–1200.

22. Klenk E, Kahike W. Über das Vorkommen der 3,7,11,15-Tetramethyl-hexadecansäure (Phytansäure) in den Cholesterinestern und anderen Lipoidfraktionen der Organe bei einem Krankheitsfall unbekannter Genese (Verdacht aufHeredopathie atactica polyneuritiformis-Refsum-Syndrom). [On the presence of 3,7,11,15-tetramethylhexadecanoic acid (phytanic acid) in the cholesterol esters and other lipoid fractions of the organs in a case of a disease of unknown origin (possibly hereditopathia atactica polyneuroformis Refsum's disease)]. *Hoppe Seylers Z Physiol Chem.* 1963;333:133–139.

23. Lovelock J, Griffiths H. Case report 175: Refsum syndrome. *Skeletal Radiol.* 1981;7:214–217.

24. Mihalik SJ et al. Phytanic acid alpha-oxidation in rat liver peroxisomes. Production of alpha-hydroxyphytanoyl-CoA and formate is enhanced by dioxygenase cofactors. *Eur J Biochem.* 1995;232:545–551.

25. Mihalik SJ et al. Identification of *PAHX*, a Refsum disease gene. *Nat Genet.* 1997;17:185–189.

26. Moser HW et al. Therapeutic trial of plasmapheresis in Refsum disease and in Fabry disease. *Birth Defects Orig Artic Ser.* 1980;16: 491–497.

27. Pareyson D. Differential diagnosis of Charcot-Marie-Tooth disease and related neuropathies. *Neurol Sci.* 2004;25:72–82.

28. Plant GR et al. Skeletal abnormalities in Refsum's disease (heredopathia atactica polyneuritiformis). *Br J Radiol.* 1990;63:537–541.

29. Poulos A. Diagnosis of Refsum's disease using [1-14C]phytanic acid as substrate. *Clin Genet.* 1981;20:247–253.

30. Poulos A, Sharp P. Plasma and skin fibroblast C26 fatty acids in infantile Refsum's disease. *Neurology.* 1984;34:1606–1609.

31. Poulos A et al. Cerebro-hepato-renal (Zellweger) syndrome, adrenoleukodystrophy, and Refsum's disease: plasma changes and skin fibroblast phytanic acid oxidase. *Hum Genet.* 1985;70:172–177.

32. Puissant A et al. Refsum-Thiebaut's syndrome with disseminated xanthomatous naevi [in French]. *Bull Soc Fr Dermatol Syph.* 1972;79:462–464.

33. Rake M, Sanders M. Refsum's disease: a disease of lipid metabolism. *J Neurol Neurosurg Psychiatry.* 1966;29:417–421.

34. Refsum S. Heredopathia atactica polyneuritiformis. *Acta Psychiatr Neurol Scand Suppl.* 1946;38:1–303.

35. Refsum S. Heredopathia atactica polyneuritiformis. Reconsideration. *World Neurol.* 1960;1:333–347.

36. Richterich R et al. Refsum's disease (heredopathia atactica polyneuritiformis). *Humangenetik.* 1965;1:322–336.

37. Skjeldal OH et al. Phytanic acid oxidase activity in cultured skin fibroblasts. Diagnostic usefulness and limitations. *Scand J Clin Lab Invest.* 1986;46:283–287.

38. Skjeldal OH et al. Clinical and biochemical heterogeneity in conditions with phytanic acid accumulation. *J Neurol Sci.* 1987;77:87–96.

39. Steinberg D. Refsum disease. In: Scriver CR et al., eds. *The Metabolic Basis of Inherited Diseases.* 6th ed. New York: McGraw-Hill; 1989:1533–1550.

40. van den Brink DM et al. Identification of *PEX7* as the second gene involved in Refsum disease. *Am J Hum Genet.* 2003;72:471–477.

41. Wall WJ, Worthington BS. Skeletal changes in Refsum's disease. *Clin Radiol.* 1979;30:657–659.

42. Wanders RJ et al. Refsum disease, peroxisomes and phytanic acid oxidation: a review. *J Neuropathol Exp Neurol.* 2001;60:1021–1031.

43. Wanders RJ et al. Fatty acid omega-oxidation as a rescue pathway for fatty acid oxidation disorders in humans. *FEBS J.* 2011;278: 182–194.

婴儿 Refsum 综合征
infantile Refsum syndrome

婴儿 Refsum 综合征（infantile Refsum syndrome, IRD）或婴儿植烷酸贮积病与成人或典型的

Refsum 综合征不同，其特征是小头畸形、严重的发育迟缓、张力过低、肝大和异常面部特征。与成人 Refsum 综合征相同的是两者都有视网膜色素变性、感音神经性听力损失和植烷酸氧化酶缺乏。该病在 1974 年被 Kahlke 等[4]首次报道。他们发现该病属于一组所谓的过氧化物酶体生物发生障碍，包括 Zellweger 综合征和新生儿肾上腺脑白质营养不良[11,12]。

体格检查：身材矮小是常见的特征，20%~25% 的患者有小头畸形。大多数公开发表过的患者的典型面部特征是额部隆起、内眦赘皮、扁而宽的鼻梁、轻度上睑下垂和后旋转耳郭（图 9-8A）。在高哌啶酸血症和新生儿肾上腺脑白质营养不良中可见相似的面部特征。1 岁左右时的面容与 21- 三体综合征患儿面容相似。另外，许多研究者发现有单掌纹存在[2,6,9]。

视觉系统：伴有进行性视力障碍的视网膜色素变性是一个固有的特征[2,13,15]（（图 9-8B）。视网膜电图消失。有些患儿还患有内斜视。

中枢神经系统：有明显的小头畸形和智力障碍；有些患儿的发育水平很少超过 1 岁。其他异常包括癫痫发作、共济失调、反射消失、张力过低、虚弱、眼球震颤和嗅觉丧失[3,5]。有些患者有神经传导速度异常[8]，但不是每例患者都有[2,7]。

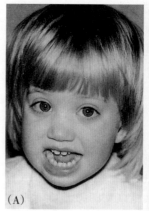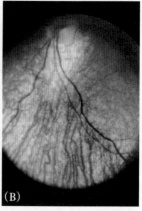

图 9-8　婴儿 Refsum 综合征

（A）4 岁患儿有内眦赘皮和鼻梁扁平。（B）视盘下方的视网膜可见弥漫性色素减退、视网膜血管变薄和由于视网膜色素分散形成的细微颗粒

［RG Weleber, Portland, Oregon 惠赠］

胃肠系统：因门静脉和小叶内纤维化所致的肝大是此病固有的特征。约 50% 的患者有肝功

能异常[9]。这些患者有出血倾向,通常出现颅内出血[2,8]。Budden 等[2]发现存在胰腺功能正常的脂肪泻。

肌肉骨骼系统:几乎所有的患者都有骨质疏松。

听觉系统:听觉脑干诱发电位检查显示,所有患者均有双侧显著感音神经性听力损失。尚无耳声发射检查和前庭功能检查的结果报道。

实验室检查:伴高密度脂蛋白含量特别低的低胆固醇血症是常见的检查所见[2,4,9]。本病可能继发于过氧化物酶体缺乏的植烷酸代谢异常,过氧化物酶体缺乏能影响植烷酸、六氢哌啶羧酸和/或极长链脂肪酸的代谢。

病理学:肝组织活检可见伴有纤维束的小叶结构,这些纤维束连接门静脉周围束并进展为小结节性肝硬化。超微结构改变包括细胞质中明显的中性脂滴。三层结构由 2 层 12nm 宽的外叶和 1~2nm 清晰间隔层组成,其位置不定或邻近溶酶体。皮肤的血管周围细胞可见类似的结构。未发现过氧化物酶体[2,9]。在肾上腺脑白质发育不良的患者中可见类似的三层结构。

发病机制:几乎所有患者均可见血清中植烷酸水平升高(但比典型 Refsum 综合征的患者水平低)、六氢哌啶羧酸水平升高、血清和培养的成纤维细胞中极长链脂肪酸增多及植烷酸氧化酶缺乏。过氧化物酶体的功能显著降低[2]。

遗传:遗传类型可能为常染色体隐性遗传。杂合子有正常的血清植烷酸和长链脂肪酸水平。过氧化物酶体生物发生障碍包括 Zellweger 综合征、新生儿肾上腺脑白质发育不良(neonatal adrenoleucodystrophy,NALD)和 IRD。

分子生物学研究:目前已报道 12 个互补群[11]。ZS 患者的临床及生化的异常最为严重,而 NALD 和 IRD 患者则较轻。大约 65% 的过氧化物酶体源性病症的患者有 *PEX1* 基因突变,其编码腺苷三磷酸酶的 AAA 蛋白家族;*PEX2* 突变也有报道[10,14]。

诊断:最常被误诊为 Usher 综合征或 Leber 先天性黑矇。正如成人 Refsum 综合征部分所述,婴儿 Refsum 综合征也以植烷酸蓄积为特征,但

与成人 Refsum 综合征不同的是,它表现为小头畸形、智力障碍、异常面部特征和由于门静脉和小叶内纤维化导致的肝大。上述表现和骨质疏松、张力过低、低胆固醇血症、低脂蛋白血症、血清六氢哌啶羧酸升高、植烷酸氧化酶缺乏、极长链脂肪酸血清值升高同样也出现在其他过氧化物酶体缺乏性疾病如 Zellweger 综合征、高哌啶酸血症和新生儿肾上腺脑白质发育不良[1]。

小结:本综合征的特征有:①常染色体隐性遗传;②身材矮小;③小头畸形和智力障碍;④异常面容;⑤视网膜色素变性;⑥肝大和肝功能异常;⑦双侧严重的感音神经性听力损失。

参考文献

1. Allen IV et al. Clinicopathological study of Refsum's disease with particular reference to fatal complications. *J Neurol Neurosurg Psychiatry*. 1978;41:323–332.
2. Budden SS et al. Dysmorphic syndrome with phytanic acid oxidase deficiency, abnormal very long chain fatty acids, and pipecolic acidemia: studies in four children. *J Pediatr*. 1986;108:33–39.
3. Dubois J et al. MR findings in infantile Refsum disease: case report of two family members. *American Journal of Neuroradiology*. 1991;12:1159–1160.
4. Kahlke W et al. Erhöhte Phytansäurespiegel in Plasma und Leber bei einem Kleinkind mit unklarem Hirnschaden. [Increased concentration of phytanic acid in plasma and liver of an infant with cerebral damage of unknown etiology]. *Klin Wochenschr*. 1974;52:651–653.
5. Naidu S, Moser H. Infantile Refsum disease. *Am J Neuroradiol*. 1991;12:1161–1163.
6. Poll-Thé BT et al. Infantile Refsum's disease: biochemical findings suggesting multiple peroxisomal dysfunction. *J Inherit Metab Dis*. 1986;9:169–174.
7. Poll-Thé BT et al. Infantile Refsum disease: an inherited peroxisomal disorder. Comparison with Zellweger syndrome and neonatal adrenoleukodystrophy. *Eur J Pediatr*. 1987;146:477–483.
8. Poulos A et al. Patterns of Refsum's disease. Phytanic acid oxidase deficiency. *Arch Dis Child*. 1984;59:222–229.
9. Scotto JM et al. Infantile phytanic acid storage disease, a possible variant of Refsum's disease: three cases, including ultrastructural studies of the liver. *J Inherit Metab Dis*. 1982;5:83–90.
10. Shimozawa N et al. Defective *PEX* gene products correlate with the protein import, biochemical abnormalities, and phenotypic heterogeneity in peroxisome biogenesis disorders. *J Med Genet*. 1999;36:779–781.
11. Singh AK et al. In situ genetic complementation analysis of cells with generalized peroxisomal dysfunction. *Hum Hered*. 1989;39:298–301.
12. Tamura S et al. Phenotype-genotype relationships in peroxisome biogenesis disorders of *PEX1*-defective complementation group 1 are defined by Pex1p-Pex6p interaction. *Biochem J*. 2001;357:417–426.
13. Van der Maren V et al. Ophthalmological manifestations of infantile Refsum's disease: apropos of 3 cases. *Bull Soc Belge Ophtalmol*. 1993;250:79–84.
14. Walter C et al. Disorders of peroxisome biogenesis due to mutations in *PEX1*: phenotypes and *PEX1* protein levels. *Am J Hum Genet*. 2001;69:35–48.
15. Weleber RG et al. Ophthalmic manifestations of infantile phytanic acid storage disease. *Arch Ophthalmol*. 1984;102:1317–1321.

多神经病、听力损失、共济失调、视网膜色素变性综合征

polyneuropathy, hearing loss, ataxia, retinitis pigmentosa (PHARC) syndrome

首次报道该综合征是在一个挪威家系中发现患者同时出现中枢性和周围性神经病变、眼部表现和听力损失[2]。这个家系最初被诊断为 Refsum 综合征，但因无嗅觉丧失且过氧化物酶体功能正常，该诊断被排除。随后，其他几个病例也被报道[3]。

体格检查：听力损失为首要症状，之后很快出现眼部表现，随后是感觉和运动神经的异常，最后再出现共济失调。

中枢神经系统：部分患者出现共济失调。共济失调的形式包括步态、言语和 / 或肢体共济失调。大多数伴有共济失调的患者 MRI 检查发现有小脑萎缩，极少数患者有小脑萎缩但无共济失调，或有共济失调但 MRI 检查正常。

周围神经系统：在这一综合征中，所有的成年患者[3]都很晚才出现感觉和运动神经功能障碍，表现为高弓足、肌腱反射减弱或消失和不同程度的感觉丧失。

视觉系统：几乎所有患者都有白内障。部分白内障患者在发病 20 年后才被诊断患有视网膜色素变性。视网膜电图提示这些视网膜色素变性患者存在视锥细胞营养不良。

听觉系统：听力损失是这一综合征的最早症状之一，在儿童中期至 20 多岁末 30 岁出头被诊断。听力损失的严重程度不一，高频损失表现更为严重。有 3 位患者为重度听力损失。

遗传：多个同胞同时出现这一综合征提示本病的遗传特性可能为常染色体隐性遗传，并且这一推断已经通过分子生物学研究得到证实。

分子生物学研究：编码参与内源性大麻素信号通路[3]的 α/β- 水解酶 12 的 *ABHD12* 基因突变导致了这一综合征的发生。研究表明，缺乏 *ABHD12* 蛋白的小鼠脑中的溶血磷脂酰丝氨酸脂肪酶水平升高，进而导致神经行为的异常[1]。

诊断：本综合征与成人 Refsum 综合征具有相似的临床表现，但可以通过 Refsum 综合征存在嗅觉丧失和异常的植烷酸水平来区分[3]。

参考文献

1. Blankman JL et al. ABHD12 controls brain lysophosphatidylserine pathways that are deregulated in a murine model of the neurodegenerative disease PHARC. *Proc Natl Acad Sci USA.* 2013;110: 1500–1505.
2. Fiskerstrand T et al. A novel Refsum-like disorder that maps to chromosome 20. *Neurology.* 2009;72:20–27.
3. Fiskerstrand T et al. Mutations in ABHD12 cause the neurodegenerative disease PHARC: an inborn error of endocannabinoid metabolism. *Am J Hum Genet.* 2010;87:410–417.
4. Wanders RJ et al. Refsum disease, peroxisomes and phytanic acid oxidation: a review. *J Neuropathol Exp Neurol.* 2001;60:1021–1031.

色素性视网膜病变伴感音神经性听力损失的各种疾病

miscellaneous disorders of pigmentary retinopathy and sensorineural hearin loss

在这个简短的章节中包括两种疾病，他们均有不能分类的色素性视网膜病变和听力损失。一种同时伴有牙齿异常，另一种伴有周围神经病。

Bateman 等[1]报道出生后几年视网膜周边出现大量色素性视网膜病变的兄弟患者。他们的视网膜电图显示无视杆反应，视锥细胞正常。2 岁前有中度至重度的稳定性感音神经性听力损失。其中 1 例患者患有广泛性釉质发育异常，这可能是由于早期吸收不良所致。此病的遗传特性为常染色体或 X 连锁隐性遗传。

此外，Bateman 等[1]还报道了 1 例患有视网膜色素变性、感音神经性听力损失和广泛性釉质发育异常的患者。但该患者没有夜盲，也无其他症状。另外 2 例视网膜色素变性伴听力丧失和釉质发育异常的患者也已被报道[2,4]。Jalili 和 Smith[3]报道了一个阿拉伯的大家系，他们患有视网膜视锥细胞发育不良和釉质发生不全，但没有听力损失。

Tuck 和 McLeod[5]报道了 4 例无亲缘关系的患有视网膜色素变性、视野受限、明显的感觉神经病变、小脑性共济失调和中度高频感音神经性听力损失的患者。2 例患者 20 岁前出现症状，另 2 例患者 40 岁出现相应症状，其中 1 例患者有智力低下和伸肌跖反射减弱，3 例患者深腱

反射减弱或消失。这 4 例患者都出现以感觉神经为主的神经传导异常。尽管怀疑是 Refsum 综合征,但他们血清中的植烷酸水平正常。另外,Keams-Sayre 综合征也被排除在外。

参考文献

1. Bateman JB et al. Heterogeneity of retinal degeneration and hearing impairment syndromes. *Am J Ophthalmol*. 1980;90:755–767.
2. Innis JW et al. Apparently new syndrome of sensorineural hearing loss, retinal pigment epithelium lesions, and discolored teeth. *Am J Med Genet*. 1998;75:13–17.
3. Jalili IK, Smith NJ. A progressive cone-rod dystrophy and amelogenesis imperfecta: a new syndrome. *J Med Genet*. 1988;25:738–740.
4. Pieke-Dahl SA et al. Genetic heterogeneity of Usher syndrome type II. localisation to chromosome 5q. *J Med Genet*. 2000;37:256–262.
5. Tuck RR, McLeod JG. Retinitis pigmentosa, ataxia, and peripheral neuropathy. *J Neurol Neurosurg Psychiatry*. 1983;46:206–213.

近视和先天性感音神经性听力损失
myopia and congenital sensorineural hearing loss

Eldridge 等[1]在 1968 年报道了 7 例具有阿米什人(Amish)血缘关系的同胞,他们中有 4 个同时患有先天性感音神经性听力损失、近视和智力低下。

体格检查:4 例患儿均发育正常。

视觉系统:3 例患儿有约 15 度的近视,伴颞侧苍白和突出的脉络膜血管结构(图 9-9A)。

中枢神经系统:心理测试显示患儿存在智力低下,但这种情况可能是由感觉异常所致,而不是神经疾病造成的。

听觉系统:每个患儿在儿童早期就出现听力损失。没有听力损失呈进行性加重的证据。耳科检查显示外耳道和鼓膜正常。纯音听力测试显示 30~100dB 的感音神经性听力损失,其中以高频听力下降更为明显。1 例患儿的短增量敏感指数试验(SISI)结果为阳性,提示存在耳蜗源性的听力损失。未行其他听力学检查。

前庭系统:冷热试验显示前庭功能正常。

实验室检查:血、尿、脑脊液分析和影像学检查均无异常。1 例 13 岁患儿的脑电图显示较正常脑电图轻度活跃。

遗传:Eldridge 等[1]所报道的家系显示 7 名同胞中 4 例患儿的血缘关系(图 9-9B),患儿父母正常;两个家庭都无听觉或视觉缺陷的相关家族

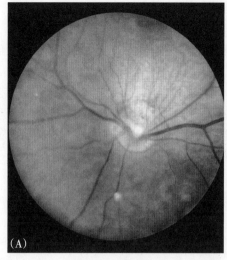

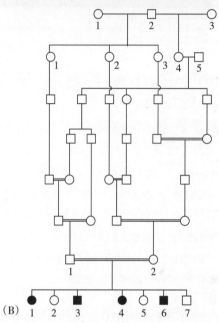

图 9-9　近视和先天性感音神经性听力损失
(A)显示颞侧苍白和明显的与严重近视相关的脉络膜血管结构的眼底。(B)显示有阿米什人血缘关系的 4 例同胞患者〔引自:T Eldridge et al., Arch Otolaryngol 1968;88:49.〕

史,且其父母为远亲结婚,因此该病最有可能是常染色体隐性遗传。

诊断:Ohlsson[2]报道了 1 个家庭的 7 名同胞中有 3 名男孩患有感音神经性听力损失和严重的近视。包括 3 名听力损失和近视的患儿在内,7 名同胞中有 6 名和他们母亲一样患有蛋白尿或血尿。尽管 Ohlsson 认为由于肾疾病病情较轻而近视严重,所以这个家族所患的综合征与Alport 综合征(进行性感音神经性听力损失及肾炎)不同,并且我们认为 Ohlsson 所报道的家系可

能是 Alport 综合征的变异。Sturtz 和 Burke[3] 曾报道 Alport 综合征有轻度近视。

预后:尚无近视或听力损失进行性发展的报道。

小结:本综合征的特征有:①常染色体隐性遗传;②先天性重度近视;③某些患者有轻度的智力障碍;④先天性中度至重度非进行性加重的感音神经性听力损失。

参考文献

1. Eldridge R et al. Cochlear deafness, myopia, and intellectual impairment in an Amish family. *Arch Otolaryngol*. 1968;88:49–54.
2. Ohlsson L. Congenital renal disease, deafness, and myopia in one family. *Acta Med Scand*. 1963;174:77–84.
3. Sturtz GS, Burke EC. Hereditary hematuria, nephropathia, and deafness. *N Engl J Med*. 1956;54:1123–1126.

Donnia-Barrow 综合征 / 面 - 眼 - 耳 - 肾综合征

近视、眼距过宽、胼胝体缺如、膈疝、脐疝和感音神经性听力损失

Donnia-Barrow syndrome (DBS), facio-oculo-acoustico-renal syndrome (FOARS) or myopia, hypertelorism, agenesis of the corpus callosum, diaphragmatic hernia, exomphalos, and sensorineural hearing loss

Holmes-Schepens 综合征或面 - 眼 - 耳 - 肾综合征(facio-oculo-acoustico-renal syndrome, FOARS)最初被认为是一个单独的疾病。而将 DBS 和 FOARS 相提并论,是因为两者都是由同一基因突变所致,且有相似的表型。他们临床表现的差异是由于个体表型的外显差异造成的。Holmes 和 Schepens[7] 在 1972 年报道了患有严重近视、眼距过宽和先天性感音神经性听力损失的一对姐弟。Murdoch、Mengel[12] 和 Özer[13] 报道了一些相同的患儿(图 9-10A)。Fraser[5] 描述了一个单个发病的案例。Liberfarb[11] 又报道了另外 2 例病例,Schowalter 等[14] 报道了 1 例病例。Donnai 和 Barrow[4] 首次报道了 2 组兄弟姐妹的一种相关疾病,他们患有眼距过宽、严重近视、膈疝、脐疝和 / 或肠旋转不良和感音神经性听力损失(图 9-10B)。其后,Gripp 等[3,6]、Devriendt

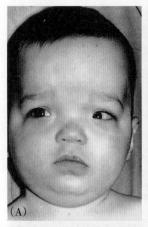
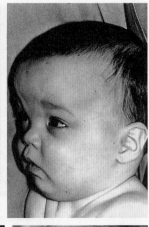
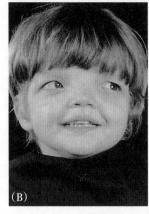
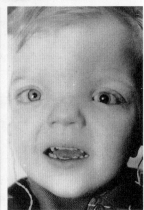

图 9-10 Donnai-Barrow 综合征
(A)头围增大和眼距过宽。(B)类似的面容特点:眼距过宽、睑裂下斜和轻度凸颌畸形
[(A)引自:LB Holmes and CL Schepens, J Pediatr 1972;81;552.
(B)引自:D Donnai and M Barrow, Am J Med Genet 1993;47;679.]

等[3]、Avunduk 等[1]、Chassaing 等[2] 和 Kantarci 等[8] 又分别描述了一些类似的病例。

体格检查:头围较大。额部突出并伴有宽而扁平的鼻梁。前囟未闭。身高处于第 10~ 第 25 百分位数不等。

视觉系统:患者有严重的先天性近视,且可伴有球后葡萄肿、虹膜角膜角发育不完全、广泛的脉络膜萎缩、后囊下白内障、虹膜基质发育不全和先天性瞳孔膜。视网膜脱离和白内障是常见的并发症。另外还有睑裂下斜。

中枢神经系统:智力正常。

听觉系统:常有严重的先天性感音神经性听力损失。耳郭可以向后旋转和低位。

前庭系统:尚无有关前庭检查所见的相关报道。

其他检查:曾报道有脐疝、腹股沟疝和脐膨出。输尿管反射和输尿管扩大也有描述。

实验室检查:Holmes 和 Schepen 报道的 2 例同胞患者都发现有蛋白尿[7]。此外,男孩有全氨基酸尿症。Fraser[5] 报道的患者也有明显的蛋白尿。

遗传:本综合征为常染色体隐性遗传。

分子生物学研究:来自阿拉伯联合酋长国的一个大家系中,DBS 基因被定位于染色体 2q23.3-q31.1[10]。该家系中的患者是低密度脂蛋白受体相关蛋白 2(LRP2)突变的纯合子[9]。

诊断:在本章节许多疾病的讨论中曾描述过近视,但在此介绍的近视和在其他综合征联合出现的不同。尽管 Waardenburg 综合征患者也有内眦间距增宽和泪小管易位,但剩下的特征,如皮肤红斑以及遗传类型却不同。

小结:本综合征的特点有:①常染色体隐性遗传;②眼距过宽和额部突出;③近视、脉络膜萎缩、白内障、虹膜基质发育不全以及可能有视网膜脱离;④先天性极重度感音神经性听力损失。

参考文献

1. Avunduk AM et al. High myopia, hypertelorism, iris coloboma, exomphalos, absent corpus callosum, and sensorineural deafness: report of a case and further evidence for autosomal-recessive inheritance. *Acta Ophthalmol Scand.* 2000;78:221–222.
2. Chassaing N et al. Donnai-Barrow syndrome: four additional patients. *Am J Med Genet A.* 2003;121A:258–262.
3. Devriendt K et al. Proteinuria in a patient with the diaphragmatic hernia-hypertelorism-myopia-deafness syndrome: further evidence that the facio-oculo-acoustico-renal syndrome represents the same entity. *J Med Genet.* 1998;35:70–71.
4. Donnai D, Barrow M. Diaphragmatic hernia, exomphalos, absent corpus callosum, hypertelorism, myopia, and sensorineural deafness: a newly recognized autosomal-recessive disorder? *Am J Med Genet.* 1993;47:679–682.
5. Fraser GR. *The Causes of Profound Deafness in Childhood.* 1st ed. London: Bathen Tindall; 1976.
6. Gripp KW et al. Diaphragmatic hernia-exomphalos-hypertelorism syndrome: a new case and further evidence of autosomal-recessive inheritance. *Am J Med Genet.* 1997;68:441–444.
7. Holmes LB, Schepens CL. Syndrome of ocular and facial anomalies, telecanthus, and deafness. *J Pediatr.* 1972;81:552–555.
8. Kantarci S et al. Donnai-Barrow Syndrome. 1993. In: Pagon RA, Bird TD, Dolan CR, Stephens K, eds. *GeneReviews* [Internet]. Seattle, WA: University of Washington; 1993–2008, August 28 [updated June 28, 2011].
9. Kantarci S et al. Mutations in *LRP2*, which encodes the multiligand receptor megalin, cause Donnai-Barrow and facio-oculo-acoustico-renal syndromes. *Nat Genet.* 2007;39:957–959.
10. Kantarci S et al. Donnai-Barrow syndrome (DBS/FOAR) in a child with a homozygous *LRP2* mutation due to complete chromosome 2 paternal isodisomy. *Am J Med Genet A.* 2008;146A:1842–1847.
11. Liberfarb R. Facio-oculo-acoustico-renal syndrome. In: Regenbogen L, Eliahou HE, eds. *Diseases Affecting the Eye and Kidney.* Basel, Switzerland: Karger; 1993:377–380.
12. Murdoch JL, Mengel MC. An unusual eye-ear syndrome with renal abnormality. *Birth Defects Orig Artic Ser.* 1971;07:136.
13. Özer FL. A possible "new" syndrome with eye and renal anomalies. *Birth Defects.* 1974;10:168.
14. Schowalter DB et al. Facio-oculo-acoustico-renal (FOAR) syndrome: case report and review. *Am J Med Genet.* 1997;69:45–49.

Harboyan 综合征
先天性角膜营养不良和进行性感音神经性听力损失
Harboyan syndrome: congenital corneal dystrophy and progressive sensorineural hearing loss

Harboyan 等[4]首次报道了一级堂表亲婚配所育的 10 名同胞中的 2 人以及另一同父一级堂表亲婚配所育的 10 名同胞中的 1 人出现先天性角膜营养不良伴进行性感音神经性听力损失。后来又有其他的家系被报道[7,8,11]。最近 Desir 和 Sbromaowicz[3] 重新综述了这一综合征。

视觉系统:患者表现为双侧弥漫性角膜混浊,呈"毛玻璃"样改变。出生时角膜混浊就已经很明显(图 9-11A、B)。间质增厚、水肿和均匀变白。青春期双侧视力进行性下降,并随着年龄增大显著恶化。可出现眼内压增加,这可能是角膜硬度增加所致。还可出现眼球震颤。

听觉系统:早在 4 岁就出现听力损失并随着年龄增加缓慢加重(图 9-11C~E)。

前庭系统:Harboyan 报道的患者前庭冷热试验正常。

实验室检查:包括尿黏多糖水平在内的常规实验室检查结果均正常。

遗传:父母正常、同胞患病以及双亲极可能是近亲婚配表明该综合征为常染色体隐性遗传。

分子生物学研究:致病基因位于 20p13[1],随后确定为硼酸转运基因 SLC4A11[2]。据报道,SLC4A11 基因的病理性变异会引起先天性隐性和显性的非综合征型的角膜内皮营养不良[2]和显性遗传的 Fuch 角膜营养不良[12]。没有明显的基因型 - 表型联系来解释为什么有些病例出现听力损失而另外的则没有[9]。据推测这可能是因为显性等位基因所表达的是程度较轻、出现较晚的听力损失。

诊断:先天性角膜营养不良可能是一个常染色体显性和隐性遗传均有的独立的体征[5]。

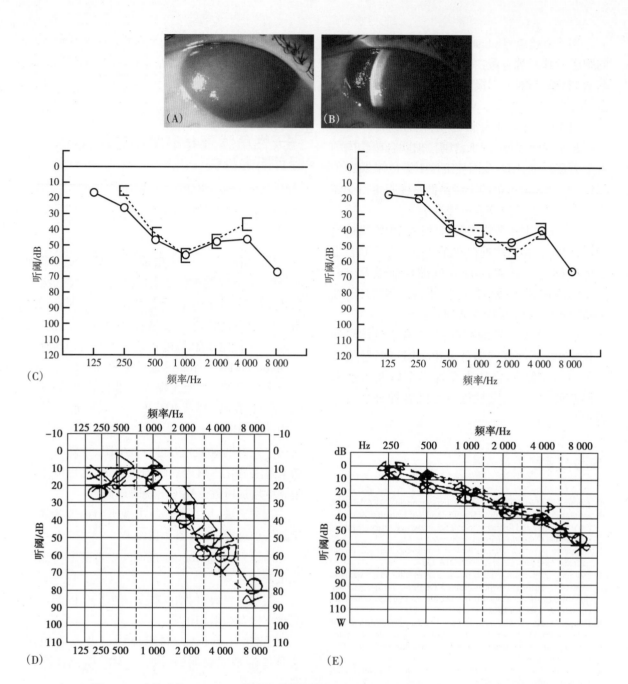

图 9-11　未治疗的 Harboyan 综合征成年患者及 Harboyan 综合征的感音神经性听力损失

（A）角膜呈先天性毛玻璃样，间质弥漫性水肿导致角膜呈青白色混浊。（B）裂隙灯检查表现为增厚的乳白色角膜。（C~E）3 位患者典型的听力损失。听力下降 20~50dB（轻到中度），且主要影响高频。其中（C）为 33 岁患者（右、左耳），（D）为一位 18 岁患者，（E）为一位 19 岁患者

［引自：Desir J and abramowicz M，Orphanet J Rare Dis.2008；3：28.］

角膜混浊是几种黏多糖增多症（Hurler、Scheie、Morquio 和 Maroteaux-Lamy 综合征）的一种特征。然而这些疾病的临床特点相当特殊。在先天性青光眼患者中，有人发现存在角膜混浊、畏光、角膜扩大、眼内压增高和流泪。Cogan 综合征有畏光和眼睛充血；角膜炎深入间质。耳鸣、重度眩晕、最终明显的听力损失和迷路功能下降

也都与 Congan 综合征有关。也必须排除先天性梅毒性角膜炎。Fehr 常染色体隐性遗传性角膜营养不良的角膜变化在 10 岁以内变得明显；而本综合征的营养不良是先天性的。我们注意到只有 1 例 Fehr 角膜营养不良患者伴先天性感音神经性听力损失的病例。这例患者是血亲婚配的后代[10]。另一例可能的 Harboyan

综合征病例是由 Scialfa 等[13]报道的。患者的父母是近亲婚配。然而,这些同胞在智力障碍和小指先天性指侧弯方面却有所不同。Kurt 等[6]还报道了另一个相似的家系,但这些病例还患有严重的近视和传导性或混合性听力损失,且 14 例患者中只有 1 例为感音神经性听力损失。

预后:视觉和听力损失缓慢加重。没有证据证明有其他症状和寿命减短。眼部可给予局部高渗溶液处理,这对部分患者有效;角膜移植是确定有效的治疗办法,它能提高患者视力,甚至在老年患者中也有效,只是恢复较慢。

小结:本综合征的主要特点有:①常染色体隐性遗传;②缓慢进展的先天性角膜营养不良;③儿童期发作的缓慢进行性加重的感音神经性听力损失。

参考文献

1. Abramowicz MJ et al. Corneal dystrophy and perceptive deafness (Harboyan syndrome): *CDPD1* maps to 20p13. *J Med Genet*. 2002;39:110–112.
2. Desir J et al. Borate transporter *SLC4A11* mutations cause both Harboyan syndrome and non-syndromic corneal endothelial dystrophy. *J Med Genet*. 2007;44:322–326.
3. Desir J, Abramowicz M. Congenital hereditary endothelial dystrophy with progressive sensorineural deafness (Harboyan syndrome). *Orphanet J Rare Dis*. 2008;3:28.
4. Harboyan G et al. Congenital corneal dystrophy. Progressive sensorineural deafness in a family. *Arch Ophthalmol*. 1971;85:27–32.
5. Kirkness CM et al. Congenital hereditary corneal oedema of Maumenee: its clinical features, management, and pathology. *Br J Ophthalmol*. 1987;71:130–144.
6. Kurt E et al. Familial pathologic myopia, corneal dystrophy, and deafness: a new syndrome. *Jpn J Ophthalmol*. 2001;45:612–617.
7. Magli A et al. A further observation of corneal dystrophy and perceptive deafness in two siblings. *Ophthalmic Genet*. 1997;18:87–91.
8. Meire FM et al. Comment on "A further observation of corneal dystrophy and perceptive deafness in two siblings." *Ophthalmic Genet*. 1998;19:105–106.
9. Mehta JS et al. Absence of phenotype-genotype correlation of patients expressing mutations in the *SLC4A11* gene. *Cornea*. 2010;29:302–306.
10. Moro F, Ameidi B. Distrófia corneale screziata (o di Fehr) associata a sordita e balbuzie. [Spotted dystrophy or Fehr's dystrophy of the cornea with deafness and stammering.] *Ann Ottalmol Clin Ocul*. 1957;83:30–52.
11. Puga AC et al. Congenital corneal dystrophy and progressive sensorineural hearing loss (Harboyan syndrome). *Am J Med Genet*. 1998;80:177–179.
12. Riazuddin SA et al. Missense mutations in the sodium borate cotransporter *SLC4A11* cause late-onset Fuchs corneal dystrophy. *Hum Mutat*. 2010;31:1261–1268.
13. Scialfa A et al. Dystrophie congénitale héréditaire de la cornéa associée à des anomalies extraoculaire diverses. [Congenital hereditary corneal dystrophy associated with various extraocular anomalies]. *Ophthalmologica*. 1975;171:410–418.

带状角膜变性伴听力损失

Hallermann-Doering 综合征

ribbon-like corneal degeneration with hearing loss (Hallermann-Doering syndrome)

Hallermann 和 Doering[2]在 1964 年描述了 5 名兄弟中有 3 人患有带状角膜病变、钙代谢异常和听力下降的一组综合征。

视觉系统:三兄弟都表现出老年型带状角膜病变。尽管作者没有描述病变的发病年龄,患者的后代也都没有此症状,这些患者中没有一个人年满 45 岁。

听觉系统:年龄在 65~69 岁的三兄弟患有听力损失,但没有说明严重程度。听力损失的发病年龄和可能的进展也都没有提及。

实验室检查:代谢研究显示血浆钙浓度正常。但是通过 ^{47}Ca 研究代谢活性池发现钙的平均通过时间显著延长。他们发现所有能利用的活性钙增加,但是其更新减慢且减少。

遗传:5 名同胞中有 3 名患有此综合征。虽然没有检查他们的父亲,但根据作者介绍,患者叔父可能患有同样疾病。患者的后代没有出现症状,有可能因为他们太小而没有表现出来。对患者父母的检查和代谢研究可能会有价值。此综合征有可能是伴不完全外显率的常染色体显性遗传,但也可能是常染色体隐性遗传。

作者提到另外一个双亲均有听力损失的家系。他们的 10 名子女中有 1 名患带状角膜病变和听力损失,其他有 6 名子女患有听力损失但没有角膜病变。3 名子女是正常。未行代谢相关研究。作者推测这个家系的成员患有同样的综合征。

诊断:父亲和儿子有带状角膜病变,但未提及听力损失[1]。伴有重度感音神经性听力损失的带状角膜病变作为甲状旁腺功能亢进的先发征象发生在 1 例 24 岁女性患者身上[3]。

预后:这个疾病很显然出现在生命后期,并且进展缓慢。

小结:此综合征的特点包括:①可能是伴可变表现度的常染色体显性遗传;②带状角膜病变

发生在生命后期；③以代谢活性池中钙转移时间延长为特征的异常钙代谢；④听力损失，其他方面不确定。

参考文献

1. Glees M. Über familiäres Auftreten der primären bandförmigen Hornhautdegeneration. [Familial occurrence of primary fascicular degeneration of the cornea.] *Klin Mbl Augenheilk Augenarztl Fortbild.* 1950;116:185–187.
2. Hallermann W, Doering P. Primäre bandförmigen Hornhautdegeneration, Schwerhörigkeit und gestörter Calciumumsatz—einhereditäre Symptomenkomplex. [Primary ribbon-shaped corneal degeneration, deafness and disorder of calcium metabolism– a hereditary symptom complex.] *Ber Zusammenkunft Dtsch Ophthalmol Ges.* 1964;65:285–288.
3. Petrohelos M et al. Band keratopathy with bilateral deafness as a presenting sign of hyperparathyroidism. *Br J Ophthalmol.* 1977;61:494–495.

Ehlers-Danlos 综合征Ⅵ型
脊柱后凸侧弯、肌张力低下、关节松弛和眼部表现
Ehlers-Danlos syndrome type Ⅵ (kyphoscoliosis, hypotonia, joint laxity, and ocular manifestations) (EDS6)

脊柱后凸侧弯、关节松弛和眼部表现的综合表现被分类为 Ehlers-Danlos 综合征，Ⅵ型（EDS Ⅵ），或者眼型[3]。存在异质性，至少有三种不同的基因型。其中两种类型被称为 EDS ⅥA 型（由 *PLOD1* 突变引起）和 EDS ⅥB 型（同时也称为肌肉挛缩型，由 *CHST14* 突变引起）。第三种类型脊柱后凸侧弯型的 EDS Ⅵ型可能是 *FKBP14* 突变引起[2]。

体格检查： EDS Ⅵ型患者出生即有肌肉张力过低、眼部表现（视网膜脱离、青光眼等），关节活动度过大和光滑脆弱的皮肤伸展过度。通常患者的身材和身体各部分比例正常，但某些患者被描述有马方综合征体型[10,12,14,15]。大多数有脊柱后凸侧弯（图 9-12A~I）。

视觉系统： 最常见的表现是蓝色巩膜、小角膜、视网膜脱离和青光眼。偶尔会出现眼球破裂[8,14,16]。

肌肉骨骼系统： 脊柱后凸几乎是一个固有的体征，几乎所有的病例都存在高度伸展的关节，这些关节与低张力一起导致行走时年龄延迟[14]。低眼压的程度通常为中到重度[14,20]。所

谓的"手腕下垂"也在一些 EDS ⅥA[6]中被注意到。

血管系统： 心血管并发症常见，但在三种类型中会有所不同。血管破裂的风险是最重要的风险，主要在 EDS ⅥA 型[14,16]，但是心脏结构和瓣膜缺陷最常见于 EDS ⅥB 型[15]。血管破裂和瓣膜缺陷在第三种类型中都出现[2]。到目前为止，EDS ⅥB 型还没有观察到血管破裂[13]。

听觉系统： 最新描述的类型中听力损失最常见[2]，出现在所有患者中。6 例患者中的 5 例出现感音神经性听力损失，但是第 6 例出现了传导性听力损失。感音神经性听力损失在儿童时期已被诊断，常常影响高频。最近的一篇关于 EDS ⅥB 型和分子相关的综述中表明，在 9 个被研究的人中有 6 个注意到听力损失，提供的唯一的详细数据是高频听力受损[15]。听力损失很少发生于 EDS ⅥA 型。

前庭系统： 未提及前庭试验。

实验室检查： EDS ⅥA 型患者尿液中赖氨酰吡啶与羟赖氨酰吡啶的比例有所改变，可以用作诊断试验[14]。同时水解真皮中羟赖氨酸减少或缺乏[10]。这种改变在另两种类型中没有观察到[2,13]。

遗传： 本病清楚地表现为常染色体隐性遗传，已证实患者双亲为血缘近亲。

分子生物学研究： EDS ⅥA 型由赖氨酸羟化酶（*PLOD1*）基因的致病性突变导致，定位于 1p36.3-p36.2[4,7-9,11,17-19]，而 EDS ⅥB 型由 *CHST14* 基因突变导致[13]。有 EDS Ⅵ型的第三类型是由 *FKBP14* 基因突变导致[2]。

诊断： *PLOD1* 基因突变会同时导致 Nevo 综合征[6]，而 *CHST14* 基因突变同时导致拇指-畸形足内翻畸形综合征（ATCS）和 EDS Kosho 型[5,13,15]。最相似的表型综合征是脆性角膜综合征，表现为伴有角膜破裂的圆锥角膜或球形角膜，但缺乏重度肌无力、脊柱后凸侧弯和血管破裂的表现[1]。

高度近视和关节松弛也可见于 Stickler 综合征。蓝色巩膜可以发生在许多结缔组织疾病中，例如成骨不全、Marfan 综合征、Hallermann-Streiff 综合征和色素失调症。然而，根据临床症状除外这些疾病并不困难。

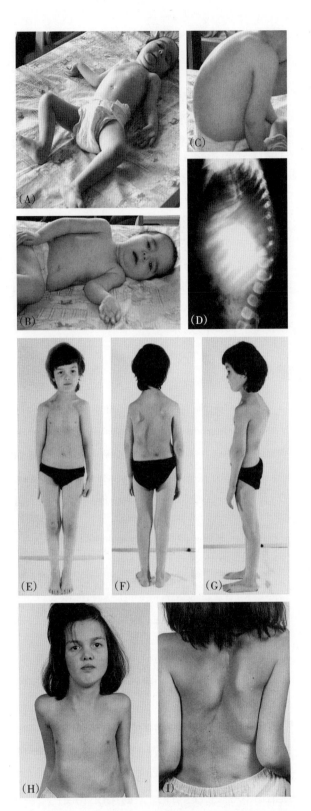

图9-12 （A~C）有脊柱后凸侧弯和关节松弛的幼儿。（D）A~C儿童的脊柱X线片。（E~I）脊柱后凸侧弯的大龄儿童。[（A~D）出自：U Yis et al.，Neuromusc Disord 2008；18：210。（E~I）出自：A Jarisch et al.，Am J Med Genet 1998；78：455，经 Wiley-Liss，Inc（John Wiley & Sons，Inc 的子公司）经允许后重印]

预后：这些患者的表现一部分取决于是哪种类型的 EDS Ⅵ。EDS ⅥA 型有增加的血管破裂的风险和寿命缩短。EDS ⅥB 型预后较好，除非出现心脏相关的并发症出现。

　　小结：本综合征的特征包括：①常染色体隐性遗传；②肌无力；③关节松弛；④眼部异常；⑤脊柱后凸侧弯；⑥听力损失。

参考文献

1. Al-Hussain H et al. Brittle cornea syndrome and its delineation from the kyphoscoliotic type of Ehlers-Danlos syndrome (EDS VI): Report on 23 patients and review of the literature. *Am J Med Genet.* 2004;124A:28–34.
2. Baumann M et al. Mutations in *FKBP14* cause a variant of Ehlers-Danlos syndrome with progressive kyphoscoliosis, myopathy, and hearing loss. *Am J Hum Genet.* 2012;90:1–16.
3. Beighton P et al. Ehlers-Danlos syndromes: revised nosology, Villefranche, 1997. Ehlers-Danlos National Foundation (USA) and Ehlers-Danlos Support Group (UK). *Am J Med Genet.* 1998;77: 31–37.
4. Brinckmann J et al. Ehlers-Danlos syndrome type VI: lysyl hydroxylase deficiency due to a novel point mutation (*W612C*). *Arch Dermatol Res.* 1998;290:181–186.
5. Dundar M et al. Loss of dermatan-4-sulfotransferase 1 function results in adducted thumb-clubfoot syndrome. *Am J Hum Genet.* 2009;85:873–882.
6. Giunta C et al. Nevo syndrome is allelic to the kyphoscoliotic type of the Ehlers-Danlos syndrome (EDS VIA). *Am J Med Genet.* 2004; 133A:158–164.
7. Heikkinen J et al. Structure and expression of the human lysyl hydroxylase gene (*PLOD*): introns 9 and 16 contain Alu sequences at the sites of recombination in Ehlers-Danlos syndrome type VI patients. *Genomics.* 1994;24:464–471.
8. Heikkinen J et al. Duplication of seven exons in the lysyl hydroxylase gene is associated with longer forms of a repetitive sequence within the gene and is a common cause for the type VI variant of Ehlers-Danlos syndrome. *Am J Hum Genet.* 1997;60:48–56.
9. Heikkinen J et al. A null-mutated lysyl hydroxylase gene in a compound heterozygote British patient with Ehlers-Danlos syndrome type VI. *Hum Mutat.* 1999;14:351.
10. Heim P et al. Ehlers-Danlos syndrome type VI (EDS VI): problems of diagnosis and management. *Acta Paediatr.* 1998;87:708–710.
11. Hyland J et al. A homozygous stop codon in the lysyl hydroxylase gene in two siblings with Ehlers-Danlos syndrome type VI. *Nat Genet.* 1992;2:228–231.
12. Jarisch A et al. Sibs affected with both Ehlers-Danlos syndrome type IV and cystic fibrosis. *Am J Med Genet.* 1998;78:455–460.
13. Malfait F et al. Musculocontractural Ehlers-Danlos syndrome (former EDS VIB) and adducted thumb clubfoot syndrome (ATCS) represent a single clinical entity caused by mutations in the dermatan-4-sulfotansferase 1 encoding *CHST14* gene. *Hum Mutat.* 2010; 31:1233–1239.
14. Rohrbach M et al. Phenotypic variability of the kyphoscoliotic type of Ehlers-Danlos syndrome (EDS VIA): Clinical, molecular and biochemical delineation. *Orphanet J Rare Dis.* 2011;6:46.
15. Shimizu K et al. Delineation of dermatan 4-0 sulfotransferase 1 deficient Ehlers-Danlos syndrome: observation of two additional patients and comprehensive review of 20 reported patients. *Am J Med Genet.* 2011;155A:1949–1958.
16. Wenstrup RJ et al. Ehlers-Danlos syndrome type VI. Clinical manifestations of collagen lysyl hydroxylase deficiency. *J Pediatr.* 1989; 115:405–409.
17. Yeowell HN et al. A common duplication in the lysyl hydroxylase gene of patients with Ehlers Danlos syndrome type VI results in preferential stimulation of lysyl hydroxylase activity and mRNA by hydralazine. *Arch Biochem Biophys.* 1997;347:126–131.
18. Yeowell HN, Walker LC. Mutations in the lysyl hydroxylase 1

gene that result in enzyme deficiency and the clinical phenotype of Ehlers-Danlos syndrome type VI. *Mol Genet Metab.* 2000;71: 212–224.

19. Yeowell HN et al. Mutational analysis of the lysyl hydroxylase 1 gene (PLOD) in six unrelated patients with Ehlers-Danlos syndrome type VI. prenatal exclusion of this disorder in one family. *Hum Mutat.* 2000;16:90.

20. Yis U et al. Differential diagnosis of muscular hypotonia in infants: the kyphoscoliotic type of Ehlers-Danlos syndrome (EDS VI). *Neuromuscul Disord.* 2008;18:210–214.

脆性角膜综合征

brittle cornea syndrome,BCS

脆性角膜综合征以往认为是 Ehlers-Danlos 综合征Ⅵ型的一种亚型,现在认为其属于一个独立的综合征。最新的分子生物学研究把它分为 BCS1 型和 BCS2 型。

眼科检查:几乎所有的患者都表现为双侧圆锥角膜或球形角膜(图 9-13A)。角膜是透明和薄的,尤其是角膜边缘部分。青春期后病情逐渐进展,出现视觉损伤。最显著的表现是轻微外伤后出现角膜破裂[4,6,8],也可以是自发性角膜破裂[5]。巩膜经常为蓝色[8-10]。

肌肉骨骼检查:患者通常有关节运动过度和脊柱后凸侧弯,这容易误诊为早期的 EDSⅥ 型[5,6](图 9-13B)。

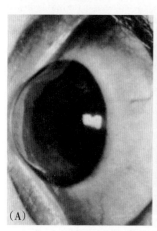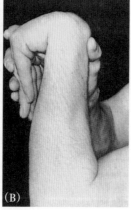

(A)   (B)

图 9-13 脆性角膜综合征
(A)球形角膜;(B)腕部过度伸展
[引自:AW Biglan et al., Am J Ophthalmol 1979;83:255]

口腔检查:15%~20% 患者有牙本质发生不全[5,6]。

其他表现:皮肤变柔软,容易挫伤及留下瘢痕[5]。如果出现心脏病变,一般比 EDSⅥ型轻,主要变现为肺动脉瓣狭窄和二尖瓣脱垂[6]。

听觉系统:BCS 患者约 1/3 会出现听力损失。可以是感音神经性、传导性,也可以是混合型听力损失[6,7]。

遗传:本综合征是常染色体隐性遗传病。

分子生物学研究:BCS1 型是由于锌指蛋白基因 *ZNF4G* 突变引起[1,2,6]。BCS2 型是由于转录调控因子 *PRDM5* 突变引起[3,5]。

鉴别诊断:该病的表型非常类似于 EDSⅥ型,表现为关节活动度过大、脊柱后凸侧弯畸形,同时会有听力损失。其他类型的 EDS 表现为关节活动度过大、蓝色巩膜。但是没有角膜破裂及听力损失。

小结:本综合征的特征包括:①常染色体隐性遗传;②圆锥角膜或球形角膜伴角膜破裂;③关节活动度过大;④皮肤变柔软,容易挫伤及形成瘢痕;⑤听力下降。

参考文献

1. Abu A et al. Mapping of a gene causing brittle cornea syndrome in Tunisian Jews to 16q24. *Invest Ophthalmol Vis Sci.* 2006;47:5283–5287.

2. Abu A et al. Deleterious mutations in the Zinc-Finger 469 gene cause brittle cornea syndrome. *Am J Hum Genet.* 2008;82:1217–1222.

3. Aldahmesh MA et al. Letter to the Editor: A novel mutation in *PRDM5* brittle cornea syndrome. *Clin Genet.* 2012;81:198–199.

4. Biglan AW et al. Keratoglobus and blue sclera. *Am J Ophthalmol.* 1977;83:225–233.

5. Burkitt Wright EMM et al. Mutation in *PRDM5* in brittle cornea syndrome identify a pathway regulating extracellular matrix development and maintenance. *Am J Hum Genet.* 2011;88:767–777.

6. Christensen AE et al. Brittle cornea syndrome associated with a missense mutation in the zinc-finger 469 gene. *Invest Ophthalmol Vis Sci.* 2010;51:47–52.

7. Greenfield G et al. Blue sclerae and keratoconus: key features of a distinct heritable disorder of connective tissue. *Clin Genet.* 1973; 4;8–16.

8. Royce PM et al. Brittle cornea syndrome: an heritable connective tissue disorder distinct from Ehlers-Danlos syndrome type VI and fragilitis oculi, with spontaneous perforations of the eye, blue sclerae, red hair, and normal collagen lysyl hydroxylation. *Eur J Pediatr.* 1990;149:465–469.

9. Stein R et al. Brittle cornea. A familial trait associated with blue sclera. *Am J Ophthalmol.* 1968;66:67–69.

10. Ticho U et al. Brittle cornea, blue sclera, and red hair syndrome (the brittle cornea syndrome). *Br J Ophthalmol.* 1980;64:175–177.

Ramos-Arroyo 综合征

角膜感觉缺失、视网膜异常、精神发育迟缓、特殊面容和感音神经性听力损失

Ramos-Arroyo syndrome:corneal anesthesia,retinal abnormalities, intellectual disability,unusual face,and sensorineural hearing loss

Ramos-Arroyo[1] 和 Saksena 等[2]于 1987 年报道了相同的患有角膜感觉迟钝、视网膜色素缺

乏、持续的动脉导管未闭、中度精神发育迟缓、特殊面容和感音神经性听力损失的男女同胞。他们的母亲具有相似的面部表型、视网膜改变、轻到中度感音神经性听力损失。其他两个病例也被报道[3,4]。

体格检查:最先报道的家系中的患儿可见发育不良、体型细长和身材矮小;他们的母亲有相似的表现,但没有发育不良。

颅面部表现:面部较宽、扁平,呈正方形,伴有额部隆起、睑裂下斜,眉毛内侧突出,轻度眼距增大,鼻根和鼻梁低,面中部发育不全,下颌支突起并颏部宽阔[2](图 9-14A)。

视觉系统:伴有继发性神经营养性角膜炎的角膜感觉缺失导致眼泪增多,并出现角膜糜烂。检眼镜检查发现视盘周围的脉络膜毛细管层和视网膜色素上皮细胞缺失(图 9-14B)。患者还存在不良的视觉敏锐度。

中枢神经系统:Ramos-Arroyo 等[1]报道的女性和男性同胞的 IQ 分别是 44 和 50,并且语言能力受损。

心血管系统:2 例患者存在持续性动脉导管未闭,1 例患者有吞咽困难[5]。

实验室检查:代谢性疾病相关的染色体检查及尿液镜检均为阴性[3]。

听力检查:可观察到轻到重度感音神经性听力损失。

遗传:两个家庭的遗传类型提示为常染色体显性遗传[3]。

小结:特征表现包括:①常染色体显性遗传;②角膜感觉缺失;③视网膜色素上皮细胞缺失;④中度精神发育迟缓;⑤特殊面容;⑥中到重度感音神经性听力损失。

参考文献

1. Ramos-Arroyo MA et al. Congenital corneal anesthesia with retinal abnormalities, deafness, unusual facies, persistent ductus arteriosus, and mental retardation: a new syndrome? *Am J Med Genet.* 1987;26:345–354.
2. Saksena SS et al. Craniofacial pattern profile (CFPP) evaluation of facial dysmorphology in a familial syndrome with corneal anesthesia and multiple congenital anomalies. *Am J Phys Anthropol.* 1987;74:465–471.
3. Spurrier JL, Weaver DD. Ramos-Arroyo syndrome: long-term follow-up of previously reported family. *Am J Med Genet A.* 2008;146A:675–682.
4. Tooley MJ et al. Ramos-Arroyo syndrome: confirmation of an entity. *Am J Med Genet A.* 2011;155A:2556–2559.
5. Wong VA et al. Congenital trigeminal anesthesia in two siblings and their long-term follow-up. *Am J Ophthalmol.* 2000;129:96–98.

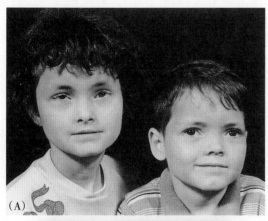

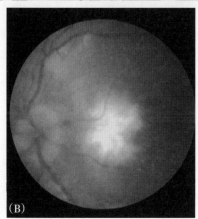

图 9-14 Ramos-Arroyo-Saksena 综合征
(A)两名同胞有额部隆起、轻度眼距增宽伴鼻根低。女性同胞做了睑缘缝合术。(B)视盘鼻侧非进行性脉络膜毛细管层视网膜色素上皮细胞缺失

[MA Ramos-Arroyo,Pamplona,Spain. 供图]

De Hauwere 综合征
虹膜发育不良、眼距过宽、精神运动障碍和感音神经性听力损失
De Hauwere syndrome:iris dysplasia, hypertelorism,psychomotor impairment, and sensorineural hearing loss

De Hauwere 等[2]于 1973 年描述了在两代人中发生的包括虹膜中胚层发育不全、眼距过宽、内眦距过宽、感音神经性听力损失、精神运动障碍和肌张力低下的综合征。von Noordern 和 Baller[4]也报道了相似的异常。

体格检查:身高低于正常值的第 3 百分位数值,头围≤第 10 百分位数值。

视觉系统:虹膜基质发育不全,Schwalbe 主

线异常突起,虹膜和角膜后面之间粘连,梨形瞳孔(Rieger 异常)是恒定的特征。有明显的眼距过宽和斜视(图 9-15A~C)。此外在一个家系中发现眼肌缺失[1]。

中枢神经系统:常见精神运动障碍[2,4]。许多儿童各种发育里程碑推迟。1 例成人的智商为 75[2]。另 1 例可疑的老年患者智力正常[1,3]。

肌肉骨骼系统:肌张力低下和伴有髋关节脱位的关节伸展过度已在所有患者中得到了证实[2]。Chitty 等[1]发现股骨骨骺扁平。

听觉系统:部分患者出现轻度感音神经性听力损失。

前庭系统:前庭研究未被提及。

实验室检查:影像学检查发现骨龄延迟、眼距过宽、髋外翻和髋关节脱位。气脑造影显示脑

室扩张(图 9-15D)。尿、血清和脑脊液常规化验检查未见明显异常,脑电图、肌电图和神经传导检查也无明显异常。

病理学:未进行病理学研究。

遗传:本综合征为显性遗传。因为没有找到男-男遗传,所以不能除外 X 连锁遗传。

分子生物学研究:Lowry 等[3]分析了 Axenfeld-Rieger 相关的基因(如 PITX2、BARKX1、FOXC1),没有阳性发现。

诊断:必须排除 Rieger 综合征,该病包括常染色体显性遗传的 Rieger 畸形、上颌骨发育不良和先天性牙缺失。

预后:预后主要取决于精神障碍的程度,因为没有其他的原因能导致严重的残疾。

小结:本综合征的特征包括:①常染色体显性遗传;②虹膜的 Rieger 中胚层发育不全;③眼距过宽;④精神发育迟缓;⑤伴有关节过度伸展的张力低下;⑥脑室扩张;⑦轻度感音神经性听力损失。

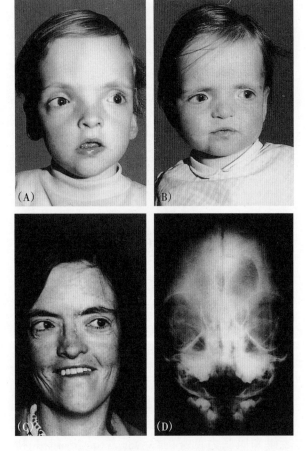

图 9-15 De Hauwere 综合征
(A~C) 显示母亲和两个孩子瞳孔不规则、眼距过宽。(D)气脑显像显示眼距过宽,侧脑室不对称、变宽,第五脑室显影
〔引自:RC De Hauwere et al.,J Pediatr 1973;82:679〕

参考文献

1. Chitty LS et al. Dominantly inherited syndrome comprising partially absent eye muscles, hydrocephaly, skeletal abnormalities, and a distinctive facial phenotype. Am J Med Genet. 1991;40:417–420.
2. De Hauwere RC et al. Iris dysplasia, orbital hypertelorism, and psychomotor retardation: a dominantly inherited developmental syndrome. J Pediatr. 1973;82:679–681.
3. Lowry RB et al. Absence of PITX2, BARX1, and FOXC1 mutations in De Hauwere syndrome (Axenfeld-Rieger anomaly, hydrocephaly, hearing loss): a 25-year follow up. Am J Med Genet A. 2007;143A:1227–1230.
4. Von Noorden GK, Baller BS. The chamber angle in split-pupil. Arch Ophthalmol. 1963;70:598–602.

合并心脏畸形和感音神经性听力损失的 Axenfeld-Rieger 综合征 1、2、3 型

Axenfeld-Rieger syndrome, typer 1, 2, and 3, with cardiac malformations and sensorineural hearing loss

Axenfeld-Rieger 综合征(Axenfeld-Rieger syndrome, ARS)是一组至少 3 种常染色体显性遗传的形态发生障碍,导致眼球前房发育异常。50% 患者会出现青光眼最终导致失明。患者合并多种其他表现:眼球前房异常、心脏畸形和听力损失。有些家系发现听力损失,但是无法明确哪个

亚类会出现听力损失。

视觉系统:患者有 Axenfeld-Rieger 畸形的各种表现,该病能累及眼前房,特别是房角结构。其他表现包括突出前移的 Schwalbe 线、虹膜角膜粘连、虹膜发育不全或瞳孔异位。青光眼是常见的表现,见于 50% 的基因携带者。

听觉系统:开始的听力损失为感音神经性,多发生在童年晚期至成年早期[2-4]。

心脏检查所见:心脏缺陷仅偶尔出现,包括房间隔缺损、二尖瓣和 / 或三尖瓣关闭不全。

遗传:明确的常染色体显性遗传。

分子生物学研究:ARS1 与 PITX2 突变相关,ARS3 与 FOXC1 突变相关,ARS2 定位于 13q14,但是相关基因并不明确[1]。

诊断:本病非常类似于 Rieger 综合征,但后者不会发生心脏缺陷和感音神经性听力损失。

预后:大多患者均有正常的生存期。

小结:该病包括:① Axenfeld-Rieger 畸形;②心脏缺陷;③出生后开始的感音神经性听力损失;④常染色体显性遗传。

参考文献

1. Alward WL. Axenfeld-Rieger syndrome in the age of molecular genetics. Am J Ophthalmol. 2000;130:107–115.
2. Baruch AC, Erickson RP. Axenfeld-Rieger anomaly, hypertelorism, clinodactyly, and cardiac anomalies in sibs with an unbalanced translocation der(6)t(6;8). Am J Med Genet. 2001;100:187–190.
3. Cunningham ET, Jr. et al. Familial Axenfeld-Rieger anomaly, atrial septal defect, and sensorineural hearing loss: a possible new genetic syndrome. Arch Ophthalmol. 1998;116:78–82.
4. Grosso S et al. Familial Axenfeld-Rieger anomaly, cardiac malformations, and sensorineural hearing loss: a provisionally unique genetic syndrome? Am J Med Genet. 2002;111:182–186.

无虹膜 - 感音神经性听力损失
aniridia and sensorineural hearing loss

Courteney-Harris 和 Mills[1]报道患有双侧无虹膜及感音神经性听力损失的 1 名父亲及其女儿。另一名女儿仅有听力损失,由此推测无虹膜和听力损失可能不相关。父亲自儿童期就有非进行性的 35~60dB 的感音神经性听力损失。2 名女儿也有相似的情况。无虹膜合并感音神经性听力损失在一些罕见疾病如 Wilms 瘤(肾母细胞瘤)和肾病中报道过[2,3]。无虹膜几乎始终(也许不是全部)是由 PAX6 基因突变所致[4],这种基因突变在其他患有无虹膜 / 听力损失的患者中也可能寻找到。

参考文献

1. Courteney-Harris RG, Mills RP. Aniridia and deafness: an inherited disorder. J Laryngol Otol. 1990;104:419–420.
2. de Chadarevian JP et al. Aniridia/glaucoma and Wilms tumor in a sibship with renal tubular acidosis and sensory nerve deafness. Am J Med Genet Suppl. 1987;3:323–328.
3. Mayer UM. Peters' anomaly and combination with other malformations (series of 16 patients). Ophthalmic Paediatr Genet. 1992;13:131–135.
4. Prosser HM et al. Mosaic complementation demonstrates a regulatory role for myosin VIIa in actin dynamics of stereocilia. Mol Cell Biol. 2008;28:1702–1712.

Jan 综合征
先天性全色盲、白内障、高胰岛素血症和感音神经性听力损失
Jan syndrome: congenital total color blindness, cataracts, hyperinsulinism, and sensorineural hearing loss

Jan 等[4]报道了俩姐妹患有先天性全色盲、白内障、高胰岛素血症和感音神经性听力损失。她们都出现了躯干多脂症。Newell 和 Diddie[2]描述了在 3 名同胞中出现的色盲、精神发育迟缓、甲状腺功能正常的甲状腺肿和感音神经性听力损失。

视觉系统:出生后第 1 年可见远视、明显的畏光和垂直摆动到急跳型眼球震颤。周围视野,特别是鼻侧视野受限。15 岁时视网膜出现广泛而细微的色素斑点,大约同时出现后囊下中央松散白内障[4]。Newell 和 Diddie[9]的报道则未提及白内障。色觉评价显示颜色辨别完全缺失。

听觉系统:有双侧非进行性的轻到重度感音神经性听力损失。Jan 等[4]报道的同胞姐妹 5~6 岁时出现轻至中度感音神经性听力损失。Newell 和 Diddie 报道的病例发现重度先天性感音神经性听力损失[9]。

前庭检查:冷热试验表明 Jan 等[4]报道的 1 例患者有前庭功能缺陷,但证据上不充分。

实验室检查:Jan 等[4]报道的姐妹俩均有高胰岛素血症。尿 17- 酮类固醇水平升高。Newell 和 Diddie[9]观察到有血浆高甲状腺激素

水平。

遗传:可能为常染色体隐性遗传。

诊断:全色盲是一种罕见的常染色体隐性遗传性疾病,其致病基因至少包括 CNGA32[5]和 CNGB3[6],这两种基因与畏光、眼球震颤和视力损失组合相关。视盘呈苍白。然而,听力损失和本综合征的其他所见不典型。Andersen[1]描述的全色盲和感音神经性听力损失的同时发生似为巧合。Ferguson[2]、Macgregor 及 Harrison[8]报道了 4 名同胞中的全色盲:2 例有高血压,全部都有听力损伤,但据称整个家系都有耳硬化。已发现进行性全色盲、肝脏变性、内分泌功能障碍和感觉神经性听力丧失,其中来自一个近亲家庭的两个兄弟姐妹的六名女性和一名孤立的男性患有听力损失[3,7]。

小结:本综合征的特征包括:①常染色体隐性遗传;②全色盲;③视网膜色素变性;④白内障;⑤高胰岛素血症;⑥可能的轻度精神发育迟缓;⑦非进行性轻度到重度感音神经性听力损失。

参考文献

1. Andersen SR. On congenital total colour blindness coexisting with heredo-labyrinthine deafness. *Acta Ophthalmol*. 1946;24:99–112.
2. Ferguson JWMA. Four cases of congenital total color-blindness, with otosclerosis and hypertension as associated hereditary abnormalities. *Trans Ophthalm Soc UK*. 1949;69:249–263.
3. Hansen E et al. A familial syndrome of progressive cone dystrophy, degenerative liver disease, endocrine dysfunction and hearing defect. I. Ophthalmological findings. *Acta Ophthalmologica (Copenhagen)*. 1976;54:129–144.
4. Jan JE et al. Familial congenital monochromatism, cataracts, and sensorineural deafness. *Am J Dis Child*. 1976;130:1349–1350.
5. Kohl S et al. Total colourblindness is caused by mutations in the gene encoding the alpha-subunit of the cone photoreceptor cGMP-gated cation channel. *Nat Genet*. 1998;19:257–259.
6. Kohl S et al. Mutations in the *CNGB3* gene encoding the beta-subunit of the cone photoreceptor cGMP-gated channel are responsible for achromatopsia (ACHM3) linked to chromosome 8q21. *Hum Mol Genet*. 2000;9:2107–2116.
7. Kohl S et al. Mutations in the *CNGB3* gene encoding the beta-subunit of the cone photoreceptor cGMP-gated channel are responsible for achromatopsia (ACHM3) linked to chromosome 8q21. *Hum Mol Genet*. 2000;9:2107–2116.
8. Macgregor AG, Harrison RR. Congenital total colour blindness associated with otosclerosis. *Ann Eugen*. 1950;15:219–233.
9. Newell FW, Diddie KR. Typische Monochromasie, angeborene Taubheit und Resistenz gegenüber der intrazellulären Wirkung des Thyreoideahormons. [Typical monochromacy, congenital deafness, and resistance to intracellular action of thyroid hormone]. *Klin Monatsbl Augenheilkd*. 1977;171:731–734.

Hansen 综合征或视网膜肝内分泌综合征(RHE 综合征)

进行性视锥细胞营养不良、肝退行性变、内分泌功能障碍、感音神经性听力损失

Hansen syndrome, or retinohepatoendocrinological syndrome (RHE syndrome): progressive cone dystrophy, liver degeneration, endocrine dysfunction, and sensorineural hearing loss

Hansen 等[2]、Larsen 等[3]、Berg 等[1]报道了 2 个家系 7 例患者患全色盲(进行性视锥细胞营养不良)、肝退行性变、内分泌系统功能障碍和感音神经性听力损失综合征。

内分泌表现:部分患者有孩子,2 例患者可能不能生育,3 例有反复自然流产。2 例患者发现有原发性甲状腺功能减退,另外 2 例患者有甲状腺功能减退伴促甲状腺激素释放激素反应延迟,提示有下丘脑异常。3 例患者有蝶鞍宽大,其中 1 例手术证实为空蝶鞍,2 例有促肾上腺皮质激素储备缺乏。3 例患者有成年型 1 型糖尿病,第 4 例患者有临界性糖耐量,在患有糖尿病者中观察到有高胰岛素血症。

视觉系统:从儿童早期开始出现视力下降。患者有畏光,黎明或黄昏时的视觉功效好于白昼。起初有一些识别颜色的能力,但从青春期开始仅能看到灰色调颜色,阅读时需要用放大镜。随着视力的进一步下降,到近 20 岁时,患者几乎失明,并且暗视觉光敏感度图案测试为全色盲。视网膜呈现无色素沉着性萎缩,可见血管变薄和视盘苍白。受累患者至少有小的中央区域色觉中度下降和视杆反应仅在较多的周围部分。

肝脏系统:4 例患者有肝退行性变、氨基转移酶升高、非特异性肝实质变性、脂肪浸润和活组织检查发现孤立的肝细胞坏死。

听觉系统:除最年轻的患者外,所有患者均有至少是中度的耳蜗性和进行性感音神经性听力损失。但有 1 例患者的听力损失为先天性和感音神经性。

实验室检查:可见肌酐酸磷酸激酶升高。

遗传:为常染色体隐性遗传。在第一家系的2个高度近交同胞群中有6名受累女性。第二个家系有1个受累男性[2]。

诊断:与常染色隐性遗传的先天性全色盲、白内障、高胰岛素血症和感音神经性听力损失综合征有所重叠,还需排除进行性视杆-视锥细胞营养不良、肾功能不全和感音神经性听力损失。

小结:本综合征特征包括:①常染色体隐性遗传;②进行性全色盲;③肝退行性变;④内分泌功能障碍(不育、甲状腺功能减退、糖尿病);⑤感音神经性听力损失。

参考文献

1. Berg K et al. Familial syndrome of progressive cone dystrophy, degenerative liver disease, and endocrine dysfunction. III. Genetic studies. *Clin Genet*. 1978;13:190–200.
2. Hansen E et al. A familial syndrome of progressive cone dystrophy, degenerative liver disease, endocrine dysfunction and hearing defect. I. Ophthalmological findings. *Acta Ophthalmologica (Copenhagen)*. 1976;54:129–144.
3. Larsen IF et al. Familial syndrome of progressive cone dystrophy, degenerative liver disease and endocrine dysfunction. II. Clinical and metabolic studies. *Clin Genet*. 1978;13:176–189.

Beighton 综合征

视杆-视锥细胞营养不良、肾功能障碍及感音神经性听力损失

Beighton syndrome:rod-cone dystrophy, renal dysfunction,and sensorineural hearing loss

Beighton 等[1]描述 9 个南非家庭的 14 名儿童中的一种包括进行性的视杆-视锥细胞营养不良、肾功能障碍及感音神经性听力损失的综合征。每个儿童最初被误诊为视网膜色素变性或 Usher 综合征。该病到目前为止仅见于欧洲血统的南非人。

听觉系统:进行性听力损失 10 岁以内出现,至少2例患者在 10~20 岁时进展为重度听力损失。

前庭系统:冷热试验在 1 例患者中表现为无反应,而在另 1 例仅有轻微反应,这提示前庭可能有某种程度受累。

视觉系统:视杆-视锥细胞营养不良是视网膜检查所见的恰当描述,而不是视网膜色素变性。与视网膜色素变性和 Usher 综合征常常所见不同,本病有明显的黄斑病变,早期中心视力缺失、视网膜上皮色素减退和极微小的骨细胞样沉着可证明这一点。14 例患者中的 4 例在儿童期并发白内障。

神经学检查:据报道智力正常。

肾脏系统:6 岁之前以蛋白尿为首发表现的Fanconi 肾病在 10 岁以内可导致佝偻病的骨骼变化,最终导致肾衰竭。生长延迟和承重骨排列错乱是本病的主要骨骼表现。

遗传:常染色体隐性遗传。

鉴别诊断:数例患者最初被诊断为 Usher 综合征;然而,Usher 综合征有轻微不同的视网膜表型,没有相关的肾并发症。Alström 综合征伴有肾发育不良,但更为典型的是伴有肥胖和糖尿病。伴有肾疾病和骨骼改变的视网膜色素变性可见于 Mainzer-Saldino 综合征,但该综合征未发现听力损失[3,4]。在 1 例 Senior-Loken 综合征[2]患者中发现在听力损失的同时有视网膜及肾发育不良。Senior-Loken 综合征是合并肾结核的先天性黑内障、严重的视网膜色素变性的遗传异质性引起的隐性遗传综合征。

预后:本病可导致严重的残疾。患有该疾病的儿童,会有 3 种残废:极重度听力损失、失明和继发于范科尼肾病的骨骼问题。在原发病者有明显的死亡率,报道显示,14 例患儿中有 8 人于 3~20 岁死亡,多数死于肾衰竭。随着早期诊断及治疗,死亡率会有所下降。

治疗:治疗包括肾脏并发症的医治及骨骼问题的外科矫形。肾移植是一种治疗选择。一旦听力损失进展到重度及极重度时,可以考虑人工耳蜗植入。使用视力辅助器可能会部分改善视觉症状;由于白内障发生较早,所以考虑进行白内障手术的年龄要早于大多数视网膜色素变性患者。

参考文献

1. Beighton P et al. Rod-cone dystrophy, sensorineural deafness, and renal dysfunction: an autosomal-recessive syndrome? *Am J Med Genet*. 1993;47:832–836.
2. Clarke MP et al. Senior-Loken syndrome. Case reports of two siblings and association with sensorineural deafness. *Br J Ophthalmol*. 1992;76:171–172.
3. Kobayashi Y et al. Renal retinal dysplasia with diffuse glomerular cysts. *Nephron*. 1985;39:201–205.
4. Mainzer F et al. Familial nephropathy associated with retinitis pigmentosa, cerebellar ataxia and skeletal abnormalities. *Am J Med*. 1970;49:556–562.

IVIC 综合征

眼肌麻痹、桡骨发育不全、血小板减少、先天性混合性听力下降(眼 - 耳 - 桡骨综合征)

IVIC syndrome:ophthalmoplegia,radial ray hypoplasia,thrombocytopenia and congenital mixed hearing loss(oculo-oto-radial syndrome)

Arias 等[1]报道了一种桡骨发育不全、眼外肌麻痹、血小板减少和混合性听力损失综合征。5代19名成员均受累。Arias 等[1]使用的 IVIC 综合征派生于 Institute Venezolano de Investigaciones Cientificas。另一个 2 代人中有 3 例患者的家系也被报道[9],这也是第 3 个母亲和儿子同时受累的报道[2]。Elcioglu 和 Berry[3]观察到了一个家系至少有 7 人患病,包括一对病情严重程度明显不同的同卵双生患者。Neri 和 Sammito[7]建议将本综合征更名为眼 - 耳 - 桡骨综合征。

肌肉骨骼系统:主要累及上肢。桡骨缺陷的轻重程度差异较大,从几乎正常的拇指到固位拇指、拇指三指节畸形及严重畸形的手臂。双侧拇指发育不全或拇指远端移位是最常见的改变,鱼际肌发育不全是一个固定的特征。影像学提示,前臂、锁骨、颅骨和脊柱生长延迟。当拇指出现时,会呈现一个长而细的掌骨和短的远端指骨。第一掌骨的籽骨常缺失。桡侧腕骨常发育不全,40% 的患者有桡侧腕骨的融合。大多数患者有肘、腕和指间关节活动受限。椎骨和股骨长度缩短。其他异常包括桡骨和尺骨近端融合和远侧骨骺的发育不成熟。

视觉系统:眼肌麻痹是常见的体征。眼外肌受累而导致斜视。虽然所有的眼外肌都有可能受累,但以内直肌和外直肌受累最常见和最严重。不对称眼肌麻痹的发生率为 40%。

其他表现:大约 10% 的患者有肛门闭锁。皮纹的变化包括高 a-b 嵴数、t 指纹三角偏远段或缺失、在第 2 个指间区频率增加。19 例中 7 例发现有不完全的右束支传导阻滞。

听觉系统:双侧先天性、混合性、部分或全部听力损失,高频听力损失最为常见。

实验室检查:50 岁前出现轻度血小板减少和白细胞增多。

遗传:为常染色体显性遗传。外显率完全,但有不同的表达[3]。从加那利群岛到委内瑞拉,Arias 等[1]一直在 Arias 家族中追踪此病。

分子生物学研究:IVIC 综合征经常与 Okihiro 综合征重叠,后者也有桡侧列缺失、眼肌麻痹和听力损失发生[4,6]。肛门闭锁在 Okihiro 综合征中也有描述[5]。然而现已知道 Okihiro 综合征及相关症状的原因是 *SALL4* 基因突变[5],由于 IVIC 综合征具有 Okihiro 综合征的许多表型特征,在原始 Arias 家族中发现 *SALL4* 基因的 a1 碱基对缺失[8]。

诊断:类似于 IVIC 综合征的另两种疾病是泪小管 - 耳 - 齿 - 指(趾)(LADD)综合征和 Townes-Brocks 综合征。桡骨发育不全 - 血小板减少综合征的血小板减少伴有桡骨缺失,但听力损失不是本病特征。

小结:本综合征的特征包括:①常染色体显性遗传;②桡骨发育不全;③眼外肌麻痹;④血小板减少;⑤先天性混合性听力损失。

参考文献

1. Arias S et al. The IVIC syndrome: a new autosomal-dominant complex pleiotropic syndrome with radial ray hypoplasia, hearing impairment, external ophthalmoplegia, and thrombocytopenia. *Am J Med Genet*. 1980;6:25–59.
2. Czeizel A et al. IVIC syndrome: report of a third family. *Am J Med Genet*. 1989;33:282–283.
3. Elcioglu N, Berry AC. Monozygotic twins discordant for the oculo-oto-radial syndrome (IVIC syndrome). *Genet Couns*. 1997;8:201–206.
4. Hayes A et al. The Okihiro syndrome of Duane anomaly, radial ray abnormalities, and deafness. *Am J Med Genet*. 1985;22:273–280.
5. Kohlhase J et al. Okihiro syndrome is caused by *SALL4* mutations. *Hum Mol Genet*. 2002;11:2979–2987.
6. MacDermot KD, Winter RM. Radial ray defect and Duane anomaly: report of a family with autosomal-dominant transmission. *Am J Med Genet*. 1987;27:313–319.
7. Neri G, Sammito V. IVIC syndrome report by Czeizel et al. *Am J Med Genet*. 1989;33:284.
8. Paradisi I, Arias S. IVIC syndrome is caused by a c.2607delA mutation in the *SALL4* locus. *Am J Med Genet A*. 2007;143:326–332.
9. Sammito V et al. IVIC syndrome: report of a second family. *Am J Med Genet*. 1988;29:875–881.

白内障和进行性感音神经性听力损失

cataracts and progressive sensorineural hearing loss

Nadol 和 Burgess[6]于 1982 年描述了 1 个四代人家系中 15 人患有蜗球囊变性和白内障。

Guala 等[1]也报道了 1 个四代家系中有 8 人患有该病。

视觉系统:部分患者有先天性白内障,部分患者的白内障出现在儿童期。另一部分患者的白内障于 30~40 岁出现。患者的白内障为非对称性。

听觉系统:感音神经性听力损失发生在 10~40 岁间并为进行性,到中年时听力可完全丧失。

前庭检查:少数患者随着年龄增长会出现蹒跚步态。

病理学:颞骨的组织病理学切片显示有严重的蜗球囊变性[1,2](图 9-16A、B)。

遗传:常染色体显性遗传[1,2](图 9-16C)。

分子生物学研究:Lalwani 等将蜗球囊变性

(但是没有白内障)所致的非同源显性听力损失定位于 22 号染色体上[4],后来发现是由于 MYH9 致病基因的突变引起[5]。Hildebrand 等[2]报道了一个不伴有白内障的具有相似致病基因的家庭。MYH9 基因突变引起一个广泛的表型谱,包括听力损失[3]。这里引用的这两个伴有白内障的家系所患的疾病是否是 DFNA17 的等位变异体有待探索。

诊断:先天性/迟发性白内障和无数的综合征有关。但白内障和听力损失关联的综合征却是独一种。

小结:综合征特征包括:①常染色体显性遗传;②不同时期发病的白内障;③进行性感音神经性听力损失。

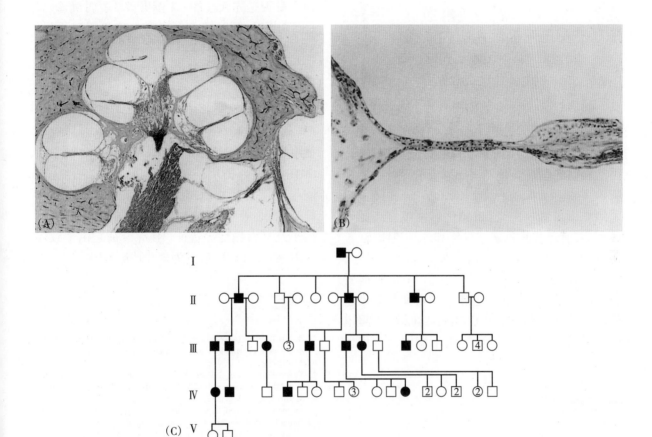

图 9-16　白内障和进行性感音神经性听力损失

(A)先证者右侧耳蜗的蜗轴正中切面。骨性耳蜗正常。耳蜗底转的螺旋神经节细胞减少。螺旋器毛细胞全部消失,基底膜上皮细胞变扁平。球囊斑(S)也呈现严重的变性。原始放大倍数,319;(B)螺旋器基底膜高倍放大可见基底膜无毛细胞或支持细胞。蜗管塌陷和前庭膜直抵螺旋骨板缘(SL)、耳蜗盖膜(TM)和基底膜上的扁平鳞状上皮细胞。耳蜗神经元数量减少。原始放大倍数,3230;(C)显示为常染色体显性遗传的系谱。先天性白内障和进行性听力损失患者用黑色图标显示

(引自:JB Nadol Jr and B Burgess,Laryngoscope. 1982;92:1028.)

参考文献

1. Guala A et al. A syndrome of progressive sensorineural deafness and cataract inherited as an autosomal-dominant trait. *Clin Genet.* 1992;41:293–295.
2. Hildebrand MS et al. Cochlear implants for *DFNA17* deafness. *Laryngoscope.* 2006;116:2211–2215.
3. Kunishima S, Saito H. Advances in the understanding of *MYH9* disorders. *Curr Opin Hematol.* 2010;17:405–410.
4. Lalwani AK et al. A new locus for non-syndromic hereditary hearing impairment, *DFNA17*, maps to chromosome 22 and represents a gene for cochleosaccular degeneration. *Am J Hum Genet.* 1999;64:318–323.
5. Lalwani AK et al. Human non-syndromic hereditary deafness *DFNA17* is due to a mutation in nonmuscle myosin *MYH9*. *Am J Hum Genet.* 2000;67:1121–1128.
6. Nadol JB, Jr., Burgess B. Cochleosaccular degeneration of the inner ear and progressive cataracts inherited as an autosomal dominant trait. *Laryngoscope.* 1982;92:1028–1037.

Nucci 综合征
先天性白内障、高胆固醇血症、下肢痉挛状态和感音神经性听力损失
Nucci syndrome：congenital cataracts，hypercholesterolemia，spasticity of lower limbs，and sensorineural hearing loss

　　Nucci 和 Mets[2]于 1990 年描述了患有先天性核性白内障、高胆固醇血症、下肢痉挛状态、可能轻度的精神发育迟缓和感音神经性听力损失的 4 岁和 8 岁的兄弟。Guillen-Navarro 报道了第 2 个可能病例，未报到该病例患有高胆固醇血症，有斑片状色素减少区和外耳道闭锁[1]。Nucci 和 Mets[2]报道的病例听力学检查显示，在 500Hz 有 25dB 听力损失，但在 4 000Hz 时听力急剧下降到 100dB。遗传类型可能是常染色体或 X 连锁隐性遗传。Guillen-Navarro[1]报道的病例有近亲婚配的双亲，提示病因为常染色体隐性。

参考文献

1. Guillen-Navarro E et al. A new form of complicated hereditary spastic paraplegia with cataracts, atretic ear canals and hypopigmentation. *Clin Neurol Neurosurg.* 1998;100:64–67.
2. Nucci P, Mets MB. Cataract, hearing loss and hypercholesterolemia. *Acta Ophthalmologica (Copenhagen).* 1990;68:739–742.

Schaap 综合征
先天性白内障、性腺功能减退、多毛症和听力损失
Schaap syndrome：congenital cataracts，hypogonadism，hypertrichosis，and hearing loss

　　Schaap 等[4]报道了患有轻度精神发育迟缓、先天性白内障、感音神经性听力损失、性腺功能减退、多毛症和身材矮小的 3 名男性同胞。他们的双亲为近亲婚配，提示为常染色体隐性遗传，但也不能排除 X 连锁遗传。所有的患者都有先天性白内障，2 例患者的先天性白内障被描述为薄片状。听力损失为感音神经性，尚不清楚听力损失是否是先天性的。1 例男孩 2 岁时确诊，另 1 例 6 岁时确诊，第 3 个患者的确诊年龄不详。3 例患者都有身材矮小，性腺功能减退和背部、肩部、上肢和腿部多毛症。尽管有精神发育迟缓，但 3 例患者均为轻度。本病与 Begeer 综合征[1]、CAHMR（白内障、多毛症和精神发育迟缓）综合征[5]有一些相似之处，但白内障在 Begeer 综合征中发病年龄更早，听力损失和性腺功能障碍在 CAHMR 综合征中未被描述。Schaap 综合征可能与 H 综合征相似，其具有色素沉着、多毛症、肝脾大、心脏病、听力损失、性腺功能减退、身材矮小及高血糖症等特征。H 综合征是由于致病基因 *SLC29A3* 突变，其为核苷转运基因[2,3]。

参考文献

1. Begeer JH et al. Two sisters with mental retardation, cataract, ataxia, progressive hearing loss, and polyneuropathy. *J Med Genet.* 1991;28:884–885.
2. Molho-Pessach V et al. The H syndrome is caused by mutations in the nucleoside transporter hENT3. *Am J Hum Genet.* 2008;83: 529–534.
3. Molho-Pessach V et al. The H syndrome: a genodermatosis characterized by indurated, hyperpigmented, and hypertrichotic skin with systemic manifestations. *J Am Acad Dermatol.* 2008;59:79–85.
4. Schaap C et al. Three mildly retarded siblings with congenital cataracts, sensorineural deafness, hypogonadism, hypertrichosis and short stature: a new syndrome? *Clin Dysmorphol.* 1995;4:283–288.
5. Temtamy SA, Sinbawy AH. Cataract, hypertrichosis, and mental retardation (CAHMR): a new autosomal-recessive syndrome. *Am J Med Genet.* 1991;41:432–433.

白内障、感音神经性听力损失、唐氏综合征样面部表现、身材矮小和精神发育迟缓

cataracts, sensorineural hearing loss, Down syndrome-like facial appearance, short stature, and intellectual disability

Gripp 等[1]首次描述了 2 例无血缘关系的、伴有引人注目的相似表型的患者，并提出他们患有一种独特的综合征。Keppler-Noreuil 等[2]也报道了 2 例具有相似临床表现的无血缘关系的患者。

眼检查所见：所有患者都有先天性白内障。

中枢神经系统：所有患者均有精神发育迟缓，其中 1 例有孤僻性格，还有 1 例有癫痫发作。

面部检查：面部具有唐氏综合征面容。面部侧貌扁平，伴睑裂上斜、小鼻和小嘴。

听觉系统：在婴儿晚期出现听力损失，可能为混合性或感音神经性。

其他所见：2 例均有身材矮小（< 第 5 个百分位数值）。所有患者都有颅骨异常。1 例患儿有自发性软骨溶解，另 1 例有双侧桡尺骨融合和心包积液。1 例有腹股沟疝和睾丸鞘膜积液。

遗传：Gripp 等[1]报道的 2 例是散发性的病例。Keppler-Noreuil 等[2]报道病例也为散发性的，但是有未患病母亲的患病孩子显示为 11q25 的近端缺失。

预后：预后不清。年龄较大者被报道时为 15 岁。

小结：本病特征包括：①先天性白内障；②唐氏综合征样面容；③身材矮小；④出生后发作的听力损失；⑤精神发育迟缓；⑥偶发其他异常。

参考文献

1. Gripp KW et al. Apparently new syndrome of congenital cataracts, sensorineural deafness, Down syndrome–like facial appearance, short stature, and mental retardation. *Am J Med Genet.* 1996;61:382–386.
2. Keppler-Noreuil K et al. Syndrome of congenital cataracts, sensorineural deafness, Down syndrome–like facial appearance, short stature, and mental retardation: two additional cases. *Am J Med Genet A.* 2007;143A:2581–2587.

小睑裂 - 精神发育迟缓综合征
包括 Ohdo 综合征和 Say-Barber-Biesecker-Young-Simpson 综合征

blepharophimosis- "mental retardation" syndromes (BMRS) (includes Ohdo and Say-Barber-Biesecker-Young-Simpson syndrome)

Ohdo 等于 1986 年报道了 2 名同胞及其一级堂表亲患有的一种综合征，包括睑裂狭小、睑下垂、牙齿发育不全、精神发育迟缓和听力损失。后来也观察到了相似的病例，有相同的临床症状，但是不同种疾病[1,4,6,8,9,13,14,17,18]。把这种异质疾病命名为小睑裂 - 精神发育迟缓综合征（BMRS）。这组疾病是 Ohdo 综合征或类似于 Ohdo 综合征以及 Say-Barber-Biesecker-Young-Simpson（SBBYSS）综合征。

颅面部表现：一般来说，面部特征有睑裂狭小、睑下垂、弱视、宽而低的鼻梁、长而扁平的人中、唇红薄、小耳、小口畸形（图 9-17A~D）。牙齿发育不全是 Ohdo 综合征的一个特征，但并不是可靠的诊断依据[16]。

中枢神经系统：大多数患者都有精神发育迟缓，轻到重度不等。SBBYSS 患者精神发育迟缓程度多数为重度，并且肌张力低下，这就有助于与其他 BMRS 相鉴别[2,5]。

其他表现：各种特征包括先天性心脏异常、隐睾、甲状腺功能减退、关节伸展过度、轴后多指（趾）畸形及小指先天性指侧弯、肌张力低下、咖啡牛奶色斑、蛋白尿和阴茎周围环状皮肤纹理。甲状腺功能亢进症、视神经萎缩及轴后多指（趾）畸形的出现，更常见于患有 SBBYSS 者[5,15,16]。

听觉系统：可观察到外耳道狭窄和小耳郭[1,10,11]，听力损失是固定的特征，但关于这方面的报道尚不完整[1,8,12,13,16]。

遗传：Ohdo 等[12]报道报道了 2 例患病的同胞和其堂表亲并提出该病为隐性遗传。其他病例为散发，但 1 例母亲和孩子受累的报道[11]除外，该报道表明其遗传类型可能为伴有外显率降低的显性遗传。Verloes 等[16]报道了一个 X 连锁隐性遗传的家系。

分子生物学研究：引起 SBBYSS 的原因近来报道是组蛋白乙酰化酶 *KAT6B* 的杂合子突变。

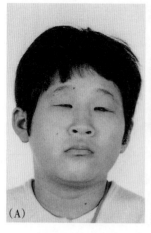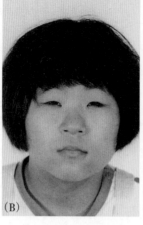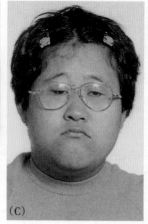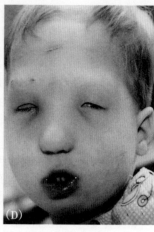

图 9-17　小睑裂 - 上睑下垂、精神发育迟缓、先天性心脏病、牙齿发育不全和听力损失（Ohdo 综合征）
（A~C）2 名同胞和他们的一级堂表亲，均有睑裂狭小、上睑下垂、宽而低的鼻梁和小口畸形。（D）类似患儿
［（A~C）引自：S Ohdo et al.，J Med Genet 1986；23：242；（D）引自：LG Biesecker，J Med Genet 1991；28：131.］

诊断：虽然像重复序列（如：del 3p、dup 10q、dup 20p）这样的染色体综合征与 BMRS 综合征有临床重叠。其他的一些综合征如 Dubowitz 综合征、Michels 综合征、Marden-Walker 综合征、Tsukahara 综合征、胎儿酒精综合征等要与该综合征相鉴别。Buntinx 和 Majewski[3] 报道了 1 例患有睑裂狭小、虹膜缺损、轴后性多指畸形、胼胝体发育不全、输尿管积水、发育延迟和听力损失的患者。Biesecker[1] 精心讨论了该病的鉴别诊断。鉴别诊断时也应考虑小睑裂 - 上睑下垂倒转型内眦赘皮综合征（BPES），该综合征是由 FOXL2 基因突变所致[7]。

小结：综合征特征包括：本疾病的特征包括：①可能是常染隐性遗传；②睑裂狭小 - 上睑下垂；③精神发育迟缓；④伴有外耳狭窄的异形耳郭；⑤可能为传导性的听力损失。

参考文献

1. Biesecker LG. The Ohdo blepharophimosis syndrome: a third case. J Med Genet. 1991;28:131–134.
2. Brancati F et al. Genome rearrangements in patients with blepharophimosis, mental retardation and hypothyroidism, so-called Young-Simpson syndrome. Clin Genet. 2009;76:210–213.
3. Buntinx I, Majewski F. Blepharophimosis, iris coloboma, microgenia, hearing loss, postaxial polydactyly, aplasia of corpus callosum, hydroureter, and developmental delay. Am J Med Genet. 1990;36: 273–274.
4. Clayton-Smith J, et al. A distinctive blepharophimosis syndrome.
Fifth Manchester Birth Defects Conference; March 10, 1992:3–16.
5. Clayton-Smith J et al. Whole-exome-sequencing identified mutations in histone acetyltransferase gene KAT6B in individuals with the Say-Barber-Biesecker variant of Ohdo syndrome. Am J Hum Genet. 2011;89:675–681.
6. Day R et al. A clinical and genetic study of the Say/Barber/Biesecker/Young-Simpson type of Ohdo syndrome. Clin Genet. 2008;74: 434–444.
7. De Baere E et al. Spectrum of FOXL2 gene mutations in blepharophimosis-ptosis-epicanthus-inversus (BPES) families demonstrates a genotype-phenotype correlation. Hum Mol Genet. 2001;10: 1591–1600.
8. Maat-Kievit A et al. Two additional cases of the Ohdo blepharophimosis syndrome. Am J Med Genet. 1993;47:901–906.
9. Maat-Kievit JA et al. A case with blepharophimosis resembling Ohdo syndrome. Clin Dysmorphol. 1994;3:125–127.
10. Marques-de-Faria AP et al. A boy with mental retardation, blepharophimosis and hypothyroidism: a diagnostic dilemma between Young-Simpson and Ohdo syndrome. Clin Dysmorphol. 2000;9: 199–204.
11. Mhanni AA et al. Vertical transmission of the Ohdo blepharophimosis syndrome. Am J Med Genet. 1998;77:144–148.
12. Ohdo S et al. Mental retardation associated with congenital heart disease, blepharophimosis, blepharoptosis, and hypoplastic teeth. J Med Genet. 1986;23:242–244.
13. Say B, Barber N. Mental retardation with blepharophimosis. J Med Genet. 1987;24:511.
14. Stoll C. Congenital blepharophimosis and ptosis in a mentally retarded girl: a new case of Ohdo syndrome? Genet Couns. 1999;10: 383–387.
15. Szakszon K et al. Blepharophimosis mental retardtaion syndrome Say-Barber-Biesecker/Young-Simpson type—new findings with neuroimaging. Am J Med Genet. 2011;155A:634–637.
16. Verloes A et al. Blepharophimosis-mental retardation (BMR) syndromes: a proposed clinical classification of the so-called Ohdo syndrome, and delineation of two new BMR syndromes, one X-linked and one autosomal-recessive. Am J Med Genet. 2006;140A: 1285–1296.
17. White SM et al. Two further cases of Ohdo syndrome delineate the phenotypic variability of the condition. Clin Dysmorphol. 2003;12: 109–113.
18. Young ID, Simpson K. Unknown syndrome: abnormal facies, congenital heart defects, hypothyroidism, and severe retardation. J Med Genet. 1987;24:715–716.

3MC 综合征 1 型

前 Michels 综合征或眼腭骨综合征

3MC syndrome 1 (3MC1), formerly Michels syndrome or oculopalatoskeletal syndrome

Michels 等[7]描述了患有眼睑三联征(睑裂狭小、上睑下垂和伴有向上凝视受限的倒转型内眦赘皮)、眼距过宽、唇裂和腭裂、各种骨骼异常、轻度精神发育迟缓和混合性听力损失的 4 名同胞。此外也有相似病例报道[1-3,5,6,10,12,15]。Titomanlio 等[15]记录到 Michels 综合征、Malpeuech 综合征、Carnevale 综合征和 Mingarelli 等[8]报道的病例的相似之处,建议将其命名为 3MC 综合征(Malpeuech-Michels-Mingarelli-Carnevale)。Malpeuech 综合征现在被分离出,称为 3MC2,其由 MASP 激活补体凝集素途径和基因 COLEC11 突变所致,3MC2 极少有相关的听力损失。

视觉系统:所有患者均有睑裂狭小、上睑下垂、倒转型内眦赘皮和眼距过宽(图 9-18)。可见越过瞳孔的双侧楔形角膜间质混浊,并有从不透明区到虹膜延伸的粘连。所有患者均有向上凝视受限。

口腔表现:可见唇裂和腭裂、异常腭、错𬌗畸形等口腔下颌骨异常[2,7,10]。

中枢神经系统:深腱反射亢进伴双侧踝阵挛。智商 60~80[3,7,10]。

肌肉骨骼系统:报道 1 例有先天性指(趾)侧弯[2]。Michels 等[7]观察到双侧小指短伴单掌褶纹。发现 4 例同胞中 2 人有隐性脊柱裂。2 例有枕部扁平伴枕骨鳞部发育不良。发现 2 例同胞有人字缝早闭。

听觉系统:在 Michels 家系可观察到双侧中到重度的传导性听力损失。

其他表现:身材矮小[2]和 / 或生长发育迟缓[7]是常见的症状,还有 1 例报道患有喉软骨软化病[10]。

遗传:所有病例均为散发或同胞群集中发病,1 例有近亲婚配的双亲。遗传类型显然为常染色体隐性遗传。

分子生物学研究:3MC1 致病基因被定位于染色体 3q22[11]。其基因确定为 MASP1[13,14]。

诊断:本综合征可清楚地与不伴有其他异常的 BPES 区别开来。Jackson 和 Barr 等[4]报道了 2 个家系中患有小睑裂 - 上睑下垂、桡骨小头部分半脱位、外耳道狭窄和导致中重度传导性听力损失的中耳破坏的同胞患者。患者智力轻度低于正常,但未提及唇裂和腭裂。Ohdo 等[11]描述了有睑裂狭小 - 上睑下垂、精神发育迟缓和听力损失的女性同胞和女性父系堂表亲。与 Mutchinick 报道的综合征有一些重叠的特征[9]。

小结:本疾的特征包括:①常染色体隐性遗传;②睑裂狭小 - 上睑下垂;③倒转型内眦赘皮;④精神发育迟缓;⑤唇裂和腭裂;⑥混合性听力损失。

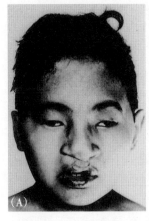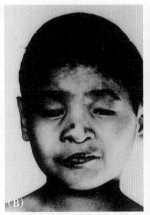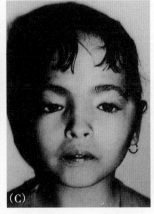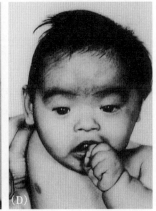

图 9-18 小睑裂 - 上睑下垂、倒转型内眦赘皮、唇裂和腭裂、精神发育迟缓和混合性听力损失(Michels 综合征)(A~D)睑裂狭小、上睑下垂和倒转型内眦赘皮。上面 2 例患者修补过唇裂

[引自:VV Michels et al., J Pediatr 1978;93:444]

参考文献

1. Cunniff C, Jones KL. Craniosynostosis and lid anomalies: report of a girl with Michels syndrome. *Am J Med Genet*. 1990;37:28–30.

2. De La Paz MA et al. A sibship with unusual anomalies of the eye and skeleton (Michels' syndrome). *Am J Ophthalmol*. 1991;112:572–580.

3. Guion-Almeida ML, Rodini ES. Michels syndrome in a Brazilian girl born to consanguineous parents. *Am J Med Genet*. 1995;57:377–379.

4. Jackson LG, Barr MA. Conductive deafness with ptosis and skeletal malformations in sibs: a probably autosomal recessive disorder. *Birth Defects Orig Artic Ser*. 1978;14:199–204.

5. Leal GF, Baptista EV. Three additional cases of the Michels syndrome. *Am J Med Genet A*. 2007;143A:2747–2750.

6. Leal GF et al. Blepharophimosis, blepharoptosis, defects of the anterior chamber of the eye, caudal appendage, radioulnar synostosis, hearing loss and umbilical anomalies in sibs: 3MC syndrome? *Am J Med Genet A*. 2008;146A:1059–1062.

7. Michels VV et al. A clefting syndrome with ocular anterior chamber defect and lid anomalies. *J Pediatr*. 1978;93:44–46.

8. Mingarelli R et al. Two sisters with a syndrome of ocular, skeletal, and abdominal abnormalities (OSA syndrome). *J Med Genet*. 1996;33:884–886.

9. Mutchinick O. A syndrome of mental and physical retardation, speech disorders, and peculiar facies in two sisters. *J Med Genet*. 1972;9:60–63.

10. Nowaczyk MJ, Sutcliffe TL. Blepharophimosis, minor facial anomalies, genital anomalies, and mental retardation: report of two sibs with a unique syndrome. *Am J Med Genet*. 1999;87:78–81.

11. Ohdo S et al. Mental retardation associated with congenital heart disease, blepharophimosis, blepharoptosis, and hypoplastic teeth. *J Med Genet*. 1986;23:242–244.

12. Perez-Caballero MC et al. Blepharophimosis, ptosis and epicanthus inversus syndrome plus sensorineural deafness. *An Esp Pediatr*. 1999;51:530–532.

13. Rooryck C et al. Mutations in lectin complement pathway genes *COLEC11* and *MASP1* cause 3MC syndrome. *Nat Genet*. 2011;43:197–203.

14. Sirmaci A et al. *MASP1* mutations in patients with facial, umbilical, coccygeal, and auditory findings of Carnevale, Malpuech, OSA, and Michels syndromes. *Am J Hum Genet*. 2010;87:679–686.

15. Titomanlio L et al. Michels syndrome, Carnevale syndrome, OSA syndrome, and Malpuech syndrome: variable expression of a single disorder (3MC syndrome)? *Am J Med Genet A*. 2005;137A:332–335.

隐眼 - 并指（趾）综合征

Fraser 综合征

cryptophthalmos-syndactyly syndrome
(Fraser syndrome)

Zehender 于 1872 年描述了一种疾病，该病的体征包括前额皮肤扩展，以至于完全覆盖一只或两只眼、手指和 / 或足趾的全部或部分软组织并指、鼻翼缺损、发际异常、各种泌尿生殖器异常和混合性听力损失[32]。该病还被称为 Fraser 综合征[8]。100 多个病例以各种病名已被报道。现已有几篇出色的综述[7,10,13,25,27,29,30]。

颅面部表现：约 10% 的患者的颜面不对称。肾缺如的病例有 Potter 序列表型[5]。约 85% 的患者可见鼻异常。鼻常常变宽、鼻梁低、中线沟延长至鼻尖。鼻翼缺陷或缺损为单侧或双侧，并常常伴有鼻不对称（图 9-19A）。

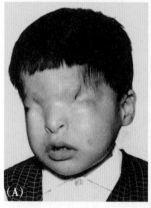
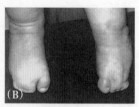
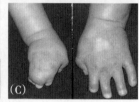

图 9-19　隐眼综合征（Fraser 综合征）
（A）有隐眼畸形的智力正常的格陵兰岛男孩。他患有单侧肾缺如和尿道下裂。（B,C）手指和足趾的各种软组织并指（趾）
［（A）引自：M Warburg, Birth Defects 1971;7(3):136;(B,C)引自：ND Dinno et al., Clin Pediatr 1974;13:219.］

视觉系统：需要强调的是隐眼并不是一个固定不变的特征[15,21]，因为只有 85% 的病例有此特征，双侧隐眼的发生率仅有 53%[27]。眉毛可以完全或部分缺失[29,33]。皮肤从前额延伸并覆盖单眼或双眼，但被覆盖的眼球有时可以看到和在皮下感觉到。强光刺激可引起眼轮匝肌收缩，从而出现皮肤反射性起皱。由于单侧隐眼，所以对侧眼表现为上睑缺损、小眼畸形或眼球外层皮样囊肿。眼球前部明显发育异常，伴有变薄的角膜和覆盖其上的皮肤融合。还可以发现前房角结构异常和晶状体异常（无晶状体、钙化移位的晶状体）[1,27,29]。睫毛、睑板腺、泪点和泪腺均缺如[5]。眼球后部相对完整，约 25% 的患者的前额发迹呈舌状伸展至正常眼球位置。

泌尿生殖系统：发现 80% 的患者有生殖器异常。男性生殖器异常包括隐睾（31.5%）、小阴茎（15%）、尿道下裂、阴囊发育不全和 / 或不规则的阴囊缝（9%）以及包括包茎和阴茎下弯畸形在内的其他少见的异常。女性生殖器异常包括阴蒂增大（36%）、子宫异常（17%）、阴唇异常（发育不全、缺失或融合）（17%）、阴道发育不全（闭锁、不发育）（12%）和直肠阴道瘘或会阴瘘（9%）。17% 的患者有两性生殖器[27]。Greenberg

等[12]报道了性腺发育不全和性腺胚细胞瘤。肾缺如发生率高，可为单侧(22%)或双侧(23%)。15%~18%的患者可有输尿管和/或膀胱异常[27]。另外12%的患者有囊性肾发育异常。

中枢神经系统：可被证实的患者一半都有精神发育迟缓[27]。大脑畸形包括脑积水、脑膨出、多小脑回、前脑无裂畸形、脑室周围白质软化、胶质细胞增生和脑重量低[27]。

肌肉骨骼系统：约60%的患者出现手指和/或足趾明显的软组织并指(趾)。这种改变与Apert综合征相似[29](图9-19 B、C)，发生率约为70%的其他骨骼缺陷包括小眼眶、颅骨不对称、畸形的视神经孔、蝶翼缺失、透亮的顶骨缺损和耻骨联合纵裂。Thomas等[30]、Slavotinek和Tifft[27]已经总结了其他少见的骨骼改变。10%~15%的患者发现有脐膨出或脐疝[10]。

口腔表现：所见约10%的患者有唇裂和/或腭裂及舌系带过短。错殆常见。喉狭窄或闭锁也较常见，发生率为30%[27]。

其他各种所见：包括肛门闭锁和肛门狭窄在内的肛门异常累及27%的患者。

听觉系统：至少50%的病例有耳郭小(16%)和外形不佳、耳郭位置低或向后旋转。约5%的患者外耳道上部的皮肤与头皮延续。18%的患者外耳道的外1/3~1/2狭窄或异常狭窄。然而，许多患者的内耳道正常[10,13,30]。即使隐眼为单侧，外耳道狭窄也可以出现在双侧[25]。听小骨畸形导致混合性、大多为传导性听力损失[13]。

前庭系统：无研究报道。

实验室检查：X线检查研究显示晶状体钙化、顶额部扁平、顶骨陷窝、基部脑膨出、耻骨联合变宽、泌尿生殖器异常和肠旋转不良[11,17]。

病理学：已经有几个详细的病理研究[2,18,30]。

遗传：本综合征为常染色体隐性遗传。约25%的患者双亲为近亲[27]。86例患者中，48例为家族性，38例为散发性[30]。在单合子双胎中本综合征也有报道[23]。其患病率估计为11/100 000[19]。

分子生物学研究：基因*FRAS1*[4,14,20,28,31]和*FREM2*[26,31]突变导致Fraser综合征。

诊断：本疾病通常非常明显，以至于不会考虑为其他疾病。Thomas等[30]在分析了86例病例后提出了诊断本病的主要标准和次要标准。Slavotinek和Tifft[27]最近复习了公开报道的117例病例并讨论了拟订的诊断标准。根据以上两个文献复习，主要诊断标准应包括隐眼、并指(趾)、外生殖器异常和同胞有该综合征的病史。Slavotinek和Tifft[27]建议将自头皮延伸至眉毛的舌形发际为本病的重要表现。辅助诊断标准应包括鼻(特别是鼻缺损)、耳和喉的许多异常，脐疝或低位脐，肾缺如和胃肠异常。根据Thomas等[30]的方案，有2个或2个以上主要标准和1个次要标准，或1个主要标准和4个或4个以上次要标准即可诊断[30]。

可采用胎儿镜和超声进行产前检查[2,6,9,10]。

预后：约50%的患者存活1年或1年以上，25%为死产，20%在出生后第1年内死亡，其中大多数死于出生后第1周。在成活患者中尝试进行部分隐眼的外科矫治获得了部分成功[3,16,22,24]。死亡常常与肾缺如和/或喉狭窄有关。

小结：隐眼综合征的特征有：①常染色体隐性遗传；②单侧或更常为双侧的前额皮肤伸展并完全覆盖单眼或双眼；③手指和/或足趾的各种软组织并指(趾)；④鼻翼缺损；⑤各种泌尿生殖器异常；⑥混合性听力损失和外耳道闭锁。

参考文献

1. Barry DR, Shortland-Webb WR. A case of the cryptophthalmos syndrome. *Ophthalmologica*. 1980;180:234–240.
2. Boyd PA et al. Fraser syndrome (cryptophthalmos-syndactyly syndrome): a review of eleven cases with postmortem findings. *Am J Med Genet*. 1988;31:159–168.
3. Brazier DJ et al. Cryptophthalmos: surgical treatment of the congenital symblepharon variant. *Br J Ophthalmol*. 1986;70:391–395.
4. Cavalcanti DP et al. Fraser and Ablepharon macrostomia phenotypes: concurrence in one family and association with mutated FRAS1. *Am J Med Genet A*. 2007;143:241–247.
5. Codere F et al. Cryptophthalmos syndrome with bilateral renal agenesis. *Am J Ophthalmol*. 1981;91:737–742.
6. Feldman E et al. Microphthalmia—prenatal ultrasonic diagnosis: a case report. *Prenat Diagn*. 1985;5:205–207.
7. François J. Syndrome malformatif avec cryptophtalmie. [Malformative syndrome with cryptophthalmos] *Acta Genet Med Gemellol (Roma)*. 1969;18:18–50.
8. Fraser CR. Our genetic "load." A review of some aspects of genetical variation. *Ann Hum Genet*. 1962;25:387–415.
9. Fryns JP et al. Diagnostic echographic findings in cryptophthalmos syndrome (Fraser syndrome). *Prenat Diagn*. 1997;17:582–584.
10. Gattuso J et al. The clinical spectrum of the Fraser syndrome: report of three new cases and review. *J Med Genet*. 1987;24:549–555.
11. Goldhammer Y, Smith JL. Cryptophthalmos syndrome with basal encephaloceles. *Am J Ophthalmol*. 1975;80:146–149.
12. Greenberg F et al. Gonadal dysgenesis and gonadoblastoma in situ in a female with Fraser (cryptophthalmos) syndrome. *J Pediatr*. 1986;108:952–954.
13. Ide CH, Wollschlaeger PB. Multiple congenital abnormalities asso-

ciated with cryptophthalmia. *Arch Ophthalmol.* 1969;81:638–644.

14. Jadeja S et al. Identification of a new gene mutated in Fraser syndrome and mouse myelencephalic blebs. *Nat Genet.* 2005;37:520–525.

15. Koenig R, Spranger J. Cryptophthalmos—syndactyly syndrome without cryptophthalmos. *Clin Genet.* 1986;29:413–416.

16. Konrad G et al. Bilateraler vollständiger Kryptophthalmus. [Bilateral complete cryptophthalmos]. *Klin Monatsbl Augenheilkd.* 1987; 190:121–124.

17. Levine RS et al. The cryptophthalmos syndrome. *AJR Am J Roentgenol.* 1984;143:375–376.

18. Lurie IW, Cherstvoy ED. Renal agenesis as a diagnostic feature of the cryptophthalmos-syndactyly syndrome. *Clin Genet.* 1984;25: 528–532.

19. Martinez-Frias ML et al. Fraser syndrome: frequency in our environment and clinical-epidemiological aspects of a consecutive series of cases. *An Esp Pediatr.* 1998;48:634–638.

20. McGregor L et al. Fraser syndrome and mouse blebbed phenotype caused by mutations in *FRAS1/Fras1* encoding a putative extracellular matrix protein. *Nat Genet.* 2003;34:203–208.

21. Meinecke P. Cryptophthalmos-syndactyly syndrome without cryptophthalmos. *Clin Genet.* 1986;30:527–528.

22. Momma WG, Biermann B. Cryptophthalmos: symptoms and treatment of a rare deformity. A case report. *J Maxillofac Surg.* 1977; 5:208–210.

23. Mortimer G et al. Fraser syndrome presenting as monozygotic twins with bilateral renal agenesis. *J Med Genet.* 1985;22:76–78.

24. Ohtsuka H et al. Bilateral cryptophthalmos with multiple associated congenital malformations. *Ann Plast Surg.* 1985;15:448–453.

25. Schönenberg H. Kryptophthalmus-Syndrom. [Cryptophthalmos syndrome]. *Klin Padiatr.* 1973;185:165–172.

26. Shafeghati Y et al. Fraser syndrome due to homozygosity for a splice site mutation of *FREM2. Am J Med Genet A.* 2008;146A: 529–531.

27. Slavotinek AM, Tifft CJ. Fraser syndrome and cryptophthalmos: review of the diagnostic criteria and evidence for phenotypic modules in complex malformation syndromes. *J Med Genet.* 2002; 39:623–633.

28. Slavotinek A et al. Mutation analysis of the *FRAS1* gene demonstrates new mutations in a propositus with Fraser syndrome. *Am J Med Genet A.* 2006;140:1909–1914.

29. Sugar HS. The cryptophthalmos-syndactyly syndrome. *Am J Ophthalmol.* 1968;66:897–899.

30. Thomas IT et al. Isolated and syndromic cryptophthalmos. *Am J Med Genet.* 1986;25:85–98.

31. van Haelst MM et al. Molecular study of 33 families with Fraser syndrome new data and mutation review. *Am J Med Genet A.* 2008; 146A:2252–2257.

32. Zehender W. Eine Missgeburt mit hautüberwachsenen Augen oder Kryptophthalmus. *Klin Monatsbl Augenheilkd.* 1872;10:225–234.

33. Zinn S. Cryptophthalmia. *Am J Ophthalmol.* 1955;40:219–223.

眼白化病伴感音神经性听力损失
ocular albinism and sensorineural hearing loss

Winship 等[2]描述了有 7 名男性患这种具有 X 连锁隐性性状组合的欧洲血统的南非人大家系。

视觉系统:虹膜淡蓝色,视网膜色素减少。有明显的水平性眼球震颤。视力严重受损。检眼镜检查显示有斑片状色素减退和苍白背景上大脉络膜血管色素聚集。周围细血管形成一个精细的网状结构(图 9-20A)。女性杂合子没有眼震或视力损伤,但眼底镜检查有与男性患者相似

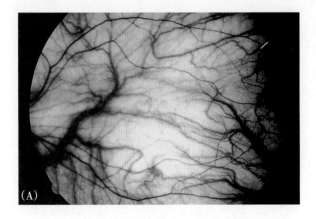

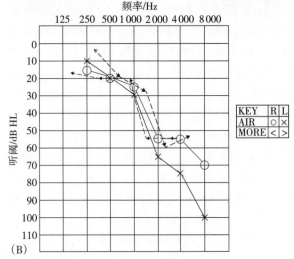

图 9-20　眼白化病伴感音神经性听力损失
(A)显示眼白化病典型变化的患病男性的眼底照片;(B)证实高频感音神经性听力损失的患病男性的听力图[引自:I Winship et al.,Am J Med Genet 1984;19:797.]

的各种变化。

听觉系统:听力损失于 30~40 岁出现,为感音神经性并进行性加重。某些男性患者的听力损失严重,而另一些患者却仅有高频听力损失(图 9-20B)。女性杂合子则没有听力损失。

遗传:遗传类型为 X 连锁隐性遗传。

诊断:这种疾病因有听力损失而能够与其他类型的眼白化病相区分。X 连锁白化病-听力损失包括斑片状皮肤色素减退及色素沉着,并不包括其表现型的眼部所见。现已发现该病与 Xp22.3[3]的连锁关系,因为眼白化病的一种类型也定位于这一区域,提示这两种疾病是等位基因所致或这种情况为邻近基因缺失综合征[1]。

预后:患者到中年后期最终会出现视力和听力损失。

小结:本病的特征有:①眼白化病;②于 20

岁后发生感音神经性听力损失;③X 连锁隐性遗传。

参考文献

1. Bassi MT et al. X-linked late-onset sensorineural deafness caused by a deletion involving *OA1* and a novel gene containing WD-40 repeats. *Am J Hum Genet.* 1999;64:1604–1616.
2. Winship I et al. X-linked inheritance of ocular albinism with late-onset sensorineural deafness. *Am J Med Genet.* 1984;19:797–803.
3. Winship IM et al. X-linked ocular albinism and sensorineural deafness: linkage to Xp22.3. *Genomics.* 1993;18:444–445.

Norrie 综合征
眼 - 耳 - 脑发育不良
Norrie syndrome (oculoa-cousticocerebral dysplasia)

Norrie 综合征是先天性双侧视网膜脱离最重要的病因,Fernandez-Sanos[14]和 Heine[22]分别于 1905 年和 1925 年描述了该综合征。Norrie 于 1927 年报道了 2 个患有此综合征的家系[35]。Warburg[59-67]对本病进行了广泛的研究,提出本病为 X 连锁隐性遗传,并注意到与听力损失和痴呆高度相关。

听觉系统:约 35% 的患者 10 岁后(发病年龄范围为 4 月龄 ~45 岁)出现进行性感音神经性听力损失[27,39,54]。听力损失从 20~100dB 各有不同,对称型更为常见[39,59,61]。发现 20 只耳中 17 只仅有平坦或向高频倾斜的听力损失[40](图 9-21C、D)。耳蜗电图和脑干诱发反应检查显示听力损失为耳蜗源性,脑干并未受累[38]。已知女性杂合子的 Békésy 阈值测试和纯音听力图证实下降了约 40%[37],相同的人群不能重现这一发现[40]。耳蜗的组织病理学研究显示有耳蜗血管纹萎缩、毛细胞和耳蜗神经元变性。在螺旋神经节中可见结缔组织增生[34]。

视觉系统:由于视网膜发育不全而在婴儿期出现先天性或进行性视力损失,视网膜发育不全可导致视网膜脱离、假瘤样增殖和延髓性萎缩。在出生后的最初几天,患儿表现为视网膜镰状褶、瞳孔发白、出血性视网膜脱离、浅前房、虹膜后粘连和伸长的睫状突。出生时角膜通常清澈透明[16]。在学龄前期间出现继发性白内障,角膜变得不透明(带状变性),双眼开始萎缩(眼球痨)(图 9-21A、B),同时会有明显的疼痛。到 10

岁时,眼睛变化停止[6,54]。女性偶尔出现表示双眼某种病理改变的眼部症状[49,53,68]。1 例为单侧受累,导致女性携带者出现眼球痨[68]。

中枢神经系统:约 35% 的患者出现严重进行性精神发育迟缓。约 25% 的患者出现精神病;30% 的患者仅有轻度的精神发育迟缓,35% 的患者智力正常。在严重智力残疾的患者中,智力降低出现于出生后几年。病情较轻者智力后期也会出现降低,一些人(尤其是存在听力损失时)到 50~60 岁需要住院治疗[15,44,65]。一些中年男性保持良好的心理健康状态。仅在少数家族中患者出现癫痫发作[62,65,68]。

实验室检查:脑电图研究可显示出明显的弥漫性异常,伴有明显的尖峰。

病理学:眼球痨发生时眼球变小并伴有穹顶状角膜。脉络膜常常覆盖虹膜的前面。晶状体出现白内障。玻璃体腔充满了神经胶质纤维和视网膜色素上皮增殖所致的血管瘢痕组织。除畸形视网膜玫瑰花形物之外,视网膜内层缺失,即视网膜发育不良。脉络膜水肿,并伴有充盈的血管。视神经切片显示有髓鞘神经纤维仅在周围,结缔组织占据了其他神经应在的位置,视束丝线般细小,主要由神经胶质组成。外侧膝状体约为正常大小的一半,枕叶内侧面小于正常[1,25,33,34,44,58,68]。

遗传:Norrie 综合征为 X 连锁隐性遗传伴男性完全外显(图 9-21E)。该综合征在不同的地域和不同的种族中均有报道[27]。Phillips 等[44]计算的突变率均为 3.9×10^{-6}。

Gal 等[17]、Bleeker-Wagemakers 等[4]和 de la Chapelle 等[11]于 1985 年已将基因大约定位于 X 染色体近端短臂 Xp11.3,并且能够首次确定携带者状态,然后提供产前诊断的方法[10,19]。Pettenati 等[43]记录了一个 Norrie 综合征四代家系中该基因区存在倒位。Gal[18]和其他学者[2,5,9,10,12,13,28]进一步证明了如果有更广的基因缺失,将会导致重度精神发育迟缓、小头畸形、性腺功能减退、生长发育迟缓和感染易感性增加。某些 Norrie 综合征患者的单胺氧化酶 A 和 B 缺失[12,30,50-52]。

分子生物学研究:与该疾病相关的基因已被鉴定并被命名为 *NDP*。它位于 Xp11.3,编码 norrin 蛋白,该蛋白含有 133 个氨基酸[3]。Norrin 蛋白可能在神经分化中起调节作用[8,32,55]。最

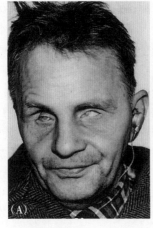
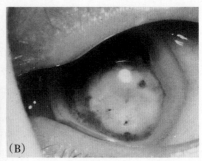

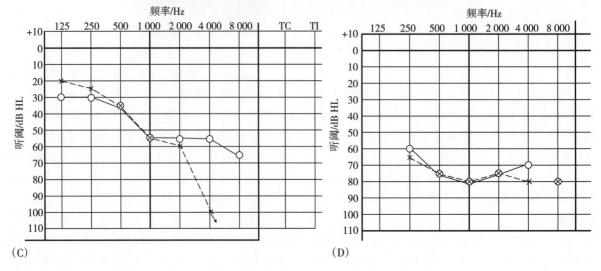

图 9-21 Norrie 综合征(眼 - 耳 - 脑发育不良)

(A)眼球深陷和眼球痨。角膜混浊。(B) 2 岁男孩的眼睛角膜清澈透明、白内障和前房色素沉着。(C,D) Norrie 综合征患者的听力图,显示中到重度的双侧听力损失。(E)显示 X 连锁遗传的受累家庭系谱

[(A,C~E)引自:M Warburg, Acta Ophthalmol(Kbh)(Suppl)1966;89:1;(B)引自:LB Holmes,J Pediatr 1971;79:89.]

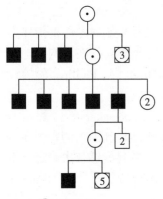

(E) ⊙ 携带者

近有研究显示 norrin 蛋白是一种分泌性蛋白,在细胞外基质中构成二硫键寡聚物[42]。

已报道,NDP 基因既可出现错义突变,又可出现无义突变;这些突变可产生尽管相关却又表现各异的基因表型,如 Norrie 病、X 连锁和散发性渗出性视网膜病变、成人视网膜病变、Coats 病[7,20,21,23,24,26,29,31,36,41,46-48,50,56,57,68,70]。然而,Yang 等[69]在某些家族性渗出性玻璃体视网膜病变的病人中并未发现 NDP 突变的患者。遗传型和表型之间的关系还不清楚。

诊断:该病诊断可依据眼球的组织病理学(如可获得)、家族史和 NDP 基因的分子生物学检测。患青少年视网膜劈裂症的患者视力明显好于患 Norrie 综合征的患者。必须除外玻璃体的持续增生、镰状襞、视网膜母细胞瘤、视网膜脱离、弓形体病、晶体后纤维增生症和伴有大范围

视网膜纤维化的外伤,也须与 X 连锁先天性白内障、X 连锁小眼畸形进行鉴别。在妊娠晚期中已用超声波检查代替了子宫内诊断[45]。

预后:所有患者都有重度视力损失。中到重度的感音神经性听力损失没有出现进行性加重的征象。患儿仅在出生后的第 1~2 年精神正常,其后婴儿期精神病会进行性加重。在中年男性中可见精神病和幻觉。

小结:本综合征的主要特征包括:①X 连锁隐性遗传;②包括视网膜胶质增殖、并发性白内障和眼球痨在内的眼变化;③约 2/3 的病例有轻到重度的智力缺陷;④约 1/3 的病例有轻到重度的感音神经性听力损失。

参考文献

1. Apple DJ et al. Ocular histopathology of Norrie's disease. *Am J Ophthalmol.* 1974;78:196–203.
2. Bergen AA et al. Detection of a new submicroscopic Norrie disease deletion interval with a novel DNA probe isolated by differential Alu PCR fingerprint cloning. *Cytogenet Cell Genet.* 1993;62:231–235.
3. Berger W et al. Mutations in the candidate gene for Norrie disease. *Hum Mol Genet.* 1992;1:461–465.
4. Bleeker-Wagemakers LM et al. Close linkage between Norrie disease, a cloned DNA sequence from the proximal short arm, and the centromere of the X chromosome. *Hum Genet.* 1985;71:211–214.
5. Bleeker-Wagemakers EM et al. Norrie disease as part of a complex syndrome explained by a submicroscopic deletion of the X chromosome. *Ophthalmic Paediatr Genet.* 1988;9:137–142.
6. Brini A et al. Maladie de Norrie. [Norrie's disease]. *Ann Ocul (Paris).* 1972;205:1–16.
7. Caballero M et al. Two novel mutations in the Norrie disease gene associated with the classical ocular phenotype. *Ophthalmic Genet.* 1996;17:187–191.
8. Chen ZY et al. Norrie disease gene: characterization of deletions and possible function. *Genomics.* 1993;16:533–535.
9. Chen ZY et al. Characterization of a mutation within the *NDP* gene in a family with a manifesting female carrier. *Hum Mol Genet.* 1993;2:1727–1729.
10. Curtis D et al. Carrier detection and prenatal diagnosis in Norrie disease. *Prenat Diagn.* 1989;9:735–740.
11. de la Chapelle A et al. Norrie disease caused by a gene deletion allowing carrier detection and prenatal diagnosis. *Clin Genet.* 1985;28:317–320.
12. Diergaarde PJ et al. Physical fine-mapping of a deletion spanning the Norrie gene. *Hum Genet.* 1989;84:22–26.
13. Donnai D et al. Norrie disease resulting from a gene deletion: clinical features and DNA studies. *J Med Genet.* 1988;25:73–78.
14. Fernandez-Santos J. Total congenital detachment of the retina in two brothers. *Ann Ocul.* 1905;34:338–340.
15. Forssman H. Forssman H. Mental deficiency and pseudoglioma, a syndrome inherited as an X-linked recessive. *Am J Ment Defic.* 1960;64:984–987.
16. Fradkin AH. Norrie's disease. Congenital progressive oculo-acoustico-cerebral degeneration. *Am J Ophthalmol.* 1971;72:947–948.
17. Gal A et al. Norrie's disease: close linkage with genetic markers from the proximal short arm of the X chromosome. *Clin Genet.* 1985;27:282–283.
18. Gal A et al. Submicroscopic interstitial deletion of the X chromosome explains a complex genetic syndrome dominated by Norrie disease. *Cytogenet Cell Genet.* 1986;42:219–224.
19. Gal A et al. Prenatal exclusion of Norrie disease with flanking DNA markers. *Am J Med Genet.* 1988;31:449–453.
20. Haider MZ et al. Missense mutations in Norrie disease gene are not associated with advanced stages of retinopathy of prematurity in Kuwaiti arabs. *Biol Neonate.* 2000;77:88–91.
21. Haider MZ et al. Retinopathy of prematurity: Mutations in the Norrie disease gene and the risk of progression to advanced stages. *Pediatr Int.* 2001;43:120–123.
22. Heine L. Über das familiaäre Auftreten von Pseudoglioma congenitum bei zwei Brüdern. *Z Augenheilkd.* 1925;56:155–164.
23. Hiraoka M et al. Insertion and deletion mutations in the dinucleotide repeat region of the Norrie disease gene in patients with advanced retinopathy of prematurity. *J Hum Genet.* 2001;46:178–181.
24. Hiraoka M et al. X-linked juvenile retinoschisis: mutations at the retinoschisis and Norrie disease gene loci? *J Hum Genet.* 2001;46:53–56.
25. Jacklin HN. Falciform fold, retinal detachment, and Norrie's disease. *Am J Ophthalmol.* 1980;90:76–80.
26. Johnson K et al. X-linked exudative vitreoretinopathy caused by an arginine to leucine substitution (*R121L*) in the Norrie disease protein. *Clin Genet.* 1996;50:113–115.
27. Johnston SS et al. Norrie's disease. *Birth Defects.* 1982;18:729–738.
28. Joy JE et al. Abnormal protein in the cerebrospinal fluid of patients with a submicroscopic X-chromosomal deletion associated with Norrie disease: preliminary report. *Appl Theor Electrophor.* 1991;2:3–5.
29. Kellner U et al. Ocular phenotypes associated with two mutations (*R121W, C126X*) in the Norrie disease gene. *Ophthalmic Genet.* 1996;17:67–74.
30. Levy ER et al. Localization of human monoamine oxidase-A gene to Xp11.23–11.4 by in situ hybridization: implications for Norrie disease. *Genomics.* 1989;5:368–370.
31. Meire FM et al. Isolated Norrie disease in a female caused by a balanced translocation t(X,6). *Ophthalmic Genet.* 1998;19:203–207.
32. Meitinger T et al. Molecular modelling of the Norrie disease protein predicts a cystine knot growth factor tertiary structure. *Nat Genet.* 1993;5:376–380.
33. Moreira-Filho CA et al. A presumptive new variant of Norrie's disease. *J Med Genet.* 1979;16:125–128.
34. Nadol JB, Jr. et al. Histopathology of the ears, eyes, and brain in Norrie's disease (oculoacousticocerebral degeneration). *Am J Otolaryngol.* 1990;11:112–124.
35. Norrie G. Causes of blindness in children. Twenty-five years' experience of Danish institutes for the blind. *Ann Ophthalmol (Copenh).* 1927;5:357–386.
36. Ott S et al. A novel mutation in the Norrie disease gene. *J AAPOS.* 2000;4:125–126.
37. Parving A. Reliability of Bekesy threshold tracing in identification of carriers of genes for an X-linked disease with deafness. *Acta Otolaryngol.* 1978;85:40–44.
38. Parving A et al. Electrophysiological study of Norrie's disease. An X-linked recessive trait with hearing loss. *Audiology.* 1978;17:293–298.
39. Parving A, Warburg M. Audiological findings in Norrie's disease. *Audiology.* 1977;16:124–131.
40. Parving A, Schwartz M. Audiometric tests in gene carriers of Norrie's disease. *Int J Pediatr Otorhinolaryngol.* 1991;21:103–111.
41. Pendergast SD et al. Study of the Norrie disease gene in 2 patients with bilateral persistent hyperplastic primary vitreous. *Arch Ophthalmol.* 1998;116:381–382.
42. Perez-Vilar J, Hill RL. Norrie disease protein (norrin) forms disulfide-linked oligomers associated with the extracellular matrix. *J Biol Chem.* 1997;272:33410–33415.
43. Pettenati MJ et al. Inversion (X)(p11.4q22) associated with Norrie disease in a four generation family. *Am J Med Genet.* 1993;45:577–580.
44. Phillips CI et al. Probably Norrie's disease due to mutation. Two sporadic sibships of two males each, a necropsy of one case, and, given Norrie's disease, a calculation of the gene mutation frequency. *Br J Ophthalmol.* 1986;70:305–313.
45. Redmond RM et al. In-utero diagnosis of Norrie disease by ultrasonography. *Ophthalmic Paediatr Genet.* 1993;14:1–3.
46. Rehm HL et al. Norrie disease gene mutation in a large Costa Rican kindred with a novel phenotype including venous insufficiency. *Hum Mutat.* 1997;9:402–408.
47. Shastry BS et al. Identification of novel missense mutations in the Norrie disease gene associated with one X-linked and four sporadic

cases of familial exudative vitreoretinopathy. *Hum Mutat.* 1997; 9:396–401.

48. Shastry BS. Identification of a recurrent missense mutation in the Norrie disease gene associated with a simplex case of exudative vitreoretinopathy. *Biochem Biophys Res Commun.* 1998;246:35–38.

49. Shastry BS et al. Norrie disease and exudative vitreoretinopathy in families with affected female carriers. *Eur J Ophthalmol.* 1999; 9:238–242.

50. Sims KB et al. Monoamine oxidase deficiency in males with an X chromosome deletion. *Neuron.* 1989;2:1069–1076.

51. Sims KB et al. Norrie disease gene is distinct from the monoamine oxidase genes. *Am J Hum Genet.* 1989;45:424–434.

52. Sims KB et al. The Norrie disease gene maps to a 150 kb region on chromosome Xp11.3. *Hum Mol Genet.* 1992;1:83–89.

53. Sims KB et al. Norrie disease in a family with a manifesting female carrier. *Arch Ophthalmol.* 1997;115:517–519.

54. Skevas A et al. Norrie-Wardburg(sic)syndrome. *Laryngorhinootologie.* 1992;71:534–536.

55. Strasberg P et al. A novel mutation in the Norrie disease gene predicted to disrupt the cystine knot growth factor motif. *Hum Mol Genet.* 1995;4:2179–2180.

56. Talks SJ et al. De novo mutations in the 5' regulatory region of the Norrie disease gene in retinopathy of prematurity. *J Med Genet.* 2001;38:E46.

57. Torrente I et al. Two new missense mutations (*A105T* and *C110G*) in the norrin gene in two Italian families with Norrie disease and familial exudative vitreoretinopathy. *Am J Med Genet.* 1997; 72:242–244.

58. Townes PL, Roca PD. Norrie's disease (hereditary oculo-acoustic-cerebral degeneration). Report of a United States family. *Am J Ophthalmol.* 1973;76:797–803.

59. Warburg M. Norrie's disease. A new hereditary pseudotumor of the retina. *Ann Ophthalmol (Kbh).* 1961;39:757–772.

60. Warburg M. Norrie's disease. Atrophia bulbosum hereditarium. *Acta Ophthalmologica (Copenhagen).* 1963;41:134–146.

61. Warburg M. Norrie's disease. *Trans Ophthalmol Soc UK.* 1965;85: 391–408.

62. Warburg M. Norrie's disease. A congenital progressive oculo-acoustico-cerebral degeneration. *Acta Ophthalmologica (Copenhagen):* Suppl 89:1–47, 1966.

63. Warburg M. Norrie's disease. *J Ment Defic Res.* 1968;12:247–251.

64. Warburg M. Norrie's disease. *Birth Defects Orig Artic Ser.* 1971; 7:117–124.

65. Warburg M. Norrie's disease—differential diagnosis and treatment. *Acta Ophthalmologica (Copenhagen).* 1975;53:217–236.

66. Warburg M. Retinal malformations. Aetiological heterogeneity and morphological similarities in congenital retinal non-attachment and falciform folds. *Trans Ophthal Soc UK.* 1979;99:272–283.

67. Warburg M et al. Norrie's disease: delineation of carriers among daughters of obligate carriers by linkage analysis. *Trans Ophthalmol Soc UK.* 1986;105:88–93.

68. Yamada K et al. Two Thai families with Norrie disease (ND): Association of two novel missense mutations with severe ND phenotype, seizures, and a manifesting carrier. *Am J Med Genet.* 2001; 100:52–55.

69. Yang H et al. Screening for NDP mutations in 44 unrelated patients with familial exudative vitreoretinopathy or Norrie disease. *Curr Eye Res.* 2012;37:726–729.

70. Zaremba J et al. Intrafamilial variability of the ocular phenotype in a Polish family with a missense mutation (*A63D*) in the Norrie disease gene. *Ophthalmic Genet.* 1998;19:157–164.

眼-面-心-牙综合征

OFCD 综合征

oculo-facio-cardio-dental (OFCD) syndrome

Hayward[8]报道 1 例患有尖牙巨大畸形伴白内障的女性。Marashi 和 Gorlin[17]认为尖牙

巨大畸形伴白内障可能构成一个独特的综合征。从最初报道到目前,已有超过 60 例患者被发现并报道[1-7,9-16,18-31],许多病例被刊登在牙科学或正畸学杂志中。然而,在本章节中介绍该综合征,是因为视觉症状可能先于牙齿改变出现。

颅面部表现:患者的面部表型有狭长的颜面,可伴有鼻尖分隔或分裂成两半,高鼻梁,硬腭裂或软腭裂[1,6,9,11,19]。此外在部分有图片记录的患者中发现鼻孔较正常小。

视觉系统:先天性白内障是稳定出现的症状,大部分伴有小眼畸形。Hilton 等[11]曾在一篇文献综述中描述所有的患者都存在白内障,80%患者存在小眼畸形。其他表现,如青光眼、眼组织缺损、视盘发育不全、晶状体异位或视网膜脱离在个别患者中亦有报道。

口腔表现:牙齿畸形也是一个一致性的发现,巨大牙根症(大牙根)最常出现在恒牙列中。尖牙最易受累,切牙亦可出现[11]。在部分病例中可存在两个根管[16]。其他表现包括先天牙缺失、乳牙迟滞[11]。

心脏表现:大约 75% 的 OFCD 综合征患者存在心脏缺陷。目前已知最常见的是间隔缺损,但亦有更严重的畸形被报道(如法洛四联征)。

其他表现:小骨骼畸形亦是较常见的表现,据报道,25%~50% 患者表现出 2、3 趾的并趾、"锤状趾"、桡尺骨融合[11]。患者认知功能普遍是正常的,但是个别患者被报道存在认知功能障碍[11]。有 1 例病例被报道存在胰腺微小腺瘤病[3]。

听觉系统:15% 的 OFCD 患者中存在听力损失,病例报道中即有传导性听力损失,又有感音神经性听力损失[11]。但是患者出现听力损失的发病年龄及损失程度却未被提及。

遗传:本病为 X 连锁显性遗传病,曾在 1 位母亲及其女儿身上发现偏差性 X 染色体失活[9]。

分子生物学研究:本病的病因是由于 BCL-6 辅助抑制物(*BCOR*)基因的突变。Lenz 小眼畸形综合征的一种类型也是由于该基因的突变所致,因此 OFCD 和 Lenz 综合征为等位基因改变所致[20]。

诊断:需排除其他 X 连锁小眼畸形综合征(如 Norrie 病)。通常,如果患者不全为男性,女性患者中表现出的小眼畸形则需要排除其他诊断的可能。这些女性患者可能最先被诊断为先天

性风疹综合征[25]。

小结：OFCD 的特征如下：①眼部异常；②轻度面部及骨骼异常；③牙齿异常；④偶有听力损失；⑤X 连锁显性遗传。

参考文献

1. Aalfs CM et al. Cataracts, radiculomegaly, septal heart defects and hearing loss in two unrelated adult females with normal intelligence and similar facial appearance: confirmation of a syndrome? *Clin Dysmorph.* 1996;5:93–100.
2. Altug-AtacAT: Oculofaciocardiodental syndrome and orthodontics. *Am J Orthod Dentofacial Orthop.* 2007;131:83–88.
3. Atiq et al. Pancreatic endocrine microadenomatosis in a patient with oculofaciocardiodental (OFCD) syndrome. *Pancreas.* 2012;41:327–329.
4. Barthelemy I et al. Oculo-facio-cardio-dental syndrome: two new cases. *J Oral Maxillofac Surg.* 2001;59:921–925.
5. Cogulu D, Ertogrul F. Dental management of a patient with oculo-facio-cardio-dental syndrome. *J Dent Child (Chic).* 2008;75:306–308.
6. Davoody A et al. Oculofaciocardiodental (OFCD) syndrome: A rare case and review of the literature. *Cleft Palate Craniofac J.* 2012;49:e55–60.
7. Gorlin RJ et al. Oculo-facio-cardio-dental (OFCD) syndrome. *Am J Med Genet.* 1996;63:290–292.
8. Hayward JR. Cuspid gigantism. *Oral Surg Oral Med Oral Pathol.* 1980;49:500–501.
9. Hedera P, Gorski JL. Oculo-facio-cardio-dental syndrome: skewed X chromosome inactivation in mother and daughter suggest X-linked dominant inheritance. *Am J Med Genet.* 2003;123:261–266.
10. Hilton EN et al. Left-sided embryonic expression of the BCL-6 corepressor, BCOR, is required for vertebrate laterality determination. *Hum Mol Genet.* 2007;16:1773–1782.
11. Hilton E et al. BCOR analysis in patients with OFCD and Lenz microphthalmia syndromes, mental retardation with ocular anomalies, and cardiac laterality defects. *Eur J Hum Genet* 2009;17;1325–1335.
12. Horn D et al. Novel mutations in BCOR in three patients with oculo-facio-cardio-dental syndrome, but none in Lenz microphthalmia syndrome. *Eur J Hum Genet.* 2005;13:563–569.
13. Jiang YH et al. Molecular characterization of co-occurring Duchenne muscular dystrophy and X-linked oculo-facio-cardio-dental syndrome in a girl. *Am J Med Genet.* 2009;149A:1249–1252.
14. Kawamoto T et al. A case of oculo-facio-cardio-dental syndrome with integrated orthodontic-prosthodontic treatment. *Cleft Palate Craniofac J.* 2004;41:84–94.
15. Kondo Y et al. A family of oculofaciocardiodental syndrome (OFCD) with a novel BCOR mutation and genomic rearrangements involving NHS. *J Hum Genet.* 2012;57:197–201.
16. Maden M et al. Radiculomegaly of permanent canines: report of endodontic treatment of OFCD syndrome. *Int Endod J.* 2010;43:1152–1161.
17. Marashi AH, Gorlin RJ. Radiculomegaly of canine teeth and congenital cataracts—a syndrome? *Oral Surg Oral Med Oral Pathol.* 1990;70:802–803.
18. Marashi AH, Gorlin RJ. Radiculomegaly of canine teeth and congenital cataracts: confirmation of a syndrome. *Am J Med Genet.* 1992;42:143.
19. McGovern E et al. Oculo-facio-cardio-dental syndrome in a mother and daughter. *Int J Oral Maxillofac Surg.* 2006;35:1060–1062.
20. Ng D et al. oculofaciocardiodental and Lenz microphthalmia syndromes result from distinct classes of mutations in BCOR. *Nat Genet.* 2004;36:411–416.
21. Oberoi S et al. Case reports of oculofaciocardiodental syndrome with unusual dental findings. *Am J Med Genet.* 2005;136;275–277.
22. Obwegeser HL, Gorlin RJ. Oculo-facio-cardio-dental (OFCD) syndrome. *Clin Dysmorph.* 1997;6:281–283.
23. Opitz C et al. Oculo-facio-cardio-dental (OFCD) syndrome. *J Orofac Orthop.* 1998;59:178–185.
24. Pace R et al. Endodontic management in oculo-facio-cardio-dental syndrome: a case report. *J Endod.* 2011;37:558–561.
25. Rudrappa S et al. Oculo-facio-cardio-dental syndrome in a girl and her mother. *Indian J Hum Genet.* 2010;16:169–171.
26. Sajatha RS, Namita R. Oculofaciocardiodental syndrome: report of a rare case. *Quintessence Int.* 2008;39:821–825.
27. Sakaguchi K et al. Patient with oculo-facio-cardio-dental syndrome treated with surgical orthodontics. *Am J Orthod Dentofacial Orthop.* 2012;141:S159–S170.
28. Schulze BR et al. Rare dental abnormalities seen in oculo-facio-cardio-dental (OFCD) syndrome: three new cases and review of nine patients. *Am J Med Genet.* 1998;82:429–435.
29. Tsukawaki H et al. Three cases of oculo-facio-cardio-dental (OFCD) syndrome. *Cleft Palate Craniofac J.* 2005;42:467–476.
30. Turkkahraman H, Sarioglu M. Oculo-facio-cardio-dental syndrome: report of a rare case. *Angle Orthod.* 2006;76:184–186.
31. Wilkie AO et al. Congenital cataract, microphthalmia and septal heart defect in two generations: a new syndrome? *Clin Dysmorphol.* 1993;2:114–119.

伴或不伴感音神经性听力损失的视神经萎缩、眼肌麻痹、肌病、共济失调和神经病变

optic atrophy, with or without sensorineural hearing loss, ophthalmoplegia, myopathy, ataxia, and neuropathy

Gernet[1]于 1963 年描述了一对母女，她们患有先天性感音神经性听力损失，因儿童期视神经萎缩出现视力进行性下降。此后有许多病例被报道，因为家系间和家系内的差异性，所以不能很清楚地分为各种不同的种类[3,4,6,9,10,17]。该综合征亦被称作视神经萎缩 "+"。

视觉系统：视力损失的发病年龄从出生到 30 岁不等。视神经萎缩为进行性，不同家系的最老患者中视神经萎缩严重程度有所不同，为 20/40～20/200[8]（图 9-22）。有相当大的家系内差异。几乎所有的患者都会出现红 - 绿色觉障碍。

中枢神经系统：除听力和视力损失外，脑神经功能正常。力量、感觉、反射和协调试验均正常。

听觉系统：感音神经性听力损失严重，大多数病例为先天性或在婴儿期发作[4,6,7,9]，但有两个家系的中到重度感音神经性听力损失发生在出生到 20 岁[3,8,12]。

颞骨 CT 检查正常。通过各种周围神经的刺激可见正常的传导速度和潜伏期。

前庭系统：在 1 例病例报道中，视眼动反射检查及冷热试验正常[10]，而在另 1 例报道则是异常的[13]。

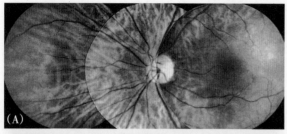

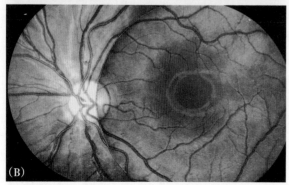

图 9-22　视神经萎缩和重度感音神经性听力损失（Gernet 综合征）

（A）眼底视神经萎缩，正常黄斑反射和视网膜周边的眼底。（B）眼底视神经萎缩

[引自：BW Konigsmark et al., Arch Ophthalmo1.1974;91:99.]

遗传：遗传类型肯定为常染色体显性遗传。

分子生物学研究：责任基因是 *OPA1*[1,2,11,14-16]，大部分家系中可检测到 *OPA1* 基因的突变。有报道，一个视神经萎缩附加表型的家系中检测到 *MFN2* 基因的突变，该基因与 *OPA1* 基因在线粒体膜融合中起相似的作用[15]。

诊断：视神经萎缩本身就可能是常染色体显性遗传。一些患者可能有轻到中度的感音神经性听力损失。在 31 例患有显性视神经萎缩的患者中，Hoyt[8]发现 8 例有听力损失，17 例有蓝 - 黄色觉障碍，8 例有红 - 绿色觉障碍。听力损失有显著的家族内差异性，其出现时间晚于视神经萎缩。

在能够进行 DNA 诊断之前，有几个鉴别点可用于区别存在听力损失及视神经萎缩的不同综合征，例如发病年龄、听力损失程度及视觉表型。现已明确，这些表型的差异是缘于视神经萎缩的 *OPA1* 基因的多变性（表 9-2），有的综合征亦存在共济失调和肌病。该基因的致病性突变可导致两种感觉系统都出现相当大的变异性。

表 9-2　伴视神经萎缩和感音神经性听力损失的综合征

综合征	遗传类型	视力损失发病时期及严重程度	听力损失发病时期及严重程度	相关表现	在本书中的章
先天性视神经萎缩感音神经性听力损失（Gernet 综合征）	常染色体显性遗传	儿童期或中年，中度视力损失	先天性，中度或重度听力损失	无	9（眼）
视神经萎缩、共济失调、感音神经性听力损失（Sylvester 综合征）	常染色体显性遗传	10 岁以内，进行性视力损失	10 岁以内，中度听力损失	共济失调	12（神经病学）
视神经萎缩、多神经病、感音神经性听力损失（Rosenberg-Chutorian 综合征）	X 连锁隐性遗传	10~20 岁，中度视力损失	10 岁以内，中到重度听力损失	运动感觉性神经病变	12（神经病学）
视神经萎缩、糖尿病、尿崩症（DIDMOAD）	常染色体隐性遗传	10 岁以内，重度视力损失	10 岁以内，轻到中度听力损失	眼球震颤、反射减弱	14（内分泌）
眼 - 耳 - 牙退行性病变（Muller-Zeman 综合征）	常染色体隐性遗传	婴儿期	婴儿期	四肢麻痹，精神衰退，儿童期死亡	12（神经病学）
视神经萎缩、痴呆、感音神经性听力损失（Jensen 综合征）	X 连锁隐性遗传	10~30 岁，中到重度视力损失	10 岁以内，重度听力损失	痴呆	9（眼）
视神经萎缩、痴呆、感音神经性听力损失（Mohr-Tranebjaerg 综合征）	X 连锁隐性遗传	少年期	儿童期早期	痴呆	9（眼）
视神经萎缩、上睑下垂、眼肌麻痹、共济失调、肌病（Treft 综合征）	常染色体显性遗传	10 岁以内，中度到明显的视力损失	10 岁或 20 岁内，轻到重度听力损失	上睑下垂	12（神经病学）

综合征	遗传类型	视力损失发病时期及严重程度	听力损失发病时期及严重程度	相关表现	在本书中的章
视神经萎缩、多神经病、感音神经性听力损失(Jecquier-Deonna综合征)	常染色体隐性遗传	5~15岁	5~15岁	运动和感觉缺失,体位性脊椎骨骺骨软骨病(舒尔曼病)	12(神经病学)
视神经萎缩、运动和感觉神经病、感音神经性听力损失(Iwashita综合征)	常染色体隐性遗传	10~20岁	10~20岁	运动感觉性神经病变	12(神经病学)
视神经萎缩、短指、感音神经性听力损失(Berk-Tabatznik综合征)	未知	先天性	先天性	短指、身材矮小、颈椎后凸、四肢痉挛	12(神经病学)
视神经萎缩、吞咽困难、内斜视、感音神经性听力损失(Schmidley综合征)	X连锁隐性遗传	婴儿期或儿童期早期	婴儿期,进行性	内斜视、吞咽困难	12(神经病学)
视神经萎缩、共济失调、感音神经性听力损失(Dobyns综合征)	常染色体隐性遗传或X连锁隐性遗传	儿童期早期	儿童期早期	运动感觉性神经病	12(神经病学)
视神经萎缩、精神发育迟缓、色素性视网膜病变、感音神经性听力损失(Gordon综合征)	常染色体隐性遗传	儿童期早期	儿童期早期	色素性视网膜病变、痉挛性四肢麻痹、精神发育迟缓	12(神经病学)
视神经萎缩、肾上腺皮质缺乏、肝脾大、色素性视网膜病变、感音神经性听力损失(Dyck综合征)	常染色体隐性遗传或X连锁隐性遗传	婴儿期	婴儿期	肾上腺皮质缺乏、肝脾大、色素性视网膜病	12(神经病学)
视神经萎缩、运动和感觉神经病变,感音神经性听力损失(Hagemoser综合征)	常染色体显性遗传	儿童期	儿童期	运动感觉性神经病	12(神经病学)
视神经萎缩、痴呆、肌张力减退、四肢麻痹、感音神经性听力损失(Seitelberger综合征)	常染色体隐性遗传	儿童期早期	儿童期晚期	痴呆、肌张力低下、痉挛性四肢麻痹	12(神经病学)
Alström综合征	常染色体隐性遗传	10岁以内,重度视力损失	10岁以内,重度听力损失,进行性加重	色素性视网膜病变、糖尿病、肥胖	9(眼)
视神经萎缩和听力损失(Ozden综合征)	常染色体显性遗传	10岁以内	10岁以内		9(眼)
科凯恩综合征(Cockayne综合征)	常染色体隐性遗传	10岁以内	10岁以内	生长停滞、精神发育迟缓、皮肤光过敏	12(神经病学)
伴听力损失和视力缺失的X染色体的共济失调(Arts综合征)	X连锁隐性遗传	生后前几年内	先天性	共济失调,肌张力低下、标志性缺失	12(神经病学)
小脑性共济失调、高弓足、视神经萎缩,感音神经性听力损失(Capos综合征)	常染色体显性遗传或线粒体遗传	儿童期	儿童期	共济失调、高弓足	12(神经病学)
伴"失明"和"听力损失"的脊髓小脑性共济失调(SCABD)	常染色体隐性遗传	少年期	少年期	耳蜗退行性变	12(神经病学)

续表

综合征	遗传类型	视力损失发病时期及严重程度	听力损失发病时期及严重程度	相关表现	在本书中的章
Gustavson 综合征	X 连锁隐性遗传	先天性?	先天性?	小头畸形、儿童早期死亡	12（神经病学）
DIDMOAD	常染色体隐性遗传	10 岁以内	10~20 岁	尿崩症、糖尿病, 进行性加重	14（内分泌）

Sylvester 综合征可能就是这其中的一种。

同时存在视神经萎缩、多神经病、感音神经性听力损失的综合征,为常染色体隐性遗传,并可导致缓慢进行性肢体远端无力。

在 DIDMOAD 综合征(尿崩症、糖尿病、视神经萎缩、听力损失)患者中,听力损失在 30 岁以前缓慢进展,最后导致重度听力损失;该综合征的听力损失为先天性听力损失。

视神经耳蜗齿状变性明显不同于本综合征,因为它为隐性遗传、婴儿期发作进行性痉挛性四肢麻痹、进行性听力和精神衰退。

具有遗传异质性的 Leber 视神经萎缩偶有报道,可伴有感音神经性听力损失(发病率约 8%)[5] 在 Kearns-Sayre 综合征和 Mohr-Tranebjaerg 综合征也可发现伴有进行性听力损失的视神经萎缩。

预后:从中年开始视力进行性下降。先天性、非进行性重度听力损失。

小结:本综合征特点如下:①常染色体显性遗传;②进行性视神经萎缩;③先天性、常为重度的感音神经性听力损失。

参考文献

1. Amati-Bonneau P et al. The association of autosomal dominant optic atrophy and moderate deafness may be due to the R445H mutation in the OPA1 gene. Am J Ophthalmol. 2003;136: 1170–1171.
2. Amati-Bonneau P et al. OPA1 R445H mutation in optic atrophy associated with sensorineural deafness. Ann Neurol. 2005;58:958–963.
3. Amemiya T, Honda A. A family with optic atrophy and congenital hearing loss. Ophthalmic Genet. 1994;15:87–93.
4. Deutman AF, Baarsma GS. Optic atrophy and deaf mutism, dominantly inherited. Docum Ophthalmol Proc Ser. 1978;17:145–154.
5. de Weerdt CJ, Went LN. Neurological studies in families with Leber's optic atrophy. Acta Neurol Scand. 1971;47:541–554.
6. Fraser GR. The Causes of Profound Deafness in Childhood. 1st ed. London: Bathen Tindall; 1976.
7. Gernet HH. Hereditäre Opticusatrophie in Kombination mit Taubheit. Ber Dtsch Ophthalmol Ges. 1963;65:545–547.
8. Hoyt CS. Autosomal dominant optic atrophy. A spectrum of disability. Ophthalmology. 1980;87:245–251.
9. Kollarits CR et al. The autosomal dominant syndrome of progressive optic atrophy and congenital deafness. Am J Ophthalmol. 1979; 87:789–792.
10. Konigsmark BW et al. Dominant congenital deafness and progressive optic nerve atrophy. Occurrence in four generations of a family. Arch Ophthalmol. 1974;91:99–103.
11. Li C et al. Optic atrophy and sensorineural hearing loss in a family caused by an R445H OPA1 mutation. Am J Med Genet A. 2005; 138A:208–211.
12. Mets MB, Mhoon E. Probable autosomal dominant optic atrophy with hearing loss METS1985. Ophthalmic Paediatr Genet. 1985; 5:85–89.
13. Mizutari K et al. Vestibular dysfunction in a Japanese patient with a mutation in the gene OPA1. J Neurol Sci. 2010;293:23–28.
14. Payne M et al. Dominant optic atrophy, sensorineural hearing loss, ptosis, and ophthalmoplegia: a syndrome caused by a missense mutation in OPA1. Am J Ophthalmol. 2004;138:749–755.
15. Rouzier C et al. The MFN gene is responsible for mitochondrial DNA instability and optic atrophy "plus" phenotype. Brain. 2012;135 (pt.1):23–34.
16. Shimizu S et al. A novel mutation of the OPA1 gene in a Japanese family with optic atrophy type 1. Jpn J Ophthalmol. 2002;46:336–340.
17. Treft RL et al. Dominant optic atrophy, deafness, ptosis, ophthalmoplegia, dystaxia, and myopathy: a new syndrome. Ophthalmology. 1984;91:908–915.

Berk-Tabatznik 综合征
先天性视神经萎缩、短远端指(趾)骨和感音神经性听力损失

Berk-Tabatznik syndrome：congenital optic atrophy，brachytelephalangy，and sensorineural hearing loss

Berk 和 Tabatznik[1]于 1961 年报道了 1 例 16 岁的女性患有先天性视神经萎缩、颈脊柱后凸和远指(趾)骨发育不全,但不伴有听力损失。Hartwell 等[2]报道了 1 例具有相似特征的 7 岁患者,但该患者还有听力损失。由于缺乏其他研究及分子生物学分析验证,该病只能暂时被看做是一个独立的综合征。

临床表现:2 例患者都身材矮小。1 例有面中部发育不良,伴鼻根鼻梁压低和内眦赘皮。

眼部表现:2 例均有由先天性视神经萎缩所致的视力缺损。

肌肉骨骼系统:2 例均有远端指(趾)骨发育不全。

中枢神经系统:2 例均有痉挛性四肢轻瘫。

1 例有颈部脊柱后凸。2 例都有颈椎楔入。

听觉系统:Hartwell 等[2]观察到重度感音神经性听力损失。

前庭系统:前庭试验未见描述。

遗传:遗传类型不清。2 例均散在发生于几个大型的正常同胞群中。

诊断:应除外眼 - 耳 - 牙退行性病变,该病更为严重,儿童期更易死亡。

小结:本综合征的特征包括:①遗传类型不详;②先天性视神经萎缩;③颈脊柱后凸;④痉挛性四肢轻瘫;⑤末节指骨短小;⑥身材矮小;⑦感音神经性听力损失。

参考文献

1. Berk ME, Tabatznik BZ. Cervical kyphosis from posterior hemivertebrae with brachyphalangy and congenital optic atrophy. *J Bone Joint Surg*. 1961;43B:77–86.
2. Hartwell EA et al. Congenital optic atrophy and brachytelephalangy: the Berk-Tabatznik syndrome. *Am J Med Genet*. 1988;29:383–389.

Ozden 视神经萎缩和听力损失
Ozden optic atrophy and hearing loss

Ozden 等[1]描述了在 1 个土耳其家系中出现的视神经萎缩和听力损失联合征。连锁分析证实与 *OPA1* 和 *OPA2* 基因无关。

视觉系统:导致视觉缺失的视神经萎缩开始于 10 岁以内。在 6 个被检测患者中有 4 个存在全色盲或红 - 绿色觉障碍,6 名家系成员中有 4 名存在眼睑皮肤松弛,并随年龄增长逐渐加重至上睑下垂。

听觉系统:听力损失为感音神经性,10 岁以内发病,其程度从中度到极重度。在中度听力损失患者中,低频听力受累最为严重。类似于在 Wolfram 综合征常见的少见类型的听力曲线图。报道中未提及患者是否存在听神经病及前庭功能异常。

遗传:遗传类型肯定为常染色体显性遗传(图 9-23)。

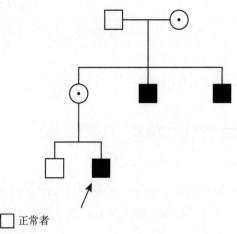

□ 正常者
■ 先证者
⊙ 携带者

图 9-23 视神经萎缩、痴呆和感音神经性听力损失(Jensen 综合征)

家系图显示为 X 连锁隐性遗传

[引自:PKA Jensen, Am J Med Genet.1981;9:55.]

诊断:虽然本病与有视神经萎缩和听力损失者相似,但鉴别要点在于听力损失及视神经萎缩的发病年龄,且不存在其他综合征表现,与 *OPA1* 基因无关。

预后:听力损失和视力损失为进行性,认知发展健全。

小结:本病的特征有:①视神经萎缩;②感音神经性听力损失;③常染色体显性遗传。

参考文献

1. Ozden S et al. Progressive autosomal dominant optic atrophy and sensorineural hearing loss in a Turkish family. *Ophthalmic Genet*. 2002;23:29–36.

附　录

其他有眼部表现的疾病

疾病名称	眼部表现	在本书中的章节
鳃 - 眼 - 面综合征	小眼畸形	8（外耳）
CHARGE 综合征	眼组织病变	8（外耳）
眼 - 齿 - 指综合征	小角膜	10（肌肉骨骼系统）
Khaldi 型软骨发育不全	视网膜色素变性	10（肌肉骨骼系统）
Gorlin-Chaudhry-Moss 综合征	小眼畸形	10（肌肉骨骼系统）
Stickler 综合征	高度近视	10（肌肉骨骼系统）
拇指发育不全、脉络膜缺损、白内障、发育延迟和感音神经性听力损失	眼组织缺损、白内障	10（肌肉骨骼系统）
Sorsby 综合征	黄斑病变	10（肌肉骨骼系统）
Fine-Lubinsky 综合征	白内障	10（肌肉骨骼系统）
SHORT 综合征	Reiger 异常	10（肌肉骨骼系统）
Alport 综合征	晶状体异常、白内障	11（肾）
MYH9 相关疾病	白内障	11（肾）
肾性佝偻病、视网膜色素变性和进行性感音神经性听力损失	视网膜色素变性	11（肾）
肾缺损综合征	病变	11（肾）
肾衰竭、白内障、多发性感染、传导性听力损失	白内障	11（肾）
BRESHECK 综合征	小眼畸形	11（肾）
Stromgren 综合征	白内障	12（神经病学）
Begeer 综合征	白内障	12（神经病学）
Flynn-Aird 综合征	视网膜色素变性	12（神经病学）
Hallgren 综合征	色素性视网膜病	12（神经病学）
Gordon 综合征	色素性视网膜病	12（神经病学）
Baraitser-Winter 综合征	组织病变	12（神经病学）
眼 - 腭 - 脑综合征	小眼畸形	12（神经病学）
Nathalie 综合征	白内障	12（神经病学）
Pauli　综合征	色素性视网膜病	12（神经病学）
智力障碍 - 听力损失 - 眼 - 矮小身材	组织病变、圆锥形角膜	16（皮肤）
CHIME 综合征	视网膜病变	16（皮肤）
感音神经性听力损失、视网膜色素上皮病变、变色牙	视网膜色素上皮损伤	17（口腔）

（殷善开　校）

第 10 章

伴有肌肉骨骼发育异常的遗传性听力损失

GENETIC HEARING LOSS ASSOCIATED WITH MUSCULOSKELETAL DISORDERS

Helga V. Toriello 著

王刚,王海茹,李凤娇,李松健,杨凤波,吴梅,陈希杭,
陈敏,陈蓓,金玉莲,钟时勋,黄伟洛 译

本章所描述的是伴有肌肉骨骼发育异常的遗传性听力损失综合征,归纳为如下几类:颅骨 - 管状骨疾病、软骨发育不全、颅缝早闭、肢体 - 口面综合征、其他骨骼发育异常和混合型肌肉骨骼系统发育异常。部分骨骼系统疾病如: Treacher-Collins 综合征、Nager 综合征和 Genée-Wiedemann 综合征在第 8 章介绍。

颅骨管状骨疾病
craniotubular bone disorders

颅骨干骺端发育异常
craniometaphyseal dysplasia

在早期的研究中,颅骨干骺端发育异常被误认为 Pyle 病(家族性干骺端发育不良)。颅骨干骺端发育异常的特征是面部畸形和长骨干骺端呈杵状。关于其遗传模式,常染色体显性和隐性遗传均有报道。常染色体显性遗传的表型多样,与隐性遗传的不好区分,而隐性遗传的表型却相对较单一。虽然一些隐性遗传病例的病情较显性遗传严重,但对于散发病例,很难在临床中鉴别这两种类型[20]。本病已报道约 80 例。本病的病理基础是骨更新的改变[23,32,33]。

临床表现:常在 1 岁内出现鼻根部增宽,双侧鼻骨骨翼向上生长高于鼻梁,同时向两侧颧部生长。随着鼻骨的硬化,鼻腔变窄,鼻腔通气受阻,导致张口呼吸[2,25](图 10-1A~D、I、J)。

30%~50% 的患者伴有脑神经孔狭窄,它可引起外周性面瘫、听力损失、头痛、眩晕[2,5,16]。眼距过宽是恒定的特征。眼球震颤多见,视神经萎缩导致的视力下降罕见[13,17,18]。当出现视神经萎缩导致的视力下降时,则提示视神经孔周围骨质受侵。牙槽嵴可变厚,偶有恒牙迟萌。

听觉系统:颞骨岩部异常引起混合性听力损失。约一半的患者在儿童时即出现混合性听力损失。听力损失缓慢进展,直到 40 岁前发展至中到重度听力损失(30~90dB)[2,5,14,27]。但也有 1 例患者,早在 1 岁前就出现了传导性听力损失[28]。Sun 等[31]报道了人工钛合金听骨替换砧骨可恢复部分听力。

影像学表现:额骨、枕骨及颅底骨骨质增厚和硬化,而下颌骨较少见。鼻窦的壁和乳突气房的底壁骨质增厚。最显著的标志是额鼻突增厚(图 10-1E)。肋骨宽而致密(图 10-1F)。长骨干骺端呈杵状(烧瓶状)并呈低密度。这些影像学表现较 Pyle 病轻,并且在 1 岁之前表现较轻。患者年轻时骨干皮质增生明显,但随年龄增长而消失。这些现象同样在短管状骨中出现(图 10-1G、H)。Kornak 等[18]CT 扫描发现砧骨固定于鼓室上隐窝侧壁。该作者描述的现象和中耳

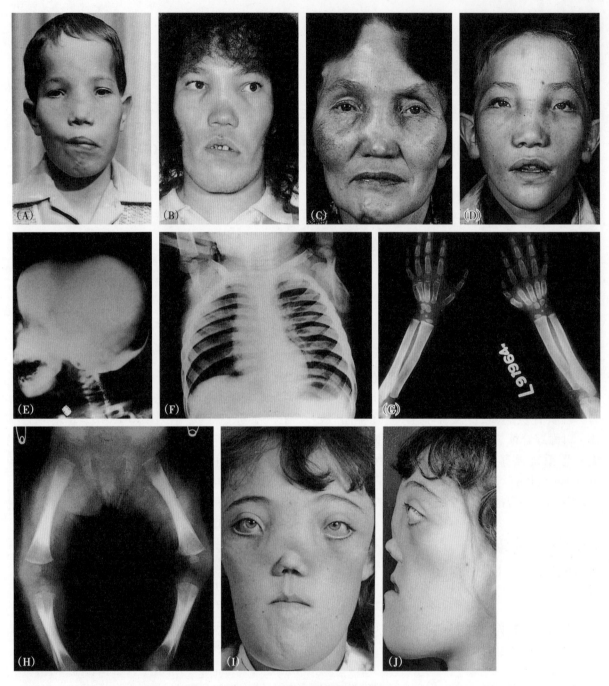

图 10-1 颅骨干骺端发育不良

显性遗传：(A)特征面容：眼距过宽，宽鼻梁，鼻旁区域扩大，左侧面瘫。(B)A 图患者 24 岁时的面容。(C、D)母子患者都表现出鼻旁区域增宽增大。(E)方形颅，鼻旁骨质沉积。(F)肋骨增宽。(G)长骨和掌骨畸形。(H)典型的干骺端透光和骨干密度增高。隐性遗传：(I、J)头颅大，鼻体明显宽且塌陷。鼻旁肿块和下颌前突是由于骨质受累所致

[(F、G)引自：DR Millard Jr et al. Am J Surg, 1967; 113：615.]

炎后的听骨链固定很相似（尽管这些患者没有中耳炎病史）。

遗传：常染色体显性遗传[1-33]和常染色体隐性遗传[34-42]均可见。

分子生物学研究：常染色体显性遗传的基因定位于 5p15.2-p14.1[6,21,23]。本病由编码焦磷酸盐转运蛋白的 ANKH 基因的 7~10 号外显子发生突变引起。ANKH 基因的 1、2 或 12 号外显子的突变可导致家族性软骨钙沉着病[10,12]。常染色体隐性遗传的基因定位于 6q21-22[36]，该基因的

具体功能目前尚不清楚。

诊断：对于散发病例，根据临床表现无法鉴别是常染色体显性遗传还是隐性遗传，但易与 Pyle 病和颅骨骨干发育异常相鉴别。然而，Reardon 等[41]指出某些病例临床诊断较困难。治疗方案正在探讨中[5,6,11,15,28,29]。

小结：本病特点如下：①常染色体显性遗传与隐性遗传并存；②颅顶、颅底，有时包括下颌骨骨质增生和硬化；③长骨和短骨干骺端轻度杵状改变；④偶有面瘫；⑤混合性听力损失。

参考文献

1. Beighton P. Craniometaphyseal dysplasia (CMD), autosomal dominant form. *J Med Genet*. 1995;32:370–374.
2. Beighton P et al. Craniometaphyseal dysplasia: Variability of expression within a large family. *Clin Genet*. 1979;15:252–258.
3. Bricker SL et al. Dominant craniometaphyseal dysplasia. *Dentomaxillofac Radiol*. 1983;12:95–100.
4. Carlson DH, Harris GBC: Craniometaphyseal dysplasia: a family with three documented cases. *Radiology*. 1972;103:147–151.
5. Carnevale A et al. Autosomal-dominant craniometaphyseal dysplasia: clinical variability. *Clin Genet*. 1983;23:17–22.
6. Chandler D et al. Refinement of the chromosome 5p locus for craniometaphyseal dysplasia. *Hum Genet*. 2001;108:394–397.
7. Colavita N et al. Cranio-metaphyseal dysplasia. *Australas Radiol*. 1988;32:257–262.
8. Cole DEC, Cohen MM Jr. A new look at craniometaphyseal dysplasia. *J Pediatr*. 1988;112:577–579.
9. Cooper JC. Craniometaphyseal dysplasia. A case report and review of the literature. *Br J Oral Surg*. 1974;12:196–204.
10. Dutra EH, et al. Two novel large ANKH deletion mutations in sporadic cases with craniometaphyseal dysplasia. *Clin Genet*. 2012;81:93–95.
11. Fanconi S et al. Craniometaphyseal dysplasia with increased bone turnover and secondary hyperparathyroidism: therapeutic effect of calcitonin. *J Pediatr*. 1988;112:587–590.
12. Gurley KA et al. Biochemical and genetic analysis of ANK in arthritis and bone disease. *Am J Hum Genet*. 2006;79:1017–1029.
13. Jend HH et al. Cranio-metaphyseal stratiform dysplasia—conventional radiography and CT findings. *Eur J Radiol*. 1981;1:261–265.
14. Keitzer G, Paparella MM. Otolaryngological disorders in craniometaphyseal dysplasia. *Laryngoscope*. 1969;79:921–941.
15. Key LL et al. Treatment of craniometaphyseal dysplasia with calcitriol. *J Pediatr*. 1988;112:583–586.
16. Kirsch T et al. Progressive ankylosis gene (ANK) regulates osteoblast differentiation. *Cells Tissues Organs*. 2009;189:158–162.
17. Kletzer GR et al. Otolaryngologic features of craniometaphyseal dysplasia. *Otolaryngol Head Neck Surg*. 1989;96:548–553 (same case as ref. 18).
18. Kornak U et al. Three novel mutations in the ANK membrane protein cause craniometaphyseal dysplasia with variable conductive hearing loss. *Am J Med Genet*. 2010;152A:870–874.
19. Martin FW. Craniometaphyseal dysplasia. *J Laryngol Otol*. 1977;91:159–169.
20. Morgan DW et al. Hearing loss due to cranio-metaphyseal dysplasia. *J Laryngol Otol*. 1990;104:807–808.
21. Nürnberg P et al. The gene for autosomal-dominant craniometaphyseal dysplasia maps to chromosomal 5p and is distinct from the growth hormone–receptor gene. *Am J Hum Genet*. 1997;61:918–923.
22. Puliafito CA et al. Optic atrophy and visual loss in craniometaphyseal dysplasia. *Am J Ophthalmol*. 1981;92:696–701.
23. Reichenberger E et al. Autosomal-dominant craniometaphyseal dysplasia is caused by mutations in the transmembrane protein ANK. *Am J Hum Genet*. 2001;68:1321–1326.
24. Richards A. Craniometaphyseal and craniodiaphyseal dysplasia: head and neck manifestations and management. *J Laryngol Otol*. 1996;110:328–338.
25. Rimoin DL et al. Cranio-metaphyseal dysplasia (Pyle's disease): autosomal-dominant inheritance in a large kindred. *Birth Defects*. 1969;5(4):96–104.
26. Schaefer B et al. Dominantly inherited craniodiaphyseal dysplasia: a new craniotubular dysplasia. *Clin Genet*. 1986;30:381–391.
27. Schwahn B et al. Autosomal-dominant craniometaphyseal dysplasia. *Monatsschr Kinderheilkd*. 1996;144:1073–1077.
28. Shea J et al. Cranio-metaphyseal dysplasia: the first successful surgical treatment for associated hearing loss. *Laryngoscope*. 1981;91:1369–1374.
29. Sheppard WM et al. Craniometaphyseal dysplasia: a case report and review of medical and surgical management. *Int J Pediatr Otorhinolaryngol*. 2003;67:71–77.
30. Spiro PC et al. Radiology of the autosomal-dominant form of craniometaphyseal dysplasia. *S Afr Med J*. 1975;49:839–842.
31. Sun GH et al. Craniometaphyseal dysplasia-induced hearing loss. *Otol & Neurotol*. 2011;32:e9–e10.
32. Tinschert S, Braun HL. Craniometaphyseal dysplasia in six generations of a German kindred. *Am J Med Genet*. 1998;77:175–181.
33. Yamamoto T et al. Bone marrow derived osteoclast-like cells from a patient with craniometaphyseal dysplasia lack expression of osteoclast-reactive vacuolar proton pump. *J Clin Invest*. 1993;91:362–367.
34. Boltshauser E et al. Cerebromedullary compression in recessive craniometaphyseal dysplasia. *Neuroradiology*. 1996;38:193–195.
35. Elçioglu N, Hall CM. Temporal aspects in craniometaphyseal dysplasia, autosomal-recessive type. *Am J Med Genet*. 1998;76:245–251.
36. Iughetti P et al. Mapping of the autosomal recessive (AR) craniometaphyseal dysplasia locus to chromosomal region 6q21–22 and confirmation of genetic heterogeneity for mild AR spondylocostal dysplasia. *Am J Med Genet*. 2000;95:482–491.
37. Lehmann ECH: Familial osteodystrophy of the skull and face. *J Bone Joint Surg*. 1957;39B:313–315.
38. Millard DR et al. Craniofacial surgery in craniometaphyseal dysplasia. *Am J Surg*. 1967;113:615–621.
39. Penchaszadeh VB et al. Autosomal-recessive craniometaphyseal dysplasia. *Am J Med Genet*. 1980;5:43–55.
40. Prontera P et al. Craniometaphyseal dysplasia with severe craniofacial involvement shows homozygosity at 6q21-22.1 locus. *Am J Med Genet*. 2011;155A:1106–1108.
41. Reardon W et al. Sibs with mental retardation, supraorbital sclerosis and metaphyseal dysplasia: frontometaphyseal dysplasia, craniometaphyseal dysplasia, or a new syndrome? *J Med Genet*. 1991;28:622–626.
42. Ross MW, Altman DH. Familial metaphyseal dysplasia: review of the clinical and radiological features of Pyle's disease. *Clin Pediatr*. 1967;6:143–149.

颅骨骨干发育异常
craniodiapyseal dysplasia

1958 年，Joseph 等[7]第 1 次把特发的颅面骨严重的广泛性增生及硬化称为颅骨骨干发育异常（craniodiaphyseal dysplasia）[1-16,18-20]。Schaefer 等[17]报道的病例实际上是颅骨干骺端发育异常的显性遗传类型。在电影《面具》（*Mask*）里曾提到一个颅骨骨干发育异常的患者。目前报道的颅骨骨干发育异常的病例还不到 20 例。

临床表现：面部和颅部明显增厚、畸形、增大。几岁内甚至几个月内就可发生鼻塞和反复

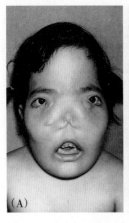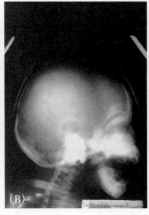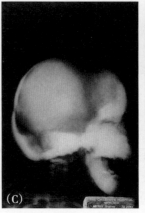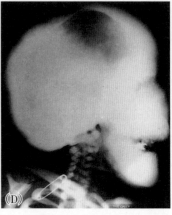

图 10-2　颅骨骨干发育不良

（A）5 岁患儿，颅骨、面骨及下颌骨明显增大。严重的眼距过宽和错𬌗。（B~D）3.5 个月（左）、18 个月（中）、5 岁（右）时的颅骨侧位片，显示颅、面骨、下颌骨及近端的颈椎进行性骨质增生。鼻窦及乳突气房未发育

[（A~D）引自：RI Macpherson，J Can Assoc Radiol 1974；25：22.]

的上呼吸道感染[12]。头围增大。骨质明显增厚、眼距增宽、塌鼻畸形、泪道堵塞，还有严重的错𬌗。几岁内就可以出现双侧的后鼻孔狭窄。所有的患者都有严重的屈光不正，由于骨骼过度生长引起的泪道阻塞，以及由于视神经萎缩导致的视力下降或视力丧失（图 10-2A）。颅骨的过度生长会压迫几乎所有的脑神经。持续的压迫会导致头痛、进行性精神发育迟缓和癫痫发作。有学者曾报道了 1 例轻度的脑水肿的病例[12]。

发育的重要标志（包括言语）出现迟缓[5,11,18]。常常会有性成熟障碍，少数患者身高发育迟缓[5,10,18]。50% 的患者寿命缩减。

肌肉骨骼系统：X 线片显示颅骨、面骨及下颌骨严重钙化、增生。鼻窦及乳突气房未发育（图 10-2B~D）。Tucker 等[20]记录了本病的病情进展情况。肋骨和锁骨中度增厚、明显钙化。长骨干骺端无杵状改变，也可以说是长骨的呈警棍状或骨干软骨骨化[12]。手足的短骨，尤其是第一指（跖）骨呈圆柱状。少数学者还发现血浆碱性磷酸酶增高，但钙、磷水平正常[1,6-8,19]。可见增厚的骨小梁及非常宽的未钙化的骨缝[1,13]。

听觉系统：几乎所有的报道均显示首先出现传导性听力损失，继而出现混合性听力损失，但有关这方面的数据较少。Halliday[5]报道的病例为感音神经性听力损失。

遗传：遗传方式不明确，既可以是常染色体隐性遗传也可以是常染色体显性遗传。de Souza[4]

报道男性和女性直系亲属均可发病。Halliday[5]发现的病例，患者父母是近亲结婚关系；同时 Joseph 等[7]和 Stransky 等[18]报道了具有相似临床表现的个案。这些报道均支持本病是常染色体隐性遗传。但是 Brueton 和 Winter[3]认为 de Souza[4]报道的同胞实际上是 van Buchem 病（广泛性骨皮质增生综合征）。

Schaefer 等[17]和 Bieganski[1]均报道了垂直传递现象，这又证明了该病可能是常染色体显性遗传（尽管后者报道的患者的母亲有体细胞镶嵌现象）。此外，Schaefer 等[17]认为两种遗传形式的患者可能有不同临床表现，显性遗传的骨质增生及硬化比隐性遗传的严重。

诊断：应与 Camurati-Engelamnn 病（进行性骨干发育不良）、颅骨干骺端发育不良、van Buchem 病、硬化性骨化病相鉴别。

小结：本病的特点包括①遗传方式不明确；②颅骨、面骨、肋骨和锁骨广泛增生和硬化；③长骨圆柱状改变和生长板软骨骨化；④脑神经孔的骨质过度增生导致视力和 / 或听力损失；⑤偶伴有碱性磷酸酶增高；⑥混合性听力损失。

参考文献

1. Bieganski T et al. A boy with severe craniodiaphyseal dysplasia and apparently normal mother. *Am J Med Genet*. 2007；143A: 2435–2443.
2. Bonucci E et al. Histologic, microradiographic and electron micro-scopic investigations of bone tissue in a case of craniodiaphyseal dys-plasia. *Virchow Arch A Pathol Anat Histopathol*. 1977；373:167–175.

3. Brueton LA, Winter RM. Craniodiaphyseal dysplasia. *J Med Genet.* 1990;27:701–706.

4. de Souza O. Leontiasis ossea. *Porto Allegre (Brazil) Faculdade de Med Dos Cursos.* 1927;13:47–54.

5. Halliday J. A rare case of bone dysplasia. *Br J Surg.* 1949–1950; 37:52–63.

6. Itakagi Y et al. A case of craniodiaphyseal dysplasia. *No To Hattatsu.* 1989;21:69–73.

7. Joseph R et al. Dysplasia cranio-diaphysaire progressive: ses relations avec la dysplasie diaphysaire progressive de Camurati-Engelmann. *Ann Radiol.* 1958;1:477–490.

8. Kaitila I et al. Craniodiaphyseal dysplasia. *Birth Defects.* 1975;11(6): 359–361.

9. Kirkpatrick DB et al. The craniotubular bone modeling disorders: a neurosurgical introduction to rare skeletal dysplasias with cranial nerve compression. *Surg Neurol.* 1977;7:221–232 (same case as ref. 8).

10. Levy MH, Kozlowski K. Cranio-diaphyseal dysplasia. *Australas Radiol.* 1987;31:431–435.

11. Macpherson RI. Craniodiaphyseal dysplasia, a disease or group of diseases? *J Can Assoc Radiol.* 1974;25:22–23 (case 1).

12. Marden FA, Wippold FJ. MR imaging features of craniodiaphyseal dysplasia. *Pediatr Radiol.* 2004;34:167–170.

13. McHugh DA et al. Nasolacrimal obstruction and facial bone histopathology in craniodiaphyseal dysplasia. *Br J Ophthalmol.* 1994;78: 501–503.

14. McKeating JB, Kershaw CR. Craniodiaphyseal dysplasia. *J R Nav Med Serv.* 1987;73:81–93.

15. Richards A. Craniometaphyseal and craniodiaphyseal dysplasia. Head and neck manifestations and management. *J Laryngol Otol.* 1961;110:328–338.

16. Scarfò GB et al. Idrocephalo associato a displasia cranio-diafisaria. [Hydrocephalus and craniodiaphyseal dysplasia]. *Radiol Med.* 1979;65:249–252.

17. Schaefer B et al. Dominantly inherited craniodiaphyseal dysplasia. A new craniotubular dysplasia. *Clin Genet.* 1986;30:381–391.

18. Stransky E et al. On Paget's disease with leontiasis ossea and hypothyreosis starting in early childhood. *Ann Paediatr.* 1962;199:393–408.

19. Thurnau GR et al. Management and outcome of two pregnancies in a woman with craniodiaphyseal dysplasia. *Am J Perinatol.* 1991;8:56–61.

20. Tucker AS et al. Craniodiaphyseal dysplasia: evolution over a five-year period. *Skeletal Radiol.* 1976;1:47–53.

额骨干骺端发育异常
frontometaphyseal dysplasia

1969 年 Gorlin 和 Cohen[8]首次把额骨干骺端发育异常从其他颅骨 - 管状骨发育异常中区分出来。额骨干骺端发育异常包括骨性眶上嵴突出、混合性听力损失和广泛的骨骼发育异常。随后的几位学者报道了大量的该类病例[1-22,24-29]。

颅面部表现：本病患者特征性面容包括：眶上嵴明显、鼻根增宽、睑裂向外下倾斜和小而尖的下颌（图 10-3A）。青春期之前就有眶上嵴增大[4]。可有乳牙滞留而恒牙缺失[1,4,8]。大部分患者有错𬌗。可有先天性声门及声门下狭窄[5,17]。

肌肉骨骼系统：手部肌肉原发性和继发性萎缩均存在（图 10-3B）。腕关节背屈和肘关节外展受限，腕关节和肘关节旋前、旋后极度受限。手指弯曲畸形和腕关节尺侧偏斜是进行性的。掌

指关节运动基本受限。拇指增宽，可有杵状趾。常有轻度的脊柱侧弯[20]。然而，Morava 等[20]报道的 2 个家系中部分患者有严重和进行性加重的脊柱侧弯。

影像学表现：影像学检查可见：额嵴增厚呈圆枕样、额窦缺如、眶上缘呈黑人口唇样或清真寺顶样缺损、上颌窦顶壁呈弓形、上颌骨短、颅底延长、下颌骨前角切迹伴下颌角及髁突明显发育不良[1,8,10,13]（图 10-3C）。有报道把下颌骨棘作为该病的特征[7]。

枕骨大孔扩大，有多种椎骨畸形，如：枢椎齿突太靠前、寰椎没有后弓、腰椎扁平。第 2、3 颈椎融合和第 3、4 颈椎半脱位。双肩高耸。脊柱侧弯明显，从而导致了躯干过短[17,18,22,25]，有报道限制性胸膜疾病[8,17]。长骨骨干密度增高，干骺端呈烧瓶状畸形。下肢可外侧弯畸形，髂骨边缘明显增厚和髋外翻。同时腕骨相互融合和侵蚀，中节指（跖）骨过长过宽，腰椎间隙增宽[4,8,11,15]（图 10-3D、E）。肋骨和椎骨外形不规则[10]，低位肋骨呈"衣架"样变。本病有特征性的掌指关节的畸形[11]。

听觉系统：有报道本病听力损失特点为进行性传导性听力损失或混合性听力损失[1,8,28]，尽管这种表现在 *FLNA* 阴性患者中更常见。

前庭系统：Arenberg 等[1]报道患者冷热试验前庭功能严重减退。

其他表现：常可并发泌尿系统畸形（输尿管积水、肾积水、重复肾）[5,7,13,14,23]和气道阻塞性疾病[1,5,8]。有二尖瓣脱垂[22]、房间隔缺损、肺动脉瓣狭窄和三尖瓣闭锁的报道[1,4,7,24]。肩胛骨内侧缘的软组织带延伸至脊柱[26]。常见臀部和大腿多毛症。有的男性患者出现隐睾[1,7]。

遗传：X 连锁遗传，但女性携带者存在可变表现度[1,2,6,7,9,11]。

分子生物学研究：Verloes 等[27]、Superti-Furga 和 Gimelli[25]和 Morava 等[20]提出，并被 Robertson 等[23]证明了额骨干骺部发育异常与 Melnick-Needle 综合征、耳 - 腭 - 指综合征 I 型和 II 型是等位基因变异体。致病基因是丝蛋白 A（肌动蛋白结合蛋白，*FLNA*）基因突变，位于 Xq28[23,24]。尽管基因型和表型之间存在一定的关联，部分 X 染色体失活同样可影响表型[29]。但有一部分临床诊断为额骨干骺端发育异常的

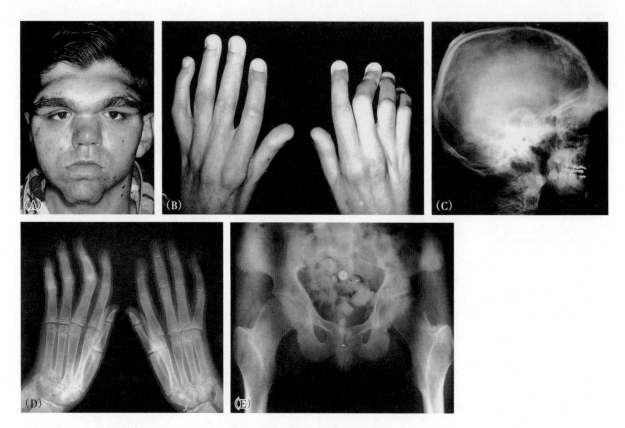

图 10-3　额骨干骺端发育不良

（A）眶上嵴突出，鼻梁宽，颏部小而尖，使患者外貌显著异常。（B）手骨间肌肉萎缩，手指尺侧偏斜。（C）X 线影像检查显示：眶上圆枕隆凸、下颌骨发育不全、颈椎异常。（D）长骨形状普遍异常。（E）髂骨明显膨胀，股骨颈增宽

[（A，D）引自：RJ Gorlin and MM Cohen Jr. Am J Dis Child 1969；118：487.]

杂合个体，检测不到 *FLNA* 基因突变[24]。

诊断：额骨干骺端发育异常易于与颅骨干骺端发育异常和颅骨骨干发育异常相鉴别。耳-腭-指综合征 Ⅰ 型和部分 Melnick-Needle 综合征的患者眉弓高拱。婴儿期诊断较困难。临床诊断主要依赖于骨密度增高、肋骨畸形、干骺端增宽、髂骨外旋[7]。

小结：本病特点如下：①X 连锁遗传；②以突出的眶上嵴和尖颏为特征面容；③四肢肌肉萎缩，关节屈曲畸形；④骨骼特征性改变；⑤混合性听力损失，但以传导性听力损失为主。

参考文献

1. Arenberg JK et al. Otolaryngologic manifestations of frontometaphyseal dysplasia: the Gorlin-Holt syndrome. *Arch Otolaryngol.* 1974;99:52–58.
2. Balestrazzi P. Hérédite liée au sexe dans la dysplasia fronto-metaphysaire. [Sex-linked inheritance in fronto-metaphyseal dysplasia]. *J Génét Hum.* 1985;33:419–425.
3. Beighton P, Hamersma H. Frontometaphyseal dysplasia: autosomal dominant or X-linked. *J Med Genet.* 1980;17:53–56.
4. Danks DM et al. Fronto-metaphyseal dysplasia. *Am J Dis Child.* 1972;123:254–258.
5. Fitzsimmons JS et al. Fronto-metaphyseal dysplasia: further delineation of the clinical syndrome. *Clin Genet.* 1982;22:195–205.
6. Franceschini P et al. Esophageal atresia with distal tracheoesophageal fistula in a patient with frontometaphyseal dysplasia. *Am J Med Genet.* 1997;73:10–14.
7. Glass RBJ, Rosenbaum KN. Frontometaphyseal dysplasia: neonatal radiographic diagnosis. *Am J Med Genet.* 1995;57:1–5.
8. Gorlin RJ, Cohen MM Jr. Frontometaphyseal dysplasia: a new syndrome. *Am J Dis Child.* 1969;118:487–494.
9. Gorlin RJ, Winter RB. Frontometaphyseal dysplasia—evidence for X-linked inheritance. *Am J Med Genet.* 1980;5:81–84.
10. Holt JF et al. Frontometaphyseal dysplasia. *Radiol Clin North Am.* 1972;10:225–243.
11. Jend-Rossman I et al. Frontometaphyseal dysplasia: symptoms and possible mode of inheritance. *J Oral Maxillofac Surg.* 1984;42: 743–748.
12. Jervis GA, Jenkins EC. Frontometaphyseal dysplasia. *Syndrome Ident.* 1975;3:18–19.
13. Kanemura T et al. Frontometaphyseal dysplasia with congenital urinary tract malformations. *Clin Genet.* 1979;16:399–404.
14. Kassner EG et al. Frontometaphyseal dysplasia: evidence for autosomal dominant inheritance. *AJR Am J Roentgenol.* 1976;127: 927–933.
15. Kung DS, Sloane GM. Cranioplasty in frontometaphyseal dysplasia. *Plast Reconstr Surg.* 1998;102:1144–1146.
16. Leggett JM. Laryngo-tracheal stenosis in frontometaphyseal dysplasia. *J Laryngol Otol.* 1988;102:74–78.
17. Lipson E et al. Restrictive chest bellows disease and frontometaphyseal dysplasia. *Chest.* 1993;103:1264–1265.
18. Medlar RC, Crawford AH. Frontometaphyseal dysplasia presenting as scoliosis: a report of a family with four cases. *J Bone Joint Surg Am.* 1978;60:392–394.
19. Mersten A et al. Cranio-metaphyseal dysplasia. *Radiol Diagn.*

1980;21:70–74.

20. Morava E et al.: Clinical and genetic heterogeneity in frontometaphyseal dysplasia: severe progressive scoliosis in two families. *Am J Med Genet.* 2003;116A:272–277.

21. Park JM et al. Mitral valve prolapse in a patient with frontometaphyseal dysplasia. *Clin Paediatr.* 1986;25:469–471.

22. Reardon W et al. Sibs with mental retardation, supraorbital sclerosis and metaphyseal dysplasia: frontometaphyseal dysplasia, craniometaphyseal dysplasia, or a new syndrome? *J Med Genet.* 1991;28:662–626.

23. Robertson SP et al. Localized mutations in the gene encoding the cytoskeletal protein filamin A cause diverse malformations in humans. *Nat Genet.* 2003;33:487–491.

24. Robertson SP et al. Frontometaphyseal dysplasia: mutations in *FLNA* and phenotypic diversity. *Am J Med Genet.* 2006;140A:1726–1736.

25. Superti-Furga A, Bimelli F. Fronto-metaphyseal dysplasia and the oto-palato-digital syndrome. *Dysmorphol Clin Genet.* 1987;1:2–5.

26. Ullrich E et al. Frontometaphyseal dysplasia: report of two familial cases. *Australas Radiol.* 1979;23:265–271.

27. Verloes A et al. Fronto-otopalatodigital osteodysplasia: clinical evidence for a single entity encompassing Melnick-Needles syndrome, otopalatodigital syndromes types 1 and 2, and frontometaphyseal dysplasia. *Am J Med Genet.* 2000;90:407–422.

28. Walker BA. A craniodiaphyseal dysplasia or craniometaphyseal dysplasia, ? type. *Birth Defects.* 1969;5(4):298–300.

29. Zenker M et al. Genotype-epigenotype-phenotype correlations in females with frontometaphyseal dysplasia. *Am J Med Genet.* 2006;140A:1069–1073.

进行性骨干发育不良

Camurati-Engelmann 病

progressive diapyseal dysplasia

（Camurati-Engelmann disease）

进行性骨干发育不良是一种骨质异常钙化和增生的疾病[21,22]，20世纪20年代 Camurati[5] 和 Engelmann[10] 分别报道了该病。目前报道的病例已超过300例[6]。流行病学估计其在新生儿中的发病率小于 1/1 000 000[30,31]。

临床表现：最常见的临床表现是骨痛，其他表现包括：行走延迟、广泛的神经肌肉无力、肌肉组织发育不良及四肢不成比例的过长、胫骨弯曲、步幅宽且步态蹒跚、扁平足（图10-4A）[2,18]。发病年龄介于1~60岁，平均发病年龄是15~20岁[11,12,36]。也可以出现膝内翻、膝外翻、腰椎前凸、脊柱侧弯。病变骨皮肤紧绷[2]。肝脾大者少见。第二性征发育不良。有些患者会出现前额突出、眼球突出、视盘水肿、溢泪、视神经萎缩和头痛[13,24,27,34]。有的患者可出现味觉和嗅觉丧失[15]。Crisp 和 Brenton[9] 报道了雷诺现象和指（趾）坏疽，同时强调了进行性骨干发育不良是一个全身性疾病。

影像学表现：长骨中部的骨干对称的不规则的梭形硬化和增厚，同时髓腔变窄。通常干骺端很少受累，但随着年龄的增长也可向两端进展。但骨骺不受累。虽然不是每名颅底骨质增生的患者都有症状，但超过一半的病例有颅底骨质增生。25% 的患者下颌骨硬化，偶有明显增大[6]。20% 的患者颈椎、锁骨、髋骨、手足骨和肋骨受累[24,28,29]（图10-4B、C）。这些影像表现也许和 Ribbing 病有关[23]。有报道在1名成年患者中发现了内生软骨瘤，虽然尚不明确这是本病的一种表现还是巧合[26]。闪烁显像改变也是非常明显的，但不一定和影像学改变完全一致[14]。骨密度检测证实了1例儿童患骨质疏松[4]。

听觉系统：19% 的患者有听力损失，感音神经性、传导性或混合性听力损失分别占 7.2%、1.3% 和 2.6%[6]。一半的感音神经性听力损失患者是极重度感音神经性听力损失[25]。Sparkes 和 Graham[33] 报道了内耳道裂隙样改变的病例。

前庭系统：可有前庭功能障碍[14,15,19,35]。Hellier 等[15] 报道了用外科手术减压的方法缓解此症状。

实验室检查：可有血清碱性磷酸酶、尿羟脯氨酸、红细胞沉降率升高[32]，但仅有少数患者有上述表现[2]。贫血相对较多见。1名儿童患者骨活检证实骨小梁体积减小[4]。有显著的闪烁显像改变，但不一定总伴有相应的影像学改变[7]。

遗传：为常染色体显性遗传，表达变异度较大、外显率较低。有遗传早现的报道[31]。约50% 的患者是新发突变[24]。

分子生物学研究：该基因位于 19q13.2-q13.3[11,16]，编码转化生长因子 β-1（*TGFB1*）[17,20,28]。有研究表明 *Y81H* 突变的患者症状较轻，但该研究中 4/5 的患者缺乏影像学证据[18]。这些现象需要进一步证实。尽管有学者认为本病存在遗传同质性[1,3,8]，但最近报道有2名进行性骨干发育不良表型的女性患者没有 *TGFB1* 基因突变[28]。有学者将其报道为 Camurati-Engelmann 病II型[28]。后来 Bartusevicience 等[2] 指出它与更常见的常染色体显性类型有不同之处，如这种形式的骨纹。

诊断：骨干钙化可见于颅骨干骺端发育异常。婴儿骨皮质增生症呈不对称分布，早期萎缩。van Buchem 病管状骨的宽度不增加，但下颌骨明显变大。

预后：可用帕米磷酸二钠（pamidronate）治疗，但疗效不确切。

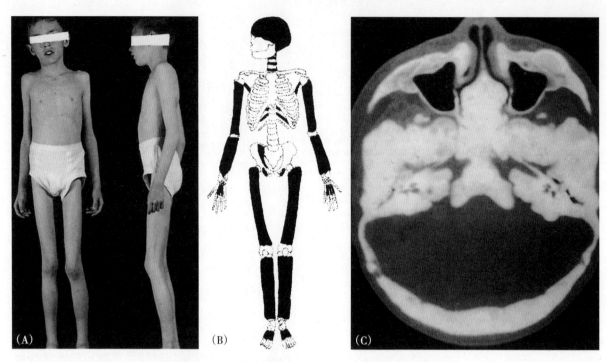

图 10-4　进行性骨干发育不良（Camurati-Engelmann 病）

（A）10 岁男孩，表现为全身虚弱，肌肉萎缩，足内翻，特征性四肢修长；（B）受累骨质的示意图；（C）CT 示面部骨质增生，上颌窦前壁增厚

〔（A）引自：RS Sparkes and CB Graham Jr J Med Genet，1972；9；73；（C）引自：PN Demas and GC Soteream. Oral Surg Oral Med Oral Pathol，1989；68；686. 〕

　　小结：本病特征如下：①常染色体显性遗传；②颅骨和长骨硬化、增生；③肌肉无力和萎缩；④腿痛和步态异常；⑤听力损失，偶有前庭功能减退。

参考文献

1. Applegate LJ et al. MR of multiple cranial neuropathies in a patient with Camurati-Engelmann disease. *AJNR Am J Neuroradiol*. 1990; 12:557–559.
2. Baartuseviciene A et al. Camurati-Engelmann disease: imaging, clinical features and differential diagnosis. *Skeletal Radiol*. 2009; 38:1037–1043.
3. Belinda A et al. Genetic homogeneity of the Camurati-Engelmann disease. *Clin Genet*. 2000;58:150–152.
4. Bondestam J et al. Bone biopsy and densitometry findings in a child with Camurati-Engelmann disease. *Clin Rheumatol*. 2007;26: 1773–1777.
5. Camurati M. Di un raro di osteite simmetrica ereditaria degli arti inferiori. *Clin Organi Mov*. 1922;6:622–665.
6. Carlson ML et al. Skull base manifestations of Camurati-Engelmann disease. *Arch Otolaryngol Head Neck Surg*. 2010;136:566–675.
7. Clybouw C et al. Camurati-Engelmann disease: contribution of bone scintigraphy to the genetic counseling. *Genet Couns*. 1994;5:195–198.
8. Cormier-Daire V et al. Genetic homogeneity of the Camurati-Engelmann disease. *Clin Genet*. 2000;58:150–152.
9. Crisp AJ, Brenton DP. Engelmann's disease of bone—a systemic disorder? *Ann Rheum Dis*. 1982;41:183–188.
10. Engelmann G. Ein Fall von Osteopathia hyperostotica (sclerosis) multiplex infantiles. *Fortschr Roentgenol*. 1929;39:1011–1116.
11. Ghadami M et al. Genetic mapping of the Camurati-Engelmann disease locus to chromosome 9q13.1–q13.3. *Am J Hum Genet*. 2000; 66:143–147.
12. Ghosal SP et al. Diaphyseal dysplasia associated with anemia. *J Pediatr*. 1988;113:49–57.
13. Grey AC et al. Engelmann's disease: a 45-year follow-up. *J Bone Joint Surg Br*. 1996;78:488–491.
14. Hanson W, Parnes LS. Vestibular nerve compression in Camurati-Engelmann disease. *Ann Otol Rhinol Laryngol*. 1995;104:823–825.
15. Hellier WPL, Brookes GB. Vestibular nerve dysfunction and decompression in Engelmann's disease. *J Laryngol Otol*. 1996;110:462–465.
16. Janssens K et al. Localisation of the gene causing diaphyseal dysplasia Camurati-Engelmann to chromosome 19q13. *J Med Genet*. 2000;37:245–249.
17. Janssens K et al. Mutations in the gene encoding the latency-associated peptide of TFG-β1 cause Camurati-Engelmann disease. *Nat Genet*. 2000;26:273–274.
18. Janssens K et al. Camurati-Engelmann disease: review of the clinical, radiological, and molecular data of 23 families and implications for diagnosis and treatment. *J Med Genet*. 2006;43:1–11.
19. Kaftari JK et al. Progressive diaphyseal dysplasia (Camurati-Engelmann): radiological follow-up and CT findings. *Radiology*. 1987; 164:777–782.
20. Kinoshita A et al. Domain-specific mutations in *TGFB1* result in Camurati-Engelmann disease. *Nat Genet*. 2000;26:19–20.
21. Kumar B et al. Progressive diaphyseal dysplasia (Engelmann's disease): scintigraphic radiographic-clinical correlations. *Radiology*. 1981;140:87–92.
22. Labat ML et al. Monocytic origin of fibroblasts: spontaneous transformation of blood monocytes into neo-fibroblastic structures in osteomyelosclerosis and Engelmann's disease. *Biomed Pharmacother*. 1991;45:289–299.
23. Makita Y et al. Intrafamilial phenotypic variability in Engelmann disease (ED): Are ED and Ribbing disease the same entity? *Am J Med Genet*. 2000;91:153–156.
24. Morse PH et al. Ocular findings in hereditary diaphyseal dysplasia (Engelmann's disease). *Am J Ophthalmol*. 1969;68:100–104.
25. Moumoulidis I et al. Unusual otological manifestations in Camurati-

Engelmann's Disease. *J Laryngol Otol.* 2006;120:892–895.

26. Nagasawa H et al. Unusual associations between enchondroma and Camurati-Engelmann disease: A case report. *Upsala J Med Sci.* 2010;115:157–160.
27. Naveh Y et al. Progressive diaphyseal dysplasia: genetics and clinical and radiologic manifestations. *Pediatrics.* 1984;74:399–405.
28. Nishimura G et al. Camurati-Engelmann disease type II: progressive diaphyseal dysplasia with striations of the bones. *J Med Genet.* 2002;107:5–11.
29. Ramon Y, Buchner A. Camurati-Engelmann's disease affecting the jaws. *Oral Surg.* 1966;22:592–599.
30. Saraiva JM. Progressive diaphyseal dysplasia: a three-generation family with markedly variable expressivity. *Am J Med Genet.* 1997;71:348–352.
31. Saraiva JM. Anticipation in progressive diaphyseal dysplasia. *J Med Genet.* 2000;37:394–395.
32. Smith R et al. Clinical and biochemical studies in Engelmann's disease (progressive diaphyseal dysplasia). *Q J Med.* 1977;46:273–294.
33. Sparkes RS, Graham CB. Camurati-Engelmann disease. *J Med Genet.* 1972;9:73–85.
34. Tucker AS et al. Craniodiaphyseal dysplasia: evolution over a five-year period. *Skeletal Radiol.* 1976;1:47–55.
35. Van Dalsem VF et al. Progressive diaphyseal dysplasia. *J Bone Joint Surg Am.* 1979;61:596–598.
36. Yoshioka H et al. Muscular changes in Engelmann's disease. *Arch Dis Child.* 1980;55:716–719.

骨硬化病
osteopetrosis

骨硬化病是一组以破骨细胞吸收导致松质骨障碍为特征的疾病,导致骨皮质密度增高,骨松质与骨皮质在影像学上分界不清。组织学上表现为破骨细胞增多[31,42]。

传统上把骨硬化病分为两种类型:先天性或恶性常染色体隐性遗传性和成人或良性常染色体显性遗传性。然而该病可能有明显的遗传异质性。有几种常染色体隐性遗传和常染色体显性遗传形式,以及一种罕见的、与免疫缺陷和无汗性外胚层发育不良相关的 X 连锁隐性遗传形式[18]。

常染色体显性遗传性骨硬化病
Albers-Schonberg 病
autosomal dominant osteopetrosis
(Albers-Schonberg disease)

常染色显性遗传的骨硬化病患者比隐性遗传者多见,不伴贫血、肝脾大、失明或智力障碍。至少 40% 的患者仅有影像学表现而无临床症状[27]。其余的患者可有背痛、头痛,极少数患者出现三叉神经痛[7,51]。

显性遗传患者常在儿童后期或青春期出现症状[5,6,8,9,17]。与肌肉骨骼疾病相关的遗传性听力损失 331 例在出生后最初几年内悄然出现,表现为颅骨放射不透明度增加。它经常是通过常规的胸部 X 光检查发现的。

临床表现:骨骼最常受累,椎骨硬化会引起"三明治椎骨"样改变[17],可表现为颅底密度增加,X 线上"骨内骨"表现并不常见[5]。大约 50% 患者有骨折。下颌骨骨髓炎发生在约 10%~20% 的患者中,与 II、III 和 VII 脑神经麻痹相似[27,31]。

听觉系统:最初报道传导性听力损失的发生率为 20%[7,10,27],最新估计只有 5% 的患者有听力损失[43]。Welford 等[52]及此后 Milroy 和 Michaels[32]描述了 1 名患者的颞骨表现,表现为镫骨固定、听小骨增大。Miyamoto 等[33]描述了具有骨硬化和面瘫的五代家系,先证者听力正常,但有颞骨硬化。

遗传:遗传方式是常染色体显性遗传,表现度高度可变。在一些家系中,大多数患者具有典型常染色体显性遗传性骨硬化,部分患者发病早,伴视力丧失和贫血[51]。

分子生物学研究:早期发现的一个家系,连锁定位在 1p21 区域,接近 M-CSF[49],然而,Cleiren 等[14]发现该家系中存在 *CLCN7* 基因突变,而 *CLCN7* 位于 16p13.3,因此排除了 1p21 与疾病的相关性。

尽管在骨硬化症患者中也报道了在 *LRP5*[50]和 *PLEKHM1* 突变,但大多数病例由 *CLCN7* 上具有显性负效应的突变引起。值得注意的是,具有 *PLEKHM1* 突变的那些患者表型更为局部化[16]。

诊断:全身骨密度增加,伴随致密性成骨不全和骨硬化症。一般来说,常染色体显性骨硬化病发病年龄较晚,区别于常染色体隐性遗传。

小结:本病特征包括①常染色体显性遗传;②全身骨骼射线不透性增加;③病程基本无症状;④罕见骨髓炎;⑤约 5% 患者有传导性听力损失。

常染色体隐性遗传性骨硬化病
autosomal recessive osteopetrosis

常染色体隐性遗传性骨硬化病通常为重度表现,在某些情况下,该病症具有相对较轻的表现,称为中间型。严重常染色体隐性遗传性骨硬化症特征为：几乎所有骨骼密度增加,同时因骨松质原发性吸收障碍导致一系列并发症,如贫血、肝脾肿大、失明、听力损失、面瘫和骨髓炎。受累骨骼膨胀、呈八字形、密度增加,骨骺、干骺端和骨干受累程度相似,骨皮质和骨松质在射线下是不可区分的。Reeves 等[40]和 Lajeunesse 等[28]广泛讨论过发病机制。

临床表现:所有管状骨都可能受累,但发育通常是正常的。颅骨增厚致密,颅底为重,但是颅盖和鼻窦气化不良,面骨密度比正常人高[24,25](图 10-5A),磁共振成像(MRI)上述特点更明显[15]。复发性感染和容易擦伤也很常见[17]。

神经系统表现:视觉障碍及眼球震颤非常常见,在平均年龄为 2 月龄的患儿中为首发表现[2,13](图 10-5B)。眼静脉压迫导致的视神经萎缩是相对常见的并发症,骨密度增加使第Ⅶ脑神经在茎乳孔处受压导致面瘫[4,29],约 20% 患者出现智力障碍[27]。

肌肉骨骼表现:骨密度增加,但外形无改变(图 10-5C),骨骺、干骺和骨干受累程度相似。骨皮层和骨松质不可区分[35]。骨折常见(图 10-5D)。

口腔表现:颌骨骨髓炎是拔牙时出现的显著并发症,可能是血供不足的结果[22,46],可导致口外瘘管。乳牙磨牙和所有恒牙明显变形,并完全或部分嵌入骨基质中。已有关于牙骨质关节强直的报道[55],牙齿的改变为骨吸收障碍和 / 或骨髓炎的继发结果[21]。

造血系统表现:虽然肝和脾出生时是正常的,但在超过 50% 病例中,由于髓外造血,肝和脾在儿童期增大,可有溶血性贫血和血小板减少症,并且约 20% 的患者有全身性淋巴结病。

听觉系统:该病中至少一侧发生听力损失频率高达 78%[19]。传导性听力损失是最常见的,但是一些儿童也存在感音神经性损伤。听力损失早在 1 岁时就可以被检测到。多数学者未报道详细听力检测结果,在大约一半病例中发现有中耳炎病史[54]。

Myers 和 Stool 描述过镫骨环形变的听骨链受累[34],但在 Suga 和 Lindsay[47]病例中听骨链是正常的。亦有骨性外生骨疣的报道。

在 1 名具有中度听力损失的儿童中发现颞骨变化[34]。中耳腔小于正常范围;而且伴随有明显黏膜肥大和小的不完全面神经管,部分面神经突出到中耳。整个颞骨有明显的耳硬化骨,覆盖耳囊的骨膜和骨内膜层。由硬化骨组成的听小骨缺少骨髓腔。镫骨增厚,停留在胎儿型而停止发育,螺旋器、前庭迷路和螺旋神经节正常。蜗窗膜明显增厚。乳突未气化,这些腔隙被软骨细胞和成骨细胞填充(图 10-5E)。

遗传:许多学者证明该病在同胞和亲代近亲中频繁发生,表现为常染色体隐性遗传。

分子生物学研究:许多不同基因,都与破骨细胞 pH(细胞内和细胞外)的控制有关,引起这种形式骨硬化。这些基因包括 TCIRG1(最常见)、CLCN7、OSTM1、TNFSF11(以前称为 RANKL)、TNFRSF11A(以前称为 RANK)、PLEKHM1 和 SNX10。CLCN7 突变可引起严重形式和中间形式的骨硬化,值得注意的是携带 1 个 CLCN7 突变的父母根本没有表现,所以 Pangrazio 等[36]提出单倍体不足不是导致由 CLCN7 突变造成常染色体隐性遗传的机制。PLEKHM1 中的突变仅主要与中间形式相关[43]。TCIRG1 或 SNX10 突变没有严重的免疫损伤,可能在一些其他形式的隐性骨硬化病中可见[37,38]。一般来说,Frattini 等[26]发现 60% 患者具有 TCIGR1 突变,而 13% 具有 CLCN7 突变,其他基因突变较为罕见。关于骨硬化病分子基础综述内容,请参见 Stark 和 Savarirayan 相关研究内容[44]。

诊断:El Khazen 等[23]报道了 2 名同胞中发病的致死形式的骨硬化病,存在子宫内骨折、髋关节脱位、脑积水和小脑发育不全。未发现破骨细胞,分子基础未知。Stark 等[45]描述了具有致死形式的胎儿,其中也存在脑异常,他们推测这可能是一种独特的骨硬化病。

预后:骨髓移植(BMT)已经应用于临床中,但仅推荐给情况较严重患者[43]。在一项研究中,使用 HLA 相同供体造血干细胞移植,5 年内有 73% 的无病生存率[20]。Abinun 和 Pieniazek[1]指出,BMT 仅在 TCRIG1 突变患者中证明是成功的。

小结:该病主要特征是:①常染色体隐性遗传;②所有骨骼发生骨硬化;③面瘫和视力损失;④轻度至中度混合性听力损失。

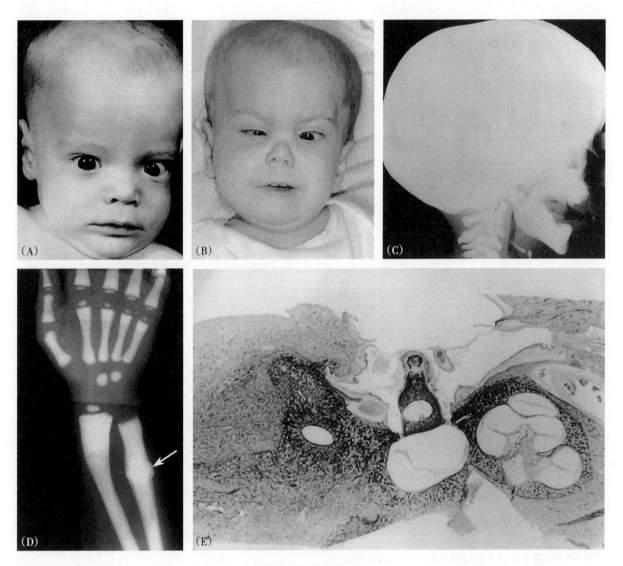

图 10-5　骨硬化病

(A)1 例 3 个月大的婴儿,出现"方形"头、肝脾肿大、失明和贫血;(B)另 1 名失明儿童出现类似的面部特征和严重斜视;(C,D)所有标记的骨骼密度增加,注意桡骨和尺骨骨折;(E)在耳囊的切片显示软骨内层中较轻染色的骨膜骨和较深染色的硬化骨有显著差异,异常骨质破坏鼓窦区区域

[(A)引自:RD Thompson et al. J Oral Surg 1969;27:63;(D)引自:EN Meyers and S Stool Arch Otolarygol 1969;89:460;(E)引自:EN Meyers, Pittsburgh,Pennsylvania]

常染色体隐性遗传性骨硬化症伴肾小管酸中毒

Ⅱ型碳酸酐酶缺陷病

autosomal recessive osteopetrosis with renal tubular acidosis(carbonic anhydrase Ⅱ deficiency)

至少 30 例患者报道有严重骨硬化病、身材矮小、轻度至重度智力残疾、基底节钙化、视觉障碍、混合性肾小管性酸中毒、肝脾大、髓外造血、全血细胞减少和感音神经性听力损失的症状[3,12,39,43,48,53]。遗传方式是常染色体隐性遗传,在阿拉伯裔中更常见[29]。碳酸酐酶Ⅱ缺陷的分子基础是 *CA2* 基因突变[30,41]。Borthwick 等[11]描述了这种病症表型特征,两个家族的儿童被发现有碳酸酐酶Ⅱ缺陷临床表现,没有 *CA2* 突变,而是发现 *TCIRG1* 和 *ATP6V1B1* 两个基因纯合突变(通常引起远端肾小管性酸中毒并伴有听力损失)。

小结:该综合征特征是:①常染色体隐性遗

传;②骨硬化病;③智力障碍;④肾小管性酸中毒;⑤Ⅱ型碳酸酐酶缺陷;⑥感音神经性听力损失。

参考文献

1. Abinun M, Pieniazek P. Successful haematopoietic stem cell transplantation for osteopetrosis due to *TCRIG1* mutation. *Arch Dis Child*. 2010;95:984.
2. Ainsworth JR et al. Visual loss in infantile osteopetrosis. *J Pediatr Ophthalmol Strabismus*. 1993;30:201–203.
3. Aramaki S et al. Carbonic anhydrase deficiency in three unrelated Japanese patients. *J Inherit Metab Dis*. 1993;16:982–900.
4. Benecke JE. Facial nerve dysfunction in osteopetrosis. *Laryngoscope*. 1993;103:494–497.
5. Benichou OD et al. Type II autosomal-dominant osteopetrosis (Albers-Schönberg disease): clinical and radiological manifestations in 42 patients. *Bone*. 2000;26:87–93.
6. Bollerslev J. Osteopetrosis. A genetic and epidemiological study. *Clin Genet*. 1987;31:86–90.
7. Bollerslev J. Autosomal-dominant osteopetrosis. Bone metabolism and epidemiologic, clinical and hormonal aspects. *Endocrinol Rev*. 1989;10:45–67.
8. Bollerslev J, Mosekilde L. Autosomal-dominant osteopetrosis. *Clin Orthop Rel Res*. 1993;294:45–51.
9. Bollerslev J et al. Autosomal-dominant osteopetrosis. *J Laryngol Otol*. 1987;101:1088–1091.
10. Bollerslev J et al. Autosomal-dominant osteopetrosis. An otoneurological investigation of the two radiological types. *Laryngoscope*. 1988;98:411–413.
11. Borthwick KJ et al. A phenocopy of *CAII* deficiency: a novel genetic explanation for inherited infantile osteopetrosis with distal renal tubular acidosis. *J Med Genet*. 2003;40:115–121.
12. Bourke E et al. Renal tubular acidosis and osteopetrosis in sibs. *Nephron*. 1981;28:268–272.
13. Charles JM, Key D. Developmental spectrum of children with congenital osteopetrosis. *J Pediatr*. 1998;132:371–374.
14. Cleiren E et al. Albers-Schonberg disease (autosomal-dominant osteopetrosis, type II) results from mutations in the *ClCN7* chloride channel gene. *Hum Mol Genet*. 2001;10:2861–2867.
15. Curé JK. Cranial MR imaging of osteopetrosis. *AJNR Am J Neuroradiol*. 2000;21:1110–1115.
16. Del Fattore A et al. Genetics, pathogenesis and complications of osteopetrosis. *Bone*. 2008;42:19–29.
17. De Vernejoul MC. Sclerosis bone disorders. *Best Practice & Res Clin Rheumatol*. 2008;22:71–83.
18. Doffinger R et al. X-linked anhidrotic ectodermal dysplasia with immunodeficiency is caused by impaired NF-kappaB signaling. *Nat Genet*. 2001;27:277–285.
19. Dozier TS et al. Otologic manifestations of malignant osteopetrosis. *Otoi Neurotol*. 2005;26:762–766.
20. Driessen GJ et al. Long-term outcome of haematopoietic stem cell transplantation in autosomal recessive osteopetrosis: an EMBT report. *Bone Marrow Transplant*. 2003;32:657–663.
21. Droz-Deprez D et al. Infantile osteopetrosis: a case report on dental findings. *J Oral Pathol Med*. 1992;21:422–425.
22. Dyson DP. Osteomyelitis of the jaws in Albers-Schönberg disease. *Br J Oral Surg*. 1970;7:178–187.
23. El Khazen N et al. Lethal osteopetrosis with multiple fractures in utero. *Am J Med Genet*. 1986;23:811–819.
24. Elster AD et al. Cranial imaging in autosomal-recessive osteopetrosis. I: Facial bones and calvarium. *Radiology*. 1992;183:129–135.
25. Elster AD et al. Cranial imaging in autosomal-recessive osteopetrosis. II: Skull base and brain. *Radiology*. 1992;183:137–144.
26. Frattini A et al. Chloride channel *CLCN7* mutations are responsible for severe recessive, dominant, and intermediate osteopetrosis. *J Bone Mineral Res*. 2003;18:1740–1747.
27. Johnston CC et al. Osteopetrosis: a clinical, genetic, metabolic and morphological study of the dominantly inherited benign form. *Medicine*. 1968;47:149–167.
28. Lajeunesse D et al. Demonstration of an osteoclast defect in two cases of human malignant osteopetrosis. *J Clin Invest*. 1996;98:1835–1842.
29. Lehman RAW et al. Neurological complications of infantile osteopetrosis. *Ann Neurol*. 1977;2:378–384.
30. Lotan D et al. Clinical and molecular findings in a family with the carbonic anhydrase II deficiency syndrome. *Pediatr Nephrol*. 2006;21:423–426.
31. Milgram JW, Jasty M. Osteopetrosis. A morphological study of twenty-one cases. *J Bone Joint Surg Am*. 1982;64:912–929.
32. Milroy CM, Michaels L. Temporal bone pathology of the adult-type osteopetrosis. *Arch Otolaryngol Head Neck Surg*. 1990;116:79–84.
33. Miyamoto RT et al. Neurotological manifestations of the osteopetroses. *Arch Otolaryngol*. 1980;106:210–214 [case 1 is part of family reported by Welford et al. (47)].
34. Myers EN, Stool S. The temporal bone in osteopetrosis. *Arch Otolaryngol*. 1969;89:460–469.
35. Oğˇur G et al. Prenatal diagnosis of autosomal-recessive osteopetrosis, infantile type, by X-ray evaluation. *Prenat Diagn*. 1995;15:477–481.
36. Pangrazio A et al. Molecular and clinical heterogeneity in CLCN7-dependent osteopetrosis: report of 20 novel mutations. *Hum Mutat*. 2010;E1071–E1080.
37. Pangrazio A et al. Autosomal-recessive osteopetrosis: report of 41 novel mutations in the *TCIRG1* gene and diagnostic implications. *Osteoporos Int*. 2012; 23:2713–2718.
38. Pangrazio A et al. SNX10 mutations define a subgroup of human Autosomal Recessive Osteopetrosis with variable clinical severity. *J Bone Miner Res*. 2012; Dec. 21. Doi:10.1002/jbmr.1849. [epub ahead of print]. Accessed 3/1/13
39. Rajeh SA et al. The syndrome of osteopetrosis, renal acidosis and cerebral calcification in two sisters. *Neuropediatrics*. 1988;19:162–165.
40. Reeves J et al. The pathogenesis of infantile malignant osteopetrosis. Bone mineral metabolism and complications in five infants. *Metab Bone Dis Res*. 1981;3:135–142.
41. Roth DE et al. Molecular basis of human carbonic anhydrase II deficiency. *Proc Natl Acad Sci USA*. 1992;89:1804–1808.
42. Shapiro F et al. Human osteopetrosis. A histologic, ultrastructural and biochemical study. *J Bone Joint Surg Am*. 1980;62:384–399.
43. Sly WS et al. Carbonic anhydrase II deficiency in 12 families with the autosomal-recessive syndrome of osteopetrosis with renal tubular acidosis and cerebral calcification. *N Engl J Med*. 1985;313:139–145.
44. Stark Z and Savarirayan R. Osteopetrosis. *Orphanet J Rare Dis*. 2009; 4:5. doi:10.1186/1750-1172-4-5.
45. Stark Z et al. Association of severe autosomal recessive osteopetrosis and structural brain abnormalities: a case report and review of the literature. *Eur J Med Genet*. 2013;56:36–38.
46. Steiner M et al. Osteomyelitis of the mandible associated with osteopetrosis. *J Oral Maxillofac Surg*. 1983;41:395–405.
47. Suga F, Lindsay JR. Temporal bone histopathology of osteopetrosis. *Ann Otol Rhinol Laryngol*. 1976;85:15–24.
48. Svoboda PJ et al. Albers-Schönberg disease complicated with periodontal disease. *J Periodontol*. 1983;54:592–597.
49. Van Hul W et al. Localization of a gene for autosomal-dominant osteopetrosis (Albers-Schönberg disease) to chromosome 1p21. *Am J Hum Genet*. 1997;61:363–370.
50. Van Wesenbeeck L et al. Six novel missense mutations in the LDL receptor-related protein 5 (*LRP5*) gene in different conditions with an increased bone density. *Am J Hum Genet*. 2003;72:763–771.
51. Waguespack SG et al. Autosomal-dominant osteopetrosis: clinical severity and natural history of 94 subjects with a chloride channel 7 gene mutation. *J Clin Endocrin Metab*. 2007;92:771–778.
52. Welford NT. Facial paralysis associated with osteopetrosis (marble bones): report of a case of the syndrome occurring in five generations of the same family. *J Pediatr*. 1959;55:67–72.
53. Whyte MP et al. Osteopetrosis, renal tubular acidosis, and basal ganglia calcification in three sisters. *Am J Med*. 1980;69:64–74.
54. Wilson CJ, Vellodi A. Autosomal-recessive osteopetrosis: diagnosis, management, and outcome. *Arch Dis Child*. 2000;83:449–452.
55. Younai F et al. Osteopetrosis: a case report including gross and microscopic findings in the mandible at autopsy. *Oral Surg*. 1988;65:214–221.

骨硬化不全
dysosteosclerosis

异常骨硬化病的特征为肢体呈现为与身高不成比例的短小伴颅骨增厚[1-22]。

颅面表现：前囟持续未闭合，额骨和双顶骨凸起，颏部窄。有研究报道少牙畸形、萌出晚的牙钙化不良及胎生牙[4,9,12,19]，亦有下颌骨骨髓炎的报道[12]。

肌肉骨骼系统：患者身材矮小并且具有骨折倾向[6,17,18]。与躯干相比，肢体不成比例缩短且稍弯曲。部分患者有鸡胸。有文献报道了其生长板组织病理学变化[7]。

影像学表现：影像学检查提示颅盖和颅底增厚、眶顶硬化、鼻窦缺失和后鼻孔缩小（图 10-6A）。锁骨、肩胛骨和肋骨硬化且不规则。椎体扁平，密度不均匀[22]，长管状骨在缩短、增厚的骨干部位弯曲。干骺端呈瓶形，骨骺和干骺端硬化，但骨髓下区域清晰，小梁结构是粗糙和不规则的（图 10-6B）。短管状骨呈现相似的变化（图 10-6C），可以看到鸡胸。髂骨发育不全。

中枢神经系统：自出生起持续发展的视力损失是相对常见的表现。童年早期，可出现展神经麻痹和面瘫。可见一定程度的痉挛状态和反射过强[3,6,8,15]。部分患者表现出进行性智力障碍，尽管最初 Houston 等[5]报道的患者在 46 岁时有正常的认知发展[10]。在一个病例中有脑内钙化[2]。

其他表现：部分患者中发现皮肤斑片状萎缩[3,14,15,19]。指甲变平。

听觉系统：部分患者表现为进行性耳硬化[2,9]。

遗传：同胞发病[3,11,18]和父母近亲[3,5,15,21]提示为常染色体隐性遗传。在一个大家系中也表现为 X 连锁隐性遗传形式[14]，而这个家系分子缺陷是未知的。

分子生物学研究：最近在 2 名患者中鉴定出 SLC29A3 纯合或复合杂合突变，由该基因编码蛋白质的功能是作为核苷转运蛋白[1]。

小结：该病特征包括：①常染色体隐性遗传；②身材矮小；③管状骨弯曲、增厚和硬化；④椎骨扁平；⑤颅孔关闭延迟；⑥皮肤斑片状萎缩；⑦可变的进行性耳硬化。

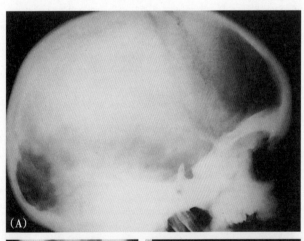
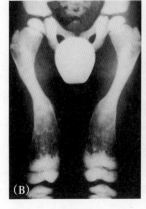
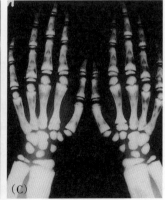

图 10-6　异常骨硬化病

(A) 10 岁男孩的颅顶和颅底硬化，气化不足。(B) 骨干、骨骺和干骺端相邻区域的硬化；股骨发育差而短小，干骺端透亮、增宽、膨大；股骨弯曲。(C) 干骺端硬化伴短管状骨的近干骺端放射透亮；干骺端漏形；腕骨硬化，桡骨和尺骨上干骺端硬化
[引自：RJ Gorlin et al.，Birth Defects 1969；5 (4)；79.]

参考文献

1. Campeau PM et al. Whole-exome sequencing identifies mutations in the nucleoside transporter gene SLC29A3 in dysosteosclerosis, a form of osteopetrosis. *Hum Mol Genet.* 2012; 21:4904–4909.
2. Chitayat D et al. Skeletal dysplasia, intracerebral calcifications, optic atrophy, hearing impairment, and mental retardation: nosology of dysosteosclerosis. *Am J Med Genet.* 1992;43:517–523.
3. Ellis RWB. Osteopetrosis. *Proc R Soc Med.* 1933–1934;27: 1563–1571.
4. Fryns JP et al. Dysosteosclerosis in a mentally retarded boy. *Acta Paediatr Belg.* 1980;33:53–56.
5. Houston CS et al. Dysosteosclerosis. *AJR Am J Roentgenol.* 1978;130: 988–991.
6. John E et al. Dysosteosclerosis. *Australas Radiol.* 1996;40:345–347.
7. Kaitila I, Rimoin DL. Histologic heterogeneity in the hyperostotic bone dysplasias. *Birth Defects.* 1976;12(6):71–79.
8. Kirkpatrick DB et al. The craniotubular bone modeling disorders: a neurological introduction to rare skeletal dysplasias with cranial nerve compression. *Surg Neurol.* 1977;7:221–232.
9. Leisti J et al. Dysosteosclerosis. *Birth Defects.* 1975;11(6):349–351.
10. Lemire EG, Wiebe S. Clinical and radiologic findings in an adult with dysosteosclerosis. *Am J Med Genet.* 2008;146A:474–478.
11. Nema HV. Craniometaphyseal dysplasia. *Br J Ophthalmol.* 1974;58: 107–109.
12. Packota GV et al. Osteomyelitis of the mandible in a patient with dysosteosclerosis. *Oral Surg Oral Med Oral Pathol Endod.* 1993;71: 145–147 (same patient as in ref. 3).
13. Parascandolo S et al. Su un caso clinico di displasia cranio-meta-phisaria. [Clinical case of craniometaphyseal dysplasia]. *Min Stomatol.* 1985;34:671–675.
14. Pascual-Castroviejo I et al. X-linked dysosteosclerosis. *Eur J Pediatr.* 1977;126:127–138.
15. Roy C et al. Un nouveau syndrome osseux avec anomalies cutanées et troubles neurologiques. [A new bone syndrome with skin abnormalities and neurologic disorders]. *Arch Fr Pédiatr.* 1968;25: 893–905.
16. Sener RN et al. Dysosteosclerosis. Clinicoradiologic findings including brain MRI. *Comput Med Imaging Graph.* 1997;21:355–357.
17. Spranger J et al. Die Dysosteosklerose—eine Sonderform der generalisierten Osteosklerose. [Dysosteosclerosis – a special form of generalized osteosclerosis]. *Fortschr Röntgenstr.* 1968;109: 504–512.
18. Stehr L. Pathogenese und Klinik der Osteosklerosen. *Arch Orthop Unfall Chir.* 1942;41:156–182.
19. Temtamy SA et al. Metaphyseal dysplasia, anetoderma and optic atrophy: an autosomal-recessive syndrome. *Birth Defects.* 1974; 10(12):61–71.
20. Utz W. Manifestation der Dysosteosklerose im Kieferbereich. [Manifestation of dysosteosclerosis in the region of the jaw]. *Dtsch Zahnärztl Z.* 1970;25:48–50.
21. Ventruto V et al. A case of autosomal-recessive form of craniometaphyseal dysplasia with unusual features and with bone fragility. *Australas Radiol.* 1987;31:79–81.
22. Whyte MP et al. Dysosteosclerosis presents as an "osteoclast-poor" form of osteopetrosis: comprehensive investigation of 3-year-old girl and literature review. *J Bone Mineral Res.* 2010;25: 2527–2539.

硬化性骨化病
sclerosteosis

硬化性骨化病概念早在 1929 年就由 Hirsch 提出[16]。在 Hansen 定义硬化性骨化病[15]之前，有过其他几个关于该病的报道[13]。该病特征在于具有广泛性骨硬化，伴有与 van Buchem 病不同的颅盖、下颌骨、锁骨和骨盆骨质增生。硬化性骨化病通常有并指或者其他的指异常。该病是成骨细胞过度活跃导致的疾病之一[20]，约 90 例患者曾经被描述过此类症状。Hamersma 等[14]对该病自然病史做了详细综述。

颅面部表现：患者到 5 岁时出现典型面部特征：前额突出、眼距过宽和鼻根部宽而平坦（图 10-7A~C）。下颌骨突出、变宽、呈平形，常见错 。面部可能会因面中部发育不全而导致畸形，头围增大，面神经麻痹在婴儿期是一过性的，在成年则很常见。典型特点是多年单侧发病。80% 患者颅内压增高[4,7,20]，也有报道存在共济失调[20]。在成人中，也有报道眼球突出、视神经萎缩、视野减小、会聚性斜视、眼球震颤、慢性头痛和三叉神经感觉功能下降[10,11]。30% 的患者有视力损失。然而，很少有完全失明。有几个病人猝死于枕骨大孔的髓质嵌塞[4,12]。

肌肉骨骼系统：70% 的患者最终身高超过 180cm。在约 80% 患者中，示指和中指不对称性部分或完全皮肤并指。也可能存在示指远节指骨桡侧偏斜（图 10-7D）。受累手指指甲 80% 发育不全。身高可能与并指相关。

影像学表现：从影像学上看，颅骨在婴儿期变厚和硬化，持续加重直到大约 30 岁。颅底密度增加，颅底各孔消失。下颌骨巨大、凸出，通常不对称，并且呈钝角。锁骨和肋骨由于皮质增厚而变宽和致密。肩胛骨、骨盆和椎体终板和椎弓根均匀地硬化。除了密度增加，管状骨表现出骨干成形障碍。示指可无中节指骨，或仅有小三角形骨（δ 指骨）（图 10-7E）。骨性并指可能发生示指和中指[5]。

听觉系统：双侧感音神经性、混合性或传导性听力损失是本疾病持续的特征，可能在婴儿期、儿童期或青春期后期出现[10,11]。Nager 和 Hamersma[19]发现在大多数病例中混合性听力损失出现在儿童期。Beighton 和 Hamersma[3]报道过听小骨固定。

遗传：常染色体隐性遗传，大多数患者都是荷兰裔南非人[3,6,7,13]。在南非白人中的患病率估计约为 1/60 000[2]，在世界上许多其他地方也可见硬化性骨化病[9,13,21,22]。

分子生物学研究：该基因定位于与 van Buchem 病相同的 17q12-q21 区域[1]。然而，这些基因并不是等位基因[8]，硬化性狭窄是由于

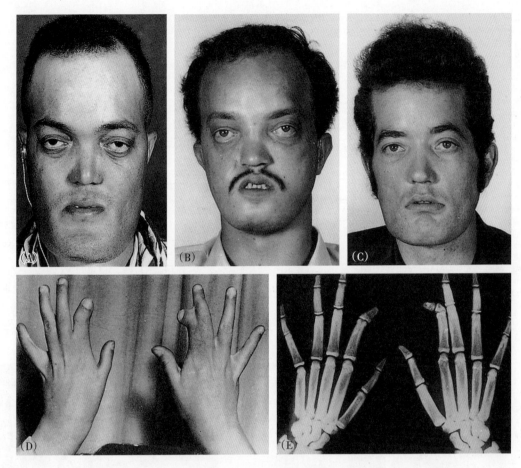

图 10-7　硬化性骨化病

（A）在青春期后有明显下颌生长，下颌骨呈现为正方形，混合性听力损失、面瘫、头痛、眼球突出和失明是常见并发症；（B）眼球突出和面瘫、嘴唇无法覆盖牙齿；（C）颅顶和下颌骨增大、第Ⅶ对脑神经受累导致面部无表情；（D）双侧示指和中指软组织并指，中指和环指部分单侧融合；（E）X线片影像显示示指中节指骨发育不全或缺如以及远节指骨桡侧偏斜

［（A）CJ Witkop Jr.Minneapolis，Minnesota 供图；（B，C）引自：H Hamerasa，Laryngoscope 1970；80：1518；（D，E）引自：AS Truswell，J Bone Joint Surg 1958；40：208.］

SOST 产物缺失，但 van Buchem 病不是[8]。然而，最新报道显示 van Buchem 病患者在 *SOST* 基因座 35kB 下游有 52kB 缺失，缺失区段包括 *SOST* 调控因子[17,18]。

诊断：van Buchem 病患者倾向于具有正常身高，并且从不累及手指，如上所述，大多数是荷兰血统。硬化性骨化病表现更严重，听力损失（90%）和颅内压升高（80%）比 van Buchem 病患者更常见。Beighton 等[7]在南非检查了 80 名患有硬化性骨化病的南非白种人和 15 名 van Buchem 病患者，广泛讨论了相似之处和差异性。

小结：该病特征包括，①常染色体隐性遗传；②包括顶骨、下颌骨、锁骨和骨盆骨增生的全身性骨硬化；③示指和中根并指；④身高增加；⑤颅内压增加；⑥脑神经功能障碍；⑦混合性听力损失。

参考文献

1. Balemans W et al. Localization of the gene for sclerosteosis to the van Buchem disease-gene region on chromosome 17q12–q21. *Am J Hum Genet.* 1999;64:1661–1669.
2. Beighton P. Sclerosteosis. *J Med Genet.* 1988;25:200–203.
3. Beighton P, Hamersma H. Sclerosteosis in South Africa. *S Afr Med J.* 1979;55:783–788.
4. Beighton P et al. The clinical features of sclerosteosis: a review of the manifestations in twenty-five affected individuals. *Ann Intern Med.* 1976;84:393–397.
5. Beighton P et al. The radiology of sclerosteosis. *Br J Radiol.* 1976; 49:934–939.
6. Beighton P et al. Sclerosteosis—an autosomal recessive disorder. *Clin Genet.* 1977;11:1–7.
7. Beighton P et al. The syndromic status of sclerosteosis and van Buchem disease. *Clin Genet.* 1984;25:175–181.

8. Brunkow ME et al. Bone dysplasia sclerosteosis results from loss of SOST gene product, a novel cystine knot-containing protein. *Am J Hum Genet.* 2001;68:577–589.
9. Bueno M et al. Sclerosteosis in a Spanish male: first report in a person of Mediterranean origin. *J Med Genet.* 1994;31:976–977.
10. Dort JC et al. The fallopian canal and facial nerve in sclerosteosis of the temporal bone. *Am J Otol.* 1990;11:320–325.
11. Duplessis JJ. Sclerosteosis: neurosurgical experience with 14 cases. *J Neurosurg.* 1993;78:388–392.
12. Epstein S et al. Endocrine function in sclerosteosis. *S Afr Med J.* 1979;55:1105–1110.
13. Gorlin RJ et al. *Syndromes of the Head and Neck*, 4th ed. Oxford University Press, New York, 2001.
14. Hamersma H et al. The natural history of sclerosteosis. *Clin Genet.* 2003;63:192–197.
15. Hansen HG. Sklerosteose. In: Opitz H, Schmid F, eds. *Handbuch der Kinderheilkunde*, Vol. 6. Berlin: Springer-Verlag; 1967;351–355.
16. Hirsch IS. Generalized osteitis fibrosa. *Radiology.* 1929;13:44–84.
17. Loots GG et al. Genomic deletion of a long-range bone enhancer misregulates sclerostin in van Buchem disease. *Genome Res.* 2005; 15:928–935.
18. Moester MJC et al. Sclerostin: current knowledge and future perspectives. *Calcif Tissue Int.* 2010;87:99–107.
19. Nager GT, Hamersma H. Sclerosteosis involving the temporal bone: clinical and radiologic aspects. *Am J Otolaryngol.* 1983;4:1–17, and 1986;7:1–16.
20. Stein SA et al. Sclerosteosis: neurogenic and pathophysiologic analysis of an American kinship. *Neurology.* 1983;33:267–277.
21. Sugiura Y, Yasuhara T. Sclerosteosis. *J Bone Joint Surg Am.* 1975;57:273–276.
22. Tacconi P et al. Sclerosteosis: report in a black African man. *Clin Genet.* 1998;53:497–501.

van Buchem 病
van Buchem disease

van Buchem 病(全身骨皮质增生症)特征为颅骨、下颌骨、锁骨和肋骨骨硬化,以及长、短骨骨干皮质增生。van Buchem 在 1976 年编写专著对该病进行了广泛的探讨[14],记录了约 28 名患者,大多数来自一个荷兰小渔村[10,16]。

颅面部表现:面部变化进展缓慢,但通常在 10~20 岁前前变得明显。其中一名患者早在 9 月龄时就出现了复发性面瘫[16]。最显著表现是

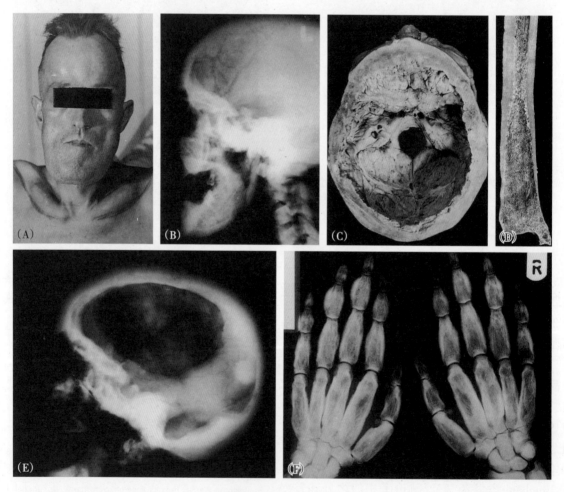

图 10-8　Van Buchem 病

(A)下巴宽,锁骨厚。(B)颅骨和下颌骨增厚。(C)颅底骨硬化、增厚、没有板障,注意多发性赘疣。(D)胫骨骨干增厚,假性 van Buchem 病。(E)显著性颅顶和颅底增厚。(F)掌骨和指骨的骨干皮质增厚的程度明显比典型 Van Buchem 患者更严重

[(A~D)引自:FS van Buchem et al., Am J Med 1962;33:387;(E~F)引自:JM Dixon et al., J Neurol Neuro surg Psychiatry 1982;45:913]

下颌骨增宽增厚,提示肢端肥大症(图 10-8A)。头围增大罕见,偶尔存在轻微眼球突出。患者表现为头痛、单侧或偶尔双侧面瘫和视神经萎缩。面瘫可能是最初表现[6]。

肌肉骨骼系统:影像学改变包括颅盖增厚和颅底密度增高(图 10-8B、C)。下颌骨体所有尺寸均明显增大;下颌骨角变钝[11]。长管状骨骨干增厚并且粗糙(图 10-8D)。特点为骨皮质增生。在严重情况下,髓腔会被堵塞。骨干横径正常或增大。多数病例血清碱性磷酸酶升高。

听觉系统:在 van Buchem 记录的 15 名患者中[14],13 名患有听力损失。约 15 岁开始听力逐渐损失。一名患者 38 岁时出现严重听力损失。Van der Wouden 描述的 7 名患者都有双侧对称性听力损失[15],部分患者显示感音神经性听力损失,而其他表现为混合性听力损失。言语测听经常提示为言语识别障碍,部分病例音衰变和 SISI 测试为阳性。

遗传:该疾病为常染色体隐性遗传[1-4,6,8,13-18]。

分子生物学研究:该疾病定位于 17q12-q21[17],与硬化性骨化病区域相同,但不是等位基因。最近发现 SOST 基因下游含有 SOST 调控因子的 52kb 缺失[9],因此解释了表型相似性。

诊断:Dixon 等[5]首次将其作为个例病症报道。Gorlin 在同胞患者中观察到相同情况,并且创造了术语"假性 van Buchem 病"(图 10-8E、F)。常染色体显性骨硬化病[7]与 van Buchem 病显然不同,有时在文献中被错误混淆。在这种情况下,没有神经性并发症(如听力损失)、没有眼球突出、眼距过宽或碱性磷酸酶升高。常染色体显性骨硬化病与 van Buchem 病定位到染色体 17q 相同区域[3],早期认为两者为等位基因,现已被推翻。Worth 型的骨质增生,曾被误认为 van Buchem 病。

小结:该病特征包括①常染色体隐性遗传;②骨骼骨质增生和骨硬化;③混合性听力损失。

参考文献

1. Beighton P et al. The syndromic status of sclerosteosis and van Buchem disease. Clin Genet. 1984;25:175-181.
2. Bettini R et al. Endosteal hyperostosis with recessive transmission (van Buchem disease). A case report. Recenti Prog Med. 1991;82:24-28.
3. Brunkow ME et al. Bone dysplasia sclerosteosis results from loss of the SOST gene product, a novel cystine knot-containing protein. Am J Hum Genet. 2001;68:577-589.
4. Cook JV et al. Van Buchem disease with classical radiological features and appearances on cranial computed tomography. Br J Radiol.
1989;62:74-77.
5. Dixon JM et al. Two cases of van Buchem's disease. J Neurol Neurosurg Psychiatry. 1982;45:913-918.
6. Fryns JP, van den Berghe H. Facial paralysis at the age of 2 months as a first clinical sign of van Buchem disease (endosteal hyperostosis). Eur J Pediatr. 1988;147:99-100.
7. Gorlin RJ, Glass L. Autosomal-dominant osteosclerosis. Radiology. 1977;125:547-548.
8. Jacobs P. van Buchem disease. Postgrad Med J. 1977;53:497-505.
9. Loots GG et al. Genomic deletion of a long-range bone enhancer misregulates sclerostin in van Buchem disease. Genome Res. 2005;15:928-935.
10. Moester MJ et al. Sclerostin: current knowledge and future perspectives. Calcif Tissue Int. 2010;87:99-107.
11. Schendel SA. Van Buchem disease: surgical treatment of the mandible. Ann Plast Surg. 1988;20:462-467.
12. van Buchem FSP et al. Hyperostosis corticalis generalisata familiaris. Acta Radiol. 1955;44:109-114.
13. van Buchem FSP et al. Hyperostosis corticalis generalisata: report of seven cases. Am J Med. 1962;33:387-397.
14. van Buchem FSP et al. Hyperostosis Corticalis Generalisata Familiaris (van Buchem's Disease). New York: American Elsevier; 1976.
15. Van der Wouden A. Deafness caused by hyperostosis corticalis generalisata. Pract Otorhinolaryngol. 1968;30:91-92.
16. Van Egmond ME et al. A rare case of facial nerve palsy in children: Hyperostosis corticalis generalisata (Van Buchem disease). Three new pediatric cases and a literature review. Eur J Paediatr Neurol., 2012; 16:740-743.
17. Van Hul W et al. Van Buchem disease (hyperostosis corticalis generalisata) maps to chromosome 17q12-q21. Am J Hum Genet. 1998; 62:391-393.
18. Veth RPH et al. Van Buchem disease and aneurysmal bone cyst. Arch Orthop Trauma Surg. 1985;104:65-68.

高磷酸酶血症
hyperphosphatasemia

高磷酸酶血症(青少年佩吉特病)特征为婴儿早期肢体肿胀,随后骨折及弯曲,伴颅盖增大[13]。Spindler 等[22]曾发表了关于本病的优秀综述。

临床表现:高磷酸酶血症特征是在出生第 1 年发热、骨痛和肢端肥大[8]。后期颅盖增大,并且常常发生肢体多处骨折和弯曲,特别是双腿前弯和管状骨骨干广泛增宽[28](图 10-9A,B),但愈合正常。头痛和高血压频繁[16,17]。而且会出现心脏肥大[15]。巩膜可呈蓝色[15]。智力正常。听力通常减弱,视网膜出现血管样条纹[12,17,23]。皮肤表现出弹性假黄色瘤[7,10,14,17,20]。

肌肉骨骼系统:从组织学上看,存在非常类似于佩吉特病的密集化生纤维性骨形成,以及成骨细胞和破骨细胞活性增加,但没有典型嵌合体或退化线[26]。由于软骨骨化没有明显紊乱(骨骺形成正常并且不涉及关节),生长不会严重减弱。肌肉无力,常出现步行、跑步和跳跃延迟。有 1 个病例报道了颅骨多发性成骨性肉瘤[18]。

影像学表现:颅骨检查显示类似于在成人佩吉特病中所看到的变化[棉球补丁样(cotton ball

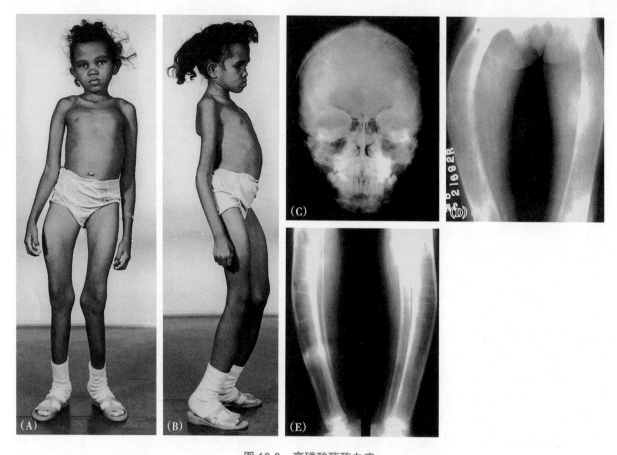

图 10-9　高磷酸酯酶血症

(A,B) 11 岁儿童,颅骨增大,前额高,面部宽,下肢弯曲。(C~E) 颅顶显著增厚,斑片状密度增高。下肢的长骨延长而弯曲

[引自：H Bakwin et al, AJR am J Roentgenol, 1964; 91: 699]

patches)] (图 10-9C)。椎体变平。长骨显示弯曲、过圆柱化和广泛皮质增宽。骨小梁粗糙、骨密度减小(图 10-9D、E),短骨受累程度较轻,多在骨内侧[4,19]。除了 Marshall 报道的患者以外,尚未见累及面骨的病例报道[16]。闪烁照相的变化是惊人的[15]。牙齿因牙根吸收而导致过早脱落[12]。

听觉系统:4-14 岁出现 60~80dB 的渐进性混合性听力损失[25]。外耳道狭窄。Eyring 和 Eisenberg[12] 报道高频下降型感音神经性听力损失。Mitsudo[17] 报道了双侧听力损失。

实验室检查:虽然 Swoboda 报道的患者有贫血[24],但一般情况下血象正常。血清碱性磷酸酶(正常值通常 ≤25)>500KAU[17]。血清酸性磷酸酶(正常值为 1.5~3.5KAU)与尿羟脯氨酸和亮氨酸氨基肽酶[6]的水平增高。

遗传:为常染色体隐性遗传[3,11,12,15,21,22,24,25]。约半数患者为波多黎各裔[1,2,9,12,24,26]。

分子生物学研究:Whyte 等[27]和 Cundy 等[5]发现 2 例无血缘关系的非纳瓦霍人基因突变位于 TNFRSF11B。

诊断:需排除显性遗传性良性高磷酸酶血症。

小结:本病的特点包括:①常染色体隐性遗传;②早期出现发热、骨痛及肢端肥大;③颅盖变大;④常见弹性假黄色瘤;⑤影像学改变与佩吉特(Paget)病相似;⑥血清碱性和酸性磷酸酶升高;⑦渐进性混合性听力损失。

参考文献

1. Bakwin H, Eiger MS. Fragile bones and macrocranium. *J Pediatr.* 1956;49:558–564.
2. Bakwin H et al. Familial osteoectasia with macrocranium. *AJR Am J Roentgenol.* 1964;91:609–617.
3. Blanco O et al. Familial idiopathic hyperphosphatasia. *J Bone Joint Surg Br.* 1977;59:421–427.
4. Caffey J. *Caffey's Pediatric X-ray Diagnosis*, 8th ed. Chicago: Year Book Medical Publishers; 1985:651.
5. Cundy T et al. A mutation in the gene *TNFRSF11B* encoding osteoprostegerin causes an idiopathic hyperphosphatasia phenotype.

Hum Mol Genet. 2002;11:2119–2127.

6. Desai MP et al. Chronic idiopathic hyperphosphatasia in an Indian child. *Am J Dis Child.* 1973;126:626–628.

7. Döhler JR et al. Idiopathic hyperphosphatasia with dermal pigmentation—a 20-year follow-up. *J Bone Joint Surg Br.* 1986;68:305–310.

8. Dunn V et al. Familial hyperphosphatasemia: diagnosis in early infancy and response to human thyrocalcitonin therapy. *AJR Am J Roentgenol.* 1979;132:541–545.

9. Einhorn TA et al. Hyperphosphatasemia in an adult. Clinical, roentgenographic, and histomorphometric findings and comparison to classical Paget's disease. *Clin Orthop.* 1986;204:253–260.

10. Eng AM, Bryant J. Clinical pathologic observations in pseudoxanthoma elasticum. *Int J Dermatol.* 1975;14:585–605.

11. Eroglu M, Taneli NN. Congenital hyperphosphatasia (juvenile Paget's disease)—eleven years' follow-up of three sisters. *Ann Radiol (Paris).* 1977;20:145–150.

12. Eyring EJ, Eisenberg E. Congenital hyperphosphatasia. *J Bone Joint Surg Am.* 1968;50:1099–1117.

13. Fanconi G et al. Osteochalasia desmalis familiaris. *Helv Paediatr Acta.* 1964;19:279–295.

14. Fretzin DF. Pseudoxanthoma elasticum in hyperphosphatasia. *Arch Dermatol.* 1975;111:271–272.

15. Iancu TC et al. Chronic familial hyperphosphatasemia. *Radiology.* 1978;129:669–676.

16. Marshall WC. A case of progressive osteopathy with hyperphosphatasia. *Proc R Soc Med.* 1962;55:238–239.

17. Mitsudo SM. Chronic idiopathic hyperphosphatasia associated with pseudoxanthoma elasticum. *J Bone Joint Surg Am.* 1971;53:303–314.

18. Nehrlich AG et al. Multifocal osteogenic sarcoma of the skull in a patient who had congenital hyperphosphatasemic skeletal dysplasia. *J Bone Joint Surg Am.* 1992;74:1090–1095.

19. Saraf SK, Gupta SK. Juvenile Paget's disease. *Australas Radiol.* 1989;33:189–191.

20. Saxe N, Beighton P. Cutaneous manifestations of osteoectasia. *Clin Exp Dermatol.* 1982;7:605–609.

21. Singer F et al. Hereditary hyperphosphatasia: 20-year follow-up and response to disodium editronate. *J Bone Mineral Res.* 1994;9:733–738 (follow-up cases reported by Thompson et al., ref. 26).

22. Spindler A et al. Chronic idiopathic hyperphosphatasemia: report of a case treated with pamidronate and a review of the literature. *J Rheum.* 1992;19:642–645.

23. Stemmermann GN. A histologic and histochemical study of familialosteoectasia. *Am J Pathol.* 1966;48:641–651.

24. Swoboda W. Hyperostosis corticalis deformans juvenilis: ungewöhnliche generalistierte Osteopathie bei zwei Geschwistern. [Hyperostosis corticalis deformans juvenilis: unfamiliar generalized osteopathy in 2 siblings]. *Helv Paediatr Acta.* 1958;13:292–312.

25. Thompson RC et al. Hereditary hyperphosphatasia: studies in three siblings. *Am J Med.* 1969;47:209–219.

26. Whalen JP et al. Calcitonin treatment in hereditary bone dysplasia with hyperphosphatasemia: a radiographic and histologic study of the bone. *AJR Am J Roentgenol.* 1977;129:29–35.

27. Whyte MP et al. Osteoprotegerin deficiency and juvenile Paget's disease. *N Engl J Med.* 2002;347:175–184.

28. Woodhouse N et al. Paget's disease in a 5-year-old: acute response to human calcitonin. *BMJ.* 1972;4:267–268.

眼-齿-指发育不良

眼-齿-指综合征

oculodentodigital dysplasia（oculodentoosseous syndrome）

眼-齿-指发育不良最早由 Lohmann 在 1920 年提出[24]。1957 年 Meyer-Schwickerath 等[25]首次详细描述本综合征的特点为鼻腔狭窄伴鼻翼发育不全及小鼻孔、小角膜伴虹膜异常、轴后性并指和/或先天性指屈曲、第 5 手指和足趾的中节指（趾）骨发育不全或不发育和牙釉质发育不全。至今已有超过 100 例患者的报道。

颅面部表现：本病的特征为睑裂短而窄、内眦赘皮、鼻细长伴鼻梁突出和鼻翼发育不全等（图 10-10A）。头围有一定程度的缩小[23,33,40]，颅骨骨质增生[7,36]。耳郭外形异常和/或突出。30% 的患者出现头发干，无光泽，头发长度异常[16,23,25,40,41]。

神经系统：表现为痉挛性截瘫，有时会进行性加重[4,14,17,19,26,27,35,37]，脑白质异常，符合脑白质营养不良表现[14,17,19,21,36]，基底节钙化[1]，共济失调[33]，神经源性膀胱功能障碍[26,27,36]，学习障碍[22,26,27]。部分表现偶尔出现。

视觉系统：儿童期有明显的眼部表现，包括眼睑短而窄、小角膜（直径 6~9mm）及内眦赘皮[6,8,10]（图 10-10A）。瞳孔可能为偏心的，虹膜可含有纤细的多孔海绵组织。在虹膜皱褶和瞳孔缘之间是隐窝和陷窝，虹膜皱褶可覆盖瞳孔缘。残余瞳孔膜位于虹膜边缘，而不是穿越瞳孔[5,7,16,25]。很多患者有斜视或继发性青光眼[1,22,38,42]。视盘血管数量增加[22]。偶有永存原始玻璃体增生症[18,41]。40% 的患者 X 线检查发现眶距过窄。

口腔表现：许多研究者发现有小牙和广泛的牙釉质发育不全[9-11,33,34,39]（图 10-10B），可影响上下牙列。下颌骨牙槽嵴增宽[16,22,32,43]。有学者发现唇/腭裂[10,13,26,43]。

肌肉骨骼系统：多数患者体型细长。常见小指先天性指屈曲，环指先天性指屈曲较小指少见。临床上发现小指变短。双侧环指和小指并指（极少包括中指）伴尺侧先天性指侧弯及第 3 和第 4 足趾并趾[33]为常见（图 10-10C）。

影像学检查可见小指的中节呈方形或三角形或偶有缺失[40]（图 10-10D）。足部临床表现正常，影像学检查可见 1 个或多个足趾的中节趾骨不发育或发育不全（图 10-10E）。长骨干骺端的发育不良较为常见[5,6,10,16,23,32]。

听觉系统：很多患者呈传导性听力损失[9,13,33,40]，部分患者由反复发作的中耳炎所致。

遗传：本综合征具有遗传异质性；最常见的是常染色体显性遗传[12,28,33]；也有常染色体隐性遗传[12,21,37,41]。约 50% 的患者出现新的基因

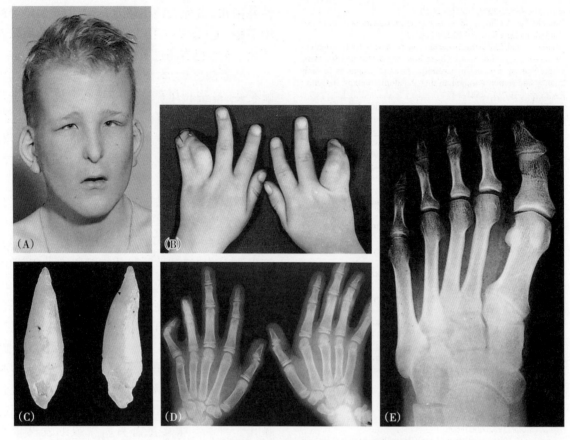

图 10-10　眼 - 齿 - 指发育不良(眼 - 耳 - 指综合征)

(A)面部特征是小角膜及小鼻翼;(B)典型的牙釉质发育不全;(C)环指和小指软组织并指及向尺侧偏斜;(D)掌骨发育差,小指中节指骨缺失,左侧小指先天性指屈曲,拇指末端指骨骨骺轻度锥形变;(E)足趾中节趾骨缺失

[(A)引自:RJ Gorlin et al. J Pediar 1963;63:69;(C)引自:SH Reisner et al. Am J Dis Child 1969;118:600.]

突变[33]。

分子生物学研究:本病的致病基因位于 6q22-q23[2,15],已确定为连接蛋白 43(*connexin-43*)(*GJA1*)基因[29],眼 - 牙 - 指发育不良综合征的 2 种形式均由该基因引起。而显性形式与显性负效应相关,隐性形式由功能丧失所致[31]。Brueton 等[3]怀疑Ⅲ型并指(环指和小指间的指蹼)是由变态反应性疾病所致的等位基因疾病。后来在Ⅲ型并指的家系中发现了 *GJA1* 的突变[30]。

诊断:眼睛的异常表现类似于 Rieger 综合征,但后者无手指异常、小角膜和牙釉质发育不全。小角膜合并青光眼、内眦赘皮、额窦缺如和手掌角化过度等表现,可能为常染色体显性遗传[20]。

小结:本综合征的特点包括:①常染色体显性遗传;②典型的面容为细长鼻伴鼻翼发育不全;③小角膜;④牙釉质发育不全;⑤双侧先天性指屈曲,环指和小指常并指;⑥长骨干骺端发育不良;⑦传导性听力损失。

参考文献

1. Barnard A et al. Intracranial calcification in oculodento-osseous dysplasia. *S Afr Med J*. 1981;59:758–762.
2. Boyadjiev SA et al. Linkage analysis narrows the critical region for oculodentodigital dysplasia on chromosome 6q22–q23. *Genomics*. 1999;58:34–40.
3. Brueton LA et al. Oculodentodigital dysplasia and type III syndactyly: separate genetic entities or disease spectrum? *J Med Genet*. 1990;27:169–175.
4. Cox DR et al. Neurological abnormalities in oculodentodigital dysplasia: a new clinical finding. *Clin Res*. 1978;26:193.
5. David JEA, Palmer PES. Familial metaphyseal dysplasia. *J Bone Joint Surg Br*. 1958;40:87–93.
6. Dudgeon J, Chisolm JA. Oculo-dento-digital dysplasia. *Trans Ophthalmol Soc UK*. 1974;94:203–210.
7. Eidelman E et al. Orodigitofacial dysostosis and oculodentodigital dysplasia. *Oral Surg*. 1967;21:311–319.
8. Fára M, Gorlin RJ. The question of hypertelorism in oculodentoosseous dysplasia. *Am J Med Genet*. 1981;10:101–102.
9. Fára M et al. Oculodentodigital dysplasia. *Acta Chir Plast*. 1977;19:110–122.

10. Farman AG et al. Oculodentodigital dysplasia. *Br Dent J.* 1977;142: 405–408.

11. Fenwick A et al. Novel mutations in *GJA1* cause oculodentodigital syndrome. *J Dent Res.* 2008;87:1021–1026.

12. Frasson M et al. Oculodentodigital dysplasia: study of ophthalmological and clinical manifestations in three boys with probably autosomal-recessive inheritance. *Ophthalmic Genetics.* 2004;25: 227–236.

13. Gillespie FD. Hereditary dysplasia oculodentodigitalis. *Arch Ophthalmol.* 1964;71:187–192.

14. Ginsberg LE et al. Oculodental digital dysplasia: neuroimaging in a kindred. *Neuroradiology.* 1996;38:84–86.

15. Gladwin A et al. Localization of a gene for oculodentodigital syndrome to human chromosome 6q22–q24. *Hum Mol Genet.* 1997;6: 123–127.

16 Gorlin RJ et al. Oculodentodigital dysplasia. *J Pediatr.* 1963;63: 69–75.

17. Grubbs RE et al. Central nervous system abnormalities in oculodentodigital dysplasia syndrome. *Am J Med Genet.* 1994;55:A82.

18. Gutierrez Diaz A et al. Oculodentodigital dysplasia. *Ophthalmol Paediatr Genet.* 1982;1:227–232.

19. Gutmann DH et al. Oculodentodigital dysplasia syndrome associated with abnormal cerebral white matter. *Am J Med Genet.* 1991;41:18–20.

20. Holmes LB, Walton DS. Hereditary microcornea, glaucoma and absent frontal sinuses. *J Pediatr.* 1969;74:968–972.

21. Joss SK et al. Variable expression of neurological phenotype in autosomal-recessive oculodentodigital dysplasia of two sibs and review of the literature. *Eur J Pediatr.* 2008;167:341–345.

22. Judisch GF et al. Oculodentodigital dysplasia. *Arch Ophthalmol.* 1979;97:878–884.

23. Kurlander GJ et al. Roentgen differentiation of the oculodentodigital syndrome and the Hallermann-Streiff syndrome of infancy. *Radiology.* 1966;86:77–85.

24. Lohmann W. Beitrag zur Kenntnis des reinen Mikrophthalmus. *Arch Augenheilkd.* 1920;86:136–141.

25. Meyer-Schwickerath G et al. Mikrophthalmussyndrome. *Klin Monatsbl Augenheilkd.* 1957;131:18–30.

26. Norton KK et al. Oculodentodigital dysplasia with cerebral white matter abnormalities in a two-generation family. *Am J Med Genet.* 1995;57:458–461.

27. Opjordsmoen S, Nyberg-Hansen R. Hereditary spastic paraplegia with neurogenic bladder disturbances and syndactylia. *Acta Neurol Scand.* 1980;61:35–41.

28. Patton MA. Oculodentoosseous syndrome. *J Med Genet.* 1985;22: 386–389.

29. Paznekas WA et al. Connexin 43 (*GJA1*) mutation cause the pleiotropic phenotype of oculodentodigital dysplasia. *Am J Hum Genet.* 2003;72:408–418.

30. Richardson RR et al. Expression of *GJA1* correlates with the phenotype observed in oculodentodigital syndrome/type III syndactyly. *J Med Genet.* 2004;41:60–67.

31. Richardson RR et al. A nonsense mutation in the first transmembrane domain of connexin 43 underlies autosomal-recessive oculodentodigital syndrome. *J Med Genet* 43:e37 July, 2006.

32. Rajic DS, de Veber LL. Hereditary oculodentoosseous dysplasia. *Ann Radiol.* 1966;9:224–231.

33. Reisner SH et al. Oculodentodigital dysplasia syndrome. *Am J Dis Child.* 1969;118:600–607.

34. Scheutzel P. Oculodentodigital syndrome: report of a case. *Dentomaxillofac Radiol.* 1991;20:175–178.

35. Schrander-Stumpel CTRM et al. Central nervous system abnormalities in oculodentodigital dysplasia. *Genet Couns.* 1996;7:233–235.

36. Shapiro RE et al. Evidence for genetic anticipation in the oculodentodigital syndrome. *Am J Med Genet.* 1997;71:36–41.

37. Stanislaw CL et al. Oculodentodigital dysplasia with cerebral white matter abnormalities. *Proc Greenwood Genet Ctr.* 1998;17:20–24.

38. Sugar HS. Oculodentodigital dysplasia syndrome with angle-closure glaucoma. *Am J Ophthalmol.* 1978;86:36–38.

39. Sugar HS et al. The oculo-dento-digital dysplasia syndrome. *Am J Ophthalmol.* 1966;61:1448–1451.

40. Thodén CJ et al. Oculodentodigital dysplasia syndrome. *Acta Paediatr Scand.* 1977;66:635–638.

41. Traboulsi EI. Persistent hyperplastic primary vitreous and recessive oculo-dento-osseous dysplasia. *Am J Med Genet.* 1986;24:95–100.

42. Traboulsi EI, Parks MM. Glaucoma in oculodentoosseous dysplasia. *Am J Ophthalmol.* 1990;105:310–313.

43. Weintraub DM et al. A family with oculodentodigital dysplasia. *Cleft Palate J.* 1975;12:323–329.

条纹骨病伴颅骨硬化
osteopathia striata with cranial sclerosis

条纹骨病或条纹骨骼,伴颅骨硬化的报道已超过100例[18]。关于本综合征的综述较多[7,14,31,32]。

颅面部表现:颅骨的双顶径增大,部分患者出生时即可出现。成人头围常为60~65cm。前额突出,面部稍呈方形。婴儿期即可出现明显的鼻塞[11]。鼻梁宽、眼距宽[26,27]。视野可缩小[4]。少数患者出现面瘫[15]或其他脑神经受损表现[13,31,32]。

肌肉骨骼系统:影像学检查可见颅底颅骨密度明显增高、颅盖增厚[19,23,29](图10-11A)。儿童期上述表现进行性加重。鼓窦影模糊、乳突气房减少。前囟门闭合延迟[5]。肋骨和锁骨中段稍宽。长骨、髂骨翼出现线性条纹,因此命名为条纹骨病(图10-11B)。有时伴有广泛的骨密度增加。至少15%的患者伴有脊柱侧弯[12]。常见腰部隐性脊柱裂[12]。有1例骨折的报道[21]。男性患者死亡率高,大部分活不过婴儿早期;但也有报道少数男性患者有轻度表现形式[10]。这些男性患者出现大头畸形和骨骼硬化,但通常没有女性患者中出现的条纹骨[10]。

认知功能:约20%的患者伴有轻度的智力障碍,极少数患者出现中度的智力障碍[1,12,32]。

心脏畸形:已有房间隔和/或室间隔缺损的报道[4,14,16,22,24,28]。

口腔表现:约40%的患者有腭裂、悬雍垂裂[1,5,15,20,26]。牙根短或牙未萌出[6,9]。

听觉系统:约50%的患者出现进行性传导性或混合性听力损失,严重程度不一,常同时累及低、高频区域[1,12,17,22,23,26]。部分患者有外耳道及咽鼓管狭窄。中耳腔小、听骨链固定(图10-11C,D)。

遗传:早期认为由常染色体显性遗传所致[1,5,7,12],女性患者的发病率高于男性[8],无男-男遗传,明显提示为X连锁显性遗传,随后通过致病突变的发现证实了这一点[2,3,13,24]。

分子生物学研究:致病基因为 *WTX* 基因,位

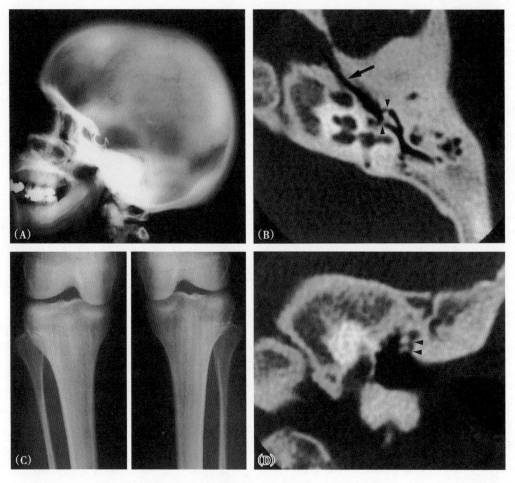

图 10-11 条纹骨病

(A)颅底、颅顶及面骨致密、增厚;(B)胫骨近端干骺端条纹样改变;(C、D)颞骨轴位及冠状位 CT 显示增厚的硬化骨及小鼓窦和小中耳腔,听小骨异常固定,咽鼓管狭窄,内耳道扩大

[(A,B)引自:G Currarino and JM Friedman,Pediar Radiol,1986;16;441 (C,D)引自:GT Odrezin and N Krasikow,Am J Neuroradiol,1993;14:72]

于 xq11.1[12],作用是抑制 WNT 信号[25]。

诊断:需排除其他骨骼发育不良的疾病,如全身脆性骨硬化、常染色体显性遗传性骨硬化病、硬化性骨化病、致密性成骨不全症及颅骨干骺端发育异常。在许多综合征中均可见条纹骨病[30]。

小结:本病的特点包括:①X 连锁显性遗传;②头围大;③X 线检查显示长骨的条纹改变;④颅底骨密度增高;⑤30% 的患者轻度智力障碍;⑥50% 的患者伴有腭裂;⑦50% 的患者为混合性听力损失。

参考文献

1. Bass HN et al. Osteopathia striata syndrome: clinical, genetic and radiologic considerations. *Clin Pediatr.* 1980;19:369–373.

2. Behninger C, Rott HD. Osteopathia striata with cranial sclerosis: literature reappraisal argues for X-linked inheritance. *Genet Couns.* 2000;11:157–167.

3. Bueno AL et al. Severe malformations in males from families with osteopathia striata and cranial sclerosis. *Clin Genet.* 1999;54:400–405.

4. Clementi M et al. Is visual field reduction a component manifestation of osteopathia striata with cranial sclerosis? *Am J Med Genet.* 1993;46:724–726.

5. Cortina H et al. Familial osteopathia striata with cranial condensation. *Pediatr Radiol.* 1981;11:87–90.

6. Daley TD et al. Osteopathia striata, short stature, cataracts and microdontia. *Oral Surg Oral Med Oral Pathol Endod.* 1996;81:356–360.

7. de Keyser J et al. Osteopathia striata with cranial sclerosis. *Clin Neurol.* 1983;84:41–48.

8. Gay BB et al. Osteopathia striata with cranial sclerosis. *Pediatr Radiol.* 1994;24:56–60.

9. Goodmann JR, Robertson CV. Osteopathia striata: a case report. *Int J Paediatr Dent.* 1993;3:151–156.

10. Holman SK et al. The male phenotype in osteopathia striata congenital with cranial sclerosis. *Am J Med Genet.* 2011;155A:2397–2408.

11. Horan FT, Beighton PH. Osteopathia striata with cranial sclerosis: an autosomal dominant entity. *Clin Genet.* 1978;13:201–206.

12. Jenkins ZA et al. Germline mutations in *WTX* cause a sclerosing skeletal dysplasia but do not predispose to tumorigenesis. *Nat*

13. Keymolen K et al. How to counsel in osteopathia striata with cranial sclerosis. *Genet Couns.* 1997;8:207–211.
14. König R et al. Osteopathia striata with cranial sclerosis: variable expressivity in a four generation pedigree. *Am J Med Genet.* 1996; 63:69–73.
15. Kornreich L et al. Osteopathia striata, cranial sclerosis with cleft palate and facial nerve palsy. *Eur J Pediatr.* 1988;147:101–103.
16. Lazar CM et al. Osteopathia striata with cranial sclerosis. *J Bone Miner Res.* 1999;14:152–153.
17. Luerssen K and Ptok M. Osteopathia striata with cranial sclerosis and hearing loss. *Eur Arch Otorhinolaryngol.* 2006;263:123–126.
18. Magliulo G et al. Osteopathia striata-cranial sclerosis: otorhino-laryngologic clinical presentation and radiologic findings. *Am J Otolaryngol Head Neck Med Surg.* 2007;28:59–63.
19. Mohan V et al. Osteopathia striata with cranial sclerosis. *Australas Radiol.* 1990;34:249–252.
20. Nakamura T et al. Osteopathia striata with cranial sclerosis affecting three family members. *Skeletal Radiol.* 1985;14:267–269.
21. Nakamura T et al. Unclassified sclerosing bone dysplasia with osteopathia striata, cranial sclerosis, metaphyseal undermodeling, and bone fragility. *Am J Med Genet.* 1998;76:389–394.
22. Odrezin GT, Krazikov N. CT scan of the temporal bone in a patient with osteopathia striata and cranial sclerosis. *AJNR Am J Neuroradiol.* 1993;14:72–75.
23. Paulsen K. Otologisch Befunde bei der Hyperostosis generalisata (Uehlinger-Syndrom). *Z Laryngol Rhinol Otol.* 1967;46:815–824.
24. Pellegrino JE et al. Further clinical delineation and increased morbidity in males with osteopathia striata with cranial sclerosis: an X-linked disorder? *Am J Med Genet.* 1997;30:159–165.
25. Perdu B et al. Osteopathia striata with cranial sclerosis owing to WTX gene defect. *J Bone Mineral Res.* 2010;25:82–90.
26. Piechowiak H et al. Cranial sclerosis with striated bone disease (osteopathia striata). *Klin Pädiatr.* 1986;198:418–424.
27. Robinow M, Unger F. Syndrome of osteopathia striata, macrocephaly, and cranial sclerosis. *Am J Dis Child.* 1984;138:821–823.
28. Savarirayan R et al. Osteopathia striata with cranial sclerosis: highly variable phenotypic expression within a family. *Clin Genet.* 1997; 52:199–205.
29. Schnyder PA. Osseous changes of osteopathia striata associated with cranial sclerosis. *Skeletal Radiol.* 1980;5:19–22.
30. Vanhoenacker FM et al. Sclerosis bone dysplasias: genetic and radioclinical features. *Eur Radiol.* 2000;10:1423–1433.
31. Winter RM et al. Osteopathia striata with cranial sclerosis: highly variable expression within a family including cleft palate in two neonatal cases. *Clin Genet.* 1980;18:462–474.
32. Zicari AM et al. WTX R353X mutation in a family with osteopathia striata and cranial sclerosis (OS-CS): case report and literature review of the disease clinical genetic and radiological features. *Ital J Pediatr.* 2012; 38:27.

软骨发育不全
chondrodysplasias

软骨发育不全
achondroplasia

软骨发育不全是一种四肢近端短、头颅大的骨骼发育异常;鼻梁塌陷;手掌短粗分叉;腰椎前凸;臀部后翘和腹部凸出。有一些关于本病的表型、影像学及组织学[1,9,23,29,31,36-38,43]方面的综述。

Horton 等[22]报道了疾病的生长曲线。成人最终身高,男性为 130cm,女性为 123cm。成人平均体重,男性 55kg,女性 46kg[24]。患者有肥胖趋势[20]。

因软骨发育不全患者不易找到配偶,生殖适合度明显降低。然而随着小团体的出现,这一现象有所改变。此外,软骨发育不全的妇女因生产困难(早产和因头盆不称需剖宫产)也使其后代数量减少。

颅面部表现:头部增大、前额凸出及鼻梁塌陷(图 10-12A)。偶尔患者出生时无上述症状,但生后第 1 年头部即不成比例地生长,随后与正常生长曲线相平行[11,31]。

中枢神经系统:头大和四肢短造成患者运动能力的延迟,但一般智力正常[11,49]。3~4 月龄时才能控制头部运动,24~36 月龄时才会行走。但最终发育正常[25]。

少数患者有明显脑积水(随着头部生长而逐渐增长)伴神经系统体征和症状[11,34,47],多数证据证明该病伴有交通性脑积水[17,34,47]。随着年龄的增长,狭窄的椎管容易导致神经系统的并发症[35]。骨赘、椎间盘突出,或椎体畸形可导致脊髓及神经根的压迫。

肌肉骨骼系统:常见颅顶增大和基底后凸。与正常的前颅底相比,后颅底长度较正常短。因枕骨大孔小可导致脑干受压和死亡[38]。上颌骨发育不良,导致面中部发育缺陷及相对下颌前突,可伴有额骨及枕骨突出[36]。多数病例伴有第一颈椎部分枕骨化。

从上腰椎到下腰椎,椎弓根间距逐渐变窄,椎弓根前后径缩短,椎体后部凹陷,骨性椎管尤其是腰椎部分的直径变小。椎体前部楔形变(尤其是在胸腰椎交界处)导致脊柱后凸明显[5]。约 20% 的患者可出现脊柱后凸,7% 的患者出现脊柱侧弯[47]。

女性患者的软骨发育不全使骨盆宽而短。妊娠时,狭窄的骨盆入口女性患者无法正常阴道分娩。髋臼上缘呈水平方向,骶髂切迹变窄(图 10-12B)[18,19]。因膝韧带松弛,常导致下肢弯曲。

四肢骨以根状结构缩短,上肢更加突出。肘部外展受限。手指不能并拢(图 10-12C)。15% 的患者伴膝内翻[47]。因踝部腓骨比胫骨长,部分病例出现足内翻畸形。

听觉系统: Glass 等[15]报道 88 例患者,其中 97% 的患者出现耳部感染和 / 或听力损失,

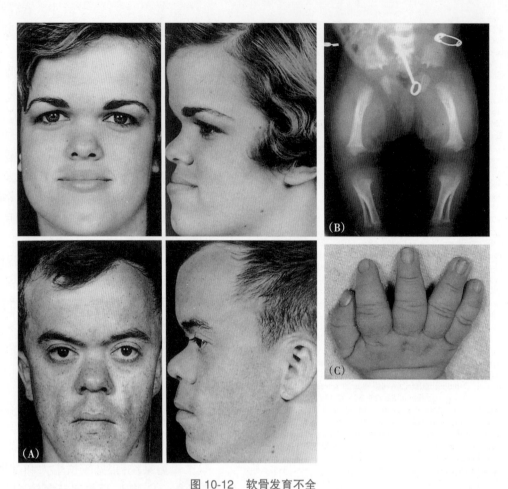

图 10-12　软骨发育不全

(A) 2 例患者前额凸出,鼻梁塌陷,相对下颌前突;(B)新生儿的典型 X 线影像学改变,小骨盆伴狭窄、裂隙样骶髂切迹,四肢长骨变短;(C)手指末端无法并拢

72% 的患者出现 22dB 或更高听阈的听力损失。Hall[18]和 Brinkmann 等[7]也有类似的报道。Glass 等[16]对 28 例患者进行详细的听力学检查,发现 13 例患者至少一侧出现传导性听力损失。在不同的患者中记录到不同的鼓室导抗图,包括提示鼓膜固定的 B 型曲线和提示咽鼓管功能障碍的 C 型曲线。28 例患者中发现 7 例患者出现感音神经性听力损失。Carlin 等报道了进行性耳硬化[8]。已经发现颞骨的改变,但与听力损失无关[10,37]。Sutra 等[43]对 18 例患者进行研究,发现 10 例患者伴有听力损失:其中 7 例为传导性听力损失,3 例为感音神经性听力损失。Collins 和 Choi[13]、Berkowitz 等[3]和其他学者[28,39]发现反复发作的中耳炎可引起听力损失。一种严重的软骨发育不全——SADDAN(伴发育延迟的严重的软骨发育不全和黑棘皮病)出现听力损失的几率也增高,但需进一步研究[14]。

遗传:在新生儿中,软骨发育不全的发病率为 1/16 000~1/35 000[41]。已报道的软骨发育不全的病例,80% 以上为散发病例,表示有新的基因突变。受孕期父亲年龄的增加与散发病例有关[32]。家族性病例表明本病可能为常染色体显性遗传。亦有可致命的纯合子的报道,其父母双方均有软骨发育不全[31]。部分作者[6,21,33,40]报道有同胞患者的父母在临床上并未受累。Henderson 等[22]发现未发病母亲有种系镶嵌现象。Mettle 和 Fraser[30]估算在亲代未发病的患儿中,其同胞软骨发育不全的再现风险为 0.02%。

分子生物学研究:软骨发育不全的致病基因定位于 4p 16.3[27,45],已确定为 *FGFR3* 基因[4,12,44]。95% 以上病例中发现特定的突变为 *G380R*[1]。Laederich 和 Horton[27]详细介绍了本病相关的分子机制,并探讨了潜在的治疗靶点。

SADDAN 由 *FGFR3* 基因的 *K650M* 突变引起[14]。

诊断：在婴儿期，软骨发育不全需与不同类型的软骨发育不全和致死性骨发育不良相鉴别[4,21]。需要排除其他软骨营养不良疾病，如 Ellis-van Creveld 综合征、变形性骨发育不良、扭曲性骨发育不良、窒息性胸廓营养不良、软骨发育不全、假性软骨发育不全。对纯合和杂合软骨发育不全的患者可以进行产前诊断[2]。

小结：本病特点包括：①常染色体显性遗传，约 80% 的患者有新的突变；②短肢骨骼发育不良；③大头；④手掌短、分叉；⑤脊柱前凸；⑥典型的骨骼改变；⑦常有听力损失。

参考文献

1. Baujat G et al. Achondroplasia. *Best Pract Res Clin Rheumatol.* 2008; 22:3–18.
2. Bellus GA et al. First trimester prenatal diagnosis in couple at risk for homozygous achondroplasia. *Lancet.* 1994;2:1511–1512.
3. Berkowitz RG et al. Middle ear disease in childhood achondroplasia. *Ear Nose Throat J.* 1991;70:305–308.
4. Bonaventure J et al. Common mutations in the *FGFR3* gene account for achondroplasia, hypochondroplasia, and thanatophoric dwarfism. *Am J Med Genet.* 1996;63:148–154.
5. Borkhuu B et al. Factors related to progression of thoracolumbar kyphosis in children with achondroplasia: a retrospective cohort study of forty-eight children treated in a comprehensive orthopaedic center. *Spine (Phila Pa 1976).* 2009;34:1699–1705.
6. Bowen P. Achondroplasia in two sisters with normal parents. *Birth Defects.* 1974;10(12):31–36.
7. Brinkmann G et al. Cognitive skills in achondroplasia. *Am J Med Genet.* 1993;47:800–804.
8. Carlin ME et al. Does achondroplasia predispose to otosclerosis? Presented at the March of Dimes Clinical Genetics Conferences, Baltimore, Maryland, July 10–13, 1988.
9. Carter EM et al. Advances in understanding etiology of achondroplasia and review of management. *Curr Opin Pediatr.* 2007;19: 32–37.
10. Cobb SR et al. Computed tomography of the temporal bone in achondroplasia. *AJNR Am J Neuroradiol.* 1988;9:1195–1199.
11. Cohen ME et al. Neurological abnormalities in achondroplastic children. *J Pediatr.* 1967;71:367–376.
12. Cohen MM Jr. Achondroplasia, hypochondroplasia, and thanatophoric dysplasia: clinically related skeletal dysplasias that are also related at the molecular level. *Int J Oral Maxillofac Surg.* 1998;27: 451–455.
13. Collins WO, Choi SS. Otolaryngologic manifestations of achondroplasia. *Arch Otol Laryngol Head Neck Surg.* 2007;133:237–244.
14. Foldynova-Trantirkova S et al. Sixteen years and counting: the current understanding of birboblast growth factor receptor 3 (*FGFR3*) signaling in skeletal dysplasias. *Hum Mutat* 33;29–41, 2012.
15. Glass L et al. Speech, hearing and craniofacial morphology in patients with achondroplasia. Unpublished data, 1980.
16. Glass L et al. Audiologic findings of patients with achondroplasia. *Int J Pediatr Otorhinolaryngol.* 1981;3:129–135.
17. Gordon N. The neurological complications of achondroplasia. *Brain Dev.* 2000;22:3–7.
18. Hall JG. The natural history of achondroplasia. *Basic Life Sci.* 1988; 48:3–9.
19. Hecht JT, Butler IJ. Neurologic morbidity associated with achondroplasia. *J Child Neurol.* 1990;5:84–97.
20. Hecht JT et al. Obesity and achondroplasia. *Am J Med Genet.* 1988; 31:597–602.
21. Henderson S et al. Germline and somatic mosaicism in achondroplasia. *J Med Genet.* 2000;37:956–958.
22. Horton WA et al. Standard growth curves for achondroplasia. *J Pediatr.* 1978;93:435–438.
23. Horton WA et al. Achondroplasia. *Lancet.* 2007;370:162–172.
24. Hunter AGW et al. Standard weight for height curves in achondroplasia. *Am J Med Genet.* 1996;62:255–261.
25. Hunter AGW et al. Medical complications of achondroplasia: a multicentre patient review. *J Med Genet.* 1998;35:705–712.
26. James AE et al. Hydrocephalus in achondroplasia studied by cisternography. *Pediatrics.* 1972;49:46–49.
27. Laederich MB, Horton WA. Achondroplasia: pathogenesis and implications for future treatment. *Curr Opin Pediatr.* 2010;22: 516–523.
28. LeMerrer M et al. A gene for achondroplasia/hypochondroplasia maps to chromosome 4p. *Nat Genet.* 1994;6:318–321.
29. Mahomed NN et al. Functional health status of adults with achondroplasia. *Am J Med Genet.* 1998;78:30–35.
30. Maynard JA et al. Histochemistry and ultrastructure of the growth plate in achondroplasia. *J Bone Joint Surg Am.* 1981;63:969–979.
31. Mettler G, Fraser FC. Recurrence risk for sibs of children with "sporadic" achondroplasia. *Am J Med Genet.* 2000;90:250–251.
32. Nicoletti B et al., eds. Human achondroplasia: a multidisciplinary approach. First International Symposium on Human Achondroplasia, 1986, Rome, Italy. New York: Plenum Press; 1988.
33. Orioli IM et al. Effect of paternal age in achondroplasia, thanatophoric dysplasia and osteogenesis imperfecta. *Am J Med Genet.* 1995; 59:209–217.
34. Philip N et al. Achondroplasia in sibs of normal patients. *J Med Genet.* 1988;25:857–859.
35. Pierre-Kahn A et al. Hydrocephalus and achondroplasia: a study of 24 observations. *Childs Brain.* 1980;7:205–219.
36. Reid CS et al. Cervicomedullary compression in young patients with achondroplasia: value of comprehensive neurological and respiratory evaluation. *J Pediatr.* 1987;110:522–530.
37. Richette P et al. Achondroplasia: from genotype to phenotype. *Joint Bone Spine.* 2008;75:125–130.
38. Rimoin DL. Histopathology and ultrastructure of cartilage in the chondrodystrophies. *Birth Defects.* 1974;10(9):1–18.
39. Shirley ED and Ain MC. Achondroplasia: manifestations and treatment. *J Am Acad Orthop Surg.* 2009;17:231–241.
40. Shohat M et al. Hearing loss and temporal bone structure in achondroplasia. *Am J Med Genet.* 1993;45:548–551.
41. Sobetzko D et al. Achondroplasia with the *FGFR3 11389 R a (6380R)* mutation in two sibs sharing a 4p haplotype derived from their unaffected father. *J Med Genet.* 2000;37:958–939.
42. Stoll C et al. Birth prevalence rates of skeletal dysplasias. *Clin Genet.* 1989;35:88–92.
43. Stura M et al. Problemi audiologici negli acondroplasici. *Minerva Pediatr.* 1987;39:499–501.
44. Su N et al. Gain-of-function mutation in *FGFR3* in mice leads to decreased bone mass by affecting both osteoblastogenesis and osteoclastogenesis. *Hum Mol Genet* 19:1199–1210. 2010.
45. Superti-Furga A et al. A glycine 375 to cystein substitution in the transmembrane domain of *FGFR3* in a newborn with achondroplasia. *Eur J Pediatr.* 1995;154:215–219.
46. Velinor M et al. The gene for achondroplasia maps to the telomeric region of chromosome 4p. *Nat Genet.* 1994;6:314–317.
47. Wassman ER Jr, Rimoin DL. Cervicomedullary compression with achondroplasia. *J Pediatr.* 1988;113:411.
48. Wynne-Davies R et al. Achondroplasia and hypochondroplasia: Clinical variations and spinal stenosis. *J Bone Joint Surg Br.* 1981;63: 508–515.
49. Yamada HK et al. Neurological manifestations of pediatric achondroplasia. *J Neurosurg.* 1981;54:49–57.

先天性指屈曲、身材高大及听力损失综合征

camptodactyly, tall stature, and hearing loss (CATSHL) syndrome

Toydemir 等[1]描述一个大的犹太家系,其家系成员有典型的表现。患者的平均身高,男性为195.58cm(77 英寸),女性为 177.8cm(70 英寸)。多数患者还具有先天性指和/或趾屈曲,以及先天性或早期出现的感音神经性听力损失,这种听力损失在高频区域更严重。半数以上的患者有发育迟缓或智力障碍,部分患者出现小头畸形。常见骨骼异常,部分患者呈马方综合征样表现,如脊柱侧弯和漏斗胸。另外,X 线检查可见高椎体、宽大的股骨干骺端,部分患者可出现单发的骨软骨瘤。致病基因确定为 FGFR3,突变导致 FGFR3 的损伤,这又使骨长度增加。截至 2012年 6 月,这是唯一的家系报道。

参考文献

1. Toydemir RM et al. A novel mutation in *FGFR3* causes camptodactyly, tall stature, and hearing loss (CATSHL) syndrome. *Am J Hum Genet*. 2006;79:935–941.

弯肢综合征

campomelic syndrome

弯肢综合征的特点为大头、面部小、小颌、股骨及胫骨弯曲。在 20 世纪 70 年代由 Spranger[36]和 Maroteaux 等[23]首次将其归为一种疾病。出生患病率为 1/100 000~1.6/10 000[28]。至少有 200 例的报道。

约 50% 的患者死产或在出生后几个小时内死亡,几乎所有的患者都在 10 月龄死亡。然而也有一些患者生存多年[14]。所有存活病例几乎都有明显的智力障碍[14]。至少 85% 的患者由于小胸廓、喉狭窄、气管发育不全和中枢神经系统引起的肌张力低下而导致呼吸窘迫。胚胎 32 周左右常出现羊水过多。

颅面部表现:常见的特征为大头、长头、前囟和骨缝大、面部小且不成比例、睑裂短而窄、明显的眼距过宽、鼻梁平、低位耳伴耳郭软、小鼻伴鼻孔前倾、人中长、小口、舌位置靠后、小颌及伴皮肤冗余的短颈[25](图 10-13A)。至少 65%~80%的患者伴有腭裂[4]。

肌肉骨骼系统:下肢长骨弯曲,但程度不同。Lazjuk[17]、Pazzaglia 和 Beluffi 等[31]探讨了下肢弯曲和短小的原因。不合并弯肢的病例亦有报道[7,9,11,21,27],称为非弯肢形式[37]。20%~25% 的患者出现上肢骨轻度弯曲。肘关节可有脱位。约 90% 的患者伴有胫骨前最突出部位的皮肤凹陷。马蹄内翻足为常见特征。踇趾和第 2 足趾间隙宽。

影像学表现:常见特点包括眼眶高而窄(70%~90%)、肩胛骨发育不全(90%)、小钟状胸(80%)、胸骨未骨化(80%)、肋骨细长(60%~85%)、11 根肋骨(55%~70%)、气管细长(70%)、椎体(尤其是颈椎)扁平和/或发育不良伴椎弓根未骨化(80%)、脊柱后凸侧弯(70%)。胫骨和股骨缩短而弯曲、腓骨发育不全、髂骨翼狭窄及髋臼角增加、耻骨发育延迟、坐骨垂直而宽及髋关节脱位(图 10-13B)。85% 的患者胫骨近端及股骨远端的骨骺缺失。80% 的患者距骨无骨化。70% 的患者有先天性指侧弯、短指及中节指骨小[5]。

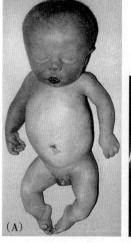
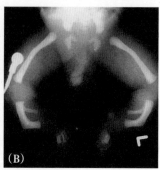

图 10-13　弯肢综合征
(A)显示大头、短颈和小腿骨明显成角。B. X 线片显示股骨、胫骨和腓骨弯曲
[(A)引自:HJ Mellows et al.Clin Genet,1980;18:137]

其他:尸检发现嗅束或嗅球缺如或发育不全(25%)、脑积水(10%~25%)、各种先天性心脏畸形[VSD、ASD、PDA、法洛四联症、主动脉峡部狭窄(20%~30%)]、喉及气管支气管软骨

缺陷（30%~40%）以及输尿管积水和肾盂积水（20%~30%）[34]。还发现肾发育不全。性逆转较为常见,但并不总是完全性的;部分患者生殖器性别不清[2-4,8,16,24,26,30]。性逆转在非弯肢形式中并不常见[37]。

听觉系统: 所有存活的患者均有听力损失[10,14,38,40]。早期死亡的病例,尸检中发现有听小骨畸形、耳蜗和半规管发育不良、鼓室上隐窝扩大、面神经的走形异常及耳囊缺乏软骨细胞[40]。

遗传: 最早认为是常染色体隐性遗传[6,12],实际上为常染色体显性遗传[19]。男-女遗传表型比例为1:3,许多女性性逆转为46,XY染色体组型,此类婴儿为H-Y抗原阴性[30,32]。染色体的性别比例为1:1。同胞的发病可由性腺镶嵌现象解释[35]。

分子生物学研究: 易位或倒位病例提示基因定位在于17q24.3-q25[22,27]。已有报道SRY相关的性别决定基因——SOX9基因突变。SOX9为在软骨形成过程中与COL2A1共同表达的转录因子,且在性腺发育过程中表达。无弯肢的弯肢发育不良偶尔亦为SOX9突变所致[1,9,26,29]。最近已确定SOX9上游约1Mb的顺式作用控制区[42]。弯肢发育不良的非弯肢形式在该区域频繁出现突变或缺失[18,37,42]。在这些患者中,对SOX9基因进行测序得不到有效信息。。

诊断: Kozlowski等[15]描述了伴有骨弯曲的几种畸形,Hall和Spranger[13]列出近30种先天性长骨弯曲的疾病。需要排除Kyphomelic发育不良、Stüve-Wiedemann综合征、2型Schwarz-Jampel综合征,以及一系列其他疾病[10,12,13,20,33,39,41]。本病可进行产前诊断[5,10,44]。Cumming综合征具有类似的骨骼表现,两种疾病的鉴别要点是多脾和/或位置异常以及肾囊肿。这也是由SOX9突变引起,但与常染色体隐性遗传引起的弯肢发育不良不同[43]。

小结: 本病的特点包括:①常染色体显性遗传;②相对常见的性逆转;③致死率高;④股骨及胫骨弯曲;⑤存活者有传导性听力损失。

参考文献

1. Bell DM et al. *SOX9* directly regulates the type II collagen gene. *Nat Genet.* 1997;16:174–178.
2. Bricarelli F et al. Sex-reversed XY females with campomelic dyspla-sia are H-Y negative. *Hum Genet.* 1981;57:15–22.
3. Cameron FJ et al. A novel germ line mutation in the *SOX9* causes familial campomelic dysplasia and sex reversal. *Hum Mol Genet.* 1996;5:1625–1630.
4. Cooke CT et al. Campomelic dysplasia with sex reversal: morpholog-ical and cytogenetic studies of a case. *Pathology.* 1985;17:526–529.
5. Cordone M et al. In utero ultrasonographic features of campomelic dysplasia. *Prenat Diagn.* 1989;9:745–750.
6. Cremin BJ et al. Autosomal-recessive inheritance in campomelic dwarfism. *Lancet.* 1973;1:488–489.
7. Decsi T, Botykai A. Campomelic dysplasia without campomelia. *Pädiatr Pädol.* 1992;27:29–30.
8. Foster JAW et al. Campomelic dysplasia and autosomal-sex rever-sal caused by mutations in an SRY-related gene. *Nature.* 1994;372:525–530.
9. Freidrich U et al. Campomelic dysplasia without overt campomelia. *Clin Dysmorphol.* 1992;1:172–178.
10. Gillerot Y et al. Campomelic syndrome: manifestations in a 20-week fetus and case history of a five-year-old child. *Am J Med Genet.* 1989;34:589–592.
11. Glass RBJ, Rosenbaum KN. Acampomelic campomelic dysplasia: further radiographic variations. *Am J Med Genet.* 1997;69:29–32.
12. Hall BD, Spranger JW. Familial congenital bowing with short bones. *Radiology.* 1979;132:611–614.
13. Hall BD, Spranger JW. Congenital bowing of the long bones: a review and phenotype analysis of 13 undiagnosed cases. *Eur J Pediatr.* 1980;133:131–138.
14. Houston CS et al. The campomelic syndrome: a review, report of 17 cases and follow-up on the currently 17-year-old boy first reported by Maroteaux in 1971. *Am J Med Genet.* 1983;15:3–28.
15. Kozlowski K et al. Syndromes of congenital bowing of the long bones. *Pediatr Radiol.* 1979;7:40–48.
16. Kwok C et al. Mutations in *SOX9*, the gene responsible for cam-pomelic dysplasia and autosomal-sex reversal. *Am J Hum Genet.* 1995;57:1028–1036.
17. Lazjuk GI et al. Campomelic syndromes. Concepts of the bowing and shortening in the lower limbs. *Teratology.* 1987;35:1–8.
18. Lecointre C et al. Familial acampomelic form of campomelic dys-plasia caused by a 960 kb deletion upstream of *SOX9*. *Am J Med Genet.* 2009;149A:1183–1189.
19. Lynch SA et al. Campomelic dysplasia: evidence of autosomal-dom-inant inheritance. *J Med Genet.* 1993;30:683–686.
20. MacLean RN et al. Skeletal dysplasia with short angulated femora (kyphomelic dysplasia). *Am J Med Genet.* 1983;14:373–380.
21. Macpherson RI et al. Acampomelic-campomelic dysplasia. *Pediatr Radiol.* 1989;20:90–93.
22. Mansour S et al. A clinical and genetic study of campomelic dyspla-sia. *J Med Genet.* 1995;32:415–420.
23. Maroteaux P et al. Le syndrome campomelique. *Presse Méd.* 1971;22:1157–1162.
24. Meyer J et al. Mutational analysis of the *SOX9* gene in campomelic dysplasia and autosomal-sex reversal: lack of genotype/phenotype correlations. *Hum Mol Genet.* 1997;6:91–98.
25. Mintz SM, Adibfar A. Management of maxillofacial deformity in a patient with campomelic dysplasia. *J Oral Maxillofac Surg.* 1994;52:618–623.
26. Morais da Silva S et al. *SOX9* expression during gonadal develop-ment implies a conserved role for the gene in testis differentiation in mammals and birds. *Nat Genet.* 1996;14:62–68.
27. Ninomiya S et al. Acampomelic campomelic syndrome and sex reversal associated with de novo t(12;17) translocation. *Am J Med Genet.* 1995;56:31–34.
28. Norman EK et al. Campomelic dysplasia—an underdiagnosed con-dition? *Eur J Pediatr.* 1993;152:331–333.
29. Olney PN et al. Campomelic syndrome and deletion of *SOX9*. *Am J Med Genet.* 1999;84:20–24.
30. Pauli RM, Pagon RA. Abnormalities of sexual differentiation in campomelic dwarfs. *Clin Genet.* 1980;18:223–225.
31. Pazzaglia UE, Beluffi G. Radiology and histopathology of the bent limbs in campomelic dysplasia. Implications in the aetiology of the disease and review of theories. *Pediatr Radiol.* 1987;17:50–55.
32. Puck SM et al. Absence of H-Y antigen in an XY female with cam-pomelic dysplasia. *Hum Genet.* 1981;57:23–27.
33. Rezza E et al. Familial congenital bowing with thick bones and meta-physeal changes, a distinct entity. *Pediatr Radiol.* 1984;14:323–327.

34. Ruan L et al. Campomelic syndrome-laryngotracheomalacia treated with single stage laryngotracheal reconstruction. *Int J Pediatr Otorhinolaryngol.* 1996;37:277–282.
35. Shafai T, Schwartz L. Camptomelic dwarfism in siblings. *J Pediatr.* 1976;89:512–513.
36. Spranger JW et al. Increasing frequency of a syndrome of multiple osseous defects. *Lancet.* 1970;2:716.
37. Staffler A. Heterozygous *SOX9* mutations allowing for residual DNA-binding and transcriptional activation lead to the acampomelic variant of campomelic dysplasia. *Hum Mutat: Mutation in Brief* online. 2010;31:E1436–E1444.
38. Takahashi H et al. Temporal bone histopathological findings in campomelic dysplasia. *J Laryngol Otol.* 1992;106:361–365.
39. Temple IK et al. Kyphomelic dysplasia. *J Med Genet.* 1989;26:457–468.
40. Tokita N et al. The campomelic syndrome. Temporal bone histopathologic features and otolaryngologic manifestations. *Arch Otolaryngol.* 1979;105:449–454.
41. Viljoen D, Beighton P. Kyphomelic dysplasia: further delineation of the phenotype. *Dysmorphol Clin Genet.* 1988;1(4):136–141.
42. Wada Y et al. Mutation analysis of *SOX9* and single copy number variant analysis of the upstream region in eight patients with campomelic dysplasia and acampomelic campomelic dysplasia. *Am J Med Genet.* 2009;149A:2882–2885.
43. Watiker V et al. Differentiating campomelic dysplasia from Cumming syndrome. *Am J Med Genet.* 2005;135A:110–112.
44. Winter R et al. Prenatal diagnosis of campomelic dysplasia by ultrasonography. *Prenat Diagn.* 1985;5:1–8.

先天性脊椎骨骺发育不良
spondyloepiphyseal dysplasia congenita

Spranger 和 Wiedemann 于 1966 年首先报道先天性脊椎骨骺发育不良(SED)[14]。其患病率约为 1/100 000[16,19]。先天性脊椎骨骺发育不良的发病机制十分复杂[5,8,11,13,16,17],本文讨论其典型类型者。Ⅱ型胶原蛋白的某种缺陷起决定作用[1,11,15](见遗传部分)。

临床表现:身材矮小,身高通常只能达到 84~128cm[6],颈、躯干不成比例的缩短及髋内翻。头部看起来像坐在躯干上,经常以后屈的姿势被抱着(图 10-14A)。全身麻醉可能是个问题[12]。四肢成比例缩短,但手和足正常。胸廓小,成钟形,腹部隆起。呼吸系统并发症相对较少[4]。髋关节僵硬、活动受限,蹒跚步态明显。绝大部分

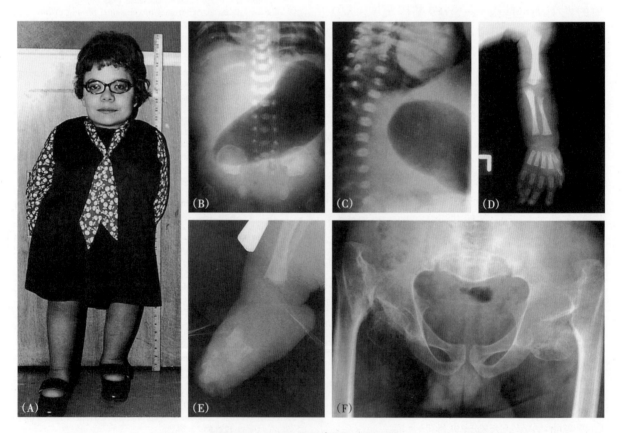

图 10-14　先天性脊椎骨骺发育不良

(A)成人身材矮小、高度近视、视网膜脱离、脊柱侧弯及感音神经性听力损失,患者有重度髋内翻,导致蹒跚步态;(B,C)新生儿 X 线影像检查显示卵圆形椎体,肱骨缩短;(D)新生儿距骨、跟骨缺如;(E)新生儿髂骨短,耻骨缺如;(F)注意髋臼区的股骨头

患者表现有鸡胸、中度的胸椎后凸侧弯,特别的有腰椎前凸。10%~15% 的患者有内翻足。约一半的患儿有 5 个屈光度或以上的非进行性近视。高度近视的患者,都有玻璃体视网膜变性和明显的玻璃体脱水收缩。虽然早前有报道视网膜脱离[7,14],但其发生率极低[19]。15%~20% 的患者有腭裂[17,19]。智力障碍偶有报道[3]。

影像学表现:受累婴儿侧位片上椎体呈卵圆形(图 10-14B、C)。齿突常发育不全,可有脱位[9]。随着儿童成长,有扁平椎伴椎体向后呈楔形。婴儿长骨可见到轻到中度的干骺端改变(图 10-14D)。胸骨、耻骨、股骨远端和胫骨近端的骨骺、距骨及跟骨骨化延迟(图 10-14E)。髂骨发育不全。股骨上端骨骺变小、畸形,发育延迟,呈髋内翻位(图 10-14F)[10,14]。

听觉系统:30% 的患者有中重度(30~60dB)的感音神经性听力损失(30~60dB),高频下降更明显[3]。混合性听力损失偶有报道[3]。

遗传:常染色体显性遗传[14]。与 Kniest 发育不良、Stickler 综合征、软骨发育不良及其他一些疾病同属于 II 型胶原病。

分子生物学研究:已有报道 COL2A1 基因突变[1]。基因定位于 12q13.11-q13.2[2,18]。

诊断:应与 Morquio 综合征鉴别,该病以生长缺陷、骨骼畸形为特征,在 1 岁以后变得明显,有角膜混浊、硫酸角质素尿症,为常染色体隐性遗传。

小结:特征包括:①常染色体显性遗传;②身材矮小;③短颈;④钟形胸;⑤近视;⑥15%~20% 患者伴腭裂;⑦明显的骨发育不良;⑧30% 患者伴中重度感音神经性听力损失。

参考文献

1. Anderson IJ et al. Spondyloepiphyseal dysplasia congenita: genetic linkage to type II collagen (COL2AI). Am J Hum Genet. 1993;46:896–901.
2. Cole WG et al. The clinical features of spondyloepiphyseal dysplasia congenita resulting from the substitution of glycine 997 by serine in the alpha1(II) chain of type II collagen. J Med Genet. 1993;30:27–35.
3. Dahiya R et al. Spondyloepiphyseal dysplasia congenital associated with conductive hearing loss. ENT J. 2000;79:178–182.
4. Harding CO et al. Respiratory complications in children with spondyloepiphyseal dysplasia congenita. Pediatr Pulmonol. 1990;9:49–54.
5. Harrod MJE et al. Genetic heterogeneity in spondyloepiphyseal dysplasia congenita. Am J Med Genet. 1984;18:311–320.
6. Horton WA et al. Growth curves for height for diastrophic dyspla-

sia, spondyloepiphyseal dysplasia congenita, and pseudoachondroplasia. Am J Dis Child. 1982;136:316–319.
7. Ikegawa S et al. Retinal detachment in spondyloepiphyseal dysplasia congenita. J Pediatr Orthop. 1993;13:791–792.
8. Kozlowski K et al. Dysplasia spondylo-epiphysealis congenita Spranger-Wiedemann: a critical analysis. Australas Radiol. 1977;21:260–280.
9. LeDoux MS et al. Stabilization of the cervical spine in spondyloepiphyseal dysplasia congenita. Neurosurgery. 1991;28:580–583.
10. Maroteaux P et al. Spondylo-epiphyseal dysplasia congenita. Pediatr Radiol. 1981;10:250.
11. Murray TG et al. Spondyloepiphyseal dysplasia congenita: light and electron microscopic studies of the eye. Arch Ophthalmol. 1985;103:407–411.
12. Rodney GE et al. Spondyloepiphyseal dysplasia congenita. Anaesthesia. 1991;46:648–650.
13. Spranger JW, Maroteaux P. Genetic heterogeneity of spondyloepiphyseal dysplasia congenita? Am J Med Genet. 1983;14:601–602.
14. Spranger J, Wiedemann H-R. Dysplasia spondyloepiphysaria congenita. Helv Paediatr Acta. 1966;21:598–611.
15. Spranger J et al. The type II collagenopathies: a spectrum of chondrodysplasias. Eur J Pediatr. 1994;153:56–65.
16. Stoll C et al. Birth prevalence rates of skeletal dysplasia. Clin Genet. 1989;35:88–92.
17. Sugiura Y et al. Spondyloepiphyseal dysplasia congenita. Int Orthoped. 1978;2:47–51.
18. Tiller GE et al. An RNA-splicing mutation in the type II collagen gene (COL2AI) in a family with spondyloepiphyseal dysplasia congenita. Am J Hum Genet. 1995;56:388–395.
19. Wynne-Davies R, Hall C. Two clinical variants of spondylo-epiphyseal dysplasia congenita. J Bone Joint Surg Br. 1982;64:435–441.

Kniest 发育不良
变形性骨发育不良 II 型
Kniest dysplasia(metatropic dysplasia, type II)

1952 年 Kniest[10]描述了一种脊椎干骺端骨发育不良伴身材矮小、脊柱侧弯的疾病。25 年后 Kniest 和 Leiber[11]再次报道了该疾病的随访结果。Spranger 等[23]对 Kniest 的病例进行了讨论。

临床表现:圆脸,面中部扁平,鼻梁塌陷,眼球相对向外突出(图 10-15A)。鼻孔可前倾。颈短,头看起来似直接坐在胸上。出生时可有腭裂(40% 的患者)、畸形足及膝部突出[2,5-7,11,20,21]。出生后几年内逐渐出现脊柱前凸和/或脊柱后凸及胫骨弯曲(图 10-15B)。可有颈部不稳[17]。患儿可能直到 2 岁时才能坐,3 岁时才能行走。此时大部分关节进行性增大、僵硬,步态蹒跚。掌指关节活动正常,但不能握拳。小指通常不受累。手掌呈紫罗兰色。肘、腕、膝关节明显增大,大部分关节的屈曲、伸展能力进行性下降[18]。扁平足、外翻。常有疝气。成人身高在 105~145cm。

视觉系统:40% 的病例有高度近视、视网膜格子样变性,伴或不伴视网膜脱离和/或白内障[2,9,16,20]。

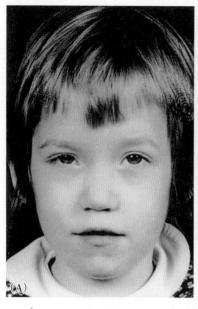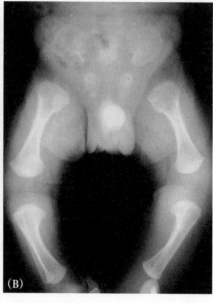

图 10-15　Kniest 发育不良(Ⅱ型变形性骨发育不良)

(A)鼻梁塌陷。(B)X 线片影像学见长骨短,干骺端增大。髂骨翼增宽,高度降低,尤其与增大的股骨头骨骺和近端股骨干骺端有关。可见骨骺延迟表现

[(A)引自:DC Siggers et al.,Berth Defects.1974;10(9):103;(B)引自:FN Silverman,Berth Defects.1969;5(4):45]

肌肉骨骼系统:影像学上,颅骨较面骨大。前囟闭合延迟。颅底角变平,蝶鞍点前移。齿突短而宽[5,6,9]。严重扁平椎,特别是胸椎上段。椎体有垂直裂隙。长骨有一定程度的变短,轻微弯曲,干骺端张开呈喇叭形。骨骺增大,不规则,呈点状。手的骨骺和腕骨发育延迟,骨化不良。随后腕骨大小和形状都出现异常。髂骨变小,尤其与增大的股骨头骨骺和近端股骨干骺端有关(图10-15B)。耻骨支骨化差。股骨头骨骺形成延迟,股骨颈增宽变短,且中心区骨化不良,可有髋内翻。Dwek[3]描述骨骺的 MRI 特征为很明显的"云彩状(cloud effect)"。股骨转子突起[13,14]。超声做产前诊断可明确[1],但有困难[8]。

听觉系统:在青春期前就可能出现传导性和/或感音神经性听力损失[6]。常有复发性中耳炎和呼吸道感染[7]。

病理学:骨的组织病理学检查可发现,杂乱无章的生长板内有大的软骨细胞存在于含大量空隙的疏松基质中("瑞士奶酪样软骨")[2,19]。软骨细胞含 Schiff 阳性包涵体,提示为Ⅱ型前胶原[6]。软骨细胞的超微结构研究显示粗面内质网扩大,蛋白聚集。生长板附近的静止软骨区陷窝外基质空泡样变性。可有角化性硫尿[5,9]。有学者做了电子显微镜方面的研究[6]。

遗传:绝大部分患者为散发,但有研究者在两代人中发现了此病[9,15,22]。也有同卵双生发病的报道[7]。

分子生物学研究:有报道 12q13.11-q13.2 的 COL2A1 基因突变[4,22,24,25],引起变短的链插入胶原纤维有错误,导致交联位点混乱。

诊断:要排除 Rolland-Desbuquois 型异常节段性发育不良和 Burton 综合征[7]等。

预后:Kozic 等[12]报道了 1 例随访 30 年的 Kniest 综合征患者,听力损失没有加重,唯一的医疗问题是与骨骼异常有关的。

小结:特征包括:①常染色体显性遗传,绝大部分为散发;②不成比例的身材矮小;③脸圆而平,颈短;④关节增大、僵硬;⑤近视;⑥脊椎干骺端骨发育不良;⑦腭裂;⑧混合性听力损失。

参考文献

1. Browley B et al. The prenatal sonographic features of Kniest syndrome. *J Ultrasound Med.* 1991;10:705–707.
2. Chen H et al. Kniest dysplasia: neonatal death with necropsy. *Am J Med Genet.* 1980;6:171–178.
3. Dwek JR. Kniest dysplasia: MR correlation of histologic and radiographic peculiarities. *Pediatr Radiol.* 2005;35:191–193.
4. Freisinger P et al. Type II collagenopathies: are there additional family members? *Am J Med Genet.* 1996;63:137–143.
5. Friede H et al. Craniofacial and mucopolysaccharide abnormalities in Kniest dysplasia. *J Craniofac Genet Dev Biol.* 1985;5:267–276.
6. Gilbert-Barness E et al. Kniest dysplasia: radiologic, histopathological, and scanning electromicroscopic findings. *Am J Med Genet.* 1996;63:34–45.
7. Gorlin RJ et al. *Syndromes of the Head and Neck,* 4th ed. New York: Oxford University Press; 2001.
8. Kerleroux J et al. The difficulty of prenatal diagnosis of Kniest syndrome. *A propos of a case mimicking spondylo-epiphyseal dysplasia congenita. J Gynecol Obstet Biol Reprod.* 1994;23:69–74.
9. Kim HJ et al. Kniest syndrome with dominant inheritance and mucopolysacchariduria. *Am J Med Genet.* 1975;27:755–764.

10. Kniest W. Zur Abgrenzung der Dysostosis enchondralis von der Chondrodystrophie. [Differential diagnosis between dysostosis enchondralis and chondrodystrophy.] *Z Kinderheilkd.* 1952; 70:633–640.
11. Kniest W, Leiber B. Kniest-Syndrom. *Monatsschr Kinderheilkd.* 1977;125:970–973.
12. Kozic S et al. Kniest dysplasia: patient's growth progress and development-evolution of abnormalities, 30 year follow up. *Acta Med Okayama.* 1997;51:285–294.
13. Kozlowski K et al. Metatropic dwarfism and its variants. *Australas Radiol.* 1976;20:367–385.
14. Lachman RS et al. The Kniest syndrome. *AJR Am J Roentgenol.* 1975;123:805–814.
15. Maroteaux P, Spranger J. La maladie de Kniest. *Arch Fr Pédiatr.* 1973;30:735–750.
16. Maumenee I, Traboulsi EI. The ocular findings in Kniest dysplasia. *Am J Ophthalmol.* 1985;100:155–160.
17. Merrill KD, Schmidt TL. Occipitoatlantal instability in a child with Kniest syndrome. *J Pediatr Orthop.* 1989;9:338–340.
18. Oestreich AE, Prenger EC. MR demonstrates cartilaginous mega-epiphyses of the hips in Kniest dysplasia of the young child. *Pediatr Radiol.* 1992;22:302–303.
19. Rimoin DL et al. Chondro-osseous pathology in the chondrodystrophies. *Clin Orthop.* 1976;114:137–152.
20. Silengo MC et al. Kniest disease with Pierre Robin syndrome and hydrocephalus. *Pediatr Radiol.* 1983;13:106–109.
21. Spranger J, Maroteaux P. Kniest disease. *Birth Defects.* 1974;10(12): 50–56.
22. Spranger J et al. Kniest dysplasia is caused by dominant collagen 2 (*COL2A1*) mutations: Parental somatic mosaicism manifesting as Stickler phenotype and mild SED. *Pediatr Radiol.* 1994;24:431–435.
23. Spranger J et al. Kniest disease: Dr. W. Kniest, his patient, the molecular defect. *Am J Med Genet.* 1997;69:79–84.
24. Wilkin DJ et al. Small deletions in the type II collagen triple helix produce Kniest dysplasia. *Am J Med Genet.* 1999;85:105–112.
25. Winterpacht A et al. Kniest and Stickler dysplasia phenotypes caused by collagen type II gene (*COL2A1*) defect. *Nat Genet.* 1993; 3:323–326.

其他软骨发育异常
other chondrodysplasias

Rimoin-McAlister 型干骺端软骨发育不良
metaphyseal chondrodysplasia, type Rimoin-McAlister

1971 年 Rimoin 和 McAlister[3] 报道了 3 例男性同胞兄弟,均表现为短肢骨骼发育不良干骺端发育不良、轻度智力障碍及传导性听力损失。

体格检查:3 名同胞都有因肢体短小而导致的身材矮小。身高低于第 3 百分位数,出生体重和身长是正常的。头围增大(图 10-16A)。

肌肉骨骼系统:1 例患儿在小学入学时被学校发现身材矮小,当时其 3 岁和 1 岁的弟弟也被发现身材矮小。有 2 名儿童在童年晚期出现膝部疼痛和膝内翻,另 1 名儿童有单侧膝外翻。手和足短而宽,手指关节松弛。3 名患者中 2 人有

脊柱侧弯和 / 或腰椎前凸。

影像学的改变主要在长骨(包括手和足)干骺端(图 10-16B)。颅骨相对于身高显增大。椎体在各个方向都成比例缩小,但形态正常。在年龄较大的 2 人中,腰椎前凸明显,其中 1 人有旋转性脊柱侧弯。肋骨短而前端宽,肋软骨边缘呈杯状且不规则。胸骨融合过早。髂骨横径和垂直径减小。髂骨翼变窄,外侧缘成角。所有长管状骨都缩短(图 10-16C)。股骨颈明显变短,引起严重的髋内翻(图 10-16D)。股骨大转子相对突起。下肢弯曲,腓骨比胫骨长,特别是远端。

最严重的病变表现在干骺端增宽且不规则,不规则的致密钙化区和局部透光区增大。骨骺不对称地提前融合。关节窝变平,正常的肱骨颈干角消失。尺骨远端相对于桡骨缩短、变形。手和足短而宽。手短管状骨明显变短,骨骺-干骺端明显的突出。指骨增宽,干骺融合提前,但示指和小指远节指骨除外。

中枢神经系统:此 3 例患儿的智商估计在 70~80。

视觉系统:3 名同胞中 2 人戴眼镜。2 人有远视和交替性内斜视,另 1 人为斜视。1 人有前极白内障。

听觉系统:这 3 名同胞在青春期开始出现双侧中度传导性听力损失和反复耳部感染。乳突区多轨迹体层摄影显示双侧听小骨低位,内耳道显著向上成角。

遗传:似为常染色体或 X 连锁隐性遗传。

诊断:干骺端发育不良存在明显的遗传异质性。应与其他类型的有干骺端发育不良的软骨发育异常相鉴别,读者可参读 Spranger 的文章[4]。

Temtamy 型软骨发育不良
chondrodysplasia, type Temtamy

1974 年 Temtamy 等[5] 报道了一种表现为反复骨折、身材矮小、成长受阻、白癜风、听力损失的综合征。

体格检查:出生后体重不增加。脸部特征为前额方形突起、眼小、眉毛和睫毛稀少。上下肢伸肌面和胸部有羽毛状的白癜风斑片。在学会行走后,轻微的创伤可引起长骨反复骨折。骨畸形的程度不一,但身材明显低于第 3 个百分点。

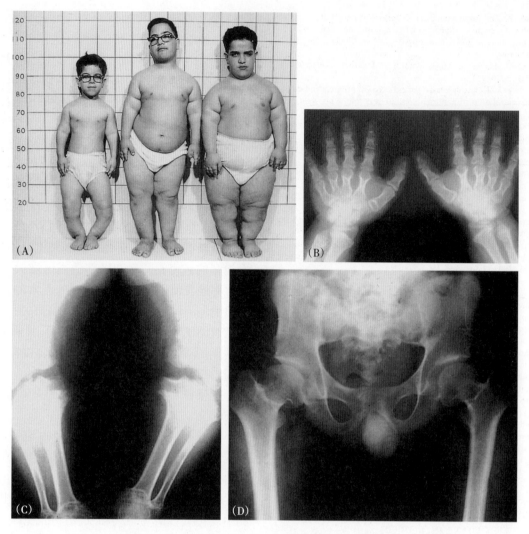

图 10-16　Rimoin-McAlister 型干骺端软骨发育不良

（A）患有短肢骨骼发育不良的三兄弟。注意其中两个同胞中的膝外翻。（B）手部影像学显示管状骨缩短、干骺端增宽，锥形骨骺。干骺端张开，桡骨、尺骨不规则。（C）腓骨远端相对较长，伴足内翻。注意骨骺缩短，骨骺畸形程度最小。干骺端不规则且松散。（D）髂骨翼窄，骨盆入口平。注意髋内翻

[（A）引自：DL Rimoin and WH McAlister, Berth Defects 1971；7（4）：116.（B~D）DL Rimoin, Torrance, California 供图]

影像学表现：长骨远端增宽，骨小梁粗糙，假性囊肿形成。干骺端边缘有时不规则，骨骺可见突出的小梁结构。骨骼异常的程度轻重不一。

听觉系统：Temtamy[5]报道的 3 例同胞患儿中，1 例有重度的先天性听力损失。

遗传：常染色体隐性遗传。

诊断：应排除各种形式的成骨不全和类成骨不全疾病，Gorlin 等[1]有专门论述。

Khaldi 型软骨发育不良
chondrodysplasia, type Khaldi

1989 年 Khaldi 等[2]报道了一个突尼斯家系中 3 名儿童患罕见的骨软骨发育不良、视网膜色素变性、感音神经性听力损失。另 1 名同胞患者有感音神经性听力损失，但没有骨发育不良。

肌肉骨骼表现：明显的生长迟缓。自 2 岁起出现明显的脊柱侧弯和腰椎前凸（图 10-17A、B）。离床活动极为困难。影像学表现为骨质疏松、脊柱侧弯、椎体增高、骨龄延迟、髋关节脱位及股骨头发育不良（图 10-17B、C）。

2 岁前就有视网膜色素变性和明显的感音神经性听力损失。

遗传：父母为一级堂表亲通婚，可能为常染色体隐性遗传。

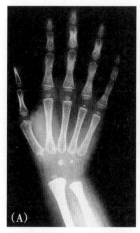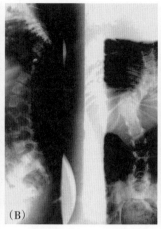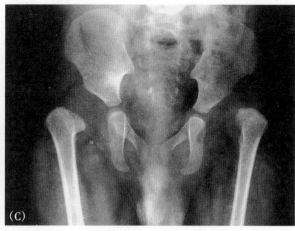

图 10-17　Khaldi 型软骨发育不良

(A)长细骨、骨质疏松及骨龄延迟。(B)椎体高,旋转性脊柱侧弯。(C)髋关节脱位及股骨头发育不良

[引自:F Khaldi et al., Arch Fr Pediatr 1989;46:429]

参考文献

1. Hennekam R et al. Gorlin's *Syndromes of the Head and Neck*, 5th ed. New York: Oxford University Press; 2010.
2. Khaldi F et al. Nanisme ostéochondrodysplastique, familial associé à une surdité et une hérédo-dégénérescence tapéto-rétinienne. *Arch Fr Pédiatr.* 1989;46:429–432.
3. Rimoin DL, McAlister WH. Metaphyseal dysostosis, conductive hearing loss, and mental retardation: a recessively inherited syndrome. *Birth Defects.* 1971;7(4):116–122.
4. Spranger JW et al. *Bone Dysplasias: An Atlas of Constitutional Disorders of Skeletal Development.* New York: Oxford University Press, 2012.
5. Temtamy SA et al. A "new" bone dysplasia with autosomal recessive inheritance. *Birth Defects.* 1974;10(10):165–170.

颅缝早闭
craniosynostoses

Apert 综合征
Apert syndrome

Apert 综合征特点为颅缝早闭、面中部畸形以及手和足对称性并指(趾),至少累及第 2、3、4 指(趾)[7]。Apert[1]于 1906 年发现该综合征。Cochen 和 MacLean[7]、Cochen 和 Krieborg[3-6]、Krieborg 和 Cochen[13]及 Krieborg[14,15]等做了详尽的报道。迄今已报道逾 300 例。

Cohen 等[8]根据 57 例资料推算,新生儿中 Apert 综合征的患病率为 15.5/1 000 000,估计颅缝早闭的病例中有 4.5% 是由该病引起的。

颅面部表现:婴儿期患儿有完全的、宽的颅盖中线缺损,几乎从鼻根经额缝、矢状缝和前囟延至后囟。该缺损在婴儿期非常明显,直到 2~3 岁才逐渐闭合消失。骨岛在缺损中形成、生长,直至缝隙由骨质覆盖后结合到一起。出生时冠状缝已闭合。在 X 片和干颅骨上可见交错结合的人字缝,偶尔可见其和缝间骨(Wormian 骨)相连[15]。

常有过度扁头畸形,枕部扁平。前额陡峭,婴儿期眶上嵴上方出现水平沟,随年龄增长逐渐消失。颅底畸形,常不对称,颅前窝很短。眶浅,常有眶距过宽。蝶鞍增大,斜坡和前颅窝非常短。蝶骨小翼向外上倾斜,蝶骨大翼突起。颅底角变化大,但常有扁平颅底。偶尔可发现三叶草状颅骨[7]。

面中 1/3 凹陷,常发育不良,导致下颌相对前突。鼻梁塌陷,形成驼峰鼻(图 10-18A、B)[7]。

患者常有眼距过宽、突眼、睑裂下斜、斜视等[7]。有白化病样表现。中心凹反光消失或弥散与虹膜透光和眼底色素脱失有关。但与典型的眼皮肤白化病不同,视力下降并不严重,也没有摆动性眼球震颤。有些患者的毛发色浅,皮肤苍白[19]。偶有视神经萎缩,罕见眼球脱位、先天性青光眼、圆锥角膜、晶状体异位的报道[7]。

耳的位置常常较低,有时在前后位上看双侧位置不对称。Kreiborg 和 Cohen 等[15]通过大量研究报道了本疾病的口腔表现。在放松状态时,由于面部前上份的高度明显减少,唇常呈梯形。腭顶高拱、缩窄,中央常形成一沟。腭侧隆起并随年龄增加而增大。该肿胀是由于黏多糖含量增多引起的,主要是透明质酸,其次是硫酸黏多糖[27]。76%的患者有软腭裂和悬雍垂裂。硬腭较正常人短,但软腭较正常人长而厚[21,22,25]。鼻咽部结构改变包括咽的高度、宽度和深度减小[22]。

肌肉骨骼系统:手中间团块(mid-digital hand mass)至少累及示指、中指和环指[7](图10-18C),伴不同程度的并甲。拇指和小指可能并入手中间团块,也可能分开。如果拇指能分开,则会增宽并向桡侧偏斜。常有累及5个手指的一定程度的短指畸形。到4岁时指间关节变得僵硬[7]。

影像学上,第1掌骨正常。拇指的近节指骨变短,常变窄,有时呈三角形。拇指远节指骨增大,呈梯形。大约一半的患者拇指中只有末节指骨。第4、5掌骨近端常融合。4~6岁时近端指间关节融合,末端指间关节很少融合。

第2、3、4足趾常有并趾(图10-18D),第1和5趾有时独立,有时以软组织分别与第2和第4趾相连。趾甲各自分离或部分相连。蹬趾变宽,常有蹬趾内翻[7]。

蹬趾末节趾骨增大,呈梯形(图10-18E)。拇趾近节趾骨畸形,第2~5趾的第2趾骨常缺如。第1跖骨有时增宽、变短,可有部分副骨。有时还可看到趾间关节粘连、跗骨融合、6块跗骨及其他骨畸形[7]。

在所有的Apert患者,随年龄增长,都会出现手、足、颈椎进行性钙化、融合。在4~6岁时,近端指间关节融合明显,手指逐渐变得僵硬。

生长特点:出生时身长、体重、头围在第50个百分位点以上,这是由于出生时的大头畸形、明显缩短的颅底、冠状缝融合、宽大的颅顶中线缺损等,导致头颅增宽、增高、增大[6](图10-18F)。

婴儿期和儿童期的生长逐渐减慢,绝大多数

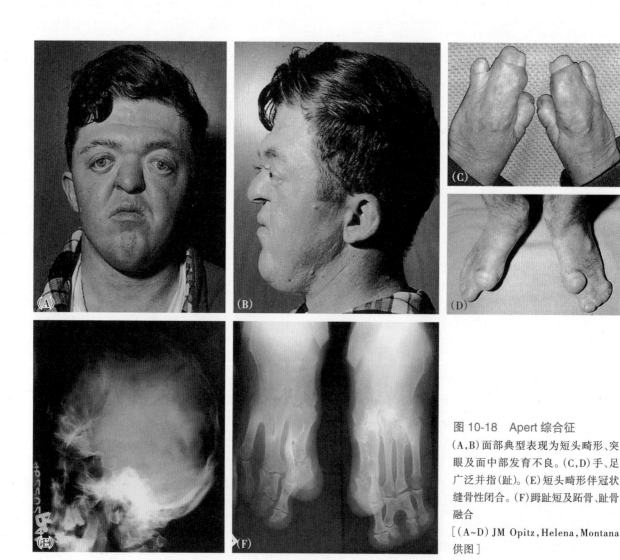

图10-18 Apert综合征

(A,B)面部典型表现为短头畸形、突眼及面中部发育不良。(C,D)手、足广泛并指(趾)。(E)短头畸形伴冠状缝骨性闭合。(F)蹬趾短及跖骨、趾骨融合

[(A~D) JM Opitz,Helena,Montana 供图]

患者的身高值在第 5~50 个百分点之间。从青春期到成年期,百分位点的减少更明显。这种身高分两步减速主要是由下肢根部缩短引起的,在女性中更为明显[6]。

中枢神经系统:相当一部分患者有智力障碍[3,21]。Lefebvre 等[16]对 20 例患者进行了智力测试,智商为 52~89,平均为 73.6。Patton 等[20]发现 29 例患者中,虽然没有人智商超过 100,但一半以上的患者超过 70,仅 7% 的患者智商低于35。患者可能会有脑畸形,包括巨脑室、胼胝体发育不良及其他[12]。

其他表现:部分患者表现为进行性广泛骨发育不良和关节强直,伴进行性活动受限,特别是肩关节,其次是肘关节[5,10]。Kreiborg 等[14]发现 68% 的 Alpert 患者有颈椎融合(n=68),最常见的是C5~C6 融合。37% 为单个融合,31% 为多个融合。

70%(n=19)以上的患者在青春期以后出现痤疮,甚至累及前臂。有报道患者面、胸、背、上臂出现 Frank 粉刺和脓疱,也可见皮脂过度溢出[7,26]。

听觉系统:Gould 和 Caldarelli[9]分析了 17名患者的耳科学和听力学结果。很多患者有分泌性中耳炎及其后遗症。1 例有镫骨足板固定,2 例有颈静脉球裂。Bergstrom 等[2]报道 4 例有传导性听力损失,其中 1 例有镫骨足板固定。Phillips 和 Miyamoto[23]报道 3 例有传导性听力损失,其中 1 例有镫骨足板硬化。Rajenderkumar等[24]回顾性分析了 70 例患者,发现 10~20 岁的患者中一半以上有永久性低频听力损失,他们还发现部分患者有先天性感音神经性听力损失。Zhou 等[29]报道大部分患者有听力损失,以传导性听力损失为主。Lindsay 等[18]总结了该病的颞骨组织学特点:镫骨足板软骨性固定,环状韧带发育不全,弓状下窝增大。Zhou 等[30]报道了患者的 CT 结果,发现所有的患者都有颞骨异常,最多见的是前庭异常。Rajenderkumar 等[25]发现反复置管并不能有效减少患者发生永久性听力损失的风险。读者也可参阅 Huang 等[12]对 Apert综合征患者耳科表现的综述。

遗传:Cohen 和 Kreiborg[4]分析了 9 个家系,认为是常染色体显性遗传。对 94 例 Apert 系谱的研究发现,其中 93 例为散发病例,1 例为家族性,男女比例相当[3]。

分子生物学研究:本综合征由位于 10q23 区域的成纤维生长因子受体 2(FGFR2)的突变所致[29]。关于基因型 - 表型间的关系,文献报道互有矛盾。比如,von Gernet[28]等报道 P253R 突变的患者颅面外科手术后效果更好,但并指程度更严重,但其他作者并未发现突变类型与临床间的关系。

诊断:应与 Pfeiffer 综合征、Saethre-Chotzen综合征、Jackson-Weiss 综合征、Crouzon 综合征、Carpenter 综合征等鉴别。

产前诊断:有文献报道了 Apert 综合征的产前诊断[11,17]。

小结:本病特征包括:①常染色体显性遗传(虽然几乎所有病例都为散发,意味着有新的突变);②颅缝早闭致严重的扁头畸形;③手、足的软组织并指和进行性骨融合;④面中部发育不良;⑤眶距过宽;⑥偶有智力障碍;⑦轻度先天性传导性听力损失。

参考文献

1. Apert E. De l'acrocéphalosyndactylie. *Bull Soc Méd Paris.* 1906;23: 1310–1330.
2. Bergstrom L et al. Otologic manifestations of acrocephalosyndactyly. *Arch Otolaryngol.* 1972;96:117–123.
3. Cohen MM Jr, Kreiborg S. The central nervous system in the Apert syndrome. *Am J Med Genet.* 1990;35:36–45.
4. Cohen MM Jr, Kreiborg S. Genetic and family study of the Apert syndrome. *J Craniofac Genet Dev Biol.* 1991;11:7–17.
5. Cohen MM Jr, Kreiborg S. Skeletal abnormalities in the Apert syndrome. *Am J Med Genet.* 1993;47:624–632.
6. Cohen MM Jr, Kreiborg S. A clinical study of the craniofacial features in Apert syndrome. *Int J Oral Maxillofac Surg.* 1996;25:45–53.
7. Cohen MM Jr, MacLean RE. *Craniosynostosis: Diagnosis, Evaluation, and Management,* 2nd ed. Oxford University Press, New York, 2000.
8. Cohen MM Jr et al. Birth prevalence study of the Apert syndrome. *Am J Med Genet.* 1992;42:655–659.
9. Gould HJ, Caldarelli DD. Hearing and otopathology in Apert syndrome. *Arch Otolaryngol.* 1982;108:347–349.
10. Harris V et al. Progressive generalized bony dysplasia in Apert syndrome. *Birth Defects.* 1977;14(6B):175.
11. Hill LM et al. The ultrasound detection of Apert syndrome. *J Ultrasound Med.* 1987;6:601–604.
12. Huang F et al. Apert syndrome and hearing loss with ear anomalies: a case report and literature review. *Int J Pediatr Otorhinolaryngol.* 2004;68:495–501.
13. Kreiborg S, Cohen MM Jr. The oral manifestations of Apert syndrome. *J Craniofac Genet Dev Biol.* 1992;12:41–48.
14. Kreiborg S et al. Cervical spine in the Apert syndrome. *Am J Med Genet.* 1992;43:704–708.
15. Kreiborg S et al. Comparative 3-dimensional analysis of CT-scans of the calvaria and cranial base in Apert and Crouzon syndromes. *J Craniofac Maxillofac Surg.* 1993;21:181–188.
16. Lefebvre A et al. A psychiatric profile before and after reconstructive surgery in children with Apert's syndrome. *Br J Plast Surg.* 1986;39:510–513.
17. Leonard CO et al. Prenatal fetoscopic diagnosis of the Apert syndrome. *Am J Med Genet.* 1982;11:5–9.

18. Lindsay JR et al. Acrocephalosyndactyly (Apert's syndrome): temporal bone findings. *Ann Otol Rhinol Laryngol.* 1975;84:174–178.
19. Margolis S et al. Depigmentation of hair, skin, and eyes associated with the Apert syndrome. *Birth Defects.* 1978;14(6B):341–360.
20. Patton MA et al. Intellectual development in Apert's syndrome: a long-term follow-up of 29 patients. *Am J Med Genet.* 1988;25:164–167.
21. Peterson SJ, Pruzansky S. Palatal anomalies in the syndromes of Apert and Crouzon. *Cleft Palate J.* 1974;11:394–403.
22. Peterson-Falzone SJ et al. Nasopharyngeal dysmorphology in the syndromes of Apert and Crouzon. *Cleft Palate J.* 1981;18:237–250.
23. Phillips SG, Miyamoto RT. Congenital conductive hearing loss in Apert syndrome. *Otolaryngol Head Neck Surg.* 1986;95:429–433.
24. Rajenderkumar D et al. Audiological profile in Apert syndrome. *Arch Dis Child.* 2005;90:592–593.
25. Rajenderkumar D et al. Management of hearing loss in Apert syndrome. *J Laryngol Otol.* 2005;119:385–390.
26. Solomon LM et al. Pilosebaceous abnormalities in Apert type acrocephalosyndactyly. *Birth Defects.* 1971;7(8):193–195.
27. Solomon LM et al. Apert syndrome and palatal mucopolysaccharides. *Teratology.* 1973;8:287–292.
28. Van Gernet S et al. Genotype-phenotype analysis in Apert syndrome suggests opposite effects of the two recurrent mutations on syndactyly and outcome of craniofacial surgery. *Clin Genet.* 2000;57:137–139.
29. Wilkie AOM et al. Apert syndrome results from localized mutations of *FGFR2* and is allelic to Crouzon syndrome. *Nat Genet.* 1995;9:1650–172.
30. Zhou G et al. Inner ear anomalies and conductive hearing loss in children with Apert syndrome: an overlooked otologic aspect. *Otol Neurotol.* 2009;30:184–189.

Crouzon 综合征
颅面骨发育不全
Crouzon syndrome（craniofacial dysostosis）

Crouzon 综合征,以颅缝早闭、上颌发育不全、眼眶浅和眼球突出为特征,1912 年 Crouzon[10]第一次描述该病,1937 年 Atkinson[3] 对公开发表的 86 例进行了综述。自此大量的关于该病的报道开始出现,最完整的研究见于 kreiborg 的专著[17],他分析了 61 例病例。2000 年, Cohen 和 MacLean[8] 又对其进行了彻底的综述。该病的出生患病率为 15.5/1 000 000。在所有颅缝早闭病例中,Crouzon 综合征的发病率为 4.5%。直接和间接估算得出的出生患病率结果相似[7]。

颅面部表现:Crouzon 综合征颅骨畸形取决于颅缝骨连接的顺序和速度。短头畸形最常见,亦可见舟状头、三角头和如前所述的三叶草状颅骨。Kreiborg 等[22] 对 Crouzon 综合征患儿的颅盖和颅底的研究表明,颅缝早闭通常很早就开始, 2~3 岁时彻底闭合。这一点与 Apert 综合征完全不同。偶尔 Crouzon 综合征没有颅缝早闭。眼眶浅和突眼是重要的诊断特征。通常在出生时或出生后第 1 年可明确诊断。有时,Crouzon 综

合征可能缺乏特征性的表现,在出生后前几年病情进展缓慢。各种颅缝过早骨化,大多数病例最终累及多个骨缝。头颅 X 线片中常见数字标记增多[8,17]。Kolar 等[16]对 61 例患者开展了一项广泛的颅骨和面骨的测量研究。

突眼为仅次于眼眶浅的临床表现,常导致暴露性结膜炎或角膜炎(图 10-19)。偶尔会有眼球脱位。外斜视极其常见[8,17]。约 46% 的患者视力差,其中视神经萎缩占 22%,失明占 7%[17]。而眼球震颤、虹膜缺损、无虹膜、瞳孔不等、瞳孔异位、小角膜、球形角膜、圆锥角膜、白内障、晶状体异位、蓝巩膜和青光眼等症状少见[3,8,17]。

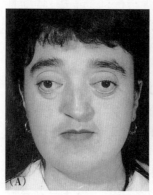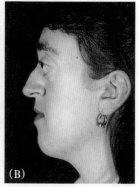

图 10-19　Crouzon 综合征(颅面骨发育不良)
(A,B)注意轻度眼距过宽、眼球突出,面中部发育不全伴有相对下颌前突
[P Tessier,Paris,France 供图]

大约 50% 的患者有腭侧隆起,但仅在少数患者会导致假性腭正中裂,而后者在 Apert 综合征常见[17,24]。唇裂和腭裂很少见[17]。Crouzon 综合征因为上颌骨发育不全,导致上颌牙弓前后径缩短。虽然腭高度测量正常,但牙弓宽度减少,缩窄的牙弓形成了高腭穹的外观。2/3 的 Crouzon 综合征患者存在明显的单侧或双侧后牙反𬌗。常见上颌牙齿拥挤,47% 的患者有上颌第一磨牙异位萌出,常见前牙开𬌗、下颌覆盖和下颌前牙拥挤[18,21]。单牙不发育(或偶见多牙不发育)、铲形上切牙、前磨牙异常,其发生概率和正常人群相同[17,24,25]。

中枢神经系统:在 Kreiborg[17] 提供的病例中,29% 的患者有频繁头痛。12% 的患者有癫痫发作,明显智力缺陷者仅占 3%。进行性脑积水少见[8,14]。

其他表现:Kreiborg[17]病例中,鼻中隔偏曲占 33%。茎突舌骨韧带钙化常见,占 88%。颈椎

融合发生率为 25%，其中单融合 20%，多融合仅 5%，最常累及 C2~C3[2,17]。手骨有轻微畸形[1]。一些病例可有气管软骨袖状畸形[11,12,28]。

Suslak[31]、Reddy[26]、Breitbart 等[6]发现黑棘皮病与类 Crouzon 综合征相关。这种情况被称为 Crouzon 皮肤骨骼发育不良（Crouzonodermoskeletal dysplasia），其基因定位于 4p16，而非 10q23（见遗传部分）[8,15]。

Suslak[31]报道的患者有牙骨质瘤，这已被证实。

听觉系统：在 Kreiborg 的论著中[17]，55%的患者有传导性听力损失（n=49），13%有外耳道闭锁（n=53）。Corey 等[9]得出类似的数据。Orvidas 等[23]也发现大约一半的患者有听力损失，可呈传导性、混合性或感音神经性听力损失。Schurmans 和 Hariga[29]进行断层扫面研究发现患者有内耳道畸形。X 线检查显示迷路发育良好。Terrahe[32]在对颞骨精细断层研究中发现，岩锥向外旋转继发于颅底发育不全，导致外耳道倾斜、面神经异常走行和骨质增生。Terrahe 强调，主要的改变还有听骨链固定伴鼓室内骨性肿块、听小骨畸形和前庭窗闭锁。

颞骨研究表明，外耳道狭窄或闭锁、鼓膜缺如、镫骨畸形并与鼓岬骨性融合，锤骨固定于鼓室上隐窝外侧壁并扭曲及中耳和乳突腔缩窄。Baldwin[5]也发现骨迷路发育不全。锤骨和砧骨固定于上鼓室隐窝外侧壁，镫骨脚向镫骨足板倾斜，砧镫关节与鼓岬相连。蜗窗或前庭窗或两者同时窄于正常。鼓膜缺如。

前庭系统：Aubrey[4]报道前庭系统正常。

遗传：Crouzon 综合征为不同表型的常染色体显性遗传[3,10,17,20]。Shiner[30]报道了一个非常典型的家系病例。先证者是受累程度最严重的家系成员，表现为三叶草状头颅；数个家系成员表现符合经典 Crouzon 综合征；而母亲和家系其他成员表现眼球突出、无颅缝早闭的面中部缺陷。在 Atkinson 的综述[3]中，67%的病例有家族史，33% 的散发病例为新生突变所致。在 kreiborg 的专著中[17]，44% 有家族史，56% 为散发。

分子生物学研究：已发现 FGFR2 基因超过 30 个突变位点，该基因位于 10q23 上。自发突变是父系起源[13,15]。Rollnick 等[27]、Kreiborg 和 Cohen[19]，还报道了生殖嵌合现象（germinal mosaicism）的病例。Kreiborg[17]研究认为，妊娠时父亲高龄对于新发突变有统计学意义。

诊断：Crouzon 综合征应和单纯的颅缝早闭、Apert 综合征、Pfeiffer 综合征、Saethre-Chotzen 综合征和 Jackson-Weiss 综合征相鉴别。Crouzon 综合征的一种类型（Crouzon 综合征伴黑棘皮病）是由基因 FGFR3 突变引起的[33]。

小结：Crouzon 综合征特点包括①常染色体显性遗传；②不同类型的颅缝早闭；③眼距过宽、面中部发育不全和眼球突出；④下颌相对前突；⑤15% 的患者有耳道闭锁；⑥50% 的患者有传导性听力损失。

参考文献

1. Anderson PJ et al. Hand anomalies in Crouzon syndrome. *Skeletal Radiol.* 1997;26:113–115.
2. Anderson PJ et al. The cervical spine in Crouzon syndrome. *Spine.* 1997;22:402–405.
3. Atkinson FRB. Hereditary craniofacial dysostosis, or Crouzon's disease. *Med Press Circular.* 1937;195:118–124.
4. Aubrey M. Examen otologique de 10 cas de dysostose cranio-faciale de Crouzon. *Rev Neurol.* 1935;63:302–305.
5. Baldwin JL. Dysostosis craniofacialis of Crouzon. *Laryngoscope.* 1968;78:1660–1676.
6. Breitbart AS et al. Crouzon's syndrome associated with acanthosis nigricans. Ramifications for the craniofacial surgeon. *Ann Plast Surg.* 1989;22:310–315.
7. Cohen MM Jr, Kreiborg S. Birth prevalence studies of the Crouzon syndrome: comparison of direct and indirect methods. *Clin Genet.* 1992;41:12–15.
8. Cohen MM Jr, MacLean RE. *Craniosynostosis: Diagnosis, Evaluation, and Management,* 2nd ed. New York: Oxford University Press; 2000.
9. Corey JP et al. Otopathology in cranial facial dysostosis. *Am J Otol.* 1987;8:14–17.
10. Crouzon O. Dysostose cranio-faciale héréditaire. *Bull Soc Méd Hôp Paris.* 1912;33:545–555.
11. Davis S et al. Tracheal cartilagenous sleeve. *Pediatr Pathol* 1992;12:349–364.
12. Devine P et al. Completely cartilaginous trachea in a child with Crouzon syndrome. *Am J Dis Child.* 1984;138:140–143.
13. Glaser RL et al. Paternal origin of FGF22 mutations in sporadic cases of Crouzon and Pfeiffer syndrome. *Am J Hum Genet.* 2000; 66:768–777.
14. Golabi M et al. Radiographic abnormalities of Crouzon syndrome. A survey of 23 cases. *Proc Greenwood Genet Ctr.* 1984;3:102.
15. Jabs E et al. Jackson-Weiss and Crouzon syndromes are allelic with mutations in fibroblast growth factor receptor 2. *Nat Genet.* 1995; 3:275–279.
16. Kolar JC et al. Patterns of dysmorphology in Crouzon syndrome: an anthropometric study. *Cleft Palate J.* 1988;25:235–244.
17. Kreiborg S. Crouzon syndrome. *Scand J Plast Reconstr Surg Suppl.* 1981;18:1–198.
18. Kreiborg S. Craniofacial growth in plagiocephaly and Crouzon syndrome. *Scand J Plast Reconstr Surg.* 1981;15:187–197.
19. Kreiborg S, Cohen MM Jr: Germinal mosaicism in Crouzon syndrome. *Hum Genet.* 1990;84:487–488.
20. Kreiborg S, Jensen BL. Variable expressivity of Crouzon's syndrome within a family. *Scand J Dent Res.* 1977;85:175–184.
21. Kreiborg S, Pruzansky S. Craniofacial growth in premature craniofacial synostosis. *Scand J Plast Reconstr Surg.* 1981;15:171–186.
22. Kreiborg S et al. Comparative 3-dimensional analysis of CT-scans of the calvaria and cranial base in Apert and Crouzon syndromes. *J Craniofac Maxillofac Surg.* 1993;21:181–188.

23. Orvidas LJ et al. Hearing and otopathology in Crouzon syndrome. *Laryngoscope.* 1999;109:1372–1375.

24. Peterson SJ, Pruzansky S. Palatal anomalies in the syndromes of Apert and Crouzon. *Cleft Palate J.* 1974;11:394–403.

25. Peterson-Falzone SJ et al. Nasopharyngeal dysmorphology in the syndromes of Apert and Crouzon. *Cleft Palate J.* 1981;18:237–250.

26. Reddy BSN. An unusual association of acanthosis nigricans and Crouzon's disease. *J Dermatol.* 1985;12:85–90.

27. Rollnick BR et al. Germinal mosaicism in Crouzon syndrome. *Clin Genet.* 1988;33:145–150.

28. Sagehashi N. An infant with Crouzon syndrome with a cartilaginous trachea and a human tail. *J Craniomaxillofac Surg.* 1992;20:21–23.

29. Schurmans P, Hariga J. Dysostose crâniofaciale familiale et malformations nerveuses associeés. *Acta Neurol Belg.* 1963;63:794–820.

30. Shiller JG. Craniofacial dysostosis of Crouzon: a case report and pedigree with emphasis on heredity. *Pediatrics.* 1959;23:107–112.

31. Suslak E. Crouzon's craniofacial dysostosis, periapical cemental dysplasia, and acanthosis nigricans: the pleiotropic effect of a single gene? Presented at the Society of Craniofacial Genetics, Denver, Colorado, June 17, 1984.

32. Terrahe K. Das Gehörorgan bie den kraniofazialen Missbildungssyndromen nach Crouzon und Apert. [The ear in Crouzon's and Apert's craniofacial abnormalities.] *Z Laryngol Rhinol Otol.* 1971; 50:794–802.

33. Wilkes D et al. A recurrent mutation, ala391glu, in the transmembrane region of *FGFR3* causes Crouzon syndrome and acanthosis nigricans *J Med Genet* 1996;33:7744–748

Pfeiffer 综合征
Pfeiffer syndrome

1964 年 Pfeiffer[23]描述了一个综合征家系，包括颅缝早闭、宽大拇指（趾）和手指不同部分软组织并指，3 代人中有 8 人发病。关于本病还有几篇详尽的综述[3,4,19,24,25,27]。

Pfeiffer 综合征已有散发病例报道[3-5,14]。最详尽的综述来自 Cohen[3,4]。Cohen 和 MacLean[4]讨论了 Pfeiffer 综合征的三种亚型对预后的意义。分型根据临床表现，和各种基因突变无关。

颅面部表现：1 型颅骨通常是塔状短头颅。部分患者会表现为颅面不对称。三叶草状颅骨是 2 型的特点，可见上颌发育不全和相对下颌前突。鼻梁塌陷。眶距过宽、睑裂下斜、眼球突出及斜视常见[4,16,29]。鼻呈鹰嘴状（图 10-20A、B）。腭高拱、牙槽嵴宽和牙齿拥挤[4]。部分患者表现为肤色浅、静脉突出。3 型可见胎生牙[1]。

中枢神经系统：1 型 Pfeiffer 综合征患者一般智力正常[4,16,23]，但许多患者存在认知功能障碍[4]。同时有进行性脑积水、扭曲的脑室扩大、Arnold-Chiari 畸形和癫痫发作[18,29]。2 型常见三叶草状颅畸形[9,12,33]。虽然 3 型的患儿易夭折[3,4]，但 Robin 等[27]报道了 7 名 3 型存活至儿童期的患儿，他们伴或不伴中度智力障碍。迄今为止，2 型或 3 型的病例都是散发的，未见家系报道。

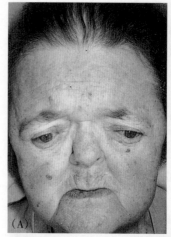
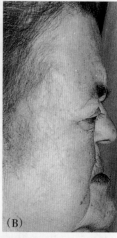
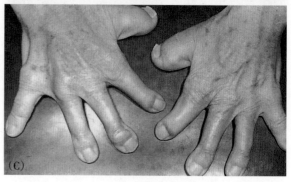

图 10-20　Pfeiffer 综合征
（A，B）眼距过宽，向下倾斜的睑裂和面中部发育不良。（C）宽大并向尺侧倾斜的拇指，短指、末节指骨侧弯

Pfeiffer 综合征三叶草样颅畸形的患者常合并一些少见的异常表现。智力发育普遍较差，即使进行广泛的颅面手术，在婴儿期死亡也很常见[4]。

手足表现：拇指和蹬趾通常宽并伴有内翻畸形[10,11,23]（图 10-20C）。轻度软组织并指常发生于双侧第 2 和第 3 指（趾），有时候累及第 3 和第 4（指）趾[4,23]。也有报道第 1 和第 2 趾的局部软组织并趾[4,35]。一些病例可以见到短指（趾）而没有并指（趾）[4]。先天性指（趾）侧弯也有报道[4,29]。

常见双侧短中指（趾）畸形。某些病例中节指骨缺失。蹬趾远节趾骨宽大，近节趾骨畸形。第 1 跖骨宽大或缩短，部分有副骨[4,16,23]。

已报道在第 1 和第 2 跖骨有副骨骺，蹬趾近节趾骨出现双骨化中心。有时可以看到蹬趾副趾。双侧指（趾）关节粘连。部分患者腕骨和跗骨融合，部分掌骨的近端和跖骨融合[4,16,35]。

其他表现：颈椎和腰椎融合[20]。肱骨缩短、肘外翻、桡肱骨和桡尺骨融合、骨盆异常、髋外翻和仰趾内翻足[4,16,29]。发生率较低的畸形包括幽门狭窄、脐疝、错位在阴囊底的肛门、阴囊对裂、乳头间距宽、上睑下垂、瞳孔异位、角膜巩膜化、视神经发育不良、后鼻孔闭锁、耳前赘、悬雍垂裂、额外牙、牙龈肥厚和三维 CT 显示出的颅骨凹陷[4,16,29,34]。

听觉系统:部分患者出现听力损失[6,15,16]。听骨链固定包括鼓室上隐窝的砧骨融合和镫骨固定[5]。在一例 Pfeiffer 综合征三叶草状颅患者中发现耳道缺失[4]。Desai 等最新研究发现[7],报道的 20 例患者均有听力损失;大多数(70%)为传导性听力损失,但混合性和感音神经性听力损失也可发生。其中有一半的患者需要佩戴助听器。

遗传:几位作者报道了该病的常染色体显性遗传家系[16,26,29,35]。呈完全外显,表现度明显多变,尤其是软组织并指存在或缺乏[30]。正常拇指罕见[2,28]。

分子生物学研究:Pfeiffer 综合征表现呈异质性,基因突变位于 FGFR1[21] 和 FGFR2[13,32]。FGFR2 基因突变也可引起 Pfeiffer 综合征 2 型[24,31]和 3 型[8]、Crouzon Jackson-Weiss 和 Apert 综合征[17,22]。新突变通常起源于父系[7]。

诊断:Pfeiffer 综合征应与 Apert 综合征、Crouzon 综合征、Saethre-Chotzen 综合征和 Jackson-Weiss 综合征相鉴别。

小结:特点包括:①常染色体显性遗传;②颅缝早闭;③宽大的拇指(踇趾);④不同表现的并指并趾畸形;⑤偶有传导性听力损失。

参考文献

1. Alvarez MP et al. Natal molars in Pfeiffer syndrome type 3. *J Clin Pediatr Dent.* 1993;18:21–24.
2. Baraitser M et al. Pitfalls of genetic counseling in Pfeiffer syndrome. *J Med Genet.* 1980;17:250–256.
3. Cohen MM Jr. Pfeiffer syndrome update, clinical subtypes, and guidelines for differential diagnosis. *Am J Med Genet.* 1993;45:300–307.
4. Cohen MM Jr, MacLean RE. *Craniosynostosis: Diagnosis, Evaluation, and Management*, 2nd ed. New York: Oxford University Press; 2000.
5. Cornejo-Roldan LR et al. Analysis of the mutational spectrum of the *FGFR2* gene in Pfeiffer syndrome. *Hum Genet.* 1999;104:425–431.
6. Cremers CWRJ: Hearing loss in Pfeiffer's syndrome. *Int J Pediatr Otorhinolaryngol.* 1987;3:343–353.
7. Desai U et al. Audiologic findings in Pfeiffer syndrome. *J Craniofac Surg.* 2010;21:1411–1418.
8. Gripp KW et al. The phenotype of the fibroblast growth factor receptor 2 Ser 351 Cys mutation: Pfeiffer syndrome type 3. *Am J Med Genet.* 1998;78:356–360.
9. Hodach RJ et al. Studies of malformation syndromes in man. XXXVI: The Pfeiffer syndrome, association with Kleeblattschädel and multiple visceral anomalies. Case report and review. *Z Kinderheilkd.* 1975;
119:87–103.
10. Kerr NC et al. Brief clinical report: type 3 Pfeiffer syndrome with normal thumbs. *Am J Med Genet.* 1996;66:138–143.
11. Kreiborg S, Cohen MM Jr. A severe case of Pfeiffer syndrome associated with stub thumb on the maternal side of the family. *J Craniofac Genet Dev Biol.* 1993;13:73–75.
12. Kroczek RA et al. Cloverleaf skull associated with Pfeiffer syndrome: pathology and management. *Eur J Pediatr.* 1986;145:442–445.
13. Lajeunie E et al. *FGFR2* mutations in Pfeiffer syndrome. *Nat Genet.* 1995;9:108.
14. Lenz W. Zur Diagnose und Ätiologie der Akrocephalosyndaktylie. *Z Kinderheilkd.* 1957;79:546–558.
15. Manns KJ, Bopp KP. Dysostosis craniofacialis Crouzon mit digitaler Anomalie. *Med Klin.* 1971;60:1899–1903.
16. Martsolf JT et al. Pfeiffer syndrome. *Am J Dis Child.* 1971;121:257–262.
17. Meyers GA et al. *FGFR2* exon IIIa and IIIc mutations in Crouzon, Jackson-Weiss, and Pfeiffer syndromes: evidence for missense changes, insertions, and a deletion due to alternative RNA splicing. *Am J Hum Genet.* 1996;58:491–498.
18. Moore MH, Hanieh A. Hydrocephalus in Pfeiffer syndrome. *J Clin Neurosci.* 1994;1:202–204.
19. Moore MH et al. Pfeiffer syndrome: a clinical review. *Cleft Palate Craniofac J.* 1995;32:62–70.
20. Moore MH et al. Spinal anomalies in Pfeiffer syndrome. *Cleft Palate Craniofac J.* 1995;32:251–254.
21. Muenke M et al. A common mutation in the fibroblast growth factor receptor 1 gene in Pfeiffer syndrome. *Nat Genet.* 1994;8:269–274.
22. Passos-Bueno MR et al. Pfeiffer mutation in an Apert patient: how wide is the spectrum of variability due to mutations in the *FGFR2* gene? *Am J Med Genet.* 1997;71:243–247.
23. Pfeiffer RA. Dominant erbliche Akrocephalosyndaktylie. [Dominant hereditary acrocephalosyndactylia]. *Z Kinderheilkd.* 1964;90: 301–320.
24. Plomp AS et al. Pfeiffer syndrome type 2: further delineation and review of the literature. *Am J Med Genet.* 1998;75:245–251.
25. Rasmussen SA, Frias JL. Mild expression of the Pfeiffer syndrome. *Clin Genet.* 1988;33:5–10.
26. Robin NH et al. Linkage of Pfeiffer syndrome to chromosome 8 centromere and evidence for genetic heterogeneity. *Hum Mol Genet.* 1994;3:2153–2158.
27. Robin NH et al. Favorable prognosis for children with Pfeiffer syndrome types 2 and 3: implications for classification. *Am J Med Genet.* 1998;75:240–244.
28. Rutland P et al. Identical mutations in the *FGFR2* gene cause both Pfeiffer and Crouzon phenotypes. *Nat Genet.* 1995;9:173–176.
29. Saldino RM et al. Familial acrocephalosyndactyly (Pfeiffer syndrome). *AJR Am J Roentgenol.* 1972;116:609–622.
30. Sanchez JM, De Negrotti TC. Variable expression in Pfeiffer syndrome. *J Med Genet.* 1981;18:73–75.
31. Schaefer F et al. Novel mutation in the *FGFR2* gene at the same codon as the Crouzon syndrome mutations in a severe Pfeiffer syndrome type 2 case. *Am J Med Genet.* 1998;75:252–255.
32. Schell U et al. Mutations in *FGFR1* and *FGFR2* cause familial and sporadic Pfeiffer syndrome. *Hum Mol Genet.* 1995;4:323–328.
33. Soekarman D et al. Pfeiffer acrocephalosyndactyly syndrome in mother and son with cloverleaf skull anomaly in the child. *Genet Couns.* 1992;3:217–220.
34. Steinberger D et al. Mutation of *FGFR2* (cys278phe) in craniolacunia and pansynostosis. *J Med Genet.* 1999;36:499–500.
35. Zippel H, Schuler KH. Dominant vererbte Akrozephalosyndaktylie (ACS). [Dominant inheritance of acrocephalosyndactylia (ACS)]. *Fortschr Röntgenstr.* 1969;110:2340–2345.

Saethre-Chotzen 综合征
Saethre-Chotzen syndrome

Saethre-Chotzen 综合征以广泛的、多变的畸形为特征,包括颅缝早闭、低额发际、面部不对称、上睑下垂、鼻中隔偏曲、短指、部分皮肤并指

(特别是示指和中指)和各种骨骼异常。

Saethre-Chotzen 综合征分别由 Saethre 在 1931 年[30]和 Chotzen 在 1932 年[5]首次作为一个综合征报道。此后许多学者相继报道家系及散发病例[1,2,5,10,13,17,23,24,32,33]。Pantke[21]、Cohen[7,8]和 Cohen 和 MacLean[9]对于早期病例做了最全面的论述。

颅面部表现：颅缝早闭常见，但并非必有的畸形。因颅缝早闭发病的时间和程度不一，表现多样。短头或伴随冠状缝早闭的尖头常见，病变范围不对称常导致斜形头和面部不对称。各种病例中可见到前额突出、顶骨隆起及枕骨扁平。也有报道延迟闭合的大囟门、大顶骨孔、颅盖骨化障碍、蝶鞍扩大和颅骨外板骨质增生[1,6,7,13,21]。

通常可见到低额发际。上睑下垂、眼距过宽、斜视也很常见（图 10-21A~L）。部分病例睑裂狭小。鼻泪管闭塞是该病的一个特征。内眦赘皮、视神经萎缩、睑裂下斜、不规则的睑缘和眉毛中间稀疏，两侧浓等少见[6,7,13,21]。

部分患者鼻额角扁平，上颌骨发育不全导致的相对下颌前突明显。一些病例表现为面中部宽而扁平。常见鹰钩鼻和鼻中隔偏曲[7,13,21]。

口腔畸形包括上腭窄或高腭穹、偶发腭裂、错𬌗畸形、额外牙、牙釉质发育不全和其他牙体缺损[6,13,21]。

中枢神经系统：智力通常是正常的[21]，但一些患者有轻至中度的智力障碍[6]。对于 *TWIST* 基因缺失者来说，发育延迟的概率是 *TWIST* 基因突变患者的 8 倍[4,16]。新生儿惊厥、癫痫和精神分裂症也见诸报道[5,30]，但有可能是巧合。

肌肉骨骼系统：可见不同程度的短指[6,21]。一些患者有部分皮肤并指，尤其在示指和中指之间，有时也延伸至示指和环指之间[8,21,30]（图 10-21M、N）。偶见先天性指侧弯，特别是在小指[1,13]。远节指骨可发育不全，偶见拇指细长[13]。Anderson 等探讨了手的 X 线检查改变[2]。皮纹特点包括单个掌纹、掌纹远侧的轴三叉、鱼际和小鱼际纹型多变、指尖弓形纹增加和总指峰数减少[1,13,21]。

局部皮肤性并趾在第 2 和第 3 足趾之间，但偶尔也会涉及其他足趾[5,30]，部分患者有宽大的拇趾和拇外翻[13,21,30]。

其他临床表现：有文献报道身材矮小[13,21]，还有几位学者报道了颈椎和腰椎的缺陷[5,21,30]。其他临床表现包括隐睾、肾畸形和先天性心脏病[1,8]。最令人担忧的是 Sahlin 等[31]发现在他们研究的患者中，52% 的女性 Saethre-Chotzen 综合征患者在 25 岁以后患乳腺癌。然而，James[15]未能证实这些结果。

听觉系统：耳郭位置低，形状小并且向后成角，或耳轮折叠或对耳轮脚突出。Pantke 等[21]报道 15% 的 Saethre-Chotzen 综合征患者有单侧的轻度传导性听力损失。他们进一步指出，在 22 名行听力检查的病例中，有 11 人表现出听力损失。大多数情况下，听力损失的类型和 / 或程度为非特异性。然而，Chotzen[6]和 Ensink 等[12]报道了中度传导性听力损失，Dolivo 和 Gillieron[10]报道了混合性听力损失。Rosen 等[29]发现，许多在儿童时期有听力损失的患者，听力是可治疗并可改善的。在那些听力未改善的病例中，存在感音神经性听力损失。Lomonica 等[18]利用 CT 发现 1 个综合征家系中的 3 名患者有颈静脉球高位和扩大。

遗传：常染色体显性遗传，具有高外显率和可变表现度[6,7,20]。Carter 等[5]报道有不完全外显率。

分子生物学研究：突变位于 7p21.2[3,11,14,25-27]的 *TWIST* 基因，其编码一种转录因子。某些病例存在基因易位突变[25,28,32]。遗传异质性或许存在[19]，其中 1 名患者 *FGFR2* 基因突变[22]。

诊断：Saethre-Chotzen 综合征容易和单纯颅缝早闭混淆。还应该和 Crouzon 综合征、Pfeiffer 综合征、Apert 综合征、Muenke 综合征和 Jackson-Weiss 综合征相鉴别。因为并指不是 Saethre-Chotzen 综合征必有的畸形，因此没有这种临床表现的散发性病例诊断较困难。

小结：本病特征包括：①常染色体显性遗传；②各种颅缝早闭；③上睑下垂；④面部不对称；⑤直鼻额角；⑥短指伴偶发轻度并指；⑦偶见传导性听力损失。

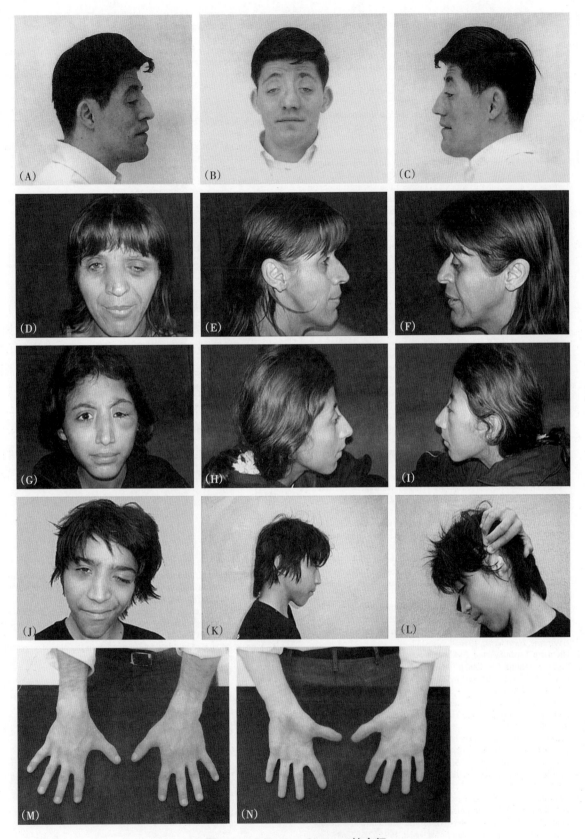

图 10-21　Saethre Chotzen 综合征

(A~L)注意头型缩短、睑裂下斜、上睑下垂和异常的鼻梁。(M,N)示指和中指间的蹼

[(A~C,M,N)引自:S Kreiborg et al.,Teratology 1972;6:287;(D~L)引自:AC Dionisia et al.,Cleft Palate-Craniofac J 2010;47:548.]

参考文献

1. Aase JM, Smith DW. Facial asymmetry and abnormalities of palms and ears: a dominantly inherited developmental syndrome. *J Pediatr*. 1970;76:928–930.
2. Anderson PJ et al. The hands in Saethre-Chotzen syndrome. *J Craniofac Genet Dev Biol*. 1996;16:228–233.
3. Brueton LA et al. The mapping of a gene for craniosynostosis: evidence for linkage of the Saethre-Chotzen syndrome to distal chromosome 7p. *J Med Genet*. 1992;29:681–685.
4. Cai J et al. Increased risk for developmental delay in Saethre-Chotzen syndrome is associated with *TWIST* deletions: an improved strategy for *TWIST* mutation screening. *Hum Genet*. 2003;114:68–76.
5. Carter CO et al. A family study of craniosynostosis, with probable recognition of a distinct syndrome. *J Med Genet*. 1982;19:280–285.
6. Chotzen F. Eine eigenartige familiäre Entwicklungsstörung (Akrocephalosyndaktylie, Dysostosis craniofacialis und Hypertelorismus). *Monatsschr Kinderheilkd*. 1932;55:97–122.
7. Cohen MM Jr: An etiologic and nosologic overview of craniosynostosis syndromes. *Birth Defects*. 1975;11(2):137–189.
8. Cohen MM Jr. Craniosynostosis and syndromes with craniosynostosis: incidence, genetics, penetrance, variability, and new syndrome updating. *Birth Defects*. 1979;15(5B):85–89.
9. Cohen MM Jr, MacLean RE. *Craniosynostosis: Diagnosis, Evaluation, and Management*, 2nd ed. New York: Oxford University Press; 2000.
10. Dolivo G, Gillieron JD. Une famille de "Crouzon-fruste" ou "pseudo-Crouzon." *J Genet Hum*. 1955;4:88–101.
11. El Ghouzzi V et al. Saethre-Chotzen mutations cause *TWIST* protein degradation or impaired nuclear location. *Hum Mol Genet*. 2000;9:813–819.
12. Ensink RJH et al. Clinical records. Hearing loss in the Saethre-Chotzen syndrome. *J Laryngol Otol*. 1996;110:952–957.
13. Friedman JM et al. Saethre-Chotzen syndrome: a broad and variable pattern of skeletal malformations. *J Pediatr*. 1977;91:929–933.
14. Howard TD et al. Mutations in *TWIST*, a basic helix-loop-helix transcription factor, in Saethre-Chotzen syndrome. *Nat Genet*. 1997;15:36–41.
15. James PA et al. Breast cancer risk is not increased in individuals with *TWIST1* mutation confirmed Saethre-Chotzen syndrome: an Australian multicenter study. *Genes Chromosomes Cancer*. 2009;48:533–538.
16. Johnson D et al. A comprehensive screen for *TWIST* mutations in patients with craniosynostosis identifies a new microdeletion syndrome of chromosome band 7p21.1. *Am J Hum Genet*. 1998;63:1282–1293.
17. Lamonica DAC et al. Saethre-Chotzen syndrome, Pro136His *TWIST* mutation, hearing loss, and external and middle ear structural anomalies: report on a Brazilian family. *Cleft Palate-Craniofac J*. 2010;47:548–552.
18. Kreiborg S et al. The Saethre-Chotzen syndrome. *Teratology*. 1972;6:287–294.
19. Ma HW et al. Possible genetic heterogeneity in the Saethre-Chotzen syndrome. *Hum Genet*. 1996;98:228–232.
20. Niemann-Seyde SC et al. Saethre-Chotzen syndrome (ACS III) in four generations. *Clin Genet*. 1991;40:271–276.
21. Pantke OA et al. The Saethre-Chotzen syndrome. *Birth Defects*. 1975;11(2):190–225.
22. Paznekas WA et al. Genetic heterogeneity of Saethre-Chotzen syndrome, due to *TWIST* and *FGFR* mutations. *Am J Hum Genet*. 1998;62:1370–1380.
23. Pruzansky S et al. Roentgencephalometric studies of the premature craniofacial synostoses: report of a family with the Saethre-Chotzen syndrome. *Birth Defects*. 1975;11(2):226–237.
24. Reardon W, Winter RM. Saethre-Chotzen syndrome. *J Med Genet*. 1994;31:393–396.
25. Reardon W et al. Cytogenetic evidence that the Saethre-Chotzen gene maps to 7p21.2. *Am J Med Genet*. 1993;47:633–636.
26. Reid CS et al. Saethre-Chotzen syndrome with familial translocation at chromosome 7p22. *Am J Med Genet*. 1993;47:637–639.
27. Rose CSP et al. Localization of the genetic locus for Saethre-Chotzen syndrome to a 6 cM region of chromosome 7 using four cases with apparently balanced translocations at 7p21.2. *Hum Mol Genet*. 1994;3:1405–1408.
28. Rose CSP et al. The *TWIST* gene, although not disrupted in Saethre-
29. Chotzen patients with apparently balanced translocations of 7p21, is mutated in familial and sporadic cases. *Hum Mol Genet*. 1997;6:1369–1373.
29. Rosen H et al. Audiologic findings in Saethre-Chotzen syndrome. *Plast Reconstr Surg*. 2011;127:2014–2020.
30. Saethre H. Ein Beitrag zum Turmschädelproblem (Pathogenese, Erblichkeit und Symptomologie). *Dtsch Z Nervenheilkd*. 1931;117:533–555.
31. Sahlin P et al. Women with Saethre-Chotzen syndrome are at increased risk of breast cancer. *Genes Chromosomes Cancer*. 2007;46:656–660.
32. Wilkie AOM et al. Saethre-Chotzen syndrome associated with balanced translocations involving 7p21: three further families. *J Med Genet*. 1995;32:174–180.
33. Young I, Harper PS. An unusual form of familial acrocephalosyndactyly. *J Med Genet*. 1982;19:286–288.

Muenke 综合征
Muenke syndrome

Muenke 综合征是一种常染色体显性遗传病，以单或双侧颅缝早闭为特征，偶伴宽大足趾和/或腕骨或跗骨融合[3]。由 *FGFR3* 基因的 pro250Arg 特定突变所致[1]。Honnebier 等[2]回顾了 10 例患者的听力资料，发现 7 例低至中频感音神经性听力损失。Doherty 等[1]发现了一个非常相似的听力特征，在他们的病例中，95% 为轻度到中度感音神经性损失。这种听力特征能够帮助区分 Muenke 综合征和散发性颅缝早闭。

参考文献

1. Doherty ES et al. Muenke syndrome (*FGFR3*-related craniosynostosis): expansion of the phenotype and review of the literature. *Am J Med Genet*. 2007;143A:3204–3215.
2. Honnebier MB et al. The natural history of patients treated for *FGFR3*-associated (Muenke type) craniosynostosis. *Plast Reconstr Surg*. 2008;121:919–931.
3. Muenke M et al. A unique point mutation in the fibroblast growth factor receptor 3 gene (*FGFR3*) defines a new craniosynostosis syndrome. *Am J Hum Genet*. 1997;60:555–564.

Thong 综合征
趋化性缺陷、颅缝早闭、身材矮小及感音神经性听力损失
chemotactic defect, craniosynostosis, short stature, and sensorrineural heareing loss (thong syndrome)

Thong 等[3]与 Thong 和 Simpson[2]报道了患有该病的兄妹，伴有反复的感染及低于 3% 的身材矮小。哥哥有感音神经性听力损失。妹妹表现冠

状缝骨性连接、前置的异位肛门和先天性青光眼，而她的哥哥则表现出感音神经性听力损失和骨肉瘤。两人均为面部狭窄、长鼻和小颌。Etzioni 等[1]描述了 1 个 Saethre-Chotzen 综合征的患儿有中性粒细胞趋化性缺陷。也许他们有相同的遗传缺陷。部分症状可与肢端 - 颅 - 面 - 骨发育不全相似。

参考文献

1. Etzioni A et al. Saethre-Chotzen syndrome associated with defective neutrophil chemotaxis. *Acta Paediatr Scand*. 1990;79:375–379.
2. Thong YH, Simpson DA. The syndrome of abnormal neutrophil chemotaxis, unusual facies, proportionate small stature, and sensorineural deaf-mutism. *Acta Paediatr Scand*. 1981;70:575.
3. Thong YH et al. Abnormal neutrophil chemotaxis in a syndrome of unusual facies, proportionate short stature, and sensorineural deafness-mutism. *Acta Paediatr Scand*. 1978;67:383–388.

耳 - 颅 - 并指畸形
auralcephalsyndactyly

1988 年，Kurczynski 和 Casperson[1] 报道了一种常染色体显性遗传综合征，包括累及冠状缝的颅缝早闭、形状如问号样的耳郭及第 4 和第 5 个足趾的皮肤并趾。Legius 等[2] 怀疑耳颅并指畸形是一种新的综合征或只是 Saethre-Chotzen 综合征的一个变异体。在我们看来，它是一个独立的疾病，虽然 Legius 等[2] 报道的 2 例患者表现为 Saethre-Chotzen 综合征样。

听觉系统：Kurczynski 和 Casperson[1] 报道的家系有传导性听力损失。

参考文献

1. Kurczynski TW, Casperson SM. Auralcephalosyndactyly: a new hereditary craniosynostosis syndrome. *J Med Genet*. 1988;25:491–493.
2. Legius E et al. Auralcephalosyndactyly: A new craniosynostosis syndrome or a variant of the Saethre-Chotzen syndrome? *J Med Genet*. 1989;26:522–524.

肢端 - 颅 - 面骨发育障碍
尖头畸形、肢体异常、身材矮小、伴耳前凹陷的耳畸形和混合性听力损失
acrocephaly, limb anomalies, short stature, ear malformations with preauricular pits, and mixed hearing loss (acro-cranio-facial dysostosis)

1988 年，Kaplan 等[1] 报道了两姐妹，她们有

耳郭畸形和耳前凹陷、混合性听力损失、伴颅缝早闭的颅面部畸形、腭裂和手指畸形。面部特征包括眼距过宽或内眦距过宽、宽鼻和小颌畸形。两名患儿的手指畸形不同，一名拇指尖宽和小指甲，另一名指尖呈球根状和指甲宽、扁。(图 10-22)。

听觉系统：第 2 名女孩从她 8 个月大时，听觉诱发反应即表现出中重度、非进行性双侧感音神经性和传导性听力损失。正常的波间潜伏期提示脑干传导正常。2 岁 4 个月时，其中耳及内

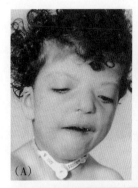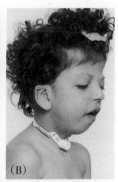
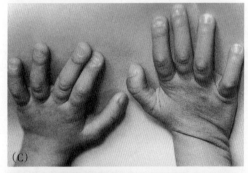
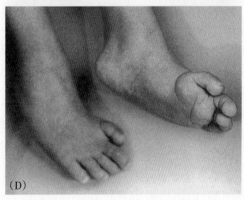

图 10-22 肢端 - 颅 - 面骨发育障碍
(A,B) 两姐妹之一有尖头畸形、眼距过宽、眼眶浅、上睑下垂、睑裂下斜、耳郭畸形、腭裂和漏斗胸。(C) 拇指长和单指间关节。(D) 姆趾位于近端旋转并缩短
[(A,B) 引自 : P Kaplan, Am J Med Genet 1988;29:95;(C,D)P Kaplan, Philadelphia, Pennsylvania 供图]

耳 CT 显示双侧耳蜗正常,但右侧锤骨和砧骨畸形,左侧砧骨和镫骨发育不全。

遗传:两名女孩是父母仅有的孩子,父母是近亲结婚。母亲、母亲的姐姐和母亲的 3 名兄弟都有耳前凹陷。可能是常染色体隐性遗传。

参考文献

1. Kaplan P et al. A new acro-cranio-facial dysostosis syndrome in sisters. *Am J Med Genet.* 1988;29:95–106.

Fryns 颅缝早闭综合征
Fryns craniosynostosis syndrome

1990 年 Fryns 等[1]报道了一个综合征:母子二人有冠状缝和额缝的颅缝早闭、伴额高且窄的不对称性长脸、上唇短、高腭穹。遗传方式可能是常染色体显性遗传。

听觉系统:母子俩都有 35~45dB 的中低频感音神经性听力损失。

参考文献

1. Fryns JP et al. Craniosynostosis and low middle frequency perceptive deafness in mother and son. A distinct entity? *Genet Couns.* 1990;1:63–66.

Gorlin-Chaudhry-Moss 综合征
Gorlin-Chaudhry-Moss syndrome

1960 年,Gorlin 等[1]描述了一个在两姐妹中发生的综合征,包括颅缝早闭,面中部发育不全,多毛症和眼、牙、心脏及外生殖器畸形。父母非近亲结婚有可能是常染色体隐性遗传。Ippel[2]和 Preis 等[3]报道了其他散发的病例,认为其可能与 Saethre-Chotzen 综合征相同。该病应与 Crouzon 综合征相鉴别。

最先发现的两位患者身材都短而粗壮。行走时头轻度前屈,伴明显的面中部发育不全和眶上嵴凹陷,但姐姐更明显。头皮、手臂、腿、背部多毛症,头皮发际线低于正常,睑裂下斜,眼睛不能完全睁开或闭合,上睑缺损、小眼球及远视。妹妹有单侧虹膜瞳孔膜存留(图 10-23)。

口腔异常包括安氏Ⅲ类错𬌗、窄高腭穹、先

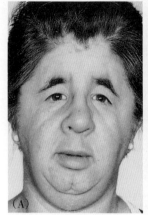
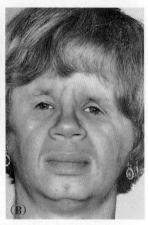

图 10-23　Gorlin-Chaudhry-Moss 综合征
(A,B)注意多毛症、严重的面中部发育不良、上睑下垂、下斜的睑裂和颏上的酒窝

天缺牙、小牙畸形和异型齿。其他表现包括动脉导管未闭、明显的大阴唇发育不全及脐疝。

颅骨的影像学检查发现冠状缝早闭、短头畸形、上颌骨和鼻骨发育不全、眼距过宽、岩骨嵴前凸、斜坡发育不全和蝶骨小翼抬高。

听觉系统:两人均为双侧传导性听力损失。

参考文献

1. Gorlin RJ et al. Craniofacial dysostosis, patent ductus arteriosus, hypertrichosis, hypoplasia of labia majora, dental and eye anomalies. *J Pediatr.* 1960;56:778–785.
2. Ippel P et al. Craniofacial dysostosis, hypertrichosis, genital hypoplasia, ocular, dental, and digital defects. Confirmation of the Gorlin-Chaudhry-Moss syndrome. *Am J Med Genet.* 1992;44:518–522.
3. Preis S et al.: Gorlin-Chaudhry-Moss or Saethre-Chotzen syndrome? *Clin Genet.* 1995;47:267–269.

Hersh 颅缝早闭综合征
Hersh craniosynostosis syndrome

1986 年,Hersh 等[1]描述了一个综合征,哥哥有冠状缝早闭,而妹妹有不伴颅缝早闭的长头畸形,二者都有眼距过宽、扁平的鼻梁、宽鼻尖、小颌畸形及稀疏卷曲的头发。无并指。妹妹的智力和语言能力正常。哥哥的非言语智力水平低于平均水平,有明显的语言发育延迟和自闭症样表现。父母是一级堂表亲的近亲关系。因此,本病可能是常染色体隐性遗传。

听觉系统:兄妹均有感音神经性听力损失。

参考文献

1. Hersh JH et al. Craniosynostosis, sensorineural hearing loss and craniofacial abnormalities in siblings. *Proc Greenwood Genet Ctr.* 1986;5:186.

肢端 - 口 - 面综合征
acral-orofacial syndromes

口 - 面 - 指(趾)综合征Ⅰ型
oral-facial-digital syndrome, type Ⅰ

口 - 面 - 指(趾)综合征Ⅰ型(OFD Ⅰ),最初由 Papillon-Léage 和 Psaume[22] 在 1954 年定义,其特征是增生的口腔系带、多叶舌、鼻翼软骨发育不全、上唇正中假性唇裂、非对称腭裂、各种指(趾)畸形和轻度智力障碍。已有 250 多个病例被报道,还有其他几篇综述[14,18,19,30]。新生儿患病率约 1/50 000[31]。

颅面部表现:面部特征明显。30% 的患者有前额突出。部分患者有细的鹰钩鼻,至少部分由于鼻翼软骨发育不全所致,35% 的患者有上唇中线的假性唇裂(图 10-24A)。上唇通常短,鼻根宽。

一个鼻孔可能比另一个小,可有鼻尖扁平[22]。因为颧骨发育不全,25% 的患者有面中部扁平[19]。

口腔表现:最具特征的表现是"唇裂"和唇系带增生。通常(约 45% 的高加索人)上唇有从唇红缘延伸而来的小的中线"裂"。非裔美国人罕见上唇正中裂[24]。当短的上唇回缩时,宽的、增厚或增生性重复唇系带与假性唇裂相关。由于唇系带增生,患者往往不能完全收回嘴唇。事实上,每个患者都可见增生的系带[28](图 10-24B)。

腭外侧裂开,由双上颌侧颊系带向内侧走形的两条深沟将腭分成前面(含切牙和尖牙)和后面两侧腭突(含前磨牙和磨牙)。至少 80% 患者软腭完整或不对称腭裂[19]。某些患者口内,一个大的骨脊从牙槽嵴中部延伸到犬齿 - 前磨牙区域的中线,像错位的腭隆突。

75% 患者中,黏膜下皱襞可见大量的肥厚纤维带。舌裂 30% 为双叶,45% 为 3~4 叶。在舌的腹面,舌叶之间,70% 患者可见白色错构瘤样肿块[19]。肿块包含纤维结缔组织、唾液腺组织、脂肪、少量横纹肌或平滑纤维肌以及少量软骨[19]。至少 30% 患者舌系带过短[19]。Tagliani

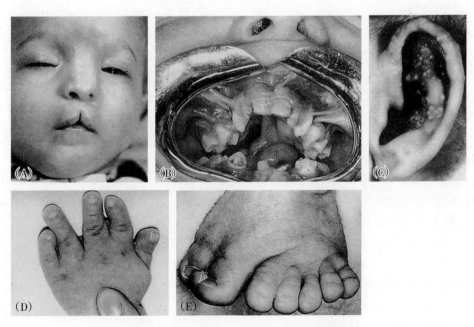

图 10-24 Ⅰ型口 - 面 - 指(趾)综合征

(A)上唇中线假性唇裂。(B)多个肥厚唇系带穿过颊黏膜褶皱。非对称性腭裂。(C)一过性粟粒疹。
(D)短指和先天性指侧弯。(E)桡侧和尺侧多趾

等报道 12 例患者,上颌中线系带均萎缩[28]。

上颌尖牙错位、额外上颌乳尖牙及前磨牙、低位殆较常见。20% 的患者可见被腭裂分开的额外恒尖牙。尖牙牙冠多呈 T 形。50% 下颌侧切牙发育不良,且可以通过增生纤维带对牙龈发育的影响进行预测。下颌骨短小或者下颌支发育不良。

皮肤系统:耳面部常见可消退的粟丘疹(图 10-24C),一般在 3 岁之前消退[26]。65% 患者有头发干枯、易脆和 / 或沿着 Blaschko 线分布的脱发[5,15]。

骨骼系统:50%~70% 患者可见指畸形,如:先天性指侧弯、并指及第 2~ 第 5 指的短指[7,26,30](图 10-24D)。25% 患者可见趾畸形,包括单侧蹑趾多趾、并趾、短趾(图 10-24E)。文献中报道过 1 例双侧蹑趾多趾畸形[30]。蹑趾常常向腓侧弯曲,第 2~5 趾短趾畸形及发育不良。偶见后小指 / 趾。

一半患者鼻根点 - 蝶鞍 - 颅底点(颅底平面)角度增加为 144°,超过正常值 131° 几乎 3 个标准差[1,6](SD=4.5°)[1,6]。

X 检查显示手或足的管状骨不规则变短、变厚。掌骨,特别是趾骨,可以观察到透 X 线的不规则网状模式和 / 或针状成骨。有的患者可以观察到手指的锥形骨骺。长骨的不规则也可见[27]。

泌尿系统:50% 患者可以在成人期出现双侧多囊肾,往往无症状[4,8,31]。1 例患者在 1 岁时肾正常,11 岁复查时表现为双侧多囊肾[27]。其余患者出现进行性肾功能不足[3,21,23]。对于出生前即有多囊肾的婴儿应该怀疑其他疾病[20]。

中枢神经系统:40% 患者表现为轻度智力减退[19,30],IQ 通常在 70~90 之间。中枢神经系统的表现呈现多样性,如:脑积水、积水无脑畸形、巨脑回、蛛网膜囊肿、脑穿通畸形以及胼胝体部分缺如[4,17,26]。Wood[32] 和 Holub[16] 等综述了这些病变。

听觉系统:有些患者发现传导性听力损失[7]。

遗传:尽管 75% 属于散发病例,该综合征属于 X 连锁显性遗传。限于女性发病,对于男性而言是致死性的[8,13,16]。1 例有此表现的 47,XXY Klinefelter 综合征男性患者被报道[31]。还有 1 例男性患者被报道[13]。

分子生物学研究:致病基因定位于 Xp22.2-Xp22.3[9,12],因逃避了失活作用而致病[12]。该基因被确定为 CXORF 5 基因[12],最近通过该基因的功能确定口 - 面 - 指综合征 I 型是一种纤毛病变[30]。在 DNA 测序阴性的 23% 患者中,发现了基因缺失[29]。

诊断:I 型 OFD 应该与 II 型及 IV 型 OFD 鉴别[2]。拇趾多趾是多种综合征的共同特征。唇龈系带增生也见于 Opitz 三角头(C)综合征;牙龈与唇相连也见于 Ellis-van Creveld 综合征。产前诊断已有报道[25]。

小结:本病特征包括:①X 连锁显性遗传,男性为致死性突变;②上唇中线假性唇裂;③约 40% 患者轻度智力减退;④双叶、三叶或四叶舌伴错构瘤;⑤不对称的腭裂;⑥唇系带高度增生,分割牙槽嵴;⑦各种手畸形,包括短指、先天性指侧弯,偶有并指;⑧成人多囊肾;⑨偶伴听力下降。

参考文献

1. Aduss H, Pruzansky S. Postnatal craniofacial development in children with the OFD syndrome. *Arch Oral Biol.* 1954;9:193–203.
2. Annerén G et al. Oro-facio-digital syndromes I and II. radiological methods for diagnosis and the clinical variations. *Clin Genet.* 1984;26:178–186.
3. Coll E et al. Sporadic orofaciodigital syndrome type I presenting as end-stage renal disease. *Nephrol Dial Transplant.* 1997;12:1040–1042.
4. Connacher AA et al. Orofaciodigital syndrome type I associated with polycystic kidneys and agenesis of the corpus callosum. *J Med Genet.* 1987;24:116–122.
5. del C Boente M et al. A mosaic pattern of alopecia in the oral-facial-digital syndrome type 1 (Papillon-Léage and Psaume syndrome). *Pediatr Dermatol.* 1999;16:367–370.
6. Dodge JA, Kernohan DC. Oral-facial-digital syndrome. *Arch Dis Child.* 1967;42:214–219.
7. Doege TC et al. Mental retardation and dermatoglyphics in a family with the oral-facial-digital syndrome. *Am J Dis Child.* 1968;116:615–622.
8. Donnai D et al. Familial orofaciodigital syndrome I presenting as adult polycystic kidney disease. *J Med Genet.* 1987;24:84–87.
9. Feather SA et al. The oral-facial-digital syndrome type 1 (OFD1), a cause of polycystic kidney disease and associated malformations, maps to Xp22.2–Xp22.3. *Hum Mol Genet.* 1997;6:1163–1167.
10. Fenton OM, Watt-Smith SR. The spectrum of the oral-facial-digital syndrome. *Br J Plast Surg.* 1985;38:532–539.
11. Ferrante MI et al. Identification of the gene for oral-facial-digital type I syndrome. *Am J Hum Genet.* 2001;68:569–576.
12. Gedeon AK et al. Gene localization for oral-facial-digital syndrome type 1 (OFD 1: MIM 311200) proximal to DXS85. *Am J Med Genet.* 1999;82:352–354.
13. Goodship J et al. A male with type I orofaciodigital syndrome. *J Med Genet.* 1991;28:691–694.
14. Gurrieri F et al. Oral-facial-digital syndromes: review and diagnostic guidelines. *Am J Med Genet.* 2007;143A:3314–3323.
15. Happle R et al. Wie verlaufen die Blaschko-linien am behaarten Kopf? *Hautarzt.* 1984;35:366–369.

16. Holub M et al. Central nervous system malformations in oral-facial-digital syndrome, type 1. *Am J Med Genet*. 2005;136:218.

17. Leâo MJ, Ribiero-Silva ML. Orodigitofacial syndrome type I in a patient with severe CNS defects. *Pediatr Neurol*. 1995;13:247–251.

18. Martinot VL et al. Orodigitofacial syndromes types I and II. clinical and surgical studies. *Cleft Palate Craniofac J*. 1994;31:401–408.

19. Melnick M, Shields ED. Orofaciodigital syndrome, type I. a phenotypic and genetic analysis. *Oral Surg*. 1975;40:599–610.

20. Nishimura G et al. Fetal polycystic disease in oro-facio-digital syndrome type I. *Pediatr Radiol*. 1999;29:506–508.

21. Odent S et al. Central nervous system malformations and early end-stage renal disease in oro-facio-digital syndrome type I. a review. *Am J Med Genet*. 1998;75:389–394.

22. Papillon-Léage (Mme), Psaume J. Une malformation héréditaire de la musqueuse buccale et freins anormaux. *Rev Stomatol (Paris)*. 1954;55:209–227.

23. Saal S et al. Renal insufficiency, a frequent complication with age in oral-facial-digital syndrome type 1. *Clin Genet*. 2010;77:258–265.

24. Salinas CF et al. Variability of expression of the orofaciodigital syndrome type I in black females. *Am J Med Genet*. 1991;38:574–582.

25. Shipp TD et al. Prenatal diagnosis of oral-facial-digital syndrome, type I. *J Ultrasound Med*. 2000;19:491–494.

26. Solomon L et al. Pilosebaceous dysplasia in the OFD syndrome. *Arch Dermatol*. 1970;102:598–602.

27. Stapleton FB et al. Cystic kidneys in a patient with oral-facial-digital syndrome, type I. *Am J Kidney Dis*. 1982;1:288–293.

28. Tagliani M et al. Oral-facial-digital syndrome type 1: oral features in 12 patients submitted to clinical and radiographic examination. *Cleft Palate Craniofac J*. 2010;47:162–166.

29. Thauvin-Robinet C et al. Genomic deletions of OFD1 account for 23% of oral-facial-digital type 1 syndrome after negative DNA sequencing. *Hum Mutat*. 2009;30:E320–E329.

30. Toriello HV, Franco B. Oral-Facial-Digital Syndrome Type I. 2002 Jul 24 [Updated 2013 Feb 28]. In: Pagon RA, Bird TD, Dolan CR, et al., editors. GeneReviews™ [Internet]. Seattle (WA): University of Washington, Seattle; 1993-. Available from: http://www.ncbi.nlm.nih.gov/books/NBK1188/.

31. Wahrman J et al. The oral-facial-digital syndrome: a male lethal condition in a boy with 47/XXY chromosome. *Pediatrics*. 1966;37:817–821.

32. Wood BP et al. Cerebral abnormalities in the oral-facial-digital syndrome. *Pediatr Radiol*. 1975;3:130–136.

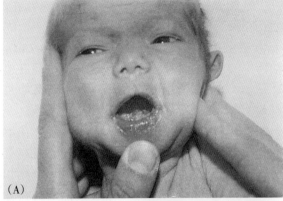

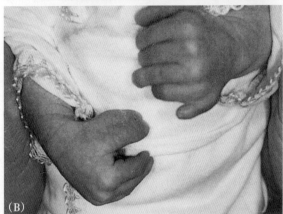

口 - 面 - 指（趾）综合征Ⅳ型
Baraitser-Burn 综合征
oral-facial-ditigal syndrome, type Ⅳ
（Baraitser-Burn syndrome）

Ⅳ型口 - 面 - 指综合征，包括口、面、指畸形及胫骨发育不良和 / 或肢体中部畸形。迄今共报道 25 例[1-14,16]。

口面部表现：面部畸形包括宽鼻根[12,14]、宽鼻尖[5,6,13]、眼距过宽或内眦距过宽[2,12,14]、小颌[2,13,14]、下颌发育不良[2]以及低位耳[2,6]（图10-25A）。口部畸形包括唇裂[5,6,14]、腭裂或高腭穹[2,5,6,7,10,13]、悬雍垂裂[13]、上颌骨和 / 或下颌牙槽嵴发育不良或裂开[2,6,13,14]、口系带增生[7,10]、舌错构瘤[2,5,10,13,14]。牙畸形较常见，包括缺失或额外牙[5,6,12-14]。Goldstein 和 Medina[6]进一步描述了牙体小、牙冠及牙根形态异常[牛牙症（hypertaurodontism）和瓜子形牙（talonism）]的牙。

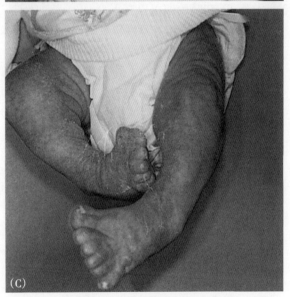

图 10-25　Ⅳ型 OFD

（A）中线假性唇裂和分叶舌；（B）双侧分叉拇指及多指；（C）下肢骨缩短

[引自 : Tuysuz B et al, Genet Couns 1999；10：189-192. 经 JP Fryns, ed. 同意再版使用]

会厌缺失或者发育不良也可见[10,14]。

中枢神经系统：尽管有文献报道患者智力正常[12]，多数患者有智力障碍[2,4,5]。

肌肉骨骼系统:指畸形多变,但普遍存在。如:轴前、后位的多指[6,10];也可见并指[5,7,13]、先天性指侧弯[6,12,14]以及短指[12-14](图 10-25B)。轴前位的多趾也有报道,尽管轴前、后位均有多趾常见[7,10,14,15](图 10-25C)。显著的多趾,如每侧 8~9 个,较少见[7,15]。

可见马蹄内翻足[2,10,13]。多数患者存在不同程度的肢体中部畸形,且胫骨多发育不良。有作者观察到胫骨短,且中间弯曲[2,13]。Büttner 和 Eyshold[3]、Fenton 和 Watt-Smith[5]报道了胫骨假关节。其他胫骨畸形包括近段干骺或骨骺扁平[2,6,13]或扩开状[8,10]。前臂也短[12],身高在第三个百分位数以下[6,12,13]。

有时胸部小,可见鸡胸或漏斗胸[13-14,16]。

听觉系统:部分患者表现为传导性听力损失[2,6,7,10,13]。

遗传:根据已经报道了受影响的兄弟姐妹和父母的血缘关系[2,6],该综合征属于常染色体隐性遗传。突变基因未知,但可能与纤毛病变有关[17]。Thomas 等[15]最近报道 TCTN3(与纤毛功能相关的基因)突变,在胚胎期可以有Ⅳ型 OFD 表型,但还有额外的枕部脑膨出和囊性肾表现。他们认为胎儿的这些表现与Ⅳ型 OFD 的一种严重表型一致。

诊断:Ⅳ型 OFD 应与Ⅰ型、Ⅱ型 OFD 相鉴别。也应与有多指表型的骨骼发育不良鉴别。

小结:本病特征包括:①常染色体隐性遗传;②二裂舌并有错构瘤;③轻度智力减退;④各种指(趾)畸形;⑤胫骨短;⑥偶有传导性听力损失。

参考文献

1. Baraitser M et al. A female infant with features of Mohr and Majewski syndromes: variable expression, a genetic compound, or a distinct entity? *J Med Genet.* 1983;20:65–67.
2. Burn J et al. Orofacial digital syndrome with mesomelic limb shortening. *J Med Genet.* 1984;21:189–192.
3. Büttner A, Eysholdt KG. Die angeborenen Verbiegungen und Pseudoarthrosen des Unterschenkels (case 14). *Ergeb Chir Orthoped.* 1950;36:165–222.
4. Digilio MC et al. Joint dislocation and cerebral anomalies are consistently associated with oral-facial-digital syndrome type IV. *Clin Genet.* 1995;48:156–159.
5. Fenton OM, Watt-Smith SR. The spectrum of the oral-facial-digital syndrome. *Br J Plast Surg.* 1985;38:532–539.
6. Goldstein E, Medina JL. Mohr syndrome or OFD II. report of two cases. *J Am Dent Assoc.* 1974;89:377–382.
7. Mathai et al. Orofacial-digital syndrome type IV. *Indian J Pediatr.* 2011;78:1023–1024.
8. Meinecke P, Hayek H. Orofaciodigital syndrome type IV (Mohr-Majewski syndrome) with severe expression expanding the known spectrum of anomalies. *J Med Genet.* 1990;27:200–202.
9. Moerman P, Fryns JP. Oral-facial-digital syndrome type IV (Mohr-Majewski syndrome): a fetopathological study. *Genet Couns.* 1998;9:39–43.
10. Nevin NC, Thomas PS. Orofaciodigital syndrome type IV. report of a patient. *Am J Med Genet.* 1989;32:151–154.
11. Nevin NC et al. Orofaciodigital syndrome type IV. *Am J Med Genet.* 1992;43:902–904.
12. Shaw M et al. Oral facial digital syndrome—case report and review of the literature. *Br J Oral Surg.* 1981;19:142–147.
13. Sugarman GI. Orofacial defects and polysyndactyly. Syndrome identification case report 91. *J Clin Dysmorphol.* 1983;1:16–19.
14. Temtamy S, McKusick VA. The genetics of hand malformations. *Birth Defects.* 1978;14(3):434.
15. Thomas S et al. *TCTN3* mutations cause Mohr-Majewski syndrome. *Am J Hum Genet.* 2012;91:372–378.
16. Toriello HV et al. Six patients with oral-facial-digital syndrome IV: the case for heterogeneity. *Am J Med Genet.* 1997;69:250–260.
17. Toriello HV. Are the oral-facial-digital syndromes ciliopathies? *Am J Med Genet.* 2009;149A:1089–1095.

口 - 面 - 指(趾)综合征Ⅵ型
Váradi 综合征
oral-facial-digital syndrome, type Ⅵ (Varadi syndrome)

Ⅵ型口 - 面 - 指综合征,特征有:眼距过宽、唇 / 腭裂、唇系带增生、舌或舌下肿块、智力障碍、中轴多指(X 线显示中央性 Y 形骨骺、下丘脑错构瘤)。文献中有大量的病例报道,部分被误诊为 OFD 综合征Ⅱ型或有多指的 Joubert 综合征[1,8]。Varadi 等 1980 年首次报道该综合征[18]。他们随后报道了这个家系中 29 名发病者的随访结果[19]。最近,Porett 等[14]认为磨牙征以及特征性的口内表现、中央多指以及下丘脑错构瘤足以诊断 OFD 综合征Ⅵ型。

肌肉骨骼系统:中央多指最常见,尽管轴后多指、先天性指侧弯、并指也可见。轴前多指罕见。最显著的特点是中央 Y 形骨骺[9](图 10-26)。足通常为轴后多趾。

中枢神经系统:小脑缺陷较常见,如:小脑蚓部缺失或者发育不良以及 Dandy-Walker 畸形的不同变异体[3]。下丘脑错构瘤也是明显的特征[14,15]。反复发作呼吸急促和呼吸过度也常见。其他表现有:不同程度的智力障碍、生后生长停滞、肌张力低下、步态不稳等。

听觉系统:几例儿童患者有传导性听力损失[6,10,11]。

遗传:推测是常染色体隐性遗传[4,5,7,10,17],但基本的分子缺陷不清楚[14]。

诊断:需要排除其他的颅 - 面 - 指综合征,如 Joubert 综合征、脑积水以及 Pallister-Hall 综合

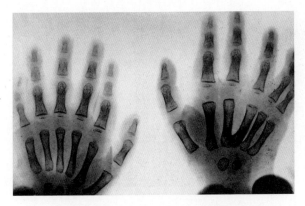

图 10-26　VI型口 - 面 - 指综合征
注意多指畸形。右手显示特征性的中央掌骨近端融合

征[2,12,16]。在这些疾病的分子被分离出来之前，它们还是一个谜[13,16]。虽然与纤毛功能相关的基因最终可能被发现参与发病[17]。

小结：本病特征包括：①常染色体隐性遗传；②二裂舌或三裂舌，合并错构瘤；③腭裂；④合并中央 Y 形骨骺的指畸形；⑤各种小脑缺陷；⑥下丘脑错构瘤；⑦偶伴传导性听力损失。

参考文献

1. Annerén G et al. Oro-facio-digital syndromes I and II. radiologic methods for diagnosis and the clinical variations. *Clin Genet.* 1984; 26:178–186.
2. Bankier A, Rose CM. Váradi syndrome or Opitz trigonocephaly: overlapping manifestations of two cousins. *Am J Med Genet.* 1994; 53:85–86.
3. Doss BJ et al. Neuropathological findings in a case of OFDS type VI (Váradi syndrome). *Am J Med Genet.* 1998;77:38–42.
4. Egger J et al. Joubert-Boltshauser syndrome with polydactyly in siblings. *J Neurol Neurosurg Psychiatry.* 1982;45:737–739.
5. Gencïk A, Gencïkova A. Mohr syndrome in two sibs. *J Génét Hum.* 1983;31:307–315.
6. Gustavson KH et al. Syndrome characterized by lingual malformation, polydactyly, tachypnea, and psychomotor retardation (Mohr syndrome). *Clin Genet.* 1971;2:261–266 (same as patient 3 in ref. 1).
7. Haumont D, Pelc SC. The Mohr syndrome: are there two variants? *Clin Genet.* 1983;24:41–46.
8. Hooft C, Jongbloet P. Syndrome oro-digito-facial chez deux freres. *Arch Fr Pédiatr.* 1964;21:729–740.
9. Hsieh Y-C, Hou J-W. Oral-facial-digital syndrome with Y-shaped fourth metacarpals and endocardial cushion defect. *Am J Med Genet.* 1999;86:278–281.
10. Mattei JF, Aymé S. Syndrome of polydactyly, cleft lip, lingual hamartomas, renal hypoplasia, hearing loss, and psychomotor retardation: variant of the Mohr syndrome or a new syndrome? *J Med Genet.* 1983;20:433–435.
11. Muenke M et al. Oral-facial-digital syndrome type VI (Váradi syndrome): further clinical delineation. *Am J Med Genet.* 1990; 35:360–369.
12. Muenke M et al. On lumping and splitting: a fetus with clinical findings of the oral-facial-digital syndrome, type VI, the hydrolethalus syndrome, and the Pallister-Hall syndrome. *Am J Med Genet.* 1991; 41:548–556.
13. Neri G et al. Oral-facial-skeletal syndromes. *Am J Med Genet.* 1995; 59:365–368.
14. Poretti A et al. Delineation and diagnostic criteria of oral-facial-digital syndrome type VI. *Orphanet J Rare Dis.* 2012;7:4.
15. Stephan MJ et al. Hypothalamic hamartoma in oral-facial-digital syndrome type VI (Váradi syndrome). *Am J Med Genet.* 1994;51: 131–136.
16. Toriello HV. Heterogeneity and variability in the oral-facial-digital syndromes. *Am J Med Genet Suppl.* 1988;4:149–159.
17. Toriello HV. Are the oral-facial-digital syndromes ciliopathies? *Am J Med Genet.* 2009;149A:1089–1095.
18. Váradi V et al. Syndrome of polydactyly, cleft lip/palate or lingual lump, and psychomotor retardation in endogamic gypsies. *J Med Genet.* 1980;17:119–122.
19. Varadi V, Papp Z. 25 years' history of Varadi-Papp syndrome (orofaciodigital syndrome VI). *Orv Hetil.* 2005;146:2017–2022.

耳 - 腭 - 指(趾)综合征 I 型
otopalatodigital syndrome, type I

耳 - 腭 - 指(趾)综合征 I 型(OPD I)特点有：独特的面容、传导性听力损失、身材矮小、腭裂以及广泛的骨发育不良[4,23]。Verloes 等[24]和 Superti-Furga[21]等认为 OPD I 型、额骨干骺端发育不良以及 Melnick-Needles 综合征是同一疾病的变异体。这已经被证实[20]。

颅面及口面表现：男性面部表现具有特征性[4,5,14,15]（图 10-27A）。眉毛和眶上嵴突出、睑裂下斜。眼距过宽和鼻根宽使患者呈"拳击者"面容。在部分男性患者，上睑缘的内 1/3 与外 2/3 之间可有轻微的切迹[6]。口角经常转向下方（图 10-27B）。女性患者面部特征多变，通常比男性患者轻微。女性患者最常见的特征有：眉毛突起、明显的眼距过宽、眶上嵴外侧突起、鼻梁塌陷及面中部扁平[6,25]。除了 1 例以外，所有男性患者都有腭裂[16]；女性患者没有此特征。

中枢神经系统：多数男性患者智力低于正常，IQ 在 75~90。言语发育缓慢。

肌肉骨骼系统：骨骼生长迟缓；所有男性患者身高低于第 10 百分位数，也可能低于第 3 百分位数[6]。身材矮小，伴漏斗胸[4]。有患者观察到肘部伸展受限、手腕后旋；有些观察到桡骨头半脱位[4,12,23]。手和足的特征明显[4]。拇指和踇趾呈匙状，且显著缩小。踇趾和其他四趾之间的缝隙也明显扩大（图 10-27C）。足趾和手指形态和弯曲方向不规则。示指和中指偏向尺侧，而小指往往偏向桡侧。女性患者身材矮小不明显，尽管手部仅观察到轻微的畸形，足部畸形往往更明显[6]。

影像学改变明显。额骨和枕骨的凸起和增厚使颅骨呈"蘑菇样"外观。颅底增厚、面骨发

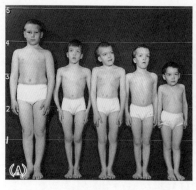 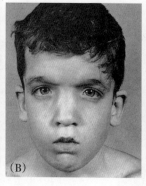 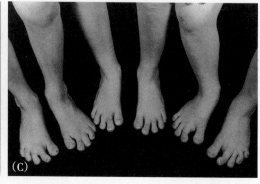

图 10-27　Ⅰ型耳 - 腭 - 指（趾）综合征

（A）3 名患儿及两侧 2 名正常的男性同胞。（B）宽鼻底使患者呈"拳击者"面容。（C）3 名患儿拇趾短、第一与第二趾之间过度分开、并趾以及第五趾先天性侧弯

育不良、鼻窦及乳突气化不良。鼻 - 鞍 - 颅底角约 116°（正常平均值 132°），下颌骨平面之间的角度增加。下颌体变小，下颌角扩大，较正常钝[6,12]。斜坡，或蝶窦底，与颈椎的关系比正常更靠后。这些改变仅限于男性患者。

髂骨小，髂骨体缩小。髋外翻较常见。胫骨下段向外侧弯曲，椎骨弓不融合的情况常见。

男性手指的典型特点包括小指中节指骨桡侧变短、先天性指侧弯、拇指远节指骨变短（发育期呈锥形骨骺）、第二掌骨有附属的骨化中心、泪滴形的大多角骨、横行的头状骨及大多角骨手舟骨融合[6,12,17,18,22]。女性有更明显的多角骨手舟骨融合。

男性患者足的影像学异常包括拇趾中节趾骨及跖骨变短。第二、三跖骨长，且因与楔骨融合而呈畸形。第 5 跖骨突出，且有额外的骨化中心。跗骨融合常见，足舟骨常有两个骨化中心。

听觉系统：智力障碍与言语发育落后及传导性听力损失有关。数例患者的听力检测提示，听力损失在 30~90dB 之间。但是，不是所有患者都有听力损失[16]。也可见听小骨畸形以及外耳道狭窄[1-4,8,11,13,16,23]。

遗传：X 连锁遗传，但有不同的杂合表型[7,8,11,14]。

分子生物学研究：致病基因位于 Xq28[2,9]，称为 *FLNA*（细丝蛋白 A）基因[20]。所以，Ⅰ 型 OPD、Ⅱ 型 OPD、额骨干骺端发育不良和 Melnick-Needles 综合征之间为等位改变[10,19]。

诊断：Larsen 综合征有一些与 Ⅰ 型 OPD 综合征类似的特点，比如腭裂、关节脱位。但是，Larsen 综合征具有不同的面容、多发腕骨、进关节骨跟骨以及手指假褶纹。Larsen 综合征是 X 连锁遗传，但骨骼系统表现更加严重。肢端 - 颅面骨发育不全的表现也更明显。一项研究中，被描述为有 X 连锁的腭裂的患者实际是 Ⅰ 型 OPD。

小结：该病特点包括：①X 连锁遗传，许多女性有杂合表型；②特征性面容包括眶上嵴突出、宽鼻梁、睑裂下斜；③腭裂；④桡骨头半脱位；⑤缩短的蹰趾和其他四趾之间的缝隙扩大；⑥其他影像学改变；⑦传导性听力损失。

参考文献

1. Aase JM. Oto-palato-digital syndrome. *Birth Defects*. 1969;5(3): 43–44.
2. Biancalana V et al. Oto-palato-digital syndrome type I. Further evidence for assignment of the locus to Xq28. *Hum Genet*. 1991;88: 228–230.
3. Buran DJ, Duvall AJ III. The oto-palato-digital (OPD) syndrome. *Arch Otolaryngol*. 1967;85:394–399 (same cases as reported in refs. 4, 7, 8, and 12).
4. Dudding BA et al. The oto-palato-digital syndrome: a new symptom-complex consisting of deafness, dwarfism, cleft palate, characteristic facies, and a generalized bone dysplasia. *Am J Dis Child*. 1967;113:214–221 (same cases reported in refs. 3, 7, 8, and 12).
5. Fryns JP et al. The otopalatodigital syndrome. *Acta Paediatr Belg*. 1978;31:159–163.
6. Gall JC Jr et al. Oto-palato-digital syndrome: comparison of clinical and radiographic manifestations in males and females. *Am J Hum Genet*. 1972;24:24–36 (same cases reported in ref. 25).
7. Gorlin RJ. Discussion on oto-palato-digital syndrome. *Birth Defects*. 1969;5(3):45–47 (same cases reported in refs. 3, 4, 8, and 12).
8. Gorlin RJ et al. The oto-palato-digital (OPD) syndrome in females. *Oral Surg*. 1973;35:218–224 (same cases reported in refs. 3, 4, 7, and 12).
9. Hoar D et al. Tentative assignment of gene for oto-palato-digital syndrome to distal Xq(Xq26–q28). *Am J Med Genet*. 1992;42:170–172.
10. Horn D et al. Oto-palato-digital syndrome with features of type I

and II in brothers. *Genet Couns.* 1995;6:233–240.

11. Ichimura K, Hoshino T. Otological findings in oto-palato-digital syndrome. *Jiibinkoka.* 1981;53:287–293.

12. Langer LO Jr: The roentgenologic features of the oto-palato-digital (OPD) syndrome. *AJR Am J Roentgenol.* 1967;100:63–70 (same cases reported in refs. 3, 4, 7, and 8).

13. Nager GT, Char F. The otopalatodigital (OPD) syndrome: (conductive deafness, cleft palate and anomaly of digits). *Birth Defects.* 1971;7(7):273–274.

14. Pazzaglia VE, Giampiero B. Oto-palato-digital syndrome in four generations of a large family. *Clin Genet.* 1986;30:338–344.

15. Plenier V et al. Le syndrome oto-palato-digital. A propos de trois cas feminins. *Rev Stomatol Chir Maxillofac.* 1983;84:322–329.

16. Podoshin L et al. The oto-palato-digital syndrome. *J Laryngol Otol.* 1976;90:407–411.

17. Poznanski AK et al. The hand in the oto-palato-digital syndrome. *Ann Radiol.* 1973;16:203–209.

18. Poznanski AK et al. Otopalatodigital syndrome: radiologic findings in the hand and foot. *Birth Defects.* 1974;10(5):125–149.

19. Robertson SP et al. Linkage of otopalatodigital syndrome type 2 (OPD2) to distal Xq28: evidence of allelism with OPD1. *Am J Hum Genet.* 2001;69:223–227.

20. Robertson SP et al. Localized mutations in the gene encoding the cyto-skeletal protein filamin A cause diverse malformations in humans. *Nat Genet.* 2003;33:487–491.

21. Superti-Furga A. Otopalatodigital syndrome, and frontometaphyseal dysplasia, splitters and lumpers, and paternity of ideas. *Am J Med Genet* 95:86, 2000.

22. Takato T et al. Otopalatodigital syndrome. *Ann Plast Surg.* 1985;14:371–374.

23. Taybi H. Generalized skeletal dysplasia with multiple anomalies. A note on Pyle's disease. *AJR Am J Roentgenol.* 1962;88:450–457.

24. Verloes A et al. Fronto-otopalatodigital osteodysplasia: clinical evidence for a single entity encompassing Melnick-Needles syndrome, otopalatodigital syndrome types 1 and 2, and frontometaphyseal dysplasia. *Am J Med Genet.* 2000;90:407–422.

25. Weinstein ED, Cohen MM. Sex-linked cleft palate. Report of a family and review of 77 kindreds. *J Med Genet.* 1966;3:17–22 (same cases reported in ref. 6).

耳-腭-指(趾)综合征Ⅱ型
otopalatodigital syndrome, type Ⅱ

Ⅱ型耳-腭-指(趾)综合征,1976年由Fitch命名[6]。特征有:身材短小、特殊面容、腭裂以及多发骨骼畸形。此型的骨骼异常较Ⅰ型严重,至今已报道约30例。

颅面部表现:眼距过宽、前额突出、宽鼻梁、睑裂下斜、面中部发育不全、低位耳以及显著的小颌[2,4,16]。女性携带者可有面中部畸形[2,4,16],但其他人可以完全正常[11,15]。男性患者有腭裂。悬雍垂裂见于女性携带者[6]。有时可表现为罗班序列征[2]。

中枢神经系统:某些患者精神运动发育以及智力基本正常[7],但有些有智力障碍[8]。脑积水可见[7,18,20]。

肌肉骨骼系统:前囟可能扩大[6]。颅底骨质硬化[6]。锁骨较细,呈波浪状。胸腔较小,部分有漏斗胸。肋骨前后方宽,但是中间部分狭窄。椎骨较平。肱骨、桡骨、股骨以及胫骨呈弓状,长骨的弯曲在生命早期可能消失[7](图10-28A、B)。桡骨头脱位。腓骨细小或缺失。髂骨发育不良。拇指及拇趾宽、短(图10-28C)。手指屈曲呈交叠状态。手和足的管状骨变形,腕骨和踝骨发育不良、变形。可见摇椅足[2,4,9]。女性携带者手和足也有畸形[6,16]。

其他表现:有脐膨出[13,17,20]、肾盂积水、输尿管积水以及阴茎下弯畸形[7,20]。

听觉系统:可见听力损失[7-9];1例患者[7]在1岁以内发生2次无菌性脑膜炎。1名女性携带者表现为双侧传导性听力损失[2];术中可见听骨链畸形。Shi[16]报道1例2岁男性患儿可能为Ⅱ型OPD(H Schucknecht,个人交流,1985),组织学研究发现听骨链畸形以及骨迷路异常。

遗传:X连锁隐性遗传。

分子生物学研究:*FLNA*基因突变是致病原因。

实验室检查:超声可以进行产前诊断[13,19]。膜成骨和骨重建均有缺陷[15]。

诊断:需要和Ⅰ型OPD、Larsen综合征、回飞骨发育不全症、Ⅰ型和Ⅱ型骨发育不全、躯干发育异常、致死性Melnick-Needles综合征及18三体综合征鉴别[1,3,5,10,14]。与Plauchu等[12]描述的常染色体隐性遗传疾病Acro-coxo-melic发育不良类似。

预后:至少12例由于呼吸道感染,在出生的前5个月死亡[2,6,16,20];另一例患者在2岁时死于类似的原因[16]。存活者身材矮小。

小结:本病特点包括:①X连锁遗传,在女性杂合子可有弱表达;②身材矮小;③特殊面容;④腭裂;⑤骨骼发育不良;⑥部分患者有传导性听力损失。

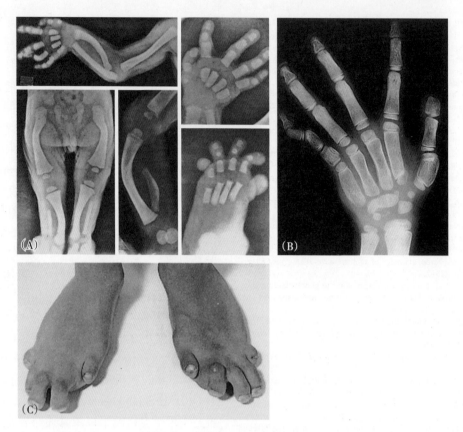

图 10-28　Ⅱ型耳 - 腭 - 指（趾）综合征

（A）X 线影像学变化包括肱骨、桡骨弯曲，掌骨和指骨畸形，第 1 掌骨小，近节指骨大，髋关节脱位，股骨弯曲，腓骨发育不良，骨龄提前，胫骨弯曲，第 1 掌骨和指骨缺乏骨化，第 5 掌骨短小。（B）掌骨和指骨异常。注意：小指近节指骨和掌骨之间有额外的骨、扩大的骨骺和头状骨 - 钩骨复合体。（C）第 1、5 趾发育不良

［（A，B）引自：M André et al.，J Pediatr 1981；98：747；（C）引自：K Kozlowski，Pediatr Radiol 1977；6：97.］

参考文献

1. Alembik Y et al. On the phenotypic overlap between "severe" oto-palato-digital type II syndrome and Larsen syndrome. Variable manifestation of a single autosomal-dominant gene. *Genet Couns.* 1997;8:133–137.
2. André M et al. Abnormal facies, cleft palate, and generalized dysostosis: a lethal X-linked syndrome. *J Pediatr.* 1981;98:747–752.
3. Blanchet P et al. Multiple congenital anomalies associated with an oto-palato-digital syndrome type II. *Genet Couns.* 1993;4:289–294.
4. Brewster TG et al. Oto-palato-digital syndrome, type II—an X-linked skeletal dysplasia. *Am J Med Genet.* 1985;20:249–254.
5. Corona-Rivera JR et al. Infant with manifestations of oto-palato-digital syndrome type II and of Melnick-Needles syndrome. *Am J Med Genet.* 1999;85:79–81.
6. Fitch N et al. A familial syndrome of cranial, facial, oral, and limb abnormalities. *Clin Genet.* 1976;10:226–231.
7. Fitch N et al. The oto-palato-digital syndrome, proposed type II. *Am J Med Genet.* 1983;15:655–664.
8. Kaplan J, Maroteaux P. Syndrome oto-palato-digital de type II. *Ann Génét.* 1984;27:79–82.
9. Kozlowski K et al. Oto-palato-digital syndrome with severe X-ray changes in two half-brothers. *Pediatr Radiol.* 1977;6:97–102.
10. Nishimura G et al. Atypical skeletal changes in otopalatodigital syndrome type II. phenotypic overlap among otopalatodigital syndrome type II, boomerang dysplasia, atelosteogenesis type I and type II and lethal male phenotype of Melnick-Needles syndrome. *Am J Med Genet.* 1997;73:132–138.
11. Ogata T et al. Oto-palato-digital syndrome, type II. evidence for defective intramembranous ossification. *Am J Med Genet.* 1990;36:226–231.
12. Plauchu H et al. Le nanisme acro-coxo-mésomélique: variété nouvelle de nanisme récessif autosomique. [Acro-coxo-mesomelic dwarfism: A new variety of autosomal recessive dwarfism.] *Ann Génét.* 1984;27:83–87.
13. Ricanda D et al. Prenatal diagnosis of oto-palato-digital syndrome, type II. the diagnostic problem of a bone dysplasia with multiple malformations. *Am J Hum Genet (Suppl).* 1991;49:176.
14. Robertson S et al. Localized mutations in the gene encoding the cyto-skeletal protein filamin A cause diverse malformations in humans. *Nat Genet.* 2003;33:487–491.
15. Savarirayan R et al. Oto-palato-digital syndrome, type II: report of three cases with further delineation of the chondro-osseous morphology. *Am J Med Genet.* 2000;95:193–200.
16. Shi S-R: Temporal bone findings in a case of otopalatodigital syndrome. *Arch Otolaryngol.* 1985;11:119–121.
17. Stillman S et al. Otopalatodigital syndrome and omphalocele. *Dysmorphol Clin Genet.* 1991;5:2–10.
18. Stratton R, Bluestone D. Oto-palato-digital syndrome type II with X-linked cerebellar hypoplasia/hydrocephalus. *Am J Med Genet.*

1991;41:169–172.

19. Vigneron J et al. Le syndrome oto-palato-digital de type II: diagnostique prénatal par echographie. *J Génét Hum.* 1987;35:69.

20. Young K et al. Otopalatodigital syndrome type II associated with omphalocele: report of three cases. *Am J Med Genet.* 1993;45:481–487.

EEC 综合征

先天性缺指(趾)- 外胚层发育不良 - 腭裂综合征

EEC syndrome(ectrodactyly-ectodermal dysplasia-clefting syndrome)

Eckoldt 和 Martens[14]1804 年首次报道这种综合征:先天性缺指(趾)、鼻泪管阻塞以及唇腭裂,迄今已超过 250 例[44,49]。

颅面部表现:面部特征包括泪囊炎、角膜结膜炎、流泪、畏光及唇裂(图 10-29A)。头发、睫毛、眉毛几乎总是稀疏[4,17,36]。

四肢:60% 的患者四肢均存在先天性缺指(趾)[18]。然而,40% 有不对称畸形(图 10-29B、C)。也有患者没有先天性缺指(趾)[18]。偶尔出现软组织并指(趾),特别是并趾[6,38]。总体上,84% 的患者至少有 1 个指(趾)受累[52]。

眼部:一半的患者表现为泪小点缺失,伴有流泪、睑缘炎、泪囊炎、角膜结膜炎以及畏光[3,7,17,23,24,33,38,46,50],常常导致角膜溃疡及瘢痕[7,17,38]。睑板腺小孔的数目减少[34,38]。进行性的视力减退是由于 p63 缺陷导致的睑缘干细胞缺陷[13]。

皮肤、毛发及指(趾)甲:大多数白人中,皮肤和头发色素减退[1,4,7,17,38],但是黑人色素正常。80% 的患者头发为有银色的金属光泽,但粗糙发干(图 10-29D)。20% 患者头发、眉毛及睫毛稀疏[7,17,38,46,50]。80% 的患者指(趾)甲发育不良[4,23,38,50]。皮肤活检可发现皮脂腺缺失或稀疏[38]。大约 10% 的患者有色素痣[7,17,38],广泛分布的粉刺痣也有报道[27]。

中枢神经系统:约 10% 的患者有小头畸形和智力障碍[4,17,38,46],但有可能是确认偏倚。

泌尿生殖系统:少于一半的患者有肾、输尿管畸形(肾、集合管以及输尿管重复畸形;肾缺如;肾发育不良;肾盂积水以及输尿管积水)[4,17,22,23,25,29,30,35,44,45,51]。尿道下裂[15]、隐睾[21]、梨状腹[22]以及直肠狭窄[31]也可见,但可能是巧合。

喉部表现:部分患者可观察到气嗓音。喉镜检查无可见声带闭合不全,但声带干燥,提示发声时喉室内润滑不足导致声带密闭不全。嗓音频谱分析显示异常的声音质量[40]。后鼻孔狭窄也可见[10,56]。

口腔表现:60%~75% 的患者可见唇 / 腭裂,多为双侧[4,7,9,17,23,27,37,38,44,46,50]。大约 10% 的患者仅有腭裂[43,45],其余患者没有唇 / 腭裂[9,27,38]。先天性恒牙缺失及锥形牙常见[27]。无牙症是一位患者的唯一表现[11]。牙釉质发育异常也有报道[4,50]。口干燥症[38]导致进食时需要大量饮水,牙釉质发育异常导致较频繁的牙科就诊。腮腺导管堵塞[38],舌背中线前后向的深沟以及念珠菌性唇炎、念珠菌性口角炎也可见[38]。后两种为继发感染。

听觉系统:30% 的患者有传导性听力损失[7,9,23,28,50,51,56]。Bystrom 等描述了中度传导性听力损失[7],Swallow 等描述中度低频传导性听力损失[54]。Wildervanck 描述了一对综合征的兄弟 40~100dB 的感音神经性听力损失[56]。Tolmie 等记录了一对父子的重度先天性听力损失,并发现耳蜗畸形(喙部扩张)和前庭畸形。Bystrom 等报道了砧骨缺失[7]。

前庭系统:1 例患者冷热试验显示明显的前庭抑制,冷水试验时产生微小的眼震[56]。

遗传:属于常染色体显性遗传。约 50% 病例为散发型[4,6,17,23,36-38,46,57,50],另 50% 为患病父母传给一个或者多个患儿[9,32,39,43,47,54,57]。在同一家系受累成员的表型可以不同[32,47],没有一种畸形持续存在。外显不全,估计在 93%~98%[44]。

分子生物学研究:一例先天性缺指(趾)基因座 EEC1 位于 7q11.2[20,41],另一例基因座(EEC3)位于 3q27[2]。后者的基因是 *Tp63*,它的错义突变导致综合征的多数病例。*Tp63* 是一个涉及四肢、上皮和颅面发育的转录因子[12]。Clements 等报道了一些基因型 - 表型相互关联的证据[12]。许多情况(Rapp-Hodgkin 综合征、ECP 综合征、Hay-Wells 综合征和 ADULT 综合征)是等位基因突变[42]。但是,EEC 患者仅有 85% 显示突变[2,8]。

影像学表现:明显的中指缺失(图 10-29E、F)。

诊断:在各种不同综合征的各种表现中,先天性缺指(趾)可能是单一的表现,也可以伴或不

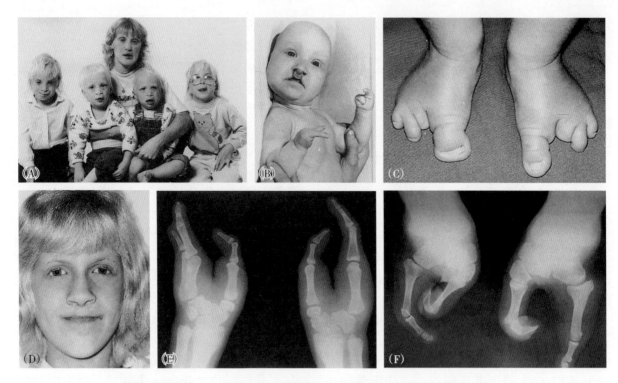

图 10-29 EEC 综合征(先天性缺指(趾)- 外胚层发育不良 - 腭裂综合征)

(A)患病的母亲和 4 名患儿。(B)注意无头发、缺指和唇裂。(C)缺趾。(D)双侧唇裂修复后的年长儿童,代尼尔合成纤维样的头发,注意上睑增厚。(E、F)先天性缺指(趾)

[(B)引自:RA Rüdiger et al., Am J Dis Child 1970;120:160.]

伴严重的四肢缺失。Schroer[48]综述了各种先天性缺指(趾)综合征[26]。LADD 综合征必须被排除。Fosko[16]对 EEC 综合征与唇 / 腭裂、短肢缺陷、外胚层发育不良(Rapp-Hodgkin 综合征、ECP 综合征、Hay-Wells 综合征、ADULT 综合征等)的鉴别进行了强调[53]。Boknoven 等描述了一个包括乳腺发育不良、先天性缺指(趾)、外胚层畸形、腭裂的综合征,基因座定位于 3q27。尺骨 - 乳腺综合征的等位基因也应排除。7q21.3 染色体微缺失与分裂手 / 足、听力损失有关[19,55],这是一种独特的情况。EEC 的产前诊断可以进行[5]。

小结:本病特征包括,①散发,但是部分病例为常染色体显性遗传伴不全外显;②多种表现的先天性缺指(趾);③泪小点缺失;④唇 / 腭裂;⑤头发不同程度的色素缺乏;⑥30% 为传导性听力损失;⑦可能的前庭畸形。

参考文献

1. Annerén G et al. Ectrodactyly–ectodermal dysplasia–clefting syndrome. The clinical variations and prenatal diagnosis. *Clin Genet.* 1991;40:257–262.

2. Barrow LL et al. Analysis of the *p63* gene in classic EEC syndrome, related syndromes and nonsyndromic orofacial clefts. *Am J Hum Genet.* 2000;67:Abst 602.

3. Baum JL, Bull MJ. Ocular manifestations of the ectrodactyly, ectodermal dysplasia, cleft lip–palate syndrome. *Am J Ophthalmol.* 1974;78:211–216.

4. Bixler D et al. The ectrodactyly–ectodermal dysplasia–clefting (EEC) syndrome. *Clin Genet.* 1971;3:43–51.

5. Bronshtein M, Gershoni-Baruch R. Prenatal transvaginal diagnosis of the ectrodactyly ectodermal dysplasia, cleft palate (EEC) syndrome. *Prenat Diagn.* 1993;13:519–522.

6. Buss PW et al. Twenty-four cases of the EEC syndrome: clinical presentation and management. *J Med Genet.* 1995;32:716–723.

7. Bystrom EB et al. The syndrome of ectrodactyly, ectodermal dysplasia and clefting (EEC). *J Oral Surg.* 1975;33:192–198.

8. Celli J et al. Heterozygous germline mutations in the p53 homolog *p63* are the cause of EEC syndrome. *Cell.* 1999;99:143–153.

9. Chiang TP, Robinson GC. Ectrodactyly, ectodermal dysplasia, and cleft lip/palate syndrome: the importance of dental anomalies. *J Dent Child.* 1974;41:38–42.

10. Christodoulou J et al. Choanal atresia as a feature of ectrodactyly-ectodermal dysplasia–clefting (EEC) syndrome. *J Med Genet.* 1989;26:586–589.

11. Chrzanowska KH et al. Anodontia as a sole clinical sign of the ectrodactyly–ectodermal dysplasia–cleft lip (EEC) syndrome. *Genet Couns.* 1990;1:67–73.

12. Clements SE et al. Molecular basis of EEC (ectrodactyly, ectodermal dysplasia, clefting) syndrome: five new mutations in the DNA-binding domain of the *TP63* gene and genotype-phenotype correlation. *Br J Dermatol.* 2010;162:201–207.

13. Di Iorio E et al. Limbal stem cell deficiency and ocular phenotype in ectrodactyly-ectodermal dysplasia-clefting syndrome caused by p63 mutations. *Ophthalmology.* 2012;119:74–83.

14. Eckoldt JG, Martens FH. *Über eine sehr Komplicierte Hasenscharte.* Steinacker, Leipzig, 1804.

15. Fernandes B et al. Ectrodactyly-ectodermal dysplasia-clefting syn-

drome (EEC): report of a case with perioral papillomatosis. *Pediatr Dermatol.* 2002;19:330–332.

16. Fosko SW et al. Ectodermal dysplasias associated with clefting: significance of scalp dermatitis. *J Am Acad Dermatol.* 1992;27:249–256.

17. Fried K. Ectrodactyly–ectodermal dysplasia–clefting (EEC) syndrome. *Clin Genet.* 1972;3:396–400.

18. Fryns JP et al. EEC syndrome without ectrodactyly: report of two new families. *J Med Genet.* 1990;27:165–168.

19. Fukushima Y et al. The breakpoints of the EEC syndrome (ectrodactyly, ectodermal dysplasia and cleft lip/palate) confirmed to 7q21.21 and 9p12 by fluorescence in situ hybridization. *Clin Genet.* 1993;44:50.

20. Hasegawa T et al. EEC syndrome with balanced reciprocal translocation between 7q11.21 and 9p2 (or 7p11.2 and 9q12) in 3 generations. *Clin Genet.* 1991;40:202–206.

21. Hecht F. Updating a diagnosis: the EEC/EECUT syndrome. *Am J Dis Child.* 1985;139:1185.

22. Ivarrson S et al. Coexisting ectrodactyly–ectodermal dysplasia–clefting (EEC) and prune belly syndromes. *Acta Radiol Diagn.* 1982;23:287–292.

23. Kaiser-Kupfer M. Ectrodactyly, ectodermal dysplasia and clefting syndrome. *Am J Ophthalmol.* 1973;76:992–998.

24. Knudtzon J, Aarskog D. Growth hormone deficiency associated with ectrodactyly–ectodermal dysplasia–clefting syndrome and isolated absent septum pellucidum. *Pediatrics.* 1987;79:410–412.

25. Küster W. Further reports of urinary tract involvement in EEC syndrome. *Am J Dis Child.* 1986;140:411.

26. Lacombe D et al. Split hand/foot deformity and LADD syndrome in a family: overlap between the EEC and LADD syndromes. *J Med Genet.* 1992;30:700–703.

27. Leibowitz MR, Jenkins T. A newly recognized feature of ectrodactyly, ectodermal dysplasia, clefting (EEC) syndrome: comedone naevus. *Dermatologica.* 1984;169:80–85.

28. Lewis MB, Pashayan HM. Ectrodactyly, cleft lip and palate in two half sibs. *J Med Genet.* 1981;18:394–396.

29. London R et al. Urinary tract involvement in EEC syndrome. *Am J Dis Child.* 1985;139:1191–1193.

30. Maas SM et al. EEC syndrome and genitourinary anomalies: an update. *Am J Med Genet.* 1996;63:472–478.

31. Majewski F, Goecke T. Rectal atresia as rare manifestation in EEC syndrome. *Am J Med Genet.* 1996;63:190–192.

32. Majewski F, Küster W. EEC syndrome sine? *Clin Genet.* 1988;33:69–72.

33. McNab AA et al. The EEC syndrome and its ocular manifestations. *Br J Ophthalmol.* 1989;73:261–264.

34. Mondino BT et al. Absent meibomian glands in the ectrodactyly–ectodermal dysplasia–clefting syndrome. *Am J Ophthalmol.* 1984;97:496–501.

35. Nardi AC et al. Urinary tract involvement in EEC syndrome: a clinical study in 25 Brazilian patients. *Am J Med Genet.* 1992;44:803–806.

36. Parent P et al. Le syndrome EEC. *Ann Pédiatr.* 1987;34:293–300.

37. Parkash H et al. Ectrodactyly, ectodermal dysplasia, cleft lip and palate (EEC)—a rare syndrome. *Int J Pediatr.* 1983;50:337–340.

38. Pashayan HM et al. The EEC syndrome. *Birth Defects.* 1974;10(7):105–127.

39. Penchaszadeh VB, De Negrotti TC. Ectrodactyly–ectodermal dysplasia–clefting (EEC) syndrome, dominant inheritance and variable expression. *J Med Genet.* 1976;13:281–284.

40. Peterson-Falzone SJ et al. Abnormal laryngeal vocal quality in ectodermal dysplasia. *Arch Otolaryngol.* 1981;107:300–304.

41. Qumsiyeh MB. EEC syndrome (ectrodactyly, ectodermal dysplasia, and cleft lip/palate) is on 7q11.2–q21.3. *Clin Genet.* 1992;42:101.

42. Rinne T et al. *P63*-associated disorders. *Cell Cycle.* 2007;6:262–268.

43. Rodini ES, Richieri-Costa A. EEC syndrome: report on 20 new patients. Clinical and genetic considerations. *Am J Med Genet.* 1990;37:42–53.

44. Roelfsma NM, Cobben JM. The EEC syndrome: a literature study. *Clin Dysmorphol.* 1996;5:115–127.

45. Rollnick BR, Hoo JJ. Genitourinary anomalies are a component manifestation in the ectodermal dysplasia, ectrodactyly, cleft lip/palate (EEC) syndrome. *Am J Med Genet.* 1988;29:131–136.

46. Rüdiger RA et al. Association of ectrodactyly, ectodermal dysplasia and cleft lip–palate: the EEC syndrome. *Am J Dis Child.* 1970;120:160–163.

47. Schmidt R, Nitowsky HM. Split hand and foot deformity and the syndrome of ectrodactyly, ectodermal dysplasia, and clefting (EEC). A report of five patients. *Hum Genet.* 1977;39:15–25.

48. Schroer RJ. Split-hand/split-foot. *Proc Greenwood Genet Ctr.* 1986;5:65–75.

49. Seno H et al. Ectrodactyly, ectodermal dysplasia, and cleft lip syndrome. *Scand J Plast Reconstr Hand Surg.* 1996;30:227–230.

50. Swallow JN et al. Ectrodactyly, ectodermal dysplasia and cleft lip and cleft palate (EEC syndrome). *Br J Dermatol.* 1973;89(Suppl 9):54–56.

51. Tolmie JL et al. Autosomal dominant ectrodactyly and deafness. Presented at the Fifth Manchester Birth Defects Conference, October 13–16, 1992.

52. Tucker K, Lipson A. Choanal atresia as a feature of ectrodactyly–ectodermal dysplasia–clefting (EEC) syndrome. *J Med Genet.* 1990;27:213.

53. Van Bokhoven H et al. Limb mammary syndrome: a new genetic disorder with mammary hypoplasia, ectrodactyly, and other hand/foot anomalies maps to human chromosome 3q27. *Am J Hum Genet.* 1999;64:538–546.

54. Wallis CE. Ectrodactyly (split-hand/split-foot) and ectodermal dysplasia with normal lip and palate in a four-generation kindred. *Clin Genet.* 1988;34:252–257.

55. Wieland I et al. Refinement of the deletion in 7q21.3 associated with split hand/foot malformation type 1 and Mondini dysplasia. *J Med Genet.* 2004;41:e54. doi:10.1136/jmg.2003.010587.

56. Wildervanck LS. Perceptive deafness associated with split-hand and -foot, a new syndrome? *Acta Genet (Basel).* 1963;13:161–169.

57. Zlotogora J. On the inheritance of the split hand/split foot malformation. *Am J Med Genet.* 1994;53:29–32.

分裂手 / 分裂足伴感音神经性听力损失
split hand/split foot with sensorineural hearing loss

Tachels-Horne 等[6]记录了 2 个分裂手 / 分裂足合并感音神经性听力损失(SHFM)的家系。没有外胚层缺陷。表型多变,家系中的一些成员仅有听力损失,而另一些成员仅有肢体缺陷。其遗传方式为常染色体显性遗传,推断基因定位于 7q21。其他也有报道描述了分裂手 / 分裂足畸形合并听力损失的家系,表现为 7q21 的缺失或者异位。和之前部分描述的 EEC 综合征一致,虽然没有做连锁研究,但是 Tomie 等[7]报道的家系可能是本病的另外一组病例。Haberlandt 等[3]报道的 1 例 7q21-q21.3 缺失的儿童病例中,除了单侧分裂足,患儿还有轻度面部畸形(眼距过宽、小鼻、小颌、黏膜下腭裂)、视网膜色素减退、缺牙、毛发稀疏、皮肤苍白以及听力损失,同时 MRI 提示内耳 Mondini 畸形。Wieland 等人[8]报告了一个类似的儿童,同样有小缺片段失,他在 MRI 上也显示 Mondini 畸形。Ignatius 等[4]报道一个 7q21.3 复合染色体重排的患儿存在 SHFM 的双侧分裂手及分裂足、先天性听力损失、黏膜下腭裂、小头畸形和智力残疾。Saitsu 等[5]和

Fukushima 等[2]也报道过该区域基因小的缺失的病例。Elliott 和 Evans[1]推测在本综合征听力损失的发生率为35%。这些患者多变的表型可能是由于其变异染色体邻接基因的缺失。

参考文献

1. Elliott AM, Evans JA. Genotype-phenotype correlations in mapped split had foot malformation (SHFM) patients. *Am J Med Genet.* 2006;140A:1419–1427.
2. Fukushima K et al. Deletion mapping of split hand/split foot malformation with hearing impairment: a case report. *Int J Pediatr oto-rhinolaryngol.* 2003;67:1127–1132.
3. Haberlandt E et al. Split hand/split foot malformation associated with sensorineural deafness, inner and middle ear malformation, hypodontia, congenital vertical talus, and deletion of eight microsatellite markers in 7q21.1–q21.3. *J Med Genet.* 2001;38:405–409.
4. Ignatius J et al. Split hand/split foot malformation, deafness, and mental retardation with a complex cytogenetic rearrangement involving 7q21.3. *J Med Genet.* 1996;33:507–510.
5. Saitsu H et al. Characterization of the complex 7q21.3 rearrangement in a patient with bilateral split-foot malformation and hearing loss. *Am J Med Genet.* 2009;149A:1224–1230.
6. Tackels-Horne D et al. Split hand/split foot malformation with hearing loss: first report of families linked to the SHFM1 locus in 7q21. *Clin Genet.* 2001;59:28–36.
7. Tolmie JL et al. Autosomal dominant ectrodactyly and deafness. Presented at the Fifth Manchester Birth Defects Conference, October 13–16, 1992.
8. Wieland I et al. Refinement of the deletion in 7q21.3 associated with split hand/foot malformation type 1 and Mondini dysplasia. *J Med Genet* e54 doi:10.1136/jmg.2003.010587, 2004.

其他骨骼疾病
other skeletal disorders

成骨不全
the osteogenesis imperfectas

成骨不全(osteogenesis imperfecta,OI)是一组异质性的,具有骨脆性特征的Ⅰ型胶原蛋白代谢障碍的遗传性疾病。部分患者有一些特征性表现,包括蓝巩膜、具有影像学特异征象的乳白色牙齿、听力损失、长骨和脊椎骨畸形,以及关节伸展过度。临床和遗传学研究表明,至少有9种主要综合征,这些综合征在临床、影像和分子水平均不同[2,4,6,7,10,11,14,23,25,33,59,60,72]。据估计所有类型在新生儿的总患病率为1/20 000[65]。Steiner 等[63]对此进行了广泛的综述。

在接下来的章节里,仅对Ⅰ型进行详细阐述,对Ⅲ型简要描述,在Ⅳ型中提到了听觉系统的表现。听力损失在Ⅴ型[57]中仅报道1例患者,而在Ⅵ~Ⅸ型中均未提及。

以下分别从遗传、分子生物学研究、诊断、小结方面对成骨不全进行总结。

Ⅰ型

颅面部表现:灰蓝色巩膜是显著特征。三角形面容较常见[42]。也可见上颌骨发育不全,以及相对下颌前突(图10-30A)。

口腔表现:依据是否存在牙齿畸形而有不同的口腔表现[33,41,54]。Paterson 等[41]发现两个成骨障碍Ⅰ型家系的区别是1个家系牙齿发育正常(ⅠA型),而另1家系牙齿发育异常(ⅠB型)。牙齿发育异常的患者,无论乳牙还是恒牙均为乳白色,但在刚萌出时均呈琥珀色或蓝灰色[34]。X线检查发现,牙冠和牙根连接处密度增加,而且随着牙本质的生长,牙髓逐渐消失。但在早期发育过程中,相比正常人,牙髓要宽[32],牙根薄且短[54]。在临床和基础研究方面,牙齿异常均有广泛的讨论[21,33-37,40,54]。

视觉系统:虽然不同的家系巩膜蓝色深浅各不相同,但在同一个家系中蓝巩膜是一致的[61]。有关分子组织紊乱及其他视觉系统缺陷在另外文献中也有讨论[32,34]。

中枢神经系统:CT扫描结果正常[70],脑室大小正常。Pozo 等[47]曾报道颅底凹陷导致脑室扩大、枕骨大孔压迫综合征引起多组脑神经受损、脑干急性受压死亡等,但都很罕见。Reite 和Solomons[49]研究的56个病例,虽然其父母表征各不相同,但这些患者中一半的脑电图是异常的。

心血管系统:表现出症状的心血管异常的发生率低[47,70]。Hortop 等[26]报道非进展性主动脉根部扩张约占12%。在一项研究中,9%的患者有无症状的二尖瓣脱垂;24%的男性,但仅4%的女性有无症状的主动脉根部扩张。30岁以上的患者发现有主动脉瓣反流及二尖瓣反流[8],无主动脉瘤和主动脉夹层。White 等[71]报道一半的患者二尖瓣小叶变薄,显微镜下可见瓣膜黏液样变性、萎缩,主动脉瓣中层囊性坏死。

肌肉骨骼表现:出生时体重及身长正常,出生后出现身材矮小,通常为轻度[63],但头围常大于正常人[56,68,70]。常见 Wormian 骨、扁平颅底、颈椎上方寰枕融合[29,42]。

多发性骨折的发生率约90%[29]。发病年龄

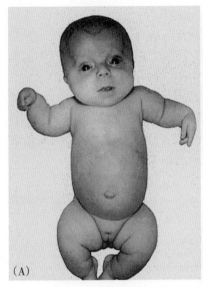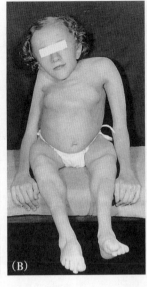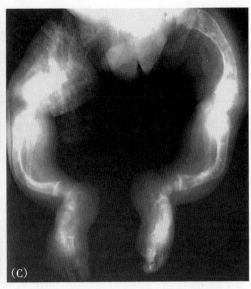

图 10-30 成骨不全

(A)新生儿,圆头、四肢弯曲呈"玩偶姿态"。(B)14 岁女孩,圆形颅顶,严重脊柱侧弯,四肢弯曲,她遭受过多次骨折。(C)X 线检查显示下肢严重弯曲,骨质疏松

和骨折的发生频率,在家系之间有很大的差异。有报道称骨折发病率在青春期减少,绝经之后的妇女发病率增加。长骨畸形包括弯曲和成角[29]。大约 20% 的成人有进行性加重的脊柱后凸和脊柱侧弯[29]。也可有短躯干[4]。骨量减少可能很小,在骨骼 X 片上无法检测到。成骨不全(OI)的患者 Wormian 骨成倍出现是一个重要的 X 线检查表现,35% 的 I 型、96% 的 Ⅲ 型和 78% 的 Ⅳ 型 OI 患者有 10 个或以上 Osteopenia 骨[55]。

其他异常表现:曾有报道见疝气和过度出汗[42],超过 75% 的患者易发生淤血[42]。

听觉系统:听力损失在成骨不全并不少见。通常是发生在 30 岁左右的传导性听力损失[50]。随着年龄增长,混合性,特别是感音神经性听力损失逐渐加重[7,18,22,30,44,50,53,58,62]。据 Riedner 等[50]的记录,到 50 岁一半患者出现听力损失;到 70 岁时虽然年长的测试人数少,但是全部患者都出现了听力损失。Cox 和 Simmons[18]有类似的发现。Garretsen 和 Cremers[22]研究了 142 名患者,发现 50% 有超过 30dB 的听力损失,500~4 000Hz 每年大约损失 1dB。Shapiro 等[56]报道不同分组患者的听力学检查有差异:50% 的 30 岁以下的患者和 95% 的 30 岁以上的患者有听力损失。Imani 等[28]发现 77% 听力损失患者的年龄小于 20 岁。他们建议从患有成骨不全的

儿童中做听力损失的筛查。Pillion 等[46]有类似的发现。经检查一半患者是感音神经性听力损失。本综合征中的传导性听力损失归因于镫骨足板硬化[9,19,50,52]。镫骨脚骨折和镫骨萎缩也可以导致明显的听力损失[50]。Ross 等[51]建议基于成骨不全和耳硬化都导致相似的骨迷路变化,无论是病因不同或者是否两者共存,耳硬化应该看作成骨障碍不全的一部分。Nager 等[39]得出了相同的结论。

Berger 等[6]和其他学者[1,7,9,27,53,56,73]报道了耳囊、中耳骨壁以及听小骨的骨化缺陷和骨化异常,镫骨脚、锤骨柄、耳囊发现了骨折或者细微骨折。一些研究人员发现了内耳出血[1,6,7,27]。

Swinnen 等[67]报道经过镫骨手术的 13 耳,其中 12 耳获得了良好效果。Streubel 和 Lustig[66]报道成功为感音神经性听力损失的成骨不全患者植入了人工耳蜗。Rotteveel 等[52]报道同样成功植入了人工耳蜗,但同时也警告骨异常会影响植入效果。

前庭功能:在一项研究中[31],超过半数的患者有眩晕。部分发现有异常脑电图和 / 或扁平颅底。

Ⅲ型

Ⅲ型成骨不全的特点是巩膜正常的进行性

加重的畸形。头颅与身体其他部位比较不成比例的增大，但是颅骨的骨化缺陷没有Ⅱ型成骨不全那么严重。额部、颞部的隆起导致三角形面容（图10-30B）。

超过一半的婴儿在出生时就有骨折，所有患儿在1~2岁时都会发生多处骨折。长骨会发生多处骨折和弯曲（图10-30B、C）。四肢不像Ⅱ型成骨不全那么短。在开始几年里，干骺端密度不规则增加，这个过程在10岁前时结束，此时干骺端和骨骺区被螺旋样的放射样分布骨密质代替。可见到进行性的明显的"鳕鱼样"改变的扁平椎骨。躯干短小常见，脊柱后凸侧弯越来越严重，大多数患者出现明显的残疾。

听觉系统：虽然报道的听力损失经常发生[63]，但明确的Ⅲ型OI患者没有记录良好的听力学结果。

Ⅳ型（A、B）

Ⅳ型成骨不全表型和Ⅰ型类似，但巩膜蓝色或灰色程度较轻，不如Ⅰ型那样巩膜呈明显的蓝色。其他表现包括发生擦伤、鼻出血、多汗和关节活动过度的发生率增加[41]。

听觉系统：超过30岁的患者，听力损害的发生率（30%）低于Ⅰ型成骨不全[46]。Kuurila等[28]发现17岁以下患者传导性听力损失的发生率为4.4%。

遗传：Ⅰ型、Ⅱ型和Ⅴ型是常染色体显性遗传；Ⅲ型、Ⅳ型通常为常染色体显性遗传，也有罕见病例是常染色体隐性遗传。Ⅵ~Ⅸ型是常染色体隐性遗传[24,63]。在一些病例中，也可见性腺镶嵌现象[12,13]；体细胞突变也曾见报道[17]。

分子生物学研究：在1篇近期的综述中，超过90%被证实COL1A1或COL1A2基因突变的患者患有Ⅰ~Ⅳ型成骨不全[63]。COL1A1定位于17q21.31，COL1A2定位于7q22.1[68]。大多数常见突变导致三股螺旋上的甘氨酸被替换，导致蛋白在数量上的不稳定和缺乏；但是，也可见其他突变方式[63]。然而，在成骨不全患者听力损失的表现和程度之间没有基因型与表型的相关性[23]。

Ⅴ型由IFITM5突变引起[56]，各种成骨不全的隐性遗传方式由WNT1、FKBP10、CRTAP、LEPRE1、PPIB、SERPINH1或SP7等突变导致[20,64,74]。

诊断：大量的类成骨综合征已经明确[3-5,9,15,16,20,38,44,45,48]，已经能够成功进行产前诊断[69]。

小结：本病特点包括：①依据类型不同，有常染色体显性及隐性遗传；②骨骼脆性增加；③骨质疏松；④依据成骨不全具体类型不同，畸形表现各异；⑤常见听力损失为混合性。

参考文献

1. Altmann F, Kornfeld M. Osteogenesis imperfecta and otosclerosis. New investigations. *Ann Otol Rhinol Laryngol*. 1967;76:89–104.
2. Andersen PE, Hauge M. Osteogenesis imperfecta: a genetic, radiological, and epidemiological study. *Clin Genet*. 1989;36:250–255.
3. Beighton P. Familial dentinogenesis imperfecta, blue sclerae, and wormian bones without fractures: another type of osteogenesis imperfecta? *J Med Genet*. 1985;88:124–128.
4. Beighton P et al. Skeletal complications in osteogenesis imperfecta. A review of 153 South African patients. *S Afr Med J*. 1983;64: 565–568.
5. Beighton P et al. The ocular form of osteogenesis imperfecta: a new autosomal-recessive syndrome. *Clin Genet*. 1985;28:69–74.
6. Berger G et al. Histopathology of the temporal bone in osteogenesis imperfecta: a report of 5 cases. *Laryngoscope*. 1985;95:193–199.
7. Bergstrom L. Osteogenesis imperfecta: otologic and maxillofacial aspects. *Laryngoscope*. 1977;87(Suppl 6):1–42.
8. Bonita RE et al. Valvular heart disease in Osteogenesis imperfecta: presentation of a case and literature review. *Echocardiography* 27; 69–73, 2010.
9. Brady AF, Patton MA. Osteogenesis imperfecta with arthrogryposis multiplex congenita (Bruck syndrome)—evidence for possible autosomal-recessive inheritance. *Clin Dysmorphol*. 1997;6:329–336.
10. Brosnan M et al. Surgery and histopathology of the stapes in osteogenesis imperfecta tarda. A report of 10 cases. *Arch Otolaryngol*. 1977;103:294–298.
11. Byers PH. Disorders of collagen metabolism. In: Scriver CR, Beaudet AL, Sly SW, Valle D, eds. *Metabolic Basis of Inherited Disease*, 7th ed. New York: McGraw-Hill; 1995:4029–4077.
12. Byers PH et al. Osteogenesis imperfecta: translation of mutation to phenotype. *J Med Genet*. 1991;28:433–442.
13. Cohen-Solal L et al. Dominant mutations in familial lethal and severe osteogenesis imperfecta. *Hum Genet*. 1991;87:297–301.
14. Cohn DH et al. Recurrence of lethal osteogenesis imperfecta due to parental mosaicism for a dominant mutation in a human type I collagen gene (COL1A1). *Am J Hum Genet*. 1990;46:591–601.
15. Colavita N et al. Calvarial doughnut lesions with osteoporosis, multiple fractures, dentinogenesis imperfecta and tumorous changes in the jaws. *Australas Radiol*. 1984;28:226–231.
16. Cole DEC, Carpenter TO. Bone fragility, craniosynostosis, ocular proptosis, hydrocephalus, and distinctive facial features: a newly recognized type of osteogenesis imperfecta. *J Pediatr*. 1987;110: 76–80.
17. Constantinou-Delta CD et al. Somatic cell mosaicism: another source of phenotypic heterogeneity in nuclear families with osteogenesis imperfecta. *Am J Med Genet*. 1993;45:246–251.
18. Cox JR, Simmons CL. Osteogenesis imperfecta and associated hearing loss in five kindreds. *S Med J*. 1982;75:1222–1226.
19. Cremers CWRJ, Garretsen AJM. Stapes surgery in osteogenesis imperfecta. *Am J Otol*. 1989;10:474–476.
20. Fahiminiya S et al. Mutations in WNT1 are a cause of osteogenesis imperfect. *J Med Genet*. 2013; Feb. 23 [epub ahead of print]. Accessed 3/1/2013.
21. Gage JP et al. Dentine is biochemically abnormal in osteogenesis imperfecta. *Clin Sci*. 1986;70:339–346.
22. Garretsen TJTM, Cremers CWRJ. Clinical and genetic aspects in autosomal dominant inherited osteogenesis imperfecta type I. *Ann*

NY Acad Sci. 1991;630:240–248.

23. Hartikka H et al. Lack of correlation between the Type of *COL1A1* or *COL1A2* mutation and hearing loss in Osteogenesis imperfecta patients. *Hum Mutat*. 2004;24:147–154.
24. Homan EP et al. Mutations in SERPINF1 cause osteogenesis imperfect type VI. *J Bone Miner Res*. 2011;26:2798–2803.
25. Hollister DW. Molecular basis of osteogenesis imperfecta. *Curr Probl Dermatol*. 1987;17:76–94.
26. Hortop J et al. Cardiovascular involvement in osteogenesis imperfecta. *Circulation*. 1986;73:54–61.
27. Igarashi M et al. Inner ear pathology in osteogenesis imperfecta congenita. *J Laryngol Otol*. 1980;94:697–705.
28. Imani P et al. Is it necessary to screen for hearing loss in the paediatric population with Osteogenesis imperfecta? *Clin Otolaryngol*. 2003;28:199–202.
29. Kocher MS, Shapiro F. Osteogenesis imperfecta. *J Am Acad Orthop Surg*. 1998;6;225–236.
30. Kuurila K et al. Hearing loss in children with osteogenesis imperfecta. *Eur J Pediatr*. 2000;159:515–519.
31. Kuurila K et al. Vestibular dysfunction in adult patients with osteogenesis imperfecta. *Am J Med Genet*. 2003;120A:350–358.
32. Lanting PJH et al. Decreased scattering coefficient of blue sclerae. *Clin Genet*. 1985;27:187–190.
33. Levin LS et al. Scanning electron microscopy of teeth in autosomal-dominant osteogenesis imperfecta: support for genetic heterogeneity. *Am J Med Genet*. 1980;5:189–199.
34. Levin LS et al. The dentition in the osteogenesis imperfecta syndromes. *Clin Orthop Rel Res*. 1981;159:64–74.
35. Lukinmaa P-L et al. Dental findings in osteogenesis imperfecta: I. Occurrence and expression of type I dentinogenesis imperfecta. *J Craniofac Genet Dev Biol*. 1987;7:115–125.
36. Lukinmaa P-L et al. Dental findings in osteogenesis imperfecta: II. Dysplastic and other developmental defects. *J Craniofac Genet Dev Biol*. 1987;7:127–135.
37. Lund AM et al. Dental manifestations of osteogenesis imperfecta and abnormalities of collagen I metabolism. *J Craniofac Genet Dev Biol*. 1998;18:30–37.
38. McLean JR et al. The Grant syndrome. Persistent wormian bones, blue sclerae, mandibular hypoplasia, shallow glenoid fossae and campomelia—an autosomal-dominant trait. *Clin Genet*. 1986;29: 523–529.
39. Nager GT. Osteogenesis imperfecta of the temporal bone and its relation to otosclerosis. *Ann Otorhinolaryngol*. 1988;97:585–593.
40. Nuytinck L et al. Osteogenesis imperfecta phenotypes resulting from serine for glycine substitutions in the alpha2 (I) collagen chain. *Eur J Hum Genet* 5:161–167 1997.
41. Paterson CR et al. Osteogenesis imperfecta type I. *J Med Genet*. 1983;20:203–205.
42. Paterson CR et al. Osteogenesis imperfecta with dominant inheritance and normal sclerae. *J Bone Joint Surg Br*. 1983;65:35–39.
43. Paterson CR et al. Clinical and radiological features of osteogenesis imperfecta type IV. *Acta Paediatr Scand*. 1987;76:548–552.
44. Pederson U. Hearing loss in patients with osteogenesis imperfecta. *Scand Audiol*. 1984;13:67–74.
45. Pederson U. Osteogenesis imperfecta. Clinical features. Hearing loss and stapedectomy. *Acta Otolaryngol Suppl*. 1985;145:1–36.
46. Pillion JP, Shapiro J. Audiological findings in Osteogenesis imperfecta. *J Am Acad Audiol* 595–601, 2008.
47. Pozo JL et al. Basilar impression in osteogenesis imperfecta: a report of three cases in one family. *J Bone Joint Surg Br*. 1984;66:233–238.
48. Pyeritz RE. Heritable disorders of connective tissue. In: Pierpont ME, Moller JH, eds. *Genetics of Cardiovascular Disease*. Boston: Marinus Nijhoff Publishing; 1986:265–303.
49. Reite M, Solomons C. The EEG in osteogenesis imperfecta. *Clin Electroenchalog*. 1980;11:16–21.
50. Riedner ED et al. Hearing patterns in dominant osteogenesis imperfecta. *Arch Otolaryngol*. 1980;106:737–740.
51. Ross UH et al. Osteogenesis imperfecta: clinical symptoms and update findings in computed tomography and tympano-cochlear scintigraphy. *Acta Otolaryngol (Stockh)*. 1993;113:620–624.
52. Rotteveel LJC et al. Cochlear implantation in 3 patients with Osteogenesis imperfecta: imaging, surgery and programming issues. *Audio Neurotol*. 2008;13:73–85.
53. Sando I et al. Osteogenesis imperfecta tarda and otosclerosis. A temporal bone report. *Ann Otol Rhinol Laryngol*. 1981;90:199–203.

54. Schwartz S, Tsipouras P. Oral findings in osteogenesis imperfecta. *Oral Surg Oral Med Oral Pathol Endod*. 1984;57:161–167.
55. Semler O et al. Wormian bones in osteogenesis imperfect: Correlation to clinical findings and genotype. *Am J Med Genet A*. 2010;152A:1681–1687.
56. Shapiro JR et al. Hearing and middle ear function in osteogenesis imperfecta. *JAMA*. 1982;247:2120–2126.
57. Shapiro JR et al. Phenotypic variability of osteogenesis imperfect type V caused by an IFITM5 mutation. *J Bone Miner Res*. 2013; Feb. 13. Doi: 10.1002/jbmr.1891. [epub ahead of print].
58. Shea JJ, Postma DS. Findings and long-term surgical results in the hearing loss of osteogenesis imperfecta. *Arch Otolaryngol*. 1982;108:467–470.
59. Sillence DO et al. Clinical variability in osteogenesis imperfecta—variable expressivity or genetic heterogeneity. *Birth Defects*. 1979; 15(5B):113–129.
60. Sillence DO et al. Osteogenesis imperfecta type II. Delineation of the phenotype with reference to genetic heterogeneity. *Am J Med Genet*. 1984;17:407–423.
61. Sillence DO et al. Natural history of blue sclerae in osteogenesis imperfecta. *Am J Med Genet*. 1993;45:183–186.
62. Stewart EJ, O'Reilly BF. A clinical and audiological investigation of osteogenesis imperfecta. *Clin Otolaryngol*. 1989;14:509–514.
63. Steiner RD, Adsit J, Basel D. COL1A1/2-Related Osteogenesis Imperfecta. 2005 Jan 28 [Updated 2013 Feb 14]. In: Pagon RA, Bird TD, Dolan CR, et al., editors. GeneReviews™ [Internet]. Seattle (WA): University of Washington, Seattle; 1993-. Available from: http://www.ncbi.nlm.nih.gov/books/NBK1295/
64. Steinlein OK et al. Mutations in FKBP10 can cause a severe form of isolated Osteogenesis imperfecta. *BMC Med Genet*. 2011;12;152.
65. Stoll C et al. Birth prevalence rates of skeletal dysplasias. *Clin Genet*. 1989;35:88–92.
66. Streubel SO, Lustig LR. Cochlear implantation in patients with Osteogenesis imperfecta. *Otolaryngol Head Neck Surg*. 2005;132: 735–740.
67. Swinnen FKR et al. Audiometric, surgical, and genetic findings in 15 ears of patients with Osteogenesis imperfecta. *Laryngoscope*. 2009;119:1171–1179.
68. Sykes B et al. Consistent linkage of dominantly inherited osteogenesis imperfecta to the type I collagen loci: *COL1A1* and *COL1A2*. *Am J Hum Genet*. 1990;46:293–307.
69. Thompson EM. Non-invasive prenatal diagnosis of osteogenesis imperfecta. *Am J Med Genet*. 1993;45:201–206.
70. Tsipouras P. Osteogenesis imperfecta. In: Beighton P, ed. *Heritable Disorders of Connective Tissue*, 5th ed. St. Louis: C.V. Mosby; 1993: 281–314.
71. White NJ et al. Cardiovascular abnormalities in osteogenesis imperfecta. *Am Heart J*. 1983;106:1416–1420.
72. Willing MC et al. Molecular heterogeneity in osteogenesis imperfecta type I. *Am J Med Genet*. 1993;45:223–227.
73. Zajtchuk JT, Lindsay JR. Osteogenesis imperfecta congenita and tarda. A temporal bone report. *Ann Otol Rhinol Laryngol*. 1975;84: 350–358.
74. Zhang ZL. The identification of novel mutations in COL1A1, COL1A2, and LEPRE1 genes in Chinese patients with osteogenesis imperfecta. *J Bone Miner Metab*. 2012; 30:69–77.

Paget 骨病
畸形性骨炎
Paget disease of bone(osteitis deformans)

1876 年,Paget[30]记录了畸形性骨炎(现称骨营养不良性畸形),本病中年发病,特点为病变骨的形状、大小、方向发生改变。包括早期出现的家族性、进行性骨溶解以及攻击性行为[1]。通常颅骨和下肢骨出现对称性改变[13]。骨骼变大变软,而且承重部位的骨骼弯曲变形。随着颅骨和椎骨病变的发展，神经系统症状和体征开始显现。Paget 骨病较为常见，美国和拉丁美洲的发病率大约是 4.5%[36]。贝多芬可能患有该病[28]。

在发病早期，成骨细胞活性增加，破骨细胞吸收并新的骨基质钙化缺陷，使其不能根据重力线充分重建[25]。Paget 骨病表现为骨形成的质量和数量的异常。破骨细胞的细胞核比正常细胞更多，这些细胞核尺寸更大、形态更不规则[31]。

颅面部表现：从 40 岁开始出现临床改变，表现为进行性的颅骨扩大及额骨膨隆。上颌骨变得特别大（图 10-31A、B）。大约 70% 的患者颞动脉末端分支迂曲（图 10-31C）。

肌肉骨骼系统：骨改变的发生是隐匿而且进展缓慢的。当症状出现时，大约 50% 的患者会出现骨痛。累及最多的是骶骨、骨盆、腰椎、股骨和颅骨。颅骨逐步增大，当患者感觉他 / 她的帽子不再合适时才意识到异常。大约 15% 的患者可累及上颌骨，或罕见地累及下颌骨。脊柱后凸和小腿骨弯曲导致身材矮小。病变的骨骼易骨折，但通常恢复好。1%~3% 的患者发生肉瘤样

改变，骨巨细胞瘤极少见。

影像学表现：早期的畸形性骨炎表现为破骨，后期由于骨结构过早形成，骨的间断小梁的粗纤维逐步被马赛克图案的粗小梁代替，因此出现"棉絮样"征象（图 10-31D、E）。X 线检查提示受累骨增大、骨小梁粗糙、四肢弯曲。颅骨、胫骨、骨盆、脊椎和股骨最易受累。

病理学：颅骨扩大，颅盖明显增厚以及板障狭窄。新近受累长骨在累及区域和正常皮质间可见锐利的分界线。以上提示 Paget 骨病范围早期局限，之后逐步扩大。

组织切片显示了一种典型的马赛克样的骨结构。原因在于旧的、钙化的骨重吸收，新的类骨质层沉积，因此改变了骨的原始结构。这一改变伴随着纤维化和骨髓腔的扩大。

中枢神经系统：神经肌肉障碍，例如感觉 - 运动、反射、步态或者中枢神经系统的改变较常见。大约 20% 有颅骨受累表现的患者有耳鸣和 / 或眩晕。随着疾病的进展，头痛，尤其是枕部疼痛几乎持续存在[8,10]。偶尔累及视神经，随着骨

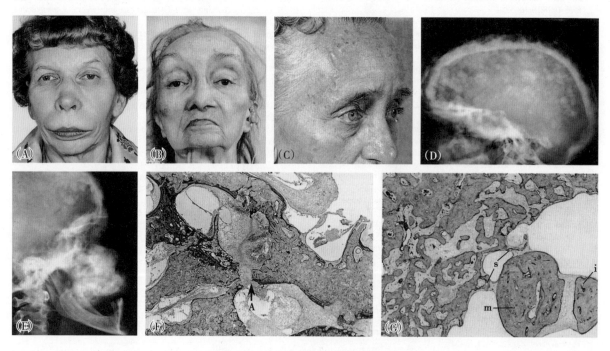

图 10-31　Paget 骨病（畸形性骨炎）

（A，B）2 名老年患者，有头部长期不断增大和畸形病史伴有听力损失。（C）颞浅动脉前支扭曲及增粗。（D）颅骨棉絮样改变，颅顶增厚。（E）第 2 名患者上颌区相似的改变。（F）Paget 骨病患者蜗管的显微照片。迷路被 Paget 骨所替代。扩张的导管，后骨半规管壁的吸收，中耳、鼓阶及后骨半规管的纤维化。从后骨壶腹到鼓阶及蜗窗龛的骨折。（G）颞骨切片显示 Paget 骨性突起（s）从鼓室上壁突出，与锤骨头（m）和砧骨（i）相接触

[（B）引自：SM Gage et al. Oral Surg,1965;20:616（C,G）引自：DG Davies, Acta Otolaryngol (Suppl),1968;242:1（F）引自：JR Lindsay and RH Lehamn, Lryngoscope,1969;79:213]

质疏松的椎骨破坏,脊髓受压。神经在视神经孔处受压导致视神经萎缩很罕见。

听觉系统:患者可有外耳道的狭窄和/或弯曲[8,39]。明显的听觉系统受累常伴随颅骨改变。在一份有 400 个病例的综述中,Goldstein 等[11]指出有听力损害的仅占全部病例的 5%。相反,Davies[8]发现听力损失则占 40%。听力损失可以是传导性、感音神经性或混合性[6,14,23]。在对 99 例患者的研究中,Fowler[10]发现 3 例听力损失是首发症状,41 例是主要症状,10 例有耳鸣,23 例有眩晕。Harner 等[14]研究 463 例患者后指出大多数听力损失为混合性。感音神经性听力损失常见,但不是本疾病过程中的一部分。病例中耳鸣和眩晕占 20%。很多研究者[4,6,39]发现混合性听力损失最多见。听力学检测不能证实感音神经性听力损失由蜗后疾病引起。但是,Petasnick[32]发现感音神经性听力损失比较常见。在对 41 例患者的一项研究中,Lenarz 等[23]发现传导性听力损失占 20%,而感音神经性听力损失全部都有。

Davies[8]报道大多数患者有低频传导性听力损失,500Hz 气骨导差最明显。短增量敏感指数(SISI)在低频评分低,在高频(1 000Hz 以上)评分高[6]。

CT 检查显示了岩锥的去矿化表现。60% 患者显示耳蜗部分或全部去矿化,而大约 50% 的患者可见听囊其他部分的变化。大于 25% 的患者显示镫骨足板增厚。超过 65% 的传导性听力损失患者中耳影像学检查没有异常[32]。Teufert 和 Linthicum[41]发现螺旋韧带退行性变,推测这是至少一部分患者引起感音神经性听力损失的原因。

前庭系统:在 28 例主诉眩晕的患者中,Davies[8]发现只有 2 例冷热试验反应减弱。包括 Clemis 等[6]、Harner 等[14]和 Simmons[37]的试验均发现冷热反应减弱。在我们研究的 3 个病例中,1 例对冷热刺激无反应,而另外 2 例反应正常。

颞骨表现:有不少针对颞骨组织病理学改变的报道[8,12,24,27,33,35,40]。最早期的表现包括增加迷路囊附近血管周围骨的重建,最后侵犯膜迷路的骨内膜[12,33](图 10-31F、G)。可以看到球囊斑和椭圆囊斑以及半规管壶腹嵴的感觉细胞各种程度的变性。螺旋器的血管纹和毛细胞变性、盖

膜水肿以及蜗管扩大。Kornfield[20]研究 7 例畸形性骨炎患者的颞骨发现,当囊的最里面部分被切除时,邻近增厚处的纹增厚,并形成血管内结节。偶尔也可发现微动脉瘤。少数作者[3]发现内耳道内听神经受压。因此,病理改变来源于迷路囊病变。病理改变似乎起源于骨改变对迷路的侵犯,也可能是伴随的血管改变。Lenarz 等[23]报道 80% 的患者有毛细胞损伤,其中超过 30% 的有蜗后病变,病变程度与颞骨畸形的程度相关。Khetarpar 和 Schuknecht[18]在 26 个颞骨中未发现听骨链固定,他们得出结论认为听力损失的原因在于骨密度、质量和形状的改变。

实验室检查:血清碱性磷酸酶水平明显升高,约 10% 的患者尿钙水平高,血清钙和磷酸水平正常[19]。

病因学:Paget 骨病属于常染色体显性遗传,伴有不完全外显率和可变表现度[9,22,26]。大约 40% 的患者遗传给子女[7]。

分子生物学研究:本病是遗传异质性疾病,一些病例(见家族性扩张性骨质溶解)由位于 18q21.2 的 *TNFRSF11A* 基因(PDB2)突变导致,其编码的 *RANK* 蛋白对破骨细胞的形成起到至关重要的作用[7]。其他基因的基因座,PDB1 在 6p,PDB3 在 5q35,PDB4 在 5q31[15-17,21,29,38,42]。近来,sequestosome1(*SQSTM1*)基因被定位在 PDB3 区域,因此认为其与一些家系和部分 Paget 骨病散发病例相关。以上表述也见于 Albagha 等[2]、Chung 等[5]和 Ralston[34]的文献。

小结:本病特点包括:①常染色体显性遗传,伴不完全外显率和可变表现度;②中年发病;③巨头畸形;④承重骨弯曲;⑤侵犯骶骨、骨盆、椎骨、长骨及颅骨;⑥神经缺陷和/或脊髓压迫;⑦碱性磷酸酶升高;⑧混合性听力损失。

参考文献

1. Adams DA et al. Otological manifestations of a new familial polyostotic bone dysplasia. *J Laryngol Otol*. 1991;105:80–84.
2. Albagha OM et al. Genome-wide association study identifies variants at *CSF1*, *OPTN* and *TNFRSF11A* as genetic risk factors for Paget's disease of bone. *Nat Genet*. 2010;42:520–524.
3. Applebaum EL, Clemis JD. Temporal bone histopathology of Paget's disease with sensorineural hearing loss and narrowing of the internal auditory canal. *Laryngoscope*. 1977;87:1753–1759.
4. Baraka ME. Rate of progression of hearing loss in Paget's disease. *J Laryngol Otol*. 1984;98:573–575.
5. Chung PY et al. The majority of the genetic risk for Paget's disease of bone is explained by genetic variants close to the *CSF1*, *OPTN*,

TM7SF4, and TNFRSF11A genes. *Hum Genet*. 2010;128:615–626.

6. Clemis JD et al. The clinical diagnosis of Paget's disease of the temporal bone. *Ann Otol Rhinol Laryngol*. 1967;76:611–623.

7. Cody JD et al. Genetic linkage of Paget's disease of the bone to chromosome 18q. *Am J Hum Genet*. 1997;61:1117–1122.

8. Davies DG. Paget's disease of the temporal bone. A clinical and histopathological survey. *Acta Otolaryngol (Stockh) Suppl*. 1968;242:1–47.

9. Evens RG, Bartter FC. The hereditary aspects of Paget's disease: (osteitis deformans). *JAMA*. 1968;205:900–902.

10. Fowler EP Jr: Nerve deafness from noninflammatory lesions. *Trans Am Otol Soc*. 1937;27:381–392.

11. Goldstein H et al. Paget's disease of the bones (osteitis deformans), with report of seven additional cases. *Med Times*. 1926;54:194–200.

12. Gussen R. Early Paget's disease of the labyrinthine capsule. *Arch Otolaryngol*. 1970;91:341–345.

13. Hamdy RC. Clinical features and pharmacologic treatment of Paget's disease. *Endocrinol Metab Clin North Am*. 1995;24:421–436.

14. Harner SG et al. Paget's disease and hearing loss. *Otolaryngology*. 1978;86:869–874.

15. Haslam SI et al. Paget's disease of bone: evidence for a susceptibility locus on chromosome 18q and for genetic heterogeneity. *J Bone Miner Res*. 1998;13:911–917.

16. Hocking LJ et al. Domain-specific mutations in sequestosome 1 (SQSTM1) cause familial and sporadic Paget disease. *Hum Mol Genet*. 2002;11:2735–2739.

17. Hughes AE et al. Mutations in TNFRSF11A, affecting the signal peptide of RANK, cause familial expansile osteolysis. *Nat Genet*. 2000;24:45–48.

18. Khetarpar U, Schuknecht HF. In search of pathologic correlates for hearing loss and vertigo in Paget's disease. A clinical and histopathologic study of 26 temporal bones. *Ann Otol Rhinol Laryngol (Suppl)*. 1990;145:1–16.

19. Klein RM, Norman A. Diagnostic procedures for Paget's disease: radiologic, pathologic and laboratory testing. *Endocrinol Metab Clin North Am*. 1995;24:437–450.

20. Kornfield M. Pathological changes in the stria vascularis in Paget's disease. *Pract Otorhinolaryngol*. 1967;29:406–432.

21. Laurin N et al. Paget disease of bone: mapping at locus at 5q35-qter and 5q31. *Am J Hum Genet*. 2001;69:528–543.

22. Leach RJ et al. Genetics of endocrine disease: the genetics of Paget's disease of the bone. *Endocrinol Metab Clin North Am*. 2001;86:24–28.

23. Lenarz T et al. Hörstörungen bei Morbus Paget. *Laryngol Rhinol Otol*. 1986;65:213–217.

24. Lindsay JR, Suga F. Paget's disease and sensorineural deafness. Temporal bone histopathology of Paget's disease. *Laryngoscope*. 1976;86:1029–1042.

25. Mills BG. Bone resorbing cells and human clinical conditions. In: Hall BK, ed. *Bone, Vol II. The Osteoclast*. Boca Raton, FL: CRC Press; 1991:175–252.

26. Morales-Piga AA et al. Frequency and characteristics of familial aggregation in Paget disease of bone. *J Bone Miner Res*. 1995;10: 663–670.

27. Nager GT. Paget's disease of the temporal bone. *Ann Otol Suppl*. 1975;22:1–32.

28. Naiken VS. Did Beethoven have Paget's disease of bone? *Ann Intern Med*. 1971;74:995–999.

29. Nance MA et al. Heterogeneity in Paget's disease of the bone. *Am J Med Genet*. 2000;92:303–307.

30. Paget J. On a form of chronic inflammation of bones (osteitis deformans). *Proc R Med Chir Soc (Lond)* 8:127–128, 1876.

31. Parfitt AM. Bone-forming cells in clinical conditions. In: Hall BK, ed. *Bone, Vol. I. The Osteoblast and Osteocyte*. Caldwell, NJ: Telford Press; 1990:351–429.

32. Petasnick JP. Tomography of the temporal bone in Paget's disease. *AJR Am J Roentgenol*. 1969;105:838–843.

33. Proops D et al. Paget's disease and the temporal bone—a clinical and histopathological review of six temporal bones. *J Otolaryngol*. 1985;14:20–29.

34. Ralston SH. Pathogenesis of Paget's disease of bone. *Bone*. 2008;43:819–825.

35. Ramsay HAW, Linthicum FH. Cochlear histopathology in Paget's disease. *Am J Otolaryngol*. 1993;14:60–61.

36. Schajowicz F et al. Metastases of carcinoma in the Pagetic bone. A

report of two cases. *Clin Orthop*. 1988;228:290–296.

37. Simmons FB. Patients with bilateral loss of caloric response. *Ann Otol Rhinol Laryngol*. 1973;82:175–178.

38. Siris ES. Epidemiological aspects of Paget disease: family history and relationship to other medical conditions. *Semin Arthritis Rheum*. 1994;23:222–225.

39. Sparrow NL, Duvall AJ. Hearing loss and Paget's disease. *J Laryngol*. 1967;81:601–611.

40. Tamari M. Histopathological changes of the temporal bone in Paget's disease. *Ann Otol*. 1942;51:170–208.

41. Teufert KB, Linthicum F Jr: Paget disease and sensorineural hearing loss associated with spiral ligament degeneration. *Otol Neurotol*. 2005;26:387–391.

42. Wu RK et al. Familial incidence of Paget's disease and secondary osteogenic sarcoma: a report of three cases from a single family. *Clin Orthop Rel Res*. 1991;265:306–309.

家族性扩张性骨质溶解
familial expansile osteolysis

Osterberg 等[11] 在 1988 年,Barr 等[2] 和 Wallace[13] 等在 1989 年报道了北爱尔兰的 1 个家系,5 代人中共有 42 人患病。他们独特的骨骼畸形与 Paget 骨病相似。Johnson-Pais[9] 等和 Daneshi[4] 等报道的患者分别来自美国和伊朗。

肌肉骨骼系统:从青春期后期到中年,会经历有不同严重程度、不同部位及持续时间的骨痛。可以是广泛性及局部的骨骼受累(图 10-32A~C)。约 90% 的病损发生在四肢骨。尤其是肱骨、桡骨、尺骨及胫骨这些长骨中,骨小梁呈"鱼网"状畸形。另外,局部病灶特点是进行性扩张伴骨皮质变薄、骨小梁缺失及骨质膨胀(图 10-32D~F)。中轴骨骼基本正常[3]。许多患者发生骨折。

口腔系统:牙齿早脱落,伴随牙根颈部和根尖异常的严重的重吸收[10]。牙齿脱落似乎是普遍的表现,此点区别于 Paget 骨病[10]。

听觉系统:听力损失出现在 10 岁以前。在老年人,起初为传导性(下降 20~30dB),可发展为混合性听力损失(40~45dB)。高频听力损失最明显[1]。在 2 000Hz 经常有一个标记很好的切迹,言语识别率达 80% 或更好。研究显示砧骨长脚缺失、细小或被纤维结缔组织替代[6]。有些病例镫骨固定。显微镜下,大量编织骨出现。

实验室检查:实验室发现包括血清碱性磷酸酶水平不同程度上升,尿的羟基脯氨酸排泄增多[5]。

遗传:明确的常染色体显性遗传。

分子生物学研究:已证明与 18q21.1-q22 染

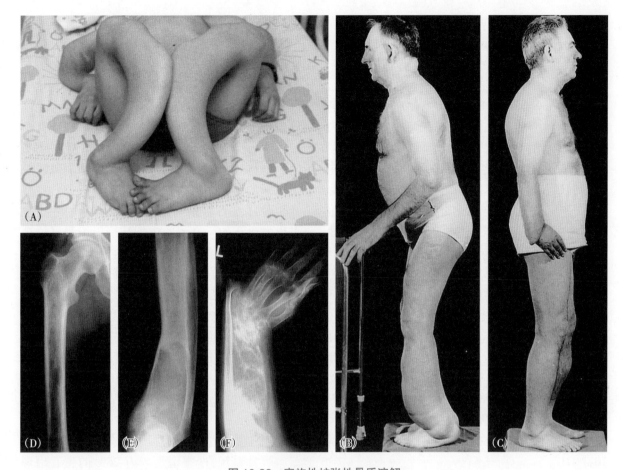

图 10-32　家族性扩张性骨质溶解

(A,B)下肢畸形。(C)左桡骨、右胫骨和腓骨、左胫骨畸形。(D~F)分别为早期、中期、晚期

[(A)引自：Bacri et al,J Pediatr Hematol Oncol 32：e50,2010；(B,C)引自：PH Osterberg et al,J Bone Joint Surg 1988；70B：225.]

色体关联[7]，最终发现的致病基因是肿瘤坏死因子受体超家族成员 11A（*TNFRSF11A*）[8]。该基因与 PDB2 区的 RANK 信号肽链有关，该区域是破骨细胞形成所必需的。等位基因紊乱包括扩张性骨高磷酸酯酶及少年发生的 Paget 病[12]。

诊断：鉴别诊断包括 Paget 骨病、扩张性骨高磷酸酯酶、多发性纤维层发育不良及 Gorham 病。显微镜下，它与经典的 Paget 骨病相似，早期的听力损失和牙齿脱落有别于此[10]。

参考文献

1. Adams DA et al. Otological manifestations of a new familial polyostotic bone disorder. *J Laryngol Otol.* 1991;105:80–84.
2. Barr RJ et al. Idiopathic multicentric osteolysis: report of two new cases and a review of the literature. *Am J Med Genet.* 1989;32:556.
3. Crone MD et al. The radiographic features of familial expansile osteolysis. *Skeletal Radiol.* 1990;19:245–250.
4. Daneshi A et al. Hereditary bilateral conductive hearing loss caused by total loss of ossicles: a report of familial expansile osteolysis. *Otol Neurotol.* 2005;26:237–240.
5. Dickson GR et al. Familial expansile osteolysis: a morphological, histomorphometric, and serological study. *Bone.* 1991;12:331–338.
6. Esselman GH et al. Conductive hearing loss caused by hereditary incus necrosis: a study of familial expansile osteolysis. *Otolaryngol Head Neck Surg.* 1996;114:639–641.
7. Hughes AE et al. Genetic linkage of familial expansile osteolysis to chromosome 18q. *Hum Mol Genet.* 1994;3:359–362.
8. Hughes AE et al. Mutations in *TNFRSF11A*, affecting the signal peptide of RANK, cause familial expansile osteolysis. *Nat Genet.* 2000;24:45–48.
9. Johnson-Pais TL et al. Identification of a novel tandem duplication in exon 1 of the *TNFRSF11A* gene in two unrelated patients with familial expansile osteolysis. *J Bone Miner Res.* 2003;18:376–380.
10. Mitchell CA et al. Dental abnormalities associated with familial expansile osteolysis: a clinical and radiologic study. *Oral Surg Oral Med Oral Pathol Oral Radiol.* 1990;70:301–307.
11. Osterberg PH et al. Familial expansile osteolysis. *J Bone Joint Surg Br.* 1988;70:255–260.
12. Ralston SH. Juvenile Paget's disease, familial expansile osteolysis and other genetic osteolytic disorders. *Best Pract Res Clin Rheum.* 2008;22:101–111.
13. Wallace RGH et al. Familial expansile osteolysis. *Clin Orthop Rel Res.* 1989;248:265–277.

纤维发育异常进行性骨化
fibrodysplasia ossificans progressiva

纤维发育异常进行性骨化(fibrodysplasia ossificans progressiva,FOP)是一种少见的结缔组织疾病,合并有肌腱、韧带及面部和骨骼肌肉的进行性异位性骨化;拇指和踇趾畸形;听力损失和脱发。由异位钙化引起的进行性残疾是无规律的,但是最终会在肩和脊柱出现严重的活动受限[2,9]。Von Dusch 于 1868 年首次使用"进行性骨化性肌炎"这个术语[2]。由于最先受累的是腱膜、筋膜和肌腱这些结缔组织,因此"肌炎"这个词就不再合适了。已经报道了很多的病例和一系列患者[2,8,9,16,18,19,28,29,31-34,37]。

临床表现:临床特点有拇指畸形、听力损失、脱发,少数智力障碍。其他骨骼异常有由于第一掌骨引起的短拇指,小指先天性指侧弯,股骨颈短宽,颈椎的异常表现为椎体小、椎弓根大及棘突大,偶尔可见胫骨近端外生性骨疣[9,34](图10-33A~C)。对患者要常规进行 CT 检查[22,41]。该病的影像学异常在别处也有小结[12,39](图10-33D)。

异位骨化发生于童年早期,呈持续性进展。颈部或脊柱旁区域是最常见的始发部位,其次是头部或四肢[5]。当新的肿块出现时,肿块表面的皮肤会发红,有时还会感到疼痛。结缔组织内的某些部位易于发生骨化,尤其是脊椎旁肌、四肢带状肌和咀嚼肌有更明显骨化倾向。常有关节囊、韧带和足底筋膜的受累,MRI 上可以显示[4]。

已知有很多种因素可促使 FOP 患者发生异位骨化,例如肌肉创伤、活检、外科手术切除异位骨、肌内注射、不仔细的静脉穿刺和牙科治疗[2,9,23,25,32,35]。所有患者最终都会导致活动受限和身体残疾。骨化的进程和随后功能障碍是无规律的。已知该疾病有很长的静止期。虽然异位骨化在青春期前最为明显,但新的肿块也可以发生于 50~60 岁。中轴结缔组织受异位钙化的影响最严重,肢体受累最明显部位是在近端[6,9]。胸壁的固定可能导致肺储备功能减少,多数患者最终因呼吸衰竭死亡[10]。

大约有 25% 的患者发生脱发。弥漫型者大多数发生在女性,一旦脱发,则在中年时变得明显。这似乎是 FOP 的一个主要特征,尽管可以想象,它可能代表了一种基于张口困难的营养缺乏的继发性疾病。智力障碍较少见[3,9]。Buyse 等[3]、Connor[7]、Levy 等[24]和 Pignolo[30]等对上述表现有很好的综述。

听觉系统:据报道至少有 25% 的患者出现听力损失[3,17,26,32,38]。虽然感音神经性听力损失和混合性听力损失也会发生[24],但多数为传导性听力损失。在童年早期至童年后期都有听力损失。

发病机制:纤维发育异常进行性骨化具有独

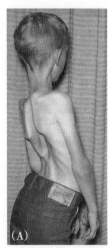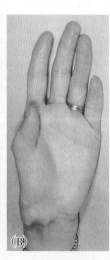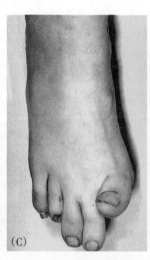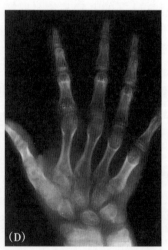

图 10-33　纤维发育异常进行性骨化

(A)伴有肩和脊柱活动严重受限的进展性残疾。(B)第 1 掌骨短引起的短且固定的拇指。注意腕钙化。(C)第 1 距骨短引起的踇趾短。(D)第 1 掌骨短与近节指骨融合

特的组织病理学特点，能与其他软组织骨化病灶鉴别。例如，骨化性肌炎、骨外骨肉瘤以及骨化生[21]。FOP 早期特点是多发的病灶，在特有的结缔组织基质上，纺锤形的类成纤维细胞构成的结节相互连接，基质中央区域被针状骨占据。有时可发现软骨样分化的病灶。病灶进一步发展为成熟的板层骨，其海绵状空隙内有脂肪和造血组织；类成纤维细胞的边界也不再清楚。该病理学特征提示，像骨膜一样，梭形细胞是 FOP 病灶内骨组织的前体。详细的病理和生化方面也已经另作讨论[2,20,27,38]。

遗传：至少 95% 为散发病例[2]。常染色体显性遗传是基于几例亲子传递和男 - 男遗传[8,11,13,17,20]，以及单卵双生者同时患病[14,40]。但是，大多数病例是由于新的突变。父母的年龄对产生新的基因突变有显著影响[8]。

分子生物学研究：ACVR1 是致病基因，它是一种骨形态生成蛋白的受体（BMP）[36]。虽然有些例外，但多数患者都有一种特异性突变 R206H[15]。

诊断：即使已经有典型的骨骼畸形的 FOP 患者，也经常被延迟诊断。常被误诊为𧿹趾外翻、骨干续连症、Klippel-Feil 畸形和各种形式的关节挛缩。根据不同的部位，肿胀可能被误诊为淋巴结病、肉瘤，甚至腮腺炎。FOP 与很多疾病有相似之处，包括骨化生、骨外骨肉瘤[1]、骨化性肌炎（尤其既往有肌肉外伤史）和伴有毛母质瘤的骨形成[12]。

小结：本病特点包括：①虽然大多数为散发病例，仍属于常染色体显性遗传病；②进展性的异位骨化导致严重的运动受限；③𧿹趾畸形和指（趾）变短；④脱发；⑤传导性或感音神经性听力损失。

参考文献

1. Allan CJ, Soule EH. Osteogenic sarcoma of the somatic soft tissues—clinicopathologic study of 26 cases and review of the literature. *Cancer.* 1971;27:1121–1132.
2. Beighton P. Fibrodysplasia ossificans progressiva. In: Beighton P, ed. *McKusick's Heritable Disorders of Connective Tissue*, 5th ed. St. Louis, MO: C.V. Mosby; 1993:501–518.
3. Buyse G et al. Fibrodysplasia ossificans progressiva: still turning to wood after 300 years? *Eur J Pediatr.* 1996;154:694–699.
4. Caron KH et al. MR imaging of early fibrodysplasia ossificans progressiva. *J Comput Assist Tomogr.* 1990;14:318–321.
5. Chichareon V et al. Fibrodysplasia ossificans progressiva and associated osteochondroma of the coronoid process in a child. *Plast Reconstr Surg.* 1999;103:1238–1243.
6. Cohen RB et al. The natural history of heterotopic ossification in patients who have fibrodysplasia ossificans progressiva: a study of forty-four patients. *J Bone Joint Surg Am.* 1993;75:215–219.
7. Connor JM. Fibrodysplasia ossificans progressiva: lessons from rare maladies. *N Engl J Med.* 1996;335:591–593.
8. Connor JM, Evans DAP: Genetic aspects of fibrodysplasia ossificans progressiva. *J Med Genet.* 1982;19:35–39.
9. Connor JM, Evans DAP: Fibrodysplasia ossificans progressiva: the clinical features and natural history of 34 patients. *J Bone Joint Surg Br.* 1982;64:76–83.
10. Connor JM et al. Cardiopulmonary function in fibrodysplasia ossificans progressiva. *Thorax.* 1981;36:419–423.
11. Connor JM et al. A three generation family with fibrodysplasia ossificans progressiva. *J Med Genet.* 1993;30:687–689.
12. Cremin B et al. The radiological spectrum of fibrodysplasia ossificans progressiva. *Clin Radiol.* 1982;33:499–508.
13. Debeney-Bruyerre C et al. Myositis ossificans progressiva: five generations where the disease was exclusively limited to the jaws. *Int J Oral Maxillofac Surg.* 1998;27:299–302.
14. Eaton WL et al. Early myositis ossificans progressiva occurring in homozygotic twins. A clinical and pathological study. *J Pediatr.* 1957;50:591–598.
15. Furuya H et al. A unique case of fibrodysplasia ossificans progressive with an *ACVR1* mutation, G356D, other than the common mutation (*r206H*). *Am J Med Genet.* 2008;146A:459–463.
16. Heifetz SA et al. Myositis (fasciitis) ossificans in an infant. *Pediatr Pathol.* 1992;12:223–229.
17. Janoff HB et al. Mild expression of fibrodysplasia ossificans progressiva: a report of 3 cases. *J Rheumatol.* 1995;22:976–978.
18. Janoff HB et al. Fibrodysplasia ossificans progressiva in two half sisters: evidence for maternal mosaicism. *Am J Med Genet.* 1996;61:320–324.
19. Jouve JL et al. Myositis ossificans: report of seven cases in children. *J Pediatr Ophthalmol Strabismus.* 1997;6:33–41.
20. Kaplan FS et al. Genetic transmission of fibrodysplasia ossificans progressiva. *J Bone Joint Surg Am.* 1993;75:1214–1220.
21. Kaplan FS et al. The histopathology of fibrodysplasia ossificans progressiva. *J Bone Joint Surg Am.* 1993;75:320–330.
22. Kransdorf MJ et al. Myositis ossificans: MR appearance with radiologic–pathologic correlation. *AJR Am J Roentgenol.* 1991;157:1243–1248.
23. Lanchoney TF et al. Permanent heterotopic ossification at the injection site after diphtheria-tetanus-pertussis immunizations in children who have fibrodysplasia ossificans progressiva. *J Pediatr.* 1995;126:762–763.
24. Levy CE et al. Conductive hearing loss in individuals with fibrodysplasia ossificans progressiva. *Am J Audiol.* 1999;8:29–33.
25. Luchetti W et al. Severe restriction in jaw movement after routine injection of local anesthetics in patients with fibrodysplasia ossificans progressiva. *Oral Surg Oral Med Oral Pathol Oral Radiol Endod.* 1996;81:21–25.
26. Ludman H et al. Deafness in myositis ossificans progressiva. *J Laryngol Otol.* 1968;82:57–63.
27. Miller RL et al. Studies on alkaline phosphatase activity in cultured cells from a patient with fibrodysplasia ossificans progressiva. *Lab Invest.* 1977;37:254–259.
28. Nuovo MA et al. Myositis ossificans with atypical clinical, radiographic, or pathologic findings: a review of 23 cases. *Skeletal Radiol.* 1992;21:87–101.
29. Nussbaum BL et al. Fibrodysplasia ossificans progressiva: report of a case with guidelines for pediatric dental and anesthetic management. *J Dent Child.* 1996;63:448–450.
30. Pignolo RJ et al. Fibrodysplasia ossificans progressive: clinical and genetic aspects. *Orphanet J Rare Dis.* 2011;6:80.
31. Rocke DM et al. Age- and joint-specific risk of initial heterotopic ossification in patients who have fibrodysplasia ossificans progressiva. *Clin Orthop.* 1994;301:243–248.
32. Rogers JG, Geho WB. Fibrodysplasia ossificans progressiva. *J Bone Joint Surg Am.* 1979;61:909–914.
33. Shafritz AB et al. Overexpression of an osteogenic morphogen in fibrodysplasia ossificans progressiva. *N Engl J Med.* 1996;335:555–561.
34. Shah PB et al. Spinal deformity in patients who have fibrodysplasia

ossificans progressiva. *J Bone Joint Surg Am.* 1994;76:1442-1450.

35. Shipton EA et al. Anaesthesia in myositis ossificans progressiva: a case report and clinical review. *S Afr Med J.* 1985;67:26-28.

36. Shore EM et al. A recurrent mutation in the BMP type 1 receptor *ACVR1* causes inherited and sporadic fibrodysplasia ossificans progressive. *Nat Genet.* 2006;38:525-527.

37. Smith R et al. Fibrodysplasia (myositis) ossificans progressiva: clinicopathological features and natural history. *Q J Med.* 1996;89: 445-456.

38. Sörensen MS. Fibrodysplasia ossificans progressiva and hearing loss. *Int J Pediatr Otorhinolaryngol.* 1987;14:79-82.

39. Thickman D et al. Fibrodysplasia ossificans progressiva. *AJR Am J Roentgenol.* 1982;139:935-941.

40. Vastine JA et al. Myositis ossificans progressiva in homozygotic twins. *AJR Am J Roentgenol.* 1948;59:204-212.

41. Verma AK et al. The stone man disease: fibrodysplasia ossificans progressive: imaging revisited. *BMJ Case Rep.* 2012;doi: 10.1136/bcr-2012-006422.

Stickler 综合征
遗传性关节病与眼病
Stickler syndrome（hereditary arthroophtahalmopathy）

Stickler 和他的同事[25,26]于 1965-1967 年间描述了该综合征,主要表现为面中部扁平、腭裂、高度近视伴有视网膜脱离和白内障、听力损失及关节病伴有轻度非特异性脊柱骨骺发育不良。该病是一种异质性疾病,已鉴定出 3 种常染色体显性遗传类型。2 种类型(Ⅰ型和Ⅱ型)伴有眼部表现,而Ⅲ型不伴有。与胶原链产生相关的几个基因突变导致了本综合征不同的类型。此外,Van Camp 等[28]近来描述了一种新的胶原蛋白链基因基因突变引起的常染色体隐性遗传模式。

一般而言,Stickler 综合征具有颅面部特征、骨骼的改变、听力损失,根据类型不同,有的可伴有眼部表现。此外,Marshall 综合征等同于Ⅱ型 Stickler 综合征,耳 - 脊柱 - 巨骨骺发育不良综合征(otospondylomegaepiphyseal dysplasia,OSMED)与Ⅲ型 Stickler 综合征是由同一个基因的纯合突变引起的。参考 Admiraal 等[1]、Majava 等[10]、Hoornaert 等[7]、Nowak 等[12]、Richards 等[16]的综述。

颅面部表现:颅面部表现多样,从面部发育基本正常(15%~25%)到由短上颌骨引起的面中部扁平、眼球凸出、内眦赘皮、鼻梁扁平、长人中及小颌均可见到(图 10-34A)。随着年龄的增长,除了 Marshall 综合征的上颌后缩、眼球凸出持续到成年外[10],其余类型的面部特征逐渐不明显。据报道,至少 40% 的患者可发生腭裂、黏膜下腭裂和腭部异常活动[7](图 10-34B)。含有 Robin 序列征的婴儿,大约 30% 有 Stickler 综合征[17,18]。

眼部表现:有眼部表现的患者中,75%~80% 的患者在 6 岁以前有 8~18D 近视,可能是先天性的、稳定的。20 岁以前,70% 的患者可见血管

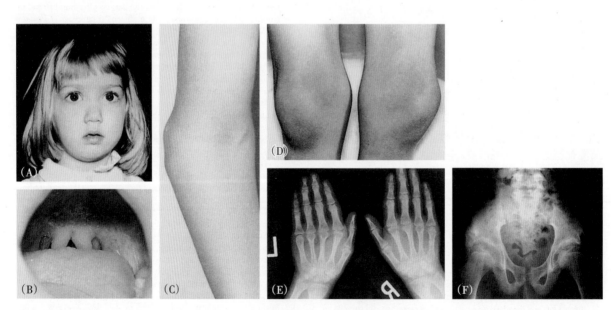

图 10-34 Stickler 综合征
(A)圆脸,面中部发育不良。(B)黏膜下腭裂,悬雍垂裂。(C,D)肘和膝关节增大。(E)掌骨和桡骨末端扁平。(F)髋关节退行性变
[(A)引自:J Hall,Birth Defects,1974;10(8):157]

旁色素格子样变性或视网膜脱离,通常为双侧发病。如果不治疗,可导致失明。相关的眼部表现有散光(60%)、楔状和颈状弯曲皮质白内障(45%)、斜视(30%)和开角型青光眼(10%)。60%的患者发生视网膜脱离[6,11,19]。有研究表明,玻璃体外观的不同可以区分Stickler综合征Ⅰ型和Ⅱ型,Ⅰ型为膜状表型,Ⅱ型为串珠样表型。除此之外,Stickler综合征Ⅰ型和Ⅱ型都可以伴有发育不全的表型[16]。在隐性遗传模式中,玻璃体快速老化、进行性液化[28]。而Ⅲ型Stickler综合征无眼部受累表现。

肌肉骨骼系统:至少25%的患者身高低于第3百分位数。在儿童期,关节活动过度是常见的。关节可能变大,过度伸展(35%),有时活动可引起疼痛和发热,休息时出现僵硬(图10-34C、D),早发型骨关节炎不常见。

影像学表现:在婴儿期,可见四肢根部变短、干骺端增宽和椎骨冠状裂。在儿童期,可见轻度脊柱骨骺发育不良(多发性骨骺骨化障碍、椎体中度扁平),还可见管状骨骨干宽度变小(图10-34E)。10%的患者有明显的脊柱侧弯。盆骨发育不良、股骨颈形态不佳并且膨出(图10-34F)。30%的患者在20~30岁时就开始出现进行性早期关节变性[8]。骨骼特征可以通过影像学方法观察,但是Stickler综合征患者不一定表现出关节受累[14,23]。头部测量研究可见短颅底和面中部发育不良[17]。

其他表现:有研究报道有50%的患者伴有二尖瓣脱垂[9],也有些报道无此发现[2,20]。

听觉系统:Stickler综合征Ⅰ型患者中有60%发生轻到中度感音神经性高频听力损失[14,22,25,27,30]。Stickler综合征Ⅱ型患者中有90%发生感音神经性听力损失,一般是进行性的且发病年龄较早[1]。Stickler综合征Ⅲ型患者,100%发生听力损失,其特征为轻度到中度非进行性的感音神经性听力损失[1]。Baijens等[4]报道了通过外科手术成功矫正了1例14岁女孩的镫骨固定。

遗传:Stickler综合征Ⅰ~Ⅲ型均为常染色体显性遗传,伴可变表现度。

分子生物学研究:Stickler综合征Ⅰ型由COL2A1基因突变引起[3,5,21],Stickler综合征Ⅱ型由COL11A1基因突变引起[15,20,24],Stickler综合征Ⅲ型由COL11A2基因突变引起[13,29],近来有报道常染色体隐性遗传由COL9A1基因突变引起[28]。

诊断:所有Robin序列征的患者,特别是有常染色体显性遗传家族史者,应该定期检查视力,以防出现Stickler综合征的眼部并发症。其他有不同程度症状重叠的疾病包括Wagner综合征、Marshall综合征、Kniest发育不良、先天性脊椎骨骺发育不良、SPONASRTIME(轮匝肌和鼻部改变,伴随着肌突的撕裂)发育不良及OSMED,均既有显性遗传也有隐性遗传。Knobloch综合征是一种隐性遗传疾病,主要表现为视网膜脱离和枕部脑膨出。

小结:本病特征包括:①常染色体显性遗传;②骨化障碍,包括骨骺异常、骨干变窄和扁椎骨;③关节活动度增加;④面中部发育不良;⑤高度近视并常有视网膜脱离;⑥偶伴腭裂;⑦混合性听力损失。

参考文献

1. Admiraal RJC et al. Hearing impairment in Stickler syndrome. *Adv Otorhinolaryngol.* 2002;61:216–223.
2. Ahmad N et al. Prevalence of mitral valve prolapsed in Stickler syndrome. *Am J Med Genet.* 2003;116:234–237.
3. Ahmad NN et al. Stickler syndrome: a mutation in the nonhelical 3 end of the type II procollagen gene. *Arch Ophthalmol.* 1995;113:1454–1457.
4. Baijens LWJ et al. Stickler syndrome type I and stapes ankylosis. *Int J Pediatr Otorhinolaryngol.* 2004;68:1573–1580.
5. Ballo R et al. Stickler-like syndrome due to a dominant negative mutation in the *COL2A1* gene. *Am J Med Genet.* 1998;80:6–11.
6. Blair NP et al. Hereditary progressive arthro-ophthalmopathy of Stickler. *Am J Ophthalmol.* 1979;88:876–888.
7. Hoornaert K et al. Stickler syndrome caused by Col2A1 mutations: genotype-phenotype correlation in a series of 100 patients. *Eur J Hum Genet.* 2010;18:872–881.
8. Lewkonia RM. The arthropathy of hereditary arthroophthalmopathy (Stickler syndrome). *J Rheumatol.* 1992;19:1271–1275.
9. Liberfarb RM, Goldblatt A. Prevalence of mitral valve prolapse in the Stickler syndrome. *Am J Med Genet.* 1986;24:387–392.
10. Majava M et al. A report on 10 new patients with heterozygous mutations in the *Col11A1* gene and a review of genotype-phenotype correlations in type XI collagenopathies. *Am J Med Genet.* 2007;143A:258–264.
11. Nielsen CE. Stickler's syndrome. *Acta Ophthalmol.* 1981;59:286–295.
12. Nowak CB et al. Genetics and hearing loss: a review of Stickler syndrome. *J Commun Disord.* 1998;31:437–454.
13. Pihlajamaa T et al. A heterozygous glycine substitution in the *COL11A2* gene in the original patient with the Weissenberger-Zweymüller syndrome (heterozygous OSMED) proves its identity with the non-ocular Stickler syndrome. *Am J Med Genet.* 1998;80:115–120.
14. Popkin JS, Polomeno RC. Stickler's syndrome (hereditary progressive arthro-ophthalmopathy). *Can Med Assoc J.* 1974;111:1071–1076.
15. Richards AJ et al. A family with Stickler syndrome type 2 has a mutation in the COL11A1 gene resulting in the substitution of glycine 97 by valine in alpha-1(XI) collagen. *Hum Mol Genet.* 1996;5:1339–1343.
16. Richards AJ et al. Stickler syndrome and the vitreous phenotype: mutations in COL2A1 and COL11A1. *Hum Mutat.* 2010;31:

E1461–E1471.

17. Saksena SS et al. Stickler syndrome: a cephalometric study of the face. *J Craniofac Genet Dev Biol.* 1983;3:19–28.
18. Schreiner RL et al. Stickler syndrome in a pedigree of Pierre Robin syndrome. *Am J Dis Child.* 1973;126:86–90.
19. Seery CM et al. Distinctive cataract in the Stickler syndrome. *Am J Ophthalmol.* 1990;110:143–148.
20. Snead MP, Yates JR. Clinical and molecular genetics of Stickler syndrome. *J Med Genet.* 1999;36:353–359.
21. Snead MP et al. Stickler syndrome: correlation between vitreoretinal phenotypes and linkage to COL2A1. *Eye.* 1994;8:609–614.
22. Spallone A. Stickler's syndrome: a study of 12 families. *Br J Ophthalmol.* 1987;71:504–509.
23. Spranger J. Arthro-ophthalmopathia hereditaria. *Ann Radiol (Paris).* 1968;11:359–364.
24. Spranger J. The type XI collagenopathies. *Pediatr Radiol.* 1998;28:745–750.
25. Stickler GB, Pugh DG. Hereditary progressive arthro-ophthalmopathy. II. Additional observation on vertebral anomalies, a hearing defect and a report of a similar case. *Mayo Clin Proc.* 1967;42:495–500.
26. Stickler GB et al. Hereditary progressive arthroophthalmopathy. *Mayo Clin Proc.* 1968;40:433–455.
27. Temple IK. Stickler's syndrome. *J Med Genet.* 1989;26:119–126.
28. Van Camp G et al. A new autosomal recessive form of Stickler syndrome is caused by a mutation in the COL9A1 gene. *Am J Hum Genet.* 2006;79:449–457.
29. Vikkula M et al. Autosomal dominant and recessive osteochondrodysplasia associated with COL11A2 locus. *Cell.* 1995;80:431–437.
30. Zlotogora J et al. Variability of Stickler syndrome. *Am J Med Genet.* 1992;42:337–339.

Marshall 综合征
近视、先天性及青少年期白内障、鞍鼻和感音神经性听力损失
myopia, congenital and juvenile cataracts, saddle nose, and sensorineural hearing loss（Marshall syndrome）

1958 年，Marshall[6]对 1 个家系四代中的 7 名成员进行了研究，他们均表现为身材矮小、鼻骨发育不良、先天性及青少年期白内障、伴有玻璃体视网膜变性的近视以及感音神经性听力损

失。也有关于其他家系的报道[5,7,8,12-14,16,18-20]。有研究认为本病与 II 型 Stickler 综合征高度重叠，而对于两者同一性的争论相当激烈[3,9,15,19,21]。Aymé 和 Preus 认为[2]，根据客观标准它们是两个独立的疾病。

颅面部表现：面部特征显著，明显的小鼻伴鼻梁凹陷、鼻孔前倾、面中部发育不良或扁平（图 10-35）。

视觉系统：通常于 10~20 岁以后出现视力衰退，但也可能发生于出生后 6 个月内[6,12]。Ruppert 等[12]研究认为，在 20 岁、30 岁和 40 岁时，后极皮层和囊下的混浊可被自然吸收。Zellweger 等[20]报道了尽管一位母亲从 15 岁开始就有白内障，但她的孩子在 7~11 岁时还没有发生白内障。从出生时就有高度近视（10 屈光度或更高）和玻璃体液化，还可见到视网膜脱离[6,12]。3 个 COL11A1 基因突变者表现为 2 型玻璃体表型，这种表型在玻璃体腔内可见散在的不规则增厚的纤维束[15]。然而，Parentin 等[10]发现 1 个 1 型玻璃体表型家系可能有 COL11A1 突变。

听觉系统：受累的家系成员在儿童期就有听力损失[6]。随着病情的进一步发展，最终需要佩戴助听器。听力测试结果表现为 50dB 的混合性听力损失或以感音神经性为主的听力损失。Ruppert 等[12]发现了 1 名 9 个月大的婴儿有重度听力损失，6 岁时听力损失也没有加重。其父亲有中度高频感音神经性听力损失，但是前庭功能正常。Griffith 等[4]在 CT 上也没有发现任何耳蜗骨质缺陷和中耳缺陷。

影像学表现：主要包括鼻骨发育不良、上颌骨

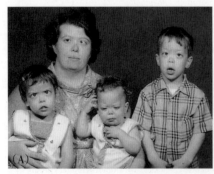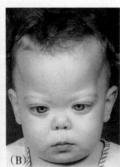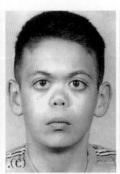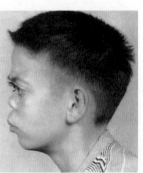

图 10-35　近视、白内障、鞍鼻和感音神经性听力损失（Marshall 综合征）

（A）1 名母亲和她患病的 3 名孩子面部特征相似。（B）A 图中的一名儿童的面部特征。（C）面部表现：小鼻、塌鼻梁及鼻孔前倾。从侧面可以看到双眼

［（A,B）引自：H Zellweger et al，J Pediatr 1975；84；868；（C）引自：D Marshall，Am J Ophthalmol，1958；45；143］

发育不良、额窦缺如和颅骨外板增厚。O'Donnell
等[8]发现了颅内钙化，儿童喙状或子弹状椎骨，
成人椎骨边缘明显变凹，由耻骨和坐骨闭合延迟
引起的小骨盆，髋外翻，桡骨和尺骨轻度弯曲及
肢体远端一定程度的不规则。

遗传：这种疾病在连续几代人中出现，为明
显的显性遗传。

分子生物学研究：Griffith 等[3]证明是位
于 1p21 的 COL11A1 基因座剪接缺陷，这一点
也曾被其他学者所证实[1,11]。Annunen 等[1]认
为 COL11A1 基因突变的种类决定了表型，为
Marshall 综合征、Stickler 综合征，还是一个与本
病有重叠的综合征。

诊断：鞍鼻可见于先天性梅毒、肢端发育不
全、Stickler 综合征、斑点状软骨发育不良、香豆
素胚胎病和 OSMED[17]。近视可以作为一个独
立的症状，也可以作为一个常染色体显性或隐性
性状，或者是多数综合征的一部分，例如 X 连锁
近视伴眼外肌麻痹、先天性椎骨骨骺发育不良、
Stickler 综合征和 Wagner 综合征。

小结：本病特征包括：①常染色体显性遗传；
②近视；③先天性或青少年期白内障；④鞍鼻；
⑤感音神经性听力损失。

参考文献

1. Annunen S et al. Splicing mutations of 54-bp exons in the COL11A1 gene cause Marshall syndrome, but other mutations cause overlapping Marshall/Stickler phenotypes. *Am J Hum Genet.* 1999; 65:974–983.
2. Aymé S, Preus M. The Marshall and Stickler syndromes: objective rejection of lumping. *J Med Genet.* 1984;21:34–38.
3. Griffith AJ et al. Marshall syndrome associated with a splicing defect at the COL11A1 locus. *Am J Hum Genet.* 1998;62:816–823.
4. Griffith AJ et al. Audiovestibular phenotype associated with a COL11A1 mutation in Marshall syndrome. *Arch Otolaryngol Head Neck Surg.* 2000;126:891–894.
5. Günzel H et al. Marshall-Syndrom. Klinisch-genetische Untersuchungen über eine Familie mit 8 Merkmalträgern. [Marshall syndrome. Clinico-genetic study of a family with 8 affected members.] *Kinderarztl Prax.* 1988;56:25–31.
6. Marshall D. Ectodermal dysplasia. Report of kindred with ocular abnormalities and hearing defects. *Am J Ophthalmol.* 1958; 45:143–156.
7. Nguyen J et al. Syndrome de Marshall. *Arch Fr Pediatr.* 1988;45:49–51.
8. O'Donnell JJ et al. Generalized osseous abnormalities in Marshall's syndrome. *Birth Defects.* 1976;12(5):299–314.
9. Opitz JM, Lowry RB. Lincoln vs. Douglas again: comments on the papers by Curry et al, Greenberg et al, and Gelmont et al. *Am J Med Genet.* 1987;26:69–71.
10. Parentin F et al. Stickler syndrome and vitreoretinal degeneration: correlation between locus mutation and vitreous phenotype. A propos of a case. *Graefes Arch Clin Exp Ophthalmol.* 2001;239:316–319.
11. Richards AJ et al. A family with Stickler syndrome type 2 has a mutation in the COL11A1 gene resulting in the substitution of gly-cine 97 by valine in alpha-1(XI) collagen. *Hum Mol Genet.* 1996;5: 1339–1343.
12. Ruppert ES et al. Hereditary hearing loss with saddle-nose and myopia. *Arch Otolaryngol.* 1970;92:95–98.
13. Shanske AL et al. The Marshall syndrome: report of a new family and review of the literature. *Am J Med Genet.* 1997;70:52–57.
14. Shanske AL et al. Marshall syndrome and a defect at the COL11A1 locus. *Am J Hum Genet.* 1998;63:1558–1559.
15. Snead MP, Yates JR. Clinical and molecular genetics of Stickler syndrome. *J Med Genet.* 1999;36:353–359.
16. Stratton RF et al. Marshall syndrome. *Am J Med Genet.* 1991;41: 35–38.
17. Van Steensel MAM et al. Oto-spondylo-megaepiphyseal dysplasia (OSMED): clinical description of three patients homozygous for a missense mutation in the COL11A2 gene. *Am J Med Genet.* 1997;70: 315–323.
18. Warman ML et al. Reply to Shanske et al. *Am J Hum Genet.* 1998;63: 1559–1561.
19. Winter RM et al. The Weissenbacher-Zweymüller, Stickler and Marshall syndromes. Further evidence for their identity. *Am J Med Genet.* 1983;16:189–199.
20. Zellweger H et al. The Marshall syndrome: report of a new family. *J Pediatr.* 1974;84:868–871.
21. Zlotogora J et al. Variability of Stickler syndrome. *Am J Med Genet.* 1992;42:337–339.

耳 - 脊柱 - 巨骨骺发育异常
身材矮小、塌鼻梁、腭裂及感音神经性听力损失
short stuture, low nasal bridge, cleft palate, and sensorineural hearing loss (OSMED, oto-spondylo-megaepiphyseal dysplasia)

许多学者[1-14]描述了一种与 Stickler 综合征
相似的疾病，但是它没有眼部症状。Giedion 等[2]
和 Gorlin 等[3]分别用耳 - 脊柱 - 巨骨骺发育异常
(oto-spondylo-megaepiphyseal dysplasia，OSMED)
和巨骨骺侏儒症来命名本病。Insley 和 Astley[4]
及 Nance 和 Sweeney[9]也报道了相同的病例。

在新生儿期有喂养困难，在婴儿期有肠炎和
反复发作的呼吸道疾病（支气管炎、肺炎等），这
些疾病可以终生反复发作。

颅面部表现：鼻过小伴鼻孔前倾，鼻梁非常凹
陷（图 10-36A～C）。由于玻璃体内无 COL11A2，所
以没有高度近视[11]。面中部发育不良，大约有
65% 的病例有腭裂。

肌肉骨骼系统：四肢短，手短，手指粗短。掌
指关节活动度下降，第 5 掌骨通常较短。随后，
关节扩大、疼痛，出现腰椎前凸。影像学检查可
以发现股骨相对短粗（哑铃形）伴有轻度干骺端
外倾。骨骺扩大（图 10-36D～G）。婴儿期可见到
脊柱冠状裂。儿童期，扁椎骨前方楔形变和方形
髂骨翼变得明显。在成人可见到宽扁的骨骺、

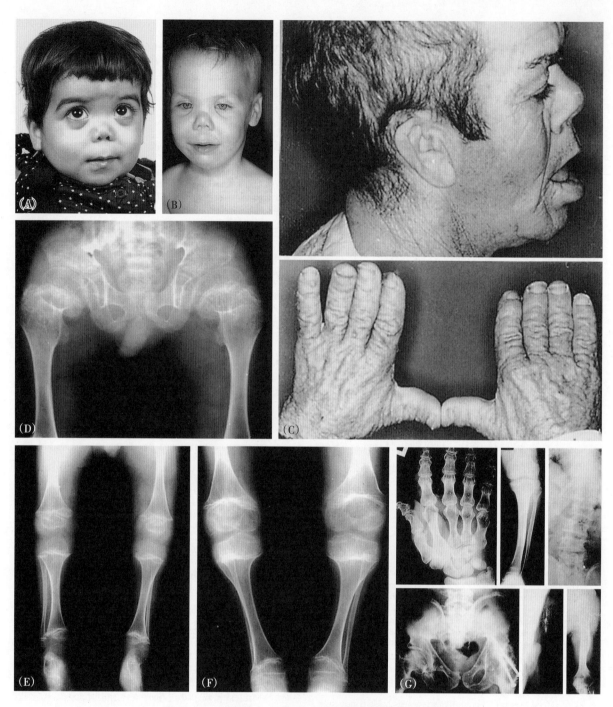

图 10-36　身材矮小、塌鼻梁、腭裂及感音神经性听力损失

(A~C)小鼻伴鼻孔前倾,鼻梁严重凹陷。关节增大。腿部相对短而宽。(D~G)为患者的影像学表现

[(C)引自:P Miny,Am J Med Genet 1985;21:317;(G)引自:WE Nance and A Sweeney,Birth Defects 1970;6(4):25]

干骺端外倾、大而融合的腕骨(50%)和短掌骨。50%的患者可见跗骨扩大。成年早期表现为骨关节炎。

听觉系统:大多数病例为中度到重度非进行性的感音神经性听力损失,很少一部分为混合性听力损失。Tokgoz-Yilmaz 等[12]强调本病的听力损失通常发生于婴儿期,所以定期的听力检测非常有必要。

遗传:OSMED 综合征是常染色体隐性遗传病[4,8,12]。

分子生物学研究:已经被证实是位于 6p21.3 的 COL11A2 基因错义突变导致的纯合型和复合杂合型[7,11-14]。这种疾病等同于 Stickler 综合征Ⅲ型[14]。

诊断:纯合隐性遗传模式应与Ⅰ型和Ⅱ型 Stickler 综合征相鉴别,还应与杂合显性遗传的位于 6p21 的 COL11A2 剪切位点突变导致的无眼部表现型相鉴别(Stickler 综合征Ⅲ型)[14]。OSMED 综合征和 Stickler 综合征都有面中部发育不良、骨骺发育异常和听力损失,听力损失在 OSMED 更为明显。OSMED 无近视和玻璃体视网膜变性。

小结:本病特征包括:①常染色体隐性遗传;②身材矮小;③骨骺大;④塌鼻梁;⑤面中部发育不良;⑥近视;⑦腭裂;⑧轻到中度的感音神经性听力损失。

参考文献

1. Al Gazali LI, Lytle W. Otospondylomegaepiphyseal dysplasia: report of three sibs and review of the literature. *Clin Dysmorphol.* 1994;3:46–54.
2. Giedion A et al. Oto-spondylo-megaepiphyseal dysplasia (OSMED). *Helv Paediatr Acta.* 1982;37:361–380.
3. Gorlin RJ et al. Megepiphyseal dwarfism. *J Pediatr.* 1973;83: 633–635.
4. Insley J, Astley R. A bone dysplasia with deafness. *Br J Radiol.* 1974;47:244–251 (case A).
5. Johnston KM et al. Otospondylo-megaepiphyseal dysplasia (OSMED): differential diagnosis and report of a new case. *Proc Greenwood Genet Ctr.* 1987;6:155–156.
6. Kääriainen H et al. Bone dysplasia, midface hypoplasia, and deafness: three new patients and review of the literature. *Am J Med Genet.* 1993;46:223–227.
7. Melkoniemi M et al. Autosomal recessive disorder otospondylomegaepiphyseal dysplasia is associated with loss-of-function mutations in the COL11A2 gene. *Am J Hum Genet.* 2000;66:368–377.
8. Miny P, Lenz W. Autosomal recessive deafness with skeletal dysplasia and facial appearance of Marshall syndrome. *Am J Med Genet.* 1985;21:317–324.
9. Nance WE, Sweeney A. A recessively inherited chondrodystrophy. *Birth Defects.* 1970;6(4):25–27.
10. Pihlajamaa T et al. Heterozygous glycine substitution in Weissenbacher-Zweymüller syndrome demonstrates its identity with heterozygous OSMED (nonocular Stickler syndrome). *Am J Med Genet.* 1998;80:115–120.
11. Spranger J. The type XI collagenopathies. *Pediatr Radiol.* 1998;28: 748–750.
12. Tokgoz-Yilmaz S et al. Audiological findings in otospondylomegaepiphyseal dysplasia (OSMED) associated with a novel mutation in COL11A2. *Int J Pediatr Otorhinolaryngol.* 2011;75:433–437.
13. Van Steensel MAM et al. Oto-spondylo-megaepiphyseal dysplasia (OSMED): clinical description of three patients homozygous for a missense mutation in the COL11A2 gene. *Am J Med Genet.* 1997;70:315–323.
14. Vikkula M et al. Autosomal-dominant and recessive osteochondrodysplasias associated with the COL11A2 locus. *Cell.* 1995; 80:431–437.
15. Winter RM et al. The Weissenbacher-Zweymüller, Stickler, and Marshall syndrome: further evidence for their identity. *Am J Med Genet.* 1983;16:189–199 (patient 2).

Hajdu-Cheney 综合征
Ⅳ型肢端骨质溶解
Hajdu-Cheney syndrome(acroosteolysis, type Ⅳ)

Hajdu 和 Kauntze[18]于 1948 年首先描述了 Hajdu-Cheney 综合征,包括末节指骨溶解,长头伴有枕骨明显突出,牙早失,身材矮小,偶有听力损失。1965 年,Cheney[7]报道了一个大约有 50 例患者的家系[1,3-12,15-34,36,38-42,44-48]。Crifasi 等[8]、Brennan 和 Pauli[4]及 Marik 等[28]均撰写了有意义的综述。

临床表现:除了反复发作上呼吸道感染和哮喘之外,患者总体来说是健康的[3,11,40,44]。

颅面部表现:头颅不成比例的增大。前额和颈项部发际低。头发和眉毛浓密,粗糙,连眉[21,44]。眶外缘通常增大。有轻度突眼和眼距过宽。面中部一定程度的发育不良和人中长。面部下 1/3 短,主要是由于牙早失所致。口小,下颌后缩,颈部短(图 10-37A)。双耳位置低。

眼部表现:主要包括近视、内眦赘皮、眼球震颤、视野缩小、展神经麻痹、视盘苍白、牵牛花瞳孔及眼球萎缩[1,3,15,18,21,44,45]。

皮肤表现:全身多毛症相对常见[40,42,44,46]。皮肤比正常人更有弹性。指甲宽度比长度大,可能变得粗糙不平[3,12]。腋窝、腹股沟和颈部汗孔粗大[1]。Nishimura[31]等报道了粗糙、多鳞的皮肤。

中枢神经系统:小脑嵌入枕骨大孔引起严重的并发症[18,21,24,28,36,40,45],导致枕部头痛、脑积水和进行性神经变性导致的脑神经受损(嗅觉丧失、三叉神经痛、声音粗且低沉、味觉麻痹、咽部感觉丧失)、小脑功能障碍及脊髓空洞症[3,15,18,19,21,24,30,36,40,41,44,45]。

肌肉骨骼系统:以进行性的颅底凹陷、长头和枕骨鳞部隆起(梯形头)为突出表现[25,29]。大多数患者额状缝、冠状缝、人字缝及多个缝间骨明显变宽,前囟凹陷(图 10-37B)。额窦缺如,上颌窦发育不良。蝶鞍扩大、延长(J 形),鞍床细而长、敞开。前鼻棘被吸收[42]。下颌骨髁突位于关节窝前,髁突头[3]或下颌骨支可被吸收,下颌骨颏突常缺如。

成人的身高为 140~157cm,但随着年龄的增长，身高会缩短。这是由脊柱后凸和／或脊柱侧弯、严重的骨质疏松及胸椎压缩所致[12]。相关的疼痛是由于脊椎压缩性骨折引起[6,7,18]。颈部的伸展能力和灵活性都受限，脊椎的上下面都是凹陷的，即所谓的鱼骨形[45]。颈椎通常比正常直[5,42]。脊髓空洞症也有报道[1,31]。

椎间盘可能比椎体密度高。从3~4岁开始，由于远端被吸收，手指和足趾（主要是手指）变短，杵状肥大。病情严重者，中节指骨可受累[7,11,12,38]（图10-37C）。拇指末端明显变短[7,42]。所有关节都活动度过大，尤其是手的指间关节[4-6,10,21,36,38,40,44,46]，膝外翻常见。长骨、掌骨和跖骨经常骨折[5,7,11,32,36,38]，伴有掌跖骨干骺端区域溶解。掌指骨和／或掌指骨间隙变窄，桡骨头溶解[30]。桡骨头可脱位。胫骨和腓骨可能弯曲。还可有畸形足及脐疝和／或腹股沟疝[33,39]。

泌尿生殖系统表现：有报道肾皮质囊肿、泌尿系反流、性腺功能减退和隐睾症。肾囊肿可引起高血压和早期肾衰竭[4,23]。

其他表现：有报道室间隔缺如、PDA[1,3,8,22,40,42,46]和肠旋转不良[23,34]。

口腔表现：由牙周病引起的牙早失及牙缺失后6个月内牙槽嵴的明显吸收为其常见的特征。恒牙常受累[3,6,7,36,42,45]。错𬌗为其常见特征。磨牙根有可能被吸收。也有报道腭裂、悬雍垂腭裂及腭咽闭合不全[6,24,36,40,44]。

听力学表现：许多患者表现为传导性听力损失[7,8,11,21,22-26]和轻到中度感音神经性听力损失[12,15,22]。

遗传：该综合征为常染色体显性遗传伴明显的可变表现度[7,10,16,21]，但是大部分的患者为散发。

分子生物学研究：该综合征的致病基因是*NOTCH2*，它影响骨代谢的功能(27j)。有报道蛇形腓骨多囊肾综合征也是该基因突变引起的[17]，表明这两个疾病的致病基因是等位基因，也被之前的研究所证实[2,9,13,14,35,37]。

诊断：术语"肢端骨质溶解"没有特异性，可

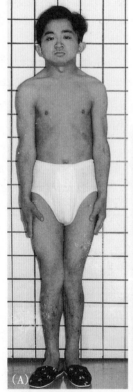
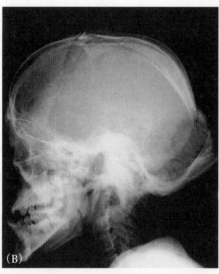
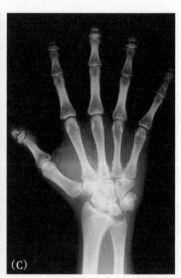

图 10-37　Hajdu-Cheney 综合征

(A)稍呈方形脸，眉毛浓密，末节指骨短，身材有些不成比例，面部下 1/3 变短了。(B)枕骨鳞部异常突出，长头畸形，颅底凹陷，缝间骨较多。(C)所有的末节指骨都发生溶解性改变

[引自：J Kawamura et al. Neuroradiology,1981;21:295]

以指很多疾病中的指骨和趾骨末端溶解。这些疾病包括致密性骨发育不全、早老症、下颌骨肢端发育不良、大疱性表皮松解症、Murray-Puretic-Drescher 综合征、Winchester 综合征、Gorham 病、Francois 综合征、脊髓空洞症、麻风病、三期梅毒、银屑病、创伤、显性遗传性肢端溶解、神经源性溃疡性肢端病、手部暴露于聚氯乙烯以及许多其他疾病[12,26,43]。

预后：预后不良，取决于由颅底凹陷导致的神经损伤程度[36,40,45]。

由于牙早失导致的牙槽突消失造成了口腔修复和功能恢复的困难。

小结：本病特征包括：①常染色体显性遗传；②指（趾）骨远端溶解；③伴有枕骨突出的长头畸形；④身材矮小；⑤牙早失；⑥传导性或感音神经性听力损失。

参考文献

1. Adés LC et al. Hydrocephalus in Hajdu-Cheney syndrome. *J Med Genet.* 1993;30:175–178.
2. Albano LM et al. Phenotypic overlap in Melnick-Needles, serpentine fibula-polycystic kidney and Hajdu-Cheney syndromes: a clinical and molecular study in three patients. *Clin Dysmorphol.* 2007;16:27–33.
3. Allen CM et al. The acro-osteolysis (Hajdu-Cheney) syndrome: review of the literature and report of a case. *J Periodontol.* 1984;55:224–229.
4. Brennan AM, Pauli RM. Hajdu-Cheney syndrome: evolution of phenotype and clinical problems. *Am J Med Genet.* 2001;100:292–310.
5. Brown DM et al. The acro-osteolysis syndrome: morphological and biochemical studies. *J Pediatr.* 1976;88:573–580.
6. Chawla S. Cranio-skeletal dysplasia with acro-osteolysis. *Br J Radiol.* 1964;37:702–705.
7. Cheney WD. Acro-osteolysis. *AJR Am J Roentgenol.* 1965;94:595–607.
8. Crifasi PA et al. Severe Hajdu-Cheney syndrome with upper airway obstruction. *Am J Med Genet.* 1997;70:261–266.
9. Currarino G. Hajdu-Cheney syndrome associated with serpentine fibulae and polycystic kidney disease. *Pediatr Radiol.* 2009;39:47–52.
10. Diren HB et al. The Hajdu-Cheney syndrome: a case report and review of the literature. *Pediatr Radiol.* 1990;20:568–569.
11. Dorst JP, McKusick VA. Acroosteolysis (Cheney syndrome). *Birth Defects.* 1969;5(3):215–217.
12. Elias AN et al. Hereditary osteodysplasia with acro-osteolysis (the Hajdu-Cheney syndrome). *Am J Med.* 1978;65:627–636.
13. Exner GG. Serpentine fibula-polycystic kidney syndrome. *Eur J Pediatr.* 1988;147:544–546.
14. Fryns JP. Serpentine fibula syndrome: a variant clinical presentation of Hajdu-Cheney syndrome? *Clin Dysmorphol.* 1997;6:287–288.
15. Fryns JP et al. Vocal cord paralysis and cystic kidney disease in Hajdu-Cheney syndrome. *Clin Genet.* 1997;51:271–274.
16. Grant S et al. Acro-osteolysis (Hajdu-Cheney syndrome). *Oral Surg Oral Path Oral Med.* 1995;80:666–668.
17. Gray MJ et al. serpentine fibula polycystic kidney syndrome is part of the phenotypic spectrum of Hajdu-Cheney syndrome. *Eur J Hum Genet.* 2012;20:122–124.
18. Hajdu N, Kauntze R. Cranio-skeletal dysplasia. *Br J Radiol.* 1948;21:42–48.
19. Herrmann J et al. Arthro-dento-osteo-dysplasia (Hajdu-Cheney syndrome). *Z Kinderheilkd.* 1973;114:93–110.
20. Hersovici D et al. Cervical instability as an unusual manifestation of Hajdu-Cheney syndrome of acroosteolysis. *Clin Orthop.* 1990;255:111–116.
21. Iwaya T et al. Hajdu-Cheney syndrome. *Arch Orthop Trauma Surg.* 1979;95:293–302.
22. Kaler SG et al. Hajdu-Cheney syndrome associated with severe cardiac valvular and conduction disease. *Dysmorphol Clin Genet.* 1990;4:43–47.
23. Kaplan P et al. Cystic kidney disease in Hajdu-Cheney syndrome. *Am J Med Genet.* 1995;56:25–30.
24. Kawamura J et al. Hajdu-Cheney syndrome: report of a non-familial case. *Neuroradiology.* 1981;21:295–301.
25. Kawamura J et al. Hajdu-Cheney syndrome: MR imaging. *Neuroradiology.* 1991;33:441–442.
26. Kozlowski K et al. Acroosteolysis: problems of diagnosis—report of four cases. *Pediatr Radiol.* 1979;8:79–86.
27. Majewski J et al. Mutations in NOTCH2 in families with Hajdu-Cheney syndrome. *Hum Mutat.* 2011;32:1114–1117.
28. Marik I et al. Hajdu-Cheney syndrome: report of a family and short literature review. *Australas Radiol* 50:534–538, 2006
29. Muller G et al. Acro-osteolysis (Hajdu-Cheney syndrome). *Acta Radiol.* 1994;35:201.
30. Niijma KH et al. Familial osteodysplasia associated with trigeminal neuralgia: a case report. *Neurosurgery.* 1984;15:562–565.
31. Nishimura G et al. Syringohydromyelia in Hajdu-Cheney syndrome. *Pediatr Radiol.* 1996;26:59–61.
32. Nunziata V et al. High turnover osteoporosis in acro-osteolysis (Hajdu-Cheney syndrome). *J Endocrinol Invest.* 1990;13:251–255.
33. O'Reilly MA, Shaw DG. Hajdu-Cheney syndrome. *Ann Rheum Dis.* 1994;53:276–279.
34. Pelligrini V, Widdowson DJ. CT findings in Hajdu-Cheney syndrome. *Pediatr Radiol.* 1991;21:304.
35. Ramos FJ et al. Further evidence that the Hajdu-Cheney syndrome and the "serpentine fibula–polycystic kidney syndrome" are a single entity. *Am J Med Genet.* 1998;78:474–481.
36. Rosenmann E et al. Sporadic idiopathic acro-osteolysis with cranioskeletal dysplasia, polycystic kidneys and glomerulonephritis: a case of the Hajdu-Cheney syndrome. *Pediatr Radiol.* 1977;6:116–120.
37. Rosser EM et al. Serpentine fibular syndrome: expansion of the phenotype with three affected siblings. *Clin Dysmorphol.* 1996;5:105–113.
38. Shaw DG. Acro-osteolysis and bone fragility. *Br J Radiol.* 1969;42:934–936.
39. Siklar Z et al. Hajdu-Cheney syndrome with growth hormone deficiency and neuropathy. *J Pediatr Endocrinol Metab.* 2000;13:951–954.
40. Silverman FN et al. Acro-osteolysis (Hajdu-Cheney syndrome). *Birth Defects.* 1974;10(12):106–123 (case 1 same as refs. 16 and 45; case 2 same as ref. 15).
41. Tanimoto A et al. Syringomyelia associated with Hajdu-Cheney syndrome: case report. *Neurosurgery.* 1996;39:400–403.
42. Van den Houten BR et al. The Hajdu-Cheney syndrome: a review of the literature and report of 3 cases. *Int J Oral Surg.* 1985;14:113–125.
43. Warburg M et al. Blepharophimosis, corneal vascularization, deafness, and acroosteolysis: a "new" syndrome? *Am J Med Genet.* 2006;140A:2709–2713.
44. Weleber RG, Beals RK. The Hajdu-Cheney syndrome: report of two cases and review of the literature. *J Pediatr.* 1976;88:243–249.
45. Williams B. Foramen magnum impaction in a case of acro-osteolysis. *Br J Surg.* 1977;64:70–73.
46. Zahran M et al. Arthro-osteo-renal dysplasia. *Acta Radiol Diagn.* 1984;25:39–43.
47. Zeman et al. Hajdu-Cheney syndrome in a 3½-year-old girl. *Australas Radiol* 1994;38:228–230.
48. Zugibe FT et al. Arthrodentoosteodysplasia: a genetic acroosteolysis syndrome. *Birth Defects.* 1974;10(5):145–152.

半侧面部 - 矮小、外耳道闭锁、听力损失、Müllerian 畸形及肢端骨质溶解
hemifacial microsomia, external auditory canal atresia, hearing loss, Müllerian anomalies, and acro-osteolysis

Brady 等[1]报道了 1 个大的近亲家系,家系部分成员具有以上所述表现。听力损失可为感音神经性的、传导性的或混合性的。1 例 Müllerian 畸形患者表现为子宫及阴道缺如,另一例表现为子宫异常。除了轻度的肢端骨质溶解外,还有手指组织缺失,但指腹上的甲床扩大。认知功能正常。遗传特征是常染色体隐性遗传。

参考文献

1. Brady AF et al. Hemifacial microsomia, external auditory canal atresia, deafness and Müllerian anomalies associated with acro-osteolysis: a new autosomal-recessive syndrome? *Clin Dysmorphol.* 2002;11:155–161.

Keutel 综合征
软骨钙化、短指、多发周围性肺动脉狭窄及混合性听力损失
Keutel syndrome (calcification of cartilages, brachytelephalangy, multiple peripheral pulmonary stenoses, and mixed hearing loss)

1971—1972 年,Keutel 等[10,11]报道了 2 名同胞中出现的多发周围性肺动脉狭窄、分枝型远端指骨、弥漫性钙化和 / 或软骨骨化及混合性听力损失。更多的患者也有报道[3,7,8,11-13,17,19,20]。

临床表现:几乎所有的患者都发生反复发作的支气管炎、慢性鼻窦炎和中耳炎[12]。身材低于或等于第 25 百分位数,少数低于第 3 百分位数[7,12,18]。已注意到流产的增加。

颅面部表现:面部稍扁平,鼻小而扁,鼻翼小,面中部轻度发育不良,随着年龄的增长越显著(图 10-38A)。部分患者的面部被描述为 Binder 表型[4]。耳郭稍增大和突出,苍白而僵硬,双侧不对称。在 3 岁以内,耳部软骨钙化越来越明显,而且是进行性的(图 10-38B,C)[6]。鼻中隔软骨也会发生钙化[1]。

中枢神经系统:一些患者智力正常[3,9,11],而另一些患者则有轻度智力残疾[7,8,19]。

肌肉骨骼系统:末节指骨不同程度的缩短是固定的表现。拇趾也趋向变短。一位学者描述手指出现鼓槌样变,同时末节指骨变短和指甲变短[1]。

影像学表现:影像研究发现耳郭(图 10-38B、C)、肋骨软骨部分、喉气管、支气管、鼻软骨(图 10-38D、E)钙化。乳突密度增高。手指和拇趾的末节指(趾)骨不同程度的缩短和指(趾)骨骨骺过早融合都是明显的症状(图 10-38F、G)。

心血管系统:发现至少 50% 的患者[7,10,12,14]多发肺动脉末梢狭窄和肺动脉发育不良。心血管造影显示右心室和主肺动脉收缩压升高,肺静脉舒张压降低,收缩压梯度与多发性周围性肺动脉狭窄相一致。

听觉系统:在学龄前已发现听力损失。几乎所有患者都 30~75dB 的感音神经性、混合性或传导性听力损失,频率越高,听力损失越大[3,7,10,12,19,20]。一个综述提到 17 名 Keutel 综合征患者有 12 名(70%)[8]被诊断为混合性听力损失。Parmar 等[15]报道了通过 CT 识别耳和内耳的异常。

前庭系统:有报道冷热试验反应正常[11]。

病理学: Meier 等[15]描述了最初报告的一组兄弟姐妹的尸体解剖中的发现。新的发现包括气管支气管狭窄,影响肺、冠状动脉、肝、肾、脑膜和脑动脉的中心性钙化。

遗传:同胞发病[10,11]和父母近亲[3,5,11,12]表明为常染色体隐性遗传影响。

分子生物学研究:定位于 12p12.3-p13.1,编码人类基质 Gla 蛋白突变的基因(*MGP*)突变[16]。

诊断:多发肺动脉狭窄合并听力损失[2],多发性肺动脉狭窄常伴有主动脉瓣上狭窄和 Williams 综合征[8]。

耳郭软骨钙化和 / 或骨化可继发于冻伤、物理创伤、软骨膜炎,还可发生于变形性骨发育不良和 Primrose 综合征[13]。报道称耳郭骨化是显性性状[13]。

小结:本病特征包括:①常染色体隐性遗传;②分支状远端指骨;③鼻、耳郭、气管、细支气管和肋骨软骨部的钙化和 / 或骨化;④多发性周围

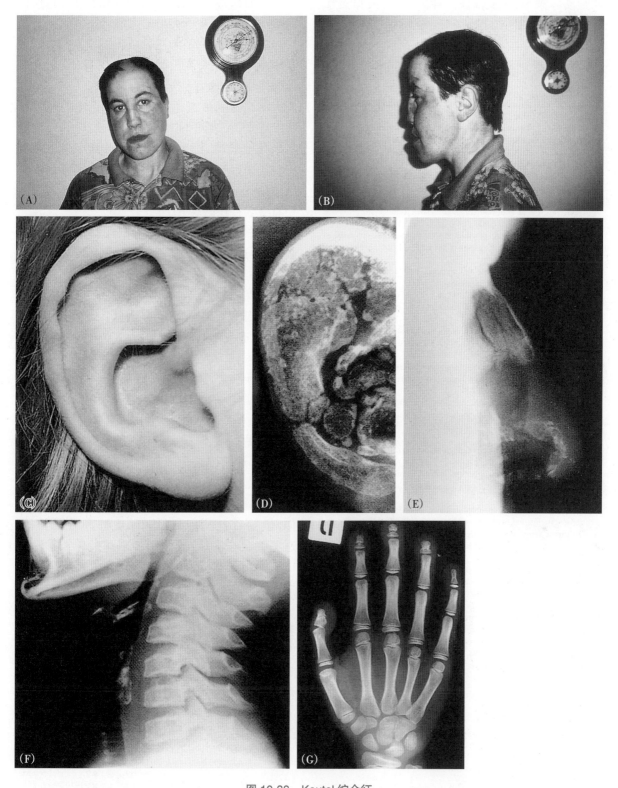

图 10-38　Keutel 综合征

(A,B)注意容貌,尤其是面中部扁平。(C,D)耳郭钙化。(E,F)鼻和气管软骨钙化。(G)数个手指末节指骨缩小

[(A,B)引自:K DeVriendt,Am J Med Genet 1999;85:82,经 John Wiley &Sons,Inc. 子公司 Wiley-Liss,Inc. 同意再版;(C~G)G.Jörgensen,Göttingen,Germany 供图]

性肺动脉狭窄;⑤复发性中耳炎、鼻窦炎和支气管炎;⑥混合性听力损失。

参考文献

1. Acar GO et al. Keutel syndrome in a patient presenting with hearing loss. *B-ENT.* 2010;6:201–204.
2. Arvidsson H et al. Supravalvular stenoses of the pulmonary arteries: report of eleven cases. *Acta Radiol (Stockh).* 1961;56:466–480 (case 10).
3. Cormode EJ et al. Keutel syndrome: clinical report and literature review. *Am J Med Genet.* 1986;24:289–294.
4. Demirel G et al. A case of Keutel syndrome diagnosed in the neonatal period: associated with the Binder phenotype. *Genet Couns.* 2012;23:25–30.
5. Devriendt K et al. Follow-up of an adult with Keutel syndrome. *Am J Med Genet.* 1999;85:82–83.
6. Di Bartolomeo JR. The petrified auricle. Comments on ossification, calcification, and exostosis of the external ear. *Laryngoscope.* 1985;95:566–576.
7. Fryns JP et al. Calcification of cartilages, brachytelephalangy and peripheral pulmonary stenosis: confirmation of the Keutel syndrome. *Eur J Pediatr.* 1984;142:201–203.
8. Gilbert B, Lacombe D. Keutel syndrome and miscarriages. *Am J Med Genet.* 1999;83:209–211.
9. Hur DJ et al. A novel MGP mutation in a consanguineous family: review of the clinical and molecular characteristics of Keutel syndrome. *Am J Med Genet.* 2005;135:36–40.
10. Keutel J et al. Ein neues autosomal-rezessiv vererbbares Syndrom. [A new autosomal-recessive hereditary syndrome.] *Dtsch Med Wochenschr.* 1971;96:1676–1681.
11. Keutel J et al. A new autosomal recessive syndrome: peripheral pulmonary stenoses, brachytelephalangism, neural hearing loss, and abnormal cartilage calcifications/ossifications. *Birth Defects.* 1972; 8(5):60–68.
12. Khosroshahi HE et al. Keutel syndrome: a report of four cases. *Eur J Pediatr.* 1989;149:188–191.
13. Kirsch R. Vererbbare Verknöcherung der Ohrmuschel. [Inheritable ossification of the external ear.] *Z Laryngol Rhinol Otol.* 1953;32: 729–734.
14. Lindor NM et al. A neuropsychiatric disorder associated with dense calcification of the external ears and distal muscle wasting: "Primrose syndrome." *Clin Dysmorph.* 1996;5:27–34.
15. Meier M et al. Tracheobronchial stenosis in Keutel syndrome. *Eur Respir J.* 2001;17:566–569.
16. Munroe PB et al. Mutations in the gene encoding the human Gla protein cause Keutel syndrome. *Nat Genet.* 1999;21:142–144.
17. Parmar H et al. Petrified ears in a patient with Keutel syndrome: temporal bone CT findings. *Pediatr Radiol.* 2006;36:241–243.
18. Say B et al. Unusual calcium deposition in cartilage associated with short stature and peculiar facial features. *Pediatr Radiol.* 1973;1:127–129.
19. Teebi AS et al. Keutel syndrome: further characterization and review. *Am J Med Genet.* 1998;78:182–187.
20. Ziereisen F et al. The Keutel syndrome. *Pediatr Radiol.* 1993;23: 314–315.

高磷酸酶血症 - 智力障碍综合征
hyperphosphatasia-intellectual disability syndrome

Mabry 等[4]首先报道 3 名同胞及其堂表亲中出现的智力障碍、神经系统异常、独特表型及高磷酸酶血症。此后还有其他病例的报道[1-3,5-7]。

体格检查:出生体重和长度正常至正常值上限通常高度正常[4],出生的生长发育通常在正常范围。面部特征性表现包括明显的眼距过宽、长睑裂、宽鼻和帐篷样突出的上唇。

中枢神经系统:常见的临床表现是张力低下和癫痫。智力障碍严重,除 1 名儿童外,全部患儿即使 13 岁时仍无言语发育[7]。

肌肉骨骼系统:所有儿童指甲和远节指 / 趾骨发育不良。趾甲同样也发育不良。

其他表现:报道的儿童(n=10)一半出现肛门直肠畸形和 / 或便秘;10 名患儿中有 2 名存在 Hirschsprung 病(希尔施普龙病),同样 10 名患儿中有 2 名存在唇腭裂[1,2,,5]。

实验室检查:全部儿童碱性磷酸酶水平升高,至少高出正常 2 倍。然而钙和磷酸盐水平是正常的[2]。

听觉系统:10 名患儿中 3 名存在听力损失,并且是感音神经性的。除了一个孩子需要助听器外,没有提供其他细节[1,2]。

遗传:常染色体隐性遗传。

分子生物学研究:编码一些 GP1- 锚蛋白生物合成途径的 *PIGV* 基因突变是导致此病的原因[3]。

预后:报道时最大的患儿为 13 岁,没有言语发育,有严重的智力障碍。然而,没有证据证明这些患者的平均寿命显著缩短。

诊断:面部表型与 Donnai-Barrow 综合征相似,虽然后者没有高磷酸酶血症和有眼异常,这些症状在本病不存在。1 名患儿曾被诊断有 Coffin-Siris 综合征,但是缺少头发稀疏及磷酸酶血症可区别本病和 Coffin-Siris 综合征[6]。

参考文献

1. Horn D et al. Hyperphosphatasia with mental retardation, brachytelephalangy, and a distinct facial gestalt: delineation of a recognizable syndrome. *Eur J Med Genet.* 2010;53:85–88.
2. Horn D et al. Hyperphosphatasia-mental retardation syndrome due to *PIGV* mutations: expanded clinical spectrum. *Am J Med Genet.* 2011;155A:1917–1922.
3. Krawitz PM et al. Identity-by-descent filtering of exome sequence data identifies *PIGV* mutations in hyperphosphatasia mental retardation syndrome. *Nat Genet.* 2010;42:827–829.
4. Mabry CC et al. Familial hyperphosphatasia with mental retardation, seizures, and neurological deficits. *J Pediatr.* 1970;77:74–85.
5. Marcelis CL et al. Severe mental retardation, epilepsy, anal anomalies, and distal phalangeal hypoplasia in siblings. *Clin Dysmorphol.* 2007;16:73–76.
6. Rabe P et al. Syndrome of developmental retardation, facial and skeletal anomalies, and hyperphosphatasia in two sisters: nosology and genetics of the Coffin-Siris syndrome. *Am J Med Genet.* 1991;41:350–354.
7. Thompson MD et al. Hyperphosphatasia with seizures, neurologic

deficit, and characteristic facial features: five new patients with Mabry syndrome. Am J Med Genet. 2010;152A:1661–1669.

近端指(趾)间关节粘连和传导性听力损失
proximal symphalangism and conductive hearing loss

众多学者报道了近端指(趾)间关节粘连、腕骨及跗骨融合合并镫骨足板固定于蜗窗引起的传导性听力损失[6,9,12-18]。尽管这种手(趾)的异常几个世纪以来存在于英格兰的Talbot家族("Talbot手指"),但是第一位什鲁斯伯里伯爵John Talbot(1388?—1453)经仔细检查,可能并没有这些症状。John Talbot因莎士比亚而出名(Henry VI,Part I,Act IV)[4]。

视觉系统:部分患者有斜视[16]。

肌肉骨骼系统:手指异常明显;通常从出生后即出现近端指间关节不能移动或移动幅度小。受累关节区域皮肤光滑无毛发和褶皱(图10-39A、B)。部分病例的中节指骨较正常短而宽大。如果合并多个手指发病,如果有多个手指受累,则从尺骨到最远一个手指的所有手指都有相同的融合异常。尽管大约25%的病例有第1掌骨远端变短和扁平,拇指和掌指关节均未受累。某种程度上的小指先天性指侧弯并不少见。

临床上,常见足舟骨舟骨远端水平的内侧位置突出。另一个常见的突起在第五跖骨基部。

跗骨融合导致距骨下关节和距骨关节活动受限。足扁平,同时踝部宽阔。使足内翻和外翻受限。部分患者步态几乎正常,其他患者用足外侧边行走,偶尔用足趾行走。

影像学检查:在青春期(但偶尔在儿童时期),手在较小的桡骨近端指间关节表现为完全骨性融合,而在更径向的位置则表现为关节的不

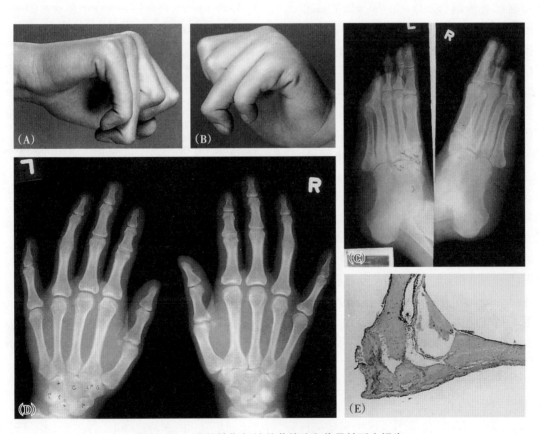

图 10-39 进行性指(趾)关节粘连和传导性听力损失

(A,B)手部典型改变,第四、第五手指由于融合导致其近端关节不能弯曲。(C)双侧第四、第五手指关节粘连。(D)广泛的跟-距骨融合。(E)镫骨。足板后部和环状韧带断裂部分显著增厚

[(A,B)CWRJ Cremers,Netherlands 供图;(E)引自:CWRJ Cremers et at.,Arch Otolaryngol 1985;111:765.]

完全融合。中节指骨可能是正常的、短而厚的，甚至发育不良。远端指间关节融合少见。部分病例出现小指中节指骨发育不良并与末节指骨融合。第一掌骨变短，近端呈圆锥状或与邻近腕骨融合。主掌骨骨骺也许有点平整。腕骨表现异常，包括三角骨的不正常分割和月骨和钩骨的部分融合[5,6,10,14-16]（图 10-39C）。距舟骨融合几乎是固定的表现（图 10-39D）。已报道的不太常见的融合包括距骨融合和跟骰融合。在足趾，最常见的畸形是远节趾间关节融合，近端节趾间关节融合少见。Spoendlin[13]做过家族性报道，腕骨和跗骨骨连接显著，但是不存在指（趾）关节粘连。

听觉系统：Vesell[17]报道一对母女在 500~2 000Hz 有 10~60dB 的双侧传导性听力损失。听力损失均从童年期出现，很可能是先天性的。Strasburger 等[15]报道的家系中，很多患者有极重度的传导性听力损失。传导性听力损失在患者 1 岁时就已被发现。鼓膜切开术发现镫骨和颞骨岩部骨性融合。Gorlin 等[6]和 Wayoff[17]等也报道了镫骨完全关节强直的病例。Cremers 等[2]报道镫骨足板和前庭窗壁增厚的骨质骨性融合（图 10-39E）。

遗传：常染色体显性遗传，伴可变表现度[1,3,5-18]。

分子生物学研究：定位于 17q21-q22[11]。证明是 Noggin（NOG）突变[5]。这种情况与面部 - 听力 - 指（趾）关节粘连（facio-audio-symphalangism），镫骨关节强直同时拇指宽阔和足趾扁平，B2 型短指 / 趾[17]和跗骨腕骨联合综合征[3]等位。后两者不伴听力损失。

诊断：独特的常染色体显性遗传特点导致了近端指（趾）关节粘连发生。有很多报道显示，多个综述讲到成人联合血管病与融合的腕骨和跗骨。近端指（趾）关节粘连同样会发生于畸形发育不良和变形性骨发育不良，但这些情况容易与正在讨论的综合征相鉴别。

指（趾）关节粘连和传导性听力损失可以区分面部 - 听力 - 指（趾）关节粘连（facio-audio-symphalangism）伴随等位基因。这种疾病同样有常染色体显性遗传，但其独特的面部特征、累及骨骼系统的其他部分及常伴指（趾）不发育或发育不良可与本综合征相鉴别。

小结：特征性表现包括：①常染色体显性遗传；②进行性近端指间关节融合；③腕骨和跗骨融合；④传导性听力损失。

参考文献

1. Baschek V. Stapes fixation und Symphalangie, ein autosomal-dominant erbliches KrANKHeitsbild. [Stapes fixation and proximal symphalangism caused by autosomal dominant transmission]. *Laryngol Rhinol Otol*. 1978;57:299–304.
2. Cremers C et al. Proximal symphalangia and stapes ankylosis. *Arch Otolaryngol*. 1985;111:765–767.
3. Dixon ME et al. Identical mutations in *NOG* can cause either tarsal/carpal coalition syndrome or proximal symphalangism. *Genet Med*. 2001;3:349–353.
4. Elkington SG, Huntsman RG. The Talbot fingers. A study in symphalangism. *BMJ*. 1967;1:407–411.
5. Gong Y et al. Heterogeneous mutations in the gene encoding noggin affect human joint morphogenesis. *Nat Genet*. 1999;21:302–304.
6. Gorlin RJ et al. Stapes fixation and proximal symphalangism. *Z Kinderheilkd*. 1970;108:12–16.
7. Lehmann K et al. A new subtype of brachydactyly type B caused by point mutations in the bone morphogenetic protein antagonist noggin. *Am J Hum Genet*. 2007;81:388–396.
8. Murakami Y. Nievergelt-Pearlman syndrome with impairment of hearing. *J Bone Joint Surg Br*. 1975;57:367–372.
9. Pierson M et al. Symphalangisme et maladie des synostoses multiples: etude de deux familles. *J Génét Hum*. 1982;30:351–358.
10. Polymeropoulos MH et al. Localization of the gene (*SYM1*) for proximal symphalangism to human chromosome 17q21-q22. *Genomics*. 1995;27:225–229.
11. Potti TA et al. A comprehensive review of reported heritable noggin-associated syndromes and proposed clinical utility of one broadly inclusive diagnostic term: *NOG*-related-symphalangism spectrum disorder (*NOG*-SSD). *Hum Mutat*. 2011;32:877–886.
12. Sorri M et al. A family with conductive hearing loss and proximal symphalangism. *Adv Audiol*. 1985;3:58–65.
13. Spoendlin H. Congenital stapes ankylosis and fusion of carpal and tarsal bones as a dominant hereditary syndrome. *Arch Oto Rhino Laryngol*. 1974;206:173–179.
14. Stenger HH, Gloede JF. Symphalangismus und Stapesankylose. *Arch Klin Exp Ohren Nasen Kehlkopfheilkd*. 1972;202:632–634.
15. Strasburger AK et al. Symphalangism: genetic and clinical aspects. *Bull Johns Hopkins Hosp*. 1965;117:108–127.
16. Vase P et al. Congenital stapes fixation, symphalangism and syndactylia. *Acta Otolaryngol*. 1975;80:394–398.
17. Vesell ES. Symphalangism, strabismus, and hearing loss in mother and daughter. *N Engl J Med*. 1960;263:839–842.
18. Wayoff MR. Congenital stapes fixation and multiple synostosis. *Int Cong Ser*. 1979;509:156–162.

面部 - 听力 - 指（趾）关节粘连
1 型多重骨连接综合征，WL 综合征
facio-audio-symphalangism（multiple synostosis syndrome, type 1, WL syndrome）

1972 年 Maroteaux 等[11]和 1974 年 Herrmann[5]报道多重骨连接和传导性听力损失的家系。面部特征性表现和指（趾）关节粘连伴其他骨骼异常。有数篇关于这个主题的报

道[1,3,5,7,14,15,17-19]。有些不太确定的病例是由于面部特征[8,12,13]或听力损失[10,16]没有被提及。这些或许是等位基因的表现。

体格检查：鼻细长、鼻翼小——也即是半圆柱形（图10-40A~C）。即使是正常身高但是比例失常。蹒跚步态，患者经常用足外侧行走而踝部不受力。

肌肉骨骼系统：上臂短，有肘外翻和桡骨头脱位，肘关节内旋、外旋和伸展受限。

手指短，指骨近端指间关节和指间关节上方均无褶皱，第四指间关节远端指间关节较少出现皱褶。一个或多个指（趾）甲可能发育不良。一个或多个手指和／或足趾末端部分（中指罕见）可缺如（图10-40D）。小指可表现为先天性指侧

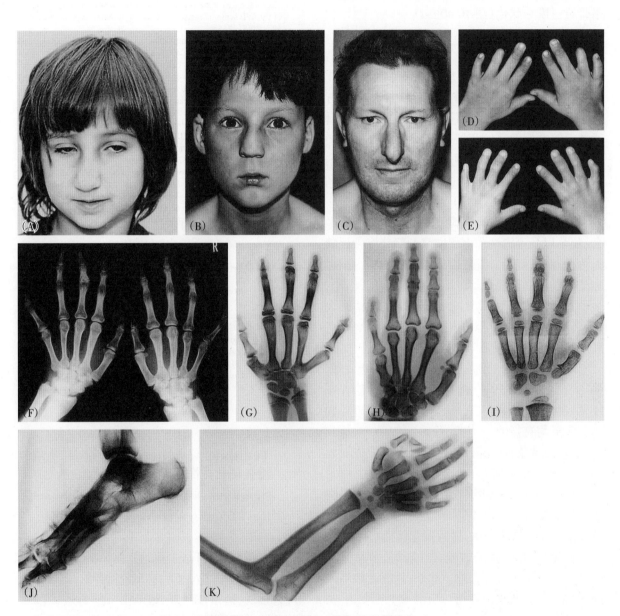

图10-40 面部-听力-指（趾）关节粘连

（A~C）鼻长而细，两侧鼻翼小。（D）环指末节不发育，手指近端屈侧皱褶缺如。（E）先天性指侧弯、短指、并指及手指的皱褶缺如，说明有指间关节粘连。（F~I）来自几个家系的患者的手部X线检查显示不同程度的指间关节粘连。注意腕骨融合，第4、第5掌骨近端融合，第5掌骨缩短。（J）距骨-足舟骨-跟骨融合。（K）肱桡骨骨连接

［（A）RM Goodman，Tel Hashomer，Israel 供图；（B，D）引自：J herrmann，Birth Defects，1974；10（5）:23；（C，E）引自：P Maroteaux et al. Nouv Press Med，1972；1:3041；（F）引自：Y sugiura and Y Inagaki，Jpn Hum Genet，1981；26:31；（G，H，J）引自：Y Murakami，J Bone Joint Surg，1975；57B:367；（I，K）引自：P Maroteaus，Noux Press Med，1972；1:3041］

弯（图 10-40E）。跨趾短；跨趾和其余足趾之间的空隙增大。

手和足受累最重。自童年期开始，出现进行性小多角骨 - 头状骨 - 钩骨和三角骨联合，第 1 掌骨短而宽，第 2、3、4、5 指（趾）进行性近端指（趾）关节粘连，第五指（趾）及常见第四指（趾）进行性远端指（趾）关节粘连。一个或多个远节指（趾）骨可发育不良以及一个或多个掌骨和近节指骨可过度管状化（图 10-40E~I）。

足前部短，同时表现出距骨和足舟骨联合，第 2、第 3 楔骨融合，第 1、第 2 楔骨和跗跖关节联合（图 10-40J）。有进行性的跨趾外翻和第二、第 3 和第 4 趾近端趾关节粘连，第四和 / 或第五趾中节和远节趾骨发育不良或缺如。第一跖骨通常很短并且像其他跖骨一样，可过度管状化。

长骨的骨骺增宽而不规则。骨干可稍弯曲。常见桡肱骨骨连接，肱骨近端、桡骨远端畸形和桡骨头半脱位（图 10-40K）。

脊柱异常包括颈椎棘突发育不良、椎弓融合、狭窄以及下胸椎和上腰椎前上部分溶骨性缺损[3]。Pfeiffer 等[17]报道的患者有 C_2~C_3、C_5~C_7 和 T_4~T_{10} 的大块融合。

其他表现：手掌只有一条掌纹是常见表现，还可见部分指三叉消失，出现 2 个手掌轴三叉[11]。斜视也有报道[5]。

听觉系统：特征性的进行性传导性听力损失[5-7,11]。Pfeiffer 等[17]曾报道过一例患者有轻度感音神经性听力损失。镫骨足板硬化、镫骨和砧骨畸形均有报道[2,5,11,16]。

遗传：常染色体显性遗传。

分子生物学研究：这个疾病也可由定位于 17q21-q22 的 NOG 基因突变引起[4,9]。改基因突变导致此综合征，等位基因改变近端指（趾）关节粘连和传导性听力损失，镫骨硬化伴拇指（趾）宽。

诊断：因面容没有改变，指（趾）关节粘连和传导性听力损失可以排除。此外，骨骼症状局限在手和足，未出现末节指（趾）骨和指（趾）甲缺如或发育不良。

小结：本病特征性表现包括：①常染色体显性遗传；②不正常的面部，特别是瘦而长的半圆柱状的鼻部；③异常步态；④肘外翻；⑤进行性指（趾）关节粘连和腕骨、跗骨融合；⑥进行性传导性听力损失。

参考文献

1. Da-Silva EO et al. Multiple synostosis syndrome: study of a large Brazilian kindred. *Am J Med Genet*. 1984;18:237–247.
2. DeClau F et al. Stapes ankylosis in a family with a novel *NOG* mutation: otologic features of the facioaudiosymphalangism syndrome. *Otol Neurotol*. 2005;26:934–940.
3. Edwards MJ et al. Herrmann multiple synostosis syndrome with neurological complications caused by spinal canal stenosis. *Am J Med Genet*. 2000;95:118–122.
4. Gong Y et al. Heterozygous mutations in the gene encoding noggin affect human joint morphogenesis. *Nat Genet*. 1999;21:302–304.
5. Herrmann J. Symphalangism and brachydactyly syndromes. Report of the WL symphalangism-brachydactyly syndrome. *Birth Defects*. 1974;10(5):23–54.
6. Higashi K, Inoue S. Conductive deafness, symphalangism, and facial abnormalities: the WL syndrome in a Japanese family. *Am J Med Genet*. 1983;16:105–109.
7. Hurvitz SA et al. The facio-audio-symphalangism syndrome—report of a case and review of the literature. *Clin Genet*. 1985;28:61–68.
8. Kassner EG et al. Symphalangism with metacarpophalangeal fusions and elbow abnormalities. *Pediatr Radiol*. 1976;4:103–107.
9. Krakow D et al. Localization of a multiple synostoses syndrome disease gene to chromosome 17q21–22. *Am J Hum Genet*. 1998;63:121–124.
10. Lambert LA. Congenital humeroradial synostotic anomalies. *Pediatrics*. 1947;31:573–577.
11. Maroteaux P et al. La maladie des synostosis multiples. [Multiple synostosis disease.] *Nouv Presse Méd*. 1972;1:3041–3047.
12. Murakami Y. Nievergelt-Pearlman syndrome with impairment of hearing. *J Bone Joint Surg Br*. 1975;57:367–372.
13. Nixon JR. The multiple synostoses syndrome. *Clin Orthop*. 1978;135:48–51.
14. Pedersen JC et al. Multiple synostosis syndrome. *Eur J Pediatr*. 1980;134:273–275.
15. Perme CM et al. Case report 857. *Skeletal Radiol*. 1994;23:468–470.
16. Pfeiffer RA. Associated deformities of the head and hands. *Birth Defects*. 1969;5(3):18–34.
17. Pfeiffer RA et al. An autosomal-dominant facio-audio-symphalangism syndrome with Klippel-Feil anomaly: a new variant of multiple synostoses. *Genet Couns*. 1990;1:133–140.
18. Rudnik-Schoneborn S et al. Facioaudiosymphalangism syndrome and growth acceleration associated with a heterozygous *NOG* mutation. *Am J Med Genet*. 2010;152A:1540–1544.
19. Van den Ende JJ et al. The facio-audio-symphalangism syndrome in a four-generation family with a nonsense mutation in the *NOG*-gene. *Clin Dysmorphol*. 2006;14:73–80.

Teunissen-cremers 综合征
镫骨硬化伴拇指和足趾宽
stapes ankylosis with broad thumbs and toes（Teunissen-cremers syndrome）

在 1990 年，Teunissen 和 cremers[5]报道了发生在 1 个三代人家系中 5 名患者的综合征，表现为远视、拇指（趾）宽、远节指（趾）骨短、第 2~3 趾并趾及传导性听力损失。其他学者也报道了其他家系[1-4,6]。

视觉系统：远视是固定的表现。

肌肉骨骼系统：肢体症状包括拇指（趾）宽、远节指（趾）骨短及第 2~3 趾并趾。也可出现 C_6~C_7 融合（图 10-41）和脊柱的退行性改变。

听觉系统:有 50~60dB 的传导性听力损失。鼓室探查术可见镫骨硬化,砧骨短脚固定在砧骨窝。

遗传:常染色体显性遗传。

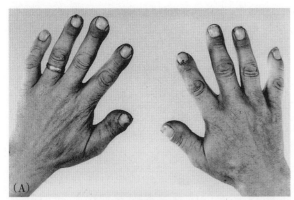

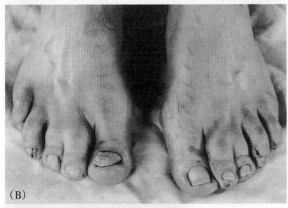

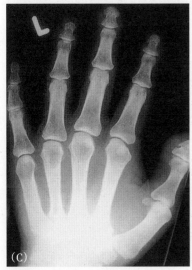

图 10-41　短指/趾、踇指/踇趾宽、远视和先天性传导性听力损失

(A)注意拇指宽大。(B)踇趾宽和第 2~3 趾软组织并趾。(C)第 1,2,3,4 手指近节指骨缩短。没有明显的指关节粘连或腕骨融合[引自:B Teunissen and CWRJ Cremers,Laryngoscope 1990;100:380.]

分子生物学研究:Brown 等[1]从 2 个家系中鉴定出 noggin(NOG)基因突变,因此这种情况与传导性耳聋和面听神经节综合征的近端联合畸形是在基因上是耳等位的。

参考文献

1. Brown DJ et al. Autosomal dominant stapes ankylosis with broad thumbs and toes, hyperopia, and skeletal anomalies is caused by heterozygous nonsense and frameshift mutations in *NOG*, the gene encoding noggin. *Am J Hum Genet*. 2002;71:618–624.
2. Hilhorst-Hofstee Y et al. The autosomal dominant syndrome with congenital stapes ankylosis, broad thumbs, and hyperopia. *Clin Dysmorphol*. 1997;6:195–203.
3. Hirshoren N et al. P35S mutation in the *NOG* gene associated with Teunissen-Cremers syndrome and features of multiple *NOG* joint-fusion syndromes. *Eur J Med Genet*. 2008;51:351–357.
4. Milunsky J et al. Congenital stapes ankylosis, broad thumbs and hyperopia: report of a family and refinement of a syndrome. *Am J Med Genet*. 1999;82:404–408.
5. Teunissen B, Cremers CWRJ: An autosomal dominant inherited syndrome with congenital stapes fixation. *Laryngoscope*. 1990;100:380–384.
6. Weekamp HH et al. Teunissen-Cremers syndrome: A clinical, surgical, and genetic report. *Otol Neurotol*. 2005;26:38–51.

耳-面-骨-性腺综合征
otofacioosseous-gonadal syndrome

Da-Silva 等[1]报道了有暂时性独特的综合征的同胞群,可能是常染色体隐性遗传。特征性头部表现是短头、前额突出、睑裂下斜、鼻根低、圆鼻尖伴鼻翼发育不良和低位耳。存在感音神经性听力损失。骨骼异常包括缝间骨、胸部狭窄、膝外翻、腕骨融合和畸形足。也发现部分患者有隐睾、腹股沟疝和身材矮小伴骨龄延迟。

参考文献

1. Da-Silva EO et al. Oto-facio-osseous-gonadal syndrome: a new form of syndromic deafness? *Clin Genet*. 1997;52:51–55.

面-耳-桡骨发育不良
facio-auriculo-radial dysplasia

1974 年 Stoll 等[8]报道了一种以变形性面容、不对称的桡骨发育不良、外耳畸形及传导性听力损失为特征的综合征。Harding 等[4]根据另一个家系的症状并把它称为“面耳桡骨发育不良”。

颅面部症状：在第一个家系[8]中，父亲有长而突出的人中。鼻部呈球形伴鼻梁扁平，面中部发育不良。他的儿子有类似的症状（图 10-42A、B）。在第二个家系中，母亲有轻度上颌骨发育不良。女儿有长人中、短鼻和面中部后缩的表现。

肌肉骨骼系统：两个家系中均出现明显的上肢异常。在第一个家系[8]，父亲有双侧肱骨发育不良和桡骨缺如。拇指和示指缺如。有 3 个腕骨和掌骨（图 10-42C）。右手有两个掌骨连接一个手指。左手有附加的远节和中节指骨。他的儿子有相似的左臂，但是右手只有 3 个手指。在第二个家系，母亲双侧上肢明显异常，左侧更为严重[4]（图 10-42D）。右侧拇指和鱼际缺如，示指屈曲挛缩和手桡侧杵状肥大。左肩关节脱位。前臂非常短，拇指、示指和鱼际缺如。她的女儿左侧拇指退化。女儿有双侧前臂缩短畸形，左侧尤为明显，双侧桡骨杵状肥大。双侧拇指发育不良导致示指轴向偏转。右侧环指、小指和左侧示指、环指固定屈曲。可见膝内翻。母亲和女儿均身材矮小，身高低于第三百分位数。身材矮小在第一个家系中未提及[8]。

心血管系统：在第一个家系，Stoll 等[8]发现父亲和儿子均有窦性心律不齐，认为是综合征的症状之一。然而心电图检查并未发现异常。儿子窦性心律不齐明显。第二个家系心电图检查正常[4]。

外耳：第一个家系中[8]，父亲和儿子均有相似的耳郭畸形。左耳结构简单，副耳垂突出合并外耳道狭窄。右侧对耳轮突出。Harding 等[4]描述的第二个家系中，母亲外耳正常，然而她的女儿有右侧小的杯状耳，伴随明显的耳轮过度卷曲。

听觉系统：第一个家系中[8]，父亲和儿子均有左侧传导性听力损失。第二个家庭系中[4]，母亲听力正常，她的女儿有较重的听力损失，右侧明显。她对中等强度的测试声有反应，对声源定位相当好。因为配合不好，听力检测无法进行。母亲的姐妹据说一侧也有部分听力损失，但是没有进行检查。术中发现镫骨和前庭窗缺如。

实验室检查：第二个家系的骨骼 X 线检查[4]可发现脊柱和双下肢的异常。母亲有双侧腓骨发育不良伴近端缩短和第五腰椎神经弓缺陷。她的女儿锁骨长并向外上凸出，类似 Holt-Oram 综合征的表现。腰椎椎体前部融合伴椎体后部轻度楔形变。

遗传：已证实是常染色体显性遗传伴可变表现度。

诊断：有耳面部畸形和桡骨畸形的最重要的综合征是泪 - 耳 - 齿 - 指（趾）（LADD）综合征[5]

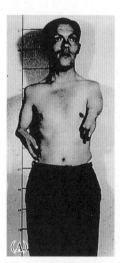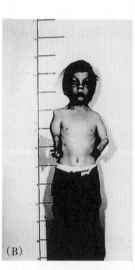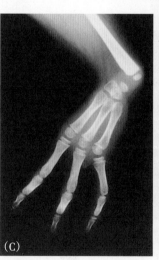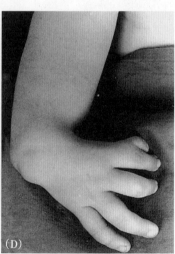

图 10-42 面 - 耳 - 桡骨发育不良

（A，B）上臂严重缩短的父子。（C）严重的肢中骨发育不良和显著的拇指发育不良。（D）显著的手指减小和腕骨位于中轴前侧，桡骨缺损

[（A，B，D）引自：C Stoll et al.，Arch Fr Pediatr 1974;31:669;（C）AC Harding，London，England 供图]

和 Nager 肢端面骨发育不良[7]，活产儿中 1/30 000 桡骨发育不良[1]。Carroll 和 Louis[2] 报道 53 名桡骨发育不良的患者中有 77% 伴其他器官系统异常。桡骨缺损偶尔出现在眼 - 耳 - 脊柱疾病谱中[3,6]。IVIC 综合征会发生血小板减少和眼肌麻痹也可以被排除。

小结：该综合征的特征性表现是：①常染色体显性遗传；②各种外耳畸形；③面中部发育不良，伴随有长人中和圆鼻尖；④放射线检查显示多种桡骨畸形；⑤单侧或双侧传导性听力损失。

参考文献

1. Birch-Jensen A. *Congenital Deformities of the Upper Extremities.* Copenhagen, Denmark: Munksgaard; 1949.
2. Carroll RE, Louis DS. Anomalies associated with radial dysplasia. *J Pediatr.* 1974;84:409–411.
3. Gorlin RJ et al. Oculo-auriculo-vertebral spectrum. In: *Syndromes of the Head and Neck*, 4th ed. New York: Oxford University Press; 2001:790–797.
4. Harding AE et al. Autosomal-dominant asymmetrical radial dysplasia, dysmorphic facies, and conductive hearing loss (facioauriculoradial dysplasia). *J Med Genet.* 1982;19:110–115.
5. Hollister DW et al. The lacrimo-auricular-dento-digital syndrome. *J Pediatr.* 1973;83:438–444.
6. Mandelcorn MS. Goldenhar's syndrome and phocomelia. Case report and etiological considerations. *Am J Ophthalmol.* 1971;72:618–621.
7. Nager FR, de Reynier JP. Das Gehörorgan bei den angeborenen Kopfmissbildungen. *Pract Otorhinolaryngol (Basel).* 1948;10(Suppl 2):1–128.
8. Stoll C et al. L'association phocomelie-ectrodactylie, malformations des oreilles avec surdité, arythmie sinusale. [Phocomelia-ectrodactyly association. Ear malformations with deafness, sinus arrhythmia, does it constitute a new hereditary syndrome?] *Arch Fr Pédiatr.* 1974;31:669–680.

拇指发育不良、脉络膜缺损、白内障、发育延迟和感音神经性听力损失
hypoplastic thumbs, coloboma of choroid, cataracts, developmental delay, and sensorineural hearing loss

Ward 等[1] 报道，2 名同胞有拇指发育不良、发育延迟、对耳轮发育不良、双侧脉络膜缺损、白内障和严重的感音神经性听力损失。很可能是常染色体隐性遗传。

参考文献

1. Ward JR et al. Upper limb defect associated with developmen-tal delay, unilaterally poorly developed anthelix, hearing deficit, and bilateral choroid coloboma: a new syndrome. *J Med Genet.* 1992;29:589–591.

Okihiro 综合征
Duane 异常、上肢畸形和感音神经性听力损失
Duane anomaly, upper limb malformation, and sensorineural hearing loss (Okihiro sydrome)

1977 年 Okihiro 等[10] 报道了一个三代人的家系中有 5 名家系成员患 Duane 综合征（伴有双侧无内收合并扩大外展）（图 10-43A）。4 名家系成员还有先天性鱼际发育不良（图 10-43B）；1 人患 Hirschsprung 病；另 1 人患重度先天性感音神经性听力损失。另 1 名家系成员没被证实患 Duane 综合征，但是表现出更广泛的上肢异常，尺骨、桡骨和拇指发育不良和单侧感音神经性听力损失。Crisp[4] 第一个发现上肢畸形与 Duane 综合征有密切关系。进一步的报道发现了一系列重要的上肢畸形（图 10-43C~E）及相关的各种病变，包括房间隔缺损、室间隔缺损、肛门狭窄、后鼻孔狭窄、肾畸形和外耳畸形（图 10-43F、G）[3,6,8,12]。在 1 个家系 11 名患者中只有 1 名发现有听力损失（50dB）[6]。McGowan 和 Pagon[9] 曾报道单侧听力损失。其他报道中听力损失并不常见[2]。明确是常染色体显性遗传[3,5-8,10,12]。

在患者中鉴定出致病突变为位于 20q13 的人类 SALL4 基因[1,7]。在 8 个家系中发现 5 个家系有移码突变和无义突变，Kohlhase 等注意到此病与 Holt-Oram 综合征、肢端 - 肾 - 眼综合征的症状在临床上有重叠之处，部分病例被误诊为沙利度胺胚胎病[7]。Al-Baradie 等人记录了 SALL4 的进一步突变，包括听力损失患者[1]。SALL4 基因突变也会导致 IVIC 综合征[11]。

Duane 异常也被认为是独立症状或常染色体显性遗传性状。此病也会出现于 Wildervanck 综合征，也有报道与位于 EYA1 基因座，导致鳃 - 耳 - 肾综合征[11]的染色体 8q 缺失有相关性[13]。

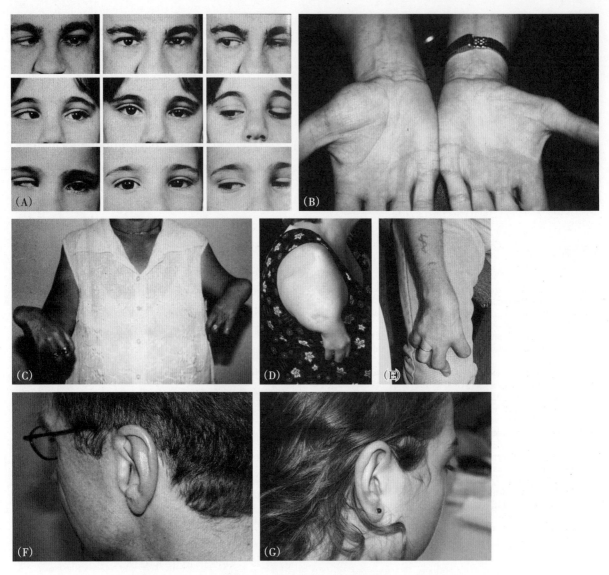

图 10-43 冈弘（Okihiro）综合征

（A）Duane 异常；（B）大鱼际发育不全；（C~E）各种肢体缺陷；（F，G）裂隙样外耳道

［引自：W. Reardon，Dublin，Ireland；and J Kohlhase，Göttingen，Germany.］

参考文献

1. Al-Baradie R et al. Duane radial ray syndrome (Okihiro syndrome) maps to 20q13 and results from mutations in *SALL4*, a new member of the SAL family. *Am J Hum Genet* 71: online publication October 22, 2002.

2. Becker K et al. Okihiro syndrome and acro-renal-ocular syndrome: clinical overlap, expansion of the phenotype, and absence of *PAX2* mutations in two new families. *J Med Genet.* 2002;39:68–71.

3. Collins A et al. Okihiro syndrome: thenar hypoplasia and Duane anomaly in 3 generations. *Clin Dysmorphol* 2:237–240. 1993.

4. Crisp WH. Congenital paralysis of the external rectus muscle. *Am J Ophthalmol.* 1918;1:172–176.

5. Halal F et al. Acro-renal-ocular syndrome: autosomal-dominant thumb hypoplasia, renal ectopia, and eye defect. *Am J Med Genet.* 1984;27:753–762.

6. Hayes A et al. The Okihiro syndrome of Duane anomaly, radial ray abnormalities, and deafness. *Am J Med Genet.* 1985;22:273–280.

7. Kohlhase J et al. Mutations at the *SALL4* locus on chromosome 20 result in a range of clinically overlapping phenotypes, including Okihiro syndrome, Holt-Oram syndrome, acro-renal-ocular syndrome, and patients previously reported to represent thalidomide embryopathy. *J Med Genet.* 2003;40:473–478.

8. MacDermot KD, Winter RM. Radial ray defect and Duane anomaly: report of a family with autosomal-dominant transmission. *Am J Med Genet.* 1987;27:313–319.

9. McGowan KF, Pagon RA. Okihiro syndrome. *Am J Med Genet.* 1994;51:89.

10. Okihiro MM et al. Duane syndrome and congenital upper-limb anomalies. *Arch Neurol.* 1977;34:174–177.

11. Paradisi I, Arias S. IVIC syndrome is caused by a c.2607delA mutation in the *SALL4* locus. *Am J Med Genet.* 2007;143A:323–332.

12. Temtamy SA, McKusick VA. The genetics of hand malformations. *Birth Defects.* 1978;14:133–135.

13. Vincent C et al. A proposed new contiguous gene syndrome on 8q consists of branchio-oto-renal syndrome, Duane syndrome, a dominant form of hydrocephalus and trapeze aplasia: implications for the mapping of the BOR gene. *Hum Mol Genet.* 1994;3:1859–1866.

Wildervanck 综合征
颈 - 眼 - 耳综合征、Klippel-Feil 异常附加症
Wildervanck syndrome（cervico-oculo-acoustic syndrome，Klippel-Feil anomaly plus）

Wildervanck 综合征的主要临床特点为颈椎融合、展神经麻痹伴眼球后缩（Duane 综合征）以及感音神经性和传导性听力损失[60,62]。不同表型的定义是明确的[29,30,38,59,62]。我们把 Klippel-Feil 畸形及 Duane 综合征视为更广的疾病谱的一部分。

面部及眼部表现：文献报道自出生后即出现面部不对称[15-17]及非进行性偏侧面肌无力（图10-44A~F）。单侧或双侧 Duane 综合征是其主要

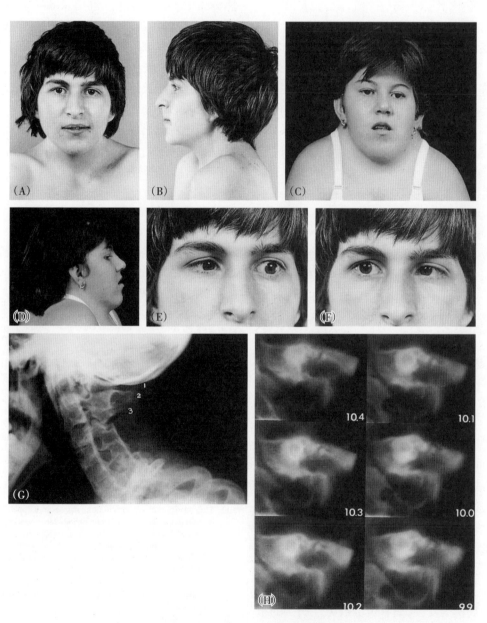

图 10-44 Wildervanck 综合征

（A，B）短颈及 Sprengel 畸形；（C，D）Wildervanck 综合征中更严重的病例；（E，F）当患者左右看时，先天性双侧展神经麻痹更明显；（G）多个颈椎融合；（H）岩锥多层体层片。注意颅中窝压迹、向下倾斜的外耳道及包括锤骨融合畸形在内的听骨链畸形

[（A，B，E，F）引自：CWRJ Cremers et al.，Arch Otolaryngol 1984；110：54；（C，D）引自：RT Miyamoto et al.，Am J Otol 1983；5：113；（H）引自：IJ Park and HW Jones Jr，Birth Defects 1971；7（6）：311.]

特征[6,14,17,28,31,37-39,43,56,60]。Duane 综合征表现为展神经麻痹以防止患眼外旋。眼肌内收时，患眼的睑裂变窄、眼球后缩(图 10-44E,F)。也有文献报道仅有展神经麻痹，没有眼球后缩[12]。假性视盘水肿[28]、单侧眼球外层皮样囊肿[15,28]及双侧的颞侧晶状体不全脱位[56]均有报道。可能存在腭裂[17,31]，声门前部喉蹼也曾报道。部分患者下颌支区域内异常骨性包块被作为重复现象偶尔可见报道[2,11,33]。

肌肉骨骼系统: Klippel-Feil 畸形的特征是 1 个或多个颈椎融合，有时也可见胸椎融合[7,12,15,19,21,28,31,60]。其颈部短粗且有蹼，头像直接长在躯干上一样[14,16,17,28,56]。颈部屈、伸及侧向运动严重受限[12,14,16,17,28,31]，并可能存在斜颈[15,16,37]。隐性脊柱裂[12,15,17,37]、Sprengel 畸形[28]、脊柱后凸[13,37]、脊柱侧弯[14,15,37]及颅底压迹[12,14-16]均有报道。

中枢神经系统:少数报道显示有轻度[6]或重度[17]智力残疾。面瘫[30]、镜像运动[12]及脑干发育不良[5]均有报道。

听觉系统:15% 的仅患 Duane 综合征[49]的患者有听力损失，包括感音神经性和传导性听力损失。然而，在 Wildervanck 综合征中，有听力损失者至少占 30%。听力损失可以为感音神经性[15-18,28,31,39,41,56]、传导性[9,12,25,49,50,53-55,57]或混合性[7,15,41]。尽管发病年龄多在 10 岁以内[7,52,60,61]，听力损失程度可能为极重度[28,31]，发病年龄和严重程度并没有很好的记录。听力损失可能是单侧的[14,59]。另外，耳前皮赘[15,28,41]、颊部皮赘、耳郭畸形[28]、外耳道闭锁或缺如[12]、内耳道狭窄或缩短[14]、听小骨异常及缺如[35]、镫骨固定[7]、镫井喷[8]、半规管异常[14,35,63]及骨迷路未发育(Mondini 畸形)[3,14,26,41,45,48,51,58,59,63,64]均有报道。

前庭系统表现:常出现冷热试验反射消失[3,14,24,61]。

遗传:有此三联征的病例均是散发的。绝大多数的病例为女性，只有极少数男性病例的报道[15,16]。现已提出几种遗传模式[10,27,31,32,62,63]，非遗传因素不能排除[6]。

诊断:由于对很多 Klippel-Feil 畸形患者描述并不充分，部分患者可能患有 Wildervanck 综合征，因此，其鉴别诊断十分复杂。Helmi 和

Pruzansky[23]对 Klippel-Feil 畸形及其伴随的畸形进行了非常好地综述。其临床表现与眼 - 耳 - 脊椎疾病谱有相同之处[15,28]。很难归纳部分 Wildervanck 综合征特殊病例的特征[4,6,13,31,36,56]。Okihiro 综合征包括常染色体显性遗传的 Duane 综合征伴鱼际先天性发育不全及感音神经性听力损失[22,44]。手的畸形与 Stewart-Bergstrom 综合征中的表现相类似。MURCS 联合征(Rokitansky-Küster-Hauser 综合征)包括 Müllerian 管(米勒管)发育不全、肾发育不全及颈胸段体节发育不良。脊椎发育缺陷的范围是第 5 颈椎至第 1 胸椎。其他临床表现包括 Klippel-Feil 畸形、子宫和阴道缺如、肾缺如及传导性听力损失[1,13,20,34,40,42,46,47](图 10-44G、H)。

小结:其特征为:①遗传学病因尚未明确;②融合的颈椎;③展神经麻痹伴眼球后缩;④感音神经性、传导性或混合性听力损失。

参考文献

1. Baird PA, Lowry RB. Absent vagina and the Klippel-Feil anomaly. *Am J Obstet Gynecol.* 1974;118:290–291.
2. Ball IA. Klippel-Feil syndrome associated with accessory jaws. *Br Dent J.* 1986;161:20–23.
3. Baumeister S, Terrahe K. Innenohrmissbildungen beim Klippel-Feil-Syndrom. *Laryngol Rhinol.* 1974;53:120–130.
4. Brik M, Athayde A. Bilateral Duane's syndrome, paroxysmal lacrimation and Klippel-Feil anomaly. *Ophthalmologica.* 1973;167:1–8.
5. Brodsky MC et al. Brainstem hypoplasia in the Wildervanck (cervico-oculo-acoustic) syndrome. *Arch Ophthalmol.* 1998;116:383–385.
6. Corsello G et al. Cervico-oculo-acusticus (Wildervanck's) syndrome: a clinical variant of Klippel-Feil sequence? *Klin Pädiatr.* 1990;202:176–179.
7. Cremers CWRJ et al. Hearing loss in the cervico-oculo-acoustic (Wildervanck) syndrome. *Arch Otolaryngol.* 1984;110:54–57.
8. Daniilidis J et al. Stapes gusher and Klippel-Feil syndrome. *Laryngoscope.* 1978;88:1178–1181.
9. Daniilidis J et al. Otological findings in cervico-oculo-auditory dysplasia. *J Laryngol Otol.* 1980;94:533–544.
10. Da Silva EO et al. Autosomal recessive Klippel-Feil syndrome. *J Med Genet.* 1982;19:130–134.
11. Douglas PS et al. Abnormal bone masses in Klippel-Feil syndrome. *Br J Oral Maxillofac Surg.* 1992;30:382–386.
12. Eisemann ML, Sharma GK. The Wildervanck syndrome: cervico-oculo-acoustic dysplasia. *Otolaryngol Head Neck Surg.* 1979;87: 892–897.
13. Everberg G. Congenital absence of the oval window. *Acta Otolaryngol (Stockh).* 1968;66:320–332.
14. Everberg G et al. Wildervanck's syndrome: Klippel-Feil's syndrome associated with deafness and retraction of the eyeball. *Br J Radiol.* 1963;36:562–567.
15. Franceschetti A, Klein D. Dysmorphie cervico-oculo-faciale avec surdité familiale. (Klippel-Feil, retractio bulbi, asymétrie cránio-faciale autres anomalies congénitales). [cervico-oculo-facial dysmorphia with familial deafness: Klippel-feil, retraction bulbi, craniofacial asymetry (sic) and other congenital anomalies.] *J Génét Hum.* 1954;3: 176–213.
16. Franceschetti A et al. An extensive form of cervico-oculo-facial dysmorphia (Wildervanck-Franceschetti-Klein). *Acta Fac Med Univ Brun.* 1965;25:53–61.

17. Fraser WI, MacGilivray RC. Cervico-oculo-acoustic dysplasia ("the syndrome of Wildervanck"). *J Ment Defic Res*. 1968;12:322–329.
18. Giroud M et al. Le syndrome cervico-oculo-acoustique. *Pédiatrie*. 1981;36:479–482.
19. Giroud M et al. Les anomalies radiologiques dans le syndrome de Wildervanck. [Radiological anomalies in Wildervanck's syndrome.] *J Radiol*. 1983;64:131–132.
20. Griffin JE et al. Congenital absence of the vagina. Mayer-Rokitansky-Küster-Hauser syndrome. *Ann Intern Med*. 1976;85:224–236.
21. Gupte G et al. Wildervanck syndrome (cervico-acoustic syndrome). *J Postgrad Med*. 1992;38:180–184.
22. Hayes A et al. The Okihiro syndrome of Duane anomaly, radial ray abnormalities, and deafness. *Am J Med Genet*. 1985;22:273–280.
23. Helmi C, Pruzansky S. Craniofacial and extracranial malformations in the Klippel-Feil syndrome. *Cleft Palate J*. 1980;17:65–88.
24. Hughes PJ et al. Wildervanck or cervico-oculo-acoustic syndrome and MRI findings. *J Neurol Neurosurg Psychiatry*. 1991;54:503–504.
25. Jarvis JF, Sellars SL. Klippel-Feil deformity associated with congenital conductive deafness. *J Laryngol Otol*. 1974;88:285–289.
26. Jensen J, Rovsing H. Dysplasia of the cochlea in a case of Wildervanck syndrome. *Adv Oto-Rhino-Laryngol*. 1974;21:32–39.
27. Juberg RC, Gershanik JJ. Cervical vertebral fusion (Klippel-Feil) syndrome with consanguineous parents. *J Med Genet*. 1976;13:246–248.
28. Kirkham TH. Cervico-oculo-acousticus syndrome with pseudopapilloedema. *Arch Dis Child*. 1969;44:504–508.
29. Kirkham TH. Duane's syndrome and familial perceptive deafness. *Br J Ophthalmol*. 1969;53:335–339.
30. Kirkham TH. Inheritance of Duane's syndrome. *Br J Ophthalmol*. 1969;54:323–329.
31. Kirkham TH. Duane's retraction syndrome and cleft palate. *Am J Ophthalmol*. 1970;70:209–212.
32. Konigsmark BW, Gorlin RJ. *Genetic and Metabolic Deafness*. Philadelphia, PA: W.B. Saunders; 1976:188–191.
33. Lawrence TM et al. Congenital duplication of mandibular rami in Klippel-Feil syndrome. *J Oral Med*. 1985;40:120–122.
34. Leduc B et al. Congenital absence of the vagina. Observations on 25 cases. *Am J Obstet Gynecol*. 1968;100:512–520.
35. Lindsay JR. Inner ear histopathology in genetically determined congenital deafness. *Birth Defects*. 1971;7:21–32.
36. Livingstone G, Delahunty JE. Malformation of the ear associated with congenital ophthalmic and other conditions. *J Laryngol Otol*. 1968;82:495–504.
37. Magnus JA. Congenital paralysis of both external recti treated by transplantation of eye muscles. *Br J Ophthalmol*. 1949;28:241–245.
38. Mayer B et al. Zervikal ausgelöste neuootologische Symptome des Klippel-Feil-Syndroms. *Laryngol Rhinol Otol*. [Cervically-induced symptoms of the Klippel-Feil syndrome.] 1984;63:364–370.
39. McLay K, Maran AGD: Deafness and the Klippel-Feil syndrome. *J Laryngol*. 1969;83:175–184.
40. Mecklenburg RS, Krueger PM. Extensive genitourinary anomalies associated with Klippel-Feil syndrome. *Am J Dis Child*. 1974;125:92–93.
41. Miyamoto RT et al. Klippel-Feil syndrome and associated ear deformities. *Am J Otol*. 1983;5:113–119.
42. Moore WB et al. Genitourinary anomalies associated with Klippel-Feil syndrome. *J Bone Joint Surg Am*. 1975;57:355–357.
43. Nagib MG et al. Klippel-Feil syndrome in children: clinical features and management. *Childs Nerv Syst*. 1985;1:255–263.
44. Okihiro MM et al. Duane syndrome and congenital upper-limb anomalies. *Arch Neurol*. 1979;34:174–177.
45. Palant DI, Carter BL. Klippel-Feil syndrome and deafness. *Am J Dis Child*. 1972;123:218–221.
46. Park IJ, Jones HW Jr: A new syndrome in two unrelated females: Klippel-Feil deformity, conductive deafness and absent vagina. *Birth Defects*. 1971;7(6):311–317.
47. Ramsay J, Bliznak J. Klippel-Feil syndrome with renal agenesis and other anomalies. *AJR Am J Roentgenol*. 1971;113:460–463.
48. Regenbogen L, Godel V. Cervico-oculo-acoustic syndrome. *Ophthalmol Paediatr Genet*. 1985;6:183–187.
49. Ro A et al. Auditory function in Duane's retraction syndrome. *Am J Ophthalmol*. 1990;109:75–78.
50. Sakai M et al. Klippel-Feil syndrome with conductive deafness and histological findings of removed stapes. *Ann Otol Rhinol Laryngol*. 1983;92:113–117.
51. Schild JA et al. Wildervanck syndrome—the external appearance and radiographic findings. *Int J Pediatr Otorhinolaryngol*. 1984;7:305–310.
52. Sherk HH, Nicholson JT. Cervico-oculo-acusticus syndrome. *J Bone Joint Surg Am*. 1972;54:1776–1778.
53. Singh SP et al. Klippel-Feil syndrome with unexplained apparent conductive hearing loss. *Laryngoscope*. 1969;79:113–117.
54. Stark EW, Borton TE. Klippel-Feil syndrome and associated hearing loss. *Arch Otolaryngol*. 1973;97:415–419.
55. Stewart EJ, O'Reilly BF. Klippel-Feil syndrome and conductive deafness. *J Laryngol Otol*. 1989;103:947–949.
56. Strisciuglio P et al. Wildervanck's syndrome with bilateral subluxation of lens and facial paralysis. *J Med Genet*. 1983;20:72–73.
57. Van Rijn PM, Cremers CWRJ. Surgery for congenital conductive deafness in Klippel-Feil syndrome. *Ann Otol Rhinol Laryngol*. 1988;97:347–352.
58. Veldman JE, Franken PL. Binnenooranomalieen. Een patient met het syndroom van Wildervanck. [Inner ear abnormalities. A patient with Wildervanck's syndrome.] *Ned Tidj Geneesk*. 1976;120:1730–1733.
59. West PDB et al. Wildervanck's syndrome—unilateral Mondini dysplasia identified by computed tomography. *J Laryngol Otol*. 1989;103:408–411.
60. Wildervanck LS. Een geval aandoening van Klippel-Feil gecombineerd met abducensparalyse, retractio bulbi en doofst omheid. [A case of Klippel-Feil's syndrome with abducens paralysis: retraction of the eyeball and deaf-mutism]. *Ned Tijdschr Geneeskd*. 1952;96:2752–2756.
61. Wildervanck LS. Een cervico-oculo-acusticussyndroom. [A cervico-oculo-acoustic nerve syndrome]. *Ned Tijdschr Geneeskd*. 1960;104:2600–2605.
62. Wildervanck LS. The cervico-oculo-acusticus syndrome. In: Vinken PJ, Bruyn GW, Myrianthopoulos NC, eds. *Handbook of Clinical Neurology*, vol. 32. Amsterdam: North-Holland Publishing; 1978:123–130.
63. Wildervanck LS et al. Radiological examination of the inner ear of deaf-mutes presenting the cervico-oculo-acusticus syndrome. With a summary of roentgenological and pathologico-anatomical findings in other endogenous forms of deafness. *Acta Otolaryngol (Stockh)*. 1966;61:445–453.
64. Windle-Taylor PC et al. Ear deformities associated with the Klippel-Feil syndrome. *Ann Otol Rhinol Laryngol*. 1981;90:210–216.

各种肌肉骨骼疾病
miscellaneous musculoskeletal disorders

本节将叙述两种疾病：①有听力损失的罕见疾病；②偶尔或很少发生听力损失的常见疾病。

有听力损失的罕见疾病
rare conditions with hearing loss

Carraro 综合征
胫骨发育不全及先天性听力损失
tibial agenesis and congenital hearing loss(Carraro syndrome)

1931 年，Carraro[1]报道了在 6 名同胞中有 4 人患有以单侧或双侧胫骨发育不全及重度先天性听力损失为特征的一种综合征。Wandler 和 Schwarz[6]报道了 1 例散发病例。

Carraro[1]所报道的同胞病例除了单侧或双侧小腿缩短外,无其他异常表现。2 名同胞患者右腿明显缩短,左腿轻度缩短,然而另一名患者左腿明显缩短,右小腿中度缩短(图 10-45A)。

1 名男性儿童患者小腿 X 线片显示双侧胫骨显著缩短且轻度增厚。腓骨长度正常,看上去突出在膝关节之上(图 10-45B、C)。剩下 3 名同胞的 X 线片显示某种程度上类似的发现及不同程度的腓骨弯曲。

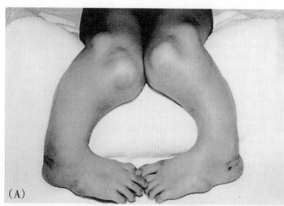
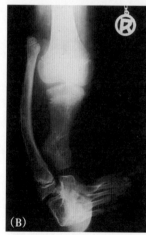
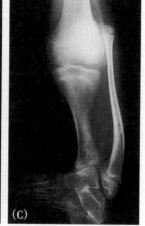

图 10-45 胫骨发育不全和先天性听力损失(Carraro 综合征)

(A)马蹄内翻足和显著缩短的胫骨;(B,C)X 片示显著缩短的胫骨和马蹄内翻足

[引自:H wandier and R Schwarz,Roefo 1980;133:43.]

听觉系统:Carraro[1]报道的 4 例同胞患者均有先天性听力损失,但没有提及进一步的听力学检查结果。Wandler 和 Schwarz[6]报道的患者有极重度听力损失,然而,也没有描述进一步的细节。

遗传:可能为常染色体隐性遗传[1]。

诊断:Pashayan 等[2]报道了有多发骨畸形[胫骨发育不全、七指和(或)七趾畸形],下颌前突及牙缺失的一种综合征[2]。Pfeiffer 和 Roeskau[3]指出了该疾病有遗传异质性,并将其分为 4 种不同的综合征,这些综合征均没有相关的听力损失,均为常染色体显性遗传。Richieri-Costa 及其同事[4,5]、Wiedemann 和 Opitz[7]及 Yujnovsky 等[8],对本病进行非常好的文献综述。

小结:其特征为①可能为常染色体隐性遗传;②胫骨显著缩短;③极重度先天性听力损失,除非另有指定。

参考文献

1. Carraro A. Assenza congenita della tibia e sordomutismo nel quattro fratelli. *Chir Organi Mov.* 1931;16:429–438.
2. Pashayan H et al. Bilateral aplasia of the tibia, polydactyly and absent thumbs in a father and daughter. *J Bone Joint Surg Br.* 1971;53:495–499.
3. Pfeiffer RA, Roeskau M. Agenesie der Tibia, Fibulaverdoppelung und spiegelbildische Polydaktylie (Diplopodie) bei Mutter und Kind. *Z Kinderheilk.* 1971;111:38–50.
4. Richieri-Costa A. Tibial hemimelia–cleft lip/palate in a Brazilian child born to consanguineous parents. *Am J Med Genet.* 1987;28:325–329.
5. Richieri-Costa A et al. Autosomal-dominant tibial hemimelia-poly-syndactyly-triphalangeal thumbs syndrome: report of a Brazilian family. *Am J Med Genet.* 1990;36:1–6.
6. Wandler H, Schwarz R. Carraro-Syndrom. *Roefo.* 1980;133:43–46.
7. Wiedemann H-R, Opitz JM. Unilateral partial tibia defect with preaxial polydactyly, general micromelia, and trigonocephaly with a note on "developmental resistance." *Am J Med Genet.* 1974;14:467–471.
8. Yujnovsky O et al. A syndrome of polydactyly-syndactyly and triphalangeal thumbs in three generations. *Clin Genet.* 1974;6:51–59.

Keipert 综合征,鼻-指(趾)-耳综合征
宽大的末节指(趾)骨、异常面容及感音神经性听力损失
broad terminal phalanges,abnormal face, and sensorineural hearing loss(Keipert syndrome,nasodigitoacoustic syndrome)

Keipert 等[6]报道了 2 名兄弟患有重度感音神经性听力损失、异常面容及宽的末节指(趾)骨。Amor 等[1]进一步报道了他们侄子的临床表现。Balci 和 Dagli[2]报道了 2 名兄弟的病例,Cappon 和 Khalifa[3]、Reardon 和 Hall[9]、Nik-Zainal 等[7]及 Derbert 等[4]均报道了有相似表现的非家族性男性病例。唯一 1 例女性病例是和她轻度受累的父亲一起由 Dumic 等[5]报道的,尽管 Derbert

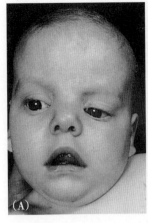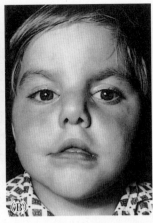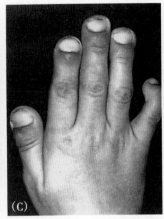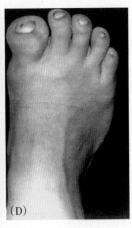

(A)　　　　　(B)　　　　　(C)　　　　　(D)

图 10-46　宽大的末节指（趾）骨、异常面容和感音神经性听力损失（Keipert 综合征）

（A,B）2 名同胞患者表现为丘比特之弓样的嘴及独特的鼻部形态。年幼的患儿还患有左侧上睑下垂和轻度脑积水；(C)年长的男孩右手拇指、示指、中指、环指末节指骨宽且小指先天性侧弯；(D)同一患儿右足趾末节趾骨宽且足趾内旋

［引自：JA Keinert et al. Aust Paediair J 1973：9：10］

等[4]怀疑他们否真的患 Keipert 综合征。

颅面部表现：面容特点为额骨突出、眼距过宽、上颌骨发育不良、鼻小柱大而圆及鼻翼突出。上唇像丘比特之弓样突出，两侧与较直的下唇重叠。头围大（图 10-46A、B）。

四肢：拇指、示指、中指及环指末节指骨及所有足趾均显著增宽。小指短、先天性指侧弯。足趾内旋（图 10-46C、D）。影像学检查示 1 名同胞患者双侧示指末节指骨裂开。这 2 名患者拇趾近节趾骨短，远节趾骨显著缩短，骨骺大而圆。

其他表现：Keipert 等[6]报道的同胞患者中 1 例有重度智力残疾。Cappon 和 Khalifa[3]报道的儿童患者发育延迟并有异常行为。1 名患者发现有肺动脉瓣狭窄和声嘶[2]。

听觉系统：Keipert 等报道的病例中 1 例有单侧重度感音神经性听力损失，另一侧听力正常。另 1 例表现为双侧中重度高频感音神经性听力损失[6]。Balci 和 Dagli[2]报道的 2 例兄弟均有轻度感音神经性听力损失。Cappon 和 Khalifa[3]所报道的男性儿童患者有双侧重度感音神经性听力损失，而 Derbert 等[4]报道的男性儿童患者为传导性听力损失。

遗传：最有可能为常染色体隐性遗传，然而，除了 1 例以外，所有患者均为男性，因此 X 连锁隐性遗传不能排除。

分子生物学研究：Amor 等[1]将致病基因定位于 Xq22.2-28，因此证实 X 连锁遗传是最有可能的。

诊断：Keipert 综合征在其整体模式上是特异性的。Rubinstein-Taybi 综合征[10]、Pfeiffer 综合征及 Palant 综合征[8]均可表现为拇指和踇趾增宽。

小结：该病特征为：①X 连锁遗传；②独特的面部表型；③宽大的末节指（趾）骨；④感音神经性听力损失。

参考文献

1. Amor DJ et al. Keipert syndrome (nasodigitoacoustic syndrome) is X-linked and maps to Xq22.2-Xq28. *Am J Med Genet.* 2007;143A: 2236–2241.
2. Balci S, Dagli S. Two brothers with Keipert syndrome from Turkey. *Clin Genet.* 1996;50:223–228.
3. Cappon SM, Khalifa MM. Additional case of Keipert syndrome and review of the literature. *Med Sci Monit.* 2000;6:776–778.
4. Derbert M et al. A patient with Keipert syndrome and isolated fibrous dysplasia of the sphenoid sinus. *Am J Med Genet.* 2011; 155A:1496–1499.
5. Dumic M et al. Daughter and her mildly affected father with Keipert syndrome. *Am J Med Genet.* 2006;140A:2488–2492.
6. Keipert JA et al. A new syndrome of broad terminal phalanges and facial abnormalities. *Aust Paediatr J.* 1973;9:10–13.
7. Nik-S et al. Keipert syndrome: two further cases and review of the literature. *Clin Dysmorphol.* 2008;17:169–175.
8. Palant DI et al. Unusual facies, cleft palate, mental retardation and limb abnormalities in siblings—a new syndrome. *J Pediatr.* 1971; 78:686–689.
9. Reardon W, Hall CM. Broad thumbs and halluces with deafness: a patient with Keipert syndrome. *Am J Med Genet.* 2003;118A:86–89.
10. Rubinstein JH. The broad thumbs syndrome. *Birth Defects.* 1969; 5(2):25–41.

关节融合、二尖瓣关闭不全及传导性听力损失
joint fusion, mitral insufficiency, and conductive hearing loss

Forney 等[1]报道了1名母亲和2个女儿均患有传导性听力损失，腕骨、跗骨及颈椎融合，以及二尖瓣关闭不全。

她们均身材矮小，2个女儿身高低于第三百分位数。脸上，尤其是面颊和肩部有很多雀斑（图10-47A）。

心血管系统： 所有患者均可闻及与二尖瓣关闭不全相一致的心脏杂音。每名患者心电图检查均有不完全性束支传导阻滞。2例患者心导管检查显示中度二尖瓣关闭不全。

肌肉骨骼系统： 每名患者第2至第5颈椎融合（图10-47）。1例患者双侧头状骨和钩骨以及月骨和足舟骨均是融合的。另1例患者月骨和三角骨是融合的。指（趾）骨缩短（图10-47C）。1

例患者双侧足舟骨、第一楔骨和骰骨融合。另1例患者跗骨是正常的。

听觉系统： 在儿童期表现为中度听力损失，可能为先天性。纯音测听示30~70dB的传导性听力损失。这2名儿童各有1耳进行了手术探查，结果显示均有镫骨足板固定。

遗传： 可能为常染色体显性遗传。

诊断： LEOPARD（雀斑样痣、心电图传导异常、眼距过宽、肺动脉瓣狭窄、生殖器异常、生长延迟及听力损失）综合征与之相似但很容易区分。

参考文献

1. Forney WR et al. Congenital heart disease, deafness, and skeletal malformations: a new syndrome? *J Pediatr.* 1966;68:14–26.

Kelly 型肢端面骨发育不全
acrofacial dysostosis, type Kelly

1977年，Kelly 等[1]报道了3名男性患者，其中2人为同胞，他们均表现为身体矮小、轻度智力残疾（IQ50~60）、睑裂向下倾斜、上颌骨和下颌骨发育不全、尿道下裂、隐睾、拇指关节和示指远节指骨间关节粘连以及桡尺骨融合。3名患者均有双侧高频听力损失。2个家庭的父母为堂表亲。可能为常染色体隐性遗传。

参考文献

1. Kelly TE et al. Acrofacial dysostosis with growth and mental retardation, one with simultaneous Hermansky-Pudlak syndrome. *Birth Defects.* 1977;13(3B):45–52.

Reynolds 型肢端面骨发育不全
acrofacial dysostosis, type Reynolds

Reynolds 等[1]报道了1个新的、表现为常染色体显性遗传的肢端面骨发育不全综合征的家系。其颅面部表现为轻度下颌骨颜面发育不全、额部突出、上睑下垂、睑裂向下倾斜、颧骨发育不良、高腭穹拱伴错𬌗及小颌。其耳郭是正常的。然而，轻度先天性混合性听力损失是其特征。

各种肢端畸形主要影响桡骨，表现为第一掌骨和第一近节指骨轻度发育不全。部分患者这种掌骨-指骨模式外观表现比临床检查更

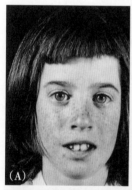
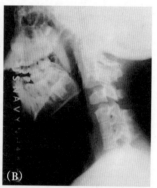
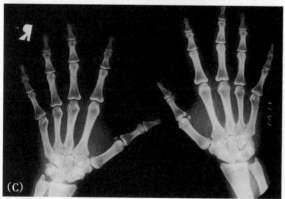

图 10-47　关节融合、二尖瓣关闭不全及传导性听力损失
(A)所有患者脸上和肩部均有许多雀斑；(B)颈椎融合；(C)腕骨融合。跗骨也同样受累
［引自：WR Forney et al.，J Pediatr 1966；68：14.］

明显。

本疾病面部表现与颌面发育不全的面部表现相类似。

参考文献

1. Reynolds JF et al. A new autosomal dominant acrofacial dysostosis syndrome. *Am J Med Genet.* 1986;(Suppl)2:143–150.

Rodriguez 型肢端面骨发育不全
acrofacial dysostosis, type Rodriguez

1990 年,Rodriguez 等[4]报道 3 名男性同胞患致命的肢端面骨发育不全。由于重度下颌发育不全导致的呼吸困难,新生儿期即死亡。还有其他病例的报道[1,3],以及 1 例百岁老人的病例报道[2]。

除重度小颌外,还有颧骨发育不全、耳郭畸形伴外耳道闭锁、鼻梁突出及大多数病例均有的腭裂。

骨骼病变有各种表现,包括肱骨缩短或缺如、前臂缺如、内侧(主要地)和 / 或外侧指(趾)畸形、包括足趾发育不全的下肢畸形、上肢带骨和下肢带骨发育不全及肋骨发育不全。

还存在心脏畸形、中枢神经系统畸形及肺叶缺失。

需要排除 Genée-Wiedemann 综合征和 Nager 综合征。

参考文献

1. Fryns J-P, Kleckowska A. New lethal acrofacial dysostosis syndrome. *Am J Med Genet.* 1991;39:223–224.
2. Oostra RJ et al. Severe acrofacial dysostosis with orofacial clefting and tetraphocomelia in the plaster cast of a 100-year-old anatomical specimen. *Am J Med Genet.* 1998;78:195–197.
3. Petit P et al. Acrofacial dysostosis type Rodriguez: a new lethal MCA syndrome. *Am J Med Genet.* 1992;42:343–345.
4. Rodriguez JI et al. New acrofacial dysostosis syndrome in 3 sibs. *Am J Med Genet.* 1990;35:484–489.

A1 型短指(趾)、"侏儒症"、上睑下垂、小头、智力残疾及混合性听力损失
brachydactyly A1, "dwarfism," ptosis, microcephaly, intellectual disability, and mixed hearing loss

1989 年,Tsukahara 等[1]报道了 1 例患有A1 型短指(趾)、身材矮小症、上睑下垂、小头、轻度智力残疾及中度混合性听力损失的儿童病例。患者同时患有虹膜瞳孔膜存留及近视。其父母为二级堂表亲。Utine 等[2]报道 1 例非常相似的病例,其患有传导性听力损失(而不是混合性听力损失)。他们指出了该疾病与 Ohdo 综合征相似,并建议鉴别诊断应包括 Ohdo 综合征。

该疾病病因尚未明确。

参考文献

1. Tsukahara M et al. Type A1 brachydactyly, dwarfism, ptosis, mixed hearing loss, microcephaly, and mental retardation. *Am J Med Genet.* 1989;33:7–9.
2. Utine GE et al. A second patient with Tsukahara syndrome: Type A1 brachydactyly, short stature, hearing loss, microcephaly, mental retardation, and ptosis. *Am J Med Genet.* 2010;152A:947–949.

短指、多趾、胫骨缺如、耳郭畸形及听力损失
brachyphalangy, polydactyly, absent tibiae, dysmorphic pinnae, and hearing loss

Baraitser 等[1]报道了内侧多趾和重度短指。Pierson 等[4]、Faravelli 等[2]和 Olney 等[3]报道了类似的病例。

部分患者表现为伴赘生物和 / 或凹陷的耳郭畸形、小鼻、眉毛细、人中短、后发际低、短颈、小颌、短的并指及部分指甲缺如、内侧多趾、胫骨缺如及小阴茎均有报道。

影像学检查中,掌骨、跖骨、指(趾)骨中节短,髋关节脱位,胫骨缺如,内侧多趾,坐骨发育不全,髋臼及趾骨支发育不良均有报道。

有患者也发现存在感音神经性听力损失[1,4]。

参考文献

1. Baraitser M et al. A syndrome of brachyphalangy, polydactyly and absent tibiae. *Clin Dysmorphol.* 1997;6:111–121.
2. Faravelli F et al. Brachyphalangy, feet polydactyly, absent hypoplastic tibiae: a further case and review of main diagnostic findings. *Clin Dysmorphol.* 2001;10:101–103.
3. Olney RS et al. Limb/pelvis hypoplasia/aplasia with skull defect (Schinzel phocomelia): distinctive features and prenatal detection. *Am J Med Genet.* 2001;103:295–301.
4. Pierson DM et al. Total anomalous pulmonary venous connection and a constellation of craniofacial, skeletal, and urogenital anomalies in a newborn and similar features in his 36-year-old father. *Clin Dysmorphol.* 2001;10:95–100.

Temtamy 肢体内侧短指(趾)综合征
Temtamy preaxial brachydactyly syndrome

Temtamy 等[3]报道了 1 名患有身材矮小症、感音神经性听力损失、中度智力残疾、轻度面部异常(圆脸、大眼睛、面中部发育不全、小口及小颌)、牙齿异常及指(趾)异常的男孩。牙齿异常包括小牙症、下颌切牙间有缝隙及上颌中切牙形成畸形舌侧尖。指(趾)异常包括拇指和蹬趾低位、第 2~5 指桡侧先天性指侧弯及第 2~5 趾胫侧偏斜。还存在不全性软组织并指(趾)。并认为他死于 1.5 岁的哥哥也有类似的表现。其父母为二级堂表亲,因此,其遗传方式为常染色体隐性遗传。Li 等[2]报道了另外 5 个家系并鉴定其致病基因是 *CHSY1*。这与 Camera 和 Costa[1]所报道的情况相类似,区别在于没有心脏缺陷及存在牙齿异常。

参考文献

1. Camera G, Costa M. Unusual type of brachydactyly associated with intraventricular septal defect and deafness: a new condition? *Clin Dysmorphol.* 1997;6:31–33.
2. Li Y et al. Temtamy preaxial brachydactyly syndrome is caused by loss-of-function mutations in chondroitin synthase 1, a potential target of BMP signaling. *Am J Hum Genet.* 2010;87:757–767.
3. Temtamy SA et al. A new multiple congenital anomaly, mental retardation syndrome with preaxial brachydactyly, hyperphalangism, deafness and orodental anomalies. *Clin Dysmorphol.* 1998;7:249–255.

Sorsby 综合征
B 型短指(趾)、黄斑缺损及重度混合性听力损失
Brachydactyly B, macular colobomas, and severe mixed hearing loss (Sorsby syndrome)

1935 年,Sorsby[2]报道了 1 名母亲和她的 5 个孩子患双侧黄斑缺损及 B 型短指(趾)[分叉拇指(趾)、指(趾)甲或第二指(趾)缺如](图 10-48)。当 1988 年复查时,其家族成员达到 4 代共 9 人[3]。2 人患双侧重度混合性听力损失,其高频听力损失更重。影像学检查显示拇指(趾)远节指(趾)骨重复、远节指(趾)骨发育不全和小指两个指骨。Bacchelli 等[1]评估了 Sorsby 所报道的家系的

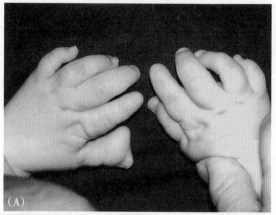
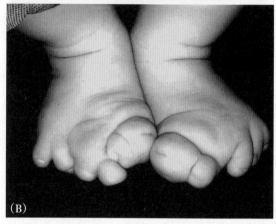

图 10-48　B 型短指(趾)、黄斑缺损及重度混合性听力损失(Sorsby 综合征)

(A,B)注意分叉拇指(趾)、指(趾)甲缺如

[承蒙 M Baraitser and E Thompson,London,England 供图]

另一名成员,并推测导致家族性短指(趾)的突变是 *ROR2*。由于未发现突变,遗传因素尚未确认。

参考文献

1. Bacchelli C et al. *ROR2* is mutated in hereditary brachydactyly with nail dysplasia, but not in Sorsby syndrome. *Clin Genet.* 2003;64:263–265.
2. Sorsby A. Congenital coloboma of the macula together with an account of the familial occurrence of bilateral macular colobomas in association with apical dystrophy of the hands and feet. *Br J Ophthalmol.* 1935;19:65–90.
3. Thompson EM, Baraitser M. Sorsby syndrome. A report on further genetics of the original family. *J Med Genet.* 1988;25:313–321.

伴听力损失和轻度肢体畸形的 Van der Woude 综合征
Van der Woude syndrome with hearing loss and minor limb anomalies

Kantaputra 等[1]报道了在一个 4 代家系中

部分成员表现为 van der Woude 综合征（唇裂 / 腭裂及唇部凹陷），但同时有感音神经性听力损失、大的面部窦道、牙髓石、长牙根、舌系带过短及轻度肢体畸形的不同组合。肢体畸形包括短趾、2/3 并趾、第 2、3 趾远节趾骨短及第 4 趾中节趾骨短。患者 10 岁之前听力损失即被发现。Van der Woude 综合征是异质性的，其基因座位于 1q32-41 及 1p34[2,3]。尚不清楚这种情况是否是这两个实体的变异体形式。

参考文献

1. Kantaputra PN et al. Van der Woude syndrome with sensorineural hearing loss, large craniofacial sinuses, dental pulp stones, and minor limb anomalies: report of a four-generation Thai family. *Am J Med Genet.* 2002;108:275–280.
2. Koillinen H et al. Mapping of the second locus for the van der Woude syndrome to chromosome 1p34. *Eur J Hum Genet.* 2001;9: 747–752.
3. Kondo S et al. Mutations in *IRF6* cause Van der Woude and popliteal pterygium syndromes [letter]. *Nat Genet.* 2002;32:285–287.

股骨头骨骺发育不良、高度近视及感音神经性听力损失
dysplasia of capital femoral epiphyses, severe myopia, and sensorineural hearing loss

1973 年，Pfeiffer 等[4]报道了发生在 3 名兄弟身上的一个综合征，表现为高度近视、股骨头骨骺发育不良及感音神经性听力损失。

肌肉骨骼表现：3 名兄弟身高都正常，可见轻度漏斗胸、关节过度活动、膝外翻和膝关节过伸。其中一人还伴有腹股沟疝。

3 名兄弟的影像学检查显示股骨头扁平、碎裂呈不规则形状（图 10-49）。尺骨和桡骨的远侧干骺端呈不规则状。此外腕骨还有两个附属骨化中心。同卵双生的双胞胎兄弟距骨表现出不典型的骨化。

眼部表现：3 名兄弟均在 5 岁时就出现大约 10D 的近视。眼底检查显示视盘鼻侧的视网膜出现过度牵拉、色素上皮萎缩、鼻侧脉络膜缩小及散在弥漫性周围色素沉着。

听觉系统：3 名兄弟均有双侧对称性感音神经性听力损失，听力损失在 3 000~4 000Hz 以上的高频突然出现。言语接受阈在 30~35dB。言语分辨率损失 20%。

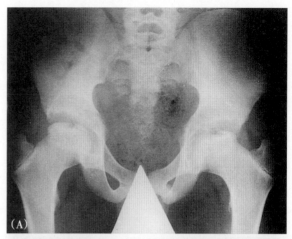
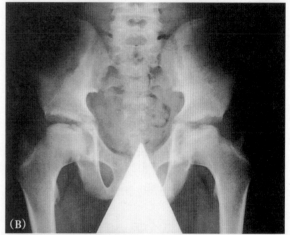
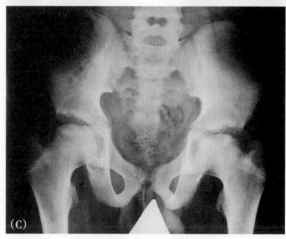

图 10-49　股骨头骨骺发育异常、高度近视和感音神经性听力损失

（A~C）1 名男性患者分别在 10 岁、11 岁和 12 岁时拍摄的 X 线片显示骨骺退化畸形

[引自：RA Pfeiffer et al.，Clin Genet 1973；4：141]

遗传：患者父母为近亲结婚。有可能为常染色体隐性遗传。

诊断：这种症状的组合特点非常独特，

MacDermot 等[3]描述的脊椎骨骺发育不良、近视和感音神经性听力损失的表现与该综合征最为相似。然而该家系却是常染色体显性遗传。严重的近视和感音神经性听力损失也出现在 Stickler 综合征和先天性脊椎骨骺发育不良的患者中。Chitty 等[1]报道了 1 例有相似表现又明显不同的疾病。诊断该病时必须排除股骨头的无菌坏死（Perthes 病）。Robinson 等[5]描述的显性遗传的 Perthes 样发育不良伴短指（趾）。多发骨骺发育不良[2]也必须排除。

参考文献

1. Chitty L et al. Two brothers with deafness, femoral epiphyseal dysplasia, short stature and developmental defect. *Clin Dysmorphol.* 1996;5:17–25.
2. Hunt DD et al. Multiple epiphyseal dysplasia in two siblings. *J Bone Joint Surg Am.* 1967;49:1611–1627.
3. MacDermot KD et al. Epiphyseal dysplasia of femoral head, mild vertebral abnormality, myopia and sensorineural deafness: report of a pedigree with autosomal-dominant inheritance. *J Med Genet.* 1987;24:602–608.
4. Pfeiffer RA et al. Epiphyseal dysplasia of the femoral head, severe myopia, and perceptive hearing loss in three brothers. *Clin Genet.* 1973;4:141–144.
5. Robinson GC et al. Hereditary brachydactyly and hip disease. *J Pediatr.* 1968;72:539–543.

脊椎骨骺发育不良、近视和感音神经性听力损失
spondyloepiphyseal dysplasia, myopia, and sensorineural hearing loss

1987 年，MacDermot 等[1]报道了一个有四代成员的家系，所有女性都表现为身材矮小、股骨头骨骺发育不良、非常轻度椎体改变和感音神经性听力损失。家族中一些患者出现近视和视网膜脱离。

该病与先天性脊椎骨骺发育不良和 Stickler 综合征有些症状存在重叠现象。与股骨头骨骺发育不良、高度近视和感音神经性听力损失这种常染色隐性遗传的综合征非常相似。

参考文献

1. MacDermot KD et al. Epiphyseal dysplasia of the femoral head, mild vertebral abnormality, myopia, and sensorineural deafness:

report of a pedigree with autosomal-dominant inheritance. *J Med Genet.* 1987;24:602–608.

多发骨骺发育不良、近视和传导性听力损失
multiple epiphyseal dysplasia, myopia, and conductive hearing loss

Beighton 等[2]描述了一位南非白人母亲和 3 个孩子，他们由于多发骨骺发育不良导致身材矮小，同时患有近视和传导性听力损失。

圆脸、小鼻的特征与 Marshall 综合征有些相似。骨骼改变类似于多发骨骺发育不良。还表现有手指短小、股骨颈增宽、髋外翻。可见进行性近视、视网膜变薄、星状玻璃体变形及圆锯齿状白内障。视力缺陷从 3 岁开始出现。

儿童早期就发现有传导性听力损失，有可能是先天性的和极重度的。

MacDermot 等[3]描述了脊椎骨发育不良、近视和感音神经性听力损失的病例，经证实为常染色体显性遗传。表现为股骨头骨骺发育不良、轻度椎骨异常、近视和感音神经性听力损失。此外还有严重的股骨近端骨骺发育不良和轻度的椎体扁平。与先天性脊椎骨骺发育不良有部分相似。而 Beighton 等[2]描述的家系中并没有出现眼部改变，面部特征也不明显。股骨骨骺近端发育不良、高度近视和感音神经性听力损失这些变化最为相似，该病属于常染色体隐性遗传[4]。

Ballo 等[1]提出了该综合征与 *COL2A1* 基因的显性负效突变有关。

参考文献

1. Ballo R et al. Stickler-like syndrome due to a dominant negative mutation in the *COL2A1* gene. *Am J Med Genet.* 1998;80:6–11.
2. Beighton P et al. Dominant inheritance of multiple epiphyseal dysplasia, myopia and deafness. *Clin Genet.* 1978;14:173–177.
3. MacDermot KD et al. Epiphyseal dysplasia of femoral head, mild vertebral abnormality, myopia and sensorineural deafness: report of a pedigree with autosomal-dominant inheritance. *J Med Genet* 1987;24:602–608.
4. Pfeiffer RA et al. Epiphyseal dysplasia of the femoral head, sever myopia, and perceptive hearing loss in three brothers. *Clin Genet* 1973;4:141–144.

骨性连接(第 4~5 掌骨 / 跖骨)、尿道下裂和重度感音神经性听力损失

synostosis(metacarpals/metatarsals 4-5),hypospadias,and profound sensorineural hearing loss

1988 年 Pfeiffer 和 Kapferer[4]描述了一位第 4~5 掌骨和跖骨骨连接、躯干肥胖、一度尿道下裂和感音神经性听力损失的男性患者。其双侧小指缩短和错位。X 线检查显示第 4~5 掌骨融合,一侧小指远端关节形成及另一侧近端骨连接。第 5 趾短,第 4~5 跖骨近端融合。

听力损失在 3 岁时被发现,很可能是先天性的极重度听力损失。由于该患者精神运动发育明显迟缓,因此听力损失常常被忽略。诱发电位检查发现刺激声直至 100dB 时都记录不到波形。

Mendioroz 等[2]描述了 1 例他们认为是相同疾病的女性患者,表现为感音神经性听力损失、生殖器畸形、智力障碍以及第 4~5 掌骨和跖骨骨连接。此外还发现眼距增宽、多乳头和头发稀疏的表现。

Küster[1]描述了有相似表现的患者,但并没有提及听力损失。Milewski[3]描述的包括 2 名兄弟的 5 位男性患者有尿道下裂和先天性重度感音神经性听力损失,而其他方面表现正常。

参考文献

1. Küster W. Die Synostosen des Metarcarpe 4 und 5. Inauguration Dissertation, University of Münster, Germany, 1980.
2. Mendioroz J et al. Sensorineural deafness, abnormal genitalia, synostosis of metacarpals and metatarsals 4 and 5, and mental retardation: description of a second patient and exclusion of *HOXD13*. *Am J Med Genet*. 2005;135A:211–213.
3. Milewski C. Beidseitige konnatale Resthörigkeit und Hypospadie—ein neues Syndrom? [Bilateral congenital profound hearing loss and hypospadias – a new syndrome?] *Laryngo-Rhino-Otologie*. 1990;69:145–149.
4. Pfeiffer RA, Kapferer L. Sensorineural deafness, hypospadias, and synostosis of metacarpals and metatarsals 4 and 5: a previously apparently undescribed MCA/MR syndrome. *Am J Med Genet*. 1988;31:5–10.

腕骨和跗骨畸形、腭裂、缺牙和传导性听力损失

carpal and tarsal abnormalities,cleft palate,oligodontia,and conductive hearing loss

Corlin 等[1]报道了一个综合征,两姐妹均表现有腭裂、多个牙齿先天缺失、腕骨尤其是跗骨畸形和镫骨固定。

面部和口腔表现:两姐妹分别为 19 岁和 21 岁,均表现出轻度原发性内眦距过宽、软腭裂、乳牙不超过 3~4 颗且恒牙缺失。

骨骼肌系统:踇趾短、处于背伸位,与其余足趾之间间隙过宽(图 10-50A)。

听觉系统:青春期前出现听力下降。听力检查显示两姐妹均有双耳传导性听力损失,其中一人右耳更为明显。手术探查时发现两名患者双侧镫骨足板先天固定。

前庭系统:前庭系统未检查。

X 线检查:X 线检查显示第三趾长度最长。第一跖骨缩短并与足舟骨融合。第二、三楔骨融合、距骨和足舟骨融合、距骨和跟骨融合。距骨上面和内侧面出现驼峰状畸形。胫骨关节面发育不全,近后 2/3 位于关节内(图 10-50B)。双侧手舟骨发育不良,手舟骨远端关节面上有小籽骨(图 10-50C)。颅骨发育正常。牙槽嵴未发育(图 10-50D)。

遗传:患者父母为二级堂表亲。2 名年龄小的同胞弟妹均正常。表现为常染色体隐性遗传。

诊断:该综合征中所表现出的发育畸形的组合非常独特。在多数牙齿先天缺失和先天性感音神经性听力损失表现的患者中,没有发现腕骨或跗骨畸形。在脊椎腕跗骨融合综合征中,伴或不伴单侧未分支的骨桥,有一些表现是相似的。例如,两者都为常染色体隐性遗传,都有腕骨和跗骨发育畸形及腭裂。然而,有无脊椎畸形是二者明显的区别,以及后者没有多发牙齿缺失。

小结:该综合征的特点包括以下几点:①常染色体隐性遗传;②踇趾背屈,距舟骨和距跟骨融合,第 2、3 楔骨融合,距骨畸形,胫距关节畸形,腕舟骨发育不全;③多发牙齿缺失;④腭裂;⑤镫骨足板固定所致的传导性听力损失。

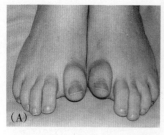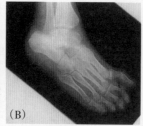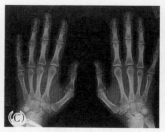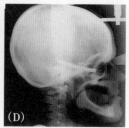

图 10-50　腕骨和跗骨畸形、腭裂、多发牙齿先天缺失和传导性听力损失

(A)拇趾短、背伸,与其余足趾之间间隙过宽。(B)X线检查显示第一跖骨缩短,距舟骨、距跟骨融合,距骨驼峰状畸形。(C)X线显示双侧手舟骨发育不良,手舟骨远端关节面上有小籽骨。(D)颅骨侧位片显示牙槽突缺如。由于牙槽突的发育在牙齿萌出之后,证实了乳牙的缺失

[引自:RJ Gorlin et al.,Borth Defects 1971;7(7):87]

参考文献

1. Gorlin RJ et al. Cleft palate, stapes fixation, and oligodontia: A new autosomal-recessively inherited syndrome. *Birth Defects.* 1971;7(7):87–88.

脊椎腕跗骨融合综合征
伴或不伴单侧不分段骨桥的脊椎腕关节联合综合征
Spondylocarpotarsal synostosis syndrome(spondylocarpotarsal coalition syndrome with or without unilateral unsegmented bar)

1973年Jones等[8]首次描述了一位儿童患者,表现出脊柱侧弯、腕骨和跗骨均有融合现象。Langer和Moe等[10]随后描述了先天性脊柱侧弯伴有腕骨融合的伊朗男性和女性同胞。该两同胞又被Akbarnia和Moe[1]再次报道。随后有25名以上的相同表现的患者陆续被报道[2-9,11-14]。Gorlin等[5]建议将该综合征称之为伴或不伴单侧未融合骨桥的脊椎腕跗骨骨连接综合征(spondylocarpotarsal coalition syndrome with or without unsegmented bar);但是这个名称并未得到广泛认可,大多数作者仍沿用脊椎腕跗骨融合综合征(spondylocarpotarsal synostosis syndrome)。

骨骼肌表现:身高低于第三百分位数,躯干明显缩短。胸椎侧弯在几岁时就已很明显,并且呈进行性发展,由于椎体和背部的向一侧牵拉造成若干椎体形成单侧未融合的骨桥(图10-51A、

B)。颈部发现颈椎分节不全的融合现象。

腕关节中,发现头状骨-钩骨和月骨-三角骨连接。手舟骨变小、畸形(图10-51C)。足部出现跟舟骨、距跟骨和距舟骨连接。小腿肌肉萎缩变小和扁平足。

颅面部表现:脸型偏圆形,短颈。个别病例出现腭裂和/或悬雍垂裂[4,5]。

听力学表现:儿童时期即出现听力损失。感音神经性和传导性听力损失均有文献报道[4,5],但仅有一半患者存在听力损失。

遗传:大多数病例明确为常染色体隐性遗传[1-5,10,14,15]。Mitter等[11]描述了一位儿童患者,其基因型为杂合的父亲表现出轻微的症状;Isidor等[7]观察到母子传递。在后者病例中,未发现明确的致病基因突变,因此作者提出该病存在遗传异质性。

分子生物学研究: Krakow等[9]发现*FLNB*突变与该病有关。*FLNB*杂合突变也可导致常染色体显性遗传的Larsen综合征、I型和III型骨发育不全,而这些都属于常染色体显性遗传疾病[9]。

诊断:需与腕骨和跗骨畸形、腭裂、多发牙齿缺失和传导性听力损失相鉴别。

小结:该综合征的特征包括:①常染色体隐性遗传;②伴或不伴单侧融合骨桥的脊柱侧弯;③颈椎融合;④腕骨和跗骨出现骨连接;⑤扁平足;⑥不同程度的腭裂;⑦感音神经性或混合性听力损失。

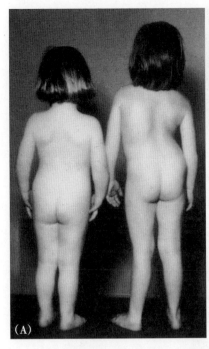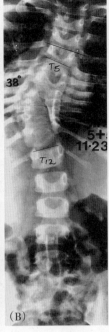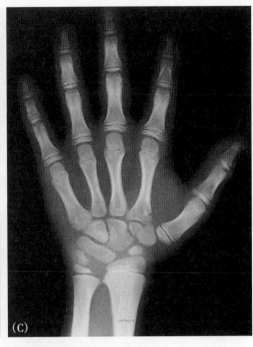

图 10-51　伴或不伴单侧未融合骨桥的脊椎腕跗骨骨连接综合征

（A）脊柱侧弯的两姐妹，姐姐表现更明显。此外还有扁平足。（B）伴有单侧未融合骨桥的脊柱侧弯。（C）腕骨融合

［图片由 RJ Gorlin 供图］

参考文献

1. Akbarnia BA, Moe JH. Familial congenital scoliosis with unilateral unsegmented bar. Case report of two siblings. *J Bone Joint Surg Am.* 1978; 60:259–261.
2. Al Kaissi A et al. Atlanto-axial rotator fixation in a girl with spondylocarpotarsal synostosis syndrome. *Scoliosis.* 2006;1:15.
3. Breitling M et al. Spondylocarpotarsal synostosis syndrome: MRI evaluation of vertebral and disk malformation. *Pediatr Radiol.* 2006;36:866–869.
4. Coelho KEFA et al. Three new cases of spondylocarpotarsal synostosis syndrome. Clinical and radiological studies. *Am J Med Genet.* 1998;77:12–15.
5. Gorlin RJ et al. Spondylocarpotarsal synostosis syndrome (with or without unilateral unsegmented bar). Presented at the European Society of Pediatric Genetics, Samos, Greece, 1993.
6. Hunter A et al. A man with abnormal vertebral segmentation and carpal bone fusions. Unpublished, 1993.
7. Isidor B et al. Autosomal dominant spondylocarpotarsal synostosis syndrome: phenotypic homogeneity and genetic heterogeneity. *Am J Med Genet.* 2008;146A:1593–1597.
8. Jones KL et al. Case report 8. *Syndrome Ident.* 1973;1(2):10–11.
9. Krakow D et al. Mutations in the gene encoding filamin B disrupt vertebral segmentation, joint formation and skeletogenesis. *Nat Genet.* 2004;36:405–410.
10. Langer LO Jr, Moe JH. A recessive form of congenital scoliosis different from spondylothoracic dysplasia. *Birth Defects.* 1975; 11(6):83–86.
11. Mitter D et al. Expanded clinical spectrum of spondylocarpotarsal synostosis syndrome and possible manifestation in a heterozygous father. *Am J Med Genet.* 2008;146A:779–783.
12. Seaver LH, Boyd E. Spondylocarpotarsal synostosis and cervical instability. *Am J Med Genet.* 2000;91:340–344.
13. Steiner CL et al. Spondylocarpotarsal synostosis with ocular findings. *Am J Med Genet.* 2000;91:131–134.
14. Ventruto V, Catani L. New syndrome: progressive scoliosis by unilateral unsegmented fusion bar, foot deformity, joint laxity, congenital inguinal herniae, peculiar face. *Am J Med Genet.* 1986;25:429–432.
15. Wiles CR et al. Congenital synspondylism. *Am J Med Genet.* 1992; 42:288–295.

面容粗糙、骨骼发育不良和混合性听力损失
coarse facial appearance, skeletal dysplasia, and mixed hearing loss

1991 年，Reardon 等[1]报道了一对男女同胞，表现为面容稍粗糙、骨骼发育不良和混合性听力损失。身高（25%）、体重（10%）和头围（3%）比正常男性均明显减少，而女性则是正常的。面部皮肤粗糙伴有前额隆起、眼距过宽和眶上嵴稍突出。鼻梁增宽、下颌前突（图 10-52A、B）。智力评估男性 IQ 在 50 以下，女性 IQ 在 70 以下。男性患者在 2 岁之前即有明显的双耳混合性听力损失。尽管有听力损失，但部分言语发育尚可。女性患者在 4 岁时出现听力损失。

X 线检查发现 2 名同胞均有颅底和颅盖骨质硬化、眶上区增厚及额窦未发育（图 10-52C）。长骨干骺端增宽、形状不规则和硬化（图 10-52D）。腰椎显示出双侧凹陷扁平，椎间隙狭窄、椎体终

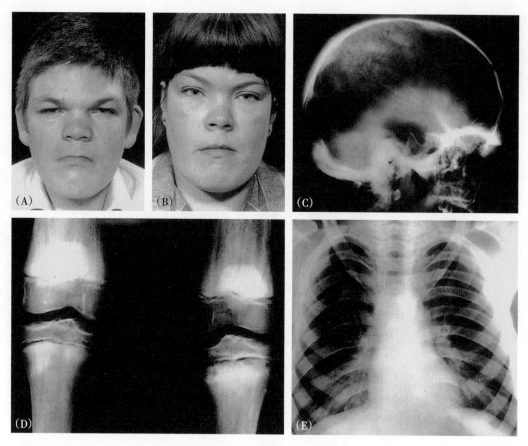

图 10-52 面容粗糙、骨骼发育不良和混合性听力损失

(A,B)轻度前额突出、眼距过宽,眶上嵴突出、鼻梁增宽、下颌前突形成的粗糙面容。(C)颅底和颅顶骨质硬化,眶上区增厚、额窦未发育。(D)长骨干骺端增宽、形状不规则和硬化。(E)肋骨增宽

[引自:W Reardon et al.,J Med Genet 1991;28:622]

板不规则。肋骨轻度增宽(图 10-52E)。

父母亲均表现正常,非近亲结婚,可能为常染色体隐性遗传。

参考文献

1. Reardon W et al. Sibs with mental retardation, supraorbital sclerosis, and metaphyseal dysplasia: frontometaphyseal dysplasia, craniometaphyseal dysplasia, or a new syndrome? *J Med Genet.* 1991;28:622–626.

Lenz-Majewski 综合征
Lenz-Majewski syndrome

该综合征的特点是大头、特征性的面部表型、皮肤松弛、智力障碍和骨骼改变。Braham[1]早在 1969 年就首次报道了该综合征,这篇报道几乎完全被人们所忽略,直到 1974 年 Lenz 和 Majewski[8]再次发现了本病。Macpherson 等[9]在同年也报道了 1 例该病患者。1983 年 Gorlin 和

Whitley[5]在综述中小结了 11 例该综合征患者的特点。此外,Elefant 等[4]、Hood[6]、Chrzanowska 等[2]、Saraiva 等[12]和 Wattanasirichaigoon 等[13]学者也报道了一些其他典型病例。Dateki 等[3]描述了 1 位病情较轻的患者,由于缺乏分子遗传学证据,很难确定该患者是否为真正的 Lenz-Majewski 综合征。然而,这篇报道使该综合征临床表现形式的范围较之前的有所增加。

颅面部表现:头部不成比例地增大,囟门宽大,骨缝闭合延迟且明显增宽(图 10-53)。头部的尺寸与缩短的躯干和四肢形成强烈的对比。静脉突出,头皮静脉表现尤为明显。双耳异常增大且松弛下垂。后鼻孔闭锁或狭窄和鼻泪管阻塞是非常常见的症状。有 1 例儿童还伴有腭裂和面神经麻痹[13]。

肌肉骨骼表现:手指极其短小(图 10-53B)。

腹股沟疝是常见症状。手指和足趾异常柔韧,可能有广泛的肌张力低下。X线特征包括颅骨(颅底最为明显)、面骨和脊椎骨的进行性硬化(图10-53C、D),锁骨和肋骨增宽(图10-53E),中节指骨短或缺如(图10-53F),长骨骨干形状欠佳,中段骨皮质增厚,但干骺端和骨骺出现显著的骨发育不全[8](图10-53G)。总之,骨骼发育成熟度迟滞。

泌尿生殖系统:隐睾在男性患者中是较为一致的表现。也可出现尿道下裂和/或阴茎下弯畸形[7,11]。肛门位置前移。

中枢神经系统:所有的儿童患者均有智力低下,IQ值波动在20~40之间。有患者的胼胝体缺如的报道[12]。1例患儿发展为脑积水[13]。

皮肤系统:皮肤菲薄、松弛、出现皱纹和萎缩。静脉突出,尤其是头皮静脉更为显著,皮肤呈大理石样改变[5]。手指近端指间经常会出现蹼状物[5]。

听觉系统:通常为感音神经性听力损失,但未很好记录。

实验室检查:一些患者的碱性磷酸酶水平升高[5,11],但意义不明。

遗传:所有患者都为独立发病,父亲多为高龄[5]。染色体检查并无异常。遗传倾向为常染色体显性遗传,每个患者代表一个新的突变。Nishimura等[10]报道了1位有相似表现的儿童,但缺乏骨干骨质增生的表现,此外还伴有近端指关节粘连。

诊断:从X线检查来看,容易被误认为Lenz-Majewski综合征的疾病是颅骨干骺端发育不良和颅骨骨干发育不良。1名儿童被误诊为Camurati-Engelmann综合征[1]。

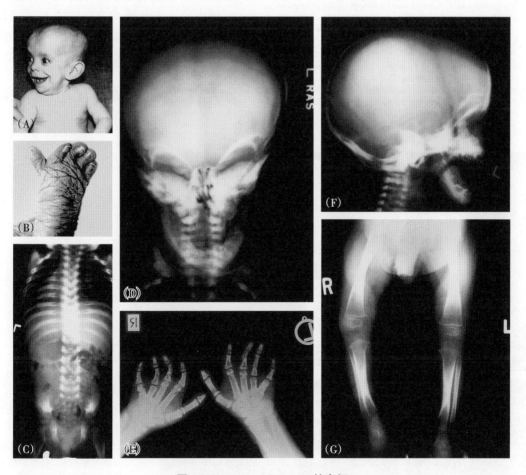

图 10-53 Lenz-Majewski 综合征

(A)头部不成比例地增大。皮肤菲薄萎缩,浅表静脉突出。(B)手指短小,皮肤松弛、皱纹增多、萎缩,部分并指。(C)肋骨增宽、硬化,内侧段透亮,椎体片状硬化灶,髂骨和坐骨中部出现硬化。(D,F)颅骨增厚,颅底、眶缘、蝶骨和下颌骨密度增高,前囟明显增宽。(E)手指缩短,中节指骨缺失,第4~5掌骨融合,先天性指侧弯。(G)长骨骨骺显示出明显的骨质疏松,中段透亮,呈喇叭状拉长。骨干缩短出现硬化,骨皮质增厚,骨髓腔缩小

小结:本病特征包括:①遗传特征不明;②大头;③皮肤松弛和静脉突出;④进行性颅骨硬化;⑤智力障碍;⑥听力损失,可能为感音神经性听力损失。

参考文献

1. Braham RL. Multiple congenital abnormalities with diaphyseal dysplasia (Camurati-Engelmann's syndrome). *Oral Surg.* 1969;27:20–26.
2. Chrzanowska KH et al. Skeletal dysplasia syndrome with progeroid appearance, characteristic facial and limb anomalies, multiple synostoses, and distinct skeletal changes: a variant example of the Lenz-Majewski syndrome. *Am J Med Genet.* 1989;32:470–474.
3. Dateki S et al. A Japanese patient with a mild Lenz-Majewski syndrome. *J Hum Genet.* 2007;52:686–689.
4. Elefant E et al. Acrogeria: a case report. *Ann Paediatr.* 1965;204:273–280.
5. Gorlin RJ, Whitley CB. Lenz-Majewski syndrome. *Radiology.* 1983;149:129–131.
6. Hood OJ et al. Cutis laxa with craniofacial, limb, genital and brain defects. *J Clin Dysmorphol.* 1984;2(4):23–26.
7. Kaye CI et al. Cutis laxa, skeletal anomalies, and ambiguous genitalia. *Am J Dis Child.* 1974;127:115–117.
8. Lenz WD, Majewski F. A generalized disorder of the connective tissues with progeria, choanal atresia, symphalangism, hypoplasia of dentine and cranio-diaphyseal hypostosis. *Birth Defects.* 1974;10(12):133–136.
9. Macpherson RI. Craniodiaphyseal dysplasia, a disease or group of diseases. *J Can Assoc Radiol.* 1974;25:22–23 (case 3).
10. Nishimura G et al. Craniotubular dysplasia with severe postnatal growth retardation, mental retardation, ectodermal dysplasia, and loose skin: Lenz-Majewski-like syndrome. *Am J Med Genet.* 1997;71:87–92.
11. Robinow M et al. The Lenz-Majewski hyperostotic dwarfism: a syndrome of multiple congenital anomalies, mental retardation, and progressive skeletal sclerosis. *J Pediatr.* 1977;91:417–421.
12. Saraiva JM. Dysgenesis of corpus callosum in Lenz-Majewski hyperostotic dwarfism. *Am J Med Genet.* 2000;91:198–200.
13. Wattanasirichaigoon D et al. Expanding the phenotypic spectrum of Lenz-Majewski syndrome: facial palsy, cleft palate and hydrocephalus. *Clin Dysmorphol.* 2004;13:137–142.

颅骨骨质增生与混合性听力损失
cranial hyperostosis and mixed hearing loss

Moesker 和 Tange[3]报道了一对来自库拉索岛的母女,表现出颅骨骨质增生和传导性听力损失。随后,Manni 等[1,2]描述了可能相同的疾病。

临床表现:头围增大(可达 63cm)。鼻梁增宽,下颌稍有前突。在这个家系中除了听力损失,并无其他脑神经受累的表现[3]。然而在其他病例中[1,2],童年晚期就出现第 I、II、VII、VIII 对脑神经不同程度受累的表现,面神经麻痹出现最早,大多数病例面瘫症状可出现缓解与复发反复发作。

X 线检查:颅骨增厚明显,其他骨骼发育基

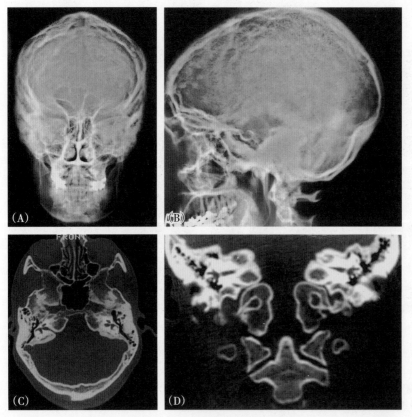

图 10-54　颅骨骨质增生与混合性听力损失

(A,B)注意颅骨和颅底骨质明显增厚,鼻窦气化正常,下颌骨发育正常。(C)中耳听小骨层面轴位 CT 平扫显示颅底骨质大面积过度生长,右侧内听道狭窄。(D)冠状位 CT 扫描显示颅底骨质增生和内听道狭窄

[(A~C)引自:JJ Manni.et al.,N Engl J Med 1990;322:450;(D)引自:JJ Manni.et al., Acta Otolaryngol(stockh)1992;112:75.]

本正常(图 10-54A、B)。骨质增生和骨质硬化呈进行性发展。内耳道显著狭窄(图 10-54C)。

听觉系统:从童年晚期就发现双耳对称的混合性听力损失。听小骨增厚,锤骨和砧骨固定(图 10-54C、D)。在 1 个家族中,冷热反应减弱。前庭功能检查和听性脑干诱发电位显示神经功能异常[2]。

实验室检查:碱性磷酸酶略高于正常。

遗传:明确的常染色体显性遗传[1-3]。

参考文献

1. Manni JJ et al. Hyperostosis cranialis interna. A new hereditary syndrome with cranial nerve entrapment. *N Engl J Med*. 1990;332: 450–454.
2. Manni JJ et al. Eighth cranial nerve dysfunction in hyperostosis cranialis interna. *Acta Otolaryngol (Stockh)*. 1992;112:75–82.
3. Moesker WH, Tange RA. Cranial hyperostosis and hearing loss (a new syndrome?). *J Laryngol Otol*. 1986;100:1187–1193.

Grebe 样软骨发育不全和混合性听力损失
Grebe-like chondrodysplasia and mixed hearing loss

1986 年,Teebi 等描述了 2 例无血缘关系的患者[3],表现为严重的、非致命性的短肢骨发育不良。在此之前,Romeo 等[1,2]对 1 位患者做过简要的描述。

该病的特点为:圆脸、额部突出、眼距过宽、鼻梁塌陷、鼻尖呈球形及睑裂下斜。1 例患者伴有黏膜下腭裂(图 10-55A)。

骨骼变化包括肱骨缩短、小腿和前臂缩短畸形及手指和足趾不对称的缩短和变形。影像学检查示肋骨不规则,椎体轻度不规则,肱骨缩短变形,手和足的管状骨发育异常,胫骨和腓骨缩

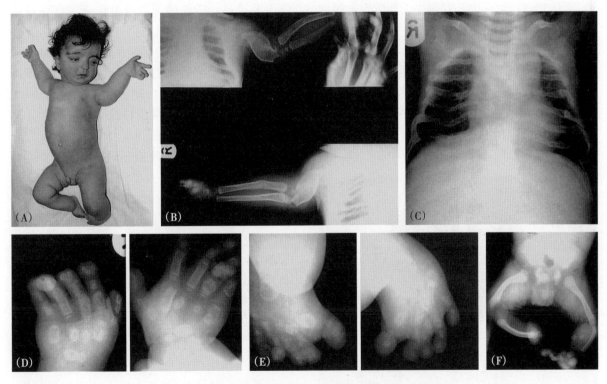

图 10-55　Grebe 样软骨发育不全和混合性听力损失
(A)面部异常,睑裂下斜。(B)肱骨缩短,桡骨和尺骨缩短。(C)肋骨不规则。(D,E)手部和脚部管状骨的反常发育。(F)胫骨和腓骨发育不良
[引自:AS Teebi,Hum Genet 1986;74:386]

短且发育不良（图 10-55B~F）。

2 名患者均表现为中度至重度的混合性听力损失。

大体表现上与 II 型耳腭指综合征有相似之处。

参考文献

1. Romeo G et al. Grebe chondrodysplasia and similar forms of severe short-limbed dwarfism. *Birth Defects*. 1977;13(3C):105–115, (case 3).
2. Romeo G et al. Heterogeneity of non-lethal severe short-limbed dwarfism. *J Pediatr*. 1977;91:918–923.
3. Teebi AS et al. Severe short-limb dwarfism resembling Grebe chondrodysplasia. *Hum Genet*. 1986;74:386–390.

鼻骨发育不良、手挛缩和感音神经性听力损失
nasal bone hypoplasia, hand contractures, and sensorineural hearing loss

1977 年，Bogard 和 Lieber[2]简要描述了一家三代中 3 位男性患者出现鼻骨发育不良，示指、中指和环指挛缩以及双侧先天性感音神经性听力损失（图 10-56）。Sommer 等[3]后来报道了一对母女，她们的表现与上述症状相似。Sommer 等报道的家系随后被发现存在与一位 3 型 Waardenburg 综合征患者[1]相同的 *PAX3* 基因突变。Bogard 和 Lieber[2]也报道了一个存在 *PAX3* 突变基因的高度相似的家系。

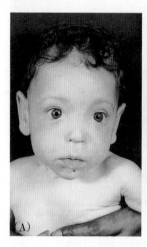
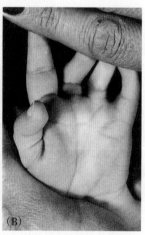

图 10-56 鼻骨发育不良、手挛缩和感音神经性听力损失

（A，B）鼻骨发育不良的儿童，表现出鼻翼发育不明显，示指、中指和环指挛缩以及先天性双侧感音神经性听力损失

[E Lieber，New Hyde Park，New York 供图]

参考文献

1. Asher JH Jr et al. Missense mutation in the paired domain of *PAX3* causes craniofacial-deafness-hand syndrome. *Hum Mutat*. 1996; 7:30–35.
2. Bogard B, Lieber E. Males with deafness, nasal bone abnormalities and hand contractures in three generations. *Birth Defects*. 1977; 13(3C):226.
3. Sommer A et al. Previously undescribed syndrome of craniofacial, hand anomalies, and sensorineural deafness. *Am J Med Genet*. 1983; 15:71–77.

Fine-Lubinsky 综合征
短头畸形、白内障、智力障碍和感音神经性听力损失
brachycephaly, cataracts, intellectual disability, and sensorineural hearing loss (Fine-Lubinsky syndrome)

1993 年，Suthers 等[9]报道了 1 例特征性的男性综合征患者，表现为短头畸形、白内障、智力障碍和感音神经性听力损失。面部特征是短头、额骨突出、面部扁平、眼眶浅、轻度眼距过宽、长睫毛及小鼻。听性脑干诱发电位证实存在双侧重度感音神经性听力损失。

影像学检查结果包括颅缝早闭、脑积水和继发于输尿管堵塞所致的肾积水，但肾功能正常。同时发现有中央核性白内障。其他表现还有短颈、漏斗胸、小指先天性指屈曲以及阴囊包绕阴茎。

在针对鉴别诊断的讨论中，Suthers 等[9]提到 Fine 和 Lubinsky[3]曾报道过 1 例男性儿童，具有三叶草状颅骨、智力障碍、脑积水、白内障、小口和听力损失的表现，此外还伴有严重的生长停滞。Preus 等[7]描述了 1 位有相似特点的儿童患者，包括脸部轮廓扁平、小口、黏膜下腭裂、感音神经性听力损失和先天性指（趾）侧弯。Ayme 和 Philip[1]描述的 1 位儿童患者与 Preus 等[7]描述的患者有着相似的表现，尽管所报道的这 4 名儿童在表现上有些差异，但仍然被认为患相同的疾病。所有患者的共同点是颅骨形状的异常随时间推移而加重、小口畸形、听力损失、中枢神经系统发育异常、肌张力低下和生殖器异常。Nakane 等[6]和 Corona-Rivera 等[2]各自描述了 1 位没有颅缝早闭的男性儿童仍然被认为是 Fine-Lubinsky 综合征。Schoner 等[8]报道了 1 个在胎儿期就诊断为该病的病例；Gripp 等也报道过几例患者[4]（虽然 Corona-Rivera 等认为这些儿童

所患的是不同的疾病）。Holder 等[5]报道了一对被诊断为 Fine-Lubinsky 综合征的兄妹。所有这些病例都为散发发病。虽然有可能是常染色体隐性遗传，但常染色体显性遗传（Holder 等报道的家系有性腺镶嵌现象）或 DNA 微缺失或微复制的情况也不能排除。

参考文献

1. Ayme S, Philip N. Fine-Lubinsky syndrome: a fourth patient with brachycephaly, deafness, cataract, microstomia and mental retardation. *Clin Dysmorphol*. 1996;5:55–60.
2. Corona-Rivera JR et al. Further clinical delineation of Fine-Lubinsky syndrome. *Am J Med Genet*. 2009;149A;1070–1075.
3. Fine BA, Lubinsky M. Craniofacial and CNS anomalies with body asymmetry, severe retardation, and other malformations. *J Clin Dysmorphol*. 1983;1(4):6–9.
4. Gripp KW et al. Apparently new syndrome of congenital cataracts, sensorineural deafness, Down syndrome–like facial appearance, short stature, and mental retardation. *Am J Med Genet*. 1996;61:382–386.
5. Holder AM et al. Fine-Lubinsky syndrome: sibling pair suggests possible autosomal-recessive inheritance. *Am J Med Genet*. 2007;143A:2576–2580.
6. Nakane T et al. A variant of Fine-Lubinsky syndrome: a Japanese boy with profound deafness, cataracts, mental retardation, and brachycephaly without craniosynostosis. *Clin Dysmorphol*. 2002;11:195–198.
7. Preus M et al. Case report 117: Sensorineural hearing loss, small facial features, submucous cleft palate, and myoclonic seizures. *J Clin Dysmorphol*. 1984;2:30–31.
8. Schoner K et al. Fetal manifestation of the Fine-Lubinsky syndrome. Brachycephaly, deafness, cataract, microstomia and mental retardation syndrome complicated by Pierre-Robin anomaly and polyhydramnios. *Fetal Diagn Ther*. 2008;23:228–232.
9. Suthers GK et al. A distinctive syndrome of brachycephaly, deafness, cataracts, and mental retardation. *Clin Dysmorphol*. 1993;2:342–345.

淋巴水肿-淋巴管扩张-智力障碍（Hennekam）综合征
lymphedema-lymphangiectasia-intellectual disability (Hennekam) syndrome

1989 年，Hennekam 等[5]描述了一个同时患有淋巴水肿、肠淋巴管扩张、轻度面部畸形和智力障碍的近亲婚育家系。随后又有其他一些患者被相继报道[1-4,6-12]，Van Balkom 等[11]将所有这些病例加以综述。淋巴水肿是先天性的，可发生在面部和/或四肢。淋巴管扩张几乎总是累及肠道，但也可累及其他器官（如胸膜和心包）。基本病因被认为是淋巴系统发育异常[11]。脸部扁平、扁而宽的鼻梁以及眼距过宽几乎是稳定一致的表现。其余的面部特征还包括牙齿畸形、小口、耳畸形（包括 1 位患者的副耳[11]）和颅缝早闭[2]。还可出现各种骨骼畸形，一些患者有漏斗胸、喉狭窄、马蹄内翻足和远节指骨发育不良（图 10-57）。第 2、3、4 指（趾）皮肤并指并趾畸形现象也曾有报道。癫痫发作约占 33%。认知能力从正常到重度认知障碍不等。听力损失未被详细描述，但是 Van Balkom 等[11]在综述中的分析，24 例患者中有 4 例有不同程度的听力损失。遗传特征为常染色体隐性遗传。

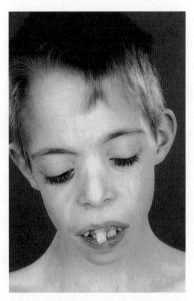

图 10-57　Hennekam 综合征

脸部扁平、鼻梁扁平、人中平滑和牙齿畸形

［引自：IDC VanBalkom，Am J Med Genet 2002；112：415，经 John Wiley&Sons 公司的子公司 Wiley-Liss 公司许可再次印刷］

参考文献

1. Angle B, Hersh JH. Expansion of the phenotype in Hennekam syndrome: a case with new manifestations. *Am J Med Genet*. 1997;71:211–214.
2. Cormier-Daire V et al. Craniosynostosis and kidney malformations in a case of Hennekam syndrome. *Am J Med Genet*. 1995;57:66–68.
3. Erkan et al. Syndrome de Hennekam. *Arch Pediatr*. 1998;5: 1344–1346.
4. Gabrielli O et al. Intestinal lymphangiectasia, lymphedema, mental retardation, and typical face: confirmation of the Hennekam syndrome. *Am J Med Genet*. 1991;40:244–247.
5. Hennekam RCM et al. Autosomal-recessive intestinal lymphangiectasia and lymphedema, with facial anomalies and mental retardation. *Am J Med Genet*. 1989;34:593–600.
6. Huppke P et al. Two brothers with Hennekam syndrome and cerebral abnormalities. *Clin Dysmorphol*. 2000;9:21–24.
7. Rockson SG et al. Lymphoscintigraphic manifestations of Hennekam syndrome—a case report. *Angiology*. 1999;50:1017–1020.
8. Rosser E et al. Hennekam syndrome (autosomal-recessive intestinal lymphangiectasia and lymphedema with facial anomalies and mental retardation) in a preterm infant. Presented at the Ninth Manchester Birth Defects Conference, November 7–10, 2000, in Manchester, UK.

9. Scarcella A et al. Hennekam syndrome: two fatal cases in sisters. *Am J Med Genet.* 2000;93:181–183.
10. Sombolos KI et al. End-stage renal disease and hemodialysis in a patient with congenital lymphangiectsia and lymphedema. *Pediatr Nephrol.* 2001;16:151–153.
11. Van Balkom IDC et al. Lymphedema–lymphangiectasia–mental retardation (Hennekam) syndrome: a review. *Am J Med Genet.* 2002; 112:412–421.
12. Yasunaga M et al. Protein-losing gastroenteropathy with facial anomaly and growth retardation: a mild case of Hennekam syndrome. *Am J Med Genet.* 1993;45:477–480.

下肢淋巴水肿、血液异常和感音神经性听力损失
lymphedema of the lower limbs, hematological abnormalities, and sensorineural hearing loss

1979 年，Emberger 等[1]描述了一个综合征家系，包括 3 名同胞和其中一人的子女，均表现为下肢淋巴水肿、血液异常和先天性极重度感音神经性听力损失。

该家系中一人在 11 岁时被发现患有急性粒细胞白血病，另一人在 21 岁时出现贫血和粒细胞减少症，第三位患者在 3 岁时有过短暂的粒细胞减少症。

一患者约 4 岁，双足和小腿出现坚硬的淋巴水肿，另一同胞在 13 岁发病，还有一位患者的儿子在 3 岁时表现出淋巴水肿症状（图 10-58）。

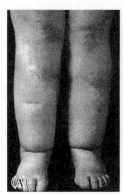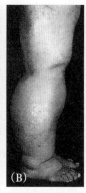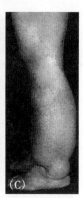

图 10-58　下肢淋巴水肿、血液异常和感音神经性听力损失

注意双下肢肿胀

［引自：Jm Emberger et al.，J Genet Hun 1979；27：237］

此外患者还出现反复发作的淋巴管炎，这些表现与 Meige 迟发型淋巴水肿非常相似。

所有患者均伴有先天性的极重度感音神经性听力损失。

可能是常染色体显性遗传，但不排除常染色隐性遗传的可能。

参考文献

1. Emberger JM et al. Sordi-mutité, lymphoedeme des membres inferieurs et anomalies hematologiques (leukose aigue, cytopenies) a transmission autosomique dominante. *J Génét Hum.* 1979; 27:237–245.

骨骼发育异常、上睑下垂和传导性听力损失
skeletal malformations, ptosis, and conductive hearing loss

1978 年，Jackson 和 Barr[1]报道了 2 名同胞姐妹，呈现特殊的面容、上睑下垂、骨骼发育异常和传导性听力损失等表现。眼睑明显下垂变薄，鼻细，呈夹捏状。

颅面部表现：面部异常，严重的上睑下垂、睑裂狭窄、中度内眦赘皮，鼻翼发育不全使鼻部变细呈夹捏状（图 10-59）。

骨骼系统：两姐妹都表现出髋内旋伴用足趾行走。前臂旋前旋后受限以及小指先天性指屈

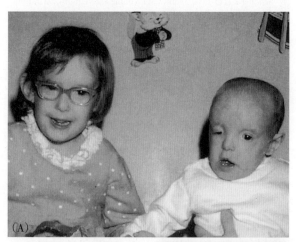

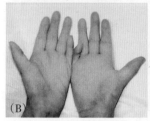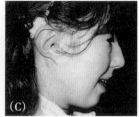

图 10-59　骨骼发育异常、上睑下垂和传导性听力损失

（A）患者上睑下垂，睑裂狭窄，鼻翼发育不良呈夹捏鼻。（B）小指先天性指屈曲。（C）术后扩大的外耳道口。耳郭形状异常

［L Jackson，Philadelphia，Pennsylvania 供图］

曲（图 10-59B）。

X 线检查：显示桡骨头半脱位。

听觉系统：耳郭形状异常（图 10-59C）。外耳道狭窄，上皮组织可向中耳生长，继发感染后可使听小骨受损。听力损失表现明显，手术探查时发现听小骨破坏。

遗传：2 名女性同胞患者的父母均正常，提示该病为常染色体隐性遗传。

参考文献

1. Jackson LG, Barr MA. Conductive deafness with ptosis and skeletal malformations in sibs: a probably autosomal-recessive disorder. *Birth Defects.* 1978;14(6B):199–204.

水平凝视麻痹、脊柱侧弯和感音神经性听力损失
Horizontal gaze palsy, scoliosis, and sensorineural hearing loss

1974 年，Dretakis 和 Kondoyannis[3]描述了来自 2 个家系的 5 名儿童患有水平凝视麻痹和脊柱侧弯。还有另外几个家系的报道[2-4]。

眼部表现：通常在出生后不久就发现眼球无法水平运动，但在个别病例中至儿童期才出现。

肌肉骨骼表现：短颈，脊柱侧弯大约出现在 4~5 岁，由于脊柱侧弯而出现躯干缩短。

听力学表现：只有 Riley 和 Swift[3]报道的病例中发现有感音神经性听力损失的表现。也可能是偶然现象。

遗传：所有患者均有父母血缘关系和多个同胞受累（1~4 例）。[1-4]。明显表现为常染色体隐性遗传。

参考文献

1. Dretakis EK, Kondoyannis PN. Congenital scoliosis associated with encephalopathy in five children of two families. *J Bone Joint Surg Am.* 1974;56:1747–1750.
2. Granat M et al. Familial infantile scoliosis associated with bilateral paralysis of conjugate gaze. *J Med Genet.* 1979;16:448–452.
3. Riley E, Swift M. Congenital horizontal gaze palsy and kyphoscoliosis in two brothers. *J Med Genet.* 1979;16:314–316.
4. Sharpe JA et al. Familial paralysis of horizontal gaze. *Neurology.* 1975;25:1035–1040.

肱桡尺骨融合和先天性感音神经性听力损失
humero-radio-ulnar synostosis and congenital sensorineural hearing loss

Shih 等[1]描述了肘关节呈 90° 屈曲的两姐妹（图 10-60A）。X 线证实双侧肱桡尺骨融合（图 10-60B）。其他骨骼异常包括肩胛骨发育不良、肩峰骨化中心分裂和锁骨缩短下垂（图 10-60C）。两姐妹都存在明显的先天性感音神经性听力损失。其父母非近亲结婚，可能为常染色体隐性遗传。

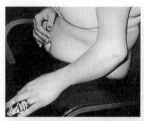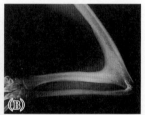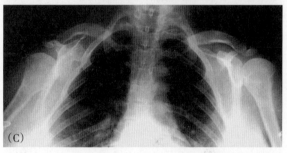

图 10-60　肱桡尺骨融合和先天性感音神经性听力损失
（A）两姐妹之一的肘部固定。（B）X 线显示肱桡尺骨融合。（C）注意肩胛骨发育不良、肩峰骨化中心分裂和锁骨缩短下垂
［引自：LY Shih et al., March of Dimes Birth Defects Conference. 1979］

参考文献

1. Shih LY et al. Deafness associated with humero-radio-ulnar synostosis. A new syndrome? March of Dimes Birth Defects Conference Proceedings, p. 211. June 24–27, 1979, Chicago.

中耳骨瘤
osteoma of the middle ear

中耳骨瘤非常罕见。在一篇 53 例颞骨外耳道骨瘤的综述中，无一例发生在中耳[3]。仅有个别报道中描述了发生在中耳的骨瘤[1,2,4,5]。Ombredanne[2] 和 Cremers[2] 曾报道了几例散

发病例。一般来说，中耳骨瘤并不一定会出现听力损失，但是有2位患者均出现了听力损失。Thomas[5]描述了一名10岁男性儿童和他6岁的妹妹患有中耳骨瘤。他们的父母和2名年长的同胞均正常。对这名男性儿童进行中耳探查手术时发现一个光滑的、基底较宽的骨瘤位于岩锥区域。肿瘤向前延伸与砧镫关节粘连。鼓膜正常，听力测试显示听力正常。妹妹也被发现有一个较小的、单侧骨瘤，听力在术后恢复正常。两兄妹都伴有分泌性中耳炎，可能是中耳内新骨形成的病因。未见其他相关家系报道。

参考文献

1. Barbosa VC et al. Osteoma of the middle ear. *Braz J Otorhinolaryngol.* 2007;73:719.
2. Cremers CWRJ. Osteoma of the middle ear. *J Laryngol Otol.* 1985; 99:383–386.
3. Denia A et al. Extracanalicular osteomas of the temporal bone. *Arch Otolaryngol.* 1979;105:706–709.
4. Ombredanne M. Ostéome exceptionnel de l'orielle moyenne. *Ann Otolaryngol (Paris).* 1966;83:433–436.
5. Thomas TR. Familial osteoma of the middle ear. *J Laryngol.* 1964; 78:805–807.

软骨生成障碍
Madelung 畸形, Leri-Weil 病
dyschondrosteosis（Madelung's deformity, Leri-Weil disease）

软骨生成障碍的特征是尺、桡骨远端和腕骨近端发育畸形以及中段骨发育不良[2,4]（图10-61）。Nassif 和 Harboyan[7]描述了有双侧40~50dB传导性听力损失的兄弟。DeLeenheer 等[3]报道了1例有20~35dB听力损失的患者。外耳道狭窄。锤骨缺如，残余砧骨与发育畸形的镫骨没有连接。有一侧鼓索神经无法辨认。有3名姐妹骨骼均有畸形但听力正常。

遗传方式为显性遗传。致病基因为*SHOX*[5]，定位于性染色体的假常染色体区[1,8]。Langer 型中段骨发育不良由纯合基因突变所致[6]。

参考文献

1. Belin V et al. *SHOX* mutations in dychondrosteosis (Leri-Weill sydrome). *Nat Genet.* 1998;19:67–69.
2. Dawe C et al. Clinical variation in dyschondrosteosis: a report on 13 individuals in 8 families. *J Bone Joint Surg Br.* 1982;64:377–381.
3. DeLeenheer EM et al. Congenital conductive hearing loss in dyschondrosteosis. *Ann Otol Rhinol Laryngol.* 2003;112:153–158.
4. Herdman RC et al. Dyschondrosteosis. *J Pediatr.* 1966;68:432–441.
5. Jackson LG. Dyschondrosteosis: clinical study of a sixth generation family. *Proc Greenwood Genet Ctr.* 1985;4:147–148.
6. Kunze J, Klemm T. Mesomelia dysplasia, type Langer—a homozygous state for dyschondrosteosis. *Eur J Pediatr.* 1980;134:269–272.
7. Nassif R, Harboyan G. Madelung's deformity with conductive hearing loss. *Arch Otolaryngol.* 1970;91:175–178.
8. Shears DJ et al. Mutation and deletion of the pseudoautosomalgene *SHOX* causes Levi-Weill dyschondrosteosis. *Nat Genet.* 1998; 19:70–73.

唇腭裂、骶骨脂肪瘤、赘生指错位和感音神经性听力损失
cleft lip and palate, sacral lipomas, misplaced supernumerary digits, and sensorineural hearing loss

1991年，Lowry 和 Yong[1]描述了2名中国兄弟，患有唇腭裂、骶骨脂肪瘤和极重度感音神经性听力损失。智力和生长发育正常。1993年RJ Gorlin 在爱荷华州爱荷华市见到1名相似症状的男性儿童患者。

2名男孩均表现为下肢不对称和功能性便秘。其中一位同胞伴有头皮局灶性皮肤发育不全，右足跟处生长1个多余足趾（图10-62），还有一个足趾附着于右侧大腿。另一名同胞髋关节脱位、骶前脊膜膨出和阴茎旋转缺陷。

极重度感音神经性听力损失的表现并没有其他解释。

遗传方式可能为常染色体隐性遗传或X连锁隐性遗传。也许与 Winter 和 Donnai[3]所描述的小鼠突变"解体"有某种关系，Robin 等[2]对此做过综述。

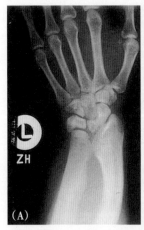
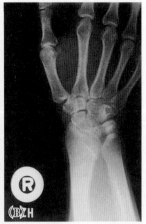

图10-61 软骨生成障碍（Madelung 畸形, Leri-Weil 病）（A，B）放射影像显示尺桡骨之间距离增大，弯曲变短。注意腕骨排列的改变
[引自：R Nassif and G Harboyan, Arch Otolaryngol 1970;91:175.]

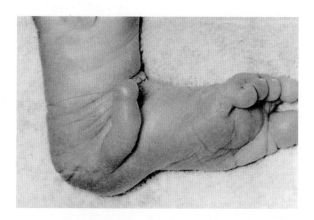

图 10-62　唇腭裂、骶骨脂肪瘤、赘生指错位和感音神经性听力损失

注意附着于足跟处的指状附属物

[RB Lowry，Calgary，Alberta 供图]

参考文献

1. Lowry RB, Yong SL. Cleft lip and palate, sensorineural deafness, and sacral lipoma in two brothers: a possible example of the disorganization mutant. *J Med Genet*. 1991;28:135–137.
2. Robin NH et al. Disorganisation in mice and humans and its relation to sporadic birth defects. *Am J Med Genet*. 1998;73:425–436.
3. Winter RM, Donnai D. A possible human homologue for the mouse mutant disorganization. *J Med Genet*. 1989;26:417–420.

Myhre 综合征、GOMBO 综合征
生长缺陷、智力障碍、全身肌肉肥大、关节活动受限、异常面容和混合性听力损失
growth deficiency, intellectual disability, generalized muscular hypertrophy, joint limitation, unusual facial appearance, and mixed hearing loss (Myhre syndrome, GOMBO syndrome)

1981 年，Myhre 等[6]描述了 2 名无亲属关系的男性综合征患者，表现为生长缺陷和智力障碍、异常面容、全身肌肉肥大、关节活动受限、骨骼畸形和混合性听力损失。Soljak 等[7]、Gracia-Cruz 等[4]、Farrell[3]、Whitedord 等[9]、Verloes 等[1,8]、Caputo 等[2]和 Le Goff 等[5]都报道过其他一些病例。Verloes 等[1,8]提出 Myhre 综合征与 GOMBO 综合征是相同的疾病，GOMBO 即生长迟缓（growth retardation）、眼部异常（ocular abnormalities）、小头畸形（microcephaly）、短指（brachydactyly）和智力缺陷（oligophrenia）的英文首字母缩写。

生长缺陷可发生在出生前和出生后。肌肉变得肥大，关节活动性降低，皮肤常常有增厚现象。面中部发育异常伴相对下颌前突（图 10-63）。睑裂狭小和人中短小较为明显。2 例患者伴有唇 /

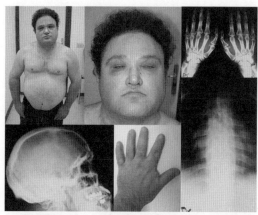

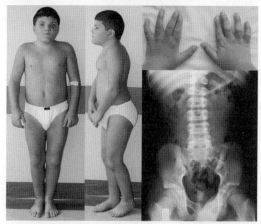

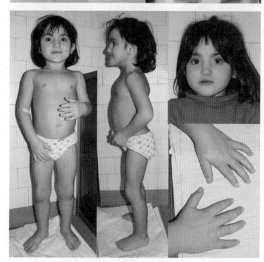

图 10-63　Myhre 综合征

图片显示独特的的面部特征，肌肉壮硕，关节僵硬和短指畸形。X 线显示颅骨增厚，椎弓根增大，椎体终板不规则，肋骨宽大，髂骨翼发育不全

[引自：V Caputo et al.，Am J Hun Genet 2012;90:161]

腭裂[4,5]。偶尔也会发现一些患者出现心脏缺陷（多表现为动脉导管未闭）、斜视、腭咽闭合不全、尿道下裂和隐睾。女性患者几乎都会出现月经初潮过早。

X线检查发现颅骨增厚（图10-63）。髂骨翼发育不全（呈香槟酒杯状）；肋骨宽阔。长、短管状骨都有不同程度的缩短（图10-63），椎弓根增大，椎骨体积增大略变平（图10-63）。骨龄常常推迟[5]。

混合性听力损失的程度为中度至重度[4,5]。在 Caputo 等报道的病例中，所有患者均出现听力损失，包括感音神经性、传导性或混合性[2]。但是 Soljak 等[6]报道的病例中并未提及听力损失。

Verloes 及其同事将 Myhre 综合征和 GOMBO 综合征结合起来[1,7,8]。最近才确定其病因为 SMAD4 基因杂合突变；因此 Myhre 综合征是由单个密码子突变导致的一种常染色体显性遗传病，[2,5]。

参考文献

1. Bottani A, Verloes A. Myhre-GOMBO syndrome: possible lumping of two "old" new syndromes? Am J Med Genet. 1995;59:523–524.
2. Caputo V et al. A restricted spectrum of mutations in the SMAD4 tumor-suppressor gene underlies Myhre syndrome. Am J Hum Genet. 2012;90:161–169.
3. Farrell SA. Microcephaly, markedly short stature, hearing loss, and developmental delay: extension of the phenotype of GOMBO syndrome? Am J Med Genet. 1997;72:18–23.
4. Garcia-Cruz D et al. The Myhre syndrome. Report of two cases. Clin Genet. 1993;44:203–207.
5. Le Goff C et al. Mutations at a single codon in Mad homology 2 domain of SMAD4 cause Myhre syndrome. Nat Genet. 2012;44:85–88.
6. Myhre SA et al. A new growth deficiency syndrome. Clin Genet. 1981;20:1–5.
7. Soljak MA et al. A new syndrome of short stature, joint limitation and muscle hypertrophy. Clin Genet. 1983;23:441–446.
8. Verloes A et al. GOMBO syndrome of growth retardation, ocular abnormalities, microcephaly, brachydactyly, and oligophrenia: a possible "new" recessively inherited MCA/MR syndrome. Am J Med Genet. 1989;32:15–18.
9. Whiteford ML et al. A new case of Myhre syndrome. Clin Dysmorphol. 2001;10:135–140.

脊柱 - 周围骨骼发育不良
spondyloperipheral dysplasia

1977 年，Kelly 等[1]描述了一种新的骨骼疾病，称之为"脊柱 - 周围骨骼发育不良"。随后 Sybert 等[3]、Vanek[4]和 Sorge 等[2]都对该病做过其他的报道。

颅面部表现：鼻中隔偏曲，可见"拳击者面容"，并可能由此引起鼻塞。

肌肉骨骼表现：身材矮小和双手短小较为明显。指骨末端略成球状。双足也有相似表现。胸部呈桶状。

X线检查结果包括广泛的脊椎扁平和胸椎后凸。胸椎和腰椎终板后部表现出较大的上下压痕，不伴有椎间隙高度的缺失。第3~5掌骨和远节指骨缩短导致短指。骨龄发育延迟。

听力学表现：在童年早期就可出现轻度感音神经性听力损失。1 例患者听力损失呈进行性加重，到成年后变为混合性听力损失。

遗传：遗传方式为常染色体显性遗传伴可变表现度。

参考文献

1. Kelly TE et al. An unusual familial spondyloepiphyseal dysplasia: spondyloperipheral dysplasia. Birth Defects. 1977;13(3B):149–165.
2. Sorge G et al. Spondyloperipheral dysplasia. Am J Med Genet. 1995;59:139–142.
3. Sybert VP et al. Variable expression in a dominantly inherited skeletal dysplasia with similarities to brachydactyly E and spondyloepiphyseal-spondyloperipheral dysplasia. Clin Genet. 1979;15:160–166.
4. Vanek J. Spondyloperipheral dysplasia. J Med Genet. 1983;20;117–121.

弓状胫骨、肘关节脱位、脊柱侧弯、小头畸形、白内障和感音神经性听力损失
bowed tibiae, dislocated elbows, scoliosis, microcephaly, cataract, and sensorineural hearing loss

Mégarbané 等[1]记录过 4 名同胞兄弟姐妹，患者有肘关节脱位、胫骨弓状弯曲和脊柱侧弯。所有患者均有小头畸形和智力障碍。一些患者还伴有上睑下垂。2 位患者出现白内障。智力障碍相对较轻。

听力损失多表现为感音神经性，听力损失约 40~55dB，无其他特征表现。

遗传方式为常染色体隐性遗传。

参考文献

1. Mégarbané A et al. Four sibs with dislocated elbows, bowed tibiae, scoliosis, deafness, cataract, microcephaly, and mental retardation. J Med Genet. 1998;35:755–758.

组织细胞增生症、关节挛缩和感音神经性听力损失

histiocytosis, joint contractures, and sensorineural hearing loss

Moynihan 等[1]描述了一个高度近亲婚育的巴基斯坦家系,其中 7 位患者出现了组织细胞增生症、关节挛缩和感音神经性听力损失。

组织细胞增生症:患者 3 岁时出现眼睑呈橡胶样肿胀。反复发作的水肿伴成长受阻,有全身性淋巴结病。

关节挛缩:青春期后出现进行性关节挛缩。

听力学表现:从 5~10 岁开始出现感音神经性听力损失,逐渐加重直至极重度听力损失。

其他发现:有人注意到患者有卵巢功能衰竭。

遗传:遗传特点为隐性遗传。致病基因定位于 11q25[1]。

实验室检查:活检显示伴浆细胞和一些嗜酸性粒细胞的组织细胞。还发现细胞沉降率加快和高丙种球蛋白血症。

参考文献

1. Moynihan LM et al. Autozygosity mapping, to chromosome 11q25, of a rare autosomal-recessive syndrome causing histiocytosis, joint contractures, and sensorineural deafness. *Am J Hum Genet.* 1998;62:1123–1128.

尾部附肢、指骨末端缩短、感音神经性听力损失、隐睾和智力障碍

caudal appendage, short terminal phalanges, sensorineural hearing loss, cryptorchidism, and intellectual disability

Lynch 等[1]记录了 2 名男性同胞(三胞胎的第三位是女性)。两男孩是同卵双生。他们均有身材矮小、指骨末端缩短、骶部附肢(图 10-64C)、智力障碍和感音神经性听力损失。上斜的睑裂和大口非常明显(图 10-64A、B)。

IQ 评分在 50~60 之间。

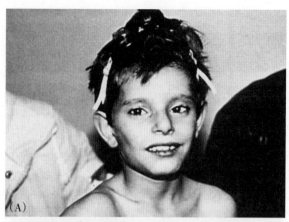
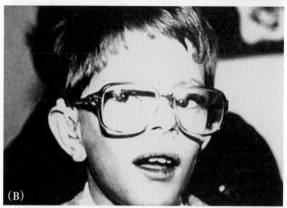
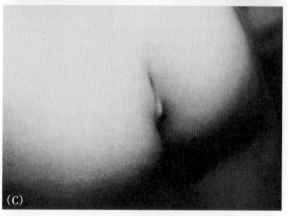

图 10-64　骶部附肢和其他畸形
(A,B)三角形脸型、长长的上斜的睑裂、大口和招风耳。(C)骶部附肢
[引自:S Lynch,Clin Dysmorphol 1994;3:341]

参考文献

1. Lynch SA et al. Caudal appendage, short terminal phalanges, deafness, crypt-orchidism, and mental retardation: a new syndrome? *Clin Dysmorphol.* 1994;3:340–346.

特殊面容、小头畸形、关节松弛和传导性听力损失
unusual face, microcephaly, joint laxity, and conductive hearing loss

1977年，Bartsocas 等[1]描述了2名轻度认知障碍的同胞男性和女性患者，他们是近亲结婚的后代。两人都有小头畸形、长鼻和小颌畸形（图10-65）。男孩伴有腭裂和脑膜膨出、阴茎下弯发育不良，以及阴囊型尿道下裂。两人都有关节松弛和膝外翻。拇指宽。两人的听力图显示程度不明的双侧传导性听力损失。可能为常染色体隐性遗传。

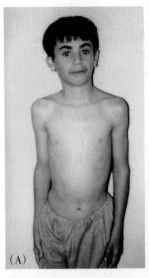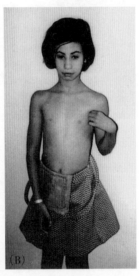

图10-65 特殊面容、小头畸形，关节松弛和传导性听力损失

(A,B)2名同胞轻度认知障碍，鼻稍长，眉毛浓。两人都有关节松弛、膝外翻和传导性听力损失

［引自：CS Bartsocas et al., Fifth International Conference on Birth Defects, Montreal, Canada, June 21-27, 1977. ］

参考文献

1. Bartsocas CS et al. A new syndrome of multiple congenital anom-

alies, partial deafness, and mental subnormality. Presented at the Fifth International Conference on Birth Defects, Montreal, June 21-27, 1977.

偶伴听力损失的常见综合征
common syndromes with occasional hearing loss

锁骨颅骨发育不良
cleidocranial dysplasia

锁骨颅骨发育不良是一个锁骨发育不良或缺失的综合征，同时还伴有不同类型的其他颅骨骨骼畸形（缝间骨，颅骨骨缝、囟门和耻骨联合闭合延迟，枕骨上软骨部分发育延迟，鼻窦发育不良，枕骨大孔前倾，斜坡向上变形，鼻骨缺如，额外牙及牙未萌出等）[11,20]（图10-66）。该综合征在其他地方已做过详细的论述[9]。颅骨和牙齿的发育在一些简短论文中也被提及过[12-15]。

听觉系统：一些病例由于存在外耳道向心性狭窄表现为传导性或混合性听力损失[2,3,5-7,10,18,19]。CT扫描显示听小骨发育畸形[5]、乳突气房缺如。Visosky 等[21]所报道的病例中出现明显的听力损失的患者占33%。

前庭系统：1项前庭功能检查[6]显示冷热刺激反应有所减弱，但是Føns[5]报道的病例中前庭功能正常。

遗传：证实为常染色体显性遗传[1]。大约30%患者可检出新的突变位点。

分子生物学研究：锁骨颅骨发育不良的基因定位于6p21[4,8,16]。CFBA1基因可控制前体细胞向成骨细胞分化[8,17]。基因型与表型的关系也曾被讨论过[22]。

诊断：锁骨颅骨发育不良的患者脸部和体格非常具有特点。短头畸形、额骨和顶骨隆起、未萌出牙及额外牙可出现在不同的疾病中。有关鉴别诊断详见 Gorlin 等的文章[9]。

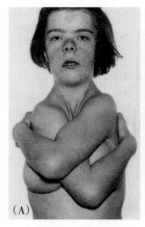
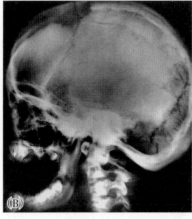
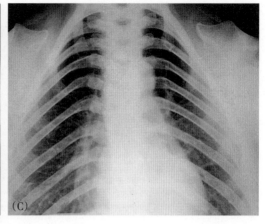

图 10-66　锁骨颅骨发育不良

(A) 13 岁女孩试图将肩部靠拢,额骨和顶骨隆起,眉间凹陷。(B)人字缝出现多个缝间骨,颅骨发育迟缓。前囟宽大尚未闭合。(C) X 线显示锁骨发育不全

[(A)引自:M Fons,Acta Otolaryngol(Stockh)1989;67:483;(B)引自:M Forland,Am J Med 1962;33:792]

参考文献

1. Chitayat D et al. Intrafamilial variability in cleidocranial dysplasia: a three-generation family. *Am J Med Genet.* 1992;42:298–302.
2. Das BC, Majumdar NK. An unusual case of congenital deafness associated with malformation of clavicle. *Calcutta Med J.* 1969;66:204–206.
3. Davis PL. Deafness and cleidocranial dysostosis. *Arch Otolaryngol.* 1954;59:602–603.
4. Feldman GJ et al. A gene for cleidocranial dysplasia maps to the short arm of chromosome 6. *Am J Hum Genet.* 1995;56:938–943.
5. Føns M. Ear malformations in cleidocranial dysostosis. *Acta Otolaryngol (Stockh).* 1969;67:483–489.
6. Forland M. Cleidocranial dysostosis. *Am J Med.* 1962;33:792–799.
7. Gay I. A case of dysostosis cleidocranialis with mixed deafness. *J Laryngol.* 1958;72:915–919.
8. Gelb BD et al. Genetic mapping of the cleidocranial dysplasia (CCD) locus on chromosome band 6p21 to include a microdeletion. *Am J Med Genet.* 1995;58:200–205.
9. Gorlin RJ et al. *Syndromes of the Head and Neck,* 4th ed. New York: Oxford University Press; 2001.
10. Hawkins HB et al. The association of cleidocranial dysostosis with hearing loss. *AJR Am J Roentgenol.* 1975;125:944–947.
11. Järvinen S. Cephalometric findings in three cases of cleidocranial dysostosis. *Am J Orthod.* 1981;79:184–191.
12. Jarvis JL, Keats TE. Cleidocranial dysostosis, a review of 40 new cases. *AJR Am J Roentgenol.* 1974;121:5–16.
13. Jensen BL, Kreiborg S. Development of the dentition in cleidocranial dysplasia. *J Oral Pathol Med.* 1990;19:89–93.
14. Jensen BL, Kreiborg S. Development of the skull in infants with cleidocranial dysplasia. *J Craniofac Genet Dev Biol.* 1993;13:89–97.
15. Jensen BL, Kreiborg S. Craniofacial abnormalities in 52 school-age and adult patients with cleidocranial dysplasia. *J Craniofac Genet Dev Biol.* 1993;13:98–108.
16. Mundlos S et al. Genetic mapping of cleidocranial dysplasia and incidence of a microdeletion in the family. *Hum Mol Genet.* 1995;4:71–75.
17. Mundlos S et al. Mutations involving the transcription factor *CBFA1* cause cleidocranial dysplasia. *Cell.* 1997;89:773–779.
18. Nager FR, DeReynier JP. Das Gehörorgan bei den angeborenen Kopfmissbildungen. *Pract Otorhinolaryngol (Basel).* 1948;10 (Suppl 2):43–59.
19. Pou JW. Congenital anomalies of the middle ear. *Laryngoscope.* 1971;81:831–839.
20. Tan KL, Tan LKA: Cleidocranial dysplasia in infancy. *Pediatr Radiol.* 1981;11:14–116.
21. Visosky AMB et al. Otolaryngological manifestations of cleidocranial dysplasia, concentrating on audiological findings. *Laryngoscope.* 2003;113:1509–1514.
22. Zhou G et al. *CBFA1* mutation analysis and functional correlation with phenotypic variability in cleidocranial dysplasia. *Hum Mol Genet.* 1999;8:2311–2316.

额鼻畸形
frontonasal malformation

额鼻畸形包括眼距增宽、鼻根宽、鼻尖缺损、前额中间的 V 形发际线,和前颅隐性颅裂(图 10-67)。可同时伴有颅内和颅外缺损。额鼻畸形有病因学和病理基因学异质性。Antoneli 等[1]发现额鼻畸形患者父母亲中 25% 有听力损失。传导性听力损失更常见,可能与合并腭裂有关[1-3,5],

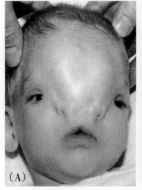
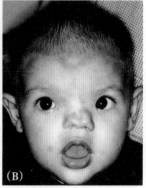

图 10-67　额鼻畸形

(A、B)颜面部明显变异,从重度至轻度度不等。左侧患儿可见眼距过宽、额部隆起、上唇轻度假性唇裂和鼻孔分离。右侧患儿上述畸形程度较轻

但 Roizenblatt 等[4]报道 1 例额鼻畸形合并重度感音神经性听力损失。因此,每个额鼻畸形患者都有必要进行听力学评估。

参考文献

1. Antoneli MZ et al. Frontonasal dysplasia: clinical evaluation on audiological and brainstem electrophysiological profiles. *Braz J Otorhinolaryngol.* 2011;77:611–615.
2. Gaard RA. Ocular hypertelorism of Greig: a congenital craniofacial deformity. *Am J Orthod.* 1961;47:205 (case 2).
3. Gorlin RJ et al. *Syndromes of the Head and Neck*, 4th ed. New York: Oxford University Press; 2001.
4. Roizenblatt J et al. Median cleft face syndrome or frontonasal dysplasia: a case report with associated kidney malformation. *J Pediatr Ophthalmol.* 1979;16:16–20.
5. Sedano HO, Gorlin RJ. Frontonasal malformation as a field defect and in syndromal associations. *Oral Surg.* 1988;65:704–710.

Larsen 综合征
Larsen syndrome

Larsen 综合征特征性表现为面部扁平、多发性先天性关节脱位、足位置异常,常常有腭裂(图10-68A~F)。

听觉系统:至少 20% 患者有听力损失,可能为传导性[4,6,10]、混合性[12]或感音神经性[11]。听力损失主要发生在常染色体显性遗传患者中,由 FLNB 基因突变引起。有报道砧镫关节异常和镫骨足板固定[10],锤骨、砧骨和镫骨足板畸形或脱位也有报道[6,7]。Renault 等[11]描述一家系合并听力损失和视网膜发育不良。Ventruto 等[13]报道一家系中听力损失也可单独被遗传。令人惊讶的是,据报道听力损失并不多见,而至少 25% 患者有腭裂。

遗传:多个家系中表现为常染色体显性遗传,但是也存在常染色体隐性遗传方式,具有遗传异质性。

分子生物学研究:显性遗传的致病基因定位于 3p21.1-p14.1[14],最终发现是位于 3p14.1 的细丝蛋白 B(FLNB)基因[2,8]。也有子女患病而父母表型正常的报道,可能是由于性腺镶嵌现象。然而,在印度洋 La Réunion 岛上发现了 1 个真正的隐性遗传方式的家系[3,9],虽然其基因缺陷未知。有一些病例,β-1,3-葡糖苷酸基转移酶 3(B3GAT3)基因纯合突变[1]或糖类磺基转移酶 3(CHST3)基因纯合突变[5]导致了常染色体隐性遗传 Larsen 综合征[1]。听力损失在常染色体隐性遗传方式中病例未见报道。另外,在 B3GAT3 突变中,常发生先天性心脏缺损[1];在 CHST3 突变中,胸-腰椎发育不全也常常发生[3]。

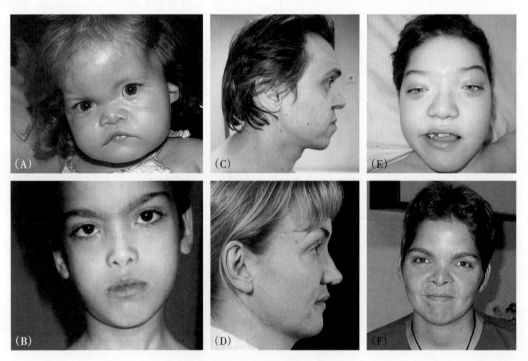

图 10-68 Larsen 综合征

显示面部轮廓扁平,图(A)更显著

[引自:S Bicknell et al.J Med Genet 2007;44:89.]

参考文献

1. Baasanjav S et al. Faulty initiation of proteoglycan synthesis causes cardiac and joint defects. *Am J Hum Genet.* 2011;89;15–27.
2. Bicknell LS et al. A molecular and clinical study of Larsen syndrome caused by mutations in *FLNB. J Med Genet.* 2007;44:89–98.
3. Bonaventure J et al. Linkage studies of four fibrillar collagen genes in three pedigrees with Larsen-like syndrome. *J Med Genet.* 1992;29:465–470.
4. Herrmann J et al. The association of a hearing deficit with Larsen's syndrome. *J Otolaryngol.* 1981;10:45–48.
5. Hermanns P et al. Congenital dislocations caused by carbohydrate sulfotransferase 3 deficiency in recessive Larsen syndrome and humero-spinal dysostosis. *Am J Hum Genet.* 2008;82:1368–1374.
6. Horn KL et al. Stapedectomy in Larsen's syndrome. *Am J Otol.* 1990;11:205–206.
7. Kaga K et al. Temporal bone pathology of two infants with Larsen's syndrome. *Int J Pediatr Otorhinolaryngol.* 1991;22:257–268.
8. Krakow D et al. Mutations in the gene encoding filamin B disrupt vertebral segmentation, joint formation and skeletogenesis. *Nat Genet.* 2004;36:405–410.
9. Laville JM et al. Larsen's syndrome: review of the literature and analysis of thirty-eight cases. *J Pediatr Orthop.* 1994;14:63–73.
10. Maack RW, Muntz HR. Ossicular abnormality in Larsen's syndrome. *Am J Otolaryngol.* 1991;12:51–53.
11. Renault F et al. Le syndrome de Larsen: Aspects cliniques et génétiques. *Arch Fr Pédiatr.* 1982;39:35–38.
12. Stanley CS et al. Mixed hearing loss in Larsen syndrome. *Clin Genet.* 1988;33:395–398.
13. Ventruto V et al. Larsen syndrome in two generations of an Italian family. *J Med Genet.* 1976;13:538–539.
14. Vujic M et al. Localization of a gene for autosomal-dominant Larsen syndrome to chromosome region 3p21.1–14.1 in the proximity of, but distant from, the *COL7A1* locus. *Am J Med Genet.* 1995;57:1104–1113.

Fanconi 全血细胞减少综合征
Fanconi pancytopenia syndrome

Fanconi 全血细胞减少综合征包括全血细胞减少、身材矮小、片状的皮肤黑色素沉着和各种畸形（小头畸形、斜视、肾发育不良、拇指或桡骨发育不全或不发育，或复拇畸形）。骨髓象示细胞减少。尽管偶见先天性，最初发生在儿童和青年中的全血细胞减少因为出血或感染，往往是致命的。而且恶性肿瘤发生率也会增高，包括白血病、鳞状细胞癌、肝细胞癌。Giampietro 等[4]发表了 1 篇关于范科尼综合征临床表现的优秀的综述。成纤维细胞培养显示染色体不稳定性发生率高（破裂、成环、核内复制）。Fanconi 全血细胞减少综合征常有胎儿血红蛋白水平增高。

听力损失在 Fanconi 全血细胞减少综合征中占 5%~15%[2,3,6,7,10]，其中耳郭畸形约占 5%[6-8,11]。可有外耳道闭锁[5,6,10,11]和听骨链融合或畸形[9]。部分听力损失患者没有明显的耳部畸形[6]。Harada 等[6]对耳郭和听力改变做了深入研究。在 Fanconi 全血细胞减少综合征中也有内

耳改变的描述。遗传方式是常染色体隐性遗传，目前为止，15 种不同致病基因被发现[1]。若个体伴有各种严重畸形可能会被误诊为 VACTERL 联合征。

参考文献

1. Crossan GP, Patel KJ. The Fanconi anaemia pathway orchestrates incisions at sites of crosslinked DNA. *J Pathol.* 2012;226:326–337.
2. Dawson JP. Congenital pancytopenia associated with multiple congenital anomalies (Fanconi type). *Pediatrics.* 1955;15:325–333.
3. Esparza A, Thompson WR. Familial hyperplastic anemia with multiple congenital anomalies (Fanconi's syndrome). *Rhode Island Med J.* 1966;49:103–110.
4. Giampietro PF et al. The need for more accurate and timely diagnosis in Fanconi anemia: a report from the International Fanconi Anemia Registry. *Pediatrics.* 1993;91:1116–1120.
5. Goldstein LR. Hypoplastic anemia with multiple congenital anomalies (Fanconi syndrome). *Am J Dis Child.* 1955;89:618–622.
6. Harada T et al. Temporal bone histopathologic features in Fanconi's anemia syndrome. *Arch Otolaryngol.* 1980;106:275–279.
7. Jeune M et al. Pancytopenia constitutionelle avec malformations (anemie de Fanconi). *Pédiatrie.* 1958;13:543–570.
8. Jones R. Fanconi anemia: simultaneous onset of symptoms in two siblings. *J Pediatr.* 1976;88:152.
9. McDonough ER. Fanconi anemia syndrome. *Arch Otolaryngol.* 1970;92:284–285.
10. Nilsson LR. Chronic pancytopenia with multiple congenital anomalies (Fanconi's anemia). *Acta Paediatr.* 1960;49:518–529.
11. Prindull G. Fanconi's anemia. *Z Kinderheilkd.* 1975;120:37–49.

毛发鼻指骨综合征
trichorhinophalangeal syndrome

毛发鼻指骨综合征是以先天性指侧弯、锥形骨骺、头发细而稀疏、球形鼻伴无鼻翼、招风耳和不同程度的生长迟缓为特征（图 10-69）。Ⅰ型已在多个家系中报道，表现为常染色体显性遗传。Ⅱ型（Langer-Giedion 综合征）表现为 3~5 岁出现多发软骨外生骨疣，常有智力障碍，轻微的小头畸形，婴儿期皮肤松弛冗余和关节松弛。Ⅰ型是由 TRPS1 基因突变引起，其功能是一种编码锌指蛋白转录因子[3]。Ⅱ型更严重，是 8q24.1 微缺失综合征[2]，包括 TRPS1 基因和外生骨疣 1（EXT1）基因。在一些Ⅱ型病例中有听力损失的报道，但是听力损失的频率、发病年龄、严重程度均无详细记录[1]。Oorthuys 和 Beemer[4]发现患者有 60~80dB 感音神经性听力损失。Vantrappen 等[6]、Shin 和 Chang[5]都报道了患者轻度至中度传导性听力损失。RJ Gorlin 检查发现（未发表，1992 年）1 例Ⅱ型患者表现为中度至重度进行性双侧混合性听力损失。

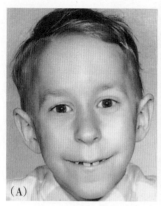
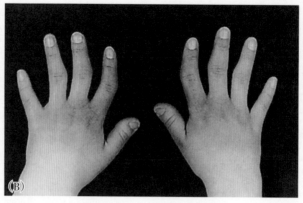
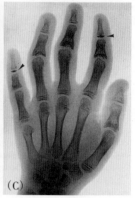

图 10-69　毛发鼻指骨综合征

（A）典型面部特征：高前额、头发细、无鼻翼。（B）先天性指侧弯。（C）大量锥形的骨骺，第 5 掌骨短，箭头所指象牙一般坚硬的骨骺

[（C）A Giedion，Zurich，Swtizerland 供图]

参考文献

1. Hall BD et al. Langer-Giedion syndrome. *Birth Defects*. 1974;10(12): 147–164.
2. Lüdecke H-J et al. Molecular definition of the shortest region of deletion overlap in the Langer-Giedion syndrome. *Am J Hum Genet*. 1991;49:1197–1206.
3. Momeni P et al. Mutations in a new gene, encoding a zinc-finger protein, cause tricho-rhino-phalangeal syndrome type I. *Nat Genet*. 2000;24:71–74.
4. Oorthuys JWE, Beemer FA. The Langer-Giedion syndrome (tricho-rhino-phalangeal syndrome, type II). *Eur J Pediatr*. 1979;132: 55–59.
5. Shin HT, Chang MW. Trichorhinophalangeal syndrome, type II (Langer-Giedion syndrome). *Dermatol Online*. 2001;7:8.
6. Vantrappen G et al. Conductive hearing loss in the tricho-rhino-phalangeal syndrome (TRPII) or in the Langer-Giedion syndrome. *Am J Med Genet*. 1997;72:372–373.

Coffin-Lowry 综合征
Coffin-Lowry syndrome

Coffin 等[2]和 Lowry 等[17]分别于 1966 年和 1971 年报道了智力障碍、生长迟缓、特征性颜面部改变、手指大而柔软伴远端手指逐渐变细和各种骨骼异常的患者，目前已有超过 100 例病例报道[4,6]。Hunter 和 Abidi[15]发表了一篇极为优秀的关于 Coffin-Lowry 综合征的综述。

颅面部表现：面部特征性的改变随着年龄的增长变得越来越明显，在 2 岁时已很明显。男性头发直、粗。前额凸出、宽。眉弓（眶上嵴）凸出、眼距过宽、睑裂下斜且狭窄、浓密拱形眉毛、上睑下垂、某种程度的面中部发育不全和相对下颌前突。鼻大、鼻梁宽，鼻翼外展，鼻孔前倾。唇厚、撅嘴，经常张口（图 10-70A）。随着年龄增长，眉间凸出和嘴唇突出变得越来越明显[15]。女性患者表现不同程度的面部特征，从没有特殊面部表型到与男性患者表型一样均可见[15]。

肌肉骨骼系统：尽管患者出生时通常正常，但是杂合子和 50% 的杂合子身高和体重减少到第 3 百分位数以下。可表现为步行延迟，步态笨拙、宽大。出生时，可伴有肌张力低下和 / 或韧带松弛伴扁平足及腹股沟疝。男女患者均表现为手宽大、柔软，远端手指逐渐变细（图 10-70B），这是出生时最显著的特征[25,26]。指关节可过度伸展。由于皮下脂肪增加，前臂显得丰满[12]。影像学上，60% 患者头颅正位 X 线片显示颅盖增厚。前囟大，囟门闭合时间明显延迟[24]。80% 半合子和 30% 杂合子患者表现为鸡胸或漏斗胸，伴胸腰椎后凸 / 脊柱侧弯。男性童年期在每个掌骨的底部可见的假骨骺。远节指骨短或成簇状。中节指骨形状欠佳。女性杂合子患者更容易肥胖。

中枢神经系统：男性患者智商介于 5~50，言

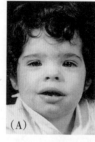
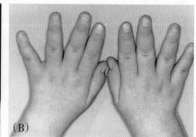

图 10-70　Coffin-Lowry 综合征

（A）宽前额，眉弓（眶上嵴）凸出，轻度上睑下垂，鼻梁部扁平，鼻翼外展，鼻孔前倾，相对下颌前突。唇厚、撅嘴，经常张口状态。
（B）手指根部肥厚，远端手指逐渐变细

语发育严重迟缓。在女性携带者中,智商情况多样化,20% 智商(IQ)正常,20% 严重认知功能障碍,剩下的患者介于二者之间[27]。在杂合子患者中更常患精神疾病,发病年龄在 20 岁左右[8]。在半合子患者中有内交通性脑积水或脑室扩张,超过 40% 表现严重的全身性癫痫发作[6]。男性患者似乎没有精神病倾向,通常表现为开朗、随和及友善[8]。

口腔表现:唇厚大且前突,常表现为张口状态[15]。腭部高拱、狭窄。80% 男性患者和 20% 女性患者下恒切牙可能缺失,更常见的是有牙冠变小[11,17,21]。错殆伴覆盖和 / 或覆殆几乎是恒定的特征,常常有早期牙齿脱落[19]。

听力学表现:在 Coffin-Lowry 综合征中感音神经性听力损失的患病率还不是完全清楚。已在少数 Coffin-Lowry 综合征家系中发现听力损失[3,10,13,15,16,26]。Hunter 等[14]报道 89 例男性患者中 14 例有听力损失,而 22 例女性患者只有 1 例有听力损失。听力损失程度从中度到重度,与智力障碍程度无明显相关性,提示他们是独立的性状[2,17,20]。

遗传:该疾病为 X 连锁遗传,大约 70%~80% 为散发病例(可能是新突变引起)[9,15]。

分子生物学研究:基因位点在 X 染色体的短臂 Xp22.2[1,20],确认是 RSK2 基因[4,23]。表型轻微的个体通过基因鉴定可发现致病突变位点。因此,无论是 Coffin-Lowry 综合征显性基因谱,还是临床异质性都比人们之前所认为的更广[5]。也有一些证据显示基因遗传异质性,在 1 例 Coffin-Lowry 表型患者中发现 10q 染色体上有中间缺失[18]。

诊断:在婴儿期,有些儿童的临床表现可能诊断为甲状腺功能减退症。随着年龄的增长,诊断变得越来越容易,但是特征性面容粗糙可能提示黏多糖贮积症或寡糖症。α- 珠蛋白生成障碍性贫血 - 智力障碍综合征常与 Coffin-Lowry 综合征混淆[7]。

实验室检查:皮纹改变包括男女患者都有特征性小鱼际水平皱褶[22]。对 RSK2 基因突变分析有助于诊断,但并不是所有 Coffin-Lowry 表型的患者都能发现致病的突变位点[8,23]。

小结:Coffin-Lowry 综合征特征包括:①X 连锁遗传,女性杂合子的基因表达较少;②特征性面部改变;③身体矮小;④大而柔软的手;⑤漏斗胸和脊柱侧弯;⑥不同程度的智力障碍;⑦感音神经性听力损失。

参考文献

1. Biancalana V et al. Confirmation and refinement of the genetic localization of the Coffin-Lowry syndrome locus in Xp22.1–p22.2. *Am J Hum Genet.* 1992;50:981–987.
2. Coffin GS et al. Mental retardation with osteocartilaginous anomalies. *Am J Dis Child.* 1966;112:205–213.
3. Collacott RA et al. Coffin-Lowry syndrome and schizophrenia: a family report. *J Ment Defic Res.* 1987;31:199–207.
4. Delauney JP et al. Mutations in the X-linked *RSK2* gene (*RPS6KA3*) in patients with Coffin-Lowry syndrome. *Hum Mutat.* 2001;17:103–116.
5. Field M et al. Mutations in the *RSK2* (*RPS6KA3*) gene cause Coffin-Lowry syndrome and nonsyndromic X-linked mental retardation. *Clin Genet.* 2006;70:509–515.
6. Fryns JP et al. The Coffin syndrome. *Hum Genet.* 1977;36:271–276.
7. Gibbons RJ, Higgs DR. Molecular-clinical spectrum of the ATR-X syndrome. *Am J Med Genet.* 2000;97:204–212.
8. Gilgenkrantz S et al. Coffin-Lowry syndrome: a multicenter study. *Clin Genet.* 1988;34:230–245.
9. Hanauer A, Young ID. Coffin-Lowry syndrome: clinical and molecular features. *J Med Genet.* 2002;39:705–713.
10. Hartsfield JK Jr et al. Pleiotropy in Coffin-Lowry syndrome: sensorineural hearing deficit and premature tooth loss as early manifestations. *Am J Med Genet.* 1993;45:552–557.
11. Haspeslagh M et al. The Coffin-Lowry syndrome. *Eur J Pediatr.* 1984;143:82–86.
12. Hersh JH et al. Forearm fullness in Coffin-Lowry syndrome: a misleading yet possible early diagnostic clue. *Am J Med Genet.* 1984;18:185–189.
13. Higashi K, Matsuki C. Coffin-Lowry syndrome with sensorineural deafness and labyrinthine anomaly. *J Laryngol Otol.* 1994;108:147–148.
14. Hunter AG. Coffin-Lowry syndrome: a 20-year follow-up and review of long-term outcomes. *Am J Med Genet* 111:1:345–355, 2002.
15. Hunter AGW et al. The Coffin-Lowry syndrome: experience from four centres. *Clin Genet.* 1982;21:321–335.
16. Hunter AGW, Abidi FE. Coffin-Lowry Syndrome. 2002 Jul 16 [Updated 2009 Jan 15]. In: Pagon RA, Bird TD, Dolan CR, et al., editors. GeneReviews™ [Internet]. Seattle (WA): University of Washington, Seattle; 1993-. Available from: http://www.ncbi.nlm.nih.gov/books/NBK1346/
17. Lowry B et al. A new dominant gene mental retardation syndrome. *Am J Dis Child.* 1971;121:491–500.
18. McCandless SE et al. Adult with an interstitial deletion of chromosome 10 [(del(10)(q25.125.3)]: overlap with Coffin-Lowry syndrome. *Am J Med Genet.* 2000;95:93–98.
19. Padley S et al. The radiology of Coffin-Lowry syndrome. *Br J Radiol.* 1990;63:72–75.
20. Partington MW et al. A family with the Coffin-Lowry syndrome revisited: localization of CLS to Xp21–pter. *Am J Med Genet.* 1988;30:509–521.
21. Sylvester PE et al. The syndrome of Coffin, Siris and Wegienka: report of a case. *J Ment Def Res.* 1976;20:35–54.
22. Temtamy SA et al. The Coffin-Lowry syndrome: an inherited facio-digital mental retardation syndrome. *J Pediatr.* 1975;86:724–731.
23. Touraine RL et al. A syndromic form of X-linked mental retardation: the Coffin-Lowry syndrome. *Eur J Pediatr.* 2002;161:179–187.
24. Trivier E et al. Mutations in the kinase *Rsk-2* associated with Coffin-Lowry syndrome. *Nature.* 1996;384:567–570.
25. Vles JSH et al. Early clinical signs in Coffin-Lowry syndrome. *Clin Genet.* 1984;26:448–452.
26. Wilson WG, Kelly T. Early recognition of the Coffin-Lowry syndrome. *Am J Med Genet.* 1981;8:215–220.
27. Young ID. The Coffin-Lowry syndrome. *J Med Genet.* 1988;25:344–348.

FG(Opitz-Kaveggia)综合征
异常面容、智力障碍、先天性肌张力低下及肛门闭锁
FG(Opitz-Kaveggia)syndrome(unusual face, intellectual disability, congenital hypotonia, and imperforate anus)

1974年Opitz和Kaveggia[12]描述了一种综合征,表现为身材矮小、异常面容、先天性肌张力低下、关节过伸、相对大头、智力障碍和肛门狭窄(或闭锁或肛门前置)导致的严重便秘[1]。大约30%患者死于新生儿期。已有超过50例患者的报道[1-21],还不确定这些患者是否有相同疾病。

面部特征是相对大头、前额宽而高和前额发际线向上弯曲[13],头发柔细稀疏。前囟闭合延

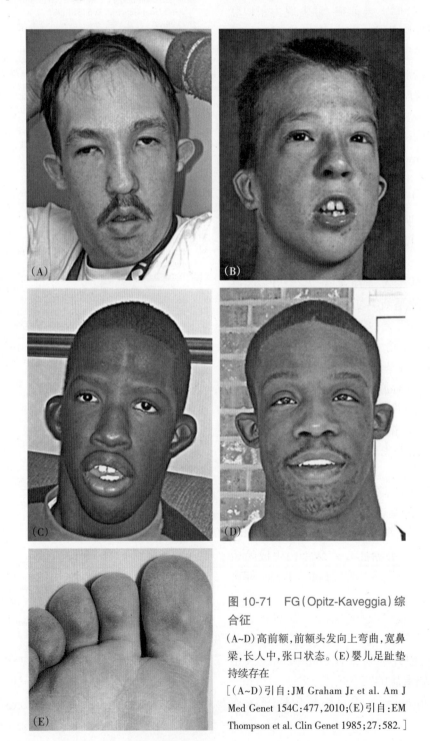

(A)

(B)

(C)

(D)

(E)

图 10-71　FG(Opitz-Kaveggia)综合征

(A~D)高前额,前额头发向上弯曲,宽鼻梁,长人中,张口状态。(E)婴儿足趾垫持续存在

[(A~D)引自:JM Graham Jr et al. Am J Med Genet 154C:477,2010;(E)引自:EM Thompson et al. Clin Genet 1985;27:582.]

迟。下唇突出。常有斜视、眼距过宽和角膜扩大。人中长（图10-71A~D）。颅脑影像学常常显示胼胝体缺如[19]。

胎儿手指垫和足趾垫在整个儿童期持续存在（图10-71E）。

总的来说耳部结构简单,25%患者有耳道狭窄。35%患者发现有感音神经性听力损失[5,10],但是目前在其他方面还没有确切定义。

遗传方式是明确的X连锁遗传,约30%杂合子患者有皮肤红斑[19,20]。最初,许多不同的基因座被确定[2,3,4,8],然而,在首个发现的家系中鉴定了MED12基因突变,突变位点在Xq13[18]。有FG表型的第2个家系是CASK基因突变,因此,也说明了该病的遗传异质性[15]。另外,DeVries等[7]描述1名有FG表型的男性儿童,发现是22q基因位点亚微观结构缺失。因此,可能有几种不同的疾病存在,使得患者表型像FG综合征。

参考文献

1. Bianchi DW. FG syndrome in a premature male. *Am J Med Genet.* 1984;19:383–386.
2. Briault S et al. A gene for FG syndrome maps in the Xq12–q21.31 region. *Am J Med Genet.* 1997;73:87–90.
3. Briault S et al. Paracentric inversion of the X chromosome [inv(X) (q12q28)] in familial FG syndrome. *Am J Med Genet.* 1999;86: 112–114.
4. Briault S et al. Mapping of the X chromosome inversion breakpoints [inv(X)(q11q28)] associated with FG syndrome: a second FG locus [FGS2]? *Am J Med Genet.* 2000;95:178–181.
5. Burn J, Martin N. Two retarded male cousins with odd facies, hypotonia, and severe constipation: possible examples of the X-linked FG syndrome. *J Med Genet.* 1983;20:97–99.
6. Cohen MM Jr: The FG syndrome. *J Pediatr.* 1976;89:687.
7. DeVries BBA et al. A boy with a submicroscopic 22qter deletion, general overgrowth and features suggestive of FG syndrome. *Clin Genet.* 2000;58:483–487.
8. Graham JM Jr et al. FG syndrome: report of three new families with linkage to Xq12–q22.1. *Am J Med Genet.* 1998;89:145–156.
9. Keller MA et al. A new syndrome of mental deficiency with craniofacial limb and anal anomalies. *J Pediatr.* 1976;88:589–591.
10. Neri G et al. Sensorineural deafness in the FG syndrome: report on four new cases. *Am J Med Genet.* 1984;19:369–378.
11. Opitz JM. The FG syndrome. *J Pediatr.* 1976;89:687.
12. Opitz JM, Kaveggia EG. The FG syndrome: an X-linked recessive syndrome of multiple congenital anomalies and mental retardation. *Z Kinderheilkd.* 1974;117:1–18.
13. Opitz JM et al. The FG syndrome. Further studies on three affected individuals from the FG family. *Am J Med Genet.* 1982;12:147–154.
14. Opitz JM et al. FG syndrome update 1988. Note of 5 new patients and bibliography. *Am J Med Genet.* 1988;30:309–328.
15. Piluso G et al. A missense mutation in CASK causes FG syndrome in an Italian family. *Am J Hum Genet.* 2009;84:162–177.
16. Riccardi VM et al. The FG syndrome—further characterization: report of a third family and of a sporadic case. *Am J Med Genet.* 1977;1:47–58.
17. Richiera-Costa A. FG syndrome in a Brazilian child with additional, previously unreported signs. *Am J Med Genet* (Suppl). 1986;2: 247–254.
18. Risheg H et al. A recurrent mutation in MED12 leading to R961W causes Opitz-Kaveggia syndrome. *Nat Genet.* 2007;39:451–453.
19. Thompson E, Baraitser M. FG syndrome. *J Med Genet.* 1987;24: 139–143.
20. Thompson EM et al. The FG syndrome: seven new cases. *Clin Genet.* 1985;27:582–594.
21. Thompson EM et al. Necropsy findings in a child with FG syndrome. *J Med Genet.* 1986;23:372–373.

De Lange 综合征
De Lange syndrome

De Lange综合征通常易识别,特征表现包括智力障碍、低出生体重、小短头、连眉、小鼻伴鼻孔前倾、唇薄伴口角下垂、短肢畸形、近端拇指插入、小指先天性指侧弯、屈肘受限、多毛症和大理石样皮肤（图10-72）。据估计该病发生率约占活产婴儿的1/10 000[9]。轻型患者常见[2,12],可能与特定的基因突变有关。有3号染色体远端长臂复制的儿童可能表现为de Lange表型[7,8]。各种基因导致Cornelia de Lange的综述不在本书讨论的范围,可以参考Liu和Krantz的综述[10]。

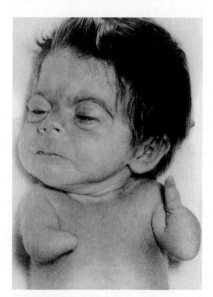

图10-72　De Lange 综合征
特征性表型为多毛症、连眉、小鼻伴鼻孔前倾、唇薄伴口角下垂及显著的短肢畸形

听力损失被认为是De Lange综合征临床特点之一[1-9,11-18]。然而,尽管有超过500例de Lange（Cornelia de Lange）综合征报道,但是只有少数听力学方面的研究（脑干诱发反应、纯音测听）[4,10,14]。Marres等[11]研究7例患者,发现有1例患者有中度感音神经性听力损失,2例有轻微的听力受损。Egelund[4]也发现轻度至中度

听力损失。Sataloff 等[16]在全国性年会上报道了对 45 例儿童 de Lange 综合征的系统分析，发现 9 例轻度、9 例中度、20 例极重度感音神经性听力损失。Kim 等[9]报道了 10 例儿童 Cornelia de Lange 综合征患者 CT 扫描的结果，表现为外耳道狭窄、听骨链及耳蜗异常及前庭发育异常等。更严重表型的儿童 Cornelia de Lange 综合征患者更有可能伴有颞骨发育异常。Sakai 等[15]对一些 de Lange 综合征儿童患者佩戴助听器情况进行报道，发现即使存在中度至重度智力障碍，其使用助听器仍是有效的。

参考文献

1. Aberfeld DC, Pourfar M. De Lange's Amsterdam dwarfs syndrome. *Dev Med Child Neurol.* 1965;7:35–41.
2. Allanson J et al. De Lange syndrome: subjective and objective comparison of the classical and mild phenotypes. *J Med Genet.* 1997;34:645–650.
3. Cherington M et al. Cornelia de Lange syndrome in an adult male. *Neurology.* 1969;19:879–883.
4. Egelund EP. Congenital hearing loss in patients with Cornelia de Lange syndrome. *J Laryngol Otol.* 1987;101:1276–1279.
5. Hacek LJ et al. The Cornelia de Lange syndrome. *J Pediatr.* 1963;63:1000–1020.
6. Hawley PP et al. Sixty-four patients with Brachmann–de Lange syndrome: a survey. *Am J Med Genet.* 1985;20:453–459.
7. Holder SE et al. Partial trisomy 3q causing mild Cornelia de Lange phenotype. *J Med Genet.* 1994;31:150–152.
8. Ireland M et al. Partial trisomy 3q and the mild Cornelia de Lange syndrome phenotype [letter]. *J Med Genet.* 1995;32:837–838.
9. Kim J et al. Temporal bone CT findings in Cornelia de Lange syndrome. *Am J Neuroradiol.* 2008;29:569–573.
10. Liu J, Krantz ID. Cornelia de Lange syndrome, cohesin, and beyond. *Clin Genet.* 2009;76:303–314.
11. Marres HAM et al. Hearing levels in the Cornelia de Lange syndrome. A report of seven cases. *Int J Pediatr Otorhinolaryngol.* 1989;18:31–37.
12. Moeschler JB, Graham JM Jr: Mild Brachmann–de Lange syndrome. Phenotypic and developmental characteristics of mildly affected individuals. *Am J Med Genet.* 1993;47:969–976.
13. Moore MV. Speech, hearing and language in de Lange syndrome. *J Speech Hear Disord.* 1970;35:66–69.
14. Robinson LK et al. Brachmann–de Lange syndrome: evidence for autosomal-dominant inheritance. *Am J Med Genet.* 1985;22:109–115.
15. Sakai Y et al. Auditory brainstem responses and usefulness of hearing aids in hearing impaired children with Cornelia de Lange syndrome. *Int J Pediatr Otorhinolaryngol.* 2002;66:63–69.
16. Sataloff RT et al. Cornelia de Lange syndrome. Otolaryngologic manifestations. *Arch Otolaryngol Head Neck Surg.* 1990;116:1044–1046.
17. Silver HK. The de Lange syndrome. *Am J Dis Child.* 1964;108:523–529.
18. Watson A. Cornelia de Lange syndrome: occurrence in twins. *Australas J Dermatol.* 1979;20:7–9.

SHORT 综合征
SHORT syndrome

SHORT 综合征是由 Gorlin 等[4]命名的一个缩略词，包括身材矮小（short stature）、关节过伸（hyperextensibility of joints）、眼部凹陷（ocular depression）、Rieger 发育异常（Rieger anomaly）及萌牙延迟（delayed teething）。其他常见临床表现包括宫内发育迟缓、体重增加缓慢、特征性的面部异常及局部脂肪代谢障碍等。Reardon 和 Temple[8]描述了 3 例患者有肾钙沉着症，他们认为这可能是以前从未描述，但相对常见的临床表现。4 例患者有感音神经性听力损失[3,5,7,14]。该病遗传方式为常染色体隐性遗传[3,12]，但是也有常染色体显性遗传家系的报道[2,10,11]。少部分病例与伴有局部脂质营养不良的 Rieger 畸形临床表现重叠而混淆[1,13]。Reis 等[9]报道 1 例可疑 SHORT 综合征患儿检测出包含 *BMP4* 基因的 2.2Mb 片段缺失。Karadeniz 等[6]描述了 1 例 SHORT 综合征患者有家族性基因易位破坏了 *PITX2* 基因。除此之外，尚无其他关于 SHORT 综合征分子生物学改变的报道。

参考文献

1. Aarskog D et al. Autosomal-dominant partial lipodystrophy associated with Rieger anomaly, short stature, and insulinopenic diabetes. *Am J Med Genet.* 1983;15:29–38.
2. Bankier A et al. Absent iris stroma, narrow body build and small facial bones: a new association or variant of SHORT syndrome? *Clin Dysmorphol.* 1995;4:304–312.
3. Brodsky MC et al. Rieger anomaly and congenital glaucoma in the SHORT syndrome. *Arch Ophthal.* 1996;114:1146–1147.
4. Gorlin RJ et al. Rieger anomaly and growth retardation (the S-H-O-R-T syndrome). *Birth Defects.* 1975;11(2):46–48.
5. Joo SH et al. Case report on SHORT syndrome. *Clin Dysmorphol.* 1999;8:219–221.
6. Karadeniz NN et al. Is SHORT syndrome another phenotypic variation of *PITX2*? *Am J Med Genet.* 2004;130A:406–409.
7. Koenig R et al. SHORT syndrome. *Clin Dysmorphol.* 2003;12:45–49.
8. Reardon W, Temple IK. Nephrocalcinosis and disordered calcium metabolism in two children with SHORT syndrome. *Am J Med Genet.* 2008;146A:1296–1298.
9. Reis LM et al. *BMP4* loss-of-function mutations in developmental eye disorders including SHORT syndrome. *Hum Genet* [epub 2011] DOI 10.1007/s00439-01100968-y
10. Schwingshandl J et al. SHORT syndrome and insulin resistance. *Am J Med Genet.* 1993;47:907–909.
11. Sorge G et al. SHORT syndrome: a new case with probably autosomal-dominant inheritance. *Am J Med Genet.* 1996;61:178–181.
12. Stratton RF et al. Sibs with growth deficiency, delayed bone age, congenital hip dislocation, and iridocorneal abnormalities with glaucoma. *Am J Med Genet.* 1989;32:330–332.
13. Temple IK. Personal communication at Tenth Manchester Birth Defects Conference, 2002.
14. Toriello HV et al. Report of a case and further delineation of the SHORT syndrome. *Am J Med Genet.* 1985;22:311–314.

附　　录

其他伴有骨骼或肌肉病变的综合征

综合征	肌肉骨骼表现	本书章节
Nager 综合征	放射线检查异常	8(外耳)
Miller 综合征	轴后肢体异常	8(外耳)
Townes-Brocks 综合征	桡骨异常	8(外耳)
LADD 综合征	桡骨异常	8(外耳)
外耳道闭锁、垂直距骨和传导性听力损失	足异常	8(外耳)
耳-腭-指(趾)综合征	指(趾)异常	8(外耳)
顶-耳-眼综合征	指(趾)异常	8(外耳)
鳃-耳-肾综合征	桡骨缺损	8(外耳)
髋-耳综合征	髋关节脱位	8(外耳)
鳃-耳-肋骨综合征	颈椎和肋骨异常	8(外耳)
Ⅵ型 Ehlers-Danlos 综合征	脊柱后凸侧弯	9(眼)
IVIC 综合征	放射线检查异常	9(眼)
Berk-Tabatznik 综合征	短指(趾)骨	9(眼)
希尔施普龙病、多指/趾畸形、单侧肾缺如、眼距过宽和先天性感音神经性听力损失	肾缺如	11(肾)
BRESHECK 综合征	轴后多指/趾畸形、挛缩	11(肾)
N 综合征	多发性骨骼异常	12(神经系统)
Stewart-Bergstrom 综合征	手关节挛缩	12(神经系统)
脂肪营养不良、性腺功能减退、早老特征和听力损失	关节挛缩	14(内分泌)
肢端发育不全	短指短趾畸形	14(内分泌)
Davenport 综合征	关节挛缩	16(皮肤系统)
LEOPARD 综合征	骨骼异常	16(皮肤系统)
Goodman-Moghadam 综合征	拇指三指节畸形	16(皮肤系统)
显性指甲营养不良、B 型短指短趾畸形和先天性缺指(趾)	先天性缺指(趾)、短指短趾畸形	16(皮肤系统)
Finucane 综合征	多发骨骼缺陷	16(皮肤系统)

（彭江　校）

第 11 章

伴有肾脏疾病的遗传性听力损失

GENETIC HEARING LOSS ASSOCIATED WITH RENAL DISORDERS

Judy Savige 著
王明辉,王晓宇,林飞 译

在本章中,我们将特定性肾炎、肾病、肾性酸中毒等肾病归纳到一些综合征中去。分子遗传学研究的飞快进展使各种综合征的分子基础日渐明朗,已经证实其中的一些综合征具有遗传异质性,还有一些综合征则是截然不同的等位基因疾病。

Alport 综合征

肾炎 - 感音神经性听力损失
Alport syndrome(nephritis and sensorineural hearing loss)

这种综合征由 Alport[1] 于 1927 年首先进行描述,其主要特征为伴有间断血尿或肉眼血尿以及感音神经性听力损失的遗传性进行性肾小球肾炎。早前曾有 Guthrie[26]、Kendall 和 Hurst[38] 分别报道了同一家系的相关研究。典型的 Alport 综合征是由形成Ⅳ型胶原结构的一条链的缺陷所致。现在已经明确,以前我们所谓的 Alport 综合征是一种具有遗传异质性的症候群,多达 85% 的 Alport 综合征患者表现为 X 连锁遗传模式,其余表达为常染色体隐性或常染色体显性遗传模式。发病的概率约为 1/5 000~1/10 000,并且至少有 1% 的 Alport 综合征患者伴有先天性听力损失,多达 5% 的患者伴有肾衰竭[28]。

确诊任何一种遗传模式的 Alport 综合征都必须满足以下 4 项标准中的 3 项:①明确的血尿家族史,可伴或不伴有肾衰竭;②肾活检的电镜检查依据;③特征性眼部体征;④高频感音神经性听力损失,通常在儿童时期进行性加重。

泌尿系统

X 连锁遗传:在 X 连锁遗传的 Alport 综合征中,肾病即便不是百分之百出现,也会在大多数情况下出现。最早的表现为血尿,以镜下血尿起始。首发症状常是在早期发现患儿出现"红尿布"。男性患儿在 5 岁左右出现持续性镜下血尿,并且在间断性感染期间出现发作性肉眼血尿。有 85%~95% 的患者发展成蛋白尿[3,65]。由于肾疾病的恶化、高血压,最终将发展到终末期肾病(ESRD)。尽管家系间会有一些不同,但终末期肾病形成的平均年龄是 37 岁,这同基因突变的类型密切相关[3,31]。在 X 连锁遗传模式的女性杂合子患者中,有 95% 的患者在 25 岁左右出现镜下血尿[32]。这是比蛋白尿和脓尿更为可靠的体征,而蛋白尿和脓尿在儿童中通常是轻微的和无症状的[23,50],也可能根本不会出现蛋白尿和脓尿[32,67]。12% 的女性患者会在 40 岁左右发展成为 ESRD,然而近 1/3 的患者是到 60 岁左右[32]。通常来讲,女性患者表现的变异性越大,与突变类型的相关性越小,主要是由于 X 连锁遗传的失活所致[55]。妊娠期间,轻度肾病的女性患者是不会出现问题的,但那些重度肾病患者则可能会使高血压和肾功能不全加重。

常染色体隐性遗传:常染色体隐性遗传的患者通常会在 5~15 岁之间发展成肾衰竭,但是其他类型的患者则是在成人阶段。临床表现同 X

连锁遗传非常相似[15]。

常染色体显性遗传:常染色体显性遗传是最为罕见的,临床表现从血尿到随后发作的终末期肾病均可出现,依据一项调查表明[46]常染色体显性遗传患者发展到终末期肾病的平均年龄在51岁左右,少于20%的常染色体显性遗传患者发展到终末期肾病。

视觉系统

X连锁遗传:50%的男性患者表现为前圆锥晶状体,是晶状体不断前凸,突破了先天异常和薄弱的晶状体前囊形成的。圆锥晶状体患者常常在终末期肾病、听力损失和视网膜病变同时出现。这类患者的主诉常常是进行性的视物聚焦困难并且频繁要求更换用来矫正视力的眼镜以试图克服这一问题。在眼科的检查评估中,查看眼底红光反射时在圆锥晶状体中可见"水中油滴"现象。它可能被误认为是白内障,因为圆锥晶状体具有规律的圆形边界但它本身并不混浊。最终这类晶状体需要进行置换,同白内障治疗方法一样,即取出晶状体同时进行球内人工晶状体的植入。70%的Alport综合征男性患者也会在视网膜中央部出现圆点状和斑点样病变,或是眼底黄斑周围联合视网膜出现斑点样病变。中央区视网膜病变损伤黄斑,有时候会产生特征性的"黄色斑点样改变",这与肾功能预后较差具有相关性。这种"黄色斑点样改变"会表现在约38%的Alport综合征男性患者身上[8,60]。一项大型调查研究表明,女性患者的眼部异常临床表现占到症状的15%[32]。

常染色体隐性遗传:Colville等[7]对一组常染色体隐性Alport综合征家系进行眼科检查,结论是常染色体隐性遗传同X连锁遗传的Alport综合征眼部表现相同。在X连锁遗传患者中,70%出现中央区视网膜病变,50%出现圆锥晶状体。

常染色体显性遗传:这一类型的Alport综合征患者没有眼异常表现。

食管、气管及外阴的平滑肌瘤病:超过40例患者发现了食管和/或气管、支气管以及外阴部的平滑肌瘤病(平滑肌增生)[2,5,6,29,33,41,53,58,66](图11-1A~E)。Lerone等[43]发现到了直肠的平滑肌瘤病。这些患者的临床特点是都有连续的基因缺失,其中也包括*COL4A6*基因。

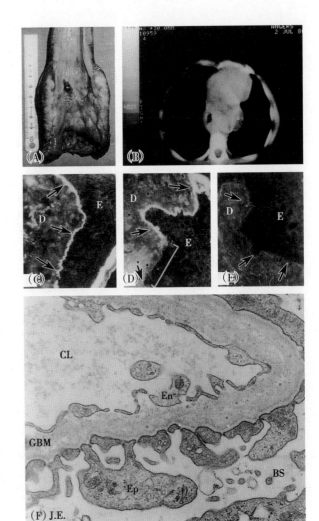

图 11-1　Alport综合征(肾炎和感音神经性听力损失)
(A)平滑肌瘤病导致的食管下段大块增大、增厚。(B)CT扫描显示该位置显著增大。(C~E)Alport综合征患者的血清与来自三个亲属尿素变性皮肤的表皮基底膜(EMB)的反应结果。(C)正常人。注意EMB上标记的明亮荧光(箭头所示)。(D)女性患者。EMB上标记的不连续或缺口样荧光。括号区特指的是无反应的EMB。(E)男性患者。EMB无荧光标记(箭头所示)。箭头所示:EMB;E=表皮;D=真皮。(F)电镜图示:一男性患者的肾小球毛细血管样上肾小球基底膜(GMB)特异性病变。GMB显著增厚并伴有不规则的上皮形态,表面出现许多线状或层状交织的高电子致密物质。不同大小的圆形高电子致密小体广泛遍布于GMB上。BS:Bowman囊(鲍曼氏囊、肾小囊);CL:毛细血管腔;En:内皮细胞的胞质;Ep:脏层上皮细胞的胞质

[(A,B)法国南特 J Le Borgne 教授和 Y Heloury 教授提供;(C~E)来自:C Kashtan 等人 C Clin Invest 1986;78:1035;(F)由明尼苏达州明尼阿波利斯 C Kashtan 提供

临床上,支气管炎、喘鸣和/或呼吸暂停、吞咽困难以及上腹部疼痛在这类患者中出现很普遍。这种平滑肌瘤病没有性别差异,男女发病的概率基本相同[66]。

听觉系统

X 连锁遗传：双侧感音神经性听力损失呈现渐进性加重并伴有不同程度的变化[18,19]，有 67%~90% 的男性患者伴有不同频率的听力损失，女性患者约有 28%，只有 10% 的患者在 40 岁左右显现出听力损失症状[32]。10 岁以下的男性患儿通常听力正常[63]。10 岁以后出现约 50dB 的单侧感音神经性听力损失，高频（2 000~4 000Hz）表现最明显[21,23,24,56]。患儿的言语识别能力一般都很正常，重振现象经常出现。短增量敏感指数试验（SISI）示约有 50% 患儿阳性结果，而音衰变试验则极少出现阳性结果[48,62]。大多数患儿部分听力残存[30]。有报道称患儿出现脑干听觉诱发电位（BAER）异常[13]。

常染色体隐性遗传：大部分患者都有听力损失，其发病年龄和听力损失的严重程度无性别上的差异[10,44]。

常染色体显性遗传：约有 20% 的患者出现感音神经性听力损失，其发病年龄出现相对较晚且进展缓慢[46]。

前庭系统：冷热试验显示前庭功能低下，程度轻微甚至可忽略[4,18,48]。但是，在一篇 Alport 综合征听觉调查的综述中，Wester 等[71]阐明关于前庭功能的系统研究很少能被完成。

其他表现：有几篇报道是 X 连锁遗传的男性患者也可以有血管的异常病变，包括颅内动脉瘤、主动脉扩张或主动脉夹层[36,45,64,68]。

遗传学：Alport 综合征具有遗传异质性，大部分病例遗传了 X 连锁遗传模式[14]。常染色体隐性和常染色体显性遗传模式也有存在。这三种模式的分配大致认为：X 连锁遗传占 80%~85%，常染色体隐性遗传接近 15%，常染色显性遗传约占 1%~5%[3,25,28]。

分子生物学研究：Alport 综合征是由编码Ⅳ型胶原链的 3 个基因密码 A3、A4 和 A5 中任何一个基因突变所致。Ⅳ型胶原是由 3 个不同基因链（A1A1A2、A3A4A5 和 A5A5A6）组成的异源三聚体结构。基因链 A3A4A5 是眼、耳蜗、肺和肾小球基底膜的重要组成结构[12]。X 连锁遗传是由基因 COL4A5 突变所致，而常染色体遗传则是由基因 COL4A3 或者基因 COL4A4 突变所致[11]。

X 连锁遗传：如前所述，X 连锁遗传是由基因 COL4A5 突变所致。基因型 - 表型相关性已经在这一遗传模式的男性患者身上得到证实。错义突变是这种遗传模式相关发病的最缓和的形式，平均年龄在 37 岁会发展到终末期肾病。更多严重的疾病是同剪接位点突变、截断突变和缺失相关，这些突变引起的疾病发展到终末期肾病的平均年龄分别是 28 岁、25 岁、22 岁[3]。除此之外，靠近基因 5' 末端的突变比靠近 3' 末端的突变会引起一种更为严重的病变。这些基因型 - 表型相关性适用于肾、听觉和视觉临床特征。也许在 Alport 综合征中最温和的表现形式是由 Wilson 等[72]报道的，只有一些男性患者发展到迟发性终末期肾病而没有出现任何视觉或听觉异常表现。Kobayashi 等[39]最近证实由突变等位基因组成的蛋白质仍有一定的能力构建异质二聚体。然而，女性患者没有显示基因型 - 表型的相关性，这可能是因为那些女性患者的 X 染色体失活所致[32,61]。

常染色体隐性遗传：这种遗传模式是由 COL4A3 或 COL4A4 基因中任何一个的纯合子或复合杂合子突变所致。基因型 - 表型相关性是否存在仍缺乏证据，尽管 Longo 等[44]发现那些错义突变比剪接位点突变或截断突变有引发更为严重疾病的趋势。

常染色体显性遗传：无基因型 - 表型研究的报道。

实验室检查：镜下血尿很常见，即便在女性患者中也是如此。蛋白尿和脓尿在儿童期不常见，但随着年龄的增长而增加。红细胞管型可以在尿液中检测到。血尿素氮的水平随着疾病的严重程度而升高。几乎所有的男性患者在 25 岁都会出现肌酐的升高，而女性患者只有 3%[16]。

病理学：Alport 综合征最早可见的镜下病理改变是肾小球基底膜变薄。很多病例中可出现来源于肾小管上皮细胞的载脂泡沫细胞，其形成肉眼可见的黄色条纹，特别是在肾皮质深部。肾小球可呈胎儿样。Alport 综合征表现为渐进性肾小球病变，在后期发展至间质性肾炎。超微结构下观察到的肾小球基底膜变得不规则，而且显著增厚并分裂成许多薄层的低电子密度带，各层间包含各种大小的致密颗粒[9,22,47,49,59,62]（图 11-1F）。

免疫荧光染色研究中应用单克隆抗体 A3 和

A5 对肾小球基底膜进行荧光染色对于明确诊断很有帮助[27]，特别是联合电镜检测肾组织。

发病机制：本病的发病机制最为可能的解释就是基底膜结构成分突变的结果，例如说Ⅳ型胶原的 3A、4A 或 5A 亚单位的突变。

诊断：本病的诊断依据为肾病理学检查、家族史和眼科检查（前圆锥晶状体、黄斑斑点样病变、视网膜周融合性斑点样病变），这些可以通过分子检查得到证实。Alport 综合征同 *MYH9* 突变相关性疾病的临床表现具有相似性，但 *MYH9* 突变相关性疾病的表现有巨血小板减少症和白细胞包涵体（Döhle 样小体），而且从遗传模式上也能同 Alport 综合征进行明确鉴别。Fujii[17] 描述过最初被认为患有 Alport 综合征一个家系，但是后来发现是线粒体突变所致。

Kawakami 等[37] 报道了一例 5 岁男童的肾脏超微结构改变同综合征的那些症状相似。在患儿的肾小球基底膜（GMB）内发现 Goodpasture 抗原和淀粉样 P 物质。除此之外，还有生长发育迟缓、运动功能亢进和腭裂出现。通过脑干听觉诱发电位试验（BAER）证实该患儿有先天性感音神经性听力损失。但文章作者们认为这个病例的情况与 Alport 综合征的临床表现截然不同。

Jonsson 等[34] 描述了一个具有 X 连锁遗传特征的 Alport 综合征家系，其中的男性患者还患有精神发育迟缓、面中部发育不全的面部畸形和椭圆形红细胞增多症。分子特征提示在 X 染色体上包括 *COL4A5* 基因在内的亚显微结构的缺失。Jonsson 等[34] 提出男性患者具有的额外特征可能是因为 *COL4A5* 基因的相邻基因断裂所致，它符合一个新命名的相邻基因缺失综合征，即 AMME 综合征（Alport 综合征、精神发育迟缓、面中部发育不全和椭圆形红细胞增多症），其基因断裂位点为 Xq22.3。Piccini 等[52] 提出证据表明 AMME 综合征的确是一组包括 *COL4A5* 基因和另一个基因 *FACL4* 在内的相邻基因缺失综合征，其中 *FACL4* 基因参与编码长链脂酰辅酶 A 合成酶。Viteli 等[69] 也证实在基因缺失区域检测出了另一基因 *AMMECR1*（AMME 染色体区基因 1）。Rodriguez 等[57] 也记述了这样一个病例。

COL4A5 基因突变也可以引发像薄基底膜肾病（TBMN）伴良性血尿这样的轻度疾病（例如文献[61]）。伴良性血尿的 TBMN 是比较普遍

的常染色体显性遗传病变，发病率约占人口的 1%。临床表现包括血尿、轻度蛋白尿和肾功能正常[54]，无听力损失或者眼部特征。一般的致病原因是出现 *COL4A3* 或 *COL4A4* 基因的杂合突变。然而，该病被证实也不一定均为良性疾病，有 14% 的患者可发展为 ESRD。这是由于 2 个基因中有一个发生突变引起的连续反应，包括伴良性血尿的 TBMN 和良性病程；伴血尿的 TBMN 可以发展成蛋白尿和 ESRD；常染色体显性遗传的 Alport 综合征除了肾的临床表现还包括听力损失[51]。此外，这些带有杂合突变的病例中有很多已经被证实会具有常染色体隐性遗传 Alport 综合征的临床表现。最终 *COL4A3* 或 *COL4A4* 基因突变已在腰痛性血尿综合征患者中得到描述[51]。

预后：本病的预后正如上面所讲是多变的。患者可发展为晚期慢性肾衰竭，可以采取肾移植进行治疗，但是移植后患者偶尔会发生抗 GBM 肾小球肾炎。小部分 X 连锁遗传模式的患者是由于在肾小球基底膜的Ⅳ型胶原中缺乏一种抗原，而最终在肾移植后发展到抗 GBM 肾炎[35]。1994 年，Lemmink 等[42] 对 46 例接受肾移植的患者进行了追踪调研，其中有 41 例为 *COL4A5* 基因突变，4 例为 *COL4A3* 基因突变和 1 例 *COL4A4* 突变。移植的 9 名患者（占移植总数的 20%）中发现了一种特殊的抗 GBM 肾炎。对比基因突变和抗 GBM 肾炎后发现，Ⅳ型胶原突变的 Alport 综合征患者导致的非胶原片段缺失在肾移植术后罹患抗 GBM 肾炎风险性升高。此外，X 连锁遗传模式的女性患者应该被劝阻成为肾捐献供体，特别是已经出现蛋白尿或听力损失的患者[55]。

血管紧张素拮抗药近年来被用于延迟蛋白尿的发作，但更多的是用于成人患者[20]。而另一种血管紧张素拮抗剂——氯沙坦，可用于儿童，有效性和安全性在早期研究中得到良好结果[70]。动物研究成果关于干细胞对于保护肾功能的应用已见报道，但是目前仍未进行人体试验[40]。

小结：本综合征的特点包括：①遗传异质性，以 X 连锁遗传模式最为常见，但在一些家系中也存在常染色体显性或隐性遗传；②进行性肾炎伴尿毒症；③晶状体异常，包括圆锥晶状体或发生

于早期发病的晚期肾病患者的白内障；④进行性感音神经性听力损失，发病于 10 岁左右并且表现多样化。

参考文献

1. Alport AC. Hereditary familial congenital hemorrhagic nephritis. *BMJ*. 1927;1:504–506.
2. Antignac C et al. Alport syndrome associated with diffuse oesophageal leiomyomatosis. Deletions at the 5′ end and upstream region of the *COL4A5* collagen gene. *Kidney Int*. 1992;42:1178–1183.
3. Bekheirnia MR et al. Genotype-phenotype correlation in X-linked Alport syndrome. 2010;21:876–883.
4. Celes-Blaubach A et al. Vestibular disorders in Alport's syndrome. *J Laryngol Otol*. 1974;88:663–674.
5. Cochat P et al. Diffuse leiomyomatosis in Alport syndrome. *J Pediatr*. 1988;113:339–344.
6. Cochat P et al. Alport syndrome and diffuse leiomyomatosis. *Am J Dis Child*. 1993;147:791–792.
7. Colville D et al. Ocular manifestations of autosomal recessive Alport syndrome. *Ophthalmol Genet* 18:119–128,1997.
8. Colville D et al. The retinal "lozenge" or "dull macular reflex" in Alport syndrome may be associated with a severe retinopathy and early-onset renal failure. *Br J Ophthalmol*. 2009;93:383–386.
9. Cosgrove D. Glomerular pathology in Alport syndrome: a molecular perspective. *Pediatr Nephrol* 2012;27:885–890.
10. Dagher H et al. Three novel *COL4A4* mutations resulting in stop codons and their clinical effects in autosomal recessive Alport syndrome. *Hum Mutat* 536 (online). 2002.
11. Deltas C et al. The role of molecular genetics in diagnosing familial hematuria(s). *Pediatr Nephrol*. 2012;27:1221–1231.
12. Des Parkin J et al. Mapping structural landmarks, ligand binding sites, and missense mutations to the collagen IV heterotrimers predicts major functional domains, novel interactions, and variation in phenotypes in inherited diseases affecting basement membranes. *Hum Mutat*. 2011;32:127–143.
13. DiPaola B et al. Significance of brain stem auditory evoked responses in Alport's syndrome. *Contrib Nephrol*. 1990;80:88–94.
14. Feingold J et al. Genetic heterogeneity of Alport syndrome. *Kidney Int*. 1985;27:672–677.
15. Flinter A. Alport's syndrome. *J Med Genet*. 1997;34:326–330.
16. Flinter FA et al. Molecular genetics of Alport's syndrome. *Q J Med*. 1993;86:289–292.
17. Fujii H et al. A familial case of mitochondrial disease resembling Alport syndrome. *Clin Exp Nephrol*. 2008;12:159–163.
18. Gleeson MJ. Alport's syndrome. Audiological manifestations and implications. *J Laryngol Otol*. 1984;98:449–465.
19. Gregg JB, Becker SF. Concomitant progressive deafness, chronic nephritis, and ocular lens disease. *Arch Ophthalmol*. 1963;69:293–299.
20. Gross O, Kashtan CE. Treatment of Alport syndrome: beyond animal models. *Kidney Int*. 2009;76:599–603.
21. Grunfeld JP. The clinical spectrum of hereditary nephritis. *Kidney Int*. 1985;27:83–92.
22. Grunfeld JP et al. Progressive and non-progressive hereditary chronic nephritis. *Kidney Int*. 1973;4:216–228.
23. Gubler MC et al. Alport's syndrome: natural history and ultrastructural lesions of glomerular and tubular basement membranes. *Contrib Nephrol*. 1976;2:163–169.
24. Gubler M et al. Alport's syndrome: a report of 58 cases and a review of the literature. *Am J Med*. 1981;70:493–505.
25. Gubler MC et al. Autosomal recessive Alport syndrome: immunohistochemical study of type IV collagen chain distribution. *Kidney Int*. 1995;47:1142–1147.
26. Guthrie KJ. Idiopathic muscular hypertrophy of oesophagus, pylorus, duodenum and jejunum in a young girl. *Arch Dis Child*. 1945; 20:176–178.
27. Haas M. Alport syndrome and thin glomerular basement membrane nephropathy: a practical approach to diagnosis. *Arch Pathol Lab Med*. 2009;133:224–232.
28. Hanson H et al. The value of clinical criteria in identifying patients with X-linked Alport syndrome. *Clin J Am Soc Nephrol*. 2011;6: 198–203.
29. Heloury Y et al. Diffuse esophageal leiomyomatosis. Apropos of 3 cases. *Chir Paediatr*. 1990;31:1–4.
30. Iverson UM. Hereditary nephropathy with hearing loss—"Alport's syndrome." *Acta Paediatr Scand Suppl*. 1974;245:1–25.
31. Jais JP et al. X-linked Alport syndrome: natural history in 195 families and genotype–phenotype correlations in males. *Am Soc Nephrol*. 2000;11:649–657.
32. Jais JP et al. X-linked Alport syndrome: natural history and genotype-phenotype correlations in girls and women belonging to 195 families: a "European Community Alport Syndrome Concerted Action" study. *J Am Soc Nephrol*. 2003;14:2603–2610.
33. Johnston JB et al. Smooth-muscle tumours of the oesophagus. *Thorax*. 1953;8:251–265 (case 3).
34. Jonsson JJ et al. Alport syndrome, mental retardation, midface hypoplasia, and elliptocytosis: a new X-linked contiguous gene deletion syndrome? *J Med Genet*. 1998;35:273–278.
35. Kashtan C et al. Nephritogenic antigen determinants in epidermal and renal basement membranes of kindreds with Alport-type familial nephritis. *J Clin Invest*. 1986;78:1035–1044.
36. Kashtan CE et al. Aortic abnormalities in males with Alport syndrome. *Nephrol Dial Transplant*. 2010;25:3554–3560.
37. Kawakami H et al. Chronic nephritis, sensorineural deafness, growth and developmental retardation, hyperkinesis, and cleft soft palate in a 5-year-old boy. *Nephron*. 1990;56:214–217.
38. Kendall G, Hurst AF. Hereditary familial congenital haemorrhagic nephritis. *Guys Hosp Rep*. 1912;66:137–141.
39. Kobayashi T, Uchiyama M. Mutant-type α 5(IV) collagen in a mild form of Alport syndrome has residual ability to form a heterotrimer. *Pediatr Nephrol*. 2010;25:1169–1172.
40. LeBleu V et al. Stem cell therapies benefit Alport syndrome. *J Am Soc Nephrol*. 2009;20:2359–2370.
41. Legius E et al. Muscular hypertrophy of the oesophagus and "Alport-like" glomerular lesions in a boy. *Eur J Pediatr*. 1990;149: 623–627.
42. Lemmink HH. Mutations in the type IV collagen alpha-3 (*COL4A3*) gene in autosomal recessive Alport syndrome. *Hum Mol Genet*. 1994;3:1269–1273.
43. Lerone M et al. Leiomyomatosis of oesophagus, congenital cataracts and hematuria. Report of a case with rectal involvement. *Pediatr Radiol*. 1991;21:578–579.
44. Longo I et al. Autosomal recessive Alport syndrome: an in-depth clinical and molecular analysis of five families. *Nephrol Dial Transplant*. 2006;21:665–671.
45. Lyons OTA et al. Ruptured thoracoabdominal aortic aneurysm in a renal transplant patient with Alport's syndrome. *Ann Vasc Surg*. 2007;21:816–818.
46. Marcocci E et al. Autosomal dominant Alport syndrome: molecular analysis of the *COL4A4* gene and clinical outcome. *Nephrol Dial Transplant*. 2009;24:1464–1471.
47. Mazzucco G et al. Ultrastructural and immunohistochemical findings in Alport's syndrome: A study of 108 patients from 97 Italian families with particular emphasis on *COL4A5* gene mutation correlations. *J Am Soc Nephrol*. 1998;9:1023–1031.
48. Miller GW et al. Alport's syndrome. *Arch Otolaryngol*. 1970;92: 418–432.
49. Noel LH et al. Inherited defects of renal basement membranes. *Adv Nephrol*. 1989;18:77–94.
50. O'Neill WM Jr et al. Hereditary nephritis: a re-examination of its clinical and genetic features. *Ann Intern Med*. 1978;88:176–182.
51. Pierides A et al. Clinico-pathological correlations in 127 patients in 11 large pedigrees, segregating one of three heterozygous mutations in the *COL4A3/COL4A4* genes associated with familial haematuria and significant late progression to proteinuria and chronic kidney disease from focal segmental glomerulosclerosis. *Nephrol Dial Transplant*. 2009;24:2721–2729.
52. Piccini M et al. *FACL4*, a new gene encoding long-chain acyl-coA synthetase 4, is deleted in a family with Alport syndrome, elliptocytosis, and mental retardation. *Genomics*. 1998;47:350–358.
53. Rabushka LS et al. Diffuse esophageal leiomyomatosis in a patient with Alport syndrome: CT demonstration. *Radiology*. 1991;179:176–178.
54. Rana K et al. Nine novel *COL4A3* and *COL4A4* mutations and polymorphisms identified in inherited membrane diseases. *Pediatr Nephrol*. 2007;22:652–657.
55. Rheault MN. Women and Alport syndrome. *Pediatr Nephrol*.

2012;27:41-46.

56. Rintelmann WF. Auditory manifestations of Alport's disease syndrome. *Trans Am Acad Ophthalmol Otolaryngol.* 1976;82: 375–387.

57. Rodriguez JD et al. Intellectual disability, midface hypoplasia, facial hypotonia, and Alport syndrome are associated with a deletion in Xq22.3. *Am J Med Genet.* 2010;152A:713–717.

58. Roussel B et al. Familial esophageal leiomyomatosis associated with Alport's syndrome in a 9-year-old boy. *Helv Paediatr Acta.* 1986;41: 359–368.

59. Rumpelt H-J: Hereditary nephropathy (Alport syndrome): correlation of clinical data with glomerular basement membrane alterations. *Clin Nephrol.* 1980;13:203–207.

60. Savige J, Colville D. Ocular features aid the diagnosis of Alport syndrome. *Nature Rev: Nephrol.* 2009;5:356–360.

61. Slajpah M et al. Sixteen novel mutations identified in *COL4A3, COL4A4,* and *COL4A5* genes in Slovenian families with Alport syndrome and benign familial hematuria. *Kidney Internat.* 2007;71: 1287–1295.

62. Spear GS, Slusser RJ. Alport's syndrome: emphasizing electron microscopic studies of the glomerulus. *Am J Pathol.* 1972;69:213–223.

63. Spear GS et al. Hereditary nephritis with nerve deafness. *Am J Med.* 1970;49:52–63.

64. Tayel S et al. Marfanoid children: etiologic heterogeneity and cardiac findings. *Am J Dis Child.* 1991;145:90–93.

65. Tazon-Vega B et al. Genetic testing for X-linked Alport syndrome by direct sequencing of *COL4A5* cDNA from hair root RNA samples. *Am J Kidney Dis.* 2007;50:257–269.

66. Thielen BK et al. Deletion mapping in Alport syndrome and Alport syndrome-diffuse leiomyomatosis reveals potential mechanisms of visceral smooth muscle overgrowth. *Hum Mutat* #662(2003) online.

67. Tishler PV. Healthy female carriers of a gene for the Alport syndrome: importance for genetic counseling. *Clin Genet.* 1979;19:291–294.

68. Vaicys C et al. Ruptured intracranial aneurysm in an adolescent with Alport's syndrome—a new expression of type IV collagenopathy. *Surg Neurol.* 2000;54:68–72.

69. Vitelli F et al. identification and characterization of a highly conserved protein absent in the Alport syndrome (A), mental retardation (M), midface hypoplasia (M), and elliptocytosis (E) contiguous gene deletion syndrome (AMME). *Genomics.* 1999;55: 335–340.

70. Webb NJA et al. Efficacy and safety of losartan in children with Alport syndrome—results from a subgroup analysis of a prospective, randomized, placebo- or amlodipine-controlled trial. *Nephrol Dial Transplant.* 2011;26:2521–2526.

71. Wester DC et al. Alport syndrome: Clinical update. *J Am Acad Audiol.* 1995;6:73–79.

72. Wilson JC et al. A novel Cys1638Tyr NC1 domain substitution in α5(IV) collagen causes Alport syndrome with late onset renal failure without hearing loss or eye abnormalities. *Nephrol Dial Transplant.* 2007;22:1338–1346.

MYH9 相关疾病

MYH9-RD, 包括 May-Heggelin 异常、Epstein 综合征、Fechtner 综合征和 Sebastian 综合征

MYH9-related disorders (*MYH9*-RD) (including May-Heggelin amomaly and Epstein, Fechtner, and Sebastian syndromes)

早在发现致病基因之前, May-Heggelin 异常已经于 1909 年被报道[16]; Epstein 综合征报道于 1972 年[7]; Fechtner 综合征报道于 1985 年[20]; 而在 1990 年[9]报道的 Sebastian 综合征则是截然不同的, 虽然其具有常见的巨血小板减少症和

轻微出血性发作[1,4]。但是其临床表现更加多样化。首先作为区分这些综合征的临床表现的基础条件, 包括嗜碱性细胞质内包涵体 (Döhle 样小体) 存在与否; 肾炎、白内障和/或感音神经性听力损失。然而, 所有这些表现的致病原因是由于 *MYH9* 基因突变所致, 其参与编码非肌性肌球蛋白重链 II A 蛋白 (NMMHC-II A) [11,22]。

泌尿系统: 据估计大约有 28% 的肾小球病变, 患者的平均发病年龄在 23 岁[19]。但是, 也有幼儿时期发病的报道[10]。蛋白尿是典型症状, 而且血尿比 Alport 综合征的表现更加多样化。大部分肾小球病变的患者会在几年之内罹患慢性肾衰竭, 从而需要进行透析或者肾移植[4]。

造血系统: 除了 1 例患者例外, 其他的患者均是在早期甚至是在新生儿期就出现各种各样的混合出血、鼻出血和贫血。月经量过多在 MYH9-RD 女性患者中很常见; 通过对这些女性患者发育过程中通过缺铁性贫血的评估可以鉴定巨血小板减少症, 从而做出明确诊断。巨血小板减少症表现为巨大血小板, 且血小板计数范围小于 10×10^9/L 或大于 150×10^9/L 者也有报道[4] (图 11-2A、B)。接近 30% 的患者血小板计数为 50×10^9/L, 甚至更低[19]。

视觉系统: 先天性白内障首先用于区分 Fechtner 综合征和其他综合征患者[8]。老年性早期白内障目前已知是 MYH9-RD 的一种少见的临床表现, 但在 Pecci 等[19]报道的 82 例患者中有 16% 的患者出现这一症状。接受检查的所有人中平均发病年龄是 23 岁。Alport 综合征的前圆锥晶状体和视网膜斑点样病变在这一组综合征中未见[6]。

听觉系统: 在一项大型研究中发现有 60% 的 MYH9-RD 患者出现听力损失。发病年龄在新生儿到 60 岁, 大约有 1/3 的病例在 20 岁前出现, 1/3 的病例在 21~40 岁出现, 剩余的 1/3 病例则是在 41 岁以后出现听力损失[19]。听力图显示双侧中重度感音神经性听力损失, 尤其是高频区。最初的中度听力损失逐渐发展到重度, 这些症状同肾疾病或者出血发作的严重程度无关。唯一关于颞骨的研究报道了耳蜗血管纹的部分缺失[5]。

前庭系统: 未见该综合征关于前庭功能试验的报道。

实验室检查: 血小板减少症是该综合征一

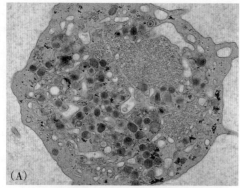

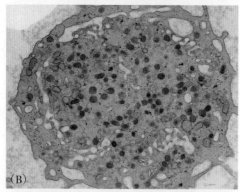

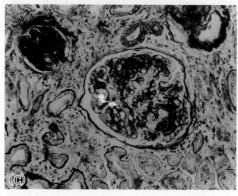

图 11-2 巨噬细胞增多症、肾炎和感音神经性听力损失
（Epstein 综合征）

（A、B）巨血小板的薄层切片中，其大小同淋巴细胞相近。注意
观察散在分布的细胞器和表面相连的管系。(C)肾结构显示间
质纤维化、局灶性肾小球增生和肾小球硬化

［(A,B)JG White 明尼阿波利斯市,明尼苏达州惠赠；(C)摘自：CJ
Epstein et al.Am J Med Genet 1972;52:299.］

直具有的表现。血小板体积巨大呈球形，有时候
直径同红细胞或者淋巴细胞大小相当[1,21]。在
MYH9-RD 患者中未见骨髓相关研究[4]。镜下血
尿和蛋白尿在肾病患者的表现各有不同[10]。

病理学：肾表现包括广泛的肾小球透明质样
变性、瘢痕化和一些新月体结构出现。部分肾小
管萎缩，其余肾小管出现膨胀扩张。动脉血管壁
增厚并呈透明样变（图 11-2C）。这些结果是非特

异性的并与慢性肾炎进展一致。然而在 1 例患
者的肾电镜（EM）结果显示增厚的肾小球基底膜
出现分层，圆形致密的颗粒始终是典型的 Alport
综合征超微结构表现。但是结果并不都是一致
的[17]。还有其他关于肾小球基底膜断裂和变薄
的报道[12]。

中性粒细胞和嗜酸性粒细胞显示出小且不
规则形态的细胞质内包涵体，或者称之为 Döhle
样小体。结果是该小体的体积小且呈纺锤形的，
目前认为是由成簇的核糖体和小碎片的粗面内
质网构成，表面没有包膜。Kunishima 等[13]证明
白细胞内的包涵体是 NMMHC-ⅡA 聚合物。推
荐的鉴别方法就是进行抗 NMMHC-ⅡA 的单克
隆抗体免疫荧光染色[2]。

遗传学：该综合征为常染色体显性遗传疾
病。至少 20% 的患者会出现一个新的基因突变，
因此是阴性家族史。即使是在家系内部其表达
也是多样化的[3]。

分子生物学研究：编码非肌性肌球蛋白重链
ⅡA 蛋白（NMMHC-ⅡA）的 MYH9 基因突变是导
致这些症状的病因。基因型 - 表型相关性已经
得到证实，在动力功能位点（MD）的那些突变比
在尾端位点（TD）的突变引起的临床表现更为严
重。举例说，Pecci 等[19]发现 MD 突变的患者在
40 岁之前全部都患有肾疾病，相对比之下，那些
TD 突变的患者只有 25% 会不断发展为肾疾病。
听力损失和血小板减少症的严重程度同突变位
点有一定的相关性；然而，白内障的发病在 2 个
突变组群中发生率相同。在 MD 突变中，那些
702 位点的突变导致最严重的表型出现[14]。

诊断：感音神经性听力损失和肾炎的并存是
典型的 Alport 综合征表现。但是，巨血小板减少
症的存在和遗传的模式使我们清晰地将这个综
合征同典型的 Alport 综合征区分开来。对于该
综合征同慢性自身免疫性血小板减少症的区分
也是至关重要的，而对于后者的治疗性干预措施
（例如脾切除术）不适用于 MYH9-RD 的综合征。
这对于排除巨血小板减少症的相关综合征也是
极其重要的（综述[1,3]）。MYH9 基因突变能够导
致非综合征性听力损失，也就是 DFNA17[15]。迄
今为止，705 位点的突变是目前唯一已知的引起
这种表型的原因。

预后：如果肾衰竭出现则预后很差。但是，

近年来的研究已经证实血管紧张素Ⅱ受体阻滞剂和血管紧张素转换酶抑制剂在一些病例上减少了蛋白尿的发生[18]。阿司匹林和其他药物治疗对血小板功能的损害应尽量避免。目前还没有听力损失和白内障恶化的预防措施。

小结:MYHD9-RD的特点包括:①常染色体显性遗传模式;②非肌性肌球蛋白重链9基因(*MYH9*)发生突变;③肾病表现比典型的Alport综合征更加多样化,男女发病几率等同;④伴有巨大血小板的血小板减少症;⑤淋巴细胞包涵体是这种综合征的特征性表现,但不一定总能被观察到;⑥高频感音神经性听力损失。

参考文献

1. Althaus K, Greinacher A. *MYH9*-related platelet disorders. *Sem Thromb Hemostasis*. 2009;33:189–203.
2. Althaus K, Greinacher A. *MYH-9* related platelet disorders: strategies for management and diagnosis. *Transfus Med Hemother*. 2010;37:260–267.
3. Althaus K et al. *MYH9* related platelet disorders—often unknown and misdiagnosed. *Klin Padiatr*. 2011;223:120–125.
4. Baldini CI et al. Recent advances in the understanding and management of *MYH9*-related inherited thrombocytopenias. *Br J Hematol*. 2011;154:161–174.
5. Clare NM et al. Alport's syndrome associated with macrothrombopathic thrombocytopenia. *Am J Clin Pathol*. 1974;72:111–117.
6. Colville D et al. Absence of ocular manifestations in autosomal dominant Alport syndrome associated with haematological abnormalities. *Ophthalmic Genet*. 2000;21:217–225.
7. Epstein CJ et al. Hereditary macrothrombocytopathia, nephritis and deafness. *Am J Med Genet*. 1972;52:299–310.
8. Gershoni-Baruch R et al. Fechtner syndrome: clinical and genetic aspects. *Am J Med Genet*. 1988;31:357–367.
9. Greinacher A et al. Sebastian platelet syndrome: a new variant of hereditary macrothrombocytopenia with leukocyte inclusions. *Blut*. 1990;61:282–288.
10. Han H et al. Renal manifestations of patients with *MYH9*-related disorders. *Pediatr Nephrol*. 2011;26:549–555.
11. Kelley MJ et al. Mutations of *MYH9*, encoding non-muscle myosin heavy chain A, in May-Hegglin anomaly. *Nat Genet*. 2000;26: 108–109.
12. Kopp JB et al. Glomerular pathology in autosomal dominant *MYH9* spectrum disorders: what are the clues telling us about disease mechanism? *Kidney Int*. 2010;78:130–133.
13. Kunishima S et al. Mutations in the *NMMHC-A* gene cause autosomal dominant macrothrombocytopenia with leukicyte inclusions (May-Hegglin anomaly/Sebastian syndrome). *Blood*. 2001;97: 1147–1149.
14. Kunishima S, Saito H. Advances in the understanding of *MYH9* disorders. *Curr Opin Hematol*. 2010;17:405–410.
15. Lalwani AK et al. Human nonsyndromic hereditary deafness *DFNA17* is due to a mutation in nonmuscle myosin *MYH9*. *Am J Hum Genet*. 2000;75:1121–1128.
16. May R. Leukozyteneinschlusse. *Deutsch Archiv für Medizin*. 1909; 96;1–6.
17. Parsa KP et al. Hereditary nephritis, deafness and abnormal thrombopoiesis: study of a new kindred. *Am J Med*. 1976;60:665–672.
18. Pecci A et al. Renin-angiotensin system blockade is effective in reducing proteinuria of patients with progressive nephropathy caused by *MYH9* mutations (Fechtner-Epstein syndrome). *Nephrol Dial Transplant*. 2008;23:2690–2692.
19. Pecci A et al. Position of nonmuscle myosin heavy chain IIQ (*NMMHC-IIA*) mutations predicts the natural history of *MYH9*-related disease. *Hum Mutat*. 2008;29:409–417.
20. Peterson LC et al. Fechtner syndrome—a variant of Alport syndrome with leukocyte inclusions and macrothrombocytopenia. *Blood*. 1985;65:397–406.
21. Savoia A et al. Heavy chain myosin 9-related disease (*MYH9-RD*): neutrophil inclusions of myosin 9 as a pathognomic sign of the disorder. *Thrombosis Haemostasis*. 2010;103:826–832.
22. Seri M et al. *MYH9*-related disease. May-Heggelin anomaly, Sebastian syndrome, Fechtner syndrome, and Epstein syndrome are not distinct entities but represent a variable expression of a single illness. *Medicine*. 2003;82:203–215.

肾炎、听力损失和胫前大疱性表皮松解症
nephritis, hearing loss and pretibial epidermolysis bullosa

Kagan 等[1]描述了一对十几岁的同胞姐妹合并患有晚期肾衰竭、大腿部的大疱性皮肤损伤和感音神经性听力损失。这些家庭成员可能是巧合都患有 β-地中海贫血。Karamatic Crew 等[2]也描述过1例无家族史而单独发病的患者出现肾、听力和皮肤异常的临床表现。

该病的表型同Alport综合征极其相似,尽管皮肤起水疱的表现同Alport综合征能够明显鉴别。这个常染色体隐性遗传疾病的病因是1bp的纯合子插入到*CD151*基因所致。这个基因编码四次穿膜蛋白,被认为对肾和皮肤基底膜的正常构成起到至关重要的作用。

参考文献

1. Kagan A et al. Occurrence of hereditary nephritis, pretibial epidermolysis bullosa and beta-thalassemia minor in two siblings with end-stage renal disease (letter). *Nephron*. 1988;49:331–332.
2. Karamatic Crew V et al. *CD151*, the first member of the tetraspanin (TM4) superfamily detected on erthtyrocytes, is essential for the correct assembly of human basement membranes in kidney and skin. *Blood*. 2004;104:2217–2223.

伴听力损失的激素抵抗型肾病综合征
steroid-resistant nephritic syndrome with hearing loss

激素抵抗型肾病综合征(SRNS)是由4个相关基因之一突变引起的一种异质性疾病[2]。最近,Heeringa 等[1]报道了第5种SRNS相关基因——*COQ6*,在5个家系的11名个体中发现它可以同时出现SRNS和感音神经性听力损失。肾脏症状在最初几岁时就可以发病,最初包括蛋白尿,

然后快速进展到终末期肾衰竭。大多数患者都有感音神经性听力损失的表现，但是发病年龄变化很大，从出生到童年中期都可以出现。

参考文献

1. Heeringa S et al. *COQ6* mutations in human patients produce nephrotic syndrome with sensorineural deafness. *J Clin Invest.* 2011;121:2013–2024.
2. Hinkes BG et al. Nephrotic syndrome in the first year of life: two-thirds of cases are caused by mutations in 4 genes (*NPHS1, NPHS2, WT1,* and *LAMB2*). *Pediatr.* 2007;119:e907–919.

肾炎、运动和感觉神经病(Charcot-Marie-Tooth 综合征)和感音神经性听力损失(Lemieux-Neemeh 综合征)

nephritis, motor and sensory neuropathy (Charcot-Marie-Tooth disease), and sensorieural hearing loss (Lemieux-Neemeh syndrome)

1967 年，Lemieux 和 Neemeh[9]报道了发现于两个家系的一种综合征，其中一个家系是以儿童期起病的进行性远端肌肉萎缩、有蛋白尿和血尿的肾病、渐进的感音神经性听力损失为特征。散发病例分别由 Hanson 等于 1970 年[4]和 Lennert 等于 1976 年[10]报道。Gherardi 等[3]报道了在一家系四代亲属中肾病和腓骨肌萎缩症表现存在变异，只有 3 名患者表现相同。先证者有轻微的听力损失(达到 30dB)，其余家庭成员的听力状况未知。

泌尿系统：这种肾炎以蛋白尿和镜下血尿为特点。蛋白尿进展为肾病综合征，在 Gherardi 等[3]所报道的家系的先证病例，会出现肾衰竭和高血压，在 16 岁时需要进行血液透析。在一篇被 Gherardi 等[3]引用的摘要中，Lennert 等[10]收集了 1978 年之前发表的病例的随访信息。6 个病例中的 5 例患者进展为伴有高血压的肾衰竭。在一篇综述中，Fillod 等[2]注意到 13 个 Charcot-Marie-Tooth(CMT)综合征和肾炎病人中的 9 个在随后的 6 个月到 17 年之间进展为终末期肾衰竭[2]。感音神经性听力损失在 CMT 中并不常见，在 13 例见诸报道的病例中仅有 7 例出现。

周围神经系统：小腿和足部的肌力减退与萎缩始于儿童时期并缓慢的进展。然后肌力减退

会导致行走和持物困难。Hanson 等[4]指出在 1 岁时出现脚趾转向和跨阈步态。手也会受到影响，经过 13~15 年逐渐演变为爪形手畸形。神经系统检查显示腿的远端肌肉和手内在肌肉有明显的肌力减退和萎缩，而近端肌力正常(图 11-3A)。患者可表现为步态不正与双足下垂，但没有真正的共济失调。那些年龄较大的患者，手臂、膝部和脚踝的深腱反射正常。感觉功能检查通常是正常的。

在这项已经完成的研究中 4 例患者的尺神经和正中神经的运动神经传导速度明显降

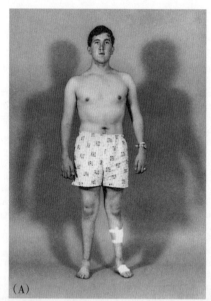

(A)

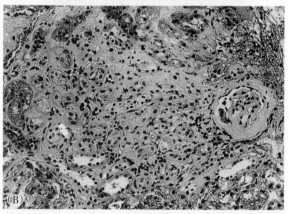

(B)

图 11-3　肾炎、运动和感觉神经病变(Charcot-Marie-Tooth 病)与感音神经性听力损失(Lemieux-Neemeh 综合征)

(A)16 岁患者，四肢细尖及爪形手。(B)肾活检显示肾小管萎缩和透明样变区肾小球丛

〔(A)摘自：PA Hanson et al., Neurology 1970;20:426;(B)摘自：G Lemieux and JA Neemeh. Can Med Assoc J 1967;97:1193.〕

低[3,4,9]。肌电图显示弥漫性失神经支配过程。研究结果表明该病与一种运动神经病变相似,类似于遗传性感觉运动神经病(Charcot-Marie-Tooth综合征)。

听觉系统:在童年时期就出现听力损失并逐渐发展。Lemieux 和 Neemeh[9]报道的 3 例患者有 2 例,以及 Hanson 等[4]报道的患者,出现进行性感音神经性听力损失。在后者报道的患者有中度听力损失,高频区更明显,并在 7 岁的时候首次被发现。Lennert 等[10]报道的病例于 8 岁时出现听力损失;Lemieux 和 Neemeh[9]报道的病例出现 50dB 的听力损失。

病理学:在一份报道中,腓肠神经组织活检显示无异常[4]。然而,在 Gherardi 等[3]的研究显示,部分的腓神经表现出严重的脱髓鞘改变和施旺细胞的细胞核数量过多,神经内的胶原蛋白增多和洋葱样结构。后者的发现与遗传性感觉运动神经病变 I 型一致,肌肉活检显示肌肉明显萎缩并伴有小的肌纤维肥厚灶[4,10]。这与失神经支配改变是一致的[3]。

Gherardi 等[3]描述的所有 6 例患者的肾组织病理学改变符合局灶性肾小球硬化症(图 11-3B)。电子显微镜的观察结果显示基底膜没有分裂、分层或变薄;常常可以观察到足细胞的空泡样变性以及众多的透明核包涵体。这些研究结果与 Alport 综合征超微结构改变是不一致的[4]。

遗传学:目前尚不清楚合并各种听力损失的神经病变性肾炎是一个独立的疾病,还是同一疾病的异构类型,甚至是在家系中偶然出现的。

Lemieux 和 Neemeh[9]报道的家系中,11 名兄弟姐妹中的 4 人受累。一个有神经病变,一个有肾病,其余两个合并有两种病变。同时合并有两种疾病的两个先发病例也有听力损失,其余家系成员无法诊断,但也不知道是否有部分病变。在该报道中的第二个家系,一名 21 岁的先证者表现为远端肌肉萎缩和肾病但不合并听力损失。一个 12 岁的妹妹,一个 13 岁的弟弟和他们 46 岁的母亲都有远端肌肉萎缩。包括出现远端肌肉萎缩的母亲和 12 岁的妹妹的 7 名家系成员做了尿检,表现为蛋白尿。这个由 Gherardi 等[3]报道的家系在三代内表现出不同症状。虽然先证者有肾病和腓骨肌萎缩症,但是其父母和兄弟姐妹都没有受到影响。母亲有两个兄弟伴有高弓

足,其中的一个兄弟育有一个小足畸形的女儿。另外一个兄弟有一个儿子如同先证者一样同时合并有神经病变和肾病。先证者的大姨妈也完全表现为肾病及肌肉萎缩综合征。在这个家系里没有人有明确的听力损伤,虽然先证者双耳高频有 30dB 的轻度听力损失。这个家系的发病模式提示肾病和神经病变存在常染色体显性遗传的变量表达的和不完全显性。Lemieux 和 Neemeh[9]报道的家系的条件设置也令人印象深刻,而且,在 CMT 和肾病患者与感音神经性听力损失的关联表明,这是同一疾病的异构类型,而不是巧合。

诊断:虽然肾病与 Alport 综合征有诸多相似之处,但是其超微结构是不同的。合并有感音神经性听力损失的运动和感觉神经病变和已经有报道为常染色体显性遗传和常染色体隐性遗传,以及 X 连锁遗传[11]。有些合并有 CMT 4A 的患者有重度听力障碍[6],这是由神经节苷脂诱导分化相关蛋白基因(GDAD1)突变引起的[1];已经有证据显示某些家系的听力损失和 CMT 是由于 PMP22 基因点突变引起的[5,7,8]。

预后:Gherardi 等[3]引用的 Lennert 等的一篇摘要[10]显示,在随访的 6 例患者中,有 5 例出现快速肾衰竭伴高血压。因此,肾衰竭比原先从 2 个早期的病例报道中认识到的更严重。神经系统表现类似 CMT 有关的典型表现。

小结:该综合征的特征为:①一个常染色体显性遗传多样性表达和不完全外显;②肾病变包括肾病综合征和一些进展为肾功能不全;③类似于 I 型遗传性感觉运动神经病(Charcot-Marie-Tooth 综合征)的进行性神经病变;④始发于儿童时期的表现各异的感音神经性听力损失。

参考文献

1. Baxter RV et al. Ganglioside-induced differentiation-associated protein-1 is mutant in Charcot-Marie-Tooth disease type 4A/8q21. Nat Genet. 2001;30:21–22.

2. Fillod I et al. Nephropathy and Charcot-Marie-Tooth disease. A case report. Pediatrie. 1990;45:319–322.

3. Gherardi R et al. Focal glomerulosclerosis associated with Charcot-Marie-Tooth disease. Nephron. 1985;40:357–361.

4. Hanson PA et al. Distal muscle wasting, nephritis and deafness. Neurology. 1970;20:426–434.

5. Joo IS et al. A novel point mutation in PMP22 gene associated with a familial case of Charcot-Marie-Tooth disease type 1A with sensorineural deafness. Neuromuscul Disord. 2004;14:325–328.

6. Killian JM, Klopfer HW. Homozygous expression of a dominant gene for Charcot-Marie-Tooth neuropathy. Ann Neurol. 1979;5: 515–522.

7. Kousseff BG et al. Charcot-Marie-Tooth disease with sensorineu-

ral hearing loss—an autosomal dominant trait. *Birth Defects*. 1982;18:223–228.

8. Kovach MJ et al. A unique point mutation in the *PMP22* gene is associated with Charcot-Marie-Tooth disease and deafness. *Am J Hum Genet*. 1999;64:1580–1593.

9. Lemieux G, Neemeh JA. Charcot-Marie-Tooth disease and nephritis. *Can Med Assoc J*. 1967;97:1193–1198.

10. Lennert T et al. Charcot-Marie-Tooth disease and chronic nephropathy. Presented at the European Society of Pediatric Nephrology, 10th meeting, Barcelona, Spain, 1976.

11. Young P et al. Mutation analysis in Chariot-Marie Tooth disease type 1: point mutations in the *MPZ* gene and the *GJB1* gene cause comparable phenotypic heterogeneity. *J Neurol*. 2001;248:410–415.

冷冻蛋白相关周期性综合征
包括家族性寒冷性荨麻疹、Muckle-Wells 综合征、慢性婴儿神经皮肤关节（CINCA）综合征
cryopyrin-associated periodic syndromes（CAPS）[including familial cold urticaria，Muckle-Wells syndrome，and chroici infantile neurological cutaneous and articular（CINCA）syndrome]

Cryopyrin 冷冻蛋白相关周期性综合征包括家族性寒冷性自身炎症性综合征（familial cold autoinflammatory syndrome，FCAS）、Muckle-Wells 综合征（Muckle-Wells syndrome，MWS）和新生儿多系统感染性疾病（neonatal-onset multisystem inflammatory disease，NOMID），又称慢性婴儿神经 - 皮肤 - 关节（chronic infantile neurological，cutaneous，and articular，CINCA）综合征；这些疾病现在都统称为冷冻蛋白相关周期性综合征（cryopyrin-associated periodic syndromes，CAPS）。这些以前被认为是各不相同的疾病，现在已经明确知道是由于一个相同的基因，*CAIS1* 突变造成的。这三种疾病都以发热、结膜炎、皮肤损伤和关节受累为共同表现，然而，FCAS 的寒冷性荨麻疹，以及 NOMID 的慢性脑膜炎和关节病可以帮助我们鉴别这些疾病[18]。其他表现包括听力损失和肾功能衰竭，继发的淀粉样变性。然而，人们一直认为，CAPS 应该是同一个临床病变，而不是三种不同的疾病[4]。病程和临床表现在各个家系之间的差别很大[4,9,19]。

泌尿系统：在确诊 MWS 的患者，约有 20%~35% 的患者会发展为伴有蛋白尿、尿毒症、贫血、水肿的肾病综合征，一半以上的患者在肾活检中发现 AA 型（来自血清淀粉样蛋白相关蛋白）[13]，

但这种并发症可能在疾病发展过程中延迟出现，甚至可以临床潜伏[15]。在那些 FCAS 患者，淀粉样变是罕见的，仅有 2% 甚至更少个体发生。NOMID 的患者往往在出现肾并发症之前就已经死亡，但如果他们能够生存足够长的时间，常常会发生淀粉样变性[19]。

皮肤系统：FCAS 的患者在受到寒冷刺激时会出现荨麻疹样皮疹[19]。而那些 MWS 的患者，可在新生儿期出现[3]荨麻疹样皮疹，延伸到身体的大部分区域但是在四肢最为明显。皮疹为微红色丘疹，直径 1~7cm，疼痛但不痒。那些临床诊断为 NOMID 的患者通常存在先天性皮肤病变，并且最终都会出现伴或不伴红斑的游走性的荨麻疹[19]。

中枢神经系统：几乎在所有的 FCAS 患者，关节痛和头痛是最常见的神经系统表现。那些 MWS 患者通常也会有神经系统表现，最常见的是头痛和偏头痛。例如，Kitley 等[6]回顾了 13 例 MWS 患者，发现其中 12 例有头痛，10 例有偏头痛。此外，远端肢体疼痛也是常见的，往往在十几岁时出现。NOMID 患者的中枢神经系统受累严重，大多数孩子有慢性脑膜炎、脑积水和脑萎缩[6]。至少 25% 的人有癫痫发作，至少有一半的人有明显的认知功能障碍[19]。

听觉系统：FCAS 患者罕见有听力损失，而在 NOMID 患者几乎总会出现。大多数 MWS 患者有感音神经性听力损失，在童年或青春期开始出现。首先受到影响的是高频区，但在 30~40 岁间听力损失慢慢发展到中度或重度[1]（图 11-4A）。那些 NOMID 患者最常见的是感音神经性听力损失，但与那些 MWS 患者不同，他们也可以有传导性或混合性听力损失，往往是重度到极重度[1]。

前庭功能：关于前庭功能的研究很少。Weegerink 等[22]发现，在一个 MWS 的家系中有一半的成员有一定程度的前庭功能障碍，而 Kuemmerle-Deschner 等[11]在 33 例 MWS 患者研究中没有发现有前庭受累的证据。

视觉系统：虽然临床诊断为 FCAS 的患者往往只有结膜炎，而没有其他的眼部表现，已经有报道一些患者出现结膜炎、葡萄膜炎、视神经乳头水肿和视神经盘萎缩[3,18]。

其他表现：据报道发热的周期为 3~5 天，体温可以达到 39~40℃。但是并非所有的 CAPS 患

者都会出现[4]。心包炎也有几例报道,可以在CAPS确诊之前发生[9]。

实验室检查:当急性发作时,会出现红细胞沉降率升高,白细胞计数、C反应蛋白升高,高γ球蛋白血症。合并肾衰竭的患者,血红蛋白下降到70~80g/L,血尿素氮升高,常见有蛋白尿。

病理学:肾变小,表面多发粘连。组织学切片显示淀粉样蛋白遍布肾实质,大多数肾小球,许多肾小管和血管壁(图11-4B)。在脾中,淀粉样蛋白在整个实质、滤泡和血管壁中都有分布。

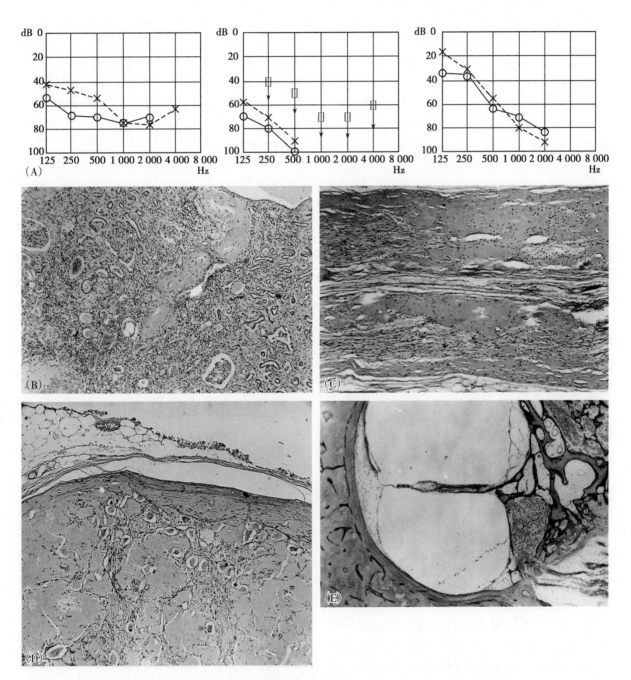

图 11-4　肾炎、荨麻疹、淀粉样变、感音神经性听力损失(Muckle-Wells 综合征)

(A)左:患者 7 岁时的听力图;中间:同一病人 30 岁时的听力图;右:患者的弟弟 10 岁的听力图。(B)肾切片显示淀粉样沉积物主要影响大血管,肾实质瘢痕累累和萎缩。(C)坐骨神经显示淀粉样沉积物使神经干结构消失。(D)由于淀粉样沉积物造成的背根神经节与神经节细胞分离。(E)内耳切片显示 Corti 器缺失和骨化的基底膜

[(A)摘自:V Andersen et al.,Am J Med 1967;42:449;(B~D)摘自:MW Van Allen et al.,Neurology(Minneap)1968;19:10;(E)摘自:TJ Muckle and M Wells,Q J Med 1962;31:235.]

由于淀粉样蛋白在小管和血管壁浸润导致生精小管萎缩，睾丸变小。在肝和肾上腺皮质，淀粉样蛋白沉积累及血管。淀粉样蛋白也已在坐骨神经和背根神经节中发现[17]（图11-4C、D），被定性为AA型[12]的淀粉样蛋白。

内耳的组织病理学检查显示Corti器和前庭感觉上皮器官缺失，耳蜗神经萎缩和基底膜骨化。没有发现淀粉样蛋白的存在[16]（图11-4E）。

遗传学：该综合征为常染色体显性遗传并且表现多变。

分子生物学研究：该病是由CIAS1基因突变引起的，以该综合征的起病原因命名为寒冷性自身炎症性综合征。CIAS1基因编码pyrin样蛋白cryopyrin，主要在外周血白细胞中表达。Cryopyrin与其他参与炎症的蛋白质具有明显的氨基酸同源性，尤其是那些导致家族性地中海热（familial Mediterranean fever，FMF）在同一个域，被称为Pyrin域，Pyrin是由FMF基因突变编码的蛋白。Cryopyrin是一种能够激活caspase-1的炎性体的组成部分，进而导致细胞因子、白细胞介素-1β（IL-1β）的过量表达[10]。

诊断：与其他遗传性周期性炎性疾病在临床上有重叠，包括家族性地中海热、高IgD和周期性发热（HIDS）和家族性爱尔兰热。肾淀粉样变性可能引起25%的常染色体隐性遗传的家族性地中海热病情恶化，最终导致尿毒症。这种情况下不会出现听力丧失。一些可能是变异的MWS的报道已经发表，并可能与CAPS表型谱系一致[14,20]。系统性淀粉样变性可能是单独的显性遗传，也可能是发生于几种综合征。这些情况下，患者不会患有荨麻疹或听力损失。然而，Van Allen等[21]报道了一个有早期神经病变和晚期肾病、白内障和严重消化性溃疡疾病的家系。常合并有感音神经性听力损失，常染色体显性遗传。它可能是区别于CAPS的另外一种疾病。

预后：如果不进行治疗，MWS和NOMID的预后差。在几乎所有的MWS患者都会有缓慢进行性听力损失，并最终导致听力严重受损。患者通常会在30~50岁之间死于尿毒症。基因型与表型之间没有相关性，尽管最近发现一组合并听力损失的女性，认为她们的症状发展到严重程度的风险较高[7]。那些NOMID一般存活不超过20年。然而最近，抗白介素-1治疗已经在很多CAPS患者取得了成功。这些治疗方法包括阿那白滞素（anakinra），这是一种IL-1受体拮抗剂；利纳西普（rilonacept），这是IL-1的诱饵受体；康纳单抗（canakinumab），是一种能够阻断IL-1的单克隆抗体，已证明能够提高听力、改善肾功能和减轻炎症反应症状[2,3,5,8,10,18]。

小结：此综合征的特点包括：①表现度多变的常染色体显性遗传；②CIAS1基因突变；③儿童青少年发病的反复发作性荨麻疹、发热和四肢关节疼痛；④各种淀粉样变性导致肾病和尿毒症；⑤儿童期发病的渐进性感音神经性听力损失。

参考文献

1. Ahmadi N et al. Cryopyrin-associated periodic syndromes: otolaryngologic and audiologic manifestations. *Otolaryngol Head Neck Surg.* 2011;145:295–302.
2. Ait-Abdesselam T et al. Anakinra efficacy in a Caucasian patient with renal AA amyloidosis secondary to cryopyrin-associated periodic syndrome. *Joint Bone Spine.* 2010;77:616–627.
3. Biswas D, Stafford N. Otolaryngological manifestations of "Muckle-Wells syndrome." *Int J Pediatr Otorhinolaryngol.* 2010;74:553–555.
4. Cuisset L et al. Mutations in the autoinflammatory cryopyrin-associated periodic syndrome gene: epidemiological study and lessons from eight years of genetic analysis in France. *Ann Rheum Dis.* 2011;70:49509.
5. Hawkins PN et al. Spectrum of clinical features in Muckle-Wells syndrome and response to anakinra. *Arthritis Rheum.* 2004;50:607–612.
6. Kitley JL et al. Neurologic manifestations of the cryopyrin-associated periodic syndrome. *Neurology.* 2010;74:1267–1270.
7. Kuemmerle-Deschner JB et al. Risk factors for severe Muckle-Wells syndrome. *Arthritis Rheum.* 2010;62:3783–3791.
8. Kuemmerle-Deschner JB et al. Efficacy and safety of anakinra therapy in pediatric and adult patients with the auto-inflammatory Muckle-Wells syndrome. *Arthritis Rheum.* 2011;63:840–849.
9. Kuemmerle-Deschner JB et al. NLRP3 E311K mutation in a large family with Muckle-Wells syndrome—description of a heterogeneous phenotype and response to treatment. *Arthritis Res Ther.* 2011;13:R196.
10. Kuemmerle-Deschner JB et al. Two-year results from an open-label, multicentre, phase III study evaluating the safety and efficacy of canakinumab in patients with cryopyrin-associated periodic syndrome across different severity phenotypes. *Ann Rheum Dis.* 2011;70:2095–2112.
11. Kuemmerle-Deschner JB et al. Hearing loss in Muckle-Wells syndrome. *Arthritis Rheum.* 2013;65:824–831.
12. Linke RP et al. Identification of amyloid A protein in a sporadic Muckle-Wells syndrome. *Lab Invest.* 1983;48:698–704.
13. Mamou H et al. Maladie periodique et syndrome de Muckle et Wells. [Periodic disease and the Muckle-Wells syndrome.] *Nouv Presse Med.* 1974;3:1363–1364.
14. McDermott MF et al. An autosomal dominant periodic fever associated with AA amyloidosis in a North Indian family maps to distal chromosome 1q. *Arthritis Rheum.* 2000;43:2034–2040.
15. Messier G et al. Overt or occult renal amyloidosis in the Muckle-Wells syndrome. *Kidney Int.* 1988;34:566.
16. Muckle TJ. The "Muckle-Wells" syndrome. *Br J Dermatol.* 1979;100:87–92.
17. Prieur AM et al. A chronic, infantile, neurological, cutaneous and articular (CINCA) syndrome: a specific entity analysed in 30 patients. *Scand J Rheum Suppl.* 1987;66:57–68.

18. Rynne M et al. Hearing improvement in a patient with variant Muckle-Wells syndrome in response to interleukin 1 receptor antagonism. *Ann Rheum Dis*. 2006;65:533–534.
19. Sanchez GAM, Hashkes PJ. Neurological manifestations of the Mendelian-inherited autoinflammatory syndromes. *Devel Med Child Neurol*. 2009;51:420–429.
20. Throssell D et al. Urticaria, arthralgia, and nephropathy without amyloidosis: another variant of the Muckle-Wells syndrome? *Clin Genet*. 1996;49:130–133.
21. Van Allen MW et al. Inherited predisposition to generalized amyloidosis. Clinical and pathological studies of a family with neuropathy, nephropathy, and peptic ulcer. *Neurology (Minneap)*. 1968;19:10–25.
22. Weegerink NJD et al. Audiometric characteristics of a Dutch family with Muckle-Wells syndrome. *Hearing Res*. 2011;282:243–251.

肾炎、肛门直肠畸形与感音神经性听力损失
nephritis, anorectal malformations, and sensorineural hearing loss

1983 年 Lowe 等[1]报道了一个三代家系，其中 5 名男性患有肾炎、肛门直肠畸形和感音神经性听力损失。其中 3 名男性患有肾炎并且都患有感音神经性听力损失；4 人伴肛门会阴瘘或肛门狭窄的低位肛门闭锁；2 例耳前赘和大耳郭。这种情况可能是常染色体显性遗传；它与 Townes-Brocks 综合征有着明显的重叠；然而，没有患者表现径向缺陷。

参考文献

1. Lowe J et al. Dominant ano-rectal malformation, nephritis and nerve deafness: a possible new entity? *Clin Genet*. 1983;24:191–193.

膜性肾小球肾炎和感音神经性听力损失
membranous glomerulonephritis and sensorineural hearing loss

1990 年，Meroni 等[1]报道了患有膜性肾小球肾炎（MGN）与感音神经性听力损失的两兄弟。

根据电子显微镜和免疫荧光研究的结果，膜性肾小球肾炎被认为是一种免疫复合物介导的疾病。然而，65%~75% 的患有 MGN 的白种人与 *HLA-DRw3* 有关联（20%~25% 控制），而患有 MGN 的日本人显示与 *HLA-DR2* 的强关联性。两人都有肾病综合征（高血压、胫前水肿、血尿、蛋白尿）。光学显微镜下琼斯银染色显示弥漫性肾小球毛细血管壁增厚和特征性的基底膜钉状突起。免疫荧光法可以显示沿肾小球毛细血管壁沉积的 IgG 和 C3 细颗粒。超微结构变化包括肾小球基底膜增厚，上皮下电子致密物沉积（图 11-5）。33 岁和 36 岁的两兄弟，在高频区有中度感音神经性听力损失。其父母表现有类似的听力损失，但没有肾疾病。然而，没有更多有价值的信息。有听力损失的父母和儿子，患有肾疾病的儿子和其中的一个儿子的儿子，可能代表独立遗传的两种疾病。由于缺乏更多的关于父母的听力损失性质的资料，我们无法做出更多的评论。

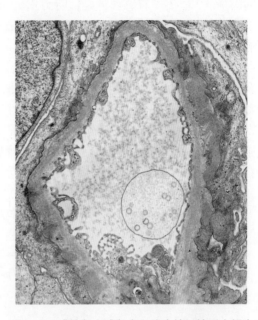

图 11-5　膜性肾小球肾炎和感音神经性听力损失
足突上皮几乎完全融合，膜上部分有散在的上皮下层沉积

［摘自：M Meroni et al., Am J Kidney Dis 1990；15：269.］

参考文献

1. Meroni M et al. Two brothers with idiopathic membranous nephropathy and familial sensorineural deafness. *Am J Kidney Dis*. 1990;15:269–272.

伴听力损失的 IgA 肾病
IgA nephropathy with hearing loss

免疫球蛋白 A 型（IgA）肾病是肾小球肾炎最常见的形式，是由 IgA 在肾小球系膜区沉积造成的[4]。许多家族性病例已经见诸报道，但其遗传模式尚未明确[5]。在大多数的 IgA 肾病患

者,没有其他症状表现;然而,有3个合并有听力损失的家族性IgA肾病家系。一个家系是由Chahin等报道[2],家系四代中有10人发病;其中6人仅有听力损失,有1人有血尿,其余3人两种症状表现都有(2名兄弟姐妹和其中1名男性的儿子)。报道中虽然没有指出患者的发病年龄,但是其听力损失程度很重。

第二个家系由Bizzarri等[1]报道,两代人的血尿患者;母亲未报道有听力损失,而3名孩子中的2人患有血尿的同时也有感音神经性听力损失,其中1人有视网膜变性,另1人有脉络膜视网膜炎。2个孩子有感音神经性听力损失,其中1名在30岁以前确诊。据报道高频听力受到影响,但没有提供进一步的信息。

第三个家系由Fitzsimmons等报道[3],1名女性及其与2名不同男性所生的3个孩子有进行性肾病、痉挛性截瘫、认知障碍和感音神经性听力损失。在这个家系中,肾疾病的最初表现是蛋白尿,随后是高血压;病程呈进行性,表现为肾病综合征。母亲在34岁时发生肾衰竭,并进行了

肾移植。儿童运动发育迟缓。4~8岁时,跌倒和步态异常增加,可以发展为伴有腿部痉挛、反射亢进、足底伸肌反应的痉挛性截瘫。上肢的病理反射增多。母亲在28岁时出现轻度痉挛性截瘫,虽然它可能早就已经开始了。在这个家系中,男性在5岁以前就表现有听力损失,最终需要助听器。语言发育延迟。听力检查显示有60~90dB的感音神经性听力损失。女性受病变的影响较男性要小。

在所有的家系中,肾组织活检显示肾小球硬化和肾小管萎缩(图11-6AB)合并局灶性节段性肾小球系膜增生性病变,IgA、C3免疫荧光染色阳性,电子显微镜下可见电子致密物在系膜内沉积(图11-6C)。基底膜没有显示Alport综合征的变化特征。

目前尚不清楚这些家系有一个或多个是否同时发生肾病和听力损失;两个有相同的基本条件的患者,同时发生听力损失与IgA肾病是一种巧合[1,3];或是具有不同的遗传原因3个不同的疾病实体。

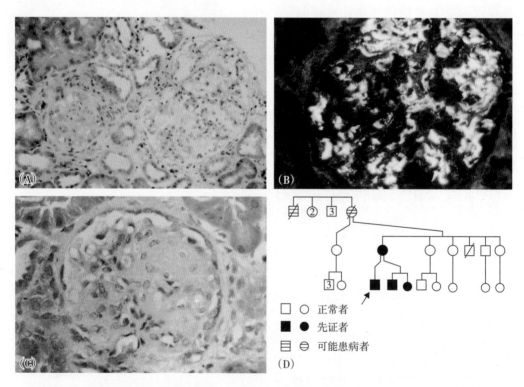

□ ○ 正常者
■ ● 先证者
⊟ ⊖ 可能患病者

图11-6　系膜IgA肾病、痉挛性截瘫、认知障碍、感音神经性听力损失(Fitzsimmons综合征)
(A)肾活检显示的一个肾小球斑片状肾小管萎缩、间质纤维化、玻璃样变,而另一个轻度系膜增生。(B)节段性增殖病变导致肾小球硬化。(C)荧光免疫组织化学显示IgA在肾小球系膜沉积。(D)家系图显示可能的常染色体显性遗传模式,虽然不能排除X连锁显性或母系遗传
[(A,B,D)摘自:JS Fitzsimmons et al.,J Med Genet 1968;25:168;(C)由明尼苏达州明尼阿波利斯的T Mauch提供。]

参考文献

1. Bizzarri D et al. Familial IgA nephropathy and sensorineural hearing deafness. *Contrib Nephrol.* 1990;80:113–117.
2. Chahin J et al. Familial IgA nephropathy associated with bilateral sensorineural deafness. *Am J Kidney Dis.* 1992;19:592–596.
3. Fitzsimmons JS et al. Familial spastic paraplegia, bilateral sensorineural deafness, and intellectual retardation associated with a progressive nephropathy. *J Med Genet.* 1988;25:168–172.
4. Lv J et al. Natural history of immunoglobulin A nephropathy and predictive factors of prognosis: A long-term follow-up of 204 cases in China. *Nephrol.* 2008;13:242–246.
5. Scolari F. Familial IgA nephropathy. *J Nephrol.* 1999;12:213–219.

肾衰竭、严重高血压、类固醇生成异常性腺发育不良和感音神经性听力损失

renal failure, severe hypertension abnormal steroidogenesis hypogenitalism, and sensorineural hearing loss

1973,Hamet 等[2]报道了患有严重的高血压、性腺发育不全、肾衰竭和感音神经性听力损失 3 名兄弟姐妹。

泌尿系统:3 名兄弟姐妹表现出渐进性肾衰竭,有 2 人在 40 岁之前死亡。尸检发现哥哥有恶性肾硬化,而他的妹妹有局灶性肾炎。

心血管系统:所有的 3 名兄弟姐妹在青春期后期都出现明显的高血压。

内分泌系统:隐睾、小睾丸、精子发生减少常见于男性,而女性则表现为原发性闭经、卵巢纤维条索化和子宫发育幼稚。女性的乳房发育不良,腋毛、阴毛和其他体毛缺失。

听觉系统:男性同胞在 5 岁时首先被注意到有进行性听力损失,并在未来 5 年内听力完全丧失。一个姐妹有双侧中度感音神经性听力损失。没有另一个姐妹的可用的听力资料。

实验室检查:两姐妹的骨龄延迟,显示有肾上腺生物合成缺陷与 17 羟基化不完全和 11 羟基化异常。

遗传学:患病的三兄弟姐妹,具有法国和加拿大血统,有 2 个正常的同胞和健康的非近亲的父母。遗传方式可能是常染色体隐性遗传。

诊断:依据性腺发育不全、隐性遗传和在疾病的晚期发生的高血压,Alport 综合征可能被排除。卵巢发育不全(Perrault 综合征)是一种临床表现类似但不出现肾衰竭的常染色体隐性遗传

疾病[1,3,4]。

预后:预后差。男同胞和一名女同胞分别在 30 岁和 35 岁死于脑出血。

小结:该综合征的特征包括:①常染色体隐性遗传;②进行性肾衰竭;③青春期出现的严重高血压;④性腺发育不全,表现为隐睾症、原发性闭经;⑤童年时期出现的进行性听力损失。

参考文献

1. Christakos AC et al. Gonadal dysgenesis as an autosomal recessive condition. *Am J Obstet Gynecol.* 1969;104:1027–1030.
2. Hamet P et al. Hypertension with adrenal, genital, renal defects, and deafness. *Arch Intern Med.* 1973;131:563–569.
3. Josso N et al. Le syndrome de Turner familiale. [Familial Turner's syndrome]. *Ann Pediatr.* 1963;10:163–167.
4. Linssen WHJP et al. Deafness, sensory neuropathy, and ovarian dysgenesis: a new syndrome or a broader spectrum of Perrault syndrome? *Am J Med Genet.* 1994;51:81–82.

远端肾小管性酸中毒伴进行性感音神经性听力损失

distal renal tubular acidosis(DRTA) with progressive sensorineural hearing loss

远端肾小管性酸中毒(dRTA)伴听力损失是一种常染色体隐性遗传疾病。至目前为止,已经发现有 2 个基因与这种遗传异质性有关。自从 Royer 和 Broyer[17]首次报道该病之后,已经一些病例被报道出来;尽管有明显的遗传异质性,但是 Karet 等[13]进行的一项迄今为止规模最大的研究表明 H^1-ATP 酶的 B1 亚基突变。这项研究包括 2 名以上兄妹受到影响的 4 个远交系家系和 27 个父母有血缘关系的近交系家系,其中 7 个家系有 1 名以上受累者。他们均出现急性脱水和呕吐,不能健康成长和 / 或发育障碍。

体格检查:生长停滞和(或)明显的生长障碍(通常低于第 3 百分位数)是早期常见的表现。据报道,补碱治疗有助于改善生长发育[14]。在 5 个家系研究中发现有佝偻病[13]。

泌尿系统:出生不久后,患儿就出现呕吐、脱水、烦渴、多尿、低渗尿(尿浓缩不能),生长停滞和 / 或明显的生长障碍。他们通常被诊断为肾小管性酸中毒,这种疾病由于无法最大限度地酸化

尿液而导致严重的代谢性酸中毒。酸中毒与肾小球滤过率降低无关。其他症状包括低钾血症、继发性肾钾排泄增多和尿钙升高。如果不治疗，酸中毒可导致溶骨，引起骨软化、佝偻病。肾结石和肾钙化是相当普遍的[16]。尽管有肾钙化，在代谢性酸中毒纠正之后，肾功能仍能维持正常[10]。

其他表现：肾母细胞瘤和无虹膜/青光眼已在同一血缘关系同胞中报道。一名患儿出现胰岛素依赖型糖尿病[8]。

听觉系统：在儿童时期就已出现的轻度到重度感音神经性听力损失，高频区下降更明显（图11-7）。然而，有一个病人在17岁时只有中度听力损失，但是基于相关的特征，这种情况是非典型的[8]。ATP6VIB1和ATP6VOA4两个基因的突变，与远端肾小管性酸中毒并听力损失相关。初步诊断为dRTA的儿童患者中，Sharafian等[19]发现在40%的患儿存在听力损失。87%的ATP6V1B1基因突变的患者有听力损失[13]。听力损失的程度似乎各不相同，范围从重度到轻度，有一些患者至青少年时期才发病[19]。在一些病例报道中，听力损失是渐进性的[4,5]。对某些个体进行高分辨率磁共振成像（MRI）检查发现有前庭水管扩大，可以是单侧或双侧[1,3,23]。听力损失对补碱治疗没有反应。由于可能存在前庭水管扩大（见前庭系统），在头部外伤和气压突然变化的情况下，听力可能会突然恶化。

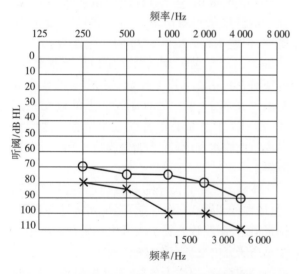

图11-7　儿童肾小管性酸中毒伴进行性感音神经性听力损失

6岁患者的听力图

［摘自：T Cohen et al.，Clin Genet 1973；4：275.］

前庭系统：虽然据报道有一名病人出现眩晕，但是没有已经发表的相关的研究[20]。然而，我们已经知道，有1/3合并前庭水管扩大的患者会出现前庭症状。

实验室检查：尿呈碱性。血液pH值和电解质可以明确有高氯性酸中毒。酸负荷研究显示尿酸化障碍。影像学检查可以发现有肾结石和肾性佝偻病体征[7]。超声检查也可以用来准确监测肾钙沉着。

遗传学：dRTA伴感音神经性听力损失患者的遗传方式为常染色体隐性遗传。

分子生物学研究：2个基因已被确定为dRTA伴感音神经性听力损失的致病基因，ATP6VIB1和ATP6V0A4，编码肾小管H⁺-ATP酶泵亚基，从而稳定肾和内耳的pH值。这种泵的功能障碍可能与肾小管疾病和听力损失有关[1]。

诊断：Karet等研究的家系中[13]，诊断依据是碱性尿（pH>5.5）和阴离子间隙正常的全身性代谢性酸中毒，肾钾排泄增多，以及没有继发性dRT的证据。多数患者发病较轻，不涉及听力损失[2]。

碳酸酐酶Ⅱ缺乏可见于表现为骨硬化病、肾小管性酸中毒与感音神经性听力损失的综合征[18,21]。感音神经性听力损失，可见于先天性肾性失镁综合征[9]。

其他的肾性酸中毒也有类似临床表现，但在所有的这些综合征都没有感音神经性听力损失。已经明确，这些综合征是由不同的基因发生突变（综述[2,15]）。他们包括编码顶端质子泵B亚基的ATP6N1IB基因突变（ATP6B1）与保存听力的常染色体隐性遗传性远端型RTA有关[22]，编码Na⁺/HCO₃⁻协同转运蛋白SLC4A4基因与近端RTA并眼部异常[11]有关，编码Cl²⁻/HCO₃⁻阴离子交换蛋白（AE1）的基因SLC4A1与常染色体显性遗传性远端RTA有关[2,6,12]。

预后：预后相当不错。如果能及早识别和治疗，似乎不会缩短寿命。RTA虽然与肾钙沉着症有关，然而发病轻，可以得到有效治疗。然而，生长发育迟缓却是持续的。

小结：该综合征的特征是：①常染色体隐性遗传；②在两个基因中的一个发生突变（见上）；③在婴儿期与青春期，或成年早期发病的肾小管性酸中毒；④生长迟缓；⑤轻度到重度感音神经性听力损失，伴或不伴前庭水管扩大。

参考文献

1. Andreucci E et al. Inner ear abnormalities in four patients with dRTA and SNHL: clinical and genetic heterogeneity. *Pediatr Nephrol.* 2009;24:2147–2153.
2. Battle D et al. Hereditary distal renal tubular acidosis: new under-standings. *Annu Rev Med.* 2001;52:471–484.
3. Berettini SB et al. Large vestibular aqueduct in distal renal tubular acidosis. High resolution MR in three cases. *Acta Radiol.* 2001;42: 320–322.
4. Bourke E et al. Renal tubular acidosis and osteopetrosis in siblings. *Nephrosis.* 1981;28:268–272.
5. Brown MT et al. Progressive sensorineural hearing loss in associa-tion with distal renal tubular acidosis. *Arch Otolaryngol Head Neck Surg.* 1993;119:458–460.
6. Bruce LJ et al. Familial distal renal tubular acidosis is associated with mutations in the red cell anion exchanger (band 3, AE1) gene. *J Clin Invest.* 1997;100:1693–1707.
7. Cremers CWRJ et al. Renal tubular acidosis and sensorineural deaf-ness. *Arch Otolaryngol.* 1980;106:287–289.
8. De Chadarévian JP et al. Aniridia/glaucoma and Wilms tumor in a sibship with renal tubular acidosis and sensorineural nerve deaf-ness. *Am J Med Genet.* 1987;(Suppl 3):323–328.
9. Evans RA et al. The congenital "magnesium-losing kidney." *Q J Med.* 1981;50:39–52.
10. Gil H et al. Distal RTA with nerve deafness: clinical spectrum and muta-tional analysis in five children. *Pediatr Nephrol.* 2007;22: 825–828.
11. Igarashi T et al. Mutations in *SLC4A4* cause permanent isolated prox-imal RTA with ocular abnormalities. *Nat Genet.* 1999;23:264–265.
12. Karet FE et al. Mutations in the chloride-bicarbonate exchanger gene *AE1* cause autosomal dominant but not autosomal recessive distal renal tubular acidosis. *Proc Natl Acad Sci USA.* 1997;95:6337–6342.
13. Karet FE et al. Mutations in the gene encoding B1 subunit of H(1)-ATPase cause renal tubular acidosis with sensorineural deaf-ness. *Nat Genet.* 1999;21:84–90.
14. Peces R et al. Long-term follow-up in distal renal tubular acidosis with sensorineural deafness. *Pediatr Nephrol.* 2000;15:63–65.
15. Rodriguez-Soriano J. New insights into the pathogenesis of renal tubular acidosis—from functional to molecular studies. *Pediatr Nephrol.* 2000;14:1121–1136.
16. Rodriguez-Soriano J et al. Renal tubular acidosis: the clinical entity. *J Am Soc Nephrol.* 2002;13:2160–2170.
17. Royer P, Broyer M. *L'acidose renale au cours des tubulopathies congenitales. Actualités: Nephrologiques de l'hôpital Necker.* Paris: Flammarion; 1967:73–92.
18. Shapira E et al. Enzymatically inactive red cell carbonic anhydrase B in a family with renal tubular acidosis. *J Clin Invest.* 1974;53:59–63.
19. Sharifian M et al. Distal renal tubular acidosis and its relationship with hearing loss in children. *Int J Kidney Dis.* 2010;4:102–106.
20. Shinjo Y et al. Distal renal tubular acidosis associated with large ves-tibular aqueduct and sensorineural hearing loss. *Ann Otol Rhinol Laryngol.* 2005;111:385–391.
21. Sly WS et al. Carbonic anhydrase II deficiency in 12 families with autosomal recessive syndrome of osteopetrosis with renal tubular aci-dosis and cerebral calcifications. *N Engl J Med.* 1985;313: 139–145.
22. Smith AN et al. Mutations in *ATP6N1B*, encoding a new kid-ney vaculoar proton pump 116-kD subunit, cause recessive dis-tal renal tubular acidosis with preserved hearing. *Nat Genet.* 2000;26:71–75.
23. Stover EH et al. Novel *ATP6V1B1* and *ATP6VOA4* mutations in autosomal recessive distal renal tubular acidosis with new evidence for hearing loss. *J Med Genet.* 2002;39:796–803.

伴感音神经性听力损失的 Batter 综合征

Batter syndrome with sensorineural hearing loss

Batter 综合征是一种遗传异质性的综合征，

临床分 5 型[14]。Ⅳ型和Ⅴ型与听力损失相关联。Landau 等首次报道了在一个近亲结婚的贝多因家系中[7]感音神经性听力损失和婴幼儿型 Batter 综合征伴发的病例。在同一个家系不同分支中有 5 例患儿出生时存活，1 例羊水过多死产，2 例其他原因死产。Batter 综合征表现为母体羊水过多、早产、出生后严重的肾性水电解质丢失、生长发育迟缓、感音神经性听力损失、动作发育迟缓等。Landau 报道的患儿都有相似的面部外形：三角形脸、宽而突出的前额、双眼突出、大耳及小嘴。其他作者对此也有描述[10]。

泌尿系统：产前羊水过多是由于胎儿多尿症引起的，结果导致 28~32 周时发生早产。出生后，多尿症伴发尿中的钠、氯化钾、钙增加，可能导致急剧的体重下降和生长迟缓。还表现为高肾素性醛固酮增多症，低钾低氯性代谢性碱中毒[7]。Landau 等报道的 1 例 7 月龄的患儿肾超声扫描显示肾钙沉着症。Jeck 等[6]报道的病例中 1 例超声显示肾实质回声增强、皮髓质差别消失。组织学显示肾小管间质性纤维化、肾小管萎缩、局灶性钙化和肾小球球形硬化。

中枢神经系统：可表现为严重的肌张力减退，深部腱反射常表现为正常或稍减弱。动作发育明显迟缓，平均 12 月龄能抬头，26 月龄会坐，3~5 岁才能独立行走[6]，和大肌肉群活动技能相比较，精细动作和社交能力似乎受疾病影响较小。据报道，抽搐可能继发于电解质紊乱[7]。Landau 等报道的病例中 2 例存在永久性的发育迟缓，而另外 2 例病人精神运动发育正常[7]。Jeck 等[6]的报道指出，显著的认知损害不是常规的临床表现，Garcia-Nieto 等[5]在他们的报道的患者中也没有提及认知损害。结合 Landau 等的报道，可以认为任何永久性的发育迟缓都有可能继发于低血容量症和急性肾衰竭。

听觉系统：完全性感音神经性听力损失是这个综合征的一致性特征[3]，可能为先天发生。Landau 等报道的病例中，先证者 7 个月听性脑干诱发反应（BAER）阴性，其一表亲在 3 周龄时表现为 BAER 阴性。在 Jeck 等[6]的报道所有病例中，听力损失都是 3 个月到 2 岁的时候确诊的。有几例患者接受了人工耳蜗植入，言语发育得到了明显改善[6,7]。

前庭系统：尽管这种综合征有肌张力减

退,还没有发布前庭系统相关的数据。已知的 Barttin 蛋白在前庭器官壶腹嵴表达,所以这种运动发育迟缓可能有前庭成分参与[2]。

发病机制:最常见的伴有听力损失的 Batter 综合征(Ⅳ型)是由于编码 Barttin 蛋白的 BSND 基因突变导致的[2],这种蛋白是氯离子通道的一种辅助亚单位,氯离子需要借助 ClC-K 通道家族的运输功能,穿过升支粗段髓袢腔内细胞表面。Barttin 蛋白就表达于血管纹和肾的 ClC-K 通道,是发生氯离子流的必要物质基础(Seyberth 和 Schlingman 的综述[15]),体外实验中没有 Barttin 蛋白存在时 ClC-K 通道检测不到氯离子流[4]。

实验室检查:可检出低氯钾性代谢性碱中毒,同时尿钠、钾、钙排泄显著增加,血压正常,血浆肾素及醛固酮水平升高,尿中前列腺素 E2 水平升高。

遗传学:患者大部分是近亲结婚所生,为常染色体隐性遗传。另外对 BSND 纯合或复合杂合等位基因突变分析[2,10]证实常染色体隐性遗传的存在。

分子生物学研究:几乎所有的伴听力损失的 Batter 综合征的个体都有 BSND 基因突变,然而也有报道 1 例患者携带 CLCKNB 纯合突变基因(Ⅲ型)伴听力损失[12],还有 2 篇报道患儿由 CLCNKA、CLCNKB[14]复合杂合或纯合基因突变导致听力损失[9,13]。这一类型 Batter 综合征称为 V 型[14]。

诊断:主要鉴别其他类型的不伴听力损失的 Batter 综合征(家族性的低氯低钾性代谢性碱中毒)[1,14]。Batter 综合征 Ⅰ、Ⅱ、Ⅲ 型分别由 SLC12A1、KCNJ1 和 CLCNKB 基因突变引起[3,14,17-19]。经典的 Batter 综合征(Ⅲ型)临床表现出现在出生后的前几年,实验室检查显示中度至重度的低钾血症和代谢性碱中毒,尿钾及前列腺素排泄过多,尿钙正常或增加,Ⅰ型和Ⅱ型指产前 Batter 综合征,与宫内羊水过多、早产相关联,然而没有听力损失的表现[14]。Gitelman 综合征发生于儿童时期或青春期,病情较轻,是噻嗪类敏感的钠 - 氯协同转运蛋白基因 SLC12A3 突变引起的[16],表现为尿中前列腺素排泄正常、低钙尿和显著的低镁血症。BSND 基因突变也可能导致非综合征的听力损失,没有任何其他的 Batter 综合征的临床表现[11]。

预后:羊水过多会造成宫内死胎或早产后死亡[7],出生后的支持治疗和使用吲哚美辛可以帮助纠正电解质紊乱,这种治疗对随后的生长并不总是有明显影响[6],吲哚美辛对其他类型的 Batter 综合征治疗效果也不好,一些患儿需要用肠外营养或胃造口术喂养维持体重。Jeck 等[9]报道的所有病例都发展为慢性肾衰竭[9]。Miyamura 等[8]和 Garcia-Nieto 等[5]最近报道了几例病情轻微的病人,他们都具有 BSND 基因 G47R 突变,表明临床异质性可能存在。

小结:这种综合征的特点包括:①常染色体隐性遗传;②母体羊水过多和早产;③出生后多尿症、低钾低氯性代谢性碱中毒;④重度先天性感音神经性听力损失;⑤BSND 基因突变。

参考文献

1. Bettinelli A et al. Phenotypic variability in Bartter syndrome type 1. *Pediatr Nephrol*. 2000;14:10–11.
2. Birkenhäger R et al. Mutation of *BSND* causes Bartter syndrome with sensorineural deafness and kidney failure. *Nat Genet*. 2001;29:310–314.
3. Brochard K et al. Phenotype-genotype correlation in antenatal and neonatal variants of Bartter syndrome. *Nephrol Dial Transplant*. 2009;24:1455–1464.
4. Estevez R et al. Barttin is a Cl⁻ channel β-subunit crucial for renal Cl⁻ reabsorption and inner ear K⁺ secretion. *Nature*. 2001;414: 558–561.
5. Garcia-Nieto V et al. Mutation G47R in the *BSND* gene causes Bartter syndrome with deafness in two Spanish families. *Pediatr Nephrol*. 2006;21:643–648.
6. Jeck N et al. Hypokalemic salt-losing tubulopathy with chronic renal failure and sensorineural deafness. *Pediatrics*. 2001;108:E5.
7. Landau D et al. Infantile variant of Bartter syndrome and sensorineural deafness: a new autosomal recessive disorder. *Am J Med Genet*. 1995;59:454–459.
8. Miyamura N et al. Atypical Barrter syndrome with sensorineural deafness with G47R mutation of the beta-subunit for CK-Ka and CK-Kb chloride channels, barrtin. *J Clin Endo Metab*. 2003;88: 781–786.
9. Nozu K et al. Molecular analysis of digenic inheritance in Bartter syndrome with sensorineural deafness. *J Med Genet*. 2008;45:182–186.
10. Ozlu F et al. Barttin mutations in antenatal Bartter syndrome with sensorineural deafness. *Pediatr Nephrol*. 2006;21:1056–1057.
11. Riazuddin S et al. Molecular basis of *DFNB73*: Mutations of *BSND* can cause nonsyndromic deafness or Bartter syndrome. *Am J Hum Genet*. 2009;85:273–280.
12. Robataille P et al. Bartter syndrome in two sisters with a novel mutation of the *CLCNKB* gene, one with deafness. *Eur J Pediatr*. 2011;170:1209–1211.
13. Schlingmann KP et al. Salt wasting and deafness resulting from mutations in two chloride channels. *N Engl J Med*. 2004;350:1314–1319.
14. Seyberth HW. An improved terminology and classification of Bartter-like syndromes. *Nat Clin Pract Nephrol*. 2008;4:560–567.
15. Seyberth HW, Schlingmann KP. Bartter- and Gitelman-like syndromes: salt-losing tubulopathies with loop or DCT defects. *Pediatr Nephrol*. 2011;26:1789–1802.
16. Simon DB et al. Gitelman's variant of Bartter syndrome, inherited hypokalemic alkalosis, is caused by mutations in the thiazide sensitive Na-Cl cotransporter. *Nat Genet*. 1996;12:24–30.
17. Simon DB et al. Bartter's syndrome, hypokalemic alkalosis with hypercalciuria is caused by mutations in the Na-K-2Cl cotransporter NKCC2. *Nat Genet*. 1996;13:183–188.

18. Simon DB et al. Genetic heterogeneity of Bartter's syndrome revealed by mutations in the K⁺ channel, ROMK. *Nat Genet.* 1996; 14:152–156.

19. Simon DB et al. Mutations in the chloride channel gene *CLCNKB* cause Bartter syndrome type III. *Nat Genet.* 1998;17:171–178.

肾性佝偻病、视网膜色素变性和进行性感音神经性听力损失

renal rickets, retinitis pigmentosa, and progressive sensorineural hearing loss

1993 年，Beighton 等[1]报道在 9 个南非白种人的家系中，诊断出 14 例这种综合征的患者，这种综合征在婴幼儿早期发病，表现为 Fanconi 型肾功能不全，继而导致佝偻病样骨骼改变、肾衰竭、感音神经性听力损失、视网膜色素变性所致的急剧加重的视觉障碍。多数患儿在成年以前即死于肾衰竭。

泌尿系统：0~5 岁期间常表现为伴有蛋白尿的肾功能不全，导致佝偻病样骨骼改变，如身材矮小、承重骨变形。肾衰竭是导致死亡的主要原因。

听觉与视觉系统：听觉与视觉功能障碍常发生在 5 岁之前，且一定不会超过 10 岁。

诊断：这种综合征要与 HDR/Barakat 综合征、Yumita 综合征相鉴别，这两种综合征都没有视网膜色素变性。在前述的家系中，视网膜色素变性或 Usher 综合征首诊即在所有患儿中确诊。

预后：11 例患儿中 8 例于 3~20 岁期间死亡，大部分病人死于肾衰竭。

遗传学：患者的父母均未患病，提示这是一种常染色体隐性遗传的综合征。尽管有 2 例患病同胞的父亲有轻微的眼部病变，没有一对父母是近亲婚配。不过南非白种人的祖先是一个人数相对较少的群体。

小结：这种综合征的特点包括：①常染色体隐性遗传；②迄今为止，仅发现于南非白种人；③肾性佝偻病，最终导致肾衰竭；④10 岁之前出现视网膜色素变性和渐进性感音神经性听力损失；⑤预后差。

参考文献

1. Beighton P et al. Rod-cone dystrophy, sensorineural deafness, and renal dysfunction: an autosomal recessive syndrome. *Am J Med Genet.* 1993;47:832–836.

肾 - 眼缺损综合征

肾发育不全、眼缺损和高频听力损失

renal-coloboma syndrome (renal hypoplasia, ocular coloboma, and high-frequency hearing loss)

Karcher 等[13]报道了一对患有肾小球肾炎发展为肾衰竭的父子。他们都有视神经异常、轴性近视和视敏度下降。后来，Bron 等[3]报道了患有视神经缺损的 1 位父亲和 2 个儿子，（其中一个儿子为一种牵牛花综合征——Handmann 视神经异常），另一个儿子为小眼畸形。

Weaver 等[23]报道了 2 个兄弟患有视神经缺损、肾免疫复合物病、间质纤维化和肾小管萎缩。他们的父母表现正常。Sanyanusin 等[19]报道了患有这种综合征的 1 个父亲和 3 个儿子，是由于体内配对的盒式转录因子 PAX2 突变造成的，他们的表现是视神经缺损、肾畸形、膀胱输尿管反流和不同程度常染色体显性遗传的感音神经性听力损失。Weaver 等[24]最早报道的家系中也证实了这种突变。这个基因突变的研究，是基于已知的 *krd* 小鼠的基因表达模式和表现型，*krd* 小鼠是使小鼠 19 号染色体上一个包含 PAX2 的区域缺失，通过转基因插入得到的[14]。

肾 - 眼缺损综合征（RCS）的标志是肾发育不全和眼部缺损，同时可伴有高频感音神经性听力损失、膀胱输尿管反流、中枢神经系统异常，偶尔伴有关节伸展过度和生殖器畸形。不同个体病变差异较大。

泌尿系统：从导致产前死亡的肾发育不全、无症状蛋白尿导致的儿童肾衰竭，到正常的肾发育和功能[12,15,16-19]均有表现。然而，双侧肾发育不全是最常见的表现，占 60%[2]。Ford 等[12]报道了一个临床表现多样的多代家系，先证者在胎儿期 18 周时，常规超声检查发现严重的肾发育异常、羊水过少。同一家系的一些成员的肾发育异常表现为膀胱输尿管反流、肾发育不全或无症状性肾衰竭，而另外一些成员肾功能正常。有几例肾 - 眼缺损综合征病人已经需要做肾移植手术治疗。Porteous 等[17]报道了一个巴西的大家系，表现型从正常的肾外观和功能，到小型囊性肾、肾皮质高回声、肾性尿石病，也证实了家庭成

员表现的多样性。Amiel 等报道了几例单侧肾囊性发育不全和 1 例单个的盆腔肾[1]。

尽管有学者报道过仅表现肾发育不全的家系[16]，目前还没有证据表明人类 *PAX2* 基因突变导致单独发病的膀胱输尿管反流[4,5,11]。Dressler 和 Woof[9] 有一篇非常好的关于 *PAX2* 基因在肾发育中作用的综述。

视觉系统：正如在这种综合征命名所提到的，典型的眼部异常是视盘（optic disk）缺损，偶尔在视力严重损害时有"牵牛花"表象。视网膜、虹膜缺损[1]合并小眼畸形也有报道。较轻的眼部异常可在常规检查中发现，但可无症状，包括视网膜血管形态异常、视盘发育不全或视盘小凹[8,10]。另外一些视力严重受损的患者，表现为近视或视力不集中（图 11-8）、晶状体混浊[20]。

然而，在相当多的患者中[7]，无论是单纯的眼部异常还是合并泌尿生殖道异常，*PAX2* 基因突变似乎并非是发生眼部缺损、小眼畸形或视网膜畸形的原因。

听觉系统：听力损失不是 RCS 共有的特征，发生率低于 20%[2,17,19,20]。也可能一些病例报道中没有通过听力测试排除听力损失的存在。这种听力损失多以高频感音神经性听力损失存在。*PAX2* 在听泡的腹侧表达，这个区域发育成耳蜗、球囊和椭圆囊[22]。*PAX2* 基因缺失的小鼠表现为耳蜗和螺旋神经节发育不全或截断[23]，

而前庭系统发育正常。

中枢神经系统：Porteus 等[17]报道了一个巴西大家系中 1 例高热惊厥和认知功能障碍的患儿。小头畸形、智力低下[20]、Chiari 畸形[21]、异常脑电图见于散发病例和家族性病例。在 $PAX2^{1Neu}$ 突变小鼠中 26% 的纯合突变体中-后脑区域缺失[8]，5% 有露脑。然而在杂合的 $PAX2^{1/2}$ 小鼠，尽管外显率低且依赖于小鼠的基因背景，也有露脑的发生[23]。

肌肉骨骼系统：有报道关节过度伸展[12,20]和皮肤松弛症[18,20]。

病理学：RCS 患者很少做肾活检。Ford[12] 等报道的 1 例胎儿的尸检显示伴小输尿管的小肾芽，膀胱表现发育不全，再没有组织学相关的肾小球或其他肾组织的病变证据。同一家系另 1 例 14 岁成员肾活检发现寡肾性肾发育不全。Devriendt 等[8]报道的家系中一些成员的肾活检资料显示：1 例 16 岁家系成员肾皮质活检发现 6 个肾小球，其中 1 个未发育，肾小球体积增大，毛细血管数量增多，1 个肾小球表现局部节段性透明样变。家系的另 1 名成员肾皮质变薄，几乎找不到肾小球，肾乳头几乎没有集合管，皮质髓质都有囊肿。

遗传学：*PAX2* 是已知的和 RCS 相关的唯一基因，是其单倍剂量不足而引起的常染色体显性遗传病[6]。有种系镶嵌现象的报道[1]。

分子生物学研究：*PAX2* 是胚胎时期在眼、

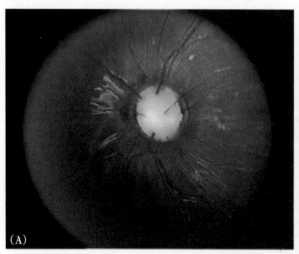
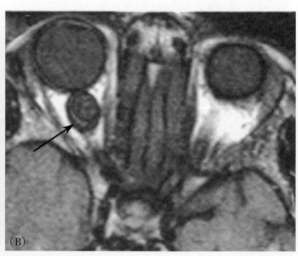

图 11-8 肾眼缺损综合征
注意视网膜外观和视神经缺损（右侧）
（源自 Lisa Schimmenti）

耳、泌尿生殖系统和中枢神经系统(特别是中-后脑)表达的转录因子。

小结:RCS的特点包括①肾发育不全;②视神经缺损,尽管可能是轻微无症状的异常,如视盘发育不良或视盘小凹;③不同程度的感音神经性听力损失;④*PAX2*基因单倍剂量不足。

参考文献

1. Amiel J et al. *PAX2* mutations in renal-coloboma syndrome: mutational hotspot and germline mosaicism. *Eur J Hum Genet*. 2000;8: 820–826.
2. Benetti E et al. Renal hypoplasia without optic coloboma associated with *PAX2* gene deletion. *Neophrol Dial Transplant*. 2007;22: 2076–2078.
3. Bron AJ et al. Papillo-renal syndrome: an inherited association of optic disc dysplasia and renal disease. Report and review of the literature. *Ophthalmol Paediatr Genet*. 1989;10:185–198.
4. Cheong HI et al. A clinico-genetic study of renal coloboma syndrome in children. *Pediatr Nephrol*. 2007;22:1283–1289.
5. Cho K-L et al. Absence of *PAX2* gene mutations in patients with primary vesicoureteric reflux. *J Med Genet*. 1998;35:338.
6. Cross SH et al. The *Opdc* missense mutation of *PAX2* has a milder than loss-of-function phenotype. *Hum Molec Genet*. 2011;20:223–234.
7. Cunliffe HE et al. The prevalence of *PAX2* mutations in patients with isolated colobomas or colobomas associated with urogenital anomalies. *J Med Genet*. 1998;35:800–812.
8. Devriendt K et al. Missense mutation and hexanucleotide duplication in the *PAX2* gene in two unrelated families with renal-coloboma syndrome. *J Med Genet*. 1998;103:149–153.
9. Dressler GR, Woolf AS. *PAX2* in development and renal disease. *Int J Dev Biol*. 1999;43:463–468.
10. Dureau P et al. Renal coloboma syndrome. *Ophthalmology*. 2001; 108:1912.
11. Feather S et al. Exclusion of key nephrogenesis genes as candidates for familial vesicoureteric reflux. *J Am Soc Nephrol*. 1997;8:388A.
12. Ford B et al. Renal-coloboma syndrome: prenatal detection and clinical spectrum in a large family. *Am J Med Genet*. 2001;99:137–141.
13. Karcher H. Zum morning glory Syndrom. *Klin Monatsbl Augenheilkd*. 1979;175:835–840.
14. Keller KA et al. Kidney and retinal defects (*Krd*), a transgene-induced mutation with a deletion of mouse chromosome 19 that includes the *pax2* locus. *Genomics*. 1994;23:309.
15. Martinovic-Bouriel J et al. *PAX2* mutations in fetal renal hypodysplasia. *Am J Med Genet*. 2010;152A:830–835.
16. Nishimoto K et al. *PAX2* gene mutation in a family with isolated renal hypoplasia. *J Am Soc Nephrol*. 2001;12:1769.
17. Porteous S et al. Primary renal hypoplasia in humans and mice with *PAX2* mutations: evidence of increased apoptosis in fetal kidneys of *Pax2*[1 Neu] 1/2 mutant mice. *Hum Med Genet*. 2000;9:1–11.
18. Sanyanusin P et al. Mutation of *PAX2* in two siblings with renal-coloboma syndrome. *Hum Mol Genet*. 1995;4:2183–2184.
19. Sanyanusin P et al. Mutation of the *PAX2* gene in a family with optic nerve colobomas, renal anomalies and vesicoureteral reflux. *Nat Genet*. 1995;9:358.
20. Schimmenti LA et al. Further delineation of renal-coloboma syndrome in patients with extreme variability of phenotype and identical *PAX2* mutations. *Am J Hum Genet*. 1997;60:869–878.
21. Schimmenti LA et al. Homonucleotide expansion and contraction mutations of PAX2 and inclusion of Chiari 1 malformation as part of renal-coloboma syndrome. *Hum Mutat*. 1999;14:369–376.
22. Tellier AJ et al. Expression of the *PAX2* gene in human embryos and exclusion in the CHARGE syndrome. *Am J Med Genet*. 2000;93:85–88.
23. Torres M et al. Pax2 contributes to inner ear patterning and optic nerve trajectory. *Development;* 1996;122:3381.
24. Weaver RG et al. Optic nerve coloboma associated with renal disease. *Am J Med Genet* 1988;29:597–605.

先天性巨结肠症先天性巨结肠、多指(趾)、单侧肾发育不全、眼距过宽和感音神经性听力损失

Hirschsprung disease, polydactyly, unilateral renal agenesis, hypertelorism, and congenital sensorineural hearing loss

1988年,Santos等[2]报道了一对患有相同综合征的兄妹。男孩表现为无神经节性巨结肠、多趾、单侧肾缺如、眼距过宽,以及约60dB的先天性感音神经性听力损失(图11-9)。女孩出生2周后死亡,表现为无神经节性巨结肠、多指和多趾。Santos等[2]认为这个家系所表现的综合征与Laurence等[1]报道的另一个家系不同,那个家系有2名男婴表现先天性巨结肠症、尺侧多指(趾)和室间隔缺损,但文中没有提到听力损失。

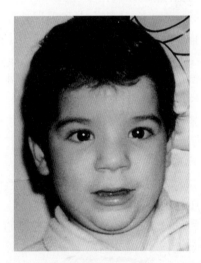

图11-9　先天性巨结肠多指(趾)、单侧肾发育不全、眼距过宽、先天性感音神经性听力损失
注意眼距过宽和鼻根过宽
(引自:H Santos et al.,J Med Genet 1988;25:204)

遗传学:父母为未患病的近亲,而同胞患病,提示常染色体隐性遗传。

诊断:尽管先天性巨结肠症(常单独发病,男女患病比例为4∶1,且是多因子遗传病,但还是存在几种综合征与之相关,其中最常见的是各种类型的Waardenburg综合征。

小结:这种综合征的特点包括:①常染色体

隐性遗传;②先天性巨结肠、多指（趾）、眼距过宽;③单侧肾缺如;④先天性感音神经性听力损失。

参考文献

1. Laurence KM et al. Hirschsprung's disease associated with congenital heart malformation, broad big toes, and ulnar polydactyly in sibs: a case for fetoscopy. *J Med Genet.* 1975;12:334–338.
2. Santos H et al. Hirschsprung disease associated with polydactyly, unilateral renal agenesis, hypertelorism, and congenital deafness: a new autosomal recessive syndrome. *J Med Genet.* 1988;25:204–205.

梨状腹综合征伴肺动脉瓣狭窄、认知损害和感音神经性听力损失

prune belly syndrome with pulmonic stenosis,cognitive impairment,and sensorineural hearing loss

1979 年,Lockhart 等[1]报道了 3~4 例同胞患者,表现为腹肌缺如或松弛、隐睾（男性）、巨输尿管、肺动脉瓣狭窄、认知损害和感音神经性听力损失。1 例女性同胞病情较轻。其中 1 例男性患者出生后很快夭折。1975 年,Welling 等[2]报道了 2 例散发的表现有梨状腹和感音神经性听力损失的男性病例。

体格检查:据 Lockhart 等[1]报道,年龄最大的 1 例男性表现身材矮小、膝关节外翻,是由肾性骨营养不良所导致。所有男性表现为显著凸出的腹部和明显的腹肌发育不良。女性同胞表现为腹肌松弛[1]（图 11-10）。

中枢神经系统:Lockhart 等[1]报道的 3 例同胞患者智商在 59~75 范围内。Welling 等[2]报道的病例有认知损害。

泌尿生殖系统:所有同胞都表现有泌尿道感染、巨输尿管、巨膀胱及膀胱输尿管反流、肾积水伴有肾衰竭。1 例男性同胞肾衰竭发病 17 年后死亡。3 例男性都有隐睾[1]。

心血管系统:至少 2 例男性同胞有肺动脉瓣狭窄,1 例女性同胞则有与这种诊断相应的心脏杂音[1]。

肌肉骨骼系统:Welling 等[2]报道 1 例男孩表现双侧髋关节脱位和脊柱后凸侧弯。

听觉系统:Lockhart 等[1]报道同胞中有男女

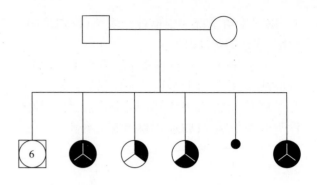

 = 中耳发育不全

 = 肾脏发育不全

 = 阴道闭锁

图 11-10　梨状腹综合征合并肺动脉狭窄、认知障碍和感觉神经性听力损失
(A,B)由于腹部肌肉发育不全而导致的梅花腹部。注意由于皮肤松弛导致的中腹疤痕样外观
[(A) 由德国美因茨 J Spranger 提供;(B) 由英国曼彻斯特 D Donnai 提供。]

2 例双侧感音神经性听力损失。其中 1 例是 3~6 岁期间发现听力减退的,严重程度没有提及。Welling 等[2]报道的患儿有严重的先天性感音神经性听力损失。

遗传学:因为病例中女性患病人数显著少于男性,所以可能是 X 连锁遗传。

诊断:文献中至少有 500 例关于梨状腹的详细病例报道。梨状腹、畸形足(20%)和髋关节发育不良常相伴发生。几乎没有例外,梨状腹一般仅发生在男性,而且家族性集中发病非常少见,单卵双生的双胞胎也常常表现不同。

小结:这种综合征的特点包括:①未明确遗传模式;②腹肌缺如或发育不全;③肾异常;④肺动脉瓣狭窄;⑤轻度认知损害;⑥感音神经性听力损失。

参考文献

1. Lockhart JL et al. Siblings with prune belly syndrome and associated pulmonic stenosis, mental retardation, and deafness. *Urology.* 1979;14:140–142.
2. Welling P et al. Observations on the prune-belly syndrome. *Z Kinderheilkd.* 1975;118:315–335 (cases 4, 5).

Winter 综合征
肾、生殖器和中耳异常
renal, genital, and middle ear anomalies
（Winter syndrome）

1968 年，Winter 等[8] 报道了一种以肾发育不全、内生殖器畸形、中耳畸形为特点的综合征，患者为 4 姐妹。Turner 等报道的姐妹可能也是上述的同一种综合征[6]。King 等[3] 也报道过患此综合征的姐妹。还有 1 个简短的病例报道，报道 1 例同时伴有 Mayer-Rokitansky-Küster 综合征的患者[7]。

泌尿系统：Winter 等[8] 报道的 4 例患者都有肾异常，死于婴儿期的 2 例同胞都有双侧肾发育不良、输尿管缺如或发育不全、膀胱发育不全[5]。2 例存活的同胞静脉肾盂造影显示一侧肾正常而另一侧肾输尿管缺如或发育不全。Turner 报道的病例单侧肾发育不良及同侧部分膀胱发育不全[6]。King 等[3] 也描述了两姐妹都有单侧肾未发育。

泌尿生殖系统：死于婴儿期的 2 例女婴表现多种生殖器异常，1 例卵巢正常，输卵管变细卷曲为一体，另 1 例卵巢和子宫明显发育不全、阴道闭锁。而在 2 例存活的同胞中，1 例尿道口后移，2 例都没有阴道口[8]。Turner[6] 报道的 1 例女孩肛门狭窄并前移、阴道闭锁。King 等[3] 报道中也观察到 2 例同胞患者阴道闭锁。

听觉系统：Winter 等[8] 报道的 2 例存活的同胞表现有外耳道狭窄，年龄较小者表现低位耳。

疑似 1 岁以后发生听力损失，3 岁时听力测试显示双侧 50dB 的传导性听力损失，手术发现砧骨畸形、砧骨与锤骨固定于上鼓室。年龄较大的女性患者听力损失据推断是在童年的早期起病的，20 岁接受耳科检查发现一侧严重传导性听力损失，而另一侧呈中度高频性传导性听力损失。鼓室探查术发现一侧砧骨缺失[5]。Turner[6] 报道的患者外耳道非常狭窄，有轻度听力损失。King 等[3] 则发现患者有轻度的传导性听力损失和外耳道狭窄。

实验室检查：静脉肾盂造影显示 2 姐妹都有肾畸形[3]。2 例患儿的尸检报告有上述的肾及生殖器畸形。还提及其中 1 例患儿有房间隔缺损、动脉导管未闭[3]。

遗传学：同胞患病[3,6,8] 且父母为近亲[3] 提示常染色体隐性遗传（图 11-11）。

诊断：患有肾病、远侧肢体畸形和传导性听力损失[1] 的患者，表现有指（趾）骨远端球形改变、悬雍垂裂，没有在上述综合征讨论。除非有更多病例报道，才有可能排除这两种综合征是同一种病症。Franek[2] 报道了 1 女孩表现有隐耳、阴蒂肥大、小阴唇发育不全、肾发育不良和感音神经性听力损失。Litterie 和 Vauss 报道了相伴发生的米勒管畸形（Müllerian tract abnormalities，主要是双角子宫）、肾畸形（单侧肾缺失和分叉型输尿管）和高频性感音神经性听力损失[4]。

预后：患者受累的轻重程度变动范围较大，

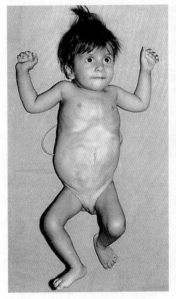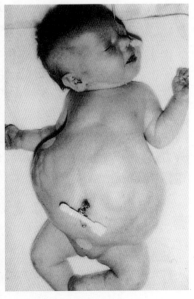

图 11-11　肾脏、生殖器和中耳畸形（冬季综合征）
家系显示 10 个同胞中有 4 个患者
［摘自：JSD Winter et al., J Pediatr 1968；72：88.］

如果仅有单侧肾受累,这个患者基本上可以拥有正常的生活。

小结:这种综合征的特点包括:①常染色体隐性遗传模式;②单侧或双侧肾发育不全或发育不良;③生殖系统的多种表现,偶有卵巢、输卵管或阴道发育不全;④中重度传导性听力损失,伴有听小骨畸形。

参考文献

1. Braun FC Jr, Bayer JF. Familial nephrosis associated with deafness and congenital urinary tract anomalies in siblings. *J Pediatr*. 1962;60:33–41.
2. Franek A. An oto-uro-genital syndrome with microsomia. *Monatschr Kinderheilkd*. 1982;130:731–733.
3. King LA et al. Syndrome of genital, renal and middle ear anomalies: a third family and report of a pregnancy. *Obstet Gynecol*. 1987;69:491–493.
4. Litterie GS, Vauss N. Müllerian tract abnormalities and associated auditory defects. *J Reprod Med*. 1991;36:765–768.
5. Schmidt ECH et al. Renal aplasia in sisters. *Arch Pathol*. 1952;54:403–406.
6. Turner G. A second family with renal, vaginal, and middle ear anomalies. *J Pediatr*. 1970;76:641.
7. Willemsen WNP: Renal-skeletal-ear and facial anomalies in combination with the Mayer-Rokitansky-Küster (MRK) syndrome. *Eur J Obstet Gynecol Reprod*. 1982;14:121–130.
8. Winter JSD et al. A familial syndrome of renal, genital, and middle ear anomalies. *J Pediatr*. 1968;72:88–93.

肾衰竭、白内障、反复感染和传导性听力损失

renal failure, cataracts, recurrent infections, and conductive hearing loss

1922年,Siegler等[1]报道了在2例同胞中发生的一种综合征,临床表现为视觉、听觉、呼吸系统、胃肠道和泌尿系统的异常。2例患儿首先在3~4岁确诊为白内障,随后在5~6岁时生长发育停止。伴随着脂肪泻和代谢性酸中毒,又出现慢性腹泻。最初2例都表现有低渗尿,随后出现蛋白尿、进行性氮质血症和贫血。2例都患有支气管炎、鼻窦炎和反复发作的肺炎。都有传导性听力损失,可能是由中耳炎导致的。2例患儿都在青春期前死亡。

参考文献

1. Siegler RL et al. New syndrome involving visual, auditory, respiratory, gastrointestinal, and renal systems. *Am J Med Genet*. 1992;44:461–464.

Bresheck 综合征

脑畸形、智力及生长发育迟缓、外胚层发育不良、骨骼畸形、先天性巨结肠、耳畸形及耳聋、眼发育不全、腭裂、隐睾症和肾发育不良 / 发育不全

Bresheck syndrome (brain anomalies, retardation of mentality and growth, ectodermal dysplasia, skeletal malformations, Hirschsprung disease, ear deformity and deafness, eye hypoplasia, cleft palate, cryptorchidism, and kidney dysplasia/hypoplasia)

Reish等[2]报道了2例母系的同母异父 / 同父异母兄弟患有轻度脑积水、生长迟缓、智力障碍、外胚层发育不良、半椎体 / 脊柱侧弯、耳畸形、传导性听力损失、眼畸形、隐睾症及肾发育不良 / 发育不全[1]。黏膜下腭裂、先天性巨结肠、单侧睾丸发育不良仅在两兄弟之一发病。只有1例安全度过了新生儿期,另一例则有严重的发育迟缓。Tumialan、Mapstone[3]和Naiki[1]等分别报道了1例单发病例。近来发现这种综合征与伴有脱发、畏光毛囊型鱼鳞病(IFAP)是等位基因[1]。

体格检查:4例患儿有3例宫内发育迟缓,4例患儿出生体重均未提及,出生后有明显的生长发育迟缓。

中枢神经系统:报道的患儿都有脑畸形,常见为脑室扩大、胼胝体变薄,1例实足年龄7岁的患儿发育年龄仅为9个月。另1例患儿,最初发育迟缓,4岁时发育停止并回退。癫痫也是常见表现。

皮肤系统:片状脱落和弥漫的鱼鳞样改变,尤以头皮为主,躯干也多见。另外还常有发生于头皮、眉毛、睫毛的脱发。1例患儿,镜下可见明显的上皮过度角化并伴有毛囊的过度角化[2],有些标本中毛囊数量减少,而外分泌腺正常。这些发现符合外胚层发育不良的表现。报道的患儿牙齿及排汗正常。1例患儿长有很厚的畸形指甲[1]。

骨骼系统:第1例报道的患儿有轴后性多指 / 趾[2],另1例患儿为一只手只有3根手指的

少指畸形[3]。患儿经常会伴有椎体、肋骨的异常。

视觉系统：4 例中有 3 例眼部畸形：2 例小眼畸形，第 3 例视神经小且呈椭圆形。第 4 例没有眼部畸形。

泌尿系统：1 例患儿表现发育不良的多囊肾伴膀胱发育不全和输尿管缺如，结果引起 Potter 序列征，并早期死亡。其他 2 例表现单侧肾发育不全或发育不良。

听觉系统：外耳巨大，位置低，向后成角。2 例患儿有听力损失。

其他表现：通常临床表现还有隐睾症和希尔施普龙病。心脏、肺、气管异常以及腭裂也偶有发生。

遗传学：这种综合征的遗传方式符合 X 连锁遗传，但某种程度上也显示变量表达方式。

分子生物学研究：膜结合转录因子蛋白酶

site2 基因（*MBTPS2*）突变不仅引起 Bresheck 综合征，还引起与之表型重叠的 IFAP[1]。

小结：这种综合征的特点包括：①X 连锁遗传或是常染色体显性遗传；②多发性先天异常，包括脑畸形、显著的生长发育迟缓、外胚层发育不良、骨骼畸形、先天性巨结肠症、眼 / 耳异常、腭裂、隐睾症和肾发育不良或发育不全。

参考文献

1. Naiki M et al. *MPTPS2* mutation causes BRESEK/BRESHECK syndrome. *Am J Med Genet*. 2012;158A:97–102.
2. Reish O et al. Brain anomalies, retardation of mentality and growth, ectodermal dysplasia, skeletal malformations, Hirschsprung disease, ear deformity and deafness, eye hypoplasia, cleft palate, cryptorchidism and kidney dysplasia/hypoplasia (BRESEK/BRESHECK): new X-linked syndrome? *Am J Med Genet*. 1997;68:386–390.
3. Tumialan LM, Mapstone TB. A rare cause of benign ventriculomegaly with associated syringomyelia: Bresek/BRESHECK syndrome. *J Neurosurg*. 2006;105:155.

附　录

其他伴有肾脏异常的综合征

综合征	肾脏表现	本书章节
Townes-Brocks 综合征	肾发育不全	8（外耳）
鳃 - 耳 - 肾综合征	肾发育不全、多囊肾	8（外耳）
鳃 - 眼 - 面综合征	肾发育不全	8（外耳）
Beighton 综合征	Fanconi 型肾病	9（眼）
Fraser 隐眼综合征	肾发育不全	9（眼）
EAST/SeSAME 综合征	肾小管病	12（神经）
Herrmann 综合征	肾小管病	12（神经）
Cutler 综合征	肾病	12（神经）
Feigenbaum 综合征	肾病	12（神经）
甲状旁腺功能减退、听力损失、肾病	肾发育不良	14（内分泌）
甲状旁腺功能亢进、肾病、感音神经性听力损失	肾衰竭	14（内分泌）

（杨涛　校）

第 12 章

伴有神经系统疾病和神经肌肉疾病的遗传性听力损失

GENETIC HEARING LOSS ASSOCIATED WITH NEUROLOGICAL AND NEUMUSCULAR DISORDERS

Martha A. Nance, *Helga V. Toriello*　著

龙莉莉, 刘娅, 刘涛, 李亮, 李琳, 张海琴, 陈钢钢, 姜子刚, 黄水仙, 谢冰斌　译

许多神经遗传病都伴有感音神经性听力损失,但对这些疾病进行分类仍很困难。本章结合了神经科医师熟悉的疾病类型,并组合类似疾病和不同发病年龄家系的报道,区分了类似但是遗传方式不同的家系。当然,对一个类别疾病的分组可能出现问题,当神经系统症状涉及(例如)神经病变或共济失调,读者需要在 2 个章节中都去查找。若干疾病涉及神经系统、耳部甚至眼部症状,如色素性视网膜病变、视神经萎缩。有些包括在这一章里面,另外一些在第 9 章。在过去的很多报道中,当时没有现代的神经诊断检查方法,使得临床鉴别更加困难。然而这一病例的描述仍可以在症状的范围和广度上指导现在的医师对患者或患病家系进行研究。

本章的疾病分为以下几类:

脑血管疾病

痴呆

DNA 修复障碍疾病

癫痫

偏头痛性疾病

神经皮肤疾病

运动疾病

共济失调

痉挛性截瘫舞蹈症

肌张力障碍

特发性震颤 / 帕金森综合征

脑畸形 / 智力障碍疾病

周围神经病变

肌肉疾病

线粒体疾病

脑血管疾病

CADASIL
伴有皮质下梗死和白质脑病的常染色体显性遗传性脑动脉病

常染色体显性遗传病,常表现为反复发作的偏头痛、脑血管事件和痴呆,在成年早期至中期发病。一个个案报道描述了一位 CADASIL 患者突然发生了感音神经性听力损失[2]。Scheid 等描述了一个家系有 3 名成员有感音神经性听力损失和症状轻微的 CADASIL[3]。然而,这种疾病发生听力损失的确切频率未知。疾病原因是 *NOTCH3* 基因突变[1]。

参考文献

1. Joutel A et al. *Notch3* mutations in CADASIL, a hereditary adult-onset condition causing stroke and dementia. *Nature.* 1996;383:707–710.
2. Phillips JS et al. Cerebral autosomal dominant arteriopathy with subcortical infarcts and leukoencephalopathy (CADASIL) presenting with sudden sensorineural hearing loss. *J Laryngol Otol.* 2005;119:148–151.
3. Scheid R et al. Cysteine-sparing *NOTCH3* mutations: CADASIL or CADASIL variants? *Neurology.* 2008;71:774–776.

痴呆
dementias

据报道任何类型的痴呆病例发生听力损失的比率都较高。但阿尔茨海默病的听力损失更复杂[3]。然而在阿尔茨海默病中多次发现中枢听力处理缺陷[1,2]。没有报道显示单基因病形式的阿尔茨海默病听力损失发生率更高。

参考文献

1. Gates GA et al. Central auditory dysfunction in older persons with memory impairment or Alzheimer dementia. *Arch Otolaryngol Head Neck Surg.* 2008;134:771–777.
2. Idrizbegovic E et al. Central auditory function in early Alzheimer's disease and in mild cognitive impairment. *Age Ageing.* 2011;40:249–254.
3. Lin FR et al. Hearing loss and incident dementia. *Arch Neurol.* 2011;68:214–220.

DNA 修复障碍疾病

Cockayne 综合征
Cockayne syndrome

1936 年,Cockayne[5]第一次描述了一种进行性生长障碍、智力障碍叠加神经功能障碍、视力和听力损失、面容和骨骼改变、光皮炎和其他异常的综合征。随后,超过 150 名患者被报道患

有 Cockayne 综合征(CS)[28,34]。存在四种类型:典型表现的归为 1 型,先天发病的是 2 型,发病年龄较晚的为 3 型,成年后发病仅有光过敏的为 4 型[29]。这种称为着色性干皮病/Cockayne 综合征的疾病在表型上类似于 CS 和 XP,过去被认为是 CS 的一种形式[28];现在被认为是一种截然不同的异质性疾病[19]。这些划分是基于临床特征的。根据蛋白质互补情况,Cockayne 综合征也被分为 A 组和 B 组,这两个组通常对应于迄今发现的两个基因 *ERCC8* 和 *ERCC6*。

临床诊断 1 型 Cockayne 综合征必须是出现严重的出生后进行性发育障碍和相对正常的出生时体重,智力障碍,之后出现神经功能异常伴明显的脑白质受累,以及至少包含以下内容中的 3 项:皮肤光过敏、色素性视网膜病变、白内障、视神经萎缩、感音神经性听力损失、明显的龋齿和恶病质性侏儒症的特征性表现[28](图 12-1A)。

2 型 Cockayne 综合征患儿表现相同,但起病早,症状重。后者包括出生体重低、出生后不生长、极少或没有发育进展、早期出现恶病质表现、先天性或儿童早期白内障[14,21,27,28,33]。一些孩子被诊断为脑-眼-面-骨骼(COFS)综合征时已经发现在分子生物学上有 Cockayne 综合征 2 型[23]。与 1 型患者相比,3 型患者的发病年龄较晚,症状较轻(图 12-1B)。4 型主要表现为对紫外光的敏感性[13,29]。

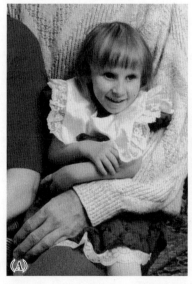
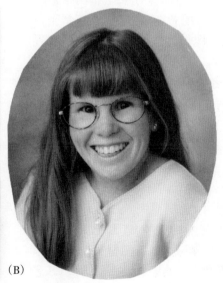

图 12-1　Cockayne 综合征
(A)患中重度 Cockayne 综合征的 5 岁女孩。(B)患轻度 Cockayne 综合征的 21 岁女子
[引自:V Natale, Am J Med Genet 2011;155A:495.]

体格检查:在 1 型 CS,虽然出生体重和其他生长指标通常是正常的,但 1 岁内严重发育障碍。体重比身高更受影响,这导致将 CS 综合征患者被描述为恶病质侏儒症。两岁以上儿童身高和体重超过第五百分位数,则与 1 型 CS 诊断不符。虽然在出生后 6 个月的 1 型 CS 头围可正常,但几乎所有患者在 2 年内出现小头畸形[28]。2 型 CS 的儿童出生时体重低,头围小,出生后生长极差。体重远远低于第三百分位数,小头畸形严重,2 岁多时头部停止生长[29]。

1 型 CS1 岁以内外观是相对正常。随后,出现明显外观改变,包括面部的广泛的皮下脂肪减少、小头畸形、眼睛凹陷、钩鼻、大耳、小下颌和相对较大的手足,所有这些为早老化面容表现[28,34](图 12-1)。2 型 CS,在出生时或出生后第 1 年就明显出现上述外形改变。86% 的 CS 患者患有明显的龋齿[3,38]。

中枢神经系统:在 1 型 CS 病例中,神经功能障碍的最早症状是发育迟缓,通常在 1 岁左右(开始走路和说话时)表现明显。约 10% 的病例因哭声微弱或进食不足而较早就医,但是很少确诊,除非有兄弟姐妹已被确诊。所有 1 型 CS 患者都有智力障碍,最常见的为轻度至中度。超过 20% 的患者智力在使用单个词语的程度以下。但他们常常表现得很高兴,具有社会互动性。5~10 岁出现早期全身痉挛迹象并且稳定维持数年。2 型 CS 患者有严重的智力障碍和早期痉挛。3 型 CS 患者有临界的智商,常常处于正常范围低值以内。然后,即使在这一部分患者,也存在智力衰退[43]。

1 型 CS 患者中,运动体征进展至痉挛性四肢瘫痪伴腱反射亢进和伸跖反射、屈曲挛缩和脊柱侧弯。这些体征通常伴有构音障碍、粗大震颤、共济失调,有时舞蹈徐动症。后期由于周围神经病变,可能会进一步肌无力和肌腱反射减少。癫痫发生率在 5%~10%,但是很少在最初发生。在死亡前的最后几年,进展加快,导致恶病质卧床状态[28,34]。老年患者的头颅 CT 和 MRI 扫描显示弥漫性脑白质髓鞘减少或脱髓鞘、双侧基底节区及皮层下钙化和小脑萎缩[1,2,19,43]。2 型 CS 患者中更早发生挛缩,很少能独立行走[29]。痉挛也发生于 3 型 CS 患者中,但是患者没有那么虚弱。这一组患者也被发现患有脊柱后凸和脊柱侧弯[35]。

周围神经系统:1 型 CS 患者中,常在十多岁出现神经病变:如进一步的萎缩和肌无力、腱反射降低或消失。神经传导变慢(20~38m/s),与运动和感觉神经脱髓鞘性病变一致。一些患者出现泪液分泌或出汗减少、瞳孔缩小和四肢凉。这些症状可能是由于自主神经功能障碍,但还没有自主神经系统的检查报道[8]。

视觉系统:眼睛凹陷几乎是一个不变的特征。由于视网膜色素变性出现进行性视力丧失,大多数患者被报道有常见的"盐和胡椒"型,但并不是存在于所有患者。真实发病率可能非常高,因为不排除早期儿童正常眼底,后期发展出现这一表现。大多数患者视力损失在 2 岁左右被发现,并且在 10 岁左右发展到完全失明。据报道,约 35% 的患者出现了视神经萎缩和白内障[14]。出生时或 3 岁以内发生白内障被认为是预后不良的预测因素[14],但是近来 Natele[29] 证明这没有必然的联系。眼睛的先天性畸形,如虹膜发育不全和小眼畸形,已在一些 2 型 CS 患者中被报道。少见的眼部异常包括眼球震颤、畏光和角膜瘢痕[4,28]。

肌肉骨骼系统:常见的骨骼变化包括脊柱后凸侧弯、鸡胸、小锁骨、四肢长度不成比例伴大手大脚、关节挛缩、外翻足和第二足趾短。骨骼的 X 线片显示增厚的颅骨和颅底;面部骨骼小;长骨骨骺中心出现早;僵化的"象牙"骨骺,手指表现最明显;椎体畸形,如前切迹、楔形及平坦;肋骨长而薄;骨盆异常,包括小的方形骨盆、髂骨发育不全、髋外翻和骨质疏松[1,33,42]。

体表系统:住在阳光过度照射地区的病例中至少有 75% 在 2 岁或 2 岁以前发生鳞状皮疹。常常是这种疾病的早期症状之一。然而,光敏性的程度与疾病严重程度没有必然联系[29]。皮下组织减少、瘢痕、色素变化、薄而干燥的头发在老年患者身上常见。

泌尿生殖系统:约 10% 的 CS 患者发生肾并发症。大多数患者肾功能检查升高,如血尿素氮(BUN)、肌酐,或肌酐清除率降低,不需要治疗。一些患者有高血压,少数患者死于肾衰竭[28]。约 1/3 的男性有隐睾和小睾丸[28]。

听觉系统:大多数 CS 患者患有感音神经性听力损失。可能因为是潜在的神经系统疾病使测试困难,因此受损频率和程度没有准确记录。听力检查显示双侧感音神经性听力损失,从轻度到重度不等[24,28,43]。听力损失往往是进行性的,也可能突然发生或者超过2~3天后发生[29]。然而,人工耳蜗植入术对部分患者有效[25]。

前庭系统:Iwasaki[15]等发现患有CS的两兄妹有前庭功能障碍。其他未见研究报道。

实验室检查:CS患者的细胞通常对紫外线和导致DNA损伤的化学物质敏感[40,45,47]。且没有暴露后正常的DNA或RNA合成修复。

病理学:尸检时,大脑体积缩小,白质明显减少,脑干和小脑严重萎缩。显微镜下变化包括片状脱髓鞘和白质神经胶质增生,广泛的矿化主要在基底神经节、皮质下和小脑的血管壁,皮质脊髓束和其他神经束的大片萎缩和视神经髓鞘化不良。腓肠神经活检显示,节段性脱髓鞘和洋葱皮样髓鞘再生与脱髓鞘性多发性神经病一致[12,14,20,24,30,42-44,49]。

一个儿童视网膜上显示脂褐素沉积于视网膜色素上皮,大色素细胞分布于血管周围,神经节细胞和外核层细胞丢失,光感受器外段解体,内段部分缺失。伴有轴突损伤和剩余部分脱髓鞘纤维的视神经纤维素明显变薄。角膜可见色素聚集的巨噬细胞[18]。另一个儿童的角膜切开手术标本显示明显的角膜营养不良[4]。

耳蜗螺旋神经节、前庭神经节、螺旋器及第八对脑神经耳蜗支明显萎缩,在耳蜗腹侧核、内侧橄榄背核、下丘处跨突触变性[4,9,10,41]。

肾脏异常包括的肾小球、肾小管系膜和肾小管基底膜增厚,间质纤维化,肾小管萎缩,肾小球玻璃样变,毛细血管祥增厚或者萎缩。发现2例患者肾小球基底膜免疫复合物沉积[37]。

遗传:符合常染色体隐性遗传,有几个家庭中正常双亲生育表型严重的兄弟姐妹,父母有近亲关系者发生率增加[1,14,32-34]。

分子生物学研究:两个基因已被确定,ERCC6和ERCC8(一般分别对应于CSB和CSA)。然而,临床表型和基因型不相关。例如,ERCC6基因突变可导致四型的任何一型[6,7,13,22]。一些患有XP-CS综合征儿童在一些着色性干皮病组的基因中有突变,包括XPA、XPB、XPD、XPF和XRG[16,29,31,36,46]。大约2/3的患者有ERCC6突变,其余1/3患者有ERCC8基因突变[17]。

诊断:Cockayne综合征必须和早老症相鉴别,两者都有早发性发育不足、皮下组织减少和早老。早老症患者没有视力或听力损失、智力障碍或光过敏。Cockayne综合征和Seckel综合征面部外观有一定的相似性,但其表现不同。核苷酸切除修复途径中的缺陷已经在和着色性干皮病中得到证实。至少7个基因中的5个基因部分突变参与Cockayne综合征与XP综合征,部分或完全导致CS[11,26,29,39,48]。

预后:大多数1型CS患者死于20岁以前。那些2型患者通常会在10岁以前死亡,而3型患者经常活到30多岁到40出头[29]。

小结:这种疾病的特点:①常染色体隐性遗传;②严重的生长障碍;③智力障碍;④痴呆;⑤四肢痉挛;⑥共济失调;⑦运动和感觉神经病变;⑧色素性视网膜病变;⑨视神经萎缩;⑩白内障;⑪光皮炎;⑫皮下组织减少;⑬面部外观异常;⑭DNA修复缺陷;⑮感音神经性听力损失。

参考文献

1. Bensman A et al. The spectrum of X-ray manifestations in Cockayne's syndrome. *Skeletal Radiol.* 1981;7:173–177.
2. Boltshauser E et al. MRI in Cockayne syndrome type I. *Neuroradiology.* 1989;31:276–277.
3. Borazo RA. Cockayne's syndrome: literature review and case report. *Pediatr Dent.* 1991;13:227–230.
4. Brodrick JD, Dark AJ. Corneal dystrophy in Cockayne's syndrome. *Br J Ophthalmol.* 1973;57:391–399.
5. Cockayne EA. Dwarfism with retinal atrophy and deafness. *Arch Dis Child.* 1936;11:1–8.
6. Colella S et al. Alterations in the CSB gene in three Italian patients with the severe form of Cockayne syndrome (CS) but without clinical photosensitivity. *Hum Mol Genet.* 1999;8:935–942.
7. Colella S et al. Identical mutations in the CSB gene associated with either Cockayne syndrome or the DeSanctis-Cacchione variant of xeroderma pigmentosum. *Hum Mol Genet.* 2000;9:1171–1175.
8. Dabbagh O, Swaiman KF. Cockayne syndrome: MRI correlates of hypomyelination. *Pediatr Neurol.* 1988;4:113–117.
9. Fish JH 3rd et al. Cerebro-oculo-facio-skeletal syndrome as a human example for accelerated cochlear nerve degeneration. *Otol Neurotol;.* 2001;22:170–177.
10. Gandolfi A et al. Deafness in Cockayne's syndrome: morphological, morphometric, and quantitative study of the auditory pathway. *Ann Neurol.* 1984;15:134–143.
11. Greenhaw GA et al. Xeroderma pigmentosum and Cockayne: overlapping clinical and biochemical phenotypes. *Am J Hum Genet.* 1992;50:677–689.
12. Grunnet ML et al. Ultrastructure and electrodiagnosis of peripheral neuropathy in Cockayne's syndrome. *Neurology.* 1983;33:1606–1609.
13. Horibata K et al. Complete absence of Cockayne syndrome group B gene product gives rise to UV-sensitive syndrome but not Cockayne syndrome. *Proc Natl Acad Sci.* 2004;101:15410–15415.
14. Houston CS et al. Identical male twins and brother with Cockayne syndrome. *Am J Med Genet.* 1982;13:211–213.
15. Iwasaki S et al. Vestibular findings and brainstem pathology in two siblings with Cockayne's syndrome. *ORL.* 1996;58:343–346.

16. Jaeken J et al. Clinical and biochemical studies in three patients with severe early infantile Cockayne syndrome. *Hum Genet.* 1989;83: 339–346.

17. Laugel V. Cockayne syndrome: The expanding clinical and mutational spectrum. *Mech Ageing Dev.* 2013; Feb 18 doi: 10.1016/j.mad.2013.02.006. [epub ahead of print].

18. Levin PS et al. Histopathology of the eye in Cockayne's syndrome. *Arch Ophthalmol.* 1983;101:1093–1097.

19. Levinson ED et al. Cockayne syndrome. *J Comput Assist Tomogr.* 1982;6:1172–1174.

20. Lindenbaum Y et al. Xeroderma pigmentosum/Cockayne syndrome complex: first neuropathological study and review of eight other cases. *Eur J Ped Neurol.* 2001;5:225–242.

21. Lowry RB. Early onset of Cockayne syndrome. *Am J Med Genet.* 1982;13:209–210.

22. Mallery DL et al. Molecular analysis of mutations in the CSB (*ERCC6*) gene in patients with Cockayne syndrome. *Am J Hum Genet.* 1999;62: 77–85.

23. Meira LB et al. Manitoba Aboriginal kindred with original cerebro-oculo-facio-skeletal syndrome has a mutation in the Cockayne syndrome group B (CSB) gene. *Am J Hum Genet.* 2000; 66:1221–1228.

24. Moossy J. The neuropathology of Cockayne's syndrome. *J Neuropathol Exp Neurol.* 1967;10:644–660.

25. Morris DP et al. Cochlear implantation in Cockayne syndrome: our experience of two cases with different outcomes. *Laryngoscope.* 2007;117:939–943.

26. Mounkes LC et al. A *Drosophila* model for xeroderma pigmentosum haywire encodes the fly homolog of *ERCC3*, a human excision repair gene. *Cell.* 1992;71:925–937.

27. Moyer DB et al. Brief clinical report: Cockayne syndrome with early onset of manifestations. *Am J Med Genet.* 1982;13:225–230.

28. Nance MA, Berry SA. Cockayne syndrome: review of 140 cases. *Am J Med Genet.* 1992;42:68–84.

29. Natale V. A comprehensive description of the severity groups in Cockayne syndrome. *Am J Med Genet.* 2011;155A:1081–1096.

30. Ohnishi A et al. Primary segmental demyelination in the sural nerve in Cockayne's syndrome. *Muscle Nerve.* 1987;10:163–167.

31. Okinaka RT et al. Heritable genetic alterations in a xeroderma pigmentosum group G/Cockayne syndrome pedigree. *Mutat Res.* 1997;385:107–114.

32. Otsuka F, Robbins JH. The Cockayne syndrome—an inherited multisystem disorder with cutaneous photosensitivity and defective repair of DNA. *Am J Dermatopathol.* 1985;7:387–392.

33. Patton MA et al. Early onset Cockayne's syndrome: case reports with neuropathological and fibroblast studies. *J Med Genet* 1989;26: 154–159.

34. Proops R et al. A clinical study of a family with Cockayne's syndrome. *J Med Genet.* 1981;18:288–293.

35. Rapin I et al. Cockayne syndrome in adults: Review with clinical and pathologic study of a new case. *J Child Neurol.* 2006;21: 991–1006.

36. Riou L et al. The relative expression of mutated *XPB* genes results in xeroderma pigmentosum/Cockayne's syndrome or trichothiodystrophy cellular phenotypes. *Hum Mol Genet.* 1999;8:1125–1133.

37. Sato H et al. Renal lesions in Cockayne's syndrome. *Clin Nephrol.* 1988;29:206–209.

38. Schneider PE. Dental findings in a child with Cockayne's syndrome. *J Dent Child.* 1983;30:58–64.

39. Scott RJ et al. Xeroderma pigmentosum-Cockayne syndrome complex in two patients: absence of skin tumors despite severe deficiency of DNA excision. *J Am Acad Dermatol.* 1993;29: 883–889.

40. Seguin LR et al. Ultraviolet light–induced chromosomal aberrations in cultured cells from Cockayne syndrome and complementation group C xeroderma pigmentosum patients: lack of correlation with cancer susceptibility. *Am J Hum Genet.* 1988;42:468–475.

41. Shemen LJ et al. Cockayne's syndrome—an audiologic and temporal bone analysis. *Am J Otol.* 1984;5:300–307.

42. Silengo MC et al. Distinctive skeletal dysplasia in Cockayne syndrome. *Pediatr Radiol.* 1986;16:264–266.

43. Smits MG et al. Peripheral and central myelinopathy in Cockayne's syndrome: report of 3 siblings. *Neuropediatrics.* 1982;13:161–167.

44. Smits MG et al. Calcium phosphate metabolism in autosomal recessive idiopathic strio-pallido-dentate calcinosis and Cockayne's syndrome. *Clin Neurol Neurosurg.* 1983;85:145–153.

45. Sugita K et al. Cockayne syndrome with delayed recovery of RNA synthesis after ultraviolet irradiation but normal ultraviolet survival. *Pediatr Res.* 1987;21:34–37.

46. Van Hoffen A et al. Cells from XP-D and XP-D-CS patients exhibit equally inefficient repair of UV-induced damage in transcribed genes but different capacity to recover UV-inhibited transcription. *Nucleic Acids Res.* 1999;27:2898–2904.

47. Venema J et al. The genetic defect in Cockayne syndrome is associated with a defect in repair of UV-induced DNA damage in transcriptionally active DNA. *Proc Natl Acad Sci USA.* 1990;87: 4707–4711.

48. Vermeulen W et al. Xeroderma pigmentosum complementation group G associated with Cockayne syndrome. *Am J Hum Genet* 1993;53:185–192.

49. Vos A et al. The neuropathology of Cockayne syndrome. *Acta Neuropathol.* 1983;61:153–156.

N 综合征

智力障碍、多发先天性畸形、生长缺陷、痉挛性四肢瘫痪、视力损失、肿瘤风险、染色体断裂增多与感音神经性听力损失；A.S.K. Hess-opitz 综合征

N syndrome（intellectural disability, multiple congenital anomalies, growth deficiency, spastic quadriplegia, vision loss, risk for neoplasia, increased chromosomal breakage, and sensorineural hearing loss; A.S.K Hess-opitz syndrome）

Hess 等[2]于 1974 年在两兄弟中第一次报道了这一严重疾病。在随后的报道中描述了这两兄弟及他们正常的母亲均患有肿瘤，后期的报道中描述了染色体断裂异常[1,3]。

体格检查：两名男孩的出生体重和身高都正常，但出生后出现了严重的生长缺陷，其参数低于第五百分位数。颅面改变包括长头畸形、前额高、眶上嵴平、眼眶浅、脸长而窄、轻微眼距过窄、小下颌及耳畸形（图 12-2A、B）。乳头间距宽、漏斗胸和腹直肌分离也被提到。

中枢神经系统：在 1 岁以内 2 名男孩都有整体的发育迟缓。儿童期的检查表现出严重的智力障碍和痉挛性四肢瘫痪。也有癫痫发作。

视觉系统：出生不久即出现明显严重的视力障碍和先天性眼球震颤。检查发现大角膜、瞳孔偏移、上睑凸出、向下倾斜的睑裂。眼底的表现没有描述。

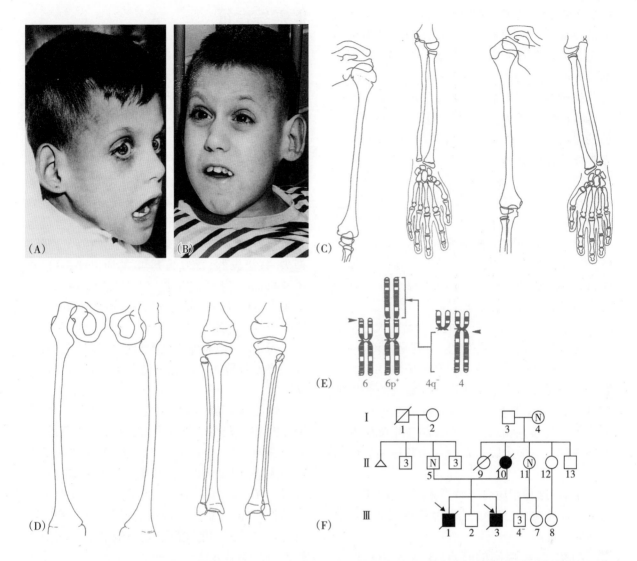

图 12-2 N 综合征（智力残疾、多种先天畸形、生长缺陷、痉挛性四肢瘫痪、失明、肿瘤形成风险、染色体断裂增多和感音神经性听力损失，又名 Hess-Opitz 综合征）

(A、B)两兄弟均患严重的智力和生长发育迟缓,视力损害和听力损失。注意上睑横向重叠、大角膜、耳郭异常。(C,D)远端长骨的过度管状和相对短小。(E)成纤维细胞培养见大约一半细胞有(4;6)(q12;p25)易位。(F)N家系的系谱,箭头所指为先证者。黑色圆圈或方块示染色体不稳定个体;标有字母N的为检查结果正常个体

[(A~D)引自:RO Hess et al.,Clin Genet 1974;6:237;(E、F)引自:RO Hess et al.,Am J Med Genet(Suppl)1987;3:383.]

肌肉骨骼系统:骨骼的变化包括胸窄、脊柱后凸、拇指近端移位、鱼际隆起发育不全、先天性指屈曲、跖内翻、高弓足、异常皮纹高嵴数。骨骼X线表现为颈椎管宽、颈脊柱直、背侧椎体楔形、双侧颈肋、长骨的干骺端呈喇叭状张开长骨缩短(远端大于近段)和骨龄延迟(图12-2C、D)。

泌尿生殖系统:2名男孩都有尿道下裂和隐睾。

肿瘤形成:两兄弟分别于5岁和19岁死于类似T细胞白血病的急性恶性肿瘤,其母亲也于37岁死于急性白血病。

听觉系统:虽然没有听力测试的报道,但是2名男孩对声音均无反应,怀疑有听力损失。

实验室检查:在一个男孩和表型正常的母亲的染色体分析发现染色体断裂和重组增加(图12-2E)。使用博来霉素加或不加阿非迪霉素(抑制DNA聚合酶α修复)进行染色体断裂实验。与对照组相比,加入阿非迪霉素后没有

增加 N 综合征的成纤维细胞的断裂。在这些结果的基础上，作者提出 N 综合征是通过影响位于 xp21.3-p22.1 的 DNA 聚合酶 α 基因突变引起的[1,4]。

病理学：部分脑切片检查显示常伴几种异常，如有全身性疾病，如恶性肿瘤、并伴有先天起源的原发结构改变，包括颞叶神经元的斑片状分布和枕叶神经元的垂直柱。

遗传：在这个家庭中，2 名男孩表现出完全的表型，而他们的母亲表现正常，但也出现染色体断裂增加并且死于白血病。后者的可能解释是正常 X 染色体失活的细胞也表现出了 X 连锁特征。染色体断裂研究表明在位于 X 染色体上 DNA 聚合酶 α 的缺陷。因此，N 综合征很可能是 X 连锁遗传（图 12-2F）。

诊断：此综合征最显著的特点是先天性畸形和智力障碍伴随肿瘤易感性，尤其是血液系统。毛细血管扩张性共济失调包括共济失调、痴呆、患恶性肿瘤的风险，尤其是血液系统的恶性肿瘤，但没有先天性异常。Fanconi 综合征包括多种先天性异常，偶有智力障碍、患再生障碍性贫血的风险。这两个综合征也与染色体断裂增加相关。

预后：这种疾病会导致严重的残疾，半合子男性寿命缩短，以及在杂合子女性可能会导致致命的恶性肿瘤。

小结：这种疾病的特点：① X 连锁隐性遗传，女性携带者具有部分表达的完整表型；②智力障碍；③多种先天性畸形；④发育不足；⑤痉挛性四肢瘫痪；⑥视力损失；⑦易患肿瘤，尤其是血液系统肿瘤；⑧染色体断裂增多；⑨听力损失。

参考文献

1. Floy KM et al. DNA polymerase alpha defect in the N syndrome. *Am J Med Genet.* 1990;35:301–305.
2. Hess RO et al. Studies of malformation syndromes in man XXVII: The N syndrome, a "new" multiple congenital anomaly—mental retardation syndrome. *Clin Genet.* 1974;6:237–246.
3. Hess RO et al. Updating the N syndrome: occurrence of lymphoid malignancy and possible association with an increased rate of chromosome breakage. *Am J Med Genet (Suppl).* 1987;3:383–388.
4. Wang TS et al. Assignment of the gene for human DNA polymerase alpha to the X chromosome. *Proc Natl Acad Sci USA.* 1985;82: 5270–5274.

癫痫综合征
epilepsy syndrome

EAST/SeAME 综合征
EAST/SeSAME syndrome

EAST 综合征包括癫痫、共济失调、感音神经性听力损失、肾小管病，是一种最近被报道的常染色体隐性遗传疾病，EAST 是以上特征表现的首字母缩写而成。同样的 SeSAME 综合征也是首字母缩写，包括癫痫发作、感音神经性听力损失、共济失调、智力低下、电解质失调，这已被 Bockenhauer 等独立描述[1]。认识到这种临床疾病关注内向整流钾通道在肾、耳蜗和神经胶质细胞的位置和作用。

肾表现：普遍患有低钾低镁代谢性酸中毒，并最终导致肾小管功能障碍。10 岁以内出现症状[1,2,4]。

中枢神经系统：癫痫发作往往开始于婴儿期。共济失调在幼年即发现，尽管症状严重，通常非进展性[1]。SeSAME 综合征患者被报道有智力障碍，但 EAST 综合征患者并不一定有智力障碍。在 Bockenhauer 研究的所有患者中都有癫痫发作，都有言语能力和运动迟缓。2 名患者共济失调严重到不能走路。脑 MRI 检查和肌电图检查（EMG）均正常[1]。

听觉系统：患者在 10 岁内就出现非进行性的中重度的感音神经性听力损失。

遗传：常染色体隐性遗传。近亲关系已有报道[1,2]。

分子生物学研究：本病是由编码 KIR4.1 钾离子通道的 *KCNJ10* 基因突变导致的[3,5,6]。

小结：这种疾病的特点是：①常染色体隐性遗传；②低钾低镁代谢性酸中毒，儿童期早期发病，最终导致肾小管病；③严重的共济失调；④癫痫；⑤不同程度的言语发育和运动延迟；⑥中重度非进展性感音神经性听力损失。

参考文献

1. Bockenhauer D et al. Epilepsy, ataxia, sensorineural deafness, tubulopathy, and *KCNJ10* mutations. *N Engl J Med.* 2009;360: 1960–1970.

2. Freudenthal B et al. *KCNJ10* mutations disrupt function in patients with EAST syndrome. *Nephron Physiol*. 2011;119:40–48.
3. Sala-Rabanal M et al. Molecular mechanisms of EAST/SeSAME syndrome mutations in Kir4.1 (*KCNJ10*). *J Biol Chem*. 2010;285:36040–36048.
4. Scholl UI et al. Seizures, sensorineural deafness, ataxia, mental retardation, and electrolyte imbalance (SeSAME syndrome) caused by mutations in *KCNJ10*. *Proc Nat Acad Sci*. 2009;106:5842–5847.
5. Tang X et al. Epilepsy, ataxia, sensorineural deafness, tubulopathy, and *KCNJ10* mutations. *Biochem Biophys Res Commun*. 2010;399:537–541.
6. Williams DM et al. Molecular basis of decreased Kir4.1 function in SeSAME/EAST syndrome. *J Am Soc Nephrol*. 2010;21:2117–2129.

May-White 综合征
进行性肌阵挛型癫痫、共济失调和感音神经性听力损失
progressive myoclonus epilepsy, ataxia, and sensorineural hearing loss（May-White syndrome）

1968 年，May 和 White[3]首先描述了一种进行性肌阵挛型癫痫、共济失调和感音神经性听力损失的综合征。随后又有其他几个家系被描述[1,2,5]。

中枢神经系统：在 8 例此病患者中有 6 例在十几岁到二十几岁首次发现进行性共济失调，另外 2 例患者起病较晚。步态共济失调通常先于肢体和言语共济失调，一些患者无法行走。8 例患者中有 5 例被报道有肌阵挛痉挛，并经常频繁发作。痉挛和共济失调的发病年龄大约与共济失调相同。有些患者在脑电图检查期间受到光刺激可以诱发出放电和临床肌阵挛发作，其中包括两位无肌阵挛痉挛史的患者(图 12-3A)。有一患者，在图形移位视觉诱发电位测试中出现癫痫发作。一些患者也有全身性强直阵挛发作，但这些都不频繁。患者智力正常，无患者出现肌肉无力或萎缩。一位患者在 70 岁的时候出现精神错乱。

周围神经系统：2 例患者被记录有轻微的周围神经病变，但是无临床症状，但腿部的腱反射缺失[1,4]。在一个患者的研究表明腓神经传导减慢和感觉神经动作电位波幅降低[1]。

视觉系统：1 名患者在 50 岁后患白内障。

听觉系统：进行性感音神经听力损失最早在 4 岁出现，最晚在 70 岁出现[1-4]。在大多数患者中，听力损失的发生早于神经系统症状发作前

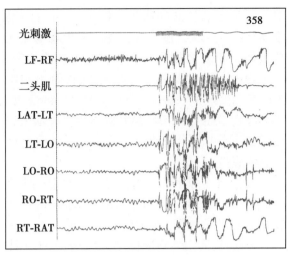

(A)

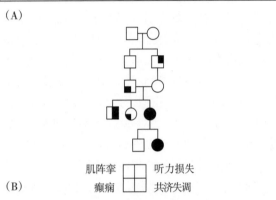

| 肌阵挛 | | 听力损失 |
| 癫痫 | | 共济失调 |

(B)

图 12-3　进行性肌阵挛癫痫、共济失调与感音神经性听力损失（May-White 综合征）

(A) EEG 显示光刺激后棘波放电和肌阵挛发作。(B) 系谱图示四代内有 6 名患者

[引自：DL May and HH White, Arch Neurol 1968;19:331.]

数年。2 例患者听力检查显示中重度听力损失(30~50dB)，并且完全重振没有音衰变，被认为病因是起源于耳蜗[1]。

前庭系统：这两位患者前庭测试是异常的。在其中一位患者，冷热反应缺失。另一患者中冷热反应显示出现明显的右侧优势偏向伴半规管轻瘫。两者都出现视动性眼球震颤异常。没有位置性眼震。这些异常与半规管受累相符合[1]。

实验室检查：没有实验室检查的报道。然而，肌阵挛癫痫和共济失调发生于几种线粒体代谢紊乱的疾病中，因此类似的患者应评估线粒体代谢异常情况。

病理学：一位 74 岁患者死后进行了尸体解剖。脑大体检查显示小脑齿状核小面积轻度萎缩和左侧基底部小区域的陈旧软化灶[1]。脑的

组织学显示右侧胼周回薄层坏死灶,并且海马锥体神经元减少。脑干左侧基底部出现空化区和下橄榄核一些神经胶质增生。耳蜗核正常。小脑显示小脑蚓部和半球萎缩,浦肯野细胞密度降低,白质体积缩小。脊髓显示苍白的薄束。Vaamonde 等报道的成年患者肌肉活检显示破碎红纤维[5],进一步证明了这可能是一种线粒体疾病的假设。

遗传:4 个家系的系谱都最符合常染色体显性遗传(图 12-3B)。特别是 May 和 White 的描述证明了在家系中男 - 男遗传[3]。

诊断:肌阵挛性痉挛和共济失调都发生于线粒体代谢疾病。如果几个线粒体脑肌病的临床表现与此综合征重叠,但肌肉活检通常可见破碎红肌纤维和生化研究如血清乳酸均有助于鉴别。例如,线粒体脑肌病和肌阵挛型癫痫伴破碎红肌纤维(MERRE)非常相似[5]。线粒体脑肌病和进行性肌阵挛型痉挛、共济失调、痴呆、糖尿病、肾病、感音神经性听力损失(Herrmann 综合征)不同,因为肾病和糖尿病,也可能有母系遗传,标志它可能是一种线粒体疾病。进行性肌阵挛性痉挛、痴呆和听力损失(Latham-Munro 综合征)通常发病较早,后续病程会更严重,缺乏共济失调,是常染色体隐性遗传疾病。

预后:这种疾病因为共济失调、肌阵挛型癫痫和听力损失而致残。在迟发性家系[1],两位患者分别在 60 岁和 74 岁死于疾病相关问题,至少部分与疾病相关。没有随访到早期发病的家系,预后可能更差。

小结:该综合征的特点是①常染色体显性遗传;②共济失调;③肌阵挛和其他痉挛;④感音神经性听力损失。

参考文献

1. Baraitser M et al. Autosomal dominant late-onset cerebellar ataxia with myoclonus, peripheral neuropathy and sensorineural deafness: a clinicopathological report. J Neurol Neurosurg Psychiatry. 1984;47:21–25.
2. Chayasirisobhon S, Walters B. Familial syndrome of deafness, myoclonus, and cerebellar ataxia. Neurology. 1984;34:78–79.
3. May DL, White HH. Familial myoclonus, cerebellar ataxia, and deafness. Arch Neurol. 1968;19:331–338.
4. Melo TP, Ferro JM. Autosomal dominant cerebellar ataxia with deafness, myoclonus and amyotrophy. J Neurol Neurosurg Psychiatry. 1989;52:1448–1449.
5. Vaamonde J et al. Abnormal muscle and skin mitochondria in family with myoclonus, ataxia, and deafness (May-White syndrome). J Neurosurg Psychiatry. 1992;55:128–132.

Latham-Munro 综合征
进行性肌阵挛型癫痫、痴呆和感音神经性听力损失
progressive myoclonus epilepsy, dementia, and sensorineural hearing loss (Latham-Munro syndrome)

1937 年,Latham 和 Munro 报道了父母均正常的 5 个兄弟姐妹的进行性肌阵挛型癫痫、痴呆、感音神经性听力损失[1]。

中枢神经系统:广泛的肌阵挛型癫痫频繁发作约开始于 10~12 岁,并且发作频率和严重程度进行性加重。他们常在夜间发作一次长时程的肌阵挛后很快紧接着全身强直阵挛发作。早期发育和智力被认为是正常的。随着疾病的进展,表现为更频繁的肌阵挛及癫痫发作、行为异常和痴呆。一些患者 20 多岁时病情恶化得更迅速,然而其他患者这一过程推迟到 40 或 50 岁才会出现。所有的患者最终都卧床,有几个人在报道的时候已经去世了。

心血管系统:一位患者 24 岁时突然死于扩张型心肌病。

听觉系统:所有患者都是重度的先天性听力损失,没有一人会说话。听力学检查结果没有描述,推测为感音神经性听力损失。

实验室检查:没有实验室检查的报道。然而,肌阵挛型癫痫发生于已知的几种线粒体代谢疾病。在一位患者心肌病的报道中指出这种疾病可能包括线粒体代谢疾病。类似的患者应该评估线粒体异常情况。

病理学:没有关于病理发现的描述。

遗传:是基于父母近亲关系(二级堂表亲)的常染色体隐性遗传,并且男性和女性儿童都受到多重影响。父母都没有本疾病的迹象。

诊断:线粒体脑肌病、肌阵挛型癫痫伴破碎红肌纤维(MERRF)、感音神经性听力损失和其他线粒体疾病可能临床上很难区分,但肌肉活检通常表现为碎片的红色纤维,生物化学的研究可能有助于区分。线粒体脑肌病伴进行性肌阵挛型癫痫、共济失调、痴呆、糖尿病、肾病、感音神经性听力损失(Herrmann 综合征)区别在于肾病、糖尿病和可能是母系遗传。进行性肌阵挛型癫痫、共济失调和感音神经性听力损失(May-White

综合征)区别在于共济失调和是常染色体显性遗传。然而,这种情况可能等与下面描述的疾病的致病基因是等位基因。

预后:这种神经疾病会导致患者在成年早期或中期死亡。

小结:这种疾病的特征是①常染色体隐性遗传;②进行性肌阵挛癫痫;③痴呆;④重度先天性感音神经性听力损失。

参考文献

1. Latham AD, Munro TA. Familial myoclonus epilepsy associated with deaf-mutism in a family showing other psychobiological abnormalities. *Ann Eugen*. 1937;8:166–175.

Megarbane 综合征
肌阵挛癫痫、先天性听力损失、黄斑营养不良、精神疾病
myoclonic epilepsy, congenital hearing loss, macular dystrophy and psychia disorders(Mégarbané syndrome)

Mégarbané 等描述了 1 男 1 女 2 名同胞,出现如题所述的症状[2]。其他表现包括不完全束支传导阻滞。听力损失是先天性的,但神经系统症状出现直到成年才出现。

神经系统:神经病学的表现最好被描述为"发作"。这些发作直到 30 岁以后才出现。发作开始为不明原因的发热伴呕吐和癫痫发作。昏迷通常持续 3 天,伴随精神症状。1 年内发作发生 1~2 次,随着痉挛连续发作成为肌阵挛。

视觉系统:眼科研究证明在黄斑有黄色素沉积,视觉没有受到明显影响。

心脏表现:心电图均表现为不完全右束支传导阻滞。

听觉系统:两名同胞都有严重的先天性双侧感音神经性听力损失。

影像学研究:这名女性患者在 40 岁时 MRI 显示出现轻度脑萎缩。

实验室检查:没有发现线粒体突变,皮肤和肌肉活检没有发现任何线粒体呼吸链紊乱。

遗传:该疾病最可能是常染色体隐性遗传,特别是因为父母是二级堂表亲。

诊断:本病与 Latham 和 Munro[1]描述的疾病很相似,但区别在于后者发病年龄很早,并且在成年的早期病情急剧恶化,出现死亡。

预后:本病看起来进展较慢,预期寿命不详。

参考文献

1. Latham AD, Munro TA. Familial myoclonus epilepsy associated with deaf-mutism in a family showing other psychobiological abnormalities. *Ann Eugen*. 1937;8:166–175.
2. Mégarbané A et al. Two sibs with myoclonic epilepsy, congenital deafness, macular dystrophy, and psychiatric disorders. *Am J Med Genet*. 1999;87:289–293.

偏头痛性疾病
migrainous disorders

偏头痛和眩晕
migraine and vertigo

偏头痛或眩晕与前庭相关疾病的遗传学病因并不明了,虽然这些疾病有明确的家族聚集性[1,2]。偏头痛患者发生突发性聋可能是由于血管痉挛[3,4]。Cha 等[1]报道了眩晕发作和偏头痛在家族中的聚集性,其中个别成员有发生突发性聋的经历。Gazquez 和 Lopez-Escamez[2]也提出了前庭性疾病可与眩晕、偏头痛和/或听力损失有关,提示这些疾病可能有共同的发病机制。然而,这些通常不是综合征型的整体症状,因此会在别处综述。包含上述表现的综合征除了下面要提到的之外会在其他多个章节中陈述。

参考文献

1. Cha YH et al. Familial clustering of migraine, episodic vertigo, and Ménière's disease. *Neurotol*. 2008;29:93–96.
2. Gazquez I, Lopez-Escamez JA. Genetics of recurrent vertigo and vestibular disorders. *Curr Genomics*. 2011;12:443–450.
3. Lee H et al. Hearing symptoms in migrainous infarction. *Arch Neurol*. 2003;60:113–116.
4. Piovesan EJ et al. Oscillocusis and sudden deafness in a migraine patient. *Arq Neuropsiquiatr*. 2003;61:848–850.

Campbell-Clifton 综合征
脑膜炎性偏头痛、皮疹、关节病、脉络膜视网膜炎和感音神经性听力损失
meningitic migraine, rash, arthropathy, chorioretinitis, and sensorineural hearing loss（Campbell-Clifton syndrome）

这一令人瞩目的疾病是在 1950 年由 Campbell 和 Clifton[2] 首先报道，报道中将其作为家族性弓形虫感染的例子。该英国 / 澳大利亚家系中三代共有数人患病。回顾来看，该病很可能代表了一种罕见的遗传病[4]。

中枢神经系统：脑膜炎性偏头痛在儿童时期（5~14 岁）开始发病，终身受累。头痛会很严重，常使人无法正常工作，发作频繁，有时伴发热。通常脑脊液检查显示细胞异常增多（20~200 个白细胞），以淋巴细胞为主，有轻度嗜酸性粒细胞增多。年龄较大的患者体格检查表现出轻微的痉挛性双侧瘫痪，伴下肢痉挛和足底伸肌反应。

周围神经系统：根据 Mckusick 的研究[4]，在报道后患者还出现了外周神经病变。

皮肤系统：在儿童早期，最先引人注目的是明显的斑丘疹，这可能是从出生时即开始的。皮疹的程度每天都会有大的变化，斑丘疹还可能连接成片。只在一个 3 岁大的女孩身上观察到这一异常。

肌肉骨骼系统：已报道在患者童年晚期有反复的关节疼痛和肿胀。

视觉系统：年长患者已报道有视力损失，但发病年龄不确定。体检显示累及周围区域的脉络膜视网膜炎，有时累及黄斑，视神经萎缩，对光的瞳孔反应和调节变弱。

心血管系统：根据 McKusick[4] 的说法，有一个人在服用小剂量麦角胺后发生坏疽。这提示某种类型的外周动脉疾病，这可能有助于解释许多其他表现。

听觉系统：感音神经性听力损失约开始于 10 岁，并缓慢进展至重度听力损失。

实验室检查：已报道有外周血嗜酸性粒细胞增多和脑脊液蛋白量增加，但没有病理学相关的信息。

遗传：该疾病最符合常染色体显性遗传的特点，在三代中有 4 名受累个体。

诊断：脑膜炎性偏头痛伴脑水肿和共济失调在另一澳大利亚家系中被报道。仍是常染色体显性遗传，但没有听力损失、皮疹、关节病和视力改变等的描述[3]。脑膜炎性偏头痛也可以为发作性疾病，没有其他受累亲属[1]。

预后：很多症状是致残性的，但所有患者在报道时仍然活着。

小结：该病特点①常染色体显性遗传；②脑膜炎性偏头痛；③关节病变；④脉络膜视网膜炎；⑤皮疹；⑥感音神经性听力损失，这些可能都与外周动脉疾病有关。

参考文献

1. Bartelson JD et al. A migrainous syndrome with cerebrospinal fluid pleocytosis. *Neurology.* 1981;31:1257–1262.
2. Campbell AMG, Clifton F. Adult toxoplasmosis in one family. *Brain.* 1950;73:281–290.
3. Fitzsimmons RB, Wolfenden WH. Migraine coma: meningitic migraine with cerebral oedema associated with a new form of autosomal dominant cerebellar ataxia. *Brain.* 1985;108:555–577.
4. Online Mendelian Inheritance in Man, OMIM™. Johns Hopkins University, Baltimore, MD. 124950, 1994. World Wide Web URL: http//www.ncbi.nlm.nih/gov/omim/. Accessed March 23, 2012.

神经皮肤病变
neurocutaneous disorders

2 型神经纤维瘤病
前庭神经鞘瘤和感音神经性听力损失
neurofibromatosis, type 2（vestibular schwannomas and sensorineural hearing loss）

1920 年，Feiling 和 Ward[10] 描述了一个患听神经瘤（前庭神经鞘瘤）和感音神经性听力损失的大家系。早在 1 个世纪以前，已有学者[3,45] 注意到了散发的病例。对家系的随访观察最早报道于 1930 年[12]，显示约 100 人受累。还报道了很多额外的家族[6,15,20,26,29,31,47]。流行病学估计发病率在 1∶87 000~1∶25 000[1,9]。约 4% 听神经瘤患者有 2 型神经纤维瘤病（NF-2）[8]。估计 NF-2 占所有神经纤维瘤患者的 5%~10%。读者可以参阅关于该病的大量优秀的综述文章[5,6,9,11,24,29]。

美国国立卫生院发展共识会议最近制定了

NF-2 的诊断标准[30]。诊断标准包括了但不仅限于:双侧第八对脑神经肿物;NF-2 患者的一级亲属有单侧第八组脑神经肿物;NF-2 患者的一级亲属有以下疾病中的任何两种:神经胶质瘤、脑(脊)膜瘤、神经纤维瘤、神经鞘瘤或青少年后囊膜下晶状体混浊及其他。最近有学者提出应加上另外的标准来评估 NF-2,包括有患 NF-2 的家族史;年龄低于 30 岁的患者患有单侧的前庭神经鞘瘤或脑(脊)膜瘤;患有多种脊髓肿瘤[14]。

中枢神经系统:中枢和周围神经系统的肿瘤是 NF-2 的特征性标志,并可以导致各种类型的局部神经功能缺失。除了听力损失外,其他常见的症状包括头痛、面部无力、感觉或视觉改变或不稳感。大多数患者的症状开始出现于他们 10 多岁或 20 多岁时,但超过了 30 岁仍无症状者也不少见。少见的情况是,肿瘤最早在患者几岁或最晚在七十几岁才出现。最常见的肿瘤类型是神经鞘瘤,该肿瘤最常累及前庭神经(听神经瘤)。它们可以是单侧或双侧的,常不同时发生。雪旺细胞瘤也可以发生于其他的任何脑神经或脊神经根,尤其是感觉神经或神经根上。一个研究团队使用磁共振(MRI)检查发现脊髓肿瘤出现的频率是 63%[33]。Wertelecki 等[44]发现 11 例中9 例有非肿瘤性颅内钙化。然而,这些不被认为是诊断特征(14)。其他肿瘤类型包括通常是低级别的胶质瘤、室管膜瘤、脑膜瘤和神经纤维瘤。胶质瘤和脑膜瘤虽然比听神经瘤少见,但往往在较早的年龄(15、21、35、47 岁)出现症状。累积的神经影响可能是毁灭性的,往往会导致严重的发病和死亡。

双侧前庭神经鞘瘤(听神经瘤)发生在 95%的患者(图 12-4A)。100 例患者的临床资料表明,平均发病年龄为 20 岁(范围 15~30 岁)[5,47]。临床过程是多种多样的,在某些情况下,相对良性。在婴儿期很少有明显的体征,只有大约 5% 的人直到 35 岁或更大时才有症状。对患者的体检显示,没有 1 型神经纤维型肉瘤病(NF-1)的证据。Wertelki 等人发现[44]他们的患者中近一半在 30岁前没有症状。在一项包括 334 名 NF-2 患者的大型研究中,有 18% 的患者在 15 岁前表现出症状。不是所有的患者都有前庭神经鞘瘤的表现,有很多表现出脑膜瘤、脊髓肿瘤或皮肤肿瘤的征象[7]。

有三类神经系统的体征:前庭神经鞘瘤侵蚀邻近颅神经引起的体征,颅内压增加引起的体征和有时其他神经系统肿瘤引起的体征。在一些受累个体中会出现第五、第六、第七、第九和第十对颅神经麻痹,还有小脑性共济失调。智力受损不属于该综合征的一部分。

周围神经系统:神经鞘瘤或神经纤维瘤可能发生于深部的神经,形成不明显的皮下包块或局部的感觉紊乱或下降。另外,成年发生的与肿瘤不相关的神经病变也逐渐被更多的认识[42]。

视觉系统:进展性的视觉损害是常见的。约超过 50% 的死于确定疾病的患者有严重的视力损失,8% 的患者因为颅内压升高伴视盘水肿而产生了显著的视力下降[47]。最近的研究评估提示高达 75% 的患者有视力受损[21]。约50% 的后囊膜下白内障发生于患者早年(小于16 岁)[6,18,21,31,34],可能最终有 80% 的患者会出现后囊膜下白内障[32]。9%~22% 的 NF-2 患者有视网膜错构瘤和黄斑视网膜前膜,这些很可能在患者年轻时就出现了[14]。有超过 10% 的患者有青少年弱视 / 斜视[24]。Lisch 结节(虹膜错构瘤)在 NF-1 中常见,在 NF-2 中未发现,视神经胶质瘤中也未见[4]。由于晶状体混浊先于肿瘤发生,这使有肿瘤风险的患者易被识别出来。

皮肤系统:20%~65% 的患者有一些小的(<2cm)皮肤神经纤维瘤,尤其在头皮上。在半数患者中,皮肤肿瘤是 NF-2 的首先出现的临床体征[19]。皮肤肿瘤有三种。最常见的类型是散在的,有些凸出的粗糙的皮肤,常有色素沉着,伴有毛发过多。第二常见的类型由边界清楚的、可活动的、多为球形的肿瘤和与其相关的周围神经组成。最后一种常见的类型与 NF-1 中的皮内紫色病变相似。在组织学上,这三种类型肿瘤的很大部分中发现了施万细胞[22]。约 40% 的患者有一些(少于 6 个)小的咖啡牛奶色斑[5,6,10,11],不会出现三角间雀斑[2,5]。

听觉系统:约 45% 的患者表现出听力损失,其中超过 75% 的患者为单侧听力损失。常在打电话时发现听力损失。一些单耳受累的患者在10 年后又出现另一只耳受累[4,44]。没有阳性家族史或 NF-2 的其他特征的散发单侧前庭神经鞘瘤患者再患另一侧肿瘤的几率较低,但那些有阳性家族史和(或)其他典型肿瘤的患者发生对侧肿瘤的概率大大增加[8]。常在10多岁或20多岁时发现听力损失,并在5~10年内进展为极重度听力损失。单侧或双侧的神经鞘瘤导致的听力损失是在50%的患者中的首发症状,其中10%~30%患者伴轰轰样耳鸣声,10%合并平衡障碍,5%伴面部抽搐。听力学检查结果通常是没有或有缓慢的纯音听阈下降,言语分辨率进行性下降和显著的高频听力损失[15,25,35]。

前庭系统:前庭功能的异常可能先于听力学改变出现[4,47]。根据Young等[47]的描述,患病家族中的数人因在水中失去方向感而险些溺水;家族中另外3名成员溺水而亡,不清楚他们是否有前庭功能受累。可能他们处于功能障碍的早期阶段且只有前庭受累。

影像学检查:这些检查可能会显示出因神经鞘瘤引起的内耳道扩大。CT和MRI检查可直观地显示肿瘤。

病理学:多发的神经鞘瘤发生于脑神经,尤其好发于第八对脑神经的前庭支、背侧和腹侧神经根和深部的周围神经(图12-4A~C)。神经胶质瘤和室管膜(细胞)瘤通常是低分化的,可能出现在神经轴索的任何部位,包括脑干和脊髓(图12-4D),脑膜瘤常是多发的。双侧前庭神经鞘瘤直径常为1~6cm,并侵犯至基底节和邻近的脑神经[12,27,40]。组织切片显示特征性的延长的细胞束相互交织成栅栏状[26,35](图12-4E)。

遗传:NF-2为常染色体显性遗传,完全外显[9]。约50%的杂合体在25岁以前出现症状。

分子生物学研究:NF-2是因责任基因merlin的突变造成的[13,28,38,39,43,44],该基因是定位于22q12的肿瘤抑制基因[46]。有很好的证据证明了可能存在基因型-表型之间的联系。比如,Zhao等[49]展示了临床表现,特别是听力损失的发病年龄和脑膜瘤的个数的家族内强相关性。还有发现表明无义突变和移码突变和本病的严重型相关,而错义突变通常会导致本病的轻型[9]。约50%的病例为新发突变[5]。

诊断:需要做听力学和前庭功能的评估(纯音测听、言语阻抗测听、声诱发脑干反应、内耳断层扫描、眼震电图检查)。CT扫描和钆-DPTA增强MRI可以使前庭神经鞘瘤显影[32,48](图12-4F、G)。气脑池显像尤其有效[17]。

NF-2应该与NF-1鉴别,因为它们的临床表现、基因位点和治疗是不同的。约有5%的NF-1患者有脑膜瘤或星形细胞瘤,2%~4%的NF-1患者有前庭神经鞘瘤,但罕有双侧发病者[11]。NF-1也是常染色体显性遗传,特征性的(95%的NF-1患者)与咖啡牛奶色斑、皮肤神经纤维瘤相联系。这两种特征性的病变也出现在NF-2患者中,但出现的频率没有前者高[2]。没有发现虹膜Lisch斑在NF-2中出现的频率增加。5%~10%的正常人群会偶然出现一些小的咖啡牛奶色斑。双侧的前庭神经鞘瘤在几个方面不同于单侧者:前者是有遗传性的、出现于患者早年并更难于治疗。双侧的前庭神经鞘瘤可以长得很大,导致脑干严重受压变形,使内耳道骨壁扩大,被侵蚀,最终延伸到硬膜外,到达颅中窝。肿瘤好侵犯狭窄的部位和乳突气房。非肿瘤性的颅内钙化在NF-1和NF-2患者中都有发现。

已报道了称为神经鞘瘤病的一种病况,它包括了多发的周围性和/或脊髓神经鞘瘤,但不伴听神经瘤或其他与NF-1或NF-2的相关体征[41]。然而,近年来的研究发现编码神经鞘瘤病的基因位于编码NF-2的区域内。因此,上述疾病可能是NF-2的等位症[16]。家族性神经鞘瘤病也是在鉴别诊断时需要考虑的[1]。

预后:在青春期以后,前庭神经鞘瘤的生长是不可预知的。在一些患者中,肿瘤可能多年里仅有轻度的增大,在另一些患者中,肿瘤可能持续不断的进展,导致听力损失、慢性头痛、视力损失和严重的步态不稳[36]。然而,近年的研究展示了人工耳蜗植入治疗在NF-2患者中所取得的成功[37]。脑干的受压和移位最终导致患者死亡。Mayfrank等[23]提出散发的NF-2患者更常与多发性脑膜瘤和脊髓肿瘤相关。与NF-1不同,NF-2的肿瘤恶变不明显。患者在约35岁时出现症状,之后的平均生命周期是20年(范围2~44年)。

小结:NF-2的特点包括:①常染色体显性遗传;②双侧前庭神经鞘瘤(听神经瘤);③累及其他神经的神经鞘瘤;④脑部肿瘤,尤其是脑膜瘤和神经胶质瘤;⑤青少年后囊膜下白内障;⑥有时咖啡牛奶色斑和皮下神经纤维瘤(但比NF-1中的少见);⑦神经性听力损失和前庭功能改变。

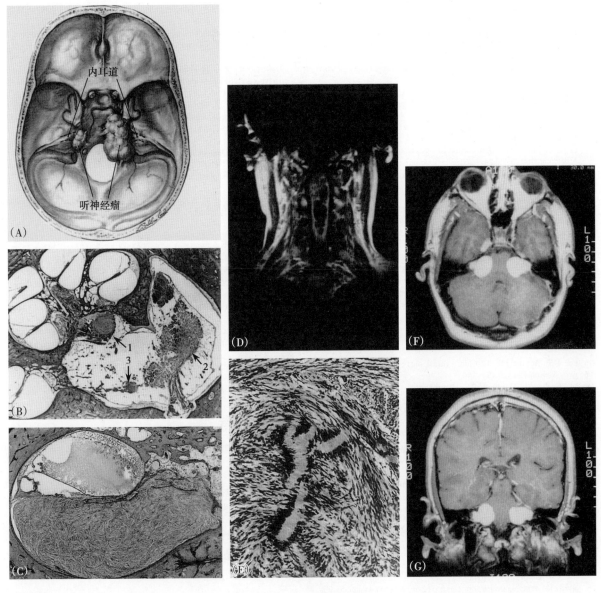

图 12-4 2 型神经纤维瘤病

(A) 双侧听神经瘤(神经鞘瘤),20 岁,女性。(B)耳蜗正中切片显示内耳道内 3 个神经鞘瘤。(C)螺旋器毛细胞的完全破坏。血管纹和螺旋韧带的严重变形。肿瘤占据了整个鼓阶。注意到神经节细胞的完全破坏。(D)使用钆增强后的颈部脊髓冠状位 T₁ 加权像显示一个大的、局限的、不规则的囊性肿物占据了绝大部分颈段脊髓。注意到囊壁的增强和肿物突入囊肿上部。手术中,该肿瘤证实为室管膜瘤。(E)在纤维样结构区域中显著的栅栏。(F,G)轴位和冠状位钆增强 MRI 显示一个 18 岁男性同时患有双侧中等大小的听神经瘤

[(A、B、E)来自:GT Nager, Arch Otolaryngol 1969;89:252;(C)来自:JT Benitez et al., Int Audiol 1967;6:181;(D)由阿拉巴马州莫比尔的 W Wertelki 提供;(F,G)JB Nadol Jr,波士顿,马萨诸塞州提供]

参考文献

1. Antinheimo J et al. Population-based analysis of sporadic and type 2 neurofibromatosis–associated meningiomas and schwannomas. *Neurology.* 2000;54:71–76.
2. Baldwin RL, Le Master K. Neurofibromatosis-2 and bilateral acoustic neuromas. Distinction from neurofibromatosis-1 (von Recklinghausen's disease). *Am J Otol.* 1989;10:439–442.
3. Cushing H. *Tumors of the Nervus Acusticus.* Philadelphia, PA: W.B. Saunders; 1917.
4. Eldridge R. Central neurofibromatosis with bilateral acoustic neuroma. *Adv Neurol.* 1981;29:57–65.
5. Evans DGR et al. A genetic study of type 2 neurofibromatosis in the United Kingdom. *J Med Genet.* 1992;29:841–846,847–852.
6. Evans DGR et al. A clinical study of type 2 neurofibromatosis. *Q J Med.* 1992;84:603–618.
7. Evans DGR et al. Paediatric presentation of type 2 neurofibromatosis. *Arch Dis Child.* 1999;81:496–499.
8. Evans DGR et al. Probability of bilateral disease in people present-

ing with a unilateral vestibular schwannoma. *J Neurol Neruosurg Psychiatry.* 1999;66:764–767.

9. Evans DGR: Neurofibromatosis 2 [Bilateral acoustic neurofibromatosis, central neurofibromatosis, NF2, neurofibromatosis type II]. *Genet Med.* 2009;11:599–610.

10. Feiling A, Ward E. A familial form of acoustic tumour. *BMJ.* 1920;1: 496–497.

11. Ferner RE. The neurofibromatoses. *Pract Neurol.* 2010;10:82–93.

12. Gardner WJ, Frazier CH. Bilateral acoustic neurofibromas: a clinical study and field survey of a family of five generations with bilateral deafness in thirty-eight members. *Arch Neurol Psychiatry.* 1930;23:266–300.

13. Gutmann DH. Review: molecular insights into neurofibromatosis 2. *Neurobiol Dis.* 1997;3:247–261.

14. Gutmann DH et al. The diagnostic evaluation and multidisciplinary management of neurofibromatosis 1 and neurofibromatosis 2. *JAMA.* 1997;278:51–57.

15. Hitselberger WE, Hughes RL. Bilateral acoustic tumors and neurofibromatosis. *Arch Otolaryngol.* 1968;88:700–711.

16. Iyengar V et al. Neurilemmomatosis, NF2, and juvenile xanthogranuloma. *J Am Acad Dermatol.* 1998;39:831–834.

17. Johnson DW. Air cisternography of the cerebellopontine angle using high resolution computed tomography. *Radiology.* 1984;151: 401–403.

18. Kaiser-Kupfer MI et al. The association of posterior lens opacities with bilateral acoustic neuromas in patients with neurofibromatosis type 2. *Arch Ophthalmol.* 1989;107:541–544.

19. Kluwe I et al. Mutations and allelic loss of the NF2 gene in neurofibromatosis 2–associated skin tumors. *J Invest Dermatol.* 2000;114: 1017–1021.

20. Lee DK, Abbott ML. Familial central nervous system neoplasia. *Arch Neurol.* 1969;20:154–160.

21. MacCollin M, Mautner V-F. The diagnosis and management of neurofibromatosis 2 in childhood. *Semin Pediatr Neurol.* 1998;5: 243–252.

22. Mautner VF et al. Skin abnormalities in neurofibromatosis 2. *Arch Dermatol.* 1997;133:1539–1543.

23. Mayfrank L et al. Neurofibromatosis 2: a clinically and genetically heterogeneous disease? Report on 10 sporadic cases. *Clin Genet.* 1990;38:362–370.

24. McKennan KX, Bard A. Neurofibromatosis type 2: report of a family and review of current evaluation and treatment. *Laryngoscope.* 1991;101:109–113.

25. Miyamoto RT et al. Preservation of hearing in neurofibromatosis. 2. *Otolaryngol Head Neck Surg.* 1990;103:619–624.

26. Moyes PD. Familial bilateral acoustic neuromas affecting 14 members from four generations. *J Neurosurg.* 1968;29:78–82.

27. Nager GT. Acoustic neurinomas. Pathology and differential diagnosis. *Arch Otolaryngol.* 1969;89:252–279.

28. Narod SA et al. Neurofibromatosis type 2 appears to be a genetically homogeneous disease. *Am J Hum Genet.* 1992;51:486–496.

29. Neary WJ et al. A clinical, genetic and audiological study of patients and families with bilateral acoustic neurofibromas. *J Laryngol Otol.* 1993;107:6–11.

30. NIH Consensus Development Conference: Neurofibromatosis. *Arch Neurol.* 1988;45:575–578.

31. Parry DM et al. Neurofibromatosis 2 (bilateral acoustic or central neurofibromatosis), a treatable cause of deafness. *Ann NY Acad Sci.* 1991;630:305–307.

32. Pastores GM et al. Early childhood diagnosis of acoustic neuromas in presymptomatic individuals at risk for neurofibromatosis 2. *Am J Med Genet.* 1991;41:325–329.

33. Patronas NJ et al. Intramedullary and spinal canal tumors in patients with neurofibromatosis 2: MR imaging findings and correlation with genotype. *Radio.* 2001;218:434–442.

34. Pearson-Webb MA et al. Eye findings in bilateral acoustic (central) neurofibromatosis: association with presenile lens opacities and cataracts but absence of Lisch nodules. *N Engl J Med.* 1986;315: 1553–1554.

35. Perez De Moura LF et al. Bilateral neurinoma and neurofibromatosis. *Arch Otolaryngol.* 1969;90:28–34.

36. Piffko P, Pasztor E. Operated bilateral acoustic neurinoma with preservation of hearing and facial nerve function. *ORL Otorhinolaryngol Relat Spec.* 1981;43:255–261.

37. Roehm PC et al. Auditory rehabilitation of patients with neurofibro-

matosis Type 2 by using cochlear implants. *J Neurosurg.* 2011;115: 827–834.

38. Rouleau GA et al. Genetic linkage of bilateral acoustic neurofibromatosis to a DNA marker on chromosome 22. *Nature.* 1987;329: 246–248.

39. Rouleau GA et al. Flanking markers bracket the neurofibromatosis type 2 (NF2) gene on chromosome 22. *Am J Hum Genet.* 1990;46: 323–328.

40. Rubenstein LJ. The malformative central nervous system lesions in the central and peripheral forms of neurofibromatosis. *Ann NY Acad Sci.* 1986;486:14–29.

41. Shishiba T. Follow-up study of a patient with neurilemmomatosis. *J Am Acad Dermatol.* 1997;37(5 pt 1):797–799.

42. Sperfeld AD et al. Occurrence and characterization of peripheral nerve involvement in neurofibromatosis type 2. *Brain.* 2002;125: 996–1004.

43. Trofatter JA et al. A novel moesin-, ezrin-, radixin-like gene is a candidate for the neurofibromatosis 2 tumor suppressor. *Cell.* 1993; 72:1–20.

44. Wertelecki W et al. Neurofibromatosis 2: clinical and DNA linkage studies of a large kindred. *N Engl J Med.* 1988;319:278–283.

45. Wishart JH. Case of tumours in the skull, dura mater and brain. *Edinb Med Surg J.* 1822;393–397.

46. Wolff RK et al. Analysis of chromosome 22 deletions in neurofibromatosis type 2–related tumors. *Am J Hum Genet.* 1992;51:478–485.

47. Young DF et al. Bilateral acoustic neuroma in a large kindred. *JAMA.* 1970;214:347–353.

48. Young IR et al. The role of NMR imaging in the diagnosis and management of acoustic neuroma. *AJNR Am J Neuroradiol.* 1983;4: 223–224.

49. Zhao Y et al. Intrafamilial correlation of clinical manifestations in neurofibromatosis 2 (NF2). *Genet Epidemiol.* 2002;23:245–259.

运动障碍
movement disorders

Friedreich 共济失调和 Friedreich 样共济失调综合征
Friedreich ataxia and Friedreich-like ataxia syndromes

Friedreich 共济失调是最常见的一类脊髓小脑性共济失调。也常没有将两者区别诊断。由 Harding[11] 提出的诊断标准包括 25 岁以前发病，肢体和步态的进行性不间断性共济失调，以及膝、踝腱反射消失。在疾病后期可观察到的二级标准包括构音障碍、伸侧足底反射、振动觉和本体感觉减弱。有相似症状或晚发并缓慢进展者为 Acadian 共济失调。但两者均定位在第 9 号染色体上，可能是等位基因。虽然听力图常是不正常的，不到 10% 的患者出现有临床症状的听力损失。已有关于 Friedreich 共济失调的质量好的综述发表[8,24]。维生素 E 相关的 Friedreich 样共济失调综合征，定位于 8q13.1-13.3，将在后面的诊断板块中简要讨论。

中枢神经系统：在大多数患者中该疾病表现

为步态共济失调,平均发病年龄为 10.5 岁(范围 1.5~27 岁)。早期的体检发现步态和肢体共济失调和腱反射消失,尤其是膝、踝腱反射消失。肱二头肌反射偶可引出。随着疾病的进展,可出现其他异常,特别是眼震、眼追踪运动破坏、共济失调性构音障碍、远端或全身性的消瘦、椎体反应减弱、伸侧足底反射和振动觉、本体感觉减弱。患者丧失行走能力的平均年龄是 25 岁(11~58 岁),从起病到丧失行走能力的平均时间是 15.5 年(3~44 年)。不发生痴呆[11,31]。

周围神经系统:一些上文提到的体征或综合征可能全部或部分归因于周围神经功能障碍,尤其是反射消失、消瘦和大纤维感觉消失。在所有患者病程的早期缺乏感觉神经传导方面的检查(0.90%)。运动神经传导方面的研究显示神经纤维交界处传导缓慢,远端潜伏期正常。这些改变与慢性缓慢进展的逆行坏死性神经病导致的大型有髓神经纤维轴突变性是一致的[25]。

肌肉骨骼系统:脊柱侧弯(80%)、高弓足(55%)和挛缩是神经系统变性的后遗症。

视觉系统:高达 30% 的患者在整个病程中出现视神经萎缩,然而视觉诱发电位提示亚临床的视觉系统受累患者数量更多。仅 5% 的患者有严重的视力损失。视神经萎缩和听力损失之间有明显的耦合[11]。

心血管系统:心脏相关的症状出现于约 40% 的患者中,平均发病年龄是 25 岁(13~39 岁),相当于在神经系统疾病发生后约 17 年(9~22 年)出现心脏相关症状。很可能绝大多数的患者最终会有心脏方面的症状。常见的体征和症状包括心悸、呼吸困难、端坐呼吸、易疲劳、心律不齐、心尖部全收缩期杂音,以及最后的充血性心力衰竭或心搏骤停。

心电图显示复极异常和延迟及房性心律失常。超声心动图显示心肌间隔不对称性增厚、同心性左心室增厚或扩张型心肌病,所有这些都是进展性的。左心室体积增大。心脏的扩大与神经系统受累之间没有关联,除了扩张型心肌病的患者更常患有严重的神经功能丧失[1]。

内分泌系统:约 10% 的患者有糖尿病。平均发病年龄是 25 岁,相当于出现神经系统症状后约 15 年发生糖尿病[11]。

听觉系统:约 8% 的患者有轻度至中度的听力损失。罕见重度听力损失[11]。听力图显示听敏度的轻微下降,不伴音衰变[4]。在疾病的早期,脑干听觉诱发反应是正常的,但在疾病后期显示脑桥中脑区域的功能障碍(Ⅲ~Ⅴ波),其次常见的是听神经功能障碍(Ⅰ~Ⅱ波)。在疾病晚期,所有的波形均消失了[9,15]。一个研究小组最近着重指出了听觉和言语处理方面的紊乱[26,27]。

前庭系统:约 20% 的患者有眼震[11]。前庭检查显示对旋转性刺激的反应时长减低,快相眼震中振幅多变和不规律插入,以及慢相速度的减低。对角加速度的反应阈值升高[9,18]。

病理学:病理学改变累及神经轴内的多个系统[15]。感觉脑神经(第Ⅴ、Ⅷ、Ⅸ、Ⅹ对脑神经的感觉纤维)、周围神经和后根显示有髓神经纤维的中度至明显的丢失,在大型有髓神经纤维中常更明显。有时会在视神经中看到髓鞘苍白化。脊髓后柱有显著的有髓神经纤维的丢失,脊髓小脑束和皮质脊髓束中的纤维丢失没有前者严重。Clarke 柱有中度的萎缩和神经元的丢失。前角和中间外侧角正常。脑干至延髓和脑桥的皮质脊髓束有中等程度的变性,大脑脚看似正常的。大脑脚上部、孤束核、绳状体和内侧丘系有轻到重度的变性。薄束核、楔束核、前庭神经核,以及有星形细胞增生的下丘有中度的神经元丢失,在小脑可以见到浦肯野细胞轻到中度的丢失、轴突和齿状神经元形状异常和梭形肿胀,白髓内有髓纤维丢失。在大脑中有神经元的中度丢失、丘脑星形细胞增生,这种情况在苍白球的发生率稍低[17]。

颞骨的研究发现耳蜗神经纤维和节细胞丢失[14]。

心脏的组织学改变包括弥漫的间质纤维化、肌细胞肥大和坏死[1]。

遗传:许多研究证实其为常染色体隐性遗传[8,10]。

分子生物学研究:Friedreich 共济失调的一个基因定位于第 9 号染色体中心粒周围 9q13-q21.1[5,19,29],被称为 *frataxin*(*FXN*)基因[8,24]。98% 的受累个体中的两个等位基因均存在 GAA 重复的内含子扩张。研究显示该三核苷酸重复的大小与疾病的严重程度相关(pandofo)。另外 2% 的受累个体是一个等位基因的重复扩张区域与另一个等位基因的点突变的嵌合体[19],二者均导致了基因表达量的降低。表现相似而症状较轻的 Acadian 共济失调定位于同一区域[6]。另外,Harding[12]描述了一种发病早而各种反射存在的小脑共济失调(EOCA)。Harding 发现 20 名患者中有 2 名患感音神经性听力损失[12],Vanasse 等[32]使用脑干听觉诱发电位发现 4 名患者中有 1 名感音神经性听力损失者,Filla 等[10]发现 20 名患者中有 15 名患感音神经性听力损失。Mielke 等[21]也描述了伴有这种情况的患者。最初作为一种不同的疾病,保留了腱反射的 Friedreich 共济失调(FARR)定位于 9q,近来的研究发现了诊断为 FARR 的患者在 frataxin 基因中的突变[7,23]。另一种在临床上与其他种类难以区别的 Friedreich 共济失调定位于 9p23-p11[16]。

诊断:该病的临床表现特异,不典型的病变应被排除,包括那些常染色体显性遗传者、视网膜变性者,以及不是以步态性共济失调、脊柱侧弯或心脏病变为首发症状者。Bomont 等[3]描述了一种叔侄共患的包括听力损失和视神经萎缩表现的早发型共济失调,该病定位于 6p21-23。Friedreich 样的共济失调是一种维生素 E 缺乏症。该综合征是 Harding 等[13]于 1985 年首先报道的,包括进展性的步态性共济失调、反射消失和选择性的维生素 E 缺乏。以后陆续有学者报道了相似的患者[2,30,33]。该病与 Friedreich 共济失调不同在于服用高剂量的 a-生育酚后神经体征的进展变化[28]。另外,在该病中未提到有听力损失。1993 年,该疾病基因定位于 8q 附近[20],已被确认编码 a-生育酚转移蛋白(TTPA)[22]。

预后:所有体征和症状缓慢而不断的进展,导致严重的残疾,最终死亡。死亡的平均年龄约为 37 岁(21~69 岁)[17]。

小结:该疾病的特点为①常染色体隐性遗传;② 25 岁以前发病;③进展性共济失调;④下肢腱反射消失;⑤轻度的运动和感觉神经病。后期的表现包括⑥轻度的痉挛性双侧瘫痪;⑦脊柱侧弯和高弓足;⑧不常见的视神经萎缩;⑨不常见的感音神经性听力损失。

参考文献

1. Alboliras ET et al. Spectrum of cardiac involvement in Friedreich's ataxia: clinical, electrocardiographic and echocardiographic observations. *Am J Cardiol*. 1986;58:518–524.
2. Ben Hamida C et al. Localization of Friedreich ataxia phenotype with selective vitamin E deficiency to chromosome 8q by homozy-gosity mapping. *Nat Genet*. 1993;5:195–200.
3. Bomont P et al. Homozygosity mapping of spinocerebellar ataxia with cerebellar atrophy and peripheral neuropathy to 9q33-34, and with hearing impairment and optic atrophy to 6p21-23. *Eur J Hum Genet*. 2000;8:986–990.
4. Cassandro E et al. Otoneurological findings in Friedreich's ataxia and other inherited neuropathies. *Audiol*. 1986;25:84–91.
5. Chamberlain S et al. Mapping of mutation causing Friedreich's ataxia to human chromosome 9. *Nature*. 1988;334:248–250.
6. Chamberlain S et al. Genetic homogeneity at the Friedreich ataxia locus on chromosome 9. *Am J Hum Genet*. 1989;44:518–521.
7. Coppola G et al. Why do some Friedreich's ataxia patients retain tendon reflexes? A clinical, neurophysiological and molecular study. *J Neurol*. 1999;246:353–357.
8. Delatycki MB et al. Friedreich ataxia: an overview. *J Med Genet*. 2000;37:1–8.
9. Ell J et al. Neuro-otological abnormalities in Friedreich's ataxia. *J Neurol Neurosurg Psychiatry*. 1984;47:26–32.
10. Filla A et al. Clinical and genetic heterogeneity in early onset cerebellar ataxia with retained tendon reflexes. *J Neurol Neurosurg Psychiatry*. 1990;53:667–670.
11. Harding AE. Friedreich's ataxia: a clinical and genetic study of 90 families with an analysis of early diagnostic criteria and intrafamilial clustering of clinical features. *Brain*. 1981;104:589–620.
12. Harding AE. Early-onset cerebellar ataxia with retained tendon reflexes: a clinical and genetic study of a disorder distinct from Friedreich's ataxia. *J Neurol Neurosurg Psychiatry*. 1981;44:503–508.
13. Harding AE et al. Spinocerebellar degeneration associated with a selective defect of vitamin E absorption. *N Engl J Med*. 1985;313:32–35.
14. Igarashi M et al. Temporal bone findings in Friedreich's ataxia. *ORL*. 1982;44:145–155.
15. Jabbari B et al. Early abnormalities of brainstem auditory evoked potentials in Friedreich's ataxia: evidence of primary brainstem dysfunction. *Neurology*. 1983;33:1071–1074.
16. Kostrzewa M et al. Locus heterogeneity in Friedreich ataxia. *Neurogenetics*. 2001;3:127–132.
17. Lamarche JB et al. The neuropathology of "typical" Friedreich's ataxia in Quebec. *Can J Neurol Sci*. 1984;11:592–600.
18. Lopez-Diaz-de-Leon E et al. Auditory neuropathy in Friedreich ataxia. *Int J Pediatr Otorhinolaryngol*. 2003;67:641–648.
19. Massimo P. Molecular pathogenesis of Friedreich ataxia. *Arch Neurol*. 1999;56:1201–1208.
20. Mendel JL, Koenig M. Localization of Friedreich ataxia phenotype with selective vitamin E deficiency to chromosome 8q by homozy-gosity mapping, *Nat Genet*. 1993;5:195–200.
21. Mielke R et al. Early onset cerebellar ataxia (EOCA) with retained reflexes: reduced cerebellar benzodiazepine-receptor binding, progressive metabolic and cognitive impairment. *Mov Disord*. 1998;13:739–745.
22. Ouahchi K et al. Ataxia with isolated vitamin E deficiency is caused by mutations in the alpha-tocopherol transfer protein. *Nat Genet*. 1995;9:141–145.
23. Palau F et al. Early-onset ataxia with cardiomyopathy and retained tendon reflexes maps to the Friedreich's ataxia locus on chromosome 9q. *Ann Neurol*. 1995;37:359–362.
24. Pandolfo M. Friedreich ataxia. *Arch Neurol*. 2008;65:1296–1303.
25. Peyronnard JM et al. Nerve conduction studies and electromyography in Friedreich's ataxia. *Can J Neurol Sci*. 1976;3:313–317.
26. Rance G et al. Successful treatment of auditory perceptual disorder in individuals with Friedreich ataxia. *Neurosci*. 2010;171:552–555.
27. Rance G et al. Auditory perception in individuals with Friedreich's ataxia. *Audiol Neurootol*. 2010;15:229–240.
28. Schuelke M et al. Treatment of ataxia in isolated vitamin E deficiency caused by alpha-tocopherol transfer protein deficiency. *J Pediatr*. 1999;134:240–244.
29. Shaw J et al. Regional localization of the Friedreich ataxia locus to human chromosome 9q13-q21.1. *Cytogenet Cell Genet*. 1990;53:221–224.
30. Sokol RJ et al. Isolated vitamin E deficiency in the absence of fat malabsorption—familial and sporadic cases: characterization and investigation of causes. *J Lab Clin Med*. 1988;111:548–559.
31. Ülkü A et al. Friedreich's ataxia: a clinical review of 20 childhood cases. *Acta Neurol Scand*. 1988;77:493–497.
32. Vanasse M et al. Evoked potential studies in Friedreich's ataxia and

progressive early onset cerebellar ataxia. *Can J Neurol Sci* 1988; 15:292–298.

33. Yokota T et al. Adult onset spinocerebellar syndrome with idiopathic vitamin E deficiency. *Ann Neurol*. 1987;22:84–87.

Lichtenstin-Knorr 综合征
共济失调和感音神经性听力损失（常染色体隐性遗传）
ataxia and sensorineural hearing loss（autosomal recessive）（Lichtenstein-Knorr syndrome）

在 1930 年 Lichtenstein 和 Knorr[6]首先描述了包括重度进展性听力损失和共济失调的综合征。该综合征与 Friedreich 共济失调不同。之后有数个这样的家系被报道[1,6-10]。

中枢神经系统：在 10~20 岁时开始出现轻度的意向性震颤和步态性共济失调，并缓慢进展累及四肢和言语。大多数患者在 30 岁以前已无法行走。另一些患者的发病时间较晚，进展较慢。有一名轻度患者在其 32 岁时有虚弱和消瘦，没有共济失调[7]，另一名患者在 47 岁时仍然可以走路[9]。查体常发现构音障碍，有时有爆炸式言语，有上、下运动神经元病的体征，包括肌肉萎缩、虚弱、下肢深腱反射消失、上肢深腱反射先亢进后减弱，以及足底伸侧反射。肌电图常显示幅度的下降及神经传导减慢，针吸活检显示神经组织改变。一位患者的 CT 扫描显示小脑萎缩。另一位患者的 MRI 扫描显示小脑正常，但有大脑白质减少及轻度脑萎缩。

肌肉骨骼系统：相关的神经肌肉病变包括脊柱前凸、脊柱侧弯和高弓足。足畸形尤其常见。

视觉系统：一名患者有单侧白内障，另一名为双侧白内障[6]。

心血管系统：一名患者在 20 岁时死于心力衰竭，但大多数无心脏方面的症状。

听觉系统：感音神经性听力损失常在童年的早期出现，并迅速进展为极重度听力损失。另一些患者，包括有先天性听力损失的同胞的患者，在其 10~20 岁时开始出现听力损失，并且听力损失进展缓慢。在一个家系中，听力损失和共济失调在更晚时才开始出现[9]。

前庭系统：前庭功能正常。

遗传：基于有数个受累儿童的 4 个家系报道的分析，该综合征是常染色体隐性遗传。在一个家系中[6]，患病儿童的父母身体健康但为近亲婚配。该病的分子基础尚不明确。

诊断：有常染色体显性遗传性共济失调和感音神经性听力损失的患者有轻度的听力下降[4,5]。Friedreich 共济失调的患者在青春期以前发病，40% 有心脏功能障碍，10% 患糖尿病。听力损失为轻度，发生率约 10%[2]。也有报道听力损失出现在一些保留腱反射的早发型共济失调患者中[3]。如前面所提到的，维生素 E 缺乏的选择性障碍定位于染色体 8q。一些综合征与该综合征不同的是有视网膜受累。在共济失调里还有一种称为 Richards-Rundle 综合征（性功能减退、智力障碍和感音神经性听力损失）有智力障碍和性功能减退。

预后：这种与肌萎缩和听力损失相关的共济失调都是进展性的和致残的。

小结：该综合征的特点包括①常染色体隐性遗传；②共济失调；③有相关的肌肉骨骼系统疾病，如脊柱侧弯和高弓足；④感音神经性听力损失。

参考文献

1. Barbieri F et al. Clinical and CT-scan study of a case of cerebellar ataxia and progressive hearing loss: Lichtenstein-Knorr disease? *Acta Neurol (Napoli)*. 1986;8:159–163.
2. Harding AE. Friedreich's ataxia: a clinical and genetic study of 90 families with an analysis of early diagnostic criteria and intrafamilial clustering of clinical features. *Brain*. 1981;104:589–620.
3. Harding AE. Early onset cerebellar ataxia with retained tendon reflexes: a clinical and genetic study of a disorder distinct from Friedreich's ataxia. *J Neurol Neurosurg Psychiatry*. 1981;44:503–508.
4. Heras Pérez JA et al. Ataxia y sorderahereditarias (enfermedad de Lichtenstein-Knorr): estudio de una familia a lo largo de cinco generaciones. [Hereditary ataxia and deafness (Lichtenstein-Knorr disease): study of a family through five generations.] *Med Clin (Barcelona)*. 1986;87:508–509.
5. Klippel M, Durante G. Affectiones nerveuses familiales et héréditaires. *Rev Méd (Paris)*. 1892;12:745–785.
6. Lichtenstein H, Knorr A. Über einige Fälle von fortschreitender Schwerhörigkeit beihereditärer Ataxie. *Dtsch Z Nervenheilkd*. 1930;114:1–28.
7. Matthews WB. Familial ataxia, deaf-mutism, and muscular wasting. *J Neurol Neurosurg Psychiatry*. 1950;13:307–311.
8. Pires W, de Carvalho AH. Doença de Friedreich com surdez em dois irmãos. *Rev Neuropsiquiatr (Sao Paulo)*. 1935;1:435–441.
9. Schimke RN. Adult-onset hereditary cerebellar ataxia and neurosensory deafness. *Clin Genet*. 1974;6:416–421.
10. Striano S et al. Hearing loss associated with progressive ataxia (Lichtenstein-Knorr disease?). Report of a sporadic case with peculiar neuroradiological findings. *Acta Neurol (Napoli)*. 1989;11:351–359.

Charlevoix-Saguenay 常染色体隐性遗传性痉挛性共济失调
autosomal recessive spastic ataxia of Charlevoix-Saguenay（ARSACS）

有3篇文献[1,2]分别报道了3名患者携带有跨整个 SACS 基因的微缺失[该基因是 Charlevoix-Saguenay 常染色体隐性遗传性痉挛性共济失调（ARSACS）的致病基因]。这3名患者除了有典型的 ARSACS 特点外，还有听力损失。ARSACS 患者存在听力损失提示存在基因的微缺失，需要行微阵列分析。

参考文献

1. Breckpot J et al. A novel genomic disorder: a deletion of the SACS gene leading to spastic ataxia of Charlevoix-Saguenay. *Eur J Hum Genet.* 2008;16:1050–1054.
2. Terracciano A et al. An inherited large-scale rearrangement in SACS associated with spastic ataxia and hearing loss. *Neurogenet.* 2009;10:151–155.

脊髓小脑性共济失调伴视力和听力损失
脊髓小脑性共济失调伴失明和聋
spinocerebellar ataxia with vision and hearing loss（spinocerebellar ataxia with blindness and deafness，SCABD）

Bomont 等[1]报道了叔侄同患定位于6p23-p21的 Friedreich 样共济失调，该病与 Friedreich 共济失调不同。这可能与 van Bogaert 和 Martin[4]以及 Spoendlin[3]报道的伴视觉和耳蜗前庭变性的 Friedreich 共济失调是同一个疾病。

周围神经系统：在童年早期出现步态性共济失调，在成年早期以前丧失行动能力。

视觉系统：患者在青少年早期开始出现视力损失，伴视神经萎缩、眼震、视力下降等常见表现。一个接受研究的患者在其14岁时有视网膜电图的异常。

肌肉骨骼系统：有报道1名患者出现手挛缩。

听觉系统：在童年晚期出现听力损失。van Bogaert 和 Martin[4]以及 Spoendlin[3]报道的病例有耳蜗变性。

病理学：病例中的侄子行肌肉活检[1]显示轻度的肌纤维不成比例。Spoendlin[3]对耳蜗的评估显示神经纤维和螺旋神经节细胞的丢失。

遗传：本疾病是常染色体隐性遗传。致病基因目前还不明确，但已被定位于6p23-p21区域。作为对照，Friedreich 型共济失调的基因位于9q13-21[2]。

参考文献

1. Bomont P et al. Homozygosity mapping of spinocerebellar ataxia with cerebellar atrophy and peripheral neuropathy to 9q33–34, and with hearing impairment and optic atrophy to 6p21–23. *Eur J Hum Genet.* 2000;8:986–990.
2. Delatycki M et al. Friedreich ataxia: an overview. *J Med Genet.* 2000;37:1–8.
3. Spoendlin H. Optic and cochleo-vestibular degenerations in hereditary ataxias. II. Temporal bone pathology in two cases of Friedreich's ataxia with vestibulo-cochlear disorders. *Brain.* 1974;97:41–48.
4. van Bogaert L, Martin L. Optic and cochleo-vestibular degenerations in the hereditary ataxias. I. Clinicopathological and genetic aspects. *Brain.* 1974;97:15–40.

Gemignani 综合征
共济失调、手肌萎缩、痉挛性截瘫、性腺功能减退、身材矮小和感音神经性听力损失
ataxia，amyotrophy of hands，spastic paraplegia，hypogonadism，short stature，and sensorineural hearing loss（Gemignani syndrome）

Gemignani[1]描述了患有共济失调、手肌萎缩、痉挛性截瘫、性腺功能减退、身材矮小和感音神经性听力损失的2个兄弟。

中枢神经系统：步态共济失调可能开始于20余岁。它明确表现出来是在40余岁，此后发展很缓慢。共济失调在上肢不是那么明显。手和上臂末端同时出现异常萎缩、无力，以及反射减退，并且进展缓慢。在60~70岁时检查痉挛性截瘫是明显的。言语和智力在一个兄弟表现是正常的，但是另一个兄弟交流困难，此症状被认为是智力发育迟缓。头颅 CT 扫描示广泛的小脑萎缩。脊髓 X 片显示了一个兄弟颈脊髓小，而另一个正常。

周围神经系统：检查显示振动觉缺失，位置觉减退，以及小腿轻触觉轻微减退。神经传导研究是正常的，但是一个兄弟右侧腓神经传导有轻微的减慢。

内分泌系统:在两个兄弟之中都表现为小或者退化的睾丸、小生殖器,以及身材矮小。可能在儿童或者成年早期开始性腺功能减退。他们都没有性交能力。他们身高分别是158cm和148cm(小于平均身高的2个标准差)。

皮肤系统:一个兄弟表现为右手白癜风。

听觉系统:听力损失可能开始于20岁,并且在50~70岁进展为极重度听力损失。当听力损失呈极重度时行脑干听觉诱发电位检测,未能引出反应。

实验室检查:激素检查显示黄体酮激素(LH)、促卵泡激素(FSH)、雌二醇水平上升。

病理学:肌肉活检示中度去神经改变。神经活检示脱髓鞘病变,年长的兄弟表现更明显。

遗传:常染色体或X连锁隐性遗传。

诊断:症状最初表现为共济失调、低促性腺激素性功能减退症、智力障碍、感音神经性听力损失(Richard-Rundle综合征);共济失调、智力障碍、运动和感觉神经病变和感音神经性听力损失(Berman综合征)在这个综合征中发生的更早。另外,可能不会发生智力障碍。

预后:两兄弟都活到了60~70岁。一个有正常的智力而另一个可能没有。因此,还不确定智力障碍与这个疾病是否相关。

小结:这个综合征主要有以下特征:①常染色体或X连锁隐性遗传;②共济失调;③手的局部肌萎缩;④痉挛性截瘫;⑤性腺功能减退;⑥身材矮小;⑦感音神经性听力损失。

参考文献

1. Gemignani F. Spinocerebellar ataxia associated with localized amyotrophy of the hands, sensorineural deafness and spastic paraparesis in two brothers. *J Neurogenet.* 1986;3:125–133.

脊髓小脑性共济失调31
16q连锁的常染色体显性遗传性脊髓小脑性共济失调
spinocerebellar ataxia 31(ACA31)(16q-linked autosomal dominant spinocerebellar ataxia)

这种情况最初被认为是"单纯"的小脑综合征,最先是在日本的6个家系中报道[4]。从这以后其他一些家系也被报道,主要在日本[1-3,5-8]。平均发病年龄在50~60岁,尽管最早报道的患病年龄是在10岁以前[8]。共同表现包括共济失调、构音障碍、肌张力减低和水平眼震。除了28%的患者踝关节反射减退,其他反射是正常的[8]。耳蜗性听力损失很常见[8]。最初听力损失是很轻微的,随后逐渐加重,尽管是进展性的[3],但不会达到重度听力损失。BEAN(大脑表达和NEDD4相关)基因的突变是造成这种情况的主要原因[9]。

参考文献

1. Hirano R et al. Clinical and genetic characterization of 16q-linked autosomal dominant spinocerebellar ataxia in South Kyushu, Japan. *J Hum Genet.* 2009;54:377–381.
2. Ikeda Y et al. Comparisons of acoustic function in *SCA31* and other forms of ataxia. *Neurol Res.* 2011;33:427–432.
3. Ishikawa K et al. An autosomal dominant cerebellar ataxia linked to chromosome 16q22.1 is associated with a single-nucleotide substitution in the 5-prime untranslated region of the gene encoding a protein with spectrin repeat and Rho guanine-nucleotide exchange-factor domains. *Am J Hum Genet.* 2005;77:280–296.
4. Nagaoka U et al. A gene on *SCA4* locus causes dominantly inherited pure cerebellar ataxia. *Neurol.* 2000;54:1971–1975.
5. Nozaki H et al. Clinical and genetic characterizations of 16q-linked autosomal dominant cerebellar ataxia (AD-SCA) and frequency analysis of AD-SCA in the Japanese population. *Movement Disord.* 2007;22:857–862.
6. Ohata Y et al. A -16C-T substitution in the 5-prime UTR of the puratrophin-1 gene is prevalent in autosomal dominant cerebellar ataxia in Nagano. *J Hum Genet.* 2006;51:461–466.
7. Ouyang Y et al. 16q-linked autosomal dominant cerebellar ataxia: a clinical and genetic study. *J Neurol Sci.* 2006;247: 180–186.
8. Owada K et al. A clinical, genetic, and neuropathologic study in a family with 16q-linked ADCA type III. *Neurology.* 2005;65;629–632.
9. Sato N et al. Spinocerebellar ataxia type 31 is associated with "inserted" penta-nucleotide repeats containing (TGGAA)n. *Am J Hum Genet.* 2009;85:544–557.

Strömgren 综合征,丹麦家族性痴呆
共济失调、白内障、痴呆、感音神经性听力损失
ataxia, cataracts, dementia, and sensorineural hearing loss(Stromgren syndrome, familial Danish dementia)

在1970年,Strömgren等[3]发表了一篇有关发生在丹麦四代家系的11人[2,3]共济失调、白内障、精神病、痴呆和感音神经性听力损失症状的文章。这种疾病现在也被称为丹麦家族性痴呆(FDD)[1]。

视觉系统:后极白内障有固定特点,经常病发于20~30岁的人之间,并在数十年内慢慢成

熟。球内出血和眼球震颤也是常见现象。一些患者瞳孔对光反射消失。

中枢神经系统:不涉及脊髓的共济失调出现在40岁之后。一些反常的现象还包括蹒跚步态、躯干和四肢的意向性震颤、言语含糊、中枢性眼球震颤和张力过低。无人出现锥体症状。在一些患者中,50岁后还会出现偏执性的精神病,并伴随着器质性痴呆。

其他发现:鱼鳞癣和胃酸缺乏不同的临床表现。一些人在疾病晚期还会出现难治性腹泻。

听觉系统:听力损失在眼部症状存在几年后出现,在45岁后将进展到重度听力损失。

前庭系统:前庭反射减退甚至丧失。

病理学:在一个患者的尸检中发现了广泛性脑萎缩。脑神经非常细小,几乎完全脱髓鞘。主要的病理改变是胆固醇与在相关组织中及在神经胶质细胞和血管壁中自由化合物的聚集。随后的评估发现了严重的淀粉样脑血管病、海马斑块和神经原纤维缠结[1,4]。

遗传:常染色体显性遗传。Vidal 等[4]则发现了 ITM2B(整合膜蛋白 2B)基因的一种突变。这是导致家族性英国痴呆症的同一基因,与听力损失无关。

诊断:本病与 Refsum 综合征症状相似,但是遗传模式不同。它也和共济失调、运动和感觉神经病、智力障碍、白内障、感音神经性听力损失的症状相似(即 Begeer 综合征)。

预后:患者将变得精神错乱,并在 50 岁左右卧床不起,通常在 60 岁前由于并发症,如肺炎、难治性腹泻和卒中而死亡。

小结:本病的特征是:①常染色体显性遗传;②20~30 岁出现的后极白内障;③球内出血;④迟发性共济失调;⑤迟发性的偏执性精神病;⑥迟发性的重度的感音神经性听力损失;⑦前庭功能丧失。

参考文献

1. Garringer HJ et al. Modeling familial British and Danish dementia. *Brain Struct Funct*. 2010;214:235-244.
2. Strömgren E. Heredopathia ophthalmo-oto-encephalica. In: Vinken PJ et al., eds. *Handbook of Clinical Neurology, Vol. 42: Neurogenetics Directory*. Amsterdam: North Holland Publishing Co.; 1981: 150-152.
3. Strömgren E et al. Cataract, deafness, cerebellar ataxia, psycho-sis and dementia—a new syndrome. *Acta Neurol Scand*. 1970; 43(Suppl):261-262.
4. Vidal R et al. A decamer duplication in the 39 region of the BRI gene originates an amyloid peptide that is associated with dementia in a Danish kindred. *Proc Natl Acad Sci USA*. 2000;97: 4920-4925.

Begeer 综合征
共济失调、运动和感觉神经病、智力障碍、白内障和感音神经性听力损失
ataxia, motor and sensory neuropathy, intellectural disability, cataracts, and sensorineural hearing loss(Begeer syndrome)

在 1991 年,Begeer 等[1]简要地描述了 2 名患有共济失调、运动和感觉神经病、智力障碍、白内障和感音神经性听力损失的姐妹。

体格检查:两姐妹均身材矮小。

中枢神经系统:没有获得关于早期发育的相关信息,但是两姐妹都有智力发育迟缓。在她们 20 多岁最先观察到共济失调。在 50 余岁检查发现轻度智力障碍、轻度痉挛状态、腱反射缺失、足底(跖)反射正常,并且共济失调在躯干中表现比四肢更明显。头颅 CT 扫描正常。

周围神经系统:这种共济失调首要归因于本体感觉的减退。在她们 50 岁时两个姐妹都表现为腱反射消失和可能的痛觉、触觉、温度觉减退。感觉神经传导研究(NCS)发现在上肢的刺激是无反应的。运动神经情况研究显示传导速度在小腿下降而在上肢是正常的,具体结果没有给出。

视觉系统:两个姐妹都有先天的白内障,需要手术。她们的检查显示了白内障术后的改变,视力受损(至少 1/2),眼底正常以及眼球震颤。

听觉系统:在她们 20 岁时首次注意到进行性感音神经性听力损失。一人在低于 1 000Hz 时有 60dB 听力损失,高于 1 000Hz 时有 100dB 听力损失。

实验室检查:常规的实验室研究是正常的,同样,血液及脑脊液(CSF)的乳酸、血植烷酸和铜蓝蛋白、血和尿的氨基酸及有机酸水平,也都是正常的。

病理学:在先证者的腓肠神经活检中显示严重的轴突萎缩。

遗传:在 6 名兄弟姐妹中有 2 名女性患病,并且她们的父母并无相关症状。因此可能是常染色体隐性遗传。

诊断:患有共济失调、白内障、痴呆以及感音神经性听力损失(Stömgren 综合征)的患者没有认知损害,但是后来发展为痴呆。患有共济失调、运动和感觉神经病、白内障、近视、色素性视网膜病变、骨骼畸形和感音神经性听力损失(Flyn-Aird 综合征)的患者有一些其他的异常情况,比如色素性视网膜病变。这两种综合征都是常染色体显性遗传。患有共济失调、智力缺失、运动和感觉神经病、痉挛性截瘫和感音神经性听力损失(Berman 综合征)的患者没有白内障。Tuck 和 Mcleod[3]描述了一名有相似异常情况的患者,他也患有色素性视网膜病变。Schaap 等[2]描述了 3 名兄弟,有一些相似的表现,但是他们的听力损失发生在年龄很小的时候。文献报道时,尽管最年长的患者是 13 岁,却没有神经症状显现。

预后:两姐妹都是残疾,但在其 50 余岁时仍存活,并且在其他方面都是健康的。

小结:这种疾病的特征是①常染色体隐性遗传;②白内障;③精神发育迟缓;④共济失调;⑤运动和感觉神经病;⑥感音神经性听力损失。

参考文献

1. Begeer JH et al. Two sisters with mental retardation, cataract, ataxia, progressive hearing loss, and polyneuropathy. *J Med Genet*. 1991;28: 884–885.
2. Schaap C et al. Three mildly retarded siblings with congenital cataracts, sensorineural deafness, hypogonadism, hypertrichosis, and short stature: a new syndrome? *Clin Dysmorphol*. 1995;4: 283–288.
3. Tuck RR, McLeod JG. Retinitis pigmentosa, ataxia, and peripheral neuropathy. *J Neurol Neurosurg Psychiatry*. 1983;46:206–213.

Flynn-Aird 综合征
共济失调、运动和感觉神经病、白内障、近视、色素性视网膜病变、骨骼异常和感音神经性听力损失

ataxia, motor and sensory neuropathy, cataracts, myopia, pigmentary retinopathy, skeletal abnormalities, and sensorineural hearing loss(Flynn-Aird syndrome)

在 1965 年,Flynn 和 Aird[1]描述了发生在一个家系中 15 名成员的综合征。没有其他相似的家系的报道。

视觉系统:近视出现在儿童期,10 年后变得严重到足以干扰学业(图 12-5A)。20~30 余岁发现了周围视野的缩小和夜盲症。后期还出现严重的近视(90%)、双侧白内障(50%)和不典型的视网膜色素变性(20%)等异常症状,这些均可以导致严重的视力损失(图 12-5B)。

周围神经系统:在早期就表现为肌肉发育不良。在十几岁或 20 余岁时出现一系列的运动和感觉神经病变的症状。首先包括了共济失调、肌萎缩和强烈的神经性疼痛(图 12-5C)。这种共济失调起源可能是感觉上的。随后则发现了肢体远端的无力,深部腱反射减退,轻触觉及痛觉缺失,振动和关节位置觉消失。一名患者的肌电图的针刺试验显示了神经性改变。

中枢神经系统:尽管智力是正常的,但是学习成绩很差。大多的患者不能正常拼写,包括有正常的理解能力的表达性失语症、在拼写时片状的视力模糊斑以及面部与四肢的感觉异常。一些患者的脑电图上有癫痫样的放电,一位患者则表现出抽搐样的运动。这种拼写异常被解释为不典型的癫痫,但是也可以有其他解释,如短暂的缺血发作或血管痉挛。

肌肉骨骼系统:脊柱后凸侧弯的发生出现在神经病变之后,并且进展缓慢。随后的骨骼改变包括骨质疏松、骨囊肿(测得直径达到 3cm),大多数位于骨盆。

皮肤系统:大多数患者可见皮肤和皮下组织的萎缩,尤其在足部和踝关节,易变成慢性溃疡。常见严重的龋齿。秃发则通常是晚期的表现。

内分泌系统:一位患者出现胰岛素抵抗型糖尿病。

听觉系统:双侧感音神经性听力损失发生在儿童期,通常是疾病的首发症状。在 10~60 岁之间以不同速度进展为重度听力损失。没有进一步的听力测试报道。

实验室检查:常规的血、尿检查正常。少数患者显示脑脊液内蛋白增高。

病理学:发现大脑广泛萎缩,以及非特异性的显微镜下改变"典型局部缺血"。一个患者的神经活检显示"周围神经炎特点"。皮肤活检显示萎缩、过度角化伴随网嵴缺失、汗腺和毛囊稀少。垂体嗜碱性增生与双侧肾上腺增生有关,肾

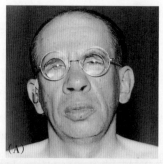

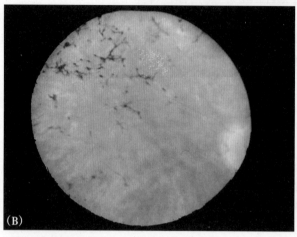

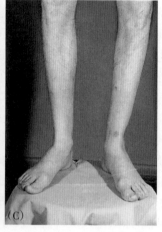

图 12-5 共济失调、运动和感觉神经病、白内障、近视、色素性视网膜病变、骨骼畸形和感音神经性听力损失(Flynn-Aird 综合征)

(A)患者面部照片显示面部粗糙特点及近视。(B)患者眼底照相显示非典型的视网膜色素变性。(C)患者小腿照片显示皮肤及肌肉萎缩

[引自:P Flynn and RB Aird, J Neurol Sci 1965;2:161.]

上腺萎缩很少见。

遗传:家系符合常染色体显性遗传,基因的表现度可变。

诊断:Werner 综合征包含了皮肤溃疡、骨质疏松、白内障及其他早老症状,但是不包含神经畸形、听力损失等。Usher 综合征包含视网膜色素变性及听力损失,但未表现出其他临床特征。Refsum 综合征与之类似,但无皮肤改变,并可通过升高的植烷酸水平得到诊断。尽管另外一个患者表现患有 Flynn-arid 综合征,我们仍对该诊断持怀疑态度[2]。

预后:听力和视力损失一起造成了严重的残疾。神经病变是缓慢发展的,可能诱发肺炎或其他的并发症。

小结:这个综合征主要表现为:①常染色体显性遗传;②共济失调;③白内障;④运动和感觉神经病可能导致神经痛;⑤近视;⑥色素性视网膜病变;⑦骨骼畸形,如脊柱后凸侧弯;⑧皮肤萎缩;⑨不正常的拼写能力;⑩感音神经性听力损失。

参考文献

1. Flynn P, Aird RB. A neuroectodermal syndrome of dominant inheritance. *J Neurol Sci.* 1965;2:161–182.
2. Kalb R. Über einen Patientin mit Flynn-Aird-Symptomatik. *Lebensversicherungsmedizin.* 1984;36:59–62.

Schmidley 综合征
共济失调、视神经萎缩、内斜视、吞咽困难和感音神经性听力损失伴间歇性恶化
ataxia, optic atrophy, esotropia, dysphagia, and sensorineural hearing loss with episodic worsening(Schmidley syndrome)

1987 年 Schmidley 等报道了一个家系有神经系统的共济失调、视神经萎缩、吞咽困难、内斜视以及感音神经性听力损失,并伴有间歇性神经

症状加重[2]。

中枢神经系统:最早的异常情况包括低眼压,以及在 1 到 5 个月龄之间出现窒息或呕吐。早期发育标志延迟,晚期发育标志如走路和言语也达不到。10 月龄~2 岁之间的患儿出现共济失调、吞咽困难和呼吸困难、呕吐等更多的慢性症状。患者在 3~4 岁出现癫痫。所有患者都有肌张力低下和共济失调。年长男孩出现痉挛状态、深腱反射减弱和足底上行反应的症状。这种障碍是进行性的,伴随着虚弱、嗜睡、通气不足以及共济失调和吞咽困难的恶化。

患儿的母亲有两次短暂的共济失调发作,颅脑 MRI 扫描显示其小脑萎缩和第四脑室扩大。

周围神经系统:年长的男孩中深腱反射减弱或缺失,但是他们并未行 NCS 或 EMG 检查。最年幼的儿童的这些检查结果是正常的。

视觉系统:对 10 个月到 2 岁之间的 3 名男孩进行的最早的临床检测记录到了内斜视(最早发生在 3 个月)和视神经萎缩。最年长的儿童在 6 岁表现垂直位或左向共轭凝视麻痹。

听觉系统:感音神经性听力损失在 10 月龄时即被发现,并逐步加重。一个 16 个月大的儿童在听力图显示 70dB 的听力损失,另一个 2 岁儿童显示 80dB 的听力损失。

实验室检查:相关的阴性测试包括血清淀粉酶、乳酸、丙酮酸酯和氨基酸、尿氨基酸。

病理学:皮肤活体组织检查、电子显微镜检查和骨髓组织检查均正常。对 3 名男孩的脑组织做了病理学检查。一致性的损伤局限在脑干、小脑和视觉系统。在脑干,可见迷走神经背核、下丘脑、前庭神经中间核和外侧核、蜗神经核、上橄榄核、下橄榄核和红核的神经元缺失和胶质细胞增生。小脑显示齿状核神经元缺失和胶质细胞增生,以及邻近白质伴胶质细胞增生的有髓鞘神经纤维缺失。双侧视神经纤维中度缺失伴外侧膝状体核内神经元萎缩及胶质细胞增生。患病男孩之间严重程度明显不同,并不总和年龄相关。例如 7 岁死亡的男孩耳蜗和前庭核、丘脑和膝状体核是正常的。

遗传:X 连锁隐性遗传。女性携带者有轻度临床表现(图 12-6A)。

诊断:共济失调、视神经萎缩及听力损失同时出现在几个其他的综合征中,但是没有一个是 X 连锁遗传。两种类型的共济失调、视神经萎缩及感音神经性听力损失(常染色体显性或隐性遗传)和视 - 耳蜗 - 齿状核变性(Muller-Zeman 综合征)没有发作性恶化和眼肌麻痹。Cockayne 综合征包含许多其他畸形,比如色素性视网膜病变。Kearns-Sayre 综合征的区别在与发作更迟、没有视神经萎缩和临床病程更轻。X 连锁共济失调发作较迟[3]。提示此情况与 Arts 综合征相同[1]

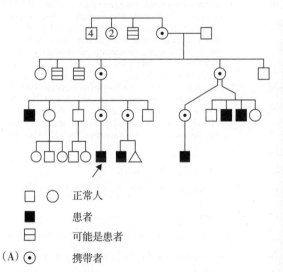

□ ○ 正常人
■ 患者
▨ 可能是患者
(A) ⊙ 携带者

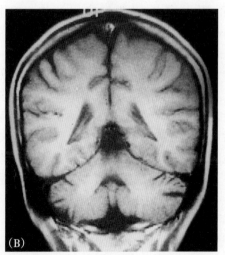

(B)

图 12-6 共济失调、视神经萎缩、吞咽困难内斜视和感音神经性听力损失伴间歇性恶化(Schmidley 综合征)

(A)系谱显示 X 连锁隐性遗传。(B)患者颅脑 MRI 扫描显示了突出的小脑叶片突出和扩大的第四脑室

[(B)引自:JW Schmidley et al.,Neurology 1987;37:1344.]

（见下篇）。

预后：1 名 10 月龄的男孩死于这种情况，其他的患者在 3.5 岁和 7 岁时死于肺炎，前者头颅 CT 扫描显示可能有小脑萎缩（图 12-6B）。

小结：本综合征具有以下特点：①X 连锁隐性遗传；②婴儿发病，后期进展；③间断发作神经病学恶化；④共济失调；⑤吞咽困难和窒息；⑥早期张力过低，后期痉挛状态和反射消失；⑦智力障碍；⑧癫痫；⑨进展为眼肌麻痹的内斜视；⑩视神经萎缩；⑪感音神经性听力损失。

参考文献

1. Kremer H et al. Localization of the gene (or genes) for a syndrome with X-linked mental retardation, ataxia, weakness, hearing impairment, loss of vision, and a fatal course in early childhood. *Hum Genet*. 1996;98:513–517.
2. Schmidley JW et al. Infantile X-linked ataxia and deafness: a new clinicopathologic entity? *Neurology*. 1987;37:1344–1349.
3. Spira PJ et al. A spinocerebellar degeneration with X-linked inheritance. *Brain*. 1987;102:27–41.

Arts 综合征
伴随听力损失和失明的致死性 X 连锁共济失调
fatal X-linked ataxia with hearing loss and loss of vision（Arts syndrome）

Arts 等[1]描述了三代 12 名男童患有视神经萎缩、听力损失、易患感染以及神经变性。DeBrouwer 等[2]描述了另一个类似情况的家系，确定了此病因分子缺陷造成。

神经系统：本疾病的特点是婴儿时期出现神经体征。运动能力阶段延迟，哪怕其后获得该能力也会很快丧失。例如：一个男孩在 2 岁时有支撑物时可以站立和行走，但是 6 个月内会丧失这种技能。躯干和四肢的共济失调，特征是伴随深腱反射丧失，普遍可见张力过低。Arts 等[1]提出了该疾病有后柱、周围运动和感觉神经元，以及第二和第八对脑神经的参与。

视觉系统：在 1~2 岁时出现视神经萎缩，紧接其后出现眼球震颤。其他眼部表现包括上睑下垂和麻痹性斜视。

免疫系统：这种疾病的特征是易患感染，尤其是呼吸系统。然而，没有发现免疫系统的紊乱。

听觉系统：听力损失是先天性的并且是重度

的。女性携带者一般在成年期出现听力损失，需要配戴助听器。

影像学研究：CT 和 MRI 结果是正常的。

病理学：除了一位患者以外，所有患者的肌肉活检显示去神经支配表现和强大的 I 型纤维群。皮肤活检未能证实异常组织变化。一位尸检证实在后柱缺乏髓鞘形成，但其他神经束并不是如此[1]。大脑也完全是正常的。

遗传：X 连锁遗传，定位于 Xp21.33-q24[4]。

分子生物学研究：本疾病由编码磷酸 - 核糖基焦磷酸合成酶 1 的 PRPS1 突变导致功能丧失而引起。这个基因突变也导致 CMTX5，X 连锁非综合征性听力损失（DFN2），或者与 PRPS 相关的痛风[2,3]。Moran 等[5]描述了表型介于 PRS 活性过强和 Arts 综合征之间的一位患者，在 PRPS1 基因有新的突变。

诊断：除了发现大脑不正常之外，与上述 Schmidley 等[6]描述的情况最相似。

预后：除了 1 名男孩活到 12 岁，其余的都死于 5 岁。

参考文献

1. Arts WFM et al. X-linked ataxia, weakness, deafness, and loss of vision in early childhood with a fatal course. *Ann Neurol*. 1993;33:535–539.
2. de Brouwer APM et al. Arts syndrome is caused by loss-of-function mutations in PRPS1. *Am J Hum Genet*. 2007;81:507–518.
3. de Brouwer APM et al. PRPS1 mutations: Four distinct syndromes and potential treatment. *Am J Hum Genet*. 2010;86:506–518.
4. Kremer H et al. Localization of the gene (or genes) for a syndrome with X-linked mental retardation, ataxia, weakness, hearing impairment, loss of vision and a fatal course in early childhood. *Hum Genet*. 1996;98:513–517.
5. Moran R et al. Phosphoribosylpyrophosphate synthetase superactivity and recurrent infections is caused by a p.Val142Leu mutation in PRS-1. *Am J Med Genet*. 2012;158A:455–460.
6. Schmidley JW et al. Infantile X-linked ataxia and deafness: a new clinicopathologic entity? *Neurology*. 1987;37:1344–1349.

Amor 综合征
小脑性共济失调和高促性腺素性功能减退症
cerebellar ataxia and hypergonadotropic hypogonadism（Amor syndrome）

Amor 等[1]描述了两个姐妹，患有共济失调、高促性腺素性功能减退症和感音神经性听力损失。Georgopoulous 等报道了第二个家系[3]。

神经系统：在成年期发作共济失调。两个家

系的患者均有腱反射减少。

视觉系统:表现为轻度眼震。

内分泌系统:Amor 描述的家系[1]的两个姐妹在闭经前至少有几年月经,一个在 16 岁闭经,一个在 32 岁闭经。而 Georgopoulous 报道的家系中女性有原发闭经[3]。

听觉系统:迟发性轻度到中度感音神经性听力损失[3]。

前庭功能:前庭功能有轻度损害。

影像学研究:MRI 显示明显的小脑萎缩。

实验室检查:促性腺激素水平在绝经后范围内。

遗传:可能具有常染色体隐性遗传性状,但是 Georgopoulous 等强调了在几个父系亲属中存在迟发性听力损失,并且提出了一个有可变表现度的显性遗传模式。

诊断:情况相似,但是与其他有共济失调、性腺功能减退和听力损失的综合征有区别[2]。Perrault 综合征[4,5]特征是发病更早并且所有的女性患者均无月经。在第 14 章也有关于 Perrault 综合征的讨论。

预后:病情缓慢进展,但所报道的患者在 40 岁时功能仍然相当好。

参考文献

1. Amor DJ et al. New variant of familial cerebellar ataxia with hypergonadotropic hypogonadism and sensorineural deafness. *Am J Med Genet.* 2001;99:29–33.
2. De Michele G et al. Heterogeneous findings in four cases of cerebellar ataxia associated with hypogonadism (Holmes' type ataxia). *Clin Neurol Neurosurg.* 1993;95:23–28.
3. Georgopoulos NA et al. Spinocerebellar ataxia and hypergonadotropic hypogonadism associated with familial sensorineural hearing loss. *Gynecol Endocrinol.* 2004;19:105–110.
4. Linssen WH et al. Deafness, sensory neuropathy, and ovarian dysgenesis: a new syndrome or a broader spectrum of Perrault syndrome? *Am J Med Genet.* 1994;51:81–82.
5. Nishi Y et al. The Perrault syndrome: clinical report and review. *Am J Med Genet.* 1988;31:623–629.

Richards-Rundle 综合征
共济失调、低促性腺素性功能减退、智力残疾以及感音神经性听力损失
ataxia, hypogonadotrophic hypogonadism, intellectural disability, and sensorineural hearing loss (Richards-Rundle syndrome)

Richards 和 Rundle[6]描述一个综合征:在 5 位亲属中存在缓慢进展的共济失调、智力障碍以及感音神经性听力损失。随后报道了其他几个家系[1-3]。

中枢神经系统:患者在童年早期行走和语言发育延迟或不能,以后出现明显的智力残疾。几位患者 IQ 水平在 65~70 之间,而其他一些表现为更严重的智力迟缓(可能被听力损失放大了)。未报道到进行性智力减退。至少 1 位有癫痫发作,包括癫痫持续状态。

在 Richards 和 Rundle[6]报道的一个家系中,患者在 5 岁以前开始出现步态共济失调并且在几年内丧失行走能力。在其他患者中,步态和四肢共济失调出现较晚且进展缓慢。W.B.Dobyns 所观察的男性同胞在 20 余岁可以行走。童年早期存在深腱反射,此后在大多数患者中消失。有报道迟发性的两个姐妹腱反射活跃。其他异常有眼震、无力和远端消瘦。

周围神经系统:W.B. Dobyns 检测的兄弟患者中,神经传导研究显示为慢传导。其他患者的运动体征提示外周神经受累。

骨骼系统:所有患者都有肌肉萎缩,尤其是四肢末端。患者常常在 10~20 岁时形成骨骼畸形,尤其是高弓足、内翻足或马蹄内翻足、手指屈曲挛缩和脊柱侧弯(图 12-7A)。

视觉系统:大多数患者有眼震。

内分泌系统:所有患者主要性腺功能减退并且无法出现第二性征。男性患者腋毛和阴毛稀少、音调高(青春期前)、正常的阴茎和下降的睾丸。女性患者阴毛和腋毛稀少、小胸、青春期前的乳晕、小阴唇、月经稀少或闭经。一些患者有糖尿病,部分是胰岛素依赖型。

表皮系统:通常缺少皮下脂肪。

听觉系统:患者在最初几年出现感音神经性听力损失(通常是共济失调发作早的同胞),并且快速发展为重度听力损失,或者在青春期开始出现听力损失并且进展更慢。W.B. Dobyns 调查的兄弟听力损失轻,在 20 余岁时不需要使用助听器。

实验室检查:Richards 和 Rundle[6]描述了尿雌激素、孕二酮和总中性 17- 酮基 - 类固醇水平的显著减少。Franceschi 等[2]报道了 2 位成年男性患者的血浆 FSH(卵泡刺激素)水平一直高于 LH(黄体生成素),黄体生成素分泌激素水平不会随着刺激试验而增高,催乳素水平位于低位,

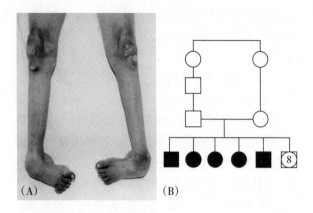

图 12-7 共济失调、低促性腺素性功能减退、智力残疾以及感音神经性听力损失（Richards-Rundle 综合征）
(A) 肌肉萎缩和屈曲畸形。(B) 系谱显示了近亲婚配的 13 名亲属中的 5 名患者
［引自：BW Richards and AT Rundle, J Ment Defic Res 1959; 3:33.］

以上特点均与低促性腺激素性功能减退相一致。甲状腺功能和肾上腺皮质功能正常，糖耐量试验异常。

病理学：Richards 和 Rundle[6] 报道的 2 名同胞后来死亡并做了尸体解剖研究[7]。主要神经病理学改变包括了神经细胞减少，髓磷脂减少以及影响脑干、小脑和脊髓选择区域的胶质细胞增生。细胞减少区域主要在齿状回和其他深部小脑核、下橄榄核、薄束核和楔形核以及 Clark 柱。内侧纵束和锥体束的大神经纤维严重减少。髓磷脂减少涉及橄榄小脑束、脊髓小脑束、背柱和皮质脊髓侧束。胶质细胞增生累及这些部位和许多其他部位包括脑干和小脑。外周神经较小，而且纤维组织增生、玻璃样变性，剩下正常髓鞘形成的突触减少。未见洋葱样肥厚性神经病变的典型特征。

在内耳，损伤包括神经组织严重减少、神经上皮萎缩、毛细胞退化、Reissner 膜非正常连接和在基底转伴有出血的突出的血管。

卵巢很小，而且由没有卵泡形成的卵巢纤维基质组成。睾丸下降，在精母细胞阶段几乎完全的生精阻滞。睾丸间质细胞显示无功能迹象。肾上腺有良好的组织分化，但是脂肪含量降低。

遗传：通过对 4 个家系中的多名患者的观察，父母都是正常的，其中一个家庭为近亲婚配，该病是常染色体隐性遗传（图 12-7B）。

诊断：其他的一些综合征与该病症的临床表现重合。在 Friedreich 运动失调中，听力损失比较少见，无性腺功能减退和智力障碍。表现为共济失调、智力障碍、运动和感觉神经病、痉挛性截瘫和感音神经性听力损失的综合征（Berman 综合征）同样缺少性腺功能减退症状。而性腺功能减退出现在 Gemignani 综合征中，表现为共济失调、手部肌肉萎缩、性腺功能减退、身材矮小和感音神经性听力损失以及 Wells-Jankovic 综合征中，表现为痉挛性截瘫、性腺功能减退，以及感音神经性听力损失。当然以上两者综合征在其他临床表现上不尽相同。在几个家系中，则发现了共济失调、性腺功能减退，但没有听力损失[4,5]。

预后：所有的症状，除了可能的智力障碍，都是缓慢进展最终导致严重残疾。至少有 3 名受感染者死于童年早期的肺炎或癫痫持续状态。

小结：该病症具有以下特征：①常染色体隐性遗传；②共济失调；③远端肌萎缩；④智力障碍；⑤糖尿病；⑥第二性征缺失；⑦感音神经性听力损失。

参考文献

1. Fehlow P, Walther F. Richards-Rundle-Syndrom. Klin Pädiatr. 1991; 203:184–186.
2. Franceschi M et al. Richards-Rundle syndrome, cochleovestibular dysfunction and neurofibromatosis in a family. J Neurol. 1984; 231:11–13.
3. Koennecke W. Friedreichsche Ataxie und Taubstummheit. Z Gesamte Neurol Pathol. 1920;53:161–165.
4. Matthews WB, Rundle AT. Familial cerebellar ataxia and hypogonadism. Brain. 1964;87:463–468.
5. Neuhauser G, Opitz JM. Autosomal recessive syndrome of cerebellar ataxia and hypogonadotropic hypogonadism. Clin Genet. 1975;7:426–434.
6. Richards BW, Rundle AT. A familial hormonal disorder associated with mental deficiency, deaf mutism, and ataxia. J Ment Defic Res. 1959;3:33–55.
7. Sylvester PE. Spino-cerebellar degeneration, hormonal disorder, hypogonadism, deaf mutism and mental deficiency. J Ment Defic Res. 1972;16:203–214.

Berman 综合征
共济失调、智力障碍、运动和感觉神经病、痉挛性双侧瘫痪和感音神经性听力损失
ataxia, intellectual disability, motor and sensory neuropathy, spastic diplegia, and sensorineural hearing loss (Berman syndrome)

在 2 个无亲属关系的家系中，有 6 位儿童，

分别由 Berman 于 1973 年[1]和 Koletzko 于 1987 年[3]描述为缓慢进展的共济失调、智力障碍和感音神经性听力损失的综合征。Hanft 和 Haddad[2]则发现一位儿童有着更早发作的共济失调以及更快速的恶化。对于这两种情况是否相同是未知的。

中枢神经系统：早期运动和言语表达发育延缓。在 16 月龄 ~4 岁时可以行走，并且行动笨拙。躯干共济失调则从 5~10 岁开始，伴随着严重的广泛的共济失调症状和麻痹及周围神经病。后者症状是缓慢进展的。一位儿童 15 岁时已失去行走能力。所有儿童都具有智力障碍，IQ 值在 35~60。

肌病样面容、水平性眼球震颤、明显的躯干及肢体共济失调、痉挛性双侧瘫痪（无力、麻痹、反射亢进和足底伸肌反射）和一些以下所述的神经变化，在检查中很明显。脑部 CT 观察到了侧脑室轻度扩大以及小脑皮层和小脑蚓体萎缩。

周围神经系统：一些患者的临床细微神经表现叠加在其他的神经疾病上，比如远端肌萎缩、深腱反应减退、高弓足和锤状趾。运动和感觉神经传导检查在年轻患者身上表现正常，但是在较年长个体上表现不正常，包括运动速度较慢和感觉反应消失。一个 EMG 针刺检查证实了小腿远端肌肉纤维震颤和去神经电位的神经源性模式。

听觉系统：进行性感音神经性听力损失从 15 月龄开始，直到 8 岁始终存在。听力测试显示双侧 40~90dB 的感音神经性听力损失。听力损失可能导致了所观察到的言语能力延缓。

前庭系统：前庭冷热试验显示正常。

病理学：肌肉活组织检查显示了与轻微去神经一致的变化。腓肠神经活组织切片检查显示非特异性改变，伴大有髓纤维丢失和许多无髓纤维，无洋葱鳞状结构。

遗传：在第一个家系中的 3 名患病男孩与第二个家系中的 3 名患病女孩，其父母都很健康，都显示常染色体隐性遗传。然而，其中一个家系共济失调发生在 8~10 岁，而另一个却发生在婴儿期。因此，可能存在遗传的异质性。

诊断：患者具有共济失调、低促性腺激素性功能减退、智力残疾、感音神经性听力损失（Richards-Rundle 综合征），共济失调加性腺功能减退。患者具有共济失调、智力残疾和听力损失

（Reardon 综合征）也与这一疾病具有表型重叠，但是无迹象证明周围神经病变[4]。几个不同的综合征都有共济失调，伴随视神经萎缩或先天性白内障，这一综合征无这些症状。

小结：这一综合征有如下特征：①常染色体隐性遗传；②共济失调；③智力残疾；④痉挛性双侧瘫痪；⑤运动和感觉神经病；⑥感音神经性听力损失。

参考文献

1. Berman W et al. A new familial syndrome with ataxia, hearing loss, and mental retardation: report of three brothers. *Arch Neurol*. 1973;29:258–261.
2. Hanft KL, Haddad J. Progressive sensorineural hearing loss (SNHL) and peripheral neuropathy: a case report. *Int J Pediatr Otorhinolaryngol*. 1994;28:229–234.
3. Koletzko S et al. Ataxia-deafness-retardation syndrome in three sisters. *Neuropediatrics*. 1987;18:18–21.
4. Reardon W et al. A new form of familial ataxia, deafness, and mental retardation. *J Med Genet*. 1993;30:694–695.

Reardon 综合征
共济失调、智力残疾合并感音神经性听力损失

ataxia, intellectual disability, and sensorineural hearing loss (Berdon syndrome)

1993 年，Reardon 等[3]描述了 2 名患有共济失调、总体发育延迟和感音神经性听力损失综合征的兄弟。

中枢神经系统：早期发育轻度延缓。1 名同胞在 10 个月大时才可以坐起来，18 个月大时才可以独立行走，在 2 岁大时才可以说出几个词语。因此，他的发育尤其缓慢。无癫痫发作史。4 岁时，上肢出现明显的小脑共济失调，步态不稳。声调、力量和感觉正常。他的哥哥在 9 月龄时才可以坐起来，9~10 月龄时可以爬行，18 月龄时可以行走，步态从一开始就不稳定。到 3 岁时，他才能使用简单的句子说话，但此后无任何进展。不像他的兄弟出现了 6 次癫痫全身发作，并都伴随着发热。他有共济失调步态，指鼻试验阳性。声调低沉，但力量与反射正常。

听觉系统：两兄弟都有严重的双侧感音神经性听力损失，经鼓室图测试证实中耳功能正常。

前庭系统：未进行前庭功能测试。

遗传：呈常染色体或 X 连锁隐性遗传，母系一级堂表亲出现类似症状。因此，更倾向于 X 连锁隐性遗传。

诊断：共济失调、精神发育迟缓、运动与感觉神经病变、痉挛性双侧瘫痪和感音神经性听力损失综合征（Berman 综合征）具有进行性共济失调、精神发育迟缓和感音神经性听力损失等症状（最初在 2~3 岁时发现）[1]。然而，患者在 6 岁时出现肌病面容和明显的下肢肌肉萎缩。并发现下肢反射亢进和足底伸肌反应，足跟挛缩强烈。肌电图和腓肠神经活组织检查显示轻度周围神经疾病，进行性听力损失，并导致严重的感音神经性听力损失。

Koletzko 等[2]描述了三姐妹 8~10 岁期间的肌病面容、足底伸肌反应、周围神经疾病和共济失调。相反，Berman 等[1]报道的姐妹中从婴儿期就出现了共济失调。

小结：疾病特征如下：①常染色体或 X 连锁隐性遗传；②共济失调发生于婴儿期；③总体发育迟缓；④从 2~3 岁开始出现感音神经性听力损失。

参考文献

1. Berman W et al. A new familial syndrome with ataxia, hearing loss and mental retardation. *Arch Neurol.* 1973;29:258-261.
2. Koletzko S et al. Ataxia-deafness-retardation syndrome in three sisters. *Neuropediatrics.* 1987;18:18-21.
3. Reardon W et al. A new form of familial ataxia, deafness, and mental retardation. *J Med Genet.* 1993;30:694-695.

Pratap-Chand 综合征
橄榄体脑桥小脑萎缩合并听力损失
olivopontocerebllar atrophy and hearing loss（Pratap-Chand syndrome）

Pratap-Chand 等[4]描述了 11 名从婴儿期就患有进行性共济失调和听力损失的阿曼苏丹国儿童，其中 8 例是散发，其余 3 例有 1 名患病同胞。

中枢神经系统：神经症状发生在 1 岁以内，表现为进行性坐、站、行走不平衡。一些患者有痉挛和持续增强的深腱反射发生。存在言语迟缓（并可能继发于听力损失）。2 名儿童都有癫痫发作。

视觉系统：近半数儿童有会聚性斜视和眼球震颤，其中 1 名儿童有视网膜缺损以及视神经萎缩。

生长：11 名患者中有 8 名的身高、体重和头围低于第三百分位数。

听觉系统：听力损失相当严重并可能是先天性的，很明显发生在婴儿期。

影像学表现：CT 显示不同程度的橄榄体脑桥小脑萎缩，大部分儿童均有第四脑室、小脑延髓池和 Magendie 孔扩大。

遗传：几乎可以确定是常染色体隐性遗传。

诊断：许多不同的脑桥小脑综合征被描述，但无一与听力损失有关（回顾这些情况，详见参考文献 2,3）。然而，其中名叫 CLAM（小脑萎缩伴进行性小头畸形）的形式被记录在阿曼儿童中，其中 1 名儿童有听力损失[1]。最后，先天性糖基化失调可能伴橄榄体脑桥小脑萎缩出现，应该排除在外。

参考文献

1. Dumaz B et al. Pontocerebellar hypoplasia type III (CLAM): Extended phenotype and novel molecular findings. *J Neurol.* 2009; 256:416-419.
2. Maricich SM et al. Pontocerebellar hypoplasia: review of classification and genetics, and exclusion of several genes known to be important for cerebellar development. *J Child Neurol.* 2011;26:288.
3. Namavar Y et al. Classification, diagnosis and potential mechanisms in pontocerebellar hypoplasia. *Orphanet J Rare Dis.* 2011;6:50.
4. Pratap-Chand R et al. A syndrome of olivopontocerebellar atrophy and deafness with onset in infancy. *Acta Neurol Scand.* 1995;91: 133-136.

小脑性共济失调、反射消失、高弓足、视神经萎缩合并感音神经性听力损失
cerebellar ataxia, areflexia, pes cavus, optic atrophy, and sensorineural hearing loss（CAPOS）

Nicolaides 等[1]记录了 1 名患有早发性共济失调、进行性视神经萎缩和感音神经性听力损失综合征的母亲和她的 2 个孩子。

周围神经系统：婴儿期发热性疾病似乎引发小脑共济失调，然后显示复发和缓解模式。共济失调在童年中晚期变得比较顽固，患者经常有深肌腱反射消失和高弓足，并逐渐加重。

视觉:水平性眼球震颤是最早视觉临床表现之一,伴进行性视神经萎缩。

听觉系统:出生后发生感音神经性听力损失,是进行性的,因而成年期,其母亲表现为极重度听力损失,其中1名儿童在9个月大时有低频听力损失。

遗传:这一情况可能是常染色体显性遗传,或是线粒体遗传。

诊断:与SCABD(伴视力损失、听力损失的脊髓小脑性共济失调)相似,但其为常染色体隐性遗传。无迹象表明发热会引起SCABD的共济失调发作。

参考文献

1. Nicolaides P et al. Cerebellar ataxia, areflexia, pes cavus, optic atrophy, and sensorineural hearing loss (CAPOS): a new syndrome. *J Med Genet*. 1996;33:419–421.

小脑性共济失调、听力损失合并发作性睡病
cerebellar ataxia , hearing loss and narcolepsy

Melberg等[1]记录了1个四代家系5位患者都有成年期共济失调和听力损失发生,其中4名有发作性睡病。Winkelmann等[3]记录了另外的病例。

中枢神经系统:神经病症状的发作年龄一般在30~50岁之间,尽管有些患者在20岁之前就显示不协调症状。发作性睡病一般是早期表现,经常在20岁之前发作,但偶然的,直到40多岁也未发作。精神病(偏执狂和幻觉)和癫痫也可能发作。

视觉系统:所有的患者在38岁之后出现视神经萎缩,发作性睡病常见,Melberg等[1,2]描述的患者色觉缺陷。

内分泌系统:2名患者均在40岁之后出现糖尿病。

其他表现:2名患者均出现多汗症。

听觉系统:进行性成年发病的感音神经性听力损失几乎出现在所有患者身上,高频听力首先受到影响。然后听力损失扩展到低频。其中一个患者在4岁时有单侧听力损失并影响了高频听力[1]。

影像学研究:共济失调发生后5年或更长时间以上的CT扫描,证实迅速进展的小脑和大脑萎缩。磁共振也显示脑干萎缩。患者40多岁时所做的磁共振显示大脑皮质-白质分化差及室周白质改变[2]。

病理学:1名患者的肌肉活组织切片检查显示线粒体功能失调,并伴有促进某些底物的腺苷三磷酸生成减少。然而,电子传递链酶分析未见任何异常。

遗传:常染色体显性遗传。

分子生物学研究:本病是由于*DNMT1*突变所致,它也可能引起遗传性感觉神经病变,伴痴呆和听力损失[3]。

诊断:本病与其他成年发病的小脑性共济失调的区别是存在发作性睡病。

参考文献

1. Melberg A et al. Autosomal dominant cerebellar ataxia deafness and narcolepsy. *J Neurol Sci*. 1995;134:119–129.
2. Melberg A et al. Neuroimaging study in autosomal dominant cerebellar ataxia, deafness, and narcolepsy. *Neurology*. 1999;53:2190–2192.
3. Winkelmann J et al. Mutations in *DNMT1* cause autosomal dominant cerebellar ataxia, deafness and narcolepsy. *Hum Mol Genet*. 2012;21:2205–2210].

视觉-耳蜗-齿状核变性
Muller-Zeman综合征
optico-cochleo-dentate degeneration
（**Muller-Zeman syndrome**）

这一罕见的进行性痉挛性四肢瘫痪合并视觉和听力损失在1965年由Muller-Zeman[3]首先报到。在6组同胞群中至少有13名患者被记录,然而初发年龄和进展速度却明显不同,临床症状与病理改变是一致的[1-4,6]。

中枢神经系统:这一疾病最早的症状在大多数儿童(77%)身上是婴儿期动作发展异常。大多数同胞在这方面是一致的,只有其中2位分别于出生时和5岁时发病[4]。异常特征包括自发运动减弱,头部控制弱,无坐、站和行走能力,肌张力低下和严重的智力障碍。其中1名患者,4月龄时头部CT扫描显示轻度大脑萎缩,并在11月龄时进一步发展为严重的大脑和小脑萎缩[1]。大多数发病早的患者,迅速发展成为屈肌挛缩固

定、角弓反张、小腿伸肌痉挛、脊柱后凸侧弯等，最终导致死亡。发病晚的儿童，其最早的运动体征是痉挛和共济失调混合步态。继而发展成为全身性的痉挛和共济失调以及腱反射活跃。此后，反射减退或消失。伴随的异常各异，可能包括意向性震颤、"小脑"性肌阵挛、足部畸形（高弓足和马蹄内翻足）、脊柱侧弯、舞蹈徐动症等。这些障碍可能继续发展（尽管缓慢）成为彻底的不动症（图 12-10）。心智能力可保留数年，最后会迅速痴呆。因此，这一疾病的早期发作模式，其病程更短、病情更严重。

视觉系统：早期发病儿童，几岁时就出现视力损失，是最早明确的体征之一。在那些发病晚并且病程进展较缓慢的患者中，较晚出现或没有视力损失[2]。一旦出现视力损失，常在数年之后进展到几乎失明。眼底起初正常，但随后发现视神经萎缩。

听觉系统：视力损失之后数年出现听力损失，继而在随后的几个月到几年内发展至重度听力损失。虽很少做听力测试，但根据病理学改变，听力损失似乎肯定是感音神经性的。

实验室检查：其中 1 名儿童脑脊液乳酸和丙酮酸正常[1]。Schroder 等[5]报道 1 名儿童有视觉 - 耳蜗 - 齿状核退化（OCDD），并发现有 D- 双功能蛋白缺乏。尚不明确是因为这一缺乏导致 OCDD，还是 D- 双功能蛋白缺乏产生的表型模拟。

病理学：病理改变包括多系统萎缩，主要涉及视神经、耳蜗、牙齿分离和内侧丘系通路。视神经、视交叉和视束出现弥漫性脱髓鞘，并伴有外侧膝状体核变性。耳蜗、上橄榄核、下丘和内侧膝状体核萎缩伴胶质化脱髓鞘和第八对脑神经与外侧丘系萎缩。齿状核与下橄榄核也严重萎缩和胶质化，伴齿状核门细胞和小脑上脚脱髓鞘。类似的，大多数患者出现薄束核和楔束核的严重改变，伴有内侧膝状体核和后柱变性。其他不是特别严重的病理改变很普遍，主要影响大脑和小脑皮质[1-4]。

遗传：呈常染色体隐性遗传，因为观察的 5 个同胞群与 2 名或更多患病儿童，性别比例相同，无其他患病亲属。本病的分子基础尚未知。

预后：这一疾病导致恶病质、卧床不起和缩短寿命，尤其是早发病例。

诊断：共济失调、视神经萎缩和感音神经性听力损失等症状共同出现在几个失调中导致很难区分。共济失调、视神经萎缩、内斜视、吞咽困难和感音神经性听力损失（Schmidley 综合征）等综合症状与此不同，因为出现间歇性恶化、眼肌瘫痪和 X 连锁遗传模式等。

小结：该疾病有如下特征：①常染色体隐性遗传；②早期发育延迟；③早期肌张力低下并进而发展为；④痉挛性四肢瘫痪；⑤共济失调；⑥痴呆；⑦视神经萎缩；⑧感音神经性听力损失，并伴随视觉 - 耳蜗 - 齿状核和内侧膝状体核的显著变性。

参考文献

1. Ferrer I. Dégénérescence systématisée optico-cochléo-dentelée. *J Neurol.* 1987;234:416–420.
2. Hasaerts R. Sur une dégénérescence optico-cochléo-dentelée avec extension strio-thalamique des abiotrophies. [Optico-cochleo-dentatus degeneration with strio-thalamic extension of abiotrophy.] *Encéphale.* 1957;46:81–107.
3. Muller J, Zeman W. Dégénérescence systématisée optico-cochléo-dentelée. *Acta Neuropathol.* 1965;5:26–39.
4. Nyssen R, van Bogaert L. La dégénérescence systématisée optico-cochléo-dentelée. (Etude anatomiclinique d'un type familial). *Rev Neurol.* 1934;2:321–345.
5. Schroder JM et al. Optico-cochleo-dentate degeneration associated with severe peripheral neuropathy and caused by peroxisomal D-bifunctional protein deficiency. *Acta Neuropathol.* 2004;108:154–167.

Hallgren 综合征
共济失调、色素性视网膜病变合并感音神经性听力损失
ataxia, pigmentary retinopathy, and sensorineural hearing loss（Hallgren syndrome）

尽管很多有共济失调、色素性视网膜病变和感音神经性听力损失的患者，包括 Hallgren[2] 1959 年报道的瑞典大家系，患 Usher 综合征，但只有几个患者有晚发症状及全身性，而不是步态性共济失调。很可能这些患者[1,3,4]有这一部分中所提及的独立的疾病。甚至在这些患者当中，可能存在异质性。未发现有线粒体疾病。

中枢神经系统：1 名患者 6 岁时发现共济失调，但其他患者直到 30 多岁或 40 多岁才出现此症状，并且发展缓慢。检查发现，全身性共济失调包括手臂、躯干、腿和步态，腱反射正常或减少，有时足底伸肌反应和小腿感觉减退。其中 1 位患者分别出现智力障碍和精神分裂症。头部

CT 扫描显示，所有纳入研究的患者都有小脑萎缩[2,3]。一位患者还患有大脑萎缩、前角周围不正常的低密度损伤以及苍白球钙化[2]。

周围神经系统：一些（不是所有）患者出现手消瘦和高弓足。感觉异常因人而异，但有些患者轻触觉、痛觉和关节位置觉减弱。神经传导研究显示运动传导速度正常或轻度减弱以及感觉动作电位降低[3]。

视觉系统：视力损失的第一个症状是视野缩小和夜盲。这些首先在 10~30 岁之间被发现并缓慢发展。检查显示眼球震颤、色素性视网膜病变、视神经萎缩和白内障。

其他系统：出现智力障碍的患者同时出现身材矮小、脑脊液蛋白增高等症状。这表明线粒体疾病的可能性。其他患者有小睾丸。

听觉系统：感音神经性听力损失出现在 15~40 岁之间，初始为高频损失。经常在数年之后继而发展成为重度听力损失。

实验室检查：2 名患者出现血清甘油三酯、前 B 脂蛋白增高，1 名患者出现脑脊液蛋白增高。无线粒体疾病的检测报道。

病理学：腓肠神经活组织检查显示髓鞘纤维密度减小。一些患者大纤维受累显著，其余患者小纤维受累显著[3]。

遗传：无患者有受影响的亲属。因而遗传模式未知，但很可能是常染色体隐性遗传。

诊断：有严重 Usher 综合征的患者同时患有先天性听力损失，有时候患步态性共济失调，但手和躯干协调正常。一些患者出现同一组症状以及线粒体疾病。鉴别诊断时需考虑成年 Refsum 综合征和 PHARC，也可能和这两者之一症状相同。

预后：有几位患者在成年晚期仍然可以行走。

小结：该疾病有如下特征：①可能的常染色体隐性遗传；②共济失调；③轻度的运动和感觉神经疾病；④色素性视网膜病变；⑤感音神经性听力损失。

参考文献

1. Bitoun P et al. A hereditary syndrome with retinopathy and ataxia or deafness in two consanguineous brothers. *Ophthalmol Paediatr Genet.* 1991;12:149–152.
2. Hallgren B. Retinitis pigmentosa combined with congenital deafness; with vestibulo-cerebellar ataxia and mental abnormality in a proportion of cases. A clinical and genetico-statistical study. *Acta Psychiatr Neurol Scand.* 1959;34(Suppl 138):1–101.
3. Koizumi J et al. CNS changes in Usher's syndrome with mental disorder: CT, MRI and PET findings. *J Neurol Neurosurg Psychiatry.* 1988;51:987–990.
4. Tuck RR, McLeod JG. Retinitis pigmentosa, ataxia, and peripheral neuropathy. *J Neurol Neurosurg Psychiatry.* 1983;46:206–213.

Wells-Jankovic 综合征
痉挛性截瘫、性腺功能减退合并感音神经性听力损失
spastic paraplegia, hypogonadism, and sensorineural hearing loss (Wells-Jankovic syndrome)

1986 年，Wells 和 Jankovic 等[3]记录了 1 个家系两代中的 6 名男性患有痉挛性截瘫、性腺功能减退和感音神经性听力损失综合征。

中枢神经系统：痉挛性截瘫中的虚弱、跌倒及其他症状出现在 10~15 岁之间，并且进展缓慢。头部和手臂的特发性（姿势性）或意向性震颤经常同时出现，并导致笔迹越来越差。1 位患者 2 岁时出现侧向头部震颤和振动幻觉视。10~30 岁之间的检查显示轻到中度痉挛性截瘫，伴中度小腿受累、轻度手臂受累，关节位置和足部振动减少。

脑电图和肌电图显示正常。头部 CT 扫描显示先证者在 28 岁时大脑萎缩。躯体感觉与脑干听觉诱发反应延长。

肌肉骨骼系统：生长速度减慢，尤其是 10 岁之后，普遍身材矮小。先证者在 10 岁出现走路屈膝，随后的射线照片显示髋关节发育不良及其他脊椎骨骺发育不良改变。其他家庭成员无类似骨骼变化，因此，这些结果可能无相关性。

视觉系统：类似缝合线的小晶状混浊物。10 岁后可见细颗粒性或黄斑色素斑点，晶状体改变进而发展为白色浑浊，累及囊下区域和晶状状皮质。尽管有上述改变，视力仍正常或轻微降低。

内分泌系统：先证者在 28 岁时被发现有小而软的睾丸及其他性腺功能减退体征。内分泌实验室研究包括促肾上腺皮质激素、卵泡刺激素、黄体生成素和催乳激素增加，以及无精子症。血清睾酮、早晚皮质醇水平、促肾上腺皮质激素的肾上腺反应、生长激素、尿 17- 酮类固醇、和 17- 羟基类固醇正常。

听觉系统：感音神经性听力损失出现在儿童期，进展缓慢，先证者 15 岁时在 2 000Hz 以下有

轻度听力损失,2 000Hz 以上有中度听力损失,而他的兄弟在 13 岁时有中到重度听力损失。

实验室与病理学检查:脑脊液测量结果,除去蛋白增加,其余都正常。先证者的结膜活组织检查显示单一的包涵体,类似但大于在肾上腺脑白质营养不良中所见到的包涵体。然而,血清长链脂肪酸正常。

遗传:呈 X 连锁隐性遗传,因为两代人中有 6 位男性患者,所有的患者通过女性相关。连锁研究将这一疾病从 Xq28 区域排除出去,但不明确其位置[1]。至少可以确定与 X 连锁的痉挛性截瘫的 2 个基因无听力损失。一个与来自 Xq28 的探针连锁,另一个与来自 Xq13-Q22 区域的探针连锁[2]。因此,这一家系的疾病可能来自 Xq13-22 基因可变表现度。

诊断:基于连锁样本数据,至少有两种 X 连锁痉挛性截瘫存在。临床异质性也非常明显,因为一些家庭成员有单纯的截瘫(Strumpell 形式),而其他成员的疾病形式复杂,可能包括智力障碍和轻度共济失调。X 连锁肾上腺脑白质营养不良的迟发变体,被称为肾上腺脊髓神经病。显示出无听力损失的痉挛性截瘫,但通过检测超长链脂肪酸可被排除。家族痉挛性截瘫中的显性和隐性染色体遗传模式比 X 连锁遗传模式更为常见。痉挛性截瘫、并指并趾和感音神经性听力损失(Opjordsmoen-Nyberg-Hansen 综合征)等症状可能因为显性染色体遗传和通常由并指畸形而鉴别。脊髓小脑性共济失调的很多形式有痉挛性截瘫的成分。共济失调、手部肌萎缩、痉挛性截瘫、性腺功能减退、身材矮小和感音神经性听力损失(Gemignani 综合征)可能呈正相关。

预后:成年中期残疾由中度向重度转化,但 2 名比较年长的患者都没有死去。智力功能正常。

小结:这一疾病有如下特征:①X 连锁隐性遗传;②痉挛性截瘫;③白内障;④轻度色素性视网膜病变;⑤性腺功能减退;⑥感音神经性听力损失。

参考文献

1. Fishbeck K-H et al. Linkage studies of X-linked spastic paraplegia. *Am J Hum Genet.* 1987;41:A165.
2. Goldblatt J et al. X-linked spastic paraplegia: evidence for homogeneity with a variable phenotype. *Clin Genet.* 1989;35:116–120.
3. Wells CR, Jankovic J. Familial spastic paraparesis and deafness: a new X-linked neurodegenerative disorder. *Arch Neurol.* 1986;43: 943–946.

Opjordsmoen-Nyberg-Hansen 综合征
痉挛性截瘫、并指并趾合并感音神经性听力损失
spastic paraplegia, syndactyly, and sensorineural hearing loss(Opjordsmoen-Nyberg-Hansen syndrome)

1980 年,Opjordsmoen 和 Nyberg-Hansen[1]记录了 1 个挪威家系中三代 9 位患者的痉挛性截瘫、并指并趾和感音神经性听力损失等症状。

中枢神经系统:膀胱失调出现在 10 岁之前,主要症状是尿急、尿频、尿失禁,夜间加剧。步态失调出现稍晚(10~40 岁之间不等),但手臂相对来说未受影响。所有的症状进程缓慢。原发患者在 46 岁时的体检显示虚弱、痉挛、反射亢进、双腿足底伸肌反应,反射亢进仅出现在双臂。

肌肉骨骼系统:手指并指 4~5 个被视为神经性疾病的标志,9 名患者中有 8 名出现这种异常。

听觉系统:可能在成年期出现轻度双侧感音神经性听力损失,因为 9 名患者中只有 3 名被记录有此症状,多出现在 40 岁或以后。

实验室检查:视觉诱发电位异常,表明视觉通路无明显临床症状病变。

遗传:呈染色体显性遗传,三代中的 9 位患者有几例是男 - 男遗传,痉挛性截瘫和并指并趾被记录为显性染色体特征,因此这一失调可以代表一邻近基因缺失综合征。

诊断:家族痉挛性截瘫呈基因多相性,因为常染色体显性遗传、常染色体隐性遗传和 X 连锁隐性遗传模式都有被记录。在有些病例中,单纯性痉挛性截瘫出现,但其他的病例却出现更为复杂的失调,比如痉挛性四肢瘫痪、痴呆或智力残疾、视神经萎缩、色素变性视网膜病变和感音神经性听力损失(Gordon 综合征)。其中一个家系出现 X 连锁痉挛性截瘫,并记录有感音神经性听力损失。然而,这一情况是罕见的,因为在其他的神经症状出现之前就出现了神经源性膀胱。

预后:尽管存在步态和膀胱失调致残,寿命和智力正常。

小结:这一疾病有如下特征:①常染色体显性遗传;②痉挛性截瘫;③并指并趾;④感音神经性听力损失。

参考文献

1. Opjordsmoen S, Nyberg-Hansen R. Hereditary spastic paraplegia with neurogenic bladder disturbances and syndactylia. *Acta Neurol Scand*. 1980;61:35–41.

遗传性痉挛性截瘫、听力损失合并食管裂孔疝
hereditary spastic paraplegia with hearing loss and hiatal hernia（SPG29）

Orlacchio 等[2,3]记录了 1 个 19 位成员的大家系中的患者出现痉挛性截瘫、听力损失、食管裂孔疝等合并症状。这一罕见的情况被认为是一种复杂的痉挛性截瘫，简称 SPG29[1]。四代人的平均发病年龄是 15 岁，但是有证据证明一定程度的遗传早现（比如第一代的发病年龄是 30 岁，而到第四代的时候平均年龄是 11 岁[3]）。所有的患者有进行性痉挛性截瘫。大多数（大于 75%）有新生儿高胆红血素史、高弓足和听力损失。19 名患者中的 13 名并发食管裂孔疝，导致复发性呕吐。听力损失可归因于听神经病，其中一名患者进一步被记录为轻度听力损失。这一疾病的分子基础尚无从所知，但是致病基因已被定位到 1p31.1-p21.1[3]。

参考文献

1. Espinos C, Palau F. Genetics and pathogenesis of inherited ataxias and spastic paraplegia. *Adv Exp Med Biol*. 2009;652:263–296.
2. Orlacchio A et al. Hereditary spastic paraplegia: clinical genetic study of 15 families. *Arch Neurol*. 2004;61:849–855.
3. Orlacchio A et al. New locus for hereditary spastic paraplegia maps to chromosome 1p31.1-p21.1. *Ann Neurol*. 2005;58:423–429.

Gordon 综合征
痉挛性四肢轻瘫、痴呆 / 智力残疾、视神经萎缩、色素性视网膜病变和感音神经性听力损失
spastic quadriparesis, dementia/intellectual disability, optic atrophy, pigmentary retinopathy, and sensorineural hearing loss（Gordon syndrome）

Gordon 等[1]在 1976 年记录了来自马里兰 1 个小基因隔离种族中两兄弟的这一疾病症状。

体格检查：身高、体重、头围均遵从第三百分位数，两兄弟都有低位、畸形耳和表情呆滞。

中枢神经系统：在新生儿期出现明显早期迹象：哭声和吮吸弱，"安静"和可能的张力过低。因为痉挛和体弱，运动发展延迟。首先影响到双腿，进而影响到双臂。两兄弟在拐杖的帮助下学会走路，并在 2~4 岁的时候学会使用少数几个词语。检查显示表情呆滞、流口水、轻度痉挛性双侧瘫痪、IQ 为 30~40（图 12-8A、B）。患者 9 岁时，失调进而发展成并外斜视、眼球震颤、严重痉挛性四肢瘫痪、吞咽困难和失去行走能力、进行性消瘦、震颤、肌阵挛。几乎丧失语言能力。

肌肉骨骼系统：骨骼异常包括短指短趾［尤其是第三指（趾）］、先天性指侧弯、先天性髋关节脱位。

视觉系统：视觉开始正常，但是在儿童早期视力开始丧失，进而严重丧失，只对强光有反应。基底检查显示表现为整个视网膜有粗颗粒状色素的色素性视网膜病变、视神经萎缩伴小视盘、小动脉狭窄。视网膜电图异常，因为有电阈值增高、低于正常的视锥响应、光适应和暗适应反应减弱。

听觉系统：其中一名儿童在 2~4 岁期间有重度感音神经性听力损失（90dB），而另一名儿童在 4~5 岁时临床症状不明显或表现为中度听力损失。在童年晚期，两名儿童仅对大的噪声有反应。两名儿童的语言能力都没有得到发展。

前庭系统：2~4 岁时前庭冷热试验正常。

实验室检查：大多数常规检查显示正常，但当时尚不可能针对潜在的相似疾病（即线粒体或过氧化物酶体紊乱）进行广泛的代谢测试。

病理学：骨髓和直肠、腓肠神经活组织检查正常。

遗传：父母来自马里兰的 1 个小基因隔离种群，相关性极小。遗传几乎呈常染色体隐性遗传，但不能排除伴 X 连锁隐性遗传（图 12-8C）。

诊断：感音神经性听力损失合并视网膜变性出现在其他的几个疾病当中。Usher 综合征缺乏神经病学表现，除了可能的可变的共济失调。共济失调、色素性视网膜病变和感音神经性听力损失合并症状（Hallgren 综合征）体现为较慢临床病程的共济失调，而不是痉挛性四肢瘫痪。Alström 综合征、Cockayne 综合征和 Refsum 综合征包括许多相关的异常，明显与这一综合征相

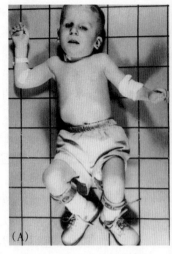
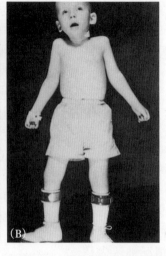
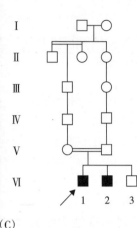

图 12-8　痉挛性四肢轻瘫、痴呆 / 智力低下、视神经萎缩、色素性视网膜病变与感音神经性听力损失（Gordon 综合征）

（A、B）两名同胞表现为身材矮小，缺乏面部表情，耳位置低且有畸形。（C）系谱支持常染色体隐性遗传的推测

［引自：AM Gordon et al.，Johns Hopkins Med J 1976；138：142.］

异。视觉 - 耳蜗 - 齿状核退化（Muller-Zeman 综合征），无视网膜色素变性。

预后：两兄弟在 9 岁时都卧床不起并完全残疾。继续存活无望。

小结：这一疾病有如下特征：①常染色体隐性或 X 连锁遗传；②痉挛性四肢轻瘫；③智力障碍和痴呆；④视神经萎缩；⑤色素性视网膜病变；⑥感音神经性听力损失。

参考文献

1. Gordon AM et al. Progressive quadriparesis, mental retardation, retinitis pigmentosa, and hearing loss: report of two sibs. *Johns Hopkins Med J*. 1976;138:142–145.

痉挛性截瘫伴癫痫发作、智力残疾和听力损失
spastic paraplegia with seizures, intellectual disability, and hearing loss

Yih 等[2]记录了 1 个二代家系中母亲和她 2 个孩子在儿童早期就发生了痉挛性截瘫。2 个孩子也都患有阵挛性抽搐、轻到中度感音神经性听力损失和轻度智力障碍。母亲仅患有痉挛性截瘫和轻度智力残疾。遗传呈常染色体显性，但分子基础尚不清楚。

Sommerfelt 等[1]记录了 1 个类似家系，但是未患病的近亲父母生下的同胞都发生了类似情况均患有痉挛性截瘫，4 名当中有 3 名在儿童期发生。另 1 名在 17 岁发生截瘫。4 个孩子都有肌阵挛和不同程度的智力残疾，从轻度到严重不等。其中 2 名有听力损失，但无法提供进一步的详细资料。这一家系的遗传模式与常染色体隐性遗传更为一致。两者的分子特性都将更好地解释这一遗传模式。

参考文献

1. Sommerfelt K et al. Hereditary spastic paraplegia with epileptic myoclonus. *Acta Neurol Scand*. 1991;84:157–160.
2. Yih JS et al. Hereditary spastic paraplegia associated with epilepsy, mental retardation and hearing impairment. *Paraplegia*. 1993;31:408–411.

舞蹈病
chorea

亨廷顿病
Huntington disease，HD

尽管在患有亨廷顿病的患者中，听力损失不被认为是一个重要的临床表现。一组 19 名亨

廷顿病患者的听力水平评估显示,几乎半数有25dB 或更多的听力损失[1]。这一组研究结果显示脑肌酸激酶减少至少是这一情况中患者听力损失的原因之一。

参考文献

1. Lin YS et al. Dysregulated brain creatine kinase is associated with hearing impairment in mouse models of Huntington disease. *J Clin Invest*. 2011;121:1519-1523.

Schimke Horton 综合征
舞蹈徐动症、智力残疾、小头畸形和痉挛性四肢瘫痪、斜视和感音神经性听力损失
choreoathetosis, intellectual disability, microcephaly, spastic quadriplegia, strabismus, and sensorineural hearing loss(Schimke-Horton syndrome)

1984 年,Schimke 等[2]首次记录了 2 个不相关家系中的 4 名男孩出现的严重基底神经节疾病、智力残疾、斜视、出生后小头畸形、身材矮小和感音神经性听力损失综合征。

体格检查:出生时身高、体重正常,但出生后生长缓慢,导致生长不足和小头畸形。所有的患者有相似的面部特征如下:小头畸形、凹陷眼、内斜视、鼻梁狭窄。这导致患者更年长的出现"干巴脸"面部特征。

中枢神经系统:新生儿时期出现显著的肌张力低下和喂养困难,逐渐发展为混合性肌张力低下和痉挛性四肢瘫痪。检查(出生后)可发现小头畸形、重度智力低下、轴性肌张力低下、四肢痉挛、反射亢进以及出现足底伸肌反应。随机的、运动障碍的动作开始于婴儿期,然后发展成完全性舞蹈徐动症。随着痉挛和挛缩的发展,这些动作相比之下变得不明显了。尽管根据尸检结果年龄较大的患者应该出现基底节钙化,但是 1 岁患儿的颅脑 CT 扫描仅仅表现为脑萎缩。

视觉系统:尽管还没有完全明确是大脑还是眼部异常所导致,没有患者能够看见东西。所有患者都有内斜视,作者认为与"明显的外侧眼肌麻痹"有关。

泌尿系统:只有 1 例儿童出现双侧输尿管反流和肾积水。

听觉系统:严重的听力损失可能在出生时就存在。听性脑干反应降低或消失,声阻抗正常,提示感音神经性听力损失。

实验室检查:血乳酸和丙酮酸水平正常。

病理学:1 例患者的尸检结果显示中度脑萎缩,尤其在小脑、基底神经节出现囊性变。显微镜检查发现丘脑和苍白球广泛钙化、海绵样退行性改变,丘脑及中脑导水管周围大量胶质增生以及小脑浦肯野细胞缺失。

遗传:第 1 个家系里有 3 名男性患病,包括先证者、他的舅舅和一级表亲(图 12-9)。他的母亲和姨妈(患病表亲的母亲)有轻度先天性听力损失。第 2 个家系只有男性先证者患病。推测与 X 连锁隐性遗传有关。

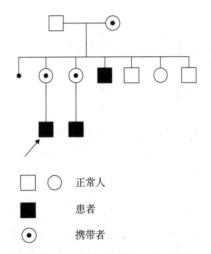

图 12-9 舞蹈徐动症、智力障碍、小头畸形、痉挛性四肢瘫痪、斜视与感音神经性听力损失(Schimke-Horton 综合征)

家系系谱显示为 X 连锁隐性遗传

(引自:RN Schimke et al., Am J Med Genet 1984;17:323)

诊断:胆红素脑病和 Lowe 眼脑肾综合征可出现相似的神经系统异常,但无听力损失。还需要排除的其他 X 连锁智力障碍 - 听力损失综合征有:α- 珠蛋白生成障碍性贫血 / 智力障碍、X 连锁综合征(ATRX)和 Gustavson 综合征。Golabi 等[1]描述了一种 X 连锁综合征,表现为发育迟缓、智力障碍、小头畸形、癫痫、痉挛状态、肥胖和感音神经性听力损失。

预后:该疾病导致严重残疾和寿命缩短。

小结:这一疾病的特点有:① X 连锁隐性遗传;②先天性肌张力低下;③舞蹈徐动症;④后期

出现伴有挛缩的痉挛性四肢瘫痪;⑤智力障碍;⑥典型的面部特征伴"被挤压过"的鼻梁;⑦出生后小头畸形;⑧出生后生长缺陷;⑨明显的视力损失;⑩感音神经性听力损失。

参考文献

1. Golabi M et al. A new X-linked multiple congenital anomalies/mental retardation syndrome. *Am J Med Genet.* 1984;17:367–374.
2. Schimke RN et al. A new X-linked syndrome comprising progressive basal ganglion dysfunction, mental and growth retardation, external ophthalmoplegia, postnatal microcephaly and deafness. *Am J Med Genet.* 1984;17:323–332.

肌张力异常
dystonia

听力损失 - 肌张力异常 - 视神经病综合征
DDON 综合征,Mohr-Traebjaerg 综合征,Jensen 综合征
deafness-dystonia-optic neuronopathy syndrome(DDON syndrome,Mohr-Tranebjaerg syndrome,Jensen syndrome)

1960 年 Mohr 和 Mageroy[9]最早描述了 1 个大家系中一种 X 连锁早发型感音神经性听力损失。这一疾病早先被认为是非综合征型。根据 Mohr 和 Mageroy 对这个家系的追踪调查报道,Tranebjaerg 等[15]进行了重新研究并明确地将这个家系中的患病人员数量增加至 16 人。这个家系中年龄较大的男性患者表现出进行性神经变性,累及大脑和眼部。随后,导致本病的突变基因被发现与 Mohr-Tranebjaerg 综合征相同,Jensen 及其同事[4,5]首次在一个丹麦家系中发现 3 名男性患者视神经萎缩与痴呆和重度感音神经性听力损失之间的相关性。这在早先被称为 Jensen 综合征,但后来发现与 Mohr-Tranebjaerg 综合征等位[18]。另一个基因等位的疾病有可能是 Scribanu-Kennedy 综合征[13],这在后文中有进一步描述。Hayes 等[3]报道的病例可能就是这一疾病。

视觉系统:视觉障碍通常始于青少年时期,首先出现的症状是畏光。视力在 35 岁时显著下降,且男性患者会报怨无论怎么加深眼镜度数也

没有效果。关于视网膜的报道相差很大,视神经萎缩经常会发现,而视网膜色素变性仅偶尔发现。这些视觉异常提示中枢视觉通路与本病有关。只有 1 项例外,即有报道发现 ERGs 处于正常范围。只有一位男性患者 ERG 异常,提示视网膜异常同时累及视锥和视杆细胞;这些发现与中央性脉络膜营养不良一致,但仅有这 1 例患者具有这些表现。Ujike 等[10]报道了一个日本 DDON 综合征的家系,*TIMM8A* 基因突变为致病因素,然而没有发现患者具有视觉障碍。

中枢神经系统:人格障碍可以很严重。男性患者具有易怒和攻击性,并且有偏执症状。所有年老的男性患者都有吞咽困难。对几名男性患者的进行肌电图检查和肌肉活检发现轻度的周围神经病变。对 40 岁以上的男性成员进行脑 CT 扫描发现普遍脑萎缩。大多数患者出现张力失常和 / 或痉挛的现象。对 Jensen 报道的家系中的一位患者进行尸检,发现包括脑脊膜、血管和神经元在内的脑组织大范围钙化;其他变化有弥漫性和局灶性脑组织萎缩,尤其是大脑皮层神经元枯竭和视交叉处严重脱髓鞘病变。其他器官没有发现异常。

听觉系统:听力损失是男性患者中最早出现的症状。在 1 岁半到 3 岁之前听力可正常,可以有部分言语发育。此后在青少年早期听力迅速下降直到重度甚至极重度水平。听力损失在每个频率基本相当。言语可懂度下降与听力损失的程度一致。对螺旋韧带[8]的研究提示听力损失是由听神经病变所致。对一个有 3 位男性患者的家系进行研究(R.Varga 和 W. Kimberling 的个人交流),发现最年轻的男性患者有重度到极重度听力损失而耳声发射可以引出,这一发现肯定了听神经病变的推测。

前庭系统:对一位患者的前庭进行研究结果为正常。

实验室结果:颞骨 X 线片、脑电图检查、脑脊液和尿液分析均正常。

病理学:一位 66 岁患者具有张力失常 / 听力损失肽 1(*DDP1/TIMM8*)基因 151delT 突变,其螺旋器、螺旋韧带和血管纹没有受累。然而,螺旋神经节细胞几乎全部缺失。前庭毛细胞存在。这些结果提示听力损失可能与听神经病变有关。神经病理检查亦发现大脑萎缩以及视神

经元全部缺失。视网膜没有发现异常，可能与这位患者所在年龄有关。

遗传：只有男性患病，已明确体现出 X 连锁的传播特征。一些女性杂合体也表现出轻微的神经病变和轻度听力损失。

分子生物学研究：致病基因位于 X 染色体长臂接近于 Xq22[15]的部位，并且已明确为线粒体相关基因 TMM8A，编码线粒体内的膜间转运蛋白[7,10-12,17,20]。有几例患者已被报道该基因存在突变[3,6,16,17,19]。

诊断：儿童期进行性听力损失的病史有助于区分本病与 X 连锁先天性感音神经性听力损失（没有进行性的特点）。Coppeto-Lessell 综合征[2]是以张力失常、色素性视网膜病变以及感音神经性听力损失为特征的常染色体隐性遗传。还需考虑大的基因缺失所致的相邻基因缺失导致的综合征；在 3 例有听力损失和无丙种球蛋白血症男性身上发现 X 常染色体缺失，涉及 Bruton 酪氨酸激酶（BtK）和 TIMM8A 基因的编码[14]。

预后：患者会出现进行性听力损失和神经系统症状。一些患者寿命缩短[13]还没有证据证明人工耳蜗有帮助作用[1]。

小结：本病的特征有如下几点：①X 连锁遗传；②视力损失；③痉挛性截瘫及张力失常；④智力障碍；⑤儿童早期中度感音神经性听力损失，到学龄期听力完全丧失。

参考文献

1. Brookes JT et al. Cochlear implantation in deafness-dystonia-optic neuronopathy (DDON) syndrome. *Int J Pediatr Otorhinolaryngol.* 2008;72:121–126.
2. Coppeto JR, Lessell S. A familial syndrome of dystonia, blepharospasm, and pigmentary retinopathy. *Neurology.* 1990;40: 1359–1363.
3. Hayes MW et al. X-linked Dystonia-Deafness syndrome. *Mov Disord.* 1998;13:303–308.
4. Jensen PK. Nerve deafness, optic nerve atrophy, and dementia: a new X-linked recessive syndrome? *Am J Med Genet.* 1981;9: 55–60.
5. Jensen PK et al. The syndrome of opticoacoustic nerve atrophy with dementia [letter]. *Am J Med Genet.* 1987;28:517–518.
6. Jin H et al. A novel X-linked gene, DDP, shows mutations in families with deafness (DFN-1), dystonia, mental deficiency and blindness. *Nat Genet.* 1996;14:177–180.
7. Koehler CM et al. Human deafness dystonia syndrome is a mitochondrial disease. *Proc Natl Acad Sci.* 1999;96:2141–2146.
8. Merchant SN et al. Temporal bone histopathologic and genetic studies in Mohr-Tranebjaerg syndrome (DFN-1). *Otol Neurotol.* 2001;22:506–511.
9. Mohr J, Mageroy K. Sex-linked deafness of a possibly new type. *Acta Genet (Basel).* 1960;10:54–62.
10. Paschen SA et al. The role of the TIM8-13 complex in the import of Tim 23 into mitochondria. *EMBO J.* 2000;19:6392–6400.
11. Roesch K et al. Human deafness dystonia syndrome is caused by a defect in assembly of the DDP1/TIMM8a/TIMM13 complex. *Hum Mol Genet.* 2002;11:477–486.
12. Roesch K et al. The calcium-binding aspartate/glutamate carriers, citrin and aralar1, are new substrates for the DDP1/TIMM8a-TIMM13 complex. *Hum Mol Genet.* 2004;13:2101–2111.
13. Scribanu N, Kennedy C. Familial syndrome with dystonia, neural deafness, and possible intellectual impairment: clinical course and pathological findings. *Adv Neurol.* 1976;14:235–243.
14. Sediva A et al. Contiguous X-chromosome deletion syndrome encompassing the BTK, TIMM8A, TAF7L, and DRP2 genes. *J Clin Immunol.* 2007;27:640–646.
15. Tranebjaerg L et al. A new X-linked recessive deafness syndrome with blindness, dystonia, fractures, and mental deficiency is linked to Xq22. *J Med Genet.* 1995;32:257–263.
16. Tranebjaerg L et al. X-linked recessive deafness-dystonia syndrome (Mohr-Tranebjaerg syndrome). *Adv Otorhinolaryngol.* 2000;56: 176–180.
17. Tranebjaerg L et al. A de novo missense mutation in a critical domain of the X-linked DDP gene causes the typical deafness-dystonia-optic atrophy syndrome. *Eur J Hum Genet.* 2000;8: 464–467.
18. Tranebjaerg L et al. Neuronal cell death in the visual cortex is a prominent feature of the X-linked recessive mitochondrial deafness-dystonia syndrome caused by mutations in the TIMM8a gene. *Ophthalmic Genet.* 2001;22:207–223.
19. Ujike H et al. A family with X-linked dystonia-deafness syndrome with a novel mutation of the DDP gene. *Arch Neurol.* 2001;58: 1004–1007.
20. Wallace DC, Murdock DG. Mitochondria and dystonia: the movement disorder connection? [comment]. *Proc Natl Acad Sci.* 1999;96: 1817, 1819.

Scribanu-Kennedy 综合征
张力失常与感音神经性听力损失
dystonia and sensorineural hearing loss
（Scribanu-Kennedy sydrome）

1976 年 Scribanu 和 Kennedy[6]描述了一个 X 连锁张力失常与听力损失的法国家系。

中枢神经系统：运动和言语发育可能在儿童早期正常，但在听力损失之后言语能力也出现减退。张力失常出现于 5~7 岁，并且进行性加重。先证者到 9 岁时就不能行走。左旋多巴试验性治疗有显著效果，但持续时间短。他和他的叔叔逐渐发展到卧床，随后死亡。在治疗缓解期先证者心理测试的结果显示 IQ 为 74；还不清楚这是否能代表智力障碍或痴呆。其外甥有智力障碍，观察到 6 岁尚未出现张力失常。在无听力损失的菲律宾人中，张力失常的发病年龄在 12~52 岁之间（平均 38 岁），并且在发病后 10 年发展为全身性张力失常。

听觉系统：听力损失发生于童年早期（2~6 岁），随后发展为重度或极重度听力损失。先证者的外甥是个早产儿，也有感音神经性听力损失。

病理学：脑部的病理变化主要表现为神经元缺失和双侧尾状核、壳核和苍白球胶质细胞增生。脑干和脊髓正常。没有关于前庭神经和内耳的描述。

遗传：3 名男性患者来自同一家系中的三代，并通过女性有关联，提示符合 X 连锁隐性遗传(图 12-10)。不伴有听力损失的 X 连锁张力失常[2-4]和 X 连锁感音神经性听力损失都已有报道，因此这种疾病可能与 X 染色体上相邻基因缺失有关。对几个菲律宾大家系(不伴有听力损失)进行基因定位研究，发现与 Xq21 基因探针有联系[1]。然而，这一疾病还可能与 Mohr-Tranebjaerg 综合征[5]等位后者有视神经萎缩这一其他表现，基因定位于 Xq22 染色体，突变基因为 TIMM8A(亦称 DDP 基因)[1,7]。Jin 等[1]在不伴有视觉障碍的张力失常和听力损失患者中发现了 DDP 基因突变，这是证明 Scribanu-Kennedy 综合征与上述疾病具有相同情况最好证据。

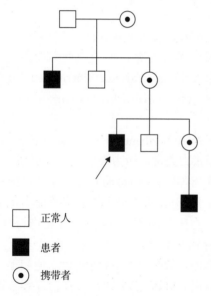

正常人 □

患者 ■

携带者 ⊙

图 12-10 张力失常与感音神经性听力损失(Scribanu-Kennedy 综合征)

系谱图显示为 X 连锁隐性遗传

(引自：N Scribanu and C Kennedy. Adv Neurol 1976；14：235.)

诊断：已经有几个报道描述了与张力失常相关的基因病变，尤其是畸形性肌张力障碍(家族变形性肌张力障碍)，病变定位于染色体 9q32-q34。X 连锁张力失常这一疾病是通过一个大菲律宾家系进行描述的，这个家系来自班

尼岛。

预后：先证者和他的叔叔的病情逐渐发展，最后卧床不起、失去言语功能，并于 10 到 20 几岁期间相继去世。

小结：这一疾病的特点有：①X 连锁隐性遗传；②张力失常；③可能痴呆；④感音神经性听力损失。

参考文献

1. Jin H et al. A novel X-linked gene, DDP, shows mutations in families with deafness (DFN-1), dystonia, mental deficiency, and blindness. Nat Genet. 1996；14：177–180.
2. Kupke KG et al. Assignment of the X-linked torsion dystonia gene to Xq21 by linkage analysis. Neurology. 1990；40：1438–1442.
3. Kupke KG et al. X-linked recessive torsion dystonia in the Philippines. Am J Med Genet. 1990；36：237–242.
4. Lee L et al. Torsion dystonia in Panay, Philippines. Adv Neurol. 1976；14：137–151.
5. Mohr J, Mageroy K. Sex-linked deafness of a possibly new type. Acta Genet Statist Med. 1960；10：54–62.
6. Scribanu N, Kennedy C. Familial syndrome with dystonia, neural deafness, and possible intellectual impairment: clinical course and pathological findings. Adv Neurol. 1976；14：235–243.
7. Tranebjaerg L et al. A de novo missense mutation in a critical domain of the X-linked DDP gene causes the typical deafness-dystonia-optic atrophy syndrome. Eur J Hum Genet. 2000；8：464–467.

Coppeto-Lessell 综合征

张力失常、色素性视网膜病变和感音神经性听力损失

dystonia, pigmentary retinopathy, and sensorineural hearing loss (Coppeto-Lessell syndrome)

1990 年 Coppeto 和 Lessell[1]描述了 2 位男性和女性同胞患者，他们都患有张力失常(伴有眼睑痉挛)和色素性视网膜病变，其中一例患者还有先天性感音神经性听力损失。

体格检查：两位患者都有高腭穹，先证者有显著的腰椎脊柱前凸。

中枢神经系统：先证者在 17 岁时出现过度眨眼(眼睑痉挛)、构音障碍和手臂协调性差。初始检查表现出正常的认知能力、明显的眼睑痉挛、构音障碍、手臂协调性差和僵硬、弯腰步态。在接下来的几年中，她的步态显得更加笨拙、僵硬，站立不稳，并且频繁摔倒。到她 30 岁时，她出现不适当的情感和较差的判断力，但是她的智力检查结果正常。她表现出面具样面容、向上凝视轻度受限、严重的眼睑痉挛、做鬼脸、言语难以

理解、扭颈运动、协调性差、舞蹈症(由手臂开始)、齿轮状强直、腱反射增强且出现双侧踝阵挛、浅腹反射消失、跖反射正常以及步态缓慢并后退。她没有共济失调。她的弟弟3岁时出现协调性差。到23岁时他也出现了和他姐姐相似但程度较轻的症状。他也有智力发育缓慢和记忆力减退。先证者的 CT 显示双侧基底节钙化。

视觉系统：先证者在17岁时的检查提示双眼轻度视力下降(20/40)，还有轻度视野受限、视盘轻微苍白以及轻度的黄斑色素性视网膜病变。接下来的几年内，她的视力逐渐降低。她30岁时出现夜盲，视力降低到20/400，视野受限到15°，并且色素性视网膜病变也逐渐发展，色素聚集于黄斑周边和骨小体周围。

听觉系统：弟弟在婴儿期即出现双侧重度感音神经性听力损失，并且在几年后发展为极重度听力损失。姐姐直到30岁听力和听力图都正常。

实验室检查：甲状腺和甲状旁腺功能正常，全血细胞分析、红细胞形态、血乳酸和丙酮酸盐、血清超长链脂肪酸、植烷酸、铜和铜蓝蛋白、尿氨基酸都正常。

病理学：肌肉活检提示肌纤维体积的变异较大，中央核轻度增多。肌细胞的线粒体正常。神经活检提示有髓纤维轻度减少、偶尔变细。

遗传：该疾病累及2名异性同胞。其父母来自意大利一个小村庄，并非近亲婚配。因此，遗传模式可能为常染色体隐性遗传。

诊断：Usher 综合征的患者也有色素性视网膜病变和听力损失。这些患者有共济失调、色素性视网膜病变、感音神经性听力损失(Hallgren 综合征)，可能有众多的神经症状，但没有张力失常。Scribanu-Kennedy 综合征患者有张力失常和感音神经性听力损失但不伴有视觉异常，遗传模式为 X 连锁。尽管没有报道 Hallervorden-Spatz 综合征会有听力损失，但这一疾病和 Hallervorden-Spatz 综合征相近。男性患者出现听力损失有可能仅是一种巧合，因此这并不是一个明确清晰的综合征。

预后：疾病缓慢进展并在30岁之前出现严重残疾。

小结：这一疾病的特点：①常染色体隐性遗传；②张力失常，伴有眼睑痉挛；③色素性视网膜病变；④可能痴呆；⑤有时会有感音神经性听力损失。

参考文献

1. Coppeto JR, Lessell S. A familial syndrome of dystonia, blepharospasm, and pigmentary retinopathy. *Neurology*. 1990;40:1359–1363.

原发性震颤 / 帕金森综合征
essential tremor/parkinsonism

原发性震颤的特点是进行性动作性震颤。一些研究提示原发性震颤患者伴有感音神经性听力损失的比例高于一般人群。一项西班牙流行病学研究发现约38%的原发性震颤患者出现听力下降，而对照组的比例约29%[2]。一项美国研究发现原发性震颤的患者听功能评分较低(the Nursing Home Hearing Handicap Index，疗养院听力残疾指数)，使用助听器的比例高于对照人群或帕金森病患者[6]。

神经系统检查：进行性姿势性和动作性震颤，经常累及手，有时累及头颈、发声，或偶尔累及小腿。发病多开始于青春期或成年早期，最大发病年龄可在60~80岁。一些作者认为原发性震颤是涉及认知和运动功能障碍的多系统疾病[5]。

听觉系统：没有关于听力评价的详细描述；听力损失的判断是根据问卷调查得出的。

遗传：原发性震颤的致病基因尚未确定；根据多代人的发病情况推测在一些病例是常染色体显性遗传[3,4]。原发性震颤可能是一种异质性疾病[1]。

参考文献

1. Aridon P et al. Further evidence of genetic heterogeneity in familial essential tremor. *Parkinsonism Relat Disord*. 2008;14:15–18.
2. Benito-León J et al. Reported hearing impairment in essential tremor: a population-based case-control study: Neurological Disorders in Central Spain (NEDICES) Study Group. *Neuroepidemiol*. 2007;29:213–217.
3. Busenbark K et al. Accuracy of reported family histories of essential tremor. *Neurol*. 1996;47:264–265.
4. Jasinska-Myga B, Wider C. Genetics of essential tremor. *Parkinsonism Relat Disord*. 2012;18S1:S138–S139.
5. Louis ED, Okun MS. It is time to remove the "benign" from the essential tremor label. *Parkinsonism Relat Disord*. 2011;17:516–520.
6. Ondo WG et al. Hearing impairment in essential tremor. *Neurol*. 2003;28:1093–1097.

伴有或不伴有神经变性的脑畸形和/或智力障碍

conditions with brain malformations and/or intellectual disability, with or without neurodegeneration

合并周围性坏疽的先天性神经轴突营养不良

congenital neuroaxonal dystrophy with peripheral gangrene

1985—1987 年，Hunter 等[1,2] 报道了 2 例男性同胞患者，他们临床表现为特征性面容、先天性肌张力低下、严重发育延迟和智力障碍、视力损失、听力损失，以及罕见的耳和手指远端坏疽。其病理检测显示为典型的神经轴突营养不良改变。

颅面部检查：2 名患儿同时患有宫内发育迟缓、先天性小头畸形、前额倾斜、宽鼻梁（可能跟眼距过宽有关）、鼻短而钝、耳郭大伴软骨缺损、小下颌以及硬腭高拱。其中一例患儿为上斜性睑裂，另一例患有单侧完全性唇、腭裂。

肌肉骨骼系统：2 名患儿同时患有先天性马蹄内翻足、轻到中度多关节挛缩、手指尺侧偏斜、拇指内收挛缩、双侧通贯手和短颈。年龄较小的患儿有肘部凹陷。

中枢神经系统：鉴于 2 名患儿均患有先天性肌张力低下，且其中一例患儿在胎儿时期存在羊水过多，我们推测该综合征可能起病于胎儿时期。新生儿期体格检查显示患儿有严重的肌张力低下以及原始反射消失。2 名患儿的生长发育基本停滞，必须通过胃管喂养。年龄较小的患儿在 2 月龄时出现肌痉挛，随后进展为全身性癫痫。

视觉系统：患儿对所有视觉刺激均无反应。眼部检查发现视神经发育不良，合并视盘周围灶性出血。

心血管系统：患儿 2 月龄时所有指端和双耳（尤其是耳轮上部）出现褪色。这些部位继发干性坏疽且自行离断后自愈。

皮肤系统：两名患儿的皮肤干燥、有皮屑（鱼鳞病），慢性结膜炎，指甲变薄，毛发稀疏。

泌尿生殖系统：2 名患儿均有睾丸未降、小阴囊和阴茎短小。

听觉系统：2 名患儿均对声音无反应。年龄较小的患儿听性脑干反应仅出现Ⅱ波。

实验室检查：2 名患儿均有慢性相对嗜中性粒细胞减少、单核细胞和淋巴细胞增多。其中一名患儿的脑部 CT 提示明显的灰质 - 白质界限不清和脑萎缩。年龄较大的患儿胸片提示只有 11 根肋骨。

病理学：神经病理学异常表现为大脑显著萎缩和小脑蚓部轻度萎缩，其主要病理改变与婴儿后期的神经轴突营养不良病理表现相似。大脑和脊髓可见大量轴突球形变、轴突增厚及静脉曲张，以上病变发生部位分布不均一。大部分球形变轴突正在或已经出现退行性变，尤其在大脑皮质浅层。这些轴突球形体似乎被散在的小胶质结节所替代。同时发现所有皮质层里都有大量的胶质细胞增生，在第二、第三和第六层发现神经缺失。脱髓鞘和反应性胶质细胞增生在大脑中央白质、脑干和脊髓显得尤为突出。脑干（尤其是延髓）神经细胞内出现中央性空泡和类球形包涵体。小脑颗粒层和齿状核富含球形体，浦肯野细胞几乎全部缺失。视神经已经萎缩[2]。腓肠神经脱髓鞘、轴索营养不良，并且出现不同阶段的洋葱头样改变。电子显微镜显示典型的层状片断。肠内肌间神经丛的轴突增粗，但球形体罕见。骨骼肌呈现出轻到中度的神经失用改变[2]。

遗传：2 名患儿为同胞兄弟，其父母均身体健康，故尚不能完全排除 X 连锁遗传可能。然而鉴于之前所报道过的神经轴索营养不良均为常染色体隐性遗传，该综合征为常染色体隐性遗传可能性更大。上述报道包括出生前就发病的罕见病例类型。

诊断：虽然本综合征与部分疾病有相似的症状，但病情进展迅速以及肢远端坏疽似乎是本综合征独有的症状。视神经 - 耳蜗 - 齿状核退行性病变可能发生于生命早期，但不是出生即有。本综合征还具有特征性病理改变。尚不能明确不伴有坏疽的先天性神经轴索营养不良是否与本疾病属于同一类型。本疾病的病理改变与婴儿后期神经轴索营养不良（Seitelberger 病）相似，但后者的发病时间较晚，病情进展较缓慢，且尚未报道伴有肢体远端坏疽的病例。

预后:2名患儿都已夭折,一例死于9月龄,另一例死于14月龄。

小结:本综合征特点:①可能为常染色体隐性遗传;②特征性面容;③先天性肌张力低下;④严重发育延迟以及智力障碍;⑤视力损失;⑥远端坏疽;⑦鱼鳞病;⑧病理改变为神经轴索营养不良;⑨感音神经性听力损失。

参考文献

1. Hunter AGW et al. Microcephaly with cerebral gliosis, unusual facies and postnatal distal gangrene. *J Clin Dysmorphol.* 1985;3:26–31.
2. Hunter AGW et al. Neuroaxonal dystrophy presenting with neonatal dysmorphic features, early onset of peripheral gangrene, and a rapidly lethal course. *Am J Med Genet.* 1987;28:171–180.

脑桥被盖帽状发育不良
pontine tegmental cap dysplasia

Maeoka 等[5]首次报道了脑桥发育异常合并听力损失的疾病。此后陆续有其他病例被报道[1-4,6,7]。

体格检查:几乎所有患儿出生时身高和体重正常。这些患儿没有特异的外貌表现。

中枢神经系统:本疾病具有特征性大脑异常表现,具体为脑桥腹侧平坦、脑桥被盖呈拱形、小脑蚓部发育不全、小脑上脚部分缺失和橄榄核异常[1]。MRI 表现为磨牙征。面神经麻痹的患儿占 12/15,并且其中有一例被诊断为 Moebius 综合征[6]。共济失调占 7/15,动作不协调占 3/15,头部摇晃占 2/15。部分患儿出现智力障碍。

听觉系统:几乎所有患儿(14/15)都有重度到极重度听力损失。Desai 等[3]首次报道了本病患儿有双重内耳道。一篇文献报道了一名患儿植入人工耳蜗后获得部分效果,提示这样的患儿至少存在部分未受损的听神经[1]。然而,Desai 等[3]却发现他们所报道的3例患儿耳蜗前庭神经均已缺失,且其中一位患儿植入人工耳蜗后效果甚微。

其他表现:少数患儿存在脊柱异常[4,7]。

遗传:所有患儿在其家系中都是唯一的患者。遗传机制尚不明了,但不能排除常染色体显性遗传突变。

诊断:Joubert 综合征与本疾病非常相似,两者都有蚓部发育不全和磨牙征的表现。但是,本疾病有严重的脑桥发育不全和呼吸交换缺失表现,可通过其特征性表现与 Joubert 综合征鉴别。

预后:Rauscher 等[7]报道的2例患儿分别死于 15 和 32 月龄,Jissendi-Tschofo 等[4]报道的6例患儿中,有2例于2岁前去世。其余患儿在文章发表时尚存活,但均小于 10 岁。

小结:本病特点:①小脑和脑干异常;②感音神经性听力损失;③遗传模式不明。

参考文献

1. Bacciu A et al. Cochlear implantation in pontine tegmental cap dysplasia. *Int J Pediatr Otorhinolaryngol.* 2010;74:962–966.
2. Barth PG et al. Pontine tegmental cap dysplasia: a novel brain malformation with a defect in axonal guidance. *Brain.* 2007;130: 2258–2266.
3. Desai NK et al. Pontine tegmental cap dysplasia: the neurotologic perspective. *Otolaryngol Head Neck Surg.* 2011;145:992–998.
4. Jissendi-Tchofo P et al. Pointine tegmental cap dysplasia: MR imaging and diffusion tensor imaging features of impaired axonal navigation. *AJNR Am J Neuroradiol.* 2009;30:113–119.
5. Maeoka Y et al. Pontine hypoplasia in a child with sensorineural deafness. *Brain Dev.* 1997;19:436–439.
6. Ouanounou S et al. Möbius syndrome. *AJNR Am J Neuroradiol.* 2005;26:430–432.
7. Rauscher C et al. Pontine tegmental cap dysplasia: the severe end of the clinical spectrum. *Neuropediatr.* 2009;40:43–46.

Athabascan 脑干发育不全综合征
Navajo 脑干综合征
Athabascan brainstem dysgenesis syndrome(Navajo brain stem syndrome)

Friedman 等[4]描述过7例具有相同症状的阿萨巴斯坎血统患儿,临床表现为先天性水平凝视麻痹、听力损失和中枢性低通气。阿萨巴斯坎人是部分美洲土著部落的祖先,包括纳瓦霍人(Navajo)和阿巴契人(Apache)。部分学者认为他们大约 4 000 年前跨越了白令海峡[3]。尽管 Friedman 等最早称这一疾病为 Navajo 脑干综合征,现该综合征更名为 Athabascan 脑干发育不全综合征(ABDS)[5]。2005 年一篇文献首次报道了一个与本病相似的疾病,即 Bosley-Salih-Alorainy 综合征(BSAS)[1,6]。BSAS 的主要临床表现为 Duane 异常、听力损失、脑血管异常和自闭症,且其致病基因与 ABDS 的致病基因为等位基因。也许将上述疾病命名为 *HOXA1* 相关综合征更为妥当。

中枢神经系统:所有 ABDS 患儿都有整体发育延迟和中枢性低通气。BSAS 患者的智力障碍并不常见。癫痫在上述两种疾病中都较少发生[2]。

视觉系统:几乎所有患儿都有水平凝视麻痹或者 Duane 异常。

心脏缺陷:约 1/3 的患儿出现心血管病变。

听觉系统:表现为先天性重度听力损失。MRI 检查可发现内耳发育不全[2]。

前庭系统:对冷热试验没有反应。

遗传:本病为常染色体隐性遗传。

分子生物学研究:HOXA1 基因突变为上述疾病的病因[2]。

诊断:本疾病与 Moebius 综合征有相似之处,但后者的凝视麻痹继发于展神经麻痹。且 Moebius 综合征没有听力损失和心脏缺陷。

预后:本疾病的寿命长短尚不明确。一例 ABDS 患儿死于婴儿猝死综合征,可能与中枢性低通气有关。

参考文献

1. Bosley TM et al. Clinical characterization of the *HOXA1* syndrome BSAS variant. *Neurol.* 2007;69:1245–1253.
2. Bosley TM et al. The clinical spectrum of homozygous *HOXA1* mutations. *Am J Med Genet.* 2008;146A:1235–1240.
3. Erickson RP. Southwestern Athabaskan (Navajo and Apache) genetic diseases. *Genet Med.* 1999;1:151–157.
4. Friedman BD et al. Congenital horizontal gaze palsy, deafness, central hypoventilation, and developmental impairment: a brain stem syndrome prevalent in the Navajo population. *Proc Greenwood Genet Ctr.* 1997;16:160–161.
5. Holve S et al. Athabascan brainstem dysgenesis syndrome. *Am J Med Genet.* 2003;120A:169–173.
6. Tischfield MA et al. Homozygous *HOXa1* mutations disrupt human brainstem, inner ear, cardiovascular and cognitive development. *Nat Genet.* 2005;37:1035–1037.

Baraister-Winter 综合征
Baraister-Winter syndrome

Barainster 和 Winter 首次报道了 3 例具有相同症状的患者,他们均有面部畸形、眼部病变、生长停滞和智力障碍[2]。其他类似患者的报道不足 20 例[1,3-12]。

体格检查:患者具有特征性的面容:眼距过宽、上睑下垂、宽鼻梁和球形鼻尖、长人中、上唇薄、大嘴、面颊饱满。颈部较短,偶见翼状胬肉和/或后发际低。患儿发育迟缓,大多数患儿的身高

体重都在第 5 百分位数以下。几乎所有患儿都有小头畸形。

神经系统:在大多数行神经影像学检查的患者中,发现了一定程度的神经元迁移障碍。病变的严重程度可分为无脑回、巨脑回以及带状灰质异位[10]。然而,有 2 例临床怀疑为 Baraister-Winter 综合征的患儿的脑 CT 显示大脑结构正常[3,12]。所有患儿的动作发育较慢,大多数患儿有整体发育延迟 / 智力障碍。肌张力低下亦有报道[10]。

其他表现:眼部缺损是普遍表现,心脏畸形和四肢轻微异常[例如先天性指(趾)侧弯、拇趾增宽]的发生率不到 50%[10]。

听觉系统:文献报道约半数患者出现听力损失,但听力损失的程度和机制尚不明确。Verloes等[12]报道的一例患者表现为感音神经性听力损失,平均听力约 60dB,其他患者没有听力方面的准确报道。

遗传:本病为散发性疾病,病因可能是致病基因出现新发生的突变。

分子生物学研究:Baraister-Winter 综合征具有异质性,两个致病基因之一发生突变能够导致相同的表型。这两个致病基因分别为 ATCB 和 ACTG1,它们都是肌动蛋白编码基因;有学者认为它们的功能具有部分重复性[9]。

小结:本病特点:①常染色体显性遗传模式;②脑畸形,尤其是神经元移行异常;③特征性面容;④眼部缺损;⑤听力损失。

参考文献

1. Ayme S et al. Abnormal childhood phenotypes associated with the same balanced chromosome rearrangements as in the parents. *Hum Genet.* 1979;48:7–12.
2. Baraitser M, Winter RM. Iris coloboma, ptosis, hypertelorism, and mental retardation: a new syndrome. *J Med Genet.* 1988;25:41–43.
3. Fryns JP. Previously apparently undescribed syndrome: shallow orbits, ptosis, coloboma, trigonocephaly, gyral malformations, and mental and growth retardation. *Am J Med Genet.* 1996;64:521–522.
4. LeMarec B et al. A new syndrome with ptosis, coloboma, and mental retardation. *Genet Couns.* 1992;3:119–120.
5. Megarbane A et al. Ptosis, down-slanting palpebral fissures, hypertelorism, seizures, and mental retardation: a possible new MCA/MR syndrome. *Clin Dysmorph.* 1997;6:239–244.
6. Pallotta R. Iris coloboma, ptosis, hypertelorism, and mental retardation: a new syndrome possibly localized on chromosome 2. *J Med Genet.* 1991;28:342–344.
7. Ramer JC et al. Syndrome identification #149: trigonocephaly, pachgyria, retinal coloboma, and cardiac defect: a distinct syndrome. *Dysmorph Clin Genet.* 1992;6:15–20.

8. Ramer JC et al. Previously apparently undescribed syndrome: shallow orbits, ptosis, coloboma, trigonocephaly, gyral malformations, and mental and growth retardation. *Am J Med Genet.* 1995;57: 403–409.

9. Rivière JB et al. *De novo* mutations in the actin genes *ACTB* and *ACTG1* cause Baraitser-Winter syndrome. *Nature Genet.* 2012;44:440–444.

10. Rossi M et al. Characterization of brain malformations in the Baraitser-Winter syndrome and review of the literature. *Neuropediatr.* 2003;34:287–292.

11. Schaap C et al. Opitz-C syndrome: on the nosology of mental retardation and trigonocephaly. *Genet Couns.* 1992;3:209–215.

12. Verloes A. Iris coloboma, ptosis, hypertelorism, and mental retardation: Baraitser-Winter syndrome or Noonan syndrome? *J Med Genet.* 1993;30:425–426.

Chudley-Mccullough 综合征
Chudley-Mccullough syndrome

Chudley 等[2]描述了合并有多发脑畸形和听力损失的同胞患者。此外,还有一些关于这一疾病的病例报道[1,3-8]。

神经系统:所有患儿都有脑畸形,最一致的表现为脑积水。其他异常还包括胼胝体发育不全或部分缺如、蛛网膜囊肿、脑皮质发育不良、额叶多小脑回以及小脑发育不全。尽管如此,多数患儿的认知功能在正常范围[1]。癫痫是偶发症状[3]。

听觉系统:患儿都有双侧重度到极重度听力损失。听力损失不一定是先天性的,但都于3岁之前确诊[7]。

遗传:患儿无性别差异且父母为近亲,因此判断本疾病应该是常染色体隐性遗传。

分子生物学研究:致病基因为 G 蛋白信号调控子 2(*GPSM2*)基因,它也是导致常染色体隐性遗传非综合征性听力损失 *DFNB82* 的致病基因[3]。

预后:大多数患儿发育正常[1,4]。Lemire 和 Stoeber[5]所报道的有智力障碍的女性患儿,同时具有 *FMR1* 基因突变,这也可以从某种意义上解释患者的智力障碍。

小结:本病特点:①可能为常染色体隐性遗传;②大脑异常;③听力损失;④认识发育正常。

参考文献

1. Alrashdi I et al. Chudley-McCullough syndrome: another report and a brief review of the literature. *Clin Dysmorphol.* 2011;20:107–110.

2. Chudley AE et al. Bilateral sensorineural deafness and hydrocephalus due to foramen of Monro obstruction in sibs: a newly described autosomal recessive disorder. *Am J Med Genet.* 1997;68:350–356.

3. Doherty D et al. *GPSM2* mutations cause the brain malformations and hearing loss in Chudley-McCullough syndrome. *Am J Hum Genet.* 2012;90:1088–1093.

4. Hendriks YMC et al. Bilateral sensorineural deafness, partial agenesis of the corpus callosum, and arachnoid cysts in two sisters. *Am J Med Genet.* 1999;86:183–186.

5. Lemire EG, Stoeber GP. Chudley-McCullough syndrome: bilateral sensorineural deafness, hydrocephalus, and other structural brain abnormalities. *Am J Med Genet.* 2000;90:127–130.

6. Matteucci F et al. Sensorineural deafness, hydrocephalus and structural brain abnormalities in two sisters: the Chudley-McCullough syndrome. *Am J Med Genet.* 2006;140A:1183–1188.

7. Ostergaard E et al. Brothers with the Chudley-McCullough syndrome: sensorineural deafness, agenesis of the corpus callosum, and other structural brain abnormalities. *Am J Med Genet.* 2004;124A:74–78.

8. Welch KO et al. Chudley-McCullough syndrome: expanded phenotype and review of the literature. *Am J Med Genet.* 2003;119A: 71–76.

小头畸形、智力障碍、痉挛性双侧瘫痪或四肢瘫痪、永存原始玻璃体增生,小眼畸形、腭裂与传导性听力损失(眼 - 腭 - 脑综合征)
microcephaly, intellectural disability, spastic diplegia or quadriplegia, persistent hyperplastic primary vitreous (PHPV), microphthalmia, cleft palate, and conductive hearing loss(oculo-palato-cerebral syndrome)

1985 年 Frydman 等[2]报道了 3 名具有少见的多重先天性异常 / 智力障碍综合征的同胞患者,同时合并永存原始玻璃体增生(PHPV)症。Pellegrino 等[3]和 Alanay 等[1]亦报道了类似病例。

体格检查:所有患者出生时低体重,随后出现身材矮小症、小头畸形、眼球凹陷、球形鼻,5 例患儿中 4 例有硬腭或软腭裂。第 5 例患者有高腭穹。

中枢神经系统:3 名同胞患者有先天性肌张力低下及痉挛状态;所有 5 例患者均有小头畸形和智力障碍或发育延迟。智力障碍的程度不一,Pellegrino 等[3]和 Alanay 等[1]报道的患者有轻度智力发育迟缓;Frydman 等[1]报道的一名 15 岁女性患者具有轻度小头畸形和轻度痉挛性双侧瘫痪,其智力水平为正常临界低值(IQ 为 76)。她的 2 名患病兄弟则有严重的小头畸形(>-5 *SD*),重度智力障碍和严重的痉挛性四肢瘫痪。其中一位兄弟的颅脑 CT 显示左侧颞叶中央性萎缩和中度脑室扩张;另一位兄弟的颅脑 MRI 显示额部脑萎缩和胼胝体变细[3]。

视觉系统:本综合征具有一种罕见的眼部症状:单侧或双侧永存原始玻璃体增生(PHPV),

包括受累眼球变小、轻度小角膜和前房变浅。Frydman 等[2]报道的女性患者的还有继发性青光眼,后来发展为白内障,右侧青光眼以及左侧眼球萎缩。她弟弟的眼部超声检查发现晶状体后方肿物,但没有视网膜脱离。

肌肉骨骼系统:所有患者都显现出皮肤柔软、静脉可见以及关节过度活动。偶见漏斗胸、肘关节伸直受限、脊柱后凸、单侧 13 根肋骨以及脐疝。

泌尿生殖系统:2 名男性患者有睾丸未降。

呼吸系统:3 名同胞患者有严重的哮喘,常继发肺炎,需要频繁的住院治疗。其亲属中没有其他成员患有哮喘或其他过敏性疾病。因此,这篇报道的作者认为哮喘是本综合征的症状之一[2]。Alanay 等[1]报道的患儿有轻度过敏,然而Pellegrino 等[3]报道的患者没有哮喘或过敏,因此还不能完全明确哮喘或过敏是否构成本综合征的一部分。

听觉系统:3 例同胞患者频繁发作中耳炎。其中女性患者的鼓膜变厚且有瘢痕,轻度听力损失,可能为传导性。其兄弟怀疑有听力损失。其余 2 例患者听力正常。

遗传:3 名同胞患者,有男有女。他们的父母是没有患病的一级堂表亲,摩洛哥犹太人血统。Alanay 等[1]报道的一例患儿的父母也为近亲,因此推测本疾病可能是常染色体隐性遗传。目前致病基因还未明确。

诊断:本疾病的最特殊症状是家族性PHPV。Norrie 病也可有 PHPV,并且也表现出小头畸形、发育受限、隐睾、感音神经性听力损失和智力障碍。但 Norrie 病是 X 连锁隐性遗传,家族性PHPV 极少单独出现[4]。

预后:智力障碍的程度介于临界到极重度之间。

小结:本病特点:①常染色体隐性遗传;②小头畸形;③智力障碍;④痉挛性双侧瘫痪或四肢瘫痪;⑤永存原始玻璃体增生;⑥小眼球;⑦腭裂或高腭弓;⑧传导性听力损失。

参考文献

1. Alanay Y et al. Oculo-palato-cerebral syndrome: A third case supporting autosomal recessive inheritance. *Am J Med Genet*. 2004; 130A:92–95.
2. Frydman M et al. Oculo-palato-cerebral syndrome: a new syndrome. *Clin Genet*. 1985;27:414–419.
3. Pellegrino JE et al. Oculo-palatal-cerebral syndrome: a second case. *Am J Med Genet*. 2001;99:200–203.
4. Wang MK, Phillips CI. Persistent hyperplastic primary vitreous in nonidentical twins. *Acta Ophthalmol*. 1973;51:434–437.

Golabi-Ito-Hall 综合征
X 连锁智力障碍、小头畸形、面部异常与感音神经性听力损失
X-linked intellectural disability, microcephaly, unusual face, and sensorineural hearing loss(Golabi-Ito-Hall syndrome)

1984 年 Golabi 等[1]报道了一个新的 X 连锁综合征家系,其中有 3 名男性成员患病。主要临床表现包括先天性小头畸形、出生后发育障碍、毛发干燥易脆、伴有额中缝隆起的窄三角形脸、睑裂上斜、内眦外侧移位、巨牙和招风耳。2 例患者有房间隔缺损。患者有轻度感音神经性听力损失。

本病是由 *PQBP1* 基因错义突变所致,该基因还引起 4 种其他类型 X 连锁智力障碍综合征[2]。

诊断见表 12-1。

表 12-1 X 连锁智力障碍综合征与听力损失

表现	Juberg-Marsidi 综合征	Golabi-Ito-Hall 综合征	Schimke-Horton 综合征	Gustavson 综合征	Martin 综合征
早年去世	1	2	2	1	2
发育迟缓	1	1	1	1	1
小头畸形	1	1	1	1	1
视神经萎缩	1	2	2	1	1
眼肌麻痹	1	2	1	2	1
听力损失	1	1	1	1	1

表现	Juberg-Marsidi 综合征	Golabi-Ito-Hall 综合征	Schimke-Horton 综合征	Gustavson 综合征	Martin 综合征
痉挛状态	1	1		1	
癫痫发作	1	1	1	1	
肾异常			1	2	1
性腺功能减退	1	2		2	1
内分泌障碍	1	1		2	1
关节活动受限		2	1	1	

注:改编自 K-H Gustavson et al., Am J Med Genet 1993;45:654.

参考文献

1. Golabi M et al. A new X-linked multiple congenital anomalies/mental retardation syndrome. *Am J Med Genet.* 1984;17:367–374.
2. Lubs H et al. Golabi-Ito-Hall syndrome results from a missense mutation in the WW domain of the *PQBP1* gene. *J Med Genet.* 2006;43:e30.

Juberg-Marsidi 综合征
X 连锁智力障碍及生长延迟、生殖器发育不良与感音神经性听力损失
X-linked intellectural disabilitiy and growth delay, genital hypoplasia, and sensorineural hearing loss（Juberg-Marsidi syndrome）

1980 年 Juberg 和 Marsidi[4] 报道了 1 例男性患儿与 2 名舅舅患有认知与生长障碍、面部异常、小生殖器和感音神经性听力损失。Mattei 等[5] 描述了另一个大的家系,有 7 名男性患病;Tsukahara 等[8] 报道了 1 例可疑病例。

体格检查:出生时低体重并且发育不超过第 3 个百分位数。头围偏小。

颅面部表现:所有患者都有高前额、睑裂上斜、突出的内眦皮赘和塌鼻梁(图 12-11)。耳郭过度卷曲伴大耳轮。

视觉系统:大多数患儿睑裂变小。有些患者还有轻度视网膜色素沉着[4]。

中枢神经系统:所有患儿有严重的全身发育延迟。婴儿期出现肌张力低下。大多数患儿能学会行走。一些患儿出现癫痫。

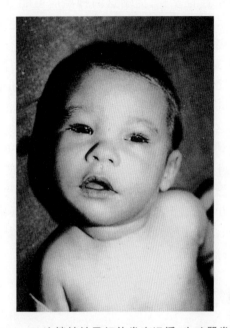

图 12-11　X 连锁精神及躯体发育迟缓、生殖器发育不良与感音神经性听力损失(Juberg-Marsidi 综合征)
患儿的面部表现有高前额、睑裂上斜和塌鼻梁
[引自:JF Mattei et al., Clin Genet 1983;23:70.]

肌肉骨骼系统:示指或中指先天性指屈曲、示指先天性指侧弯、跗趾大小不对称、骨龄滞后。

泌尿生殖系统:所有患儿阴囊都未发育,睾丸未下降,阴茎短小[4,5]。一些患儿有膀胱输尿管反流和小肾脏。

听觉系统:婴儿期发现双侧中度到重度感音神经性听力损失,但因为重度智力障碍而没有更详尽地研究。1 例患儿的听力损失在高频低于 60dB。

实验室检查:骨龄滞后是较一致的发现。

遗传:明确为 X 连锁遗传。

分子生物学研究:致病基因被定位于 Xq12-q21[7]并且已明确为 X 连锁解螺旋酶-2 (*ATRX*)基因[1,9]。这一基因还能导致其他几种 X 连锁智力障碍疾病,包括 X-连锁 α-珠蛋白生成障碍性贫血/智力障碍(ATRX)、Carpenter-Waziri 综合征、Holmes-Gang 综合征、Smith-Fineman-Myers 综合征、Chudley-Lowry 综合征,以及与痉挛性截瘫相关的 X 连锁智力障碍性疾病[3]。

诊断:过去认为 Juberg-Marsidi 综合征与 ATRX 的区别是前者有听力损失。然而,一些 Juberg-Marsidi 综合征患者随后出现 α-珠蛋白生成障碍性贫血,提示这两种疾病可能具有同源性[2]。Renier 等[6]报道了 3 例男性同胞患者和 2 名舅舅表现为 X 连锁遗传的小头畸形、智力障碍、癫痫、痉挛性截瘫和感音神经性听力损失。有一个 Gustavson 综合征家系的症状与 Juberg 和 Marsidi 所描述的相似[4],但是患者的生殖器正常。这些疾病也可能具有某种共同病因。

预后:Juberg 和 Marsidi[4]报道的 2 名舅舅分别死于 9 岁和 20 月龄。Mattei 等[5]报道的 1 名儿童患者死于 10 月龄。

小结:这一综合征的特点有:① X 连锁隐性遗传;②智力障碍;③生长延迟;④生殖器发育不良;⑤感音神经性听力损失。

参考文献

1. Abidi FE et al. Mutations in the 5⊠ alternatively spliced region of the *XNP/ATR-X* gene causes Chudley-Lowry syndrome. *Eur J Med Hum Genet*. 2005;13:176–183.
2. Gibbons R. Alpha thalassaemia-mental retardation, X-linked. *Orphanet J Rare Dis*. 2006;1;15.
3. Gustavson K-H et al. New X-linked syndrome with severe mental retardation, severely impaired vision, severe hearing defect, epileptic seizures, spasticity, restricted joint mobility, and early death. *Am J Med Genet*. 1993;45:654–657.
4. Juberg RC, Marsidi I. A new form of X-linked mental retardation with growth retardation, deafness and microgenitalism. *Am J Hum Genet*. 1980;32:714–722.
5. Mattei JF et al. X-linked mental retardation, growth retardation, deafness and microgenitalism: a second familial report. *Clin Genet*. 1983;23:70–74.
6. Renier WO et al. An X-linked syndrome with microcephaly, severe mental retardation, spasticity, epilepsy and deafness. *J Ment Def Res*. 1982;26:27–40.
7. Saugier-Veber P et al. The Juberg-Marsidi syndrome maps to the proximal long arm of the X chromosome (Xq12–121). *Am J Hum Genet*. 1993;52:1040–1045.
8. Tsukahara M et al. Juberg-Marsidi syndrome: report of an additional case. *Am J Med Genet* 58:353–355.
9. Villard L et al. *XNP* mutation in a large family with Juberg-Marsidi syndrome. *Nat Genet*. 1996;12:359–360.

Renier 综合征
小头畸形、智力障碍、癫痫、痉挛性截瘫与感音神经性听力损失
microcephaly,intellectual disability,epilepsy,spastic paraplegia,and sensorineural hearing loss(Renier syndrome)

Renier 等[2]描述了一个荷兰家系的综合征,表现为智力障碍、小头畸形、癫痫、痉挛性截瘫和感音神经性听力损失。

体格检查:出生时的各项参数正常,且生后躯体发育正常,但头部发育速度减缓,导致 1 岁前出现小头畸形。这一疾病没有特征性的面容。

中枢神经系统:所有男性患儿有先天性肌张力低下,婴儿期出现整体发育延迟。1~2 岁时体检可发现小头畸形、痉挛和严重智力障碍。尽管一些患儿能学会行走,但无一患儿学会说话。癫痫通常伴有全身强直阵挛发作,在童年早期即开始出现。1 例患儿的气脑造影显示侧脑室中度扩张。每例男性患儿的母亲以及几例男性患儿的姐妹的智力"低于正常值",此外没有其他异常。

听觉系统:所有男性患儿都有重度感音神经性听力损失,但没有关于听力曲线的详细报道。

病理学:先证者在 17 个月龄时,对其右侧额叶第 2 回进行了脑组织活检。结果显示皮质第 3 层和第 4 层由圆形未成熟的神经元细胞组成,核-质比增高。其他皮质层正常。

遗传:先证者、2 名舅舅和 2 名一级表亲都患有此病。这个家系中的许多女性成员,包括每个肯定的致病基因携带者,她们的智力都处于临界值或轻度障碍。系谱图提示本疾病为 X 连锁隐性遗传伴有女性部分表达(图 12-12)。

诊断:目前已知的 X 连锁智力障碍综合征中极少出现听力损失。Juberg-Marsidi 综合征可根据其生殖器畸形和缺乏痉挛症状与本病鉴别。然而,Gustavson 等[1]认为 Renier 综合征与 Juberg-Marsidi 综合征是同一疾病。

预后:几例男性患儿在儿童期去世。

小结:这一疾病的特点有:① X 连锁遗传,伴有女性部分表达②智力障碍;③小头畸形;④癫痫;⑤痉挛性截瘫;⑥感音神经性听力损失。

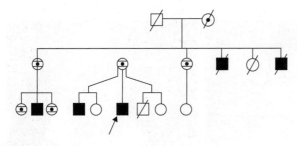

<table>
<tr><td>□ ○</td><td>正常人</td></tr>
<tr><td>■</td><td>患者</td></tr>
<tr><td>⊙</td><td>携带者</td></tr>
<tr><td>⊡</td><td>智力低下、携带者</td></tr>
</table>

图 12-12　小头畸形、智力障碍、癫痫、痉挛性截瘫与感音神经性听力损失（Renier 综合征）
系谱图显示 X 连锁隐性遗传伴有女性部分表达

参考文献

1. Gustavson K-H et al. New X-linked syndrome with severe mental retardation, severely impaired vision, severe hearing defect, epileptic seizures, spasticity, restricted joint mobility, and early death. *Am J Med Genet*. 1993;45:654–658.
2. Renier WO et al. An X-linked syndrome with microcephaly, severe mental retardation, spasticity, epilepsy and deafness. *J Ment Defic Res*. 1982;26:27–40.

Gustavson 综合征
视神经萎缩、智力障碍、癫痫、痉挛状态、关节活动受限与感音神经性听力损失
optic atrophy, intellectual disability, seizures, spasticity, restricted joint mobility, and sensorineural hearing loss (Gustavson syndrome)

1993 年 Gustavson 等[2]报道了一种综合征,症状包括小头畸形、严重智力障碍、导致视力极度低下或失明的视神经萎缩、痉挛状态、癫痫、大关节活动受限和重度感音神经性听力损失。

中枢神经系统:明显的小头畸形、严重智力障碍、痉挛状态、呼吸暂停和癫痫。

视觉系统:所有患儿都有因视神经萎缩导致的失明。

听觉系统:患儿似乎对声音刺激没有反应。

遗传:已经证实为 X 连锁的遗传模式。7 例患儿中 6 例为男性。共累及 2 代人。成纤维细

胞培养发现线粒体正常,因此可大致排除母系遗传性疾病。初步证据提示连锁位于 Xq26[3,4]。

预后:患儿在婴儿期或童年早期死亡。

诊断:要排除其他一些伴有听力损失的 X 连锁智力障碍综合征,例如 Juberg-Marsidi 综合征、Golabi-Ito-Hall 综合征,还有一些本章节描述的综合征。此外,Barth 等[1]报道了一个与本病有相似表现的综合征,但遗传模式为常染色体隐性遗传,并且没有听力损失的证据。

参考文献

1. Barth PG et al. Inherited syndrome of microcephaly, dyskinesia and pontocerebellar hypoplasia: a systemic atrophy with early onset. *J Neurol Sci*. 1990;97:25–42.
2. Gustavson KH et al. New X-linked syndrome with severe mental retardation, severely impaired vision, severe hearing defect, epileptic seizures, spasticity, restricted joint mobility, and early death. *Am J Med Genet*. 1993;45:654–658.
3. Malmgren H et al. Linkage analysis of a new type of X-linked mental retardation. Abstract from the Third Chromosome Workshop, Amalfi, Italy, April 3–4, 1992.
4. Malmgren H et al. Linkage mapping of a severe X-linked mental retardation syndrome. *Am J Hum Genet*. 1993;52:1046–1052.

Martin-Probst 综合征
伴有特征性面容的 X 连锁智力障碍与听力损失
X-linked intellectual disability with characters facial features and hearing loss (Martin-Probst syndrome)

Martin 等[2]报道了一个累及 3 代患者的家系,表现包括少见的特殊面容和感音神经性听力损失。报道时患者的年龄在 12~54 岁之间。面部特征包括眼距过宽、内眦赘皮、睑裂窄、颧部发育不良、下唇饱满和小颌畸形(图 12-13)。文章描述患者的耳郭位置较低,但提供的照片没有此表现。所有患者都有先天性感音神经性听力损失,并且程度为重度到极重度。较年轻的 2 例男性患者认知功能处于正常临界或轻度损害;年龄最长的男性患者的认知功能中度到重度损害。此外,患者还有肾异常(1 例患者单侧肾发育不全,另一例患者双侧小肾脏畸形)、毛细血管扩张和全血细胞减少。基因定位研究发现病变基因位于 Xq1-21 的 48cM 区域;最近的研究明确为 *RAB40AL* 基因[1]。

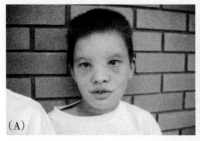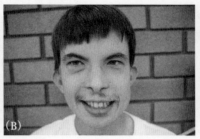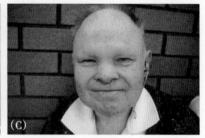

图 12-13　伴有特征性面容的 X 连锁智力障碍与听力损失（Martin 综合征）
注意图中的患者眼距增宽、内眦赘皮、宽鼻梁和宽嘴
（引自：DM Martin et al.，J Med Genet. 2000；37：836-841. BMJ 出版集团同意再次印刷）

参考文献

1. Bedoyan JK et al. Disruption of *RAB40AL* function leads to Martin-Probst syndrome, a rare X-linked multisystem neurodevelopmental human disorder. *J Med Genet* 2012; 49:332–340.
2. Martin DM et al. Characterisation and genetic mapping of a new X-linked deafness syndrome. *J Med Genet*. 2000;37:836–841.

伴有听力损失的神经肌肉疾病
neuromuscular disorders with hearing loss

神经肌肉疾病是一大类疾病的统称，通常为遗传性疾病，其主要病理表现为下运动单元和相关结构的功能紊乱，例如前角细胞、脊神经根、周围神经、神经肌肉接头和肌肉。这一疾病是根据病变的原发部位来分类的。运动神经元病累及前角细胞，可分为罕见的延髓病、相对常见且严重的脊髓性肌萎缩和遗传性运动神经元病（HMN），后者是运动神经元病的脊髓型。肌电图（EMG）显示正常的运动和感觉神经传导（NCS），针刺试验显示失神经支配。

遗传性神经病可根据临床检查和电生理试验分为上述 3 个亚类。前两类的患者经常感到下肢和足部肌无力。HMN 患者没有感觉神经症状，NCS 正常，EMG 提示失神经支配。遗传性运动和感觉神经病（HMSN）的感觉神经症状可以较轻或没有，感觉神经 NCS 变慢或消失。运动神经 NCS 可明显变慢（Ⅰ型）或处于正常临界值（Ⅱ型）。肌电图显示失神经支配。遗传性感觉和自主神经病（HSAN）有严重的感觉缺失，经常因为反复受伤及其并发症、尤其是并发感染而引起临床上的注意。感觉神经 NCS 消失，运动神经

NCS 可正常或在正常临界值。自主神经症状例如体温调节功能差通常在 HSAN 患者中常见，但 HMSN 患者亦可出现这一症状。

肌肉疾病可分为肌营养不良或其他疾病，例如先天性肌病。前者具有进展性，肌肉活检可见纤维化和瘢痕（营养不良的改变）。后者的病变可静止亦可进展，肌肉活检表现各异。

前角细胞及各种神经肌肉疾病
anterior horn cell and miscellaneous neuromuscular disorders

Brown-Vialetto-Van Laere 综合征
脑桥延髓麻痹与感音神经性听力损失
pontobulbar plasy and sensorineural hearing loss（Brown-Vialetto-Van Laere syndrome，BVVS）

1894 年 Brown 首次描述了进行性脑桥延髓麻痹合并感音神经性听力损失的综合征，此后 Brown 和 Laere 分别在 1936 年和 1967 年也报道了这一疾病。目前被报道的患者有 50 余例[1,2,4-14,16-27]。

中枢神经系统：听力损失极少发生在上睑下垂前。更常见的是，听力损失在低位脑神经麻痹同时或在其之后几年出现。本疾病典型的症状包括面神经麻痹、由声带麻痹所致的构音障碍、吞咽困难以及无力、消瘦和舌肌束震颤（图 12-14A）。许多患者出现影响身体的下运动神经元症状，例如上肢无力和消瘦、反射减弱、膈肌无力导

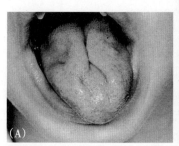
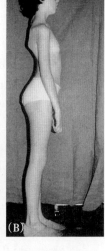

图 12-14　脑桥延髓麻痹与感音神经性听力损失（Brown-Vialetto-Van Laere 综合征，BVVS）

（A）前角细胞病的舌体消瘦。（B）全身肌肉消瘦

［（A）引自：SA Hawkins et al., J Med Genet 1990；27：176. ］

致的低通气、呼吸衰竭、白天嗜睡以及腰椎过度前凸（图 12-14B）。少数患者有上位脑神经麻痹，或下肢的上运动神经元症状，包括强直、反射亢进和足底伸肌反应。任何一种临床症状都可能缓慢进展或突然发作、迅速恶化。一些患者仅有轻度的表现。肌电图结果与轻度或重度慢性失神经支配一致。神经系统症状出现的年龄差异较大，通常在 10~20 岁发病。然而，也有 2 岁就发病的报道[18]。病情进展的速度与发病年龄没有明显相关性。

呼吸系统：病变晚期出现膈肌无力和呼吸困难，通常导致死亡[13]。

视觉系统：少数患者发现视神经萎缩、视网膜色素变性和黄斑色素沉着[1,8,12,14,17]。

听觉系统：感音神经性听力损失是大多数患者最早的症状，通常开始于童年中期，发病的年龄范围为 1~20 岁[3]。发病时间有较大差异，疾病进展也可快可慢。1 例患者听性脑干诱发电位有正常的 1~3 波，4 波及 5 波消失；还有 1 例患者所有波均消失。有 2 例患者在人工耳蜗植入后收效甚微[21]。

前庭系统：有几例患者的前庭冷热试验异常[3,6,25,26]。

病理学：少数被研究的患者显示下位脑神经核、耳蜗腹核和脊髓前角细胞缺失以及胶质细胞增生，下位脑神经轴突广泛缺失，第Ⅷ脑神经或耳蜗前庭神经退行性变。其他异常表现不尽相同[2,9,12,16]。

遗传：所报道的患者中有同胞患者且父母健康，其中一个家庭为近亲婚配，因此推测本疾病为常染色体隐性遗传[6,12,16,18,25,27]。

分子生物学研究：导致本病的突变基因可能为 SLC52A3 或 SLC52A2 中的一个，他们是编码核黄素转运蛋白的基因[13,16,22]。Fazio Londe 综合征的突变基因与本疾病相同，除了没有听力损失的症状以外，其他表现与 BVVS 相同[5,22]。

实验室检查：血浆酰基肉毒碱（acylcarnitine profile）和尿有机酸检测结果与多项乙酰辅酶 A 脱氢酶缺陷结果类似[5]。

诊断：Madras 型运动神经病与本疾病非常相似，可能是同一疾病[15,23]。Madras 型运动神经病可能是由环境因素所致的一类疾病，病毒或自身免疫可导致该病[18]。运动神经病、声带麻痹和感音神经性听力损失（Boltshhauser 综合征）与本病相似，但脑干体征仅限于声带麻痹，并且发病年龄和听力损失的严重程度变异范围更大。

预后：本疾病导致严重残疾并缩短寿命，尤其是那些进展迅速的患者。然而，有一篇报道发现有 1/3 的患者发病后 10 年仍然存活[20]。近来在几个患病家系中发现核黄素转运蛋白复合体缺陷，这些家系的患者对饮食补充的核黄素显示出一定反应，提示大多数患者可能通过这一方法进行治疗[5,16]。

小结：这一疾病的特点有：①大多数家系可能为常染色体隐性遗传；②显著而迅速进展的延髓功能障碍；③运动神经元病，主要累及颈髓；④感音神经性听力损失。

参考文献

1. Abarbanel JM et al. Bulbo-pontine paralysis with deafness: the Vialetto-Van Laere syndrome. *Can J Neurol Sci.* 1991;18:349–351.
2. Alberca R et al. Progressive bulbar paralysis associated with neural deafness: a nosological entity. *Arch Neurol.* 1980;37:214–221.
3. Athertino Tavares CC et al. Données cochléo-vestibulaires dans la sclérose latérale amyotrophique (forme de Van Laere). [Cochleovestibular data in amyotrophic lateral sclerosis (van Laere's form).] *Rev Laryngol (Paris).* 1985;106:375–378.
4. Ben Hamida M, Hentati F. Maladie de Charcot et sclérose laterale

amyotrophique juvenile. [Charcot's disease and juvenile amyotrophic lateral sclerosis.] *Rev Neurol.* 1984;140:202–206.

5. Bosch AM et al. Brown-Vialetto-Van Laere and Fazio Londe syndrome is associated with a riboflavin transporter defect mimicking mild MADD: a new inborn error of metabolism with potential treatment. *J Inherit Metab Dis.* 2011;34:159–164.

6. Boudin G et al. Cas familial de paralysie bulbo-pontine chronique progressive avec surdité. [Familial case of chronic progressive bulbo-pontine paralysis with deafness.] *Rev Neurol.* 1971;124:90–92.

7. Brown CH. Infantile amyotrophic lateral sclerosis of the family type. *J Nerv Ment Dis.* 1894;21:707–716.

8. Brucher JM et al. Progressive pontobulbar palsy with deafness. Clinical and pathological study of 2 cases. *Arch Neurol.* 1981;38: 186–190.

9. Davenport RJ, Mumford CJ. The Brown-Vialetto-Van Laere syndrome: a case report and literature review. *Eur J Neurol.* 1994;1:51–54.

10. De Oliveira JT et al. Brown-Vialetto-Van Laere syndrome: report of 2 cases. *Arq Neuropsiquiatr.* 1995;53:789–791.

11. Francis DA et al. Brown-Vialetto-Van Laere syndrome: *Neuropathol Appl Neurobiol.* 1993;19:91–94.

12. Gallai V et al. Ponto-bulbar palsy with deafness (Brown-Vialetto-Van Laere syndrome). *J Neurol Sci.* 1981;50:259–275.

13. Green P et al. Brown-Vialetto-Van Laer syndrome, a ponto-bulbar palsy with deafness, is caused by mutations in *C20orf54. Am J Hum Genet.* 2010;86:485–489.

14. Hawkins SA et al. Pontobulbar palsy and neurosensory deafness (Brown–Vialetto–Van Laere syndrome) with possible autosomal dominant inheritance. *J Med Genet.* 1990;27:176–179.

15. Jagganathan K. Juvenile motor neuron disease. In: Spillane JD, ed. *Tropical Neurology.* London: Oxford University Press; 1973127–130.

16. Johnson JO et al. Exome sequencing reveals riboflavin transporter mutations as a cause of motor neuron disease. *Brain.* 2012;135 (pt. 9):2875–2882.

17. Malheiros JA et al. A Brazilian family with Brown-Vialetto-Van Laer syndrome with autosomal recessive inheritance. *Arq Neuropsiquiatr.* 2007;65:32–35.

18. Megarbane A et al. Brown–Vialetto–Van Laere syndrome in a large inbred Lebanese family: confirmation of autosomal recessive inheritance? *Am J Med Genet.* 2000;92:117–121.

19. Piccolo G et al. Recovery from respiratory muscle failure in a sporadic case of Brown–Vialetto–Van Laere syndrome with unusually late onset. *J Neurol.* 1992;239:355–356.

20. Sathasivam S. Brown-Vialetto-Van Laere syndrome. *Orphanet J Rare Dis.* 2008;3:9.

21. Sinnathuray AR et al. Cochlear implantation in Brown-Vialetto-Van-Laere syndrome. *J Laryngol Otol.* 2011;125:314–317.

22. Spagnoli C, de Sousa C. Brown-Vialetto-Van Laere syndrome and Fazio-Londe disease—treatable motor neuron diseases of childhood. *Dev Med Child Neurol* 2012;54:292–293.

23. Summers BA et al. Juvenile-onset bulbospinal muscular atrophy with deafness: Vialetto–Van Laere syndrome or Madras-type motor neuron disease. *J Neurol.* 1987;234:440–442.

24. Szatjzel R et al. Syndrome de Brown–Vialetto–Van Laere. Un cas avec anticorps anti-ganglioside GM1 et revue de la litterature. *Rev Neurol (Paris).* 1998;154:51–54.

25. Van Laere J. Paralysie bulbo-pontine chronique progressive familiale avec surdité. Un cas de syndrome de Klippel-Trenaunay dans la meme fratrie. Problèmes diagnostiques et génétiques. [Familial progressive chronic bulbo-pontine paralysis with deafness: A case of Klippel-Trenaunay syndrome in siblings of the same family. Diagnostic and genetic problems.] *Rev Neurol.* 1966;115:289–295.

26. Van Laere J. Over een nieuw geval van chronische bulbopontiene paralysis met doofheid. [On a new case of chronic bulbopontine paralysis with deafness.] *Verh Vlaam Akad Beneesk Belg.* 1967;30:288–308.

27. Vialetto E. Contributo alla forma ereditaria della paralisi bulbare progressiva. *Riv Sper Freniat.* 1936;40:1–24.

Nathalie 综合征
脊髓性肌萎缩、心脏传导障碍、白内障、性腺功能减退与感音神经性听力损失
spinal muscular atrophy, cardiac conduction disorder, cataracts, hypogonadism, and sensorineural hearing loss (Nathalie syndrome)

1975 年 Cremers 等[1]报道了 4 名具有荷兰与乌克兰血统的同胞患者,他们表现为脊髓性肌萎缩、心脏传导障碍、白内障、性腺功能减退与感音神经性听力损失。作者以年龄最长的患儿的名字将这一疾病命名为 Nathalie 综合征。

体格检查:患儿的外表显得比实际年龄小。所有患儿的体重都在第 3 个百分位数以下。4 例同胞患者中有 3 例在成年时身高低于 165cm。

中枢神经系统:在 10~20 岁隐匿地出现轻度无力和消瘦,并且进展非常缓慢。肌肉消瘦主要表现于肩部、大腿、小腿,并且深部腱反射明显减弱。神经传导研究结果正常。肌电图针刺检查结果与脊髓性肌萎缩最相符,但不能区分是神经源性还是肌源性病变。患者的智力正常。

视觉系统:双眼明显可见的白内障发生于 4~10 岁的童年中期。白内障在没有得到治疗后密度变得更高,并且前房也变得更浅。

肌肉骨骼系统:有 2 例同胞患者出现 Perthes 病,1 例患者出现 Scheuermann 病,因此骨软骨病可能是这一疾病的部分表现。

内分泌系统:青春期出现明显的性腺功能减退。2 例年长的女性患者出现月经不调、乳房发育不成熟、腋毛和阴毛稀少。没有关于实验室检查的报道。

心血管系统:年龄最大的患儿有频繁心悸、发作性出汗和心脏杂音。心电图显示心室期前收缩伴室内差异性传导和游走节律点。其他患者有不严重的去极化异常。对这 4 例患者随访 36 年,发现有 3 例患者在成年早期因心力衰竭或猝死去世[2]。

听觉系统:感音神经性听力损失出现于 5 岁之前并缓慢进展,尤其表现在高频区。1 例患者的尸检结果发现听力损失与螺旋器和血管纹萎缩有关[2]。

前庭系统:患者的前庭检查结果正常。

遗传:4例患者有男有女,他们的父母身体健康并且非近亲婚配。因此,该疾病可能为常染色体隐性遗传。

诊断:肌力减弱、白内障和心脏传导异常也可见于强直性肌营养不良。Walker[5]报道了3例姐妹患有青少年型白内障和Perthes病,van den Heuvel[4]报道了2例姐妹患有白内障、关节病和感音神经性听力损失。Pfeiffer等[3]发现了3例兄弟患有股骨头骨骺发育不良、严重近视和感音神经性听力损失。

预后:这一疾病可引起严重残疾,并导致中年早期死亡。

小结:这一疾病的特点为:①常染色体隐性遗传;②脊髓性肌萎缩;③心脏传导异常;④白内障;⑤性腺功能减退;⑥骨软骨病;⑦感音神经性听力损失。

参考文献

1. Cremers CWRJ et al. The Nathalie syndrome. A new hereditary syndrome. *Clin Genet*. 1975;8:330–340.
2. de Heer AMR et al. Clinical follow-up and histopathology of the temporal bones in Nathalie syndrome. *Audiol Neurotol*. 2012;17: 219–227.
3. Pfeiffer RA et al. Epiphyseal dysplasia of the femoral head, severe myopia, and perceptive hearing loss in three brothers. *Clin Genet*. 1973;4:141–145.
4. van den Heuvel JEA: Cataracta brunescens, deafness, and arthropathy. *Ophthalmologica*. 1970;160:100–102.
5. Walker BA. Juvenile cataract and multiple epiphyseal dysplasia in three sisters. *Birth Defects*. 1969;5(2):315–318.

Stewart-Bergstrom 综合征
关节挛缩性手畸形和感音神经性听力损失
arthrogrypotic hand abnormality and sensorineural hearing loss (Stewart-Bergstrom syndrome)

1971年Stewart和Bergstrom[3]首次报道了合并先天性关节挛缩性手畸形和非进行性感音神经性听力损失的疾病。Akbarnia等[1]描述了第二个家系。在这2个已报道的家系中,共有22名成员患病。Martinón等[2]报道了1例个案。

神经肌肉系统:手畸形在出生时就存在,类似于关节畸形。包括拇指对掌不能和纺锤状手,表现为手指近端和远端褶皱消失。大小鱼际和掌骨间肌肉减少(图12-15)。手指向尺侧偏斜,有时手也会向尺侧偏斜,手腕背屈减少。一些患者表现出肘关节伸展受限以及前臂旋前、旋后受限。有1例可疑为本疾病的患者手部外观正常,但X线检查发现掌骨造型较差。大多数患者足检查正常,除了足趾屈曲功能减弱以外。有1例患者有单侧畸形足,有1例患者有髋内翻。没有关于这一疾病的进展的报道。导致这些异常的机制还没有得到充分研究。

听觉系统:11例行听力检查的患者中发现8例有感音神经性听力损失。一些患者听力损失为双侧重度(至90dB),另一些患者为单侧或轻度听力损失。听力损失可能是先天性的,并且不会进一步发展[1-3]。

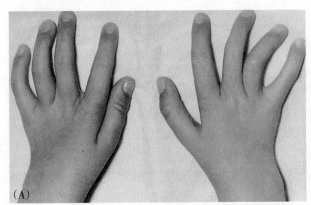
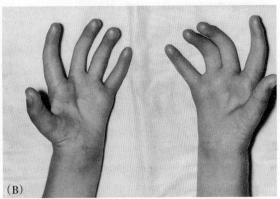

图12-15 关节挛缩性手畸形和感音神经性听力损失(Stewart-Bergstrom综合征)

(A、B)手的背面和掌面观,显示掌褶纹消失和肌肉减少

(引自:JM Steward and Bergstrom,J Pediatr 1971,78:102)

遗传:有几代人是垂直传递,还有 2 例是男性-男性传递,这与常染色体显性遗传模式一致。

诊断:本疾病的特征是非进行性,还有一些其他独特的发现。Okihiro 综合征的特点是显性遗传 Duane 畸形,伴有先天性鱼际发育不良和感音神经性听力损失。

预后:运动障碍通常为中度,并且不会有进一步发展,但听力损失有时为重度。

小结:这一疾病的特点有:①常染色体显性遗传;②类似关节挛缩的先天性手部畸形;③先天性感音神经性听力损失。

参考文献

1. Akbarnia BA et al. Familial arthrogryposis-like hand abnormality and sensorineural deafness. *Am J Dis Child*. 1979;133:403–405.
2. Martinón F et al. Sindrome de Stewart y Bergstrom. Aportacion de una nueva observacion. [Stewart and Bergstrom syndrome. Contribution of a new observation.] *An Esp Pediatr*. 1979;12:549–552.
3. Stewart JM, Bergstrom L. Familial hand abnormality and sensorineural deafness: a new syndrome. *J Pediatr*. 1971;78:102–110.

伴有运动和感觉神经病变的听力损失

motor ans sensory neuropathies with hearing loss

Charcot-Marie-Tooth 遗传性神经病变
遗传性运动和感觉神经病变
Charcot-Marie-Tooth hereditary neuropathies[hereditary motor and sensory neuropathies(HMSN)]

进行性神经性腓骨肌萎缩症(charcot-marie-tooth,CMT),又称遗传性运动和感觉神经病,是指慢性运动和感觉神经疾病。CMT 根据电生理学检查结果分成两型,1 型是运动神经传导速度降低,2 型是运动神经传导速度正常或轻度降低,但幅度降低[2]。1 型 CMT 的神经病理表现以突触脱髓鞘为特点,2 型 CMT 突出表现为轴索缺失。

进行性神经性腓骨肌萎缩症综合征可以是常染色体显性遗传、常染色体隐性遗传或 X 连锁遗传。目前临床上已经尝试了利用的分子机制对 CMT 进行早期分类。CMT1 为常染色体显性遗传脱髓鞘型;CMT2 为轴突神经病,包括常染色体显性和隐性遗传两种;CMT4 为常染色体隐性遗传脱髓鞘型。除此之外还至少有 5 种 X 连锁遗传的表型(CMTX),但病因还不完全明确。各组内的亚类用字母定义,表示分子水平机制不同。CMT1 包含 6 个亚类,最常见的 CMT1A 为 *PMP22* 突变(一般都是重复突变)。发病率居于第二位的是 CMT1B 为 *MPZ* 突变。CMT2 相关基因很多,其中最常见的是 *CMT2A2*,由 *MRN2* 突变引起。CMT4 共 9 型,所有的基因都在 2011 年被确认(bird)。最常见的 CMTX 是由 *GJB1* 突变引起的,被命名为 CMTX1。S 连锁的 CMT 也有至少 4 种(关于 CMT 分子遗传学的资料详见参考文献[1,2])。听力损失仅在少数几个 CMT 家系中发现,因而仅有这部分资料比较详细。另外还有一些病例和 CMT 相似,但尚未明确归为 CMT 伴发听力损失的特定分型。Taioli 等[3]基于此指出 *PMP22* 的不同突变后,引发不同分型的神经病,临床表型各不相同。

参考文献

1. Bird TD. Charcot-Marie-Tooth Hereditary Neuropathy Overview. 1998 Sep 28 [Updated 2013 Feb 14]. In: Pagon RA, Bird TD, Dolan CR, et al., editors. GeneReviews™ [Internet]. University of Washington, Seattle; 1993-. Available from: http://www.ncbi.nlm.nih.gov/books/NBK1358/
2. Harding AE, Thomas PK. The clinical features of hereditary motor and sensory neuropathy types I and II. *Brain*. 1980;103:259–280.
3. Taioli F et al. Inherited demyelinating neuropathies with micromutations of peripheral myelin protein 22 gene. *Brain*. 2011;134:608–617.
4. Wilmshurst JM, Ouvrier R. Hereditary peripheral neuropathies of childhood: an overview for clinicians. *Neuromusc Disord*. 2011;21: 763–775.

伴听力损失的常染色显性遗传进行性神经性腓骨肌萎缩症
包括 CMT1 和 CMT2
autosomal dominant Charcot-Marie-Tooth(CMT1 and CMT2 included)with hearing loss

很多病例报道是在能够完成由分子特性检测之前,因而无法完成一部分病例的分类。如果能够给出确切的分类结果,就说明已经完成了分子水平的检测。

1974 年,De Weerdt 和 Heerspink[3]报道了一

个常染色体显性遗传神经病大家系,和CMT1非常相似,听力损失发生在成年后。Kousseff[10]和Gummerson[4]也相继进行其他家系的报道。伴有听力损失的个案随后被报道[13]。Hamiel[5]报道过一个在婴儿期或童年早期即出现听力损失的家系,连锁分析结果排除了CMT1A和CMT1B的诊断。Boerkoel[1]在82例伴有听力损失的患者中诊断出2例CMT1A,1例17p12重复和1例PMP22突变。CMT1A伴发听力损失的病例时有报道[7,9,18,22]。

线粒体融合蛋白2(mitofusin 2,MFN2)基因的突变(CMT2A)和髓鞘蛋白零(myelin protein zero,MPZ)基因的突变(CMT2I和CMT2J)中都存在部分病例伴发听力损失[2,8,20]。事实上,CMT2J,即CMT病Ⅱ型,同时伴有乳头发育异常和听力异常,在这一亚类中听力损失比较常见,或可认为听力损失是CMTⅡ型的主要临床表现。阳离子通道瞬时受体电位基因4(cation channel gene transient receptor potential vanilloid 4,TRPV4)基因突变导致的听力损失在不同疾病中表现不同,涉及多种疾病,从CMT2C到肩胛腓骨肌脊髓性肌萎缩都可能出现[24]。

周围神经系统:四肢远端衰弱和消瘦一般始于第一到第三个十年。体格检查可发现足、小腿、手的严重无力和萎缩;足下垂;下肢反射减弱,宽基跨阈步态。高足弓是临床常见的体征。CMT1和CMT2存在相似的临床表现,但CMT2的感觉缺失和致残率相对低。

听觉系统:De Weerdt和Heerspink[3]指出听力损失出现在30多岁或40多岁,进展缓慢。Kousseff等[10]报道72例患者中有61例在儿童期出现听力损失,最终发展为重度听力损失。Perez等[17]发现30%CMT患者会出现听力损失,但这一研究完成在CMT基因亚型分型出现前。Musiek等[14]简略地描述了一名显性遗传CMT女性患者,非特异性的听力损失始于40多岁。Satya-Musiek等[21]报道了考虑为CMT2的两兄弟的听觉诱发电位异常。但他们家系其他成员均未发生听力损失。Ralan等[19]也报道了听觉诱发电位异常的案例。Hamiel等[6]报道了在儿童期出现不同程度感音神经性听力损失的病例。在这个家系中听力损失有时出现在神经系统体征之前。Zuchner等[25]描述了一个NEFL突变所致CMT2E的三代家系;一个病例是在大约45岁出现听力损失。Papadakis等[15]报道过1例52岁的CMT2患者表现为突发性的感音神经性听力损失。Neijenhuis强调CMT1A患者存在中枢听觉处理的病变[16]。

前庭功能:Jen等[6]报道过1例PMP22基因点突变的CMT1女性患者存在前庭功能障碍。

遗传:常染色体显性遗传。

分子生物学研究:正如上一节所指出的,这些疾病之间存在相当大的分子异质性。Kovach等[12]完成了对一个CMT家大家系的预测诊断,认为这个家系的听力损失发生与PMP22基因的一个新的位点突变有关[11]。PMP22点突变和MPZ以及NEFL突变一样都有可能与听力损失相关[9,18,23]。

诊断:要与其他可能导致周围神经病的疾病,例如成人Refsum病进行鉴别诊断。

预后:听力损失和神经病都是不断进展的,其他系统并不受累。寿命一般不会缩短。耳蜗植入治疗有效[18]。

小结:疾病特点:①常染色体显性遗传;②遗传性运动和感觉神经病;③感音神经性听力损失。

参考文献

1. Boerkoel CF et al. Charcot-Marie-Tooth disease and related neuropathies: mutation distribution and genotype–phenotype correlation. *Ann Neurol.* 2002;51:190–201.
2. Chung KW et al. Early onset severe and late-onset mild Charcot-Marie-Tooth disease with mitofusin 2 (*MFN2*) mutations. *Brain.* 2006;129(Pt 8):2103–2118.
3. De Weerdt CJ, Heerspink W. Family with Charcot-Marie-Tooth disease showing unusual biochemical, clinical and genetic features. *Eur Neurol.* 1974;12:253–260.
4. Gummerson E, personal communication: MIM Number: 118300: 6/14/99. In: *Online Mendelian Inheritance in Man, OMIM* (TM), Baltimore, MD: Johns Hopkins University.
5. Hamiel OP et al. Hereditary motor-sensory neuropathy (Charcot-Marie-Tooth disease) with nerve deafness: A new variant. *J Pediatr.* 1993;123:431–434.
6. Jen J et al. Dejerine-Sottas syndrome and vestibular loss due to a point mutation in the *PMP22* gene. *J Neurol Sci.* 2005;237:21–24.
7. Joo IS et al. A novel point mutation in *PMP22* gene associated with a familial case of Charcot-Marie-Tooth disease type 1A with sensorineural deafness. *Neuromusc Disord.* 2004;14:325–328.
8. Kabzinska D et al. Late-onset Charcot-Marie-Tooth type 2 disease with hearing impairment associated with a novel pro105thr mutation in the *MPZ* gene. *Am J Med Genet.* 2007;143A:2196–2199.
9. Kabzinska D et al. Charcot-Marie-Tooth type 1A caused by a novel ser112arg mutation in the *PMP22* gene, coexisting with a slowly progressive hearing impairment. *J Appl Genet.* 2010;51:203–209.
10. Kousseff BG et al. Charcot-Marie-Tooth disease with sensorineural hearing loss—an autosomal dominant trait. *Birth Defects.*

1982;18(3B):223–228.

11. Kovach MJ et al. A unique point mutation in the *PMP22* gene is associated with Charcot-Marie-Tooth disease and deafness. *Am J Hum Genet*. 1999;64:1580–1593.

12. Kovach MJ et al. Anticipation in a unique family with Charcot-Marie-Tooth syndrome and deafness: delineation of the clinical features and review of the literature. *Am J Med Genet*. 2002;108:295–303.

13. Laubert A. Schwerhörigkeit als Symptom der neuralen Muskelatrophie (Charcot-Marie-Tooth Krankheit). [Deafness as a symptom of neural muscular atrophy (Charcot-Marie-Tooth disease).] *HNO*. 1986;34:434–437.

14. Musiek FE et al. Auditory findings in Charcot-Marie-Tooth disease. *Arch Otolaryngol*. 1982;108:595–599.

15. Papadakis CE et al. Bilateral sudden sensorineural hearing loss caused by Charcot-Marie-Tooth disease. *J Laryngol Otol*. 2003;117:399–401.

16. Neijenhuis K et al. Auditory processing in patients with Charcot-Marie-Tooth disease type 1A. *Otol Neurotol*. 2003;24:872–877.

17. Perez H et al. Audiologic evaluation in Charcot-Marie-Tooth disease. *Scand Audiol Suppl*. 1988;30:211–213.

18. Postelmann JTF, Stokroos RJ. Cochlear implantation in a patient with deafness induced by Charcot-Marie-Tooth disease (hereditary motor and sensory neuropathies). *J Laryngol Otol*. 2006;120:508–510.

19. Raglan E et al. Auditory function in hereditary motor and sensory neuropathy (Charcot-Marie-Tooth disease). *Acta Otolaryngol (Stockh)*. 1987;103:50–55.

20. Seeman P et al. Hearing loss as the first feature of late-onset axonal CMT disease due to a novel PO mutation. *Neurol*. 2004;63:733–735.

21. Satya-Murti S et al. Abnormal auditory evoked potentials in hereditary motor-sensory neuropathy. *Ann Neurol*. 1979;5:445–448.

22. Verhagen WI et al. Sensorineural hearing impairment in patients with *PMP22* duplication, deletion, and frameshift mutations. *Otol Neurotol*. 2005;26:405–414.

23. Wilmshurst JM, Ouvrier R. Hereditary peripheral neuropathies of childhood: an overview for clinicians. *Neuromusc Disord*. 2011;21:763–775.

24. Zimon M et al. Dominant mutations in the cation channel gene transient receptor potential vanilloid 4 cause an unusual spectrum of neuropathies. *Brain*. 2010;133 (Pt. 6):1798–1809.

25. Zuchner S et al. The novel neurofilament light (*NEFL*) mutation Glu397Lys is associated with a clinically and morphologically heterogeneous type of Charcot-Marie-Tooth neuropathy. *Neuromusc Disord*. 2004;14:147–157.

Boltshauser 综合征

运动神经病、声带麻痹和感音神经性听力损失

motor neuropathy, vocal cord paralysis and sensorineural hearing loss

(Boltshauser syndrome)

1989 年,Boltshauser 等[1]报道了 3 例患远端脊髓性肌萎缩(遗传性运动神经病)、声带麻痹和感音神经性听力损失的患者,这 3 例患者分别出现在同一个家系中的三代内。Young 和 Harper[4]及 Pridmore 等[3]描述了有着相似异常,但听力正常的家系。这两个家系后来被发现存在着血缘关系[2]。

中枢神经系统:先证者 6 个月左右出现喘鸣。诊断为右侧声带外展麻痹,10 岁进行了左侧声带的杓状软骨切除术。先证者(女性)的母亲没有嗓音改变,但她的外祖父在 40 岁时出现声音嘶哑。两个人都出现了左侧声带外展麻痹。

三个人都在儿童时期均出现手的无力和失用。先证者在 13 岁时出现下肢无力,她的外祖父则不到 50 岁时出现。体格检查发现远端的肌肉萎缩,手最明显,远端肌群萎缩明显,但晚期也会累及近端肌群,腱反射无法引出,感觉完整,智力正常。先证者存在步态异常和翼状肩胛。运动和感觉神经传导速度正常,但是有些感觉神经波振幅减小。肌电图针刺试验表现为失神经支配改变,包括手部小肌群的募集反应减弱和时长较长的宽大多相电位。

听觉系统:先证者 13 岁时检查发现轻度听力损失,其母亲的听力损失是 30 多岁才被发现。听力损失缓慢进展,其祖父在 50 多岁时需要助听器。听力图显示听力损失开始于童年早期,中频听力最先受累,然后逐渐向高频进展。鼓室测压和 BAER 提示听力损失原发于耳蜗,但也有一小部分为神经源性。

实验室检查:在 3 例患者中都存在血清酸激酶的轻度增高。

病理学:母亲的肌肉活检发现在四头肌有轻度的病变,在腓肠肌内表现为严重病变。后者包括长期失神经支配萎缩伴肌纤维萎缩,累及整个肌束、肥厚的肌纤维,轻度肌内膜结缔组织增生。腓肠神经活检发现结构正常,但是髓鞘纤维密度明显降低。

遗传:3 例患者来自同一个家系的三代中。没有垂直传播的例子。因此更可能是常染色体显性遗传,但不能排除 X 连锁显性遗传的可能。运动神经病合并声带麻痹且听力正常的家系,也是常染色体显性遗传[2]。致病基因定位在染色体 2q14[2]。

诊断:本病中神经肌肉的异常表现与遗传性运动神经病(脊髓型,作者描述为远端脊髓性肌萎缩)最为相似。血清酸激酶的轻度增高符合该诊断。该病由于存在感觉神经传导轻度异常的症状,提示还有其他感觉神经受累,可能与背根神经节细胞缺失有关。因此,把该病作为 HMSN 的一个分型可能更加准确。本病必须与不伴有听力损失的运动神经病和声带麻痹[4]以及脑桥延髓麻痹和感音神经性听力损失(Brown-Vialetto-Van Laere 综合征)相鉴别诊断,后者包

含除声带麻痹外的其他脑干受累的体征。运动和感觉神经病和感音神经性听力损失(几种类型)可通过 EMG 检查来区分。

预后:本病的临床表现个体化差异很大,但是最终都会出现明显的残疾。

小结:本病特点①常染色体显性遗传;②轻度的运动神经病;③声带麻痹;④感音神经性听力损失。

参考文献

1. Boltshauser E et al. Hereditary distal muscular atrophy with vocal cord paralysis and sensorineural hearing loss: a dominant form of spinal muscular atrophy? *J Med Genet*. 1989;26:105–108.
2. McEntagart M et al. Localization of the gene for distal hereditary motor neuronopathy VII (dHMN-VII) to chromosome 2q14. *Am J Hum Genet*. 2001;68:1270–1276.
3. Pridmore C et al. Distal spinal muscular atrophy with vocal cord paralysis. *J Med Genet*. 1992;29:197–199.
4. Young ID, Harper PS. Hereditary distal spinal muscular atrophy with vocal cord paralysis. *J Neurol Neurosurg Psychiatry*. 1980;43: 413–418.

常染色体显性感音神经性听力损失伴肌萎缩和感觉运动神经病
autosomal dominant sensorineural hearing loss with amyotrophy and sensorimotor neuropathy

Choi 等[1]报道了一个韩国家系,由于感觉运动神经病引起的进行性无力和远端肌萎缩。致病基因定位于 *MYH14* 基因突变,这一基因也被认为是显性非综合征性听力损失基因(DFN4)。

周围神经系统:患者在成年发病,从下肢的前部肌群,然后累及下肢后部肌群,继而在手内肌开始出现无力。声嘶出现的较晚,与声带麻痹无关。神经病变和肌肉病变的特征都可通过神经电图/肌电图和活检发现。

听觉系统:感音神经性听力损失在 20 多岁或 30 多岁出现,无具体临床资料。

遗传:多代系谱中表现为常染色体显性遗传。

分子生物学研究:*MYH4* 基因的点突变可作为该家系中患病者的鉴别基因,因此推知该基因的突变与本病有关,其他报道也指出该基因为显性遗传非综合征性听力损失的致病基因。

参考文献

1. Choi BO et al. A complex phenotype of peripheral neuropathy, myopathy, hoarseness, and hearing loss is linked to an autosomal dominant mutation in *MYH14*. *Hum Mutat*. 2011;32:669–677.

常染色体显性遗传神经病和感音神经性听力损失
neuropathy and sensorineural hearing loss, autosomal dominant

Lopez-Bigas 等[1]描述了唯一一个 *GJB3* 基因突变后出现周围神经病和感音神经性听力损失的家系。

周围神经系统:患者表现为不同程度的周围神经系统病变,有些患者仅在电生理研究中发现微小的异常,而另一些患者则出现全身严重的运动和感觉脱髓鞘神经病变。在更严重的患者身上,还可以出现远端的慢性营养性溃疡和骨髓炎,部分需进行脚的截肢术。

听觉系统:家系中听力损失的程度和分布各有不同,有的患者是单侧极严重的听力损失,有的则可能是双耳轻度听力损失。

遗传:常染色体显性遗传。

分子生物学研究:致病基因为 1q35.1 区 *GJB3* 基因的突变。该基因也可以引发非综合征性听力损失和变异性红斑角化病。这个家系的表型被认为是源于突变本身,可能是 66 号密码子的缺失。值得注意的是 *GJB1* 的 66 号密码子缺失后可以导致 X 连锁 CMT,而 *GBJ2* 的 66 号密码子缺失后会出现 Vohwinkel 综合征。

参考文献

1. Lopez-Bigas N et al. Connexin 31 (*GJB3*) is expressed in the peripheral and auditory nerves and causes neuropathy and hearing impairment. *Hum Mol Genet*. 2001;10:947–952.

X 连锁听神经病和周围神经病
auditory neuropathy and peripheral neuropathy, X-linked

Wang 等[1,2]报道一个五代家系,其中部分男性成员发生了听力损失,始于低频,随后累及全频。听力损失发生在十几岁时。听力损失后,部分患者出现不同表现的轴索神经病。致病基因随后定位于 Xq23-27.3 区,但未发现具体基因。尚无其他家系的报道。CMTX4(Cowchock 综合征)致病基因也在此区域内,但临床表现与本病完全不同。

参考文献

1. Wang Q et al. Familial auditory neuropathy. *Laryngoscope*. 2003;113: 1623–1629.
2. Wang QJ et al. *AUNX1*, a novel locus responsible for X-linked recessive auditory and peripheral neuropathy, maps to Xq23-27.3. *J Med Genet*. 2006;43:e33.

Hagemoser 综合征
运动和感觉神经元病、视神经萎缩、感音神经性听力损失(常染色显性遗传)
motor and sensory neuropathy, optic atrophy, and sensorineural hearing loss (autosomal dominant) (Hagemoser syndrome)

1989 年,Hagemoser 等[1]报道他们至少在 8 个家系发现了本病,临床表现主要是运动和感觉神经病变、视神经萎缩、听力损失,并具有明显的遗传异质性。 当其中任何一个症状出现后,其他 3 个有着不同的遗传模式的症状也比较容易区分。在常染色体显性遗传模式中,视神经萎缩是第一个症状,并且视神经病变与 CMT2 的特点非常相似[1]。常染色体隐性遗传和 X 连锁遗传将在下面进行阐述。

视觉系统:视力下降伴视神经萎缩通常在学龄早期被注意到,但眼科检查往往能更早发现异常。视力下降在经过多年的缓慢进展后,后期可能仅能数指。视野首先表现为轻度的受限,其后逐渐发展成为中心或旁中心暗点。检查显示视网膜电图正常但视觉诱发反应缺失。

周围神经系统:神经病变比较轻微,因而可能在很多年后才能被发现。神经系统检查在童年期正常,但是可以发现轻度的无力和深腱反射消失,成年早期出现位置和振动觉减弱。1 名患者在 62 岁时不能行走。神经传导研究显示轻度减慢,远端潜伏期延长,符合轴索运动感觉神经病,可能与 HMSN II 型相似。

听觉系统:双侧感音神经性听力损失通常在视觉减退后很快被发现,但听力检查可以更早检测出听力损失。听力损失一般进展缓慢,不如视觉减退那么严重。听力图表现为轻度至中-重度的听力损失,声反射消失。

前庭系统:眩晕是偶发症状。

遗传:已报道的两个家系中观察到几代内垂直遗传和这几个病例均为男性(男传男)传递确定该病为常染色体显性遗传(非母系遗传)。

诊断:上述三联征很容易通过家族史以及可能通过临床表现被发现。但散发病例需要进行不同遗传模式的验证。由于神经病的表征有时比较轻微,所以可能有的文章只报道了听力损失和视神经萎缩,而并没有描述神经系统的症状。

预后:视力损失比较严重,但是其他残疾是中度的。寿命可能是正常的。

小结:本病包括:①常染色体显性遗传;②运动感觉神经病(大部分与 HMSN II 型相似);③视神经萎缩;④感音神经性听力损失。

参考文献

1. Hagemoser K et al. Optic atrophy, hearing loss, and peripheral neuropathy. *Am J Med Genet*. 1989;33:61–65.

Pauli 综合征
运动和感觉神经病、色素性视网膜病变、感音神经性听力损失
motor and sensory neuropathy, pigmentary retinopathy, and sensorineural hearing loss (Pauli syndrome)

1984 年 Pauli[1]报道一个三代家系(家系 B)中有 99 名患者,出现不同程度的神经病、色素性视网膜病变和感音神经性听力损失。

视觉系统:9 例患者中 2 例出现夜盲和视野缺损,检查显示色素性视网膜变性。

周围神经系统:虽然发病年龄不详,但是神经传导试验证实 9 例患者中 2 例出现了运动和感觉神经病。

听觉系统:感音神经性听力损失出现在童年早期,并进展为中-重度听力损失。在这 9 例患者中,听力损失是其中 6 例的主要表现。

遗传：在这个家系中，三代垂直遗传和观察到的男传男传递方式，说明该病是常染色体显性遗传（图12-16）。但是神经病和色素性视网膜病变仅在一个家系的分支中被发现，9例患者中出现3例，因此这可能是两种不同的遗传性疾病的共分离现象。

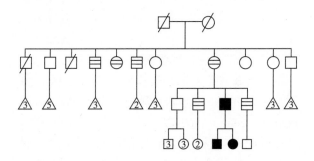

□ ○ 正常人
■ ● 患者
▤ ⊟ 仅有听力损失者

图 12-16　运动和感觉神经病、色素性视网膜病变与感音神经性听力损失（常染色体显性遗传）（Pauli 综合征）家系的系谱图显示可能为常染色体显性遗传模式

诊断：未明确的线粒体脑肌病，如果以常染色体显性遗传的方式遗传，也可诊断为本病，因为该病表现出的每个症状都可以用 Pauli 综合征进行解释。例如，Kearns-Sayre 综合征（附加眼肌麻痹）和本病在临床表现有区别，因为眼肌麻痹和上睑下垂是早期症状并且肌肉活检可见破碎红纤维。Usher 综合征不会出现周围神经病。本病和共济失调、视网膜色素变性、感音神经性听力损失（Hallgren 综合征）的鉴别要点是共济失调和智力障碍，不过也可能合并一些周围神经病的症状。

预后：患者临床表现个体差异较大。

小结：本病特点：①常染色体显性遗传；②运动和感觉神经病；③色素性视网膜病变；④感音神经性听力损失。

参考文献

1. Pauli RM. Sensorineural deafness and peripheral neuropathy. *Clin Genet.* 1984;26:383–384 (family B).

Cruse 综合征
运动和感觉神经病、三叉神经痛伴感音神经性听力损失
motor and sensory neuropathy, trigeminal neuralgia, and sensorineural hearing loss（Cruse syndrome）

1977 年 Cruse 等[2]报道美国北卡罗来纳州海伍德县的一个四代家系，出现和 CMT1 非常相似的增生性周围神经病，伴听力损失和三叉神经痛。Coffey 和 Fromm[1]也报道了 2 个 CMT1 伴发三叉神经痛家系，但不存在听力损失。三叉神经痛现在被纳入 CMT 的表现之一，尽管并不常见[4]。

周围神经系统：高足弓在婴儿常见，童年期必然出现。步态异常在 14 例患者中全部出现，并缓慢进展。临床检查可以发现感觉运动神经病的典型改变，包括高足弓、远端肢体的无力和萎缩、深腱反射消失和远端肢体感觉消失。周围神经未增生至可被触及。肌电图示感觉诱发电位延迟或消失，运动神经传导延迟，针极电图表现为和 CMT1 相似的慢性去神经支配反应。

中枢神经系统：10 名患者中有 6 名在 30 岁后发生单侧三叉神经痛，发病年龄为 30~51 岁。这与特发性三叉神经痛不同，特发性三叉神经痛一般在老年期发病。

其他系统：患者中没有视神经萎缩和已知的肾病。

听觉系统：10 名患者中有 4 名在 30 岁以后发生感音神经性听力损失，发病年龄通常在 30 多岁。一名 6 岁的男孩发生传导性听力损失，但是没有感音神经性听力损失的证据。

实验室检查：60 岁的先证者脑脊液中蛋白水平升高到 116mg/dL。

病理学：腓肠神经活检显示轴突相对完整但髓鞘重度减少。电镜检查证实施万细胞增生、严重脱髓鞘和髓鞘再生不良。肌肉活检示慢性去神经支配。

遗传：本病出现在一个 4 代的单一家系内，包含 31 例高危个体，其中 11 例发病。没有男传男的病例。因此本病可能为常染色体显性遗传，并有可变的外显率，但不排除 X 连锁显性遗传的可能。

诊断:Kalyanaraman 等[3]报道过一个类似的家系,但患者都在早期出现神经病变和三叉神经痛。未报道有听力损失。运动感觉神经病和感音神经性听力损失(常染色体显性、常染色体隐性和 X 连锁型)伴有三叉神经痛都曾出现,但没有人出现听力损失。

预后:神经病和听力损失都是进行性的。有 1 名患者死于为减轻面部疼痛的颅内手术的并发症。

小结:本病特点①常染色体显性遗传;②痛年期出现运动和感觉神经病(和 HMSN Ⅰ型相似);③三叉神经痛;④感音神经性听力损失。

参考文献

1. Coffey RJ, Fromm GH. Familial trigeminal neuralgia and Charcot-Marie-Tooth neuropathy. *Surg Neurol*. 1991;35:49–53.
2. Cruse RP et al. Hereditary hypertrophic neuropathy combining features of tic douloureux, Charcot-Marie-Tooth disease, and deafness. *Cleve Clin Q*. 1977;44:107–111.
3. Kalyanaraman K et al. Hereditary hypertrophic neuropathy with facial and trigeminal involvement: report of a case and comments on its possible identity with Hellsing syndrome 1. *Arch Neurol*. 1974;31:15–17.
4. Smyth P et al. Familial trigeminal neuralgia: Case reports and review of the literature. *Headache*. 2003;43:910–915.

常染色体隐性遗传模式
autosomal recessive forms

遗传性运动和感觉神经病(CMT4D)
hereditary motor and sensory neuropathy lom(CMT4D)

Kalaydjieva 等[5,6]报道了一个生活在 Lom 社区保加利亚吉普赛人的常染色体隐性遗传的神经病家系。Colomer 等[2]报道了一个吉普赛裔的西班牙家系。此后还报道了其他几个家系[1,4]。

神经系统:所有患者都存在步态紊乱,5~10 岁发病。进行性下肢无力,常伴有肌肉消瘦萎缩。有些患者不能行走,最早出现在 26 岁。也可累及上肢,但无力和消瘦肌肉萎缩出现较晚,受累程度也较轻。

四肢感觉均出现损害,下肢严重。高弓足和爪形足趾和手指常见,但不一定同时发生。

听觉系统:听力损失发生在 13~26 岁之间,影响近 2/3 的患者。所有人都存在感音神经性听力损失,高频重于低频。部分患者镫骨肌反射消失,提示存在传导性听力损失成分。脑干听觉诱发电位异常提示中枢听觉传导通路存在异常[1]。

前庭功能:1 例患者出现冷热反应消失[4]。

实验室检查:神经传导试验显示神经传导速度严重降低。

病理学:大量患者腓肠神经活检示:青年患者表现为洋葱样增生反应,老年患者洋葱样增生反应已消退。

遗传:常染色体隐性遗传。

分子生物学研究:基因定位在 8q24.3 区[6],随后证实为 N-myc 下游调节基因 1(N-myc downstream regulated gene 1,*NDFG1*)[7]。

诊断:本病和一个非洲南部的常染色体隐性遗传神经病伴听力损失的家系近似[3],但其听力损失出现在婴儿期。

参考文献

1. Alcin B et al. Pure tone audiogram and speech audiometry in patients with hereditary motor and sensory neuropathy. *Eur J Physiol*. 2005;439(Suppl):R202–R203.
2. Colomer J et al. Hereditary motor and sensory neuropathy–Lom (HMSNL) in a Spanish family: clinical, electrophysiological, pathological and genetic studies. *Neuromuscul Disord*. 2000;10: 578–583.
3. Cornell J et al. Autosomal recessive inheritance of Charcot-Marie-Tooth disease associated with sensorineural deafness. *Clin Genet*. 1983;25:163–165.
4. Dackovic J et al. Hereditary motor and sensory neuropathy Lom type in a Serbian family. *Acta Myologica*. 2008;27:59–62.
5. Kalaydjieva L et al. Gene mapping in gypsies identifies a novel demyelinating neuropathy on chromosome 8q24. *Nat Genet*. 1996;14: 214–217.
6. Kalaydjieva L et al. Hereditary motor and sensory neuropathy–Lom, a novel demyelinating neuropathy associated with deafness in gypsies. *Brain*. 1998;121:399–408.
7. Kalaydjieva L et al. N-myc downstream-regulated gene 1 is mutated in hereditary motor and sensory neuropathy–Lom. *Am J Hum Genet*. 2000;67:47–58.

Bouldin 型运动感觉神经病伴感音神经性听力损失
motor and sensory neuroathy with sensorineural hearing loss, Blouli type

1980 年,Bouldin 等[1]报道了一对兄妹,出现了相似于 CMT1 的运动感觉神经病,并在三十几岁出现了听力损失。

周围神经系统:30 多岁(15~50 岁)出现肌肉无力,缓慢进展。体格检查发现典型的感觉运动神经病,足、腓肠肌和手出现严重的肌萎缩和肌无力;足下垂;反射减弱或消失(特别是下肢);宽基的跨域步态。某些家系出现了袜套样分布的感觉丧失,严重时出现足部溃疡。没有患者出现受累神经的假性肥大。肌电图显示神经传导的严重延迟,针极电图表现为各种失神经支配。这些结果是典型的脱髓鞘改变,和不伴有听力下降的 CMT1 相似。

听觉系统:听力损失一般出现在 30 多岁或 40 多岁,进展缓慢。听力图显示为轻度或中度的感音神经性听力损失。

病理学:一名 45 岁男性患者的腓肠神经活检发现明显的有髓神经纤维缺失,偶见脱髓鞘的轴突,神经内膜纤维组织增多,很少有再生的有髓神经纤维簇。各种类型的有髓纤维都会受累。未见轴突的退化以及洋葱样结构。和那些常见的遗传性感觉运动病不同的特点在于本病无神经增大、洋葱样结构和脱髓鞘的轴突。

遗传:根据父母无症状,兄弟姐妹之间多发,提示为常染色体隐性遗传。

诊断:散发病例无法定义是隐性还是显性遗传。遗传性运动和感觉神经病伴听力损失和智力障碍在发病年龄和其他临床表现上各有不同[2]。运动感觉神经病、三叉神经痛和感音神经性听力损失(Crouse 综合征)可能是本病的变异性表型。运动和感觉神经病和感音神经性听力损失(X 连锁)(Cowchock 综合征)也许能通过肌电图和遗传方式来鉴别。运动感觉神经病、视神经萎缩和感音神经性听力损失可以是常染色体显性、常染色体隐性或 X 连锁遗传,无论哪一种都存在视神经萎缩的表现。运动感觉神经病、肾炎伴感音神经性听力损失(Lemieux-Neemeh 综合征)的鉴别要点主要是肾病。

预后:听力损失和神经病均为进展性的,但无其他系统受累。

小结:本病特点①常染色体隐性遗传;②遗传性的运动感觉神经病(与 CMT1 相似);③感音神经性听力损失。

参考文献

1. Bouldin TW et al. Clinical and pathological features of an autosomal recessive neuropathy. *J Neurol Sci.* 1980;46:315–323.
2. Sabatelli M et al. Hereditary motor and sensory neuropathy with deafness, mental retardation, and absence of sensory large myelinated fibers: confirmation of a new entity. *Am J Med Genet.* 1998;75:309–313.

遗传性运动感觉神经病伴听力损失、智力障碍及大有髓纤维缺失
hereditary motor and sensory neuropathy with hearing loss, intellectural disability, and absence of large myelinated fibers

1984 年,Cornell 等[1]报道了 3 名兄弟,在 1 岁时出现神经病和听力损失。Sabatelli 等[1]和 Mancardi 等[2]报道了类似病例,这些患者可能患有同一疾病。

中枢神经系统:智力障碍的程度在报道时都是轻度的。

周围神经性系统:神经传导的结果与 CMT1 相似。2 名男孩的电生理检查[3],发现运动神经传导速度降低和感觉动作诱发电位消失。

听觉系统:患儿在 1 岁前出现重度至极重度的听力损失。

病理学:2 例同胞腓肠神经活检未见大有髓神经纤维,只发现小有髓神经纤维和无髓神经纤维[3]。

遗传:本病发生于同胞兄弟中,父母不发病,2 例同胞患者被证实为近亲,第三个患者也很可能是近亲,提示为常染色体隐性遗传。值得注意的是患者均为男性,具体的基因缺陷不详。

诊断:本病可以通过一系列的临床表现与其他隐性遗传的运动感觉神经病进行鉴别。

预后:寿命一般不受影响。智力障碍的程度多为轻度,但是言语功能不发育[1]。

小结:本病特点①常染色体隐性遗传;②运动感觉神经病,类似 HMSN I 型;③早期出现感音神经性听力损失伴有轻度的智力障碍。

参考文献

1. Cornell J et al. Autosomal recessive inheritance of Charcot-Marie-Tooth disease associated with sensorineural deafness. *Clin Genet.* 1984;25:163–165.
2. Mancardi GL et al. Hereditary motor and sensory neuropathy with deafness, mental retardation and absence of large myelinated fibers. *J Neurol Sci.* 1992;110:121–130.
3. Sabatelli M et al. Hereditary motor and sensory neuropathy with deafness, mental retardation, and absence of sensory large myelinated fibers: confirmation of a new entity. *Am J Med Genet.* 1998;75:309–313.

Iwashita 综合征
常染色体隐性遗传运动感觉神经病、视神经萎缩伴感音神经性听力损失
motor and sensory neuropathy, optic atrophy, and sensorineural hearing loss (autosomal recessive) (Iwashita syndrome)

1970 年，Iwashita 等[1]报道了一种隐性遗传的运动感觉神经病，伴视神经萎缩和感音神经性听力损失。除此之外也有其他病例报道[2-4]。

周围神经性系统：早期的发育，包括行走都是正常的。异常的手势包括尺偏和手指屈曲在童年晚期（8 岁左右）出现。几年后逐渐出现手部无力和消瘦 10~11 岁），随后累及下肢（13 岁），伴有行走困难。检查发现肢体远端的萎缩，上肢严重，腱反射消失和宽基步态。感觉减退，尤其位置觉和振动觉，一些年纪较大的患者还会出现脊柱侧弯。肌电图显示失神经支配，但运动神经传导正常，与 HMSNⅡ型相似。

视觉系统：视觉问题在 13~15 岁比较明显。检查显示双侧视神经萎缩，颞侧较鼻侧严重，视力变差。视野正常。无色素性视网膜病。

听觉系统：听力损失发生在 11~13 岁，在神经病症状之后迅速出现。听力图显示重度双侧感音神经性听力损失。

病理学：肌肉活检示严重神经源性萎缩。一名 25 岁男性的腓肠神经活检发现非特异性的神经病理性肥大，伴有洋葱样结构。

遗传：5 名同胞中有 2 名患病，父母是健康且无亲属关系的韩国人。年长的是男性，年幼的是女性。其他家系中的父母也未患病。因此可能是常染色隐性遗传。

诊断：需与运动感觉神经病、视神经萎缩伴感音神经性听力损失（常染色体显性和 X 连锁型）鉴别。本病大部分症状出现的时间较晚，神经传导试验正常，遗传方式不同。

预后：这种疾病最终会导致严重残疾，但目前还没有死亡报告。

小结：本病特点①常染色隐性遗传；②遗传性运动感觉神经病Ⅱ型；③视神经萎缩；④感音神经性听力损失。

参考文献

1. Iwashita H et al. Optic atrophy, neural deafness, and distal neurogenic amyotrophy. *Arch Neurol.* 1970;22:357–364.
2. Kim I et al. Three cases of Charcot-Marie-Tooth disease with nerve deafness. The classification and sural nerve pathology. *Rinsho Shinkeigaku.* 1980;20:264–270 (case 2).
3. Ohta M. Electron microscopic observations of sural nerve in familia opticoacoustic nerve degeneration with polyneuropathy. *Acta Neuropathol.* 1970;15:114–127.
4. Taylor J. Peroneal atrophy. *Proc R Soc Med.* 1912;6(2):50–51.

Dyck 综合征
运动感觉神经病、肾上腺皮质功能不全、肝脾大、视神经萎缩、色素性视网膜病变伴感音神经性听力损失
motor and sensory neuropathy adrenocortical deficiency, hepatosplenomegaly, optic atrophy, pigmentary retinopathy, and sensorineural hearing loss (Dyck syndrome)

1981 年，Dyck 等[1]报道一种出现在两兄弟身上的多系统疾病。脂质代谢检查发现组织内的花生四烯酸和脂肪酸水平降低。

中枢神经系统：其中一名男孩的早期发育延迟。心理测试发现哥哥处于临界智力障碍（在 7 岁的时候智力发育为 5.5 岁的水平），而弟弟的智力发育轻度延迟。脑电图显示非特异性迟缓。颅脑 CT 正常。

周围神经系统：4 岁的时候出现步态笨拙，然后逐渐进展为明显的肌萎缩。5~7 岁的体格检查发现轻度的上肢远端无力，严重的下肢无力和失用性萎缩，尤其影响足背屈肌，深腱反射消失，足底反应减弱，感觉基本正常。哥哥出现了运动和感觉神经传导速度轻度降低以及其他的异常，与 HMSN Ⅱ型相似。针极肌电图显示神经源性改变，包括运动单位电位持续时间延长，多相电位频率增加。弟弟的肌电图正常。

视觉系统：婴儿期即出现视力减退，儿童期仅能看到大的物体。4~7 岁时，视力很差，同时视野也严重受限。检查显示双侧视神经萎缩及由视网膜周边色素脱失区和色素团块构成的色素性视网膜病变。由于随访不充分，因而不能说明这些视觉系统的改变是否呈进行性加重。

胃肠道和其他系统：哥哥出现了胃肠道症

状,如食欲缺乏、频繁呕吐和腹泻,体重增加不良,1年后症状消失。两名孩子在4岁的时候都出现了皮肤变暗。肝下缘和脾尖都可以触及。

听觉系统:听力损失在婴儿期即很明显,没有一名男孩能将头转向声源。由于随访不足不能肯定听力损失是否进展。哥哥的听力在250Hz是65dB,2 000Hz是90dB,符合中至重度听力损失。

实验室检查:内分泌检查显示甲状腺功能正常,血清雌二醇水平低,正常空腹皮质醇水平低,基础促肾上腺皮质激素水平显著升高。常规检查除血清谷草转氨酶(SOGT)轻度升高之外均正常。

两名患儿都表现有血清和组织内脂质的复杂异常。花生四烯酸及其相关的不饱和脂肪酸水平下降,而相应的前体物质在血清、红细胞和肝脏中水平上升。作者认为这些结果表明存在长链高不饱和脂肪酸合成缺陷。

病理学:光镜下,腓肠神经(包括单离的纤维)观察结果正常。电镜显示断面密度增高,可能是退行性变的线粒体、不同构型的异常髓鞘样结构和少见的轴突内糖原局部堆积,尤其是在施-兰切迹处。肝组织活检发现门脉性肝硬化。

遗传:这个家系中有两名兄弟患病,他们的父母健康,且无亲属关系,是德国人后裔,因此本病可能是常染色体或X连锁隐性遗传。

鉴别诊断:本病与X连锁及新生儿型肾上腺脑白质营养不良及Refsum综合征都相似,但不同的是本病有特异性的脂质异常。有几种线粒体病如MNGIE(线粒体神经胃肠脑病)综合征也与本病相似,但本病有肝脾大表现,而且还有与之不同的生化指标的异常。而运动和感觉神经病、视神经萎缩与感音神经性听力损失综合征(包括其所有类型)并无色素性视网膜病变、肾上腺功能障碍和肝脾大。运动和感觉神经病、色素性视网膜病变与感音神经性听力损失综合征是常染色体显性遗传。

预后:据最新报道,两名患儿临床表现较稳定,报道时年龄分别是4岁和7岁。

小结:这种综合征的特征包括:①常染色体或X连锁隐性遗传;②运动和感觉神经病;③肾上腺皮质功能不全;④肝脾大;⑤视神经萎缩;⑥色素性视网膜病变;⑦感音神经性听力损失。

参考文献

1. Dyck PJ et al. Multisystem neuronal degeneration, hepatosplenomegaly, and adrenocortical deficiency associated with reduced tissue arachidonic acid. *Neurology*. 1981;31:925–934.

X 连锁遗传模式
X-linked forms

X 连锁 Charcot-Marie-Tooth 病
X 连锁进行性神经性腓骨肌萎缩症
X-linked Charcot-Marie-Tooth disease

X连锁Charcot-Marie-Tooth病是由至少5个不同的基因突变导致的。最常见的CMTX1是由连接蛋白32突变所致的,虽然很多患者都不伴听力损失。然而,Stojkovic等[2]报道在一个家系中有几名患者有听力损失;Lee等[1]报道了6个发生 *GJB1* 突变的家系,其中有3个家系的部分患者有听力损失,且这种听力损失可能与本病进程有关。Yiu等[3]回顾发现有1/6的患者出现听力损失。本病是X连锁显性遗传。听力损失在CMTX4和CMTX5中更常见,将在下文中描述。

参考文献

1. Lee MJ et al. Six novel connexin 32 (*GJB1*) mutations in X-linked Charcot-Marie-Tooth disease. *J Neurol Neurosurg Psychiatry*. 2002;73:304–306.
2. Stojkovic T et al. Sensorineural deafness in X-linked Charcot-Marie-Tooth disease with connexin 32 mutation (*R142Q*). *Neurology*. 1999;52:1010–1014.
3. Yiu EM et al. A retrospective review of X-linked Charcot-Marie-Tooth disease in childhood. *Neurology*. 2011;76:461–466.

Cowchock 综合征
运动和感觉神经病与感音神经性听力损失(X 连锁)
motor and sensory neuropathy and sensorineural hearing loss(X-linked)(Cowchock syndrome,CMTX4)

1985年,Cowchock等[2]报道了一个家系两代内有7例男性患遗传性运动和感觉神经病,与Ⅱ型HMSN很相似,同时伴有感音神经性听力损失。

周围神经系统:肌无力和肌肉损耗很可能从出生时就存在。先证者在 8 周龄时就接受了检查,因为其母亲发现患儿拇趾背屈肌无力,这是其他患病的男孩在婴儿期的特征性表现。婴儿期体检发现严重的全身肌无力和反射消失,常被误诊为婴儿型脊髓性肌萎缩。患儿运动发育延迟。

其他年龄较大的患者也有全身性肌无力,远端肌群最为严重。腓骨肌常受累,较大的男性患儿表现高弓足和锤状趾。年龄小、沟通困难或接受过踝部手术的患者,感觉检查会受到限制。临床病程进展缓慢,较大的男性患者会走路。最大的男性患者 25 岁时手部肌力减弱,只能独立走几步。3 名男性患者运动神经传导研究显示潜伏期中度延长到正常(33~55m/s),而 2 名女性携带者为正常。男性患者感觉神经传导异常(通常消失),而 2 名女性携带者中有一人腓肠神经潜伏期轻度延长。这些结果与Ⅱ型 HMSN 非常相似。

中枢神经系统:有 1 例年龄较大的男性患者被家人认为是智力障碍和听力损失,并被送往收容机构。14 岁时死于吞咽异物引起的消化道出血。其运动发育延迟可能是由于神经肌肉疾病导致。然而,2 例年龄较小的男性患者还表现出明显的社会性发展延迟。患者有肌无力和听力损失存在,但缺乏心理测试资料,所以并不确定智力障碍是否为这种疾病的组成部分。

听觉系统:感音神经性听力损失通常在 5 岁时被确诊,除 1 例外,其他所有男性患者都有此症状。其中 4 例男孩的听力曲线确诊了这种异常的存在。1 例听力表面上正常的男性患儿,其脑干听觉诱发电位正常,但未做进一步检查。1 例女性(有 50% 的可能是携带者)患有单侧轻度的感音神经性听力损失。

病理:1 例男性患者的腓肠神经活检显示有髓神经纤维减少,多累及较细到中等直径的纤维,而结缔组织大量增多。电镜显示只有少量有髓神经纤维轴突,且施万细胞胞质堆积,提示直径较小的无髓神经纤维受累。未见洋葱样肥大或其他活跃病变的证据。

遗传:该病在两代家系中的 7 例男性中确诊,且所有的患者都是通过女性遗传(图 12-17)。

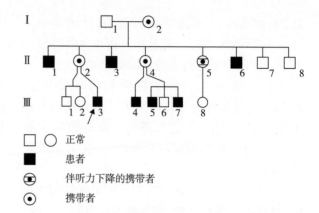

图 12-17　运动和感觉神经病与感音神经性听力损失(X连锁)(Cowchock 综合征,X 连锁 Charcot-Marie-Tooth 病)家系系谱显示 X 连锁隐性遗传

□ ○　正常
■　　患者
◉　　伴听力下降的携带者
⊙　　携带者

患者的女性亲属发现有感觉神经传导及听力轻度异常,但还不足以将其定位基因携带者。有 1 例女性亲属患有轻度听力损失,并被认为是携带者。在部分携带者中发现的这些症状符合轻症的 X 连锁隐性遗传。该病被认为是一种邻近基因综合征,定位于 Xq13 区域,这是 X 连锁显性 CMT 基因[1,3,4]的位点。然而近来的研究将本病的基因定位在 Xq24~q26,提示这是另一种综合征[6]。

分子生物学研究:该病发生的原因是编码线粒体相关的凋亡诱导因子(AIFM1)的基因突变。该基因的突变也会导致一种严重的婴幼儿时期发病的线粒体脑病[7]。

诊断:本病的临床表现与其他不同的是发病很早,可能为先天性的,并有肌无力的发作,这对于遗传性神经病来说是罕见的,还可根据其 X 连锁遗传的特点进行鉴别。需要注意的是在 X 连锁显性遗传 CMT 的一些家系中某些成员也患有感音神经性听力损失[5,8]。Ⅰ型运动和感觉神经病、视神经萎缩及感音神经性听力损失综合征(Rosenberg Chutorian 综合征),其特点是发病稍晚,有视力异常。

预后:所有男性患者都非常虚弱,但到成年时还能够走路。

小结:这种综合征的特征包括:①X 连锁隐性遗传;②先天性遗传性运动和感觉神经病(与Ⅱ型 HMSN 相似);③一些患者可能存在智力障碍;④早发性感音神经性听力损失。

参考文献

1. Bergoffen J et al. Connexin mutations in X-linked Charcot-Marie-Tooth disease. *Science.* 1993;262:2039–2042.
2. Cowchock FS et al. X-linked motor-sensory neuropathy type-II with deafness and mental retardation: a new disorder. *Am J Med Genet.* 1985;20:307–315.
3. Fischbeck KH et al. Linkage studies of X-linked neuropathy and spinal muscular atrophy. *Cytogenet Cell Genet.* 1987;46:614.
4. Ionanescu VV et al. Heterogeneity in X-linked recessive Charcot-Marie-Tooth neuropathy. *Am J Hum Genet.* 1991;48:1075–1083.
5. Lee MJ et al. Six novel connexin32 (*GJB1*) mutations in X-linked Charcot-Marie-Tooth disease. *J Neurol Neurosurg Psychiatry.* 2002;73:304–306.
6. Priest JM et al. A locus for axonal motor-sensory neuropathy with deafness and mental retardation maps to Xq24–q26. *Genomics.* 1995;20:409–412.
7. Rinaldi C et al. Cowchock syndrome is associated with a mutation in apoptosis-inducing factor. *Am J Hum Genet.* 2012;91:1095–1012.
8. Stojkovic T et al. Sensorineural deafness in X-linked Charcot-Marie-Tooth disease with connexin 32 mutation (*R142Q*). *Neurology.* 1999;52:1010–1014.

Rosenberg-Chutorian 综合征
运动和感觉神经病、视神经萎缩与感音神经性听力损失（CMTX5）
motor and sensory neuropathy, optic atrophy, and sensorineural hearing loss（CMTX5）（Rosenberg-Chutorian syndrome）

Rosenberg 和 Chutorian[6]在 1967 年、Pauli[5]

（文献中的 A 家系）在 1984 年分别报道了 3 个家系患此综合征，听力损失通常是首发症状，且系谱与 X 连锁隐性遗传最一致。其依据是在一些家系中观察到显示携带者。Sugano 等报道了一个他们认为有 Rosenberg-Chutorian 综合征的女性，其神经病变、视神经萎缩、感音神经性听力损失发生在童年的早期至中期[7]。Kim 等[4]报道的病例 1 可能也是本病的一个例子。在 2005 年 Kim[2]报道了一个 X 连锁 CMT 的暂定的独特模式，并命名为 CMTX5。他们曾证明 CMTX5 和 Rosenberg-Chutorian 综合征有几乎相同的表型，因此他们要么是相同的，要么互为等位基因[3]。

周围神经系统：患儿直到 2 岁才会走路。5 岁时发现有下肢肌无力和肌肉萎缩。5~10 岁步态出现异常，后来则累及前臂和手（图 12-18A、B）。大多数患者到 15 岁时需要使用手杖和支架。体检发现上下肢远端有严重的肌无力和肌肉耗损、高弓足、腱反射消失、跖反应正常，还可见宽基跨阈步态。1 例 3 岁男性患儿除深腱反射消失外，运动试验结果都正常。感觉检查发现成年患者膝和肘以下各种感觉都减弱，而男性患儿感觉都正常。运动神经传导研究结果表明速度减慢，结果与 CMT1 相似。

视觉系统：大约 20 岁首次发现患者有视

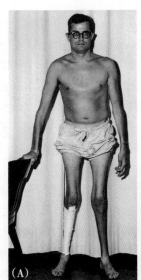
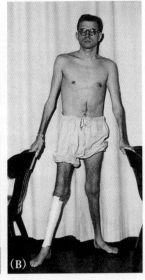
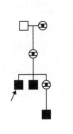
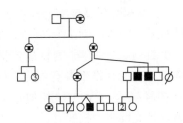

□ ○ 正常
■ 患者
⊕ 伴听力下降的携带者

图 12-18　运动和感觉神经病、视神经萎缩、感音神经性听力损失（X 连锁）（Rosenberg Chutorian 综合征）（A、B）图片显示远端肌肉萎缩，面部和躯干未受累。（C）Rosenberg 和 Chutorian 报道的家系[6]（家系 A，左），Pauli 报道的家系[5]（家系 B，右）显示是 X 连锁隐性遗传
［（A、B）引自：RM Pauli，Clin Genet 1984;26:383.］

力损害,且进展缓慢。最早的症状是夜视损害,随后视力受损。检查发现双侧视神经萎缩颞侧比鼻侧严重,且视野向心性缩小。1例男性患者的双眼矫正视力均为20/100,其弟弟则为20/400[6]。他们只能辨别手动。没有患者有视网膜色素变性。

听觉系统:患者婴儿期即有明显的听力损失,到5岁时进展为重度听力损失。一些女性携带者有轻度的感音神经性听力损失[7]。

前庭系统:前庭试验结果未见报道。

病理学:肌肉组织活检显示有严重的神经源性肌肉萎缩。腓肠神经活检发现有脱髓鞘现象,而轴突未受损。

遗传:本病是X连锁隐性遗传,携带者为部分表达[7](图12-18C)。

分子生物学研究:本病是由于编码磷酸核糖的焦磷酸合成酶-1(PRPS1)的基因突变导致。

诊断:运动和感觉神经病、视神经萎缩与感音神经性听力损失综合征(常染色体显性遗传)与本综合征的不同主要在于视力损失发生较早。而运动和感觉神经病、视神经萎缩与感音神经性损失综合征(常染色体隐性遗传)则发病较晚。另外几种伴有神经病和听力损失的综合征则没有视神经萎缩现象。

预后:这种综合征最终导致严重残疾,主要由于早期发生的听力损失造成,伴视力损失和运动性疾病导致的额外残疾。有初步的报道表明,补充S腺苷甲硫氨酸提高该综合征患者体内嘌呤核苷酸的水平,如GTP和ATP,可产生临床受益[1]。

小结:这种综合征的特征包括:①X连锁隐性遗传且在女性携带者有部分表现度;②运动和感觉神经病(与CMT1很相似);③视神经萎缩;④感音神经性听力损失。

参考文献

1. de Brouwer AP et al. *PRPS1* mutations: four distinct syndromes and potential treatment. *Am J Hum Genet.* 2010;9:506–518.
2. Kim HJ et al. A novel locus for X-linked recessive CMT with deafness and optic neuropathy maps to Xq21.32–24. *Neurology.* 2005;64:1964–1967.
3. Kim HJ et al. Mutations in *PRPS1*, which encodes the phosphoribosyl pyrophosphate synthetase enzyme critical for nucleotide biosynthesis, cause hereditary peripheral neuropathy with hearing loss and optic neuropathy. *Am J Hum Genet.* 2007;81:552–558.
4. Kim I et al. Three cases of Charcot-Marie-Tooth disease with nerve deafness. The classification and sural nerve pathology. *Rinsho Shinkeigaku.* 1980;20:264–270 (case 1).
5. Pauli RM. Sensorineural deafness and peripheral neuropathy. *Clin Genet.* 1984;26:383–384.
6. Rosenberg RN, Chutorian A. Familial opticoacoustic nerve degeneration and polyneuropathy. *Neurology.* 1967;17:827–8321.
7. Sugano M et al. Optic atrophy, sensorineural hearing loss and polyneuropathy—a case of sporadic Rosenberg-Chutorian syndrome. *Fukushima J Med Sci.* 1992;38:57–65.

感觉及自主神经病合并听力损失
sensory and autonomic neuropathies with hearing loss

Hicks综合征
遗传性感觉和自主神经病、痴呆与感音神经性听力损失
hereditary sensory and autonomic neuropathy(HSAN),dementia,and sensorineural hearing loss(Hicks syndorme)

Hick[8]和Denny-Brown[3]分别于1922年和1951年报道了在1个4代的英国家系中发现的一种综合征,表现为进行性感觉衰弱、足部穿通性溃疡、神经根性放射痛和进行性感音神经性听力损失。此后至少又报道了另外出现此病的8个家系[5-7,9,10,14,16-19],其中有几个家系的患者还出现痴呆[9,10,18,19;Robert B Layzer,个人通讯]。

周围神经系统:该综合征的早期症状表现为下肢远端感觉丧失,后累及上肢,上述症状通常在童年期出现(图12-19A)。然而,大部分患者直到足部的胼胝和溃疡出现后才注意到本病的存在,这种情况通常都发生在成年早期,为15~36岁。Hick[8]描述了上述情况典型的表现:拇趾无痛性胼胝,胼胝随后变为有硬边及排脓的溃疡。溃疡会蔓延到骨,有小片的碎骨排出(图12-19B)。治疗后溃疡可愈合,但较易复发,在患者此后的一生中溃疡反复发作。溃疡会累及足的其他部位,最终导致严重的畸形。溃疡发生数年后,短暂而严重的神经根性放射痛开始出现,先累及小腿,后累及其他区域。然而,溃疡并不是本病的主要表现,且上肢比足部少见。Dyck[4]报道避免足部受伤和注意卫生可以预防大多数足部溃疡的发生。

检查发现严重的感觉丧失累及患者小腿远

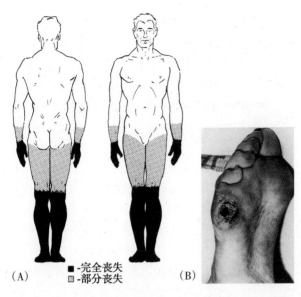

图 12-19 遗传性感觉和自主神经病（HSNA）、痴呆与感音神经性听力损失（Hicks 综合征）
（A）受累的皮肤区域。（B）足穿透性溃疡

端、足及上肢，上肢受累程度较轻。且大多数患者的感觉丧失程度从大到小依次为：温度觉、痛觉、触觉。部分患者还有振动觉的减退，而位置觉通常正常。患者肌力正常，但反射减弱或消失。肌力正常，但反射减弱或者消失。在 2 个家系中发现有轻度的感觉性共济失调[16]。试验发现感觉神经传导重度减慢或消失，而运动神经传导速度正常。这些检查结果以及成年早期发病的特点与 I 型 HSAN 相似[4]。

中枢神经系统：Yee 等[19]报道了 2 个家系，其成员在 20~40 岁开始出现精神症状，发生在听力损失出现之前数年。早期精神症状表现为人格改变、注意力难以集中、记忆丧失等，少数患者可出现精神病和癫痫发作。随后出现智力进行性减退，最终导致重度痴呆，患者常于 40~60 岁死亡。Horoupian[10]报道的另外 1 例患者智力低下，可能为痴呆。Hicks[8]和 Denny-Brown[3]虽然未报道患者有精神改变，但大多数患者的家庭成员寿命较短，死因与溃疡无关。

其他系统：在 1 个家系中[3,8]有几名年龄较大的家庭成员发生反复不明原因的腹泻。还有几个患者患有糖尿病。另 1 例患者患有原发性甲状旁腺功能亢进症[19]。

听觉系统：患者放射性神经痛发作同时出现双侧感音神经性损失，并在之后的 10~20 年中缓慢进展为重度听力损失。1 例患者的听力测试显示有耳蜗损害[5]。

前庭系统：本病患者偶有轻度的前庭症状，有 1 例患者的前庭冷热水试验无反应，旋转试验亦无反应[5]。

放射学检查：Hojo 等[9]利用正电子发射体层摄影术（PET）发现患者额叶代谢减退或血流灌注不足。MRI 结果表明 1 例患者有额叶萎缩现象。

实验室检查：1 例患者的脑脊液分析结果为白细胞 11 个 /ml，蛋白 2 000mg/dl[19]。

病理学：尸检发现 2 例患者的脑组织重量减轻。在另一名伴有痴呆的患者中，可以看到轻微但更广泛的变化，该患者还伴有小脑、下橄榄、前庭内侧核和耳蜗背侧核的神经元丢失和胶质增生[19]。内耳的退行性变包括螺旋神经节、蜗神经、前庭神经节和前庭神经的神经元丢失和胶质细胞增生，以及螺旋器和感觉上皮的严重萎缩。在蜗腹侧核仅见轻度的萎缩[6,10]。

脊髓的异常表现包括后柱的萎缩、有髓神经纤维丢失、薄束的胶质细胞增生和 Clarke 柱的少量神经元丢失。背根神经节也萎缩，其中大量神经元丢失，结缔组织增生。而在背根神经中也存在大量神经纤维丢失。这些病变在 L4~S2 神经节较严重，而 C8~T1 较轻。腹侧神经根正常。周围神经也发生萎缩，并有神经纤维丢失，远端最重[3,10]。

遗传：该综合征是常染色体显性遗传，患者的病情轻重不一，但显然是高外显率。

分子生物学研究：Nicholson 等[13]已经将 I 型 HSAN 的基因定位于 9q22.1-23.1。而 Dawkins 等[2]和 Bejaoui 等[1]各自独立发现 SPTLC1 基因有突变，但并不清楚合并听力损失的 HSAN 是否由该基因突变导致。Klein 等在 Holo 和 Wright 等以前研究的同源 DNA 中发现了 DNA 甲基转移酶突变基因，同时也在 2 个新的家系中发现，其伴随有感音神经性听力损失和神经病变，发病年龄在 20~35 岁，30~40 岁开始出现痴呆[9,11,18]。

诊断：本病必须与 HSAN 的其他类型相鉴别（综述在参考文献 15），这些类型都不合并听力损失。Munro[12]和 Ogden 等[14]报道了 1 例儿童患有非进行性感觉神经病、先天性感音神经性听力损失和前庭功能异常。而感觉和自主神经病变、共济失调、脊柱侧弯和感音神经性听力损失（Robinson 综合征）患者的感觉症状较轻，没有溃疡。感觉神经和自主神经病变、胃肠运动紊乱、小肠憩室炎与感音神经性听力损失（Groll-Hirschowitz 综合征）患者的感觉症状较轻，且合并胃肠症状。

预后：感觉神经病和听力损失均呈慢性进展，最终导致严重的残疾。大多数患者在年龄较小时就死亡，死因显然与溃疡无关。这可能说明患者合并有痴呆，且比以往所知的患病率要高。

小结：这种综合征的特征包括：①常染色体显性遗传；②感觉和自主神经病（与 I 型 HSAN 很相似）；③痴呆；④感音神经性听力损失。

参考文献

1. Bejaoui K et al. *SPTLC1* is mutated in hereditary sensory neuropathy, type 1. *Nat Genet*. 2001;27:261–262.
2. Dawkins JL et al. Mutations in *SPTCL1*, encoding serine palmitoyltransferase, long chain base subunit-1, causes hereditary sensory neuropathy type 1. *Nat Genet*. 2001;27:309–312.
3. Denny-Brown D. Hereditary sensory radicular neuropathy. *J Neurol Neurosurg Psychiatry*. 1951;14:237–252.
4. Dyck PJ. Neuronal atrophy and degeneration predominantly affecting peripheral sensory and autonomic neurons. In: Dyck PJ et al., eds. *Peripheral Neuropathy*. Philadelphia, PA: W.B. Saunders; 1984:1557–1599.
5. Fitzpatrick DB et al. Hereditary deafness and sensory radicular neuropathy. *Arch Otolaryngol*. 1976;102:552–557.
6. Hallpike CS. Observations on the structural basis of two rare varieties of hereditary deafness. In: DeReuch AVS, Knight J, eds. *CIBA Foundation Symposium: Myotatic, Kinesthetic, and Vestibular Mechanisms*. Boston: Little, Brown; 1967:285–294.
7. Hamanishi H et al. Familial case of hereditary sensory radicular neuropathy. *Seikeigeka*. 1988;39:371–375.
8. Hicks EP. Hereditary perforating ulcer of the foot. *Lancet*. 1922;202:319–321.
9. Hojo K et al. Hereditary sensory neuropathy with deafness and dementia: a clinical and neuroimaging study. *Eur J Neurol*. 1999;6:357–361.
10. Horoupian DS. Hereditary sensory neuropathy with deafness: a familial multisystem atrophy. *Neurology*. 1989;39:244–248.
11. Klein CJ et al. Mutations in *DNMT1* cause hereditary sensory neuropathy with dementia and hearing loss. *Nat Genet*. 2011;43:595–600.
12. Munro M. Sensory radicular neuropathy in a deaf child. *BMJ*. 1956;1:541–544.
13. Nicholson GA et al. The gene for hereditary sensory neuropathy type 1 (HSN-1) maps to chromosome 9q22.1–q22.3. *Nat Genet*. 1996;13:101–104.
14. Ogden TE et al. Some sensory syndromes in children: indifference to pain and sensory neuropathy. *J Neurol Neurosurg Psychiatry*. 1959;22:267–276.
15. Rotthier A et al. Genes for hereditary sensory and autonomic neuropathies: a genotype–phenotype correlation. *Brain*. 2009;132:2699–2711.
16. Stanley RJ et al. Sensory radicular neuropathy. *Arch Dermatol*. 1975;111:760–762.
17. Van Bogaert L. Familial ulcers, mutilating lesions of the extremities, and also acro-osteolysis. *BMJ*. 1957;2:367–371.
18. Wright A, Dyck PJ. Hereditary sensory neuropathy with sensorineural deafness and early-onset dementia. *Neurology*. 1995;45:560–562.
19. Yee MHC et al. Hereditary sensory neuropathy with deafness and dementia: a new syndrome. *Neurology*. 1986;36(Suppl):115–116.

Robinson 综合征
感觉和自主神经病、共济失调、脊柱侧弯与感音神经性听力损失
sensory and automic neuropathy, ataxia, scoliosis, and sensorineural hearing loss（Robinson syndrome）

1977 年 Robinson 等[1]报道美国西海岸的 1 个印第安人大家系发现了感觉丧失、共济失调、脊柱侧弯与感音神经性听力损失综合征。

周围神经系统：轻度的感觉神经病可能在童年时就已出现，但往往直到其他症状出现后行仔细的临床检查才被发现。患者童年晚期常有慢性进行性（感觉性）共济失调伴步态不稳。少数患者婴儿期即可发病，而部分患者则到 60 岁才发病。患者没有致残性四肢病和自主神经功能失调表现。少数患者可有轻微的言语不清、反射消失、共济失调，但无意向震颤，Romberg 试验结果异常。触压觉的丢失较轻微和普遍，在其远端较重。痛觉和温度觉损害较轻。

肌肉骨骼系统：所有患者都有进行性脊柱胸腰段侧弯，与共济失调几乎同时发生。

听觉系统：大多数患者有双侧感音神经性听力损失，但具体表现未见报道。

实验室检查：感觉动作电位异常或消失，而运动神经传导速度正常。脊柱 X 线检查证实有侧弯存在，而无证据表明有结构异常。

病理学：腓肠神经活检显示有髓神经纤维严重丢失，较细的无髓轴突有部分丢失（图 12-20A）。未见炎性细胞，也无髓鞘崩解证据。

遗传：本病可能是常染色体显性遗传，但患者病情轻重不一，发病年龄也不尽相同（图 12-20B）。

诊断：感觉和自主神经病、痴呆和感音神经性听力损失（Hicks 病）患者常有溃疡及可发展为痴呆的精神症状，感觉丧失也比本病患者严重。而感觉和自主神经病变、胃肠运动紊乱、小肠憩室炎与感音神经性听力损失（Groll-Hirschowitz 综合征）与本病的不同在于其有严重的胃肠症状，且是常染色体隐性遗传。

预后：本病不影响寿命，患者可正常工作。

小结：该综合征的主要特征包括：①常染色体显性遗传；②轻度的感觉神经病合并感觉共

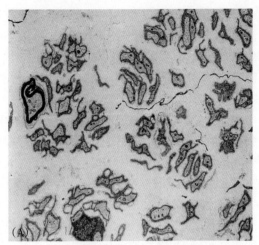

（A）

Ⅵ Ⅴ Ⅳ Ⅲ Ⅱ 　 Ⅰ 　 Ⅱ Ⅲ Ⅳ Ⅴ Ⅵ

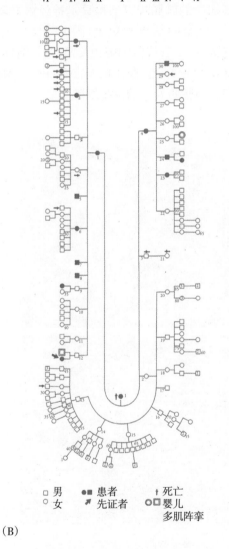

□ 男　　●■ 患者　　✝ 死亡
○ 女　　➹ 先证者　　□□ 婴儿
　　　　　　　　　　　　多肌阵挛

（B）

图 12-20　感觉和自主神经病、共济失调、脊柱侧弯与感音神经性听力损失（Robinson 综合征）
（A）神经的电镜切片显示有髓的轴突明显减少。（B）系谱图显示为常染色体显性遗传
［引自：GC Robinson et al. Hum genet，1977；35：153］

济失调；③脊柱胸腰段侧弯；④感音神经性听力损失。

参考文献

1. Robinson GC et al. A new variety of hereditary sensory neuropathy. *Hum Genet*. 1977;35:153–161.

Groll-Hirschowitz 综合征
感觉和自主神经病变、胃肠运动紊乱、小肠憩室炎与感音神经性听力损失
sensory and autonomic neuropathy, gastrointestinal motility disorder, small Bowel diverticulitis, and sensorineural hearing loss（Groll-Hirschowitz syndrome）

Groll 和 Hirschowitz[1]及 Hirschowtiz 等[2]分别在 1966 年和 1972 年报道了一种综合征，患者为三姐妹，表现为进行性感觉神经病伴营养改变、进行性胃肠运动减弱、多发性小肠憩室炎以及重度感音神经性听力损失。Potasman 等[4]报道了另外一家系中的两姐妹也患有这种综合征。

胃肠系统：早期症状为发作性的腹部痉挛痛、呕吐、腹泻及体重下降。通常从 5~15 岁开始，逐渐进展为慢性腹痛、腹胀、呕吐、腹泻和消瘦。X 线和其他检查结果显示有进行性胃肠运动减弱，符合假性肠梗阻表现。运动紊乱可归因于支配胃肠运动的迷走神经功能障碍。数例患者因肠梗阻发作而接受手术治疗，术中发现有形成溃疡的憩室、肠系膜纤维化和大量淋巴结增生。Hirschowitz 等[2]报道的三姐妹中年龄最大者在 18 岁死于胃肠道大出血，而 Potasman 等[4]报道的两姐妹也分别在 13 岁和 24 岁死亡。

周围神经系统：周围神经病变早期表现为下肢腱反射减弱和高弓足，通常在 14~16 岁发现，而此时感觉仍正常。接着很快就出现感觉丧失，并呈慢性进展。后来的体检发现膝反射和踝反射消失，角膜反射和腹壁反射消失，远端触觉和痛觉减退。其中触觉减退最为严重，其次是痛觉和振动觉。所有患者的运动和感觉神经传导速度均减慢，还有 1 例患者的感觉神经传导检测不到。Hirschowitz 等[2]报道三姐妹父亲的感觉和运动传导速度轻度减慢。

心血管系统：胃肠道症状出现后不久发现患者有窦性心动过速，但最终恢复正常，而颈动脉窦反射仍不存在，且运动后心率不加快，说明心脏迷走神经功能障碍。踝部皮内注射组胺后风团及潮红反应减弱，也证实自主神经功能存在损伤。

皮肤系统：大多数患者都患有黑棘皮病（图12-21A）。

其他表现：至少有2例患者的牙齿过早脱落[3]。

听觉系统：患者一般在3~9岁出现双侧感音神经性听力损失，2~8年内进展至极重度听力损失。在Hirschowitz等[2]报道的家系中，父亲和其他几个父系亲属还有迟发性的轻度听力损失，与耳硬化最一致。

前庭系统：在报道的三姐妹中前庭功能都正常。

实验室检查：发现多种由于营养不良导致的异常结果。包括血清胡萝卜素水平下降（见于所有患者）[4]，血清白蛋白降低（5名患者有3名）。血清锌的水平也下降（B.Hieschowizt，个人通讯。1974）。

病理学：1例患者的尸检显示由于严重的肠系膜根部增厚和纤维化使小肠缩短。腹膜后腔充满大淋巴结。在肠壁可见多形性小息肉、散发憩室和偶尔可见溃疡。胃部胀满、胃壁增厚（图12-21B）。肉眼观察脑部正常，但组织学检查示迷走神经根纤维丢失，特别是在孤束。颞骨检查发现前庭膜破裂，螺旋器破坏[3]。

其妹妹的腓肠神经活检显示神经束显著萎缩，被一层厚的纤维膜包裹（图12-21C）。严重的脱髓鞘，偶尔有残留的髓鞘片段，有空泡样变。轴突保留得较好，但直径相差很多（图12-21D）。有很多充满脂肪碎片的巨噬细胞。

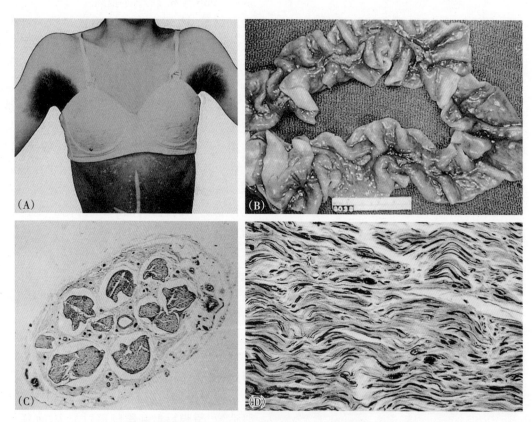

图 12-21　感觉和自主神经病变、胃肠运动紊乱、小肠憩室炎与感音神经性听力损失（Groll-Hirschowitz综合征）

（A）两侧腋前线和腹部黑棘皮病。（B）小肠的标本显示回肠增厚，肠系膜纤维化，使小肠不能充分扩张，系膜植入部分有一条长的匍行性溃疡，贯穿标本全长。（C）腓肠神经较细且纤维化，神经束被结缔组织分隔。（D）神经标本高倍镜观察：轴突数量减少，髓鞘肿胀且空泡样变

［引自：BI Hirschowitz et al. Birth Defects 1972；8（2）：27］

遗传:这两个家系中,都有多个患病的同胞,父母都健康,其中一个家系的父母是近亲婚配。因此,可能是常染色体隐性遗传[2,4]。

诊断:本病与感觉和自主神经病、痴呆与感音神经性听力损失(Hicks 综合征)的不同在于感觉丧失相对较轻,有重度的自主神经功能紊乱,Hicks 综合征则为严重的感觉丧失伴有复发性溃疡、神经根放射痛,还常有痴呆。而本病与感觉和自主神经病变、共济失调、脊柱侧弯和感音神经性听力损失(Robinson 综合征)的感觉障碍是相似的,但本病没有共济失调和脊柱侧弯的表现。假性肠梗阻也见于 POLIP 综合征(多神经病、眼肌麻痹、脑白质病和假性肠梗阻),但 POLIP 综合征还表现有眼肌麻痹和脑白质病。

预后:本病病情严重且进行性发展,预后差。其中一名同胞死亡,另一个长期卧床。所有患者都有极重度听力损失。

小结:这种综合征的特征包括:①常染色体隐性遗传;②感觉和自主神经病;③自主神经功能失调导致心律失常;④假性肠梗阻;⑤小肠憩室炎;⑥感音神经性听力损失。

参考文献

1. Groll A, Hirschowitz BI. Steatorrhea and familial deafness in two siblings. *Clin Res.* 1966;14:47.
2. Hirschowitz BI et al. Hereditary nerve deafness in three sisters with absent gastric motility, small bowel diverticulitis and ulceration and progressive sensory neuropathy. *Birth Defects.* 1972;8(2):27-41.
3. Igarashi M et al. Cochleo-saccular degeneration in one of three sisters with hereditary deafness, absent gastric motility, small bowel diverticulitis and progressive sensory neuropathy. *ORL.* 1981;43:4-16.
4. Potasman I et al. The Groll-Hirschowitz syndrome. *Clin Genet.* 1985;28:76-79.

肌营养不良
muscular dystrophies

面肩肱骨肌营养不良与感音神经性听力损失
facioscapulohumeral musculary dystrophy and sensorineural hearing loss

面肩肱骨肌营养不良(FSHD)的特点是临床病程变化多样。本病较 Duchenne 肌营养不良(进行性假肥大性肌营养不良)和强直性肌营养不良少见。也很少见到其他系统受累的报道。一些患者还有感音神经性听力损失,尤其是伴有早发的肌无力的患者[3,12,14,18]。FSHD 与视网膜渗出性毛细血管扩张(Coats 病)以及感音神经性听力损失的疾病组合是由 Small[21]于 1968 年首次报道的。随后又报道了数个患有这样的疾病的家系[1,3,9,11,17,21,23,27,30]。分子遗传学研究结果表明这种组合有遗传同质性,与发病时间无关[5,15,28]。然而,Gilbert 等[10]也报道了其遗传异质性。外显率约为 5/1 000 000[15]。

神经肌肉系统:成年期发病的 FSHD,面部和肩胛骨肌无力和肌肉损耗(尤其是下斜方肌、上三角肌、胸肌、肱二头肌、肱三头肌;下三角肌相对保留完好,上肢外展时肩胛骨升高导致上斜方肌突出),这些症状通常在患者第一或第二个十年出现(范围 7~30 岁)(图 12-22A~E)。其后肌无力又累及其他肌群,特别是上臂、腹部、下肢带骨和足伸肌群。通常病情要经历很多年的缓慢发展,其间会穿插一些恶化相对较迅速的阶段。面具样肌无力的特征是闭眼、吹口哨、用吸管喝水及吹奏管乐器等有困难。其他的困难还有梳头及晾衣服。

与迟发型的 FSHD 相反,婴儿期发病的 FSHD 通常在出生后的前 2 年就发现了病情,因为患儿从来不笑,眼睛即使睡觉时也睁着[5]。其他肌群,尤其是上肢带骨肌群,有严重的肌无力。许多患者到 10 岁时就开始用轮椅。

尽管大多数患有 FSHD 及听力损失组合的患者肌无力的发病是在出生后前几年[21],但有一个患病家系中的先证者肌无力发病比其他 4 个家系中的先证者晚很多。

中枢神经系统:所有 8 个家系 18 例患者中有 5 例有智力障碍[17,21],智力障碍在早期发病患者中较普遍。

视觉系统:双侧视网膜血管高度迂曲、微动脉瘤、血管阻塞或黄斑区及周边视网膜渗出性毛细血管扩张症(Coats 病),伴有视力损失[1,3-9,12,15,17,21,23,27,30](图 12-22F)。确诊需要通过间接检眼镜或荧光血管造影术。视网膜的异常与肌肉受累的严重程度无关[8]。然而与其童年期发病有关。Padberg 等[19]报道在 11 个家系

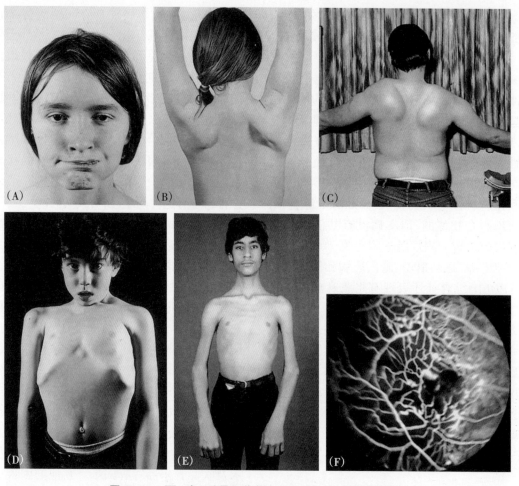

图 12-22　面 - 肩 - 肱骨肌营养不良和感音神经性听力损失

(A)显著的面肌无力导致的面部扁平,表情呆板。患者尝试做鼓腮动作。(B)肌肉极度消瘦导致肩胛部不稳定。(C)肢体近端肌无力导致抬臂困难,出现翼状肩胛。(D,E)双侧面肌无力和上肢带骨周围肌肉萎缩。(F)荧光血管造影显示眼底周围毛细血管扩张或微动脉瘤形成

[(A、B)引自:KF Swaiman,Pediatric Neurology,St. Louis,MO:C.V. Mosby,1989;(C)引自:UR Desai and FN Sabates. Am J Ophtalmol 1990;110:568;(D,E)由 BR Korf,Boston,Massachusetts 惠赠;(F)由 R Fitzsimons and AC Bird,London,England 惠赠]

中共有 16 名同胞(50%)表现有视网膜病变。

听觉系统:成年期发病的 FSHD 很少有听力损失[25],而婴儿期发病的肌无力患者常有听力损失[1,2-6,8,9,11,17,27]。患儿常为双侧感音神经性损失,听力损失在 20~100dB 之间,其中高频段损失尤其明显[4,18]。同时镫骨肌反射减弱。听力损失多在 3~4 岁时开始出现。听力测试结果提示耳蜗到颞叶的通路正常,而病变源自耳蜗[8,27]。Brouwer 等[4]发现在听力损失与肌无力之间没有关联。Padberg 等[19]发现在 14 个家系中共有 20 名成员(62%)有不同程度的高频听力损失。在成年 FSHD 伴听力正常者中,亚临床耳蜗受累相对较常见[2]。

实验室检查:除了年长患者外,有 50%~80%的 FSHD 患者存在血清肌酸激酶中度升高。因此,在该病的症状出现之前,检测血清肌酸激酶对于诊断的帮助有限,而且血清肌酸激酶水平的升高仅见于 40 岁以下 80% 的男性患者和 50%的女性患者[15]。极少数的患者有乳酸脱氢酶(LDH)、二磷酸果糖酶和血清谷丙转氨酶(SGOT)升高[10]。

病理学:临床表现虽然变异很多,但大部分肌肉都表现出晚期的组织学改变,包括肌纤维被脂肪和结缔组织代替,肌纤维直径、中央核改变,

偶见肌纤维坏死和再生以及散在的炎症细胞。少数患者可见广泛炎性浸润,与多发性肌炎难以区分。

遗传:FSHD 是常染色体显性遗传,表现度差异大。

分子生物学研究:该基因位于 4q35[4,5,10,16,20,26,28,29]。致病原因是 D4Z4 大随体在该区域的重复序列缩短。正常人具有 11~150 个重复序列,相当于 EcoR 片段 41~350kb 大小;FHSD 的患者具有 1~10 个重复序列,相当于 10~35kb 大小的片段。外显率在 15 年时为 70%,20 年以后为 95%[15]。对疾病的预测被认为与缺失片段大小有关[22],那些出现大量片段缺失的患者有可能会更早的出现听力损失和智力障碍[24]。但是 <5% 的 FSHD 患者不存在 D4Z4 重复序列缩短,这个发现表明该病具有遗传异质性[31];而且,Gilbert[10] 等发现 2 个 FSHD 家族与 4q35 基因位点不吻合。

诊断:OJ Hood(Greenville,North Carolina,个人通迅,1992)发现 1 例孤立病例同时患有 Coats 病、感音神经性听力损失、身材矮小症和明显的第 2~5 指(趾)短指短趾畸形。患有青少年脊髓性肌萎缩的患者可能具有相似临床表现,但是体格检查和肌电图有助于做出正确的诊断。严重的线粒体脑肌病可能表现肌无力和听力损失,但同时还伴有其他症状。多发性肌炎容易与之混淆[13]。

预后:本病的预后个体差异较大。

小结:本病的临床特点是:①常染色体显性遗传具有高度外显率和明显的可变表现度;②面部肌肉和上肢带骨肌群无力可蔓延到其他肌群;③视网膜毛细血管扩张症进展为 Coats 病;④偶发性智力障碍;⑤感音神经性听力损失。

参考文献

1. Akiyama C. Facioscapulohumeral muscular dystrophy with infantile spasms, sensorineural deafness and retinal vessel abnormalities. *No To Hattatsu*. 1991;23:395–399.
2. Balatsouras DG et al. Cochlear function in facioscapulohumeral muscular dystrophy. *Otol Neurotol*. 2006;28:7–10.
3. Brooke MH. *A Clinician's View of Neuromuscular Diseases*, 2nd ed. Baltimore, MD: Williams & Wilkins; 1986.
4. Brouwer OF et al. Hearing loss in facioscapulohumeral muscular dystrophy. *Neurology*. 1991;41:1878–1881.
5. Brouwer OF et al. Facioscapulohumeral muscular dystrophy: the impact of genetic research. *Clin Neurol Neurosurg*. 1993;95:9–21.
6. Desai UR, Sabates FN. Long-term follow-up of facioscapulohumeral dystrophy and Coats' disease. *Am J Ophthalmol*. 1990;110:568–569.
7. Fitzsimons RB et al. Retinal vascular abnormalities in facioscapulohumeral muscular dystrophy. *Brain*. 1987;110:631–648.
8. Fujimara H et al. A case of facioscapulohumeral muscular dystrophy with sensorineural hearing loss and retinal angioma. *Clin Neurol*. 1989;29:1387–1391.
9. Gieron MA et al. Facioscapulohumeral dystrophy with cochlear hearing loss and tortuosity of retinal vessels. *Am J Med Genet*. 1985;22:143–147.
10. Gilbert JR et al. Evidence for heterogeneity in facioscapulohumeral muscular dystrophy (FSHD). *Am J Hum Genet*. 1993;53:401–408.
11. Gurwin EB et al. Retinal telangiectasis in facioscapulohumeral muscular dystrophy with deafness. *Arch Ophthalmol*. 1985;103: 1695–1700.
12. Kamata T et al. Facioscapulohumeral syndrome with sensorineural hearing loss and abnormality of retinal vessels. *Intern Med*. 1993;32:678–680.
13. Kaner J et al. The facioscapulohumeral syndrome: a report of two cases. *Henry Ford Hosp Med J*. 1982;30:30–36.
14. Kousseff B et al. Facioscapulohumeral dystrophy and hearing loss. Presented at the March of Dimes Birth Defects Conference, Seattle, June 20, 1983.
15. Lunt PW, Harper PS. Genetic counseling in facioscapulohumeral muscular dystrophy. *J Med Genet*. 1991;28:655–664.
16. Mathews KD et al. Linkage localization of facioscapulohumeral dystrophy (FSHD) in 4q35. *Am J Hum Genet*. 1992;51:428–431.
17. Matsuzaka T et al. Facioscapulohumeral dystrophy associated with mental retardation, hearing loss and tortuosity of retinal arterioles. *J Child Neurol*. 1986;1:218–223.
18. Meyerson MD et al. Facioscapulohumeral muscular dystrophy and accompanying hearing loss. *Arch Otolaryngol*. 1984;110: 261–266.
19. Padberg GW et al. Retinal vascular disease and sensorineural deafness are part of facioscapulohumeral muscular dystrophy. Abstract #405. American Society of Human Genetics meeting, 1992. *Am J Hum Genet*. 1992;51:A104.
20. Sarfarazi M et al. Regional mapping of facioscapulohumeral muscular dystrophy gene on 4q35: combined analysis of an international consortium. *Am J Hum Genet*. 1992;51:396–439.
21. Small RG. Coats' disease and muscular dystrophy. *Trans Am Acad Ophthalmol Otolaryngol*. 1968;72:225–231.
22. Tawil R et al. Evidence for anticipation and association of deletion size with severity in facioscapulohumeral muscular dystrophy. *Ann Neurol*. 1996;39:744–748.
23. Taylor DA et al. Facioscapulohumeral dystrophy associated with hearing loss and Coats disease. *Ann Neurol*. 1982;12:395–398.
24. Trevisan CP et al. Facioscapulohumeral muscular dystrophy: hearing loss and other atypical features of patients with large 4q35 deletions. *Eur J Neurol*. 2008;15:1353–1358.
25. Trevisan CP et al. Facioscapulohumeral muscular dystrophy: a multicenter study on hearing function. *Audiol Neurotol*. 2008;13:1–6.
26. Upadhyaya M et al. The mapping of chromosome 4q markers in relation to facioscapulohumeral muscular dystrophy. *Am J Hum Genet*. 1992;51:404–410.
27. Voit T et al. Hearing loss in facioscapulohumeral dystrophy. *Eur J Pediatr*. 1986;145:280–285.
28. Wijmenga C et al. Mapping of facioscapulohumeral muscular dystrophy gene to chromosome 4q35–qter by multipoint linkage analysis and in situ hybridization. *Genomics*. 1991;9:570–575.
29. Wijmenga C et al. Chromosome 4q DNA rearrangements associated with facioscapulohumeral muscular dystrophy. *Nat Genet*. 1992;2:26–30.
30. Yasukohchi S. Facioscapulohumeral dystrophy associated with sensorineural hearing loss, tortuosity of retinal arterioles, and an early onset and rapid progression of respiratory failure. *Brain Dev*. 1988;10:319–324.
31. Zeng W et al. Specific loss of histone H3 lysine trimethylation and Hp1γ/cohesin binding at D4Z4 repeats is associated with facioscapulohumeral dystrophy (FSHD). *PLoS Genet*. 2009;5(7) e10000559.

1型强直性肌营养不良
myotonic dystrophy type 1

1型强直性肌营养不良（DM1）可影响多个器官，但神经肌肉症状是最突出的[2,8,13,21]。

体格检查： 由于患者包括了面部肌肉消瘦导致的颞部凹陷、眼眶深陷、下颌松弛和过早秃顶等症状（图12-23A），所以面部表现最明显、最易识别。儿童先天性强直性肌营养不良也表现为高腭穹和面部结构狭窄。

神经肌肉系统： 因为无症状期较长，所以患者的发病年龄很难界定。中位发病年龄为20~25岁，但至少80%的患者到50岁才受到影响。患病的母亲生出的孩子中有20%患有显著且严重的临床症状，即先天性强直性肌营养不良。

大多数患者的早期神经肌肉症状是肌无力和颌面部肌肉消瘦，包括上睑下垂，可在诊断前数年即表现出来。下颌无力通常表现为下颌松弛和颞下颌关节脱位。胸锁乳突肌无力和消瘦比较突出，但颈后和上肢带骨肌群较少受影响。肢体受累的早期症状多较轻微，首先见于手足小肌肉、腕伸肌和足背肌。近端肢体无力多出现较晚，因此大多数患者一生都能够行走。即使是病情严重，患者被限于轮椅的情况仍然是相对少见的。

强直性肌营养不良的另一个显著的神经肌肉异常症状是肌肉正常收缩后的肌肉松弛延迟（图12-23B、C）。这一症状在手或叩击舌体时最易引出，这在全身性肌强直中少见。许多患者即使查体结果呈现明显的阳性体征，仍然不会意识到自己为肌强直。往往是自述有"僵硬"感而且遇冷会加重的患者才会认为自己是肌强直。

先天性强直性肌营养不良发生于出生前，可导致更严重的症状。这些严重的症状均遗传自患病的母亲。在妊娠期，常见胎动减少和羊水过多等症状。出生时，呼吸窘迫是很常见的症状，也是主要的致死原因。患儿还表现为面肌和咬肌无力，严重消瘦，导致上唇拱起和严重的喂养困难。出现严重的广泛性肌张力低下。其他异常表现还包括足畸形、先天性髋关节脱位、隐睾和疝气等。肌无力和强直症状在婴儿期逐渐好转，而且所有存活的儿童均可学会走路。言语和吞咽困难通常也会改善，但会留有后遗症[17]。

患者的肌电图改变明显，主要表现为过度的插入电活动，其他电兴奋性表现和肌强直电位。后者表现为频率和振幅正负交替的重复性电位，即所谓的俯冲轰炸机声。

中枢神经系统： 患者的精神症状，如情感淡

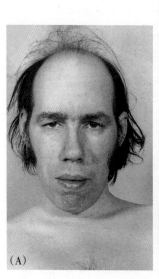

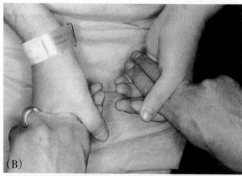

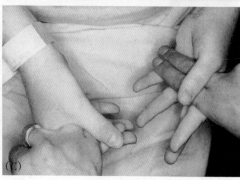

图 12-23　强直性肌营养不良
（A）强直性肌营养不良男性患者表现为面肌无力、颞部消瘦和额骨突发。（B）患者的钳型手指紧扣检查者。（C）肌强直，例如，当被嘱松开检查的手时，患者手部肌肉并不能放松
（WB Dobyns，Chicago，Illinois 惠赠）

漠、缺乏活力、不愿求医和社交能力低下比较常见，而且对于这类患者进行相应帮助通常不容易被接受。即使纠正了肺泡通气功能，患者嗜睡也很常见，也说明嗜睡是由于中枢异常引起。大部分先天性和部分儿童期发病（不是先天性的）的患者表现为中到重度智力残疾。因此，智力残疾与神经肌肉症状以及母系遗传有关，而与肌无力的严重程度和患者的性别无关。MRI 扫描可能出现广泛或局部大脑萎缩、局部脑白质异常——特别是颞叶的前部和颅骨增厚[9]。

视觉系统：许多患者都有白内障，通常在囊下区的前部和后部有较多的斑点。当病变累及视网膜时可能导致网膜周围或黄斑色素性变性。视网膜电图改变通常较为显著，这或许可以用于对患者亲属的筛查[18]。其他视觉系统异常包括上睑下垂、斜视、低眼压、眼睑炎、角膜病变和眼外肌肌无力。

心血管系统：患者心脏受累也很常见，而且并不局限于严重的残疾患者。大多数患者都有心脏传导缺陷，经常可见猝死的报道[11]。最常见的传导缺陷是一度房室传导阻滞，但是也可能发生诸如心房扑动等其他心律失常。患者出现低血压也很普遍。尽管有心肌病的组织病理学改变，只有少数患者存在心力衰竭的迹象。

呼吸系统：患者膈肌受累时可表现为 X 线检查中横膈抬高，以及功能性检查中出现膈肌无力和肌强直症。肺泡低通气多见于中度或重度患者，这可能与中枢系统有关。

消化系统：胃肠道平滑肌受累时可表现为吞咽困难、频繁误吸、食管蠕动减弱、偶发性吸收不良、巨结肠和粪便嵌塞。

内分泌系统：虽然实验室检查结果出现大量内分泌功能异常，但也仅有少数具有临床意义。虽然患者大多有胰岛功能亢进，但真正临床糖尿病却很罕见。由于原发性管状变性，60%~80%的男性患者可有睾丸萎缩。主要的妊娠期并发症是胎死率高。

听觉系统：患者听力损失并没有被广泛注意，但却很普遍[10,14]。Wright 等[25]报道了 25 例患者中有 17 例伴中到重度感音神经性听力损失。老年患者中发病率更高[23]。Huygen 使用了早熟性老年性听力损失这一名词来描述这类患者过早出现的听力损失[10]。另外，Stephens

等[20]对 42 例强直性肌营养不良患者进行的Cohort 分析发现中耳和耳蜗功能异常的发生率并不高。但这有待于进一步验证。

前庭系统：前庭功能有一定程度的异常到能够被发现的程度一般见于病程长的患者[23]。

实验室检查：血浆肌酸激酶和其他肌酶通常表现异常，但对于诊断并无实用价值。

病理学：在病理学上，并没有单个异常可用于诊断，但总体表现却是具有特征性的。肌肉活检最具特征性的改变是中央核、核链、环状纤维、肌浆团块，1 型纤维萎缩，肌梭纤维撕裂增多，神经末梢分支增多。不太明显的改变包括小角纤维、虫蚀状纤维、2 型纤维肥大和纤维化增多。

遗传：常染色体显性遗传。

分子生物学研究：分子遗传学研究已定位基因位于 19q13.2-q13.3，大量侧翼标记已经被发现[6,19]。强直性肌营养不良患者表现为三核苷酸（CTG）重复序列扩增[5,7,12,22]。在健康个体大约为 5~30 个拷贝，在中度症状表现的患者至少 50~80 个重复拷贝，而重症患者则可高达2 000 甚至更多的拷贝数。当患病父母遗传给子女时，这个重复拷贝数通常增加，这正好可解释遗传早现现象[16]。患新生儿强直性肌营养不良的婴儿基本上均是由于母亲患病所致。CTG 重复片段位于一个多肽的 39 号非编码区并可被转录，该多肽为蛋白酶家族的一个成员[1]。重症患者是由于 CTG 甲基化[19]，因此侧翼标记或 CTG重复序列均可能用于产前或发病前诊断[15]。

诊断：2 型强直性肌营养不良（DM2）与 1 型强直性肌营养不良具有相似的临床表现，但 DM2没有遗传早现，不存在先天性或青少年患者，而且肌强直并不是普遍存在[3]。DM2 是由位于3q21.3 片段上的 ZNF9 基因的 CTG 扩增导致的。有报道称芬兰的一个家系的多名成员在 45 岁以后表现出听力损失[24]。Day 等[4]报道了一个25 人的 DM2 家系中有 6 名成员出现听力损失，但是没有更详细的资料。患者伴有面肩肱肌营养不良可出现类似的面肌和胸锁乳突肌肌无力和消瘦，但是颈后部和上肢带骨肌的受累更为显著。肌无力的分布多表现为近端而非远端。还可出现视网膜血管异常但不影响其他系统，这与在强直性肌营养不良患者所观察到的视网膜萎缩和白内障不同。

预后：患者可能具有正常的寿命，但他们死于心脏传导缺陷(猝死)和误吸的风险增高。这类风险在患有先天性强直性肌营养不良的儿童中更高。患者残疾表现形式多样但可能都是严重的残疾。

小结：强直性肌营养不良的临床特征：①常染色体显性遗传；②面肌和末端肌肉肌无力和消瘦；③肌强直；④白内障；⑤心脏传导缺陷；⑥精神症状，尤其是情感淡漠；和少数伴有⑦智力障碍；⑧视网膜变性；⑨感音神经性听力损失。

参考文献

1. Brook JD et al. Molecular basis of myotonic dystrophy: expansion of a trinucleotide (CTG) repeat at the 39 end of a transcript encoding a protein kinase family member. *Cell.* 1992;68:799–808.
2. Brooke MH. *A Clinician's View of Neuromuscular Diseases,* 2nd ed. Baltimore, MD: William & Wilkins; 1986.
3. Dabby R et al. Clinical, electrophysiologic and pathologic findings in 10 patients with myotonic dystrophy 2. *IMAJ.* 2011;13:745–747.
4. Day JW et al. Clinical and genetic characteristics of a five-generation family with a novel form of myotonic dystrophy (DM2). *Neuromusc Disord.* 1999;9:19–27.
5. Gennarelli M et al. Prediction of myotonic dystrophy clinical severity based on the number of intragenic [CTG]n trinucleotide repeats. *Am J Med Genet.* 1996;65:342–347.
6. Harley HG et al. Localization of the myotonic dystrophy locus to 19q13.2–19q13.3 and its relationship to twelve polymorphic loci on 19q. *Hum Genet.* 1991;87:73–80.
7. Harley HG et al. Size of the unstable CTG repeat sequence in relation to phenotype and parental transmission in myotonic dystrophy. *Am J Hum Genet.* 1993;52:1164–1174.
8. Harper PS. Myotonic disorders. In: Engel AG, Banker BQ, eds. *Myology.* New York: McGraw-Hill; 1986:1267–1296.
9. Huber SJ et al. Magnetic resonance imaging and clinical correlates of intellectual impairment in myotonic dystrophy. *Arch Neurol.* 1989;46:536–540.
10. Huygen PLM et al. Auditory abnormalities including "precocious presbycusis" in myotonic dystrophy. *Audiology.* 1994;33:73–84.
11. Josefowitz RF, Griggs RC. Myotonic dystrophy. *Neurol Clin.* 1988;6:455–472.
12. Martorell L et al. Comparison of CTG repeat length expansion and clinical progression of myotonic dystrophy over a five-year period. *J Med Genet.* 1995;32:593–596.
13. Morgenlander JC, Massey JM. Myotonic dystrophy. *Semin Neurol.* 1991;11:236–243.
14. Pisani V et al. Early subclinical cochlear dysfunction in myotonic dystrophy type 1. *Eur J Neurol.* 2011;18:1412–1416.
15. Reardon W et al. Five years' experience of predictive testing for myotonic dystrophy using linked DNA markers. *Am J Med Genet.* 1992;43:1006–1011.
16. Roig M et al. Presentation, clinical course, and outcome of the congenital form of myotonic dystrophy. *Pediatr Neurol.* 1994;11:208–213.
17. Salomonson J et al. Velopharyngeal incompetence as the presenting symptom of myotonic dystrophy. *Cleft Palate J.* 1988;25:296–300.
18. Sandrini G et al. Electroretinographic and visual evoked potential abnormalities in myotonic dystrophy. *Electroenceph Clin Neurophysiol.* 1986;64:215–217.
19. Steinbach P et al. The *DMPK* gene of severely affected myotonic dystrophy patients is hypermethylated proximal to the largely expanded CTG repeat. *Am J Hum Genet.* 1998;62:278–285.
20. Stephens SDG et al. Neuro-otological function in patients with myotonic dystrophy. *J Audiol Med.* 1994;3:8–22.
21. Tapscott SJ. Deconstructing myotonic dystrophy. *Science.* 2000;289:1701–1702.
22. Tsilfidis C et al. Correlation between CTG trinucleotide repeat length and frequency of severe congenital myotonic dystrophy. *Nat Genet.* 1992;1:192–195.
23. Verhagen WIM et al. Oculomotor, auditory, and vestibular responses in myotonic dystrophy. *Arch Neurol.* 1992;49:954–960.
24. Udd B et al. Proximal myotonic dystrophy—a family with autosomal dominant muscular dystrophy, cataracts, hearing loss and hypogonadism: heterogeneity of proximal myotonic syndromes? *Neuromusc Disord.* 1997;7:217–228.
25. Wright RB et al. Hearing loss in myotonic dystrophy. *Ann Neurol.* 1988;23:202–203.

眼咽型肌营养不良
oculopharyngeal muscular dystrophy

眼咽型肌营养不良发病时间较晚，通常在中年时期。最初的表现为近端肢体肌无力及随后的上睑下垂和吞咽困难[5]，面部肌肉无力甚至松弛性瘫痪。咀嚼肌受累主要表现为颞区凹陷和下颌骨下垂。眼睑下垂非常明显。患者通常皱纹明显。进食和饮水困难逐渐增加[7]。

听觉系统：Graf[5]和Alusi等[1]报道了家族性的缓慢进展性感音神经性听力损失。相反地，Becher等[2]详细分析了49例患者并没有发现听力损失表现。

遗传：遗传特征为常染色体显性遗传。

分子生物学研究：患者致病基因位于14q11.3-q13，编码聚合(A)结合蛋白2(*PAPB2*)[3,4]。(GCG)$_6$三核苷酸重复序列的扩增与患者症状表现相关[6]。但Hill等已经发现不是所有被诊断有眼咽型肌营养不良的家系都存在(GCG)扩增，这种情况可能会出现异质性。同样也存在相同位点上的隐性形式。

参考文献

1. Alusi GH et al. Oculopharyngeal myopathy with sensorineural hearing loss. *J Laryngol Otol.* 1996;110:567–569.
2. Becher MW et al. Oculopharyngeal muscular dystrophy in Hispanic New Mexicans. *JAMA.* 2001;286:2437–2440.
3. Brais B et al. The oculopharyngeal muscular dystrophy locus maps to the region of the cardiac alpha and beta myosin heavy-chain genes on chromosome 14q11.2–q13. *Hum Mol Genet.* 1995;4:429–434.
4. Brais B et al. Short GCG expansions in the *PABP2* gene cause oculopharyngeal muscular dystrophy. *Nat Genet.* 1998;18:164–167.
5. Graf K. Myopathia oculo-pharyngealis tarda hereditaria. *Pract Otorhinolaryngol (Basel).* 1971;33:203–208.
6. Hill ME et al. Oculopharyngeal muscular dystrophy. Phenotypic and genotypic studies in a UK population. *Brain.* 2001;124:522–526.
7. Lewis I. Late-onset muscle dystrophy: oculopharyngeal variety. *Can Med Assoc J.* 1966;95:146–150.

明确或可疑线粒体遗传的听力损失综合征

syndromes with hearing loss that have known or suspected mitochondrial inheritance

线粒体综合征可出现各种与能量合成障碍相关的症状[3,13]。这些综合征的产生是由于线粒体能量合成无法满足机体组织代谢需要的结果。最初的观点认为是神经肌肉病变[8]；很显然，线粒体功能异常可以有各种表型。本章节仅讨论伴有听力损失的相关疾病。关于这方面已经发表过许多很好的综述[2,4,7,9]。

细胞内有数以千计的线粒体保留了利用自身的基因组直接合成氧化磷酸化所必需的各种酶的能力。这种基因组（mtDNA）在每个线粒体中由 2~10 个拷贝组成，与核内基因组协同工作生产为能量合成所需的酶[3]。人类 mtDNA 可编码呼吸链亚单位的 13 种多肽，28 种核糖体 RNAs 和 22 种转运 RNAs。然而，这些线粒体基因产物不足以保证线粒体的全部功能，因此大部分线粒体蛋白是由核内基因编码产生。

由于线粒体中酶的产生受到两个基因组的指导，因此线粒体病的遗传模式可以是母系遗传[10]或常染色体遗传模式[12]。线粒体疾病的病例也可以是零星的。这通常是由于线粒体基因组的缺失[5,6]造成的。

线粒体遗传性疾病的诊断很困难。患者在各种器官系统表现出各种功能异常应当提高警惕，是否为线粒体遗传综合征（表 12-2）。对于这类疾病的研究应包括测定血清乳酸盐/丙酮酸盐、脑脊液乳酸盐和对表现为线粒体异常患者的肌肉活检，即所谓的破碎红纤维和脂肪浸润。肌肉的线粒体酶水平也应当评估[3,8]。分子技术可用于帮助确立诊断并且为特定的遗传性疾病诊断提供线索。Yarham 等[11]对各种致病性突变进行了综述。

最近有学者对 29 例各种线粒体异常儿童进行了综述分析，发现其中有 12 例（41%）患者因伴有耳蜗或蜗后功能异常而表现出感音神经性听力损失。所有 12 例儿童均表现为进行性听力损失，而且与其他神经系统疾病的严重程度和系统性疾病特征无相关性[14]。另外一篇对 26 例患者的综述发现，有 15 例（58%）患者有听力损失，其中有 10 例患者表现为感音神经性听力损失；与之前引用的文献一样，听力损失表现为进行性，并且均表现出耳蜗和蜗后性功能异常[1]。

表 12-2　线粒体脑肌病临床表现

听觉系统
感音神经性听力损失
心血管系统
心脏传导障碍（心脏传导阻滞）
心肌病（如婴儿期组织细胞性心肌病）
中枢神经系统
共济失调
脑干功能障碍
痴呆、智力障碍
肌张力低下
锥体束征
癫痫，特别是肌阵挛型癫痫
卒中样发作
周围神经系统
运动、感觉和自主神经病
肌病、运动不耐受、肌无力
视觉系统
眼肌麻痹、上睑下垂
视神经萎缩
色素性视网膜病变
其他系统
内分泌功能紊乱（如糖尿病）
胃肠道功能紊乱（如周期性呕吐、假性梗阻）
肝功能障碍
肾功能障碍
实验室检查结果和病理结果
酶缺乏（复合物 I~V）
乳酸和丙酮酸酸中毒
破碎红纤维性肌病

参考文献

1. Chennupati SK et al. Hearing loss in children with mitochondrial disorders. *Int J Pediatr Otorhinolaryngol*. 2011;75:1519–1524.
2. Chinnery PF. Mitochondrial disorders overview. In: Pagon RA, Bird TD, Dolan CR, et al., eds. *GeneReviews* [Internet]. Seattle, WA: University of Washington, Seattle; 1993-. Updated September 2010.
3. DiMauro S et al. Mitochondrial encephalomyopathies. *Neurol Clin North Am*. 1990;8:483–506.
4. Fischel-Ghodsian N. Mitochondrial deafness mutations reviewed. *Hum Mutat*. 1999;13:261–270.
5. Harding AE, Hammans SR. Deletions of the mitochondrial genome. *J Inherit Metab Dis*. 1992;15:480–486.
6. Holt IJ et al. Deletions of muscle mitochondrial DNA in patients with mitochondrial myopathies. *Nature*. 1988;331:717–719.
7. Hutchin TP, Cortopassi GA. Mitochondrial defects and hearing loss. *Cell Mol Life Sci*. 2000;57:1927–1937.
8. Munnich A et al. Clinical aspects of mitochondrial disorders. *J Inherit Metab Dis*. 1992;15:448–455.
9. Van Camp G, Smith RJH: Maternally inherited hearing impairment. *Clin Genet*, 2000;57:409–414.
10. Wallace DC et al. Diseases resulting from mitochondrial DNA point mutations. *J Inherit Metab Dis*. 1992;15:472–479.
11. Yarham JW et al. Mitochondrial tRNA mutations and disease. *WIRES RNA*. 2010;1:304–324.
12. Zevianni M. Nucleus-driven mutations of human mitochondrial DNA. *J Inherit Metab Dis*. 1992;15:456–471.
13. Zevianni M et al. Mitochondrial diseases. *Neurogenet Dis*. 1989;7:123–156.
14. Zwirner P, Wilichowski E. Progressive sensorineural hearing loss in children with mitochondrial encephalomyopathies. *Laryngoscope*. 2001;111:515–521.

Kearns-Sayre 综合征
眼肌麻痹附加症
Kearns-Sayre syndrome（ophthalmoplegia plus）

在 1958 年，Kearns 和 Sayre[26] 描述了在 2 名非亲属患者中出现的具有进行性眼外肌麻痹、视网膜色素变性和完全性心脏传导阻滞的一种综合征。而在此前 1 年，Alfano 和 Berger[1] 也曾经描述了 1 例同时具有视网膜色素变性、眼肌麻痹和痉挛性四肢瘫痪的患者。Jager 等[22] 在 1960 年报道了相同的疾病但同时还伴有共济失调和听力损失。这种疾病的最初记载可能应该追溯到 1878 年[16]。

在随后的报道中，Kearns[24,25] 增加了病例数，有些是完全性综合征，有些是不伴原发性心肌病的非完全性综合征。Drachman[13,14] 建议采用眼肌麻痹附加症这一术语，并将疾病范围扩展至包括内分泌和听觉异常。破碎红纤维[21,23] 和奇异的线粒体[18,26,42] 被认为是综合征的一部分。Egger 和 Wilson[15] 发现这是一种独特的遗传模式，被认为是一种"线粒体细胞病综合征"。最近，卡恩斯 - 塞尔综合征（Kearns-Sayre syndrome，KSS）的诊断标准已经被拟定，它包括①20 岁前发病；②渐进性眼外肌麻痹；③典型的色素性视网膜病变；④具有一个或多个下列症状：共济失调、完全性心脏传导阻滞和脑脊液蛋白水平升高[5,28]。分子遗传学研究已经表明可以删除或复制 KSS 和相关线粒体肌病的线粒体DNA[9,12,20,28,32,33,40]。关于这方面有很多非常好的综述[4,5,9,10,12,15,18,23]。

体格检查：如果综合征发病年龄早，患者往往身材矮瘦，身材矮小者达 70%[4,8]（图 12-24A）。

视觉系统：在 85% 的综合征患者中，紧随着进行性、通常呈对称性的眼外肌麻痹而出现的上睑下垂是第一个标志性症状（图 12-24B）。在非对称性患者，眼外肌麻痹趋向于在上睑下垂重的一侧出现[10]。患病年龄几乎均在 20 岁以前（平均 10 岁）[9]，然后缓慢进展直至完全性动眼神经麻痹。

在眼肌麻痹发生之后，视网膜色素变性和视神经萎缩通常出现较早，但也有些至 30 岁才出现症状。急性视力减退和夜视减退通常在视网膜已经出现明显可察觉的改变后才被发现。视网膜检查可见散在的色素小点，偶尔表现为整个视网膜上小团块色素沉着，通常散在分布于视盘周围。视网膜动脉通常不狭窄，但视网膜却可以很薄。这些改变被描述为"典型的视网膜色素变性"，这些症状比在典型的色素性视网膜病变所观察到的表现更轻。患者视网膜电图反应减弱[5,9,10]。

心血管系统：患者心脏传导障碍发生率约 60%，可能在眼肌麻痹和视网膜炎发生后的几个月至几年内出现。随着心脏传导障碍的不断进展可出现一系列的心室传导异常、不完全性束支传导阻滞、三束支病和最终出现完全性心脏阻滞。由于患者可反复发生阿 - 斯综合征性晕厥，为减少因此而导致猝死的风险，患者必须植入心脏起搏器。患者还可发生充血性心力衰竭。

中枢神经系统：共济失调和皮质脊髓束征可见于 70% 的患者，如腱反射亢进和跖伸肌反射亢进，通常这些症状会在眼肌麻痹出现后缓解，然后缓慢进行性发展。50% 的患者脑电图表现为非特异性改变。有大约 40% 的患者出现智力

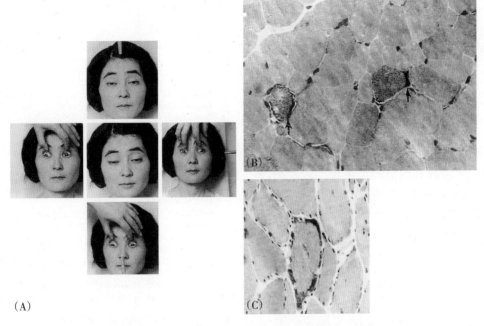

(A)

(B)

(C)

图 12-24　Kearns-Sayre 综合征（眼肌麻痹附加症）

（A）眼球向 4 个主要方向凝视时表现为严重的运动受限和眼球偏斜。（B）镜下可见有 2 根肌纤维的肌膜下大量异常线粒体（箭头）（冰冻切片,三色染色法,3470）。（C）另一张肌肉组织切片可见破碎红纤维（冰冻切片,三色染色法,3250）

[（A）引自:K Tamura et al.,Brain 1974;97:665;（B、C）由 Stephen A Smith,Minneapolis,Minnesota 惠赠]

障碍或痴呆[5]。颅脑 CT 或 MRI 扫描可能表现为弥漫性脑白质病变、小脑和脑干萎缩、基底节区钙化[6,37,38]。

周围神经系统和肌肉系统:约有 50% 患者可出现面部肌肉无力,在眼睑睁开或闭合运动时表现明显。其他延髓综合征可能还包括发声困难、吞咽困难和声嘶。患者声音微弱,由于会厌关闭不全而导致讲话时出现鼻音[9,10]。大约有 70% 的患者表现出颈部和近端肢体肌无力,但严重程度差异很大。腱反射多表现为减退或缺失。有些患者还可表现为远端肢体肌无力和感觉缺失,即周围神经病[16]。肌电图表现为肌无力改变。

内分泌系统:大概有 35%[5,16,36]的患者可出现性发育延迟。约有 15% 的患者表现为血糖升高或糖耐量异常[7,16]。许多患者还可表现为甲状旁腺功能减退[16]。

前庭系统:冷热试验表明约有 85% 的患者前庭系统对冷热刺激反应显著减弱或缺失[5]。

实验室检查:患者的脑脊液蛋白通常可升高至 100mg/dl,乳酸酸中毒也很常见。这两个实验

室检查结果对于将眼外肌麻痹与其他眼肌病鉴别很有价值。最近的生物医学研究结果显示患者可表现为柠檬酸循环、丙酮酸代谢异常和线粒体呼吸链不同组分严重异常,特别是复合物 I 和 Ⅳ[8,12,30,36]。复合物 Ⅳ 不足与临床症状的严重程度最具相关性[11]。

病理学:这类线粒体肌病和其他线粒体脑肌病的特征性形态学表现为:在改良 Gomori 三色染色法中出现破碎红纤维(肌肉活检)(图 12-24C、D)。受累纤维应与周围性斑点状着色鉴别,后者是由于肌膜下增殖型线粒体聚积的结果。电子显微镜下表现为肌纤维膜下可见成组的正常或胀大线粒体内出现细长的晶体蛋白和嗜锇物质,大量异常排列的嵴。成纤维细胞、肝细胞、内皮细胞和其他类型细胞也可出现同样的改变,但没有这么明显。在尸检结果中,还可发现有海绵状脑病[5,12,16]。

内耳的组织病理学改变包括严重的耳蜗球囊变性,伴随耳蜗各转螺旋器几乎完全缺失;螺旋神经节细胞显著减少,整个螺旋板长轴内的神经纤维几乎全部退变[27]。

遗传:虽然大多数病例是散发的,但也有家庭多个成员受累的案例报道。同胞及其子女被证实约有 5% 的再现风险[3]。Egger 和 Wilson 认为,在多成员发病家系,疾病的遗传几乎全部为单纯女性的母系(线粒体)遗传。但患者临床表现的严重程度在亲属之间存在巨大的差别。

分子遗传学研究表明线粒体 DNA 的缺失及复制可见于大多数 KSS 患者。患者多表现出异质性,如它们的线粒体往往包含正常和异常的线粒体。虽然患者的正常与异常线粒体比例被认为很重要,但 DNA 缺失导致临床症状的机制并不明确[11,28]。有一例患者被检测到其突变位于 tRNALeu(UUR) 基因,这与在大多数 MELAS 综合征患者所观察到的基因突变相同[19]。Seneca 等描述了另一个 Kearns-Sayre 表型患者的突变在同一基因的 3249 位点[39]。

诊断:伴或不伴上睑下垂的进行性眼外肌麻痹可能表现为独立的异常表型,也可能同时伴有影响视觉系统的相关生物医学或结构性异常。Drachman[13,14]已经对此进行了很好的总结。通过正常水平血清植烷酸或许可排除雷夫叙姆综合征(Refsum syndrome)。本章节内详述的许多其他线粒体综合征患者的基因表型需被排除在外,如线粒体肌病、脑病、乳酸酸中毒和卒中样发作(MELAS)等与进展性眼外肌麻痹(PEO)的表型可能存在重叠已经被证实,但明确鉴别仍然很困难[2]。

临床可应用 PCR 技术对患者线粒体缺失进行检测[17,34]和诊断,但必须注意相同的缺失可导致 KSS、慢性进行性眼外肌麻痹(CPEO)或 Pearson 综合征[17,35]。除 DNA 缺失外,DNA 复制可能有助于将 KSS 与其他疾病相鉴别[35]。

预后:此综合征的各种临床表现呈进展性,患者具有极高的死于心脏传导阻滞的风险。

小结:Kearns-Sayre 综合征的临床特点:①散发性或母系(线粒体)遗传;②进行性眼外肌麻痹和上睑下垂;③典型的色素性视网膜病变;④伴破碎红纤维的线粒体肌病;⑤共济失调;⑥智力障碍或痴呆;⑦心脏传导障碍;⑧生长发育缺陷;⑨性发育延迟;⑩前庭异常;⑪脑脊液蛋白升高;⑫感音神经性听力损失。

参考文献

1. Alfano JE, Berger JP. Retinitis pigmentosa, ophthalmoplegia, and spastic quadriplegia. *Am J Ophthalmol*. 1957;43:231–240.
2. Ashizawa T, Subramony SH. What is Kearns-Sayre syndrome after all? *Arch Neurol*. 2001;58:1053–1054.
3. Baraitser M. *The Genetics of Neurological Disorders*. Oxford, England: Oxford University Press; 1990:380–386.
4. Bastiaensen LAK et al. Ophthalmoplegia-plus, a real nosological entity. *Acta Neurol Scand*. 1978;58:9–34.
5. Berenberg RA et al. Lumping or splitting? "Ophthalmoplegia-plus" or Kearns-Sayre syndrome? *Ann Neurol*. 1977;1:37–54.
6. Bertorini T et al. Leukoencephalopathy in oculocraniosomatic neuromuscular disease with ragged-red fibers: mitochondrial abnormalities demonstrated by computerized tomography. *Arch Neurol*. 1978;35:643–647.
7. Boltshauser E, Gauthier G. Diabetes mellitus in Kearns-Sayre syndrome. *Am J Dis Child*. 1978;132:321–322.
8. Bresolin N et al. Progressive cytochrome c oxidase deficiency in a case of Kearns-Sayre syndrome: morphological, immunological and biochemical studies in muscle biopsies and autopsy tissues. *Ann Neurol*. 1987;21:564–572.
9. Butler IJ, Gadoth N. Kearns-Sayre syndrome: a review of a multisystem disorder of children and young adults. *Arch Intern Med*. 1976;136:1290–1293.
10. Danta G et al. Chronic progressive external ophthalmoplegia. *Brain*. 1975;98:473–492.
11. Degoul F et al. Deletions of mitochondrial DNA in Kearns-Sayre syndrome and ocular myopathies: genetic, biochemical and morphological studies. *J Neurol Sci*. 1991;101:168–177.
12. DiMauro S et al. Mitochondrial myopathies. *Ann Neurol*. 1985;17:521–538.
13. Drachman DA. Ophthalmoplegia plus. The neurodegenerative disorders associated with progressive external ophthalmoplegia. *Arch Neurol*. 1968;18:654–674.
14. Drachman DA. Ophthalmoplegia plus: a classification of the disorders associated with progressive external ophthalmoplegia. In: Vinken PJ et al., eds. *Handbook of Clinical Neurology, Vol. 22: System Disorders and Atrophies, Part II*. Amsterdam: North Holland Publishing Co.; 1975:203–216.
15. Egger J, Wilson J. Mitochondrial inheritance in a mitochondrially mediated disease. *N Engl J Med*. 1983;309:142–146.
16. Egger J et al. Mitochondrial cytopathy. A multisystem disorder with ragged red fibers on muscle biopsy. *Arch Dis Child*. 1981;56:741–752.
17. Fischel-Ghodsian N et al. Deletion in blood mitochondrial DNA in Kearns-Sayre syndrome. *Pediatr Res*. 1992;31:557–560.
18. Gonatas NK. A generalized disorder of nervous system, skeletal muscle and heart resembling Refsum's disease and Hurler's syndrome. *Am J Med*. 1967;42:169–178.
19. Goto Y et al. A mutation in the *tRNALeu*(UUR) gene associated with the MELAS subgroup of mitochondrial encephalomyopathies. *Nature*. 1990;348:651–653.
20. Holt IJ et al. Mitochondrial myopathies: clinical and biochemical features of 30 patients with major deletions of muscle mitochondrial DNA. *Ann Neurol*. 1989;26:699–708.
21. Iannaccone ST et al. Familial progressive external ophthalmoplegia and ragged-red fibers. *Neurology*. 1974;24:1033–1038.
22. Jager BV et al. Occurrence of retinal pigmentation, ophthalmoplegia, ataxia, deafness, and heart block. *Am J Med*. 1960;29:888–893.
23. Joannard A et al. Syndrome de Kearns avec hypocalcémie transitore. *Pédiatrie*. 1977;32:797–806.
24. Kearns TP. External ophthalmoplegia, pigmentary degeneration of the retina, and cardiomyopathy: a newly recognized syndrome. *Trans Am Ophthalmol Soc*. 1965;63:559–625.
25. Kearns TP. Neuro-ophthalmology. *Arch Ophthalmol*. 1966;76:729–755.
26. Kearns TP, Sayre GP. Retinitis pigmentosa, external ophthalmoplegia, and complete heart block. *Arch Ophthalmol*. 1958;60:280–289.
27. Lindsay JR, Hinojosa R. Histopathologic features of the inner ear associated with Kearns-Sayre syndrome. *Arch Otolaryngol*. 1976;102:747–752.
28. Moraes CT et al. Mitochondrial DNA deletions in progressive external ophthalmoplegia and Kearns-Sayre syndrome. *N Engl J Med*. 1989;320:1293–1299.

29. Nørby S et al. Juvenile Kearns-Sayre syndrome initially misdiagnosed as a psychosomatic disorder. *J Med Genet*. 1994;31:45–50.

30. Ogasahara S et al. Improvement of abnormal pyruvate metabolism and cardiac conduction defect with co-enzyme Q10 in Kearns-Sayre syndrome. *Neurology*. 1985;35:372–377.

31. Olson W et al. Oculocraniosomatic neuromuscular disease with "ragged red fibers." *Arch Neurol*. 1972;26:475–497.

32. Petty RKH et al. The clinical features of mitochondrial myopathy. *Brain*. 1986;109:915–938.

33. Poulton J et al. Duplication of mitochondrial DNA in mitochondrial myopathy. *Lancet*. 1989;1:236–240.

34. Poulton J et al. Detection of mitochondrial DNA deletions in blood using the polymerase chain reaction: non-invasive diagnosis of mitochondrial myopathy. *Clin Genet*. 1991;39:33–38.

35. Poulton J et al. Are duplications of mitochondrial DNA characteristic of Kearns-Sayre syndrome? *Hum Mol Genet*. 1994;3:947–951.

36. Reske-Nielsen E et al. Progressive external ophthalmoplegia. Evidence for a generalized mitochondrial disease with a defect in pyruvate metabolism. *Acta Ophthalmol*. 1976;54:553–573.

37. Robertson WC Jr et al. Basal ganglia calcification in Kearns-Sayre syndrome. *Arch Neurol*. 1979;36:711–713.

38. Seigel RS et al. Computer tomography in oculocraniosomatic disease (Kearns-Sayre syndrome). *Radiology*. 1979;130:159–164.

39. Seneca S et al. A new mitochondrial point mutation in the transfer RNA(Leu) gene in a patient with a clinical phenotype resembling Kearns-Sayre syndrome. *Arch Neurol*. 2001;58:1113–1118.

40. Shanski S et al. Widespread tissue distributions of mitochondrial DNA deletions in Kearns-Sayre syndrome. *Neurology*. 1990;40:24–28.

41. Swift AC, Singh SD. Hearing impairment and the Kearns-Sayre syndrome. *J Laryngol Otol*. 1988;102:626–627.

42. Zintz R, Villiger W. Elektronenmikroskopische Befunde bei 3 Fällen von chronisch progressiver okulärer Muskeldystrophie. *Ophthalmologica*. 1967;153:439–459.

线粒体脑肌病伴乳酸酸中毒、卒中样发作和感音神经性听力损失 mitochondrial encephalomyopathy, lactic acidosis, stroke-like episodes, and sensorineural hearing loss（MELAS）

MELAS 是一种散发或呈母系遗传的线粒体疾病，截至 1991 年，已报道了超过 25 例[17]，其因伴有卒中反复发作而与其他类型线粒体脑肌病区别开来[13]。

肌肉骨骼系统：患者幼年时发育正常，之后发育逐渐迟缓，最终导致身材矮小。多数患者易疲劳、肌力减退，且早期很难判断是因肌肉本身疾病所致，还是由于反复卒中发作所引起。

中枢神经系统：多数患者 3~15 岁发病，3 岁前发育正常，之后患者及患者亲属陆续发病[2]。首发症状通常为反复发作性头痛或呕吐，之后症状持续。癫痫和 / 或卒中的反复发作，导致患者认知能力逐渐减退。临床常见的癫痫发作类型包括全身性强直阵挛样发作或部分性发作和肌阵挛样癫痫。

卒中样发作常继发于发作性的头痛或呕吐，易反复，其典型症状包括突发轻偏瘫、偏盲或皮质盲，且常与其他局灶性神经功能障碍伴发。患者的认知障碍随着每次卒中样发作而逐渐加重。颅脑 CT 或磁共振通常可见顶、枕叶脑梗死（图12-25A）。部分患者头颅 CT 可见双侧基底节区钙化，可能与假性甲状旁腺功能减退有关[18]。

视觉系统：患者的视力问题是由颅脑枕叶或其他局部脑组织缺血所引起，而非视网膜本身疾病所致。

其他表现：另外发现少数患者可同时伴有心肌病、肾病综合征和假性甲状旁腺功能减退等其他疾病[18]。Matthews 等[8]对患者大脑、小脑皮质区 MRI 特征性的表现进行了描述。

听觉系统：有项调查研究，29 例患者中有13 例伴有逐渐加重的感音神经性听力损失，且听力损失通常为重度[2,3,6,7,10,17]。感音神经性听力损失有时可为部分患者的首发症状或唯一症状。

实验室检查：所有或几乎所有患者伴有血液和脑脊液乳酸、丙酮酸水平升高。生物化学研究还表明：部分患者线粒体呼吸链复合物的不同组分存在缺陷，且以呼吸链复合物 I 缺陷居多[18]。

病理学：患者肌肉活检可见大量破碎红纤维和其他典型线粒体异常表现（图 12-25B）[9]。脑部血管线粒体异常可能是卒中反复发作的原因所在[6,12,14]。

遗传：多数病例是散发的，但目前已有 5 个母系遗传家系被相继报道[2,6,10,11,15]。最新研究表明：多数 MELAS 患者线粒体 DNA 异常明显呈母系遗传。

分子生物学研究：MELAS 大部分是由线粒体 *tRNALeu*（UUR）基因 3243 点突变引起的[4,5,7,16]。该点突变位于二氢尿嘧啶环的第一个碱基，在各物种之间严格保守。目前该位点突变的具体致病机制尚不明确。进行性眼外肌不全麻痹（不全 Kearns-Sayre 综合征）和 KSS（见上文）患者可有同样的突变。母系遗传的糖尿病和听力损失（MIDD）患者也可有此突变。2000 年，1 例患妊娠期糖尿病、听力损失、预激综合征（Wolf-Parkinson-White 综合征）和侵入性胎盘的患者也报道有此突变[1]。该基因突变是 MELAS 特异性的，但不是独有的突变。同时具备 MELAS 和 KSS 临床特征的患者主要表现为 mtDNA 的大片

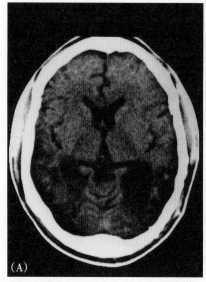
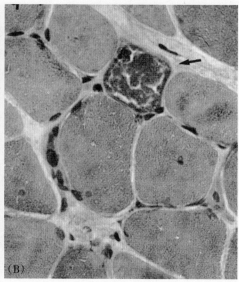

图 12-25　线粒体脑肌病伴乳酸酸中毒、卒中样发作和感音神经性听力损失（MELAS）
（A）颅脑 CT 显示双侧顶 - 枕叶区卒中和大面积脑萎缩。（B）箭头指示：破碎红纤维
［源自：P Montagna et al.，Neurology 1988；38：751.］

段缺失[3,20]。已报道 1 例 MERRF/MELAS 重叠综合征的患者[19]。

诊断：临床上有些疾病如先天性心脏病、高胱氨酸尿症和 S 蛋白缺乏亦可伴有卒中反复发作，但均不会伴发其他的临床症状（表 12-2）。

预后：大部分患者具有严重残疾，进而发生早期死亡。而对于发病时间较晚的患者，病程进展则较为缓慢。

小结：MELAS 具备以下临床特点：①散发或呈母系遗传；②伴破碎红纤维；③发作性头痛和呕吐；④卒中样发作，导致轻偏瘫、偏盲或皮质盲；⑤癫痫发作；⑥认知障碍；⑦身材矮小；⑧高乳酸血症；⑨感音神经性听力损失。

参考文献

1. Aggarwal P et al. Identification of mtDNA mutation in a pedigree with gestational diabetes, deafness, Wolff-Parkinson-White syndrome and placenta accreta. *Hum Hered.* 2001;51:114–116.
2. Driscoll PF et al. MELAS syndrome involving a mother and two children. *Arch Neurol.* 1987;44:971–973.
3. Förster C et al. Mitochondrial angiopathy in family with MELAS. *Neuropaediatrics.* 1992;23:165–168.
4. Goto Y et al. A mutation in the *tRNALeu*(UUR) gene associated with the MELAS subgroup of mitochondrial encephalomyopathies. *Nature.* 1990;348:651–653.
5. Goto Y et al. Mitochondrial myopathy, encephalopathy, lactic acidosis, and stroke-like episodes (MELAS): a correlative study of the clinical features and mitochondrial DNA mutation. *Neurology.* 1992;42:545–550.
6. Hart ZH et al. Familial poliodystrophy, mitochondrial myopathy, and lactate acidemia. *Arch Neurol.* 1977;34:180–185.
7. Inui K. Mitochondrial encephalomyopathies with the mutation of the mitochondrial *tRNALeu*(UUR) gene. *J Pediatr.* 1992;120:62–66.
8. Matthews PM et al. Magnetic resonance imaging shows specific abnormalities in the MELAS syndrome. *Neurology.* 1991;41:1043–1046.
9. McKelvie PA et al. Mitochondrial encephalopathies: a correlation between neuropathological findings and defects in mitochondrial DNA. *J Neurol Sci.* 1991;102:51–60 (case 2).
10. Monnens L et al. A metabolic myopathy associated with chronic lactic acidemia, growth failure, and nerve deafness. *J Pediatr.* 1975;86:983.
11. Montagna P et al. MELAS syndrome: characteristic migrainous and epileptic features and maternal transmission. *Neurology.* 1988;38:751–754.
12. Ohama E et al. Mitochondrial angiopathy in cerebral blood vessels of mitochondrial encephalomyopathy. *Acta Neuropathol.* 1987;74:226–233.
13. Pavlakis SG et al. Mitochondrial myopathy, encephalopathy, lactic acidosis, and strokelike episodes: a distinctive clinical syndrome. *Ann Neurol.* 1984;16:481–488.
14. Seyama K et al. Mitochondrial encephalopathy with lactic acidosis and stroke-like episodes with special reference to the mechanisms of cerebral manifestations. *Acta Neurol Scand.* 1989;80:561–568.
15. Shapira Y et al. Familial poliodystrophy, mitochondrial myopathy, and lactate acidemia. *Neurology.* 1975;25:614–621.
16. Tanaka M et al. Mitochondrial mutations in mitochondrial myopathy, encephalopathy, lactic acidosis and strokelike episodes (MELAS). *Biochem Biophys Res Commun.* 1991;174:861–868.
17. Van Hellenberg, Hubar JL et al. MELAS syndrome: report of two patients and comparison with data of 24 patients derived from the literature. *Neuropediatrics.* 1991;22:10–14.
18. Yoneda M et al. Pleiotropic molecular defects in energy-transducing complexes in mitochondrial encephalomyopathy (MELAS). *J Neurol Sci.* 1989;92:143–158.
19. Zeviani M et al. A MERRF/MELAS overlap syndrome associated with a new patient mutation in the mitochondrial DNA *tRNALys* gene. *Eur J Hum Genet.* 1993;1:80–87.
20. Zupanc ML et al. Deletion of mitochondrial DNA in patients with combined features of Kearns-Sayre and MELAS syndrome. *Ann Neurol.* 1991;29:680–682.

线粒体脑病、肌阵挛型癫痫、破碎红纤维和感音神经性听力损失
mitochondrial encephalomyopathy, myoclonus epilepsy, ragged-red fibers, and sensorineural hearing loss（MERRF）

MERRF 是一种散发性的或者是由母系遗传的线粒体疾病,已经有 20 多个病例报道。与其他线粒体脑病的区别主要是肌阵挛型癫痫[4]。1990 年,在一些非亲属患者中发现了线粒体 *tRNALys* 基因的突变[10]。

中枢神经系统:发育早期是正常的,即使在同一家系中,发病年龄(5~42 岁)和严重程度的差别也很大。最常见的症状是肌阵挛,有时会先于共济失调和听力损失出现。意识和行为肌阵挛都逐渐加重并且经常导致摔倒。他们常常伴有全身的强直阵挛及其他症状的发作。脑电图表现为光惊厥反应,相关症状包括严重的进行性共济失调和痴呆。

周围神经系统和肌肉系统:大多数患者出现轻度全身或近端肌肉无力和不同严重程度的消瘦,还有少部分患者出现了运动神经病。

视觉系统:在一部分患者中出现了上睑下垂和视神经萎缩,但是既不是皮质盲也不是色素性视网膜病变(图 12-26A、B)。

其他系统:不固定的异常包括发育不良及心肌病。

听觉系统:在早期的报道中,尽管没有强调,但在 MERRF 患者中经常发生感音神经性听力损失[2]。在轻度受累的个体中,可能是唯一的症状[7]。

实验室检查:在大多数患者中,血液和脑脊液中乳酸和丙酮酸的水平升高[6]。生物化学研究发现,在某些患者中会有呼吸链中的复合物Ⅰ和Ⅳ缺乏[12]。

病理学:肌肉中可见破碎红纤维和其他典型的线粒体异常。除了不同大小的纤维和破碎红纤维外,在肌细胞的横断面还发现细胞色素 C 氧化酶的缺乏[5]。在肌肉活检中,应用抗 DNA 抗体检测破碎红纤维[1]。尸检中发现的中枢神经系统异常包括:①齿状核和苍白球系统的变性;②和弗里德赖希共济失调相似的脊髓损伤;③黑质、小脑皮质、下橄榄核、蓝斑核、薄束核、楔束核

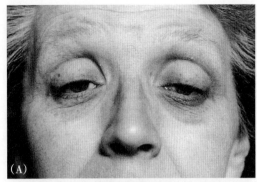

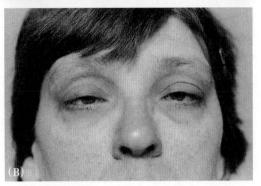

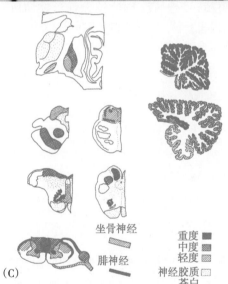

坐骨神经
腓神经

重度
中度
轻度
神经胶质
苍白

图 12-26　线粒体脑病、肌阵挛型癫痫、破碎红纤维和感音神经性听力损失（MERRF）
(A、B)母亲和女儿均表现为双侧上睑下垂。(C)脑线条图示大脑主要受累区域。
[(A、B)SA Barron,Haifa,Israel 惠赠;(C)引自:S Takeda et al.,Acta Neuropathol 1988;75:433.]

和脑桥被盖退化(图 12-26C)[11]。

遗传:在许多家系中,MERRF 已经被证明是母系(线粒体)遗传[3,4,7,12]。

分子生物学研究:Shoffner 等[10]最初报道了在 3 个非亲属的 MERRF 患者中线粒体

tRNALys 第 8 344 位碱基 G 被 A 代替。Shoffner 和 Wallace 报道了这种突变的其他家系[13]，最终得出结论 80%~90%MERRF 都是这种基因突变的结果[9]，而这种突变导致临床表现的机制尚不清楚[8]。

诊断：在其他一些综合征中，进行性肌阵挛型癫痫和听力损失部分或全部是因为线粒体代谢紊乱所致。进行性肌阵挛型癫痫、共济失调和感音神经性听力损失（May-White 综合征）没有肌病的患者，是常染色体显性遗传。进行性肌阵挛型癫痫、痴呆和听力损失（Latham-Munro 综合征）但没有肌病的患者，是常染色体隐性遗传。线粒体脑病、进行性肌阵挛型癫痫、共济失调、痴呆、糖尿病、肾病和感音神经性听力损失（Herrmann 综合征）的患者差别在于肾病，但是这种病可能是 MERRF 的一种变体，因为其中一个家系报道了可能是母系遗传。

小结：这种病的特征是①进行性肌阵挛型癫痫；②线粒体脑病伴破碎红纤维；③共济失调；④痴呆；⑤感音神经性听力损失。

参考文献

1. Andreetta F et al. Localization of mitochondrial DNA in normal and pathological muscle using immunological probes: a new approach to the study of mitochondrial myopathies. *J Neurol Sci.* 1991;105:88–92.
2. Bindoff LA et al. Multiple defects of the mitochondrial respiratory chain in a mitochondrial encephalopathy (MERRF): a clinical, biochemical and molecular study. *J Neurol Sci.* 1991;102:17–24.
3. Fukuhara N et al. Myoclonus epilepsy associated with ragged-red fibres (mitochondrial abnormalities): disease entity or a syndrome? *J Neurol Sci.* 1980;47:117–133.
4. Garcia Silva MT et al. The syndrome of myoclonic epilepsy with ragged-red fibers. Report of a case and review of the literature. *Neuropediatrics.* 1987;18:200–204.
5. Matsuoka T et al. Muscle histopathology in myoclonus epilepsy with ragged-red fibers (MERRF). *J Neurol Sci.* 1991;106:193–198.
6. Przyrembel H. Therapy of mitochondrial disorders. *J Inherit Metab Dis.* 1987;10:129–146.
7. Rosing HS et al. Maternally inherited mitochondrial myopathy and myoclonic epilepsy. *Ann Neurol.* 1985;17:228–237.
8. Seibel P et al. Genetic, biochemical, and pathophysiological characterization of a familial mitochondrial encephalomyopathy (MERRF). *J Neurol Sci.* 1991;105:217–224.
9. Shoffner JM, Wallace DC. Mitochondrial genetics: principles and practice. *Am J Hum Genet.* 1992;51:1179–1186.
10. Shoffner JM et al. Myoclonic epilepsy and ragged-red fiber disease (MERRF) is associated with a mitochondrial DNA *tRNALys* mutation. *Cell.* 1990;61:931–937.
11. Takeda S et al. Neuropathology of myoclonus epilepsy associated with ragged-red fibers (Fukuhara's disease). *Acta Neuropathol.* 1988;75:433–440.
12. Wallace DC et al. Familial mitochondrial encephalomyopathy (MERRF): genetic, pathophysiological, and biochemical characterization of a mitochondrial DNA disease. *Cell.* 1988;55:601–610.
13. Zevianni M et al. Rapid detection of the A R G(8344) mutation of mtDNA in Italian families with myoclonus epilepsy and ragged red fibers (MERRF). *Am J Hum Genet.* 1991;48:203–211.

Borud 综合征
线粒体脑病、共济失调、周围神经病、进行性肌阵挛型癫痫、视网膜色素性疾病、心肌病、感音神经性听力损失
mitochondrial encephalomyopathy, ataxia, peripheral neuropathy, progressive nyoclonus epilepsy, pigmentary retinopathy, cardiomyopathy, and sensorineural hearing loss（Borud syndrome）

1987 年，Borud 等[1]描述了来自于 2 个非亲属家系中的部分成员出现的复杂综合征。由于和其他线粒体脑病存在许多重叠的症状，所以这种病可能不是一个独立的临床疾病[1-3]。

临床表现：包括共济失调、心肌病、肌无力、肌阵挛、周围神经病变（未详细说明的类型），以及视网膜病变等临床症状均未进行详细描述。这些症状的进展似乎是缓慢的。

听觉系统：在 18~26 岁出现缓慢进展的听力损失是最初被观察到的，也是最典型的症状。在某些患者中，这也是唯一被发现的症状。

实验室检查：血液中乳酸和丙酮酸的水平是正常的，但在脑脊液中是升高的。生化研究表明会有复合物 I 的轻度缺乏。

病理学：光学显微镜下在肌细胞中观察到破碎红纤维。电子显微镜下可以观察到肌膜下大量异常形状、不规则嵴以及含有副晶体内容物的线粒体。

遗传：通过同一家系的数代的女性患者出现非常高的外显率的子女证明了该疾病为母系（线粒体）遗传。

诊断：许多线粒体脑肌病（尤其 MERRF）是相似的，但是在这种疾病的家系中听力损失更显著。

预后：详细资料尚未提供。

小结：这种疾病的特征是①母系（线粒体）遗传；②共济失调；③心肌病；④线粒体肌病；⑤肌阵挛性癫痫；⑥外周神经病；⑦色素性视网膜疾病；⑧感音神经性听力损失。

参考文献

1. Borud O et al. Increased lactate in cerebrospinal fluid from 7 siblings in a family with mitochondrial myopathy and cerebellar ataxia. *J Inherit Metab Dis*. 1987;10:400.
2. Morgan-Hughes JA et al. Mitochondrial encephalomyopathies: biochemical studies in two cases revealing defects in the respiratory chain. *Brain*. 1982;105:553–582.
3. Torbergsen T et al. Maternal inheritance in a family with mitochondrial encephalomyopathy. In: Bartsocas CS, ed. *Genetics of Neuromuscular Disorders*. New York: John Wiley and Sons, Inc.; 1989:129–133.

Herrmann 综合征
线粒体脑肌病、进行性肌阵挛型癫痫、共济失调、痴呆、糖尿病、肾病以及感音神经性听力损失
mitochondrial encephalomyopathy, progressive myoclonus epilepsy, ataxia, dementia, diabetes mellitus, nephropathy, and sensorineural hearing loss（Herrmann syndrome）

1964 年，Herrmann 等[2]报道了具有进行性肌阵挛型癫痫、共济失调、痴呆、糖尿病、肾病以及感音神经性听力损失表现的 13 例患者，他们来自于 3 个家系。

中枢神经系统：光敏性肌阵挛发作开始于感光后的第 20 秒并一直持续，药物仅能控制部分发作。EEG 可显示一个显著的光肌阵挛反应，而神经系统检查往往是正常的。

患者的总体健康状况在 30 多岁或 40 多岁时保持良好，随后神经系统开始退化，出现包括共济失调、进行性器质性痴呆和多种发作类型。后者包括睡眠中的全身性强直阵挛发作、部分性持续性癫痫和持续的肌阵挛性。现阶段的检查显示有：痴呆、构音障碍、吞咽困难、张力过低、腱反射减弱或消失、跖伸肌反应以及最终的共济失调和眼球震颤。先证者的症状表现为右侧偏盲、偏瘫和偏侧感觉减退，这些症状可能与癫痫发作有关。先证者于恶化开始后的第 6 个月死亡，终年 43 岁。先证者神经衰退阶段的 EEG 显示了严重的大面积组织分解。光刺激可引出 EEG 中大量的与持续的肌阵挛性抽搐发作同时出现的棘波，以及意识的中断（图 12-27A）。

周围神经系统：有关共济失调和深腱反射障碍的临床观察提示：神经病是此种疾病的另一种表现。但目前尚无电生理方面的研究支持。

内分泌系统：1 名可疑受累者患有青少年糖尿病。先证者和她 1 个受累的堂表亲在疾病逐渐恶化阶段出现了轻度糖尿病。先证者的妹妹进行了葡萄糖耐量试验，但在正常情况下没有糖尿。

肾脏系统：肾盂造影结果显示：先证者造影剂排泄延迟、肾盂显示不良，而她堂表亲的肾盂结构异常。家族中所有的患病者都没有表现出明显的肾病。

听觉系统：先证者和她堂表亲的进行性听力损失发生于 35 岁左右，在其肌阵挛性抽搐发作后数年。

一系列的听力图符合进行性耳蜗变性的表现。先证者的 2 个患病的姐妹分别在 28 岁和 40 岁时听力正常。

实验室检查：先证者的尿液分析中除糖尿外，余均正常。

病理学：尸检仅在先证者的脑和肾中进行。肾解剖结果显示轻微的肾小球肾炎和肾盂肾炎，另外，管状上皮中可见充满脂肪的巨噬细胞（泡沫细胞）和 PAS 染色阳性的嗜碱性颗粒。脑组织解剖中可见广泛的神经元变性，在大脑和小脑皮质中尤其严重；以及通过 PAS 染色阳性的脂质所显示出来的齿状核、下橄榄核、脑干和其他细胞核内神经元的扩张（图 12-27B）。

遗传：Herrmann 等通过对 3 个家系中的 13 名患者进行观察，推测此种疾病为常染色体显性遗传。然而，此种疾病与个别的线粒体脑肌病，尤其是 MERRF 惊人的相似，它们都表现为肌阵挛型癫痫发作。通过对系谱的研究发现，此病多由母亲遗传而来。因此，此种综合征可能为母系（线粒体）遗传（图 12-27C）。

诊断：此种疾病与个别的线粒体脑肌病，尤其是 MERRF 相似，详见表 12-2。MERRF 患者症状出现较早，并且不伴有肾病和糖尿病。伴有进行性肌阵挛型癫痫、共济失调和感音神经性听力损失（May-White 综合征）的患者同样不伴有肾病和糖尿病，并且症状发展的较为缓慢。伴有进行性肌阵挛型癫痫、痴呆和听力损失（Latham-Munro 综合征），不伴随共济失调的患者为常染色体隐性遗传。在今后的病例中，需完善对线粒体问题的研究。Feigenbaum 等[1]在 1994 年报道了在 20 多岁死亡的兄弟，他们都伴有过早的动脉粥

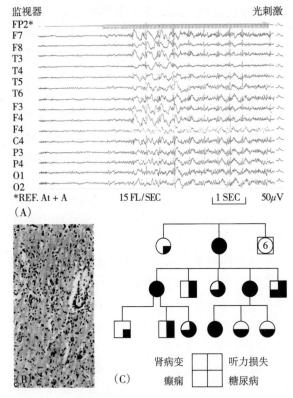

监视器　　　　　　　　　　　　　光刺激
FP2*
F7
F8
T3
T4
T5
T6
F3
F4
F4
C4
P3
P4
O1
O2
*REF. At + A　　15 FL/SEC　　　1 SEC　　50μV
(A)

(B)　　　　　　　　　　　　　(C)

肾病变 | 听力损失
癫痫 | 糖尿病

图 12-27　线粒体脑肌病、进行性肌阵挛型癫痫、共济失调、痴呆、糖尿病、肾病以及感音神经性听力损失（Herrmann 综合征）
(A) EEG 中显示的光肌阵挛反应。(B) 部分脑皮质的显微结构显示弥漫的神经元缺失和星形胶质细胞增生。(C) 来自三代 13 名患者的系谱
［引自：C Herrmann et al.，Neurology 1964；14：212.］

样硬化、光肌阵挛型癫痫、糖尿病、肾病、神经退行性疾病和感音神经性听力损失。他们都没有 PAS 染色阳性沉积物，但确实存在动脉粥样硬化。

预后：如同其他线粒体疾病一样，这种疾病的严重程度不一。并发症所致的死亡最晚发生于 40 多岁。

小结：这种疾病表现为①可能为母系（线粒体）遗传；②存在进行性的肌阵挛型癫痫；③共济失调；④痴呆；⑤糖尿病；⑥肾病；⑦可能的神经病；⑧感音神经性听力损失。

参考文献

1. Feigenbaum A et al. Premature atherosclerosis with photomyoclonic epilepsy, deafness, diabetes mellitus, nephropathy, and neurodegenerative disorder in two brothers: a new syndrome? *Am J Med Genet*. 1994;49:118–124.
2. Herrmann C et al. Hereditary photomyoclonus associated with diabetes mellitus, deafness, nephropathy, and cerebral dysfunction. *Neurology*. 1964;14:212–221.

Feigenbaum 综合征
动脉粥样硬化、听力损失、肾病、糖尿病、光敏性肌阵挛和退行性神经疾病
atherosclerosis, deafness, nephropathy, diabetesmellitus, photomyoclonus, and degenerative neurological disease（Feigenbaum syndrome）

Feigenbaum 等[1]报道了两兄弟，他们都患有感音神经性听力损失、糖尿病、肾功能减退、进行性神经功能退化以及光敏性肌阵挛。这些里面最先出现的是感音神经性听力损失，最早发生在 5 岁时。在他们十几岁到二十出头出现关节僵硬、认知功能的下降和虚弱。神经症状最终导致痉挛状态、动作失调、虚弱和进一步认知功能下降。同时还会出现贫血、胰岛素依赖型糖尿病、肾病综合征以及光肌阵挛发作，神经功能和泌尿功能同样出现恶化。疾病后期的肾活检显示弥漫的肾小动脉硬化，皮肤组织活检显示某些呼吸链酶类减少。这两兄弟分别死于 31 岁和 28 岁。其中一人的尸检发现严重的动脉粥样硬化，广泛并且严重的神经元缺失以及大脑和脊髓的胶质细胞增生。遗传方式为常染色体隐性遗传、X 连锁隐性遗传或线粒体遗传。

参考文献

1. Feigenbaum A et al. Premature atherosclerosis with photomyoclonic epilepsy, deafness, diabetes mellitus, nephropathy, and neurodegenerative disorder in two brothers: a new syndrome? *Am J Med Genet*. 1994;49:118–124.

Cutler 综合征
线粒体脑肌病、共济失调、肌肉萎缩、进行性肌阵挛型癫痫、骨髓发育不全、肾病、甲状腺功能障碍和感音神经性听力损失
mitochondrial encephalomyopathy, ataxia, amyotrophy, progressive myoclonus epilepsy, bone marrow hypoplasia, nephropathy, throid dysfunction, and sensorineural hearing loss（Cutler syndrome）

在 1978 年，Cutler 等[1]报道了 2 名同胞患有共济失调、肌肉萎缩、进行性肌阵挛型癫痫、贫

血及其他征象如骨髓发育不全、慢性肾衰竭性肾病。然而没有生化研究的报道，通过肌阵挛型癫痫的观察和线粒体显著的形态学变化提示在分类上属于线粒体脑肌病。

肾脏系统：慢性肾衰竭表现为在 1~3 岁之间诊断出贫血、酸中毒、氮质血症等，但往往都是先天性的。然后肾功能不全缓慢进展，伴肌酐轻度升高、尿素氮显著升高、高尿酸血症等。

造血系统：在婴儿期即有贫血表现，可能是肾病所致。在儿童期间，常规白细胞计数显示骨髓发育不全，包括持续性贫血、白细胞计数减少、血小板计数减少，出现巨核细胞、偶尔可见巨大血小板。

中枢神经系统：初期表现似乎正常，神经系统病变大约出现在 8~9 岁，包括共济失调、虚弱、消瘦、轻偏瘫、头痛和癫痫发作。初始癫痫发作为肌阵挛性，然后为强直阵挛发作，这两者都是难治的。其中一个孩子死于癫痫持续状态的并发症；另一个孩子在神经系统症状出现后行头颅 CT 扫描和肌电图检查都是正常的。

内分泌系统：在儿童期出现弥漫性甲状腺肿，同样是在 8~9 岁时出现。甲状腺功能检查提示有组织缺陷。

听觉系统：感音神经性听力损失与神经系统症状大约同时出现，具体并没有进一步的描述。

病理学：肾组织活检及尸检的病理学改变包括肾间质和肾小管肾病继发肾小球硬化。

免疫荧光检查是阴性的。电镜检查发现肾小管萎缩、肾小管溶酶体数量增加及大小和形态不规则、内含很多细小颗粒的线粒体。甲状腺检查表现为胶性甲状腺肿。

神经病理学改变包括大脑半球少量脑室周围胶质细胞增生和脱髓鞘改变，同时伴有白质和基底节区血管周围稀疏。小脑的显著改变包括严重的白质脱髓鞘表现，伴有齿状核及皮质中的颗粒层、浦肯野细胞层内严重的神经元缺失，这种改变并不能通过水肿或缺氧来解释。

遗传：在这个家系里，有 2 名同胞患病。尽管最有可能的是常染色体隐性遗传，但是其他模式，包括母系（线粒体）遗传并不能被除外。此病遗传方式未知，致病基因也没有找到。

诊断：Alport 综合征患者，患有肾病、血小板减少和听力损失，但没有神经系统异常。遗传方式为常染色体显性遗传。Epstein 综合征患者，

患有肾病、大血小板减少和听力损失，也并不伴有神经系统和甲状腺症状。Pendred 综合征患者有组织缺陷所致的甲状腺肿大和听力损失，但无其他症状。Fitzsimmons 综合征患者，患有膜性 IgA 肾病、痉挛性截瘫、智力障碍和感音神经性听力损失，并不伴有共济失调、肌阵挛型癫痫和甲状腺疾病。这些综合征与 MERRF 综合征和 Hermann 综合征（线粒体脑肌病、进行性肌阵挛型癫痫、共济失调、痴呆、糖尿病、肾病和感音神经性听力损失）有高度重叠，前者不伴有肾、甲状腺和血液系统改变，后者只是不伴有甲状腺疾病，这二者都属于线粒体脑肌病。

预后：2 名同胞患者因神经系统病变的并发症分别死于 10 岁和 13 岁。

小结：这个疾病的特征有①遗传方式未知，可能是常染色体隐性遗传；②共济失调；③肌萎缩；④进行性肌阵挛型癫痫；⑤骨髓发育不全导致的贫血、白细胞减少和血小板减少；⑥肾病；⑦甲状腺疾病合并甲状腺肿；⑧感音神经性听力损失。

参考文献

1. Cutler EA et al. A familial thyrocerebral-renal syndrome: a newly recognized disorder. *Birth Defects*. 1978;14(6B):265–274.

有线粒体参与的常染色体遗传病
disorders with mitochondrial involvement, but autosomal inheritance

线粒体 DNA 缺失病变
mitochondrial DAN depletion disorders (DTMPS)

线粒体脑肌病、胃肠疾病、运动和感觉神经病、眼肌麻痹和感音神经性听力损失（MNGIE 综合征），MTDPS1［包括多神经病、眼肌麻痹、白质脑病和假性肠梗阻（POLIP）综合征］

mitochondrial encephalomyopathy, gastrointestinal disease, motor and sensory neuropathy, ophthalmoplegia, and sensorineural hearing loss (MNGIE syndrome), MTDPS1 [includes polyneuropathy, ophthalmoplegia, leukoencephalopathy,and intestinal pseudo-obstruction(POLIP)syndrome〕

1990 年,有 3 个不同家系被报道患有此综合征。这个综合征神经病变组成与Ⅰ型 HMSN 非常相似,包括眼肌麻痹、假性肠梗阻和感音神经性听力损失。Ionasescu[9]和 Steiner[14]等先前也报道过这种病例。作者们建议以首字母缩写取名为 POLIP 综合征。此综合征认为与已经在个案报道中描述的肌神经胃肠脑病(MNGIE 综合征)一样[1-4,6,7,10,11,13,15,16]。Garone[5]等对于 102 名患者临床表现做了一个很好的总结。

胃肠道系统:最早及最严重的症状出现在胃肠道,症状开始于 3~30 岁。典型症状包括食欲缺乏、大量饮食不耐受、阵发性恶心、呕吐、腹胀、痉挛及腹泻。这些表现多样并且逐渐进展,最终导致生长迟缓、营养不良及死亡。放射学研究没有梗阻表现,但的确显示了严重的运动障碍征象。胃和十二指肠扩张、充满液体、排空减慢。很少有报道不伴有这些表现的患者[4]。然而,在 1 篇 102 名患者的综述中,全部都有胃肠道表现(Garone)。然而很多患者并没有表现症状,很有可能是因为报道中不伴有胃肠道症状的患者只是还没有发展到出现该症状的阶段。尽管胰腺功能不全并不认为是本疾病的一个表现,Garone 等[5]发现一部分患者有此情况。

周围神经系统:手和足的虚弱和麻木与胃肠道症状同时或稍后出现,偶尔也会先与胃肠道症状出现[5]。检查发现萎缩、虚弱、反射减弱、感觉减退(在四肢远端尤为显著)。尽管严重程度不一,神经系统病变不断进展,并时常导致不能步行。其他内脏神经病变征象,比如有时会出现直立性低血压。脑神经病变可能发生,导致双侧面瘫和吞咽困难之外还有听觉和视觉的减退。一些患者肌电图检查发现肌病改变及运动和感觉神经传导速率都下降。

中枢神经系统:几乎很少有不伴有脑病症状的患者。然而 MRI 扫描显示在 T_2 加权像上白质散在高信号,延伸到灰 - 白质交界处和弓状纤维处,而在胼胝体和内囊区域相对较少[2,17]。

视觉系统:进行性上睑下垂、眼外肌麻痹是最常见的视觉表现[18],尽管视觉表现常出现于胃肠道症状之后。Garone 等[5]发现视觉表现在多于 20% 的病例可先于胃肠道症状出现。

听觉系统:感音神经性听力损失发生于其他症状之后,并且通常残余听力很弱。然而有关听力损失的具体细节却不得而知。尽管还没有长期研究,人工耳蜗植入可以成功地恢复听力[10]。

病理学:肌肉检查显示破碎红纤维、缺乏细胞色素 C 氧化酶活性的散在纤维和失神经支配现象。周围神经显示混合轴突变性和脱髓鞘特征。脑部很少有病理改变,提示不明显的白质脑病[8]。胃肠道病理学检查发现平滑肌细胞萎缩和空泡形成和肠道纤维化证据[6]。

遗传:本病的遗传方式为常染色体隐性遗传(图 12-28)。

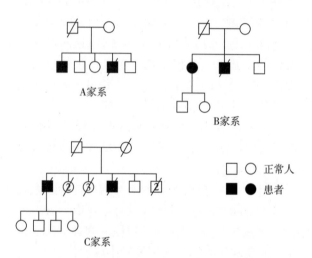

图 12-28　运动和感觉神经病(多神经病)、眼肌麻痹、白质脑病、胃肠疾病和感音神经性听力损失(POLIP 综合征)
Simon 等报道的 3 个家系的系谱如图所示,表现为常染色体隐性遗传

分子生物学研究: Hirano 等[8]将 MNGIE 定位于 22 号染色体长臂 13.32 区域。Nishino 等[12]发现胸苷磷酸化酶(*TYMP*)基因变异定位于这个区域。Suomalainen 和 Kankonen[17]报道该基因变异损害了线粒体 DNA 的稳定性,导致 mtDNA 缺失和耗尽。那些有较少有害变异的患者趋向于较轻、较晚发生病变[11]。

诊断:有一些关于线粒体 DNA 耗尽的研究存在重叠,比如 *POLG* 变异也可以造成被称为模仿 MNGIE 的表型[19]。偶尔,Charcot-Marie-Tooth 病作为(后来被发现患有 MNGIE 综合征)一些患者的第一诊断。POLP综合征很可能实质上是一个独立疾病,这个推论等待着分子生物学研究证实。

预后:这个疾病是进行性的,最终导致显著的发病率。大多数患者卧床不起,死于营养不良。变异较轻的患者,生存时间较长。

小结:这个疾病的特征包括①常染色体隐性遗传;②慢性假性肠梗阻;③运动和感觉神经病变(与Ⅰ型HMSN相似)与脑神经病变;④眼肌麻痹和上睑下垂;⑤无临床症状的白质脑病;⑥感音神经性听力损失。

参考文献

1. Bardosi A et al. Myo-, neuro-, gastrointestinal encephalopathy (MNGIE syndrome) due to partial deficiency of cytochrome C oxidase: a new mitochondrial multisystem disorder. *Acta Neuropathol.* 1987;74:248–258.
2. Blake D et al. MNGIE syndrome: report of 2 new patients. *Neurology.* 1990;40(Suppl 1):294.
3. Cervera R et al. Chronic intestinal pseudo-obstruction and ophthalmoplegia in a patient with mitochondrial myopathy. *Gut.* 1988;29:544–547.
4. Gamez J et al. Phenotypic variability in a Spanish family with MNGIE. *Neurology.* 2002;59:455–457.
5. Garone C et al. Clinical and genetic spectrum of mitochondrial neurogastrointestinal encephalomyopathy. *Brain.* 2011;134:3326–3332.
6. Giordano C et al. Gastrointestinal dysmotility in mitochondrial neurogastrointestinal encephalomyopathy is caused by mitochondrial DNA depletion. *Am J Pathol.* 2008;173:1120–1128.
7. Hirano M et al. Mitochondrial neurogastrointestinal encephalomyopathy (MNGIE): clinical, biochemical, and genetic features of an autosomal recessive mitochondrial disorder. *Neurology.* 1994;44:721–727.
8. Hirano M et al. Mitochondrial neurogastrointestinal encephalomyopathy syndrome maps to chromosome 22q13.32-qter. *Am J Hum Genet.* 1998;63:526–533.
9. Ionasescu V et al. Inherited ophthalmoplegia with intestinal pseudo-obstruction. *J Neurol Sci.* 1983;59:215–228.
10. Li JN et al. Successful cochlear implantation in a patient with MNGIE syndrome. *Acta Oto-Laryngologica.* 2011;131:1012–1016.
11. Marti R et al. Late-onset MNGIE due to partial loss of thymidine phosphorylase activity. *Ann Neurol.* 2009;58:649–652.
12. Nishino I et al. Thymidine phosphorylase gene mutations in MNGIE, a human mitochondrial disorder. *Science.* 1999;283:689–692.
13. Nishino I et al. Mitochondrial neurogastrointestinal incephalomyopathy: an autosomal recessive disorder due to thymidine phosphorylase mutations. *Ann Neurol.* 2000;47:792–800.
14. Simon LT et al. Polyneuropathy, ophthalmoplegia, leukoencephalopathy, and intestinal pseudo-obstruction: POLIP syndrome. *Ann Neurol.* 1990;28:349–360.
15. Steiner I et al. Familial progressive neuronal disease and chronic idiopathic intestinal pseudo-obstruction. *Neurology.* 1987;37:1046–1050.
16. Taanman JW et al. Characterization of a novel *TYMP* splice site mutation associated with mitochondrial neurogastrointestinal encephalomyopathy (MNGIE). *Neuromuscul Disord.* 2009;19:151–154.
17. Suomalainen A, Kaukonen J. Disease caused by nuclear genes affecting mtDNA stability. *Am J Med Genet.* 2001;106:53–61.
18. Threlkeld AB et al. Ophthalmic involvement in myo-neuro-gastrointestinal encephalopathy syndrome. *Am J Ophthalmol.* 1992;114:322–328.
19. Van Goethem G et al. Novel *POLG* mutations in progressive external ophthalmoplegia mimicking mitochondrial neurogastrointestinal encephalomyopathy. *Eur J Hum Genet.* 2003;11:547–549.

POLG 相关的疾病包括 MTDSP4A 和 MTDSP4B
POLG-related disorders (includes MTDSP4A, MTDSP4B)

POLG 编码的 DNA 聚合酶 γ 对于线粒体基因 DNA 的复制非常重要。这个蛋白的缺乏会导致线粒体 DNA 缺失和耗尽,转而损害一系列器官系统功能,最常见的是肌肉骨骼系统、胃肠系统、中枢和周围神经系统。一系列不同的 *POLG* 相关的疾病被报道,遗传方式为常染色体显性或常染色体隐性遗传,发生年龄自婴儿期到老年期[9]。相关综合征逐渐增加,推荐读者阅读 *POLG* 相关疾病的最新综述[1,9,10]及 *POLG* 变异数据库:http://tools.niehs.nih.gov/polg/。

听力损失并不是此组患者的常见表现,比如在 73 名有 2 个致病基因变异的患者中,只有 5 例有听力损失[10]。然而,为了说明观察到的听力损失表型的变异性,在这里对几个病例进行回顾。

Giordano 等[2]报道 1 名存在复合杂合情况的婴儿,存在位于核酸外切酶域变异及位于聚合酶域变异。该患者有严重的肌张力低下、胃肠运动障碍、脑室扩大和先天性听力损失(没有进一步描述),他在 20 天大时死亡。Manucuso 等[6]报道了一个位于聚合酶域中变异的复合杂合家系。先证者为成年男性,在十八九岁时出现四肢虚弱和听力损失;在 35 岁时出现行走困难和腿部感觉丧失,几年后出现上睑下垂和眼肌麻痹。他的 1 个妹妹和他具有相同临床表现,但是她未发现听力损失。Hudson 等[3]报道了一个家系。家系中有 6 人均有 *POLG* 连接区域杂合变异,所有患者均有上睑下垂,1 人患眼外肌麻痹,2 名患者有听力损失。这些症状都出现在患者四十几岁时。Remes 等[8]报道了 1 名 65 岁男性患者伴有常见变异(W748S)的纯合现象。他在四十几岁时表现出进行性眼外肌麻痹和共济失调,51 岁时 MRI 显示轻微的皮质和小脑萎缩。同时还存在感音神经性听力损失。在 60 岁时被诊断为帕金森综合征和明显的偏执狂。该患者 65 岁时死于肺炎;有两个他的近亲属据说都有类似症状,然而这些患者的听力损失情况并未被提及。Milane 等[7]报道了 1 名患白内障和帕金森综合征的 63

岁男性患者，在四十几岁时出现上睑下垂、眼肌麻痹和吞咽困难。他同时患有长期运动不耐受和感音神经性听力损失，在他身上发现了一个新的剪接位点突变和一个已知的致病突变，因此是复合杂合子。最后，Komulainen 等[5]报道了在 POLG 连接区域 R722H 纯合突变的家系，有 3 个成年同胞患病。先证者为 1 名 83 岁的男性，最近出现眼外肌麻痹、上睑下垂、感音神经性听力损失和痴呆。2 名同胞也都有听力损失和痴呆，其中一名同胞还有长期头痛和白内障。先证者肌肉活检被证实有破碎红纤维。

应该注意的是，与 Polg 突变相关的条件之一，常染色体显性遗传性进行性外眼肌麻痹（ADPEO）本身是异质性的，也可以是由 ANT1 或 C10ORF 变异引起的[6]。感音神经性听力损失很少与这些基因的变异相关[4,11]。

参考文献

1. Cohen BH, Naviaux RK. The clinical diagnosis of POLG disease and other mitochondrial DNA depletion disorders. Methods. 2010;51:364–373.
2. Giordano C et al. Fatal congenital myopathy and gastrointestinal pseudo-obstruction due to POLG1 mutations. Neurol. 2009;72:1103–1105.
3. Hudson G et al. Mutation of the linker region of the polymerase-gamma-1 (POLG1) gene associated with progressive external ophthalmoplegia and Parkinsonism. Arch Neurol. 2007;64:553–557.
4. Kaukonen JA et al. An autosomal locus predisposing to multiple deletions of mtDNA on chromosome 3p. Am J Hum Genet. 1996;58:763–769.
5. Komulainen T et al. POLG p.R722H mutation associated with multiple mtDNA deletions and a neurologic phenotype. BMC Neurol. 2010;10:29.
6. Mancuso M et al. POLG mutations causing ophthalmoplegia, sensorimotor polyneuropathy, ataxia, and deafness. Neurol. 2004;62:316–318.
7. Milone M et al. Novel POLG splice-site mutation and optic atrophy. Arch Neurol. 2011;68:806–811.
8. Remes AM et al. Parkinsonism associated with the homozygous W748S mutation in the POLG1 gene. Parkinsonism Relat Disord. 2008;14:652–654.
9. Saneto RP, Naviaux RK. Polymerase gamma disease through the ages. Dev Disabil Res Rev. 2010;16:163–174.
10. Tang S et al. Mitochondrial DNA polymerase &mutations: an ever expanding molecular and clinical spectrum. J Med Genet. 2011;48:669–681.
11. Van Hove JLK et al. Finding Twinkle in the eyes of a 71-year-old lady: A case report and review of the genotypic and phenotypic spectrum of TWINKLE-related dominant disease. Am J Med Genet. 2009;149A:861–867.

张力失常和听力损失
dystonia and hearing loss（MTDSP5）

Elpeleg 等[2]首次报道了一个以进行性脑病为特征的综合征的穆斯林家系。这种情况在许多法罗群岛儿童及一些意大利和冰岛儿童中也有报道[2-4]。这种情况发生在生命的最初几个月并且进展很快，通常在生命的最初几年就会导致死亡。

体格检查：患儿有正常的出生体重和身长，但是很快就会由于喂养困难而成长受阻[3]，这些儿童没有外观畸形。

中枢神经系统：严重的肌张力低下是最早期的表现，随后就发展为肌张力障碍和进行性痉挛状态[3-5]；没有人能够完成步行[4]（图 12-29）。

智力障碍似乎是其中一种表现，由于与听力损失相关，它的严重程度很难判定。然而，有报道接受了人工耳蜗植入术的儿童能说话并与家庭成员进行眼神交流[3]，这说明智力障碍可能不像最初怀疑的那样严重。MRI 研究通常显示一个进行性脑萎缩，偶尔伴有小脑萎缩。双侧基底节高信号病灶通常标志着大脑和小脑萎缩的发展[1]。

视觉系统：偶尔会有斜视和上睑下垂的表现[1,4]，通常发生在 1 岁以后。

肌肉骨骼系统：关节挛缩和脊柱侧弯发生在几乎所有儿童中[1,4]。

听觉系统：感音神经性听力损失通常发生在生命的最初几个月，并且是重度的和进行性的[3,4]，但是耳蜗植入已经被证明对恢复至少一部分听力是有用的。

其他表现：易感染是常见的，伴随着感染过程经常会发生死亡[4]。多汗症和癫痫发作在少数患者中均有报道[4]。

实验室检查：这些儿童典型的生化特征包括血糖和脑脊液乳酸水平的升高。尿中甲基丙二酸水平轻度升高（尽管 1 名儿童肌酸高达 212μmol/mmol，正常为 3.6μmol/mmol）并且血浆甲基丙二酸水平升高 10 倍[4]。3- 羟基丙二酸的升高也是常见的，可能有助于诊断[3]。尿中的柠檬酸甲酯也常常会升高，但并不是一直都高。

病理学：有报道显示肌肉和皮肤中的线粒体减少[1]。肌肉活检也发现 1 型纤维占优势[4]。

遗传：此病的遗传方式是常染色体显性遗传。此病的发病率在法罗群岛是极其高的，携带者比例占 3%~4%。此病的发生被认为是由于一个在岛上的早期移民身上出现的建立者突变所致[1,4]。

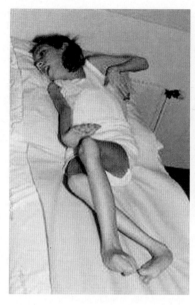
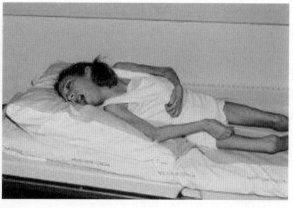

图 12-29 MTDSP5
一名患有肌肉萎缩和肌张力障碍的 15 岁女孩
［引自：E. Ostergaard et al.，Brain 2007；130：853.］

分子生物学研究：此病发生的原因是 *SUCLA2* 基因的突变，它编码琥珀酰辅酶 A 合酶 beta-2 亚基[3,5]。这种遗传缺陷导致最终线粒体耗尽[1]。

诊断：甲基丙二酸尿症是以复发性呕吐、脱水、呼吸窘迫和早期死亡为特征的[1]。Leigh 综合征有类似的磁共振结果，乳酸性酸中毒是其中一种表现，但是可以借助正常水平的甲基丙二酸水平与之鉴别。那些由于 *SUCLG1* 突变导致琥珀酸辅酶 A 连接酶缺乏的患者，有宫内发育迟缓和在生命的前几周就死亡的特点[5]。其他的婴儿期发病的线粒体脑肌病可以由适当的实验室检查或分子生物学表现来鉴别[6]。

预后：这是一种进行性的脑病，实际上所有的受累者在 20 岁以内死亡，并且大部分在 10 岁以内死亡。已经证明，充足的营养和耳蜗植入能够提高生活质量，并且建议采用[3]。

小结：此病的特征有①常染色体隐性遗传；②肌张力低下、成长受阻；③肌张力障碍；④感音神经性听力损失；⑤乳酸血症和甲基丙二酸尿症。

参考文献

1. Carrozzo R et al. *SUCLA2* mutations are associated with mild methylmalonic aciduria, Leigh-like encephalopathy, dystonia, and deafness. *Brain*. 2007;130:862–874.
2. Eleleg O et al. Deficiency of the ADP-forming succinyl-CoA synthase activity is associated with encephalomyopathy and mitochondrial DNA depletion. *Am J Hum Genet*. 2005;76:1081–1086.
3. Morava E et al. Dystonia and deafness due to *SUCLA2* defect: Clinical course and biochemical markers in 16 children. *Mitochondrion*. 2009;9:438–442.
4. Ostergaard E et al. Mitochondrial encephalomyopathy with elevated methylmalonic acid is caused by *SUCLA2* mutations. *Brain*. 2007;130:853–861.
5. Ostergaard E. Disorders caused by deficiency of succinate-CoA ligase. *J Inherit Metab Dis*. 2008;31:226–229.
6. Uziel G et al. Infantile mitochondrial encephalopathy. *Sem Fetal Neonat Med*. 2011;16:205–215.

线粒体 DNA 缺失障碍 7（MTDPS7）婴儿型脊髓小脑性共济失调（IOSCA），OHAHA 综合征，SCA8
mitochondrial DNA depletion disorder 7（MTDPS7）［infantile-onset spinocerebellar ataxia（IOSCA），OHAHA syndrome，SCA8］

来自芬兰的 11 名患者首次报道患该综合征[2]。以这些家系作为研究对象进行了一系列临床和基因定位以及识别的研究[7,8,10]。专业术语 OHAHA 综合征原来被认为是眼肌麻痹、肌张力低下、共济失调、听力减退和手足徐动症的缩写[3]，但是现在它首选的专业术语是 IOSCA，婴儿型脊髓小脑性共济失调的缩写或者 MTDPS7。

中枢神经系统：共济失调和肌张力低下出现在 10~18 月龄[4,5]。运动功能逐渐改善并且保持稳定到 10~13 岁时，然后逐渐减退。几乎完全不能说话。在这些患者中手足徐动型运动障碍在脸和上肢的变化非常大。智力是正常的，但是斜视和张口导致这些患者看起来像是有认知障碍，癫痫是后期的表现[3]。经常可见提示周围神经病变的反射消失。

视觉系统：在3~12岁时记录到眼肌麻痹，并且逐渐进展到几乎完全性麻痹，只能持续性会聚，而产生标志性的斜视。视网膜色素异常不是明显特征，但是视神经萎缩是典型的表现。

听觉系统：突然地听力损失发生在1~4岁，在几年内稳定发展到90dB或以上。第八脑神经和细胞核是萎缩的[5]。耳声发射是消失的，这表明耳蜗听觉病理是存在的。没有听性脑干反应（ABR）结果的报道。

前庭系统：所有受试的患者都表现为对冷热试验的反应完全丧失[1]。

其他表现：在女性患者中观察到原发性性腺功能减退[3]。

实验室检查：没有发现生化异常。肌肉活检中没有发现破碎红纤维和异常的线粒体。

遗传：受累的孪生同胞有正常父母，这表明此病属于常染色体隐性遗传；有一个家系的血缘关系被记录下来[2]。

分子生物学研究：致病基因 *C10ORF2* 编码线粒体DNA解旋酶蛋白质被叫做Twinkle，定位于染色体10q24[6,7]。

诊断：在一系列功能障碍中存在眼肌麻痹。与听力损失相关者，必须排除Kearns-Sayre综合征和其他线粒体病变，如MELAS和MERRF综合征。该基因突变也可以导致常染色体显性遗传的进行性眼外肌麻痹[9]。

小结：此病主要的特点包括①常染色体隐性遗传；②共济失调、听力减退、手足徐动症和眼肌麻痹；③肌张力低下；④突然和迅速的感音神经性听力损失；⑤明显的前庭功能障碍。

参考文献

1. Johnsson LG et al. Labyrinthine pathology in deaf patients with infantile onset of spinocerebellar ataxia (IOSCA). In: Iurato S, Veldman JE, eds. *Progress in Human Auditory and Vestibular Histopathology*. Amsterdam: Kugler; 1997:103–108.
2. Kallio AK, Jauhiainen T. A new syndrome of ophthalmoplegia, hypoacusis, ataxia, hypotonia and athetosis (OHAHA). *Adv Audiol*. 1985;3:84–90.
3. Koskinen T et al. Primary hypogonadism in females with infantile onset spinocerebellar ataxia. *Neuropediatrics*. 1995;26:263–266.
4. Koskinen T et al. Infantile onset spinocerebellar ataxia with sensory neuropathy: a new inherited disease. *J Neurol Sci*. 1994;121:50–56.
5. Lönnqvist T et al. Infantile onset spinocerebellar ataxia with sensory neuropathy (IOSCA): neuropathological features. *J Neurol Sci*. 1998;161:57–65.
6. Nikali K et al. Infantile onset spinocerebellar ataxia is caused by recessive mutations in the mitochondrial proteins Twinkle and Twinky. *Hum Mol Genet*. 2005;14: 2981–2990.
7. Nikali K et al. Toward cloning of a novel ataxia gene: refined assignment and physical map of the IOSCA locus (SCA8) on 10q24. *Genomics*. 1997;39:185–191.
8. Nikali K et al. Random search for shared chromosomal regions in four affected individuals: the assignment of a new hereditary ataxia locus. *Am J Hum Genet*. 1995;56:1088–1095.
9. Van Hove JL et al. Finding *Twinkle* in the eyes of a 71-year-old lady: A case report and review of the genotypic and phenotypic spectrum of *TWINKLE*-related dominant disease. *Am J Med Genet*. 2009;149A:861–867.
10. Varilo T et al. Tracing an ancestral mutation: genealogical and haplotype analysis of the infantile onset spinocerebellar ataxia locus. *Genome Res*. 1996;6:870–875.

RRM2B 相关的 MNGIE 样疾病
RRM2B-related MNGIE-like disorder

RRM2B 纯合或复合杂合突变导致一个严重的、进展迅速的脑肌病并且在生命的最初的几个月死亡[1]。杂合突变引起一个与MNGIE表型重叠的成年发病的疾病[2,4]。1篇关于 *RRM2B* 突变的综述表明眼外肌麻痹和上睑下垂出现在几乎所有患者中，伴有近端肌无力、延髓功能障碍、共济失调和感音神经性听力损失者超过1/3[3]。胃肠功能紊乱具有与肠易激综合征相类似的特征，并且被认为是潜在分子障碍的重要诊断线索[3]。遗传模式是常染色体显性遗传。

参考文献

1. Bourdon A et al. Mutation of RRM2B, encoding p53-controlled ribonucleotide reductase (p53R2), causes severe mitochondrial depletion. *Nat Genet*. 2007;39:776–780.
2. Pitceathly RD et al. Kearns-Sayer syndrome caused by defective R1/p53R2 assembly. *J Med Genet*. 2011;48:610–617.
3. Pitceathly RD et al. Adults with RRM2B-related mitochondrial disease have distinct clinical and molecular characteristics. *Brain*. 2012;135:3392–3403.
4. Tyynismaa H et al. A heterozygous truncating mutation in RRM2B causes autosomal-dominant progressive external ophthalmoplegia with multiple mtDNA deletions. *Am J Hum Genet*. 2009;85: 290–295.

附　录

其他伴有神经系统受累的情况，不包括智力残疾

疾病	神经系统表现	在本书中章节
眼 - 耳 - 脊柱综合征	大脑异常	8（外耳）
视网膜色素变性、眼震、偏瘫性偏头痛、SHL	偏头痛	9（眼）
婴儿 Refsum 综合征	共济失调	9（眼）
PHARC	共济失调	9（眼）
Nucci 综合征	痉挛状态	9（眼）
Berk-Tabsznik 综合征	痉挛性四肢瘫痪	9（眼）
视神经萎缩、伴或不伴听力损失、眼肌麻痹、肌病和共济失调	肌病、共济失调	9（眼）
口 - 面 - 手指综合征Ⅵ	小脑发育不全	10（肌肉骨骼）
Lemieux-Neemeh 综合征	运动和感觉神经病变	11（肾）
Fitzsimmons 综合征	痉挛性截瘫	11（肾）
BRESHECK 综合征	大脑异常	11（肾）
Perrault 综合征	共济失调	14（内分泌）
磷酸核糖焦磷酸合成酶活性过强症	共济失调	15（代谢性）
Levy-Chung 综合征	先天性肌病	16（皮肤）
生长迟缓、智力障碍、小头畸形、癫痫发作、皮肤病、SHL	癫痫发作	16（皮肤）
牙发育不全、钉状牙齿、橄榄脑桥小脑发育不良、性腺功能减退症	橄榄脑桥小脑发育不良	17（口腔和牙齿）

注：SHL. 感音神经性听力损失

（冯永　凌捷　校）

第 **13** 章

伴有心脏异常的遗传性听力损失

GENETIC HEARING LOSS ASSOCIATED WITH CARDIAC ABNORMALITIES

Holly H. Ardinger，*Robert H. Ardinger*，*Jr* 著

王茜倩，杜莉，李虹，张明，夏炎 译

心脏异常在几种听力损失综合征中是常见的或独特的，心脏异常一词，包括心律、传导的紊乱，结构性先天性心脏病和心肌病。本章讨论的疾病之所以被选中，是因为它们要么是常见的同时伴有听力损失和心脏异常的疾病，要么是罕见但独特的伴有听力损失和心脏异常的疾病。本章省略了本书其他地方讨论的疾病或心脏异常不常见的疾病。

Jervell Lange-Nielsen 综合征
伴有听力损失的长 Q-T 综合征
Jervell and Lange-Nielsen syndrome（long QT syndrome with hearing loss）

1957 年 Jervell 和 Lange-Nielsen 描述了一组发生于挪威儿童中的异常症状，包括先天性重度感音神经性听力损失、心电图 Q-T 间期长、反复发作的晕厥、不明原因的猝死[4]。几年之后，Romano[8]和 Ward[16]描述了又一组患者，也有类似的心血管异常表现（长 Q-T 间期、晕厥、猝死），但是不伴有听力下降。这是对更广泛的患者群体的首次描述，统称为长 Q-T 综合征（Slong QT syndrome，LQT）。

LQTS 的发病率通常在 1/5 000~2/5 000[10]，其中伴有听力损失的 LQTS，被命名为 Jervell/Lange-Nielsen 综合征（Jervell and Lange-Nielsen syndrome，JLNS），更为罕见，估计其发病率在整体人群中占 2/1 000 000~6/1 000 000，在先天

性感音神经性听力损失的患者中的发病率为 2/1 000~7/1 000[6,13]。

心血管系统：JLNS 表现为轻重不同的多种症状：可以从苍白、大汗，到晕厥、抽搐、心脏停搏或是猝死。绝大多数患者在幼年到青春期之间发病，中位年龄为 2 岁，仅有 10% 的患者在 18 岁之前未出现过心血管病症表现。心血管系统症状的诱发因素主要包括运动和情绪变化（惊吓、恐惧、兴奋），也有 5% 是在睡眠和休息时发生的[5,9]，发生的频率从每个月发生数次晕厥到每年发生几次不等，也有的患者一生中仅发生 1~2 次。

心电图的改变包括长 Q-T 间期和显著 T 波增宽，其可以是直立的、双相的或是倒置的。常见表现是静息状态下心动过缓，而运动后心率无正常加速。心脏节律的异常包括：尖端扭转型室性心动过速（一种多态性室性心动过速）、心室纤颤和心脏停搏。

Q-T 间期的延长程度在患者家族中存在表型变化，而患者本人的表型也存在波动性变化。因为 Q-T 间期会随着心率而发生变化，因此 Q-T 间期是否延长是应用 Bazett 公式[1]校正心率后再做出的诊断。确切地说，校正后的 Q-T 间期如果≥460ms 被认为是异常的。因此，对于所有患有重度听力损失的儿童都应常规查心电图，以早期筛查是否存在 Q-T 间期延长。

JLNS 综合征的心脏功能障碍治疗是以 β 受体阻滞剂类药物治疗以及心理疏导避免潜在的

诱发因素(高强度运动和突然的惊吓)。患者个人也会被警告避免服用有可能导致 Q-T 间期延长的药物或化学制品。已经有报道显示,这种治疗方法相对于不伴听力损失的 LQTS 患者[9]疗效相对较差。儿童期未经治疗的个体存在猝死高风险,而对于具有更高风险的个体应考虑行植入型心律转复除颤器(ICD)植入手术[2]。

听觉系统:所有 JLNS 患者都表现为先天性双侧重度感音神经性听力损失,可考虑进行人工耳蜗植入。手术麻醉中存在心律失常高风险,需要提前做好心脏事件风险发生的应急准备。而这种心脏功能异常的发生有时会在第一次打开耳蜗言语处理器时出现,尤其对于年幼的儿童,要考虑到第一次的声刺激可能带来的惊吓[12]。

颞骨病理学改变在早期就已发生[3],包括螺旋器的退化、螺旋神经节细胞的缺失、血管纹的萎缩、内淋巴囊的收缩,并且在 JLNS 的大鼠模型中发现了类似的情况发生[7]。

前庭系统:特殊的前庭系统功能异常尚未在 JLNS 中报道,但有观察显示儿童患者存在粗大动作发育延迟,可能与前庭功能异常有关[12]。此外,伴有听力损失的大鼠 LQTS 模型表现的绕环行为提示存在前庭功能损害。

遗传学:JLNS 为常染色体隐性遗传,并且在近亲家庭中更为常见。

JLNS 患者是致病基因的纯合突变或是复合杂合突变,目前已报道 2 个相关致病基因 KCNQ1 和 KCNE1。患者的父母亲是基因杂合子,听力正常但有与晕厥和猝死密切相关的长 Q-T 间期。因此 JLNS 患者的父母亲也应该常规进行心电图评估[14]

分子生物学研究:JLNS 的致病基因包括 KCNQ1 和 KCNE1[15],这两个基因均编码内耳和心脏组织中传递电信号的钾离子通道相关蛋白。两种基因中的任何一种的突变都可导致钾离子流紊乱,其致使电信号异常传导,并且无论在纯合突变还是复合杂合突变都会导致听力损失和心律失常[11]。相对于 KCNE1 基因突变的患者,KCNQ1 基因突变的患者听力损害无差别[9],但是心脏事件发生的风险更高。因此对于判断患者病情进程及预后,分子诊断将提供十分重要的信息。

诊断:JLNS 典型的心电图为长 Q-T 间期,因此当任何患者门诊心电图显示 Q-T 间期明显延长都应怀疑此病。对同一名患者在不同时间计算 Q-T 间期可能会有变化,不同的评估标准也可能使心电图异常的显著程度有所不同。值得一提的是,正常人中也有一部分 Q-T 间期是延长的。一些因素会使一些原本正常的人群 Q-T 间期延长,最为常见的是利尿药,可导致低钾血症或其他的电解质紊乱。一种更严格的心血管评估系统和激发实验应用于疑似患者,尤其是那些无显著症状但具有潜在风险个体。目前,对于该病的诊断已极大受益于基因检测。JLNS 区别于其他 LQTS 的特征是具有先天性双侧重度感音神经性听力损失并同时存在 KCNQ1 或 KCNE1 基因突变。

小结:JLNS 的主要特征:①常染色体隐性遗传;②具有 KCNQ1 或 KCNE1 基因致病突变;③先天性双侧重度感音神经性听力损失;④心电图显示 QT 间期延长;⑤反复发作性晕厥或猝死,常始发于幼年或偶发性猝死。

参考文献

1. Bazett HC. An analysis of the time-relations of electrocardiograms. *Heart.* 1920;7:353–370.
2. Daubert JP et al. Role of implantable cardioverter defibrillator therapy in patients with long QT syndrome. *Am Heart J.* 2007;153 (4 Suppl):53–58.
3. Friedmann I et al. Pathology of the ear in the cardioauditory syndrome of Jervell and Lange-Nielsen (recessive deafness with electrocardiographic abnormalities). *J Laryngol Otol.* 1966;80:451–479.
4. Jervell A, Lange-Nielsen F. Congenital deaf-mutism, functional heart disease with prolongation of the QT interval, and sudden death. *Am Heart J.* 1957;54:59–68.
5. Moss AJ et al. The long QT syndrome. Prospective longitudinal study of 328 families. *Circulation.* 1991;84:1136–1144.
6. Ocal B et al. Prevalence of idopathic long QT syndrome in children with congenital deafness. *Pediatr Cardiol.* 1997;18:401–405.
7. Rivas A, Francis HW. Inner ear abnormalities in a Kcnq1 (Kvlqt1) knockout mouse: a model of Jervell and Lange-Nielsen syndrome. *Otol Neurotol.* 2005;26:415–424.
8. Romano C et al. Aritmie cardiache rare in eta pediatrica. *Clin Ped.* 1963;45:656–683.
9. Schwartz PJ et al. The Jervell and Lange-Nielsen syndrome. Natural history, molecular basis and clinical outcome. *Circulation.* 2006;113:783–790.
10. Schwartz PJ et al. Prevalence of the congenital long QT syndrome. *Circulation.* 2009;120:1761–1767.
11. Seebohm G et al. Long QT syndrome-associated mutations in KCNQ1 and KCNE1 subunits disrupt normal endosomal recycling of IKs channels. *Circ Res.* 2008;103:1451–1457.
12. Siem G et al. Jervell and Lange-Nielsen syndrome in Norwegian children: aspects around cochlear implantation, hearing and balance. *Ear & Hearing.* 2008;29:261–269.
13. Sopontammarak S et al. Prevalence of idiopathic long QT syndrome in congenital sensori-neural hearing loss students of Songkhla School for the Deaf. *J Med Assoc Thai.* 2003;86:1149–1155.
14. Tranebjaerg L et al. Jervell and Lange-Nielsen syndrome: a Norwegian perspective. *Am J Med Genet.* 1999;89:137–146.
15. Tyson J et al. *IsK* and *KvLQT1*: mutation in either of the two sub-

units of the slow component of the delayed rectifier potassium channel can cause Jervell and Lange-Nielsen syndrome. *Hum Mol Genet.* 1997;6:2179–2185.

16. Ward OC. New familial cardiac syndrome in children. *J Irish Med Assoc.* 1964;54:103–106.

窦房结功能障碍和听力损失

sinoatrial node dysfunction and hearing loss（SANDD）

Baig 等[1]最近描述一种新的常染色体隐性遗传病，临床症状为窦房结功能障碍和听力损失，这种病症被命名为窦房结功能障碍和听力损失（sino-atrial node dysfunction and hearing loss，SANDD）。所有患者均表现为先天性重度感音神经性听力损失，前庭功能没有客观评估，但认为未受影响。心脏主要表现为心动过缓，静息心率白天 38~52 次 / 分（正常参考值是 60~90 次 / 分），夜间低至 32 次 / 分，心电图无 Q-T 间期延长现象。

通过全基因组连锁分析发现这种疾病的致病原因是 *CACNA1D* 基因纯合突变，该基因编码 LTCCs 的电压门控钙（v）1.3 的成孔 α1 蛋白亚基。由此产生的通道功能障碍反过来影响内耳毛细胞和起搏细胞（pacemaker cell），进而造成听力损失和心动过缓。尽管这种情况罕见发生，但是作者建议对所有听力损失患者进行心率检测，即使是明确为先天性非综合征听力损失患者。

参考文献

1. Baig SM et al. Loss of Ca(v)1.3 (*CACNA1D*) function in a human channelopathy with bradycardia and congenital deafness. *Nat Neurosci.* 2011;14:77–86.

DiGeorge 序列征

DiGeorge sequence

1965 年，Angelo DiGeorge 第一次描述了这样的一组病例：甲状旁腺功能障碍、胸腺发育不全及反复感染，这也是第一次表明胸腺在免疫功能中的重要性[3]。DiGeorge 序列征（也称为 DiGeorge 病）与第 3、4 咽囊的结构发育不良有关。临床表现包括胸腺和 / 或甲状旁腺的缺失或发育不全；心血管异常，特别是动脉圆锥的起始部以及面部异常[2]。诊断标准包括以下 3 个主要症状中的 2 个即可诊断：①先天性心脏缺陷；②T

细胞缺陷；③甲状旁腺功能减退 / 低钙血症[2]。研究表明约 35%~90%DiGeorge 序列征患者可检测到染色体22q11.2缺失（绝大多数是微缺失）[8]，其次是在染色体 10p13-14 存在异常[10]。另外，其他染色体异常、妊娠期糖尿病、妊娠期酒精暴露和类视黄醇胚胎病，以及 Zellweger 综合征、CHARGE 综合征或 VACTERL 综合征等也表现有 DiGeorge 序列征[16]。

心血管系统：心脏缺陷非常常见，大多数涉及胚胎期心脏圆锥动脉干区发育异常[7]。携带染色体 22q11.2 缺失的患者中心脏缺陷的最常见类型包括：B 型主动脉弓中断、动脉干永存（persistent truncus arteriosus）、法洛四联症和肺动脉闭锁伴室间隔缺损（VSD）。右主动脉弓、异常锁骨下动脉及血管环也曾被报道[12,13]。携带染色体 10p 缺失的患者心脏异常表征更多，除了染色体 22q11.2 缺失相关的常见心脏异常表型外，还包括间隔缺失、主动脉瓣狭窄、肺动脉瓣狭窄[17]。

颅面发育：染色体 22q11.2 缺失涉及的颅面发育表型主要包括内眦间距短、睑裂窄、鼻根增宽、小鼻孔、球形鼻尖、短人中、小嘴和小颌畸形。小耳和 / 或异常低位耳也很常见[1]。常见的口咽部异常为悬雍垂裂、腭咽闭合不全和腭裂（显性的或黏膜下）[18]。在染色体 10p13-14 缺失的患者中，颅面体征是相似的，但上睑下垂较常见，而腭裂少见[17]。而其他因素所致的 DiGeorge 序列征也主要表现为典型的颅面症状。

其他表现：从定义上来讲，DiGeorge 序列征包括低钙血症的甲状旁腺功能障碍和 / 或 T 细胞免疫缺陷，这些症状在不同的患者及年龄阶段表现程度不同。不同患者的其他表型特征差异与 DiGeorge 序列征不同病因有关。例如，智力障碍常见于染色体 10p13-14 缺失，而染色体 22q11.2 缺失患者智力发育可表现为从明显正常到中等障碍[6,11,20]。而 Zellweger 综合征相关的 DiGeorge 序列征患者心智发育迟缓。与染色体 22q11.2 缺失所致的 DiGeorge 序列征相比，染色体 10p13-14 缺失 DiGeorge 序列征患者中肾异常更常见，但在妊娠期糖尿病相关的 DiGeorge 序列征中，这两种染色体异常的表型却很相似[21]。

听觉系统：伴有染色体 22q11.2 缺失的 DiGeorge 序列征患者一半以上都有听力损失[4]，

绝大多数是传导性听力损失,是由于腭畸形及腭咽闭合不全导致的慢性中耳疾病[5,15],5%~15%表现为感音神经性听力损失[4,15,19]。相比之下,10p13-14缺失患者中常有明显的双侧感音神经性听力损失[9,20]。相关的颞骨发育研究表明存在Mondini畸形,短小耳蜗和听小骨缺陷等不同先天畸形[14]。

遗传学:DiGeorge序列征具有遗传异质性。在一些染色体缺失的例子中,遗传是来自于父母中的一人,但大部分是新发的。如果DiGeorge序列征作为其他综合征的一部分存在是,有可能就是非遗传性因素导致的(例如胎儿酒精综合征)或者是一个新突变的结果(正如经常提到的CHARGE综合征),或者是一种遗传性疾病(例如Zellweger综合征)。

分子的研究:染色体微列比较基因组杂交常被推荐作为具有DiGeorge序列征表型患者的分子检测方法,因为大部分患者都在22q11.2染色体区域或10p13-14区域存在一个亚微观类型异常。

小结:DiGeorge序列征具有如下特征(至少包括3个中的2个):①心脏发育缺陷;②胸腺功能低下和/或T细胞介导的免疫缺陷;③低钙血症和/或甲状旁腺缺失。遗传异质性明显,但60%病例都是由于22q11.2缺失所致。听力损失和心脏缺陷的类型均与DiGeorge序列征的不同病因相关。

参考文献

1. Butts SC. The facial phenotype of the velo-cardio-facial syndrome. *Int J Pediatr Otorhinolaryngol.* 2009;73:343–350.
2. Conley ME et al. The spectrum of the DiGeorge "syndrome." *J Pediatr.* 1979;94:883–890.
3. DiGeorge AM. Discussion on a new concept of the cellular basis of immunology. *J Pediatr.* 1965;67:907.
4. Digilio MC et al. Audiological findings in patients with microdeletion 22q11 (diGeorge/velocardiofacial syndrome). *Br J Audiol.* 1999;33:329–333.
5. Ford LC et al. Otolaryngological manifestations of velocardiofacial syndrome: a retrospective review of 35 patients. *Laryngoscope.* 2000;110:362–367.
6. Goldberg R et al. Velo-cardio-facial syndrome: a review of 120 patients. *Am J Med Genet.* 1993;45:313–319.
7. Hutson MR, Kirby ML. Model systems for the study of heart development and disease. Cardiac neural crest and conotruncal malformations. *Semin Cell Dev Biol.* 2006;18:101–110.
8. Kobrynski LJ, Sullivan KE. Velocardiofacial syndrome, DiGeorge syndrome: the chromosome 22q11.2 deletion syndromes. *Lancet.* 2007;370:1443–1452.
9. Lichtner P et al. An HDR (hypoparathyroidism, deafness, renal dysplasia) syndrome locus maps distal to the DiGeorge syndrome region on 10p13/14. *J Med Genet.* 2000;37:33–37.
10. Lindstrand A et al. Molecular and clinical characterization of patients with overlapping 10p deletions. *Am J Med Genet.* 2010;152A:1233–1243.
11. McDonald-McGinn DM et al. Phenotype of the 22q11.2 deletion in individuals identified through an affected relative: cast a wide FISHing net! *Genet Med.* 2001;3:23–29.
12. Momma K. Cardiovascular anomalies associated with chromosome 22q11.2 deletion syndrome. *Am J Cardiol.* 2010;105:1617–1624.
13. Momma K et al. Aortic arch anomalies associated with chromosome 22q11 deletion (CATCH 22). *Pediatr Cardiol.* 1999;20:97–102.
14. Ohtani I, Schuknecht HF. Temporal bone pathology in DiGeorge's syndrome. *Ann Otol Rhinol Laryngol.* 1984;93:220–224.
15. Reyes MR et al. Hearing loss and otitis media in velo-cardio-facial syndrome. *Int J Pediatr Otorhinolaryngol.* 1999;47:227–233.
16. Rope AF et al. DiGeorge anomaly in the absence of chromosome 22q11 microdeletion. *J Pediatr.* 2009;155:560–565.
17. Schuffenhauer S et al. Deletion mapping on chromosome 10p and definition of a critical region for the second DiGeorge syndrome locus (DGS2). *Eur J Hum Genet.* 1998;6:213–225.
18. Shprintzen RJ. Velo-cardio-facial syndrome: 30 years of study. *Dev Disabil Res Rev.* 2008;14:3–10.
19. Solot CB et al. Communication disorders in the 22q11.2 microdeletion syndrome. *J Commun Disord.* 2000;33:187–203.
20. VanEsch H et al. The phenotypic spectrum of the 10p deletion syndrome versus the classical DiGeorge syndrome. *Genet Couns.* 1999;10:59–65.
21. Wilson TA et al. DiGeorge anomaly with renal agenesis in infants of mothers with diabetes. *Am J Med Genet.* 1993;47:1078–1082.

歌舞伎综合征
Kabuki 综合征
Kabuki syndrome

1981年,Niikawa等[11]和Kuroki等[8]同时独立报道了一种在日本儿童中发现的综合征,主要表现为轻度至中度的智力障碍,出生后生长发育迟缓,骨骼异常以及一张十分怪异的类似歌舞伎面具样的脸。这种病称为Kabuki综合征(歌舞伎综合征),目前已经有世界各地不同种族的病例报道[1]。

颅面部表现:睑裂长,下睑外1/3外翻。拱起的眉毛两侧变淡,睫毛长而浓密。最常见的眼部特征包括蓝巩膜、上睑下垂和斜视。鼻部表现为鼻宽且鼻尖扁平(图13-1)。牙齿小、稀疏,一些恒牙缺失。70%患者有唇裂和/或腭裂、黏膜下腭裂,或硬腭高拱,也有报道下唇凹陷[16]。

肌肉骨骼系统:常见的畸形包括身材矮小,短和/或弯曲的第五指,脊柱侧弯(25%)以及各种肋骨和脊椎畸形(20%~30%)。75%的患者有关节的超活动性,其中先天性髋关节脱位占20%,其他关节如肩、膝关节异常较少见[1]。

心血管系统:Kabuki综合征中约一半的病例报道有心脏缺陷[4]。最常见的是房间隔缺损、室间隔缺损和主动脉缩窄[5,16],也有报道二叶式

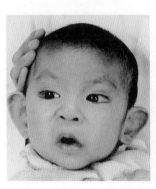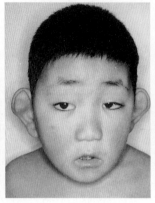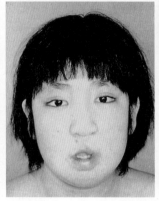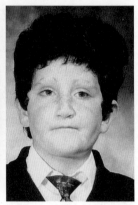

图 13-1 Kabuki 综合征

注意：长睑裂与下睑外侧向外翻，拱形的眉毛和突出的耳郭伴对耳轮发育不全

主动脉瓣。主动脉缩窄及二叶式主动脉瓣可导致全身血流量阻塞（左心阻塞性缺陷）。其他报道 Kabuki 综合征的左心阻塞性缺陷包括主动脉瓣狭窄、主动脉瓣下狭窄、二尖瓣狭窄、降落伞式二尖瓣和左心发育不良。整体上看，Kabuki 综合征出现左心阻塞性缺陷与正常人群比较具有统计学意义。这些缺陷的高频出现与 Turner 综合征相似。但是，Kabuki 综合征心脏异常的种类与 Turner 综合征相比更为广泛，病例报道的其他缺陷有肺动脉瓣狭窄、右心室双出口、法洛四联症、大血管转位、静脉回流异常症[2,4,5,16]。

皮肤系统：90% 患者存在持续性胎儿样指尖[1]。

听觉系统：突出的大耳郭上常常有一对大耳垂。对耳轮往往发育不全，呈杯状耳外观，约 20% 患者有耳前凹。患者儿童期发生中耳炎的比例很高[1]。尽管感音神经性听力损失极少见[3]，但仍有 24%~82% 病例出现传导性、感音神经性或混合性听力损失[1,6,13]。可出现听骨链畸形或固定[15]，也有 Mondini 畸形的报道[6]。

前庭系统：少数测试过前庭功能的 Kabuki 综合征患者表现是正常的[3]。

遗传学：迄今报道的 Kabuki 综合征患者绝大多数没有家族史，无性别差异。有少数病例报道存在家族史[16]。

分子生物学研究：具有典型表型患者中 90% 能检测到 MLL2 基因杂合突变[10]，而在大规模患者人群中检测发现 60%~75% 存在 MLL2 基因杂合突变[10,12]。在 2 个家族性病例中，父母和孩子都发现了 MLL2 基因突变[10]。MLL2 是一种组蛋白甲基转移酶，作为转录激活因子，参与细胞黏附、运动和生长[7]。最近 3 例 Kabuki 综合征被发现有 KDM6A 基因内缺失或全部的微缺失，这个基因表达一个组蛋白去甲基化酶，与 MLL2 基因相互作用[9]。但还有一些患者的基因研究中并未发现这两个基因的任何突变或缺失 / 重复，表明很可能存在遗传异质性[14]。

小结：特点包括：①绝大多数为散发病例，偶有常染色体显性遗传；②独特的面部特征，包括睑裂狭长和招风耳；③出生后生长发育迟缓；④轻、中度智力障碍；⑤心脏畸形；⑥频发中耳炎；⑦听力损失可为传导性、感音神经性或混合性。

参考文献

1. Adam MP, Hudgins L. Kabuki syndrome: a review. *Clin Genet.* 2004;67:209–219.
2. Armstrong L et al. Further delineation of Kabuki syndrome in 48 well-defined new individuals. *Am J Med Genet.* 2005;132A: 265–272.
3. Barozzi S et al. Audiological and vestibular findings in the Kabuki syndrome. *Am J Med Genet.* 2009;149A:171–176.
4. Digilio MC et al. Congenital heart defects in Kabuki syndrome. *Am J Med Genet.* 2001;100:269–274.
5. Hughes HE, Davies SJ. Coarctation of the aorta in Kabuki syndrome. *Arch Dis Child.* 1994;70:512–514.
6. Igawa HH et al. Inner ear abnormalities in Kabuki make-up syndrome: report of three cases. *Am J Med Genet.* 2000;92:87–89.
7. Issaeva I et al. Knockdown of ALR (*MLL2*) reveals ALR target genes and leads to alterations in cell adhesion and growth. *Mol Cell Biol.* 2007;27:1889–1903.
8. Kuroki Y et al. A new malformation syndrome of long palpebral fissures, large ears, depressed nasal tip and skeletal anomalies associated with post-natal dwarfism and mental retardation. *J Pediatr.* 1981;99:570–573.
9. Lederer D et al. Deletion of KDM6A, a histone demethylase interacting with *MLL2*, in three patients with Kabuki syndrome. *Am J Hum Genet.* 2012;90:119–124.
10. Ng SB et al. Exome sequencing identifies *MLL2* mutations as a cause of Kabuki syndrome. *Nat Genet.* 2010;42:790–793.
11. Niikawa N et al. Kabuki make-up syndrome: a syndrome of mental

retardation, unusual facies, large and protruding ears and post-natal growth deficiency. *J Pediatr*. 1981;99:565–569.

12. Paulussen ADC et al. *MLL2* mutations spectrum in 45 patients with Kabuki syndrome. *Hum Mutat*. December 7, 2011; 32:E3018–2025.

13. Peterson-Falzone SJ et al. Otolaryngologic manifestations of Kabuki syndrome. *Int J Pediatr Otorhinolaryngol*. 1997;38:227–238.

14. Priolo M et al. Absence of deletion and duplication of MLL2 and KDMA6 genes in a large cohort of patients with Kabuki syndrome. *Mol Genet Metab*. 2012;107:627–629.

15. Say B et al. Kabuki make-up syndrome and hearing impairment. *Clin Dysmorphol*. 1993;2:68–70.

16. Schrander-Stumpel CT et al. Kabuki syndrome: clinical data in 20 patients, literature review and further guidelines for preventive management. *Am J Med Genet*. 2005;132A:234–243.

Noonan 综合征
Noonan syndrome

Noonan 综合征是在 1962 由儿科心脏病专家 Noonan 博士报道的[5]，1968 进一步在文献中明确定义[4]。常见情况下，其特征是身材矮小、面容特殊（图 13-2）、颈宽大或蹼状颈、鸡胸和严重的漏斗胸。轻度运动发育迟缓与肌张力低下是常见的，喂养困难可以在早期影响生长发育。这些病人常有出血性疾病、肾功能异常和视力问题[8]。Noonan 综合征患儿在学校可能表现出学习困难，但平均智力分数仅略低于兄弟姐妹和同伴，认知力没有实质性的缺陷[12]。新生儿发病率约 1/1 000~1/2 500。

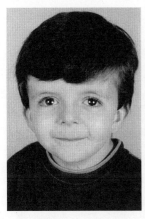
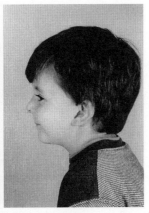

图 13-2　Noonan 综合征
注意：典型的面部表型：眼距宽、向下倾斜的睑裂、短鼻

颅面部表现：面部特征包括高额头样的相对大头畸形、短鼻子、眼距宽伴睑裂下斜、内眦赘皮和浅色虹膜。上睑下垂常见，耳轮常常增厚并后方旋转。随着年龄增长，脸变得更趋于三角形。

头皮头发粗糙和 / 或发际线后下移位。

心血管系统：心脏异常常见，包括肺动脉瓣狭窄（常常是有一个发育不良的瓣）、室间隔缺损、肥厚型心肌病[8]。肥厚型心肌病可表现在出生时，但也可能在任何年龄段发病，可能恶化和合并充血性心力衰竭或猝死[1,3,10]，故需要终身定期心脏评估。即使没有心脏缺损，一半以上的 Noonan 综合征患者仍出现特征性的心电图异常[7]。

听觉系统：听力损失也是 Noonan 综合征的常见症状，而且这种听力损失可以是感音神经性听力损失、传导性听力损失和混合性听力损失。在一些患有重度感音神经性听力损失患儿中，至少有 2 个已经成功进行人工耳蜗植入[9]，患有传导性听力损失的患儿常常是在幼年出现分泌性中耳炎，并影响语言的习得[10]。随着年龄的增加逐渐出现感音神经性听力损失进行性加重，尤其影响高频[6]。因此，所有患有 Noonan 综合征的患儿应该有一个完整的听力测试记录并周期性监测听力直到成年。有少量患者有内耳异常的详细报道，包括螺旋神经细胞数目减少、外半规管的扩大和内淋巴囊移位和大前庭水管[2]。

遗传学：Noonan 综合征是具有多种遗传表型的常染色体显性遗传病。75% 的患者个体受亲代的遗传影响。其他的患者个体要归因于新的基因突变。

分子生物学研究：Noonan 综合征是由 RAS/MAPKDE 传导通路上的一个基因杂合突变导致的，并且与 LPOPARD 综合征，心 - 面 - 皮肤（CFC）综合征和 Costello 综合征的致病因素相关[11]，总体上来讲，这些疾病也具有一些共同的表型特征。尤其是 Noonan 综合征和 CFC 综合征之间存在相似的表型。

有一种被称为 RASopathies 的基因检测方法已在临床应用，它覆盖的基因包括 *PTPN11*、*RAF1*、*SOS1*、*KRAS*、*BRAF*、*MAP2K1*、*MAPK2*、*CBL*、*NRAS*、*HRAS* 和 *SHOC2*。RAS/MAPK 通路上的这些基因对于细胞生长、分化及细胞周期的调控都非常重要。

小结：特征包括：①常染色体显性遗传，外显表型多样；②存在 RAS/MAPK 通路上某个基因突变；③特殊的面部特征：包括宽眼距、高额头和厚耳轮；④生长发育迟缓，认知能力在正常范围；

⑤心脏异常,尤其是肺动脉狭窄、心肌肥厚和间隔缺损;⑥频发的中耳炎;⑦听力损失,包括感音神经性听力损失、传导性听力损失和混合性听力损失,随着年龄的增加,感音神经性听力损失渐进性加重。

参考文献

1. Aydin A et al. Sudden death in a patient with Noonan syndrome. *Cardiol Young*. 2011;21:233–234.
2. Miura M et al. Temporal bone histopathological study of Noonan syndrome. *Int J Pediatr Otorhinolaryngol*. 2001;60:73–82.
3. Nishikawa T et al. Hypertrophic cardiomyopathy in Noonan syndrome. *Acta Paediatr Jpn*. 1996;38:91–91.
4. Noonan JA. Hypertelorism with Turner phenotype. A new syndrome with associated congenital heart disease. *Am J Dis Child*. 1968;116: 373–380.
5. Noonan JA, Ehmke, DA. Associated noncardiac malformations in children with congenital heart disease. *J Pediatr*. 1963;31:150–153.
6. Qiu WW et al. Audiologic manifestations of Noonan syndrome. *Otolaryngol Head Neck Surg*. 1998;118:319–323.
7. Raaijmakers R et al. Are ECG abnormalities in Noonan syndrome characteristic for the syndrome? *Eur J Pediatr*. 2008;167: 1363–1367.
8. Romano AA et al. Noonan syndrome: clinical features, diagnosis and management guidelines. *Pediatrics*. 2010;126:746–759.
9. Scheiber C et al. Bilateral cochlear implantation in children with Noonan syndrome. *Int J Pediatr Otorhinolaryngol*. 2009;73:889–894.
10. Sharland M et al. A clinical study of Noonan syndrome. *Arch Dis Child*. 1992;67:178–183.
11. Tidyman WE, Rauen KA. The RASopathies: developmental syndromes of RAS/MAPK pathway dysregulation. *Curr Opin Genet Dev*. 2009;19:230–236.
12. Wingbermuehle E et al. Neuropsychological and behavioral aspects of Noonan syndrome. *Horm Res*. 2009;72(Suppl):2:15–23.

Burn-Mckeown 综合征
Burn-Mckeown syndrome

1992 年 Burn[1]等描述了来自 3 个家庭的 5 个患儿存在后鼻孔闭锁、心脏缺损、感音神经性听力损失及特征性面部外观,而这 3 个家庭中还有其他 7 名患者智力及身高正常[2-8]。

颅面部特征:睑裂宽短、下睑外侧发育不全、鼻梁突出、人中短小、嘴小、唇薄、小颌畸形。耳郭突出或伴有发育不良(图 13-3)。半数以上患者有唇裂 / 腭裂。

心血管系统:在 40% 病例有心脏缺损,包括室间隔缺损或房间隔缺损[8]。

听觉系统:在 60%~70% 病例中有听力损失,包括感音神经性听力损失、传导性听力损失、混合性听力损失;颞骨异常包括:外耳道狭窄或闭锁、半规管发育不全和 / 或耳蜗发育不全。

遗传学:在一个阿拉斯加近亲结婚的大家庭

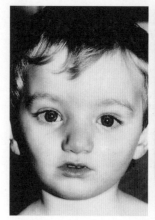
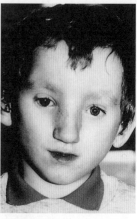

图 13-3　Burn-McKeown 综合征
患病的同胞表现为轻度眼距过宽、睑裂宽短、下睑外 1/3 异常

中有 3 对同胞及 4 个独立患者,表明是常染色体隐性遗传的特征。

分子生物学研究:曾报道在患者中检测到 46,XX r(18) 核型[1],Hing 等[4]在一个眼 - 耳 - 面综合征家族中确认了一例 *PQLC1* 基因纯合突变,这个综合征与 Burn-McKeown 综合征是同一种疾病[8]。

小结:特征包括:①可能是常染色体隐性遗传;②明显的面部特征:包括睑裂短、下睑发育不全、耳突出;③生长发育及智力正常;④心脏异常(房间隔缺损或室间隔缺损);⑤传导性、感音神经性或混合性的听力损失。

参考文献

1. Burn J et al. New dysmorphic syndrome with choanal atresia in siblings. *Clin Dysmorphol*. 1992;1:137–144.
2. Hing A, Parisi M. Response to Wieczorek and Gillessen-Kaesbach letter addressing "A novel oculo-oto-facial dysplasia in a Native Alaskan community with autosomal recessive inheritance." *Am J Med Genet*. 2006;140A:2383–2384.
3. Hing AV et al. A novel oculo-oto-facial dysplasia in a Native Alaskan community with autosomal recessive inheritance. *Am J Med Genet*. 2006;140A(8):804–812.
4. Hing AV et al. Exome sequencing identifies a homozygous *PQLC1* gene mutation in oculo-oto-facial dysplasia, a rare autosomal recessive form of mandibulofacial dysostosis. Presented at the 33rd annual David W. Smith Workshop on Malformations and Morphogenesis, August, 2012.
5. Opitz JM, Burn J. Re: Correspondence from Wieczorek & Gillessen-Kaesbach and Hing & Parisi. *Am J Med Genet*. 2006; 140A:2385.
6. Toriello HV, Higgins JV. A boy with choanal atresia and cardiac defect: Burn-McKeown syndrome. *Clin Dysmorphol*. 1999;8:143–145.
7. Wieczorek D et al. Two brothers with Burn-McKeown syndrome. *Clin Dysmorphol*. 2003;12:171–174.
8. Wieczorek D, Gillessen-Kaesbach G. Oculo-oto-facial dysplasia (OOFD) versus Burn-McKeown syndrome. *Am J Med Genet*. 2006;140A:2381–2382.

听力损失、先天性心脏缺损和角膜后胚胎环 -*JAG1* 基因突变

hearing loss, congenital heart defects, and posterior embryotoxon-*JAG1* mutation

2002 年，Le Caignec 等报道了一个有听力损失、心脏缺损、眼部异常的常染色体显性遗传家系[3]，听力损失从轻度到重度的混合性听力损失，主要影响中频，有 2 个患者前庭功能受损，走路不稳，有 1 例耳 CT 显示前半规管未发育，后半规管发育不全。患者表现出多种心脏缺损，包括外周肺动脉口狭窄（最常见）、法洛四联症或室间隔缺损。所有患者眼部检查都发现有角膜后胚胎环。面部、脊椎或胆道未见异常，且生长及智力正常。基因检测发现致病基因是 *JAG1* 一个新错义突变。*JAG1* 是一个细胞间信号基因，它与 Alagille 综合征相关[2]。尽管在 Alagille 综合征中听力损失并不典型，但由于复发性中耳炎或 *JAG1* 相邻基因缺失，造成听力损失，已有研究显示，在人胎儿内耳中的感音神经上皮中有 *JAG1* 表达[1]。因此，对于任何一个临床表型符合 Alagille 综合征的患者都应进行听力学评估。

参考文献

1. Crosnier C et al. *JAGGED1* gene expression during human embryogenesis elucidates the wide phenotypic spectrum of Alagille syndrome. *Hepatology*. 2000;32:574–581.
2. Krantz ID et al. Spectrum and frequency of Jagged1 (*JAG1*) mutations in Alagille syndrome patients and their families. *Am J Hum Genet*. 1998;62:1361–1369.
3. Le Caignec C et al. Familial deafness, congenital heart defects, and posterior embryotoxon caused by cysteine substitution in the first epidermal growth factor–like domain of Jagged 1. *Am J Hum Genet*. 2002;71:180–186.

附　录

其他与心脏异常有关的疾病

疾病名称	心脏检查结果	所在章节
眼 - 耳 - 脊柱综合征	心脏缺陷	8（外耳）
CHARGE 综合征	心脏缺陷	8（外耳）
Axenfeld-Reiger 综合征	心脏缺陷	9（眼）
Keutel 综合征	外周肺动脉狭窄	10（肌肉骨骼）
关节融合，二尖瓣关闭不全，传导性听力损失	二尖瓣关闭不全	10（肌肉骨骼）
梨状腹综合征，外周肺动脉狭窄，认知障碍和感音神经性听力损失	肺动脉狭窄	10（肌肉骨骼）
Nathalie 综合征	心脏传导缺陷	12（神经系统）
Kearns-Sayer 综合征	心脏传导缺陷	12（神经系统）
Borud 综合征	心肌病	12（神经系统）
H 综合征	肺动脉狭窄	16（皮肤）
LEOPARD 综合征	肺动脉狭窄，心电图异常	16（皮肤）
Woodhouse-Sakati 综合征	心电图异常	16（皮肤）

（关静　赵立东　校）

第 14 章

伴有内分泌系统疾病的遗传性听力损失
GENETIC HEARING LOSS ASSOCIATED WITH ENDOCRINE DISORDERS

Andrew Griffith，*Helga V. Toriello* 著

毛竹，叶胜难，刘文婷，赵锦秀，索利敏，冀飞 译

将与内分泌失调相关的遗传性听力损失综合征用一个富有逻辑和容易理解的方式进行分类，目前的方法可能无法实现。本章总结了听力损失与糖尿病、甲状腺、甲状旁腺、性腺功能障碍相关的情况。本书其他地方所提及的许多情况也涉及内分泌因素，这些情况与本章讨论情况之间的区别并非完全清楚，甚至不完全合乎逻辑。然而，在大多数情况下，这里提及的综合征都有确认的内分泌失调，而且这也是他们基础且一致的特点。

DIDMOAD 综合征、Wolfram 综合征

尿崩症、糖尿病、视神经萎缩、感音神经性听力损失

diabetes insipidus，diabetes mellitus，optic atrophy，and sensorineural hearing loss（DODMOAD syndrome，Wolfram syndrome）

这种综合征可以追溯到 1938 年 Wolfram 和 Wagener[49] 报道的一系列有关尿崩症、糖尿病、视神经萎缩和感音神经性听力损失，将其首字母进行缩写才有了 DIDMOAD 这个词。Gunn 等[20] 提出，青少年糖尿病患者中患该综合征的概率在 1/150 与 1/175 之间。已报道 600 多例[6,14,31,37,40]。Wolfram 综合征是一种异质性疾病，目前有两种形式，分别被称为 Wolfram 综合征 1 和 Wolfram

综合征 2，或 WFS1 和 WFS2[11-13,24]。对于这两种形式，最低诊断标准是同时患有幼年型糖尿病和视神经萎缩[3]。

临床表现： 许多患者体型小且体重不足[33]。无论性别，约 25%~35% 的患者发现延迟性成熟和 / 或性腺功能障碍[6,14,20,23,37,39]。

视觉系统： 由原发性视神经萎缩导致双眼渐进性视力下降直至失明（一个不变特征），在 10 岁之前常见，而在 10-20 岁之间较少见。Fraser 和 Gunn[18] 及 Najjar 等[34] 发现平均发病年龄为 10 岁（图 14-1A）。很少有视神经萎缩比糖尿病发病早[16,32]，其特征在于苍白且边界清晰的视神经盘。视网膜电图振幅的降低，早期视神经萎缩致血管狭窄，表明视网膜营养不良和视网膜萎缩。一些患者表现出轻度的色素紊乱[34,42,45]。其他发现包括视野减少（80%）、眼球震颤（40%）、视网膜色素沉着（20%）、色觉障碍和双侧白内障[10,14,24]。大多数患者最终导致视力丧失[40]。然而，糖尿病视网膜病变是罕见的，发生率不到 10%[3]。

中枢神经系统： 以前曾报道过共济失调[6,37,49]、异常脑电图[14] 和眼球震颤[42]。在尸检中，已经描述了膝状体、脑桥和小脑[35] 以及室上核和室旁核的变性[23]。痴呆和精神疾病在 Wolfram 综合征中也有很多报道。Swift 等[46] 在 60% 的纯合子中发现有明显的精神病表现，并进一步假定杂合子与非携带者相比，精神病或自杀的住院风险增加了 8 倍[47]。神经系统发病的中

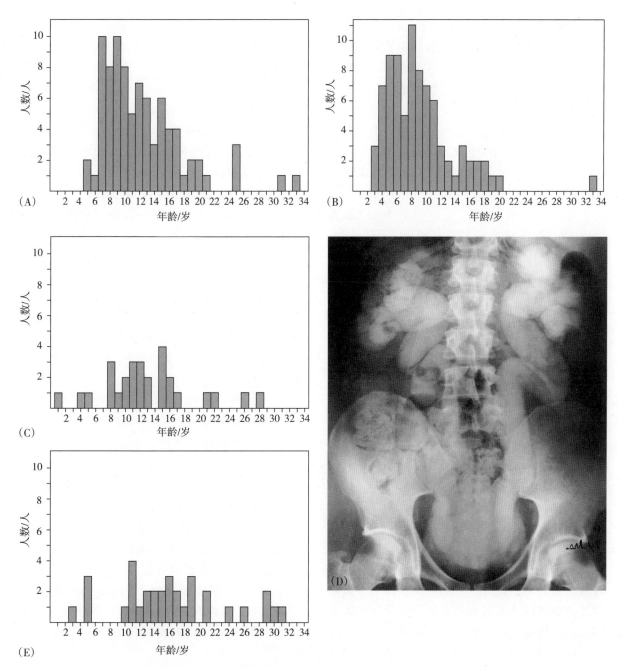

图 14-1　尿崩症、糖尿病、视神经萎缩和感音神经性听力损失（DIDMOAD 综合征，Wolfram 综合征）

（A）88 例患者诊断出视力下降的年龄。（B）83 例患者首次诊断糖尿病的年龄。（C）28 例患者首次诊断为尿崩症的年龄。

（D）注意巨大膀胱、双侧输尿管和肾积水。（E）34 例患者首次诊断听力损失的年龄

［（A-C，E）引自：C Cremers，Acta Pediatr Scand（Suppl）1977；264：3；（D）引自：NR Peden，QJ Med 1986；58：167］

位年龄为 15 岁[11]，尽管 Hershey 等[21]在最年轻的患者中也发现脑发育异常的迹象。Rohayem 等[41]表示，血糖控制越差，神经退行性变发生越快。

内分泌系统：糖尿病一个稳定的特征是发病较早（出生 3 周至 16 岁，平均 6 岁），但严重程度不一，超过 75% 的病例首先表现为糖尿病[11,12,41]

（图 14-1B）。体重减轻和多尿症在 11 岁以前（2~18 岁）通常会变得明显。约有 10%[36,37]发现糖尿病性酸中毒。

40%~60% 的患者患有血管升压素敏感尿崩症，但往往是潜在的，糖尿病变得明显通常出现在 14 岁左右[11,18,22,43]（图 14-1C）。多尿可能为 4~12L/d，比重为 1.000~1.005。其对氯丙酰胺的

反应表明部分有抗利尿激素缺乏。

泌尿生殖系统:大多数患者的泌尿道张力缺失[1,6,16,26,34,37],由于膀胱进行性去神经支配并表现为肾积水、输尿管积水和膀胱扩张(图 14-1D)。虽然 Cremers[14] 和 Blasi 等[6] 发现仅有 40% 和 27% 的患者出现这些情况,但这可能是由于报告不足,缺乏调查造成的。Chausserot 等[11] 发现,超过一半的患者肾脏异常,大约 12 岁时出现肾脏异常。

其他表现:有报道[6,29,30,44]指出,WFS2 患者怕冷,青春期延迟,发作性眩晕和身体不适,体温不稳定。其中还有一个特点是有上消化道出血或溃疡的倾向[17]。

听觉系统:听力损失是双侧进行性感音神经性听力损失,60%~80% 的病例[14,22,23,34,37,45]是中度到重度的听力损失(图 14-1E)。发病通常是在 10~20 岁左右[12]。虽然发病年龄和严重程度有一些变化,但在高频[22,34,37]听力损失更明显,随着病程的进展而导致低频听力损失。听力损失的类型和血管纹萎缩是一致的,在某些情况下,重振是存在的,在另外一些情况,没有重振现象[2,6,14,15]。听力损失可能是由耳蜗和蜗后共同造成的[19]。

前庭系统:Barjon[2] 和 Cremers 等[14]发现前庭器的兴奋性降低。

实验室检查:Rose 等研究的 5 例中有 3 例脑电图异常[42],他们发现脊髓液蛋白也可能增加。ERG 振幅降低。通过水分剥夺试验或高渗盐水输注试验可以证实尿崩症。进行了静脉肾盂造影和排尿性膀胱尿道造影。仅在少数患者中进行了肌电图检查,但其中约 40% 是异常的。然而在很多情况下,糖尿病神经病变不是原因[31]。通常存在于 1 型糖尿病患者中的 β 细胞自身抗体在 Wolfram 综合征患者中很少见[8,41]。

遗传学:Wolfram 综合征被认为是一种常染色体隐性遗传疾病,是由 WFS1 或 CISD2 突变引起的 WFS1 和 WFS2。杂合子发生糖尿病的频率大于平均值[18]。同样,也报道了杂合子中听力损失发生率较高[35]。在几个家系中都发现了错义突变杂合子,没有表现为常染色体显性低频感音神经性听力损失[5],在这些家庭中还表现为常染色体显性遗传的糖尿病、先天性听力损失,以及常染色体显性遗传的视神经萎缩和听

力损失[48,38]。

分子生物学研究:在内质网中发现 WFS1 编码的糖蛋白,而 CLSD2 编码的是线粒体外膜蛋白,其负责线粒体完整性[11]。Khanin 等[25]提出大多数 Wolfram 综合征病例是由 WFS1 突变引起的,其表明超过 90% 的患者该基因发生突变。大多数患者是无效等位基因的纯合子或者无效等位基因和错义突变的杂合子[5]。Chaussenot 等[11]提供了一些证据表明突变的位置可能会影响表型,因为至少存在一种突变会改变亲水性羧基尾部的蛋白质,其与神经系统表现的频率较高有关,而在 N- 末端区域至少存在一个突变与神经系统表现的频率较低有关。Cano 等[9]在至少一个错义突变中发现较轻的疾病。此外,有报道称 Wolfram 综合征有线粒体功能障碍[4,43]。Rotig 等[43]在患有新生儿糖尿病、渐进性视神经萎缩和听力损失的患者中观察到约 7.6kb 的 mtDNA 的异质性缺失。鉴于 CISD2 基因产物涉及线粒体完整性,所以在 Wolfram 综合征和线粒体病症之间发生表型重叠并不奇怪。此外,CISD2 基因敲除小鼠显示线粒体功能障碍[24]。

诊断:必须考虑 Alstrom 综合征,其中包括糖尿病、进行性感音神经性听力损失、肥胖症、视网膜色素变性和皮质性白内障,以及常染色体显性重度视神经萎缩和先天性感音神经性听力损失。糖尿病和视神经萎缩可能与 Friedreich 共济失调和 Refsum 综合征有关。Borgna-Pignatti 等[7]报道患者很可能实际上有糖尿病、硫胺素反应性巨幼细胞贫血、感音神经性听力损失综合征(见下文)。

预后:预后可能很差,超过 60% 的患者不能活过 35 岁,通常会继发呼吸或肾衰竭[3,27]。另外,患者在中年时期视力和听力损失严重。

小结:该综合征的特征在于①常染色体隐性遗传;②儿童继发视神经萎缩引起的渐进性视力损失;③在 10 岁或 10-20 岁发生糖尿病和尿崩症;④儿童进行性感音神经性听力损失。

参考文献

1. Aragona F et al. Urological aspects of Wolfram's syndrome. *Eur Urol*. 1983;9:75–79.
2. Barjon P et al. Atrophie optique primitive et surdité neurogène dans

le diabète juvénile (à propos de trois observations). *Presse Méd.* 1964;72:983–986.

3. Barrett TG et al. Neurodegeneration and diabetes: UK nationwide studies of Wolfram (DIDMOAD) syndrome. *Lancet.* 1995;346:1458–1463.

4. Barrientos A et al. A nuclear defect in the 4p16 region predisposes to multiple mitochondrial DNA deletions in families with Wolfram syndrome. *J Clin Invest.* 1996;97:1570–1576.

5. Bespalova IN et al. Mutations in the Wolfram syndrome gene (*WFS1*) are a common cause of low frequency sensorineural hearing loss. *Hum Mol Genet.* 2001;10:2501–2508.

6. Blasi C et al. Wolfram's syndrome: a clinical, diagnostic and interpretative contribution. *Diabetes Care.* 1986;9:521–528.

7. Borgna-Pignatti C et al. Thiamine-responsive anemia in DIDMOAD syndrome. *J Pediatr.* 1989;114:405–410.

8. Boutzios G et al. Endocrine and metabolic aspects of the Wolfram syndrome. *Endocrine.* 2011;40:10–13.

9. Cano A et al. Identification of novel mutations in WFS1 and genotype–phenotype correlation in Wolfram syndrome. *Am J Med Genet.* 2007;143A: 1605–1612.

10. Carson MJ et al. Simultaneous occurrence of diabetes mellitus, diabetes insipidus, and optic atrophy in a brother and sister. *Am J Dis Child.* 1977;131:1382–1385.

11. Chaussenot A et al. Neurologic features and genotype–phenotype correlation in Wolfram syndrome. *Ann Neurol.* 2011;69:501–508.

12. Chen YF et al. *Cisd2* mediates mitochondrial integrity and life span in mammals. *Autophagy.* 2009;5:1043–1045.

13. Conlan AR et al. Crystal structure of Miner1: the redox active 2Fe-2S protein causative in Wolfram syndrome 2. *J Mol Biol.* 2009; 392:143–153.

14. Cremers CWRJ et al. Juvenile diabetes mellitus, optic atrophy, hearing loss, diabetes insipidus, atonia of the urinary tract and bladder, and other abnormalities (Wolfram syndrome). A review of 88 cases from the literature and personal observation of 3 patients. *Acta Paediatr Scand Suppl.* 1977;264:3–16.

15. Davenport SLH, Gunn TR. Juvenile diabetes mellitus, optic atrophy, sensory nerve deafness, and diabetes insipidus—a syndrome. *J Pediatr.* 1977;90:856–857.

16. Dreyer M et al. The syndrome of diabetes insipidus, diabetes mellitus, optic atrophy, deafness and other abnormalities (DIDMOAD syndrome): two affected sibs and a short review of the literature (98 cases). *Klin Wochenschr.* 1982;60:471–475.

17. El-Shanti H et al. Homozygosity mapping identifies an additional locus for Wolfram syndrome on chromosome 4q. *Am J Hum Genet.* 2000;66:1229–1236.

18. Fraser FC, Gunn T. Diabetes mellitus, diabetes insipidus and optic atrophy. *J Med Genet.* 1977;14:190–193.

19. Grosse Aldenhövel HB et al. Juvenile onset diabetes mellitus, central diabetes insipidus and optic atrophy (Wolfram syndrome)—neurological findings and prognostic implications. *Neuropediatrics.* 1991;22:103–106.

20. Gunn T et al. Juvenile diabetes mellitus, optic atrophy, sensory nerve deafness and diabetes insipidus—a syndrome. *J Pediatr.* 1976; 89:565–570.

21. Hershey T et al. Early brain vulnerability in Wolfram syndrome. *PLoS One.* 2012; 7:e40604.

22. Higashi K. Otologic findings of DIDMOAD syndrome. *Am J Otol.* 1991;12:57–60.

23. Ikkos DG et al. Association of juvenile diabetes mellitus, primary optic atrophy, and perceptive hearing loss in three sibs, with additional idiopathic diabetes insipidus in one case. *Acta Endocrinol (Kbh).* 1970;65:95–102.

24. Kanki T and Klionsky DJ. Mitochondrial abnormalities drive cell death in Wolfram syndrome 2. *Cell Res.* 2009;19:922–923.

25. Khanim F et al. *WFS1*/Wolframin mutations, Wolfram syndrome, and associated diseases. *Hum Mutat.* 2001;17:357–367.

26. Khardori R et al. Diabetes mellitus and optic atrophy in two siblings, a report on a new association and a review of the literature. *Diabetes Care.* 1983;6:67–70.

27. Kinsley BT et al. Morbidity and mortality in the Wolfram syndrome. *Diabetic Care.* 1995;18:1566–1570.

28. Kocher GA et al. Progressive visual loss, diabetes mellitus, and associated abnormalities. (DIDMOAD syndrome). *J Clin Neuro-Ophthalmol.* 1982;2:241–244.

29. Lessell S, Rosman NP. Juvenile diabetes mellitus and optic atrophy. *Arch Neurol.* 1977;34:759–765.

30. Marquardt JL, Loriaux L. Diabetes mellitus and cystic atrophy. *Arch Intern Med.* 1974;134:32–37.

31. Mathis S et al. Neuropathy in Wolfram syndrome. *Eur J Med Genet.* 2011;54:73–75.

32. Mayer UM et al. Observation concerning the age of onset and the nature of optic atrophy in Wolfram's syndrome (DIDMOADS). *Ophthalmic Paediatr Genet.* 1985;5:155–158.

33. Mtanda AT et al. Optic atrophy in Wolfram syndrome. *Ophthalmic Paediatr Genet.* 1986;7:159–165.

34. Najjar SS et al. Association of diabetes insipidus, diabetes mellitus, optic atrophy, and deafness. The Wolfram or DIDMOAD syndrome. *Arch Dis Child.* 1985;60:823–828.

35. Niemeyer G, Marquardt JL. Retinal function in a unique syndrome of optic atrophy, juvenile diabetes mellitus, diabetes insipidus, neurosensory hearing loss, autonomic dysfunction, and hyperalaninuria. *Invest Ophthalmol.* 1972;11:617–624.

36. Page MM et al. Recessive inheritance of diabetes: the syndrome of diabetes insipidus, diabetes mellitus, optic atrophy and deafness. *Q J Med.* 1976;69:505–520.

37. Peden NR et al. Wolfram (DIDMOAD) syndrome: a complex long-term problem in management. *Q J Med.* 1986;58:167–188.

38. Rendtorff ND et al. Identification of p.A684V missense mutation in the *WFS1* gene as a frequent cause of autosomal dominant optic atrophy and hearing impairment. *Am J Med Genet.* 2011;155: 1298–1313.

39. Richardson JE, Hamilton W. Diabetes insipidus, diabetes mellitus, optic atrophy and deafness: 3 cases of DIDMOAD syndrome. *Arch Dis Child.* 1977;52:796–798.

40. Rigoli L et al. Wolfram syndrome and *WFS1* gene. *Clin Genet.* 2011; 79:103–117.

41. Rohayem MJ et al. Diabetes and neurodegeneration in Wolfram syndrome. *Diabetes Care.* 2011;34:1503–1510.

42. Rose RC et al. The association of juvenile diabetes mellitus and optic atrophy: clinical and genetic aspects. *Q J Med.* 1986;35:385–405.

43. Rötig A et al. Deletion of mitochondrial DNA in a case of early-onset diabetes mellitus, optic atrophy and deafness (DIDMOAD, Wolfram syndrome). *J Inherit Metab Dis.* 1993;16:527–530.

44. Salih MA, Tuvemo T. Diabetes insipidus, diabetes mellitus, optic atrophy and deafness (DIDMOAD syndrome). *Acta Paediatr Scand.* 1991; 80:567–572.

45. Stevens PR, Macfadyen WAL: Familial incidence of juvenile diabetes mellitus, progressive optic atrophy, and neurogenic deafness. *Br J Ophthalmol.* 1972;56:496–500.

46. Swift RG et al. Psychiatric findings in Wolfram syndrome homozygotes. *Lancet.* 1990;336:667–669.

47. Swift RG et al. Psychiatric disorders in 36 families with Wolfram syndrome. *Am J Psychiatry.* 1991;148:775–779.

48. Valero R et al. Autosomal dominant transmission of diabetes and congenital hearing impairment secondary to missense mutation in the *WFS1* gene. *Diabet Med.* 2008;25:657–661.

49. Wolfram DJ, Wagener HP. Diabetes mellitus and simple optic atrophy among siblings: report of four cases. *Proc Mayo Clin.* 1938; 13:715–718.

糖尿病、硫胺素反应性巨幼细胞贫血、感音神经性听力损失

diabetes mellitus, thiamine-responsive megaloblastic anemia, and sensorineural hearing loss

1969 年，Porter 等[14]发现了一个 11 岁的女性患有糖尿病、硫胺素依赖性巨幼细胞贫血和感音神经性听力损失。随后，报道了另外的 1 例孤立患者及同胞患者[1-6,9,12,13-18]。值得注意的是，对这篇文献错误引用会导致一种称之为 Rogers 综合征的病情（参见例如参考文献[3]）。

硫胺素反应性贫血综合征的特征可能患有脚气病,由于维生素缺乏,有些患者出现水肿、嘶哑、心血管和神经紊乱[11,12,16,18]。患者在出生3个月之前已经出现,并且对高剂量的维生素 B₁ 有反应。然而,最近的证据表明,硫胺素的治疗最终无效[15]。

糖尿病:糖尿病在早期就已经很明显。它已经从轻度葡萄糖不耐受到明确的胰岛素依赖性糖尿病。有几名患者在出生8个月之前出现高血糖症[9,11]。糖尿病的发展机制在本质上被认为不是自身免疫性的,而是与细胞内的硫胺素水平不足有关的胰岛细胞功能障碍[2]。尽管最初,糖尿病患者对补充维生素 B₁ 有反应,但随着时间的推移,治疗变得无效,患者需要胰岛素治疗[15]。

心血管系统:先天性心脏异常已有报道[1,4]。在儿童和成人早期都有脑梗死和急性缺血性卒中发作的报道[12,17,18]。一名儿童被发现出现心房停滞,怀疑是继发于硫胺素缺乏症[3]。

血液系统:贫血通常是与巨幼细胞性的,通常可以看到环形铁粒幼体[1,9,11,17];然而,在这些患者中也已经发现了铁粒幼细胞或再生障碍性贫血[3]。也有可能发生血小板减少症和全血细胞减少症。在电子显微镜中显示幼红细胞中含有负载铁的线粒体[9]。通常,在早期儿童期(3个月至13岁)期间,贫血变得明显。只要开始用药,贫血对大剂量的硫胺素反应迅速(通常在4天后)。然而,随着年龄的增长,补充硫胺素变得无效,患者需要定期输血[15]。

听觉系统:感音神经性听力损失发病较早,在3月龄儿童中已经发现[11]。发病年龄从3月龄~6岁,听力损失程度通常很重[1-3,7-11,12-18],尽管有些患者只有轻度听力损失或无听力损失[4]。Rindi 等[16]表明,早期发现,利用亲脂形式的硫胺素治疗贫血和听力损失方面将产生更好的结果;然而现在已经发现,它对听力损失没有预防性效果,听力损失是不可逆转的[2]。

其他表现:各种眼科检查结果,包括视网膜变性[17]、视神经萎缩[17]、锥杆营养不良[12]和其他[4]均有报道。

遗传学:几个父母正常但有血缘关系的受影响同胞的出现表明是常染色体隐性遗传。

分子生物学研究:该基因位于 1q23.3 上,是由 SLC19A2 基因突变引起的。该基因编码跨膜蛋白,其功能特征表明它是硫胺素的高亲和力转运体[4,7,8,10,17]。在最初描述这种疾病突变中,几乎所有功能都丧失了[7,8,17]。这些导致细胞内硫胺素的消耗,并且可以减少依赖于硫胺素的酶水平,其中包括丙酮酸脱氢酶复合物和氟酮糖酸脱氢酶。最近,发现一群受影响的患者携带错义突变,其中一些患者为复合杂合子。其中一些人即使在30岁的时候也没有听力损失,这表明表型表达的范围可能比以前想象的更广泛[4]。

诊断:需要在鉴别诊断中考虑 Wolfram 综合征。然而,最初被描述为患有硫胺素反应性巨幼细胞贫血的 DIDMOAD(Diabetes insipidus, diabetes mellitus, optic atrophy, and sensorineural hearing loss, Wolfram 综合征)的患者,后来被发现是这种疾病[5,6]。患有糖尿病伴随听力损失和脑血管疾病时可能让人联想到 MELAS。Scarfe 等[17],引用呼吸链复合体 I 异常(特别是还原丙酮酸脱氢酶复合物)强调了这种疾病与线粒体疾病之间在临床上重叠的范围。在这种疾病中观察到的其他临床特征,包括视神经/视网膜异常、氨基酸尿症、身材矮小症和束支性传导阻滞,也显示与线粒体疾病的在临床上的重叠。

小结:特征包括:①常染色体隐性遗传;②儿童期糖尿病;③硫胺素反应性巨幼细胞贫血;④不同的心脏异常;⑤感音神经性听力损失;⑥SLC19A2 基因突变。

参考文献

1. Abboud MR et al. Diabetes mellitus, thiamine-dependent megaloblastic anemia, and sensorineural deafness associated with deficient α-ketoglutarate dehydrogenase deficiency. *J Pediatr*. 1985; 107:537–541.

2. Akin L et al. Does early treatment prevent deafness in thiamine-responsive megaloblastic anemia syndrome? *J Clin Res Ped Endo*. 2011;3:36–39.

3. Aycan Z et al. Thiamine-responsive megaloblastic anemia syndromes with atrial standstill: a case report. *J Pediatr Hematol Oncol*. 2011;33:144–147.

4. Bergmann AK et al. Thiamine responsive megaloblastic anemia: Identification of novel compound heterozygotes and mutation update. *J Pediatr*. 2009;155:888–892.

5. Borgna-Pignatti C et al. Thiamine-responsive anemia in DIDMOAD syndrome. *J Pediatr*. 1989;114:405–410.

6. Borgna-Pignetti C et al. Thiamine-responsive megaloblastic anemia syndrome: long term follow up. *J Pediatr*. 2009;155:295–297.

7. Diaz GA et al. Mutations in a new gene encoding thiamine transporter cause thiamine-responsive megaloblastic anaemia syndrome. *Nat Genet*. 1999;22:309–312.

8. Fleming JC et al. The gene mutated in thiamine-responsive megaloblastic anaemia with diabetes and deafness (*TRMA*)

encodes a functional thiamine transporter. *Nat Genet.* 1999;22:305–308.

9. Haworth C et al. Thiamine-responsive anaemia: a study of two further cases. *Br J Haematol.* 1982;50:549–561.

10. Labay V et al. Mutations in *SLC19A2* cause thiamine-responsive megaloblastic anaemia associated with diabetes mellitus and deafness. *Nat Genet.* 1999;22:300–304.

11. Mandel H et al. Thiamine-dependent beriberi in the "thiamine-responsive anemia syndrome." *N Engl J Med.* 1984;311:836–838.

12. Meire FM et al. Thiamine-responsive megaloblastic anemia syndrome (TRMA) with cone-rod dystrophy. *Ophthalmic Genet.* 2000; 21:245–250.

13. Poggi V et al. Studies on thiamine metabolism in thiamine-responsive megaloblastic anemia. *Eur J Pediatr.* 1989;148:307–311.

14. Porter FS et al. Thiamine-responsive megaloblastic anemia. *J Pediatr.* 1969;74:494–504.

15. Ricketts CJ et al. Thiamine-responsive megaloblastic anaemia syndrome: long-term follow-up and mutation analysis of seven families. *Acta Paediatr.* 2006;95:99–104.

16. Rindi G et al. Thiamine transport by erythrocytes and ghosts in thiamine-responsive megaloblastic anaemia. *J Inherit Metab Dis.* 1992;15:231–242.

17. Scharfe C et al. A novel mutation in the thiamine responsive megaloblastic anaemia gene *SLC19A2* in a patient with deficiency of respiratory chain complex I. *J Med Genet.* 2000;37:669–673.

18. Villa V et al. Acute ischaemic stroke in a young woman with the thiamine-responsive megaloblastic anaemia syndrome. *J Clin Endocr Metab.* 2000;85:947–949.

母系遗传性糖尿病和听力损失

maternally transmitted diabetes mellitus and hearing loss

有几篇被引用的报道其家系中糖尿病和感音神经性听力损失为母系遗传,其与线粒体遗传一致(图 14-2A)[1-4,7,10,11,14-16]。mtDNA 的具体突变在不同的报道的家系之间都有变化,都具有临床特征,但最常记录到的是 *A3243G* 点的突变。这种突变与 MELAS 表型最为相关(线粒体脑病、乳酸性酸中毒和脑卒中样发作相关),大约 90% 有这些表现的患者在亮氨酸 tRNA 中具有 *A3243G* 突变(图 14-2B)[5]。听力损伤是 MELAS 表型[9]一个特征性的临床表现,与 *A3242G* 突变导致的其他临床表现相比,听力损失在糖尿病/听力损失患者中表现中更为普遍。与糖尿病/听力损失表型相关的其他 mtDNA 突变,包括共转染 mtDNA 缺失和复制[2],tRNA 赖氨酸突变(8334)与 tRNA 亮氨酸[14]中的 3243 共分离,部分串联三联化的重复 mtDNA[7],缺失 7kb 的大线粒体[13]。

糖尿病:循环胰岛素水平降低[10],葡萄糖耐量变化范围从正常到受损再到非胰岛素依赖型糖尿病[16]。通常,糖尿病的临床发病时间是在 20~30 岁之间,并且经常在临床记录的听力损失

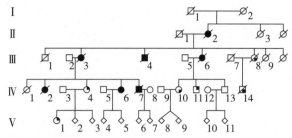

□○ 不受影响者
■● DX与听力损失者
◧◑ 听力损失者
▨◕ 糖尿病患者

(A)

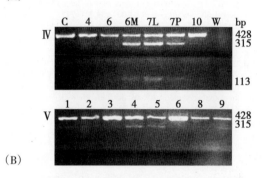

(B)

图 14-2 母系遗传性糖尿病和听力损失

(A)谱系证明与线粒体 DNA 突变相关的糖尿病/听力损失表型会通过母系传播。(B)Reardon 和 Harding[8]描述的 mtDNA3243 突变的图示。随后用限制酶 *ApaI* 切割并扩增 DNA。在存在 mtDNA3243 突变的情况下,*ApaI* 将 428 个碱基对(bp)扩增产物切割成 2 个,分别为 315 和 113bp。即为第Ⅳ代的样品。
关键:C,对照;W,水;病例编号与谱系相对应。除了 M(肌肉),L(肝)和 P(胰腺)外,所有样品中 DNA 均为淋巴细胞。突变体(315bp)片段太弱,不能在Ⅳ4 中看到
[(A)经 W Reardon and AE Haitiing,J Audiol Med 1995;4:40-51. 同意复制]

之后[1,9,11]。

听觉系统:在这种情况下,感音神经性听力损失是非常常见的[4],一项调查发现 61% 的携带 3243 突变糖尿病患者有听力损失[6]。在成人早期,听力损失是渐进性下降的。Olmos 等[8]发现 *A3243G* 突变与血管纹边缘细胞的三磷酸腺苷(ATP)生成降低有关,从而降低了外毛细胞对声音的放大作用。

相关临床特征:记录了几种临床特征[1-7,9-16],如可预计的线粒体遗传性疾病,特别是视网膜病变、黄斑型营养不良(具体针对这种疾病)、肌病和急进性心肌病[4,12]。

小结：这种疾病的特征包括：①母系遗传；②非胰岛素依赖型糖尿病；③进行性感音神经性听力损失。

参考文献

1. Ballinger SW et al. Maternally transmitted diabetes and deafness associated with a 10.4 kb mitochondrial DNA deletion. *Nat Genet.* 1992;1:11–15.
2. Ballinger SW et al. Mitochondrial diabetes revisited [letter]. *Nat Genet.* 1994;7:458–459.
3. Chinnery PF et al. Nonrandom tissue distribution of mutant mtDNA. *Am J Med Genet.* 1999;85:498–501.
4. Guillausseau P-J et al. Maternally inherited diabetes and deafness: a multicenter study. *Ann Intern Med.* 2001;134:721–728.
5. Hammans SR et al. The mitochondrial DNA transfer RNALeu(UUR) A-G(3243) mutation: a clinical and genetic study. *Brain.* 1995;118:721–734.
6. Kadowaki T et al. A subtype of diabetes mellitus associated with a mutation of mitochondrial DNA. *N Engl J Med.* 1994;330:962–968.
7. Negrier M-LM et al. Partial triplication of mtDNA in maternally transmitted diabetes mellitus and deafness [letter]. *Am J Hum Genet.* 1998;63:1227–1232.
8. Olmos PR et al. Mitochondrial diabetes and deafness: possible dysfunction of strial marginal cells of the inner ear. *J Otolaryngol Head Neck Surg.* 2011;40:93–103.
9. Reardon W, Harding AE. Mitochondrial genetics and deafness. *J Audiol Med.* 1995;4:40–51.
10. Reardon W et al. Diabetes mellitus associated with a pathogenic point mutation in mitochondrial DNA. *Lancet.* 1992;340:1376–1379.
11. Schulz JB et al. Mitochondrial gene mutations and diabetes mellitus [letter]. *Lancet.* 1993;341:438–439.
12. Silveiro SP et al. Myocardial dysfunction in maternally inherited diabetes and deafness. *Diab Care.* 2003;26:1323–1324.
13. Souied EH et al. Macular dystrophy, diabetes, and deafness associated with a large mitochondrial DNA deletion. *Am J Ophthalmol.* 1998;125:100–103.
14. Sue CM et al. Mitochondrial gene mutations and diabetes mellitus [letter]. *Lancet.* 1993;341:437–438.
15. van den Ouweland JMW et al. Mutation in mitochondrial *tRNALeu* (UUR) gene in a large pedigree with maternally transmitted type II diabetes mellitus and deafness. *Nat Genet.* 1992;1:368–371.
16. Velho G et al. Clinical phenotypes, insulin secretion, and insulin sensitivity in kindreds with maternally inherited diabetes and deafness due to mitochondrial tRNA Leu(UUR) gene mutation. *Diabetes.* 1996;45:478–487.

Pendred 综合征

甲状腺肿和极重度先天性感音神经性听力损失
goiter and profound congenital sensorineural hearing loss (Pendred syndrome)

Vaughan Pendred 在 1896 年[50] 描述了一对患有先天性听力损失和甲状腺肿的姐妹。Fraser 认为其是常染色体隐性遗传[24]。在 Pendred 综合征中，甲状腺肿不完全外显，延迟发作[55]。一般来说，甲状腺肿在普通人群中仍然比较常见[63]。采用过氯酸盐排出试验这一更敏感和具体的方法来鉴定潜在部分的碘有机化缺陷[46]。颞骨的 CT 或 MR 影像显示前庭水管扩大（enlargement of the vestibular aqueduct，EVA），是 Pendred 综合征的完全外显特征[53]。随着新生儿听力筛查和放射影像的使用增加，Pendred 综合征最常见的初步表现是儿童非综合征 EVA[56]。患病率估计有所不同。Fraser 在不列颠群岛的大规模研究表明，不列颠群岛[24] 每 10 万新生儿就有患病者 7.5 例，占先天性听力损失的 5%[24]。

内分泌系统：甲状腺肿不完全外显，出现弥漫性和结节样增生，通常在青春期发病[55]（图 14-3A、B）。碘补充剂能预防或延缓甲状腺肿发展[9]。对一些有手术指征的甲状腺肿进行甲状腺切除术：如甲状腺肿肿块的影响，美观上的考虑，或降低激素障碍性甲状腺肿的推测恶性变风险[3,7]。已报道甲状腺癌，但是尚未知道 Pendred 综合征患者中患病率是否增加[11,18,42]。甲状腺功能正常或亚临床或代偿性甲状腺功能减退是一种常见的功能表型，虽然部分甲状腺肿患者可能发展为甲状腺功能减退症[54]。过氯酸盐排出测试仍然是检测与 Pendred 综合征相关的部分碘化缺陷的最灵敏和特异的研究[46]。筛查排除伴有甲状腺功能障碍的患者[52,66] 对于过氯酸盐排出试验[42,54] 的可靠诊断的解释至关重要。至少有一项研究发现过氯酸盐排出试验结果升高与 SLC26A4 的两个突变等位基因[41,53] 之间有很强相关性。过氯酸盐排出试验对于评估不能诊断的 SLC26A4 基因（即无突变或仅有一个可以检测到的突变等位基因）、甲状腺肿或两者[42] 可能是最有用的。

听觉系统：对 Pendred 综合征最早的描述中[40]，听力损失是先天性双侧重度至极重度的。最近的研究包括单侧听力损失和 EVA 患者。EVA 患者的听力损失程度的范围从轻到重，其听力曲线也不同[19,33]。发生在语前聋（在言语和语言发展之前）或者围语言期（大多数患者）。有些患者通过了新生儿筛查。虽然听力损失通常是感音神经性的，但行骨导阈值测试提示低频混合性（传导性加感音神经性）听力损失，伴正常鼓室图和正常的中耳结构[5,26,47,58]，以及异常的前庭肌原性诱发电位[74]。这些发现被认为是由于"第三窗"效应对声音在迷路内传播时的作用[45]。常常可以观察到听力损失的发展或波动[1,29,61]，在一些患者中可能是由于头部损伤或气压伤所导致[37]。

前庭系统：前庭功能障碍的表现是不完全外显的。程度从严重的眩晕发作到无症状的冷热试验反射减弱[8,21]。

实验室检查：血清甲状腺球蛋白升高是非特异性的与甲状腺肿大相关[9]。促甲状腺激素水平可能升高或处在正常范围的较高水平。有些病例发展为甲状腺功能减退伴有循环甲状腺素减少。

过氯酸盐排出试验可以间接衡量甲状腺有机碘的能力。在过氯酸盐给药 2~3 小时后，正常甲状腺排出小于 10%~15% 的累积放射性碘[9,41,54,55]（图 14-3C）。由于所发表的程序和标准不统一，且往往没有描述，导致文献中出现不同的结论和争议。对于 EVA 患者的诊断评估，SLC26A4 突变的分子检测优于过氯酸盐排出试验。过氯酸盐排出试验评估 EVA 患者和病因不明的甲状腺功能不全患者，以及无法诊断的 SLC26A4 检测结果时均有潜在作用[42]。一些非综合征性 EVA 患者也可检测到 SLC26A4 突变[34,65]。

在对 EVA 或甲状腺肿患者的听力损失进行诊断时，SLC26A4 突变检测已成为诊断的标准评估。SLC26A4 有 21 个外显子，包括一个非编码外显子[23]。已经报道超过 200 个突变[20]，所有外显子和剪接位点都受到影响，以及多外显子基因组缺失。每个种族人口都有自己的广泛但不同的突变频谱，通常包括一个或几个普遍的创始性突变[4,20,48,64,,68,71]。分层外显子或突变特异性测试在具有普遍创始者突变的一些族裔群体中是有成本效益的[4,16]。所有编码外显子的序列分析提高了灵敏性，特别是对于未知或混合种族背景的个体。经常观察到不确定是否致病的罕见错义变体，并且使用 SLC26A4 的野生型等位基因进行反式构型的解释是困难的[15,51]。已报道有基因组缺失，并且可以逃避基于 PCR 的测序策略[48]。诊断数量似乎取决于种族群体：81% 的东亚 EVA 患者[48,49]检测到两个突变体等位基因，但北美或欧洲患者只有约 25%[2,12,15,35,36,51,54]。

影像学检查：在颞骨的轴向 CT 部分看到前庭水管的扩大[66]。大多数研究将 EVA 定义为中点直径大于 1.5mm 或前庭水管严重畸形。在对前庭水管扩大进行 MR 成像检测时发现扩大的内淋巴管和内淋巴囊。这些发现在用 CT 和 MRI 扫描 Pendred 综合征的耳中几乎完全外显[53]（图 14-3D、E）。前庭水管中点直径（放大）与听力损失程度无相关性[17,33,38]。耳蜗没有完全分割，称为 Mondini 耳蜗畸形[27,28,30,67]（图 14-3F）。发育不良的耳蜗蜗轴是比较常见的。当考虑其他变量（例如基因型）时，听力损失严重程度与这些耳蜗异常似乎没有相关性[33]。

超声检查是对甲状腺大小和质地是一项敏感性和特异性评估方式。可以从线性测量估计腺体体积，并与年龄和性别调整的规范数据进行比较，以定量评估甲状腺肿[42]。甲状腺结构变化可以包括多个结节或钙化[42]，但这些在一些腺体中可能是独立的[43]。

遗传学：Pendred 综合征是一种常染色体隐性遗传病，由染色体 7q31 上的 SLC26A4 突变引起[23]。如果诊断标准放宽到包括具有正常或未知甲状腺表型的患者，许多病例具有一个或没有 SLC26A4 的突变等位基因[2,6,12,15,51,54]。家族中一个突变的 SLC26A4 等位基因与 EVA 分离显示与常染色体隐性遗传或双基因遗传一致的分离比（~0.25）[14]。SLC26A4 连锁标记单倍体的分析与这些家族的常染色体隐性遗传一致[14,54]。在约 1%~2% 的 EVA 病例中发现 KCNJ10 或 FOXI1 的罕见错义变体，其中一个具有 SLC26A4 的突变等位基因，提高了双基因遗传的可能性[7,72]。这些观察结果未在其他研究中出现[13,31,51,70]。分离出不具有 SLC26A4 突变体等位基因的 EVA 的一些家族显示出低分离率（~0.1），可能反映了环境的影响，存在表观遗传因子、病因异质性或这些机制的组合[12,14]。

分子生物学研究：连锁定位分析和定位克隆确定了 SLC26A4 作为致病基因，最初被称为 PDS[23]。SLC26A4 编码跨膜蛋白——pendrin，其通过质膜交换阴离子和碱基[59,60]。pendrin 被认为是将甲状腺滤泡细胞顶端的碘分泌物介导入胶体[25]。在内耳中，pendrin 在内淋巴上皮细胞表达，对内淋巴平衡的很重要，感觉毛细胞位于这些内淋巴液中[57,69]。Slc26a4 靶向（敲除）的小鼠突变体，其甲状腺表型正常，但有严重的听力损失，还有内耳畸形，包括明显 EVA 和前庭功能障碍[22]。突变小鼠的内耳显示内淋巴酸化，毛

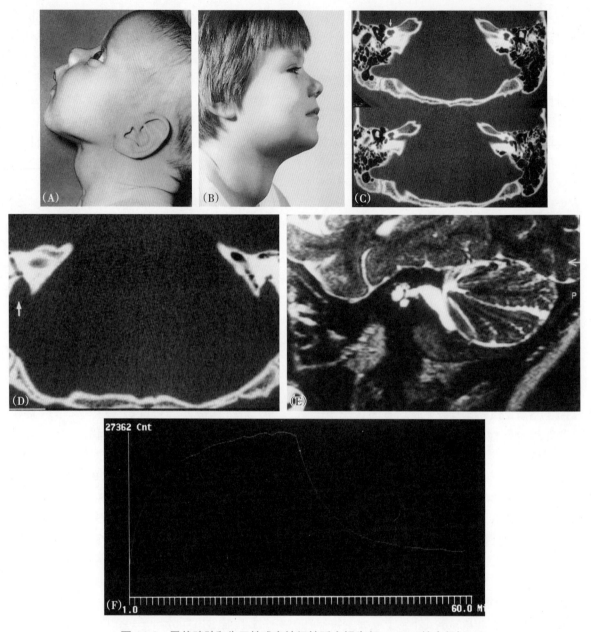

图 14-3　甲状腺肿和先天性感音神经性听力损失（Pendred 综合征）

（A,B）两例 Pendred 综合征患者表现为甲状腺肿大。（C）在患有 Pendred 综合征的患者中,颞骨岩部的轴向 CT 扫描显示 Mondini 畸形（见箭头）的典型例子。只有耳蜗的基底转形成良好。（D）Pendred 综合征患者左侧半规管和内耳道水平的颞骨岩部的轴向 CT 扫描。箭头所指的地方是前庭水管扩大。（E）Pendred 综合征的磁共振图像显示内淋巴囊扩张。（F）对 Pendred 综合征患者进行过氯酸盐排出试验。放射性标记的碘化物在给药后浓缩在甲状腺中。过氯酸盐刺激下,不完全结合的碘化物排出,该患者中碘化物排出 60%

［（B）R Sacrez,Strasbourg,France 惠赠;（C,F）引自:W Reardon et al.,Q J Med 1997:90:443-447;（D）引自:W Reardon et al.,Q J Med 2000;93:99-104;（E）引自:W Reardon and PD Phelps,Dublin,Ireland. ］

细胞功能所需的耳蜗内电位缺失[69]和毛细胞最终退化[22]。

　　大多数研究尚未确定 *SLC26A4* 突变等位基因的类型或数量与甲状腺肿或异常高氯酸盐排出试验[35,36,64]之间的明确的相关性。一项研究在仔细筛选混杂的甲状腺表型后[41],确定了高氯酸盐排出结果和双侧 EVA 与 *SLC26A4*[54]的两个突变等位基因的强相关性。一些组别报道

了 *SLC26A4* 的两个突变等位基因与 EVA 听力损失严重程度[2,33,39]的强相关性,而其他组别没有检测到相关性[6,58,62,71]。

其他表现:已经提出 *SLC26A4* 突变可能抗高血压和哮喘[41]。代谢性碱中毒是 Pendred 综合征的罕见并发症,可能与 pendrin 继发的酸碱稳态受损有关[32]。

诊断:鉴别诊断包括儿童听力损失和甲状腺肿的其他原因,如由于环境或遗传原因致先天性甲状腺功能减退。遗传因素包括耐甲状腺激素(RTH)和甲状腺过氧化物酶缺乏症。Pendred 综合征[10,44,52]与先天性甲状腺功能减退症有关的基因型和表型可以轻易区别。这些疾病尚未报道 EVA。已经在一些患有 Waardenburg 综合征的 EVA 患者中发现,其远端肾小管性酸中毒伴听力损失、CHARGE 综合征和分支性肾综合征。EVA 很少或永远不是这些疾病的唯一表现,可以通过相关的综合征和分子遗传检测来区分。然而,Pendred 综合征和非综合征 EVA 的基因型和表型重叠导致了疾病分类的不确定性。大多数已发表的研究没有区分这些疾病,应该被认为是没有特定病因的听力损失伴前庭水管扩大。

预后:患者寿命被认为是正常的。EVA 患者的听力在某些有 EVA 的耳可能急剧恶化或总体向下发展的波动。

小结:①常染色体隐性遗传;②与部分碘组织缺损相关的不完全外显性甲状腺肿;③高度外显的听力损失和前庭水管扩大;④与 *SLC26A4* 突变相关;⑤前庭水管扩大所致的非综合征性听力损失的基因型和表型重叠。

参考文献

1. Abe S et al. Fluctuating sensorineural hearing loss associated with enlarged vestibular aqueduct maps to 7q31, the region containing the Pendred gene. *Am J Med Genet.* 1999;82:322–328.
2. Albert S et al:. *SLC26A4* gene is frequently involved in nonsyndromic hearing impairment with enlarged vestibular aqueduct in Caucasian populations. *Eur J Hum Genet.* 2006;14(6):773–779.
3. al-Jaberi TM et al. Management of goitre in Pendred's syndrome. *Br J Surg.* 1994;81(10):1511.
4. Anwar S et al. *SLC26A4* mutation spectrum associated with *DFNB4* deafness and Pendred's syndrome in Pakistanis. *J Hum Genet.* 2009; 54(5):266–270.
5. Arjmand EM, Webber A. Audiometric findings in children with a large vestibular aqueduct. *Arch Otolaryngol Head Neck Surg.* 2004; 130(10):1169–1174.
6. Azaiez H et al. Genotype-phenotype correlations for *SLC26A4*-related deafness. *Hum Genet.* 2007;122(5):451–457.
7. Banghova K et al. Thyroidectomy in a patient with multinodular

8. Bergstrom L. Pendred's syndrome with atypical features. *Ann Otol Rhinol Laryngol.* 1980;89(2 Pt 1):135–139.
9. Bizhanova A, Kopp P. Genetics and phenomics of Pendred syndrome. *Mol Cell Endocrinol.* 2010;322(1–2):83–90.
10. Brucker-Davis F et al:. Prevalence and mechanisms of hearing loss in patients with resistance to thyroid hormone. *J Clin Endocrinol Metab.* 1996;81(8):2768–2772.
11. Camargo R et al. Aggressive metastatic follicular thyroid carcinoma with anaplastic transformation arising from a long-standing goiter in a patient with Pendred's syndrome. *Thyroid.* 2001;11(10):981–988.
12. Campbell C et al. Pendred syndrome, *DFNB4,* and *PDS/SLC26A4* identification of eight novel mutations and possible genotype–phenotype correlations. *Hum Mutat.* May 2001;17(5):403–411.
13. Choi BY et al. Response to: "The c.-103T>C variant in the 5⊠-UTR of *SLC26A4* gene: a pathogenic mutation or coincidental polymorphism?" *Hum Mutat.* 2009;30:1471.
14. Choi BY et al. Segregation of enlarged vestibular aqueducts in families with non-diagnostic *SLC26A4* genotypes. *J Med Genet.* December 2009;46(12):856–861.
15. Choi BY et al. Hypo-functional *SLC26A4* variants associated with nonsyndromic hearing loss and enlargement of the vestibular aqueduct: genotype–phenotype correlation or coincidental polymorphisms? *Hum Mutat.* 2009;30(4):599–608.
16. Choi BYet al. Efficient molecular genetic diagnosis of enlarged vestibular aqueducts in East Asians. *Genet Test Mol Biomarkers.* 2009;13(5):679–687.
17. Colvin IB et al. Long-term follow-up of hearing loss in children and young adults with enlarged vestibular aqueducts: relationship to radiologic findings and Pendred syndrome diagnosis. *Laryngoscope.* 2006;116(11):2027–2036.
18. Cooper DS et al. Congenital goiter and the development of metastatic follicular carcinoma with evidence for a leak of nonhormonal iodide: clinical, pathological, kinetic, and biochemical studies and a review of the literature. *J Clin Endocrinol Metab.* 1981; 52(2): 294–306.
19. Cremers CW et al. Progressive hearing loss, hypoplasia of the cochlea and widened vestibular aqueducts are very common features in Pendred's syndrome. *Int J Pediatr Otorhinolaryngol.* 1998;45:113–123.
20. Dai P et al. Distinct and novel *SLC26A4*/Pendrin mutations in Chinese and U.S. patients with nonsyndromic hearing loss. *Physiol Genomics.* 2009;38(3):281–290.
21. Das VK. Pendred's syndrome with episodic vertigo, tinnitus and vomiting and normal bithermal caloric responses. *J Laryngol Otol.* 1987;101(7):721–722.
22. Everett LA et al. Targeted disruption of mouse *Pds* provides insight about the inner-ear defects encountered in Pendred syndrome. *Hum Mol Genet.* 2001;10(2):153–161.
23. Everett LA et al. Pendred syndrome is caused by mutations in a putative sulphate transporter gene (*PDS*). *Nat Genet.* 1997; 17(4):411–422.
24. Fraser GR. Association of congenital deafness with goitre (Pendred's syndrome): a study of 207 families. *Ann Hum Genet.* 1965;28: 201–249.
25. Gillam MP et al. Functional characterization of pendrin in a polarized cell system. Evidence for pendrin-mediated apical iodide efflux. *J Biol Chem.* 2004;279(13):13004–13010.
26. Govaerts PJ et al. Audiological findings in large vestibular aqueduct syndrome. *Int J Pediatr Otorhinolaryngol.* 1999;51(3):157–164.
27. Hvidberg-Hansen J, Jorgensen M. The inner ear in Pendred's syndrome. *Acta Otolaryngol (Stockh).* 1968;66:129–135.
28. Illum P et al. Fifteen cases of Pendred's syndrome. *Arch Otolaryngol.* 1972;96:297–304.
29. Iwasaki S, Usami S, Abe S, Isoda H, Watanabe T, Hoshino T. Long-term audiological feature in Pendred syndrome caused by PDS mutation. *Arch Otolaryngol Head Neck Surg.* 2001;127(6): 705–708.
30. Johnsen T et al. Mondini cochlea in Pendred's syndrome. A histological study. *Acta Otolaryngol (Stockh).* 1986;102:239–247.
31. Jonard L et al. Screening of *SLC26A4, FOXI1* and *KCNJ10* genes in unilateral hearing impairment with ipsilateral enlarged vestibular aqueduct. *Int J Pediatr Otorhinolaryngol.* 2010;74(9):1049–1053.
32. Kandasamy N et al. Life-threatening metabolic alkalosis in Pendred

dyshormonogenetic goitre—a case of Pendred syndrome confirmed by mutations in the PDS/SLC26A4 gene. *J Pediatr Endocrinol Metab.* 2008;21(12):1179–1184.

syndrome. *Eur J Endocrinol* 165;167–170, 2011.

33. King KA et al. *SLC26A4* genotype, but not cochlear radiologic structure, is correlated with hearing loss in ears with an enlarged vestibular aqueduct. *Laryngoscope.* 2010;120(2):384–389.

34. Li XC et al. A mutation in *PDS* causes non-syndromic recessive deafness. *Nat Genet.* March. 1998;18(3):215–217.

35. Lopez-Bigas N et al. Identification of five new mutations of *PDS/SLC26A4* in Mediterranean families with hearing impairment. *Hum Mutat.* 18(6):548, 2001.

36. Lopez-Bigas N et al. Erratum: Identification of five new mutations of *PDS/SLC26A4* in Mediterranean families with hearing impairment. *Hum Mutat.* 2002;20(1):77–78.

37. Luxon LM et al. Neuro-otological findings in Pendred syndrome. *Int J Audiol.* 2003;42(2):82–88.

38. Madden C et al. Enlarged vestibular aqueduct syndrome in the pediatric population. *Otol Neurotol.* 2003;24(4):625–632.

39. Madden C et al. The influence of mutations in the *SLC26A4* gene on the temporal bone in a population with enlarged vestibular aqueduct. *Arch Otolaryngol Head Neck Surg.* 2007;133(2):162–168.

40. Madeo AC et al. Pendred syndrome. *Semin Hear.* 2006;27(3):160–170.

41. Madeo AC et al. Do mutations of the Pendred syndrome gene, *SLC26A4*, confer resistance to asthma and hypertension? *J Med Genet.* 2009;46(6):405–406.

42. Madeo AC et al. Evaluation of the thyroid in patients with hearing loss and enlarged vestibular aqueducts. *Arch Otolaryngol Head Neck Surg.* 2009;135(7):670–676.

43. Massa G et al. Solitary thyroid nodule as presenting symptom of Pendred syndrome caused by a novel splice-site mutation in intron 8 of the *SLC26A4* gene. *Eur J Pediatr.* 2003;162(10):674–677.

44. Meller J et al. Diagnostic value of 123 iodine scintigraphy and perchlorate discharge test in the diagnosis of congenital hypothyroidism. *Exp Clin Endocrinol Diabetes.* 1997;105(Suppl)4:24–27.

45. Merchant SN et al. Clinical investigation and mechanism of air-bone gaps in large vestibular aqueduct syndrome. *Ann Otol Rhinol Laryngol.* 2007;116(7):532–541.

46. Morgans ME, Trotter WR. Association of congenital deafness with goitre; the nature of the thyroid defect. *Lancet.* 1958;1:607–609.

47. Nakashima T, et al. Air-bone gap and resonant frequency in large vestibular aqueduct syndrome. *Am J Otol.* 2000;21(5):671–674.

48. Park HJ et al. Origins and frequencies of *SLC26A4* (*PDS*) mutations in East and South Asians: global implications for the epidemiology of deafness. *J Med Genet.* 2003;40(4):242–248.

49. Park HJ et al. Genetic basis of hearing loss associated with enlarged vestibular aqueducts in Koreans. *Clin Genet.* 2005;67(2):160–165.

50. Pendred V. Deafmutism and goitre. *Lancet.* 1896;2:532.

51. Pera A et al. A mutational analysis of the *SLC26A4* gene in Spanish hearing-impaired families provides new insights into the genetic causes of Pendred syndrome and *DFNB4* hearing loss. *Eur J Hum Genet.* 2008;16(8):888–896.

52. Pfarr N et al. Goitrous congenital hypothyroidism and hearing impairment associated with mutations in the TPO and *SLC26A4/PDS* genes. *J Clin Endocrinol Metab.* 2006;91(7):2678–2681.

53. Phelps PD et al. Radiological malformations of the ear in Pendred syndrome. *Clin Radiol.* 1998;53(4):268–273.

54. Pryor SP et al. *SLC26A4/PDS* genotype-phenotype correlation in hearing loss with enlargement of the vestibular aqueduct (EVA): evidence that Pendred syndrome and non-syndromic EVA are distinct clinical and genetic entities. *J Med Genet.* 2005;42(2):159–165.

55. Reardon W et al. Prevalence, age of onset and natural history of thyroid disease in Pendred syndrome. *J Med Genet.* 1999;36:595–598.

56. Reardon W et al. Enlarged vestibular aqueduct: a radiological marker of Pendred syndrome, and mutation of the *PDS* gene. *Q J Med.* 2000;93:99–104.

57. Royaux IE et al. Localization and functional studies of pendrin in the mouse inner ear provide insight about the etiology of deafness in Pendred syndrome. *J Assoc Res Otolaryngol.* 2003;4(3):394–404.

58. Sato E et al. Tympanometric findings in patients with enlarged vestibular aqueducts. *Laryngoscope.* 2002;112(9):1642–1646.

59. Scott DA et al. The Pendred syndrome gene encodes a chloride-iodide transport protein. *Nat Genet.* 1999;21(4):440–443.

60. Scott DA, Karniski LP. Human pendrin expressed in Xenopus laevis oocytes mediates chloride/formate exchange. *Am J Physiol Cell Physiol.* 2000;278(1):C207–C211.

61. Stinckens C et al. Fluctuant, progressive hearing loss associated with Meniere-like vertigo in three patients with the Pendred syndrome. *Int J Pediatr Otorhinolaryngol.* 2001;61(3):207–215.

62. Sugiura M et al. Long-term follow-up in patients with Pendred syndrome: vestibular, auditory and other phenotypes. *Eur Arch Otorhinolaryngol.* 2005;262(9):737–743.

63. Trowbridge FL et al. Findings relating to goiter and iodine in the Ten-State Nutrition Survey. *Am J Clin Nutr.* 1975;28(7):712–716.

64. Tsukamoto K et al. Distribution and frequencies of *PDS* (*SLC26A4*) mutations in Pendred syndrome and nonsyndromic hearing loss associated with enlarged vestibular aqueduct: a unique spectrum of mutations in Japanese. *Eur J Hum Genet.* 2003;11(12):916–922.

65. Usami S et al. Non-syndromic hearing loss associated with enlarged vestibular aqueduct is caused by *PDS* mutations. *Hum Genet.* 1999;104(2):188–192.

66. Vaidya B et al. Concurrence of Pendred syndrome, autoimmune thyroiditis, and simple goiter in one family. *J Clin Endocrinol Metab.* 1999;84(8):2736–2738.

67. Valvassori GE, Clemis JD. The large vestibular aqueduct syndrome. *Laryngoscope.* 1978;88(5):723–728.

68. Van Hauwe P et al. Two frequent missense mutations in Pendred syndrome. *Hum Mol Genet.* 1998;7(7):1099–1104.

69. Wangemann P et al. Loss of cochlear HCO3-secretion causes deafness via endolymphatic acidification and inhibition of Ca2+ reabsorption in a Pendred syndrome mouse model. *Am J Physiol Renal Physiol.* 2007;292(5):F1345–F1353.

70. Wu CC et al. Phenotypic analyses and mutation screening of the *SLC26A4* and *FOXI1* genes in 101 Taiwanese families with bilateral nonsyndromic enlarged vestibular aqueduct (*DFNB4*) or Pendred syndrome. *Audiol Neurootol.* 2010;15(1):57–66.

71. Wu CC et al. Prevalent *SLC26A4* mutations in patients with enlarged vestibular aqueduct and/or Mondini dysplasia: a unique spectrum of mutations in Taiwan, including a frequent founder mutation. *Laryngoscope.* 2005;115(6):1060–1064.

72. Yang T et al. Mutations of *KCNJ10* together with mutations of *SLC26A4* cause digenic nonsyndromic hearing loss associated with enlarged vestibular aqueduct syndrome. *Am J Hum Genet.* 2009;84(5):651–657.

73. Yang T et al. Transcriptional control of *SLC26A4* is involved in Pendred syndrome and nonsyndromic enlargement of vestibular aqueduct (*DFNB4*). *Am J Hum Genet.* 2007;80(6):1055–1063.

74. Zhou G et al. Delineating the hearing loss in children with enlarged vestibular aqueduct. *Laryngoscope.* 2008;118(11):2062–2066.

Johanson-Blizzard 综合征

Johanson-Blizzard syndrome

1971 年，Johanson 和 Blizzard[13]报道了 3 例散发的儿童病例，症状特点为鼻翼发育不良、严重的智力及身体发育障碍、胰腺功能障碍导致的营养吸收不良以及感音神经性听力损失。至今已报道众多病例，其发病率约占出生人口数的 1/250 000[29]。

体格检查：大约 55% 的患者出生时体重低[18,22]。由于生长发育障碍，躯体发育障碍通常很严重。至少 70% 的患者体重、身高和头围百分评分低于平均水平 3 个百分点，35%~50% 的患者有小头畸形[19,22,28]。

颅面部检查：鼻翼发育不良导致外鼻呈特殊

的鸟嘴状,为该病一个显著而恒定的特征(图 14-4A,B)。可见到泪小点发育不全或者皮肤泪囊瘘管[7,23]。75%~90% 的患者有前、后囟门的中线皮肤皱褶及浅凹[9,10,13,17,23,30]。头发颜色浅,常为稀疏金发、干枯而粗糙。额部毛发有明显的从前额发际线朝额顶向上弯曲的趋势。颅部影像学检查显示面部骨骼和颅底结构测量值减小,尤其是上颌骨的长度[19]。

肌肉骨骼系统:约 80% 的患者由于肌张力减退导致关节过度伸展[12,18,23]。由于蛋白丢失性肠道疾病导致手足明显的凹陷性水肿[19]。约 80% 患者骨龄延迟[19,24]。

泌尿生殖和胃肠道系统:约 40% 的患者可见单泌尿生殖口合并婴儿型卵巢、双阴道或阴道隔膜、双角子宫、阴蒂肿大、小阴茎、隐睾或尿道阴道瘘[21]。约 40% 的患者肛门闭锁或肛门前置[7,8,9,10,13,16,17,22,24,27,30]。Kristjansson 等[15]的研究提示一些患者有垂体功能减退导致的生殖器发育不良。胰腺功能不良和营养吸收障碍为常见的表现[18]。由多种酶缺乏引起的营养吸收不良导致低蛋白血症、贫血和生长迟滞。一位携带 2 个新突变致病基因的患儿表现为严重的胆汁淤积性肝病,这或许是该病以往尚未被认识到的一种临床表现[1]。

中枢神经系统:听力损失和智力发育障碍均可导致言语能力发育不完全。至少 60% 的患者有中度智力残疾(IQ35~50),但智力也可以正常[2,17,22,26]或只有轻度迟缓[7,12,19,27]。

内分泌表现:约 40% 的患者甲状腺功能减退[9,12,17,18,22,30,31],还有一些其他的病例可能为甲状腺功能障碍[6,7,13,20]。Hurst 和 Baraitser[12]的研究提示甲状腺功能减退可能为垂体病变所致。Hoffman 等[11]发现存在垂体功能减退,并提示该表现容易被漏报。胰腺的外分泌功能障碍多见[6,9,18],考虑为原发性腺泡形成缺陷所致[14,29]。糖尿病罕见但有报道[25]。

皮肤系统:大多数病例存在来自外胚层的头皮病变,多数为先天性皮肤发育不全[12,30]。乳头和乳晕可能发育不良[22]。

心血管系统:15% 的患者可见房间隔和室间隔缺损以及位置倒转[10,12]。W Reardon 报道了 1 例 6 个月的患者死于扩张型心肌病。

口腔科表现:恒压和乳牙均存在严重的小牙症。除第 1 恒磨牙外,其余恒牙有可能全部不能萌出[31]。残根短而不规则、且有畸形。有些恒牙牙冠形态变小,门齿为圆锥形,上颌磨牙有 3 个牙尖,牙髓量多。乳恒牙有时为牛牙畸形[20]。

听觉系统:约 65% 的患者有 Mondini 畸形导致的双侧重度到极重度感音神经性听力损失[7,8,12,13,17,18,22,24]。Braun 等[5]报道有耳蜗和前庭的囊状扩大(图 14-4C,D)。

前庭系统:尽管大多数报道的病例都没有规范的前庭功能评估,但还是有报道称前庭功能异常[24]。

实验室检查:在婴儿早期可有明显的铁缺乏、低血红蛋白血症、肥胖、难闻量多的粪便、低钙血症、血清总蛋白含量低等特点[27]。由于胰岛素糜蛋白酶、淀粉酶、羧肽酶和脂肪酶活性完全丧失导致蛋白质、脂肪、淀粉分解障碍。

病理学:胰腺病变表现为正常组织被明显的纤维结缔组织和脂肪组织替代[6,9,18]。脑部异常罕见报道,但 Day 和 Israel 报道了 1 例脑回畸形和皮质神经元结构异常的病例[7]。

遗传学:父母有血缘关系[4,16,23,24]和同胞患病现象[6,10,17,23],明确显示该病为常染色体隐性遗传。

分子生物学研究:致病基因 UBR1 编码 N 末端法则径路的 E3 泛素连接酶。多数经典病例为无意义突变,但也有一些患者为错义突变,导致蛋白质部分失活,表现为轻症的 Johanson-Blizzard 综合征。

诊断: Johanson-Blizzard 综合征应和其他有蛋白水解缺陷的疾病相鉴别:囊性纤维化、Schwachman 综合征、软骨-毛发功能不良、胰蛋白酶缺乏症及肠内肠激酶缺乏。Townes[27]详细论述了上诉疾病的鉴别方法和利用电解法来鉴别胰酶缺乏。已有超声检查用于产前诊断的报道[3,28]。

预后:本病可能会威胁生命。通常存在智力障碍,常为中度智力障碍。许多患儿尽管经过全力医治,但依然死亡。然而,通过识别导致 Johanson-Blizzard 综合征的致病基因,已经发现了一些轻度畸形(如轻度胰腺功能不全、轻度听力损失和正常认知发育)的患者[2]。因此,患者表现出的症状和预后比以往描述过的范围更广泛。

小结:该综合征特征为①常染色体隐性遗

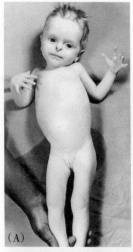
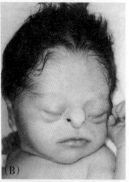
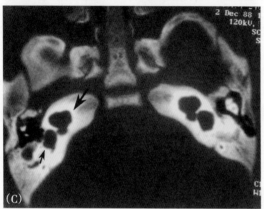
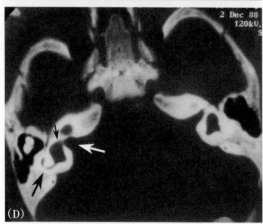

传；②鼻翼形成不良；③胰腺外分泌缺陷；④发育迟缓和智力障碍；⑤甲状腺功能减退；⑥单泌尿生殖孔、双阴道、双角子宫；⑦恒牙缺如；⑧先天性极重度感音神经性听力损失；⑨前庭功能缺失。

参考文献

1. Al-Dosari MS et al. Johanson-Blizzard syndrome: report of a novel mutation and severe liver involvement. *Am J Med Genet*. 2008; 146A:1875–1879.
2. Alkhouri N et al. Johanson-Blizzard syndrome with mild phenotypic features confirmed by *UBR1* gene testing. *World J Gastroenterol*. 2008;14:6863–6866.
3. Auslander R, et al. Johanson-Blizzard syndrome: a prenatal ultrasonographic diagnosis. *Ultrasound Obstet Gynecol*. 1999;13: 450–452.
4. Baraitser M, Hodgson SV. The Johanson-Blizzard syndrome. *J Med Genet*. 1981;19:302–303.
5. Braun J et al. The temporal bone in the Johanson-Blizzard syndrome. A CT study. *Pediatr Radiol*. 1991;21:580–583.
6. Daentl DL et al. The Johanson-Blizzard syndrome: case report and autopsy findings. *Am J Med Genet*. 1979;3:129–135.
7. Day DW, Israel JN. Johanson-Blizzard syndrome. *Birth Defects*. 1978;14(6B):275–287.
8. Gershoni-Baruch R et al. Johanson-Blizzard syndrome: clinical spectrum and further delineation of the syndrome. *Am J Med Genet*. 1990;35:546–551.
9. Gould NS et al. Johanson-Blizzard syndrome: clinical and pathological findings in 2 sibs. *Am J Med Genet*. 1989;33:194–199.
10. Helin I, Jödal U. A syndrome of congenital hypoplasia of the alae nasi, situs inversus, and severe hypoproteinemia in two siblings. *J Pediatr*. 1981;99:932–934.
11. Hoffman WH et al. Johanson-Blizzard syndrome: autopsy findings with special emphasis on hypopituitarism and review of the literature. *Pediatr Devel Pathol*. 2007;10:55–60.
12. Hurst JA, Baraitser M. Johanson-Blizzard syndrome. *J Med Genet*. 1989;26:45–48.
13. Johanson A, Blizzard R. A syndrome of congenital aplasia of the alae nasi, deafness, hypothyroidism, dwarfism, absent permanent teeth and malabsorption. *J Pediatr*. 1971;79:982–987.
14. Jones NL et al. Pathophysiology of the pancreatic defect in Johanson-Blizzard syndrome: a disorder of acinar development. *J Pediatr*. 1994;125:406–408.
15. Kristjansson K et al. Johanson-Blizzard syndrome and hypopituitarism. *J Pediatr*. 1988;113:851–853.
16. Mardini MK et al. Johanson-Blizzard syndrome in a large inbred kindred with three involved members. *Clin Genet*. 1978;14:247–250.
17. Moeschler JB, Lubinsky MS. Johanson-Blizzard syndrome with normal intelligence. *Am J Med Genet*. 1985;22:69–73.
18. Moeschler JB et al. The Johanson-Blizzard syndrome: a second report of full autopsy findings. *Am J Med Genet*. 1987;26:133–138.
19. Motohashi N et al. Roentgenocephalometric analysis of craniofacial growth in the Johanson-Blizzard syndrome. *J Craniofac Genet Dev Biol*. 1981;1:57–72.
20. Ono K et al. Oral findings in Johanson-Blizzard syndrome. *J Oral Med*. 1987;42:14–16.
21. Park IJ et al. Special female hermaphroditism associated with multiple disorders. *Obstet Gynecol*. 1972;39:100–106.
22. Rudnik-Schöneborn S et al. Johanson-Blizzard-Syndrom. *Klin Pädiatr*. 1991;203:33–38.
23. Schussheim A et al. Exocrine pancreatic insufficiency with congenital anomalies. *J Pediatr*. 1976;89:782–784.
24. Sismanis A et al. Rare congenital syndrome associated with profound hearing loss. *Arch Otolaryngol*. 1979;105:222–224.
25. Steinbach WJ, Hintz RL. Diabetes mellitus and profound insulin resistance in Johanson-Blizzard syndrome. *J Pediatr Endocrinol Metab*. 2000;13:1633–1636.

图 14-4　Johanson-Blizzard 综合征

（A，B）明显的鼻翼形成不良导致特殊面容。（C）前庭窗水平高分辨率 CT。耳蜗被泡状囊腔代替（大箭头）。前庭水管明显呈囊状扩大（小箭头）。图像与 Mondini 畸形一致。（D）内耳道水平 CT。前庭明显扩大的（小箭头），正常的外半规管（大箭头）。内耳道增宽、变短、前倾（白箭头）。

［（A）摘自：Johanson R Blizzard J Pediatr，1971；79：892；（B）摘自：R Gershoni-Baruch et al.Am J Med Genet，1990；35：546；（C，D）由 R Gershoni-Baruch 和 J Brown，Haifa，Israel 惠赠］

26. Swanenburg de Veye HFN et al. A child of high intelligence with the Johanson-Blizzard syndrome. *Genet Couns.* 1991;2:21–25.
27. Townes PL, White MR. Identity of two syndromes: proteolytic, lipolytic and amylolytic deficiency of the exocrine pancreas with congenital anomalies. *Am J Dis Child.* 1981;135:248–260.
28. Vanlieferinghen P et al. Prenatal ultrasonographic diagnosis of a recurrent case of Johanson-Blizzard syndrome. *Genet Couns.* 2003; 14:105–107.
29. Zenker M et al. Deficiency of *UBR1*, a ubiquitin ligase of the N-end rule pathway, causes pancreatic dysfunction, malformations and mental retardation (Johanson-Blizzard syndrome). *Nat Genet.* 2005;37:1345–1350.
30. Zenker M et al. Genetic basis and pancreatic biology of Johanson-Blizzard syndrome. *Endocrinol Metab Clin N Am.* 2006;35:243–253.
31. Zerres K, Holtgrave EA. The Johanson-Blizzard syndrome: report of a new case with special reference to the dentition and review of the literature. *Clin Genet.* 1986;30:177–183.

继发于硒蛋白缺乏的甲状腺激素异常

thyroid hormone abnormalities secondary to selenoprotein deficiency

2005 年有报道描述了来自沙特阿拉伯的三兄妹罹患一种因硒蛋白代谢异常引起多系统受累的疾病[2]。此后,一些散发病例见诸报道[1,3,4]。

体检检查:通常身材矮小,这也是个人就医最常见的原因[3]。例如,其中一位患儿 11 岁时低于平均身高 3%[3]。

中枢神经系统:有一例患儿童年发育迟缓[4]。然而,大多数认知发育正常。

肌肉骨骼系统:一位成年患者出现了轴向肌营养不良,表现为运动耐受性减弱和脊柱弯曲度下降等肌肉无力的特点[4]。

皮肤表现:一位成年患者从 10 岁后出现了皮肤光过敏[4]。

其他表现:一位患者免疫功能异常;两位成年男性患者患有无精子症。

实验室检查:所有患者 T_4 水平升高,T_3 水平正常或低于正常,血清硒和硒蛋白水平降低。有一位患者肌酸激酶水平升高[4]。

听觉功能:一位患者自儿童期出现听力损失,为高频轻度听力损失,这位患者也经历过眩晕发作[4]。

前庭系统:一位患者描述了旋转性眩晕[4]。

遗传学:常染色体隐性遗传。

分子生物学:SECISBP2(SBP2)突变基因导致本病。

预后:没有证据表明本病会降低寿命。

小结:该综合征的特点①异常的甲状腺功能;②生长迟缓;③迟发性听力损失。

参考文献

1. Di Cosmo C et al. Clinical and molecular characterization of a novel selenocysteine insertion sequence-binding protein 2 (SBP2) gene mutation (R128X). *J Clin Endocrinol Metab.* 2009;94:4003–4009.
2. Dumitrescu A et al. Mutations in *SECISBP2* result in abnormal thyroid hormone metabolism. *Nat Genet.* 2005;37:1247–1252.
3. Dumitrescu A et al. The syndrome of inherited partial *SBP2* deficiency in humans. *Antiox Redox Signaling.* 2010;12:905–920.
4. Schoenmakers E et al. Mutations in the selenocysteine insertion sequence-binding protein 2 gene lead to a multisystem selenoprotein deficiency disorder in humans. *J Clin Invest.* 2010;120:4220–4235.

全身性甲状腺激素抵抗和感音神经性听力损失

generalized resistance to thyroid hormone(GRTH)and sensorineural hearing loss

根据 Refetoff 等[12]1967 年的报道,全身性甲状腺激素抵抗(generalized resistance to thyroid hormone,GRTH)的所有临床综合征包括甲状腺肿、骨骺点状钙化、骨龄延迟、重度先天性感音神经性听力损失。目前的家系研究已知编码甲状腺激素 β 受体的位于 3 号染色体上的纯合子缺失[19,20]。通过对家系中的患病同胞及后代的观察,支持本病为常染色体隐性遗传[12]。临床表现上与本病有重叠的具有甲状腺肿和骨龄延迟的家系为常染色体显性遗传,在这些家系中发现有 TRHB 基因突变[12,13,19-23]。大多数这类突变为错义突变,可能通过显性抑制的方式导致可能的受体结合功能丧失[20]。听力损失已经成为许多患者的一个特征性表现[3,13]。

体格检查: Refetoff 等[13]强调 GRTH 没有特定的相关症状。听力损失、眼球震颤、新生儿黄疸、骨成熟延迟、骨骺点状钙化以隐性方式遗传。学习障碍和注意缺陷障碍伴多动(attention deficit hyperactivity disorder,ADHD)均见诸报道。

内分泌系统:甲状腺肿为最常见的症状,见于超过 90% 的患者[13]。甲状腺肿大常为弥漫性,一些病例经外科手术切除后复发。典型表现为 T_4 升高,但促甲状腺激素(TSH)水平不能被抑制,也没有明显的甲状腺功能亢进症状。机体组织对甲状腺激素抵抗的表现多种多样。甲状腺分泌了过多的甲状腺激素,但甲状腺激素反馈调节缺陷导致甲状腺激素的外周抵抗,即促甲状腺激素不能被抑制。

影像学检查:常染色体隐性遗传病例显示股骨近端和远端、胫骨近端、肱骨的骨化中心骨骺呈斑点状钙化(图 14-5A),骨龄轻度延迟,一段时间后斑点消失,但股骨头和肱骨头骨骺变平,

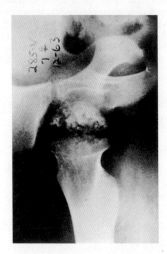

(A)

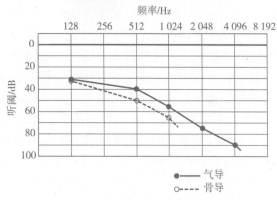

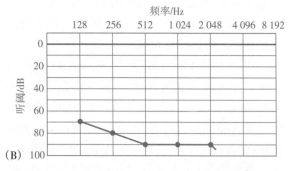

(B)

图 14-5　全身性甲状腺激素抵抗(GRTH)和感音神经性听力损失

(A)影像学检查显示股骨头点状骨骺。在膝部和肱骨近端可见相似病变。(B)两兄弟的纯音听力图显示听力损失相似,尤其高频明显

[摘自:S Refetoff et al. J Clin Endocrinal Metab,1967;27: 279]

3 个同胞患者都有股骨颈外翻畸形。颞骨岩部断层显像示内耳道长度缩短。在较常见的常染色体显性遗传病例中,约 50% 的病例有骨龄延迟[13],其他一些常染色体显性遗传病例中偶尔可以观察到骨骺点状钙化[13]。

听觉系统:表现为常染色体隐性遗传的一个家系中 3 个同胞均为双侧先天性重度感音神经性听力损失[12],听力损失在高频更明显(图 14-5B)。常染色体显性遗传者听力损失程度不同,但可得到的数据非常有限[6,13,16,18]。Brucker-Davis 等[3]在 80 例伴甲状腺激素抵抗的患者中,发现 21% 有明显的听力损失,感音神经性听力损失或传导性听力损失各占 8.5%,而 4% 的患者有混合性听力损失。大量研究表明,携带 Thrb 纯合子突变的大鼠毛细胞功能异常,是导致这种大鼠模型听力损失的原因[14,23]。

遗传学:常染色体显性遗传[13]和隐性遗传[12,19,20]均有报道。

分子生物学研究:在常染色体显性与隐性遗传两种遗传方式中均确立了 β 甲状腺激素受体基因(THRB)的突变[B-D,11,14,19-23],大多数突变群集在激素结合区。在最早发现的综合征家系[12]中 THRB 位于 3p24.3 的纯合子缺失[19,20]。常染色体显性遗传是主要遗传方式,只有 10% 的病例为常染色体隐性遗传[19]。

诊断:超过 300 个病例发现了外周组织对甲状腺激素的抵抗作用[1-4,6-10,12,13,15-18,23],仅少数病例有听力损失[6,16,18]。骨骺斑点状钙化可以在大多数病例中出现:斑点状软骨发育异常、Zellweger 综合征(脑 - 肝 - 肾综合征)、多处骨骺发育异常、胎儿华法林综合征和许多其他的疾病[5]。

预后:在隐性遗传病例中,疾病的任何一个表现都不会进行性发展[12]。当骨骺点状钙化消失后,尽管股骨头变得扁平,但患者仍然不会出现行走困难。

小结:该综合征特征为①甲状腺肿伴 T₄ 异常增高,TSH 水平正常;②骨骼异常病变包括:骨龄延迟、偶有骨骺点状钙化;③隐性遗传病例中度到重度感音神经性听力损失,显性遗传病例听力损失程度不同;④发育迟缓或 ADHD 可能性大。

参考文献

1. Bode HH et al. Partial target organ resistance to thyroid hormone. *J Clin Invest.* 1973;52:776–782.
2. Brooks MH et al. Familial hormone resistance: *Am J Med.* 1981;71:414–421.
3. Brucker-Davis F et al. Prevalence and mechanisms of hearing loss in patients with resistance to thyroid hormone. *J Clin Endocrin Metab.* 1996;81:2768–2772.
4. Elewaut A et al. Familial partial target organ resistance to thyroid hormones. *J Clin Endocrinol Metab.* 1976;43:575–581.
5. Gershengorn MC, Weintraub BD. Thyrotropin-induced hyperthyroidism caused by selective pituitary resistance to thyroid hormone. *J Clin Invest.* 1975;56:633–642.
6. Kaplowitz PB et al. Peripheral resistance to thyroid hormone in an infant. *J Clin Endocrinol Metab.* 1981;53:958–963.
7. Lamberg BA. Congenital euthyroid goitre and partial peripheral resistance to thyroid hormones. *Lancet.* 1973;1:854–857.
8. Mäenpä J, Liewendahl K. Peripheral insensitivity to thyroid hormones in a euthyroid girl with goitre. *Arch Dis Child.* 1980;55:207–212.
9. Novogroder M et al. Juvenile hyperthyroidism with elevated thyrotropism (THS) and normal 24 hour FSH, LH, GH and prolactin secretory rates. *J Clin Endocrinol Metab.* 1977;45: 1053–1059.
10. Ohzeki T et al. Thyroid hormone unresponsiveness in two siblings with intrauterine growth retardation and exophthalmos. *Eur J Pediatr.* 1984;141:181–183.
11. Pohlenz J et al. New point mutation (R243W) in the hormone binding domain of the *c-erbA beta-1* gene in a family with generalised resistance to thyroid hormone. *Hum Mutat.* 1996;7:79–81.
12. Refetoff S et al. Familial syndrome combining deaf-mutism, stippled epiphyses, goiter and abnormally high PBI: possible target organ refractoriness to thyroid hormone. *J Clin Endocrinol.* 1967;27:279–294.
13. Refetoff S et al. The syndromes of resistance to thyroid hormone. *Endocrine Rev.* 1993;14:348–399.
14. Rusch A et al. Retardation of cochlear maturation and impaired hair cell function caused by deletion of all known thyroid hormone receptors. *J Neurosci.* 2001;21;9792–9800.
15. Sakurai A et al. Generalized resistance to thyroid hormone associated with a mutation in the ligand-binding domain of the human thyroid hormone receptor beta. *Proc Natl Acad Sci.* 1989;86: 8977–8981.
16. Salmerón De Diego J et al. Syndrome of "inappropriate secretion of thyroid-stimulating hormone" by partial target organ resistance to thyroid hormones. *Acta Endocrinol.* 1981;99:361–368.
17. Schneider G et al. Peripheral resistance to thyroxine: a cause of short stature in a boy without goiter. *Clin Endocrinol.* 1975;4: 111–118.
18. Seif FJ et al. Syndrome of elevated thyroid hormone and SSH blood levels. *Ann Endocrinol (Paris)* 87(Suppl 215):81–82, 1978.
19. Takeda K et al. Screening of nineteen unrelated families with generalized resistance to thyroid hormone for known point mutations in the thyroid hormone receptor *b* gene and the detection of a new mutation. *J Clin Invest.* 1991;87:486–502.
20. Takeda K et al. Recessive inheritance of thyroid hormone resistance caused by complete deletion of the protein coding region of the thyroid hormone receptor-B gene. *J Clin Endocrinol Metab.* 1992;74:49–55.
21. Usala SJ et al. A base mutation of the C-erbA-beta thyroid hormone receptor in a kindred with generalized thyroid hormone resistance: molecular heterogeneity in two other kindreds. *J Clin Invest.* 1990;85:93–100.
22. Usala SJ et al. Diverse abnormalities of the *C-ERBAB* thyroid hormone receptor gene in generalised thyroid hormone resistance. *Adv Exp Med Biol.* 1991;299:251–258.
23. Winter H et al. Deafness in TRB-mutants is caused by malformation of the tectorial membrane. *J Neurosci.* 2009;29:2581–2587.

先天性甲状腺功能减退和感音神经性听力损失

congenital hypothyroidism and sensorineural hearing loss

先天性甲状腺功能减退症的患病率为每2 300~4 000 个新生儿中有 1 个患儿[8]，已经发现该病具有明显的种族差异，即在西班牙裔婴儿中患病率最高，而在非洲裔美国婴儿中患病率最低[8]。虽然已有家族聚集倾向的报道[1,6,13]，但大多数病例为非遗传性。

Debruyne 等[4]在一篇论文中报道了先天性甲状腺功能减退患儿中伴感音神经性听力损失者占 20%，其中 3 个确诊为听力受损者，其甲状腺功能减退症由甲状腺发育不全引起。此外，听力损失与先天性甲状腺功能减退成功治疗之间的相关性也有报道[2,3,11,12]。目前已报道的队列研究中感音神经性听力损失的患病率和程度不同，而且并非所有报道结果都相似。Anand 等[2]报道的 20 例年龄在 15~50 岁的患者中，高达80% 的患者伴感音神经性听力损失。而最新研究报道，75 例通过新生儿甲状腺筛选程序并进行纵向研究，听力损失者占 20%，而在这 20% 的患儿中，2/3 是感音神经性听力损失，1/3 是传导性听力损失[11]。另一项最新研究表明，94 例先天性甲状腺功能减退患儿中，伴感音神经性听力损失者占 3.2%[7]。

感音神经性听力损失合并甲状腺肿性甲状腺功能减退被命名为pseudo-Pendred综合征[5,9]。所有患者诊断前均通过阴性突变分析除外前庭水管扩大引起的 Pendred 综合征。一些学者认为 pseudo-Pendred 综合征与自身免疫因素有关，但大多数学者认为，患者同时出现先天性甲状腺肿性甲状腺功能减退和感音神经性听力损失已被证明或推测因甲状腺过氧化物酶(*TPO*)基因突变所致[9,10]。

参考文献

1. Ainger LE, Kelley VC. Familial athyreotic cretinism: report of 3 cases. *J Clin Endocrinol.* 1955;15:469–475.
2. Anand VT et al. Auditory investigations in hypothyroidism. *Acta Otolaryngol (Stockh).* 1989;108:83–87.

3. Crifo S et al. A retrospective study of audiological function in a group of congenital hypothyroid patients. *Intl J Pediatr Otorhinolaryngol.* 1980;2:347–355.
4. DeBruyne F et al. Hearing in congenital hypothyroidism. *Audiology.* 1983;22:404–409.
5. Fugazzola L et al. Differential diagnosis between Pendred and pseudo-Pendred syndromes: clinical, radiologic, and molecular studies. *Pediatr Res.* 2002;51:479–484.
6. Greig WR et al. Thyroid dysgenesis in two pairs of monozygotic twins and in a mother and child. *J Clin Endocrinol.* 1966;26:1309–1316.
7. Hashemipour M et al. Hearing impairment in congenitally hypothyroid patients. *Iran J Pediatr.* 2012;22:92–96.
8. Hinton CF et al. Trends in incidence rates of congenital hypothyroidism related to select demographic factors: data from the United States, California, Massachusetts, New York, and Texas. *Pediatrics.* 2010;125(Suppl2):S37–S47.
9. Kara C et al. Congenital goitrous hypothyroidism, deafness and iodide organification defect in four siblings: Pendred or pseudo-Pendred syndrome? *J Clin Res Ped Endo.* 2010;2:81–84.
10. Pfarr N et al. Goitrous congenital hypothyroidism and hearing impairment associated with mutations in the *TPO* and *SLC26A4/PDS* genes. *J Clin Endocrinol Metab.* 2006;91:2678–2681.
11. Rovet J et al. Long-term sequelae of hearing impairment in congenital hypothyroidism. *J Pediatr.* 1996;128:776–783.
12. Rubenstein M et al. Hearing dysfunction associated with congenital sporadic hypothyroidism. *Ann Otol.* 1974;83:814–819.
13. Sutherland JM, et al. Familial nongoitrous cretinism apparently due to maternal antithyroid antibody. *N Engl J Med.* 1960;263:336–341.

HDR 综合征
甲状旁腺功能减退、耳聋和肾病
hypoparathyroidism, deafness, and renal disease（HDR syndrome）

已经认识到 10 号染色体短臂 10p13-14 缺失患者的表型与 DiGeorge 综合征有重叠,两者都表现为甲状旁腺功能减退、先天性心脏畸形、免疫缺陷、感音神经性听力损失和肾畸形[8,9,13-16,18]。HDR 综合征这一术语始于 Hasegawa 等 1997 年报道的与 10 号染色体短臂新发缺失相关的三联征[9]。Bilous 等[5]报道了一个两代家系中 8 位成员患有肾发育异常、甲状旁腺功能减退和感音神经性听力损失,尽管临床特征有所不同,但 4 例患者均有以上全部 3 个临床症状,还有 2 例患者以肾发育不全为唯一症状。目前认为 *GATA3* 基因单倍体不足,是该病的分子生物学基础[17,19]。

内分泌系统:低钙血症和(或)甲状旁腺功能减退为 HDR 综合征的基本内分泌特征。Muroya 等[17]在 13 个进行生化检查的患者中发现 11 个病例有此特征,10 例有无热惊厥、烦躁不安、手足抽搐等甲状旁腺激素(PTH)水平降低的表现,其余特征与低钙血症相符,包括白内障、牙釉质发育不全、基底神经节钙化[17]。其他病例症状不典型,但是有新生儿低钙血症的记录,检测显示 PTH 水平低。

听觉系统:感音神经性听力损失是一个稳定的特征,在 11 例进行了测听和听性脑干诱发电位检查的患者中发现了 9 例感音神经性听力损失[17],出现率为 90%。听力损失程度不同,从轻度到极重度,通常为双耳对称性下降。听力损失为先天性发病[12],Ikeda 等[11]在一篇关于甲状旁腺功能减退的病例报道中证实几例患者有不同程度的感音神经性听力损失,这些病例中有一部分为未被诊断的 HDR 综合征。

泌尿系统:Bilous[5]报道的病例中有 2 例巨大多囊肾。在具有全部该综合征症状的患者中血清肌酐浓度异常,肾小球滤过率降低。静脉泌尿系造影检查结果与肾畸形一致,表现为肾缩小,不规则,收集系统受压。肾活检结果显示既有正常和也有发育不良表现。Muroya 等[17]在 16 例确诊病例中发现 13 例可能或确定有肾病变,这些病变经进一步研究证实,包括肾发育不良、肾发育不全、骨盆-肾盂畸形、膀胱输尿管反流、肾脏广泛瘢痕等,6 例患者最终发展为慢性肾衰竭。

其他表现:其他少见的临床表现包括心脏缺陷,苗勒管异常和其他内分泌疾病如糖尿病、自身免疫性甲状腺炎[1,3,10,20]。

遗传学:HDR 为常染色体显性遗传。大多数病例均有细胞遗传学上可见或分子遗传学上证实的染色体微缺失[6,14,17,19],有些病例除去其他的临床症状,还有发育迟缓。

分子生物学研究:致病基因是 *GATA3*,这是一个锌指转录因子。在受累个体及家系中发现了 *GATA3* 基因变化,包括杂合性的整个基因缺失、基因内缺失和其他形式的突变,如错义突变[2,7,17,19]。在 DNA 结合的研究中,这些突变被认为是 *GATA3* 基因单倍体不足的表现[14]。一项研究发现,29 患者中 20 例有可识别的 HDR GATA3 基因突变,而单纯甲状旁腺功能减退症患者为零[2]。Bernardini[4]描述了一例 HDR 患儿有重复的 *GATA3* 基因,从而提示一些突变阴性的 HDR 患者可能有未被发现的重复基因。

诊断:通过分子生物学方法排除许多与本综合征类似的诊断不确定的疾病。很显然对于那些临床高度疑似的病例,仔细的家族史评估、临床表现及细胞遗传学方面的详细检查是诊断的主要依据。然而，临床表现变化多样，一些人没有肾畸形，另一些人缺乏甲状旁腺功能减退症状。

小结：临床表现多种多样，包括①甲状旁腺功能减退，不一定有症状；②肾畸形；③听力损失；④常染色体显性遗传。

参考文献

1. Adachi M et al. A novel mutation in the GATA3 gene in a family with HDR syndrome (hypoparathyroidism, sensorineural deafness and renal anomaly syndrome). *J Pediatr Endocrinol Metab.* 2007;19:87–89.
2. Ali A et al. Functional characterization of GATA3 mutations causing the hypoparathyroidism-deafness-renal (HDR) dysplasia syndrome: insight into mechanisms of DNA binding by the GATA3 transcription factor. *Hum Molec Genet.* 2007;16:265–275.
3. Al-Shibli A et al. Novel DNA mutation in the GATA3 gene in an Emirati boy with HDR syndrome and hypomagnesemia. *Pediatr Nephrol.* 2011;26:1167–1170.
4. Bernardini L et al. Letter to the editor: HDR (hypoparathyroidism, deafness, renal dysplasia) syndrome associated to GATA3 gene duplication. *Clin Genet.* 2009;76:117–119.
5. Bilous RW et al. Autosomal dominant familial hypoparathyroidism, sensorineural deafness, and renal dysplasia. *N Engl J Med.* 1992;327:1069–1074.
6. Daw SCM et al. A common region of 10p deleted in DiGeorge and velocardiofacial syndromes. *Nat Genet.* 1996;13:458–460.
7. Fukami M. GATA3 abnormalities in six patients with HDR syndrome. *Endocrine J.* 2011;58:117–121.
8. Greenberg F et al. Hypoparathyroidism and T cell immune defect in a patient with 10p deletion syndrome. *J Pediatr.* 1986;109:489–492.
9. Hasegawa T et al. HDR syndrome (hypoparathyroidism, sensorineural deafness, renal dysplasia) associated with del(10)(p13). *Am J Med Genet.* 1997;73:416–418.
10. Hernandez AM et al. Novel mutation in the gene encoding the GATA3 transcription factor in a Spanish familial case of hypoparathyroidism, deafness, and renal dysplasia (HDR) syndrome with female genital tract malformations. *Am J Med Genet.* 2007;143A:757–762.
11. Ikeda K et al. Sensorineural hearing loss associated with hypoparathyroidism. *Laryngoscope.* 1987;97:1075–1079.
12. Kato Y et al. Case of hypoparathyroidism, deafness and renal dysplasia (HDR) syndrome associated with nephrocalcinosis and distal renal tubular acidosis. *Int J Urol.* 2007;14:440–442.
13. Kato Z et al. Interstitial deletion of the short arm of chromosome 10: report of a case and review of the literature. *Jpn J Hum Genet.* 1996;41:333–338.
14. Lichtner P et al. An HDR (hypoparathyroidism, deafness, renal dysplasia) syndrome locus maps distal to the DiGeorge syndrome region on 10p13-14. *J Med Genet.* 2000;37:33–37.
15. Lipson A et al. Velo-cardio-facial and partial DiGeorge phenotype in a child with interstitial deletion at 10p13—implications for cytogenetics and molecular biology. *Am J Med Genet.* 1996;65:304–308.
16. Lynch S et al. Comparison of facial features of DiGeorge syndrome (DGS) due to deletion 10p13–10pter with DGS due to 22q deletion. *J Med Genet.* 1995;32:149.
17. Muroya K et al. GATA3 abnormalities and the phenotypic spectrum of HDR syndrome. *J Med Genet.* 2001;38:374–380.
18. Schuffenhauer S et al. DiGeorge syndrome and partial monosomy 10p: case report and review. *Ann Genet.* 1995;38:162–167.
19. Van Esch H et al. GATA3 haplo-insufficiency causes human HDR syndrome. *Nature.* 2000;406:419–422.
20. Zahirieh A et al. Functional analysis of a novel GATA3 mutation in a family with the hypoparathyroidism, deafness, and renal dysplasia syndrome. *J Clin Endocrinol Metab.* 2005;90:2445–2450.

甲状旁腺功能亢进、肾病和感音神经性听力损失

hyperparathyroidism, nephropathy, and sensorineural hearing loss

Edwards 等[1]报道了1个近亲结婚的巴基斯坦家系，表现为肾衰竭、甲状旁腺增生导致的甲状旁腺功能亢进和感音神经性听力损失。一个姐姐和一个弟弟均患该综合征。姐姐只表现为听力损失和甲状旁腺功能亢进，弟弟患有听力损失和肾衰竭，另一个远房兄弟只有听力损失，而没有其他症状。肾衰竭没有明显的血尿，该特征及甲状旁腺增生、推定为常染色体隐性遗传可用做该综合征与 Alport 综合征鉴别的要点。

小结：该综合征特点为①明显的常染色体隐性遗传；②进行性发展的肾病合并肾衰竭；③可伴有甲状旁腺功能亢进；④可伴有感音神经性听力损失。

参考文献

1. Edwards BD et al. A new syndrome of autosomal recessive nephropathy, deafness and hyperparathyroidism. *J Med Genet.* 1989;26:289–293.

假性甲状旁腺功能减退症和感音神经性听力损失

pseudohypoparathyroidism and sensorineural hearing loss

假性甲状旁腺功能减退症（pseudohypoparathyroidism，PHP）包括由 G 蛋白缺乏引起的，具有异质性的一组综合征群，G 蛋白负责通过细胞外膜转导生物信号。假性甲状旁腺功能佳尼特减退可能由受体前、受体后的多重缺陷引起。尽管甲状旁腺分泌正常，但是在全身各处组织甲状旁腺激素（PTH）效应降低。器官对甲状旁腺激素抵抗导致低钙血症、高磷血症，偶发手足抽搐、感觉异常、喉痉挛，在眼部、结缔组织和脑部有异位钙化。PTH 静脉给药不会引起尿 cAMP 升高。临床特征包括身材矮小、圆脸、肥胖，偶有智力障碍。

听觉系统：Koch[1]在22例患者中发现14例感音神经性听力损失，为双侧高频听力损失。La

Rouere 等[2]报道了第一例因 PHP 异位钙化所致的锤骨头固定及传导性听力损失。Wilson 和 Trembath[3]强调要注意儿童中分泌性中耳炎的高患病率,因而他们报道的病例中很大一部分接受了鼓膜置管术。鉴于有大量的 PHP 病例报道,但听力学检查结果不够完善,这些报道需要进一步证实。

参考文献

1. Koch T et al. Sensorineural hearing loss owing to deficient G proteins in patients with pseudohypoparathyroidism: results of a multicentre study. *Eur J Clin Invest.* 1990;20:416–421.
2. La Rouere MJ et al. Malleus head fixation: association with pseudohypoparathyroidism. *Am J Otol.* 1990;11:354–356.
3. Wilson LC, Trembath RC. Syndrome of the month: Albright's hereditary osteodystrophy. *J Med Genet.* 1994;31:779–784.

肢端发育不全
acrodysostosis

肢端发育不全(acrodysostosis)的表现型类似于前文所述的假性甲状旁腺功能减退症,表现为出生后生长迟缓,由此导致身材矮小,面部特征为短鼻和下颌前突、严重短指畸形和内分泌异常[1-5]。骨骼异常包括婴儿期点状骨骺、椎管狭窄和超前骨龄[3,4,7]。各种内分泌异常已见诸报道,包括甲状腺功能减退、性腺功能减退及甲状旁腺激素和 / 或生长激素抵抗[3,4]。肥胖也是一个相当常见的表现。认知发育表现多样,从严重智力障碍到智力水平正常不等。听力损失通常不是一个必备的表现,但目前已有 2 例报道,其中一例是中度混合性听力损失[3],另一例是感音神经性听力损失[6]。

本病为常染色体显性遗传[2,3,6]。两个致病基因是 PRKAR1A 和 PDE4D,这两个基因或 GNAS 基因(见前述)中任一基因突变导致环磷酸腺苷(cAMP)代谢改变[3,6],因此可以解释假性甲状旁腺功能减退和肢端发育不全之间的交叉症状。Lee 等[3]已报道了基因与表现型的相关性,认为 PRKAR1A 基因突变可能伴随激素抵抗、正常的智力和面部表现。PDE4D 基因突变可能伴智力障碍和特征性的面部表现,但伴激素抵抗可能性较小。

参考文献

1. Butler MG et al. Acrodysostosis: report of a 13-year-old boy with review of literature and metacarpophalangeal pattern profile analysis. *Am J Med Genet.* 1988;30:971–980.
2. Hernandez RM et al. Acrodysostosis in two generations : an autosomal dominant syndrome. *Clin Genet.* 1991;39:376–382.
3. Lee H et al. Exome sequencing identifies *PDE4D* mutations in acrodysostosis. *Am J Hum Genet.* 2012;90:746–751.
4. Linglart A et al. Recurrent *PRKAR1A* mutation in acrodysostosis with hormone resistance. *N Engl J Med.* 2011;364:2218–2226.
5. Michot C et al. Exome sequencing identifies *PDE4D* mutations as another cause of acrodysostosis. *Am J Hum Genet.* 2012;90: 740–745.
6. Muhn F et al. Novel mutations of the *PRKAR1A* gene in patients with acrodysostosis. *Clin Genet.* Feb. 21, 2013; doi: 10.1111/cge/12106 [epub ahead of print]
7. Viljoen D, Beighton P. Epiphyseal stippling in acrodysostosis. *Am J Med Genet.* 38:43–45.

垂体激素缺乏症合并听力损失和颈部活动受限
combined pituitary hormone deficiency (CHPD) with hearing loss and limited neck movement

垂体激素缺乏症(pituitary hormone deficiency, PHD)由几个不同的基因突变引起,表现具有多样性[4]。然而,这些基因中的 LHX3 基因中的纯合子或复合杂合突变引起垂体激素缺乏、听力损失与颈部活动受限这一组表现。

体格检查:患者在出生时通常正常,但随着时间的推移表现出生长迟缓。在含有 LHX3 基因微缺失的患者中,可以出现智力残疾和轻微的身体异常[3]。然而,在大多数患者中,认知发育正常。

内分泌系统:影像学研究证明,受影响的患者垂体前叶异常,从垂体前叶增大到垂体前叶发育不全。激素缺陷包括生长激素、促甲状腺素、促肾上腺皮质激素、促卵泡和黄体生成素以及催乳素分泌不足[2,5]。生长激素治疗对促进生长有效[4]。

骨骼系统:大多数患者颈部较短,转颈受限[1]。少有报道提到脊柱的影像学研究,但在一个有影像学检查的病例中,颈椎结构正常[4]。

听觉系统:在有听力评估的患者中,大多数有感音神经性听力损失,听力损失的程度为轻到中度[1],但并非所有的报道都记录了听力损失的严重程度及听力损失是先天性或早发性的。

前庭系统:未见报道。

遗传学:常染色体隐性遗传。

分子生物学研究:*LHX3*基因的纯合子或复合杂合突变是致病原因。该基因是一个表达在Rathke囊早期发育过程中的LIM同源盒基因;由该基因产生的蛋白可能参与神经系统的正常发展[2]。一些特定的突变基因型与表型之间有相关性,例如Pfaeffle等报道的*P554X*基因[4]不会伴有与听力损失或颈部异常。

诊断:迄今为止,其他形式的垂体激素缺乏症与听力损失无关。Winkelmann等[6]描述并命名了在两姐妹中发现的下丘脑垂体生长迟缓和感音神经性听力损失。然而,没有证据表明这两个女孩甲状腺功能异常,她们的听力损失在儿童期发病并逐渐进展为全聋。这可能与前面描述的情况相同,但没得到她们的分子生物学研究结果。

小结:该综合征的特点包括:①常染色体隐性遗传;②垂体激素缺乏;③颈部运动受限;④感音神经性听力损失,通常为轻到中度。

参考文献

1. Bonfig W. et al. A novel mutation of *LHX3* is associated with combined pituitary hormone deficiency including ACTH deficiency, sensorineural hearing loss, and short neck—a case report and review of the literature. *Eur J Pediatr.* 2011;170:1017–1021.
2. Colvin SC et al. Model of pediatric pituitary hormone deficiency separates the endocrine and neural functions of the *LHX3* transcription factor in vivo. *PNAS.* 2011;108:173–178.
3. Netchine I et al. Mutations in *LHX3* result in a new syndrome revealed by combined pituitary hormone deficiency. *Nat Genet.* 2000; 25:182–186.
4. Pfaeffle RW et al. Four novel mutations of the *LHX3* gene cause combined pituitary hormone deficiencies with or without limited neck rotation. *J Clin Endocrinol Metab.* 2007;92:1909–1919.
5. Rajab A et al. Novel mutations in *LHX3* are associated with hypopituitarism and sensorineural hearing loss. *Hum Molec Genet.* 2008; 17:2150–2159.
6. Winkelmann W et al. Hypothalamohypophysärer Minderwuchs mit Innenohrschwerhörigkeit bei zwei Schwestern. *Internist.* 1972; 13:52–56.

Laron 综合征
伴低血糖的生长激素不敏感综合征
growth hormone insensitivity with hypoglycemia(Laron syndrome)

Laron 等[3]报道了生长迟缓伴有低血糖的同胞,认为是生长激素受体(growth hormone receptor, GHR)基因纯合或复合杂合突变导致的[2]。患者在出生时可以表现为正常或低于正常身高、体重、头围,后续表现为身材矮小[5]。认知水平正常。面部特征显著,表现为前额突出、面部短小(面部垂直距离缩短)、轻微突眼以及所谓的雕刻样下颌[4]。实验室检查发现生长激素水平升高,但是类胰岛素生长因子(IGF-1)及其黏合蛋白(IGFBP-3)水平偏低[4]。低血糖是共有的表现。治疗方法是运用重组人 IGF-1[1]。2011 年,Attias 等报道了 6 例接受或未接受生长激素治疗的听力损失患者,听力损失通常为感音神经性听力损失,低频、高频或两者皆有;少数为混合性听力损失。患者在 3~4 岁之前接受治疗没有发生听力损害,表明 IGF-1 有神经保护作用。

参考文献

1. Attias J et al. Cochlear hearing loss in patients with Laron syndrome. *Eur Arch Otorhinolaryngol.* 2012;269:461–466.
2. Godowski PJ et al. Characterization of the human growth hormone receptor gene and demonstration of a partial gene deletion in two patients with Laron-type dwarfism. *Proc Nat Acad Sci.* 1989; 86:8083–8087.
3. Laron Z et al. Genetic pituitary dwarfism with high serum concentration of growth hormone: a new inborn error of metabolism? *Isr J Med Sci.* 1966;2:152–155.
4. Rosenbloom AL. Growth hormone insensitivity: physiological and genetic basis, phenotype, and treatment. *J Pediatr.* 1999;135: 280–289.
5. Walenkamp MJE, Wit JM. Genetic disorders in the growth hormone-insulin-like growth factor-1 axis. *Horm Res.* 2006;66;221–230.

伴有小头畸形和智力障碍的宫内及后天发育停滞综合征
intrauterine and postnatal growth failure with microcephaly and intellectural disability

Woods 等[4]报道了一个胰岛素样生长因子-1(*IGF-1*)基因纯合突变的病例,这个男孩在胎儿期发病,表现为生长停滞、小头畸形、智力障碍、感音神经性听力损失。类似病例Bonapace等[1]及 Walenkamp 等[3]也有报道。在 1969 年Van Gemund 等[2]的著作出版之前,虽然没有分子生物学证实 *IGF-1* 突变导致,但表现为"胎儿发育停滞、高生长激素、精神发育迟滞、先天性听力损失"的情况认为是综合征。1969 年 Van Gemund 等[2]报道了 2 个病例,同时有胎儿生长停滞、生长激素高免疫反应与靶器官抵抗、智力障碍以及先天性听力损失(图 14-6)。

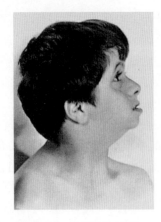

图 14-6 出生前生长缺陷、生长激素水平升高、智力发育缺陷、先天性听力损失注意面中部的发育不全

（引自：JJ Van Gemund et al.，Maandschr Kindergeneeskd 1969；37：372.）

与生长激素受体缺失的 Laron 综合征不同，这个综合征患者没有低血糖，IGFBP-3 水平正常[4]。迄今为止，这类病例在全球都很少报道。

参考文献

1. Bonapace G et al. A novel mutation in a patient with insulin-like growth factor 1 (IGF1) deficiency. *J Med Genet*. 2003;40:913–917.
2. Van Gemund JJ et al. Familial prenatal dwarfism and elevated serum-immunoreactive growth hormone levels and end-organ unresponsiveness. *Maandschr Kindergeneeskd*. 1969;37:372–382.
3. Walenkamp MJE et al. Homozygous and heterozygous expression of a novel insulin-like growth factor-1 mutation. *J Clin Endocrinol Metab*. 2005;90:2855–2864.
4. Woods KA et al. Intrauterine growth retardation and postnatal growth failure associated with deletion of the insulin-like growth factor 1 gene. *N Engl J Med*. 1996;335:1363–1367.

Kallman 综合征

伴有感音神经性听力损失的促性腺激素分泌不足的性腺功能减退和嗅觉丧失

hypogonadotropic hypogonadism and anosmia (Kallman syndrome) with sensorineural hearing loss

Kallman 综合征有遗传异质性，包括促性腺激素分泌不足的性腺功能减退、嗅觉丧失或减退。认为这种情况跟胎儿期促性腺激素释放激素神经元与嗅觉神经元异常位置造成下丘脑的功能减退有关[25]。这种疾病的发病率男性 1/8 000，女性 1/40 000[4,15]。

泌尿生殖系统：由于性腺功能减退，在成年男性患者表现为外生殖器小和阴毛稀少。男性患者中约 60% 呈现乳房发育、类无睾体征。在青少年时期则表现为第二性征出现推迟，在婴幼儿期表现小阴茎和隐睾[12]。

显微镜下可见精原细胞减少和无精液，未见睾丸间质细胞（Leydig 细胞）。女性 X 连锁携带者可见月经不规则甚或闭经，阴毛、腋毛稀少，乳房不发育。在某些病例出现卵巢不发育[18]。其他女性携带者可没有表现。单侧肾先天萎缩也有报道[9,10,26]。

颅面部表现：10%~15% 患者有唇裂或腭裂[15,17,24,27]。牙釉质发育不全最经常出现。

嗅觉丧失：嗅觉丧失可以用评分来评估，但由于嗅叶发育不全，患者通常没有察觉到这一症状。尽管 MRI 可以发现嗅球的缺如[23]，但也不能完全评估患者嗅觉功能。部分女性患者可以表现为部分或完全的嗅觉丧失。

听力学检查：约 15% 患者有听力丧失，尽管这不是这个疾病最重要的特征。Kallmann 综合征只有部分基因突变与听力损失有关。在大部分病例，只有轻微的感音神经性听力损失[16]，但是 Hill 等[11]发现中频的中到重度混合性听力损失。影像学检查发现内耳道及半规管异常。Coatesworth 和 Woodhead[5]在他们的病例中发现存在传导性听力损失。

前庭功能检查：有冷热试验和旋转椅试验无反应的报道[11]。

其他临床特征：其他临床特征，最重要的是镜像运动[20]，是由于缺乏胼胝体抑制对侧锥体束造成的。Krams 等[14]的发现支持这一假说，通过 MR 检查发现增厚的皮质脊髓束。在 KAL1 突变（X 连锁）引起的病例尤为常见。高弓足、眼球运动异常、小脑共济失调和智力障碍都有报道，X 连锁遗传（Xp22.3 缺失）智力障碍是一个特征性标志[21]。在这个区域连续基因缺失患者还可以表现为鱼鳞病、软骨发育不良、身材矮小症、眼白化病[1-3]。先天性心脏病在少部分患者也有表现[6]。

实验室检查：尿中促性腺激素降低。婴儿期早期，LH 及睾酮增长后天缺乏，对 LHRH 及 HCG 释放反应迟钝[8]。在年长的病例，FSH 及 LH 水平低下，男性患者睾酮水平低，女性患者雌二醇水平低。

遗传学：大部分 Kallmann 综合征病例为 X 连锁，但是常染色体隐性遗传和常染色体显性遗传都有报道。在一些家系，各种不同的表型都存在，包括非综合征促性腺激素分泌不足的性腺功能减退、嗅觉丧失，或者单纯唇裂、腭裂。

分子生物学研究：尽管在 2011 年以后的报道，Kallmann 综合征确认与一些基因（*NELF*、*FGFR1*、*FGF8*、*PROKR2*、*PROK2*、*CHD7*、*WDR11* 和 *KAL1*）有关[7,19]，但只有不到一半的 Kallmann 综合征患者可以发现明确的突变，提示更多的未被发现基因涉及其中[12,13]。表型和基因型有一定相关性，比如 80% 的 *KAL1* 突变有镜像运动，有唇裂伴或不伴腭裂，伴或不伴牙发育不全的为 *FGFR8*、*FGF8*，或者 *CHD7* 突变（而不是 *KAL1*、*PROK2*、*PROKR2*）[12]。听力损失大部分和 *KAL1*（X 连锁隐性遗传）、*FGF8* 和 *PROK2*（两者都是常染色体显性遗传）突变有关。

诊断：尽管伴有性腺功能减退的男性患者有 2.5% 是 Kallmann 综合征[22]。这种疾病要注意与性腺功能减退、重度的先天性混合性听力损失及 Richards-Rundle 综合征鉴别。

小结：这一综合征的特点包括①垂体功能减退的性腺功能减退；②嗅觉丧失；③其他不同部位的畸形如唇裂、腭裂、肾发育不全；④其他的神经学发现：特征性的镜像运动，少数情况下有听力损失。

参考文献

1. Ballabio A et al. X-linked ichthyosis due to steroid sulphatase deficiency associated with Kallmann syndrome (hypogonadrophic hypogonadism and anosmia): linkage relationships with Xg and cloned DNA sequences from the distal short arm of the X chromosome. *Hum Genet.* 1986;72:237-740.
2. Ballabio A et al. Contiguous gene syndromes due to deletions in the distal short arm of the human X chromosome. *Proc Natl Acad Sci USA.* 1989;86:10001-10005.
3. Bick D et al. Male infant with ichthyosis, Kallmann syndrome, chondrodysplasia punctata, and an Xp chromosome deletion. *Am J Med Genet.* 1989;33:100-107.
4. Cadman SM et al. Molecular pathogenesis of Kallmann's syndrome. *Horm Res.* 2007;55:278-281.
5. Coatsworth AP, Woodhead CJ. Conductive hearing loss associated with Kallmann's syndrome. *J Laryngol Otol.* 2002;116:125-126.
6. Cortez AB et al. Congenital heart disease associated with sporadic Kallmann syndrome. *Am J Med Genet.* 1993;46:551-554.
7. Dode C, Hardelin J-P. Clinical genetics of Kallmann syndrome. *Ann d'Endocrinol.* 2010;71:149-157.
8. Evain-Brion D et al. Diagnosis of Kallmann's syndrome in early infancy. *Acta Paediatr Scand.* 1982;71:937-940.
9. Hardelin J-P et al. Heterogeneity in the mutations responsible for X chromosome-linked Kallmann syndrome. *Hum Mol Genet.* 1993;2:373-377.
10. Hermanussen M, Sippell WG. Heterogeneity of Kallmann's syndrome. *Clin Genet.* 1985;28:106-111.
11. Hill J et al. Audiological, vestibular and radiological abnormalities in Kallmann's syndrome. *J Laryngol Otol.* 1992;106:530-534.
12. Kaplan JD et al. Clues to an early diagnosis of Kallmann syndrome. *Am J Med Genet.* 2010;152A:2796-2801.
13. Kim H-G et al. WDR11, a WD protein that interacts with transcription factor EMX1, is mutated in idiopathic hypogonadotropic hypogonadism and Kallmann syndrome. *Am J Hum Genet.* 2010;87:465-479.
14. Krams M et al. Kallmann's syndrome: mirror movements associated with bilateral corticospinal tract hypertrophy. *Neurology.* 1999;52:816-822.
15. Kulkarni ML et al. Kallmann's syndrome. *Indian J Pediatr.* 2007;74:1113-1115.
16. Levy CM, Knudtzon J. Kallmann syndrome in two sisters with other developmental anomalies also affecting the father. *Clin Genet.* 1992;43:51-53.
17. Lieblich JM et al. Syndrome of anosmia with hypogonadotropic hypogonadism (Kallmann syndrome): clinical and laboratory studies in 23 cases. *Am J Med.* 1982;73:506-519.
18. Males JL et al. Hypogonadotropic hypogonadism with anosmia—Kallmann's syndrome: A disorder of olfactory and hypothalamic function. *Arch Intern Med.* 1973;131:501-507.
19. Mitchell AL et al. Genetic basis and variable phenotypic expression of Kallmann syndrome: towards a unifying theory. *Trends Endocrin Metab.* 2011;22:249-258.
20. Naas R. Mirror movement asymmetries in congenital hemiparesis: the inhibition hypothesis revisited. *Neurology.* 1985;35:1059-1062.
21. Nagata K et al. A novel interstitial deletion of *KAL1* in a Japanese family with Kallmann syndrome. *J Hum Genet.* 2000;45:237-240.
22. Pawlowitzki IH et al. Estimating frequency of Kallmann syndrome among hypogonadic and among anosmic patients. *Am J Med Genet.* 1987;26:473-479.
23. Quinton R et al. The neuroradiology of Kallmann's syndrome: a genotypic and phenotypic analysis. *J Clin Endocrinol Metab.* 1996;81:3010-3017.
24. Schwankhaus JDD et al. Neurological findings in men with isolated hypogonadotropic hypogonadism. *Neurology.* 1989;39:223-226.
25. Schwanzel-Fukuda M et al. Luteinizing hormone-releasing hormone (LHRH)-expressing cells do not migrate normally in an inherited hypogonadal (Kallmann) syndrome. *Brain Res Mol Brain Res.* 1989;6:311-326.
26. Wegenke JD et al. Familial Kallmann syndrome with unilateral renal aplasia. *Clin Genet.* 1976;7:368-381.
27. White BJ et al. The syndrome of anosmia with hypogonadotropic hypogonadism: a genetic study of 18 new families and a review. *Am J Med Genet.* 1983;15:417-435.

Perrault 综合征
常染色体隐性遗传的卵巢发育不全和先天性感音神经性听力损失
autosomal recessive ovarian dysgenesis and congenital sensorineural hearing loss（Perrault syndrome）

1951 年，Perrault 等[16]报道了出现性腺发育不全及重度感音神经性听力损失的两姐妹。复习 1998 年的相关文献发现，Gardiner 等[6]总结了文献报道的 34 例病例，强调相关临床症状体征多样性，尤其是智力障碍、肢体无力、共济失调和身材矮小。

体格检查：身材矮小是此类患者的共同点[13]，马方综合征样（Marfanoid）体型在发病姐妹中提及[9]。

精神状态：在一些病例中出现轻微的智力障碍[3,6,7]。这非常值得注意，虽然在大部分病例报道中患者都有正常的智力水平。

泌尿生殖系统：XX 性腺发育不全表现为原发性闭经，在腹腔镜镜下可见生殖腺特征性的表现。大部分患者乳腺不发育，阴毛、腋毛稀少。输卵管和子宫发育不良。

男性患者有正常的生殖器及表现为睾丸功能正常。

其他表现：Nishi 等[13]注意到其他相关特点，包括共济失调、马蹄内翻足、眼球震颤及眼球向外运动受限。这些情况跟报道的典型家系情况不相符。同样地，Gottschalk 等[7]报道了一例小脑发育不全的病例，强调在已报道病例中神经系统异常高发病率的情况。Amor 等[1]讨论了姐妹患者，有小脑共济失调、卵巢发育不全、成年发病进行性听力丧失、促性腺激素分泌不足的性腺功能减退、第二性征正常、条状卵巢及小子宫。Fiumara 等[5]报道了进行性感觉和运动神经障碍的两对双胞胎姐妹。这与神经科医师报道的小脑共济失调和性腺功能减退的患者[1]和其他 Perrault 综合征患者症状有明显的重叠[2-19]。值得注意的是，在一些家系，神经系统障碍不是进行性的或者没有出现，而在另外的家系则可能是进行性的[17]。

听觉系统：先天的中度到极重度感音神经性听力损失[2,10,12-16]在女性患者普遍存在，而在男性患者则是唯一症状。只有一位女性患者没有出现听力损失[13]。Pallister 和 Opitz[14]观察到患者有进行性听力损伤。Amor 等[1]描述了成年后发病的进行性听力下降的姐妹。多层断层扫描没有发现异常[2]。

前庭系统：冷热试验没有引出眼震[2]。Amor 等[1]在非典型家系的病例中提到了前庭功能减弱。

实验室检查：尿中促性腺激素（LH 和 FSH）显著升高，雌激素水平降低。

遗传学：Perrault 综合征是遗传异质性常染色体隐性遗传疾病。父母近亲婚配[3,10,16,17]及子女患病[10-13,15,16]提示为常染色体隐性遗传。听力损失在大部分男性患者是唯一的表现。大部分病例为女性患者，男性患者不易诊断。McCarthy 和 Opitz[12]的讨论进一步确认了这种情况。

分子生物学研究：一个家系 HSD17B4[16]和 HARS2[18]纯合子或复合杂合突变都存在。而另一个家系研究可能这两种基因突变都没有，提示着这一综合征的遗传异质性[10,11,17]。

诊断：诊断需要排除 Turner 综合征、Noonan 综合征，伴有听力损害同时发生的内分泌疾病。医生需要考虑共济失调患者可能同时出现 Richards 和 Rundle 综合征。

小结：临床特点包括①常染色体隐性遗传；②原发性闭经以及条状性腺；③乳房不发育及阴毛稀少；④尿中促性腺激素水平升高；⑤感音神经性听力损失为男性患者唯一表现；⑥前庭功能可能减弱。

参考文献

1. Amor DJ et al. New variant of familial cerebellar ataxia with hypergonadotropic hypogonadism and sensorineural deafness. *Am J Med Genet.* 2001;99:29–33.
2. Bösze P et al. Perrault's syndrome in two sisters. *Am J Med Genet.* 1983;16:237–241.
3. Christakos AC et al. Gonadal dysgenesis as an autosomal recessive condition. *Am J Obstet Gynecol.* 1969;104:1027–1030.
4. Cruz OLM et al. Sensorineural hearing loss associated with gonadal dysgenesis in sisters. *Am J Otol.* 1992;13:82–83.
5. Fiumara A et al. Perrault syndrome: evidence for progressive nervous system involvement. *Am J Med Genet.* 2004;128A:246–249.
6. Gardiner CA et al. The Perrault syndrome: report of three families with different phenotypic features and a review of the literature. Presented at the Eighth Manchester Birth Defects Conference, 1998.
7. Gottschalk M et al. Neurologic anomalies of Perrault syndrome. *Am J Med Genet.* 1996;65:274–276.
8. Granat M et al. 46,XX gonadal dysgenesis associated with congenital nerve deafness. *Int J Gynaecol Obstet.* 1979;17:231–233.
9. Jacobs JJ et al. Perrault syndrome with Marfanoid habitus in two siblings. *J Pediatr Adolesc Gynecol.* 2007;20:305–308.
10. Jenkinson EM et al. Perrault syndrome: further evidence for genetic heterogeneity. *J Neurol.* 2012;259:974–976.
11. Kim MJ et al. Genotype and phenotype heterogeneity in Perrault syndrome. *J Pediatr Adolesc Gynecol.* 2013;26:e25–27.
12. McCarthy DJ, Opitz JM. Perrault syndrome in sisters. *Am J Med Genet.* 1985;22:629–631.
13. Nishi Y et al. The Perrault syndrome: clinical report and review. *Am J Med Genet.* 1988;31:623–629.
14. Pallister PD, Opitz JM. The Perrault syndrome: autosomal-recessive ovarian dysgenesis with facultative, non-sex-linked sensorineural deafness. *Am J Med Genet.* 1979;4:239–246.
15. Perez-Ballester B et al. Familial gonadal dysgenesis. *Am J Obstet Gynecol.* 1970;107:1262–1263.
16. Perrault M et al. Deux cas de syndrome de Turner avec surdi-mutité dans une meme fratrie. *Bull Mem Soc Méd Hôp Paris.* 1951;16:79–84.
17. Pierce SB et al. Mutations in the DBP-deficient *HSD17B4* cause ovarian dysgenesis, hearing loss, and ataxia of Perrault syndrome. *Am J Hum Genet.* 2010;87:282–288.
18. Pierce SB et al. Mutations in mitochondrial histidyl tRNA syn-

thetase *HARS2* cause ovarian dysgenesis and sensorineural hearing loss of Perrault syndrome. *PNAS.* 2011;108:6543–6548.

19. Simpson JL et al. Gonadal dysgenesis in individuals with apparently normal chromosomal complements. Tabulation of cases and compilation of genetic data. *Birth Defects.* 1971;7(6):215–228.

性腺功能减退和先天性重度混合性听力损失

hypogonadism and severe congenital mixed hearing loss

1982 年,Myhre 等[4]描述了 2 个家系,共有 6 例男性患者出现原发的性腺功能减退及先天的重度混合性听力损失综合征。

内分泌系统:所有患者都有青春期延迟,程度从轻度到重度不等。成年后表现为不育。

肌肉骨骼系统:6 例男性有 4 例表现为颅骨增厚,尤其是额骨、顶骨、枕骨区域。所有患者骨龄延迟。

中枢神经系统:由于情感和社会性发展不成熟,所有的患者都表现得低于他们潜在的智力水平。只有先证者表现为低智商(IQ=65)。

听觉系统:刚出生就已经发现有听力损失。6 个患者表现为气导全频听力损失 >70dB。骨导全频下降,气骨导差与传导性听力损失和感音神经性听力损失程度相适应。手术探查发现有镫骨固定。女性杂合子听力正常。

实验室检查:原发性促性腺功能减退在成人表现为血睾酮水平低,在男性青春期前表现为 HCG 刺激后血睾酮水平低。睾丸活检发现精子畸形,或精子不成熟,或精母细胞发育停滞。所有患者血清 FSH 升高。

遗传学:女性杂合子表型正常,清楚地表明是 X 连锁隐性遗传。母系的家族起源可以溯源到爱尔兰。有强有力的证据证明这一综合征是连续性基因缺失所致,听力损害是可能是 Xq21 位点 *POU3F4* 基因缺失所致[1-3](图 14-7A、B)。其他这个区域基因缺失的听力异常

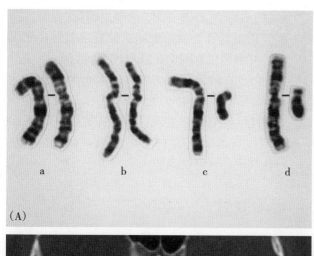

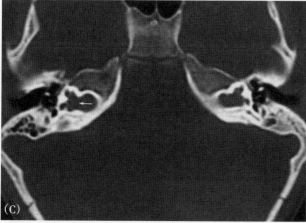

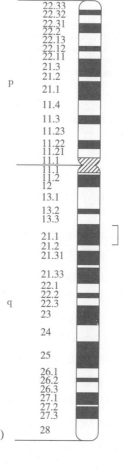

图 14-7 性腺功能减退和严重的先天性混合性听力损失

(A) GTG- 显带性染色体显示 Xq21.1 在 2 名女性携带者亲属(a,b)和 2 名患病男性患者(c,d)查到,缺失的 X 染色体在杂合子的右侧,男性的 Y 染色体在图的右侧。(B) X 染色体的示意图,显示缺失的片段。(C) 一名携带 Xq21.1 缺失的男性患者的耳蜗高分辨率 CT。箭头指示扩张的面神经管。耳蜗基底回和内耳道之间的正常分隔已经消失

(引自:W Reardon et al.,Am J Med Genet 1992;44:513-517, 经 Wiley-Liss,Inc.,a subsidiary of John Wiley & Sons,Inc. 许可转载)

患者有镫井喷样影像学特征及听力损失[5,6]（图14-7C），在至少一个病例中出现性腺功能减退[1]。值得注意的是，感音神经性听力损失可能掩盖了传导性听力损失，使得这一听力学特征难以发现[7]。

诊断：这一综合征不同于先天性肾上腺发育不全、促性腺激素不足、进行性高频感音神经性听力损失。同时也要跟伴有嗅觉丧失的Kallmann综合征相鉴别。

小结：临床特征包括①X连锁隐性遗传；②原发性腺功能减退；③颅骨增厚；④情感和社会性发展不成熟；⑤严重的先天性感音神经性听力损失。

参考文献

1. Bach I et al. Microdeletions in patients with gusher-associated X-linked mixed deafness (DFN3). *Am J Hum Genet*. 1992;50:38–44.
2. Cremers FPM et al. The ins and outs of X-linked deafness type 3. In: Kitamura K, Steel KP, eds. *Genetics in Otorhinolaryngology*. Basel, Switzerland: Karger; 2000:184–195.
3. De Kok YJM et al. Association between X-linked mixed deafness and mutations in the POU domain gene *POU3F4. Science*. 1995;267:685–688.
4. Myhre SA et al. Congenital deafness and hypogonadism. A new X-linked recessive disorder. *Clin Genet*. 1982;22:299–307.
5. Phelps PD et al. X-linked deafness, stapes "gusher" and a distinctive defect of the inner ear. *Neuroradiology*. 1991;33:326–330.
6. Reardon W et al. Phenotypic evidence for a common pathogenesis in X-linked deafness pedigrees and in Xq13–21 deletion related deafness. *Am J Med Genet*. 1992;44:513–517.
7. Reardon W et al. Neuro-otological function in X-linked hearing loss: a multipedigree assessment and correlation with other clinical parameters. *Acta Otolaryngol (Stockh)*. 1993;113:706–714.

耳聋 - 不育综合征
deafness-infertility syndrome

耳聋 - 不育综合征（deafness-infertility syndrome，DIS）在男性表现为早期听力损伤和不育。Avidan等[1]描述了来自法国的一个家系，Zhang等[4]报道了来自伊朗的3个家系。所有患者检查听力，发现全频的中到重度听力损失。不育与弱精子、畸形精子（表现为正常精子少和精子活力降低）有关。这种情况的女性仅表现听力下降。DIS是常染色体隐性遗传，与15q15.3纯合突变或复合杂合微缺失有关。缺失主要围绕4个基因，包括 *CATSPER2* 和 *STRC*。*CATSPER2*（阳离子通道，精子相关2）在精子特定表达，从而造成男性不育[2]。*STRC* 编码硬纤毛蛋白，*DFNB6*，

突变引起非综合征性听力损失。

参考文献

1. Avidan N et al. *CATSPER2*, a human autosomal nonsyndromic male infertility gene. *Eur J Hum Genet*. 2003;11:497–502.
2. Quill TA et al. Hyperactivated sperm motility driven by *CATSPER2* is required for fertilization. *Proc Nat Acad Sci*. 2003;100:14869–14874.
3. Verpy E et al. Mutations in a new gene encoding a protein of the hair bundle cause non-syndromic deafness at the *DFNB16* locus. *Nature Genet*. 2001;29:345–349.
4. Zhang Y et al. Sensorineural deafness and male infertility: a contiguous gene deletion syndrome. *J Med Genet*. 2007;44:233–240.

性腺功能减退、小头畸形和感音神经性听力损失
hypogonadism, microcephaly, and sensorineural hearing loss

Jenkinson等[1]报道了目前唯一的一个综合征家系，表现为小头畸形、异形面容、感音神经性听力损失，以及性腺功能减退。头围小于平均值，在4.6~6.3之间。所有的个体均有"学习困难"。身材和体重均低于正常值的15%。面容表型：弓形眉、眉距增宽、鹰钩鼻、小颏、大耳。促性腺激素分泌不足及性腺功能减退使得第二性征不发育。有2例患者刚出生就发现有听力损失，另外2例在5岁时出现听力损失。其他特征包括近视（4/4）、软骨症（4/4）、糖尿病（2/4），以及悬雍垂裂（2/4）。尽管尚未发现这一疾病的致病基因，但是定位在3p21.3的13.1Mb区域。认为这一疾病是常染色体隐性遗传。

参考文献

1. Jenkinson EM et al. Newly recognized recessive syndrome characterized by dysmorphic features, hypogonadotropic hypogonadism, severe microcephaly, and sensorineural hearing loss maps to 3p21.3. *Am J Med Genet*. 2011;155A:2910–2915.

脂肪营养不良、性腺功能减退、早老样貌和听力损失
lipodystrophy, hypogonadism, progeroid features, and hearing loss

Shastry等[2]报道了目前唯一一个类似于下颌肢端发育不良（MAD）综合征家系，但是它有一些独特的表型明显，没有发现导致MAD的两

个 *LMNA* 和 *ZMPSTE24*[1]突变。在报道的 7 例病例在各自的家系是唯一的发病者。表型包括在儿童早期表现为不生长和脂肪营养不良。关节挛缩和硬皮病最常见，但不是都有。面部特征表现为下颌发育不全、严重的牙列不齐等类似于 MAD 的表现。男性表现为隐睾症和性腺功能减退，唯一的成年女性患者乳房不发育。所有患者都出现儿童期出现感音神经性听力损失，但是听力损失并没有被进一步描述。这一综合征与 MAD 最显著的差别在于没有肢端骨质溶解和锁骨发育不良、正常头发丰度，以及较好的预后、较长的生存期。病例中最大的患者 63 岁。

参考文献

1. Jacobs KN and Garg A. Laminopathies: multisystem dystrophy syndromes. *Mol Genet Metab.* 2006;87:289–302.
2. Shastry S et al. A novel syndrome of mandibular hypoplasia, deafness, and progeroid features associated with lipodystrophy, undescended testes, and male hypogonadism. *J Clin Endocrinol Metab.* 2010;95:E192–E197.

面部异常、腭裂、假两性畸形、智力障碍和传导性听力损失
unusual face, cleft palate, pseudohermaphroditism, intellectural disability, and conductive hearing loss

1986 年，Ieshima 等[1]报道了同胞兄弟姐妹有宫内发育迟缓和发育不良、严重智力障碍、小头畸形、肌张力减退、反复呼吸道感染，伴随 PDA 的肺动脉高压、腭裂。在其中一个出现传导性听力损伤。

面部特征是不对称的弓形眉、五官距离过远、宽鼻小柱、伴鼻孔前倾的小鼻、小耳畸形和小颌畸形。

男性还有尿道下裂、小阴茎、隐睾、披肩样阴囊。遗传方式可能是常染色体隐性遗传。

参考文献

1. Ieshima A et al. Peculiar facies, deafness, cleft palate, male pseudohermaphroditism, and growth and psychomotor retardation: a new autosomal recessive syndrome? *Clin Genet.* 1986;30:136–141.

附　录

其他内分泌有关的疾病

名称	内分泌特点	在本书的章节
Alstrom 综合征	糖尿病、肥胖	9（眼）
Ewards 综合征	糖尿病、性腺功能减退	9（眼）
Reinstein 综合征	性腺功能减退	9（眼）
Jan 综合征	高胰岛素血症	9（眼）
Schaap 综合征	性腺功能减退	9（眼）
Hansen 综合征	甲状腺功能减退，ACTH 异常，糖尿病	9（眼）
肾衰竭、严重高血压、类固醇生成异常、性腺功能减退和感音神经性听力损失	性腺功能减退	11（肾）
Gemignani 综合征	性腺功能减退	12（神经系统）
Amor 综合征	促性腺分泌不足的性腺功能减退	12（神经系统）
Richards-Rundle 综合征	促性腺分泌不足的性腺功能减退	12（神经系统）
Wells-Jankovic 综合征	促性腺分泌不足的性腺功能减退	12（神经系统）
Nathalie 综合征	性腺功能减退	12（神经系统）

名称	内分泌特点	在本书的章节
Dyck 综合征	肾上腺皮质功能减退	12（神经系统）
Herrmann 综合征	糖尿病	12（神经系统）
Cutler 综合征	甲状腺功能减退	12（神经系统）
Feigenbaum 综合征	糖尿病	12（神经系统）
Di George 异常	甲状旁腺功能减退	13（心脏）
H 综合征	性腺功能减退、高血糖症	16（皮肤系统）
Johnson-McMillin 综合征	性腺功能减退	16（皮肤系统）
Woodhouse-Sakati 综合征	性腺功能减退	16（皮肤系统）
牙发育不全、钉状牙、橄榄体脑桥小脑发育不良、性腺功能减退，听力损失	性腺功能减退	17（口腔）

（李庆忠　校）

第15章

伴有代谢性疾病的遗传性听力损失

GENETIC HEARING LOSS ASSOCIATED WITH METABOLIC DISORDERS

Sarah H. Elsea 著

王园,刘伟,樊辉如 译

本章主要包括了与听力损失相关的代谢性疾病,但一些极其罕见的偶尔也会伴听力损失的代谢性疾病被忽略。由于非综合征型听力损失的相对频发,随着明确的基因的数量增加,不仅以单基因方式遗传,而且还通过线粒体机制遗传,因此有时可以看到听力损失与代谢性疾病的偶然关联。

黏多糖贮积症

mucopolysaccharidoses

黏多糖贮积症(MPS)是由多种催化糖胺聚糖(黏多糖)降解的酶缺乏所导致的一组溶酶体贮积症。各种酶以单独的或相互联合缺乏的方式阻断了酸性糖胺聚糖、硫酸皮肤素、硫酸乙酰肝素、硫酸软骨素或透明质酸的分解代谢(表15-1)。临床和生化检查结果可以区分7种不同的黏多糖贮积症,命名为 MPS I~IX(MPS V 和 MPS VIII 已不再使用)。不同类型的黏多糖贮积症有许多共同的临床特征,尽管程度各异。其中包括了慢性的、长期的、不断进展的病程;被称作多发性骨发育不良的一种特殊的骨骼发育异常;面部畸形;器官肿大;以及多系统受损。其他缺陷包括听力、视力、心功能下降,气道阻塞和关节活动受限。这些疾病可以导致严重的智力障碍,在 MPS IH(Hurler 综合征)患者,MPS II(Hunter 综合征)的严重形式和所有酶类型的 Sanfilippo 综合征(MPS III)中发现。通常在儿童时期导致死亡。

然而,并非所有形式的 MPS 都会导致严重的智力障碍,在其他形式的黏多糖贮积症中还是能保留正常智力的。轻度 MPS II(轻度 Hunter 综合征)、MPS IS(Scheie 综合征)、MPS IH/S(Hurler-Scheie 综合征)、MPS IV(Maroteaux-Lamy 综合征)和轻度 MPS VII(Sly 综合征)形式的患者能活到成年[2,8,16,20,30,35]。尽管通过各种类型表现出的共性可作出临床初步诊断,但是在这些疾病中的每一种之间甚至在每种疾病中也常存在显著异质性。

MPS I

"MPS I"是指一组由于 α-L-艾杜糖醛酸酶缺乏所导致的常染色体隐性遗传的溶酶体贮积症,致使硫酸皮肤素和硫酸乙酰肝素在体内蓄积。染色体 4p16.3 上的 *IDUA* 基因突变会产生3种不同的疾病亚型,通过症状的严重程度和组合以及特定等位基因来区分。MPS I 在新生儿中的发生率大约是 1/100 000。

过去认为,MPS I 的治疗主要局限于对症治疗和通过姑息治疗来缓解疾病的症状,如呼吸系统和心血管并发症、胃肠道症状、骨骼表现,以及视力和听力的丧失。溶酶体贮积症治疗的最新进展,包括酶替代疗法——旨在通过置换缺失的α-L-艾杜糖醛酸酶从而靶向治疗疾病的根本原因,和/或对受影响最严重的患者进行骨髓移植。

MPS IH(Hurler 综合征):Hurler 综合征被认为是黏多糖贮积症的原型,但这种情况仅限于

表 15-1　黏多糖贮积症

类型	别名	临床畸形严重程度	骨骼发育不良	角膜混浊	智力障碍	尿黏多糖	酶	遗传方式	基因	基因座	治疗
I H	Hurler	重度	重度	是	是	DS,HS	α-L-艾杜糖醛酸酶	AR	IDUA	4p16.3	BMT,ERT
I H/S	Hurler-Scheie	中度	中度	是	否	DS,HS	α-L-艾杜糖醛酸酶	AR	IDUA	4p16.3	BMT,ERT
I S	Scheie	轻度	轻度	是	否	DS,HS	α-L-艾杜糖醛酸酶	AR	IDUA	4p16.3	BMT,ERT
II A	Hunter(重度)	早期(中度)	中度	否	是	DS,HS	艾杜糖醛酸2-硫酸酯酶	XLR	IDS	Xq28	ERT
II B	Hunter(轻度)	晚期(中度)	中度	否	否	DS,HS	艾杜糖醛酸2-硫酸酯酶	XLR	IDS	Xq28	ERT
III A	Sanfilippo A	轻度	轻微	否	是	HS	N-硫酸氨基葡萄糖嘧啶基氢化酶	AR	SGSH	17q.25.3	BMT
III B	Sanfilippo B	轻度	轻微	否	是	HS	α-N-乙酰氨基葡萄苷酶	AR	NAGLU	17q21.2	BMT
III C	Sanfilippo C	轻度	轻微	否	是	HS	肝素-α-氨基葡萄糖苷-N-乙酰基转移酶	AR	HGSNAT	8p11.1	BMT
III D	Sanfilippo D	轻度	轻微	否	是	HS	N-乙酰葡萄糖胺-6-硫酸酯酶	AR	GNS	12q14.3	BMT
IV A	Morquio A	轻度-重度	轻度-重度	是	否	KS	N-乙酰半乳糖胺6-硫酸酯酶	AR	GALNS	16q24.3	BMT
IV B	Morquio B	轻度-重度	轻度-重度	是	否	KS	β-半乳糖苷酶	AR	GLB1	3p22.3	BMT
VI	Maroteaux-Lamy	轻度-重度	中度-重度	是	否-轻度	DS,CS	Aryl硫酸酯酶B	AR	ARSB	5q14.1	BMT,ERT
VII	Sly	重度	重度	否	迟发	DS,HS,CS	β-葡萄糖醛酸糖苷酶	AR	GUSB	7q11.21	
IX		轻度	轻度	否	否	H	透明质酸葡糖胺酶	AR	HYAL	3p21.3	

注:AR. 常染色体隐性;DS. 硫酸皮肤素;HS. 硫酸肝素;KS. 硫酸角质素;CS. 硫酸软骨素;H. 透明质酸;XLR. X连锁隐性遗传;BMT. 骨髓移植;ERT. 酶替代治疗

受影响最严重的患者。Hurler 综合征通常在婴儿期早期就能被识别，尤其当患儿出生时异常巨大，但随后大约在 16~18 月龄时生长缓慢。腹股沟疝和脐疝的发现、粗糙的面部特征的发展、舌肿大、特征性骨骼畸形、反复发生的中耳炎、肝脾大和巨舌症有助于早期诊断（图 15-1A、B）心力衰竭可能在贮积性疾病被发现之前发生，继发于心内膜弹性纤维增生症的心肌病可能是致命的。发育迟缓通常在 12~24 月龄之间能被确认，并逐渐发展。尽管在已确定的疾病中，角膜混浊是显而易见的，但在疾病早期阶段并不那么明显，这个时候畏光可能是更值得注意的眼部特征。听力损失是一个常见的症状。

临床诊断可以通过尿液中过量排泄的皮肤素和硫酸乙酰肝素进行确诊，也可以使用合成底物进行酶学诊断确认。尽管予以干预治疗，患者通常由于呼吸道感染和心力衰竭在 10 岁前便死亡[2,16,20,35]。

MPS ⅠS（Scheie 综合征）：Scheie 综合征属于 MPS Ⅰ的一种轻型，在婴儿期临床上从未发现过，在儿童期也极少被确诊。在青少年时期和成人时期面部正常，但患者可能在青少年时期会表现出多毛症。虽然患者表现为下颌隆起、宽鼻头和大鼻孔，但这些临床表现并不意味着就是 Hurler 综合征。患者常患有关节挛缩的同时伴有腕管综合征，这使得他们在以后的生活中变得相当虚弱。在儿童期可出现脐疝和腹股沟疝。在成人期，角膜混浊进行性加重的同时伴有青光眼和视网膜变性，可造成严重的视力下降。患者通常有正常或略低于正常的身材和正常的智力。颈部稍短，躯干相对于四肢而言显得稍短。患者可能会有肝脾大，大多数患有此病的成人伴有主动脉瓣膜病，可以通过瓣膜置换来改善症状。除外那些伴有严重心脏病的患者，这些患者的预期寿命是正常的[2,16,20,35]。

MPS ⅠH/S（Hurler-Scheie 综合征）：这个名称用于临床上同时具有 Hurler 和 Scheie 综合征特征，以及缺乏 α-L-艾杜糖醛酸酶的患者。除了一些报道过的日本病例，大部分这类患者并不是 MPS ⅠH 和 MPS ⅠS 等位基因的遗传复合体。相

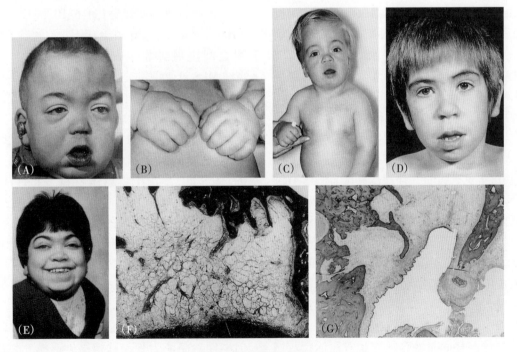

图 15-1　黏多糖贮积症

（A）Hurler 综合征患者。（B）关节挛缩的手。（C）Hunter 综合征患者。（D）Sanfilippo 综合征患者。（E）Maroteaux-Lamy 综合征患者。（F）被网状组织填充的肺细胞。（G）鼓膜黏膜很厚并且呈乳头瘤状。砧骨长脚碎裂

[（D）P Harper, Cardiff, Wale 惠赠；（G）引自：G Kelemen. J Laryngol 1968；80：791.]

反,患者似乎为同一基因座上另一个等位基因的纯合突变的表达。临床体征可在2岁左右观察到,但也可延迟至3~8岁。这些患者明显的矮小,有多发性成骨不全、严重的器官肿大、脐疝和/或腹股沟疝,和进行性的角膜混浊。还有曾被报道过的伴有皮肤增厚和腕管综合征的多毛症。通常可以活到成年,因为死因大部分是心肌梗死或上气道阻塞。患者智力是完全正常的[2,5,8,16,35]。

MPS Ⅱ(Hunter 综合征)

Hunter 综合征是由位于染色体 Xq28 上的 *IDS* 基因中的等位基因突变,从而导致艾杜糖醛酸 -2- 硫酸酯酶(iduronate-2-sulfatase)缺乏,可呈现出轻型和重型两种形式。这种 X 连锁隐性遗传病的重型(MPS ⅡA)比轻型(MPS ⅡB)更为常见,与后者可生存至成年期的生存情况相符合。重型者会导致智力的快速退化和进行性的多发性骨发育不良,通常导致患者在 10~15 岁死亡。

重型 Hunter 亚型(MPS ⅡA)患者面部特征与 Hurler 综合征相似。轻型 Hunter 亚型(MPS ⅡB)患者也有一些面部皮肤粗糙,但是其症状明显轻一些,可能直到 20 多岁才能进行诊断[38]。MPS ⅡA 型患者,一般在 2~4 岁之间发病,伴随发育水平下降和进行性能力丧失,然而 MPS ⅡB 型患者可能仅有轻微智力障碍或未受损害。脑积水常见于重型患者,与智力障碍的严重程度相关,而认知功能的下降与脑室扩大相关[3]。此型患者颈短,常见有腹疝并伴腹部膨隆(图 15-1C)。爪形手畸形伴关节活动度下降。年轻重型患者可表现出慢性腹泻,有可能是一种提示性症状。两种亚型都没有明显的角膜混浊[2,8,16,35],在这两种形式的 MPS Ⅱ 患者中,普遍发现有听力损失。MPS ⅡA 患者往往在 15 岁之前死于上呼吸道疾病或心血管衰竭,而 MPS ⅡB 患者存活期可超过 50 年。

以往对于 Hunter 综合征都是对症治疗。然而,最新的进展大大改善了此病的治疗和预后。研究表明,骨髓移植虽然能阻止大多数症状并阻止疾病的进展,但并不能改变疾病在大脑的进程和神经系统恶化的持续进行。每周输注重组酶的酶替代疗法有望阻止疾病的进展。

MPS Ⅲ(Sanfilippo 综合征,A、B、C、D 亚型)

Sanfilippo 综合征是由于 4 种负责降解硫酸乙酰肝素的酶中的一种酶缺乏而引起的一组类似的疾病。这些疾病在新生儿中的综合发病率为 1/70 000。虽然 MPS ⅢA 亚型是最严重的,与其他形式相比,其发病更早,进展更快并且存活时间更短,但 4 种非等位基因的表现形式在临床上无法区分。MPS ⅢB 亚型患者经常在 30 多岁甚至 40 多岁还能保持功能活动。MPS ⅢC 亚型和 MPS ⅢD 亚型也似乎存在临床异质性。临床特征通常出现在之前表现良好的 2~6 岁之间的儿童,正值准备开始上学的时候。通常表现为多动症、攻击性行为以及发育迟缓。虽然有多毛症、毛发粗化和轻度肝脾大的体征,但往往是轻度的。有时也出现腹泻、听力和视力损害以及癫痫发作[32]。患者一般身高正常,肘和膝可能存在关节活动度受限,但手不受累。年龄较大的儿童可能会出现轻微的面部粗糙,提示有 MPS ⅠH(Hurler 综合征)(图 15-1D)。

严重的智力衰退发生在 6~10 岁,而身体发育和体力却正常,这导致治疗困难。患者在 10~20 岁之间进展到完全丧失功能和死亡[2,11,16,35]。4 种 MPS Ⅲ亚型都是常染色体隐性遗传病。其中由缺乏 N- 磺基葡糖胺磺基水解酶引起的 MPS ⅢA 与 17q25.3 上 *SGSH* 基因的突变有关;MPS ⅢB 是由于染色体 17q21.2 上的 *NAGLU* 基因突变导致的 α-N- 乙酰氨基葡萄糖苷酶缺乏引起的;MPS ⅢC 是由于染色体 8p11.1 上的 *HGSNAT* 基因的突变引起的乙酰肝素 -α- 葡糖胺 -N- 乙酰转移酶缺乏引起的;MPS ⅢD 由于染色体 12q14.3 上的 *GNS* 基因突变导致 N- 乙酰葡糖胺 6- 硫酸酯酶缺乏引起的。在 MPS ⅢA 存在基因型 - 表型相关性证据,某些基因型预示着表型会更严重[32]。

治疗上主要以对症治疗和支持治疗为主。但早期诊断能为骨髓移植提供选择。酶替代疗法也是一种选择,但它无法穿过血脑屏障,因而不能阻止疾病的神经系统表现,所以不是可选的治疗方案。

MPS Ⅳ (Morquio 综合征)

Morquio 综合征分为 A、B 两个亚型,二者是由于不同的酶缺乏所致。最初认为 MPS ⅣA 属于重型而 MPS ⅣB 的属于轻型,但随后的报道指出 A、B 两个亚型均可有不同程度的严重性。因此在 ⅣA 和 ⅣB 两个亚型中都会出现轻型,特征表现为身材正常、相对较轻的骨骼异常、轻微的角膜混浊以及没有典型的硫酸角质素尿排泄。通常情况下,较严重的特征表现是短躯干型侏儒症,脊柱进行性畸形,过度伸展的短颈,齿突发育不全,可能危及生命,但是智力发育正常。这些骨骼异常是黏多糖贮积症的非典型表现,患者在第二年开始出现明显的漏斗胸合并脊柱后凸以及胸椎后凸侧弯。腰椎往往出现驼背样后凸。患者可能出现过度的腕关节运动,但是大关节尤其是髋关节和膝关节的活动度有时会降低,偶可发生于肘关节。腕关节变大且手指及手会出现尺侧偏移。角膜出现弥散性混浊。N- 乙酰半乳糖 -6- 硫酸酯酶缺乏的 Morquio 综合征 A 型患者会出现牙齿异常,表现为牙冠变色、牙釉质稀薄且易于剥落,从而使得易患龋齿。与此相反,β- 半乳糖苷酶缺乏的 Morquio 综合征 B 型患者没有牙齿异常。这可作为两种亚型的临床鉴别[2,8,16,35]。

Morquio 综合征 ⅣA 型是由于染色体 16q24.3 上的 *GALNS* 基因突变导致 N- 乙酰半乳糖 -6- 硫酸酯酶缺乏。而 Morquio 综合征 ⅣB 型是与染色体 3p22.3 上的 *GLB1* 基因突变导致 β- 半乳糖苷酶缺乏有关。两种亚型皆表现为尿液中硫酸角质素排泄增加,在新生儿中发病率约为 1/100 000。

MPS Ⅵ (Maroteaux-Lamy 综合征)

Maroteaux-Lamy 综合征是由于缺乏芳香基硫酸酯酶 B(N- 乙酰半乳糖 -4- 硫酸酯酶),从而导致体内硫酸皮肤素和硫酸软骨素蓄积。MPS Ⅵ 是由于染色体 5q14.1 上 *ARSB* 基因突变所致的常染色体隐性遗传病。

MPS Ⅵ 的严重程度表现各异。尽管大部分症状在重型中出现在 1-3 岁,中间型患者出现在儿童后期,轻型患者出现在 20 岁左右,但是在重型中,出生时可能就有大头畸形和胸部凸出表现,重型患者表现为典型的身材矮小症,病情进展迅速,可导致严重的残疾,面容粗糙,典型的"蜷缩"姿态,头部过伸,臀部和膝屈曲,严重的骨骼异常,角膜薄翳,听力损失,以及严重的可致患者青春期死亡的心肌疾病(图 15-1E)。6 岁后常出现肝大,大约 50% 患者可出现脾大。智力障碍不是 Maroteaux-Lamy 综合征的特征表现。轻型患者中偶可达到正常的成人身高,不能一概而论,但是大部分都比 Scheie 综合征的患者矮小。许多患者在 7、8 岁时身高停止生长。

一些治疗方法包括支持疗法,以及针对基础酶缺乏的酶替代疗法、造血干细胞移植,都是旨在提高患者生活质量,延缓疾病进程,并最小化对组织和器官不可逆损伤。对症治疗则运用外科手段和其他方法,例如物理治疗,以减轻 MPS Ⅵ 的最严重的影响,并可作为疾病治疗的一部分与酶替代或干细胞移植一起使用。

MPS Ⅶ (Sly 综合征)

严重的新生儿型 Sly 综合征(Ⅰ型)是包括黏多糖贮积症在内的为数不多的溶酶体贮积症之一,患儿一出生即可识别。表现为肝脾大、胎儿水肿并在出生后几个月内出现呼吸停止。在这种 MPS 紊乱中,和其他许多类型一样,表型多样化。第一个被诊断为此种亚型的患者属于较轻的表现型(婴儿型),特征表现提示符合 Hurler 综合征的诊断或 Hunter 综合征中更为严重的类型。鼻梁扁平、嘴唇厚实、眼距增宽,鼻孔前倾以及牙槽突明显,这些面部特征符合 Hurler 综合征。新生儿型患者可见角膜明显混浊,但在较轻型患者中并不十分明显。较轻型患者表现为非进行性的智力障碍。重型新生儿型可能是 Sly 综合征中最常见的类型,表现为智力减退。新生儿型临床表现也存在异质性,从有宫内死亡到轻微或无胎儿水肿之间均可见。MSP Ⅶ 患者的母亲通常有多次自发性流产史[2,8,16,35]。

如在其他黏多糖贮积症中一样,在婴幼儿期(青少年型)以外的患者中,临床表型也呈现多样化。许多重型患者有典型的 Hurler 样症状,肝大、腹股沟和 / 或脐疝、生长发育迟缓、中度骨骼异常以及幼时反复发作的肺部感染。角膜混浊呈现多样化,和其他更加严重的类型相比,患者在少年期几乎很少或没有多发性骨发育不良。4 岁以后发病的轻度少年型患者可具有正常的智力[2,8,16,35]。

MPS Ⅶ 是由于 β- 葡糖苷酸酶缺乏导致硫酸乙酰肝素、硫酸皮肤素、4,6- 硫酸软骨素在体内蓄积的常染色体隐性遗传病。它和染色体 7q11.21 上的 *GUSB* 基因突变有关,新生儿发病率大约在 1/250 000。

MPS Ⅸ (透明质酸酶缺乏症)
hyaluronidase defficiency

目前仅有 1 例患者被发现是透明质酸酶缺乏症。这名患者表现为身材矮小症、关节活动以及智力正常。她的关节内有双侧结节性软组织肿块,呈周期性肿胀并在 3 天内消退。她有轻微的面部畸形特征,有反复发作的中耳炎病史,同时 X 线片显示多发性关节内软组织肿块和髋臼损害,这些特征显然是由于软骨和滑膜液内高浓度透明质酸蓄积所致[19]。这个疾病主要是因为染色体 3p21.3 上的 *HYAL1* 基因突变,从而导致透明质酸蓄积。

所有形式的黏多糖贮积症
all forms of mucopolysaccharidoses

听觉系统:所有类型的黏多糖贮积症患者,典型的传导性听力损失很可能是由于反复发作的上呼吸道感染和频发的分泌性中耳炎所导致[28]。但是,很多患者也出现感音神经性听力损失。随着葡萄糖胺聚糖的累积,患者的听性脑干反应表现出一种非特异性的异常,认为是中耳、耳蜗、听神经和低位脑干的联合病理改变所导致的[16]。使用压力平衡管(PE 管),尤其是那些设计成可以永久植入的 PE 管,对于这些患者的传导性听力损失能有显著的益处。助听器则有助于对抗传导性和感音神经性的听力损失[16,35]。

大多数病情最严重的黏多糖贮积症患者,例如 MPS ⅠH 型(Hurler 综合征)患者,会因为频繁发作的分泌性中耳炎,而继发某些形式的传导性听力损失。Komura 等发现患者的病理改变几乎都局限在中耳[13]。研究者推断,除了一些内耳

道蛛网膜的增生性病变,这些传导性听力损失绝大部分都是因为中耳炎和听小骨连接不良造成的。Kelemen 描述,乳突气房内充满了网状组织和高柱状乳头瘤状中耳黏膜细胞,如图 15-1 的 F 和 G 所示[10]。然而,也有一些患者会出现感音神经性听力损失。Friedmann 等[6]和 Schachern 等[27]描述了含糖胺聚糖细胞 Hurler 综合征患者的颞骨病理改变。血管周围被类似于耳硬化所见的类骨样组织包围。镫骨被破坏,覆盖着增厚的黏膜和肉芽组织。螺旋器退化,前庭膜和盖膜表面出血。前庭蜗神经被大的空泡细胞破坏。这样的病理变化揭示了 Hurler 综合征病例中出现既有传导性又有感音神经性的混合性听力损失的病因。毛细胞的功能障碍也与此相关[2,6,12,27]。

Ruckenstein 和他的同事在 Hurler-Scheie 综合征(ⅠH/S 型黏多糖贮积症)的患者身上也观察到了类似的耳鼻咽喉科表现[24]。对于 ⅠS 型黏多糖贮积症(Scheie 综合征)的患者,听力损失可能部分归因于耳蜗病变,但可能是混合传导性和感音神经性的损失,不太可能是极重度的[14,18,22]。Hunter 综合征的大部分患者会出现听力损失,一项研究发现只有 16% 的患者听力正常,其余患者出现从轻度(24%)、中度(31%)、重度(22%)到极重度(7%)不等的听力损失。在幼儿 Hunter 综合征患者中传导性听力损失最为常见,随着时间推移会出现感音神经性听力损失,因此大多数患者是混合性听力损失。尽管如此,也有大约 25% 的 Hunter 综合征患者是单纯的感音神经性听力损失[9]。

Fujitani 等[7]发现,糖胺聚糖在咽扁桃体中的累积会导致传导性的听力损失。对于这些患者,推荐采用腺样体切除术治疗。Peck 报道,即使在鼓膜切开术后,传导性听力损失也持续存在[21]。Wolff 证明了锤骨和砧骨之间没有关节腔,但是没有描述典型的耳硬化的特征[37]。她在蜗窗发现了不规则的骨结节和其他改变,使人联想到 Keleman 关于 Hurler 综合征的报道。Zechner 发现中耳黏膜水肿、胞浆有泡沫感、PAS 染色阳性[39]。锤骨和砧骨形状不变,但它们还有大量的充血骨髓,镫骨似乎是正常的。在前庭窗和蜗窗旁发现了明显的耳硬化病灶,螺旋器是正常的。在螺旋和前庭神经节内也发现了胞浆有泡沫感的、PAS 染色阳性的细胞。这样的病理变化清楚

地揭示这些患者出现混合性听力损失的原因。

在以往报道中，MPS Ⅲ 和听力损失很少相关联。Spranger 仅在 10 个患者中的一个身上发现了这种情况[30,31]；在 Rampini 的研究中[22]，8 个患者中仅有 2 至 3 人出现听力损失，在 Ruckenstein 的研究中，8 名患者中仅有 2 人出现听力损失[24]。最新的观点是，听力损失在中度到重度患者中可能相当普遍[20]。听力损失出现在 6~7 岁且呈进行性进展，与智力障碍相似。这些患者由于攻击性强且配合度差，使得听力检测困难，因此难以研究。

在 Morquio 综合征的患者中，听力损失通常开始于青春期，呈进行性，几乎普遍存在于存活超过 20 岁以上的患者中。可以为传导性听力损失、混合性听力损失或神经性听力损失。由于有慢性中耳疾病，传导性听力损失的发生不足为奇[2,11,23,24,26,34,35]。

约有 25% 的 MPS Ⅵ（Maroteaux 综合征）的患者表现出传导性或混合性听力损失，发病年龄介于 6~8 岁之间，且主要由反复发作的中耳炎所导致[2,20,31,33]。

MPS Ⅶ（Sly 综合征）病情较轻的患者，可存活至青春期并发展为轻度感音神经性听力损失[35]。MPS Ⅶ 并发的病理学已经在该疾病的小鼠模型中被更好的研究。Berry 等发现外耳道堵塞、严重的中耳炎、听小骨关节移位现象，这些都能导致传导性听力损失[1]。此外，还存在毛细胞损伤和溶酶体蓄积，这些能导致神经性听力损失。通过这些动物模型，Kyle 等得以证明使用基因转移可以彻底校正完全的 β-葡萄糖醛酸酶缺乏[15]。此外，在同一动物模型中，应用听性脑干反应技术证实了 MPS Ⅶ 小鼠骨髓移植后听力损失的减轻。这种治疗能减少中耳鼓膜增厚和匙突变形，能长期改善听觉功能[25]。最后，使用腺相关病毒（AAV）介导的新生儿基因转移，Daly 等[4]证明与未处理的突变体同胞相比，治疗小鼠的存活率和听觉功能能得到改善。

MPS Ⅸ（透明质酸缺陷）的患者仅有 1 例，在 14 岁时，她有频繁发生中耳炎后出现听力损失的病史[19]。

尽管听力损失的发生频率增加，但必须权衡对这类患者实行外科手术干预的决策与麻醉风险，它与心脏疾病、气道狭窄和巨舌症等因素相关[17,29,36]。

前庭系统：对一名 MPS Ⅱ（Hunter 综合征）患者进行研究发现其双侧前庭功能减退，另一名 MPS Ⅳ（Morquio 综合征）患者的也报道过有眼震电图发现。

酶缺陷：每一种不同的黏多糖贮积症其具体的溶酶体酶缺乏总结如表 15-1。

尿黏多糖：不同的酶缺陷导致各种形式和数量的黏多糖（GAG）降解产物的排泄。一般来说，未能降解的硫酸肝素在体内蓄积会导致智力障碍和骨骼影响。皮肤素、软骨素、硫酸角质素降解失常导致间充质效应。硫酸角质素会破坏骨骼生长且对其他组织也会产生影响，但仅在 Morquio 综合征患者中产生，尤其在童年时期易发生[30,35]。不同黏多糖贮积症尿液中的 GAG 总结如表 15-1。

遗传学：除 MPS Ⅱ（Hunter 综合征）是 X 连锁外，其余所有的 MPS 酶缺乏都是常染色体隐性遗传，每一个黏多糖贮积症的相关基因都已被定位，都可以行 DNA 诊断，其中几种已经能行产前诊断。

诊断：利用外周血白细胞、皮肤成纤维细胞或淋巴细胞，有可能通过特定的酶测定，确定每一种黏多糖贮积症的临床印象，可以抽取羊水细胞来做产前诊断，在某些情况下，也可以提取绒毛膜绒毛。

经典的黏多糖贮积症的临床鉴别相对简单，MPS Ⅰ H（Hurler 综合征）和 MPS Ⅱ（Hunter 综合征）患者出生时是正常的，但随后出现智力障碍、身材矮小、粗糙外貌、器官肥大、关节活动受限，且 MPS Ⅰ H 患者，常有角膜混浊。Hunter 综合征患者常出现严重的腹泻，但无角膜混浊，背部、上臂、胸部、外侧大腿皮肤可有结节样损伤，这是在所有 MPS 综合征中罕见的[16,30]。MPS Ⅵ（Maroteaux-Lamy 综合征）患者智力正常但是角膜混浊。非致死性的婴儿型 MPS Ⅶ（Sly 综合征）与 Hurler 综合征相似，具有身材矮小、内脏肥大、骨发育不良、智力发育迟缓，尤其是在言语方面[35]。

临床上黏寡糖贮积症最容易与黏多糖贮积症相混淆。黏寡糖贮积症主要是寡糖而不是酸性糖胺聚糖过量贮积。

小结：黏多糖贮积症代表了由于溶酶体酶缺

乏伴体内糖胺聚糖排泄增加和过度蓄积的一组疾病,结果导致器官和组织病理改变增加。除了MPS Ⅱ(Hunter 综合征,X 连锁)之外的所有黏多糖贮积症都是常染色体隐性遗传,都在生物化学和分子生物学存在区别,贮积和分泌特定的糖胺聚糖,并存在不同的酶缺乏。所有的黏多糖贮积症都会出现不同类型和程度的听力损失。

参考文献

1. Berry CL et al. Pathology of the ear in murine mucopolysaccharidosis type VII. Morphologic correlates of hearing loss. *Lab Invest.* 1994;71:438–445.
2. Bredenkamp JK et al. Otolaryngologic manifestations of the mucopolysaccharidoses. *Ann Otol Rhinol Laryngol.* 1992;101:472–478.
3. Cho Y-S et al. Otologic manifestations of Hunter syndrome and their relationship with speech development. *Audiol Neurotol.* 2008;13:206–212.
4. Daly TM et al. Prevention of systemic clinical disease in MPS VII mice following AAV-mediated neonatal gene transfer. *Gene Ther.* 2001;8:1291–1298.
5. Fallis NF et al. A case of polydystrophic dwarfism with urinary excretion of dermatan sulfate and heparan sulfate. *J Clin Endocrinol Metab.* 1968;28:26–33.
6. Friedmann IE et al. Histopathological studies of the temporal bones in Hurler's disease [mucopolysaccharidosis (MPS) IH]. *J Laryngol Otol.* 1985;99:29–41.
7. Fujitani TA et al. Pathological and biochemical study in the adenoid of mucopolysaccharidosis II. *Int J Pediatr Otorhinolaryngol.* 1985;10:205–212.
8. Hopwood JJ, Morris CP. The mucopolysaccharidoses. Diagnosis, molecular genetics and treatment. *Mol Biol Med.* 1990;7:381–404.
9. Keilmann A et al. Hearing loss in patients with mucopolysaccharidosis II. Data from HOS—the Hunter outcome study. *J Inherit Metab Dis.* 2012;35:343–353.
10. Kelemen G. Hurler's syndrome and the hearing organ. *J Laryngol Otol.* 1966;80:791–803.
11. Kelemen, G. Morquio's disease and the hearing organ. *ORL J Otorhinolaryngol Relat Spec.* 1977;39:233–240.
12. Kittel G. [Pfaundler-Hurler disease, or gargoylism, from the otorhinolaryngological aspect.] *Z Laryngol Rhinol Otol.* 1963;42:206–217.
13. Komura Y et al. ABR and temporal bone pathology in Hurler's disease. *Int J Pediatr Otorhinolaryngol.* 1998;43:179–188.
14. Koskenoja M, Suvanto E. Gargoylism: report of adult form with glaucoma in two sisters. *Acta Ophthalmol (Copenh).* 1959;37:234–240.
15. Kyle JW. Correction of murine mucopolysaccharidosis VII by a human beta-glucuronidase transgene. *Proc Natl Acad Sci USA.* 1990;87:3914–3918.
16. Leroy JG, Crocker AC. Clinical definition of the Hurler-Hunter phenotypes. A review of 50 patients. *Am J Dis Child.* 1966;112:518–530.
17. Motamed M et al. Treatment of otitis media with effusion in children with mucopolysaccharidoses. *Int J Pediatr Otorhinolaryngol.* 2000;53:121–122.
18. Murray JF. Pulmonary disability in the Hurler syndrome (lipochondrodystrophy): a study of two cases. *N Engl J Med.* 1959;261:378–382.
19. Natowicz MR et al. Clinical and biochemical manifestations of hyaluronidase deficiency. *N Engl J Med.* 1996;335:1029–1033.
20. Neufeld EF, Muenzer J. The mucopolysaccharidoses. In: Valle et al, eds. *The Online Metabolic and Molecular Bases of Inherited Disease,* http://www.ommbid.com/Chapt. 136. Last accessed 3/4/2013
21. Peck JE. Hearing loss in Hunter's syndrome—mucopolysaccharidosis II. *Ear Hear.* 1984;5:243–246.
22. Rampini S. [The Sanfilippo syndrome (polydystrophic oligophrenia, HS-mucopolysaccharidosis). Report on 8 cases and review of the literature]. *Helv Paediatr Acta.* 1969;24:55–91.
23. Riedner ED, Levin LS. Hearing patterns in Morquio's syndrome (mucopolysaccharidosis IV). *Arch Otolaryngol.* 1977;103:518–520.
24. Ruckenstein MJ et al. The management of otolaryngological problems in the mucopolysaccharidoses: a retrospective review. *J Otolaryngol.* 1991;20:177–183.
25. Sands MS et al. Syngeneic bone marrow transplantation reduces the hearing loss associated with murine mucopolysaccharidosis type VII. *Blood.* 1995;86:2033–2040.
26. Sataloff RT et al. Morquio's syndrome. *Am J Otol.* 1987;8:443–449.
27. Schachern P. Mucopolysaccharidosis I-H (Hurler's syndrome) and human temporal bone histopathology. *Ann Otol Rhinol.* 1980;93:65–69.
28. Schleier EH, Streubel G. [Phoniatric aspects of children with mucopolysaccharidosis.] *Folia Phoniatr (Basel).* 1976;28:65–72.
29. Simmons MA et al. Otorhinolaryngological manifestations of the mucopolysaccharidoses. *Int J Pediatr Otorhinolaryngol.* 2005;69:589–595.
30. Spranger, J. *Mucopolysaccharidoses.* New York, Churchill Livingstone, 1996
31. Spranger J et al. [HS-mucopolysaccharidosis of Sanfilippo (polydystrophic oligophrenia). A report on 10 patients]. *Z Kinderheilkd.* 1967;101:71–84.
32. Valstar MJ et al. Mucopolysaccharidosis type IIIA: Clinical spectrum and genotype–phenotype correlations. *Ann Neurol* 68:876–887. 2010.
33. Vogler CM et al. Murine mucopolysaccharidosis type VII: the impact of therapies on the clinical course and pathology in a murine model of lysosomal storage disease. *J Inherit Metab Dis.* 1998;21:575–586.
34. Von Noorden GK et al. Ocular findings in Morquio-Ullrich's disease. With report of two cases. *Arch Ophthalmol.* 1960;64:585–591.
35. Whitley CB. *The mucopolysaccharidoses.* St. Louis, MO: C.V. Mosby; 1993.
36. Wold SM et al. Role of the pediatric otolaryngologist in diagnosis and management of children with mucopolysaccharidoses. *Int J Pediatr Otorhinolaryngol.* 2010;74:27–31.
37. Wolff D. Microscopic study of temporal bones in dysostosis multiplex (gargoylism). *Laryngoscope.* 1942;52:218–222.
38. Young ID, Harper PS. Mild form of Hunter's syndrome: clinical delineation based on 31 cases. *Arch Dis Child.* 1982;57:828–836.
39. Zechner G, Moser M. Otosclerosis and mucopolysaccharidosis. *Acta Otolaryngol.* 1987;103:384–386.

寡糖贮积症、神经节苷脂贮积症、黏脂贮积症和脂肪沉积
oligosaccharidoses, gangliosidoses, mucolipidoses, and lipidoses

α- 甘露糖苷贮积症
α-mannosidosis

Öckerman 在 1967 年首次报道了这种溶酶体贮积症——α- 甘露糖苷贮积症[12,21,26,32],并从那以后,这种疾病被认为至少有两种主要的类型:一种是严重型,伴有肝大和严重感染导致早期死亡;另一种是轻型,以智力障碍、听力损失为特征,可存活至成年期。

临床特点:和其他溶酶体贮积症一样,α- 甘露糖苷贮积症患者的症状严重程度不一,包含了从围产期致死型(表现为胎儿流产)到无症状或

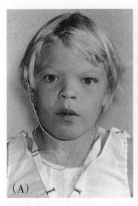 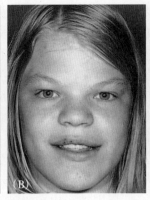 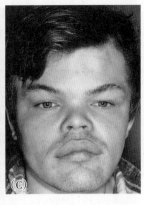

图 15-2　甘露糖苷贮积症
(A~C) 注意 6 岁、11 岁、18 岁的兄弟姐妹的容貌逐渐变粗

症状较轻的成年期发病型[6-8,12,15,22,26]。已经提出了至少 3 种临床类型 (轻、中、重度)。1 型或轻型多在 10 岁后可临床诊断，表现为进展缓慢的肌病，没有骨骼异常。2 型是最常见的一型，多在 10 岁前就可临床诊断的中度类型，表现为进展缓慢的肌病，但合并有骨骼异常。3 型是最严重的一型，呈进行性进展，因原发中枢神经系统受累或感染导致早期死亡[4-6]。几乎所有的患者都有不同程度的智力障碍，这在 2 型患者中进展最慢，多发性骨发育不良和面部粗化也一样。面容粗化包括宽大鼻、塌鼻梁、眼距过宽、眉弓突出、明显的下颌和前额，以及巨舌，这些表现跟 MPS-ⅠH 类似，但更轻一些[12] (图 15-2)。大多数患者的骨骼异常表现为颅盖骨变厚、卵圆形椎体压缩变扁，有时甚至会造成脊柱后凸[31]。还会出现肝大和疝气，25% 的患者会有特征性的眼部表现，包括轮辐状白内障和角膜混浊[1,3,17,18]。甚至在出生后的第 1 年就会发生反复的细菌感染 (被认为是白细胞趋化缺陷)。在 3 型的患者中，进行性精神衰退、肝脾大和骨发育不良进展迅速，通常造成患者在 3~10 岁内死亡[6,8,9,25,31]。其他表现可能还包括全血细胞减少[30]、脑积水、痉挛性截瘫和破坏性滑膜炎[10]。在 15 岁以上的患者中，25% 会出现谵妄、幻觉、焦虑等精神症状[20]。头部 MRI 显示有骨骼改变、小脑萎缩和脑白质信号改变。有报道指出可能还有 IgG 水平的下降，以及心电图 PR 间期缩短[31]。

听觉系统：高频感音神经性听力损失发生在所有类型的 α-甘露糖苷贮积症患者中，并且一般是非进展性的，部分传导性，部分感音神经性[2,3,8-11,16,19,24,25,27]。有些患者可能有典型的中耳积液的早期耳部感染，可能是由于免疫缺陷和颅骨骨骼异常造成咽鼓管闭合的结果。如果在婴幼儿时期不及时治疗，听力下降还会影响言语和认知功能。

实验室检查：有意义的实验室检查结果是在几乎所有 α-甘露糖苷贮积症患者外周血细胞和骨髓淋巴细胞内见到空泡[2,31]。薄层色谱分析可在尿中检测到几种富含甘露糖的寡糖含量升高[3,6]。血清中多萜醇水平升高可作为一个有用的监测指标，但它不是特异性指标，也可见于天冬氨葡糖氨尿症的患者中[31]。确诊有赖于在白细胞、纤维细胞、培养的羊水细胞或者绒毛膜中检测到 α-甘露糖苷酶水平降低[28,29]。

遗传学：在大概 25% 近亲结婚的夫妻中证实该病为常染色体隐性遗传，新生儿发病率 <1/500 000。如前所述，临床表现具有异质性，家族内变异也值得考虑[21]。编码溶酶体 α-D-甘露糖苷酶的 MAN2B1 基因位于染色体 19p13.2 上[13,14,23]。

鉴别诊断：其他相关贮积症也应考虑，特别是黏多糖贮积症和其他寡糖贮积症、天冬氨葡糖氨尿症。

参考文献

1. Arbisser AI et al. Ocular findings in mannosidosis. *Am J Ophthalmol.* 1976;82:465–471.
2. Autio S et al. The clinical course of mannosidosis. *Ann Clin Res.* 1982;14:93–97.
3. Autio S et al. Mannosidosis: clinical, fine-structural and biochemical findings in three cases. *Acta Paediatr Scand.* 1973;62:555–565.
4. Aylesworth AS. Mannosidoses: phenotype of a severely affected child and characterization of a-mannosidase activity in cultured fibroblasts from the patient and his parents. *J Pediatr.* 1976;88:814–818.
5. Bach GG et al. A new variant of mannosidosis with increased residual enzymatic activity and mild clinical manifestation. *Pediatr Res.* 1978;12:1010–1015.
6. Bennett JK. Clinical and biochemical analysis of two families with type I and type II mannosidosis. *Am J Med Genet.* 1995;55:21–26.
7. Berg TH et al. Spectrum of mutations in alpha-mannosidosis. *Am J*

Hum Genet. 1999;64:77–88.

8. Booth CW et al. Mannosidosis: clinical and biochemical studies in a family of affected adolescents and adults. *J Pediatr.* 1976;88: 821–824.

9. Desnick RJ et al. Mannosidosis: clinical, morphologic, immunologic, and biochemical studies. *Pediatr Res.* 1976;10:985–996.

10. Eckhoff DG, Garlock JS. Severe destructive polyarthropathy in association with a metabolic storage disease. A case report. *J Bone Joint Surg Am.* 1992;74:1257–1261.

11. Farriaux JP, Fontaine GF. [Mannosidosis: a simple diagnosis.] *Arch Fr Pediatr.* 1976;33:11–22.

12. Jansen PH et al. Mannosidosis: a study of two patients, presenting clinical heterogeneity. *Clin Neurol Neurosurg.* 1987;89:185–192.

13. Kaneda Y et al. Regional assignment of five genes on human chromosome 19. *Chromosoma.* 1987;95:8–12.

14. Khan JM, Ranganathan S. A multi-species comparative structural bioinformatics analysis of inherited mutations in α-D-mannosidase reveals strong genotype–phenotype correlation. *BMC Genomics.* 2009;10(Suppl 3):533.

15. Kistler JP et al. Mannosidosis. New clinical presentation, enzyme studied, and carbohydrate analysis. *Arch Neurol.* 1977;34:45–51.

16. Kraft E, Zorowka P. Pädaudiologisch-phoniatrische Aspekte der Mannosidose. *HNO.* 1990;38:99–101.

17. Kuellman B. Mannosidosis: a clinical and histopathologic study. *J Pediatr.* 1969;75:366–370.

18. Letson RD, Desnick RJ. Punctate lenticular opacities in type II mannosidosis. *Am J Ophthalmol.* 1978;85:218–224.

19. Loeb HM et al. Clinical, biochemical and ultrastructural studies of an atypical form of mucopolysaccharidosis. *Acta Paediatr Scand.* 1969;58:220–228.

20. Malm D et al. Psychiatric symptoms in alpha-mannosidosis. *J Intellect Disabil Res.* 2005;49:865–871.

21. Mitchell ML et al. Mannosidosis: two brothers with different degrees of disease severity. *Clin Genet.* 1981;20:191–202.

22. Montgomery TR et al. Mannosidosis in an adult. *Johns Hopkins Med J.* 1982;151:113–121.

23. Nebes VL, Schmidt MC. Human lysosomal alpha-mannosidase: isolation and nucleotide sequence of the full-length cDNA. *Biochem Biophys Res Commun.* 1994;200:239–245.

24. Noll RB et al. Follow-up of language and cognitive development in patients with mannosidosis. *Arch Neurol.* 1986;43:157–159.

25. Noll RB et al. Long-term follow-up of biochemical and cognitive functioning in patients with mannosidosis. *Arch Neurol.* 1989;46: 507–509.

26. Patton MA et al. Mannosidosis in two brothers: prolonged survival in the severe phenotype. *Clin Genet.* 1982;22:284–289.

27. Perelman R. Mannosidose associée à l'absence d'alpha-l-antitrypsine. [Mannosidosis associated with alpha-1-antitrypsin deficiency.] *Ann Pédiatr.* 1975;22:385–396.

28. Petushkova NA. First-trimester diagnosis of an unusual case of alpha-mannosidosis. *Prenat Diagn.* 1991;11:279–283.

29. Poenaru LS et al. Antenatal diagnosis in three pregnancies at risk for mannosidosis. *Clin Genet.* 1979;16:428–432.

30. Press OW et al. Pancytopenia in mannosidosis. *Arch Intern Med.* 1983;143:1266–1268.

31. Thomas GH. Disorders of glycoprotein degradation: *a*-mannosidosis, *b*-mannosidosis, fucosidosis and sialidosis. In: Valle D et al., eds. *The Online Metabolic and Molecular Bases of Inherited Disease,* http://www.ommbid.com/. chapt. 140. Last accessed 3/4/201332. Vidgoff JE et al. Mannosidosis in three brothers—a review of the literature. *Medicine (Baltimore).* 1977;56:335–348.

β-甘露糖苷贮积症
β-mannosidosis

临床特征：Jones 和 Dawson[5]首次在山羊中发现 β-甘露糖苷酶缺乏，可导致严重的神经系统疾患、极重度听力损失及由中枢神经系统髓鞘形成不良导致的早期死亡。研究发现，与其他动物的 β-甘露糖苷酶缺乏模型相比，人类患者均为完全的 β-甘露糖苷酶缺乏，但临床症状却较轻[14]。β-甘露糖苷贮积症的症状体征严重程度跨度较大，发病年龄从婴儿期到青少年期[1]。几乎所有的患者均有智力障碍，部分有运动迟缓和癫痫。患者可能极度内向，有抑郁症倾向或其他行为异常，如多动症、冲动行为、攻击行为等[6,10,12,14]。在这些患者中，发生呼吸道感染、耳部感染、听力损失、言语障碍、吞咽困难、肌张力减退、血管角化瘤、周围神经病变的风险增高[8,12,14]。提示溶酶体贮积症的特征性表现，如面部粗糙很少发生，肝脾大、角膜薄翳、多发性骨骼发育不全和淋巴细胞空泡等在 β-甘露糖苷贮积症患者中也没有报道，除了 1 例同时患 Sanfilippo A 型黏多糖贮积症的患者[14]。轻型的、非典型的表型常导致此病漏诊。最严重的 1 例患者患有严重的四肢瘫痪，在 12 个月时发生癫痫，并在 15 个月时死亡[3]。而患此病较轻型的两兄弟一直存活到成人期，除类似 Fabry 病的智力障碍、血管角化瘤症状外，几乎无其他临床表现[2]。脑部 CT 扫描通常正常，但最重型的患者可有脑部萎缩[3]。少数患者临床表现有异质性，这种情况可在家系中及家系间出现。最新的对特定突变的研究表明，部分表型与基因型相关，尤其与听力损失相关。例如纯合的人类基因无效突变与听力损失特异相关[1]。

听觉系统：光镜、电镜下耳的改变，在人 β-甘露糖苷贮积症中较轻，而在努比亚山羊模型中较重[11]。β 甘露糖苷贮积症患者不但上、下呼吸道均易感染，且易感染耳部[14]，62% 的患者发生轻到中度的感音神经性听力损失[1,3,4,6,8-10,14-16]。

实验室检查：利用薄层层析法分析患者尿液，结果显示 β 甘露糖苷贮积症患者尿中低聚糖水平异常。标准的低聚糖检查方法可能会导致假阴性结果，但有一种新的高效液相色谱仪（HPLC）可以发现低聚糖异常[13]。

检测白细胞或成纤维细胞中 β 甘露糖苷酶提供了更明确的诊断依据[10,14]。另外，培养羊水细胞和绒毛膜细胞可以进行产前诊断，正常或杂合程度提示胎儿的患病风险程度[7,15]。

遗传学：β-甘露糖苷贮积症为常染色体隐性遗传性疾病，是由定位于染色体 4q24 上的 *MANBA* 基因突变引起。*MANBA* 基因负责编码 β-甘露糖苷酶，该酶参与低聚糖的分解代谢[1]。

参考文献

1. Bedilu RK et al. Variable clinical presentation of lysosomal beta-mannosidosis in patients with null mutations. *Mol Genet Metab.* 2002;77:282–290.
2. Cooper A. Human b-mannosidase deficiency. *N Engl J Med.* 1986; 315:1231.
3. Cooper A. B-mannosidase deficiency in a female infant with epileptic encephalopathy. *J Inherit Metab Dis.* 1991;14:18–22.
4. Dorland LM et al. Beta-mannosidosis in two brothers with hearing loss. *J Inherit Metab Dis.* 1988;11(Suppl 2):255–258.
5. Jones MZ, Dawson G. Caprine beta-mannosidosis. Inherited deficiency of beta-D-mannosidase. *J Biol Chem.* 1981;256:5185–5188.
6. Kleijer WJ et al. Beta-mannosidase deficiency: heterogeneous manifestation in the first female patient and her brother. *J Inherit Metab Dis.* 1990;13:867–872.
7. Kleijer WJ et al. Prenatal analyses in a pregnancy at risk for beta-mannosidosis. *Prenat Diagn.* 1992;12:841–843.
8. Levade TD et al. Human beta-mannosidase deficiency associated with peripheral neuropathy. *Ann Neurol.* 1994;35:116–119.
9. Michelakakis HE et al. Phenotypic variability of mannosidosis type II: report of two Greek siblings. *Genet Couns.* 1992;3:195–199.
10. Poenaru LS et al. Human beta-mannosidosis: a 3-year-old boy with speech impairment and emotional instability. *Clin Genet.* 1992;41: 331–334.
11. Render JA et al. Otic pathology of caprine beta-mannosidosis. *Vet Pathol.* 1988;25:437–442.
12. Rodriguez-Serna M. Angiokeratoma corporis diffusum associated with b-mannosidase deficiency. *Arch Dermatol.* 1996;132: 1214–1222.
13. Sewell AC. *Urinary Oligosaccharides.* New York: Wiley-Liss; 1991.
14. Thomas GH. Disorders of glycoprotein degradation: a-mannosidosis, b-mannosidosis, fucosidosis and sialidosis. In: Valle D et al., eds. *The Online Metabolic and Molecular Bases of Inherited Disease,* http://www.ommbid.com/ chapt. 140. Last accessed 3/4/2013.
15. Wenger DA. Human b-mannosidase deficiency. *N Engl J Med.* 1986;315:1201–1205.
16. Wijburg H et al. Beta-mannosidosis and ethanolaminuria in a female patient. *Eur J Pediatr.* 1992;151:311.

天冬氨酸葡糖胺尿症
天冬氨酸葡糖胺酶缺乏
aspartylglucosaminuria [aspartylglucosaminidase(AGA)deficiency]

1967 年,Jenner 和 Pollitt[11]首次报道了天冬氨酸葡糖胺尿症,这是一种低聚糖贮积症,即糖蛋白衍生的天冬氨酸葡糖胺聚集在各种组织中引起的疾病。天冬氨酸葡糖胺尿症是一种溶酶体贮积症,由 N- 天冬氨酸 -β- 葡糖胺酶缺乏引起,这种酶的缺乏是由 4q34.3 上的 *AGU* 基因突变引起的,结果导致天冬氨酸介导的糖蛋白降解失败[3]。此病通常罕见,发病率 <1∶100 000,但在芬兰东部,儿童患病率可能为 1/3 643[13,14]。

婴儿及儿童临床表现通常以反复发作的腹泻及频繁的呼吸道感染为特征。发病早期常有脾大引起的腹部突出。所有患者均有进行性加重的智力障碍,20 岁时 IQ 只有 40 或更少,言语能力严重低下,35% 的患儿声音刺耳、声调成人化。50% 的患者常有间歇性发作的活动亢进、高应激性和 / 或攻击行为。常在儿童期就有笨拙步态和手部动作不协调的表现[3]。

本病患者面貌外形极为相似(图 15-3A、B)。儿童期即表现为鼻梁短而宽,且低平。鼻孔前倾,唇厚。约 50% 患者存在轻度的眼距过宽、内眦赘皮、晶状体结晶样混浊。面部皮肤,尤其是眼睑和面颊部皮肤有随年龄松弛的趋势。牙齿间距离加宽,约有一半的患者牙龈和舌肿大。

3 月龄以下的患儿中约 35% 有腹股沟疝和(或)脐疝。20% 的患者有肌张力减退。至少 75% 的患者有膝外翻。颅盖特征性增厚,头部为短头畸形;额窦缺如或者发育不良;椎骨轻度多发性骨发育不良;长骨、掌骨和趾骨皮质薄;脊柱后凸或脊柱侧弯和腹部凸出。生长迟缓只在 15 岁后出现,常见身材矮小症[3]。慢性关节炎相当常见,在患者及 *AGU* 基因携带者中均可出现[1]。

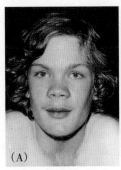
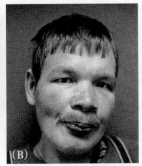
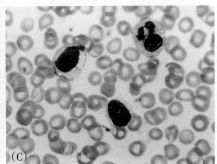

图 15-3　天冬氨酸葡糖胺尿症

(A,B)2 个无血缘关系的患者显示面部粗大。(C)在外周血涂片中的淋巴细胞空泡

[(A) 是由 R Stevenson,Greenwood,South Carolina 提供;(B) 由 S Autio,Helsinki,Finland 提供;

(C)引自:JN Isenberg and H Sharp,J Pediatr 86:713,1975]

在 75% 的患者中，约 5%~20% 的血淋巴细胞有空泡，约 50% 的患者有中性粒细胞减少症以及凝血酶原时间减少（图 15-3C）。

尽管因智力障碍造成评价困难，但已知约 50% 的患者有轻度到中度的听力损失。听力损失性质有传导性及感音神经性[4,5]。

遗传表现为常染色体隐性遗传。尽管此病在各种人群中均有发现[3,6-8,16-18]，但大多数都为芬兰人[15]。在芬兰东部约有 1/40 为杂合子[13,14]。杂合子可以被证实，产前诊断也成为可能[2,3]。可以依据血浆、白细胞、培养的皮肤纤维原细胞中天冬氨酸葡糖胺酶显著减少[9,10]，或者层析、电泳测量天冬氨酸葡糖胺含量[5,12] 而作出精确的诊断。

参考文献

1. Arvio MK et al. Carriers of the aspartylglucosaminuria genetic mutation and chronic arthritis. *Ann Rheum Dis*. 2002;61:180–181.
2. Aula PJ et al. Prenatal diagnosis and fetal pathology of aspartylglucosaminuria. *Am J Med Genet*. 1984;19:359–367.
3. Aula PJ. Aspartylglucosaminuria. In: Valle D, eds. *The Online Metabolic and Molecular Bases of Inherited Disease*, http://www.ommbid.com/ chapt. 141. Last accessed 3/4/2013.
4. Autio S. Aspartylglycosaminuria. Analysis of thirty-four patients. *J Ment Defic Res*. 1972;1:1–93.
5. Autio S. Aspartylglycosaminuria (AGU). Further aspects of its clinical picture, mode of inheritance, and epidemiology based on a series of 57 patients. *Ann Clin Res*. 1973;5:149–155.
6. Chitayat D et al. Aspartylglucosaminuria in a Puerto Rican family: additional features of a panethnic disorder. *Am J Med Genet*. 1988;31:527–532.
7. Gehler JA et al. Aspartylglycosaminuria in an Italian family: clinical and biochemical characteristics. *J Inherit Metab Dis*. 1981;4:229–230.
8. Hreidarsson S et al. Aspartylglucosaminuria in the United States. *Clin Genet*. 1983;23:427–435.
9. Isenberg JN, Sharp HL. Aspartylglucosaminuria: psychomotor retardation masquerading as a mucopolysaccharidosis. *J Pediatr*. 1975;86:713–717.
10. Isenberg JN, Sharp HL. Aspartylglucosaminuria: unique biochemical and ultrastructural characteristics. *Hum Pathol*. 1976;7:469–481.
11. Jenner FA, Pollitt RJ. Large quantities of 2-acetamido-1-(beta-l-aspartamido)-1,2-dideoxyglucose in the urine of mentally retarded siblings. *Biochem J*. 1967;103:48–49.
12. Maury CP, Palo J. N-Acetylglucosamine-asparagine levels in tissues of patients with aspartylglycosaminuria. *Clin Chim Acta*. 1980;108:293–299.
13. Mononen IN et al. Aspartylglycosaminuria in the Finnish population: identification of two point mutations in the heavy chain of glycoasparaginase. *Proc Natl Acad Sci USA*. 1991;88:2941–2945.
14. Mononen T et al. High prevalence of aspartylglycosaminuria among school-age children in eastern Finland. *Hum Genet*. 1991;87:266–268.
15. Palo J, Mattsson K. Eleven new cases of aspartylglucosaminuria. *J Ment Defic Res*. 1970;14:168–173.
16. Stevenson RE. Aspartylglucosaminuria. *Proc Greenwood Genet Ctr*. 1982;1:69–72.
17. Yoshida K et al. Two Japanese cases with aspartylglycosaminuria: clinical and morphological features. *Clin Genet*. 1991;40:318–325.
18. Ziegler R et al. [Aspartylglucosaminuria. Clinical description of 2 German patients.] *Monatsschr Kinderheilkd*. 1989;137:454–457.

神经氨酸酶缺乏症
唾液酸贮积症II型、黏脂贮积症I、唾液酸酶缺乏症
neuraminidase deficiency（sialidosis type II，mucolipidosis I，sialidase deficiency）

神经氨酸酶缺乏症是一种常染色体隐性遗传的溶酶体贮积症，是由 6p21.3 上的 NEU1 基因突变引起的。唾液酸贮积症的特点是渐进性的唾液酸糖肽类和低聚糖类的溶酶体堆积，进而导致与低聚糖和 / 或糖蛋白共价结合的唾液酸（N- 乙酰神经氨酸）的贮积和（或）分泌。唾液酸贮积症与唾液酸尿症不同在于游离的唾液酸的贮积和分泌，而不是结合的唾液酸，且唾液酸酶的活性是正常的或者增高的。唾液酸贮积症有两型，I 型和 II 型，II 型患者淋巴细胞、骨髓和胎盘泡沫细胞空泡化明显，I 型患者则没有这种表现。

由唾液酸酶缺乏造成的 I 型（又称"樱桃红点 - 肌阵挛综合征"）患者，发病年龄在 20~30 岁之前，面部出现红点、渐进性肌阵挛、共济失调、视力下降，而智力正常[1-3,6-13,15]。I 型患者没有畸形表现，但肌阵挛不易被药物控制，因此患者非常虚弱。发病可在儿童晚期，甚至发生在 20~30 岁，这时共济失调可能成为代表症状[1-3,6-13,15]。

II 型患者主要症状包括肌阵挛、樱桃红点、视力下降、共济失调、白内障、面部粗大、肝脾大、脊柱后凸、智力障碍（图 15-4）。II 型可以因出现症状的时间不同被细分为先天型和婴儿型（或者儿童型）[1,4,5,7-13,15]。患者病情严重程度范围宽泛，疾病渐进发展，包括类黏多糖贮积症表现，可以存活至 20 岁。

部分 II 型儿童患者有听力损失[2-11,13,15]。传导性[13,15]和混合性[3,6,8]听力损失均见报道。在小鼠进行的研究显示 Neu1 的缺乏导致内耳的溶酶体胞外分泌增强，从而导致听力损失[14]。

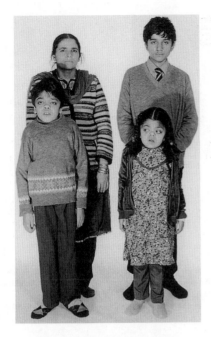

图 15-4　唾液酸贮积症Ⅱ型

2 例患病的巴基斯坦同胞,分别为 13 岁、12 岁,其母和 1 个 15 岁的哥哥正常

(引自:M King et al. Inherit Metabol Dis 1984;7:91)

参考文献

1. d'Azzo, A. Galactosialidosis. In: Valle D et al., eds. *The Online Metabolic and Molecular Bases of Inherited Disease*, http://www.ommbid.com/ chapt. 152.
2. Goldberg MF et al. Macular cherry-red spot, corneal clouding, and beta-galactosidase deficiency. Clinical, biochemical, and electron microscopic study of a new autosomal recessive storage disease. *Arch Intern Med.* 1971;128:387–398.
3. Kelly TE et al. Mucolipidosis I (acid neuraminidase deficiency). Three cases and delineation of the variability of the phenotype. *Am J Dis Child.* 1981;135:703–708.
4. King MF et al. Infantile type 2 sialidosis in a Pakistani family—a clinical and biochemical study. *J Inherit Metab Dis.* 1984;7:91–96.
5. Laver J et al. Infantile lethal neuraminidase deficiency (sialidosis). *Clin Genet.* 1983;23:97–101.
6. Louis JJ et al. [Case of mucolipidosis type I with a primary alpha-D-neuraminidase deficiency.] *J Genet Hum.* 1983;31:79–91.
7. Lowden JA, O'Brien JS. Sialidosis: a review of human neuraminidase deficiency. *Am J Hum Genet.* 1979;31:1–18.
8. Maroteaux P. [Sialidosis due to alpha-2-6 neuraminidase deficiency: a heterogeneous group]. *Arch Fr Pediatr.* 1978;35:815–818.
9. Spranger J. Mucolipidosis I-a sialidosis. *Am J Med Genet.* 1977;1: 21–29.
10. Spranger J. Mucolipidosis I. Phenotype and nosology. *Perspect Inherit Metab Dis.* 1981;4:303–315.
11. Spranger J et al. [Lipomucopolysaccharidosis, A new storage disease.] *Z Kinderheilkd.* 1968;103:285–306.
12. Staalman CR, Bakker HD. Mucolipidosis I. Roentgenographic follow-up. *Skeletal Radiol.* 1984;12:153–161.
13. Winter RM et al. Sialidosis type 2 (acid neuraminidase deficiency): clinical and biochemical features of a further case. *Clin Genet.* 1980;18:203–210.
14. Wu X et al. Vacuolization and alterations of lysosomal membrane proteins in cochlear marginal cells contribute to hearing loss in neuraminidase 1-deficient mice. *Biochim Biophys Acta.* 2010;1802: 259–268.
15. Young ID et al. Neuraminidase deficiency: case report and review of the phenotype. *J Med Genet.* 1987;24:283–290.

Fabry 病
α- 半乳糖苷酶 A 缺乏症
Fabry disease(α-galactosidase A deficiency)

Fabry 病是一种 X 连锁隐性遗传疾病,临床表现多样,是由 α- 半乳糖苷酶 A——一种溶酶体酶缺乏造成的。位于染色体 Xq22 上的 *GLA* 基因突变可导致酶缺陷,引起各系统鞘糖酯、神经酰胺三聚己糖积聚,尤其是积聚在血管内皮、神经和平滑肌细胞的胞浆和溶酶体中[2,11]。这种疾病是系统性疾病,表现为渐进性的肾衰竭、心脏疾病、脑血管疾病、小纤维周围神经病变和皮肤损害[10,12]。使人虚弱的症状包括从儿童期就开始发作的、偶发的、难以忍受的指(趾)灼痛。

在男性患者中,渐进发展的内皮下糖脂沉积导致局部缺血以及梗死形成,引起主要的临床症状。其他心脏疾患包括高血压、心绞痛、心肌缺血或梗死,冠脉供血不足以及脑血管疾病[9]。几乎所有的男性患者均有冷热刺激和旋转反应减低[6]。皮肤的血管损害(血管角化瘤)较为典型,从儿童期开始出现并随年龄逐渐加重,皮肤表层毛细血管丛状扩张(图 15-5),脐到膝之间的皮肤最为密集。少汗症常见[2]。动脉瘤扩张,结膜和视网膜血管扭曲,还有特征性的角膜病均见报道。在全部的杂合子男性患者、80% 的女性携带者中,有角膜朦胧、条状涡旋。Fabry 白内障在杂合子的男性患者和某些杂合子女性患者中发生[2,7]。

在疾病早期,尿沉渣中出现管型、红细胞和脂质包含物,形成特异的双折射,即所谓"马耳他十字"。在 20~40 岁逐渐出现蛋白尿、晶体尿、肾功能逐渐衰退,进展期的氮质血症。

听觉表现:听力损失相对常见。Morgan 及其同事[6]在 7 例男性患者和 4 例女性携带者中发现了非综合征性听力损失。在 5 例年龄低于 30 岁的患者中有 3 人高频听力损失更为明显。Bird 和 Lagunoff 也报道了听力损失的存在[1]。听力损失是渐进发展的,大多数 50 岁以上的男性和 60 岁以上的女性听力损失较重,需要佩戴助听器[4]。50 岁以上的男性和 60 岁以上的女性至少有一半出现耳鸣。Fabry 病患者前庭功能障碍较正常人发生频繁,但此病听力损失发生略少[4,8]。

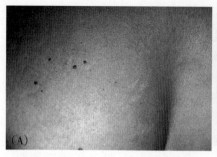
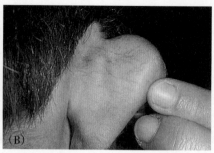

图 15-5　Fabry 病

(A)6 岁男性患者明显的耳部毛细血管扩张。(B)较大年龄患者有明显的血管瘤

[(A,B)引自：D Shelley et al., Dermatol. 1995；12：216，引自：J Kopp and R Schiffmann，New Engl J Med 2003；349：e20.]

虽然听力损失被认为主要发生在成人，但最近的研究发现约有 19% 的儿童(未满 18 岁)也存在听力损失[5]。

Schachern[12]记录了 2 例有耳科病史及感音神经性听力损失 Fabry 病患者的组织病理学特征，并证实有毛细胞丢失、螺旋韧带萎缩。对 Fabry 病男性患者的耳蜗功能进一步分析显示，有超过 50% 的评估患者有渐进的和 / 或突发性听力损失[3]。这组患者的听力损失与其脑血管病变和肾衰竭显著相关。

遗传学：早期报道认为该疾病为 X 连锁隐性遗传，然而，表现为女性杂合子是常见的，尽管表型是可变的，从无症状到严重的程度。

治疗：目前，酶替代疗法是 Fabry 病的标准治疗方法。通常每 2 周输注一次重组酶，可以维持正常的新陈代谢，阻止疾病的进展并预防潜在副作用的发生[13]。酶替代疗法在治疗听力损失，提高前庭功能方面的作用有比较稳定的效果[8,14]。

参考文献

1. Bird TD, Lagunoff D. Neurological manifestations of Fabry disease in female carriers. *Ann Neurol.* 1978；4:537–540.
2. Eng CM. *a*-galactosidase deficiency: Fabry disease. In: Valle D et al., eds. *The Online Metabolic and Molecular Bases of Inherited Disease*, .http://www.ommbid.com/, chapt. 150.
3. Germain DP et al. Patients affected with Fabry disease have an increased incidence of progressive hearing loss and sudden deafness: an investigation of twenty-two hemizygous male patients. *BMC Med Genet.* 2002；3:10.
4. Keilmann A et al. Fabry disease and the ear. In: *Fabry Disease: Perspectives from Five Years of FOS, chapter 25*. Oxford, England: Oxford PharmaGenesis; 2006.
5. Keilmann A et al. Ear symptoms in children with Fabry disease: data from the Fabry Outcome Survey. *J Inherit Metab Dis.* 2009；32:739–744.
6. Morgan SH et al. The neurological complications of Anderson-Fabry disease (alpha-galactosidase A deficiency)—investigation of symptomatic and presymptomatic patients. *Q J Med.* 1990；75:491–507.
7. O'Brien BD et al. Pathophysiologic and ultrastructural basis for intestinal symptoms in Fabry's disease. *Gastroenterology.* 1982；82(5 Pt 1):957–962.
8. Palla A et al. Vestibular and auditory deficits in Fabry disease and their response to enzyme replacement therapy. *J Neurol.* 2007；254:1433–1442.
9. Sakuraba H et al. Cardiovascular manifestations in Fabry's disease. A high incidence of mitral valve prolapse in hemizygotes and heterozygotes. *Clin Genet.* 1986；29:276–283.
10. Sakurai Y et al. Inner ear pathology of alpha-galactosidase A deficient mice, a model of Fabry disease. *Auris Nasus Larynx.* 2009；36:627–632.
11. Sakurai Y et al. The hearing status in 12 female and 15 male Japanese Fabry patients. *Auris Nasus Larynx.* 2009；36:627–632.
12. Scharchern PA. Otologic histopathology of Fabry's disease. *Ann Otol Rhinol Laryngol.* 1989；98:359–363.
13. Schiffmann RH et al. Weekly enzyme replacement therapy may slow decline of renal function in patients with Fabry disease who are on long-term biweekly dosing. *J Am Soc Nephrol.* 2007；18:1576–1583.
14. Sergi B et al. Inner ear involvement in Anderson-Fabry disease: long-term follow up during enzyme replacement therapy. *Acta Otorhinolaryngol Ital.* 2010；39:87–93.

N- 乙酰氨基半乳糖苷酶缺乏症
Kanzaki 病
N-acetylgalactosaminidase deficiency (Kanzaki disease)

Kanzaki 等[3]报道一类成年发病的疾病，典型症状是弥漫性躯体血管角化瘤、运动和感觉神经病、脑萎缩、伴有眩晕发作的感音神经性听力损失。

神经系统：其主要的神经系统表现形式是周围感觉神经病变，从最初的肌力下降到下肢肌肉麻痹。部分 MRI 显示轻度脑萎缩；因此中枢和周围神经系统均被累及[6]。另外，部分患者会有轻度的智力障碍[6]。

皮肤系统：弥漫性躯体血管角化首先出现在躯干下部，继而蔓延至躯干及四肢。这些病变也可出现在口腔黏膜。在成年期，这些病变会进一步发展[4,5]。

听觉系统：听力损失呈感音神经性，在成年期也会进一步发展。听力损失特点与梅尼埃病类似[5]。

实验室检查:部分患者尿液中唾液酸化低聚糖和 O- 聚糖分泌增多[1,5]。

病理学:在腓肠神经活检中发现轴索变性和有髓纤维密度降低。成纤维细胞培养明确了细胞质的空泡[3]。

遗传学:此病是常染色体隐性遗传病,几乎所有的患者均来自日本。

分子生物学研究:此病是 α-N- 乙酰氨基半乳糖苷酶(α-NAGA)基因的突变导致的。该基因突变也会引起婴儿发病疾病,辛德勒病[2]。

诊断:Fabry 病也有血管角化瘤症状表现,但是没有肾和心脏疾病的表现,可以借此与该病鉴别。

参考文献

1. Chabas A et al. Mild phenotypic expression of alpha-N-acetylgalactosaminidase deficiency in two adult siblings. *J Inherit Metab Dis*. 1994;17:724–731.
2. Kanekura T et al. Three dimensional structural studies of α-N-acetylgalactosaminidase (α-NAGA) in α-NAGA deficiency (Kanzaki disease): different gene mutations cause peculiar structural changes in α-NAGAs resulting in different substrate specificities and clinical phenotypes. *J Dermatol Sci*. 2005; 37:15–20.
3. Kanzaki T et al. Novel lysosomal glycoaminoacid storage disease with angiokeratoma corporis diffusum. *Lancet*. 1989;333: 875–876.
4. Kanzaki T et al. Angiokeratoma corporis diffusum with glycopeptiduria due to deficiency lysosomal alpha-N-acetylgalactosaminidase activity: clinical, morphologic, and biochemical studies. *Arch Derm*. 1993;129:460–465.
5. Kodama K et al. A new case of alpha-N-acetrylgalactosaminidase deficiency with angiokeratoma corporis diffusum, with Meniere's syndrome and without mental retardation. *Brit J Derm*. 2001;144: 363–368.
6. Umehara F et al. Neurologic manifestations of Kanzaki disease. *Neurology*. 2004;62:1604–1606.

Gaucher 病ⅢC 型
葡糖神经酰胺 -β- 葡糖苷酶缺乏症、假性Gaucher 病,类 Gaucher 病
Gaucher disease type ⅢC
(glucosylceramide-β-glucosidase deficiency,pseudo-Gaucher disease,Gaucher-like disease)

Gaucher 病ⅢC 型首先由 Uyama 等[4]通过首次报道 3 例葡糖苷神经酰胺 -β- 葡糖苷酶缺乏症成年同胞患者描述。此后,陆续有其他病例报道[1-3,5]。Gaucher 病常见的皮肤红斑的特征不十分明显,本病与 Gaucher 病一样,由同样的酶缺乏引起,缺乏溶酶体 -β- 葡糖苷酶[1,3]。

本病的典型特征为儿童期核上性凝视麻痹,但是其他症状直到青少年期才变得明显。尸检发现脑水肿、角膜混浊、心脏瓣膜疾病、感音神经性听力损失、足尖畸形、软脑膜纤维增厚、主动脉钙化、主动脉狭窄、二尖瓣狭窄[1-5]。酸性 β- 葡糖苷酶基因(*GBA*)中的 D409H 纯合突变被认为是本病特殊表型的原因[3,5]。

参考文献

1. Abrahamov A et al. Gaucher's disease variant characterized by progressive calcification of heart valves and unique genotype. *Lancet*. 1995;346:1000–1003.
2. Beutler, E et al. 1342C mutation in Gaucher's disease. *Lancet*. 1995; 346:1637.
3. Chabas, A et al. Unusual expression of Gaucher's disease: cardiovascular calcifications in three sibs homozygous for the D409H mutation. *J Med Genet*. 1995;32:740–742.
4. Uyama E et al. Hydrocephalus, corneal opacities, deafness, valvular heart disease, deformed toes and leptomeningeal fibrous thickening in adult siblings: a new syndrome associated with beta-glucocerebrosidase deficiency and a mosaic population of storage cells. *Acta Neurol Scand*. 1992;86:407–420.
5. Uyama E et al. D409H/D409H genotype in Gaucher-like disease [letter]. *J Med Genet*. 1997;34:175.

半乳糖唾液酸贮积症
Goldberg 综合征,神经氨酸酶缺乏症伴β- 半乳糖苷酶缺乏症
galactosialidosis(Goldberg syndrome,neuraminidase deficiency with β-galactosidase deficiency)

半乳糖唾液酸贮积症,由缺乏神经氨酸酶,并缺乏 β- 半乳糖苷酶引起,与 β- 半乳糖苷酶保护蛋白基因(组织蛋白酶 A,位于 20q13.1 的 *CTSA* 基因)突变有关[6]。这是一种常染色体隐性遗传疾病,其表现为骨骼发育异常、面部轮廓粗大、结膜毛细血管扩张、角膜薄翳、樱桃红斑点状病变、听力损失、智力障碍、癫痫,多发骨骼发育不全及血管角化瘤[1-5](图 15-6)。典型患者并不出现器官肥大。此病可分为三种:①新生儿水肿型;②婴儿后期型;③青年或成人型[7]。大多数青年和成年型主要见于日本人。皮肤活检和外周血淋巴细胞电镜检查显示膜内纤维颗粒内含体,尿中唾液酸低聚糖升高,但是没有游离的唾液酸存在。

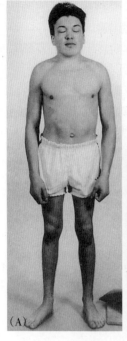
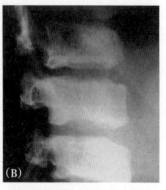

图 15-6 半乳糖唾液酸贮积症
(A)面部轮廓轻度粗糙,上身强壮。(B)椎体轻度不规则
[引自:D Chitayat et al.,Am J Med Genet 1988;31:887.]

参考文献

1. Chitayat DD et al. Juvenile galactosialidosis in a white male: a new variant. *Am J Med Genet*. 1988;31:887–901.
2. Ishibashi A et al. Beta-galactosidase and neuraminidase deficiency associated with angiokeratoma corporis diffusum. *Arch Dermatol*. 1984;120:1344–1346.
3. Kuriyama M et al. Adult mucolipidosis with beta-galactosidase and neuraminidase deficiencies. *J Neurol Sci*. 1980;46:245–254.
4. Maire I, Nivelon-Chevallier AR. Combined deficiency of beta-galactosidase and neuraminidase: three affected siblings in a French family. *J Inherit Metab Dis*. 1981;4:221–223.
5. Suzuki YN et al. Beta-galactosidase deficiency in juvenile and adult patients. Report of six Japanese cases and review of literature. *Hum Genet*. 1977;36:219–229.
6. Zhou XY et al. A mutation in a mild form of galactosialidosis impairs dimerization of the protective protein and renders it unstable. *Embo J*. 1991;10:4041–4048.
7. Zhou XY et al. Molecular and biochemical analysis of protective protein/cathepsin A mutations: correlation with clinical severity in galactosioalidosis. *Hum Molec Genet*. 1996;5:1977–1987.

多种硫酸酯酶缺乏症
黏硫酸酯贮积症
multiple sulfatase deficiency
(mucosulfatidosis)

多种硫酸酯酶缺乏症(MSD)的临床特征与类固醇硫酸酯酶缺乏症(鱼鳞病)、黏多糖贮积症(多发性骨骼发育不全、精神运动发育迟缓、面部轮廓粗大、肝脾大、听力损失)和婴儿晚期异染性

脑白质营养不良(运动无力、精神运动发育迟缓、脱髓鞘、脑白质神经胶质过多症)相同[2-6,8-10,13,14]。目前已报道4种亚型:重度新生儿MSD、重度婴儿后期MSD、轻度婴儿后期MSD和少年MSD[11]。Schlotawa等证实基因型-表型与突变类型的相关性[12]。

听力损失已有报道[5,13,14],但没有其他特征。使用听觉脑干诱发反应,证明了蜗后听觉系统的参与。

脑脊液蛋白含量增加。白细胞中有Alder-Riley颗粒。此病为常染色体隐性遗传,由位于3p26的*SUMF1*基因突变所致,其编码硫酸酯酶翻译后修饰所必需的一种酶[1,7]。MSD易与MPSⅡ混淆[8]。

参考文献

1. Artigalas OA et al. Multiple sulfatase deficiency: clinical report and description of two novel mutations in a Brazilian patient. *Metab Brain Dis*. 2009;24:493–500.
2. Austin JH. Studies in metachromatic leukodystrophy. XII: Multiple sulfatase deficiency. *Arch Neurol*. 1973;28:258–264.
3. Burch M et al. Multiple sulphatase deficiency presenting at birth. *Clin Genet*. 1986;30:409–415.
4. Burk RD et al. Early manifestations of multiple sulfatase deficiency. *J Pediatr*. 1984;104:574–578.
5. Couchat J. La mucosulfatidose: Étude de trois cas familaux. *Arch Fr Pédiatr*. 1974;31:775–795.
6. Crawfurd MA. Review: genetics of steroid sulphatase deficiency and X-linked ichthyosis. *J Inherit Metab Dis*. 1982;5:153–163.
7. Diaz-Roux G, Ballabio A. Sulfatases and human disease. *Annu Rev Genomic Hum Genet*. 2005;6:355–379.
8. Hopwood JJ, Ballabio A. Multiple sulfatase deficiency and the nature of the sulfatase family. In: Valle D et al., eds. *The Online Metabolic and Molecular Bases of Inherited Disease*, http://www.ommbid.com/chapt. 149.
9. Perlmutter-Cremer N. Unusual early manifestation of multiple sulfatase deficiency. *Ann Radiol*. 1981;24:43–48.
10. Rampini S. Die Kombination von metachromatischer Leukodystrophie und Mukopolysaccharidose als selbständiges Krankeitsbild (Mukosulfatidose). [Combination of metachromatic leucodystrophy and mucopolysaccharidosis: a disease entity (mucosulfatidosis).] *Helv Paediatr Acta*. 1970;5:436–461.
11. Schlotawa L et al. Molecular analysis of *SUMF1* mutations: stability and residual activity of mutant formylglycine-generating enzyme determine disease severity in multiple sulfatase deficiency. *Hum Mutat*. 2008;29:205.
12. Schlotawa L et al. *SUMF1* mutations affecting stability and activity of formylglycine generating enzyme predict clinical outcome in multiple sulfatase deficiency. *Eur J Hum Genet*. 2011;19:253–261.
13. Soong BW et al. Multiple sulfatase deficiency. *Neurology*. 1988;38:1273–1275.
14. Vamos E et al. Multiple sulphatase deficiency with early onset. *J Inherit Metab Dis*. 1981;4:103–104.

GM₁ 神经节苷脂贮积症
GM₁ gangliosidosis

GM₁ 神经节苷脂贮积症是一种常染色体隐

性低聚糖贮积症,由位于 3p21.33 的 *GLB1* 基因突变所致,因为酸性 β- 半乳糖苷酶功能缺陷所致溶酶体神经苷脂 GM$_1$ 缺乏唾液酸基的神经苷脂和含半乳糖的低聚糖贮积所致。该病为 Landing 等于 1964 年首先确诊[4]。该病主要有 3 种类型。婴儿型(Ⅰ型)、少年型(Ⅱ型)以及成年型(Ⅲ型)。婴儿型出生后即发病,在完全显性的病例中特征为肌张力减退、吸吮和吞咽困难、生长迟缓、进行性脑退化,6 个月至 2 岁以内死于支气管肺炎。出生时面部轮廓粗糙为特征,与 MPS ⅠH 不同,MPS ⅠH 的患者面部出生后前 6 个月是正常的(图 15-7)。约 60% 的患儿有轻度的大头畸形并伴有前额部突起。患儿鼻梁塌陷、人中突出、颊部饱满、眼睑肿胀。樱桃红色斑点见于 50% 的病例。舌和牙槽突增大。双手短粗,伴多发性屈曲挛缩,尤其是肘和膝。脊柱后凸侧弯早期就存在。复合性骨发育不全的典型 X 线表现比 MPS ⅠH 更严重且出现得更早。除粗大运动发育延迟外,患者还患有癫痫、失明、全身性反射亢进和痉挛性四肢瘫痪。肝大出现在 6 个月以后。

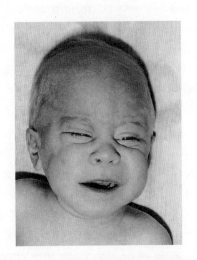

图 15-7　GM$_1$ 神经节苷脂贮积症,婴儿型(Ⅰ型)面部轮廓粗糙、前额突出、面颊饱满。[R Scott,Seattle,Washington 惠赠]

少年型(Ⅱ型)在 6~20 个月龄起病,3~10 岁死亡。有智力和运动发育迟缓,但脸部没有粗糙轮廓表现,并且只有轻度的多发骨发育不全。运动性共济失调大约在 1 岁时首次被注意到,这与手部运动不协调、舞蹈徐动症、中度四肢肌无力和言语丧失有关。内斜视常见。随之出现进行

性强直。癫痫发作出现在 2 岁时。患者出现反复的感染,尤其是支气管肺炎,常死于该病。

成年型(Ⅲ型)步态紊乱和构音障碍出现在青春期。慢性进行性肌张力异常累及面部和四肢,并最终使患者致残。然而,智力损害并不显著。青春期起病的患者,大多数在 10~20 岁时死亡。

一些少年患者常有听力损失。Suzuki 等[6] 发现 6 例患者中 3 例有听力损失。婴儿型患者中的听力损失情况没有见到记载[1-6]。

10%~80% 的外周淋巴细胞有空泡,泡沫细胞可见于骨髓和内脏。中枢神经系统和视网膜的神经元因为溶酶体充满 GM$_1$ 神经节苷脂而呈现颗粒状。在少年型和成年型,淋巴细胞和骨髓的改变相对不显著。在电子显微镜下,这些呈旋涡状的和斑纹状的"斑马体"与 Tay-Sachs 病出现的相似,经尿排出的含半乳糖的低聚糖明显增多。β- 半乳糖苷酶缺陷也可导致 Morquio B 病(轻型的 Morquio A 病),这种患者骨骼发育异常、角膜混浊,而中枢神经系统没有受累[6]。

参考文献

1. Babarik A et al. Corneal clouding in GM1-generalized gangliosidosis. *Br J Ophthalmol*. 1976;60:565–567.
2. Benson PF et al. GM1-generalized gangliosidosis variant with cardiomegaly. *Postgrad Med J*. 1976;52:159–165.
3. Hooft C et al. The Gm1 gangliosidosis (Landing disease). *Eur Neurol*. 1969;2:225–241.
4. Landing BH et al. Familial neurovisceral lipidosis. An analysis of eight cases of a syndrome previously reported as "Hurler-variant," "pseudo-Hurler," and "Tay-Sachs disease with visceral involvement." *Am J Dis Child*. 1964;108:503–522.
5. O'Brien JS et al. Juvenile GM 1 gangliosidosis: clinical, pathological, chemical and enzymatic studies. *Clin Genet*. 1972;3:411–434.
6. oshima A et al. . Beta-galactosidase deficiency (*b*-galactosidosis): Gm1 gangliosidosis and Morquio B disease. In: Valle D et al., eds. *The Online Metabolic and Molecular Bases of Inherited Disease*, http://www.ommbid.com/ chapt. 151

Tay-Sachs 病
Ⅰ型 GM$_2$ 神经节苷脂贮积症
Tay-Sachs disease(type Ⅰ GM$_2$ gangliosidosis)

Tay [11] 和 Sachs [10] 于 1881 和 1887 年分别报道了一种新的疾病,Tay 关注眼部的改变,而 Sachs 则描述了该病的临床特征、诊断性体征和病理学特点。Evans [2] 写过一篇该病的历史综述。

Tay-Sachs 病是因为 *HEXA* 基因突变导致 β-

氨基己糖苷酶 A 缺陷所致常染色体隐性遗传的神经系统退行性疾病[3]。该病以大头畸形、麻痹、痴呆、失明和显著的发育迟缓为特征,通常在婴儿期起病[3]。该病是由于一种溶酶体酶——氨基己糖苷酶 A 缺陷(HEXA 基因突变导致)后,GM$_2$ 神经节苷脂在神经元沉积所致。Tay-Sachs 病主要在德裔犹太人和法裔加拿大人群中流行[7]。杂合子的确认已经使该病的发病频率降低。可以在血清、皮肤成纤维细胞或羊水细胞中检测到这种酶缺乏的证据[3]。

婴儿在出生后的头几个月看似正常,但到 3~6 个月时开始出现烦躁、横纹肌软弱无力、不能集中注视。患儿对突发声音出现过度的惊吓反射。大部分受累的婴儿学会了微笑和伸手抓物品,但头部控制能力差。一些开始爬行,并且可以在没有帮助的情况下坐住,甚至可以扶着站立,但无法达到走路的地步。1 岁以后,出现显著的认知和运动发育障碍、情感淡漠。也可能有痴笑(痴笑样癫痫)的发作。18 个月以后出现显著的癫痫发作(通常阵挛性的)和痉挛状态,患儿通常于 5 岁左右发生死亡[3,6]。

视力丧失在 1 岁之前变得明显。至少 90% 的患儿视网膜检查发现樱桃红色斑点,说明视网膜的神经节细胞受累。由于它们集中在黄斑处,因此失去了正常的微红色,并且斑点呈灰色。由于中央凹不包含神经节细胞,因此它保持红色,与灰色黄斑形成对比。在疾病的后期,可能所有患儿都有严重的听力损失,但原因不明确[1,3,4]。Boies[1] 曾注意到患儿有反复发作的中耳炎。

神经节细胞的胞体因为神经节苷脂的沉积而呈气球样变。内耳的神经节细胞也有这种改变(Boies 1963)。电镜下在细胞质内可以看到多层膜同心圆状包绕的片层结构。

脑电图不正常,常显示肌阵挛性脑波。一种迟发型的、导致共济失调、痴呆、运动神经元病、抑郁和 / 或精神分裂症的 Tay-Sachs 病或 GM$_2$ 神经节苷脂贮积症也有报道[3,8,9]。Sandhoff 病与婴儿型 Tay-Sachs 病的临床表现相似,但起病更早、进展更快。在生化方面,Sandhoff 病的患者氨基己糖苷酶 A 和 B 均有缺陷。肝脾大常见。对 Tay-Sachs 病,樱桃红色斑点是非特异的。可以见于其他类型的 GM$_2$ 神经节苷脂贮积症,A 和 C 型 Niemann-Pick 病、婴儿 Gaucher 病、异染性脑白质营养不良、唾液酸贮积症和其他情况[5]。

参考文献

1. Boies LR Jr: Tay-Sachs diesease in its relation to otolaryngology. *Arch Otolaryngol*. 1963;77:166–173.
2. Evans PR. Tay-Sachs disease: a centenary. *Arch Dis Child*. 1987;62:1056–1059.
3. Gravel RA. The GM2 gangliosidoses. In: Valle D et al., eds. *The Online Metabolic and Molecular Bases of Inherited Disease*, http://www.ommbid.com/ chapt. 153.
4. Kelemen G. Tay-Sachs-Krankheit und Gehörorgan. *Z Laryngol Rhinol Otol*. 1965;44:728–738.
5. Kivlin JD et al. The cherry-red spot in Tay-Sachs and other storage diseases. *Ann Neurol*. 1985;17:356–360.
6. Kolodny EH. *Tay-Sachs Disease*. New York: Raven Press; 1979.
7. Myerowitz R, Hogikyan ND. Different mutations in Ashkenazi Jewish and non-Jewish French Canadians with Tay-Sachs disease. *Science*. 1986;232:1646–1648.
8. Navon R et al. Hexosaminidase A deficiency in adults. *Am J Med Genet*. 1986;24:179–196.
9. Parnes S et al. Hexosaminidase-A deficiency presenting as atypical juvenile-onset spinal muscular atrophy. *Arch Neurol*. 1985;42:1176–1180.
10. Sachs B. On arrested development, with special reference to its cortical pathology. *J Nerv Ment Dis*. 1887;14:541–543.
11. Tay W. Symmetrical changes in the region of the yellow spot in each eye of an infant. *Trans Ophthalmol Soc UK*. 1881;1:55–57.

Krabbe 病
球形细胞脑白质营养不良
Krabbe disease（globoid cell leukodystrophy）

Krabbe 病,或由半乳糖脑苷脂酶缺陷导致的球形细胞脑白质营养不良由 Krabbe 于 1916 年首次报道[5]。关于脑白质营养不良,读者可以参阅 Wenger 等[6] 和 Aicardi[1] 的优秀总结。

Krabbe 病通常于 3~8 个月起病。早期的体征是非特异性的,包括运动发育迟缓、高度易激惹、发作性发热、喂养困难、呕吐、四肢和背部痉挛、癫痫发作。第 1 年出现明显的肌腱反射亢进。患儿有严重的痉挛状态、剪形腿和双臂屈曲。随着疾病的进展,反射亢进丧失,代之以反射减弱或缺失,神经传导速率减慢。大头畸形偶尔可以看到,此时说明脑部储积了半乳糖神经酰胺。视神经萎缩和瞳孔反射减弱常见,樱桃红色斑很少看到。终期患者通常失明。在该病的末期,大部分患者出现重度听力损失。通常于 3 岁前死亡。

疾病初期 CT 显示大脑半球、丘脑和小脑灰质及脑室周围包围的白质中散在对称的致密区。后期白质和灰质都有弥散性的萎缩。显微镜下,脑桥、丘脑、齿状核和白质许多球状细胞的神经元呈现不同程度的退行性变,髓鞘缺失,以及严重的神经胶质过多。球状细胞的胞质呈现 PAS 阳性染色。患者和携带者的白细胞、血清、培养的成纤维细胞、羊水细胞或绒毛膜中半乳糖脑苷脂酶缺陷。

Krabbe 病的遗传方式为常染色体隐性遗传,是因为位于 14q31 的 GALC 基因突变所致[6]。该病累及所有人种,在美国新生儿的患病率约为 1/100 000;但似乎在斯坦的纳维亚半岛更为流行,其新生儿患病率约为 1/50 000。在以色列一个大的德鲁兹教派近亲婚配的人群中,曾报道其新生儿患病率高达 6/1 000。

Krabbe 病虽然尚无根治方法,通常是对症和支持治疗,只要在出现明显症状前行骨髓和/或脐带血移植,已被证明有利于预防或延缓症状的出现[3,4]。因此,出于这个原因,在美国正在考虑新生儿筛查 Krabbe 病以确定症状发作前的病例[2]。

参考文献

1. Aicardi J. The inherited leukodystrophies: a clinical overview. *J Inherit Metab Dis*. 1993;16:733–743.
2. Duffner P et al. Newborn screening for Krabbe disease: the New York State model. *Pediatr Neurol*. 2009;40:245–252; discussion: 253–245.
3. Escolar ML et al. Transplantation of umbilical-cord blood in babies with infantile Krabbe's disease. *N Engl J Med*. 2005;352:2069–2081.
4. Escolar ML et al. A staging system for infantile Krabbe disease to predict outcome after unrelated umbilical cord blood transplantation. *Pediatrics*. 2006;118: e879–889.
5. Krabbe K. A new familial infantile form of diffuse brain sclerosis. *Brain*. 1916;39:74–114.
6. Suzuki K et al.. Galactosylceramide lipidosis: globoid cell leukodystrophy (Krabbe disease). In: Valle D et al., eds. *The Online Metabolic and Molecular Bases of Inherited Disease*, http://www.ommbid.com/ chapt. 147.

C 型 Niemann-Pick 病
Niemann-Pick type C disease

1989 年 Fink 等[1]深入描述了 C 型 Niemann-Pick 病(NPC)的临床表现谱,并根据起病、严重性和进展性把该病分为 3 种表型。和其他类型的 Niemann-Pick 病一样,C 型的特征包括肝脾大,由于转运缺陷,肝、脾和骨髓细胞中的溶酶体中有不同程度的神经鞘磷脂、胆固醇和其他脂质聚集,导致溶酶体贮积症。然而,大多数临床表现是神经系统表现[3]。患有 NPC 的儿童,在出现认知障碍之前通常已经出现生长发育迟缓。该病在童年中期起病,常出现共济失调、构音障碍、吞咽障碍、震颤、癫痫发作、垂直性核上性麻痹、肌张力障碍、猝倒、手足徐动症等临床表现。另外还会出现进行性痴呆、听力损失及肌张力下降,患者通常于 20 岁左右死亡。在 28 例 2~37 岁的患者中,21 例发现有不同程度的高频听力损害[2]。27 例患者中 23 例出现声反射功能早期异常,75% 的患者纯音测听异常,53% 的患者听性脑干反应(ABR)异常。该病为常染色体隐性遗传病,由位于 18q11.2 的 NPC1 或者位于 14q24.3 的 NPC2 基因突变所致。治疗是支持治疗,然而,治疗以延缓症状发作的一些药物正处于研究阶段。

参考文献

1. Fink JK et al. Clinical spectrum of Niemann-Pick disease type C. *Neurology*. 1989;39:1040–1049.
2. Pikus A. Audiologic profile in Niemann-Pick C. *Ann NY Acad Sci*. 1991;630:313–314.
3. Yanjanin NM et al. Linear clinical progression, independent of age of onset, in Niemann-Pick disease, type C. *Am J Med Genet*. 2010;153B:132–140.

II~III型黏多糖贮积症
包括 I 型细胞病和假性 Hurler 多发性营养不良
mucolipidosis type II-III(including I -cell disease and pseudo-Hurler polydystrophy)

II 型、IIIA 型、IIIB 型黏多糖贮积症代表因 N-乙酰葡糖胺 -1- 磷酸转移酶缺乏引起的一个连续的等位基因病,导致溶酶体生物合成的一个全局性的缺陷[1,3]。位于 12q23.2 的 GNPTAB 基因突变谱与这两个实体关联[4,7]。这些常染色体隐性遗传病是缓慢进展的疾病,II 型(I 型细胞病)在出生时即发病,而III型(假性 Hurler 多发性营养不良)约在 3 岁出现临床症状,I 型细胞病表现更为严重[1,6]。这两个实体的特点是生长速度缓慢,有轻至中度多发性骨骼发育不全的影像学证据,关节僵硬和疼痛最先出现在肩、髋和手指;逐渐出现粗大的面部特征,并存在正常至轻度的认知障碍[2,5]。偶尔会有轻度的脏器肿大。在童年时期,骨质疏松症导致的疼痛较为明显,在老年人中更为严重[2]。典型的 II 型黏多糖贮积症通常会导致出生后生长显著减慢、挛缩的进展及心肺受累(限制性肺疾病,二尖瓣和主动脉瓣增厚、关闭不全,左心室肥厚,以及胸廓硬化),通常在儿童早期死亡。心肺并发症是Ⅱ型和Ⅲ型患者死亡最常见的原因,Ⅲ型通常在成年早期至中期死亡。

尿中检出低聚糖是一种非特异性表现,可能过量,但并不是总出现这种情况。UDP-N-乙酰葡糖胺-溶酶体1水解酶N-乙酰葡糖胺-1-磷酸转移酶的活性显著缺乏(正常水平的1%~10%)可以诊断本病。对于成年人主要是对症治疗,包括物理治疗、腕关节肌腱松解术、髋关节置换术及鼓膜切开置管术等。在病程后期,关注的重点在于缓解骨质疏松症相关的骨疼痛,部分患者可以每月静脉注射双膦酸盐类药物帕米膦酸二钠[8]。

参考文献

1. Bargal R et al. When mucolipidosis III meets mucolipidosis II. *GNPTA* gene mutations in 24 patients. *Mol Genet Metab*. 2006;88: 359–363.
2. David-Vizcarra G et al. The natural history and osteodystrophy of mucolipidosis types II and III. *J Paediatr Child Health*. 2010;46: 316–322.
3. Dierks T et al. Molecular basis of multiple sulfatase deficiency, mucolipidosis II/III and Niemann-Pick C1 disease—lysosomal storage disorders caused by defects of non-lysosomal proteins. *Biochim Biophys Acta*. 2009;1793:710–725.
4. Encarnacao M et al. Molecular analysis of the *GNPTAB* and *GNPTG* genes in 13 patients with mucolipidosis type II or type III—identification of eight novel mutations. *Clin Genet*. 2009;76:76–84.
5. Herman TE, McAlister WH. Neonatal mucolipidosis II (I-cell disease) with dysharmonic epiphyseal ossification and butterfly vertebral body. *J Perinatol*. 1996;16:400–402.
6. Mach L. Biosynthesis of lysosomal proteinases in health and disease. *Biol Chem*. 2002;383:751–756.
7. Otomo T et al. Mucolipidosis II and III alpha/beta: mutation analysis of 40 Japanese patients showed genotype–phenotype correlation. *J Hum Genet*. 2009;54:145–151.
8. Robinson C et al. The osteodystrophy of mucolipidosis type III and the effects of intravenous pamidronate treatment. *J Inherit Metab Dis*. 2002;25:681–693.

过氧化物酶体病
peroxisomal disorders

过氧化物酶体是有核细胞胞浆内的膜包被的细胞器[7]。它们包含与许多复杂化合物分解代谢(β氧化)有关的酶,这些化合物包括超长直链脂肪酸、支链脂肪酸(降植烷酸、饮食植物凝集素衍生物)、D-氨基酸、多胺及一些长链胆汁酸的中间体、缩醛磷脂合成物。过氧化物酶代谢的缺陷导致部分或全部底物的水平升高[12]。

西欧人群中过氧化物酶体病的整体患病率为1/10 000~2/10 000。

分类:根据病理生理学的起因,过氧化物酶体病归为两组。第1组涉及细胞器本身的生物合成缺陷。第2组包括不同过氧化物酶体相关的酶缺陷[2-4](表15-2)。

生物合成缺陷可以进一步划分为两大类,一类是没有过氧化物酶体形成,结果导致多种过氧化物酶体缺陷,另一类是过氧化物酶体存在但不包含重要的过氧化物酶类。通过分析酵母菌过氧化物酶体[5],人类过氧化物酶体生物合成需要至少20个,可能多达50个基因。已经证实许多人类基因和本病有关,用*PEX*和数字命名,表明与酵母基因的同源性[9]。

*PEX*基因1、2、3、5、6、10、12、13、14、16、19及26,以及*PXMP3*、*PXF*、*ABCD3*基因突变可以引起过氧化物酶体缺陷,导致Zellweger综合征(ZS),新生儿肾上腺脑白质营养不良(NALD)和新生儿Refsum病(IRD)。Rhizomelic型点状软骨生成1型(PCDP1)由于无法输入过氧化物酶体,与*PEX7*基因突变有关[2,4,10,15]。

过氧化物酶和转运蛋白缺陷包括:由*PHYH*基因突变导致的成人Refsum病;*HSD17B4*基因突变引起的双功能蛋白缺乏;*ABCD1*基因突变引起的X连锁肾上腺脑白质营养不良。其他疾病见表15-2。

临床特征:过氧化物酶体生物合成性疾病(PBDs)代表一类疾病,表现为从严重的早期ZS致死性到可以存活至成年的轻型。表型表达的范围可以由不同基因突变引起,也可以由相同基因的不同突变引起,因此该综合征不能单独通过临床症状来区别和定位缺陷基因。此综合征的分类主要是说明病情的严重程度,而非具体的患病基因。总体来说,PBDs是常染色体隐性遗传导致的大脑发育障碍性疾病,可导致骨骼和颅面畸形、肝功能不全、渐进性感音神经性听力损失及视网膜病变等。

ZS、NALD、IRD的神经病理学特征包括神经嵴细胞的迁移障碍和脱髓鞘化。经典的ZS以出生后的肌张力过低和整体发育障碍为特点。患者肝脏增大,几乎所有的患者都有抽搐表现。畸形表现包括前额高和大囟门。髌骨点状钙化。另外,还可能有先天性心脏病和肾皮质小囊肿

表 15-2　过氧化物酶体病

第一组　过氧化物酶体生物合成异常	在线孟德尔遗传编号	突变基因
Zellweger 综合征(ZS)	214100,170993	*PEX1*、*PEX2*、*PEX3*、*PEX5*、*PEX6*、*PEX10*、*PEX12*、*PEX13*、*PEX14*、*PEX16*、*PEX19*、*PEX26*、*PXMP3*、*PXF* 和 *ABCD3*
新生儿肾上腺脑白质营养不良(NALD)	202370	*PEX1*、*PEX5*、*PEX10*、*PEX13*、*PEX26*
小儿 Refsum 疾病(IRD)	266510	*PEX1*、*PEX2*、*PEX26*
肢根点状软骨发育不良(RCDP1)	215100	*PEX7*
第二组　单过氧化物酶缺乏症(也可能导致过氧化物酶体生成异常)	在线孟德尔遗传编号	突变基因
X 连锁肾上腺脑白质营养不良(XALD)	300100	*ABCD1*
Refsum 病	266500	*PEX7*、*PHYH*
无过氧化氢酶血症	115500	*CAT*
脂酰辅酶 A 氧化酶缺乏症	264470	*ACOX1*
α- 甲酰 - 辅酶 A 消旋酶缺乏症(先天性胆汁酸合成缺陷,4 型)	604489	*AMACR*
D- 双功能蛋白缺乏症	261515	PHYH
乙酰辅酶 A:二羟丙酮磷酸酰基转移酶缺乏症(肢根点状软骨发育不良,2 型,RCDP2)	222765	*GNPAT*
烷基磷酸二羟丙酮合成酶缺陷(肢根点状软骨发育不良,3 型,RCDP3)	600121	*AGPS*
原发性高草酸尿症 1 型(丙氨酸 - 乙醛酸氨基转移酶缺乏症)	259900	*AGXT*

导致的肾功能不全。Zellweger 综合征患儿有神经性听力损失和视网膜退化,大多数活不到 1 周岁。NALD 症状相对较轻,患儿可能有生长缓慢然后消退。所有患者均有听力受损,平均死亡年龄约为 2 岁。显微镜检查发现 Zellweger 患者常有神经细胞的迁移障碍和髓鞘化缺陷两种病变。IRD 患者的存活平均年龄为 6 岁。超过 90% 的患者有听力损失和视网膜病变。抽搐在上述三种疾病中都很常见[6]。早期报道过轻型的非典型病例的过氧化物酶体生物发生性疾病包括类 Zellweger 病,患者可无或仅有轻度听力损失[10,16],但遗传缺陷尚未确定。最近的研究发现,几乎所有患者都有一定程度的听力损失,其中大多数患

者佩戴助听器[11]。

所有的过氧化物酶体生物发生性疾病患者均有相同的生化异常,包括长链脂肪酸、中间胆汁酸和植烷酸水平升高,缩醛磷脂和二十二碳六烯酸缺乏。

Rhizomelic 型软骨发育不全是本病重型,平均存活年龄约 1 岁。70% 的患者有严重的精神运动发育延迟和听力损失。

过氧化物酶体病的第二亚群,已经发现至少 12 种过氧化物酶体酶缺乏。过氧化物酶体病患者表型宽泛,并被假定是由不同的基因突变造成的[10,13-15]。总的来说,这些突变的表型与第一类过氧化物酶体生物发生性疾病的表型类似。大

多数患者有听力损失,但是病情最轻的患者听力正常,并且可以存活至成年。

儿童期,X 连锁肾上腺脑白质营养不良(此类疾病的最常见类型)的患儿出生时正常。症状在 3~10 岁出现,包括智力、知觉和伴随进行性下肢痉挛性轻瘫导致的行为变化。大多数患者逐渐出现肾上腺功能不全的症状。听力损失呈进行性,以言语感知能力差为特征。在出现症状前以及成年携带者中,听性脑干反应异常[8]。

经典 Refsum 病的特征为视网膜色素变性、慢性多发性神经病以及小脑功能障碍的症状。一部分患者有鱼鳞病。至少一半的 Refsum 病患者有感音神经性听力损失,被认为由听觉神经病变导致[1]。

遗传学:除肾上腺脑白质营养不良为 X 连锁隐性遗传外,其他所有过氧化物酶体病均为常染色体隐性遗传。

参考文献

1. Bamiou DE et al. Hearing loss in adult Refsum's disease. *Clin Otolaryngol*. 2003;28:227–230.
2. Cavaletti G et al. Adrenoleukodystrophy. Report of a case with extremely slow progression of symptoms. *Acta Neurol (Napoli)*. 1990;12:109–114.
3. Clayton PT. Clinical consequences of defects in peroxisomal beta-oxidation. *Biochem Soc Trans*. 2001;29(Pt 2): 298–305.
4. de Duve C. Functions of microbodies (peroxisomes). *J Cell Biol*. 1965;27:25a–26a.
5. Distel B et al. A unified nomenclature for peroxisome biogenesis factors. *J Cell Biol*. 1996;135:1–3.
6. Liang JS, Lu JF. Peroxisomal disorders with infantile seizures. *Brain & Dev*. 2011;33:777–782.
7. MacCollin MD et al. Ataxia and peripheral neuropathy: a benign variant of peroxisome dysgenesis. *Ann Neurol*. 1990;28:833–836.
8. Moser HW, Raymond GV. Genetic peroxisomal disorders: why, when, and how to test. *Ann Neurol*. 1998;44:713–715.
9. Moser HW. Genotype–phenotype correlations in disorders of peroxisome biogenesis. *Mol Genet Metab*. 1999;68:316–327.
10. Moser HW. Molecular genetics of peroxisomal disorders. *Front Biosci*. 2000;5:D298–D306.
11. Poll-The BT et al. Peroxisome biogenesis in disorders with prolonged survival: phenotypic expression in a cohort of 31 patients. *Am J Med Genet*. 2004;126A:333–338.
12. Raymond GV. Peroxisomal disorders. *Curr Opin Neurol*. 2001;14:783–787.
13. Shimizu H et al. Auditory brainstem response and audiologic findings in adrenoleukodystrophy: its variant and carrier. *Otolaryngol Head Neck Surg*. 1988;98:215–220.
14. Steinberg SJ et al. Peroxisomal disorders: clinical and biochemical studies in 15 children and prenatal diagnosis in 7 families. *Am J Med Genet*. 1999;85:502–510.
15. Suzuki Y et al. Clinical, biochemical and genetic aspects and neuronal migration in peroxisome biogenesis disorders. *J Inherit Metab Dis*. 2001;24:151–165.
16. van der Klei IJ, Veenhuis M. Yeast peroxisomes: function and biogenesis of a versatile cell organelle. *Trends Microbiol*. 1997;5:502–509.

脂肪酸代谢异常
fatty acid disorders

Chanarin-Dorfman 综合征
长链脂肪酸氧化受损的甘油三酯贮积症伴鱼鳞病
Chanarin-Dorfman syndrome (triglyceride storage disease with impaired long-chain storage disease with ichthyosis)

Rozenszajn 等[10]于 1966 年首次报道了一种表现为先天性鱼鳞病、白内障、多种细胞的细胞质内有脂滴、感音神经性听力损失的综合征。Dorfman 等[5]后来研究了同一家族的其他成员。这种常染色体隐性遗传形式的罕见的非大疱性先天性鱼鳞病样红皮症(NCIE)是由染色体 3p21 上的 *ABHD5* 基因突变导致的[7]。*ABHD5* 编码为 ATGL 酶的活化剂,可分解甘油三酯。缺乏这种酶的激活导致甘油三酯在人体组织内积累。因此,长链脂肪酸氧化受损的甘油三酯贮积症的特征是在角质层中可存活的表皮细胞和烷烃甘油三酯广泛的细胞积聚,导致鱼鳞病临床表现[4]。

先天性鱼鳞病以广泛的面部和身体屈侧鳞屑以及轻度红皮病为特征[1-6,8-15](图 15-8A)。面部受累后,导致皮肤紧张和 / 或睑外翻。核性白内障出现在婴儿期的概率约为 45%[5,6,12,14]。已注意到睑外翻[5,12,15]和视网膜功能障碍[5,10]。斜视、上睑下垂、眼球震颤也有报道[10,11,14]。共济失调、发育延迟、生长迟缓也是本病特征[1,2,12-14]。

肝脏表现出严重的脂肪变性,常见肝脾大[1-5,9,10]。谷蛋白敏感性肠病[8]和整个胃肠道上皮细胞内的脂质包涵体均可见到[1,3,9,11]。大约 65% 的患者合并肌无力和肌电图异常[1,3,9]。肌肉活检显示Ⅰ型和Ⅱ型肌纤维有脂滴和萎缩,前者更为严重。培养的成肌细胞表现出非膜结合的脂滴[1]。

60% 的患者有儿童期发病的感音神经性听力损失,可能是渐进的。听力损失是双侧性的,主要影响高频,听力损失范围为 30~80dB[2,5,8,10,12,14]。

外周血涂片中几乎所有的粒细胞和单核细

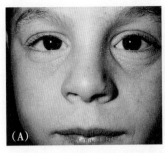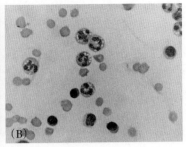

图 15-8　中性脂肪贮积症

（A）注意面部皮肤的鱼鳞样改变。（B）实际上所
有的粒细胞都显示胞浆内的囊泡
（引自：ML Williams et al., Am J Med Genet 1985；
20：711.）

胞明显的空泡化,但淋巴细胞无此变化(图 15-8B)。组织化学研究表明,这是中性脂肪[3,9,10]。类似的非膜结合的脂滴在各种上皮细胞、肝细胞和横纹肌细胞中均被发现。板层小体的成分缺陷也可见到[6]。杂合子可以证实在循环血嗜酸性粒细胞中有相似的空泡[12,13]。有些患者可出现血清肌酸磷酸激酶升高[1,3,9,14]。肝酶和肌酶(碱性磷酸酶、乳酸脱氢酶、谷丙转氨酶)均可升高[12]。

在皮肤基底层和颗粒细胞层中出现脂滴为本病特征,但在 Refsum 综合征中也可出现。鱼鳞病与神经系统异常在其他疾病(CHIME 综合征、Sjören-Larsson 综合征、多种硫酸酯酶缺乏症、毛发低硫营养不良等)中也可见到,但都没有中性脂质贮积。

参考文献

1. Angelini C et al. Multisystem triglyceride storage disorder with impaired long-chain fatty acid oxidation. *Ann Neurol.* 1980;7:5–10.
2. Assmann G, Seedorf U. Acid lipase deficiency: Wolman disease and cholesterol ester storage disease. In: Valle D et al., eds. *The Online Metabolic and Molecular Bases of Inherited Disease*, http://www.ommbid.com/ chapt. 142
3. Chanarin I et al. Neutral-lipid storage disease: a new disorder of lipid metabolism. *Br Med J.* 1975;1:553–555.
4. Di Donato S et al. Multisystem triglyceride storage disease is due to a specific defect in the degradation of endocellularly synthesized triglycerides. *Neurology.* 1988;38:1107–1110.
5. Dorfman ML. Ichthyosiform dermatosis with systemic lipidosis. *Arch Dermatol.* 1975;110:261–266.
6. Elias PM, Williams ML. Neutral lipid storage disease with ichthyosis. Defective lamellar body contents and intracellular dispersion. *Arch Dermatol.* 1985;121:1000–1008.
7. Lefevre C et al. Mutations in *CGI-58*, the gene encoding a new protein of the esterase/lipase/thioesterase subfamily, in Chanarin-Dorfman syndrome. *Am J Hum Genet.* 2001;69:1002–1012.
8. Masumeci S. Itchyosis and neutral lipid storage disease. *Am J Med Genet* 29: 377–382,1988.
9. Miranda A. Lipid storage myopathy, ichthyosis, and steatorrhea. *Muscle Nerve.* 1979;2:1–13.
10. Rozensajn L et al. Jordans' anomaly in white blood cells. Report of case. *Blood.* 1966;28:258–265.
11. Slavin G. Morphologic features in a neutral lipid storage disease. *J Clin Pathol.* 1975;28:701–710.
12. Srebrnik A et al. Dorfman-Chanarin syndrome. A case report and a review. *J Am Acad Dermatol* 17 (Pt 1): 801–808, 1987.
13. Venicie PY. Ichthyosis and neutral lipid storage disease (Dorfman-Chanarin syndrome). *Pediatr Dermatol.* 1988;5:173–177.
14. Williams ML et al. Ichthyosis and neutral lipid storage disease. *Am J Med Genet.* 1985;20:711–726.
15. Williams ML et al. Neutral lipid storage disease with ichthyosis: lipid content and metabolism of fibroblasts. *J Inherit Metab Dis.* 1988;11:131–143.

有机酸和氨基酸病
organic acid and amino acid disorders

生物素酰胺酶缺乏症
迟发性多羧化酶缺乏症
biotinidase deficiency (late-onset multiple carboxylase deficiency)

生物素酰胺酶缺乏症是常染色体隐性病症,其特征在于多种羧化酶缺乏[4,7,12,13,17,19,22,26]。临床症状在家系内和家系之间是可变的。具有生物素酰胺酶缺乏的大多数个体通过新生儿筛查,并通过口服生物素补充预防症状。来自新生儿筛查的疾病发病率为部分和完全缺陷的综合发生率的 1/60 000[16,25]。

在未经治疗的个体中,临床症状很少在 3 月龄前出现,尽管出生后 3 周的婴儿也曾出现症状。皮肤和神经症状通常发生在生物素轻度至中度消耗的情况下。乳汁比牛奶含有更少的生物素,可能使症状发生较早[23]。过度通气(20%)、癫痫发作(65%)、共济失调(60%)、张力减退(85%)、发育迟缓(65%)、视神经萎缩(45%)、结膜炎(40%)发生在 3 个月和几岁之间[19,20,22,24,26]。皮疹是干燥的,红斑性鳞状突起。约80% 有脱发。25%[3]发生口腔溃疡。发育延迟的患者未经治疗可能进展为智力残疾。

在 约 15%~50% 的 患 者 有 听 力 损失[2,10,11,18,20,23,26,27]。它没有明确特征,但在 3 月龄时已经报道感音神经性的或混合性听力损失。

听力损失可能会稳定下来,不会在延期治疗的患者中逆转[5,15]。

受影响的儿童可能患有代谢性酸中毒(65%)、乳酸血症(65%)、高氨血症(40%)和有机酸尿症(85%)。潜在的生化缺陷是生物素酶的缺乏活性,在未治疗的疾病晚期出现代谢性酸中毒、有机酸尿和高氨血症,但在症状出现前和无症状的情况下可能不存在[12,14]。

生物素是几种羧化酶的辅因子。尽管生物素在饮食中获得,但生物素水平仍通过生物素酶的作用保持在体内,生物素酶从部分降解的羧化酶释放生物素[3,4,9]。受影响的个体不能再循环内源生物素并完全降解生物素-依赖性羧化酶[17],因此依赖于膳食生物素,生物素水平可能正常或低。

生物素酰胺酶活性的测量可以通过比色法或放射性分析进行[21,23]。受影响的个体在血清、白细胞、成纤维细胞和肝脏中的正常活性小于1%[17]。必需杂合子具有约一半的正常生物素酰胺酶活性。尿有机酸排泄包括β-羟基异戊酸、β-甲基巴豆酰甘氨酸、β-羟基丙酸和甲基柠檬酸[21]。Ketolactic 酸血症可能明显。

生物素酰胺酶基因(BTD)在 3p25[1,8] 处的突变可引起部分或完全缺陷。严重或完全的生物素酰胺酶症缺乏指小于平均正常活性的 10%。部分缺乏状态被描述为平均活性的 10%~30%[6]。具有未知原因的神经性或皮肤症状的儿童应考虑该诊断。通常会通过尿中有机酸的测量确诊。

生物素酰胺酶缺乏用每日生物素补充剂治疗,虽然有证据表明听力损失是不可逆的[5,26],但早期诊断和治疗,实际上可以预防几乎所有的症状。

参考文献

1. Cole HT et al. Human serum biotinidase. cDNA cloning, sequence, and characterization. *J Biol Chem.* 1994;269:6566–6570.
2. Diamantopoulos N et al. Biotinidase deficiency: accumulation of lactate in the brain and response to physiologic doses of biotin. *Neurology.* 1986;36:1107–1109.
3. Fisher A. Biotin-responsive immunoregulatory dysfunction in multiple carboxylase deficiency. *J Clin Immunol.* 1981;2:35–38.
4. Gaudry MA et al. Deficient liver biotinidase activity in multiple carboxylase deficiency. *Lancet.* 1983;2:397.
5. Heller AJ et al. Localization of biotinidase in the brain: implications for its role in hearing loss in biotinidase deficiency. *Hear Res.* 2002;173:62–68.
6. McVoy JR et al. Partial biotinidase deficiency: clinical and biochemical features. *J Pediatr.* 1990;116:78–83.
7. Nieto-Barrera M. Biotinidase deficiency. *Int Pediatr.* 1989;4:285–288.
8. Pomponio RJ. Mutational hotspot in the human biotinidase gene causes profound biotinidase deficiency. *Nat Genet.* 1995;11:96–98.
9. Schubiger G et al. Biotinidase deficiency: clinical course and biochemical findings. *J Inherit Metab Dis.* 1984;7:129–130.
10. Straussberg R et al. Reversible deafness caused by biotinidase deficiency. *Pediatr Neurol.* 2000;23:269–270.
11. Suormala TM. Comparison of patient with complete and partial biotinidase deficiency: biochemical studies. *J Inherit Metab Dis.* 1990;13:76–92.
12. Sutherland SJ et al. Screening for biotinidase deficiency in children with unexplained neurologic or developmental abnormalities. *Clin Pediatr (Phila).* 1991;30:81–84.
13. Thoene J, Wolf B. Biotinidase deficiency in juvenile multiple carboxylase deficiency. *Lancet.* 1983;2:398.
14. Wallace SJ. Biotinidase deficiency: presymptomatic treatment. *Arch Dis Child.* 1985;60:574–575.
15. Welling DB. Long-term follow-up of hearing loss in biotinidase deficiency. *J Child Neurol.* 2007;22:1055.
16. Wolf B, Feldman GL. The biotin-dependent carboxylase deficiencies. *Am J Hum Genet.* 1982;34:699–716.
17. Wolf, B et al. Biotinidase deficiency: the enzymatic defect in late-onset multiple carboxylase deficiency. *Clin Chim Acta.* 1983;131:273–281.
18. Wolf B. Hearing loss in biotinidase deficiency. *Lancet.* 1983;2:1365–1366.
19. Wolf B et al. Deficient biotinidase activity in late-onset multiple carboxylase deficiency. *N Engl J Med.* 1983;308:161.
20. Wolf B et al. Phenotypic variation in biotinidase deficiency. *J Pediatr.* 1983;103:233–237.
21. Wolf B, Secor McVoy J A sensitive radioassay for biotinidase activity: deficient activity in tissues of serum biotinidase-deficient individuals. *Clin Chim Acta.* 1983;135:275–281.
22. Wolf B et al. Biotinidase deficiency: a novel vitamin recycling defect. *J Inherit Metab Dis.* 1985;8(Suppl.)1:53–58.
23. Wolf B et al. Biotinidase deficiency: initial clinical features and rapid diagnosis. *Ann Neurol.* 1985;18:614–617.
24. Wolf, B et al. Biotinidase deficiency. *Ann N Y Acad Sci.* 1985;447:252–262.
25. Wolf B et al. Clinical findings in four children with biotinidase deficiency detected through a statewide neonatal screening program. *N Engl J Med.* 1985;313:16–19.
26. Wolf B. Disorders of biotin metabolism. In: Valle D et al., eds. *The Online Metabolic and Molecular Bases of Inherited Disease*, http://www.ommbid.com/ chapt. 156
27. Wolf B et al. Hearing loss is a common feature of symptomatic children with profound biotinidase deficiency. *J Pediatr.* 2002;140:242–246.

Canavan 病
N- 乙酰天门冬氨酸尿症
Canavan disease（N-acetylaspartic aciduria）

Canavan 病是脑的海绵状变性,其特征在于巨头畸形、脑白质营养不良、严重进行性精神运动障碍、视神经萎缩、骨骼肌张力减退,通常在 18 个月龄[1-6,8-11]左右死亡。该病与 N- 天门冬氨酸酰基转移酶缺乏引起的尿中升高的 N- 乙酰天门冬氨酸有关,并且是由于 ASPA 基因中的 17p13.3[2]位点突变所致。

大头畸形出现在 3 个月左右。到第 1 年末,可出现广泛的神经脱髓鞘过程,其特征为严重的中轴肌张力低下伴外周肌张力过强和反射亢进[1-6,8-11]。癫痫快速发作及角弓反张危象为其典型表现。CT 显示神经脱髓鞘。儿童很快就会出现视觉障碍,并在植物状态下死于并发疾病。听力损失可能发生在这种情况下,但它是一个相当少见的事件。视力损失是继发于视神经病变,而在罕见的情况下,听力损失是继发于螺旋器中的基底膜毛细胞缺乏[7]。

本病是常染色体隐性遗传[2,3,6,8]。它在来自波兰东部、立陶宛和俄罗斯西部[11]以及中东人口的德裔犹太人中尤其普遍。治疗是对症和支持治疗。

参考文献

1. Adachi M et al. Spongy degeneration of the central nervous system (van Bogaert and Bertrand type; Canavan's disease). A review. *Hum Pathol.* 1973;4:331–347.
2. Beaud et al. Aspartoacylase deficiency. In: Valle D et al., eds. *The Online Metabolic and Molecular Bases of Inherited Disease*, http://www.ommbid.com/ chapt. 229
3. Divry P et al. *N*-acetylaspartic aciduria: report of three new cases in children with a neurological syndrome associating macrocephaly and leukodystrophy. *J Inherit Metab Dis.* 1988;11:307–308.
4. Echenne B et al. Spongy degeneration of the neuraxis (Canavan-van Bogaert disease) and *N*-acetylaspartic aciduria. *Neuropediatrics.* 1989;20:79–81.
5. Elpeleg ON et al. Canavan disease and *N*-acetylaspartic aciduria. *Neuropediatrics.* 1989;20:238.
6. Hagenfeldt L et al. *N*-acetylaspartic aciduria due to aspartoacylase deficiency—a new aetiology of childhood leukodystrophy. *J Inherit Metab Dis.* 1987;10:135–141.
7. Ishiyama G et al. Canavan's leukodystrophy is associated with defects in cochlear neurodevelopment and deafness. *Neurology.* 2003;68:1702–1704.
8. Kvittingen EA et al. *N*-acetylaspartic aciduria in a child with a pro-gressive cerebral atrophy. *Clin Chim Acta.* 1986;158:217–227.
9. Matalon R et al. Aspartoacylase deficiency and N-acetylaspartic aciduria in patients with Canavan disease. *Am J Med Genet.* 1988;29:463–471.
10. Ozand P et al. Aspartocyclase deficiency and Canavan disease in Saudi Arabia. 3 *Am J Med Genet.* 1988;35:266–268.
11. Ungar M, Goodman RM. Spongy degeneration of the brain in Israel: a retrospective study. *Clin Genet.* 1983;23:23–29.

3- 甲基戊烯二酸酸尿症
3-methylglutaconic aciduria

3- 甲基戊烯二酸酸尿症(MGA)包含至少有 5 种类型的疾病(MGA I~V型),其中包含线粒体能量代谢障碍,Worthmann 等对此进行了很好的综述[12]。

最常见的类型 MGA I 型或 3- 甲基戊烯二酰-辅酶 A 水合酶缺乏症是一种涉及亮氨酸的代谢缺陷病,发病年龄从不到 1 岁 ~52 岁之间。以婴儿进行性脑病为特点[8]。表现为舞蹈徐动症、痉挛性下肢轻瘫、痴呆、癫痫发作、视神经萎缩及感音神经性听力损失[3-7,13]。感音神经性听力损失的发病率在 20% 以内[3-7]。在尿中可发现 3- 甲基戊烯二酸增高[10]。

据报道,参与亮氨酸降解的全部 8 种酶的缺陷会导致 3- 甲基戊烯二酸酸尿症。I 型与 3- 甲基戊烯二酰 - 辅酶 A 水合酶缺乏有关。一种由 *AUH* 编码的水合酶,在其他类型中该酶具有正常的活性(图 15-9)。Ⅱ型或 Barth 综合征是由于 *TAZ* 基因(tafazzin)突变所致[2]。

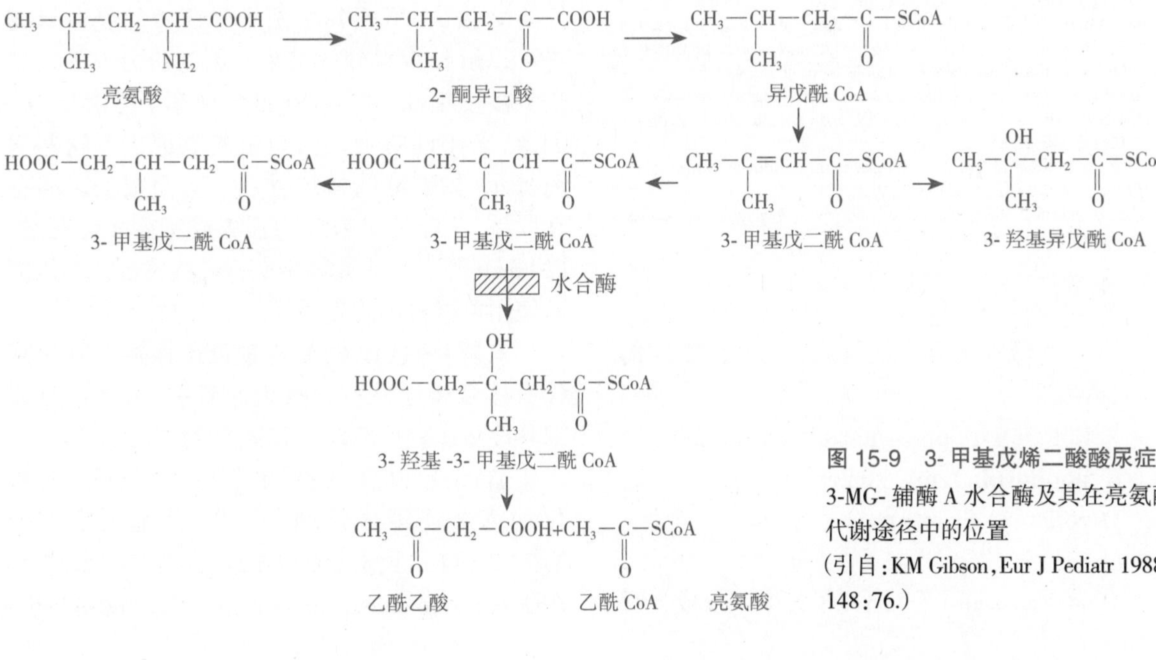

图 15-9　3- 甲基戊烯二酸酸尿症
3-MG- 辅酶 A 水合酶及其在亮氨酸代谢途径中的位置
(引自:KM Gibson,Eur J Pediatr 1988;148:76.)

Ⅲ型是由 *OPA3* 基因突变引起的常染色体隐性遗传病[1,10]。MGAⅣ型具有临床和遗传异质性，临床上有 4 种亚型：脑肌病、肝脑病、心肌病和肌病，*SUCLA2*、*POLG1*、*TMEM70*、*RYR1* 四种基因突变[9,11,12]可以解释。MGAⅤ型以心肌病与共济失调为特点，由 *DNAJC19* 突变所致[12]。

加强新生儿筛查可以使 3- 甲基戊烯二酸酸尿症患者得到早期鉴别和诊断。减少亮氨酸的饮食和补充泛酸治疗可以改善或预防症状，但长期效果还是未知的。

参考文献

1. Anikster Y et al. Type III 3-methylglutaconic aciduria (optic atrophy plus syndrome, or Costeff optic atrophy syndrome): identification of the OPA3 gene and its founder mutation in Iraqi Jews. *Am J Hum Genet*. 2001;69:1218–1224.
2. Bione S et al. A novel X-linked gene, G4.5(sic), is responsible for Barth syndrome. *Nat Genet*. 1996;12:385–389.
3. Chitayat, D et al. 3-Methylglutaconic aciduria: a marker for as yet unspecified disorders and the relevance of prenatal diagnosis in a "new" type ("type 4"). *J Inherit Metab Dis*. 1992;15:204–212.
4. Duran M et al. Inherited 3-methylglutaconic aciduria in two brothers—another defect of leucine metabolism. *J Pediatr*. 1982;101:551–554.
5. Gibson KM et al. 3-Methylglutaconic aciduria: a phenotype in which activity of 3-methylglutaconyl-coenzyme A hydratase is normal. *Eur J Pediatr*. 1988;148:76–82.
6. Gibson KM et al. Variable clinical presentation in three patients with 3-methylglutaconyl-coenzyme A hydratase deficiency. *J Inherit Metab Dis*. 1998;21:631–638.
7. Greter J et al. 3-methylglutaconic aciduria: report on a sibship with infantile progressive encephalopathy. *Eur J Pediatr*. 1978;129:231–238.
8. Mercimek-Mahmutoglu S et al. Phenotypic heterogeneity in two siblings with 3-methylglutaconic aciduria type 1 caused by a novel intragenic deletion. *Molecular Genet Metab*. 2011;104:410–413.
9. Shchelochkov O et al. Milder clinical course of type IV 3-methylglutaconic aciduria due to a novel mutation in TMEM70. *Molecular Genet Metab*. 2010;101:282–285.
10. Sweetman L, Williams JC. Branched chain organic acidurias. In: Valle D et al., eds. *The Online Metabolic and Molecular Bases of Inherited Disease*, http://www.ommbid.com/ chapt. 93
11. Wortmann SB et al. Biochemical and genetic analysis of 3-methylglutaconic aciduria type IV. a diagnostic strategy. *Brain*. 2009;132:136–146.
12. Wortmann SB et al. The 3-methylglutaconic acidurias: what's new? *J Inherit Metab Dis*. 2012;35:13–22.
13. Zeharia A et al. 3-Methylglutaconic aciduria: a new variant. *Pediatrics*. 1992;89(6 Pt 1):1080–1082.

X 连锁低磷血症
家族性低磷酸血症佝偻病、抗维生素 D 佝偻病

X-linked hypophosphatmia（familial hypophosphatemic rickets，vitamin D-resistant rickets）

1984 年，Davies 等[3]研究了青少年及成人听力损失与 X 连锁低磷血症骨软化症的关联，其他研究者证实了这一关联[2,8,9,13,24]的存在。然而，有证据表明，接受治疗过的患者在成年以前其听力障碍将不会出现。

临床表现：患有 X 连锁低磷血症患者肾小管对磷酸盐的重吸收显著减少，导致低磷血症，在儿童引起佝偻病，在成人引起 X 连锁低磷血症性骨软化症。每日多次补充磷酸盐及维生素 D 会显著改善未治疗状态下患者的矮小及长骨的弯曲[6,7,16]。有患者出现类似类风湿性关节炎的脊柱关节强直[12]，骨过度生长使椎管狭窄，压迫脊髓[1]。男性半合子与有关的女性杂合子[16]相比，对治疗反应较差，这是基因的剂量效应在该病表达的证据。

听觉系统：在 Davies 等[3]对患有 X 连锁低磷血症骨软化症的 25 例青少年及成人研究中，12 例有主观听力损失，2 例有类似梅尼埃病的发作性耳鸣、眩晕及听力损失。进一步纯音听阈示，19 例有感音神经性听力损失，其中 3 例有传导性听力损失。通过行镫骨肌反射、言语识别率、音衰变试验及响度重振试验，可区分耳蜗性听力损失及神经性听力损失，Jonas 等[8]证实为耳蜗功能异常。11 例患有 X 连锁低磷血症骨软化症伴听力损失的患者[14]中，发现广泛的骨硬化和颞骨岩部增厚，并伴有内耳道狭窄。

Meister 等[9]对 19 例低磷血症骨病患者听力测试，未发现青少年及成人有听力损失，然而，其中最年长的 3 例患者（40~58 岁）伴感音神经性听力损失，尽管其中两个受试者的噪声暴露史可以解释观察到的结果。因为听力损失表现出年龄依赖性，并且在更高的频率下更常见[24]，因此，老年性听力损失可能是其原因。这些研究提示，如果低磷血症骨病与听力损失之间存在联系，治疗的患者听力损失成年后才会发展。Fishman 等[5]的研究结果支持这些发现。类固醇的使用可能有治疗效果[15]。

前庭系统：19 例 X 连锁低磷血症骨软化症伴有感音神经性听力损失患者中，10 例单耳或双耳冷热试验反应降低，2 例伴梅尼埃病[3]。

遗传：已知 X 连锁低磷血症佝偻病 / 骨软化症为 X 连锁显性遗传[17-19]，其基因定位于 Xp22.2-p22.1，负责编码 *PHEX* 肽链内切酶，简称 *PHEX*（phosphate-regulating gene with homologies to endopeptidases on the X chromosome)[4,11]。1987 年 Boneh 等[2]根据对一种小鼠模型研究提出这种人类疾病的遗传异质性，最初遗传数据和表型差异表明两个不同的小鼠基因发生突变，随后克隆试验表明，小鼠 *Hyp*（人类疾病的模型）和 *Gy* 是等位基因突变[21]。与精胺缺乏症相关的小鼠 *Gy* 突变的人类同等疾病[10]尚未被明确鉴定。

鉴别诊断：低磷血症是常染色体显性遗传的低磷血症骨病[17]及常染色体隐性遗传的伴高钙尿[22]的低磷血症佝偻病表现的一部分。前者对单纯维生素 D 类似物治疗有反应，后者对磷酸盐单独治疗有反应，两者均无听力损失的报道。Weir[23]报道了两对患有明显的常染色体隐性遗传的低磷血症佝偻病同胞，其中 3 例有 50~80dB 感音神经性听力损失，所有人的内耳道明显狭窄。Stamp 和 Baker[20]报道一对表兄妹夫妇所生 3 个孩子中的 2 个在婴儿期即表现严重的佝偻病，并对维生素 D 治疗抵抗。他们表现颅缝过早融合、骨密度增高、感音神经性听力损失及终生无法通过治疗矫正的低磷血症。

参考文献

1. Adams JE, Davies M. Intra-spinal new bone formation and spinal cord compression in familial hypophosphataemic vitamin D resistant osteomalacia. *Q J Med*. 1986;61:1117–1129.
2. Boneh A et al. Audiometric evidence for two forms of X-linked hypophosphatemia in humans, apparent counterparts of *Hyp* and *Gy* mutations in mouse. *Am J Med Genet*. 1987;27:997–1003.
3. Davies M et al. Impaired hearing in X-linked hypophosphataemic (vitamin-D-resistant) osteomalacia. *Ann Intern Med*. 1984;100:230–232.
4. Dixon PH et al. Mutational analysis of *PHEX* gene in X-linked hypophosphatemia. *J Clin Endocrinol Metab*. 1998;83:3615–3623.
5. Fishman G et al. Hearing impairment in familial X-linked hypophosphatemic rickets. *Eur J Pediatr*. 2004;163:622–623.
6. Glorieux FH et al. Use of phosphate and vitamin D to prevent dwarfism and rickets in X-linked hypophosphatemia. *N Engl J Med*. 1972;287:481–487.
7. Glorieux FH. Rickets, the continuing challenge. *N Engl J Med*. 1991;325:1875–1877.
8. Jonas AJ. Hearing deficits associated with hypophosphatemic rickets. *Pediatr Res*. 1986;20:266A.
9. Meister MA et al. Audiologic findings in young patients with hypophosphatemic bone disease. *Ann Otol Rhinol Laryngol*. 1986;95(Pt 1): 415–420.
10. Meyer RA Jr. et al. Partial deletion of both the spermine synthase gene and the Pex gene in the X-linked phosphatemic, gyro (*Gy*) mouse. *Genomics*. 1998;48:289–295.
11. Morey M et al. Genetic diagnosis of X-linked dominant hypophosphatemic rickets in a cohort study: Tubular resorption of phosphate and 1,25(OH2)D serum levels are associated with *PHEX* mutation type. *BMC Med Genet*. 2011;12:116.
12. Moser CR, Fessel WJ. Rheumatic manifestations of hypophosphatemia. *Arch Intern Med*. 1974;134:674–678.
13. O'Malley S et al. Electrocochleographic changes in the hearing loss associated with X-linked hypophosphataemic osteomalacia. *Acta Otolaryngol*. 1985;100:13–18.
14. O'Malley SP et al. The petrous temporal bone and deafness in X-linked hypophosphataemic osteomalacia. *Clin Radiol*. 1988;39:528–530.
15. Pantel G et al. Hearing loss and fluctuating hearing levels in X-linked hypophosphataemic osteomalacia. *J Laryngolotol*. 2009;123:136–140.
16. Petersen DJ et al. X-linked hypophosphatemic rickets: a study (with literature review) of linear growth response to calcitriol and phosphate therapy. *J Bone Miner Res*. 1992;7:583–597.
17. Scriver CR et al. Hypophosphatemic nonrachitic bone disease: an entity distinct from X-linked hypophosphatemia in the renal defect, bone involvement, and inheritance. *Am J Med Genet*. 1977;1:101–117.
18. Scriver CR, Tenenhouse HS. On the heritability of rickets, a common disease (Mendel, mammals and phosphate). *Johns Hopkins Med J*. 1981;149:179–187.
19. Scriver CR et al. X-linked hypophosphatemia: an appreciation of a classic paper and a survey of progress since 1958. *Medicine (Baltimore)*. 1991;70:218–228.
20. Stamp TC, Baker LR. Recessive hypophosphataemic rickets, and possible aetiology of the "vitamin D-resistant" syndrome. *Arch Dis Child*. 1976;51:360–365.
21. Strom TM et al. Pex gene deletions in *Gy* and *Hyp* mice provide mouse models for X-linked hypophosphatemia. *Hum Mol Genet*. 1997;6:165–171.
22. Tieder MD et al. Hereditary hypophosphatemic rickets with hypercalciuria. *N Engl J Med*. 1985;312:611–617.
23. Weir N. Sensorineural deafness associated with recessive hypophosphataemic rickets. *J Laryngol Otol*. 1977;91:717–722.
24. Whyte M. Audiologic abnormalities are common in mice and men with sex-linked hypophosphatemic bone disease. *J Bone Mineral Res*. 1986;1:195A.

磷酸核糖焦磷酸合成酶活性过强症
共济失调和感音神经性听力损失伴高尿酸血症
phosphoribosylpyrophosphate synthetase superactivity（ataxia and sensorineural hearing loss with hyperruicemia）

磷酸核糖焦磷酸合成酶 1（PRP1）催化核糖 -5- 磷酸核糖基化为 5- 磷酸核糖 -1- 焦磷酸盐，它是嘌呤、嘧啶和吡啶生物合成的从头和补救途径所必需的酶。Rosenberg 等报道了一个大家系中 5 人患有高尿酸血症、肾衰竭、共济失调和感音神经性听力损失。其他家族成员没有肾功能不全及尿酸水平升高，这提示后者不会引起高尿酸血症[17]。该家谱提示 X 连锁遗传特性，一些女性呈部分外显，而其他人呈完全外显。最近的研究将这种疾病与磷酸核糖焦磷酸合成酶的活性过强相关联，是由于对核苷酸反馈抑制的抗性和由于 *PRPS1* 基因的突变，映射到 Xq22.3[1,4-7,13,14]（图 15-10A）。

临床表现：PRPS1 活性过高可以表现为两种临床表现型。温和型，青少年后期至成人早期发病，仅限于没有神经系统缺陷或听力丧失，但具有痛风或尿酸尿石病的男性[4,6]。更严重的类型：

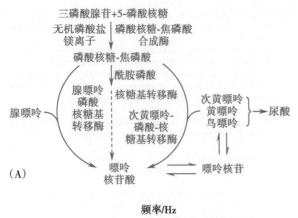

(A)

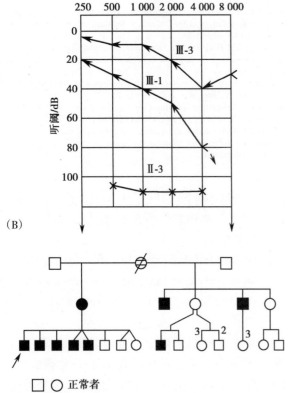

(B)

(C) 正常者 □ ○
患者 ■ ●
可能患病者 ⊖

图 15-10 磷酸核糖基焦磷酸合成酶活性过强症(伴高尿酸血症的共济失调和感音神经性听力损失)
(A)示意图显示了磷酸核糖 - 焦磷酸(PRPP)的合成和该化合物在嘌呤重新合成(虚线箭头)的 10 步途径以及嘌呤碱补救的单步反应中被利用的过程。后者是通过腺嘌呤磷酸核糖基转移酶(APRT)和次黄嘌呤 - 磷酸 - 核糖基转移酶(HPRT)催化的。同时还显示了嘌呤降解为最终产物尿酸的步骤。遗传性 PRPP 合成的活性过强与嘌呤核苷酸和尿酸合成的过度有关,可能是限速底物 PRPP 合成增加的结果。关键:ATP,三磷酸腺苷;Pi,无机磷酸盐;AmPRT,酰胺磷酸核糖基转移酶。(B)显示听力进展的复合听力图。Ⅲ-3,18 岁;Ⅲ-1,22 岁;Ⅱ-3,38 岁。(C)显示在女性中部分外显表达的 X 连锁隐性遗传家系
[(A)来自:MABecke ret al.,Arthritis Rheum 1986;29:880;(B,C)来自:AL Rosenberg et al.,N Engk J Med 1970;282:992.]

特点是半合子男性在儿童早期开始出现症状(听力下降有时出现在婴儿期)[18]。尿酸过度产生的体征,包括痛风、与神经系统发育的缺陷(共济失调、言语不清、近端肌无力)[14,19,20]联合出现,常常也包括感音神经性听力损失[6]。杂合子女性在生育期可能逐渐出现痛风,一些可能发展为听力损失[8,20]。在已经被研究的 6 个家系中,其中有 5 个仅存在来自 PRPS1 活性变构效应体的有缺陷的 PRPS1 下调,缺乏与 PRPS1 催化超活性相结合的正常反馈抑制[2,5,6,20]。第 6 个家系仅表现了孤立的 PRPS1 活性过强,并不比在没有神经功能缺陷的晚发型表型相关的所有其他病例中看到的严重[9]。此外,所有患有抵抗抑制因子 PRPS1 的家庭,在儿童期没有神经系统疾病或表现[21]。只有一个家庭的神经系统表现出现在童年末期[17]。男性先证者共济失调、言语不清、近端肌无力发生在十几岁或 20 多岁,他们的母亲则在 30 岁发病。检查显示近端肌无力和肌肉萎缩、腱反射亢进、步态和肢体共济失调、振动感觉的轻度丧失。运动神经传导试验结果是正常的[17]。也可能存在畸形,包括两个男孩三角脸、前额突出、内眦赘皮以及眼距过窄[11]。

听觉系统:Simmonds 等[18]描述了一个患有高尿酸血症的 3 岁男孩和他的母亲,两者都在婴儿期就有高频听力损失。孩子伴有肌张力减低以及运动发育迟缓。两个同胞兄弟可能因为同样的疾病死于童年早期。表现出 PRPS1 活性过强的生化迹象[20]。在 Rosenberg 等报道的一个迟发型家族中(Rosenberg 等,1970),包括双胞胎在内的 5 个男孩,均有高尿酸血症、共济失调、肾功能不全和听力损失,他们的母亲也有听力下降。异常的嘌呤代谢和神经系统表现出现在儿童晚期(图 15-10B),而听力损失在 20~40 岁开始(图 15-10B)。还发现了单侧听力损失的病例[14]。

前庭系统:眼震电图显示了前庭系统异常,提示迷路功能失调。

实验室检查:在报道的前两个家系中,异常的生化结果包括血浆和尿中尿酸和尿次黄嘌呤升高。一些人还表现有代谢性酸中毒和间歇性高氨血症。尿嘌呤 / 肌酐比的变化进一步证实总嘌呤生成过多。红细胞的次黄嘌呤 - 鸟嘌呤磷酸核糖转移酶活性正常。淋巴细胞中的磷酸核糖焦磷酸合成酶水平远高于正常范围[20]。肾

功能检查发现,在没有肾脏疾病的临床证据之前,肾功能通常已经下降,特别是对肌酐和胰岛素的清除能力已经下降[1,8]。

遗传学:该病是 X 连锁遗传(图 15-10C),其临床和生物化学方面异常在半合子男性中比在杂合子女性中表现的更严重。表现型表达和机制的差异提示其遗传异质性,已经证实了引起酶活性过高的机制。

分子生物学研究:PRPS1 的变构调节缺陷是 *PRPS1* 基因[3,5]点突变的结果。相反,PRPS1 催化的超活性是由于改变了正常 PRS 亚型表达的调节,显然是通过增加正常 PRPS1[16]的细胞内浓度而导致的。

由于功能丧失而引起的等位基因紊乱会导致 5 型 Charcot-Marie-Tooth 病(CMTX5),孤立性感音神经性听力损失(DNFX1)或 Arts 综合征[13]。

预后:一些患病的男孩在婴儿期死于肺炎[17]。其他大多数男孩成为严重残疾。患病的女性的疾病晚发病,并且不如患病的男性严重。近来的研究表明,所有的等位基因疾病主要由 GTP 和其他嘌呤核苷酸水平的降低所致,而 S-腺苷甲硫氨酸的补充可能会改善这种谱系疾病中的一些症状[12]。

鉴别诊断:感音神经性听力损失和共济失调可以作为常染色体显性[15]和隐性遗传[10]特性发生而不伴有高尿酸血症。血浆尿酸的测定将有助于区分 PRPS1 活性过强 / 听力损失综合征。

参考文献

1. Becker MA et al. Regional localization of the gene for human phosphoribosylpyrophosphate synthetase on the X chromosome. *Science*. 1979;203:1016–1019.
2. Becker MA et al. Variant human phosphoribosylpyrophosphate synthetase altered in regulatory and catalytic functions. *J Clin Invest*. 1980;65:109–120.
3. Becker MA. Overexpression of the normal phosphoribosylpyrophosphate synthetase 1 isoform underlies catalytic superactivity of human phosphoribosylpyrophosphate synthetase. *J Biol Chem*. 1986;271:19894–19899.
4. Becker MA et al. Phosphoribosylpyrophosphate synthetase superactivity. A study of five patients with catalytic defects in the enzyme. *Arthritis Rheum*. 1986;29:880–888.
5. Becker MA et al. Superactivity of human phosphoribosyl pyrophosphate synthetase due to altered regulation by nucleotide inhibitors and inorganic phosphate. *Biochim Biophys Acta*. 1986;882:168–176.
6. Becker MA et al. Inherited superactivity of phosphoribosylpyrophosphate synthetase: association of uric acid overproduction and sensorineural deafness. *Am J Med*. 1988;85:383–390.
7. Becker MA et al. Neurodevelopmental impairment and deranged PRPP and purine nucleotide synthesis in inherited superactivity of PRPP synthetase. *Adv Exp Med Biol*. 1989;253A:15–22.
8. Becker MA et al. Cloning of cDNAs for human phosphoribosylpyrophosphate synthetases 1 and 2 and X chromosome localization of *PRPS1* and *PRPS2* genes. *Genomics*. 1990;8:555–561.
9. Becker MA Hyperuricemia and gout. In: Valle D et al., eds. *The Online Metabolic and Molecular Bases of Inherited Disease*, http://www.ommbid.com/ chapt. 106
10. Berman W et al. A new familial syndrome with ataxia, hearing loss, and mental retardation. Report of three brothers. *Arch Neurol*. 1973;29:258–261.
11. Christen HJ et al. Distinct neurological syndrome in two brothers with hyperuricaemia. *Lancet*. 1992;340:1167–1168.
12. de Brouwer AP et al. Arts syndrome is caused by loss-of-function mutations in PRPS1. *Am J Hum Genet*. 2007;81:507–518.
13. de Brouwer AP et al. *PRPS1* mutations: four distinct syndromes and potential treatment. *Am J Hum Genet*. 2010;86:506–518.
14. Mavrikakis ME et al. Gout and neurological abnormalities associated with cardiomyopathy in a young man. *Ann Rheum Dis*. 1990;49:942–943.
15. Nicolaides P et al. Cerebellar ataxia, areflexia, pes cavus, optic atrophy, and sensorineural hearing loss (CAPOS): a new syndrome. *J Med Genet*. 1996;33:419–421.
16. Roessler BJ et al. Human X-linked phosphoribosylpyrophosphate synthetase superactivity is associated with distinct point mutations in the *PRPS1* gene. *J Biol Chem*. 1993;268:26476–26481.
17. Rosenberg AL et al. Hyperuricemia and neurological deficits. A family study. *N Engl J Med*. 1970;282:992–997.
18. Simmonds HA et al. An X-linked syndrome characterised by hyperuricaemia, deafness, and neurodevelopmental abnormalities. *Lancet*. 1982;2:68–70.
19. Simmonds HA et al. Evidence of a new syndrome involving hereditary uric acid over-production, neurological complications and deafness. *Adv Exp Med Biol*. 1984;165(Pt A.):97–102.
20. Simmonds HA et al. An inborn error of purine metabolism, deafness and neurodevelopmental abnormality. *Neuropediatrics*. 1985;16:106–108.
21. Sperling O et al. Human erythrocyte phosphoribosylpyrophosphate synthetase mutationally altered in regulatory properties. *Biochem Med*. 1973;7:389–395.

铜缺乏症伴白内障、肌张力低下和听力损失
cataract, hypotonia, and hearing loss secondary to copper deficiency

Horvath 等[1]描述了一种新的与铜代谢缺陷相关的多系统疾病。该病随后在另外 5 个孩子中发现[2]。

体格检查:所有的孩子出生时体重和身高都是正常的,没有发现任何形态异常。随后,一个孩子在第 13 个月出现生长障碍,身高在第十百分位数[2]。

中枢神经系统:肌张力低下普遍存在。智力障碍是严重的,所有的孩子表现为言语和行走能力缺失。MRI 评估显示所有人的脑和小脑萎缩。

视觉系统:所有的孩子都有先天性白内障,6 人中有 4 人有眼球震颤。

实验室检查:血清铜水平为正常值的 10%~20%;血清铜蓝蛋白在正常值的小于 10% 到 50%

之间[2]。

病理学:在一个孩子的肌肉活检表现为呼吸链酶水平下降,提示线粒体疾病[1]。

听觉表现:所有儿童存在听力障碍。在提供详细资料的儿童中听力损失的程度为中度。

遗传学:这是一种常染色体隐性遗传疾病。

分子学研究:编码的内质网膜乙酰辅酶 A 转运体的 SLC33A1 基因突变,导致该病发生[2]。

预后:一个孩子在 13 个月时存活,另外 5 个孩子在 22 个月和 72 个月之间死亡。智力残疾为重度。

诊断:其他铜代谢障碍如 Menkes 病和无铜蓝蛋白血症可以通过表型差异区分。例如,在 Menkes 综合征的儿童没有发现白内障,先天性结缔组织发育不全综合征和肝豆状核变性综合征的发病年龄较大[3]。

小结:此疾病的特点是:①常染色体隐性遗传;②肌张力低下;③先天性白内障;④听力损失;⑤血清铜水平下降。

参考文献

1. Horvath R et al. Congenital cataract, muscular hypotonia, developmental delay, and sensorineural hearing loss associated with a defect in copper metabolism. *J Inherit Metab Dis*. 2005;28:479–492.
2. Huppke P et al. Mutations in *SLC33A1* cause a lethal autosomal-recessive disorder with congenital cataracts, hearing loss, and low serum copper and ceruloplasmin. *Am J Hum Genet*. 2012;90 61–68.
3. Kodama H et al. Pathology, clinical features and treatments of congenital copper metabolic disorders—focus on neurologic aspects. *Brain Devel*. 2011;33:243–251.

附　录

合并代谢功能障碍的其他疾病

合并代谢功能障碍的其他疾病,请见第九章的先天性白内障、高胆固醇血症、下肢痉挛、感音神经性听力损失,及成人和婴儿 Refsum 病。

（巴建明　校）

第 16 章

伴有皮肤疾病的遗传性听力损失
GENETIC HEARING LOSS ASSOCIATED WITH INTEGUMENTARY DISORDERS

Helga V. Toriello 著

王宁宇,刘绮明,李耀君,吴侃,张静,贾建平,高欣 译

伴有体表障碍的综合征极其少见,仅在少数家系中被记录到,而合并其他障碍的综合征相对常见。例如,Waardenburg 综合征是该类超过 55 种中最常见的一种,在至少 2%~5% 的先天性听力损失中发生。

Waardenburg 综合征
Waardenburg syndrome

Waardenburg 综合征最特征性表现是内眦增宽(异位内眦)、鼻根宽大和眉毛汇聚(一字眉)。患者常有可变色的虹膜及白色的额发。虽然这些确切表现已经分别在 1905 年、1916 年和 1926 年被 Hammerschlag[40]、Van der Hoeve[119] 和 Mende[74] 所描述,但是,在 1948 年 Waardenburg[122,123] 首次明确把这些表现定义为综合征。Waardenburg 估计在荷兰 1.4% 极重度听力损失患者有这种综合征。DiGeorge 等[24] 预测大约 2.3% 先天性听力损失患者有 Waardenburg 综合征,Nayak 和 Isaacson[82] 认为在听力损失患者中此综合征发病率高达 5%。除此之外,虽然色素异常在黑皮肤人种更趋向严重[82],但 Waardenburg 综合征其实可发生在不同人种。Waardenburg 综合征根据表型和额外特征表现可分为四型。Ⅰ和Ⅱ型[24,37,38]根据是否有内眦异位来区分,有内眦异位为Ⅰ型,无异位为Ⅱ型。此外,感音神经性听力损失的发生率Ⅰ型比Ⅱ型高,Ⅲ型特征则是增加了肢体缺陷,也被

称之为 Klein-Waardenburg 综合征。1950 年[61] Klein 首次描述了一个女性患者,表现为内眦过宽、一字眉、皮肤和头发部分白化,还有蓝虹膜。然而,她同时有骨发育异常,第一、第二肋骨和腕骨发育不良,骶骨囊状改变,并指,胸部和上臂皮肤联合(图 16-1)。与该患者表现相似的其他患者也被描述[33,105,108,124],基于这种情况出现在一个家系里的 3 个人和另一家系的三代人,推测是由于常染色体显性遗传引起的[62,105,108]。Shah 等[106] 描述了另一可能被看作是 Waardenburg 综合征的变型,包括头发、眼睛和皮肤色素异常,表型与 Hirschsprung 病一样。他们推测它是一种新的染色体隐性遗传 Waardenburg 综合征,即人们所知的 Shah-Waardenburg 综合征,或者是 WS4。同样一些病例(由表型正常的近亲结合的父母生育的患病子代)已经被其他学者所描述[1,14,26,63,65,70,73,126]。WS4 患者听力损失不算普遍,一旦存在听力下降,可能程度严重且合并半规管发育异常[110]。

Ⅰ型患者数量是Ⅱ型的 1.5~2 倍[19,38,113],Ⅰ型和Ⅱ型又比Ⅲ型和Ⅳ型常见。

颅面表现:Waardenburg 综合征Ⅰ型(WS1)和Ⅲ型(WS3)患者面部表现一致,其中之一的常见表现是内眦外移(内眦异位),从而产生眼距增宽的外形,虽然瞳孔间距仍在正常范围[108]。正常最大内眦间距:16 岁以内的儿童是 34mm,成年女性 37mm,成年男性 39mm[24,97]。大约 85% 的 WS1 患者内眦距离超过这些范围。真正眼距

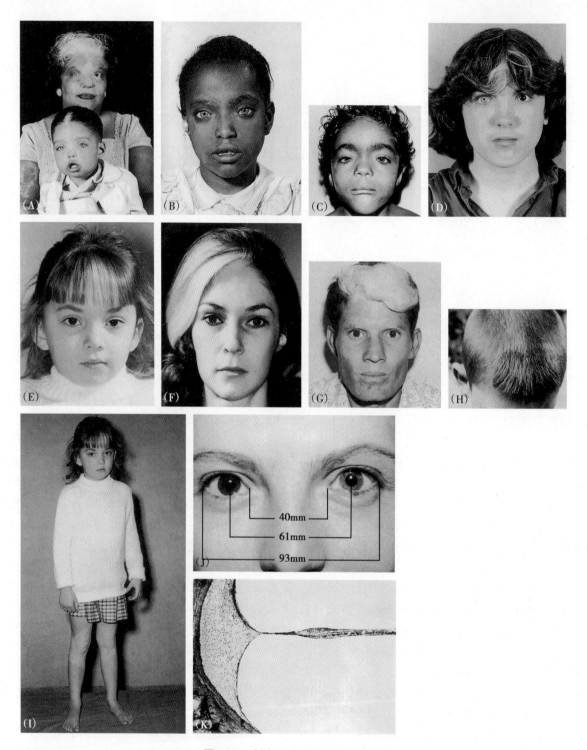

图 16-1 Ⅰ型 Waardenburg 综合征

（A）母亲和儿子显示白额发，母亲呈现虹膜异色；儿子有蓝虹膜、眼距增宽。母亲有广泛分布的斑驳病。（B）注意没有白额发但眉毛内侧部分是白的。这个极重度听力损失女孩双侧虹膜蓝色。（C）注意明显的一字眉。（D）女孩有白额发。（E～H）Ⅱ型 Waardenburg 综合征。注意女孩眼睛正常，有白额发和花斑腿。（I）黑额发在Ⅰ型 Waardenburg 综合征。（J）注意虹膜异色症，内眦距离增加但瞳间距和外眦距离正常；患者拔了眉间毛发。（K）耳蜗切面显示螺旋器消失

［（A）摘自：V Penchaszadeh and F Char, Birth Defects 1971;74:129;（B）摘自：AM DiGeorge et al., J Pediatr 1960; 57:649;（C）感谢 EO da Silva, Pernambuco, Brazil;（D）感谢 MJ Hageman, Haarlem, the Netherlands;（H,I）摘自：S Arias, Birth Defects 1971;74:87;（K）from L Fisch, J Laryngol Otol 1959;73:355.］

过宽只发生在 10% 的患者[90],50%~75% 有浓厚的眉毛,并趋向融合(一字眉)[19,21]。这个特征在女性不明显,因为女性常常拔除眉间毛发。

大多数病例鼻根高宽,同时鼻翼软骨有不同程度发育不全,大约 50% 患者存在平滑的鼻唇沟[18,21];约 3% 发现唇 / 腭裂和面部不对称[23,32,34,123](图 16-1A~D)。Da Silva 等 在 WS1 患者中进行了大规模的颅面测量研究[20]。发现头围、斜坡长度和面部深度比对照组小。鼻窄、鼻骨发育不全、人中短。上颌骨短和后移。

在 Waardenburg 综合征Ⅱ型(WS2)中几乎不存在内眦异位(虽然文献[101]中有报道),一字眉和宽鼻根的发生率低(各占 6%~23% 和29%)[67]。然而,虹膜异色症更常见,发生在42% 患者中[67](图 16-1E~H)。

体表系统:20%~40% Ⅰ型和Ⅱ型 Waardenburg 综合征有白额发(灰发),从前额中央发际向后生长,从少许到大量的白额发不等。因为染发所以女性白发征不明显。同一家族中数人有成熟前的灰色头发、眉毛和睫毛[24,123]。发生率范围为10%~35%[19,23,38]。Ⅰ 型 和Ⅱ型 Waardenburg 综合征中已经报道有黑额发[3,23](图 16-1I)。

可以观察到约 15%~20% 患者从小面积斑驳到斑片区色素脱失等不同程度的皮肤色素改变[19-23]。有几个患者[26]手臂和面部呈现斑片或雀斑样色素沉着。DiGeorge 等[24]描述了几个非洲裔美国人出现大面积的白癜风。

胃肠系统:Hirschsprung 病是因肠缺乏副交感神经丛导致肠的蠕动障碍,是 WS4 伴有的特征。然而有报道在 WS1[1,8,14,26,86,98,106] 和WS2[18,30,59,70,73]中同样存在 Hirschsprung 病。

肌肉骨骼系统:骨骼异常发生在 WS3,通常影响上肢。最常见的是伴有肌肉减少和先天性指屈曲的手臂发育不全[108]。可以发生翼状肩胛骨[23,90]。少数个体有严重的肢体畸形,但他们的基因基础不同于那些有更典型 WS3 的患者(见分子生物学研究)。这些被认为是连续基因缺失的代表例子。

视觉系统:常见是虹膜异色改变,曾用不同的命名描述这些改变。如异色性提示不同的眼睛颜色(一只蓝色,一只棕色),而部分异色性或双色虹膜提示在同一眼睛内部分不同颜色。有些患者虹膜发育不全,描述为明亮的蓝眼睛。虹膜异色改变在 WS1 中发生率少于 20%,但在WS2 中多于 40%[66]。在 WS3 中也可以有等色虹膜(淡棕色和镶嵌形式)[106]。Liang 等提出[65]那些 WS3 患者更多有双色虹膜(图 16-1J)。出现眼异色的情况可能是分子缺陷的作用(见遗传性)。Norkl 等[85]提出证据证明了深色眼睛的色素沉着方式是不正常现象,相反在过去认为浅色(或蓝色)眼睛才不正常,而深色眼睛是正常的。他们发现色素沉着局限于虹膜前方边缘层,因此产生单一颜色和纹理。

眼底色素沉着可以与虹膜色素沉着一样多变。已发现虹膜与眼底色素沉着方式之间的关系[32,85]。所有病例存在蓝虹膜,相应眼底是白色或不完全白化。一些患者有棕色虹膜,眼底伴正常的浅黑色。虽然弱视和青光眼的发生率比正常人群要高,但所有病例视敏度是正常的[20]。Glaucoma 报道了几个患者[36,56,85]当中有一个是先天性白内障[80]。也有描述几个个体有眼白化病[10,79](见"分子生物学研究"部分)。

在Ⅰ型 Waardenburg 综合征中下泪点横向移位,大多数病例移至角膜所在位置。增加了泪囊炎的易感性。

神经系统:WS4 儿童罕见有髓鞘形成不足,伴或不伴有外周和自主神经病[50,94,117]。所有这些儿童有 *SOX10* 基因突变,推测基因突变性质代表不同的表型,Inoue 等[49]提出应称为 PCWH(外周脱髓鞘神经病、中枢脱髓鞘 Warardenburg 综合征和 Hirschsprung 病)。一些病例也可以没有 Hirschsprung 成分而独立发病,称为 PCW[16]。

其他表现:偶尔有病例报道存在外耳畸形[107]和脊柱裂[15,19,45,91]。*Pax3* 基因突变的小鼠脊柱裂仅发生在胎儿叶酸缺乏的情况[14]。

听觉系统:Hageman 和 Delleman[38] 报道 WS1 和 WS2 听力损害的发生率分别为 36% 和57%;近来更多的报道提出听力损害的发生率在WS1 是 58%~75%,而 WS2 是 78%~91%[67,84,88]。听力损失的程度变化非常大,从临床检查没有听力损失至先天性单侧或双侧重度感音神经性听力损失[28,37,43,84]。以双侧听力下降多见[84]。

听力曲线类型变化多样,一些患者表现为单侧或双侧低频残余听力;一些患者低、中频同时下降而高频听力较好;但另外一些是 U 形听力图,在 1 000 和 4 000Hz 听力下降更为严重[28,84,87]。70%的Ⅱ型Waardenburg综合征患者的听力是逐渐下降的[43]。Oysu等[87]推荐在Waardenburg综合征儿童听力筛查中使用畸变产物耳声发射(DPOAE)。

前庭系统:虽然一些作者[12,127]在Waardenburg综合征中描述了前庭的表现,Marcus[71]、Hageman[37,39]和Black[13]等检测的前庭功能结果最为完整。他们分别评估了22、25和20个患者。Marcus[71]发现22个患者中21个有前庭功能异常,其中一些听力是正常的。旋转和冷热试验结果提示一侧耳或双耳有不同的前庭反应。4个有轻至中度感音神经性听力损失的儿童中1个在旋转试验、冷热试验或两个试验中前庭功能不正常。有时只有一侧前庭显示异常。一个家系中有6人前庭功能检查无反应,其中1个对冷刺激反应轻度减弱。Hageman[37]发现25个患者当中,5个冷热试验不对称合并听力下降;6个有病理性位置性眼震,但其中只有2个伴听力损失;2个有视动不对称但听力正常。Black等[13]发现20个受试者中18个有前庭症状。最常见的前庭症状包括头晕、耳鸣、平衡障碍、眩晕和耳压力感。作者感觉临床表现形式与继发膜迷路积水相一致,事实也支持了症状经常是由流质饮食和电解质改变、激素波动和气压改变所诱发的。

虽然大多数断层摄影研究发现内耳正常[31,41,72,83],但一些研究者已经发现半规管发育不正常[42,54,57,71],特别是Ⅱ型Waardenburg综合征患者。

影像学表现:Marcus和Valvassori[72]描述了2个患者的体层片提示耳蜗发育不全,前、外半规管管壁与后半规管完全缺失。然而,Galich[31]的研究未发现WS患者有任何影像学异常表现。Oysu等[88]复习文献发现,无论任何类型的Waardenburg综合征,只有17%内耳影像不正常,通常累及半规管;36个研究只有其中3个发现耳蜗异常。相反,Madden等[68]发现有听力损失的WS儿童颞骨异常率达100%,其中50%有前庭水管扩大。

病理学:只有几个儿童的内耳病理被描述,1个推测为WS1型[28],2个为WS4型[81,98,112]。Merchant等[75]对一个WS1型成人的耳病理发现做出了更详细的描述。在WS1型儿童,发现耳蜗所有转中的螺旋器缺失。血管纹和耳蜗神经

元萎缩(图16-1K)。对于这个成人,Merchant等[75]显示了听力下降程度与黑色素和毛细胞缺失之间的联系。他们认为WS1型听力下降是黑色素细胞异常迁移的结果。从而依次引起血管纹和其他耳蜗结构的发育异常。2个WS4儿童有螺旋器、血管纹和球囊萎缩;其中1个耳蜗螺旋神经节细胞消失和前庭感受器变性。在另外的WS4儿童,有证据表明在耳蜗钩端外淋巴和内淋巴液空间存在大量出血。观察白猫、狗、马、小鼠、貂和其他实验动物[5,22,44,47,49]也有同样发现,虽然不同物种可能存在不同的发病机制。

遗传学:WS1以常染色体显性方式遗传并有明显的表达差异[95]。WS2以常染色体显性或隐性方式遗传;WS3是以常染色体显性方式遗传;而WS4可以常染色体显性或隐性方式遗传[99]。

分子生物学研究:在一个WS1[9,25,29]家庭中发现Hup2基因变异,人类Hup2基因与鼠Pax-3基因同源(导致斑点的变异),因此确定WS1由PAX3基因突变引起(目前称Hup2),定位在染色体2q35[9,27,51,78,114,115]。基因突变显然影响了黑色素细胞和原始神经节衍生的神经嵴[6,9,29,35,51,60,77,100]。然而,斑点突变小鼠听力正常[109]。WS2异质性,伴有4个或多个突变位点。小眼畸形相关的转录因子(MITF),定位在3p14.1-p12.3,是接近10%WS2病例的致病原因[48,99]。近来,描述了2个个体SNAI2(SLUG)纯合子缺失,染色体定位在8q11,被认为有WS2[102]。Iso等描述了一个诊断为WS2的儿童,该患者携带SOX10突变[52]。除此之外,还有其他尚未确定的基因定位在1q21-p13.3[64]或8p23[104]。未知是否还有其他的基因位点引起WS2表型。Van Camp等[118]描述了一个WS2伴Hirschsprung病的个体发生13q中间缺失。一些有眼白化病的个体,除了携带MITF纯合或杂合突变,还被证实携带TYR基因多态,这导致了酪氨酸酶活性减少[17,79]。

PAX3突变同样可以导致WS3[76]。一些WS3表型的个体同样发现有2q35-36的小缺失,因此WS3表型起初被认为是连续基因缺失综合征[90,91]。然而,也有报道一些WS3个体在PAX3基因复制过程中有非常小的缺失[116]和点突变[46],因此情况比以往认识的要复杂,表型可能取决于在其他位点的基因修复[7]。也有的描

表 16-1　Waardenburg 综合征表型的分子基础和相关条件

疾病	致病基因	遗传形式	本基因突变产生的其他疾病
WS1	*PAX3*	常染色体显性	Sommer 综合征、WS3
WS2	*MITF*	常染色体显性	Tietz 白化病 - 听力损失
WS2	*SNAI2*	常染色体隐性	斑驳病
WS2	*SOX10*	常染色体显性	Yemenite- 型色素减退、视力减退、感音神经性听力损失；WS4；PCWH；PCW
WS2	其他,还未确定		
WS3	*PAX3*	常染色体显性	见上
WS4	*EDNRB*	常染色体隐性	Hirschsprung 病、ABCD 综合征
WS4	*SOX10*	常染色体显性	见上
WS4	*EDN3*	常染色体隐性	Hirschsprung 病

注:参见本章后附录。

述严重 WS3 表型的个体原因是 *PAX3* 的纯合性（表 16-1）[125,128]。

WS4 同样有异质性,是由于 *EDN3* 或 *EDNRB* 纯合性突变或 *SOX10* 杂合性突变引起[121]。造成不同形式 WS 所涉及的基因,在转录过程中彼此关联[96,102,103,111]。Pingault 提供了一篇关于分子生物学好的综述[94]。

诊断:已经报道了许多或与 Waardenburg 综合征表型相似或形式多样的 Waardenburg 综合征个体或家庭。包括 2 个家庭可能有斑驳病伴 Hirschsprung 病[58,69];1 个以常染色体显性方式遗传的有白额发、发早白、嗜中性粒细胞活动缺陷和感音神经性听力损失的家庭[41];以常染色体隐性方式遗传的有先天性感音神经性听力损失、智力障碍、手掌和脚掌角化过度的同胞等[2]。

在不同的情况下可以看到内眦异位和眼距过宽[93]。在 Vogt-Koyanagi-Harada 综合征[55] 中,白发症、白癜风和听觉不良可以伴有脱发、葡萄膜炎和脑膜脑炎。虹膜异色症可以是获得性,也可以是常染色体显性遗传特性,可以伴有 Romberg 综合征[28]。已经复习了异色症合并先天性听力损失但没有睑裂狭小的病例[18]。必须排除明显斑驳病伴感音神经性听力损失的情况。斑驳病可以与 Hirschsprung 病同时发生而没有 Waardenburg 综合征[66]。ABCD(白化病、黑发、肠细胞迁移障碍和听力损失)综合征与 WS4 相似,已经提示是由于 *EDNRB* 基因突变造成的[120]。

预后:听力损失可能是渐进性下降,至少在 WS2 是如此[45]。Pau 等[92]发现 20%WS 患者人工耳蜗植入效果差,这与这部分患者不良的听性脑干反应有关。20%~40% 的 WS4 患者受结肠炎影响[53]。

小结:Waardenburg 综合征实际上是相关基因突变引起的一组异质性表现。WS1 最常见,以典型的面部表现、感音神经性听力损失和皮肤、头发和虹膜改变为特征。WS3 与 WS1 相似并伴有上肢缺陷。WS2 面部表现少见,但包括更多色素改变和听力损失。WS4 伴有 Hirschsprung 病。WS1、WS2、WS3 是常染色体显性遗传,而 WS4 能以常染色体显性或隐性遗传特征发生。

参考文献

1. Ambani LM. Waardenburg and Hirschsprung syndromes. *J Pediatr.* 1983;102:802.
2. Amini-Elihou S. Une famille Suisse atteinte du syndrome de Klein-Waardenburg associé à une hyperkératose palmo-plantaire et à une oligophrénie grave. *J Génét Hum.* 1970;18:307–363.
3. Arias S. Genetic heterogeneity in the Waardenburg syndrome. *Birth Defects.* 1971;7(4):87–101.
4. Arias S. Letter to the editor. Waardenburg syndrome: two distinct types. *Am J Med Genet.* 1981;6:99–100.
5. Asher JH Jr et al. Mouse and hamster mutants as models for Waardenburg syndrome in humans. *J Med Genet.* 1990;27:618–626.
6. Asher JH Jr et al. Waardenburg syndrome (WS): the analysis of a single family with a WSI mutation showing linkage to RFLP markers on human chromosome 2q. *Am J Hum Genet.* 1991;48:43–52.
7. Asher JH Jr et al. Effects of *PAX3* modifier genes on craniofacial morphology, pigmentation, and viability: a murine model of Waardenburg syndrome variation. *Genomics.* 1996;34:285–298.
8. Badner JA, Chakravarti A. Waardenburg syndrome and Hirschs-

prung disease: evidence for pleiotropic effects of a single dominant gene. *Am J Med Genet.* 1990;35:100–104.

9. Baldwin CT et al. An exonic mutation in the *HuP2* paired domain gene causes Waardenburg's syndrome. *Nature.* 1992;355:637–638.

10. Burren KA et al. Gene–environment interactions in the causation of neural tube defects: folate deficiency increases the susceptibility conferred by loss of Pax3 function. *Hum Molec Genet.* 2008;17:3675–3685.

11. Bard LA. Heterogeneity and Waardenburg's syndrome. *Arch Ophthalmol.* 1978;96:1193–1198.

12. Bellotto R et al. Cochleo-vestibular features in Waardenburg's syndrome. *Adv Audiol.* 1985;3:75–83.

13. Black FO et al. A vestibular phenotype for Waardenburg syndrome? *Otol Neurotol.* 2001;22:188–194.

14. Branski D et al. Hirschsprung's disease and Waardenburg's syndrome. *Pediatrics.* 1979;63:803–805.

15. Carezani-Gavin M et al. Waardenburg syndrome associated with meningomyelocele. *Am J Med Genet.* 1992;42:135–136.

16. Chaoui, A et al. Indentification and functional analysis of *SOX10* missense mutations in different subtypes of Waardenburg syndrome. *Hum Mutat.* 2011;32:1436–1449.

17. Chiang PW et al. Evidence suggesting digenic inheritance of Waardenburg syndrome Type II with ocular albinism. *Am J Med Genet* 149A: 2739–2744, 2009.

18. Currie ABM, Boddy SAM. Associated developmental abnormalities of the anterior end of the neural crest: Hirschsprung's disease—Waardenburg's syndrome. *J Pediatr Surg.* 1986;21:248–250.

19. da Silva EO. Waardenburg I syndrome: a clinical and genetic study of two large Brazilian kindreds, and literature review. *Am J Med Genet.* 1991;40:65–74.

20. da Silva EO et al. Craniofacial anthropometric studies in Waardenburg syndrome type I. *Clin Genet.* 1993;44:20–25.

21. Delleman JW, Hageman MJ. Ophthalmological findings in 34 patients with Waardenburg's syndrome. *J Pediatr Ophthalmol.* 1978;15:341–345.

22. Deol MS. Inherited diseases of the inner ear in light of studies in the mouse. *J Med Genet.* 1968;5:137–157.

23. De Saxe M et al. Waardenburg's syndrome in South Africa. *S Afr Med J.* 1984;66:256–261.

24. DiGeorge AM et al. Waardenburg's syndrome. *J Pediatr.* 1960;57:649–669.

25. Epstein DJ et al. *Splotch (Sp2H)*, a mutation affecting development of the mouse neural tube, shows a deletion within the paired homeodomain of *Pax-3. Cell.* 1991;67:767–774.

26. Farndon PA, Bianchi A. Waardenburg's syndrome associated with total aganglionosis. *Arch Dis Child.* 1983;58:932–933.

27. Farrer LA et al. Waardenburg syndrome (WS) type I is caused by defects at multiple loci, one of which is near ALPP on chromosome 2. *Am J Med Genet.* 1992;50:902–913.

28. Fisch L. Deafness as part of anhereditary syndrome. *J Laryngol Otol.* 1959;73:355–383.

29. Foy C et al. Assignment of the locus for Waardenburg syndrome type I to human chromosome 2q37 and possible homology to the Splotch mouse. *Am J Hum Genet.* 1990;46:1017–1023.

30. Fried K, Beer S. Waardenburg's syndrome and Hirschsprung's disease in the same patient. *Clin Genet.* 1980;18:91–92.

31. Galich R. Temporal bone involvement in Waardenburg's syndrome. *Ear Nose Throat J.* 1985;64:441–445.

32. Goldberg MF. Waardenburg's syndrome with fundus and other anomalies. *Arch Ophthalmol.* 1966;76:797–810.

33. Goodman RM et al. Upper limb involvement in the Klein-Waardenburg syndrome: evidence for further genetic heterogeneity. *Am J Med Genet.* 1982;11:425–433.

34. Gorlin RJ. Facial clefting and its syndromes. *Birth Defects.* 1971;7(7): 3–49.

35. Grundfast KM, San Augustin TB. Finding the gene(s) for Waardenburg syndrome(s). *Otolaryng Clin North Am.* 1992;25:935–952.

36. Gupta V, Aggarwal HC. Open anle glaucoma as a manifestation of Waardenburg's syndrome. *Indian J Ophthalmol.* 2000;48:49–50.

37. Hageman MJ. Audiometric findings in 34 patients with Waardenburg's syndrome. *J Laryngol Otol.* 1977;91:575–584.

38. Hageman MJ, Delleman JW. Heterogeneity in Waardenburg syndrome. *Am J Hum Genet.* 1977;29:468–485.

39. Hageman MF, Oosterveld WJ. Vestibular findings in 25 patients with Waardenburg's syndrome. *Arch Otolaryngol.* 1977;103:

648–652.

40. Hammerschlag V. Demonstration eines congenitalen taubstummen Jungen mit hell-blauen Augen, weissem Haarstreifen und rotatorischem Nystagmus. *Monatsschr Ohrenheilkd.* 1905;39: 554–555.

41. Hayward AR et al. Defect of neutrophil mobility with dominant inheritance in a family with Waardenburg's syndrome. *Arch Dis Child.* 1981;56:279–282.

42. Higashi K et al. Aplasia of posterior semicircular canal in Waardenburg syndrome type II. *J Otolaryngol.* 1992;21:262–264.

43. Hildesheimer M et al. Auditory and vestibular findings in Waardenburg's type II syndrome. *J Laryngol Otol.* 1989;103:1130–1133.

44. Hilding DA et al. Deaf white mink: electron microscopic study of the inner ear. *Ann Otol.* 1967;76:647–663.

45. Hol FA et al. A frameshift mutation in the gene for *PAX3* in a girl with spina bifida and mild signs of Waardenburg syndrome. *J Med Genet.* 1995;32:52–56.

46. Hoth CF et al. Mutations in the paired domain of the human *PAX3* gene cause Klein-Waardenburg syndrome (WS-III) as well as Waardenburg syndrome type I (WS-I). *Am J Hum Genet.* 1993;52:455–462.

47. Hudson WR, Ruben RJ. Hereditary deafness in the Dalmatian dog. *Arch Otolaryngol.* 1962;75:213–219.

48. Hughes AE et al. A gene for Waardenburg syndrome type 2 maps close to the human homologue of the microphthalmia gene at chromosome 3p12–p14.1. *Nat Genet.* 1994;7:509–512.

49. Inoue K et al. Congenital hypomyelinating neuropathy, central dysmyelination, and Waardenburg-Hirschsprung disease: phenotypes linked by *SOX10* mutation. *Ann Neurol.* 2002;52:836–842.

50. Innes JRM, Saunders LZ. Diseases of the central nervous system of domesticated animals and comparisons with human neuropathology. *Adv Vet Sci.* 1957;3:33–196.

51. Ishikiriyama S. Gene for Waardenburg syndrome type 1 is located at 2q35, not at 2q37.3. *Am J Med Genet.* 1993;46:608.

52. Iso M et al. *SOX10* mutation in Waardenburg syndrome type II. *Am J Med Genet.* 2008;146A:2162–2163.

53. Jan IA et al. Association of Shah-Waardenburgh syndrome: A review of 6 cases. *J Pediatr Surg.* 2008;43:744–747.

54. Jensen J. Tomography of inner ear in case of Waardenburg's syndrome. *AJR Am J Roentgenol.* 1967;101:828–833.

55. Johnson WC. Vogt-Koyanagi-Harada syndrome. *Arch Dermatol.* 1963;88:146–149.

56. Kadoi C et al. Branch retinal vein occlusion in a patient with Waardenburg syndrome. *Ophthalmologica.* 1996;210:354–357.

57. Kanzaki J et al. Vestibular function and radiological findings in Waardenburg's syndrome. *Pract Otorhinolaryngol (Basel).* 1971;64:1439–1444.

58. Kaplan P, de Chaderevian JP. Piebaldism-Waardenburg syndrome: histopathologic evidence for a neural crest syndrome. *Am J Med Genet.* 1988;31:679–688.

59. Kelley RI, Zackai EH. Congenital deafness, Hirschsprung's and Waardenburg's syndrome. *Am J Hum Genet* 33:65A, 1981.

60. Kirkpatrick SJ et al. Waardenburg syndrome type 1 in a child with deletion (2)(q35q36.2). *Am J Med Genet.* 1992;44:699–700.

61. Klein D. Albinisme partiel (leucisme) avec surdi-mutité, blépharophimosis et dysplasie myo-ostéo-articulaire. *Helv Paediatr Acta.* 1950;5:38–58.

62. Klein D. Historical background and evidence for dominant inheritance of the Klein-Waardenburg syndrome (type III). *Am J Med Genet.* 1980;14:231–239.

63. Kuolkarni ML et al. Genetic heterogeneity in Waardenburg's syndrome. *J Med Genet.* 1989;26:411–412.

64. Lalwani AK et al. A locus for Waardenburg syndrome type II maps to chromosome 1p13.3–2.1. *Am J Hum Genet* 55(suppl):A14, 1994

65. Liang JC et al. Bilateral bicolored irides with Hirschsprung disease. *Arch Ophthalmol.* 1983;101:69–73.

66. Liu XZ et al. Hearing loss and pigmentary disturbances in Waardenburg syndrome with reference to WS type II. *J Laryngol Otol.* 1995;109:96–100.

67. Liu XZ et al. Waardenburg syndrome type II: phenotypic findings and diagnostic criteria. *Am J Med Genet.* 1995;55:95–100.

68. Madden C et al. Temporal bone abnormalities associated with hearing loss in Waardenburg syndrome. *Laryngoscope.* 2003;113: 2035–2041.

69. Mahakrishnan A, Srinivasan MS. Piebaldness with Hirschsprung's disease. *Arch Dermatol.* 1980;116:1102.

70. Mallory SB et al. Waardenburg's syndrome with Hirschsprung's disease: a neural crest defect. *Pediatr Dermatol.* 1986;3:119–124.

71. Marcus RE. Vestibular function and additional findings in Waardenburg's syndrome. *Acta Otolaryngol (Stockh) Suppl.* 1968;229:5–30.

72. Marcus RE, Valvassori G. Cochleovestibular apparatus: radiologic studies in hereditary and familial hearing loss. *Int Audiol.* 1970;9:95–102.

73. Meire F et al. Waardenburg syndrome. Hirschsprung megacolon and Marcus Gunn ptosis. *Am J Med Genet.* 1987;27:683–686.

74. Mende I. Über eine Familiehereditär-degenerativer Taubstummheit mit mongoloidem Einschlag und teilweisen Leukismus der Haut und Haare. *Arch Kinderheilkd.* 1926;79:214–222.

75. Merchant SN et al. Otopathology in a case of type I Waardenburg's syndrome. *Ann Otol Rhinol Laryngol.* 2001;110:875–882.

76. Milunsky A et al. A mutation in the Waardenburg syndrome (WS-I) gene in a family with WS-III. *Am J Hum Genet Suppl.* 1992;51:A222 (same cases as in ref. 80).

77. Moase CE, Trasler DG. Splotch locus mouse mutants: models for neural tube defects and Waardenburg syndrome type I in humans. *J Med Genet.* 1992;29:145–151.

78. Morrell R et al. A plus-one frameshift mutation in *PAX3* alters the entire deduced amino-acid sequence of the paired box in a Waardenburg syndrome type I (WSI) family. *Hum Mol Genet.* 1993;2:1487–1488.

79. Morrell R et al. Apparent digenic inheritance of Waardenburg syndrome type 2 (WS2) and autosomal-recessive ocular albinism (AROA). *Hum Mol Genet.* 1997;6:659–664.

80. Mullaney PB et al. Clinical and morphological features of Waardenburg syndrome type II. *Eye.* 1998;12:353–357.

81. Nakashima S et al. Temporal bone histopathologic findings of Waardenburg's syndrome. *Laryngoscope.* 1992;102:563–567.

82. Nayak CS and Isaacson G. Worldwide distribution of Waardenburg syndrome. *Ann Otol Rhinol Laryngol.* 2003;112:817–820.

83. Nemansky J, Hageman MJ. Tomographic findings in Waardenburg's syndrome. *AJR Am J Roentgenol.* 1975;124:250–255.

84. Newton V. Hearing loss and Waardenburg's syndrome: implication for genetic counselling. *J Laryngol Otol.* 1990;104:97–103.

85. Norkl TM et al. Pigment distribution in Waardenburg's syndrome: a new hypothesis. *Graefes Arch Klin Exp Ophthalmol.* 1986;224:487–492.

86. Omenn GS, McKusick VA. The association of Waardenburg syndrome and Hirschsprung megacolon. *Am J Med Genet.* 1979;3:217–223.

87. Oysu C et al. Audiometric manifestations of Waardenburg's syndrome. *ENT Ear Nose Throat J.* 2000;79:704–709.

88. Oysu C et al. Temporal bone imaging findings in Waardenburg's syndrome. *Int J Pediatr Otorhinol.* 2001;58:215–221.

89. Pantke OA, Cohen MM Jr. The Waardenburg syndrome. *Birth Defects.* 1971;7(7):147–152.

90. Pasteris NG et al. A chromosome deletion of 2q35–36 spanning loci HuP2 and COL4A3 results in Waardenburg syndrome type III (Klein-Waardenburg syndrome). Abstract 884, *Am J Hum Genet* 41:A224, 1992.

91. Pasteris NG et al. Discordant phenotype of two overlapping deletions involving the *PAX3* gene in chromosome 2q35. *Hum Mol Genet.* 1993;2:953–959.

92. Pau H et al. Cochlear implantations in children with Waardenburg syndrome: an electrophysiological and psychophysical review. *Cochlear Implants Int.* 2006;7:202–206.

93. Peterson MA et al. Comments on frontonasal dysplasia, ocular hypertelorism and dystopia canthorum. *Birth Defects.* 1971;7(7):120–124.

94. Pingault V et al. Review and update of mutations causing Waardenburg syndrome. *Hum Mutat.* 2010;31:391–406.

95. Preus M et al. Waardenburg syndrome: penetrance of the major signs. *Am J Med Genet.* 1983;15:383–388.

96. Price ER and Fisher DE. Sensorineural deafness and pigmentation genes: melanocytes and the *MITF* transcriptional network. *Neuron.* 2001;30:15–18.

97. Pryor HB. Objective measurement of interpupillary distance. *Pediatrics.* 1969;44:973–977.

98. Rarey KE, Davis LE. Inner ear anomalies in Waardenburg's syndrome associated with Hirschsprung's disease. *Int J Pediatr Otolaryngol.* 1984;8:181–189.

99. Read AP. Waardenburg syndrome. *Adv Otorhinolaryngol (Basel).* 2000;56:32–38.

100. Read AP et al. Assignment of Waardenburg syndrome type 1 to 2q37. *J Med Genet.* 1990;27:652–653.

101. Reynolds JE et al. Analysis of variability of clinical manifestations in Waardenburg syndrome. *Am J Med Genet.* 1995;57:540–547.

102. Sanchez-Martin M et al. *SLUG (SNAI2)* deletions in patients with Waardenburg disease. *Hum Mol Genet.* 2002;11:3231–3236.

103. Sato-Jin K et al. Epistatic connections between microphthalmia-associated transcription factor and endothelin signaling in Waardenburg syndrome and other pigmentary disorders. *FASEB J.* 2008;22:1155–1168.

104. Selicorni A et al. Cytogenetic mapping of a novel locus for type II Waardenburg syndrome. *Hum Genet.* 2002;110:64–67.

105. Senrui H. Congenital clasped thumbs with Waardenburg syndrome in generations of one family: an undescribed congenital anomalies complex. *J Pediatr Orthoped.* 1984;4:472–476.

106. Shah KN et al. White forelock, pigmentary disorder of irides and log segment Hirschsprung disease: possible variant of Waardenburg syndrome. *J Pediatr.* 1981;99:432–434.

107. Shamseldin HE et al. Perturbation of the consensus activation site of endothelin-3 leads to Waardenburg syndrome type IV. *Am J Med Genet.* 2010;152A:1841–1843.

108. Sheffer R, Zlotogora J. Brief clinical report: autosomal-dominant inheritance of Klein-Waardenburg syndrome. *Am J Med Genet.* 1992;42:320–322.

109. Steel KP, Smith RJH: Normal hearing in *Splotch* (*Sp+*); The mouse homologue of Waardenburg syndrome type 1. *Nat Genet.* 1992;2:75–79.

110. Sznajer Y et al. A de novo *SOX10* mutation causing severe type 4 Waardenburg syndrome without Hirschsprung disease. *Am J Med Genet.* 2008;146A:1038–1041.

111. Tachibana M. A cascade of genes related to Waardenburg syndrome. *J Invest Dermatol Symp Proc* 4;126–129, 1999.

112. Takasaki K et al. Histopathologic findings of the inner ears with Alport, Usher, and Waardenburg syndromes. *Adv Otorhinolaryngol (Basel).* 2000;56:218–222.

113. Tamayo ML et al. Screening program for Waardenburg syndrome in Colombia: clinical definition and phenotypic variability. *Am J Med Genet.* 2008;146A:1026–1031.

114. Tassabehji M et al. Waardenburg's syndrome patients have mutations in the human homologue of the *PAX-3* paired box gene. *Nature.* 1992;355:635–636.

115. Tassabehji M et al. Mutations in the *PAX3* gene causing Waardenburg syndrome type 1 and type 2. *Nat Genet.* 1993;3:26–30.

116. Tekin M et al. Waardenburg syndrome type 3 (Klein-Waardenburg syndrome) segregating with a heterozygous deletion in the paired box domain of *PAX3*: a simple variant or a true syndrome? *Clin Genet.* 2001;60:301–304.

117. Touraine RI et al. Neurological phenotype in Waardenburg syndrome type 4 correlates with novel *SOX10* truncating mutations and expression in developing brain. *Am J Hum Genet.* 2000;66:1496–1503.

118. Van Camp G et al. Chromosome 13q deletion with Waardenburg syndrome: further evidence for a gene involved in neural crest function on 13q. *J Med Genet.* 1995;32:531–536.

119. van der Hoeve J. Abnorme Lange der Tränenröhrchen mit Ankyloblepharon. *Klin Monatsbl Augenheilkd.* 1916;56:232–238.

120. Verheij JB et al. ABCD syndrome is caused by a homozygous mutation in the *EDNRB* gene. *Am J Med Genet.* 2002;108:223–225.

121. Vinuela A et al. Genetic and phenotypic heterogeneity in two novel cases of Waardenburg syndrome type IV. *Am J Med Genet* 149A:2296–2302.

122. Waardenburg PJ. Dystopia punctorum lacrimalium, blepharophimosis, enpariele irisatrophia bij een doofstomme. *Ned Tijdschr Geneeskd.* 1948;92:3463–3466.

123. Waardenburg PJ. A new syndrome combining developmental anomalies of the eyelids, eyebrows, and nose root with pigmentary defects of the iris and head hair and congenital deafness. *Am J Hum Genet.* 1951;3:195–253.

124. Wilbrandt HR, Ammann F. Nouvelle observation de la forme grave du syndrome de Klein-Waardenburg. [New observation of the severe form of the Klein-Waardenburg syndrome.] *Arch Klaus*

Stift Vererbungsforsch. 1964;39:80–92.

125. Wollnik B et al. homozygous and heterozygous inheritance of *PAX3* mutations cause different types of Waardenburg syndrome. *Am J Med Genet.* 2003;122A:42–45.

126. Woodyear LL et al. Waardenburg syndrome associated with Hirschsprung disease and other abnormalities. *Pediatrics.* 1980;65:368–369.

127. Zelig S et al. Waardenburg syndrome with associated multiple anomalies. *ORL.* 1984;46:34–37.

128. Zlotogora J et al. Homozygosity for Waardenburg syndrome. *Am J Hum Genet.* 1995;56:1173–1178.

颅面 - 听力损失 - 手综合征

Sommer 综合征

craniofacial-hearing losshand (Sommer) syndrome

Sommer 等[3]最初描述了一个母亲和女儿，后来一个受累的儿子出生在这一家庭，他们合并颅面部畸形、手指挛缩，特别是 3~5 指，以及感音神经性听力损失。颅面部异常包括明显的眼距过宽、睑裂下斜、面部轮廓扁平和鼻孔狭小。13 年后，在这个家庭中发现了 *PAX3* 突变[1]。Gad 等[2]描述一个具有相似表型的女性，包括带有上睑下垂的眼距过宽和睑裂下斜、面部轮廓扁平和鼻孔狭小。她也有轻微 2~5 指屈曲挛缩和感音神经性听力损失。尽管分子生物学研究并没有发现 *PAX3* 基因的点突变，但并不排除小的基因缺失的发生。这些作者[2]得出结论，要么是一个小的基因缺失导致了患者的上述表型，要么造成这种情况的原因是多种多样的。

参考文献

1. Asher JH et al. Missense mutation in the paired domain of *PAX3* causes craniofacial-deafness-hand syndrome. *Hum Mutat.* 1996;7:30–35.

2. Gad A et al. Sensorineural deafness, distinctive facial features, and abnormal cranial bones: A new variant of Waardenburg syndrome? *Am J Med Genet.* 2008;146A:1880–1885.

3. Sommer A et al. Previously undescribed syndrome of craniofacial, hand anomalies, and sensorineural deafness. *Am J Med Genet.* 1983;15:71–77.

额发、枕发和感音神经性听力损失

forelocks, backlocks, and sensorineural hearing loss

在 1 型和 2 型 Waardenburg 综合征中可见白色额发，黑色额发很罕见。然而，RJ Gorlin 发现一些明显没有 Waardenburg 综合征表现的患者，但却有感音神经性听力损失和多种色素毛发异常：黄色的额发、褐色的额发（图 16-2A，B），和黑色的额发。1992 年，一位母亲、女儿和儿子引起了大家的注意。虽然其他研究人员很可能已经观察到这种关联，但我们还没有发现文献中提到任何这种病例。这些相关内容，读者可以参考黑头发 - 眼皮白化病 - 感音神经性听力损失（black locks，oculocutaneous，albinism，and sensorineural deafness，BADS）和银貂表型的章节。

承蒙 Ursula Froster（吕贝克，德国）博士的帮助，RJ Gorlin 发现 21 三体综合征的患儿常伴有唇裂，除枕区外的白色毛发，无神经节性巨结肠以及先天性重度感音神经性听力损失（图 16-2C，D）。Gross 等在 Kurdish 家族中描述了 ABCD 综合征（白化病、黑发、肠道神经细胞迁移障碍和听力损失），先证者（家族中的原发患者）有右侧颞枕区黑发和视网膜色素脱失。存在双侧先天性听力损失，大肠和小肠完全缺乏交感和副交感神经支

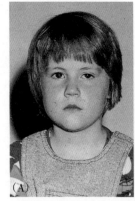
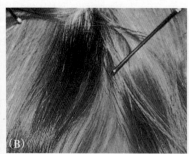
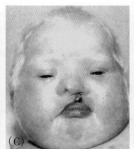
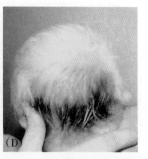

图 16-2　额发、枕发和感音神经性听力损失
（A）患有极重度感音神经性听力损失的 6 岁女性。其左侧轻度上睑下垂。（B）棕色的枕发。（C，D）患有唐氏综合征、唇裂、白发以及黑色枕发的儿童，他还患有完全的无神经节症和极重度感音神经性听力损失

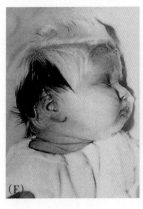
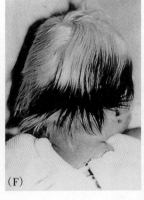
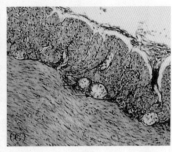
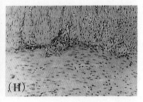

图 16-2(续)

（E,F）5 兄弟之一,患有白发、黑色枕发、无神经节症和极重度感音神经性听力损失（ABCD 综合征）。（G）小肠切片显示正常的神经节细胞。（H）为图（E）和（F）显示的患者缺乏神经节细胞

［（A,B）感谢 W Lenz,Münster,Germany;（C,D）感谢 Ursula Froster,Lübeck,Germany;（E-H）引自:A Gross et al.,Am J Med Genet. 1999;56:322-326. ］

配。第 5 周死亡,4 名受累的兄弟姐妹在出生几天后死亡。Verheij 等[2]对 Gross 等所报道的患者进行了分子病因研究,发现 EDNRB 基因的纯合突变。这表明 ABCD 综合征很可能是 Shah-Waardenburg 综合征的一种变异型。

参考文献

1. Gross A et al. Autosomal-recessive neural crest syndrome with albinism, black lock, cell migration disorder of the neurocytes of the gut, and deafness: ABCD syndrome. Am J Med Genet. 1995;56:322–326.
2. Verheij JB et al. ABCD syndrome is caused by a homozygous mutation in the EDNRB gene. Am J Med Genet. 2002;108:223–225.

Ziprkowskig-Margolls 综合征

X 连锁色素异常和先天性感音神经性听力损失

X-linked pigmentary abnormalities and congenital sensorineural hearing loss (Ziprkowski-Margolis syndrome)

Ziprkowski 等[7]和 Margolis [4,5]在 1962 年描述了一个来自摩洛哥的犹太家系,三代人当中,14 个男性有先天性的严重听力损失,以及一种独特的色素障碍。对其中 4 名受累的个体进行了详细研究发现了相似的临床特征。Campbell 等[1]报道了一个独立的案例。

皮肤系统:出生时,除了在臀部和阴囊区域的浅色色素沉着区外,皮肤均为白化。色素沉着逐渐增加,尤其是手臂、腿部、臀部和脸部。头皮仅出现几个斑点。即使是生长在色素区域（图 16-3A）的头发仍然完全是白色的。

皮肤的改变最终牵涉整个身体,并以大片豹斑状的色素减退和色素沉着为特征。皮肤表面对称分布的色素变化区域之间有明确分界线。无色素的区域是白色 - 粉色的,而棕色或多形性色素沉着的区域则是杂色的,从浅棕色到深棕黑色不等。色素区域大小从几毫米到几厘米（图 16-3B,C）。

视觉系统:Campbell 等[1]描述了他们的部分白化视网膜、近视和斜视患者。

听觉系统:所有受累的患者都有极重度的先天性听力损失。耳科检查显示耳廓、外耳道和鼓膜均正常。纯音测听显示对频率在 500Hz 以上的声音没有反应。没有其他的听力测试结果被报道过。女性杂合子在听力测试中表现出听力下降[2]。

前庭系统:在 3 个接受测试的患者中,冷热试验没有出现前庭反应。第 4 个测试患者表现出前庭反应中度抑制,左侧更明显[7]。

影像学表现:一名患者一系列的颅骨影像学检查明确显示了正常的耳蜗、半规管和内耳道。

病理学:在组织学上,皮肤表现出色素减退和色素沉着区域。色素减退区的黑色素细胞仅有微弱的多巴胺染色阳性,而色素沉着区的黑色

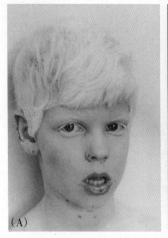
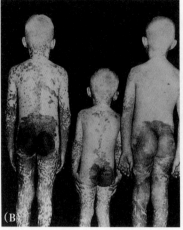
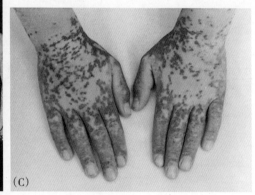

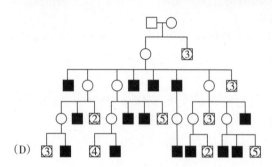

图 16-3　X- 连锁的色素异常和先天性感音神经性听力损失
（Ziprkowski-Margolis 综合征）

(A)男性患者。(B)3 个同胞兄弟患者显示特征性的色素分布形态。其色素密度最大的部位是臀部，并且随着年龄而逐渐扩展。头发是白化的。(C)男性患者的双手。(D)家系图显示在一个 3 代相传的家系里面有 14 位患者

[(A,C)感谢 RM Goodman, Tel Aviv, Israel; (B)感谢 L Ziprkowski, Tel Hashomer, Israel; (D) 引自: L Ziprkowski et al., Arch Dermatol 1962; 86:530.]

素细胞则呈强烈的多巴胺染色阳性。

　　遗传学:在同一家族的三代人中,有 14 例男性患者(图 16-3D)。从未出现临床症状的母亲遗传至 50% 患病率的儿子,这是 X 染色体遗传模式的一种特征[7]。该基因已被 Litvak 等[3]和 Shilob 等[6]定位于 Xq26.3-q27.1。

　　诊断:该综合征表现为皮肤色素的变化,与隐性的斑驳病和先天性感音神经性听力损失有一定的相似之处。然而,黑色素的色素变化却不同,在后者中存在着较大的对称褪色区域,被小的色素沉着斑点填充。这种色素沉着的模式与 Ziprkowski-Margolis 综合征中某些部位带有大面积融合色素区域的整体色素沉着缺乏形成对比,而正常的反应已在隐性斑驳病和先天性感音神经性听力损失中有所提及(DA Dolowitz, personal communication, 1970)。

　　预后:几乎没有证据表明听力损失是进行性发展的。随着色素沉着斑的增加,色素的变化从

婴儿期一直持续到 20 岁,但此后变化不大。

　　小结:该综合征的特征包括:①X 染色体相关遗传;②始于婴幼儿时期皮肤的色素变化,其特征是大面积不规则的色素减退斑和色素沉着斑;③不良的前庭反应;④先天性重度感音神经性听力损失。

参考文献

1. Campbell B et al. Waardenburg's syndrome. *Arch Dermatol.* 1962;86:718–724.
2. Fried K et al. Hearing impairment in female carriers of the sex-linked syndrome of deafness with albinism. *J Med Genet.* 1969;6:132–134.
3. Litvak G et al. Localization of X-linked albinism-deafness syndrome (ADFN) to Xq by linkage with DNA markers. *Cytogenet Cell Genet.* 1987;46:652.
4. Margolis E. A new hereditary syndrome–linked deaf-mutism associated with total albinism. *Acta Genet (Basel).* 1962;12:12–19.
5. Margolis E. Sex-linked albinism associated with deafness. *Ala J Med Sci.* 1966;3:479–482.
6. Shiloh Y et al. Genetic mapping of X-linked albinism-deafness syndrome (ADFN) to Xq26.3–q27.1. *Am J Hum Genet.* 1990;47:20–27.
7. Ziprkowski L et al. Partial albinism and deaf mutism due to a recessive sex-linked gene. *Arch Dermatol.* 1962;86:530–539.

Davenport 综合征
白发、关节挛缩、趋化性缺陷和感音神经性听力损失
white hair, joint contractures, defective chemotaxis, and sensorineural hearing loss (Davenport syndrome)

1979 年，Davenport 等[1]报道了一组先前未被描述过一系列合并症状，包括听力丧失、白发、皮肤和趋化性的改变。这种情况影响了同一家庭的三代人。

皮肤系统：3 个受累的个体中，有 2 个毛发明显变浅（第 3 个呈浅棕色毛发），并且 3 人都有白皙的皮肤（图 16-4A）。我们还可以注意到很多皮肤变化，包括鳞状乳头状瘤和银屑病皮疹。这些体征直到出生后几个月才出现，并最终影响身体的各个部分。偶尔还可以发现念珠菌病。指甲呈白甲和匙形。

肌肉骨骼系统：所有受累的个体从婴儿时期就被发现有跟腱过紧，这通常需要跟腱延长术治疗（图 16-4B）。随着时间的推移，其他关节挛缩也会发生，可能影响肘、肩、腕、髋、膝和踝。身体

常较为瘦弱。

其他表现：面部畸形包括鼻尖突出、长人中、薄上唇和尖颏。它属于表型的一部分还是变异的家系模式尚不清楚。智力没有受到这种情况的影响。

听觉系统：只对 2 个受累个体进行了听力评估。儿童在 1 500Hz 以上频率有中度的感音神经性听力损失，特殊测试判定耳蜗病变为病因。母亲有重度听力损失。但她也曾接受过双氢链霉素治疗，这可以导致更严重的听力损失。两人的听力损失都是在儿童早期被诊断出来的。

前庭系统：前庭功能正常。

实验室检查：免疫学研究证实了粒细胞和单核细胞趋化性的抑制。对自身抗体的检测呈阴性。

病理学：一种高角化乳头状瘤的皮肤活检显示乳头状瘤病、棘皮病、角化过度和局灶性角化不全。

遗传学：母亲和儿子的这种情况，也可能存在于母亲的母亲，这与常染色体显性遗传是一致的。

诊断：其他角化过度和听力损失的情况必须排除。

预后：听力损失和关节挛缩似乎是缓慢进展的。智力和寿命没有受到影响。

小结：主要的表型特征包括①常染色体显性遗传；②皮肤、毛发、眼睛的色素减退；③关节挛缩；④皮肤银屑病样病变；⑤异常的趋化性；⑥儿童早期开始的感音神经性听力损失。

参考文献

1. Davenport SLH et al. Dominant hearing loss, white hair, contractures, hyperkeratotic papillomata, and depressed chemotaxis. *Birth Defects.* 1979;15(5B):227–237.

Telfer 综合征
常染色体显性斑驳病和感音神经性听力损失
autosomal dominant piebaldism and sensorineural hearing loss (Telfer syndrome)

虽然该综合征可能在 1908 年就由 Hammerschlag[5]最先报道过，但其明确定义还是由

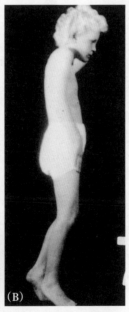

图 16-4 白发、关节挛缩、趋化性缺陷和感音神经性听力损失（Davenport 综合征）
（A）母亲和儿子的白发。注意紧缩的跟腱使儿子只能踮着脚尖走路。（B）母亲小时候的照片显示紧缩的跟腱 [引自：SLH Davenport, Birth Defects 15(5B):227, 1979.]

Telfer 等在 2 个宾夕法尼亚州的家系中完善的[11]。在第一个家系中，四代人有 11 人受到影响；在第二个家系中，父亲和儿子也表现出这种症状。Spritz 和 Beighton[8]描述了一个单一的案例，但在这个案例中可能有一个无法证实的阳性家族史。

皮肤系统：所有受累的患者都有先天性色素缺乏，包括白色额发、白色阴毛，以及前额、躯干、手臂和腿部色素缺乏的变异形式（图 16-5A~C）。

中枢神经系统：在第一个家系中，2 个人（1 男 1 女）的智商分别为 68 和 59。在该家系中，同时有 4 个人智商在正常水平低限（智商 85 左右）。其余的则是一般的智商。在第二家系中，父亲有正常的智商，而儿子的智商是 56。然而，Finucane 等[3]报道称，这个儿子患有脆性 X 综合征，从而解释了他的智力缺陷。第一个家庭的所有患者都被认为有步态失调或发病年龄不详的运动不协调。

听觉系统：听力损失不是先天性的，而且严重程度不同，有的一侧听力正常，另一侧则有中度的听力损失。而另一些患者则一侧听力有轻微的损失，另一侧的听力则严重损失。在接受检查的 10 名患者中，有 6 人的听力损失从轻微的高频到严重的感音神经性听力损失，而这似乎是渐进性的。

遗传学：遗传显然是常染色体显性的（图 16-5D）。

分子生物学研究：斑驳病本身就是常染色体显性的，并被映射到 4q12[6,9,10]位点。KIT 原癌基因的突变被认为是主要原因。Spritz 和 Beighton[8]的患者被证明在 KIT 原癌基因有一个突变位点。因此，可能会有一些突变除与斑驳病相关外还与听力损失相关，而其他的突变则只与斑驳病有关。

诊断：常染色体显性遗传斑驳病作为一种独立性状是众所周知的。它的特点是先天性斑块

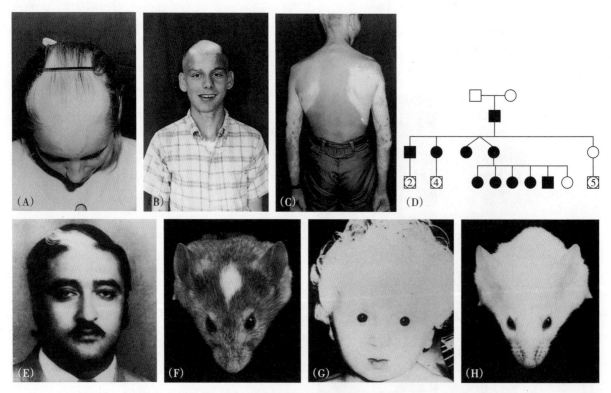

图 16-5　常染色体显性斑驳病和感音神经性听力损失（Telfer 综合征）

(A)宽阔的白色额发和额头的白色皮肤，带有色素沉着的边界。(B)白色额发，前额脱色，眉毛内侧变白。(C)(B)图那位患者的背面观，显示其广泛的臂和背部的白色皮肤。(D)家系图显示常染色体显性遗传。(E~H)左上角的那个有额白发的男人与其表妹结婚了，后者也有额白发。他们的孩子身体都缺乏色素沉着、肌张力减低和运动发育迟缓。右侧是小鼠动物模型模拟其表型，这是纯合性基因突变的结果

[(A-D)引自：MA Telfer et al., Am J Hum Genet 1971；23：383；(E-H)引自：MA Hultén et al., J Med Genet 1987；24：568.]

状白色皮肤和白色毛发。这些区域没有黑色素细胞。这种情况被认为是由神经嵴的成黑色素细胞异常迁移引起的[2,4]。

其他一些症状表现为色素异常和听力损失。在 X 染色体相关性色素异常和先天性感音神经性听力损失综合征（Ziprkowkowski-Margolis 综合征）中，皮肤在出生时缺乏色素，但随后出现了进展性的色素沉着。听力损丧失是先天性的和严重的，在当前的综合征中与先天性斑驳病和变异性听力损失明显不同。Waardenburg 综合征Ⅱ型表现为斑驳病和感音神经性听力损失。隐性斑驳病和先天性感音神经性听力损失（Woolf 综合征）在遗传模式上有所不同。白癜风会在以后的生活中发生。

Hultén 等[7]报道了在巴基斯坦的一个第一代为表兄妹的父母的家系中，其后代斑驳病是纯合性的。儿童有严重的听力损失伴有低张力，以及运动发育迟缓（图 16-5E~H）。他的兄弟姐妹以及他们的父母和几个近亲都只有斑驳病。Brady 等还描述了一个具有纯合性斑驳病的儿童，证明了 KIT 基因突变是纯合性的[1]。这个孩子最初被认为有眼白化病；然而，其双亲都有斑驳病，从而促使他们对孩子的 KIT 基因进行了分子生物学分析，他们发现孩子是一个具有这种特性的纯合子。此外，他还患有肌张力减退和严重的感音神经性听力损失。

预后：听力损失是渐进性的，而色素缺失则不是。神经损伤的过程尚未被明确。

小结：这种综合征的特点是①常染色体显性遗传；②先天性斑驳病；③共济失调或约 80% 具有协调困难；④约 80% 智力残疾；⑤约 60% 的可变性非对称性感音神经性听力损失。

参考文献

1. Brady AF et al. Homozygosity for piebaldism with proven KIT gene mutation resulting in depigmentation of the skin and hair, deafness, and developmental delay. Presented at the Fourteenth Manchester Dysmorphology Meeting, Manchester, UK, October 2010.
2. Cooke JV. Familial white skin spotting (piebaldness) ("partial albinism") with white forelock. J Pediatr. 1952;41:1–12.
3. Finucane B et al. Concurrence of dominant piebald trait and fragile X syndrome [letter]. Am J Hum Genet. 1991;48:815.
4. Frogatt P. An outline with bibliography of human piebaldism and white forelock. Isr J Med Sci. 1951;398:86–94.
5. Hammerschlag V. Zur Kenntnis der hereditär-degenerativen Taubstummheit. VI. Über einen mutmasslichen Zusammenhang zwischen "hereditärer Taubheit" und "hereditärer Ataxie." Z Ohrenheilkd. 1908;56:126–138.
6. Hoo JJ et al. Tentative assignment of piebald trait gene to chromosome band 4q12. Hum Genet. 1986;73:230–231.
7. Hultén MA et al. Homozygosity in piebald trait. J Med Genet. 1987;24:568–571.
8. Spritz RA, Beighton P. Piebaldism with deafness: molecular evidence for an expanded syndrome. Am J Med Genet. 1998;75:101–103.
9. Spritz RA et al. Deletion of the KIT and PDGFRA genes in a patient with piebaldism. Am J Med Genet. 1992;44:492–495.
10. Spritz RA et al. Dominant negative and loss of function mutations of the c-kit (mast stem cell growth factor receptor) proto-oncogenes in human piebaldism. Am J Hum Genet. 1992;50:261–269.
11. Telfer MA et al. Dominant piebald trait (white forelock and leukoderma) with neurologic impairment. Am J Hum Genet. 1971;23:383–389.

Woolf 综合征
常染色体隐性斑驳病和先天性感音神经性听力损失
autosomal recessive piebaldism and congenital sensorineural hearing loss (Woolf syndrome)

1965 年，Woolf 等[3]报道了 3 名霍皮族印第安兄弟中的 2 名患有斑驳病和先天性感音神经性听力损失。此后再没有其他病例报道。

皮肤系统：8 岁和 12 岁男孩表现出类似的脱色素样改变。虽然他们身体的主要部分（包括背部和腿部）显示了正常的色素沉着，但整个头部和毛发，以及贯穿上胸部和双臂的区域都是脱色素样的。在这些褪色区域内满布大量的色素减退和色素沉着斑（图 16-6A、B）。

视觉系统：虹膜是蓝色的，一种细小的色素块在整个视网膜上紧密而均匀分布。视觉是正常的。

听觉系统：这两兄弟有明显的先天性听力损失。他们上了一所聋人学校，但还没学会说话。听力图显示双侧 60~100dB 感音神经性听力损失。一个受累的男性亲属及其双亲听力正常。

前庭系统：冷热试验是正常的。

实验室检查：影像学、血液学或尿液检查未被报道。

病理学：皮肤活组织检查没有报道。

遗传学：父母没有血缘关系。在双亲的家庭中也没有色素缺陷或听力损失的家族史。该综合征是常染色体或 X 连锁隐性遗传。

诊断：这种综合征可以很容易地与 X 染色体相关的色素异常及先天性感音神经性听力损失区分开来，后者可以发现大量的类似于美洲豹斑点的不同程度的色素沉着斑。此外，前庭反应

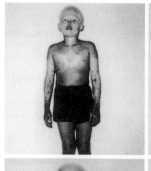
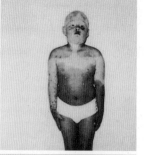
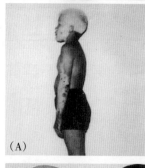
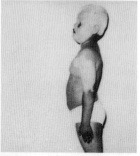
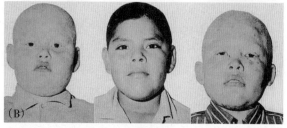

图 16-6　常染色体隐性斑驳病和先天性感音神经性听力损失（Woolf 综合征）

（A）两个霍皮族本地美国人兄弟显示头部、手臂和胸部的相似的脱色素。（B）两个受累同胞兄弟（8 和 12 岁）及其正常的 10 岁兄弟

［引自：CM Woolf et al.，Arch Otolaryngol 1965；82：244.］

参考文献

1. Farag TI et al. A Bedouin kindred with 19 piebalds in 5 generations. *Clin Genet*. 1992;42:326–328.
2. Reed WB et al. Pigmentary disorders in association with congenital deafness. *Arch Dermatol*. 1967;95:176–186.
3. Woolf CM et al. Congenital deafness associated with piebaldness. *Arch Otolaryngol*. 1965;82:244–250.

Tietz-Smith 综合征
常染色体显性遗传眼皮肤白化病和先天性感音神经性听力损失
oculocutaneous albinism and congenital sensorineural hearing loss, autosomal dominant (Tietz-Smith syndrome)

　　1963 年，Tietz[8]描述了一个有眼皮肤白化病和先天性感音神经性听力损失的大家系。在 6 代人中有 14 名成员（6 名男性，8 名女性）受到影响。Reed 等[2]重新调查了该家系，并对调查结果的真实性提出质疑。然而，在 1993 年，Smith 等[4]查明了该家系的一个分支，其中包括 19 名受累的成员（11 名女性，8 名男性）。Tassabehji 等[7]和后来的 Amiel 等[1]也描述了一个受累的母亲和儿子（图 16-7）。Takahashi[6]和 Schwarzbraun[3]分别描述了一个单独的病例，但后一个病例症状比较轻微，尚有残余听力。

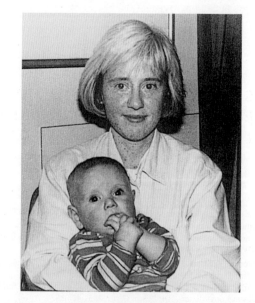

图 16-7　常染色体显性遗传眼皮肤白化病和先天性感音神经性听力损失（Tietz-Smith 综合征）

注意妈妈和他儿子的眼皮肤白化病

［引自：R Winter，London，UK.］

是抑制或缺失的。相反，在这里提到的综合征中，前庭冷热反应是正常的。

　　非综合征的斑驳病呈现一种常染色体显性特征[1]。Reed 等[2]简要地提到了独立的斑秃和"极重度听力损失"的病例。患者是一名 6 岁的女孩和一名 21 岁的男子，他们都有大量白色额发，手臂、腿和腹部都有均匀对称分布的白色的斑块。他们的情况没有其他记录。

　　预后：无论是色素缺失还是听力损失都不是进展性的。

　　小结：该综合征的特征包括①可能是常染色体或 X 连锁隐性遗传；②色素改变，包括头部和手臂的脱色素，以及褪色区域的色素沉着斑；③正常的前庭反应；④先天性感音神经性听力损失。

眼部表现：虹膜是蓝色的，没有眼球震颤或畏光。Tietz[8]证明眼底正常，但根据 Smith 等[4,5]的研究，应该存在眼白化病。

皮肤表现：白化病表现在毛发和皮肤上，但如上所述，虹膜是正常的。Smith 等[4,5]指出，在他们的家系中，毛发随着年龄的增长颜色会变得更深，而那些受累的人会慢慢产生雀斑并变黑。眉毛和睫毛颜色不会变深，仍然是金色的。Tassabehji 等[7]和 Amiel 等[1]报道的母亲和儿子拥有红色的毛发。

听觉表现：所有受累的家庭成员都有先天性重度感音神经性听力损失。听力测试显示至少有 100dB 的听力损失，并且没有任何进行性发展的证据。

前庭表现：根据 Smith 等[5]的说法，前庭功能被认为是不正常的。然而，其他报道的个体都没有前庭功能异常。

遗传学：常染色体显性遗传最有可能[2]。

分子生物学研究：最近，所有被报道的家族都发现了其 MITF 基因同一区域的突变。MITF 突变也会导致一些 2 型 Waardenburg 综合征的病例，但这种突变的位置被认为与该表型对应相关[6]。

小结：特征包括①常染色体显性遗传；②皮肤和毛发的白化病；③正常的虹膜，但有轻度的眼底改变；④先天性重度感音神经性听力损失；⑤前庭功能改变。

参考文献

1. Amiel J et al. Mutation of the *MITF* gene in albinism-deafness syndrome (Tietz syndrome). *Clin Dysmorphol.* 1998;7:17–20.
2. Reed WB et al. Pigmentary disorders in association with congenital deafness. *Arch Dermatol.* 1967;95:176–186.
3. Schwarzbraun T et al. A new 3p interstitial deletion including the entire *MITF* gene causes a variation of Tietz/Waardenburg type IIA syndromes. *Am J Med Genet.* 2007;143A:619–624.
4. Smith SD et al. Gene localization studies in a unique dominant syndrome of hypopigmentation and congenital deafness. Presented at the Association for Research in Otolaryngology, St. Petersburg, Florida, February, 1993.
5. Smith SD et al. Tietz syndrome (hypopigmentation/deafness) caused by mutation of *MITF. J Med Genet.* 2000;37:446–448.
6. Takahashi T et al. Tietz syndrome: unique phenotype specific to mutations of *MITF* nuclear localization signal. *Clin Genet.* 2008; 74:93–95.
7. Tassabehji M et al. The mutational spectrum in Waardenburg syndrome. *Hum Mol Genet.* 1995;4:213–217.
8. Tietz W. A syndrome of deaf-mutism associated with albinism showing dominant autosomal-inheritance. *Am J Hum Genet.* 1963;15:259–263.

常染色体隐性遗传眼皮肤白化病和先天性感音神经性听力损失
oculocutaneous albinism and congenital sensorineural hearing loss, autosomal recessive

Ziprkowski 和 Adam 在 1964 年描述，一种以全眼皮肤白化病和先天性重度听力损失为特征的综合征在一个双亲具有血缘关系的家庭的 4 个孩子中被发现。然而，只有一个血亲被调查[6]。

皮肤系统：两兄弟表现出典型的白化症，完全的白化皮肤。毛发是白色的，而虹膜是半透明的蓝色。由于缺乏色素，眼底是粉红色的。兄弟俩都有眼球震颤和畏光。在两兄弟中，眉毛的内侧部分都缺如（图 16-8A）。

听觉系统：对两兄弟的听力测试显示，一侧耳仅在 500Hz 90dB 有反应。2 名白化病表亲有先天性重度听力损失的病史。双亲听力图是正常的。

前庭系统：没有描述前庭功能测试。

病理学：受累的哥哥皮肤活检显示上皮基底层没有色素的迹象。多巴反应阳性。

遗传学：从血统上看，显然这两兄弟的父母是近亲。这家人是摩洛哥犹太人。有 9 个孩子，其中 2 个表现出完全的白化病和听力损失。3 个孩子有先天性感音性听力损失，但无皮肤色素沉着异常，另外 4 个孩子正常（图 16-8B）。是两种基因是否都有涉及——一种产生先天性重度感音性听力损失，另一种产生白化病，还是该综合征是由一种单一基因的多重效应所引发，仅从这一单个家庭的发病谱系很难确定。如果是单个基因，常染色体隐性遗传的可能性很大。

然而，Lezirovitz 等[2]通过报道一个白化病和听力损失的家庭，使人怀疑这是一个独特的综合征。在这个家庭中，两种不同的基因，分别是 GJB2 和 MATP（分别负责听力丧失和白化病）被区分开来。

诊断：Reed 等[3]报道了伴有眼皮肤白化病和感音神经性听力损失的男性兄弟。这两兄弟也部分失明，这是由于视网膜小凹发育不全造成的。两人都严重认知障碍。常染色体显性眼皮肤白化病和先天性听力丧失由 Tietz[5]报道。在对家族的几个成员进行重新调查后，Reed 等[3]

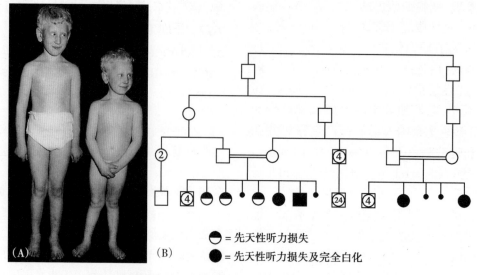

图 16-8　常染色体隐性遗传眼皮肤白化病和先天性感音性听力损失
(A)受累同胞兄弟显示完全白化。(B)受累的近亲结婚的患者的家系
[引自:L Ziprkowski and A Adam,Arch Dermatol 1964;89:151.]

⊖ = 先天性听力损失
● = 先天性听力损失及完全白化

对结果的真实性持怀疑态度。但 Smith 等[4]再次调查了该家族,证实了这一情况的真实性,现被称为常染色体显性遗传眼皮肤白化病和先天性感音神经性听力损失。在所有其他包括听力损失和色素异常的综合征中,还发现了色素沉着不足和色素沉着过度的区域,从而清楚地将眼皮肤白化病和先天性感音神经性听力损失综合征区分开来。Hulten 等[1]将眼皮肤白化病和重度听力损失描述为斑驳病性状的纯合性表达。

预后:在受累者的整个生命周期中,白化病或听力损失没有任何明显变化。

小结:该综合征的特征包括:①常染色体隐性遗传;②全身的白化病,包括眼底和虹膜;③内侧眉毛缺如;④先天性重度感音性听力损失。

参考文献

1. Hultén MA et al. Homozygosity in the piebald trait. *J Med Genet.* 1987;24:568–571.
2. Lezirovitz K et al. Is autosomal recessive deafness associated with oculocutaneous albinism a "coincidence syndrome"?. *J Hum Genet.* 2006;51:716–720.
3. Reed WB et al. Pigmentary disorders in association with congenital deafness. *Arch Dermatol.* 1967;95:176–186.
4. Smith SD et al. Gene localization studies in a unique dominant syndrome of hypopigmentation and congenital deafness. Presented at the Association for Research in Otolaryngology, St. Petersburg, Florida, February, 1993.
5. Tietz W. A syndrome of deaf-mutism associated with albinism showing dominant autosomal-inheritance. *Am J Hum Genet.*

1963;15:259–264.
6. Ziprkowski L, Adam A. Recessive total albinism and congenital deaf-mutism. *Arch Dermatol.* 1964;89:151–155.

BADS 综合征及其相似表型
BADS-black locks, oculocutaneous albinism, and sensorineural deafness, and similar phenotypes

Witkop[3]最先报道了一对同时表现簇状黑发、眼皮肤白化和感音神经性听力损失表型的同胞,并将该综合征称为 BADS 综合征。

皮肤系统:皮肤和毛发完全白化,但有簇状黑发及皮肤上棕色斑块。

视觉系统:视觉系统的症状与酪氨酸阴性型眼皮肤白化病患者类似,包括眼震、畏光、黄斑区色素缺失、透明灰色虹膜和近视。

听觉系统:表现为先天性感音神经性听力损失,一位患者为极重度听力损失,另一位为中度听力损失。

病理学:白发及白化皮肤区域黑色素细胞缺失,但色素沉着区域可见黑色素细胞。白发的毛囊部酪氨酸酶活性呈阴性,而黑发的毛囊部酪氨酸酶活性正常。

遗传学:该综合征为常染色体隐性遗传的可能性最大,因为家系中两种性别的患者均等出

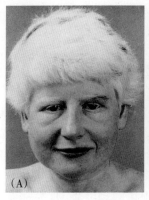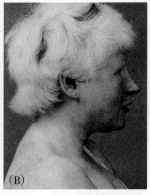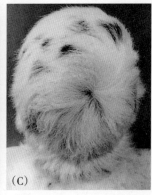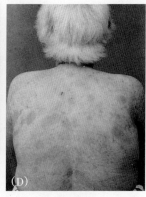

图 16-9　银貂表型

（A-D）一位 35 岁有着银貂表型的女性。注意其白发中的黑色条纹,正常颜色的虹膜和皮肤的白癜风。黑头发,眼皮白化病,感音神经性听力损失综合征有相似的临床改变

［引自：NJ O'Doherty and RJ Gorlin, Am J Med Genet 1988；30：945.］

现。杂合子患者表型为白色条纹状头发和眼底病变。

诊断：至少有两种疾病与 BADS 综合征具有相似的表型。以下特征有助于区分这些疾病。Witkop-King 综合征[2]的特征是后天进行性黑色毛发簇集,严重的先天性感音神经性听力损失,并且不伴视觉障碍,而 O'Doherty 和 Gorlin[3]描述的综合征患者出生时具有满头黑发,之后逐渐脱落,白发取而代之,留有簇状黑发；儿童后期迟发型感音神经性听力损失；躯干皮肤有棕色和白色斑块（图 16-9）。Hopkin 等[1]和 Zarate 等[4]也报道了类似病例,其所报道的患者均有轻度的发育迟滞。

预后：该综合征的症状呈非进展性,不过有些患者可能出现发育迟滞。

小结：该综合征的表型包括：①符合常染色体隐性遗传；②皮肤白化,但存在先天性棕色斑块；③先天性白发伴簇状黑发；④感音神经性听力损失。

参考文献

1. Hopkin RJ et al. Ermine phenotype: further characterization of neurologic and pigmentary features. Presented at the 23rd Annual DW Smith Workshop on Malformations and Morphogenesis, Greenville, SC, 2002.
2. O'Doherty NJ, Gorlin RJ. The ermine phenotype: pigmentary–hearing loss heterogeneity. Am J Med Genet. 1988；30：945–952.
3. Witkop CJ Jr. Inherited disorders of pigmentation. Clin Dermatol. 1985；3：70–134.
4. Zarate YA et al. Phenotypic and microscopic description of a new case of ermine phenotype. Am J Med Genet. 2009；149A：1253–1256.

也门型色素减退、视力障碍及感音神经性听力损失综合征
Yemenite-type hypopigmentation, vision loss, and sensorineural hearing loss

1990 年,Warburg 等[1]描报道了一对年龄分别为 9 岁和 11 岁的也门兄妹,表现为片状色素减退、听力损失和眼畸形综合征。Hennekam、Gorlin[2]和 Lewis[3]分别报道了类似患者。

皮肤系统：Warburg 等[5]报道的两个患儿为略偏红金发或金发为主,男性患儿的中线区域出现白发,女性患儿则为两鬓白发。其睫毛和眉毛均为白色。患者的皮肤颜色较其父母及其他未患病同胞们更苍白,并且存在一些色素脱失区域,其中一些色素脱失区域内具有深色的色素沉积区（图 16-10A~C）。

视觉系统：Warburg 等[5]所报道的两位患者均有眼球震颤、先天性小角膜、单侧虹膜缺损、双侧脉络膜缺损,以及视力障碍（图 16-10D）。而由 Hennekam、Gorlin[2]和 Lewis[3]所报道的患者没有小角膜以及虹膜和脉络膜的缺损。

其他表现：该综合征患者的口腔黏膜苍白,且牙齿延迟萌出。其中一个患儿具有长冠牙（牛牙症）；Hennekam 等和 Lewis[2,3]所报道的患者同样出现牙齿延迟萌出。Hennekam 报道的患者还具有步态不稳和轻度学习困难。

听觉系统：该综合征表现为先天性听力损失。在 2 000Hz 处的 ABR 阈值检查结果显示,

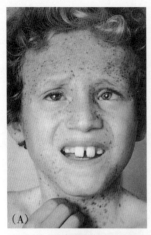
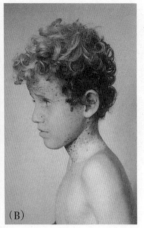
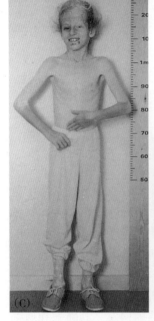
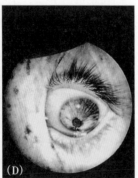

图 16-10　也门型色素减退、视力障碍及感音神经性听力损失综合征

（A~C）受累男性和女性兄妹及其黑色素缺失的头发、皮肤斑块、雀斑、小角膜和单眼缺损。（D）虹膜缺损
［感谢 M Warburg，Gentofte，Denmark 提供照片］

女性患儿为感音神经性听力损失，ABR 阈值为 70dB；男性患儿为混合性听力损失，ABR 阈值为 60dB，同时有 40dB 的传导性听力损失[5]。Hennekam[2]报道的患者为先天性重度听力损失。

病理学：Warburg 等报道的一对同胞患者行皮肤组织活检显示，其色素减退的皮肤组织中黑色素细胞缺失，但正常皮肤组织及色素沉着区域中具有正常的黑色素细胞。

遗传学：一对表型正常夫妇生育以上表型的两种性别患儿，高度提示常染色体隐性遗传可能。

分子生物学研究：最近，Bondurand 等[1]发现 Hennekam 和 Gorlin[2]所报道的一位患者中存在一处 SOX10 基因的杂合突变。然而，Warburg 等[5]所报道的患者中并没有检出上述突变，提示这些患者患有不同的综合征：一种（Warburg 等所报道的重度表型）为常染色体隐性遗传；另一种（Hennekam 和 Gorlin 所报道的轻度表型）为常染色体显性遗传。目前，Lewis 所报道的病例分类尚不明确。

诊断：特殊的色素沉着斑块（色素减退斑块内包含色素沉着区域）可将这种综合征与其他白化病 - 听力损失综合征区分开来。虽然 Tak 等[4]报道了一个有类似色素斑块、伴有眼白化病的女性患者，但其父亲和兄弟具有类似表型，因此该家系所患综合征可能为常染色体显性遗传方式。同样，通过遗传方式及缺乏视觉系统症状，可区分 Waardenburg 综合征与该综合征。患有白癜风、肌肉萎缩、失弛缓症和先天性感音神经性听力损失，但无色素沉着的综合征患者，以及斑驳病和感音神经性听力损失综合征患者，无论常染色体显性遗传还是常染色体隐性遗传方式，均无视觉系统异常症状。

预后：该综合征患者并没有观察到智力障碍且寿命无明显影响。

小结：该综合征特征是①可能为常染色体显性遗传方式；②色素减退斑块中包含色素沉着区域；③小角膜和眼组织缺损；④先天性或婴幼儿期早发的双侧听力损失。

参考文献

1. Bondurand N et al. *SOX10* mutation in a mild form of the Yemenite deaf-blind hypopigmentation syndrome. *Eur J Hum Genet.* 1999;7(Suppl):95.
2. Hennekam RCM, Gorlin RJ. Confirmation of the Yemenite (Warburg) deaf-blind hypopigmentation syndrome. *Am J Med Genet.* 1996;65:146–148.
3. Lewis RA. Ocular albinism and deafness. *Am J Hum Genet.* 1978;30:57A.
4. Tak WJ et al. Ocular albinism with sensorineural deafness. *Int J Dermatol.* 2004;43:290–292.
5. Warburg M et al. The Yemenite deaf-blind hypopigmentation syndrome. *Ophthalmic Paediatr Genet.* 1990;11:201–207.

白癜风和感音神经性听力损失综合征
vitiligo and sensorineural hearing loss

已有一些作者注意到听力损失和白癜风之间的联系。白癜风是一种比较常见的疾病,一般人群中约有 0.3%~1% 患病率。白癜风的病因复杂多样,但均与黑色素细胞的功能障碍有关。不同研究所报道的白癜风患者合并听力损失的概率各不相同。Aydogan 等[2]发现约 14% 的白癜风患者合并轻度听力下降。Hong 等[3]发现,26% 的白癜风患者伴有听力损失,且与白癜风发病部位没有相关性。Angrisani 等[1]报道白化病患者临床确诊听力损失的比例为 12.5%;此外,约 2/3 的测听正常者仍有蜗性功能障碍的证据。因此,他们建议,所有白癜风患者均应完善瞬态诱发耳声发射以检测耳蜗功能障碍。Hong 等[3]还提出白癜风患者应尽量避免使用耳毒性药物及强烈的噪声刺激。其理论基础为,黑色素细胞在耳蜗所分布区域的功能与高频听力相关,其最易被耳毒性药物和强噪声刺激损伤。

此外,还有常染色体隐性遗传的白癜风和听力损失综合征的文献报道。1976 年,Thurmon 等[4]报道了一个来源于美国路易斯安那州与世隔绝的相关家系。该家系中 5 名具有直系血缘关系儿童患有先天性听力损失,其中 3 名还患有白癜风。此外,该家系有 2 个远房表亲仅患有白癜风。家系中患听力损失的程度不同,但均为先天性的。而该家系的白癜风多于腰部和四肢屈侧皮肤开始发病,并在 6~8 年间逐渐蔓延。当然,该家系中白癜风和听力损失也可能是两个分别独立遗传的性状,因为不是每个患有白癜风的患者都有听力损失,反之亦然。

1986 年,Tosti 等[5]报道了另一个来自意大利的白癜风、听力损失综合征家系,该家系有 3 名同胞兄弟患病。这 3 名患者的白癜风均发病于 20 岁之前,但其轻重程度表现不一。感音神经性听力损失发病于 10~16 岁之间,均为双侧对称性重度感音神经性听力损失。

该白癜风、听力损失综合征表型具有较高异质性。需要与多个先天性斑驳病合并感音神经性听力损失的病例相鉴别。

参考文献

1. Angrisani RMG et al. A study on otoacoustic emissions and suppression effects in patients with vitiligo. *Braz J Otorhiolaryngol.* 2009;75:111–115.
2. Aydogan K et al. Audiological abnormalities in patients with vitiligo. *Clin Exp Dermatol.* 2009;19:50–56.
3. Hong CK et al. Clinical analysis of hearing levels in vitiligo patients. *Eur J Dermatol.* 2009;19:50–56.
4. Thurmon TF et al. Deafness and vitiligo. *Birth Defects.* 1976;12(5):315–320.
5. Tosti A et al. Deafness and vitiligo in an Italian family. *Dermatologica.* 1986;172:178–179.

色素减退、肌肉萎缩、失弛缓症和先天性感音神经性听力损失综合征
hypopigmentation, muscle wasting, achalasia, and congenital sensorinerural hearing loss

1971 年,Rozycki 等[1]描述了一对兄妹,他们患有先天性的颈部和躯干的皮肤片状的色素脱失,显著的手、脚、腿肌肉萎缩和失弛缓,以及严重的先天性感音神经性听力损失。

体格检查:该综合征患者身高均位于身高/年龄百分位标准曲线的第 3 个百分位以下,考虑为生长发育迟缓。

皮肤系统:两名患者的色素脱失斑块均位于颈部和躯干,且不伴有色素沉着斑。

神经系统:该综合征患者手、脚和腿部有明显的肌肉萎缩(图 16-1A)。且这两个患者都有跖屈反射亢进,但足底感觉功能正常。两位患者均有反复呕吐和吞咽困难病史。

听觉系统:两名患者均表现为先天性重度感音神经性听力损失(图 16-11B)。

前庭系统:冷热试验结果未见异常。

实验室检查:男性患者的胫骨前肌活检显示肌群萎缩,提示其支配神经病变,两位患者肌电图检查均证实为神经病变。食管钡餐、食管压力监测和醋甲胆碱激发试验的结果表明两位患者都患有失弛缓症。除了血清麝香草酚浊度试验和脑磷脂胆固醇絮凝试验结果阳性,其他进一步实验室检查结果均大致正常。

遗传学:该家系先证者父母为近亲结婚,且临床表型正常,所以该综合征为常染色体隐性遗传可能性大(图 16-11C)。

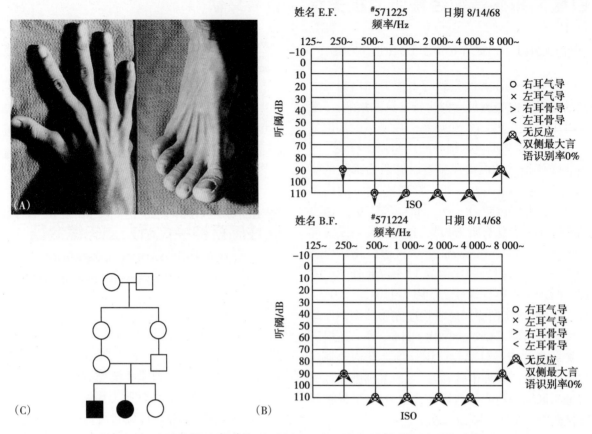

姓名 E.F.　　#571225　　日期 8/14/68
频率/Hz

图 16-11　色素减退、肌肉萎缩、失弛缓症和先天性感音神经性听力损失综合征
(A)示患者手脚肌肉萎缩。(B)示一对兄妹患者听力图。(C)该综合征一家系图
[引自:DA Rozyckx et al,1971;93:194.]

诊断:表现为隐性斑驳病和先天性感音神经性听力损失的 Woolf 综合征,其色素脱失斑块中伴有色素沉着小斑点,且其肌肉系统和食管的动力正常,上述特点可与此综合征的单纯色素减退斑块、肌肉萎缩和失弛缓症相鉴别。

预后:该综合征并不危及生命,听力损失也非进展性。

小结:该综合征的特征是:①常染色体隐性遗传;②轻度色素脱失;③身材矮小;④远端神经性肌肉萎缩,腿部更显著;⑤食管运动异常;⑥先天性重度感音神经性听力损失。

参考文献

1. Rozycki DL et al. Autosomal-recessive hearing loss associated with short stature, vitiligo, muscle wasting, and achalasia. *Arch Otolaryngol.* 1971;93:194–197.

全身色素异常症、身材矮小症和感音神经性听力损失综合征

universal dyschromatosis, small stature, and sensorineural hearing loss

1977 年,Rycroft 等[1]报道了一个家系,先证者是一名 6 岁女童,表现为全身多发黑色素沉着和减退斑块,其父母表型均正常。该患儿约 6 月龄时皮肤开始出现网状交织状黑色素沉着和脱失斑块。该患儿身高和体重均低于身高(体重)/年龄百分位标准曲线的第 3 个百分位以下。其智力发育正常,但 2 岁才开始讲话,视力及眼底检查均正常。Shono 和 Toda[2]报道了一女性患者,其具有光敏性色素沉着及色素减退斑块。

Rycroft 等[1]通过先证者言语发育迟缓才注意到其患有高频感音神经性听力损失。Shono 和 Toda[2]所报道的患者也检出轻度高频听力损失。通常全身色素异常症以常染色体显性遗传多见,

但是上述两位患者均为散发病例。

参考文献

1. Rycroft RJG et al. Universal dyschromatosis, small stature, and high-tone deafness. *Clin Exp Dermatol.* 1977;2:45–48.
2. Shono S, Toda K. Universal dyschromatosis associated with photosensitivity and neurosensory hearing defect. *Arch Dermatol.* 1990;126:1659–1660.

H 综合征
H syndrome

H 综合征是最近被报道的一种常染色体隐性遗传综合征,其具有多种表型,包括色素沉着、多毛症、肝脾大、心脏畸形、听力损失、性腺功能减退、身材矮小症和高血糖症(图 16-12A,B,D)。

皮肤表现以色素沉着和多毛症病变为特征,以上病变多在患者 30~40 岁时发病,起初这些病变主要位于下半身(图 16-12C,E)。心血管系统异常包括肺动脉瓣狭窄、动脉导管未闭或心脏杂音。性腺功能减退在女性主要表现为青春期延迟和闭经;男性主要表现为小阴茎畸形。糖尿病患者约占该综合征患者的 20%,可能是该综合征的第一表型[1]。

其他表型包括踇趾外翻和近端指间关节屈曲挛缩、面部毛细血管扩张和角膜老年环。但该综合征患者并不一定都出现感音神经性听力损失表型。最近发现该病的致病基因是 *SLC29A3* 基因的纯合突变,该基因功能为核苷转运[2-6]。尽管 Cliffe 等[2]提出 H 综合征可能是"色素沉着型多毛症、胰岛素依赖型糖尿病"(PHIL)综合征的一种,但最近分别有上述两种综合征的病例报道,因此表明 H 综合征是一种独立的具较高表型异质性的综合征[7,8]。与 H 综合征表型有重叠的其他疾病,实际上是其同源基因突变疾病,包括家族性 Rosai-Dorfman 病(具有巨大淋巴结病的窦组织细胞增生症)和 Faisalabad 组织细胞增多症[3,6],这些疾病构成一系列表型谱,被称为 *SLC29A3* 基因相关疾病。

参考文献

1. Broshtilova V et al. Diabetes mellitus may be the earliest and sole manifestation of the H syndrome. *Diabet Med.* 2009;26: 1179–1183.
2. Cliffe ST et al. *SCL29A3* gene is mutated in pigmented hypertrichosis with insulin-dependent diabetes mellitus syndrome and interacts with the insulin signaling pathway. *Hum Molec Genet.* 2009;18:2257–2265.

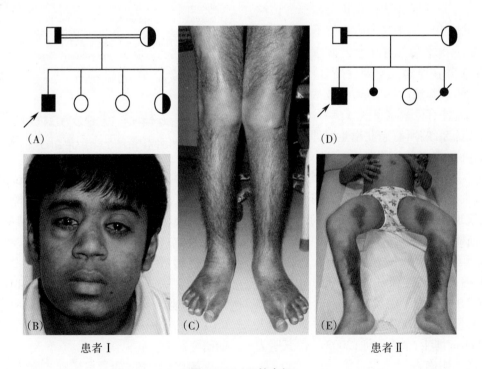

患者 I   患者 II

图 16-12　H 综合征
(A,D)示 H 综合征 2 个家系图;(B)示患者面部特征;(C,E)示下肢色素沉着斑块
[引自:TP Priya et al,BrJ Dermatol 2010;162:1132]

3. Jonard L et al. Progressive hearing loss associated with a unique cervical node due to a homozygous *SLC29A3* mutation: a very mild phenotype. *Eur J Med Genet.* 2012;55:56–58.
4. Molho-Pessach V et al. The H syndrome is caused by mutations in the nucleoside transporter hENT3. *Am J Hum Genet.* 2008;83:529–534.
5. Molho-Pessach V et al. The H syndrome: two novel mutations affecting the same amino acid residue of hENT3. *J Dermatol Sci.* 2010;57:59–61.
6. Morgan NV et al. Mutations in *SLC29A3*, encoding an equilibrative nucleoside transporter ENT3, cause a familial histiocytosis syndrome (Faisalabad histiocytosis) and familial Rosai-Dorfman disease. *PLoS Genet.* 2010;5:e10000833.
7. Priya TP et al. H syndrome: Novel and recurrent mutations in *SLC29A3*. *Br J Dermatol.* 2010;162:1132–1134.
8. Spiegel R et al. Expanding the clinical spectrum of *SLC29A3* gene defects. *Eur J Med Genet.* 2010;53:309–313.

Levy-Chung 综合征

先天性肌病、分泌性腹泻、大疱性皮疹、小头畸形和耳聋
congenital myopathy, secretory diarrhea, bullous skin eruption, microcephaly, and deafness (Levy-Chung syndrome)

Levy 等[4]报道了一家系有 3 名同胞兄弟患有先天性肌病，分泌性腹泻导致的继发性锌缺乏症，婴儿期消退的大疱性皮疹，小头畸形和感音神经性听力损失综合征。

颅面部表现：该家系中所有患儿出生时均头围正常范围，2 周岁时才表现出小头畸形。该综合征患儿的睑裂下斜，但该面容特征不明显。

皮肤系统：3 名患儿在手掌及脚掌部位出现先天性水疱，并在婴幼儿早期逐渐自行消退，但在儿童早期出现弥漫性红皮病，红皮病又演变为皮肤色素沉着伴有色素减退区域。

肌肉骨骼系统：所有患儿出生时即表现出肌张力减退，并伴有多个关节挛缩。所有患儿至其儿童时期，关节挛缩症好转，虽然肌张力也有所改善，但最大的 4 岁患儿仍有肌张力减退症状。

其他表现：所有患儿在 1~2 月龄间出现分泌性腹泻。前驱感染常能诱发腹泻。

听觉系统：两名年龄较大的患儿在 2 岁时就诊断出感音神经性听力损失。最小的患儿首诊时仅 2 月龄，尚未能确定是否合并听力损失。但之后随访显示该患儿同样合并听力损失（Anyane-Yeboa 博士，个人沟通，2003）。但其听力损失类型尚不明确。

前庭系统：无相关症状。

病理学：对最小的患儿行肌肉组织活检，结果显示肌纤维异常缩小，主要为 2 型。皮肤活检与大疱性表皮松解症表现不一致，但提示为营养不良状态。

遗传学：该家系 3 个同胞兄弟的父母均为正常表型，提示其为常染色体隐性遗传可能性大，但尚不能排除线粒体遗传可能。

诊断：上述特征可将该综合征与大疱性表皮松解肌营养不良症[1]、1 型碳水化合物缺乏型糖蛋白综合征[3]，以及顽固性腹泻 - 面部畸形综合征[2]相鉴别。

预后：尚无长期随访资料，该家系被报道时，年龄最大的患儿仅 4 岁。

小结：该综合征的表型有：①可能是常染色体隐性遗传；②先天性肌病；③先天性皮肤水疱；④迟发性包含色素减退斑块的皮肤色素沉着区域；⑤出生后才发病的小头畸形；⑥出生后发病的感音神经性听力损失。

参考文献

1. Fine JD et al. Autosomal recessive epidermolysis bullosa simplex: generalized phenotypic features suggestive of junctional or dystrophic epidermolysis bullosa, and association with neuromuscular disease. *Arch Dermatol.* 1989;125:931–938.
2. Girault D et al. Intractable infant diarrhea associated with phenotypic abnormalities and immunodeficiency. *J Pediatr.* 1994;125:36–42.
3. Jaeken J et al. Phosphomannose isomerase deficiency: a carbohydrate-deficient glycoprotein syndrome with hepatic-intestinal presentation. *Am J Hum Genet.* 1998;62:1535–1539.
4. Levy J et al. Congenital myopathy, recurrent secretory diarrhea, bullous eruption of skin, microcephaly, and deafness: a new genetic syndrome? *Am J Med Genet.* 2003;116A:20–25.

多发雀斑样痣（Leopard）综合征
multiple lentigines (Leopard) syndrome

1969 年，Gorlin 等[8]报道了 Leopard 综合征，该综合征以一组症候群的首字母缩略词命名，包括以下表型：雀斑样痣（L）、心电图结果异常（E）、眼距过宽（O）、肺动脉狭窄（P）、生殖器畸形（A）、发育迟缓（R）和感音神经性听力损失（D）[7,23]。Gorlin 等[8]、Voron 等[34]以及 Colomb 和 Morel[4]均详尽地研究了该综合征的早期病例报道。Coppin 和 Temple[5]综述了 80 例该综合征患者的研究结果。

颅面部特征：颅骨多呈倒三角形，顶骨过宽、上睑下垂、内眦赘皮、扁平鼻、低位耳、短颈、偶伴有蹼颈[5]。

皮肤系统:患者呈现出醒目的深棕色雀斑样痣,数目众多,较小(约1~5mm),仅黏膜表面未见痣。这种雀斑样痣高度集中在患者颈部及上躯干部,包括面部、头皮、手掌、脚底和外生殖器上[10](图16-13A,B)。痣多在儿童时期出现(出生时即可发病),且数目不断增加直至青春期。较大的雀斑样痣被称为"黑咖啡"斑[9]。这种雀斑样痣不同于雀斑,主要表现为发病年龄较早,与日光照射无关,显微镜下每单位皮肤面积具有更多的黑色素细胞和明显突出于表皮层。有些病例则表现为浅咖啡色斑和腋窝部位雀斑[30];也有可能伴有局部色素减退[5]。有些患者可能无上述雀斑样痣[9]。这种患者则需要根据其他伴发的相关表型来确诊该综合征。该综合征约20%患者表现为浅咖啡色斑点[34]。该综合征的患者皮肤颗粒细胞性神经鞘瘤的患病率也有所增加[24]。

心血管系统:轻度肺动脉瓣狭窄为该综合征最常见的心血管系统异常,约有40%的患者可出现。此外,肺动脉瓣形态异常,被称为"肺动脉瓣发育不良"[13]。正常肺动脉瓣有3个明显的瓣尖,彼此之间没有连接融合。该综合征肺动脉瓣狭窄主要基于肺动脉瓣黏液瘤样变性,使瓣叶增厚,从而导致瓣叶固定,这种类型的瓣膜异常患者有收缩射血期肺动脉瓣区吹风样杂音,而非喷射性喀喇音。主动脉瓣类似病变则相对少见。此外,一些患者出现肥厚型心肌病,主要累及室间隔区,导致主动脉瓣下狭窄和肺动脉瓣下狭窄[6,23,28]。此外,一些病例还报道了房间隔缺损、漏斗部或肺动脉瓣上狭窄,或肌性主动脉瓣下狭窄等异常[3,14,16]。无论何种心脏畸形,均出现一种独特且常见的心电图异常表现。其特异性心电图为明显定向的QRS额面电轴,多位于60°和120°之间(S1、S2、S3导联)[17,26,27](图16-13C)。虽然不是每位该综合征的患者出现这种特异性心电图,但在一些未发现心脏异常的综合征患者中仍可表现出这种特异性心电图。有些患者的心电图检查显示伴有完全性传导阻滞、部分性传导阻滞、希氏束传导阻滞,或心内膜弹力纤维增生症[27]。Hammerstingl等[11]报道了一名患Leopard综合征的女性患者,该患者伴有因巨大室间动脉瘤引起的发作性晕厥。

肌肉骨骼系统:该综合征患者普遍表现为生长迟缓,约85%的患者身高和体重均低于正常人群身高体重的第25位百分位数,约20%的患者身高和体重低于正常人群身高体重的第3百分位数[12,21,34]。

该综合征较常见的骨骼系统表现有:鸡胸或漏斗胸、驼背、掌指关节及肩胛关节活动度大。隐性脊柱裂、肘外翻、肘关节活动受限、颅骨外板缺如等也有报道[8,22,28]。

泌尿生殖系统:男性生殖器发育不全是最常见的生殖系统表型,包括小阴茎和小隐睾症。约有50%的男性患者出现尿道下裂[9]。女性患者则可能发生卵巢缺失或发育不全和(或)迟发性月经初潮[5]。根据已发表的病例和未发布的材料,该综合征通过母系遗传的病例较多;由此推测男性患者的性腺发育不全影响更为严重。

中枢神经系统:该综合征患者约有20%表现轻度智力障碍[18,21,33],也有脑电图异常的报道[22]。

听觉系统:15%~25%综合征患者可检测到感音神经性听力损失[5,21]。听力损失程度不尽相同,但以轻度感音神经性听力损失为主。然而,Capute等[3]所报道家系中的母亲和女儿均为先天性重度感音神经性听力损失,言语发育很差。由于其听力损失严重,不能配合特殊的听力测试。Lassonde等[14]所报道的患者为极重度感音神经性听力损失。该综合征的听力损失通常是在童年期已发病,但在成年期可能会逐渐加重[5,25]。

前庭系统:Capute等[3]报道了前庭功能检查相关结果。其所报道的2名患者前庭冷热试验结果均未见异常。

病理学:色素沉着区域的皮肤组织活检示其网织层延长,并且基底层色素细胞数目增加(图16-13D)。

遗传学:该综合征为常染色体显性遗传,且其表型的表现度不一致[9]。该综合征最明显的临床表型是出生时尚无,随后逐渐增多的雀斑样痣。雀斑样痣存在时有助于临床诊断该疾病。

分子生物学研究:至2002年,有90%的Leopard综合征的患者被检出PTPN11基因突变(也是一部分Noonan综合征患者的致病基因),表明Noonan综合征和Leopard综合征具有基因同源性[7,15]。此外,部分Leopard综合征患者检出RAF1基因突变,该基因突变也可导致Noonan综

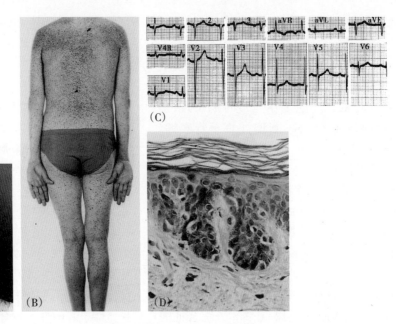

图 16-13　多发雀斑样痣(Leopard)综合征

(A)示患者全身多发雀斑样痣,以胸廓上半部分及面部更为显著。(B)示背部大量雀斑样痣。(C)示患者S1、S2、S3导联异常心电图。(D)为皮肤组织活检结果,示网织层延长,基底细胞层可见色素增加。可见上皮基底层大量黑色素细胞

[(A,C,D)引自:AJ Capute et al.,Arch Dermatol 1969;100:207;(B)感谢K Thestrup Pedersen,Aarhus,Denmark.]

合征。值得注意的是 RAF1 突变的 Leopard 综合征患者患肥厚型心肌病的概率远高于 Noonan 综合征患者(分别为 95% 与 18%)[20]。

诊断:Noonan 综合征[19]与 Leopard 综合征有许多类似表型。包括眼距过宽、眼睑下垂、身材矮小症、无射血期杂音的肺动脉狭窄、QRS 电轴异常(常为 S1、S2、S3 导联)、睾丸及第二性征发育迟缓、胸廓骨骼畸形,以及不完全外显性常染色体显性遗传。Noonan 综合征的患者偶可出现蹼颈,但多无雀斑样痣及听力损失。目前 Noonan 综合征已报道至少 2 个致病基因[31,32];其中 PTPN11 基因同样是 Leopard 综合征的致病基因。

Watson[35]报道了 1 例身材矮小症、轻度智力障碍、肺动脉瓣狭窄和浅咖啡色斑点的综合征。Watson 综合征的致病基因已被定位到 NF 基因的区域,提示基因座内异质性[1,2]。

Sutton 等[29]报道 11 例多发性雀斑样痣及肥厚型梗阻性心肌病,但这些患者听力、生殖系统及身高均正常。在 Coppin 和 Temple 的综述中[5],这些患者仍被归为 Leopard 综合征。这些病例是否为 Leopard 综合征表型的不完全外显性,或

为一种未知疾病尚未明确。Halal 等[10]报道了一种显性遗传的综合征,表型包括多发性雀斑样痣、浅咖啡色斑点、眼距过宽、近视和食管裂孔疝或消化性溃疡。Carney 综合征患者也可出现多发性雀斑样痣。Swanson 等[30]报道过一名男性患者表现为单侧感音神经性听力损失,背部、胸部及面部多发痣和雀斑,会阴部毛发缺失,嗅觉丧失,小阴茎,以及肾脏畸形——即 Kallmann 综合征的一种亚型。

预后:该综合征唯一进展性表型为 20 岁之前越来越多的雀斑样痣。一些出现严重梗阻性心肌病患者较早死亡[28],但大多数患者寿命与常人无异。

小结:该综合征的特征包括:①具有表型不完全外显性的常染色体显性遗传;②出生后逐渐增多的雀斑样痣;③心电图多表现为束支部分传导阻滞;④肺动脉狭窄和(或)肥厚型心肌病;⑤眼距过宽;⑥生殖器异常,包括隐睾症和尿道下裂;⑦身材矮小症,有些患者出现轻度智力障碍;⑧蹼颈和各种轻微骨骼畸形;⑨不同程度的感音神经性听力损失;⑩正常的前庭功能。

参考文献

1. Allanson JE, Watson GH. Watson syndrome: nineteen years on. *Proc Greenwood Genet Ctr.* 1987;6:733.
2. Allanson JE et al. Watson syndrome: is it a subtype of neurofibromatosis? *Proc Greenwood Genet Ctr.* 1990;9:63.
3. Capute AJ et al. Congenital deafness and multiple lentigines. A report of cases in a mother and daughter. *Arch Dermatol.* 1969;100:207–213.
4. Colomb D, Morel JP. Le syndrome des lentigines multiples. [Multiple lentigines syndrome.] *Ann Dermatol Venereol.* 1984;111:371–381.
5. Coppin BD, Temple IK. Multiple lentigines syndrome (LEOPARD syndrome or progressive cardiomyopathic lentiginosis). *J Med Genet.* 1997;34:582–586.
6. Csanady M et al. Hypertrophic cardiomyopathy associated with congenital deaf-mutism. *Eur Heart J.* 1987;8:525–534.
7. Digilio MC et al. Grouping of multiple-lentigines/LEOPARD and Noonan syndromes on the *PTPN11* gene. *Am J Hum Genet.* 2002;71:389–394.
8. Gorlin RJ et al. The multiple lentigines syndrome—a complex comprising multiple lentigines, electrocardiographic conduction abnormalities, ocular hypertelorism, pulmonary stenosis, abnormalities of genitalia, retardation of growth, sensorineural deafness, and autosomal dominant hereditary pattern. *Am J Dis Child.* 1969;17:652–662.
9. Gorlin RJ et al. The LEOPARD (multiple lentigines) syndrome revisited. *Birth Defects.* 1971;7(4):110–115.
10. Halal F et al. Gastro-cutaneous syndrome: peptic ulcer/hiatal hernia, multiple lentigines/café-au-lait spots, hypertelorism, and myopia. *Am J Med Genet.* 1982;11:161–176.
11. Hammerstingl C et al. An unusual cause for recurrent syncope in a female adult with LEOPARD syndrome. *Echocardiography.* 2009;26:596–597.
12. Hopkins BE et al. Familial cardiomyopathy and lentiginosis. *Aust NZ J Med.* 1975;5:359–364.
13. Koretzky ED et al. Congenital pulmonary stenosis resulting from dysplasia of valve. *Circulation.* 1969;40:43–53.
14. Lassonde M et al. Generalized lentigines associated with multiple congenital defects (LEOPARD syndrome). *Can Med Assoc J.* 1970;103:293–294.
15. Legius E et al. *PTPN11* mutations in LEOPARD syndrome. *J Med Genet.* 2002;39:571–574.
16. Lynch PJ. LEOPARD syndrome. *Arch Dermatol.* 1970;101:119.
17. Matthews NL. Lentigo and electrocardiographic changes. *N Engl J Med.* 1968;278:780–781.
18. Moynahan EJ. Multiple symmetrical moles, with psychic and somatic infantilism and genital hypoplasia. First male case of a new syndrome. *Proc R Soc Med.* 1962;55:959–960.
19. Noonan J, Ehmke O. Associated noncardial malformations in children with congenital heart disease. *J Pediatr.* 1963;63:469–470.
20. Pandit B et al. Gain-of-function *RAF1* mutations cause Noonan and LEOPARD syndromes with hypertrophic cardiomyopathy. *Nat Genet.* 2007;39:1007–1012.
21. Pickering D et al. Little LEOPARD syndrome. Description of 3 cases and review of 24. *Arch Dis Child.* 1971;46:85–90.
22. Polani PE, Moynahan EJ. Progressive cardiomyopathic lentiginosis. *Q J Med.* 1972;41:205–225.
23. Ruiz-Maldonado R et al. Progressive cardiomyopathic lentiginosis: report of six cases and one autopsy. *Pediatr Dermatol.* 1983;1:146–153.
24. Schrader KA et al. Multiple granular cell tumors are an associated feature of LEOPARD syndrome caused by mutation in *PTPN11*. *Clin Genet.* 2009;75:185–189.
25. Schrom T et al. Sensorinueral hearing loss in LEOPARD syndrome. *HNO.* 2006;54:202–206.
26. Seuanez H et al. Cardio-cutaneous syndrome (the LEOPARD syndrome). Review of the literature and a new family. *Clin Genet.* 1976;9:266–276.
27. Smith RF et al. Generalized lentigo, electrocardiographic abnormalities, conduction disorders, and arrhythmias in three cases. *Am J Cardiol.* 1970;25:501–506.
28. Somerville J, Bonham-Carter RE. The heart in lentiginosis. *Br Heart J.* 1972;34:58–66.
29. Sutton MG St J et al. Hypertrophic obstructive myopathy and lentiginosis: a little known neural ectodermal syndrome. *Am J Cardiol.* 1981;47:214–217.
30. Swanson SL et al. Multiple lentigines syndrome. New findings of hypogonadotrophism, hyposmia and unilateral renal agenesis. *J Pediatr.* 1971;78:1037–1039.
31. Tartaglia M et al. Mutations in *PTPN11*, encoding the protein tyrosine phosphatase SHP-2, cause Noonan syndrome. *Nat Genet.* 2001;29:465–468.
32. Tartaglia M et al. *PTPN11* mutations in Noonan syndrome: molecular spectrum, genotype–phenotype correlation, and phenotypic heterogeneity. *Am J Hum Genet.* 2002;70:1555–1563.
33. Vickers HR, Macmillan D. Profuse lentiginosis, minor cardiac abnormality, and small stature. *Proc R Soc Med.* 1969;62:1011–1012.
34. Voron DA et al. Multiple lentigines syndrome: case report and review of the literature. *Am J Med.* 1976;60:447–456.
35. Watson GH. Pulmonary stenosis, café-au-lait spots, and dull intelligence. *Arch Dis Child.* 1967;42:303–307.

Mulvihill-Smith 综合征

早老、小头畸形、特异性面容、多发性痣和感音神经性听力损失综合征

premature aging, microcephaly, unusual face, multiple nevi, and sensorineural hearing loss (Mulvihill-Smith syndrome)

在 1971 年 Shepard[9]，1975 年 Elliot[4]，以及 1975 年 Mulvihill 和 Smith[7]均报道了 2 名男性患者出现包括躯体早老、多发性色素痣、小阴茎和尿道下裂等一组症候群。也有其他文献报道过上述综合征病例[1-3,5,6,8,10,11]。

临床表现：该综合征患者的身高低于正常人群身高的第 3 个百分位数[1,2,7,8,10]。大多数该综合征患者智力障碍[1,2,5,7-9,11]，亦有智力正常的病例报道[3,10]。

颅面部特征：颅面部表现为小头畸形、前额宽阔、头发细、面部毛发稀疏、五官较低而面部缩小、上颌切牙外突和颏小而尖。面部皮下脂肪缺乏。双耳耳垂较小或缺失（图 16-14）。先天性牙齿缺失为一恒定表型。声音高亢而嘶哑。

皮肤系统：面部、颈部、双上肢及躯干多发色素痣。

泌尿生殖系统：小阴茎[1,2,4,7]、隐睾[4]、尿道下裂[1,4,7,9]和性腺功能减退[2]均有文献报道。

其他表现：其他系统表现多样，包括不完全右束支传导阻滞[2]、T 细胞和 T-辅助细胞减少而自然杀伤细胞增加[2,8]。有几例患者肝大。视觉系统异常也有报道[6,11]。

听觉系统：该综合征患者多表现为中等程

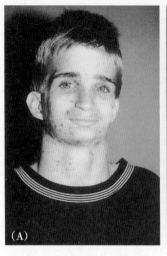
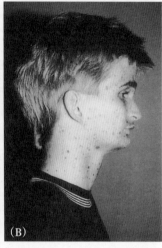
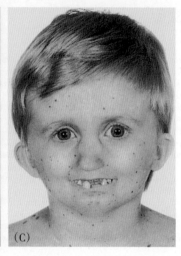

图 16-14 早老、小头畸形、特异性面容、多发性痣和感音神经性听力损失综合征（Shepard-Elliot-Mulvihill 综合征）

（A，B）示小头畸形、前额宽阔、面部毛发稀疏、五官较低而面部缩小、面部和颈部多发色素样痣。

（C）其他 1 例表型类似患者

［（A，B）O Bartsch，Lubeck. Germany 惠赠；（C）引自：M Baraitser et al.，J Med Genet 1988；25：53.］

度的渐进性听力损失，感音神经性听力损失和传导性听力损失均有报道[1,2,6-8,11]。有一例患者于 20 岁之后才出现听力损失[11]。

实验室检查：虽然该综合征表现为肝大，但肝功能正常。一些患者 IgG 水平低下。Ohashi 等[8] 和 Bartsch 等[2]发现该综合征患者表现为严重的 T 细胞减少症。

遗传学：所有已报道的该综合征患者均为散发病例，无阳性家族史。所有患者父母均非近亲结婚。因此，该综合征遗传模式尚不能明确，但其可能是一个尚未确定的基因新生突变而致病。

诊断：早衰的症状提示可能为 Cockayne 综合征或早老症，如同时出现色素痣则有助于鉴别诊断。眼 - 牙齿 - 骨骼系统发育不良综合征也可表现为类似面容，但其一般无智力障碍、身材矮小症和色素痣。LEOPARD 综合征也会出现色素痣、身材矮小症和生殖器官畸形，但其心脏病变和常染色体显性遗传特征表明其与 Mulihill-Smith 综合征是不同的两种疾病。

预后：该综合征患者可表现为轻度至中度的智力障碍，成年后认知能力减退。目前患者寿命尚未知，该综合征仅报道过数例成年患者，其中 1 例 29 岁时死亡[6]。值得注意的是，2 名成人患有兴奋性失眠症，这是一种丘脑 - 边缘系统功能

障碍引起的睡眠障碍[5,11]。

小结：该综合征特征是：①尚未明确的遗传方式；②早老外观；③胎儿宫内发育迟缓，继发出生后生长缓慢；④婴儿晚期出现的色素痣或雀斑样痣；⑤生殖器畸形；⑥轻度至中度智力障碍；⑦感音神经性听力损失。

参考文献

1. Baraitser M et al. A recognisable short stature syndrome with premature aging and pigmented naevi. *J Med Genet.* 1988;25:53–56.
2. Bartsch O et al. Progeroid syndrome with short stature and pigmented naevi. *Am J Hum Genet.* 1993;53:398A.
3. De Silva DC et al. Mulvihill-Smith progeria-like syndrome: a further report with delineation of phenotype, immunological deficits, and novel observation of fibroblast abnormalities. *Am J Med Genet.* 1997;69:56–64.
4. Elliot DE. Undiagnosed syndrome of psycho-motor retardation, low birthweight, dwarfism, skeletal, dental, dermal and genital anomalies. *Birth Defects.* 1975;11(2):364–367.
5. Ferri R et al. Agrypnia excitata in a patient with progeroid short stature and pigmented nevi (Mulvihill-Smith syndrome). *J Sleep Res.* 2005;14:463–470.
6. Ibrahim OM et al. Ocular complications in Mulvihill-Smith syndrome. *Eye* 24:1123–1124, 2010
7. Mulvihill JJ, Smith DW. Another disorder with shortness of stature and premature aging. *Birth Defects.* 1975;11(2):368–371.
8. Ohashi H et al. Premature aging and immunodeficiency: Mulvihill-Smith syndrome? *Am J Med Genet.* 1993;45:597–600.
9. Shepard MK. An unidentified syndrome with abnormality of skin and hair. *Birth Defects.* 1971;7(8):353–354.
10. Wong W et al. Case report for syndrome identification. *Cleft Palate J.* 1979;16:286–2990.
11. Yagahashi T et al. Case report: Adult phenotype of Mulvihill-Smith syndrome. *Am J Med Genet.* 2009;149A:496–500.

多发色素痣和感音神经性听力损失综合征

multiple pigmented nevi and sensorineural hearing loss

1981 年，Peserico 等[1]报道了一个4代、17个成员的家系，该家系表现为多发性色素痣和感音神经性听力损失综合征（图16-15A）。该家系有6个成员仅表现为多发性色素痣，而有11个成员表现为多发性色素痣和感音神经性听力损失综合征（图16-15B）。起初，该综合患者仅有高频性听力损失，后逐渐进展为中间频率听力损失，因此可以被归类为常染色体显性的遗传的迟发型听力损失。当然，尚不能排除该家系的两种表型为相互独立遗传。

参考文献

1. Peserico A et al. Familial multiple pigmented naevi and sensorineural deafness. A new autosomal-dominant syndrome? *Int J Pediatr Otorhinolaryngol*. 1981;3:269–272.

智力障碍 - 听力损失 - 眼 - 身材矮小综合征

intellectual disability-hearing loss-ocular-short stature syndrome

Sinnerbrink 和 Ades[1]报道了患有以前尚未报道过的综合征的一对同胞，表型包括特异性面容（眼距过窄、短鼻、面中部发育不全、人中浅而宽、小口、宽颏、低位耳）、蹼状颈、小手、身材矮小症、相对肥胖体型和多发性色素痣。该综合征患者1岁时被检出重度至极重度双侧感音神经性听力损失。两个患儿均为重度智力障碍和言语障碍。其中一个患儿有圆锥角膜，另一个患儿有少牙畸形和单侧虹膜缺损。

参考文献

1. Sinnerbrink IB, Ades LC. Short stature, sensorineural deafness, ocular abnormalities and severe mental retardation in two siblings. A new syndrome? *Clin Dysmorphol*. 2004;13:173–177.

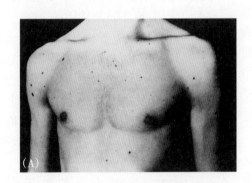

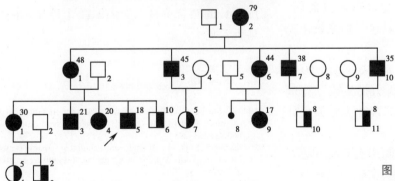

多种色素痣患者

听力损失者

（B）

图16-15 多发色素痣和感音神经性听力损失综合征

（A）患者多发色素痣。（B）为该综合征一家系图

［引自：A Peserico et al.，*Int J Pediatr Otorhinolaryngol* 1981；3：269.］

毛发稀疏、先天性指屈曲和感音神经性听力损失综合征

scant hair, camptodactyly, and sensorineural hearing loss

1970 年，Mikaelian 等[1]报道一对兄妹患有包括先天性脱发伴后天稀疏并焦枯的头发、小指屈曲挛缩畸形、中度或重度感音神经性听力损失表型的综合征。

皮肤系统：男性患儿 10 岁之前一直脱发，之后头皮上逐渐长出稀疏且焦枯状的头发。该文献作者未描述是否为卷发。女性患儿自幼表现为头发稀疏。

肌肉骨骼系统：自从出生以来，女性患儿一直不能伸直小指，而她的兄弟则所有手指完全伸展都有些困难。检查显示第一指间关节软组织挛缩。女性患儿患有中度脊柱后凸侧弯，但她的兄弟脊柱正常。两人均生长迟缓，男性患儿生长停滞时间较晚。

听觉系统：2 名患儿听力损失表型类似，先天性听力损失可能性大。2 名患儿幼儿时期即被发现听力损失，且表现为渐进性听力下降，但听力开始下降的时期未被记录。2 名患儿最新的听力检查显示 45~80dB 的感音神经性听力损失，高频听力损失更显著，言语识别阈值双侧均约 60dB。阈值音衰变试验未显示疲劳效应，短增量敏感指数试验为双侧阳性，提示蜗性病变导致的听力损失。

前庭系统：前庭功能检查结果均正常。

实验室检查：一系列实验室检查结果均正常。X 线检查示小指近端指骨轻微向前旋转。除了女性患儿脊柱后凸侧弯，其余骨骼系统未见明显异常。

遗传学：患儿的父母为近亲结婚（育有 10 名子女，其中 2 名为患者）。无听力损失或手指畸形及头发异常的家族史。该综合征为常染色体隐性遗传可能性大。

诊断：上述 2 名患儿不排除患有卷发和感音神经性听力损失综合征。但是，文献中未提及其头发的显微镜下表现。此外，卷发和感音神经性听力损失综合征的患者中尚未出现先天性指屈曲的报道[2]。

预后：该综合征的听力损失可能为缓慢进展型。

小结：该综合征的表型包括：①常染色体隐性遗传；②身材矮小症；③头发稀疏；④先天性指屈曲；⑤感音神经性听力损失。

参考文献

1. Mikaelian DO et al. Congenital ectodermal dysplasia with hearing loss. *Arch Otolaryngol.* 1970;92:85–89.
2. Robinson GC, Johnston MM. Pili torti and sensory neural hearing loss. *J Pediatr.* 1967;70:621–623.

Hutchinson-Gilford 早老症
Hutchinson-Gilford progeria

Hutchinson-Gilford 早老症（HGP）是一种罕见的早老综合征，其特征在于出生时和前几月龄时无明显异常；然而，此后不久开始出现生长停滞、脱发、硬皮病变、脂肪萎缩和关节异常[3,4]。且出现特异性面容，包括眼球突出、鼻尖有垂直性凹槽、牙列拥挤、小颌畸形、耳垂较小或缺失。HGP 患者很少能存活超过 20 岁，死因往往是进展性心血管系统疾病。然而，直到现在该综合征的听力损失特征尚未被详细研究。

近期，有项关于 15 例 HGP 患者的听力学表现的研究。几乎所有患者均出现复发性中耳炎导致的低频传导性听力损失，即使老年患者也表现为上述听力损失[2]。其他导致上述听力损失的原因包括外耳道缩短和听骨链固定。笔者建议所有 HGP 患者均需进行听力学评估，以完善听力学资料。

HGP 的病因为层粘连蛋白 A（lamin A，LMNA）的杂合突变，位于第 11 个外显子的突变最为常见[1]。

参考文献

1. Eriksson: M et al. Recurrent *de novo* point mutations in lamin A cause Hutchinson-Gilford progeria syndrome. *Nature.* 2003;423:293–298.
2. Guardiani E et al. Otologic and audiologic manifestations of Hutchinson-Gilford progeria syndrome. *Laryngoscope.* 2011;121:2250–2255.
3. Hennekam RC. Hutchinson-Gilford progeria syndrome: review of the literature. *Am J Med Genet.* 2006;140A:2603–2624.
4. Mazereeuw-Hautier J et al. Hutchinson-Gilford progeria syndrome: clinical findings in three patients carrying the *G608G* mutation in *LMNA* and review of the literature. *Br J Dermatol.* 2007;156:1308–1314.

睑缘粘连 - 外胚层发育不良 - 唇 / 腭裂综合征

包括 Rapp-Hodgkin 综合征和 Hay-Wells 综合征

anklyoblepharon-ectodermal dysplasia-clefting (AED) syndrome (including Rapp-Hodgkin and Hay-Wells syndromes)

起初,Rapp-Hodgkin 综合征和 Hay-Wells 综合征多被认为是具轻微不同表型的两种独立性疾病(例如,Rapp-Hodgkin 综合征无睑缘粘连这一表型,而 Hay-Wells 综合征则具有该表型,且皮肤表型在 Rapp-Hodgkin 综合征中相对较轻[8])。现在已知 TP63 基因突变不仅会引起 Rapp-Hodgkin 综合征和 Hay-Wells 综合征,也可导致缺指畸形 - 外胚层发育异常 - 皮肤龟裂综合征(EEC 综合征)、四肢 - 乳腺发育畸形综合征和缺指(趾)畸形 - 肢端剥脱性皮炎 - 指(趾)甲发育异常 - 泪管闭锁 - 牙齿发育不全 - 综合征(ADULT 综合征)。此外,TP63 突变可导致非综合征性手足裂畸形[1,7],非综合征型唇 / 腭裂或腭裂[4]。AEC 综合征主要表型为唇 / 腭裂和外胚层发育不良,外胚层发育不良的表现包括毛发稀疏、牙齿发育不良、指甲营养不良和少汗。睑缘粘连的表型偶尔会被忽视[2]。听力损失在该综合征的患者中并不常见,如出现多为传导性听力损失,多继发于中耳炎[3]或外耳道狭窄[5,6,9]。

参考文献

1. Chiu Y et al. A case of ankyloblepharon, ectodermal dysplasia, and cleft lip/palate syndrome with ectrodactyly: Are the p63 syndromes distinct after all? Pediatr Dermatol. 2011;28:15–19.
2. Clements SE et al. Hay-Wells and Rapp-Hodgkin ectodermal dysplasia syndromes represent a variable spectrum of the same genetic disorder. Br J Dermatol. 2010;163:624–629.
3. Felding IB, Björklund LJ. Rapp-Hodgkin ectodermal dysplasia. Pediatr Dermatol. 1990;7:126–131.
4. Kantaputra PN et al. Mutation in SAM domain of TP63 is associated with nonsyndromic cleft lip and palate and cleft palate. Am J Med Genet. 2011;155A:1432–1436.
5. Lavrijsen APM, Breslau-Siderius EJ. Pili torti as a marker of Rapp-Hodgkin ectodermal dysplasia syndrome in three generations. Br J Dermatol. 1989;121:812–813.
6. Meyerson MD. The effect of syndrome diagnosis on speech remediation. Birth Defects. 1985;21(2):47–68.
7. Moretti F et al. A regulatory feedback loop involving p63 and IRF6 links the pathogenesis of 2 genetically distinct human ectodermal dysplasias. J Clin Invest. 2010;120(S):1570–2577.
8. PronteraP et al. An intermediate phenotype between Hay-Wells and Rapp-Hodgkin syndromes in a patient with a novel p63 mutation: confirmation of a variable phenotypic spectrum with a common aetiology. Genet Couns. 2008;19:397–402.
9. Salinas CF, Marcos Montes G. Rapp-Hodgkin syndrome: observation on 10 cases and characteristic hair changes. Birth Defects. 1988;24(2):149–168.

Tsakalakos 外胚层发育不良和感音神经性听力损失

Tsakalakos ectodermal dysplasia and sensorineural hearing loss

1986 年,Tsakalakos 等[2]报道了一家系中母女两人出现异常的外胚层发育不良和感音神经性听力损失综合征。

皮肤系统:先证者头发、腋下、会阴区域毛发稀疏,但眉毛和睫毛正常。先证者母亲毛发稀疏还累及眉毛和睫毛。患者有数颗牙齿缺失,牙冠呈圆锥形,牙齿间隔较大。指甲异常表型多样,包括脊状突起和白甲病,和(或)发育不良。皮肤病损同样多变,包括鼻尖真皮层发育不全、口周和下颌周围的瘢痕样病变、色素沉着斑块、雀斑样痣、脂溢性角化病和小皮赘。皮肤汗腺组织大致正常。

其他表现:母亲和女儿乳腺均未发育;女儿还伴有乳头缺失。

听觉系统:2 两位患者均为双侧感音神经性听力损失。听力检查显示,女儿双侧听力下降约 15dB,母亲右侧极重度听力损失,左侧听力下降 15~35dB。

病理学:镜下头发沿长轴呈结节样肿大。取自色素沉着区域的皮肤组织活检显示上皮层大致正常,部分区域可见萎缩,色素细胞则增生。

遗传学:该家系中母女 2 人患病,且母亲有 2 个同胞、3 位姑姑和叔叔均患病,高度提示其为不完全外显性的常染色体显性遗传。

诊断:其他毛发 - 牙齿 - 指甲异常的外胚层发育不良综合征亚型可以通过表型完全外显性及遗传方式与该综合征相鉴别[1]。

预后:该综合征患者的寿命和智力多不受影响。

小结:该综合征的表型包括:①常染色体显性遗传;②伴或不伴乳头缺失的乳腺未发育;③毛发稀疏;④多发皮赘;⑤双侧感音神经性听力损失。

参考文献

1. Pinheiro M et al. A previously undescribed condition: tricho-odonto-onycho-dermal syndrome. A review of the tricho-odonto-onychial subgroup of ectodermal dysplasias. *Br J Dermatol*. 1981;105: 371–372.
2. Tsakalakos N et al. A previously undescribed ectodermal dysplasia of the tricho-odonto-onychial subgroup in a family. *Arch Dermatol*. 1986;122:1047–1053.

毛发 - 牙齿 - 指甲发育不良综合征
tricho-odonto-onychial dysplasia

Pinheiro 等[1]报道了姐妹 4 人患有的一种新外胚层发育不良综合征。该综合征体征包括不同程度的脱发、牙釉质发育不全导致的牙齿脱落、多发色素痣、指甲营养不良、额顶骨区域骨质缺损和多乳头畸形。其中一名女性患儿有单侧混合性听力损失伴有外耳道闭锁。该综合征可能是常染色体隐性遗传。

参考文献

1. Pinheiro M et al. Trichoodontoonychial dysplasia—a new meso-ectodermal dysplasia. *Am J Med Genet*. 1983;15:67–70.

角膜炎 - 鱼鳞病 - 耳聋(KID)综合征
keratitis-ichthyosis-deafness (KID) syndrome

KID 综合征是包括先天性(或早发性)红斑角化病、手掌和(或)足底角化过度以及感音神经性听力损失作为一组症候群的疾病。目前,该综合征已有很多病例报道[2,3,12,18,23-55]。在 1981 年,Skinner 等[49]提出了有助于记忆的 KID(角膜炎 - 鱼鳞病 - 耳聋)综合征命名方式。

我们质疑 KID 综合征中的"I",因为该综合征皮肤病变不是鱼鳞病("I"),而是红斑角化病("E");然而,"KID"这种缩写词的使用已根深蒂固,难以改变。在 1997 年,Caceres-Rios 等[8]考虑到该综合征为角化型外胚层发育不良,也曾建议将其名称改为 KED 综合征。迄今为止,这一新名称仍未被采纳。

皮肤系统:该综合征一主要表型为先天性皮肤病变,其特征包括皮肤干燥、发红、粗糙,红斑样和鱼鳞状皮肤,红皮病和红斑角化病[8]。有文献报道一些患儿在出生后第 1 周便出现上述皮肤病变。随后 1 年里,患儿皮肤出现永久性病变。这种永久性病变为"疣状"或"角化过度"斑块。皮肤病变多为双侧性,但两侧病变程度不一定对称。角化过度斑块最常见于面部,但也可在膝、肘、臀部和头皮上出现(图 16-16A~F)。红色斑块面积逐渐缓慢地扩展。足背有角化过度的斑块。手掌呈现干燥的"橘皮样"外观[29](图 16-16E)。有报道称芳香族类维生素 A 对上述皮肤病变的治疗有效[44]。

一种被称为致死性亚型的特征为表型更严重,包括明显局灶性角化过度的重度角化症以及完全性毛发缺失[45]。

指甲表现为营养不良、增厚、黄色。不同程度的脱发较常见,尤其头发、眉毛和睫毛较易受累。一些患者出现先天性秃发,因此毛发改变不是继发于皮肤病变。已报道的增生性病变包括慢性唇开裂和唇周红斑,以及易患口腔内感染[30](尽管下文中提到的同源性"稀毛症 - 感音神经性听力损失"综合征亦可见上述表型)。此外,已被报道的表型还包括牙齿缺失和少汗症[8]。

该综合征还有罹患鳞状细胞癌[3,18,21,31,35,49]、恶性纤维组织细胞瘤[9]和多发性毛囊肿瘤[26]的病例报道。

视觉系统:大多数该综合征患者已被报道患有血管化角膜炎,出现严重畏光的症状。角膜白斑、角膜混浊、角膜磨损等病变也有相关病例报道。这些眼部病变多为进展性,并可能导致失明[10-12,43,49,52]。Messmer 等[34]研究显示,包括角膜切削术、同种异体角膜缘移植术和外侧眼睑缘缝合等多种手术治疗方法并不能有效阻止上述患者的视力丧失。

免疫系统:该综合征的患儿对多种病原体易感,包括病毒、真菌、细菌和念珠菌等[3,14,16,18,22,29,31,34]。这种免疫力低下的原因尚不明确,但 Pincus 等[41]对一例该综合征患儿的研究显示其 IgE 和 IgG 水平升高和趋化性降低。其他关于该综合征的文献也显示患者血清 IgE 水平升高[20,29,40]。那些致死性亚型的患者多死于重症败血症[17,45]。

听觉系统:该综合征听力表型一般是先天性重度感音神经性听力损失,可双侧或单侧发病[1,3,6,8,18,36,43,46,47,49](图 16-16G)。颞骨形态学研究[50]显示蜗管、球囊发育畸形,包括螺旋器发

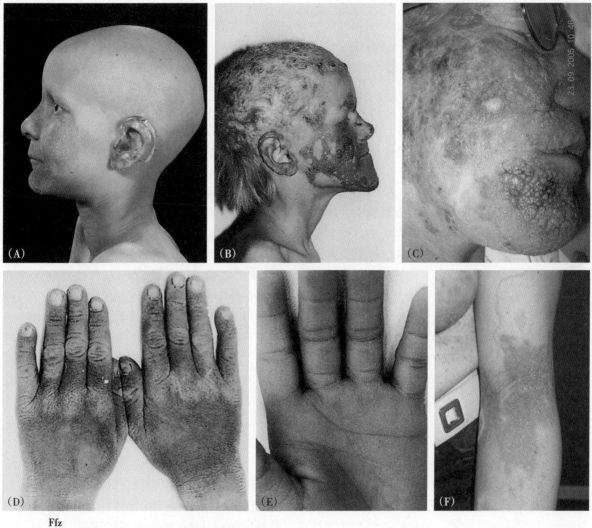

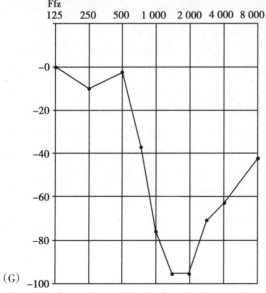

图 16-16　角膜炎 - 鱼鳞病 - 耳聋(KID)综合征

(A~C)示 KID 综合征患者头面部皮肤表现。(D)示一患者手背部色素沉积且皮肤粗糙。(E)示一患者手掌"橘皮样"改变,足底也有类似表现。(F)示腿部角化过度。(G)为一例 11 岁男性患儿的听力图

[(A)引自:RJG Rycroft,Br J Dermatol 1976;94:211;(B,C,F)引自:J Mazereeuw Hautler et al ,Br J Dermatol 2007;156:1015;(D)引自: JJ Pinbrog and RJ Gorlin,Acta Dermatol Venereol (Stockh)1962;42:63;(E,G)引自:UW Schnyder et al.,Helv Paediatr Acta 1968;23:220]

育不成熟、耳蜗血管纹退化和球囊支配神经减少。椭圆囊和半规管则大致正常。由于该综合征患者多出现外耳皮肤角化过度及多发皮肤囊肿，助听器的使用受限[49]。Arndt 等[2]报道了 2 例行人工耳蜗植入的 KID 综合征患者，其中一例因皮肤坏死导致植入体排出。因此，该综合征患者人工耳蜗植入术后切口愈合不良或皮肤破溃应引起重视。Barker 等[4]报道了 3 例 KID 综合征患者，行人工耳蜗植入术后也出现上述情况。他们同样发现这些患者因外耳道皮损而不能使用助听器。

实验室检查：皮肤组织活检显示表皮呈"篮筐编织"样角化过度和真皮浅层血管周围轻度慢性炎性浸润。表皮毛囊堵塞较常见。口腔黏膜上皮明显水肿。内耳的组织形态学研究发现耳蜗变性和螺旋器萎缩[13,40]。

遗传学：KID 综合征是一种常染色体显性遗传疾病。父母均正常的子代患者考虑可能为父母生殖细胞嵌合体。家系中子代半同胞（同父异母或异父同母）病例的存在也支持这一假设[27]。

分子学研究：近期有研究发现 GJB2（连接蛋白 -26 基因）的第 2 外显子上杂合性突变可导致 KID 综合征。迄今为止最常见的突变是 D50N[54]。有证据表明该综合征基因型 - 表型具相关性，因为 G45E 和 A88V 两种突变可特异性导致 KID 综合征的致死性亚型[28,30,45]。S17F 突变的患者似乎也表现出相对严重的表型，此位点突变的患者罹患舌癌[33]。G12R 突变患者则具有相对较轻的表型，但目前仅有一例该位点突变患者被报道[39]。此外，还发现一例 GJB6 突变致病，提示该综合征具有遗传异质性[24]。

诊断：Caceres-Rios 等[8]提出 KID 综合征的诊断标准为：红斑角化病、感音神经性听力损失、血管化角膜炎、掌跖皮肤网状角化过度和脱发为该综合征的必要表型。辅助诊断标准包括免疫力低下、牙齿发育不良、少汗症和生长迟缓。KID 综合征与广泛性棘状角化过度症、普秃、（全身性毛发脱落）及先天性感音神经性听力损失综合征有共同之处。目前尚不能确定上述两种综合征是否为同一疾病，但我们高度怀疑它们属同一疾病谱。通过分子生物学研究，已证实豪猪样鱼鳞病 - 耳聋综合征（HID 综合征）和 KID 综合征是同一种疾病[53]。

KID 综合征的皮肤表型与常染色体显性遗传的变异性红斑角化病最为相似。然而，变异性红斑角化病的红斑轮廓多不规则，且红斑大小及形状可逐渐变化。KID 综合征的角化过度红斑则边界清晰。此外，不同于 KID 综合征，变异性红斑角化病的斑块具有特定的好发部位，主要为面部、臀部和四肢伸侧。而 KID 综合征的斑块具有特异性外观，但是其斑块的大小、好发部位和形状均无明显差异。

Desmons 等[14]报道了 1 个先天性鱼鳞样红皮病、肝大和先天性感音神经性听力损失综合征家系，该家系子代共 6 人，其中 3 人患病。该综合征患者还有轻度生长迟缓。

Beare 等[5]曾对其他红斑角化病进行综述，这些疾病患者均未出现听力损失症状。Fraser[15]曾简要报道过鱼鳞病样红皮病合并听力损失的病例。但其遗传方式尚未明确。一种罕见的 X 连锁遗传 IFAP（毛囊性鱼鳞病、脱发、畏光）综合征与 KID 综合征具有相似表型，但 IFAP 综合征并没有听力损失相关表型的报道，且其可出现疝气，而牙齿与指甲发育正常，均有助于与 KID 综合征相鉴别[7]。

Gryczynska 和 Omulecki[19]报道了一常染色体显性遗传性综合征家系，该家系共 3 代，有 22 例成员患有先天性鱼鳞病、智力障碍和先天性感音神经性听力损失综合征。然而，该文献相关资料太少，我们尚不能确定上述综合征的性质。同样，我们也不确定 Mallory 等[32]所报道的一综合征患儿是否为 KID 综合征。

预后：目前相关资料显示 KID 综合征的听力损失及皮损均非进展性。然而，约 11% 的该综合征患者罹患鳞状细胞癌。目前有研究显示，阿利维黄醇对一例 GJB2 基因 D50N 突变的 KID 综合征患者皮损治疗有效[54]。

小结：KID 综合征的表型包括：①常染色体显性遗传；②不典型红斑角化病；③先天性感音神经性听力损失。

参考文献

1. Anton-Lamprecht I et al. Progressive erythrokeratoderma and cochlear impairment. *Int J Pediatr Otorhinolaryngol.* 1988;15:279–289.
2. Arndt S et al. A novel dominant and a de novo mutation in the *GJB2* gene (connexin-26) cause keratitis-ichthyosis-deafness syndrome:

Implication for cochlear implantation. *Oto Neurotol.* 2010;31: 210–215.

3. Baden HP, Alper JC. Ichthyosiform dermatosis, keratitis, and deafness. *Arch Dermatol.* 1977;113:1701–1704.

4. Barker EJ, Briggs RJ. Cochlear implantation in keratitis-ichthyosis-deafness (KID) syndrome: outcomes in three cases. *Cochlear Implants Int.* 2009;10:166–173.

5. Beare JM et al. Familial annular erythema. An apparently new dominant mutation. *Br J Dermatol.* 1966;78:59–68.

6. Beare JM et al. Atypical erythrokeratoderma with deafness, physical retardation, and peripheral neuropathy. *Br J Dermatol.* 1972;87: 308–314.

7. Burns FS. A case of generalized congenital keratoderma with unusual involvement of the eyes, ears, and nasal and buccal mucous membranes. *J Cutan Dis.* 1915;33:255–260.

8. Caceres-Rios H et al. Keratitis, ichthyosis, and deafness (KID syndrome): review of the literature and proposal of a new terminology. *Pediatr Dermatol.* 1996;13:105–113.

9. Carey AB et al. Malignant fibrous histiocytoma in keratitis, ichthyosis, and deafness syndrome. *J Am Acad Dermatol.* 1988;19:1124–1126.

10. Chia LG, Li WM. Clinical and electrophysiological studies in a patient with keratitis, ichthyosis, and deafness (KID) syndrome. *J Neurogenet.* 1987;4;57–64.

11. Cram DL et al. A congenital ichthyosiform syndrome with deafness and keratitis. *Arch Dermatol.* 1979;115:467–471.

12. Cremers CWRJ et al. Deafness, ichthyosiform erythroderma, corneal involvement, photophobia and dental dysplasia. *J Laryngol Otol.* 1977;91:585–590.

13. DeBerker D et al. Fatal keratitis, ichthyosis and deafness syndrome (KIDS). Aural, ocular, and cutaneous histopathology. *Am J Dermatopathol.* 1993;15:64–69.

14. Desmons F et al. Erythrodermie ichthyosiforme congénitale seche, surdi-mutité, hepatomegalie de transmission recessive autosomique. [Dry congenital erythrodermia ichthyosiforme, deaf-mutism, and hypetomegaly (sic), of recessive autosome transmission. Study of a family.] *Bull Soc Fr Dermatol Syph.* 1971;78:585–591.

15. Fraser GR. The role of genetic factors in the causation of human deafness. *Audiology (Basel).* 1971;10:212–221.

16. Frings G. Erythrokeratodermia progressiva partim symmetrica mit Innenohrschwerhörigkeit und endogenem Ekzem. *Z Hautkrankh.* 1988;63:151–152.

17. Gilliam A, Williams ML. Fatal septicemia in an infant with keratitis, ichthyosis, and deafness (KID) syndrome. *Pediatr Dermatol.* 2002;19:232–236.

18. Grob JJ et al. Keratitis, ichthyosis, and deafness (KID) syndrome. Vertical transmission and death from multiple squamous cell carcinomas. *Arch Dermatol.* 1987;123:777–782.

19. Gryczynska D, Omulecki A. Syndrome of deafness, ichthyosis congenita and mental retardation with dominant inheritance. *Otolaryngologia Polska.* 1973;27:647–652 (in Polish).

20. Harms M et al. KID syndrome (keratitis, ichthyosis, and deafness) and chronic mucocutaneous candidiosis: case report and review of the literature. *Pediatr Dermatol.* 1984;2:1–7 (same case as ref. 13).

21. Hazen PG et al. Keratitis, ichthyosis and deafness syndrome with development of multiple cutaneous neoplasms. *Int J Dermatol.* 1989;28:190–191.

22. Helm K et al. Systemic cytomegalovirus in a patient with the keratitis, ichthyosis, and deafness (KID) syndrome. *J Am Acad Dermatol.* 1990;23:385–388.

23. Hsu HC et al. Keratitis, ichthyosis, and deafness (KID) syndrome with cerebellar hypoplasia. *Int J Dermatol.* 1988;27:695–697.

24. Jan AY et al. Genetic heterogeneity of KID syndrome: Identification of a Cx30 gene (*GJB6*) mutation in a patient with KID syndrome and congenital atrichia. *J Invest Dermatol.* 2004;122:1108–1113.

25. Kiesewetter F et al. Progressive symmetrical erythrokeratoderma with deafness: histological and ultrastructural evidence for a subtype distinct from Schnyder's syndrome. *Dermatology.* 1993;186:222–225.

26. Kim K-H et al. Keratitis, ichthyosis and deafness syndrome with development of multiple hair follicle tumours. *Br J Dermatol.* 2002;147:139–143.

27. Kone-Paut I et al. Keratitis, ichthyosis, and deafness (KID) syndrome in half sibs. *Pediatr Dermatol.* 1998;15:219–221.

28. Koppelhus U et al. A novel mutation in the *GJB2* (connexin 26) gene in a child with clinical and histological features of keratitis-ichthyosis-deafness syndrome. *JAAD* 2010;3 (Suppl1):AB71.

29. Langer K et al. Keratitis, ichthyosis, and deafness (KID) syndrome: report of three cases and a review of the literature. *Br J Dermatol.* 1990;122:689–697.

30. Lazic T et al. A report of *GJB2* (N14K) connexin 26 mutation in two patients—a new subtype of KID syndrome? *Pediatr Dermatol.* 2008;25:535–540.

31. Madariaga J et al. Squamous cell carcinoma in congenital ichthyosis with deafness and keratitis. *Cancer.* 1986;57:2026–2029.

32. Mallory SB et al. Ichthyosis, deafness, and Hirschsprung's disease. *Pediatr Dermatol.* 1989;6:24–27.

33. Mazereeuw-Hautier J et al. Keratitis-ichthyosis-deafness syndrome: disease expression and spectrum of connexin 26 (*GJB2*) mutations in 14 patients. *Br J Dermatol.* 2007;156:1015–1019.

34. McCrae JD Jr. Keratitis, ichthyosis, and deafness (KID) syndrome. *Int J Dermatol.* 1990;29:89–93, 145–146.

35. Messmer EM et al. Ocular manifestations of keratitis-ichthyosis-deafness (KID) syndrome. *Ophthalomology.* 2005;112: e1–e6.

36. Morris MR et al. The keratitis, ichthyosis and deafness syndrome. *Otolaryngol Head Neck Surg.* 1991;104:526–528.

37. Muramatou F et al. KID syndrome: congenital ichthyosiform dermatosis with keratitis and deafness. *J Dermatol.* 1987;14:158–162.

38. Nazzaro V et al. Familial occurrence of KID (keratitis, ichthyosis, deafness) syndrome. *J Am Acad Dermatol.* 1990;23:385–388.

39. Neoh CY et al. A rare connexin 26 mutation in a patient with a *forme fruste* of keratitis-ichthyosis-deafness (KID) syndrome. *Int J Soc Dermatol.* 2009;48:1078–1081.

40. Ochs HD et al. Ichthyosiform keratoderma and congenital neurosensory deafness. *J Pediatr.* 1978;93:331.

41. Pincus SH et al. Defective neutrophil chemotaxis with variant ichthyosis, hyperimmunoglobulinemia E and recurrent infections. *J Pediatr.* 1975;87:908–911.

42. Richard G, et al. Missense mutations in *GJB2* encoding connexin-26 cause the ectodermal dysplasia keratitis-ichthyosis-deafness syndrome. *Am J Hum Genet.* 2002;70:1341–1348.

43. Rycroft RJG et al. Atypical ichthyosiform erythroderma, deafness and keratosis. A report of two cases. *Br J Dermatol.* 1976;94: 211–218.

44. Sahoo B et al. KID syndrome: response to acitretin. *J Dermatol.* 2002;29:499–502.

45. Sbidian E et al. Germline mosaicism in keratitis-ichthyosis-deafness syndrome: prenatal diagnosis in a familial lethal form. *Clin Genet.* 2010;77:587–592.

46. Senter TP et al. Atypical ichthyosiform erythroderma and congenital neurosensory deafness—a distinct syndrome. *J Pediatr.* 1978;92:68–72.

47. Silvestri DL. Ichthyosiform dermatosis and deafness. *Arch Dermatol.* 1978;114:1243–1244.

48. Singh K. Keratitis, ichthyosis, and deafness (KID syndrome). *Australas J Dermatol.* 1987;28:38–41.

49. Skinner BA et al. The keratitis, ichthyosis, and deafness (KID) syndrome. *Arch Dermatol.* 1981;117:285–289.

50. Szmo-Bennett YM et al. Auditory manifestations of keratitis-ichthyosis-deafness (KID) syndrome. *Laryngoscope.* 2002;112: 272–280.

51. Tsuzuku T et al. Temporal bone findings in keratosis, ichthyosis and deafness syndrome. *Ann Otol Rhinol Laryngol.* 1992;101: 413–416.

52. Van Everdingen JJE et al. Normal sweating and tear production in congenital ichthyosiform erythroderma with deafness and keratitis. *Acta Dermatol Venereol (Stockh).* 1982;62:76–78. (Same case as Cremers [11])

53. Van Geel et al. HID and KID syndromes are associated with the same connexin 26 mutation. *Br J Dermatol.* 2002;146:938–942.

54. Van Steensel MAM et al. A novel connexin 26 mutation in a patient diagnosed with keratitis-ichthyosis-deafness syndrome. *J Invest Dermatol.* 2002;118:724–727.

55. Werchau S et al. Keratitis-ichythosis-deafness syndrome: response to Alitretinoin and review of literature. *Arch Dermatol.* 2011;147: 993–995.

泛发性棘状角皮症、普秃、先天性感音神经性听力损失综合征
generalized spiny hyperkeratosis, universal alopecia, and congenital sensorineural hearing loss

1969年，Morris 等[4]报道了一例泛发性棘状角皮症、普秃和先天性感音神经性听力损失综合征。1971年，Morris 等[5]进一步研究了上述病例，并报道了另一例患有同样综合征的婴儿。Britton 等[1]、Salomon 等[6]和 Freire-Maia 等[3]也分别报道过该综合征的其他病例。2010年，de Zwart-Storm 等[2]报道了一例男性患者表现为面部汗腺角化过度导致的棘状面部、掌跖角化病和指甲异常，其 GJB2 基因检测到一个 N14Y 突变位点。

皮肤系统：患者多在出生时或出生后不久即出现皮肤增厚伴少量头发脱落。在温暖气温下易频发高热惊厥，并且明显少汗。

皮肤表现出明显的全身性角化过度；有些部位可出现脊状突起的角化栓，而部分部位如眶周、口周和会阴区则角化过度程度相对较轻（图16-17A、D）。四肢末端呈明显的毛囊堵塞样变化（图16-17B）。手掌和脚底呈均匀性角化过度。此外，该综合征患者还伴有全身广泛性脱发现象，但部分患者的睫毛未受累。De Zwart-Storm 等[6]报道的患者虽没有脱发现象，但其首诊时已

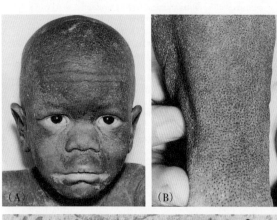

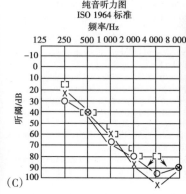

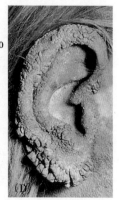

图16-17　泛发性棘状角皮症、普秃和先天性感音神经性听力损失综合征

(A)示泛化性角化过度和普秃。(B)示四肢毛囊阻塞性扩张。(C)纯音测听结果示双侧重度感音神经性听力损失。(D)示耳轮显著的角化过度。(E)示皮肤活检结果。颗粒层细胞几乎完全缺失弹力纤维，而透明角质颗粒（KH）正常，大量角蛋白体（KS）和非正常的黏液颗粒（MG）
〔(A,B)引自：J Morris et al., Arch Dermatol 1969;100:692；(C,D)引自：EN Myers et al., Arch Otolaryngol 1971;93:68.〕
(E)引自：J Gulzow and I Antoanamprecht, Laryngol Rhinol Otol 56:949,1977

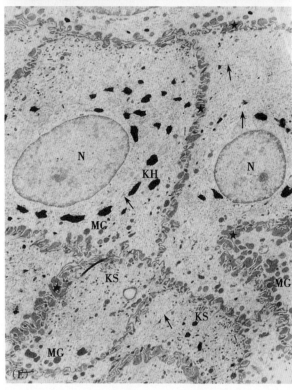

成年。黑棘皮病和指甲受累症状也有报道[6]。

听觉系统:该综合征多表现为先天性双侧中度至重度感音神经性听力损失,且高频听力下降明显(图16-17C)。外耳道易被坚硬的耵聍等堵塞。清理后可见鼓膜浑浊增厚。1例颞骨组织学研究显示Scheibe内耳畸形[5]。

前庭系统:暂无前庭功能检查相关资料。

辅助检查:Salomon等[6]发现患者尿中胱氨酸、赖氨酸、组氨酸和精氨酸水平降低。

病理学:皮肤组织病理学检查示"篮网状"角化过度。毛囊口堵塞继发扩张,头发毛囊萎缩(图16-17E)。

遗传学:该综合征病例多为散发,均无阳性家族史。这提示该综合征可能为常染色体显性遗传,每个病例均为新生突变。GJB2基因突变很可能为该综合征的致病基因,因为目前已知GJB2突变患者的表型与该综合征已报道的病例表型相似。

诊断:这种综合征与KID综合征极为相似。它们有数个相同表型。目前该综合征是否为一独立疾病尚不能明确。其他各种鱼鳞病可通过临床表现及组织病理学检查与该综合征相鉴别。鱼鳞病样红皮病无普秃,可与该综合征相鉴别。建议进行连接蛋白相关研究。

预后:1一例婴幼儿因呼吸系统疾病死亡。由于病例数稀少,尚不能确定其是否由于患该综合征而致死。

小结:该综合征的表型包括:①泛发性棘状角皮病;②普秃;③少汗症;④泪腺阻塞;⑤先天性感音神经性听力损失。

参考文献

1. Britton H et al. Keratosis follicularis spinulosa decalvans. *Arch Dermatol*. 1978;114:761–764.
2. de Zwart-Storm EA et al. Molecular analysis of connexin26 asparagine14 mutations associated with syndromic skin phenotypes. *Experimental Dermatol*. 2010;20:408–412.
3. Freire-Maia N et al. An ectodermal dysplasia syndrome of alopecia, onychodysplasia, hypohidrosis, hyperkeratosis, deafness, and other manifestations. *Hum Hered*. 1977;27:127–133.
4. Morris J et al. Generalized spiny hyperkeratosis, universal alopecia, and deafness. *Arch Dermatol*. 1969;100:692–698.
5. Myers EN et al. Congenital deafness, spiny hyperkeratosis, and universal alopecia. *Arch Otolaryngol*. 1971;93:68–74.
6. Salamon T et al. Erythrodermia ichthyosiformis congenita, mit Hypotrichose, Anhidrose, Taubstummheit und verminderten Ausscheidung einiger Aminosäuren im Harn. [Erythrodermia ichthyosiformis congenital with hypotrichosis, anhidrosis, deaf-mutism, and decreased elimination of various amino acids in the urine.] *Hautarzt*. 1974;25:448–453.

豪猪状鱼鳞病 - 耳聋综合征

HID综合征

ichthyosis, hystrix-like, with "deafness" (HID)

Heinz-Wilhelm[4]、Gülzow和Anton-Lamprecht[3]报道了一些豪猪状鱼鳞病和双侧听力损失的病例。之后还有该综合征的其他散发病例被报道[1,2]。Konig等[5]报道了一家系中先证者及父母其中一人患病,提示该综合征可能为常染色体显性遗传。该综合征患者多出生后不久出现类似红斑疹样皮肤病变。随后不久,多处皮肤出现角化过度斑块。但其手掌和脚掌轻度受累,这一表现可与KID综合征相鉴别。出汗减少,并且出现瘢痕性脱发。睫毛多受累脱落,胡须、阴毛及腋毛可残留,但较稀疏(图16-18A、B)。听力损失多呈中重度,并先天性听力损失可能性大。1名患者视网膜白化[1]。该综合征患者还可出现高弓足和活动度减退。该综合征患者未发现明显智力障碍。

Nousari等[6]报道了1例患有豪猪状鱼鳞病和听力损失的患者,但其他特征与KID综合征的诊断更为一致。因此他们提出,HID综合征和KID综合征可能是同一疾病谱的不同亚型。其他人也意识到通过电子显微镜观察是有区别的[7];因此,这两种情况也可以是不同的。然而

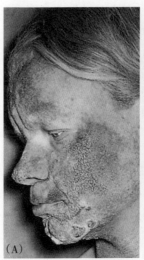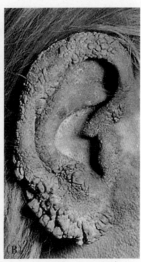

图16-18 豪猪状鱼鳞病耳聋综合征(HID综合征)
(A,B)示患者面部及耳轮皮肤显著角化过度
[引自:J Gulzow and I Anton-Lamprecht. Laryngol Rhinol Otol 1977;56:949]

研究结果显示,这两种病症都是由于 *GJB2* 基因的相同突变导致,因此,他们实际上是同一种病[8]。

参考文献

1. Baden HP, Bronstein BR. Ichthyosiform dermatosis and deafness. *Arch Dermatol*. 1988;124:102–106.
2. Badillet C et al. Ichtyosiform dermatosis and deafness: report of a case and review of the literature. *Arch Dermatol*. 1988;124:102–106.
3. Gülzow J, Anton-Lamprecht I. Ichthyosis hystrix gravior typus Rheydt: ein otologisch-dermatologisches Syndrome. *Laryngol Rhinol Otol (Stuttg)*. 1977;56:949–955.
4. Heinz-Wilhelm B. Ichthosis hystrix Typus Rheydt (Ichtyosis hystrix gravior mit praktischer Taubheit). *Z Hautkrankheit*. 1977;52:763–766.
5. Konig A et al. Autosomal dominant inheritance of HID syndrome (hystrix-like ichthyosis with deafness). *Eur J Dermatol*. 1997;7:554–555.
6. Nousari H et al. KID syndrome associated with features of ichthyosis hystrix. *Pediatr Dermatol*. 2000;17:115–117.
7. Traupe H. The genetic ichthoses. In: Harper J, Oranje A, Prose N, eds. *Textbook of Pediatric Dermatology*. Oxford: Blackwell Science; 2000.
8. Van Geel M et al. HID and KID syndromes are associated with the same connexin 26 mutation. *Br J Dermatol*. 2002;146:938–942.

毛发稀少症伴听力损失
hypotrichosishearing loss

在 2014 年,VanSteensel 等[3]报道了一个患有感音神经性听力损失、指甲营养不良及稀毛症的 2 岁女孩儿。2 年后[4],发现该女孩儿指甲营养不良加重,甚至出现指甲裂隙、嘴唇干裂红肿及阴道炎。但是头发没有再减少。但是,她出现了呈红斑状和大片白斑状皮肤损伤。从分子水平分析,显示在 *GJB2* 基因 *N14K* 发生杂合突变;这与 KID 综合征是相同基因。然而,对比 KID 综合征的皮肤症状发现,存在鹅卵石样角膜炎的皮肤症状更像是变异性红斑角化病。de Zwart-Storm 等[1]报道了一例发生 *N14Y* 基因突变的类似患者,Lazic 等报道了 2 例[2]。

参考文献

1. de Zwart-Storm EA et al. Molecular analysis of connexin26 asparagine 14 mutations associated with syndromic skin phenotypes. *Experimental Dermatol*. 2010;20:408–412.
2. Lazic T et al. A report of *GJB2* (N14K) connexin 26 mutation in two patients—a subtype of KID syndrome? *Pediatr Dermatol*. 2008;25:535–540.
3. VanSteensel et al. A phenotype resembling the Clouston syndrome with deafness is associated with a novel missense *GJB2* mutation. *J Invest Dermatol*. 2004;123:291–293.
4. Van Steensel et al. Further delineation of the hypotrichosis-deafness syndrome. *Eur J Dermatol*. 2005;15:437–438.

CHIME 综合征
先天性鱼鳞病、智力低下、外貌畸形、视网膜缺损、传导性听力损失
congenital ichthyosiform dermatosis, "mental retardation," dysmorphic appearance, retinal colobomas, and conductive hearing loss (CHIME syndrome)

1983—1985 年,Zunich 和他的同事们[7-9]报道了患有一种独特的综合征的 2 名没有血缘关系的儿童,这种综合征包括脑部、眼部和皮肤的症状。在 1988 年,Zunich 等[10]报道了一个类似的患病亲属,并描述了 1 例散发病例。作者们为了便于记忆,使用首字母缩写即为 CHIME 综合征(Coloboma,Heart defect,Ichthyosis,Mental retardation,Ear)[7-10]。Shashi 和他的同事们[4]报道了另一例病例,即对这些最初患者的随访。Schnur 等[3]、Sidbury、Paller[5]和 Tinschert 等[6]报道了其他的病例。

颅面部改变:特征性的颅面部表现包括:短头、眼距过宽、内眦赘皮、鼻根宽阔、杯状耳及耳轮卷曲。牙齿小且呈不规则排列,偶有多生牙或者牙裂。一例患儿有唇裂,另一例患儿有黏膜下腭裂。

中枢神经系统:在患儿出生第 1 年里大脑发育延迟。在儿童早期,患儿有明显的智力障碍。一患儿 3 岁智力发育水平仅相当于 1 岁时。另一个患儿 6.5 岁时的智力水平仅相当于 1.5~2 岁的。检查显示患儿有自闭行为和宽基步态。在 1 岁时,出现全身性强直-阵挛性癫痫发作。在随后的青春期,发作逐渐加重,而且药物控制效果欠佳。头颅 CT 扫描显示,在某些区域出现脑萎缩。此外,患者常常有突发的暴力行为。

肌肉骨骼系统:短趾畸形,第 2 足趾宽大,在 1 例患儿身上发现有些手指向桡侧偏移,另外的手指向尺侧偏移。

视觉系统:6 个患者中有 5 例出现双侧视网膜缺损。第 6 例患儿出现脉络膜缺损。一例出现单侧上睑下垂和斜视,另一例出现轻微的角膜雾状混浊。视觉灵敏度未进行描述。

皮肤系统:出生后第 1 个月,出现迁移性鱼鳞病,伴瘙痒,症状持续存在。儿童时期的检查

显示虫蛀样红斑遍布躯干和四肢,这些红斑有明显的分界,斑片直径为1~10cm。未受累的皮肤为正常的。随着时间的推移,皮肤的干燥和疹子趋于衰退。尽管脸部不常受累,但是,有时面部呈红色,并伴有层状鳞屑。头发柔软、稀疏、发黄。手掌和脚底呈增厚状。小且短粗的乳头是其常见的特征之一。皮纹呈隆起状。

心血管系统:4个孩子均有先天性心脏异常。

肾脏异常:很多患者具有肾脏异常,包括肾盂积水和重复的肾集合系统。

听觉系统:外耳道和鼓膜明显的脱屑导致中度传导性听力损失。听觉诱发电位结果异常。

实验室检查:脑电图、骨髓穿刺结果、染色体分析及免疫功能显示正常。

病理学:表皮增生导致皮肤增厚,增大的网嵴穿破真皮的浅层。皮肤各层细胞均增多,尤其在棘细胞层和颗粒细胞层。可观察到基底细胞深染及散在的炎症细胞。

遗传学:Zunich 等[10]认为是常染色体的隐性遗传。

分子学研究:Ng 等[2]用外显子测序证实致病基因为 PIGL,其编码了位于内质网膜上的一种酶,与糖基化相关。

诊断:KID 综合征包括角膜炎、鱼鳞病和感音神经性听力损失,而无神经系统异常的。Rud 综合征包括智力障碍、癫痫发作、先天性鱼鳞病、性腺功能减退、身材矮小症和感音神经性听力损失。这两种综合征征均无与本病类似的眼部异常或传导性听力损失。Refsum 综合征包括共济失调、视网膜色素变性、感音神经性听力损失和部分出现的鱼鳞病。这与血清中升高的植烷酸水平相关。Rud 综合征因包括性腺功能减退、感音神经性听力损失、视网膜色素变性而与本综合征鉴别。2008 年,Al-Gazali 等[1]在一个近亲结婚的家族中,患者表现为鱼鳞病(非先天性)、眼缺损和智力障碍,但是他们的听力是正常的。

预后:通常患者均身体状况良好,但智力严重低下,青春期后,癫痫发作频率会增加,并且言语发育延迟或停滞。然而,Schnur 等报道的患者2 年后患了白血病。

小结:这个综合征的特征包括:①可能是常染色体隐性遗传;②弥漫性鱼鳞样皮肤病;③智力障碍;④癫痫发作;⑤眼距增宽等异常面貌;⑥视网膜缺损;⑦短指畸形;以及⑧皮肤病导致的传导性听力损失。

参考文献

1. Al-Gazali L et al. A new autosomal recessive syndrome of ocular colobomas, ichthyosis, brain malformations and endocrine abnormalities in an inbred Emirati family. *Am J Med Genet*. 2008;146A: 813–819.
2. Ng BG et al. Mutations in the glycosylphosphatidylinositol gene *PIGL* cause CHIME syndrome. *Am J Hum Genet*. 2012;90:685–688.
3. Schnur RE et al. Acute lymphoblastic leukemia in a child with the CHIME neuroectodermal dysplasia syndrome. *Am J Med Genet*. 1997;72:24–29.
4. Shashi V et al. Neuroectodermal (CHIME) syndrome: an additional case with long-term follow-up of all reported cases. *J Med Genet*. 1995;32:465–469.
5. Sidbury R, Paller AS. What syndrome is this? CHIME syndrome. *Pediatr Dermatol*. 2001;18:252–254.
6. Tischert S et al. Zunich neuroectodermal syndrome: migratory ichthyosiform dermatosis, colobonas, and other abnormalities. *Pediatr Dermatol*. 1996;13:363–371.
7. Zunich J, Kaye CI. New syndrome of congenital ichthyosis with neurologic abnormalities. *Am J Med Genet*. 1983;15:331–333.
8. Zunich J, Kaye CI. Additional case report of new neuroectodermal syndrome. *Am J Med Genet*. 1984;17:707–710.
9. Zunich J et al. Congenital migratory ichthyosiform dermatosis with neurologic and ophthalmologic abnormalities. *Arch Dermatol*. 1985;121:1149–1156.
10. Zunich J et al. Autosomal recessive transmission of neuroectodermal syndrome. *Arch Dermatol*. 1988;124:1188–1189.

Desmons 综合征
先天性鱼鳞病样红皮病、肝肿大和先天性感音神经性听力损失
congenital ichthyosiform erythroderma, hepatomegaly, and congenital sensorineural hearing loss (Desmons syndrome)

1971 年,Desmons 等[2]报道了 3 个成年同胞患有一种罕见的疾病[3]。这个疾病和 KID 综合征有许多相似的表型。

皮肤系统:所有该病患者均有先天性鱼鳞病样红皮病,这种红皮病主要累及手掌和脚底。头发和睫毛茂密,1 例 46 岁的女性的头发和睫毛是白色的。牙齿和指甲正常。

骨骼系统:显著的身材矮小,成年女性身高141cm,成年男性身高 165cm。

其他表现:3 个同胞患者均具有明显的肝大,均在 4 岁时被确诊。

听觉系统:所有家族患者均具有先天性双侧极重度感音神经性听力损失。

实验室检查:皮肤组织活检结果与鱼鳞病样红皮病临床表现相符。肝组织活检提示中度糖原蓄积,其中一个患者具有肝硬化。应该进行缝隙连接蛋白实验测试。

遗传学:一个家族中 3 例兄弟姐妹(1 名女性和 2 名男性)患有该疾病,他们的父母和孩子均无此病。这说明该病可能为常染色体隐性遗传。

诊断:该病与 KID 综合征具有很多相似表现,但是如上所述,代谢紊乱可以用于与其他疾病相区别。Britton 等[1]报道了一名男婴,患有角化症、先天性听力损失和肝大,但是他全秃的表现、反复感染和短暂的肝肿大有助于辨别此疾病。

预后:尽管在报道时该家族中 2 位患者仍存活,一名 57 岁,一名 41 岁,但是第 3 名患者在 41 岁时死于肝衰竭。智力正常。

小结:该疾病的主要特征包括:①常染色体隐性遗传;②鱼鳞病样红皮病主要侵及手掌和脚底;③身材矮小;④肝大;⑤先天性感音神经性听力损失。

参考文献

1. Britton H et al. Keratosis follicularis spinulosa decalvans. *Arch Dermatol.* 1978;114:761–764.
2. Desmons F et al. Erythrodermie ichthyosiforme congenitale seche, surdi-mutité, hepatomegalie, de transmission recessive autosomique. [Dry congenital erythrodermia ichthyosiforme, deaf-mutism, and hypetomegaly (sic), of recessive autosome transmission. Study of a family.] *Bull Soc Fr Dermatol Syph.* 1971;78:585–591.
3. Wilson GN et al. Keratitis, hepatitis, ichthyosis, and deafness: report and review of KID syndrome. *Am J Med Genet.* 1991;40: 255–259.

Vohwinkel-Nockemann 综合征

角化厚皮病、指(趾)收缩和感音神经性听力损失

keratopachydermia, digital constrictions, and sensorineural hearing loss (Vohwinkel-Nockemann syndrome)

Vohwinkel 综合征症状包括:掌、趾、膝和肘角化过度,手指和足趾的环状收缩,并伴随先天性感音神经性听力损失。在 1961 年,Nockemann 等[18]报道的一个家族中有 4 个患者出现以上症状。其他作者也曾报道过其他具有相似症状的患者[1,2,7,9-12,16,19,21,23,25]。

皮肤系统:大约 2 岁时,掌趾的皮肤开始增厚,随后累及膝关节和肘关节的皮肤(图 16-19A-D)。在 5 岁时,手指和足趾中节的皮肤和软组织开始出现环状收缩(图 16-19A)。在一些患者中[15]这种情况加重后,造成指(趾)截断(图 16-19C)。Drummond[11]报道的患者大约每只手的 3 个手指会形成紧缩性束带,约 1/8~1/4 英寸(0.317 5~0.635cm)环绕每个手指。在一些患者中,手掌明显的角化过度症和肘、膝关节上皮显著增厚。手背和足背皮肤的角化过度而呈海星状。肘、膝部皮肤的角化呈线性[12](图 16-19B,C)。约 15 岁时出现弥漫性脱发。所有脚足趾的后甲襞出现阿洪病(Ainhum)样收缩。

对由于剧烈的疼痛而被去除的指甲进行组织学检查,显示了皮肤角化层明显的增厚[18]。在甲沟区,这一层的厚度减少了一半。除紧缩区出现一定程度的变薄外,上皮的其他层是正常的。甲沟区的弹性纤维是更加丰富,并相互连接的。Bondeson 等[7]报道的患者患有各种皮肤癌,包括鳞状细胞癌、黑色素瘤等。

听觉系统:Nockemann[18]和 Drummond 等[11]报道的所有患者均患有先天性极重度听力损失。无其他听力学测试报告结果。其他患者有双侧高频感音神经性听力损失[1,3,10,12,24]。Ocaña Sierra 等[19]报道了进行性感音神经性听力损失。然而,Camisa 和 Rossana[9]报道的患者均无听力损失(仅见下面"分子生物学研究")。

前庭系统:前庭检查未提及。

影像学表现:Gibbs 及 Frank[12]报道的先证者的足部的影像学检查示右侧第四足趾的第三节指骨的收缩。

遗传学:家系表现出显性遗传[12,18,19,24](图 16-19E)

分子生物学研究:Maestrini 等[14]研究了 Camisa 及 Rossana 等[9]报道的家系,把基因定位于 1q21。他们相继鉴定出兜甲蛋白(*loricrin*)基因的一个突变。兜甲蛋白是角质细胞的角质化包膜的主要组成成分。Korge 等[13]也发现了兜甲蛋白基因的变异,但是他发现的这种变异仅仅存在于不伴有听力损失的患者中。Maestrini 等[15]在一些伴有听力损失的患者中[19,21],发现一种 *GJB2* 错义突变。Snoecks 等[22]也在临床上诊断为 Vohwinkel 综合征的一对父子患者检测出

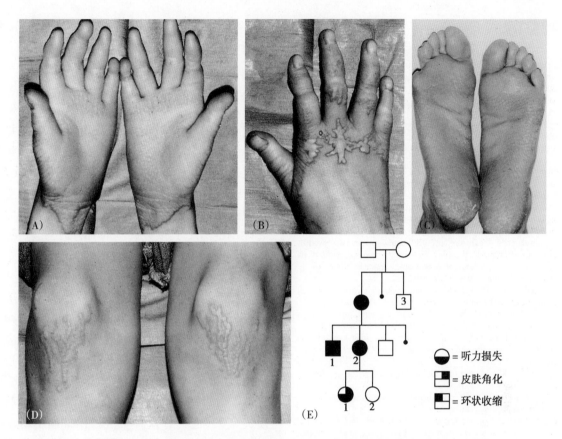

图 16-19　角化厚皮病、指（趾）收缩及感音神经性听力损失（Vohwinkel-Nockermann 综合征）
（A~D）手掌及足趾边缘清锐利的皮肤角化过度。一个病例中，有明显的趾骨收缩，导致足趾截肢。手背明显的海星样改变及膝部的线性损伤。（E）家系图

[（A-D）引自：F Aksu and C Mietens，Padiatr Prax 1980；23：303；（E）引自：PF Nockemann，Med Welt 1961；58：1894.]

GJB2 的 G130V 的突变。 然而，Nemoto-Hasebe 等[17]报道了 1 例临床诊断为 Vohwinkel 综合征的患者携带 *GJB6* 基因 G59A 突变。Vohwinkel 综合征有明显的基因异质性，与能导致鱼鳞病的兜甲蛋白突变相关，听力损失至少部分与连接蛋白（*GJB2* 及 *GJB6*）基因突变相关。

诊断：Vohwinkel 综合征足趾阿洪病样收缩（自发性断趾），手掌、足底皮肤角化过度作为一种二元性综合征已经为许多作者所报道[9,19,20,24]，但是相关听力损失并没有报道。正如上述提到，它的诊断是很明确的。这种疾病是一种常染色体隐性遗传疾病。手指及足趾的环状收缩，见于许多的遗传性与非遗传性疾病，这已经由 Gibbs 及 Frank[12]报道。Bhatia 等[5]报道了一个 Vohwinkel 综合征及全身性脱毛的常染色体隐性遗传疾病。然而，这些疾病均未报道与听力相关。Bititci 等[6]报道了 1 例局限性掌跖角化病伴有

听力损失（参加下文）。

角化厚皮病、指（趾）收缩及听力损失这种综合征，由于疾病往往伴有听力损失及显性遗传的特点，能够与其他单独的手指及足趾的环状收缩相鉴别。

预后：听力损失不随年龄发生明显的改变。如果不进行治疗，指（趾）骨持续性的收缩，最终会导致指（趾）的缺失，因此受累及的指（趾）预后差。口服阿维 A 酯会改变这种进程[8,10,24]。Bassetto 等[2]报道，其中一位患者通过手术治疗指（趾）收缩，疗效好。

小结：这一综合征的特点包括：①可能是常染色体显性遗传；②手掌、足底、肘和膝角化过度；③手指和足趾中间指（趾）骨软组织的环状收缩；④先天性轻到重度的感音神经性听力损失。

参考文献

1. Aksu F, Mietens C. Keratopachydermie mit Schnurfürchen an Fingern und Zehen und Innenohrschwerhörigkeit. *Pädiatr Prax*. 1980;23:303–310.

2. Bassetto F et al. Vohwinkel syndrome: Treatment of pseudo-ainhum. *Int J Dermatol*. 2010;49:79–82.

3. Bell M et al. Pseudo-Ainhum bei Morbus VohWinkel. *Hautarzt*. 1993;44:738–741.

4. Bergman R et al. Mal de Meleda keratoderma with pseudoainhum. *Br J Dermatol*. 1993;128:207–212.

5. Bhatia KK et al. Keratomahereditaria mutilans (Vohwinkel's disease) with congenital alopecia universalis (atrichia congenita). *J Dermatol*. 1989;16:231–236.

6. Bititci OO. Familial hereditary progressive sensorineural hearing loss with keratosis palmaris and plantaris. *J Laryngol Otol*. 1975;89:1143–1146.

7. Bondeson et al. Connexin 26 (*GJB2*) mutations in two Swedish patients with atypical Vohwinkel (mutilating keratoderma plus deafness) and KID syndrome both extensively treated with Acitretin. *Acta Derm Venereol*. 2006;86:503–508.

8. Brambilla L et al. Unusual case of Meleda keratoderma treated with aromatic retinoid etretinate. *Dermatologica*. 1984;168:283–286.

9. Camisa C, Rossana C. Variant of keratoderma hereditaria mutilans (Vohwinkel's syndrome). *Arch Dermatol*. 1984;120:1323–1328.

10. Chang Sing Pang AFI et al. Successful treatment of keratoderma hereditaria mutilans with an aromatic retinoid. *Arch Dermatol*. 1981;117:225–228.

11. Drummond MA. A case of unusual skin disease. *Irish J Med Sci*. 1939;8:85–86.

12. Gibbs RC, Frank SB. Keratomahereditaris mutilans (Vohwinkel). *Arch Dermatol*. 1966;94:619–625.

13. Korge BP et al. Loricrin mutation in Vohwinkel's keratoderma is unique to the variant with ichthyosis. *J Invest Dermatol*. 1997;109:604–610.

14. Maestrini E et al. A molecular defect in loricrin, the major component of the cornified cell envelope, underlies Vohwinkel's syndrome. *Nat Genet*. 1996;13:70–77.

15. Maestrini E et al. A missense mutation in connexin26, *D66H*, causes mutilating keratoderma with sensorineural deafness (Vohwinkel's syndrome) in three unrelated families. *Hum Mol Genet*. 1999;8:1237–1243.

16. McGibbon DH, Watson RT. Vohwinkel's syndrome and deafness. *J Laryngol Otol*. 1977;91:853–857.

17. Nemoto-Hasebe I. Novel mutation p.Gly59Arg in *GJB6* encoding connexin 30 underlies palmoplantar keratoderma with pseudoainhum, knuckle pads and hearing loss. *Br J Dermatol*. 2009;161:452–455.

18. Nockemann PF. Erbliche Hornhautverdickung mit Schnurfürchen an Fingern und Zehen und Innenohrschwerhörigkeit. *Med Welt*. 1961;56:1894–1900.

19. Ocaña Sierra J et al. Syndrome de Vohwinkel. *Ann Dermatol Syph*. 1975;102:41–45.

20. Piers F. Hereditary keratodermia and ainhum. *Br J Dermatol*. 1967;79:693–698.

21. Sensi A et al. Vohwinkel syndrome (mutilating keratoderma associated with craniofacial anomalies). *Am J Med Genet*. 1994;50:201–203.

22. Snoeckx RL et al. Mutation analysis of the *GJB2* gene in Egypt. *Hum Mutat*. 2005;26:60–61.

23. Vohwinkel KH. Keratomahereditarium mutilans. *Arch Dermatol Syph*. 1929;158:354–364.

24. Wereide K. Mutilating palmoplantar keratoderma successfully treated with etretinate. *Acta Dermatovenereol*. 1984;64:566–569.

25. Wigley JEM: A case of hyperkeratosis palmaris et plantaris associated with ainhum-like constriction of the fingers. *Br J Dermatol*. 1929;41:188–191.

掌跖角化过度合并感音神经性听力损失

palmoplantar hyperkeratosis and sensorineural hearing loss

许多的学者报道了掌跖角化过度合并感音神经性听力损失的个体及家系。这一疾病群体最近被整理归纳出来,其具有基因异质性。Bititci[2]、Hatamochi[5]及Sharland等[12]报道了常染色体显性遗传性进展性感音神经性听力损失(图16-20)。大多数病例的听力最终会进展为重度听力损失。Sevior等[11]报道了另外一个明显的常染色体显性遗传的掌跖角化过度合并感音神经性听力损失的家系。在这个家系中鉴定出一个被认为与表型相关的线粒体*DNAA7445G*突变,这个突变由Hatamochi[5]报道过。Bititci[2]等的家系研究中报道疾病不会由男性患者遗传给男性,这也符合线粒体遗传。Martin等[9]也报道了一个掌跖角化过度合并感音神经性听力损失家系,也具有这种突变。Heathcote等[7]研究了一个由Sharland[12]等报道的家系,发现了一个编码连接蛋白26基因的错义突变(G59A)。Iossu等[8]在一个母子均患有掌跖角化过度的家系发现了G130V突变,这种突变在Vohwinkel综合征中有过报道。另外,Richard等[10]报道了一个重度语前聋合并掌跖角化过度的家系,*GJB2*基因R75W错义突变。Uyguner等[14]报道了一个*GJB2*基因R75Q突变。然而,Birkenhager等[1]也报道了有上述两种突变之一的感音神经性听力损失患者,只有一部分患者合并掌跖角化过度。Blanchet-Bardon等[3]报道了一个少见病例,Thore[13]、Hübner及Menzel[6]报道了2例Papillon-Lefèvre综合征患者(掌跖角化牙周病综合征)合并感音神经性听力损失。Thorel[13]报道的是一个正统的Papillon-Lefèvre病例,其父母是近亲结婚。然而,Hübner及Menzel[6]的病例不完全符合Papillon-Lefèvre综合征。20多岁出现的牙周疾病并不是这种综合征的典型表现。Gloor等[4]报道了掌跖角化病合并感音神经性听力损失的同胞,其中的一个病例有CHILD综合征,然而这被认为是偶发的。

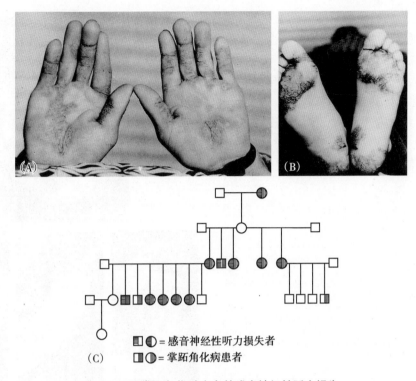

图 16-20　掌跖角化过度合并感音神经性听力损失

（A,B）手掌及足底局部角化过度。（C）家系图

[（A,B）来源于 OO Bititci，J Laryngol Otol 1975；89：1143.]

参考文献

1. Birkenhager R et al. Autosomal-dominant prelingual hearing loss with palmoplantar keratoderma syndrome: Variability in clinical expression from mutations of R75W and R75Q in the *GJB2* gene. *Am J Med Genet*. 2010;152A:1798–1802.
2. Bititci OO. Familial hereditary progressive sensorineural hearing loss with keratosis palmaris and plantaris. *J Laryngol Otol*. 1975;89:1143–1146.
3. Blanchet-Bardon C et al. Clinically specific type of focal palmoplantar keratoderma with sensorineural deafness. *Dermatologica*. 1987;175:148–151.
4. Gloor M et al. Familiäre zirkumscripte Plantarkeratose mit Schallempfindungsschwerhörigkeit. [Familial circumscribed plantar keratosis with sensorineural hearing loss.] *Hautarzt*. 1989;440:304–307.
5. Hatamochi A et al. Diffuse palmoplantar keratoderma with deafness. *Arch Dermatol*. 1982;118:605–607.
6. Hübner U, Menzel V. Keratosis palmoplantaris mit Periodontopathie (Papillon-Lefèvre-Syndrom) und Innenohrschwerhörigkeit. [Keratosis palmoplantaris with periodontopathy (Papillon-Lefevre syndrome) and inner ear deafness.] *Dermatol Monatsschr*. 1988;174:267–271.
7. Heathcote K et al. A connexin 26 mutation causes a syndrome of sensorineural hearing loss and palmoplantar hyperkeratosis (MIM 148350). *J Med Genet*. 2000;37:50–51.
8. Iossa S et al. New evidence for the correlation of the p.G130V mutation in the *GJB2* gene and syndromic hearing loss with palmoplantar keratoderma. *Am J Med Genet*. 2008;149A:685–688.
9. Martin L et al. Inherited palmoplantar keratoderma and sensorineural deafness associated with A7445G point mutation in the mitochondrial genome. *Br J Dermatol*. 2000;143:876–883.
10. Richard G et al. Functional defects of Cx26 resulting from a heterozygous missense mutation in a family with dominant deaf-mutism and palmoplantar keratoderma. *Hum Genet*. 1998;103:393–399.
11. Sevior KB et al. Mitochondrial A7445G mutation in two pedigrees with palmoplantar keratoderma and deafness. *Am J Med Genet*. 1998;75:179–185.
12. Sharland M et al. Autosomal dominant palmoplantar hyperkeratosis and sensorineural deafness in three generations. *J Med Genet*. 1992;29:50–52.
13. Thorel F. Un cas de maladie de Méléda variété Papillon-Lefévre avec surdité. *Bull Soc Fr Dermatol Syph*. 1964;71:707–708.
14. Uyguner O et al. The novel R75Q mutation in the *GJB2* gene causes autosomal-dominant hearing loss and palmoplantar keratoderma in a Turkish family. *Clin Genet*. 2002;62:306–309.

掌跖角化过度、白甲合并感音神经性听力损失

palmoplantar hyperkeratosis, leukonychia, and sensorineural hearing loss

1983 年，Crosti 等[3]报道了两兄弟患有掌跖角化过度、完全白甲合并感音神经性听力损失。在这个家系中首次发现白甲，这个家系三代出现了这种手指及脚足趾的白甲。在儿童时期发病，影响家系中的其他 4 名成员。

2 名男孩的头发粗糙、硬、颜色深。超微结构研究表明出现发育不良改变，例如完全或不完全地缠绕（扭转发）及出现纵向沟。

在 5 岁的时候出现掌跖角化过度。2 名同

胞的牙齿都出现横切面牙釉质的线性发育不全。

听力损失是先天性的，并没有其他的描述报道。

完全的先天性白甲作为一种单独的发现具有常染色体显性遗传的特征。其与关节垫关节、白甲、混合性听力损失、全秃[4]、多发性皮脂腺囊肿[1,2]相互关联。扭转发被报道与感音神经性听力损失、掌跖角化过度、牙齿异常一起发生。

参考文献

1. Bauer AW. Beiträge zur klinischen Konstitutionpathologie. V. Heredofamiliäre Leukonychie und multiple Atherombildung der Kopfhaut. *Z Ang Anat*. 1920;5:47–58.
2. Bushkill L et al. Leukonychia totalis, multiple sebaceous cysts and renal calculi. A syndrome. *Arch Dermatol*. 1975;111:899–900.
3. Crosti C et al. Leuconychie totale et dysplasie ectodermique. Observations de deux cas. [Leukonychia totalis and ectodermal dysplasia. A report of 2 cases.] *Ann Dermatol Venereol*. 1983;110:617–622.
4. Darier J, Le Sourd L. Pelade décalvante avec des lesions des ongles. *Ann Dermatol Syph*. 1898;9:1009–1013.

掌跖角化过度、身材矮小症、异常面容、牙齿发育不全及感音神经性听力损失
palmoplantar hyperkeratosis, short stature, unusual facial appearance, hypodontia, and sensorineural hearing loss

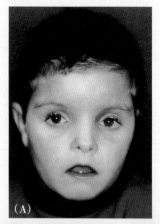
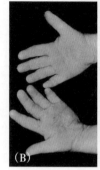
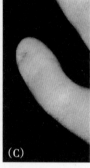
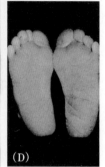

图 16-21　掌跖角化过度、身材矮小症、异常面容，牙齿发育不全及感音神经性听力损失
(A)眼距过宽、额部隆起、低发际线。(B~D)掌跖角化过度、先天性指侧弯、小指指甲发育不全
[引自：WK Seow，Pediatr Dent 1989；11：145.]

1989 年，Seow[1]报道了一个掌跖角化过度、身材矮小症、异常面容、先天性指(趾)侧弯、癫痫、牙齿发育不全及感音神经性听力损失综合征的家系，家系有 4 代 18 名成员。被检测的 5 名家系成员面部特征为：额部隆起、眼距过宽(图 16-21A)。头发异常卷曲并且后发际线低。

皮肤系统：出生时即有手掌及足底中度弥散性皮肤角化。指甲发育不全程度由小指的重度发育不全到其他手指的轻度发育不全(图 16-21B~D)

肌肉骨骼系统：患者身高成比例矮小(小于第 3 百分位)。小指弯曲明显，骨龄明显发育迟缓，5 名受检者中的 3 名出现了癫痫的小发作。

口腔表现：5 名患者中的 4 名有牙齿缺失，特别是侧切牙易缺失。1 名患者有长冠牙，2 名患者有牙釉质发育不全，1 名有上切牙融合。

遗传学：明显的常染色体显性遗传。

参考文献

1. Seow WK. Palmoplantar hyperkeratosis with short stature, facial dysmorphism, and hypodontia—a new syndrome? *Pediatr Dent*. 1989;11:145–150.

Olmsted 综合征
残毁性角化厚皮病、稀毛症、肠病性肢端皮炎样损害及感音神经性听力损失
mutilating keratopachydermia, hypotrichosis, acrodermatitis enteropathica-like lesions, and sensorineural hearing loss (Olmsted syndrome)

1927 年，Olmsted[8]报道了一个婴儿期发病的进展性手掌、足底及肢体的末端表面角化过度。目前有大约 50 例罕见的病例报道，这其中包括最近期的报道及综述[1-7,9-11]。

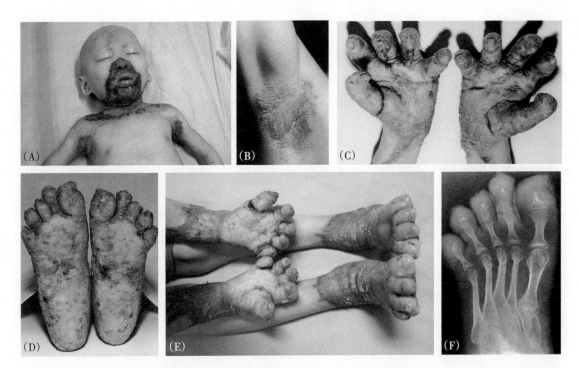

图 16-22　残毁性角化厚皮病、稀毛症、肠病性肢端皮炎样损害及感音神经性听力损失（Olmsted 综合征）
（A）1 名女患者口、鼻及耳周的肠病性肢端皮炎样改变。（B~E）手、足及腋窝受累。指（趾）形成厚的角皮，造成明显的手指残毁。自手腕线性延伸到前臂有尖锐的边缘。（F）趾骨明显骨质疏松及软组织肿胀
[（A,E）引自：Z Lin et al.Am J Hum Gene90：558-64，2012.（C,D,F）引自：Y Poulin et al.Acad Dermatol 1984；10：600]

角化过度出现在身体的管口、口周、腹股沟及大腿内侧。口及口周显著角化过度[6]（图 16-22A，B）。角化为弥散、对称、边界清晰的。还会导致手指的弯曲（图 16-22C，D）。本病还会发生少汗症。在身体的易摩擦的区域还会出现线性丘疹。指甲出现营养不良。指（趾）骨末端出现溶解（图 16-22E，F）。关节过度松弛。自出生就有稀毛症或普秃的表现。与恶性上皮肿瘤有一定的关联，有 1 例病例出现恶性黑色素瘤[3]。进行了多方面的组织病理学的研究，发现了上皮过度增殖的病理改变[6,10]。免疫学研究表明角蛋白 5、14 异常表达[4]。使用类维生素 A 进行治疗后有一些患者症状会改善[3,10]，然而仍有患者无改善[5]。

听力在高频损失明显。大多数的患者是散发的，但是会有常染色体显性的遗传模式[1]。TRPV3 编码离子通道蛋白，最近报道了 6 例患者 TRPV3 杂合突变[7]。其他残毁性角化厚皮病（例如 VohWinkel 综合征）及肠病性肢端皮炎必须作为鉴别诊断进行考虑。

参考文献

1. Atherton DJ et al. Mutilating palmoplantar keratoderma with peri-orificial keratotic plaques (Olmsted's syndrome). *Br J Dermatol.* 1990;122:245–252.
2. Bergonse FN et al. Olmsted syndrome: the clinical spectrum of mutilating palmoplantar keratoderma. *Pediatr Dermatol.* 2003;20:323–326.
3. Dessureault J et al. Olmsted syndrome-palmoplantar and periorificial keratodermas: associated with malignant melanoma. *J Cutan Med Surg.* 2003;7:236–242.
4. Fonseca E et al. Olmsted syndrome. *J Cutan Pathol.* 2001;28:271–275.
5. Frias-Iniesta J et al.: Olmsted syndrome: report of a new case. *Br J Dermatol.* 1997;136:935–939.
6. Larregue M et al. Olmsted syndrome:report of two new cases and literature review. *J Dermatol.* 2000;27:557–568.
7. Lin Z et al. Exome sequencing reveals mutations in *TRPV3* as a cause of Olmsted syndrome. *Am J Hum Genet.* 2012;90:558–564.
8. Olmsted HC. Keratoderma palmaris et plantaris congenitalis: report of a case showing associated lesions of unusual location. *Am J Dis Child.* 1927;33:757–764.
9. Poulin Y et al. Olmsted syndrome—congenital palmoplantar and peri-orificial keratoderma. *J Am Acad Dermatol* 10:600–610, 1984
10. Requena L et al. Olmsted syndrome: report of a case with study of the cellular proliferation in keratoderma. *Am J Dermatopathol.* 2001;23:514–520.
11. Ueda M et al. Partial improvement of Olmsted syndrome with etretinate. *Pediatr Dermatol.* 1993;10:376–381.

关节垫、白甲、混合性听力损失
Schwann 综合征、Bart-Pumphrey 综合征

knuckle pads, leukonychia, and mixed hearing loss (Schwann syndrome, Bart-Pumphrey syndrome)

该综合征包括关节垫、白甲、混合性听力损失,1963 年首先由 Schwann 报道[11],之后又陆续有 7 个家系和 3 个散发病例被报道[1-10]。

皮肤系统:患者在儿童早期出现皮肤硬、厚或者指(趾)间关节胼胝,白甲(白色指甲)是常有症状,但是并不是所有的成年患者都会出现。但是患者一旦出现此症状,所有的手指和足趾均会受累,同时甲弧影会模糊消失。中年会出现掌跖角化过度(图 16-23A~E)。在一个报道家系中[3],

患者成年后出现匙状甲(反甲)。

听觉系统:患者的听力学检查结果各异。Bart 和 Pumphrey[3]报道有 10~100dB 的听力损失,主要是高频(图 16-23F)。2 例有单纯感音神经性听力损失,其余 3 例至少单耳混合性听力损失。另外 1 例一侧耳有 10~70dB 的感音神经性听力损失,另一耳则是 70~90dB 的混合性听力损失。1 例患者左侧中耳破坏,听小骨和面神经不可辨认。第 2 个家系有 3 例感音神经性听力损失患者,1 例重度,2 例中度,第 4 例成员双耳有较小的感音神经性听力损失和轻度的双侧传导性听力损失。Schwann[11]、de Oliveira[5]和 Alexandrino[1]均有报道先天性重度听力损失,而且是非特异性的。颞骨 X 线检查提示耳蜗和迷路结构正常。Ramer[9]认为女性患者的听力损失更明显。

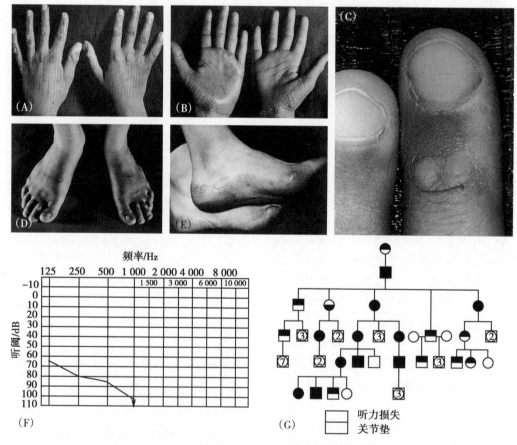

图 16-23　关节垫、白甲、混合性听力损失(Schwann 综合征、Bart-Pumphrey 综合征)

(A,B)关节垫和手掌角化。(C)指节胼胝和白甲。(D)鸡眼样趾关节垫。(E)足部角化过度,扩大到足侧面和踝部。(F)一患儿听力图。(G)包含 6 代共 21 位患者的家系图

[(A,B,E,G)引自:J Schwann,Dermatologica.1963;126:335;(C,D,F)引自:RS Bart、RE Pumphrey,N Engl J Med.1967;276:202]

前庭系统:3 例患者进行了冷热试验,1 例反应正常,另 1 例没有反应,说明前庭轻瘫,第 3 例一侧反应低下,对侧反应正常。

遗传学:Bart 和 Pumphrey[3]发现的家系中 6 代共 22 个患者,以常染色显性遗传传递(图 16-23G)。还有 6 个家系被报道,其中一些是父传子遗传,更加验证了常染色体显性遗传方式[2,46,9,10]。

分子学研究:Leonard[8]和 Alexandrino[1]都报道了携带 GJB2 基因 G59R 突变的患者;Richard[6]报道了一例有 GJB2 基因 N54K 突变的患者。这两个突变位点都是在 GJB2 基因的胞外结构域区[1]。显而易见,掌跖角化伴听力损失(具体见上)可能是由 GJB2 基因的 G52A 突变导致的。

诊断:白甲本身是一种常染色体显性遗传疾病,可能与多种综合征相关。其他包括同时伴指甲异常和听力损失或同时伴掌跖角化过度和听力损失的综合征(其中很多是由 GJB2 基因突变导致,在本章节中介绍)都需要排除。

预后:听力损失为非进行性的。

小结:该综合征的特点包括①常染色体显性遗传;②关节垫;③白甲;④掌跖角化;⑤轻 - 重度的感音神经性听力损失或混合性听力损失。

参考文献

1. Alexandrino F et al. G59S mutation in the GJB2 (connexin 26) gene in a patient with Bart-Pumphrey syndrome. Am J Med Genet. 2005;136A:282–284.
2. Balighi K et al. A family with leukonychia totalis. Indian J Dermatol. 2010;55:102–104.
3. Bart RS, Pumphrey RE. Knuckle pads, leukonychia, and deafness: a dominantly inherited syndrome. N Engl J Med. 1967;276:202–207.
4. Crosby EF, Vidurrizaga RH. Knuckle pads, leukonychia, deafness, and keratosis palmplantaris. Report of a family. Johns Hopkins Med J. 1976;129(Suppl):90–92.
5. De Oliveira GV et al. Deafness, palmplantar hyperkeratosis, and knuckle pads with male-to-male transmission: Bart-Pumphrey syndrome. Genet Mol Biol. 2003;26:129–131.
6. Gönül M et al. A family of Bart-Pumphrey syndrome. Indian J Dermatol Venereol Leprol. 2012;78:178–181.
7. Köse O, Baloğlu H. Knuckle pads, leukonychia and deafness. Int J Dermatol. 1996;35:728–729.
8. Leonard et al. NJ et al. Sensorineural hearing loss, striate palmoplantar hyperkeratosis, and knuckle pads in a patient with a novel connexin 26 (GJB2) mutation. J Med Genet. 2005;42(1):e2.
9. Ramer JC et al. Familial leukonychia, knuckle pads, hearing loss, and palmplantar hyperkeratosis: an additional family with Bart-Pumphrey syndrome. J Med Genet. 1994;31:68–71.
10. Richard G et al. Expanding the phenotypical spectrum of Cx26 disorders: Bart-Pumphrey syndrome is caused by a novel missense mutation in GJB2. J Invest Dermatol. 2004;123:856–863.
11. Schwann J. Keratosis palmaris et plantaris cum surditate congenita et leukonychia totale unguium. [Keratosis Palmaris and plantaris with congenital deafness and total leukonychia.] Dermatologica. 1963;126:335–353.

掌跖角化过度纹、扭转发、少汗症、少牙畸形、感音神经性听力损失
hyperkeratosis palmoplantaris striata, pili torti, hypohidrosis, oligodontia, and sensorineural hearing loss

1982 年,Egelund 和 Frentz[2]报道了 1 例 14 岁女孩头发粗糙、无光泽、眉毛和睫毛稀疏、掌跖角化过度、全身少汗(手掌除外)、少牙畸形和中度非进行性中频感音神经性听力损失。其祖母有类似的头发、眉毛和掌跖角化过度,但是父母表现正常。

Braun-Falco 和 Landthaler[1]报道了 1 例 18 岁女性有寻常性鱼鳞病、扭转发、牙齿发育不全和感音神经性听力损失。患者父母均有听力损失但没有红斑。

参考文献

1. Braun-Falco O, Landthaler M. Ichthyosis vulgaris, Taubheit, Pili torti und Zahnanomalien. [Ichthyosis vulgaris, deafness, pili torti and tooth anomalies.] Hautarzt. 1978;29:276–280.
2. Egelund E, Frentz G. Case of hyperkeratosis palmoplantaris combined with pili torti, hypohidrosis, hypodontia and hypacusis. Acta Otolaryngol. 1982;94:571–573.

Björnstad 综合征
扭转发、感音神经性听力损失
pili torti and sensorineural hearing loss (Björnstad syndrome)

1965 年由 Björnstad[2]首先报道该综合征,以扭转发、感音神经性听力损失为特征,还有其他一些报道[5,9-15,17,18]。

皮肤系统:头发凌乱、短,干燥无光、易折断,头皮、眉毛和睫毛均易受累(图 16-24A、B)。生后即出现扭转发,儿童期偶有加重。牙齿、指甲和皮肤一般正常。但是 Porters[10]报道过 1 例患者有牙齿发绿且易碎,但是没有明显的牙釉质发育不全。

听觉系统:约 50% 的患者有 20~80dB 的听力下降,高频更加明显[2,5,9,10,11,14,18]。Robinson 和 Johnston 报道过 1 例重度双侧感音神经性听力损失患者[14]。听力下降可以是先天性的,也可以在成人期发病。Scott 等发现有极重度听力

损失患者[14]。

其他表现：因为由 Björnstad 报道的第 1 例患者有生殖器发育不全，所以提示该综合征有时可发生性腺功能减退。这也证明了 Reed[11] 和 Crandall[4] 报道的兄弟患的是 Björnstad 综合征。

前庭系统：未见相关报道。

病理学：显微镜下可见头发明显变平，有一定的卷曲（图 16-24C、D）。

遗传学：虽然有证据表明该病是遗传性的，但是遗传方式目前还不明确。Björnstad[2] 报道的 5 例患者，其中 2 例有同胞患病，1 例的姑姑（姨）患病，另外 2 例是散发病例。在 Reed 等[4,11] 报道的 4 例患者中，3 例患者之后被认为患有其他类型综合征（见"Crandall 综合征"），第 4 例是男孩，其母亲有听力损失，但是未做进一步检查。由 Robinson 和 Johnston 报道的一例 5 岁女性患者的 3 个同胞的听力和体格检查均正常[13]，而且没有听力损失和头发异常的家族史。由 Reed 等报道的唯一 1 例可能受累的父母但当时作者并没有进行检查[11]。Cremers 和 Geerts 报道的 2 个家系表现为明显的显性遗传，其听力损失外显率较低[5]。Porters[10] 报道的患病同胞群的父母表型正常。Voigtländer[19] 也曾报道过 2 例患病同胞的父母正常。Lubianca Neto 等[8] 曾报道过 1 个大家系，与常染色体隐性遗传特征一致，致病基因定位于 2q34-36（具体见下面"分子生物学研究"）。Prtit 等[9] 和 Richards、Mancini[12] 报

道过常染色体显性遗传方式的患病家系。但是，在后者报道的家系中患者扭转发症状很轻微，且无智力障碍[12]。所以，这更可能是一些病因不明的症状。

分子生物学研究：常染色体隐性遗传方式的该病病因是 *BCS1L* 基因的突变，该基因突变也是 GRACILE 综合征（生长迟缓、氨基酸尿、胆汁淤积、铁过载、乳酸血症和早逝）和复合体Ⅲ缺陷的致病原因。野生型 *NCS1L* 基因参与线粒体呼吸链复合体的组装[6]。即使确定该综合征是常染色体显性遗传方式，但是其分子机制仍不明确。

诊断：仅有扭转发不伴听力损失症状的家系被报道既有常染色体显性遗传方式又有常染色体隐性遗传方式[3]。Björnstad[2] 报道了 8 例患者，其中仅有 5 例有感音神经性听力损失，是否所有该综合征患者均有不同程度的听力损失，还是这本身就是两种不同的疾病（遗传异质性）——都有扭转发而只有其中一种有听力损失，这些还都不清楚。很多有短、易折断头发症状的疾病要先予以排除[1,3,12,15,16]。

预后：没有证据表明听力损失是进展性的。智力障碍，有时是重度智力障碍，是常见的并发症[10,15]。

小结：该病特征为：①可能是常染色体隐性遗传；②先天性扭转发；③先天性中 - 重度感音神经性听力损失。

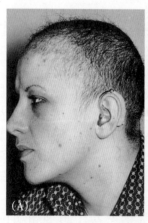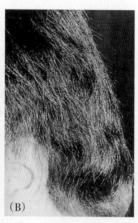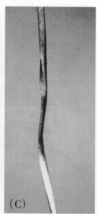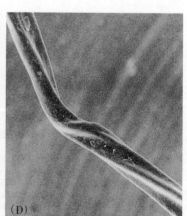

图 16-24 扭转发、感音神经性听力损失（Björnstad 综合征）

（A）20 岁女性，头发短、稀疏、易折断，注意患者使用助听器。（B）其 23 岁哥哥的头发不规则反光。（C）扭曲的发干。（D）带状的发干、扭曲并且表面有明显的异常

[（A，B，D）引自：V Voigtländer，Dermatologica 1979；159；50；（C）CWRJ Cremers，Nijmegen，the Netherlands 惠赠]

参考文献

1. Bentley-Phillips B, Bayles MAN. A previously undescribed hereditary hair anomaly (pseudo-monilethrix). *Br J Dermatol*. 1973;89:159–167.
2. Björnstad R. Pili torti and sensory-neural loss of hearing. In: Proceedings of the Seventeenth Meeting of Combined Scandinavian Dermatology Association, Copenhagen, May, 1965.
3. Cheng AS and Bayliss SJ. The genetics of hair shaft disorders. *J Am Acad Dermatol*. 2008;59:1–22.
4. Crandall BF et al. A familial syndrome of deafness, alopecia and hypogonadism. *J Pediatr*. 1973;82:461–465.
5. Cremers CWRJ, Geerts SJ. Sensorineural hearing loss and pili torti. *Ann Otol Rhinol Laryngol*. 1979;88:100–104 (family 3 is same as that of Porters [11]).
6. Hinson JT et al. Missense mutations in the *BCS1L* gene as a cause of the Bjornstad syndrome. *New Engl J Med*. 2007;356:809–819.
7. Loche F et al. Pili torti with congenital deafness (Björnstad syndrome): a case report. *Pediatr Dermatol*. 1999;16:220–221.
8. Lubianca Neto et al. The Björnstad syndrome (sensorineural hearing loss and pili torti) disease gene maps to chromosome 2q34-36. *Am J Hum Genet*. 1998;62:1107–1112.
9. Petit A et al. Pili torti with congenital deafness (Björnstad's syndrome)—review of three cases in one family suggesting autosomal-dominant inheritance. *Clin Exp Dermatol*. 1993;18:94–95.
10. Porters JE. Pili torti met neurologische doofheid. *Ned Tijdschr Geneeskd*. 1976;120:311.
11. Reed WB et al. Hereditary syndromes with auditory and dermatological manifestations. *Arch Dermatol*. 1967;95:456–461.
12. Richards KA, Mancini AJ. Three members of a family with pili torti and sensorineural hearing loss: the Björnstad syndrome. *J Am Acad Dermatol*. 2002;46:301–303.
13. Robinson GC, Johnston MM. Pili torti and sensory neural hearing loss. *J Pediatr*. 1967;70:621–623.
14. Scott MJ et al. Björnstad syndrome and pili torti. *Pediatr Dermatol*. 1983;1:45–50.
15. Selvaag, E. Pili torti and sensorineural hearing loss. A follow-up of Björnstad's original patients and a review of the literature. *Eur J Dermatol*. 2000;10:91–97.
16. Singh S, Bresman MJ. Menkes's "kinky hair syndrome" (trichopoliodystrophy). *Am J Dis Child*. 1973;125:572–578.
17. Van Buggenhout G et al. Björnstad syndrome in a patient with mental retardation. *Genet Couns*. 1998;9:201–204.
18. Voigtländer V. Pili torti with deafness (Björnstad syndrome). *Dermatologica*. 1979;159:50–54.

Johnson-McMillin 综合征

脱发、性腺功能减退、嗅觉丧失、耳郭畸形、传导性听力损失

alopecia, hypogonadism, anosmia, malformed pinnae, and conductive hearing loss (Johnson-McMillin syndrome)

1983年，Johnson[4]报道了3代16名成员的家系，患有脱发、耳郭畸形、嗅觉丧失、性腺功能减退和不同程度的传导性听力损失症状。Johnson[5]报道了另1个男孩患有脱发、少牙畸形、少汗、轻度发育迟缓、单侧小耳畸形和外耳道闭锁、轻度单侧传导性听力损失。除此之外，

Cushman 等[1]、De Metsenaere 等[2]、Schweitzer 等[10]和 Zechi-Ceide 等[12]也报道过疑似病例。

颅面部表现：主要以面部不对称、牙齿发育异常、小颌畸形、外耳畸形为特征。除此之外，还有少数报道有后鼻孔闭锁、腭裂[2,4,10]。

皮肤系统：所有报道的患者均有不同程度的脱发[4,12]（图 16-25A~D）。其中 13 人是先天性的完全脱发。Hennekam 和 Holties[3]报道没有发现脱发。大家系的成员排汗正常，但是非家族聚集性发病的患者有少汗的报道，没有指甲异常，1个家族中发现有色素沉着斑[3]。

内分泌系统：超过半数的患者有生长缺陷。一些年长的患者会出现性腺功能减退和嗅觉丧失。因为很多患者被报道当时是儿童，因此该症状的发生率还尚不可知[10]。

泌尿生殖系统：3 例男性患者有性腺功能减退，其次是 LH/FSH（黄体生成激素/卵泡刺激素）分泌不足（图 16-25E）[4]。

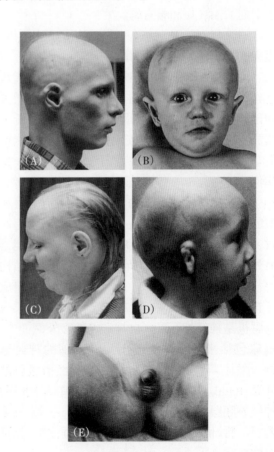

图 16-25　脱发、性腺功能减退、嗅觉丧失、耳郭畸形、传导性听力损失（Johnson-McMillin 综合征）

（A~D）家系中 4 名成员有脱发和小耳畸形

[引自：VP Johnson et al., Am J Med Genet 1983; 15: 497]

其他表现:有些患者有轻度智力障碍[3-5]。2例有先天性心脏病:1例室间隔缺损,另1例有复合结构异常。约50%的患者身材矮小[5]。

外耳:19例患者耳郭形状和位置异常,从严重的单侧小耳畸形伴外耳道闭锁、隆起或杯状耳、招风耳、小耳垂,到耳郭外形正常但是低位。4例患者有外耳道闭锁。男性患者畸形较女性患者为重。

听觉系统:7例有中到重度传导性听力损失,通常单侧发病。2例患者听力下降继发于中耳炎[4]。检查发现家系中1例成员的鼓膜骨性硬化,伴继发性中耳腔减小。锤骨可辨认,但是听小骨很难看到。对1个家系成员的听骨链重建手术发现"锤骨头变形,有小的骨针突起",它连接到形态正常的砧骨,镫骨正常连接到前庭窗。

实验室检查:对3例有性腺功能减退的男性患者进行内分泌检查,发现LH和FSH分泌不足。De Metsenaere等报道的1例成年女性患者有低水平的FSH、LH和雌激素。

遗传学:最可能是通过常染色体显性遗传,表现度有差异。分子机制尚不明确。

诊断:一些神经外胚层或神经内分泌疾病已经被报道过。Kallmann综合征与促性腺激素功能低下型性腺功能减退症、嗅觉丧失和听力损失有关[7]。也有过家族性促性腺激素功能低下型性腺功能减退症、脱发而没有嗅觉丧失的病例[9]。Stevenson等[11]报道的1例儿童患者和Zechi-Ceide等[12]报道的1例男孩患者有显著相似的表型。但是Stevenson等报道的患者没有脱发、发育迟缓或性腺功能减退,所以这有可能是另外一种疾病。实际上所有的面部和鳃弓结构均从神经嵴分化而来[6]。第1和第2鳃弓组成耳丘、听小骨、三叉神经和面神经。中胚层长入的腭板是神经外胚层来自神经嵴的腹外侧面[8]。嗅球包括来自鼻基板的上皮和前脑的神经延伸。垂体-下丘脑轴源自垂直的神经褶腹侧的外囊-Rathke囊和间脑的漏斗部分。追寻外胚层/神经外胚层的起源,不同的临床症状——累及毛发、耳、腭、面神经、嗅球和下丘脑-垂体轴,就可以联系起来。

预后:各种缺陷是先天性的,非进行性的,一般不会危及生命。只有1例患复杂先天性心脏病的女孩早年死于心力衰竭,此外没有发现任何

威胁生命的并发症[4]。

小结:该综合征的特征包括:①常染色体显性遗传;②程度不同的外耳畸形;③脱发;④嗅觉丧失或减退;⑤促性腺激素功能低下型性腺功能减退症;⑥明显龋齿;⑦偶发面部不对称、智力障碍和先天性心脏病;⑧不同程度的传导性听力损失。

参考文献

1. Cushman LJ et al. Johnson-McMillin syndrome: report of a new case with novel features. *Birth Def Res part A*. 2005;73:638–641.
2. deMetsenaere F et al. Hypogonadotropic hypogonadism in a female with the Johnson-McMillin syndrome. *Am J Obstet Gynecol*. 2004;191:1728–1729.
3. Hennekam RCM, Holties FJAM: Johnson-McMillin syndrome: report of another family. *Am J Med Genet*. 1993;47:714–716.
4. Johnson VP et al. A newly recognized neuroectodermal syndrome of familial alopecia, anosmia, deafness and hypogonadism. *Am J Med Genet*. 1983;15:497–506.
5. Johnston K et al. Alopecia-anosmia-deafness-hypogonadism syndrome revisited. *Am J Med Genet*. 1987;26:925–927.
6. Johnston MC. The neural crest in abnormalities of the face and brain. *Birth Defects*. 1975;11(7):1–18.
7. Kallmann FJ et al. The genetic aspects of primary eunuchoidism. *Am J Ment Defic*. 1944;48:203–236.
8. Remnick, H. *Embryology of the Face and Oral Cavity*. Teaneck, NJ: Fairleigh Dickinson University Press; 1970:18–19.
9. Satti IS, Salem Z. Familial hypogonadotropic hypogonadism with alopecia. *Can Med Assoc J*. 1979;121:428–434.
10. Schweitzer DN et al. Johnson-McMillin syndrome, a neuroectodermal syndrome with conductive hearing loss and microtia: report of a new case. *Am J Med Genet*. 2003;120A:400–405.
11. Stevenson DA et al. Mandibulofacial dysostosis in a patient with a de novo 2;17 translocation that disrupts the *HOXD* gene cluster. *Am J Med Genet*. 2007;143A:1053–1059.
12. Zechi-Ceide RM et al. Mandibulofacial dysostosis, severe lower eyelid coloboma, cleft palate, and alopecia: A new distinct form of mandibulofacial dysostosis or a severe form of Johnson-McMillin syndrome? *Am J Med Genet*. 2010;152A:1838–1840.

Woodhouse-Sakati 综合征

脱发、性腺功能减退、糖尿病、智力障碍、心电图异常和感音神经性听力损失

alopecia, hypogonadism, disabetes mellitus, intellectual disability, ECG abnormalities, and sesorineural hearing loss (Woodhouse-Sakati syndrome)

1983年,Woodhouse和Sakati[9]报道了2个沙特阿拉伯家系,数例兄弟姐妹有脱发、性腺功能减退、糖尿病、智力障碍、心电图异常和感音神经性听力损失。之后陆续有相关家系被报道[1,4,5,7,8],Medica等[6]也报道了1例相关病例。

皮肤系统:头发短、稀疏、变细,没有头发扭曲。所有患者均有脱发(图16-26A、B)。眉毛和

头发缺失,老年患者更严重,男性患者无胡须。

心血管系统:4个兄弟姐妹的心电图都呈S-T段降低和T波低平。

中枢神经系统:轻至重度的智力障碍。患Woodhouse-Sakati综合征的近乎一半患者有肌张力障碍和舞蹈症[7,8]。

内分泌系统:几乎所有患者都有性腺功能减退(Steindl);糖尿病和甲状腺功能障碍也是很常见的症状。

听觉系统:75%的患者被报道有轻(20~40dB)到重度(55~70dB)的感音神经性听力损失。听力损失可能是后天出现的症状[7]。

实验室检查:多数患者血糖升高,糖耐量异常,睾酮和雌二醇水平降低。部分患者出现黄体生成素和FSH升高[6]。

病理学:睾丸活检可见中-重度精子生成减少,明显的睾丸支持细胞,少量的睾丸间质细胞和一些萎缩的生精小管,生精小管的基底膜增厚。条形卵巢的组织学检查见纤维基质伴小钙化灶,但是没有卵原细胞。

遗传学:常染色体隐性遗传。

分子生物学研究:该病致病基因为*C2orf737*,目前功能尚不明确[2]。迄今为止,对其遗传异质性也没有相关证据报道[3]。但是有听力损失和肌张力障碍但不伴脱发和性腺功能减退的患者并没有发现*C2orf737*的相关突变(图16-26C)。

诊断:虽然其他一些综合征也有性腺功能减退、糖尿病和智力障碍,诸如Laurence-Moon综合征和Alström综合征,但本综合征患者显然不符合这些综合征的诊断。脱发和性腺功能减退还可见于Crandall综合征(普秃、性腺功能减退和感音神经性听力损失),但是Crandall综合征无糖尿病和心电图异常。患Richards-Rundle综合征的患者有缓慢进行性的共济失调,但无皮肤病

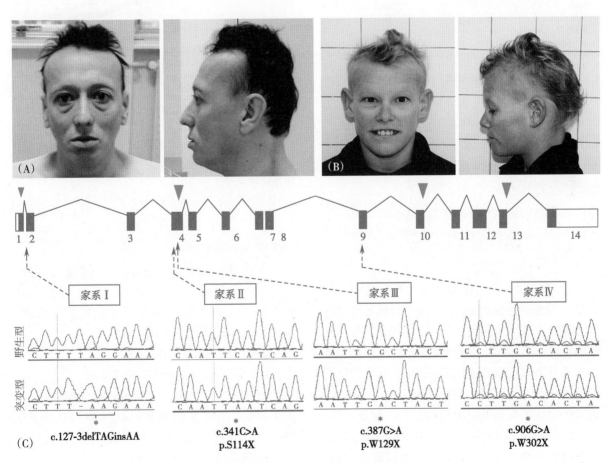

图16-26 Woodhouse-Sakati综合征

(A,B)2例患者头部脱发的部位

(引自:AM Alazami et al., Clin Genet 2010; 78:585)

变。有先天性脱发、智力障碍和感音神经性听力损失的综合征也必须排除。

预后：多数患者存活到成人。

小结：该综合征的特征包括：①常染色体隐性遗传；②智力障碍；③脱发；④糖尿病；⑤性腺功能减退；⑥心电图异常；⑦感音神经性听力损失。

参考文献

1. Al-Swailem SA et al. Woodhouse Sakati syndrome associated with bilateral keratoconus. *Br J Ophthalmol.* 2006;90:116.
2. Alazami AM. Mutations in *C2orf37*, encoding a nucleolar protein, cause hypogonadism, alopecia, diabetes mellitus, mental retardation, and extrapyramidal syndrome. *Am J Hum Genet.* 2008;83:684–691.
3. Alzami AM et al. *C2orf37* mutational spectrum in Woodhouse-Sakati syndrome patients. *Clin Genet.* 2010;78:585–590.
4. Gul D et al. Woodhouse and Sakati syndrome (MIM 241080): report of a new patient. *Clin Dysmorphol.* 2000;9:123–125.
5. Koshy G et al. Three siblings with Woodhouse-Sakati syndrome in an Indian family. *Clin Dysmorph.* 2008;17:57–60.
6. Medica I. Woodhouse-Sakati syndrome: case report and symptoms review. *Genet Couns.* 2007;18:227–231.
7. Schneider SA and Bhatia KP. Dystonia in the Woodhouse Sakati syndrome: A new family and literature review. *Movement Disord.* 2008;23:592–593.
8. Steindl K et al. A novel *C2orf37* mutation causes the first Italian cases of Woodkhouse Sakati syndrome. *Clin Genet.* 2010;78:594–597.
9. Woodhouse NJY, Sakati NA. A syndrome of hypogonadism, alopecia, diabetes mellitus, mental retardation, deafness, and ECG abnormalities. *J Med Genet.* 1983;20:216–219.

Crandall 综合征
全身性脱毛发、性腺功能减退、感音神经性听力损失
generalized alopecia, hypogonadism, and sensorineural hearing loss (Crandall syndrome)

Crandall[2]报道了患身材矮小症的3兄弟，2人有继发性的性腺功能减退、脱发和感音神经性听力损失。第3人情况类似，但是只有轻度的性腺功能减退。Reed[6]之前已经对此进行过报道，在发现他们有性腺功能减退之前，一直认为他们患有Björnstad综合征。但是Selvaag[7]仍坚持认为他们是患有Björnstad综合征的一种变异型。

皮肤系统：这3个男孩出生时有胎毛，但是消失后就再也没有长出体毛、阴毛和腋毛，他们头发稀疏，长出至0.5cm后就折断。睫毛短、卷曲、稀少，眉毛缺失（图16-27A）。

泌尿生殖系统：阴茎很少勃起和（或）射精，2

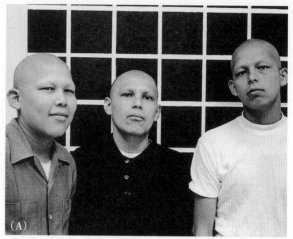
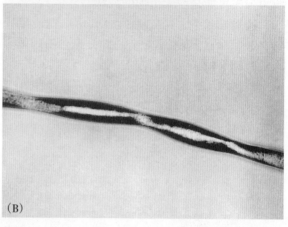

图16-27　普秃、性腺功能减退、感音神经性听力损失（Crandall 综合征）

（A）3兄弟患有脱发和听力损失，左侧两兄弟还有生长激素和黄体生成素缺乏；（B）头发发干的特征性扭曲（扭转发）

［引自：BF Crandall et al., J Pediatr, 1973；82：461］

例患者睾丸明显减小。

肌肉骨骼系统：身高在第3和第25百分位数之间。两兄弟上下身比例正常，另一个比例达到1.22。骨龄轻度延缓，两兄弟的提携角增加，全身的肌肉发育均不发达。

其他改变：两兄弟轻度智力障碍，因为喉为青春期前改变，所以三兄弟音调偏高。

听觉系统：上学时发现有感音神经性听力损失，听力损失缓慢加重，18~21岁时达到65~85dB，因为声音单调，提示听力损失发病很早。

前庭系统：没有研究报道。

实验室检查：两兄弟的血浆 LH 和睾酮水平明显降低，对人绒毛膜促性腺激素反应正常，说明是促性腺激素分泌不足，生长激素释放减少。

头发的显微镜检查可见发干扭曲,是扭转发的特征(图16-27B)。皮纹分析可见2人皮纹嵴总数减少。

遗传学:患病3兄弟的父母正常,说明可能是常染色体隐性遗传,但不能完全排除X连锁遗传,他们母亲再婚后所生的7个孩子均没有发病,故母亲不像携带者。

诊断:扭转发作为一个独立症状,可能散发也可能是常染色体隐性遗传[1]。该病必须与Björnstad综合征(扭转发伴感音神经性听力损失)相鉴别。生长激素低下[4,5]和LH低下[3]可以作为一个单独的疾病,但是他们不像此综合征,不伴听力损失或不伴全身脱发。

脱发和性腺功能减退伴发的听力损失,须与Woodhouse-Sakati综合征(脱发、性腺功能减退、糖尿病、智力障碍、心电图异常和感音神经性听力损失)鉴别,要除外先天性秃发、智力障碍伴感音神经性听力损失综合征。

小结:该综合征的特征:①隐性遗传,可能通过常染色体遗传;②全身性脱毛发伴扭转发;③生长迟缓;④性腺功能减退;⑤重度感音神经性听力损失。

参考文献

1. Cheng AS and Bayliss SJ. The genetics of hair shaft disorders. *J Am Acad Dermatol*. 2008;59:1–22.
2. Crandall B et al. A familial syndrome of deafness, alopecia, and hypogonadism. *J Pediatr*. 1973;82:461–465.
3. Ewer RW. Familial monotropic pituitary gonadotropin insufficiency. *J Clin Endocrinol Metab*. 1968;28:783–788.
4. Goodman HG et al. Isolated growth hormone and multiple pituitary-hormone deficiencies. *N Engl J Med*. 1968;278:57–68.
5. Poskitt EM, Rayner PH. Isolated growth hormone deficiency: two families with autosomal-dominant inheritance. *Arch Dis Child*. 1974;49:55–59.
6. Reed WB et al. Hereditary syndromes with auditory and dermatologic manifestations. *Arch Dermatol*. 1967;95:456–461.
7. Selvaag E. Pili torti and sensorineural hearing loss: a follow-up of Bjornstad's original patients and a review of the literature. *Eur J Dermatol*. 2000;10:91–97.

先天性秃发、智力障碍、感音神经性听力损失

congenital alopecia, intellectual disability, and sensorineural hearing loss

Perniola[2]报道了兄妹患者先天性秃发和智力障碍,3月龄时是第1次发现他们有阵挛发作,但逐渐好转。身高在第10~25百分位数,智

商(IQ)35~45。男孩3岁时发现有40~50dB的感音神经性听力损失。Penchazadeh(personal communication,1992)报道过1个男孩有上述症状(图16-28)。

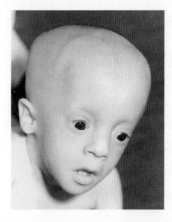

图16-28　先天性秃发、智力障碍、感音神经性听力损失
男性患儿有脱发、三角颅、轻度眼距增宽、虹膜异色症和混合性听力损失
[VB Penchaszadeh, New York, NY 惠赠]

父母是近亲结婚(为一级表亲关系)。Baraitser等[1]报道过一个近亲婚配的中东家系中3个侄子(女)患先天性秃发、重度智力障碍,没有听力损失的相关报道。遗传方式可能是常染色体隐性遗传。

需与Crandall综合征(全身性脱毛发、性腺功能减退和感音神经性听力损失)Woodhouse-Sakati综合征(脱发、性腺功能减退、糖尿病、智力障碍、心电图异常和感音神经性听力损失)相鉴别。

参考文献

1. Baraitser M et al. A new alopecia/mental retardation syndrome. *J Med Genet*. 1983;20:64–75.
2. Perniola T et al. Congenital alopecia, psychomotor retardation, convulsions in two sibs of a consanguineous marriage. *J Inherit Metab Dis*. 1980;3:49–53.

Hill 综合征

Hill syndrome

Hill等[1]报道了两兄弟患有倒睫、睑内翻伴角膜瘢痕、面部畸形、感音神经性听力损失、进行性加重的脱发和轻度智力障碍症状。面部症状有窄长形脸、过分突出的眼睛和鼻、小颏。听力

损失为 30~60dB。尽管两兄弟都有 1 个母系来源的平衡易位突变,但是一个未患病的兄(弟)也有该平衡易位突变,因此该平衡易位突变可能只是偶发。

参考文献

1. Hill CJ et al. Two brothers with trichiasis, entropion and corneal scarring, sensorineural hearing loss, progressive thinning of scalp hair, mild learning disabilities and distinct facial features. A new syndrome? *Clin Dysmorphol.* 2004;13:75–80.

DOOR(耳聋、甲 - 骨营养不良、发育迟缓)综合征

Door("deafness",onycho-osteodystrophy, "retardation" syndrome)

1970 年,Walbaum 等[18]报道了一个男女同胞中以智力障碍、先天性重度感音神经性听力损失、指(趾)甲退化和末节指(趾)骨发育不良为特征的综合征。目前,已发现数个相似案例[1,2,5-18]。Feinmesser 和 Zelig[4]报道的同胞病例就被认为是这种综合征。DOOR 综合征似乎和 Eronen 综合征是同一种综合征。

颅面部表现:特征性的颅面部表现包括宽鼻梁和宽鼻翼、方型鼻尖、过长的上唇和过长的唇红缘[10](图 16-29A~C)。也提到了睑裂下斜、上睑下垂、大鼻孔、小颌畸形、颜面部不对称、低位耳等特点[11,12]。

外皮系统:所有指(趾)甲缺失或严重发育不良(图 16-29D~I)。皮肤病学的研究提示几乎所有手指和足趾都有弓状畸形[1,2,18]。

牙科表现:牙釉质发黄或发育不良。

肌肉骨骼系统:拇指长并有一节多余的趾骨和两个弯曲的褶纹(图 16-29D~F)。在一些病例中,患者的小指短而弯曲。影像学检查提示拇指或蹈趾有多余的指(趾)骨或增大的末端指(趾)骨。余下的手指和足趾末端指(趾)骨发育不良。在一些患者中,小指只有两节指骨,第 3 到第 5 趾中间和末端趾骨融合(图 16-29G,H)。Thomas 和 Nevin[15]也报道了一些广义的骨质疏松症。

视觉系统:视觉系统异常包括白内障和视神经萎缩[3,6,8,10,11,17]。

神经系统:所有患者都存在智力障碍,并且

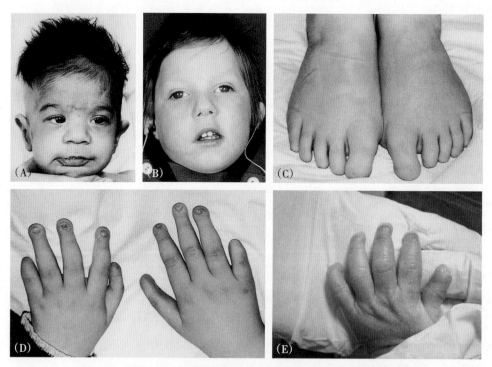

图 16-29　DOOR 综合征(耳聋、甲 - 骨营养不良症、生长发育迟缓)
(A、B)典型的面部容貌特征包括宽鼻梁和宽鼻翼、相对长的上嘴唇和薄的唇红缘、内眦赘皮、小颌畸形。(B)另一个不伴畸形面容的患者,注意外斜视。(C~F,H)手指指甲发育不良和拇指三指节畸形。(C)DOOR 综合征患者的足趾。(G,H)手足 X 片提示三指节畸形的拇指和蹈趾以及退化的末节指(趾)骨

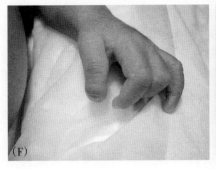
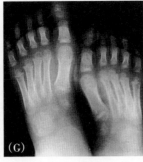
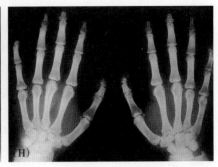

图 16-29(续)

[(A,G) 来自:MA Patton et al.,Am J Med Genet 1987;26:207;(B,E,F) 来自:AW James,Am J Med Genet 143A:2821,2007;(H) 来自:PS Thomas and NC Nevin,Ann Radiol,1982;25:54;(C,D,I) 来自:NC Nevin,Belfast,Northern Ireland;(J) 来自:QH Qazi and EM Smithwick,Am J Dis Child 1970;120:255;(K) 来自:R Walbaum et al.,JGénét Hum 1970;18:101.]

大多数从幼年时期开始出现癫痫大发作。在一些罕见病例中,也会出现大脑畸形(见 James 等[7]综述)。

听觉系统:所有患者均有重度先天性感音性听力损失。

前庭系统:2 个接受检查的患者中 1 个有前庭功能异常。

实验室检查:Patton 等[11]报道 3 个无血缘关系的患者血浆和尿液中 2-氧化戊二酸水平增高。其中包括了 Nevin 等[10]的报道。然而,Lin 等[9]的患者尿液中却有正常水平的 2-氧化戊二酸排泄物。Rajah 等[14]描述了 4 例严重影响视力的儿童患者,呈渐进性视力减退。他们有明显升高的 2-氧化戊二酸排泄产物,而随后更多严重病例被证实与排泄产物 2-氧化戊二酸有关,使得 Rajah 等假定常染色体隐性的 DOOR 综合征是存在遗传异质性的。

遗传学:很明确是常染色体隐性遗传。

诊断:这种综合征与显性遗传甲-骨营养不良症、三指节畸形的拇指及先天性感音神经性听力损失(Goodman-Maghadam 综合征)有许多共性特征,但在智力障碍和癫痫等症状方面有一定的区别。Eronen 等[3]和 LeMerrer 等[8]描述了表现为末节指骨和指甲缺如、不正常的面部特征、癫痫、视神经萎缩。肾功能不全、无听力损失或拇指三指节畸形,提示这是不同的情况下的表型。我们同意 Winter[19]猜想,认为 Eronen 综合征和 DOOR 综合征是一样的。

智力障碍、指甲和末节指节缺失的症状在许多其他疾病中也可以见到,比如胎儿乙内酰脲综合征、胎儿酒精综合征、Coffin-Siris 综合征和 dup(9p)综合征。

预后:听力损失和智力障碍为重度。

小结:这种综合征特征如下:①常染色体隐性遗传;②未发育的指甲和趾甲;③数目异常但包括三指节畸形的拇指和踇趾,剩余手指或足趾的末节发育不良;④智力障碍;⑤癫痫大发作;⑥先天性重度感音神经性听力损失。

参考文献

1. Bos CJM et al. DOOR syndrome: additional case and literature review. *Clin Dysmorphol.* 1994;3:15–20.
2. Cantwell RJ. Congenital sensorineural deafness associated with onycho-osteo-dystrophy and mental retardation (D.O.O.R. syndrome). *Humangenetik.* 1975;26:261–265.
3. Eronen M et al. New syndrome: a digito-reno-cerebral syndrome. *Am J Med Genet.* 1985;22:281–285.
4. Feinmesser M, Zelig S. Congenital deafness associated with onychodystrophy. *Arch Otolaryngol.* 1969;74:507–508.
5. Felix TM et al. DOOR syndrome: report of three additional cases. *Clin Dysmorphol.* 2002;11;133–138.
6. Hess RO, Pecotte JK. Additional case report of the DOOR syndrome. *Am J Med Genet.* 1984;19:401–405.
7. James AW et al. DOOR syndrome: Clinical report, literature review and discussion of natural history. *Am J Med Genet.* 2007;143A: 2821–2831.
8. LeMerrer M et al. Digito-reno-cerebral syndrome: confirmation of Eronen syndrome. *Clin Genet.* 1992;42:196–198.
9. Lin HJ et al. DOOR syndrome (deafness, onycho-osteodrystophy, and mental retardation): a new patient and delineation of neurological variability among recessive cases. *Am J Med Genet.* 1993;47: 534–539.
10. Nevin NC et al. Deafness, onycho-osteodystrophy, mental retardation (DOOR) syndrome. *Am J Med Genet.* 1982;13:325–332.
11. Patton MA et al. DOOR syndrome (deafness, onychosteodystrophy, and mental retardation): elevated plasma and urinary 2-oxoglutarate in three unrelated patients. *Am J Med Genet.* 1987;26:207–215.
12. Qazi QH, Nangia BS. Abnormal distal phalanges and nails, deafness, mental retardation, and seizure disorder: a new familial syndrome. *J Pediatr.* 1984;104:391–394.
13. Qazi QH, Smithwick EM. Triphalangy of thumbs and great toes. *Am J Dis Child.* 1970;120:255–257.

14. Rajab A et al. Further delineation of the DOOR syndrome. *Clin Dysmorphol*. 2000;9:247–251.

15. Sadoun E et al. Onychodystrophie déficits, sensoriels et mental, convulsions néonatales (DOOR syndrome). *Arch Fr Pédiatr*. 1989;46: 465–466.

16. Sanchez O et al. The deafness, onycho-osteo-dystrophy, mental retardation syndrome. *Hum Genet*. 1981;58:228–230.

17. Thomas PS, Nevin NC. Radiological findings in the DOOR syndrome. *Ann Radiol*. 1982;25:54–58.

18. Walbaum R et al. Surdité familiale avec osteo-onycho-dysplasie. [Familial deafness with osteo-onycho-dysplasia.] *J Génét Hum*. 1970;18:101–108.

19. Winter RM. Eronen syndrome identical with DOOR syndrome. *Clin Genet*. 1993;43:167.

Goodman-Moghadam 综合征、显性耳聋-甲营养不良综合征

显性甲营养不良、三指节畸形的拇指及先天性感音神经性听力损失

dominant onychodystrophy, thiphalangeal thumbs, and congenital sensorineural hearing loss (Goodman-Moghadam syndrome) (dominant deafness-onychodystrophy syndrome)

Goodman 等[1]、Moghadam 和 Statten[2]，以及 White 和 Fahey[3]描述了一种以指（趾）甲发育不良和先天性重度感音神经性听力损失为特征的综合征。

皮肤系统：该综合征患者有相似的异常的指甲和趾甲。指甲发育不良（大约 1/4 正常大小），但形态正常（图 16-30A）。毛发和皮肤颜色和牙齿都是正常的。

肌肉骨骼系统：三指节畸形的拇指是普遍但不一致的特征发现。末端指节的软组织根部呈球形肿胀几乎发生于所有患者中，但严重程度不一致。

听觉系统：Goodman 等[1]报道的家庭中，患者父母均有先天性重度感音神经性听力损失。耳科检查提示外耳道和鼓膜均无异常。Moghadam 和 Statten[2]测试的家庭中，儿子为重度先听性感音神经性听力损失，然而母亲表现为双侧低频中度（30~40dB）感音神经性听力损失。White 和 Fahey[3]报道的 3 代家庭中所有成员都有重度到极重度感音神经性听力损失。

前庭系统：尚无研究小组发现前庭系统异常。

实验室检查：在 Goodman 等[1]报道的家庭中，母亲手足部的 X 线片显示右手拇指有一节多余指节，双侧小指均缺如一节指骨，手的末端指节均有发育不良。左足第 2、3、4 趾均缺如（图 16-30B、C）。右侧足部情况未记录，家族中儿子的影像学资料也未描述。其余骨骼结构正常。在 Moghadam 和 Statten[2]描述的家庭中，每个拇

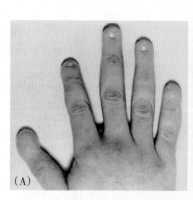
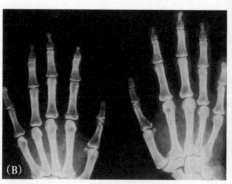
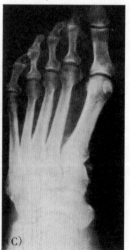

图 16-30　显性指甲营养不良、三指节畸形的拇指和先天性感音神经性听力损失（Goodman-Moghadam 综合征）

（A）先证者受累的儿子的右手显示指甲和手指末端的改变。（B）先证者的手的 X 影像显示远端指节骨发育不全，尤指示指和拇指。另外，右拇指有一个额外的末端指节，两个小指都没有末端指节。（C）先证者左足的影像学检查显示在所有的足趾都只有两段趾骨，踇趾的末端指骨也是发育不全

［引自：RM Goodman et al., Arch Otolaryngol 1969;90:474.］

指都有 3 个指节,手指和足趾都有尖的或发育不良的指节。White 和 Fahey[3]描述的家庭中没有出现三指节畸形的拇指的情况,尽管先症者 2~5 足趾末节指节缺如。

遗传学:这个综合征发现于两个家族中的母子,并且在第 3 个家庭三代人中以男传男的方式遗传,因此,这种缺陷似乎是常染色体显性遗传的方式传递。但是,根本的分子缺陷不明。

诊断:这种综合征因其显性遗传方式可以和 DOOR 综合征相区别,后者表现为指甲发育不良、末端指节发育不良、智力障碍和感音神经性听力损失。尽管可能存在遗传异质性,但这里提出的综合征可能通过一个不完全外显的显性基因传递。这种综合征也可以和显性甲营养不良、圆锥形牙齿和感音神经性听力损失(Robinson 综合征)相区别。因为这种综合征患者的牙齿是正常的。

感音神经性听力下降和拇指三指节畸形也可以出现在 Towns-Brock 综合征的患者中,表现为招风耳、肛门闭锁、拇指三指节畸形的拇指和感音神经性听力损失。

预后:甲营养不良和听力损失都是先天性的。没有随年龄的增长而进展的证据。

小结:这个综合征的主要特征包括:①常染色体显性遗传;②指(趾)甲营养不良;③拇指三指节畸形;④先天性感音神经性听力损失。

参考文献

1. Goodman RM et al. Hereditary congenital deafness with onychodystrophy. *Arch Otolaryngol*. 1969;90:474–477.
2. Moghadam H, Statten P. Hereditary sensorineural hearing loss associated with onychodystrophy and digital malformations. *Can Med Assoc J*. 1972;107:310–312.
3. White SM, Fahey M. Report of a further family with dominant deafness-onychodystrophy (DDOD) syndrome. *Am J Med Genet*. 2011;155A:2512–2515.

显性甲营养不良、B 型短指(趾)和缺指(趾)

dominant onychodystrophy, type B brachydactyly, and ectrodactyly

1986 年 Kumar 和 Levick 描述了一个包括指甲和手部缺陷组成的显性遗传病[1]。所有的 6 个患者均表现为末端指节皮褶都缺如、发育不良

或缺如的指甲和手指僵直。除一人以外,所有人都有类似的受影响的足趾。两个有缺失的指(趾)。一个有双侧感音神经性听力损失。

该家系也可以与 X 连锁显性遗传一致。

参考文献

1. Kumar D, Levick RK. Autosomal dominant onychodystrophy and anonychia with type B brachydactyly and ectrodactyly. *Clin Genet*. 1986;30:219–225.

Robinson 综合征
显性甲营养不良、圆锥形牙齿、感音神经性听力下降

dominant onychodystrophy, coniform teeth, and sensorineural hearing loss (Robinson syndrome)

Robinson 等在 1962 年描述了一种包括小而开裂的指甲、畸形的牙齿和感音神经性听力损失等症状的综合征[4]。作者研究了 5 个患者家庭成员中的 4 个。Kondoh 等[3]报道了另一个家系。Bonioli 等[1]报道了第三个家系,虽然这个病例并不能确定是 Robinson 综合征。

牙齿表现:所有患者都有圆锥状冠状的牙齿,许多牙齿是缺失的(少牙畸形)(图 16-31A)。

皮肤系统:指甲和趾甲缺失或变小变尖,从出生时就很明显的受累。(图 16-31B、C)。毛发和皮肤正常。

肌肉骨骼系统:在一个家族中,一个患者有一只手的尺骨侧六指畸形,然而另一个家族表现为一只足部的 1~2 和 3~4 足趾软组织并趾畸形。

听觉系统:在所有患者中都能发现感音神经性听力损失,听力曲线大体对称,听阈在 10~100dB 之间。高频听力受累更重。特别典型的一个患者,他的听力到 4 000Hz 都是正常的,但所有高频听力都提示极重度听力损失。家族中一个成员为平均听阈超过 70dB 的全频的感音神经性听力损失,然而另一个家族在低频听力几乎是正常的,但在高频有 60dB 的听力损失,显然听力损失是先天的。往后的几年中听力损失并没有进展。其他听力学测试并没有描述。

前庭系统:没有前庭相关检查的报道。

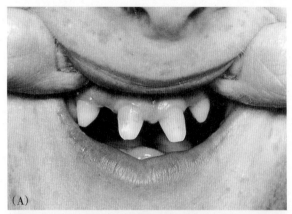

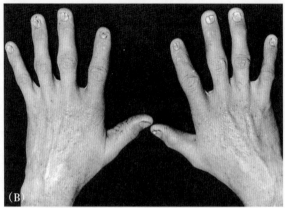

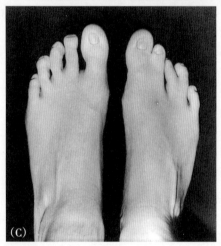

图 16-31　显性甲营养不良、圆锥形牙齿和感音神经性听力损失（Robinson 综合征）

(A)缺失和畸形圆锥冠状牙齿。(B)有皱纹和裂缝的小的营养不良的指甲。(C)并趾和趾甲发育不全

实验室检查：汗液的电解质浓度在 2 个病例中升高,在另外 2 个病例中基本正常。

遗传学：两个家系中都有至少 3 代人患病,因此,遗传特征提示是常染色体显性遗传。

诊断：隐性遗传性甲营养不良及先天性感音神经性听力损失综合征与本综合征鉴别之处在

于：前者没有牙齿受累,指甲不存在明显的裂痕,传递方式是常染色体隐性遗传。甲营养不良和圆锥形冠状牙齿可能出现在许多综合征中：少汗性外胚层发育不良、软骨外胚层发育不良、Rieger 综合征、色素失调症和其他综合征[2]。

预后：指(趾)甲和牙齿的异常以及听力损失并不能随时间而改变。

总结：这个综合征的特征包括①常染色体显性遗传;②甲营养不良;③圆锥形冠状牙齿和少牙畸形;④高汗液电解质浓度;⑤中到重度感音神经性听力损失。

参考文献

1. Bonioli E et al. La sindrome di Robinson (onico-odontodisplasia e sordità percettiva). [Robinson's syndrome (onycho-odontodysplasia with perceptive deafness).] *Minerva Pediatr.* 1984;36:421–424.
2. Gorlin RJ et al. *Syndromes of the Head and Neck*, 4th ed. New York: Oxford University Press; 2001.
3. Kondoh T et al. Autosomal dominant onychodystrophy and congenital sensorineural deafness. *J Hum Genet.* 1999;44:60–62.
4. Robinson GC et al. Familial ectodermal dysplasia with sensorineural deafness and other anomalies. *Pediatrics.* 1962;30:797–802.

特应性皮炎和感音神经性听力损失
atopic dermatitis and sensorineural hearing loss

4 个家系的成员报道为特应性皮炎和感音神经性听力损失。临床和遗传差异提示遗传异质性。

皮肤系统：Konigsmark 等[2]描述了两个兄弟和一个姊妹的案例,首次发病为 10 岁,首发症状为皮炎。皮损包括轻度苔藓样的鱼鳞病,累及前臂、肘部、肘窝、手腕、手部、腰部,但不包括双腿的红斑样皮损区域(图 16-32A、B)。Schultz Larsen 等[3]报道了一个家系,四代人中 11 名患者中有 4 人有典型的特应性皮炎,累及手部、腕部、前臂、脚踝和腿部。初次发病都在婴儿期。Verbov[4]记录了一个家系,3 代人中有 4 名受累家系成员。这个家系中的 2 名成员有特应性。一个有累及躯干部的湿疹。所有 4 名患者都有掌跖部的皮肤角化症。Frentz 等[1]描述了 2 个婴儿期初发的特应性皮炎兄弟病例,也都有掌跖角化病。他们父辈的家族中有类似常染色体显性遗传的掌跖部皮肤角化,然而他们母系家族中

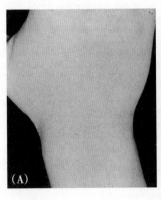
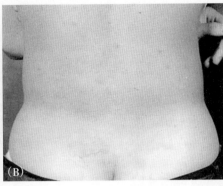
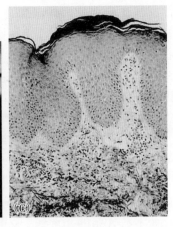

图 16-32　特应性皮炎和感音神经性听力损失

(A)先证者手腕背部受累。(B)腰部相似的改变。(C)肘前皮肤活组织切片提示棘皮症、角化过度和真皮层淋巴细胞浸润

［引自：BW Konigsmark et al., JAMA 1968；204：953.］

存在罹患遗传性过敏性皮炎的个体。

听觉系统：在 Konigsmark 等[2]报道的家庭中，听力损失首发于 3~5 岁。没有病例的听力损失严重到影响学校学习的程度。五六岁时听力测试提示双侧对称性的感音神经性听力损失，气导骨导都有 15~50dB 的听力损失。言语接受阈和预期的听力损失相对应。在所有 3 个同胞中言语识别率都超过 90%。短增量敏感指数检测在 2 000~4 000Hz 是 100%，音衰变试验是阴性的。耳科检查提示除了听力损失没有其他异常。在 10 年时间里反复测试听力，提示没有听力损失的进展。在第二个家系中[3]，11 个家系成员中的 10 个有双侧中频的感音神经性听力损失，初次发病在婴儿期到 10 岁之间。听力损失程度为 35~55dB。听力损失是否是渐进的还不得而知。第三个家系中[4]，听力损失描述为先天性累及高频。第四个家系[1]则表现为无进展的双侧感音神经性听力损失，累及中频，初发年龄在 4~6 岁之间。

前庭系统：仅在 1 个家系的 3 名同胞身上做过检测，并提示为前庭功能正常。

实验室检查：4 个家系中的 3 个检测到 IgE 增高[1,3,4]。2 个家系做了皮肤试验，结果许多抗原提示阳性[1,3]。

病理学：一个家系中[2]，肘窝部的一块皮肤斑块的病理切片活检提示中度的棘皮症、角化过度和真皮层上部大片淋巴细胞浸润（图 16-32C）。

遗传学：Konigsmark 等[2]描述的家系遗传模式符合常染色体隐性遗传，而 Verbov[4] 和 Schultz Larsen 等[3]描述的家系符合常染色体显性遗传。第四个家系[1]的特应性和掌跖角化病可能被归为常染色体显性遗传性状，但仅累及 2 个兄弟的感音神经性听力损失是常染色体隐性遗传性状。

诊断：常染色体隐性疾病似乎以不典型皮炎为特征，然而常色体显性遗传条件下的特应性皮炎在早发年龄和身体上的分布都更为典型。

预后：听力损失明显、不存在渐进性的进展，并且智力是正常的。

小结：主要特征是①不确定的遗传模式；②特应性皮炎；③非渐进性的听力损失。

参考文献

1. Frentz G et al. Congenital perceptive hearing loss and atopic dermatitis. *Acta Otolaryngol.* 1976;82:242–244.
2. Konigsmark BW et al. Familial neural hearing loss and atopic dermatitis. *JAMA.* 1968;204:953–957.
3. Schultz Larsen F et al. Atopic dermatitis and congenital deafness. *Br J Dermatol.* 1978;99:325–328.
4. Verbov JC. Palmoplantar keratoderma, deafness, and atopy. *Br J Dermatol.* 1987;116:881–882.

着色性干皮病
xeroderma pigmentosum

着色性干皮病（XP）是一种以光过敏为特征的疾病，导致暴露皮肤的萎缩，可以发展为色素沉着、毛细血管扩张、皮肤角化、儿童期的恶性肿瘤。这些症状来源于 DNA 修复片段的缺失，使得紫外线辐射造成的损伤无法修复。许多其他症状诸如：生长迟缓、智力障碍、小头畸形、共济失调、构音障碍、舞蹈徐动症、皮质脊髓束受累、周围神经病变和性腺功能减退。这些异常情况在美国和欧洲的互补 D 组更为普遍（见下页）。

目前，一共有 7 种切除 - 修复的互补形式（A~G），一个没有名称的独特形式和一个预见性切除形式[6]。人种的区别非常明显，A、C、D 组变异在美国、欧洲和埃及非常普遍，A 组在日本普遍。大多数 A 组的儿童到 7 岁前就出现神经病学上的特征，但 D 组个体展现出相同的改变要到 7~20 岁[5,11,12]。读者在患者出现类似的临床症状时应该查阅"Cockayne 综合征"。

听力学发现：渐进性感音神经性听力损失首先累及高频听力，似乎是耳蜗来源的[2-9]。Mimaki 等[9]记录了 34 个 A 组着色性干皮病患者中有 22 个有感音神经性听力损失，然而在 Kraemer 等[5]回顾的 830 个着色性干皮病患者中只有 28 个出现了感音神经性听力损失。似乎在 A 子类着色性干皮病患者中存在感音神经性听力损失的倾向性，好发于伴有神经传导减弱、行走困难及偶发小头畸形的这类患者。因此，A 类着色性干皮病患者中，出现感音神经性听力损失似乎仅限于严重的着色性干皮病患者类型。Anttinen 等[1]描述了在一些法国患者中出现的 3 种不同的子类型；A 型和 G 型的患者有感音神经性听力损失，而 C 型的 2 个患者则没有。

遗传学：遗传形式是常染色体隐性。

分子生物学研究：A 型着色性干皮病的基因定位于 9q34.1[12]，被命名为 XPA。其他互补组都定位在不同的基因位点（可见 Kraemer 等[6]的综述）。

预后：神经变性症状的发病频率取决于着色性干皮病的类型。皮肤恶性肿瘤非常普遍，比正常人群平均早发生 50 年。强烈推荐避免无保护的紫外线暴露和使用防晒霜[9]。口服维 A 酸类药物和局部注射干扰素也是有益处的[10]。

参考文献

1. Anttinen A et al. Neurological symptoms and natural course of xeroderma pigmentosum. *Brain.* 2008;131:1979-1989.
2. Kanda T et al. Peripheral neuropathy in xeroderma pigmentosum. *Brain.* 1990;113:1025-1044.
3. Kenyon GS et al. Neuro-otological abnormalities in xeroderma pigmentosum with particular reference to deafness. *Brain.* 1985;108:771-784.
4. Kraemer KH, Slor H. Xeroderma pigmentosum. *Clin Dermatol.* 1985;3:33-69.
5. Kraemer KH et al. Xeroderma pigmentosum: cutaneous, ocular, and neurological abnormalities in 830 published cases. *Arch Dermatol.* 1987;123:241-250.
6. Kraemer KH et al. Xeroderma pigmentosum. In Pagon RA et al., eds., GeneReviews (Internet). Seattle, WA: University of Washington; 1993; 2003 (updated 2011). Accessed December 15, 2011.
7. Longridge NS. Audiological assessment of deafness associated with xeroderma pigmentosum. *J Laryngol Otol.* 1976;90:539-551.
8. Mamada A et al. Delayed sensorineural deafness and skin carcinogenesis in a Japanese xeroderma pigmentosum group D patient. *Photodermatology.* 1988;5:83-91.
9. Mimaki T et al. EEG and CT abnormalities in xeroderma pigmentosum. *Acta Neurol Scand.* 1989;80:136-141.
10. Moriwaki S-I, Kraemer KH. Xeroderma pigmentosum—bridging a gap between clinic and laboratory. *Photoderm Photoimmun Photomed.* 2001;17:47-54.
11. Reed WB et al. Xeroderma pigmentosum. Clinical and laboratory investigation of its basic defect. *JAMA.* 1969;207:2073-2079 (case 2).
12. Robbins JH et al. Neurological disease in xeroderma pigmentosum. *Brain.* 1991;114:1335-1362.
13. Tanaka K et al. Analysis of the human DNA excision repair gene involved in group A xeroderma pigmentosum and containing a zinc-finger domain. *Nature.* 1990;348:73-76.

Helweg-Larsen Ludvigsen 综合征
无汗症和渐进性感音神经性听力损失
anhidrosis and progressive sensorineural hearing loss (Helweg-Larsen and Ludvigsen syndrome)

先天性无汗症是外胚层发育不良的诸多表现之一。它可以单发，也可以与其他皮肤缺陷合并出现，最常见的是少牙畸形和稀毛症。1946 年，Helweg-Larsen 和 Ludvigsen 描述了一种以先天性无汗症和渐进性感音神经性听力损失为特征的综合征[2]。他们检出了 6 个受累家庭成员，并且根据病史诊断出另外 8 个病例。

皮肤系统：患者表现出显著的出汗功能缺失；首次出现于 1 岁左右。在劳累或气候炎热时，患者自觉严重不适，可因头痛、呼吸困难和心悸而频繁出现工作能力的丧失。取代汗液出现的是盐渍颗粒，分布在腋下、颈部和鼻梁部的皮肤。对一名患者进行淀粉 - 碘试验显示：除在鼻梁、腋下、前臂、颈部和胸肌区外其他部位很少出汗。在以上各个部位可发现 6~28 个出汗点（图 16-33A）。肌肉工作时，出汗点无明显增多。将前臂置于 52℃的房间内 50 分钟，另一组试验皮下给予 0.3mg 毛果芸香碱，同一个体上试验，只抑制

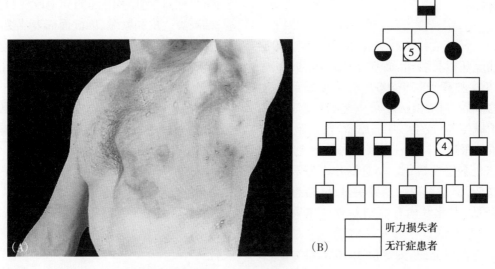

图 16-33 无汗症和感音神经性听力损失（Helweg-Larsen Ludvigsen 综合征）

（A）淀粉 - 碘试验显示在胸部区域散在分布出汗点。（B）家系图提示 5 代人中有 14 名患者

［来自：HF Helweg-Larsen and K Ludvigsen, Acta Dermatol Venereol（Stockh）1946；26：489］

少数出汗点。相比较，正常对照组个体 2 个试验均有丰富的出汗点。

听觉系统：5 个汗液分泌障碍的患者同时伴有进行性感音神经性听力损失。首先在 35~45 岁患者中发现。2 例患者听力图显示高频感音神经性听力损失。无其他关于听力损失的进一步描述。

前庭系统：未提到前庭试验。

实验室检查：先证者全血细胞计数和尿液分析正常。

病理学：前臂皮肤活检组织检查显示具有正常毛囊和血管，但无汗腺或皮脂腺。一名病人腋窝皮肤活检显示明显缺乏汗腺和皮脂腺。

遗传：在 6 名患者中，已经确诊了无汗症。另外 8 例患者通过病史也诊断为无汗症。还有 5 例无汗症患者同时患有进行性听力损失，并通过听力检查而证实（图 16-33B）。

该家系图显示在一个 5 代人的家系中，有 14 位患者，该家系图的特点符合常染色体显性遗传。

诊断：文献中已经描述过一些类型的无汗症。Mahloudji and Livingston 曾经报道过一个常染色体隐性遗传的无汗症家系，但该家系的患者没有牙齿、面部和大脑的异常[3]。X 连锁和罕见的常染色体隐性类型的低汗性外胚层发育不良都包括无牙症和少毛症[1]。尽管有人报道过听力损失，但实际上听力损失比较罕见[4,5,7]。无汗症有时也与先天性感觉神经病同时发生[6]。这种类型的遗传性无汗症在遗传方式和合并缺陷方面与本章所述的无汗症不同。

预后：要确定是否有进行性听力损失，就需要多更多的患者进行检查，这种听力损失显然是缓慢进行的。

小结：这一综合征的特点包括：①常染色体显性遗传；②先天性无汗症；③在中年发生进行性感音神经性听力损失。

参考文献

1. Gorlin RJ et al. Hypohidrotic ectodermal dysplasia in females. A critical analysis and argument for genetic heterogeneity. *Z Kinderheilkd.* 1970;108:1–11.

2. Helweg-Larsen HF, Ludvigsen K. Congenital familial anhidrosis and neurolabyrinthitis. *Acta Dermatol Venereol.* 1946;26:489–505.

3. Mahloudji M, Livingston KE. Familial and congenital simple anhidrosis. *Am J Dis Child.* 1967;113:477–479.

4. Passarge E et al. Anhidrotic ectodermal dysplasia as autosomal recessive trait in an inbred kindred. *Humangenetik.* 1966;3:181–185.

5. Reich H, Kumpf W. Nase, Nasennebenhöhlen und Innenohr bei anhidrotischer ektodermaler Dysplasie. [The nose, paranasal sinuses and inner ear in anhidrotic ectodermal dysplasia.] *HNO.* 1974;22:284–286.

6. Vassella F et al. Congenital sensory neuropathy with anhidrosis. *Arch Dis Child.* 1968;43:124–130.

7. Wesser DW, Vistnes LM. Congenital ectodermal dysplasia, anhidrotic, with palatal paralysis and associated chromosome abnormality. [Congenital ectodermal dysplasia, anhidrotic, with palatal paralysis and associated chromosome abnormality.] *Plast Reconstr Surg.* 1969;44:396–398.

圆柱瘤病
cylindromatosis

圆柱瘤病以鼻唇沟、面部、眼睑、耳、头部和上躯干多发肿瘤为特征,90% 累及头颈部[1-5]。多数肿瘤到青春期才出现,可以是圆柱瘤(透明质包绕嗜碱细胞)或毛发 - 上皮瘤(角细胞)。有腮腺受累的报道[4]。圆柱瘤被认为是良性肿瘤,但是偶尔也会恶性转化[5]。遗传方式为常染色体显性遗传,但是表现度差异明显,男性患者的外显率降低,因此发病有性别差异。如果有听力损失,通常是继发于外耳道肿瘤[7]。对所有发病家系进行研究,基因定位于 16q12-13,而且没有遗传异质性[6]。最近发现 CYLD 基因是肿瘤的抑制基因[2]。CYLD 基因突变导致 Brooke-Spiegler 综合征(圆柱瘤、毛发上皮瘤、螺旋腺瘤)和家族性毛发上皮瘤[8]。

参考文献

1. Anderson DE, Howell JB. Epithelioma adenoides, cysticum genetic update. *Br J Dermatol*. 1976;95:225–232.
2. Bignell GR et al. Identification of the familial cylindromatosis tumour-suppressor gene. *Nat Genet*. 2000;25:160–165.
3. Blandy JP et al. Turban tumours in brother and sister. *Br J Surg*. 1961;49:136–140.
4. Jungehulsing M et al. Turban tumour with involvement of the parotid gland. *J Laryngol Otol*. 1999;113:779–783.
5. Kuklani RM et al. Malignant cylindroma of the scalp arising in a setting of multiple cylindromatosis: A case report. *Head and Neck Pathol*. 2009;3:315–319.
6. Takahashi M et al. Linkage and LOH studies in 19 cylindromatosis families show no evidence of genetic heterogeneity and refine the *CYLD* locus on chromosome 16q12–q13. *Hum Genet*. 2000;106:58–65.
7. Van Balcom IDC, Hennekam RCM: Dermal eccrine cylindromatosis. *J Med Genet*. 1994;31:321–324.
8. Van den Ouweland AM et al. Identification of a large rearrangement in *CYLD* as a cause of familial cylindromatosis. *Fam Cancer*. doi 10.1007/s10689-010-9393-y, 2010.

对称性脂肪瘤病伴感音神经性听力损失
symmetrical lipomatosis and sensorineural hearing loss

1984 年,Stevenson[3]报道了 1 个大家系的 4 代内有 21 人患有以对称性脂肪瘤病、皮肤僵硬、多系统性表现和不同程度的听力损失为特征的疾病。

颅面表现:所有受试者均有面中部发育不全,常见眼球突出和眼部的其他改变,包括外斜视、结膜炎。皮肤紧绷,因此面部表情受限。

皮肤系统:皮肤紧绷且僵硬,特别是口周和肢体末端,手足的皮下组织减少,皮下组织的脂肪瘤肥大,特别是在胸部和上腹部。

肌肉骨骼系统:小关节增大,大多数关节僵硬和(或)活动减少,常见关节痛、肌肉痉挛和肌肉萎缩。

心血管系统:超过 50% 的受试者有高血压和动脉硬化。

肾脏系统:多数患者有血尿和肾结石,其中结石的成分包括99% 的草酸钙和 1% 的羟基磷灰石。

胃肠系统:胃肠道症状常见,包括胃溃疡、十二指肠溃疡和吞咽困难。

听觉系统:感音神经性听力损失,通常为双侧,程度不一。有些患者其他症状在此之前就出现了。

实验室检查:大多数患有高血糖、高脂血症、高尿酸血症、尿素氮升高、女性睾丸素水平升高和蛋白尿。

病理学:肌肉活检正常,但是皮肤活检可见真皮角质透明样变,X 线检查可见指间关节膨大。

遗传学:常染色体显性遗传,基础分子缺陷未知。

诊断:虽然该病和硬皮病及"僵皮"综合征有一些相同症状,但是本病累及内脏,并有听力下降,可以鉴别。虽然 Stevenson 等[3]认为该病与对称性脂肪瘤病(Lanois-Bensuade 综合征)相同[1,2],但是后者均无听力损失或肾异常或消化道异常,因此这可能是异质性脂肪过多症的特殊情况。

预后:幼年时发病,进行性发展并造成体质下降,但对寿命无明显影响。

小结:该疾病具有以下特征:①常染色体显性遗传;②皮肤僵硬;③胸部和上腹部脂肪过多;④关节僵硬;⑤胃溃疡;⑥动脉粥样硬化;⑦肾结石;⑧感音神经性听力损失。

参考文献

1. Enzi G. Multiple symmetrical lipomatosis: an updated clinical report. *Medicine*. 1984;63:56–64.
2. Enzi G et al. Sensory, motor and autonomic neuropathy in

patients with multiple symmetrical lipomatosis. *Medicine.* 1986;64: 388–392.

3. Stevenson RE et al. Symmetrical lipomatosis associated with stiff skin and systemic manifestations in four generations. *Proc Greenwood Genet Ctr.* 1984;3:56–64.

皮肤发育不全 - 耳畸形
aplasia cutis ear-malformations

1979 年,Anderson 等[1]报道了 1 个 4 代的墨西哥 - 美国家系,其部分成员患有皮服发育不全、招风耳、面部麻痹、耳前凹和(或)胸骨下凹。1 例患者有单侧传导性听力损失伴同侧外耳道闭锁。本病为常染色体显性遗传。

参考文献

1. Anderson CE et al. Autosomal-dominantly inherited cutis aplasia congenita, ear malformations, right-sided facial paresis, and dermal sinuses. *Birth Defects.* 1979;15(5B):265–270.

灶性皮肤发育不全
Goltz-Gorlin 综合征
focal dermal hypoplasia (Goltz-Gorlin syndrome)

灶性皮肤发育不全的特征包括:皮肤萎缩、线性色素不足和色素浓集、皮肤局部表浅脂肪堆积、黏膜和口周皮肤多发性乳头状瘤、牙源性角化囊肿[5]、指甲萎缩和一系列眼部和骨骼异常(图 16-34)。由 Goltz 等[10]和 Ginsburg 等[8]进行归纳,并由 Goltz[9]总结。

通过 X 连锁遗传,男性致死性,除非存在细胞嵌合体[15]。已经报道过母 - 女遗传方式[1],也可由杂合型父亲传递给女儿[12],约 95% 的患者是散发病例[9,19,20]。5%~10% 的患者有伴听力损失的综合征,未进行颞骨检查。在该综合征患者中,Holden 和 Akers[13]曾报道 3 岁的混合性听力损失患儿,Stollman[18]发现有感音神经性听力损失患者,Goltz[9]和 Reber 等[16]发现有感音神经性听力损失患者,Daly[4]、Ginsburg 等[8]、Ferrara[6]发现有外耳道狭窄,还有关于中耳胆脂瘤的记录[2,18],Gordjani 等[11]报道了患喉阻塞性乳头状瘤的 14 岁女孩,Irvine 等[14]报道过小肠扭转患者。

一些严重的病例,会出现 Cantrell 五联征或四肢 - 躯体复合体。个别灶性皮肤发育不全患

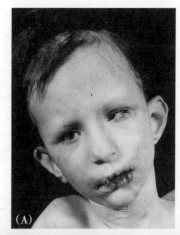

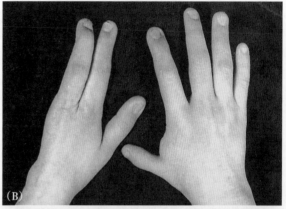

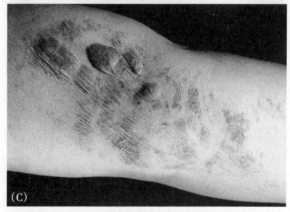

图 16-34　灶性皮肤发育不全(Goltz-Gorlin 综合征)
(A)口周多发性乳头状瘤病变、虹膜缺失、斜视和头发稀疏;(B)双手手术后改变,注意拇指变小、单手尺侧轴后性手指减少、指甲发育不全;(C)肘前区多发囊性病变

者有下肢发育不全[3]。*PORCN* 突变导致灶性皮肤发育不全[7,17]。

参考文献

1. Bellosta M et al. Focal dermal hypoplasia: report of a family with 7 affected women in 3 generations. *Eur J Dermatol.* 1996;6: 499–500.

2. Büchner SA, Itin P. Focal dermal hypoplasia syndrome in a male patient. *Arch Dermatol*. 1992;128:1078–1082.
3. Clements SE et al. *PORCN* gene mutations and the protean nature of focal dermal hypoplasia. *Br J Dermatol*. 2009;160:1103–1109.
4. Daly JG. Focal dermal hypoplasia. *Cutis*. 1968;4:1354–1359.
5. Dixit S et al. Multiple odontogenic keratocysts associated with Gorlin-Goltz syndrome. *Kathmandu U Med J*. 2009;7:414–418.
6. Ferrara A. Goltz's syndrome. *Am J Dis Child*. 1972;123:263.
7. Froyen G et al. Novel *PORCN* mutations in focal dermal hypoplasia. *Clin Genet*. 2009;76:535–543.
8. Ginsburg LD et al. Focal dermal hypoplasia syndrome. *AJR Am J Roentgenol*. 1970;110:561–571.
9. Goltz RW. Focal dermal hypoplasia syndrome: an update. *Arch Dermatol*. 1992;128:1108–1111.
10. Goltz RW et al. Focal dermal hypoplasia syndrome. *Arch Dermatol*. 1970;101:1–11.
11. Gordjani N et al. Focal dermal hypoplasia (Goltz-Gorlin syndrome) associated with obstructive papillomatosis of the larynx and hypopharynx. *Eur J Dermatol*. 1999;9:618–620.
12. Gorski JL. Father-to-daughter transmission of focal dermal hypoplasia associated with nonrandom X-inactivation: support for X-linked inheritance and paternal X chrmosome mosaicism. *Am J Med Genet*. 1991;40:332–337.
13. Holden JD, Akers HA. Goltz's syndrome: focal dermal hypoplasia combined mesoectodermal dysplasia. *Am J Dis Child*. 1967;114:292–300.
14. Irvine AD et al. Focal dermal hypoplasia (Goltz syndrome) associated with intestinal malrotation and mediastinal dextroposition. *Am J Med Genet*. 1996;62:213–215.
15. Maas SM et al. Phenotype and genotype in 17 patients with Goltz-Gorlin syndrome. *J Med Genet*. 2009;46:716–720.
16. Reber T et al. Goltz-Gorlin-Syndrom bei einem Mann. [Goltz-Gorlin syndrome in a male.] *Hautarzt*. 1987;38:218–224.
17. Seoane J et al. Oral manifestations associated with focal dermal hypoplasia. *Dermatol*. 2009;219:368–370.
18. Stollman K. Bisher noch nicht beschriebene Befunde bei Incontinentia pigmenti. *Dermatol Wochenschr*. 1967;153:489–496.
19. Temple IK et al. Focal dermal hypoplasia (Goltz syndrome). *J Med Genet*. 1990;27:80–97.
20. Wechsler MA et al. Variable expression in focal dermal hypoplasia. *Am J Dis Child*. 1988;142:297–300.

Nielsen-Sjödlund 型大疱性表皮松解症

epidermolysis bullosa, type Nielsen-Sjölund

Nielsen 和 Sjölund[1]报道了两姐妹患有单纯大疱性表皮松解症、部分牙齿先天性缺失和其他外胚层缺陷。皮肤大疱发病时间在 3 月龄 ~1 岁,2 名女孩的病变均限于足部,其中 1 名女孩手部也有。4 月龄后头发变稀疏、易折断,但最终可以再生。指甲弯曲和(或)增厚。一女孩 5 岁时出现单耳极重度感音神经性听力损失,智力发育应该正常,可能是常染色体隐性遗传。

参考文献

1. Nielsen PG, Sjölund E. Epidermolysis bullosa simplex localisata associated with anodontia, hair and nail disorders: a new syndrome. *Acta Dermatol Venereol (Stockh)*. 1985;65:526–530.

多毛耳伴 Y 连锁感音神经性听力损失

hairy ears and Y-linked sensorineural hearing loss

有一个印度大家系,男性患者耳轮处长出长毛[1,3-6](图 16-35)。在此家系中,男性患者将多毛耳遗传给他所有的儿子但未遗传给女儿,因此考虑这是 Y 连锁遗传。Rao[3-5]提出多毛耳可能是两个基因位点相互作用的结果,一个位于 X 和 Y 染色体的同源片段上,1 个位于 Y 染色体的非同源片段上。Tarantino 等[7]报道了 1 个 4 代家系中的 7 例患者,所有均有多毛耳、全频听力下降(40~60dB)。

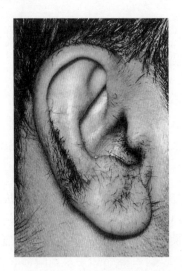

图 16-35　多毛耳、Y 连锁感音神经性听力损失
多毛耳

然而,Lee 等[2]使用单倍体分型证明多毛耳特征并不是 Y 连锁,因此这个性状不应该被用作 Y 连锁的特征。听力损失是否是致病基因突变的多向性表现或是巧合仍是未知的。这需要进一步研究。

参考文献

1. Dronamraju KR. Y-linkage in man. *Nature*. 1964;201:424–425.
2. Lee AC et al. Molecular evidence for absence of Y-linkage of the Hairy Ears trait. *Eur J Hum Genet*. 2004;12:1077–1079.
3. Rao DC. A contribution to the genetics of hypertrichosis of the ear rims. *Hum Hered*. 1970;20:486–492.
4. Rao DC. Two-gene hypothesis for hairy pinnae. *Acta Genet Med Gemellol*. 1970;19:448–453.
5. Rao DC. Hypertrichosis of the ear rims: two remarks on the two-gene hypothesis. *Acta Genet Med Gemellol*. 1972;21:216–220.

6. Stern C et al. New data on the problem of Y-linkage of hairy pinnae. *Am J Hum Genet*. 1964;16:455–471.
7. Tarantino V et al. Sorditaá ereditaria legata al cromosome Y? Studio di un gruppo famigliare. *Otorinolaringologia*. 1990;40:107–109.

组织细胞性皮肤关节炎
histiocytic dermatoarthritis

本病是 Zayid、Farraj[2]和 Valente 等[1]报道的在两个大家系中发现的病症。临床表现包括皮肤结节,早年发病的血清反应阴性的关节炎,尤其以手足关节较重,眼部损害包括青光眼、葡萄膜炎和(或)白内障。两个家系中的遗传方式都符合常染色体显性遗传。听力缺陷只在 1 例患者发现,为中度感音神经性听力损失。

参考文献

1. Valente M et al. Familial histiocytic dermatoarthritis: histological and ultrastructural findings in two cases. *Am J Dermatopathol*. 1987;9:491–496.
2. Zayid I, Farraj S. Familial histiocytic dermatoarthritis: a new syndrome. *Am J Med*. 1973;54:793–800.

Buschke-Ollendorff 综合征
弹性结缔组织痣、全身脆性骨硬化和传导性听力损失
elastic connective tissue nevi, osteopoikilosis, and conductive hearing loss (Buschke-Ollendorff syndrome)

Buschke-Ollendorff 综合征是一种常染色体显性遗传病,结合了全身脆性骨硬化和皮肤损害两种特征的弹性或者胶原性结缔组织痣[4]。虽然 Yadegari 等[6]在他们的患者中没有找到 *LEMD3*[1]突变且认为这可能是遗传异质性导致的,但是在多数病例中 *LEMD3* 被认为是致病基因。虽然全身脆性骨硬化在一些病例中有报道,但是大多数病例没有其他临床表现[2,3,5]。是否这是该病的部分临床表现或者偶然情况仍然未知[6]。

参考文献

1. Hellemans J et al. Loss-of-function mutations in *LEMD3* result in osteopoikilosis, Buschke-Ollendorff syndrome and melorheostosis. *Nat Genet*. 2004;36:1213–1218.
2. Herzberg A et al. Buschke-Ollendorff syndrome, otosclerosis and congenital spinal stenosis. Annual Meeting of American Society of Human Genetics. *Am J Hum Genet*. 1992 ;51(Suppl):Abst. 377.
3. Piette-Brion B et al. Dermatofibromes, élastomes et surdité. Un nouveau cas de syndrome de Buschke-Ollendorff. *Dermatologica*. 1984;168:255–258.
4. Schena D et al. Buschke-Ollendorff syndrome. *Int J Dermatol*. 2008;47:1159–1161.
5. Strosberg J, Adler RG. Otosclerosis associated with osteopoikilosis. *JAMA*. 1982;246:2030–2031.
6. Yadegari M et al. Buschke-Ollendorff syndrome. Absence of *LEMD3* mutation in an affected family. *Arch Dermatol*. 2010;146:63–68.

IBIDS 综合征
IBIDS syndrome

BIDS 综合征的定义来源于其所有症状第一个字母的缩写,包括鱼鳞病、头发焦枯、智力障碍、生殖力降低、身材矮小症。还与轴向骨硬化和外周骨质缺乏有关[1]。在已经报道过约 10 例患者中,2 例有混合性听力损失,但是无详细的听力学记录[2,3]。

参考文献

1. Civitelli R et al. Central osteosclerosis with ectodermal dysplasia: clinical, laboratory, radiological, and histopathological characterization with review of the literature. *J Bone Min Res*. 1989;4:863–875.
2. Dowd PM, Munro DD. Ichthyosis and osteopetrosis. *J R Soc Med*. 1983;76:423–426.
3. Johnson F et al. Case report 50. *Skeletal Radiol*. 1978;2:185–186.

Fountain 综合征
面部轮廓粗糙、智力障碍、皮肤肉芽肿和极重度先天性感音神经性听力损失
coarse face, intellectual disability, skin granulomata, and profound congential sensorineural hearing loss (Fountain syndrome)

1974 年,Fountain[1]报道了智力障碍的 4 兄弟,嘴唇明显膨大,有极重度先天性感音神经性听力损失。Fryns 等[2,3]报道过另外两兄弟和 1 例散发患者。Van Buggenhout 等[5]报道了另外 2 个案例并对 Fryns 报道的 3 名患者进行了跟踪报道。

体格检查:出生体重和身长均正常,但是成年后身高低于 153cm。从正常头颅到大头畸形、面部轮廓"粗糙"、颊部皮下组织膨胀、睑裂狭窄、鼻梁宽厚。嘴唇最初正常,但是进行性肿大,以致成年后非常丰满和突出。一个家系 4 兄弟中 3 人有口唇肉芽肿性肿胀[1](图 16-36)。手足短

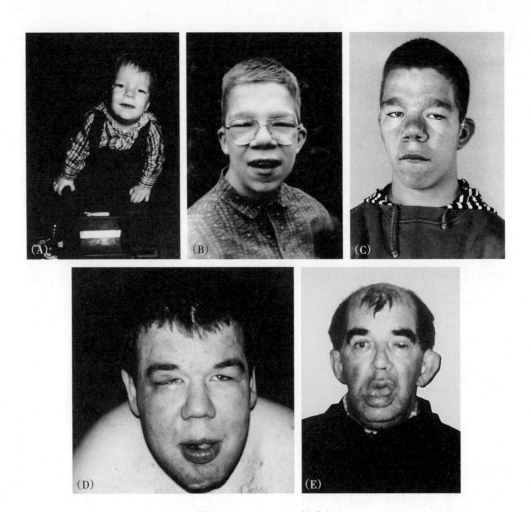

图 16-36 Fountain 综合征

(A) 2.5 岁患儿;(B) 同一患儿 5 岁时;(C) 同一患者 17 岁时;(D) 另一例 26 岁患者;(E) 44 岁的第 3 个患者,注意"粗糙"面容和嘴唇膨大

[引自:GJCM Van Buggenhout et al. Genet Couns,1996;7:177-183;经 JP Fryns,ed,Genetic Counseling. 同意复印]

而圆,末端指(趾)骨短而宽[2,3]。

肌肉骨骼系统:X 线片改变可见颅骨增厚和股骨及桡骨远端畸形[1,2],髋臼浅[1]。

皮肤系统:1 例患者 15 岁时出现口腔黏膜赘生物和牙龈肥厚[1],22 岁时下嘴唇开始进行性肿胀和肉芽样变。她的弟弟有腹股沟疝修复史,随后有异物肉芽肿反应。22 岁时开始出现上唇膨大。第 3 个同胞没有肉芽肿形成,所以这可能是该病的偶尔改变。

中枢神经系统:所有患病的兄弟姐妹均有智力障碍,程度从轻到重[2],伴有全身肌张力减低[2]。导致成年后轻度脊柱侧弯。2 兄弟有婴儿期的阵挛发作[3],第 3 个是儿童期发病[5]。有言语障碍的趋势,性格友好[5]。

听觉系统:所有患者均有极重度先天性感音神经性听力损失,伴低频听力残余[2]。颞骨断层成像可见耳蜗转数不足(Mondini 畸形)[2]。

前庭系统:未进行前庭研究。

病理学:牙龈活检可见肉芽肿组织内有大的不含脂肪的泡沫细胞渗入,PAS 染色呈弱阳性和淀粉酶抗性[1]。

遗传学:虽然男女比例为 7:1,但是应该是常染色体隐性遗传。

诊断:该综合征与一种常染色体隐性遗传疾病——天冬氨酰葡糖胺尿症(aspartylglu-cosaminuria)非常相似,后者以智力障碍、面容粗糙、面颊下垂、频发感染、腹泻和空泡样淋巴细胞为特征,但 Fountain 综合征患者的生化检查是正常的[1,2]。

面部肿胀改变与 Melkersson-Rosenthal 综合

征相似[4];但是后者没有智力障碍和听力损失。

预后：虽然该病不会危及生命，但是一般预后差。

小结：该综合征的特征包括：①可能是常染色体隐性遗传；②智力障碍；③一定程度的身材矮小；④偶发皮肤肉芽肿；⑤颅骨增厚和骨畸形；⑥重度先天性感音神经性听力损失。

参考文献

1. Fountain RB. Familial bone abnormalities, deaf mutism, mental retardation, and skin granulomas. *Proc R Soc Med.* 1974;67:878–879.
2. Fryns JP. Fountain's syndrome: mental retardation, sensorineural deafness, skeletal abnormalities, and coarse facies with full lips. *J Med Genet.* 1989;26:722–724.
3. Fryns JP et al. Mental retardation, deafness, skeletal abnormalities and coarse face with full lips: confirmation of the Fountain syndrome. *Am J Med Genet.* 1987;26:551–556.
4. Gorlin RJ et al. *Syndromes of the Head and Neck,* 4th ed. New York: Oxford University Press; 2001:751–752.
5. Van Buggenhout GJCM et al. Fountain syndrome: further delineation of the clinical syndrome and follow-up data. *Genet Couns.* 1996;7:177–186.

发育迟缓、智力障碍、小头畸形、癫痫、皮肤病和感音神经性听力损失
growth retardation, intellectual disability, microcephaly, seizures, dermatosis, and sesorineural hearing loss

1990年，Boudhina等[1]报道了3兄弟姐妹患一综合征，包括明显的发育迟缓、智力障碍、小头畸形、癫痫发作、鱼鳞样皮肤病和感音神经性听力损失。癫痫为大发作。其他特征有皮肤色素沉着、膝外翻、趾外翻、前臂外翻。感音神经性听力损失没有其他记录，遗传方式可能是常染色体隐性遗传。

参考文献

1. Boudhina T et al. Syndrome famial associant: nanisme, microcéphalie, oligophrenie, epilepsie, surdité et dermatose. Un nouveau syndrome. [Familial syndrome combining short stature, microcephaly, mental deficiency, seizures, hearing loss, and skin lesions. A new syndrome.] *Ann Pédiatr.* 1990;37:400–403.

Kassutto 综合征
Kassutto syndrome

1987年，Kassutto等[1]报道了一对父女患有前额隆起、面部不对称、暂时性脱发、鼻根宽、鼻翼小、舌系带短并造成轻度舌裂。

双侧听力损失为婴儿期发病，儿童期的听力损失程度不详，但是严重到需要佩戴助听器的程度。父亲为中度非进行性感音神经性听力损失，也是婴儿期发病，但是程度较其女儿轻。可能是常染色体显性遗传。

参考文献

1. Kassutto S et al. A new autosomal dominant craniofacial deafness syndrome. *Clin Genet.* 1987;32:355–359.

Finucane 听力损失 - 色素减退 - 骨骼缺陷综合征
Finucane hearing loss-hypopigmentation-skeletal defects syndrom

1992年，Finucane等[1]报道了2例散发患儿有异常面容、智力障碍、皮肤色素减退、骨骼缺陷和感音神经性听力损失。2例患儿均参加了特殊教育班，并且因为特殊体格和行为相似才得以发现。第1例是女孩，患有发育迟缓和从婴儿期开始的自我刺激性行为。她8月龄时会翻身，11月龄时会坐，15月龄时能独立行走。15岁时出现整体发育迟缓和生长迟缓，并有骨龄延迟。6岁时发现轻到中度感音神经性听力损失。她有双层内眦赘皮，鼻宽而丰满，矮鼻梁，鼻孔前倾，鼻唇沟深，口唇宽（图16-37）。背部和下腹部、腹股沟、腋窝处有多发色素减退区域。8岁时，腕

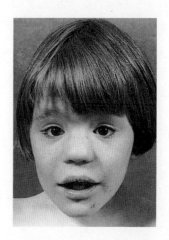

图 16-37　Finucane 听力损失 - 色素减退 - 骨骼缺陷综合征

鼻宽且丰满、口唇宽、杏仁形眼

［引自：B Flnucane et al, Am J Med Genet 1992；43：844］

骨骨化中心出现明显发育迟缓伴随指骨骨化中心局部发育不良。15 岁时基本上不会说话而且青春期延迟。

第 2 例患者也有发育迟缓,9 月龄时会坐,4 岁才独立行走,面部与第 1 例患者相似,躯干和四肢均有多发性色素减退斑。听力检查发现双侧重度感音神经性听力损失。

两患者均有骨骼异常,包括脊柱侧弯、拇指异位、V 型短指(趾)畸形和腕骨发育不良。

参考文献

1. Finucane B et al. A new mental retardation syndrome with deafness, distinctive facies, and skeletal anomalies. *Am J Med Genet.* 1992;43:844–847.

附　　录

其他伴有皮肤异常的疾病

疾病	皮肤改变	在本书中的章节
外耳道闭锁、小耳畸形、皮肤肥大细胞增多症、身材矮小症、传导性听力损失	肥大细胞增多	8(外耳)
视网膜色素变性、白癜风、感音神经性听力损失	白癜风	9(眼)
口 - 面 - 指(趾)综合征 I	粟粒疹	10(肌肉骨骼系统)
EEC 综合征	外胚层发育不良	10(肌肉骨骼系统)
毛发 - 鼻 - 指骨(Trichorhinophalangeal)综合征	毛发稀疏	10(肌肉骨骼系统)
Muckle-Wells 综合征	荨麻疹	11(肾)
肾炎、听力损失、胫前大疱性表皮松解症	大疱性表皮松解	11(肾)
BRESHECK 综合征	外胚层发育不良	11(肾)
Chanarin-Dorfman 综合征	鱼鳞病	15(代谢)
牙釉质发发育不全,白甲,感音神经性听力损失	白甲	17(口腔)

(袁永一　校)

第 17 章

伴有口腔疾病的遗传性听力损失
GENETIC HEARING LOSS ASSOCIATED WITH ORAL AND DENTAL DISORDERS

Helga V. Toriello　著

王浩然,郭春飞　译

虽然只有少数听力损失综合征与口腔异常有关,但把它们放在一个单独的组里面似乎是有必要的。

耳-牙综合征
otodental syndrome

1972 年,Levin 和 Jorgenson[11]描述了在他们看来是之前没有被报道过的牙齿畸形(特别是球形牙,牙齿变大成球状,如果有牙尖和窝沟,也是非常小的)和感音神经性听力损失综合征。然而,更早的报道是 Denes、Csiba 和 deToledo 等[7],目前为止,国际文献已经报道过几个没有血缘关系的家庭[1,3,7,9,16,1,8,19]。

口腔科症状:上下牙列的切牙都很正常,乳牙的情况比恒牙严重。尖牙和后牙的牙冠扩大,呈球形,而且还有多个突出的小叶(图 17-1A、B)。牙尖和窝沟之间的连接消失(分不清牙尖和窝沟)(图 17-1C),因此用“球形牙”这个术语。尖牙颊面的牙釉质缺陷经常被注意到,前磨牙经常缺失或者体积很小[1,3,6,9,14,15]。常有乳牙畸形或恒后牙延迟萌出[1,3,18]。我们可以观察到重复的牙髓腔,有牙列形成,纵向牙隔膜和早期的髓腔闭塞。磨牙有呈圆锥形或牛头齿型(有扩大的髓腔)的根形[1,4,18]。文献中提到复杂和(或)复合的牙瘤长在上下颌骨的后部。Gregory-Evans 等[8]研究了最初被 deTdedo 等[7]描述的一个家庭,发现

许多牙齿融合在一起,而不是真正表现出“球形牙”。Colter 等[4]也注意到了这个发现,牙釉质可能是发育不良,表现出淡黄色。

颅面:脸经常被描述为很长,没有其他的异形特征。

视觉系统:有一个家族被报道虹膜缺失[18],对于家族间变异性的解释,请参考下文。

听觉系统:在所有频率,双侧进行性感音神经性听力损失达 65dB,但在约 1 000Hz 处更加明显。它经常在 30~40 岁达到平衡[5]。听力损失的发病年龄从幼儿到中年不等,这可能会使疾病的诊断变得复杂[5,10,12]。

前庭系统:冷热试验正常。

放射学发现:牙齿的放射学检查显示牙髓腔和根管中有大量钙化灶的磨牙“牛牙症”。在个别人中,乳磨牙表现出具有两个单独的髓腔(髓室和根管),这里多出一个远中侧的牙髓腔。像上面注意到的那样,在一些个体中,放射学检查发现个别融合牙。

病理学:没有病理学研究报道。

遗传:遗传显然是具有可变表达的常染色体显性遗传。

分子生物学研究:对具有视觉异常的家庭进行的研究表明,与定位在 20q13.1 的基因有关[17],然而对这个家庭和另外两个家庭随后的研究表明,在所有的家庭中,都与定位在 11q13 上的基因有关。进一步的研究发现,这三个家庭

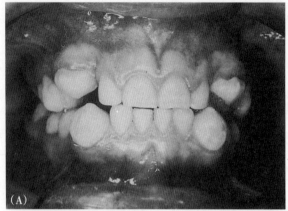

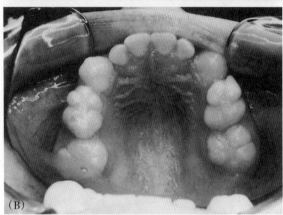

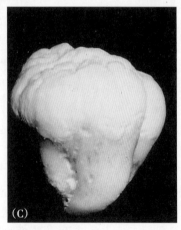

图 17-1 耳 - 牙综合征

（A，B）注意正常中切牙和侧切牙。尖牙和磨牙巨大。
（C）6 岁患儿拔除的磨牙

［（A，B）来自：CJ Witkop Jr，Minneapolis，Minnesota；（C）来
自：J Beck-Mannagetta et al.，Dtsch Zahnärztl Z 1984；39：
232.］

中有三个重叠缺失，*FGF3* 基因在这三个家庭中
都被删除，*FGF3* 基因不仅参与到牙列的发育，也
参与到内耳的发育[2,20]。有视觉缺失发生的这
个家庭有更大的缺失，包括 *FADD* 基因的缺失。
FADD 基因的缺失被认为是造成该家庭眼部组

成变化表型的原因。

诊断：前磨牙缺失在总人群中占 5%，"牛牙
症"可能以单独的症状或者是综合征的一种表现
而存在。

小结：这个综合征的特点是：①常染色体显
性遗传；②牙齿改变，包括尖牙及后牙的球形改
变和"牛牙症"；③双侧高频下降型感音神经性听
力损失。

参考文献

1. Beck-Mannagetta J et al. Odontome und pantonale Hörstörung bei otodentalem Syndrom. *Dtsch Zahnärtzl Z*. 1984;39:232–241.
2. Charles C et al. Modulation of *Fgf3* dosage in mouse and men mirrors evolution of mammalian dentition. *PNAS*. 2009;106:22364–22368.
3. Chen RJ et al. "Otodental" dysplasia. *Oral Surg Oral Med Oral Pathol*. 1988;66:353–358.
4. Colter JD, Sedano HO. Otodental syndrome: A case report. *Pediatr Dent*. 2005;27:482–485.
5. Cook RA et al. Otodental dysplasia: a five-year study. *Ear Hear*. 1981; 2:90–94.
6. Denes J, Csiba A. An unusual case of hereditary developmental anomalies of cuspids and molars. *Fogorv Sz*. 1969;62:208–212.
7. deToledo OA et al. Rare multiple dental anomaly in 3 brothers: report of case. *Ref Fac Farm Odont Araraquara*. 1971;5:207–214.
8. Gregory-Evans CY et al. SNP genome scanning localizes oto-dental syndrome to chromosome 11q13 and microdeletions at this locus implicate *FGF3* in dental and inner-ear disease and *FADD* in coloboma. *Hum Molec Genet*. 2007;16:2482–2493.
9. Gundlach KKH, Witkop CJ Jr. Globodontie—eine neue erbliche Zahnformanomalie. *Dtsch Zahnärztl Z*. 1977;21:194–196.
10. Jorgenson RJ et al. Otodental dysplasia. *Birth Defects*. 1975;11(5):115–119.
11. Levin LS, Jorgenson RJ. Familial otodental dysplasia: a "new" syndrome. *Am J Hum Genet*. 1972;24:A61.
12. Levin LS et al. Otodental syndrome. A "new" ectodermal dysplasia. *Clin Genet*. 1975;8:136–144.
13. Mesaros AJ Jr, Basden JW: Otodental syndrome. *Gen Dent*. 1996;44:427–429 (one case, same as ref. 15).
14. Salmeron JI et al. Odontogenic tumours and dental anomalies in children. *Craniomaxillofac Surg Suppl*. 1996;1:151.
15. Santos-Pinto L et al. Otodental syndrome: three familial case reports. *Pediatr Dent*. 1998;20:208–211.
16. Van Doorne L et al. Otodental syndrome. *Int J Oral Maxillofac Surg*. 1998;27:121–124.
17. Vieira H et al. First genomic localization of oculo-oto-dental syndrome with linkage to chromosome 20q13.1. *Invest Ophthal Vis Sci*. 2002;43:2540–2545.
18. Winter GB. The association of ocular defects with the otodental syndrome. *J Int Assoc Dent Child*. 1983;14:83–87.
19. Witkop CJ Jr.: Globodontia in the otodental syndrome. *Oral Surg*. 1976;41:472–483.
20. Zelarayan LC et al. Differential requirements for *FGF3*, *FGF8* and *FGF10* during inner ear development. *Devel Biol*. 2007;308:379–391.

迷路发育不全、小耳症和小牙症
labyrinthine aplasia, microtia, and microdontia, LAMM

Tekin[4]、Alsmadi[1]、Ramsebner[2]和 Ria-
zuddin[3]等描述了几个具有相同的多种异常综合

征的人。

口腔科症状:牙齿很小,而且牙与牙之间的缝隙比较大,受影响最大的是切牙和尖牙。

颅面部:外耳很小,特别是外耳的上半部分。耳轮通常发育不良和(或)过度折叠。睑裂是下斜的,鼻尖是突出的。脸形通常偏长,颌部很尖。

听觉系统:严重的先天性听力缺失。

影像学表现:内耳的 MRI 提示,无耳蜗及前庭结构发育不良。CT 显示颈静脉孔狭窄常存在,如扩大的导静脉[1,4]。同一个家族内的表现不同并不罕见[2]。

遗传:这种病症是常染色体隐性遗传病,尽管没有明显证据显示,但有学者认为,杂合子可能有轻到中度的传导性听力下降[3]。

分子生物学研究:造成这种情况的原因是 *FGF3* 基因上的纯合或混合杂合突变。*FGF3* 基因(见上文)被敲除时,会导致耳 - 牙综合征。有一些证据表明,特定的突变,如 *R95W* 的错义突变,可能与更加轻度的颅面和牙齿异常有关[3]。

预后:几乎所有的人都会出现运动障碍,但智力发挥不受影响[1]。

参考文献

1. Alsmadi O et al. Syndromic congenital sensorineural deafness, microtia and microdontia resulting from a novel homoallelic mutation in fibroblast growth factor 3 (FGF3). *Eur J Hum Genet*. 2009; 17:14–21.
2. Ramsebner R et al. A FGF3 mutation associated with differential inner ear malformation, microtia, and microdontia. *Laryngoscope*. 2010;120:359–364.
3. Riazuddin S et al. Variable expressivity of FGF3 mutations associated with deafness and LAMM syndrome. *BMC Medical Genetics* 2011;12:21,
4. Tekin M, et al. Homozygous FGF3 mutations result in congenital deafness with inner ear agenesis, microtia, and microdontia. *Clin Genet*. 2008;73:554–565.

牙釉质发育不全、白甲和感音神经性听力损失

amelogenesis imperfecta, leukonychia, and sensorineural hearing loss

一种以"牙釉质发育不全,白甲和感音神经性听力损失"为特征的综合征发生在一对同胞身上,在 1991 年被 Heimler 等描述。Tisch、Pollak、Ong 等提供了 4 个额外的病例。

口腔科症状:乳牙非常正常,但是恒牙表现

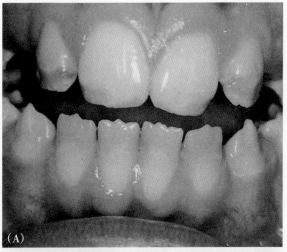

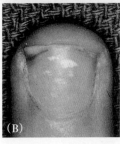 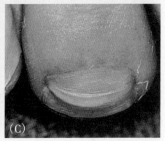

图 17-2　牙釉质发育不全和指甲白化,感音神经性听力损失

(A) 严重的牙釉质发育不全;(B) 指甲白化;(C) 脚趾甲上的博氏线

[引自:A Heimler et al., Am J Med Genet 1991;39:192.]

出牙釉质发育不全,牙齿脱色,并且所有儿童的磨牙和前磨牙都是发育不全的(图 17-2A)[1,3,4]。Ong 等[2]描述的一对双胞胎有"牛牙症"和下尖牙发育不良。

皮肤系统:在一些儿童的指甲近端有横线(博氏线)和斑点白甲(图 17-2B、C)。

听觉系统:1 个 1 岁半的孩子被诊断为永久的双侧感音神经性听力损失,另有 2 个 2 岁半的孩子也被诊断为永久的双侧感音神经性听力损失,还有 1 个 7 岁的孩子被诊断为单侧的感音神经性听力损失。其中 1 个孩子,前 2 年听力是正常的,所以说不是先天性听力损失。

遗传:男女同胞和未受影响的父母中都存在这种情况,表明是常染色体隐性遗传,但没有一例有明显的血缘关系。

分子生物学研究:基础的分子缺陷还未可知。

诊断:鉴别诊断包括罗宾逊综合征(常染色体显性遗传,包括并指或多趾,此外还有指甲和

牙齿的异常)。

预后:智力正常,寿命很可能不受影响。

小结:这个病症特点有:①有可能为常染色体隐性遗传;②恒牙的牙釉质发育不全;③轻微的指甲异常;④双侧感音神经性听力损失。

参考文献

1. Heimler A et al. Sensorineural hearing loss, enamel hypoplasia and nail abnormalities in sibs. *Am J Med Genet*. 1991;39:192–195.
2. Ong KR et al. Sensorineural deafness, enamel abnormalities and nail abnormalities: a case report of Heimler syndrome in identical twin girls. *Eur J Med Genet*. 2006;49:187–193.
3. Pollak C et al. Sensorineural hearing loss and enamel hypoplasia with subtle nail findings: Another family with Heimler's syndrome. *Clin Dysmorphol*. 2003;12:55–58.
4. Tischkowitz M et al. Amelogenesis imperfecta, sensorineural hearing loss, and Beau's lines: a second case report of Heimler's syndrome. *J Med Genet*. 1999;36:940–943.

少牙畸形和感音神经性听力损失
oligodontia and congenital sensorineural hearing loss

1978年Lee等[2],1979年Glass和Gorlin等[1]和1998年Marlin等[3]报道了具有感音神经性听力损失和少牙畸形的两对同胞和一个孤立男性病人。

口腔科症状:在第一个家庭[2],两个孩子都缺失上颌恒侧切牙,其中一个还缺少尖牙。在第二个家庭[1],至少有10颗恒牙缺失,还有一些牙间隙(图17-3)。而那个孤立男性儿童[3]仅缺失左上颌侧切牙。

其他的发现:第一个家庭[2]中的两个孩子从2岁开始出现发作性眩晕症状,其中1个在6.5岁时表现出喷射性呕吐伴眩晕,而另一个孩子则无此症状。

听觉系统:在前两个报告中[1,2],4个孩子都是在11个月大的时候被诊断为极重度的双侧感音神经性听力损失,而这个孤立男性儿童在2岁时被诊断为重度的混合性听力损失。所有孩子的鼓室导抗图均为正常。

前庭系统:在第一个家庭中[2],尽管两个孩子有眩晕症状,但前庭功能检查的冷热试验显示为正常。其他的孩子[1,3]没被报道有眩晕症状。

实验室检查:血常规、尿常规、血细胞计数、血清电解质、心电图和CT都是正常的。

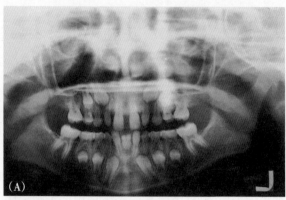
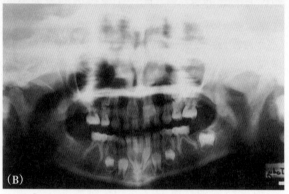

图17-3 少牙畸形和先天性感音神经性听力损失
(A,B)两个同胞存在许多恒牙缺失
[引自:L Glass and RJ Gorlin, Arch Otolaryngol 1979;105:621.]

遗传:这种疾病的遗传很可能是常染色体隐性遗传。值得注意的是:Marlin等[3]报道的那个男孩的父母在40岁时均被诊断为轻度的听力下降(显性杂合子?)。这种疾病可能具有异质性,多种表型是由不同基因决定的。另外,如果仅仅以单牙缺失就诊断为该病,很可能诊断不足。

分子生物学研究:这种(或这些)疾病的分子基础仍是未知的。

诊断:这种疾病应该与其他与外胚层发育不良相关的听力下降区分开。

预后:寿命和智力不受影响。

小结:这个疾病的主要特征是①常染色体隐性遗传;②少牙,③重度到极重度的双侧感音神经性听力损失。如前所述,眩晕可能是一个显著特征。

参考文献

1. Glass L, Gorlin RJ: Congenital profound sensorineural deafness and oligodontia: a new syndrome. *Arch Otolaryngol*. 1979;105:621–622.
2. Lee M et al. Autosomal recessive sensorineural hearing impairment, dizziness, and hypodontia. *Arch Otolaryngol*. 1978;104:292–293.
3. Marlin S et al. A particular case of deafness-oligodontia syndrome. *Int J Pediatr Otorhinol*. 1998;44:63–69.

缺牙症和钉状齿、橄榄体脑桥小脑发育不全、性腺功能减退、听力下降
hypodontia and peg-shaped teeth, olivopontocerebellar dysplasia, hypogonadism, and hearing loss

Rushton 和 Genel[1]描述了出生于近亲婚配的父母的两对同胞,有橄榄体脑桥小脑退化症、性腺功能减退、先天性缺牙和钉状牙。神经学特征包括超反射和共济失调。尽管生长激素水平正常,但两对同胞的身高都低于平均水平的 3 个百分位数,表明组织对生长激素没有反应。这些牙釉质发育不全的牙齿呈钉状,也有一些牙缺失。在一个同胞中发现在超过 2 000Hz(不确定类型)时,单侧听力损失达 60dB。头发和皮肤是正常的,可能是常染色体隐性遗传。

参考文献

1. Rushton AR, Genel M: Hereditary ectodermal dysplasia, olivopontocerebellar degeneration, short stature and hypogonadism. *J Med Genet*. 1981;18:335–339.

Jones 综合征
牙龈纤维瘤病和感音神经性听力损失
gingival fibromatosis and sensorineural hearing loss, Jones syndrome

合并有牙龈纤维瘤病和感音神经性听力损失的几个家庭和一个单独的病例被描述[3,6-9]。

口腔科表现:改变仅限于牙和牙龈,在其中一个家庭[4]中,牙齿萌出延迟,乳牙萌出在第 13 个月时开始,恒牙萌出也延迟。在另外一个家庭[6],这个先证者在 12 岁时只萌出了 8 颗恒牙。牙龈肥大,有斑点状和结节状的区域(图 17-4)。有一个家庭中出现多生牙[9]。

听觉系统:听力下降在 10~20 岁时变得明显,纯音测听呈斜坡的中度感音神经性听力损失(30~70dB),在高频上更明显。这种听力下降通常为双侧,但在两耳间是有差异的。

前庭系统:测试没有进行。

病理变化:对牙龈组织学检查证实了成纤维细胞的增加和胶原蛋白连续活跃的生成。

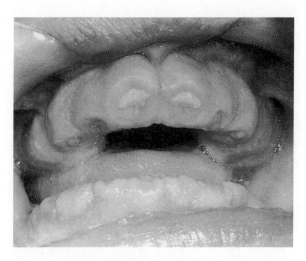

图 17-4 牙龈纤维瘤病和感音神经性听力损失,牙龈纤维瘤病包住了很多牙齿

遗传:为常染色体显性遗传。

分子生物学研究:一个牙龈纤维瘤病的基因被定位到 2p21[4],然而一个与之不同的牙龈纤维瘤病的基因被定位到 2p22.3[10]。尽管一个可以导致感音神经性听力损失的基因被定位到了相同区域[1],但是该基因的基因突变与常染色体隐性遗传有关联,然而这种病症被认为是常染色体显性遗传。

诊断:牙龈增生可能是单独的遗传特征,也可能与其他综合征相关的异常同时存在[5]。听力下降可以作为 Zimmermann-Laband 综合征的偶然表现[2],所以要考虑排除这种情况的存在,其表型中包括手指的异常。

小结:这种综合征的特点是:①常染色体显性遗传;②广义的牙龈纤维瘤;③感音神经性听力损失。

参考文献

1. Chaib H et al. A gene responsible for a sensorineural nonsyndromic recessive deafness maps to chromosome 2p22–23. *Hum Mol Genet*. 1996;5:155–158.
2. Davalos IP et al. Wide clinical spectrum in Zimmermann-Laband syndrome. *Genetic Couns*. 2011;22:1–10.
3. Hartsfield JK et al. Gingival fibromatosis with sensorineural hearing loss. An autosomal dominant trait. *Am J Med Genet*. 1985;22:623–627.
4. Hartsfield JK et al. Genetic linkage of hereditary gingival fibromatosis to chromosome 2p21. *Am J Hum Genet*. 1998;62:876–883.
5. Haytac MC et al. The phenotypic overlap of syndromes associated with hereditary gingival fibromatosis: follow-up of a family for five years. *Oral Surg Oral Med Oral Pathol Oral Radiol Endod*. 2007;103:521–527.

6. Jones G et al. Familial gingival fibromatosis associated with progressive deafness in five generations of a family. *Birth Defects.* 1977;13(13B):195–201.
7. Jorgenson R, Crocker ME. Variations in the inheritance and expression of gingival fibromatosis. *J Periodontol.* 1974;45:472–477.
8. Kasaboğlu BO et al. Hereditary gingival fibromatosis and sensorineural hearing loss in a 42-year-old man with Jones syndrome. *Genet Couns.* 2004;15:213–218.
9. Wynne SE et al. Hereditary gingival fibromatosis associated with hearing loss and supernumerary teeth—a new syndrome. *J Periodontol.* 1995;66:75–79.
10. Ye X et al. A novel locus for autosomal dominant hereditary gingival fibromatosis, GINGP3, maps to chromosome 2p22.3-p23.3. *Clin Genet.* 2005;68:239–244.

唾液腺神经内分泌癌、感音神经性听力损失和牙釉质发育不全
neuroendocrine carcinoma of salivary glands, sensorineural hearing loss, and enamel hypoplasia

Michaels 等[1]描述了来自马恩岛的具有低分化唾液腺神经内分泌癌、感音神经性听力损失和牙釉质发育不全不同组合的 4 个兄弟姐妹，2 男 2 女。他们的母亲在 37 岁的时候切除了一个下颌下腺，还拔除过棕色的牙齿。

在 4 个兄弟姐妹中，有 3 人患下颌下腺神经内分泌癌，1 人患鼻腔和上颌窦小唾液腺癌。肿瘤多发生在 30 岁以上，肿瘤包括由肿瘤肌上皮细胞包围的分化良好的肿瘤导管，以及通过免疫组织化学表达神经内分泌标记物的上皮细胞，这 4 个人都有颈淋巴结转移。

在这 2 名男性患者中，成年时有严重的感音神经性听力损失，一个是单侧，另一个是双侧。双侧感音神经性听力损失的患者，发现其一侧为前庭神经鞘瘤。

他们的母亲，他们中的 3 人，以及他们下一代中的 4 个孩子均发现有牙釉质发育不全。这些牙齿表面有棕黄色的垂直条带，提示为 X 连锁发育不全型，这种病症的遗传是常染色体显性遗传或是 X 连锁显性遗传，由于缺乏男男传递现象，更倾向于 X 连锁显性遗传。

参考文献

1. Michaels L et al. Family with low-grade neuroendocrine carcinoma of salivary glands, severe sensorineural hearing loss, and enamel hypoplasia. *Am J Med Genet.* 1999;83:183–186.

感音神经性听力损失、视网膜色素上皮病变和变色牙
sensorineural hearing loss, retinal pigment epithelium lesions, and discolored teeth

Innis 等[1]描述了一个具有眼、牙、听力异常的同胞群。眼科异常表现为积聚在视网膜边缘的乳白色病变。这些病变经常于 2 岁之后开始进展。牙科异常是由棕色变的磨牙和 / 或仅有尖牙引起，乳牙受到影响，恒牙在这些孩子中没有萌出，所以在文章发表的时候，不知道恒牙是否受到影响。听力下降在 2~4 岁，感音神经性听力损失在高频比低频更严重。根据文章发表时的孩子年龄，不知道听力下降是否是进行性。

参考文献

1. Innis JW et al. Apparently new syndrome of sensorineural hearing loss, retinal pigment epithelium lesions, and discolored teeth. *Am J Med Genet.* 1998;75:13–17.

附　录

其他有牙齿异常的疾病

病名	口腔科症状	在本书中的章节
泪管 - 耳 - 牙 - 指(趾)(LADD)综合征	钉状牙	8(外耳)
眼 - 面 - 心 - 牙综合征	少牙畸形,巨大尖牙	9(眼)
腕骨和跗骨畸形、腭裂、多发牙齿先天缺失和传导性听力损失	少牙畸形	10(肌肉骨骼)
Temtamy 肢体内侧的短指(趾)综合征	小牙症,畸形舌侧尖	10(肌肉骨骼)

病名	口腔科症状	在本书中的章节
Johanson-Blizzard 综合征	小牙症	14（内分泌）
掌跖角化过度、身材矮小症、异常面容、牙齿发育不全及感音神经性听力损失	少牙畸形	16（皮肤系统）
条纹状掌跖角化病、扭转发、少汗症、少牙畸形、感音神经性听力损失	少牙畸形	17（皮肤系统）

（李岩峰　校）

第 18 章

伴有染色体异常的遗传性听力损失
GENETIC HEARING LOSS ASSOCIATED WITH CHROMOSOME DISORDERS

Cynthia C. Morton，*Anne B. Skvorak Giersch*　著

尹琳微，郁文婕　译

引言

细胞遗传学是研究染色体及染色体相关疾病的方法，包括部分或整条染色体重排、重复或缺失。例如，人类最常见的遗传综合征之一——唐氏综合征，是由出现一条多余的 21 号染色体引起。整条染色体多余或缺失一般很难存活，更常见的是染色体小片段的缺失或重复。2003 年人类基因组测序的完成说明了人类染色体上基因的密度，并证明染色体的亚显微区域也可以编码数十个基因。

基因剂量是受严格调控的，太多或太少都会对发育中的机体造成致命的后果，尤其是人类这样复杂的物种。人妊娠后大约 1/3 会流产，其中一半由于染色体数量或结构畸变引起[2]。如下文所示，染色体不平衡或重排的人出生时可有很多临床表现，严重程度取决于不平衡或被破坏的基因片段大小。

细胞遗传学不是研究听力损失的经典方法。通常，有染色体缺陷的患者，特别较严重的，如三体，由于他们身体和智力受损更为严重，因此听力状况并没有得到足够的重视。然而，染色体畸变患者的听力评估对合理有效的临床治疗是至关重要的。有精神和（或）身体障碍的患者有可能因听力损失未被确诊而导致智力发育进一步受损。在荷兰聋哑人学校的一份病因学报告中指出，7% 的学生有染色体异常[1]，与人群中不到 1% 的染色体异常率差异显著。细胞遗传学是对听觉障碍疾病进行基因鉴定的非常有价值的工具，可参见下文的病例。

方法学

人类每个细胞通常有 46 条染色体，22 对常染色体和 1 对性染色体（图 18-1）。在传统的细胞遗传学中，染色体被特定的有丝分裂抑制剂阻滞在中期，可在放大 1 000 倍的光学显微镜下观察到。每条染色体被着丝粒分为短臂（p）和长臂（q）。核型是将染色体按照从大到小的顺序排列显示，短臂位于上方（图 18-1）。传统的细胞遗传学分析是通过对染色体进行染色，使其产生具有特征性的明暗条带来区分每条染色体。最常用的染色方法是吉姆萨 GTG- 显带法，用胰蛋白酶水解消化后再用吉姆萨染料进行染色。一个训练有素细胞遗传学工作者可通过观察染色体大小和条带特征来识别染色体或染色体片段。每个条带都根据国际命名系统进行了编号[3]。为了清楚地描述，染色体通常用标准化图谱核型模式图（ideogram）来展示（图 18-2）。

近几年来，FISH（荧光原位杂交）等分子技术的发展可扩展传统的细胞遗传学分析。荧光标记的分子探针与染色体杂交的优势在于可检测小的、肉眼无法观察到的缺失、重复或重排。在一些特定情况下，分子探针可直接用于间期细胞，不需要细胞生长并阻滞在分裂中期，不必分

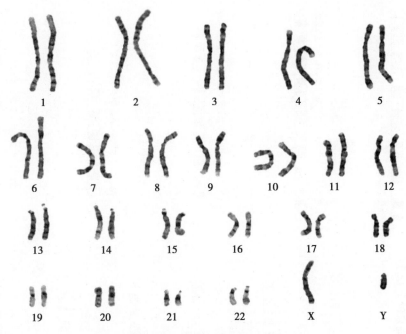

图 18-1　G 显带人类男性染色体,核型为 46,XY
注意有 22 对常染色体和 1 对性染色体

析染色体本身,只看特异性分子标记是否存在即可。例如,可在羊膜穿刺后,对疑似三体的胎儿细胞进行快速检测,也可快速检测骨髓样本,确定是否有某一癌症典型的基因重排。

染色体分析的最新技术可利用 DNA 微阵列检测更微小的基因组拷贝数变异。阵列是一小段基因组 DNA,通常是寡核苷酸,排列在固相表面,通过检测和量化以探针为靶向的杂交来确定模板中核苷酸序列的相对丰度。这种技术被称为阵列比较基因组杂交,或 aCGH,可检测几万个碱基(kb)以上的染色体非平衡重排,但不能用于检测平衡重排。在本章后面会讨论用 aCGH 技术发现的听力损失相关的基因。

非整倍体导致的细胞遗传学疾病

非整倍体是指整条染色体的数量畸变,拷贝数要么增加(三体),要么缺失(单体)。一般来说,在发育过程中遗传物质的增加比染色体缺失更容易被机体耐受。实际上,任何常染色体单体都是致命的,只有缺少一条性染色体可以有活产婴儿。常染色体三体的胎儿中,只有 21、18、13 三体的胎儿能够存活,其他整条常染色体三体的胎儿在发育过程中都会死亡,导致流产。

孕妇年龄的增加会导致染色体三体的发生几率增加,但机制尚不清楚。例如,25 岁生常染色体三体孩子的风险约为 1/1 300 活产;35 岁时风险为 1/350;45 岁时风险为 1/20[2]。

参考文献

1. Admiraal RJ, Huygen PL. Causes of hearing impairment in deaf pupils with a mental handicap. Int J Pediatr Otorhinolaryngol. 1999; 51:101–108.
2. Gardner R, Sutherland G. *Chromosome Abnormalities and Genetic Counseling.* 2nd ed. New York: Oxford University Press; 1996.
3. Shaffer LG et al. *ISCN 2009: An International System for Human Cytogenetic Nomenclature.* 2009. Basel:Karger Publ.

21 三体综合征
唐氏综合征
Down syndrome (trisomy 21)

唐氏综合征在活产儿中的发生率为 1/600,是人类最常见的染色体缺陷。这个众所周知的综合征相关的各种先天性异常由一条多出的 21 号染色体引起。由于 21 号染色体是最小的染色体,包含的基因数目最少,因此由多余的 21 号染色体导致的基因剂量不平衡是发育期间少数可以耐受的常染色体三体之一,即便如此,只有 30% 唐氏综合征胎儿可存活到出生[3]。下文描

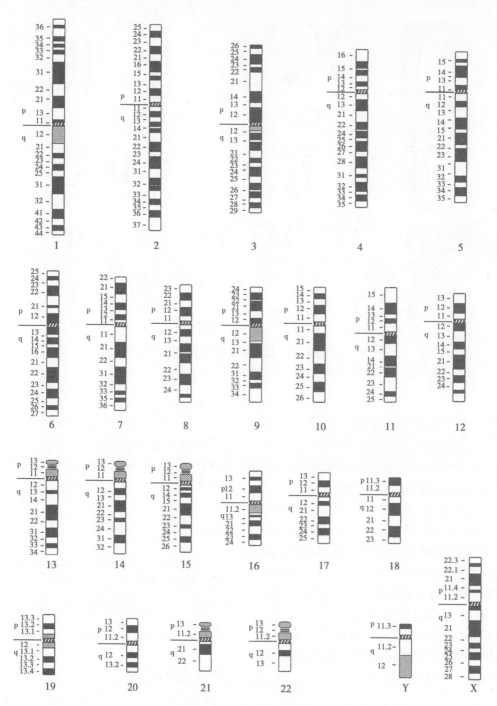

图18-2　人类染色体示意图

如图18-2所见,黑色和白色条带对应 G- 暗带和 G- 明带。阴影区域代表异染色质区,阴影线区域标记着丝粒。条带根据国际人类细胞遗传学命名系统编号

述的 13 和 18 三体综合征有更严重的临床表型,在活产儿中占比很小。

体格检查:唐氏综合征有轻度异质性,但有些特征性表型是不变的(图 18-3)。其中最常见的是睑裂上斜、颈部后侧皮肤松弛、短头畸形、窄腭、过度屈曲、鼻梁扁平、草鞋足、眼距宽、手粗

短、短颈、内眦赘皮、牙齿异常、小指短且弯曲、吐舌及通贯掌纹[6]。这些表型都不会危及生命,预期也不会影响发育。肌张力低下往往是唐氏综合征新生儿最明显的体征。肌张力随年龄的增长有所改善,但仍低于平均水平。唐氏综合征患者更严重的表型是神经系统的异常,包括智力缺

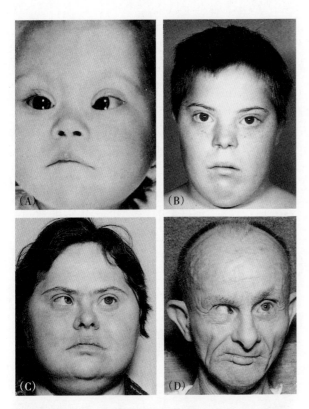

图18-3　4个不同年龄阶段的唐氏综合征患者面容
注意典型的面部特征,包括低鼻梁、内眦赘皮和睑裂上斜

陷和先天畸形,这些都会影响长期健康和发育。

　　智力缺陷和发育迟缓是唐氏综合征患者的普遍特征性表现,但变异度很大。发育迟缓随着年龄的增长逐渐加重,一个5岁的患者比1岁的患者发育落后于正常同龄人更多。尽管智商会随着年龄的增长而下降,但由于遗传背景和环境因素的影响,实际智商有较大的变化范围。2岁时平均智商约为60,10岁时平均智商约为35。嵌合型的患者缺陷程度可较轻,有时智商甚至可接近正常水平,但也可能与完全三体型的患者在表型上难以区分。最终,大多数唐氏综合征的成年患者会在30或40岁左右时出现阿尔茨海默病(AD)样的痴呆,其大脑的病理特征与阿尔茨海默病非常相似。

　　唐氏综合征患者常伴有先天性心脏病。平均40%的唐氏综合征患者伴有某种可能危及生命的心脏缺陷,最常见的是室间隔缺损、房间隔缺损、动脉导管未闭或法洛四联症等房室通道缺陷。唐氏综合征患者的胃肠道异常也比普通人群更多见,最常见的是十二指肠狭窄或闭锁、肛门闭锁及先天性巨结肠。唐氏综合征患者白血

病的发病率比一般儿童高10~15倍。唐氏综合征男性患者大多不育,女性患者生育能力下降[3,6]。

　　唐氏综合征的患者更易感染各种传染病,部分原因可能由于胸腺异常伴随循环T淋巴细胞数量减少。感染是唐氏综合征患者发病及死亡的主要原因。患者也会因慢性中耳炎引发传导性听力损失(见下文)。

　　听觉系统:唐氏综合征患者的外耳通常很小,低耳位明显,且微向后旋转(图18-3C)。约一半的唐氏综合征患者上耳轮过度折叠,或耳发育不良[5]。唐氏综合征患者的颞骨表现为中耳和内耳缺陷。耳蜗缺陷包括Mondini畸形和整个内耳结构发育不良(包括前庭畸形与耳蜗神经管狭窄)[1]。镫骨畸形、残留的间质阻塞圆窗、中耳炎是大多数中耳结构异常的原因。

　　据报道,80%以上的唐氏综合征患儿有听力损失[2],可以是传导性、感音神经性或混合性的。尽管唐氏综合征患者的传导性听力损失可归因于先天性中耳异常如镫骨畸形,但相当一部分传导性听力损失是由复发性中耳感染和渗出造成的。

　　伴有积液的中耳炎是唐氏综合征患儿的一个慢性问题,约50%~80%有复发性耳部感染[7,9],鼓膜置管是普通人的17倍,在一项研究中超过一半的儿童需要多次置管[7]。一项纵向研究的早期数据表明,积极的内科治疗和手术治疗中耳炎可大大减少唐氏综合征患者听力损失的发生[9]。其他研究主张更保守的方法,发现唐氏综合征患者分泌性中耳炎的治愈率低于正常对照组[5]。唐氏综合征慢性耳部感染可能由于各种生理缺陷的联合作用。唐氏综合征患儿易出现外耳道狭窄、小鼻咽和咽鼓管功能障碍[2],可能因为腭咽肌张力减弱[8]。常见扁桃体和(或)腺样体肥大。这些因素中的每一种都可以促进液体的积聚,将感染原局限于中耳。结合由胸腺发育不全引起的免疫系统缺陷就可以解释为什么分泌性中耳炎是唐氏综合征患者占比很高的慢性疾病。

　　唐氏综合征患者的分泌性中耳炎治疗在医疗及发育方面均可产生重要影响。一些研究表明[8],听力损失显著的唐氏综合征患者与听力较好的患者相比,语言能力更差,智商更低,发育更迟缓。内科和手术的积极干预可以减少听力损失的发生。所有的唐氏综合征婴儿都应进行听力学评估,每6个月进行一次随访直到3岁,然

后每年随访一次直至学龄[10]。

细胞遗传学:95% 的唐氏综合征是由一条多出的正常 21 号染色体引起,患者的所有细胞都有 47 条染色体,3 条 21 号染色体(47,+21)。2%~4% 的病例多出的 21 号染色体是嵌合体,即不是所有的细胞都是 21 三体。这可能是减数分裂或有丝分裂不分离的结果。小于 5% 的唐氏综合征病例由于染色体重排导致 21 号染色体易位到另一条染色体上,产生额外的 21 号染色体。通常情况下,会表现为罗伯逊易位,即 21 号染色体短臂被易位到另一条近端着丝粒染色体(13,14,15,21 或 22)的短臂上。这些病例的易位可能遗传自表型正常、携带平衡易位的父母。如果母亲是罗伯逊易位携带者,怀第二个 21 三体的风险为 10%~15%;如果父亲是携带者,患病风险小于 2%[4]。对于遗传的染色体重排,其他的家庭成员也可能有生育风险,建议进行遗传咨询。

参考文献

1. Blaser S et al. Inner ear dysplasia is common in children with Down syndrome (trisomy 21). Laryngoscope. 2006;116:2113–2119.
2. Dahle AJ, McCollister FP. Hearing and otologic disorders in children with Down syndrome. Am J Ment Defic. 1986;90:636–642.
3. Epstein CJ. Down syndrome (Trisomy 21). In: Scriver CR, Beaudet AL, Sly WS, Valle D, eds. *The Molecular and Metabolic Basis of Inherited Disease*. Vol. 1, 8th ed. New York: McGraw-Hill; 2001:1223–1256.
4. Gardner R, Sutherland G. *Chromosome Abnormalities and Genetic Counseling*, 2nd ed. New York: Oxford University Press; 1996.
5. Iino Y et al. Efficacy of tympanostomy tube insertion for otitis media with effusion in children with Down syndrome. Int J Pediatr Otorhinolaryngol. 1999;49:143–149.
6. Jones KL. *Smith's Recognizable Patterns of Human Malformation*, 5th ed. Philadelphia, PA. Saunders; 1997.
7. Leonard S et al. Medical aspects of school-aged children with Down syndrome. Dev Med Child Neurol. 1999;41:683–688.
8. Mazzoni D et al. Abnormal pinna type and hearing loss correlations in Down's syndrome. J Intell Disabil Res. 1994;38:549–560.
9. Shott SR et al. Hearing loss in children with Down syndrome. Int J Pediatr Otorhinolaryngol. 2001;61:199–205.
10. Shott SR. Down syndrome: common otolaryngologic manifestations. Am J Med Genet C Semin Med Genet. 2006;142C:131–140.

13 三体综合征

Patau 综合征

trisomy 13(Patau syndrome)

可以存活到出生的其他常染色体三体是 13 或 18 三体。新生儿中 13 三体综合征的患病率是 1/12 000[2],大多数 13 三体综合征的胎儿无法存活,活不到出生。1960 年 Patau 首次描述了多余的 13 号染色体会导致一系列身体异常[5]。

临床表现:13 三体综合征的新生儿(图 18-4)很少能存活超过几天,只有 5% 能活到 6 个月。由于各种前脑缺陷,患儿普遍都有严重的认知障碍,最显著的是前脑无裂畸形。13 三体综合征的其余特征包括:眼睛缺陷(小眼畸形、无眼畸形)、唇裂和(或)腭裂、小头畸形、轴后多指(趾)、癫痫和心脏病(最常见的是房间隔缺损、室间隔缺损和动脉导管未闭)。此外还发现了数十种异常表现[4]。13 三体嵌合时,表型的轻重程度不一,取决于嵌合水平及器官受嵌合细胞影响的程度。一个 32 例 13 三体嵌合的综述报道,在 4%~87% 的血细胞中检测到 13 三体。表型的严重程度并不总是与嵌合水平相对应[1]。

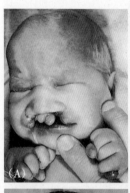
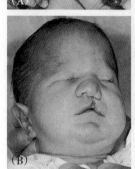
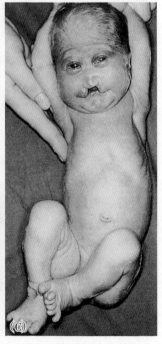

图 18-4　3 个 13 三体综合征的婴儿
(A,B)唇裂 / 腭裂和无眼;(A)轴后手指打结;(C)眼距过窄和轴后多趾

听觉系统:耳轮常异常,耳位低(18-4B)。颞骨研究显示耳蜗和前庭系统大多异常,包括半规管、椭圆囊、球囊及囊斑异常;耳蜗短;蜗水管扩张;耳蜗和前庭神经缺陷(图 18-5A~C)。偶尔发生中耳异常[3,7]。根据颞骨研究的报道,大多数 13 三体综合征患者可能会出现听力损失,但因为同时具有临床和神经缺陷,听力状况通常不会被评估。有报道指出至少有 2 例 13 三体嵌合患

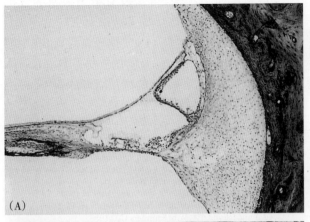

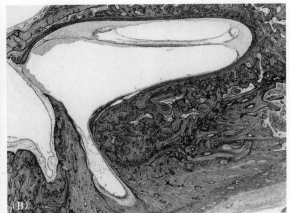

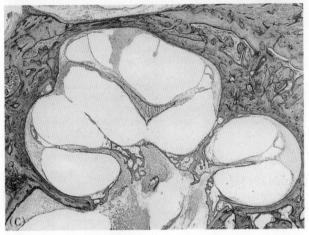

图 18-5 13 三体综合征的耳蜗异常
（A）血管纹囊肿；（B）明显增宽的蜗水管；（C）发育不完全的耳蜗轴

者的听力损失。

细胞遗传学：大多数 13 三体综合征患者是完全的三体，共 47 条染色体，也有 13 号染色体罗伯逊易位到其他近端着丝粒染色体的病例报道[1,6]。（罗伯逊易位的描述见"唐氏综合征细胞遗传学"）。

参考文献

1. Delatycki M, Gardner R. Three cases of trisomy 13 mosaicism and a review of the literature. Clin Genet. 1997;51:403–407.
2. Hook E, Hammerton J. The frequency of chromosome abnormalities detected in consecutive newborn studies—differences between studies—results by sex and severity of phenotyic involvement. In: by Hook E, Porter I, eds. *Population Cytogenetics.* New York: Academic Press; 1997:63–79.
3. Fukushima H et al. Temporal bone study of trisomy 13 syndrome. Laryngoscope. 2008;118:506–507.
4. Jones KL. *Smith's Recognizable Patterns of Human Malformation,* 5th ed. Philadelphia, PA. Saunders; 1997.
5. Patau K. Multiple congenital anomaly caused by an extra chromosome. Lancet. 1960;1:790.
6. Robinson WP et al. Molecular studies of translocations and trisomy involving chromosome 13. Am J Med Genet. 1996;61:158–163.
7. Sando I et al. Temporal bone histopathological findings in trisomy 13 syndrome. Ann Otol Rhinol Laryngol. 1975;84:1–20.

18 三体综合征
Adwards 综合征
trisomy 18（Adwards syndrome）

1960 年，爱德华等首次描述了 18 号染色体三体患儿的畸形谱[2]。该病在新生儿中的发病率约 1/5 000。女性明显多于男性（3：1），可能与 18 三体综合征男性胎儿流产率更高有关。

临床特征：18 三体在妊娠期的显著特点有羊水过多、胎儿宫内发育迟缓和双血管脐带。婴儿的特征为肌张力低下、骨骼肌发育不全。一般 18 三体综合征的新生儿在出生第 1 周内死亡，90% 在 1 年内死亡[8]。能存活下来的婴儿有重度智力障碍和癫痫。患者通常枕骨突出、双额径窄、嘴小、高腭穹。典型特征是手紧握，示指和小指与第三和第四手指重叠（图 18-6）。摇椅足伴第二与第三足趾并趾、胸骨短及脐疝较常见。心脏异常多为室间隔缺损、房间隔缺损或动脉导管未闭，是患者死亡的主要原因。还有许多其他临

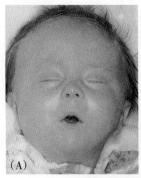
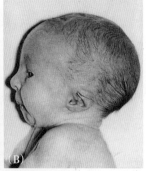
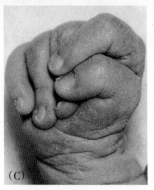

图 18-6　18 三体综合征患儿

(A,B)嘴小、小颌畸形、枕骨突出、畸形耳郭;(C)典型的紧握的手外观,及重叠的手指

床表现的报道,但不如上述症状常见[3,8]。18 三体嵌合可导致上述部分表型,从轻度到几乎所有症状[5,7]。

听觉系统:耳位低,向后旋转,畸形,可有外耳道闭锁。对患儿及胎儿的颞骨研究显示有内耳和中耳异常,包括锤骨、砧骨和镫骨骨化异常,耳蜗发育迟缓[1,4,6](图 18-7)。结合颞骨检查的结果,可能大多数 18 三体综合征患儿有极重

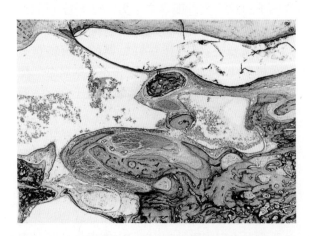

图 18-7　中耳异常,包括大匙突、面神经异常、分叉的鼓膜张肌和听小骨畸形

度或重度听力损失,可是没有听力分析的数据报道。

细胞遗传学:完全 18 三体较常见,也有少数嵌合体的报道[5,7]。与所有的三体一样,18 三体的发生率随着孕妇年龄的增长而增加。

参考文献

1. Chrobok V, Simakova E. Temporal bone findings in trisomy 18 and 21 syndromes. Eur Arch Otorhinolaryngol. 1997;254:15–18.
2. Edwards JH. A new trisomic syndrome. Lancet. 1960;1:787.
3. Jones K. Smith's Recognizable Patterns of Human Malformation. 4th ed. Philadelphia, PA. W.B. Saunders Co.; 1988.
4. Miglets AW et al. Trisomy 18. A temporal bone report. Arch Otolaryngol. 1975;101:433–437.
5. Plessis G et al. Trisomy 18 mosaicism in a mildly retarded boy with postnatal overgrowth. Ann Genet. 1997;40:235–237.
6. Sando I et al. Temporal bone findings in trisomy 18 syndrome. Arch Otolaryngol. 1970;91:552–559.
7. Schubert R et al. Clinical, cytogenetic, and molecular findings in 45,X/47,XX,+18 mosaicism: clinical report and review of the literature. Am J Med Genet. 2002;110:278–282.
8. Weber WW, et al. Trisomy 17–18(E): studies in long-term survival with reports of two autopsied cases. Pediatrics. 1964;34:533–541.

Turner 综合征
Ullrich-Turner 综合征,性腺发育不良,X 单体
Turner syndrome (Ullrich-Turner syndromw, gonadal dysgenesis, monosomy X)

1938 年,Turner 综合征的特征首次被描述[11],50 年后证明该病是由于一条性染色体缺失引起的[2]。虽然 Turner 综合征患者的表型不是特别严重,但 99% 都会在胚胎期自然流产。发病率占女性新生儿的 1/2 500。胎儿期超声常可见颈后透明膜增厚或囊性淋巴管瘤,与胎儿皮下水肿有关。

临床特征:Turner 综合征患者表型为女性。临床特征为身材矮小[成人平均身高 56 英寸(约 142cm)]、颈粗或蹼颈及性腺发育不全。Turner 综合征患者通常不孕,一般在十几岁时因为闭经而被确诊。临床给予生长激素治疗可以改善身高,而雌激素治疗有助于第二性征的发育。此外,该病的患者还表现为乳头间距增宽、后发际低、新生儿期水肿(图 18-8)。约 60% 的患者有肾脏问题,如马蹄肾、肾盂裂,或其他轻微的肾脏疾病。20% 的患者有心脏异常,包括二叶主动脉瓣、

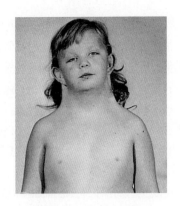

图 18-8　Turner 综合征
蹼颈、眼睑下垂、招风耳、胸宽伴乳头间距宽、乳晕发育不全

主动脉狭窄、瓣膜性主动脉狭窄。还有轻度的面部异常，包括窄腭和小下颌[5]。Turner 综合征的女性患者因为只有一条 X 染色体而出现 X 连锁隐性疾病[8]。一些 Turner 综合征的患者很难适应社会生活，智商正常或略低于正常水平，特别是在数学和空间推理方面存在问题[10,13]。因此，Turner 综合征女孩的非语言智商低于语言智商。

听觉系统：20%~45% 的 Turner 综合征患者有耳廓畸形，包括耳位低、外耳道狭窄、杯状耳和(或)招风耳[1]。慢性中耳炎引发的传导性听力损失是一个普遍问题[10]。很多报道指出，50%~90% 的患者患有复发性耳部感染，通常需要行鼓膜置管引流[1,3,4,6,7,9]。最近的一项研究表明，听力损失的严重程度与核型显著相关。核型为嵌合体的患者听力损失的程度小于完全 Turner 综合征的患者[12]。由于 Turner 综合征患者中耳炎和听力损失的高发病率，美国儿科学会建议每次就诊时医生都检查患者是否有中耳炎，并对有症状的患者进行积极治疗[8]。

细胞遗传学：与其他常染色体非整倍体疾病不同，Turner 综合征与孕妇的年龄无关。一般而言，80% 的患者是由于父亲性染色体缺失引起。所有细胞中最常见染色体核型是 45,X，而大约一半的 Turner 综合征患者有其他核型。约 30% 为嵌合体核型，只有部分细胞核型为 45,X，其余细胞有不同的性染色体，如 XX,XXX 或 XY。剩下的病例中，第二条 X 染色体结构异常，最常见的是 X 长臂等臂染色体[10]。当 Turner 综合征患者为 Y 染色体嵌合体时，发生性腺母细胞瘤的风险增加。

参考文献

1. Barrenas ML et al. The influence of karyotype on the auricle, otitis media and hearing in Turner syndrome. Hear Res. 1999;138:163–170.
2. Ford CE et al. A sex chromosome anomaly in a case of gonadal dysgenesis (Turner's syndrome). Lancet. 1959;1:711.
3. Gungor N et al. High frequency hearing loss in Ullrich-Turner syndrome. Eur J Pediatr. 2000;159:740–744.
4. Hultcrantz M, Sylven L. Turner's syndrome and hearing disorders in women aged 16–34. Hear Res. 1997;103:69–74.
5. Jones KL. *Smith's Recognizable Patterns of Human Malformation.* 5th ed. Philadelphia, PA. Saunders; 1997.
6. Roush J et al. Early-onset sensorineural hearing loss in a child with Turner syndrome. J Am Acad Audiol. 2000;11:446–453.
7. Sculerati N et al. Hearing loss in Turner syndrome. Laryngoscope. 1996;106:992–997.
8. Seashore MR et al. Health supervision for children with Turner syndrome. Pediatrics. 1995;96:1166–1173.
9. Stenberg AE et al. Otological problems in children with Turner's syndrome. Hear Res. 1998;124:85–90.
10. Sybert VP, McCauley E. Turner's syndrome. New Engl J Med. 2004;351:1227–1238.
11. Turner HH. A syndrome of infantilism, congenital webbed neck and cubitus valgus. Endocrinology. 1938;23:566–578.
12. Verver EJ et al. Ear and hearing problems in relation to karyotype in children with Turner syndrome. Hearing Res. 2011;275:81–88.
13. Willard H. The sex chromosomes and X chromosome inactivation. In: Valle Det al., eds. *The Online Molecular and Metabolic Basis of Inherited Disease,* http://www.ommbid.com/ chapt. 49

Klinefelter 综合征
细精管发育障碍症，XXY 综合征
Klinefelter syndrome（XXY syndrome）

Klinefelter 综合征在男性中的发病率为 1/500~1/1 000，是男性不育最常见的原因。

临床特征：Klinefelter 综合征的男性体型高瘦，腿长但不成比例。青春期前发育相对正常，当性腺功能减退时症状更加明显。主要变现为睾丸小、睾酮低。从青春期开始，男性乳房发育，患者几乎都不育。从青春期开始的睾酮替代治疗有助于患者更正常的第二性征发育和体型，但无助于生育[1,4]。Klinefelter 综合征患者的智商低于正常水平，语言理解能力比行为受影响更轻。患者同时也存在行为和社会心理问题，如注意力不集中、判断力差和无安全感[2,3]。

听觉系统：外耳或中耳的缺陷通常会被忽略。一项研究发现，19% 的核型为 47,XXY 的男孩或男性有感音神经性听力损失[1]。还未有过传导性听力损失的报道。一项对丹麦青少年男孩的研究显示，Klinefelter 综合征患者的听觉辨别力差和语言发育迟缓比较普遍。尽管没有检测听力，但是以上发现表明可能存在听力损失。

细胞遗传学：绝大多数（80%）Klinefelter综合征患者具有47,XXY核型，嵌合体核型46,XY/47,XXY相对少见。也存在Klinefelter的变异型，有3个或更多的X染色体。X染色体越多，其心脏缺陷、智力发育迟缓的表型越严重。正如预测的那样，当出现超过一条X染色体时，Klinefelter综合征患者由于X染色体失活而导致巴氏小体呈阳性。

参考文献

1. Anderson H et al. Hearing defects in males with sex chromosome anomalies. Acta Otolaryngol. 1971;72:55–58.
2. Jones KL. *Smith's Recognizable Patterns of Human Malformation*, 5th ed. Philadelphia, PA: Saunders; 1997.
3. Sorensen K. Physical and mental development of adolescent males with Klinefelter syndrome. Horm Res. 1992;37:55–61.
4. Willard H. The sex chromsomes and X chromosome inactivation. In: Valle D et al., eds. *The Online Molecular and Metabolic Basis of Inherited Disease*, http://www.ommbid.com/ chapt. 49.

Emanuel 综合征

额外的 Der (22) T (11; 22) 综合征

Emanuel syndrome [supernumerary der (22) T (11; 22) syndrome]

上文提到的疾病均由于染色体非整倍体（染色体增加或缺失）引起，但染色体是完整的、正常的。Emanuel综合征在1980年被首次报道[2,4]，由多余的结构异常的染色体引起。这条多余的染色体是11和22号染色体易位形成。这两条染色体上的低拷贝重复序列可以引起重排，频率虽然非常小但很显著。染色体重排本身是平衡的，不致病的。11和22号染色体平衡易位携带者是健康的，通常并不知晓自己携带染色体易位。当配子形成期间发生染色体分离时开始出现异常。精子和卵细胞各有一套正常的单倍体染色体，加上一个额外的易位的22号染色体（22号衍生染色体），导致子代共有47条染色体。其中22号衍生染色体上的一部分基因来自22号染色体，一部分基因来自11号染色体。t(11;22)(q23;q11)是人群中发生频率最高的非罗伯逊平衡易位。

临床特征：Emanuel综合征的患者有多种先天异常和全身发育障碍。他们有严重的智力障碍、小头和发育停滞。精神运动发育严重迟缓，

最终大多数患者可以在有支持情况下学会走路。语言学习通常也迟缓，大多数家长称Emanuel综合征的孩子从未学会说话。其外貌特征主要表现为宽而平的鼻子、长且明显的人中及小且略凹陷的下颌（图18-9），眼睛大多深陷，睑裂向上倾斜。近视是最常见的视觉缺陷。约50%的患者有高腭穹或腭裂。此外，约50%的患者有心脏畸形，大多为室间隔缺损，常需要进行手术修复。还有患者表现为生殖器、肾脏和胃肠道症状。患者多在婴儿期死亡，也可能活到成年。

听觉系统：Emanuel综合征患者有很多神经方面的问题，其中听力损失是最常见的。外耳可能有结构异常，会出现耳部小孔、耳部皮赘或小耳畸形（图18-9B）。70%以上的患者存在一定程度的听力损失，最常见的是轻度到中度，但偶尔也有极重度的听力损失。听力损失通常是感觉和传导混合性的。反复的耳部感染非常常见，这可能增加了传导性听力损失的发病率[1-3]。

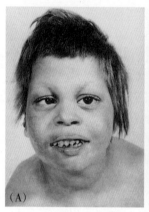
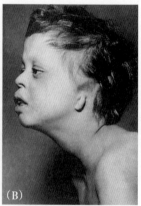

图18-9　11/22 不平衡易位
内斜视、宽而扁平的鼻子、突出的上唇、外翻的下唇和耳发育不良

细胞遗传学：Emanuel综合征是由一条额外的比22号染色体小的异常染色体引起。父母一方，多为母亲，异常染色体出现在平衡的(11;22)易位。平衡的染色体重排可能在家族中遗传了几代人都不发病。但是，在配子发生过程中，染色体以3:1的比例异常分离时就会生出一个患有Emanuel综合征的孩子。衍生染色体的任何其他异常分离都会导致流产。妊娠期Emanuel综合征的染色体不平衡可通过产前检测（羊膜穿刺或绒毛取样）发现，夫妻可选择终止妊娠。

参考文献

1. Carter MT et al. Phenotypic delineation of Emanuel syndrome (supernumerary derivative 22 syndrome): Clinical features of 63 individuals. Am J Med Genet. 2009;149A:1712–1721.
2. Fraccaro M et al. The 11q;22q translocation: a European collaborative analysis of 43 cases. Hum Genet. 1980;56:21–51.
3. Iselius L et al. The 11q;22q translocation: a collaborative study of 20 new cases and analysis of 110 families. Hum Genet. 1983;64: 343–355.
4. Zackai EH, Emanuel BS. Site-specific reciprocal translocation, t(11;22) (q23;q11), in several unrelated families with 3:1 meiotic disjunction. Am J Med Genet. 1980;7:507–521.

细胞遗传学缺失 / 重复综合征和听力损失
cytogenetic delition/duplication syndrome and hearing loss

染色体缺失综合征、微缺失综合征,或连续基因综合征,是由一个或多个连续基因的缺失(或重复)而引起的疾病。缺失(或重复)的染色体片段通常较小(小于 5Mb),但是它可能包含多个剂量敏感基因,这些基因都分别产生相应的表型。末端缺失可以出现多个断裂点,导致缺失大小具有异质性,如 1p- 综合征和 Wolf-Hirschhorn 综合征。与此相反,如在 DiGeorge 和 Smith-Magenis 综合征观察到的一样,复发性间隔缺失经常发生在重组"热点",是低拷贝重复片段非等位同源重组的结果,其在染色体缺失的区域是保守的[3]。这一疾病最近已经被列为"基因组疾病"。

已有超过 100 个已确认的缺失综合征被报道。染色体缺失和重复综合征的诊断可以通过经典的细胞遗传学(G 显带可辨认 3~5Mb 或更大的染色体缺失)或分子细胞遗传学方法如荧光原位杂交(FISH)进行检测。新的技术,如 a-CGH (基于微阵列的比较基因组杂交),也经常用于诊断经典缺失 / 重复综合征以及发现新的疾病。这里只讨论少数的已知的缺失综合征,特别是那些以听力损失为主要特征的综合征。

1p 综合征
monosomy 1p syndrome

1p 综合征是由于 1 号染色体短臂终末端的部分缺失所导致。这是人类最常见的末端缺失

综合征,活产儿的发病率约为 1/5 000[6]。

临床特征: 1 号染色体短臂远端缺失的患者表现出多种临床特征,发育迟缓和智力障碍是共有的特征。认知障碍的程度不同,可能与缺失片段的大小有关。患儿生长发育迟缓,常见小头畸形。其他畸形特征包括:前囟大、额头突出,直眉毛、深眼窝、短斜睑裂、面中部发育不良、鼻梁扁平等特殊面部特征(图 18-10)。唇腭裂或其他腭裂也较常见。患者也可能出现各种心脏异常。中枢神经系统问题包括:肌张力低下(通常出生即可发现)、癫痫和各种脑畸形。在一些病例中可见自虐行为,包括撞头、咬手[5],还可见肥胖和暴食[1]。

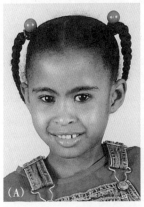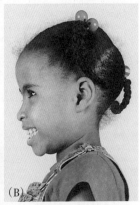

图 18-10　1p 综合征
突出的前额、直眉毛、轻度面中部发育不良

听觉系统: 1 号染色体短臂末端缺失的患者外耳发育可能异常,外耳小、低耳位,和(或)不对称[8]。在进行过听力评估的患者中,超过 75% 有感音神经性或传导性听力损失。一项研究表明,44% 的患者具有对称的高频听力损失,11% 患者为传导性听力损失,5% 的患者为轻度感音神经性听力损失[4]。Wu 等研究了 30 例患者的缺失区间,确定了听力损失存在的最小区间,并推测引起听力损失的基因可能位于 D1S2845 标记的远端[9]。

细胞遗传学: 缺失通常发生在末端,断点范围为 1p36.13~p36.33,但也有间断性缺失。尽管未发现遗传自父母的患者间具有一致的临床差异[7],但多数患者是新发的,且发生在母源 1 号染色体上[2]。遗传的患者通常由于父母一方是涉及 1p36 的染色体平衡易位的携带者,将不平

衡的染色体传递给子代造成的。因此，如果发现了 1p36 的缺失，也应当分析亲本的染色体。少数可在高分辨率 G 显带上观察到 1p 末端的缺失，但大多数通过与该区域杂交的荧光标记的分子探针来确认。该区域的染色体断裂机制至今仍不清楚。

参考文献

1. D'Angelo CS et al. Extending the phenotype of monosomy 1p36 syndrome and mapping of a critical region for obesity and hyperphagia. Am J Med Genet. 2010;152A:102–110.
2. Gajecka M et al. Monosomy 1p36 deletion syndrome. Am J Med Genet. 2007;145C:346–356.
3. Gu W et al. Mechanisms for human genomic rearrangements. PathoGenetics. 2008;1:4.
4. Heilstedt HA et al. Bilateral high frequency hearing loss is commonly found in patients with the 1p36 deletion syndrome. Am J Hum Genet. 1998;63:A106.
5. Reish O et al. Partial monosomy of chromosome 1p36.3: characterization of the critical region and delineation of a syndrome. Am J Med Genet. 1995;59:467–475.
6. Shaffer LG, Lupski JR. Molecular mechanisms for constitutional chromosomal rearrangements in humans. Ann Rev Genet. 2000;34:297–329.
7. Shaffer LG, Heilstedt HA. Terminal deletion of 1p36. Lancet. 2001;358Suppl:S9.
8. Slavotinek A et al. Monosomy 1p36. J Med Genet. 1999;36:657–663.
9. Wu YQ et al. Delineation of the common critical region in Williams syndrome and clinical correlation of growth, heart defects, ethnicity, and parental origin. Am J Med Genet. 1998;78:82–89.

Wolf-Hirschhorn 综合征
4p 综合征
Wolf-Hirschhorn syndrome（4p-syndroem）

19 世纪 60 年代早期首次报道了 Wolf-Hirschhorn 综合征，该病是由 4 号染色体短臂末端缺失导致的多系统异常的综合征，缺失通常发生在 4p16.3 区，在新生儿中的发病率约为 1∶50 000，相对罕见。

临床特征：Wolf-Hirschhorn 综合征的患者表现为先天性多发畸形[1]。患者有"希腊头盔"样的特殊面容（图 18-11），包括眉间突出（两眉之间，鼻子以上的部位）、眼距过宽、宽喙鼻、额隆起。婴儿宫内发育迟缓和小头畸形，发育和智力残疾通常很严重，癫痫发作频繁。其他常见表现有唇腭裂、下翻的"鱼样"嘴、头皮后部缺陷。心脏房间隔缺损也很常见[4]。畸形程度因基因缺失大小而不同。

听觉系统：外耳畸形如耳前凹、皮肤赘生物、

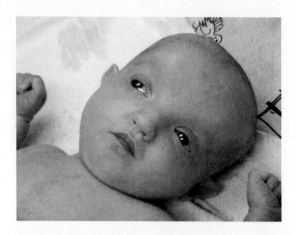

图 18-11　Wolf-Hirschhorn 综合征（4p-）
患儿眼距过宽、鼻梁突出

耳轮发育不全[5,7]，约 40% 的患者有听力损失。最常见的为慢性中耳炎继发的不同程度的传导性听力损失，约 15% 为感音神经性听力损失[1]。几乎所有患者都有智力障碍，而未被诊断的听力损失可以阻碍其智力发育，因此听力损失应当尽早诊断，积极治疗。

隐性遗传病 Wolfram 综合征（WFS1）定位在 4p16，多在青少年时期发病，表现为青少年型糖尿病、进行性视神经萎缩、重度听力损失。常染色体显性非综合征型听力疾病 DFNA6/14/38 的发生与 WFS1 基因突变密切相关[2,8]。表现为低频感音神经性听力损失，不进展为重度听力损失。有学者推测，少数伴有重度到极重度听力损失的 Wolf-Hirschhorn 综合征患者可能是包含了 WFS1 位点的 4p16 缺失所致。然而，鉴于在 2 个病患人群中听力损失的不同表型，以及非综合征低频感音觉神经性听力损失在 WFS1 上的突变是点突变而非缺失或截断[3]，这种推测似乎不能成立。

细胞遗传学：多数导致 Wolf-Hirschhorn 综合征（WHS）的 4p 缺失为新发变异。约 15% 的患者是由于双亲中一方染色体结构重排所致，而复发性重排与 4p 和 8p 上的嗅觉受体基因簇相关[6]。Zollino 等[9]将 WHS 的缺失分为三类：小缺失≤3.5Mb；大缺失为 5~18Mb；超大缺失≥22~25Mb。缺失大小往往与临床表现的严重程度和累及范围相关。核心表型定位在 4p 末端 2Mb 区域内。可能被忽视的最小的缺失，其引起的表型相对较轻。

参考文献

1. Battaglia A et al. Update on the clinical features and natural history of Wolf-Hirschhorn (4p-) syndrome: experience with 87 patients and recommendations for routine health supervision. Am J Med Genet. 2008;148C:246–251.
2. Bespalova IN et al. Mutations in the Wolfram syndrome 1 gene (WFS1) are a common cause of low frequency sensorineural hearing loss. Hum Mol Genet. 2001;10:2501–2508.
3. Cryns K et al. Mutations in the WFS1 gene that cause low-frequency sensorineural hearing loss are small non-inactivating mutations. Hum Genet. 2002;110:389–394.
4. Jones KL. Smith's Recognizable Patterns of Human Malformation, 5th ed. Philadelphia, PA: Saunders; 1997.
5. Lesperance MM et al. Otologic manifestations of Wolf-Hirschhorn syndrome. Arch Otolaryngol Head Neck Surg. 1998;124:193–196.
6. Lurie IW et al. The Wolf-Hirschhorn syndrome. I. Genetics. Clin Genet. 1980;17:375–384.
7. Opitz JM. Twenty-seven-year follow-up in the Wolf-Hirschhorn syndrome. Am J Med Genet. 1995;55:459–461.
8. Young TL et al. Non-syndromic progressive hearing loss DFNA38 is caused by heterozygous missense mutation in the Wolfram syndrome gene WFS1. Hum Mol Genet. 2001;10:2509–2514.
9. Zollino M et al. On the nosology and pathogenesis of Wolf-Hirschhorn syndrome: genotype–phenotype correlation analysis of 80 patients and literature review. Am J Med Genet. 2008;148C:257–269.

Smith-Magenis 综合征
Smith-Magenis syndrome

1986 年首次报道的 Smith-Magenis 综合征是一种连续基因缺失综合征[8]，表现为特征性体貌、智力及行为的异常。缺失通常发生在 17 号染色体 p11.2 区，发生率约为 1：25 000 活产儿[2]。

临床特征：Smith-Magenis 综合征特征性的面容包括轻度颅面畸形[短头、面中部发育不全、眼距窄且眼窝深陷、下颌突出（随着年龄增长）和嘴唇（帐篷似的）外翻]伴身材矮小、手脚宽大（图18-12）。显著的临床特征包括眼睛、骨骼系统、大脑、心脏、免疫系统、泌尿系统等异常[4]。尚未发现有上述全部症状的患者，但多数有两种以上异常。Smith-Magenis 综合征患者的智商从 20~80 不等，大部分在 40~55，为中度智力障碍。声音低沉嘶哑也较常见，可能与喉发育缺陷有关。

Smith-Magenis 综合征最显著的特征是行为异常。其中睡眠障碍最常见，特别是夜间入睡并保持睡眠困难，白天又频繁小睡。可能由于异常的褪黑素水平引起昼夜节律变化而导致异常的睡眠模式[6]。因为患儿睡觉时间每次不超过几小时，家长常常睡眠不足。Smith-Magenis 综合征患者也会有自残倾向，包括撞头、咬手腕，向自己的指甲、鼻子或耳朵塞入异物等[2]。

听觉系统：约 70% 的 Smith-Magenis 综合征患者听力受损，其中约 2/3 表现为传导性听力损失，1/3 为感音神经性听力损失[3]。中耳炎最常见，部分可能是由于腭咽闭合不全所致。Smith-Magenis 综合征患者的听力损失通常表现为轻到中度，也有重度听力损失的报道。

非综合征性常染色体隐性遗传性听力损失，DFNB3 定位于 17p11.2 的 5Mb 区域，此区域是 Smith-Magenis 综合征典型的缺失区域[1]。非常规肌球蛋白基因 MTO15A 的突变在人类引起 DFNB3，而在小鼠中引起听力损失和前庭的异常表型 shaker-2。Liburd 等发现，至少有 1 例伴重

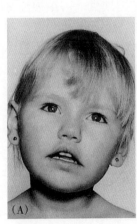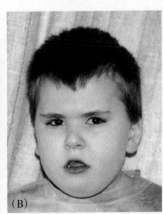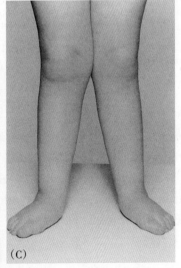

图 18-12　Smith-Magenis 综合征
(A,B)前额突出、宽鼻梁、人中短、上唇突出、鱼嘴样口；(C)膝关节外翻和扁平足

度感音神经性听力损失的 Smith-Magenis 综合征患者,其 *MYO15A* 等位基因发生了突变而并非缺失,这个突变导致蛋白尾部高度保守的苏氨酸变为异亮氨酸[5]。有学者推测,*MYO15A* 上的一个缺失和一个突变是这个患者发生重度感音神经性听力损失的根本原因。

细胞遗传学:细胞遗传学常规高分辨显带方法可以检测到许多引起 Smith-Magenis 综合征的 17p11.2 上的缺失。FISH 应用分子探针在 Smith-Magenis 综合征缺失区域进行荧光原位杂交,常常是为了确定细胞遗传学上可见的缺失或难以发现的基因重组。Smith-Magenis 综合征也可以由 *RAI1* 基因上的点突变所致,定位在 17p11.2 的 SMS 位点。对于该基因及其分子生化的研究可能有助于进一步了解 Smith-Magenis 综合征并寻找可能有效的治疗靶点。

参考文献

1. Friedman TB et al. A gene for congenital, recessive deafness DFNB3 maps to the pericentromeric region of chromosome 17. Nature Genet. 1995;9:86–91.
2. Greenberg F et al. Molecular analysis of the Smith-Magenis syndrome: a possible contiguous-gene syndrome associated with del(17)(p11.2). Am J Hum Genet. 1991;49:1207–1218.
3. Greenberg F et al. Multidisciplinary clinical study of Smith-Magenis syndrome (deletion 17p11.2) [see comments]. Am J Med Genet. 1996;62:247–254.
4. Gropman AL et al. New developments in Smith-Magenis syndrome (del 17p11.2). Curr Opin Neurol. 2007;20:125–134.
5. Liburd N et al. Novel mutations of *MYO15A* associated with profound deafness in consanguineous families and moderately severe hearing loss in a patient with Smith-Magenis syndrome. Hum Genet. 2001;109:535–541.
6. Potocki L et al. Circadian rhythm abnormalities of melatonin in Smith-Magenis syndrome. J Med Genet. 2000;37:428–433.
7. Slager RE et al. Mutations in *RAI1* associated with Smith-Magenis syndrome. Nat Genet. 2003;33:466–468.
8. Smith AC et al. Interstitial deletion of (17)(p11.2p11.2) in nine patients. Am J Med Genet. 1986;24:393–414.

22Q11.2 缺失综合征
Digeorge综合征,腭-心-面综合征[VCFS],Shprintzen 综合征,CATCH22
22Q 11.2 deletion syndrome[Digeorge syndrome, velo-cardio-facial syndrome (VCFS), Shprintzen syndrome, CATCH22]

22q11.2 缺失综合征发生率为 1/4 000,是最常见的染色体微缺失综合征之一。最初因为腭-心-面综合征(VCFS)或 Shprintzen 综合征与 DiGeorge 综合征的临床表现不同,而被认为是两个独立的综合征。它的临床特征主要有腭裂、心脏畸形和典型的面部畸形[12]。1981 年,de la Chapelle 等报道了 22 号染色体 q11 区的小片段缺失的 4 个家系[2]。之后,人们也逐渐认识到 VCFS 和 DiGeorge 综合征的差异不在于病因而在于临床表现的变异性。CATCH22(22q11 缺失引起心脏畸形/面部畸形、胸腺发育不良导致的 T 细胞缺陷、腭裂、甲状旁腺功能减退导致的低钙血症)是一个首字母缩略词,包含该疾病主要表现的缩略词。

临床特征:DiGeorge 综合征主要是由第三、四咽囊结构发育异常所致的中线缺陷。22q11.2 缺失的患者主要临床表现为胸腺、甲状旁腺的缺失或发育不全,畸形(但通常是微小的)的面部特征(眼距过宽、腭裂、悬雍垂裂、鼻子高挺、鼻根宽、睑裂窄、颌后缩),先天性心脏缺陷(主动脉弓中断、法洛四联症、室间隔缺损),身材矮小和(或)小头畸形[4,7,12](图 18-13)。DiGeorge 综合征患者的临床表现差异很大,家系中相同缺失的患者间可以具有极轻的表型,也可以表现出所有的缺陷。家长只有在表型更严重的孩子被确诊后才能诊断非典型特征的孩子。患儿出生前几周心脏畸形的发病率最高。幸存的患儿大多有轻到中度的智力缺陷。

绝大部分 DiGeorge 综合征患者在 22q11.2 上有一个 3Mb 的微缺失,而小部分患者则在 10p13 上有缺失。由于两种不同缺失的患者表型大多一致,使得临床上很难单纯依靠临床表现来明确患者的基因缺失。一组表型之间的对比提示 10p13 缺失的患者可能有较严重的智力障碍,常伴有肾脏畸形,生长发育明显迟缓,且这类患者患有感音神经性听力损失的比例更高(见下文)。

听觉系统:因为许多 22q11.2 缺失综合征的患者伴有听力、言语、呼吸道损伤的耳鼻咽喉科表现,因此该病是小儿耳鼻咽喉科医生最常见到的遗传疾病之一。患者常有外耳及内耳的缺陷。其中 80% 的患者会出现一种或多种耳郭畸形,包括耳郭小、耳位低或耳郭转位,杯状耳或招风耳,耳轮异常[4]。

最近的研究发现,40%~65% 伴有听力损失

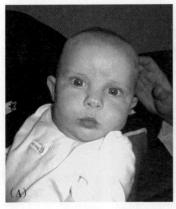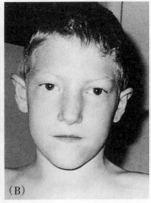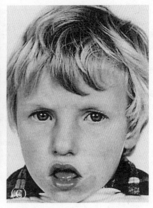

图 18-13　22q11 缺失综合征
肌病面容、长宽鼻、睑裂狭小、耳郭突出（A，B）

的患者至少有一耳超过 25dB[11,13,14]；超过 40dB 的听力损失很少见。大部分听力损失是由慢性中耳炎导致的传导性听力损失（70%~90%），软腭异常和腭咽闭合不全是引起复发性中耳疾病导致的听力损失高发的可能原因[4,11]。研究表明，听力正常的患者中有 23% 在幼年时期做过鼓膜置管，这表明慢性中耳感染的有创治疗可降低传导性听力损失的发生率[14]。

与经典的 22q11.2 缺失的 DiGeorge 综合征患者相比，缺失位于 10p13 的患者患感音神经性听力损失的比例更高（41%）。听力损失多表现为双耳且呈渐进性，范围在 40dB 至重度听力损失（综述[15]）。

颞骨研究表明，22q11.2 缺失综合征患者有不同的缺陷，包括 Mondini 畸形、耳蜗缩短、中耳和外耳的缺陷，例如外耳道闭锁、听小骨异常[9,13]。

22q11.2 缺失综合征的临床表现不同，伴有耳或腭异常的患者通常在被诊断为综合征之前可能先被耳鼻咽喉科医生发现异常，而这些患者的心脏、胸腺和 /（或）甲状旁腺的症状较轻。因此，耳鼻咽喉科医生对该综合征的识别和检测意义重大，不仅有助于预测患者发生危重症状的可能，而且有助于进一步诊断有相同染色体缺失的其他家庭成员。

细胞遗传学：22q11.2 缺失综合征的患者中 85%~90% 在 22q11.2 区域有一个 3Mb 的缺失，8%~10% 在相同条带有 1.5~2Mb 的缺失[3]。3Mb 缺失是染色体 G 显带分辨率的上限，因此只有极少数情况可通过常规核型分析发现 DiGeorge 缺失。使用 FISH 探针对常见的缺失区域进行杂交可检测出 90% 的 22q11.2 缺失综合征患者[12]。缺失是 22 号染色体特异性低拷贝复制的结果，最终导致非等位同源重组。有趣的是，相同间隔重复的病例也有报道，其表型相似但常常轻于 22q11.2 缺失的患者[6,10]。

DiGeorge 综合征第二位点 10p13 上的缺失通常范围更大，可被传统的细胞遗传学方法检测到，但比 22q11.2 缺失的发生率低 50 倍[1]。

小鼠模型：DiGeorge 综合征的小鼠模型已经建立。小鼠 16 号染色体上有一段 1.5Mb 的缺失，与人类染色体 22q11.2 同源，该缺失可导致小鼠圆锥动脉干畸形、甲状旁腺发育不全，与人类患者的症状相似。转定位于该区的人的野生型 TBX1 基因可使心脏缺陷的症状得到部分缓解。一个 Tbx1 杂合的无效突变的小鼠会出现心脏圆锥动脉畸形的症状，这表明该基因在 DiGeorge 综合征的表型中起重要作用[8]。DiGeorge 综合征 4 个转基因位点（TBX1、PNUTL1、GP1B 和 WDR14）的过表达可以引起小鼠与人类患者相似的中耳和内耳缺陷，包括慢性中耳炎、感音神经性听力损失、与 Mondini 畸形相似的内耳发育异常[5]。这表明这些基因剂量的改变是 DiGorge 综合征耳朵以及听力缺陷的主要原因。

参考文献

1. Berend SA et al. Dual-probe fluorescence in situ hybridization assay for detecting deletions associated with VCFS/DiGeorge syndrome I and DiGeorge syndrome II loci. Am J Med Genet. 2000;91:313–317.

2. de la Chapelle A et al. A deletion in chromosome 22 can cause DiGeorge syndrome. Hum Genet. 1981;57:253–256.

3. Emanuel BS, Shaikh TH. Segmental duplications: an "expanding" role in genomic instability and disease. Nat Rev Genet. 2001;2: 791–800.

4. Ford LC et al. Otolaryngological manifestations of velocardiofacial syndrome: a retrospective review of 35 patients. Laryngoscope. 2000;110:362–367.

5. Funke B et al. Mice overexpressing genes from the 22q11 region deleted in velo-cardio- facial syndrome/DiGeorge syndrome have middle and inner ear defects. Hum Mol Genet. 2001;10:2549–2556.

6. Hassed SJ, et al. A new genomic duplication syndrome complementary to the velocardiofacial (22q11 deletion) syndrome. Clin Genet. 2004;65:400–404.

7. Jones KL. *Smith's Recognizable Patterns of Human Malformation*, 5th ed. Philadelphia, PA: Saunders; 1997.

8. Merscher S et al. *TBX1* is responsible for cardiovascular defects in velo-cardio- facial/DiGeorge syndrome. Cell. 2001;104:619–629.

9. Ohtani I, Schuknecht HF. Temporal bone pathology in DiGeorge's syndrome. Ann Otol Rhinol Laryngol. 1984;93:220–224.

10. Portnoi MF et al. 22q11.2 duplication syndrome: two new familial cases with some overlapping features with DiGeorge/velocardiofacial syndromes. Am J Med Genet. 2005;137A:47–51.

11. Reyes MR et al. Hearing loss and otitis media in velo-cardio-facial syndrome. Int J Pediatr Otorhinolaryngol. 1999;47:227–233.

12. Shaffer LG et al. Molecular cytogenetics of contiguous gene syndromes: mechanisms and consequences of gene dosage imbalance. In: Scriver CR, Beaudet AL, Sly WS, Valle D, eds. *The Molecular and Metabolic Basis of Inherited Disease*, Vol. 1, 8th ed. New York: McGraw-Hill; 2001.: 1291–1324.

13. Shprintzen RJ. Velocardiofacial syndrome. Otolaryngol Clin N Am. 2000;33:1217–1240.

14. Solot CB et al. Communication disorders in the 22Q11.2 microdeletion syndrome. J Commun Disord. 2000;33:187–203; quiz 203–184.

15. Van Esch H et al. The phenotypic spectrum of the 10p deletion syndrome versus the classical DiGeorge syndrome. Genet Couns. 1999;10:59–65.

其他细胞遗传学重排及听力损失

在线人类孟德尔遗传（OMIM）数据库列出百种有听力损失和（或）耳部畸形表现的综合征。许多是由于染色体数量或结构异常，但其发生率低于前面所列举的综合征。值得一提的是，在临床上偶尔会见到的 8 号或 9 号染色体三体嵌合体也属于这一类。嵌合体是指仅一部分体细胞有额外的染色体。的确，当每个细胞都有额外染色体时，完全的 8、9 号染色体三体的胎儿大多会导致流产。反复出现的且传统核型分析可见的染色体结构畸变为 3p、5p（Cri-du-Chat 综合征）、9p 或 11q 的末端缺失以及 3q、9q 或 10q 的末端重复。目前报道的这些综合征患者少于 100 例。这些患者的耳朵常表现为畸形、转位和（或）低位。这些综合征患者的听力状况大多不详。由于细胞遗传学的异常通常引起先天性多发畸形和（或）严重的智力缺陷，因此听力受损往往被忽略。

18q 的末端缺失是个例外，虽然罕见（约 1/40 000 出生儿），但听力损失被很好地评估并记录。其中 50%~80% 的 18q 综合征患者除了传导性或混合性听力损失，还有面中部发育缺陷、发育迟缓、肢体畸形和智力障碍[11,17]（图 18-14）。此外，外耳道狭窄也是该病的特征之一。

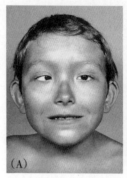
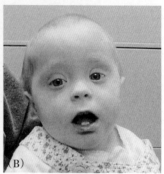
(A) (B)

图 18-14　18q 缺失综合征
面中部发育不良和眼窝深陷

特殊病例

细胞遗传学主要被用作诊断方法，一个非常有用的方面就是可以精确定位疾病位点。细胞遗传学的重排可以打断或使基因功能失调而导致个体患病。有大量文献报道了许多特殊的染色体重排导致的听力损失，包括之前述及的小缺失、重复、倒位和易位。染色体分析通常是一线工具，用于发现疾病病因，特别是累及多个器官功能时。独特的染色体重排提供了可能的视角，理解其他方法无法观察到的基因病理机制。以下是几个病例。

病例一：Saitsu 等报道了一个包含 4 个不同染色体重排的伴有双侧足裂畸形和听力损失的女性患者。其染色体核型为 46,XXt(7,15)(q21；q15),t(9;14)(q21;q11.2)dn：一个新发的 7 号和 15 号染色体长臂易位以及 9 号与 14 号染色体长臂易位的患者。在该病例许多潜在的致病基因中，位于 7q21.1 的断裂点被推测可能破坏了 *DLX5* 和 *DLX6* 基因的调控元件。该位点之后可能会影响这个三代家系中 5 位患者的听力，这些患者同时有颅面畸形和同样涉及 7q21.3 位点的 7 号染色体长臂臂内倒位。*DLX5* 和 *DLX6* 基因的异常调节可能与这个家系的表型有关。

病例二：Kelley 等描述了一位有学习障碍、癫痫、长指（趾）、双耳 65~70dB 的感音神经性听力损失的成年男性患者。从细胞遗传学的角度来讲,他有 17q 末端重复(17q24-qter)。有趣的是,这个常染色体显性非综合征型听力损失 DFNA20 定位于 17q 的这一区域。随后 Zhu 等[19]确定了 *ACTG1* 基因的杂合突变为 DNFA20 家族成员耳聋基因。可能 *ACTG1* 基因在该区间的拷贝数异常也可导致 Kelley 发现的个体出现听力损失。

病例三:Schneider 等报道了一个不寻常的纯合易位的男孩,纯合 t(10;11),破坏了位于 10q24.3 上 *PDZD7* 基因的两个拷贝。患儿有先天性非综合征性感音神经性听力损失。父母双方均为 t(10;11)携带者但没有听力损失的表现。*PDZD7* 基因与 PDZ 结构域包含的 *USH1C*(harmonin 蛋白)与 *DFNB31*(whirlin 蛋白)基因同源,后两者与 Usher 综合征有关。蛋白间相互作用分析表明蛋白网络中的 *PDZD7* 基因与 Usher 综合征相关,因而 *PDZD7* 基因可能是与 Usher 综合征相关的毛细胞静纤毛蛋白复合体的一部分。

细胞遗传学用于定位已知综合征的致病基因

在运用更现代化的基因定位工具之前,如何用新发的细胞遗传学重排定位已熟知的综合征的致病基因,下面是两个经典的例子。当然,致病基因终会被发现,而染色体断裂点的定位被认为是基因检测技术发展的里程碑。

1 型 Waardenburg 综合征(WS1)

Waardenburg 综合征是一种常染色体显性遗传病。其特征为 25% 的患病个体有听力损失及皮肤、头发及眼睛的色素异常,现在被认为是一种表型和遗传上都具有异质性的疾病。该病共分四型,WS1~4,由 6 种不同基因突变引起。患者的表型随基因突变的类型及突变是是否纯合而不同。

由于遗传异质性,早期对 Waardenburg 综合征的连锁分析不清晰,提示位点可能在 9q34[16]。1989 年,Ishikiriyama 与合作学者报道了 1 个与 WS1 表型一致的日本男孩(图 18-15),该男孩一条 2 号染色体远端有一新发的小的染色体倒位,断点在 q35 和 q37.3 [46,XY,inv(2)(q35q37.3)]。Foy 等在之后的几年利用这一信息研究了 Waardenburg 综合征家系 WS1 与 2q 末端的遗传学连锁,并发现了紧密连锁的有力证据。他们认为,WS1 可能与 Splotch 鼠同源,定位在鼠 1 号染色体的同源共线区。Splotch 鼠与 Waardenburg 综合征的色素改变一致,但无听力损失表现。1991 年证实了同源基因 *Pax3* 突变

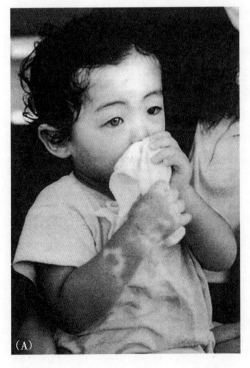

(A)

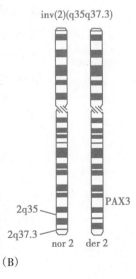

inv(2)(q35q37.3)

2q35

2q37.3

nor 2　der 2

PAX3

图 18-15　1 型 Waardenbury 综合征
(A)典型表型;(B)在 2q35 和 2q37.3 两断点处发生倒位的模式图

是引起 Splotch 表型的原因[5,7]。Tassabehji 等[18]通过异源双链分析评估在几个家系中作为 WS1 候选基因的 *PAX3*（在他们的报道中称为 *HuP2*），发现完全一致。对家系中 *PAX3* 测序后发现了首个 WS1 的致病突变。此后，又相继报道了 WS1 中 *PAX3* 的多个突变。

鳃 - 耳 - 肾综合征（BOR 综合征）
branchio-oto-renal syndrome（BOR syndrome）

鳃 - 耳 - 肾综合征是一种常染色体显性遗传病，相关症状有鳃弓异常（耳前凹陷、鳃裂瘘管）、听力损失和肾发育不良[1]。BOR 基因的鉴别很大程度上借助于一个 8 号染色体重排家系的发现。这个 8 号染色体的重排是 8q13.3-q21.1 的 DNA 片段插入 8q24.1［参考文献［8］（q24.1q13.3q21.1）］[9]。这个家系中 8q 重排的成员有 1 型毛发 - 鼻 - 指综合征（TRPS1）和鳃 - 耳 - 肾综合征。TPRS1 之前被证实与 8q24 染色体重排有关[2,4]，表明 BOR 基因可能位于 8q13 或 8q21 的断裂点上。对 BOR/TRPS1 家系两个位点的进一步检测发现 8q13 染色体上有小于 1Mb 的缺失[8]。对断裂点的测序揭示了与果蝇眼缺失基因同源的新的人类基因的存在。在其他 BOR 患者中对人类 *EYA1* 基因进行克隆和测序后发现了 8 个不同的突变，包括移码突变和剪切突变[1]。这表明 *EYA1* 缺失是携带 ins[8]（q24.1q13.3q21.1）的家系中 BOR 的致病原因。

参考文献

1. Abdelhak S et al. A human homologue of the *Drosophila* eyes absent gene underlies branchio-oto-renal (BOR) syndrome and identifies a novel gene family. Nat Genet. 1997;15:157–164.
2. Bowen P et al. The critical segment for the Langer-Giedion syndrome: 8q24.11–q24.12. Ann Genet. 1985;28:224–227.
3. Brown KK et al. Deletion of an enhancer near *DLX5* and *DLX6* in a family with hearing loss, craniofacial defects, and an inv(7)(q21.3q35). Hum Genet. 2010;127:19–31.
4. Buhler EM, Malik NJ. The tricho-rhino-phalangeal syndrome(s): chromosome 8 long arm deletion: is there a shortest region of overlap between reported cases? TRP I and TRP II syndromes: are they separate entities? Am J Med Genet. 1984;19:113–119.
5. Epstein DJ et al. *Splotch* (*Sp2H*), a mutation affecting development of the mouse neural tube, shows a deletion within the paired homeodomain of *Pax3*. Cell. 1991;67:767–774.
6. Foy C et al. Assignment of the locus for Waardenburg syndrome type I to human chromosome 2q37 and possible homology to the *Splotch* mouse [see comments]. Am J Hum Genet. 1990;46:1017–1023.
7. Goulding MD et al. Pax-3, a novel murine DNA binding protein

   expressed during early neurogenesis. Embo J. 1991;10:1135–1147.
8. Gu JZ et al. Detection of a megabase deletion in a patient with branchio-oto-renal syndrome (BOR) and tricho-rhino-phalangeal syndrome (TRPS): implications for mapping and cloning the BOR gene. Genomics. 1996;31:201–206.
9. Haan EA et al. Tricho-rhino-phalangeal and branchio-oto syndromes in a family with an inherited rearrangement of chromosome 8q. Am J Med Genet. 1989;32:490–494.
10. Ishikiriyama S et al. Waardenburg syndrome type I in a child with de novo inversion (2)(q35q37.3). Am J Med Genet. 1989;33:505–507.
11. Jayarajan V et al. Hearing impairment in 18q deletion syndrome. J Laryngol Otol. 2000;114:963–966.
12. Jones KL. *Smith's Recognizable Patterns of Human Malformation*, 5th ed. Philadelphia, PA: Saunders; 1997.
13. Kelly BD et al. Dysmorphic features and learning disability in an adult male with pure partial trisomy 17q24-q25 due to a terminal duplication. Am J Med Genet. 2002;112:217–220.
14. Saitsu H et al. Characterization of the complex 7q21.3 rearrangement in a patient with bilateral split-foot malformation and hearing loss. Am J Med Genet. 2009;149A:1224–1230.
15. Schneider E et al. Homozygous disruption of *PDZD7* by reciprocal translocation in a consanguineous family: a new member of the Usher syndrome protein interactome causing congenital hearing impairment. Hum Molec Genet. 2009;18:655–666.
16. Simpson JL et al. Analysis for possible linkage between the loci for the Waardenburg syndrome and various blood groups and serological traits. Humangenetik. 1974;23:45–50.
17. Strathdee G et al. Molecular characterization of patients with 18q23 deletions. Am J Hum Genet. 1997;60:860–868.
18. Tassabehji M et al. Waardenburg's syndrome patients have mutations in the human homologue of the *PAX-3* paired box gene. Nature. 1992;355:635–636.
19. Zhu M et al. Mutations in the gamma-actin gene (*ACTG1*) are associated with dominant progressive deafness (DFNA20/26). Am J Hum Genet. 2003;73:1082–1091.

细胞遗传学新技术

在过去的 10 年里，不断发展并完善的技术打开了探测疾病基因和了解发病机理的新途径。细胞遗传学技术，例如 a-CGH 可以对数千个散在的基因位点进行检测，以明确拷贝数的增加或减少，这是之前做不到的。

传统的核型分析能观察到不小于 3~4Mb 的染色体重复或缺失。FISH 技术可检测到几个 kb 范围内的缺失或重复。但研究人员需要明确发生缺失或重复的位置。a-CGH 可发现小于 1kb 的染色体增加或缺失，同时还能对整个基因组进行分析。过去的几年中，运用这一方法发现了许多之前未识别出的微小缺失 / 重复综合征（见综述［8］），其中听力损失是这些综合征的重要特征。在线数据库，如 DECIPHER（http://decipher.sanger.ac.uk/）或基因变异数据库（http://projects.tcag.ca/variation/），可追踪已报道的染色体变异的临床病例。以下简要描述几十个可能因染色体微缺失或重复导致听力损失的病例，来表明细胞遗传学技术的潜在价值。

17q23.2 微缺失是一种新出现的缺失综合

征,至少在 10 个不相关个体中出现过[1,6,7]。主要特点是大部分患者有心脏缺陷和发育迟缓,其中 50% 有感音神经性听力损失(综述[7])。6 位患者有相同的 2.2Mb 缺失表明这种复发性缺失的机制为非等位基因同源重组。有 14 个基因位于常见的缺失区域,之前并未报道与听力损失有关。Schonewolf 等对 41 个有先天性极重度听力损失患儿的 *TBX2* 基因的编码区进行测序,未发现突变。这表明,这个基因的微缺失不会造成患者的听力损失,且听力损失患者单个突变的发生率也极低。剩余 13 个潜在的候选基因还未进行检测。

Catelani 等对 28 个与已知综合征特征不一致的综合征性听力损失的巴西人进行 a-CGH 分析发现,其中 4 位患者有新发的微重复或缺失,定位于 1q22、2q22、6p25 和 11q13[2]。研究人员推测缺失的区域包含与听力损失相关的剂量敏感基因。1q 缺失包含近 100 个基因,这就很难推测哪个是致病基因。在 1996 年对一个挪威家系进行连锁分析后发现,此缺失与 DFNA7 位点重叠[3]。*DFNA* 基因还未被鉴定,可能仅与该研究相关基因相同。6p25 重复的患者有感音神经性听力损失和心脏缺陷。有趣的是,该重复与 Axenfeld-Reiger 畸形(包括心脏畸形和听力损失)中出现的缺失相重叠,这表明剂量敏感基因位于此区间。11q 缺失包含了 *FGF3* 基因,导致常染色体显性的耳 - 牙综合征。患者并不表现出耳 - 牙综合征的严重症状,但有轻度的牙齿畸形,可能为相同疾病的轻度表现。2q 中检测到的重复与任何已知的听力损失疾病没有重叠,其意义还未知。总之,这些微缺失或重复有助于阐明已知的疾病,还可能有助于发现新的与听力损失相关的基因。

a-CGH 分析除了发现可致病的微缺失和微重复之外,还可以发现通常被认为是良性的拷贝数变异(CNVs)[5]。CNVs 是在正常个体中出现的基因增加或缺失的区域。良性 CNVs 常常小于致病的微缺失或重复,但也可能相当大并包含某些功能基因。因其出现在正常个体,并且通常为杂合状态,用 a-CGH 检测有临床表现的患者时,常被认为是偶发而不予考虑。Knijnenburg 等认为不能把 CNV 总考虑为良性。他们报道了一例患有综合征性听力损失的罕见病例,患者 15q13 染色体上存在一个纯合 CNV[4]。其双亲均携带一个 CNV 拷贝且表型正常,孩子从双亲各遗传一个 15q13 上的 CNV,因此患者为此区间所有基因的纯合缺失。这些基因中,*STRC* 的纯合突变之前被证实可导致隐性听力损失 DFNB16。*STRC* 的纯合缺失可能产生相同表型,因此 CNV 不可被认为是"良性"变异。

参考文献

1. Ballif BC et al. Identification of a recurrent microdeletion at 17q23.1q23.2 flanked by segmental duplications associated with heart defects and limb abnormalities. Am J Hum Genet. 2010;86:454–461.
2. Catelani AL et al. Chromosome imbalances in syndromic hearing loss. Clin Genet. 2009;76:458–464.
3. Fagerheim T et al. Identification of a new locus for autosomal dominant non-syndromic hearing impairment (DFNA7) in a large Norwegian family. Hum Molec Genet. 1996;5:1187–1191.
4. Knijnenburg J et al. A homozygous deletion of a normal variation locus in a patient with hearing loss from non-consanguineous parents. J Med Genet. 2009;46:412–417.
5. Lee C et al. Copy number variations and clinical cytogenetic diagnosis of constitutional disorders. Nat Genet 39:S48–54, 2007.
6. Nimmakayalu M et al. Microdeletion of 17q22q23.2 encompassing *TBX2* and *TBX4* in a patient with congenital microcephaly, thyroid duct cyst, sensorineural hearing loss, and pulmonary hypertension. Am J Med Genet. 2011;155A:418–423.
7. Schonewolf-Greulich B et al. Two new cases with microdeletion of 17q23.2 suggest presence of a candidate gene for sensorineural hearing loss within this region. Am J Med Genet. 2011;155A:2964–2969.
8. Shaffer LG et al. The identification of microdeletion syndromes and other chromosome abnormalities: cytogenetic methods of the past, new technologies for the future. Am J Med Genet. 2007;145C:335–345.

(田婵 校)